Fourth Edition

TEXTBOOK OF CLINICAL
NEUROPSYCHOPHARMACOLOGY

임상신경정신약물학

대한정신약물학회　대표저자 박원명 · 윤보현 · 이상열

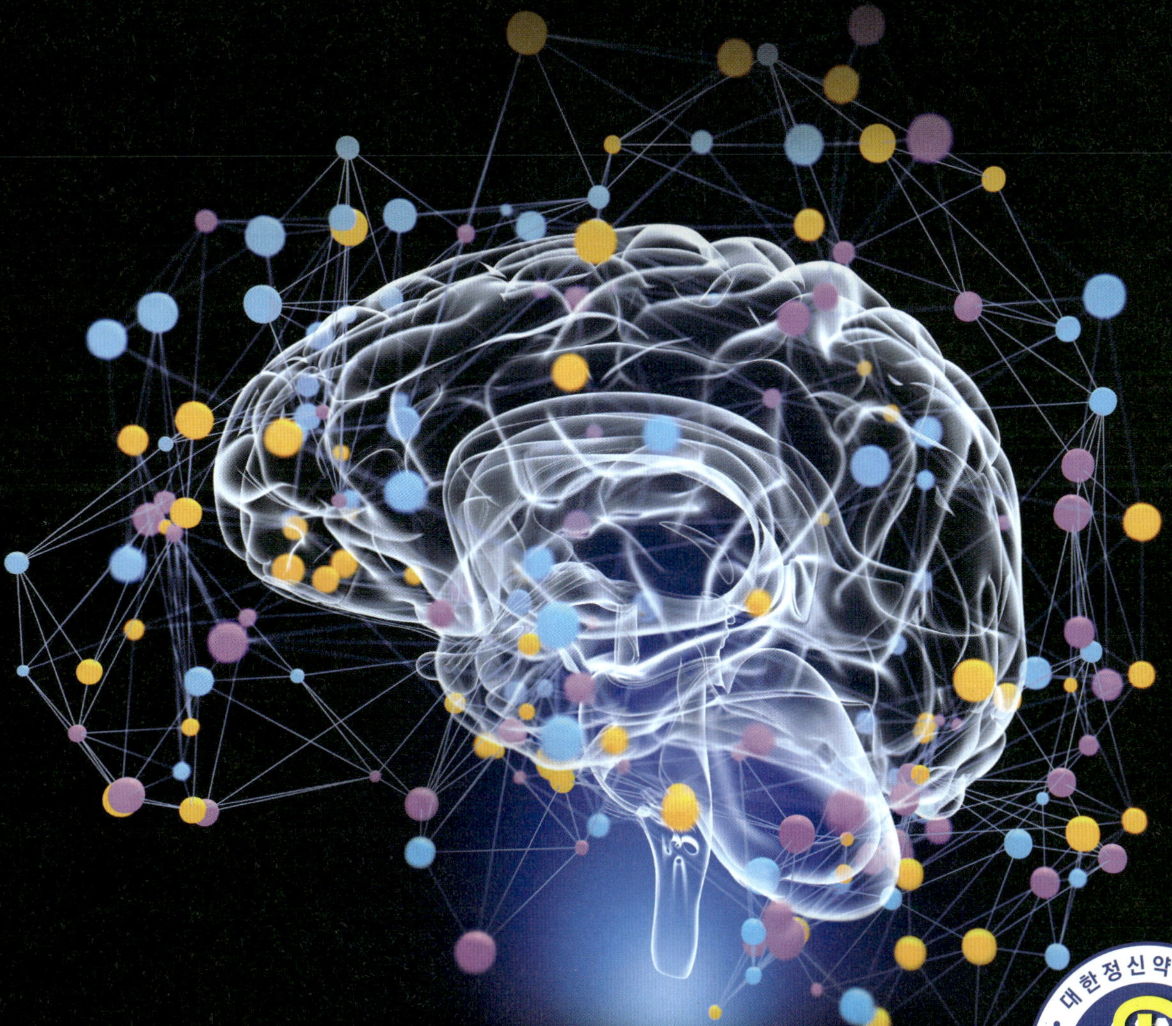

대한정신약물학회
Korean College of Neuropsychopharmacology

Fourth Edition

TEXTBOOK OF CLINICAL NEUROPSYCHOPHARMACOLOGY

임상신경정신약물학

넷째판 1쇄 인쇄 | 2025년 03월 04일
넷째판 1쇄 발행 | 2025년 03월 12일

지 은 이 대한정신약물학회, (대표저자) 박원명, 윤보현, 이상열
발 행 인 장주연
출 판 기 획 임경수
책 임 편 집 이연성
편집디자인 주은미
표지디자인 김재욱
일 러 스 트 유학영
제 작 담 당 황인우
발 행 처 군자출판사(주)
등록 제4-139호(1991. 6. 24)
본사 (10881) **파주출판단지** 경기도 파주시 회동길 338(서패동 474-1)
전화 (031) 943-1888 팩스 (031) 955-9545
홈페이지 | www.koonja.co.kr

ISBN 979-11-7068-240-0
정가 90,000원

Fourth Edition

TEXTBOOK OF CLINICAL

NEUROPSYCHOPHARMACOLOGY

임상신경정신약물학

집필진

저자

강승걸 가천대학교 의과대학 정신건강의학교실
강한고은비 국립나주병원 정신건강의학과
고영훈 고려대학교 의과대학 정신건강의학교실
구민성 가톨릭관동대학교 의과대학 정신건강의학교실
구본훈 영남대학교 의과대학 정신건강의학교실
권영준 순천향대학교 의과대학 정신건강의학교실
김 원 인제대학교 의과대학 정신건강의학교실
김경민 국립나주병원 정신건강의학과
김문두 제주대학교 의과대학 정신건강의학교실
김선미 중앙대학교 의과대학 정신건강의학교실
김성완 전남대학교 의과대학 정신건강의학교실
김승곤 조선대학교 의과대학 정신건강의학교실
김영훈 백정신건강의학과의원
김원형 인하대학교 의과대학 정신건강의학교실
김율리 인제대학교 의과대학 정신건강의학교실
김재진 연세대학교 의과대학 정신건강의학교실
김찬형 연세대학교 의과대학 정신건강의학교실
김태희 연세대학교 원주의과대학 정신건강의학교실
김혜원 한림대학교 의과대학 정신건강의학교실
남범우 평안정신건강의학과의원
노대영 한림대학교 의과대학 정신건강의학교실
노성원 한양대학교 의과대학 정신건강의학교실
문은수 부산대학교 의과대학 정신건강의학교실
민경준 중앙대학교 의과대학 정신건강의학교실
민성호 연세대학교 원주의과대학 정신건강의학교실
박성용 계요병원 정신건강의학과
박영민 뇌맘속에 정신건강의학과의원
박원명 가톨릭대학교 의과대학 정신건강의학교실/ 우영섭 박원명 정신건강의학과의원
반건호 제이팍 마음병원
배치운 가톨릭대학교 의과대학 정신건강의학교실
서정석 중앙대학교 의과대학 정신건강의학교실
서준호 연세대학교 원주의과대학 정신건강의학교실
서호석 서호석연세정신건강의학과의원
성형모 순천향대학교 의과대학 정신건강의학교실
손인기 계요병원 정신건강의학과
송민규 성모공감정신건강의학과의원
신영철 강북삼성병원 정신건강의학과
신일선 전남대학교 의과대학 정신건강의학교실
심세훈 순천향대학교 의과대학 정신건강의학교실
심인희 동남권원자력의학원 정신건강의학과
양종철 전북대학교 의과대학 정신건강의학교실
양찬모 원광대학교 의과대학 정신건강의학교실
엄유현 가톨릭대학교 의과대학 정신건강의학교실

저자

왕성민 가톨릭대학교 의과대학 정신건강의학교실

우영섭 우영섭 박원명 정신건강의학과의원

유 빈 한림대학교 의과대학 정신건강의학교실

유희정 서울대학교 의과대학 정신건강의학교실

윤보현 국립나주병원 정신건강의학과

윤성훈 원광대학교 의과대학 정신건강의학교실

이강수 차의과학대학교 의과대학 정신건강의학교실

이경욱 가톨릭대학교 의과대학 정신건강의학교실

이광헌 동국대학교 의과대학 정신건강의학교실

이문수 고려대학교 의과대학 정신건강의학교실

이상열 원광대학교 의과대학 정신건강의학교실

이소영 순천향대학교 의과대학 정신건강의학교실

이승엽 가톨릭대학교 의과대학 정신건강의학교실

이승재 경북대학교 의과대학 정신건강의학교실

이승환 인제대학교 의과대학 정신건강의학교실

이정구 인제대학교 의과대학 정신건강의학교실

이정석 국민건강보험 일산병원 정신건강의학과

이종훈 대구가톨릭대학교 의과대학 정신건강의학교실

이중서 한림대학교 의과대학 정신건강의학교실

이중선 울산대학교 의과대학 정신건강의학교실

임은성 신세계효병원 정신건강의학과

임현국 가톨릭대학교 의과대학 정신건강의학교실

장세헌 봉생기념병원 정신건강의학과

장옥진 인제대학교 의과대학 정신건강의학교실

전덕인 한림대학교 의과대학 정신건강의학교실

전홍준 건국대학교 의과대학 정신건강의학교실

전홍진 성균관대학교 의과대학 정신건강의학교실

정범석 카이스트 생명과학기술대학 의과학대학원

정상근 전북대학교 의과대학 정신건강의학교실

정석훈 울산대학교 의과대학 정신건강의학교실

정영은 제주대학교 의과대학 정신건강의학교실

정영철 전북대학교 의과대학 정신건강의학교실

정영철 연세대학교 의과대학 정신건강의학교실

정종현 가톨릭대학교 의과대학 정신건강의학교실

채정호 가톨릭대학교 의과대학 정신건강의학교실

천영훈 인천참사랑병원

천은진 영남대학교 의과대학 정신건강의학교실

최삼욱 진심정신건강의학과의원

최원석 가톨릭대학교 의과대학 정신건강의학교실

추일한 조선대학교 의과대학 정신건강의학교실

한창수 고려대학교 의과대학 정신건강의학교실

홍승철 가톨릭대학교 의과대학 정신건강의학교실

홍정완 익산병원 정신건강의학과

서문

정신약물의 등장은 정신의학의 역사에서 가장 혁명적인 사건이다. 현대 정신의학은 19세기 후반 유럽의 정신과 의사들이 임상에서 관찰된 다양한 증상을 토대로 정신질환들을 구분하면서 시작되었다. 하지만 20세기 초반까지도 정신질환의 효과적인 치료법은 거의 존재하지 않았으며, 대부분의 환자들은 방치되거나 부적절한 치료에 노출되는 일이 빈번하였다. 이러한 상황에서 1950년대 chlorpromazine을 필두로 한 정신약물의 발견과 개발은 정신질환의 치료에 획기적인 전기가 되었을 뿐 아니라 질환의 병태생리를 규명하는 데에도 큰 기여를 하였다. 정신과 영역에서는 우연히 효과를 보인 약물의 기전을 밝혀내는 과정에서 질환의 병태생리가 규명되거나 새로운 약물이 개발되는 경우가 특히 많았기 때문이다. 이후 신경정신약물학의 비약적인 발전은 정신질환과 연관된 중추신경계의 이상과 유전학적, 생화학적 원인을 밝히는 데 큰 공헌을 하였을 뿐 아니라, 인접 기초분야인 생화학, 생리학, 약리학, 동물행동학 등에 매우 중요한 영향을 미쳤다. 아직까지 항생제와 같은 완치 치료제는 없지만 최근 들어 다양하고 새로운 기전의 항정신병약물, 항우울제, 기분조절제, 인지기능개선제 등에 대한 지속적인 개발과 연구들은 정신질환 치료에 있어 매우 의미 있고 희망적인 미래를 열어 줄 것으로 보인다.

한편 21세기에 들어 전 세계적으로 정신질환 치료에 있어 정신약물의 비중이 절대적이 되고 중요성이 더욱 강조되면서, 국내 정신건강의학과 전문의와 전공의들에게 정신약물학에 대한 올바른 이해와 최상의 진료를 돕기 위한 공식적이고 전문적인 임상신경정신약물학 교과서가 필요하다는 공감대가 이루어졌다. 또한 새로운 기전의 다양한 향정신성약물이 개발되고 실제 임상에 적용됨으로써, 최신의 정신약물 치료전략에 관한 임상정보를 공유할 필요성도 증대되었다. 이에 대한정신약물학회는 오랜 작업 끝에 2009년 국내 최초로 임상신경정신약물학 교과서(대표저자 연세의대 이홍식 교수)를 편찬하였으며, 이후 2014년에 초판을 보완 수정한 2판(대표저자 가톨릭의대 박원명, 연세의대 김찬형 교수)을, 2019년에는 2판을 보완 수정한 3판(대표저자 가톨릭의대 박원명, 연세의대 김찬형 교수)을 발간하였다. 하지만 3판 발간 이후로도 지속적으로 새로운 정신약물들이 개발되고 임상에서 다양한 연구 결과들이 보고되고 있어, 그에 따른 최신의 정신약물 치료전략과 경향을 반영하고 그 어느 때보다 빠르게 변화하고 있는 국내 의료 환경에 발맞추기 위하여 교과서 4판 작업의 필요성이 대두되었다. 이에 2024년 1월 개최된 대한정신약물학회 이사회에서 임상신경정신약물학 4판 작업을 진행하기로 결정하였다.

이번 임상신경정신약물학 4판은 2019년 9월 3판이 발간된 이후 지난 5년간의 정신약물학 분야의 발전을 근거로 개정하게 되었다. 이 책은 대한정신약물학회의 공식 교과서로 전체 13파트, 총 61챕터로 구성되어 있으며, 우리나라 정신약물학 분야의 전문가 86명이 집필진으로 대거 참여하였다. 이번 임상신경정신약물학 교과서에 수록된 내용이나 도표는 이미 국내외에서 보고된 연구 결과들과 대한정신약물학회 등 주요 학술대회에서 발표된 내용들이 기초가 되었으며, 신경정신약물학 분야의 기초적인 내용은 물론, 주요 정신질환의 약물치료와 관련하여 임상의가 알아야 할 핵심적인 내용을 포괄적으로 다루려고 노력하였다. 특히 최근 들어 정신질환의 병태생리에 대한 개념이 변화했을 뿐 아니라, 이미 임상에서 사용되는 정신약물의 기전과 적응증이 확장되면서 기존의 약물 적응증에 따른 구분이 무의미해져 가는 현 시점에 맞춰, 약물학적 영역(pharmacological domain)과 작용 기전(mode of action)에 초점을 두고 개발되었고 현재로서는 가장 과학적이고 합리적인 정신약물의 명명법이라 알려진 "Neuroscience based Nomenclature (NbN)"를 처음으로 적용한 지난 3판에 이어 이번 4판에서는 더욱 수정 보완하여 파트 2 신경정신약물의 약리학 및 특성을 구성하였다.

이 책의 가장 주된 목적은 정신건강의학과 선문의와 전공의들이 정신약물을 폭넓고 깊이 있게 이해할 수 있도록 하는 것이다. 이런 이해를 통하여 냉철한 사고와 따뜻한 마음으로 정신질환을 가진 환자들을 돌볼 수 있게 되기를 기대한다. 또한 이 책은 임상신경정신약물학에 대해 관심을 가진 타과 의사, 의과대학생, 간호대학생 그리고 임상심리사, 간호사, 사회사업사 등 연관분야의 전문가들에게도 매우 훌륭한 참고서적이 될 것이다. 뿐만 아니라 전문적인 지식을 원하는 환자와 보호자에게도 도움이 될 것으로 생각한다.

바쁜 일정에도 불구하고 지난 1년간 정신약물학에 대한 학문적 열정과 사명감을 가지고 원고를 기꺼이 집필하여 주신 임상신경정신약물학 교과서 팀에게 진심으로 감사를 드리며, 이 책의 출판을 도와주신 군자출판사 임직원 분들께도 감사를 드린다. 특히 이번 4판은 편찬간사로 처음부터 끝까지 세세한 모든 부분을 챙겨 주신 원광의대 윤성훈 교수와 양찬모 교수의 열정이 있었기에 어려운 작업을 끝마칠 수 있었다. 이 자리를 빌려 각별한 나의 고마움을 표하고자 한다.

끝으로 이 책을 정신질환을 완치시키고자 노력하는 정신의학 분야 임상의와 연구자 그리고 이를 극복하고자 애쓰시는 모든 환자분들께 바친다.

정년퇴임을 1주일 앞둔 2025년 2월 22일 새벽

지난 33년간 학문의 놀이터였던 여의도성모병원 연구실에서

대표저자 **박 원 명**

책의 구성

정신약물학은 의학 및 정신건강의 한 분야로 인간의 정신 기능에 영향을 주는 약물의 약리 작용과 그 임상적 적용을 연구하는 학문입니다. 주로 신경정신약물을 그 대상으로 하며 신경정신약물학이라고도 칭합니다. 신경정신약물학은 지난 30년간 획기적인 학문적 발전을 이루어 왔고, 수많은 정신장애 치료에 실제적인 도움이 되어 왔습니다. 대한정신약물학회에서 출간해 온 임상신경정신약물학은 가장 최근의 과학적 연구결과와 임상적 적용을 보완하여 제4판을 출간하게 되었습니다.

임상신경정신약물학은 총 13파트, 61챕터로 구성되어 있으며, 파트 1과 파트 2는 총론적인 부분을, 파트 3부터 파트 9까지는 정신장애의 신경정신약물 치료의 실제를 다루었습니다. 이어지는 파트 10은 다양한 상황에서의 정신약물 치료로, 임상 실제에서 직면하게 되는 주제를 선정하여 환자 진료에 도움이 되고자 하였으며, 파트 11과 파트 12는 연령에 따른 임상신경정신약물학으로 구성하여 약력학적 차이가 있는 소아청소년과 노년기의 정신약물 치료를 구분하였습니다. 마지막 파트 13은 정신약물과 연관된 임상시험과 윤리를 다루었습니다.

총론적인 파트 1에서는 신경정신약물학의 역사적 개요, 신경신호전달, 기능신경해부학, 임상약동학, 계산정신의학으로 구성되어 있으며 이는 임상신경정신약물학의 이론적 이해의 기초가 되는 부분입니다. 아울러 계산정신의학 등 정신약물학의 최신 지견도 담고 있습니다. 파트 2는 신경정신약물의 약리학 및 특성으로 국제신경정신약물학회 및 미국 및 유럽 등에서 적극적으로 적용하고 있는 신경과학-기반 병명법(neuroscience-based nomenclature, NbN)에 따라 신경정신약물을 분류하였고 이에 따라 기술하였습니다. 여기에는 dopamine, serotonin, norepinephrin, GABA와 glutamate, lithium, acetylcholine, opioid, melatonin 관련 약물 및 기타 약물이 포함되어 있습니다.

각론 격인 파트 3부터 파트 9까지는 정신장애의 분류에 따라 사용되는 실제적인 정신약물의 치료에 대하여 기술하였습니다. 특히 이번 제4판에서는 제3판과는 다르게, 파트 2에서 각각의 신경전달물질과 파트 3에서 파트 9까지의 각각의 정신장애 내용이 중첩되지 않도록 하였습니다. 파트 3은 조현병 스펙트럼 및 기타 정신병적 장애의 약물치료, 파트 4는 우울장애의 약물치료, 파트 5는 양극성장애의 약물치료, 파트 6은 불안, 강박, 외상 및 스트레스 관련 장애의 약물치료, 파트 7은 물질 관련 및 중독 장애의 약물치료, 파트 8은 신체증상 및 관련 장애의 약물치료, 파트 9는 수면-각성장애 약물치료로 구성하였습니다. 그리고 파트 10은 다양한 상황에서의 약물치료로 급식 및 섭식장애, 성인 주의력결핍 과잉행동장애, 성격장애, 신체질환이 동반된 경우의 약물치료, 공격성 및 난폭행동, 외상성 뇌손상, 비만, 여성생애주기와 관련된 약물치료, 자살 및 자해의 약물치료와 신경정신약물의 주요 부작용 관리로 구성하여 다양한 임상적 상황의 진료에 도움이 될 수 있도록 구성하였습니다.

파트 11과 파트 12는 연령으로 구분하여 기술하였습니다. 파트 11은 소아청소년기 정신장애의 약물치료로 소아청소년기 약물치료의 기본원칙, 주의력결핍 과잉행동장애, 자폐 스펙트럼장애, 기분장애 및 불안장애, 틱장애, 강박관련장애 및 배설장애로 구성하여 최근 증가하고 있는 소아청소년 정신장애 진료에 도움이 되고자 하였습니다. 파트 12는 노년기 정신장애의 약물치료로 노년기 약물치료의 기본원칙, 신경인지장애, 노년기 기분장애, 노년기 정신증, 노년기 수면장애, 노년기 불안장애 및 초조증상으로 구분하여 기술하였습니다. 이는 성인과 약력학적 차이가 있는 노년기 환자들의 치료에 유용한 지침이 될 것입니다.

파트 13은 신경정신약물 임상시험으로 임상약물의 치료 효과 및 부작용 평가척도, 신경정신약물 임상시험의 방법론 및 해석, 신경정신약물 임상시험의 윤리로 구성하여 최근 그 중요성이 강조되고 있는 임상시험에 대한 가이드라인과 윤리적 측면을 기술하였습니다.

이번에 발간되는 임상신경정신약물학 제4판은 정신의학 분야에서 최고의 연구자와 임상가들이 참여하여 근거에 기반한 가장 최신의 정신약물치료를 담아내고자 하였습니다. 끝으로 임상신경정신약물학 제4판 교과서가 정신장애로 고통받는 수많은 환자들의 치료에 도움이 되어 마음이 건강하고 행복해지기를 기대합니다. 그리고 가족, 사회, 국가의 정신건강에 기여하기를 소망합니다.

2025년 3월

공동 대표저자 **윤보현/이상열**

Contents

PART 7 물질 관련 및 중독 장애의 약물치료

PART 8 신체증상 및 관련장애의 약물치료

PART 9 수면-각성장애의 약물치료

PART 10 다양한 상황에서의 약물치료

참고문헌 QR코드

전체 참고문헌은 해당 QR코드를 통해 대한정신약물학회 홈페이지에서 다운받으실 수 있습니다.

PART

1 신경정신약물학의 개관

01 신경정신약물학의 역사적 개요

02 신경신호전달

03 정신약물유전학

04 기능신경해부학

05 임상약동학

06 계산정신과학

신경정신약물학의 역사적 개요

Historical overview of neuropsychopharmacology

Chapter 01

◐ 남범우 평안정신건강의학과의원
◐ 박원명 가톨릭대학교 의과대학 정신건강의학교실/우영섭 박원명 정신건강의학과의원

정신약물의 등장은 정신의학의 역사에서 가장 혁명적인 사건이다. 현대 정신의학은 19세기 후반 유럽의 정신과 의사들이 임상적으로 관찰된 다양한 증상을 토대로 정신질환들을 구분하면서부터 시작되었다. 하지만 20세기 초반까지도 정신질환의 효과적인 치료법은 거의 존재하지 않았으며, 환자들은 방치되거나 부적절한 치료에 노출되는 일이 빈번하였다. 이러한 상황에서 1950년대 chlorpromazine을 필두로 한 정신신경계 약물의 개발은 정신질환의 치료에 획기적인 전기를 부여했을 뿐만 아니라 질환의 병태생리를 규명하는 데에도 크게 이바지하였다. 특히 정신과 영역에서는 우연히 효과가 발견된 약물의 기전을 밝혀내는 과정에서 질환의 병태생리가 규명되거나 개량 약물이 파생되는 경우가 많았기 때문이다. 아직 약물치료가 정신질환을 근본적으로 치료하는 수준에 이르지는 못하였으나, 정신질환의 가장 훌륭한 치료법이라는 사실은 여러 연구 및 임상적 치료를 통하여 인정받고 있다.

1970년대에 이르러 주류 정신의학계에서 정신분석의 영향이 줄어들기 시작하고 약물치료를 바라보는 시각이 긍정적으로 변화하였다. 환자는 의사에게 이해받기에 앞서 의학적 도움을 받기를 원하며, 약물치료를 통하여 정신적 고통을 경감시키고, 기분을 향상하는 것이 정신치료적 관점에서는 환자의 치료 동기를 떨어뜨릴 수는 있으나 비윤리적인 일이 아니므로 약물치료가 정신질환의 훌륭한 치료법이 될 수 있다고 주장하였다. 이후 정신약물학은 비약적인 발전을 거듭하며, 현재까지 새로운 약물들의 개발 및 기존 약물의 추가적인 효과에 대한 규명을 지속하고 있다.

정신질환의 병태생리에 대한 이해가 증진되고, 약물의 기전과 적응증이 확장되면서 미래에 기존의 약물 적응증에 따른 구분이 무의미해지고 'Neuroscience based Nomenclature (NbN)' 등 신경생물학을 기초로 하는 보다 더 과학적인 분류가 가능할 것으로 보인다. 하지만 이 장에서는 역사적 관점에서 전통적인 약물 분류에 따라 그 흐름을 조망해 보고자 한다.

1. 항정신병약물

제2차 세계대전 당시 프랑스의 Rhône–Poulenc 제약사 연구진들은 항말라리아제 개발 과정에서 phenothiazine계 유도체를 다수 합성하였으며, 이 약물들의 강력한 antihistamine 작용을 알게 되었다. 당시 약리학자였던 Laborit는 인공동면artificial hibernation을 유도하는 물질을 찾던 중, phenothiazine 유도체의 진정효과에 관심을 두게 되었다. 그는 특히 chlorpromazine이 동물실험에서 저체온증을 유발하고, 수술환자에서 마취효과를 향상한다는 것을 알게 되었고, 이 약물이 정신질환 치료에도 도움이 될 것으로 기대하여 지인이자 정신과 의사인 Hamon과 Delay에게 이 약물의 사용을 권유하였다. 이에 1952년 1월 19일 프랑스 파리의 한 병원에서 Hamon에 의하여 정신과 환자에게 chlorpromazine이 최초로 투여되었다. 이후 Delay와 Deniker는 38명의 초조증상을 동반한 정신병 환자들에게 chlorpromazine 75~150 mg/일 투여하는 임상 연구를 시행하였고, 1952년 5월에 그 결과를 발표하였다. 연구 결과에 의하면, 이전의 충격요법이나 수면치료에 반응이 없었던 환자들에서 조증 및 초조증상, 공격성, 망상이 호전되었으며, 이러한 약물의 효과는 의식 혼란의 부작용을 보인 과거의 진정제들과 구분되는 것이었다. chlorpromazine의 항정신병효과를 발견한 것은 정신의학사의 혁명적인 사건으로 기록되었으며, 이 약물의 도입으로 정신병원에 단순히 수용되어 있던 환자들의 수는 급감하게 되었다.

이후 chlorpromazine의 사용은 프랑스뿐 아니라 유럽 전역과 미국으로 퍼졌다. 1954년 미국정신의학회지인 'Archives of Neurology and Psychiatry'에 첫 임상 결과가 보고되었으며, 1년 뒤 오스트레일리아와 러시아의 의학저널에서도 임상경험이 보고되기 시작하였다. 그리고 1955년 10월 프랑스 파리에서 'International Colloquium on Chlorpromazine and Neuroleptic Drugs in Psychiatric Treatment'라는 국제학술회의가 개최되었다. 이 회의에는 22개국, 200여 명의 정신의학자들이 모여 chlorpromazine에 대한 다양한 임상경험과 연구 결과에 대하여 활발한 토의를 하였으며, 1952년 이후의 chlorpromazine에 대한 임상경험을 집대성하여 학술지로 발간하기도 하였다. 당시 보고 내용에 의하면, 대부분의 정신의학자가 급성 조현병이나 급성 조증에 대한 약물의 치료효과에 대해서는 동의하였지만, 만성 정신병, 우울증, 강박증, 공포증 등에 대한 효과 여부에 대해서는 다소 회의적이었다. 또한, 약리적 특성으로 antihistamine, anticholinergic, adrenolytic, parasympatholytic, sympatholytic 효과들이 제시되었고, 약물의 작용 부위로 피질하영역subcortical area이 추정되었으나, 어느 기전도 약물의 임상적 효과를 충분히 설명하지는 못하였다고 기술되어 있다. 오히려 초창기 학자들은 chlorpromazine의 효과를 심리학적 관점에서 설명하고자 하였다. 즉, 약물이 긴장을 해소시켜 인격의 재결합을 촉진함과 동시에 의사소통을 향상함으로써 대인관계가 호전되고 정신증상이 완화된다는 것이었다.

한편 chlorpromazine이 소개된 직후인 1952년 Muller 등은 인도 관목의 일종인 Rauwolfia Serpentina로부터 추출한 물질에 reserpine이라는 이름을 붙이고 혈압강하제로 사용하였다. 1953년에 Hakim이 Rauwolfia Serpentina의 항정신병효과를 최초로 보고하였고, 1년 뒤 Kline은 reserpine의 항정신병효과를 정리하여 발표하였다. reserpine은 chlorpromazine과 유사한 정도의 항정신병효과가 있다고 생각되었으며, 약물의 효과에 대한 기대가 높았으나, 코막힘, 설사, 우울증 등 다양한 부작용을 유발하는 것으로 밝혀져 널리 사용되지는 못하였다. 그러나 reserpine의 기전을 연구하는 과정에서, 이 약물이 신경 말단의 세로토닌 재흡수를 비가역적으로 차단하여 단가아민mono amine을 고갈시킨다는 것을 알게 되었다. reserpine에서 도파민의 역할은 먼 훗날에서야 언급되었고 현재 사용되지는 않지만, 조현병의 도파민 가설이나 우울증의 단가아민 가설을 수립하는 데 크게 이바지했다고 볼 수 있다.

이후 여러 제약회사가 chlorpromazine을 원형으로 한 다양한 유도체들을 개발하였으며, 1954년에 mepazine, 1957년에 perphenazine, 그리고 1958년에 trifluoperazine과 thioxanthene 등이 소개되었다. 이들의 약물효과는 거의 유사하였으나 용량 및 부작용 측면에서 차이가 있었다.

chlorpromazine에 이어 개발된 약물이 butyrophenone계인 haloperidol이다. 1958년 Janssen과 동료들은 더 강력한 진통제를 개발하기 위하여 pethidine의 화학 구조를 변화시켜 새로운 물질을 합성하고 있었다. 그는 pethidine 유도체 중 하나인 R1187에서 chlorpromazine과 유사한 정온효과를 발견하였다. 즉, 이 약물을 투여받은 동물이 점차 진정되었으며, 강직성 양상을 보이기도 했다. 이에 고무된 연구자들은 이와 유사한 R1625를 개발하였는데, 그것이 바로 haloperidol이다. 이후에도 많은 관련 유도체가 합성되어 항정신병약물로 소개되었다. 그중에서도 haloperidol은 1970~80년대에 가장 흔히 처방되던 항정신병약물이었으며, 지금까지 주요 항정신병약물로 사용되고 있다.

항정신병약물에 대한 임상경험이 쌓이면서 연구자들의 관심은 추체외로 부작용extrapyramidal side effect으로 향했다. 항정신병약물의 항정신병효과와 운동장애 유발 부작용이 공통적으로 도파민 신경계를 경유한다는 사실이 알려지면서 추체외로 부작용이 없는 경우 항정신병효과도 없을 것이라는 주장이 제기되기도 하였다. 하지만 이러한 믿음은 1971년 추체외로 부작용을 거의 일으키지 않는 clozapine이 등장하면서 흔들리게 되었으며, 기존의 항정신병약물과는 다른 '비정형atypical' 항정신병약물의 개념이 탄생하는 계기가 되었다.

dibenzodiazepine계 약물인 clozapine은 양성증상뿐 아니라 음성증상에도 효과적이며, 추체외로 부작용과 지연성운동이상tardive dyskinesia을 거의 유발하지 않는 것으로 알려져 큰 주목을 받았으나, 무과립구증agranulocytosis을 유발할 수 있는 위험성으로 인하여 1975년 제조를 중단하였다. 하지만 1989년 미국 FDA에서 주기적인 혈액검사를 전제로 약물 사용을 다시 허가하였고, 이후 현재까지 난치성 조현병 환자의 치료에 가장 중요한 약물로 자리매김하였다. clozapine 이후 비정형성을 띠는 약물의 개발이 촉진되었는데, haloperidol의 특성에 세로토닌 수용체 5-HT2 길항작용을 추가한 약물로서 risperidone, ziprasidone, lurasidone, paliperidone을 합성하였으며, clozapine으로부터 olanzapine과 quetiapine이 파생되어 널리 사용하고 있다.

이후 도파민 활성의 과다 및 저하가 각 도파민 회로에 따라 서로 다르게 나타난다는 사실이 알려지면서, 이를 동시에 제어할 수 있는 3세대 항정신병약물, 즉 도파민 수용체 부분효현제partial agonist가 개발되었다. 1980년대 후반 Otsuka 제약사 연구진들은 시냅스전 도파민 자가수용체에 효현제로 작용하면서 시냅스후 D2 수용체 길항작용을 가진 새로운 항정신병 약물을 찾고자 연구하던 중 D2 수용체에 부분효현 작용을 하는 aripiprazole을 합성하는 데 성공하였다. aripiprazole은 도파민 수용체 외에 세로토닌 5−HT1A 수용체에 부분효현제로 작용하고, 세로토닌 5−HT2 수용체에 대하여 길항제로 작용하기 때문에 dopamine−serotonin system stabilizer (DSS)라고 불리기도 한다. 이러한 독특한 기전은 비정형 항정신약물이 가지던 이점은 그대로 유지하되, 상대적으로 도파민 신경전달이 활발한 mesolimbic system에서는 도파민 수용체 길항제로 작용하여 조현병 환자들의 양성증상을 줄이고, 도파민 신경전달이 정상 수준이거나 상대적으로 부족한 mesocortical, tuberoinfundibular, substantia nigral system에서는 도파민 수용체길항효과를 최소화함으로써 조현병 환자들의 음성증상을 줄이고 추체외로 부작용 및 고프로락틴증을 예방하는 데 기여한다. 또 다른 도파민 부분 효현제인 brexpiprazole, cariprazine 그리고 가장 최근에는 lumateperone도 새로운 치료제로 개발되었다.

한편, 치료효과 지속 및 증상 재발 방지를 돕고, 경구 약물에 대한 조현병 환자들의 낮은 순응도와 내약성 등을 극복하기 위한 장기지속형 주사제long-acting-injectables의 연구개발도 이어져 왔다. 전통적으로 사용되어 온 fluphenazine, haloperidol 등의 정형 항정신병약물 이외에 risperidone, paliperidone, olanzapine, aripiprazole 등 비정형 항정신병약물의 장기지속형 주사제가 개발되어 널리 이용되고 있다.

최근 xanomeline/trospium chloride 복합제가 FDA 승인을 받았다. xanomeline은 M4, M1 muscarinic 수용체 효현제이며 치매 치료제로 개발되던 중 항정신병효과가 발견되었으나 심각한 위장관계, 비뇨기계 부작용 때문에 개발이 중단되었다. 하지만 비선택적 muscarinic 수용체 길항제인 trospium chloride가 이러한 부작용을 해결할 수 있어서 xanomeline/trospium chloride 복합제로 임상시험을 거쳐 2024년 승인을 받았다. 이 약물이 주목을 받는 이유는 기존의 1, 2, 3세대 항정신병약물들이 공통으로 도파민 수용체에 작용하는 데 반해 전혀 새로운 기전으로 작용한다는 것이며, 따라서 조현병의 병태생리를 새롭게 규명할 가능성을 기대해 볼 수 있기 때문이다. 또한 장기지속형 주사제로도 개발 중이어서 임상적 유용성도 클 것으로 보인다.

2. 항우울제

1950년대 이전에는 hematoporphyrin, amphetamine, opiate, dinitrile, succinate 등이 우울증 치료제로 시도되었다. 그러나 기전 측면에서 최초의 항우울제는 결핵치료제인 iproniazid와 isoniazid였다. 1952년 Selikoff는 iproniazid를 복용한 결핵 환자들이 즐거워하고 춤을 추는 등 활동이 증가하는 것을 관찰한 후, 우울증 환자들에게 이 약물을 처방하였다. 하지만 같은 해 Delay는 우울증 환자들에서 isoniazid를 사용한 후 항우울효과를 관찰하지 못하였다고 보고했다. 이후 Zeller가 isoniazid의 단가아민 산화효소monoamine oxidase, MAO 억제 기전을 보고하였고, Chessin이 iproniazid가 reserpine의 효과를 반전시킨다는 연구 결과를 발표하였다. 이에 1958년 Saunders와 Kline은 iproniazid를 우울증 환자들에게 다시 사용하였고, 결국 항우울효과를 입증하게 되었다. 하지만 안전성 문제로 인하여 다른 유도체들이 연구되었으며, MAO 억제제는 임상에서 널리 사용되지 않았다.

또 다른 형태의 항우울제는 항정신병약물의 연구 과정에서 개발되었다. 1957년 스위스의 정신과 의사 Kuhn은 Ciba-Geigy 제약사의 항정신병약물 후보물질 중 chlorpromazine의 유사체인 G22355가 항정신병효과는 없지만, 항우울효과가 크다는 것을 발견하였다. 그는 40명의 우울증 환자에게 G22355를 투여하고 3주 후 대부분의 우울증상이 사라지는 것을 관찰하였고, 그 결과를 취리히의 국제학술회의에서 발표하였다. 이후 이 물질은 imipramine으로 명명되었다. 이후 imipramine과 유사한 유도체들이 연이어 개발되었으며, 이들의 화학구조가 공통적으로 3개의 고리 형태로 이루어져 있어 삼환계 항우울제tricyclic antidepressant, TCA라고 불리게 되었다. TCA는 MAO 억제제와 비교하였을 때, 구조 및 작용하는 수용체도 다르지만, 시냅스에서 신경전달물질의 가용성을 증가시킨다는 공통점을 가지고 있다. 그러나 TCA는 변비, 구갈, 시야 흐림 등 anticholinergic 부작용, 체중 증가, 졸림 등 antihistamine 부작용, 혈압 강하, 기립성 저혈압 등 α-adrenergic 부작용으로 인하여 내약성과 순응도 측면에서 복용에 어려움이 있었다. 따라서 이러한 측면을 개선하기 위하여 소수의 수용체에 작용하는 약물 개발에 많은 노력을 기울이게 되었으며, 그 결과 개발된 약물이 선택적 세로토닌 재흡수 억제제selective serotonin reuptake inhibitor, SSRI이다.

최초의 SSRI는 우리가 너무나 잘 아는 fluoxetine이 아니고 스웨덴 Astra 제약사의 Arvid Carlsson이 개발한 zimelidine (zimeldine®, normud®)이다. zimelidine은 1982년에 처음 판매를 시작하였으나, 출시 1년이 지난 후 길랑-바레 증후군Guillain-Barré syndrome이라는 희귀 부작용 사례가 보고되면서 시장에서 철수하였다. 이후 미국의 Eli Lilly사가 1988년 초 미국시장에 첫 출시한 SSRI가 fluoxetine (prozac®)이다. 이 약이 세상에 미친 영향은 실로 엄청난 것으로, fluoxetine 이후 항우울제의 내약성이 증가함과 동시에 우울증의 진단 역치는 감소하여 항우울제 복용이 대중적으로 유행처럼 퍼지는 현상을 불러일으키기도 하였다. 이후 같은 SSRI 계열의 sertraline, paroxetine, (es)citalopram 등이 연이어 출시되었다.

기존 SSRI 계열 약물이 세로토닌 재흡수 수송체serotonin reuptake transporter, SERT의 작용을 억제하여 시냅스 간극에 분포하는 세로토닌 농도를 증가시키고, 시냅스전 뉴런의 5-HT1A 수용체를 탈감작시켜 세로토닌 분비를 더욱 촉진하는 기전을 이용했다면, 이러한 기전은 유지하되 복수의 수용체에 작용하면서 특정 수용체 아형에 선택적으로 주로 작용하여 보다 다양한 기전을 가진 새로운 약물들이 연구되기 시작하였다. 그 결과 세로토닌-노르에피네프린 재흡수 억제제serotonin-norepinephrine reuptake inhibitor, SNRI인 venlafaxine, duloxetine과 milnacipran, 노르에피네프린-도파민 재흡수 억제제norepinephrine-dopamine reuptake inhibitor, NDRI인 bupropion, 노르아드레날린성 및 특정 세로토닌성 항우울제noradrenergic and specific serotonergic antidepressant, NaSSA인 mirtazapine 등이 새로 개발되었다.

또한, vortioxetine은 기존 SSRI 계열의 SERT 억제기능은 물론, 기타 항우울제가 지닌 5-HT1A 수용체에 대한 효현작용, 5-HT1B/1D/3/7 등 수용체에 대한 길항작용을 모두 지녀 소위

multimodal agent의 대표적인 예로 거론된다. 멜라토닌 1, 2 수용체의 효현제이면서 serotonin 5-HT2C 길항제인 agomelatine은 작용기전 및 효능, 부작용 면에서 새로운 항우울제로 개발되어 유럽에서 승인되었다.

최근 esketamine의 비강분무제가 최초의 속효성 항우울제rapid-acting antidepressant로 치료저항성 우울증과 자살사고의 단기 치료에 승인을 받았다. 기존의 단가아민 가설에 기초한 다른 항울제와 달리 NMDA 수용체 길항효과를 가진 esketamine의 빠른 효과는 우울증의 병태생리를 규명하고 새로운 항우울제를 개발하는 데 중요하게 기여할 것으로 기대한다.

3. 기분조절제

lithium이 기분을 안정시키는 효과가 있다는 사실은 기원후 2세기경부터 알려진 것으로, 그리스-로마 시대의 의사 Galen이 정신질환을 앓는 환자의 입욕제로 lithium을 사용했다는 기록이 있다. lithium은 19세기에 이미 흔하게 사용되었으며, 한때는 청량음료인 세븐업에도 lithium이 혼합된 적이 있었다고 한다. 하지만 오늘날처럼 lithium을 양극성장애의 치료제로 사용한 것은 아니었다. 20세기 초반까지도 양극성 조증에 전통적인 진정제인 bromide, barbiturate, paraldehyde 정도만이 일부 제한적으로 사용되고 있었다.

조증 삽화에 대한 lithium의 효과를 처음으로 이론화한 사람은 오스트레일리아의 정신과 의사 Cade였다. 그는 1949년 lithium과 요산 혼합물을 기니피그에 정주한 후 활동이 줄어드는 것을 발견하였다. 이후 Cade는 중증의 조증 상태인 51세 남자에게 lithium을 투여하였으며 만족스러운 결과를 얻었다. 그러나 당시 식이요법의 하나로 염분 제거식을 권장하면서 대체 성분으로 lithium이 사용된 적이 있었는데, 이때 lithium 독성이 문제가 되어 임상에서의 사용은 급격히 감소하게 되었다. 이러한 상황에서 1950년대 중반 덴마크의 Schou는 독성을 일으키지 않는 범위 내에서 lithium의 항조증효과를 보고하였다. 그 결과 lithium은 1960년대부터 조증 삽화의 치료제로 상용화되기 시작하였으며, 추후 기분 삽화의 재발을 예방하는 효과도 입증되어 1970년대 이후 최근까지 전 세계적으로 광범위하게 처방되고 있다.

항경련제의 기분조절효과 역시 20세기 중반부터 인식되고 있었는데, lithium을 대체할 수 있는 약물로 처음 주목을 받은 것은 valproate였다. 1980년대에 조증 삽화의 치료에 carbamazepine도 lithium과 병합요법으로 많이 처방되었으나, 적절한 용량을 찾는 것이 어렵고 혈액학적 및 면역학적 부작용 문제로 현재는 사용이 많이 감소한 실정이다. 1995년에 divalproex sodium 장용정이, 2006년에는 divalproex 서방정이 미국 FDA에서 양극성 조증치료에 승인되었다. 이후 divalproex와 다양한 형태의 valproate들이 양극성장애의 급성기 치료와 유지치료에 널리 쓰이고 있다. 또 다른 항경련제인 lamotrigine은 미국 FDA에서 양극성장애 유지치료에 승인을 받아 최근에 널리 사용되고 있는 약물이다. 최근 양극성장애 환자들에서 기분조절제에 병합 또는 기분조절제의 대체요법으로 비정형 항정신병약물을 처방받는 경우가 증가하고 있다. 일찍이 1973년 chlorpromazine이 항정신병약물 중 최초로 양극성 조증삽화 치료에 대해 미국 FDA 승인을 받은 바 있으나, 낮은 내약성과 과다진정 및 저혈압 등의 부작용 문제로 널리 쓰이지 못했다. 하지만 2000년 olanzapine이 비정형 항정신병약물 중 최초로 양극성 조증 삽화 치료에 대한 FDA 승인을 받은 후, 현재까지 aripiprazole, risperidone, quetiapine, ziprasidone 등 대부분의 비정형 항정신병약물이 미국 FDA에서 조증증상의 치료에 승인을 받았다.

조증 삽화에 대한 치료제는 상대적으로 다양한 반면, 양극성 우울 삽화에 치료효과가 분명한 약물은 드문 편이다. 양극성 우울 삽화의 치료약물로는 2003년 olanzapine과 fluoxetine의 병합약물OFC, symbyax®이, 2008년 quetiapine 단독요법이 미국 FDA 승인을 받았으며, lurasidone도 2013년 단독요법 및 valproate 또는 lithium과의 병합요법이 미국 FDA 승인을 받았다. 기존 비정형 항정신병약물과 같은 D2 수용체 및 5-HT2A 수용체에 대한 길항작용을 보일 뿐 아니라 항우울 및 인지개선효과와 관련된 5-HT7 수용체 길항 및 5-HT1A 부분효현 작용도 있어 양극성 우울 삽화에 대한 치료효과가 있는 것으로 추정된다.

이처럼 다양한 비정형 항정신병약물들이 기분조절효과가 있다는 사실이 밝혀지면서 항정신병약물과 기분조절제 간의 구분은 흐려지고 있으며, 이들을 적절히 조합하여 치료효과를 극대화하거나 여러 약물의 장점을 두루 가진 신약을 개발하기 위한 노력이 이어지고 있다.

4. 항불안제

20세기 중반까지 유럽에서는 오늘날의 불안장애를 광범위하게 노이로제neuroses라고 불렀으며, 이에 대한 치료법으로 주로 정신치료를 사용하였고, 약물치료는 일부 환자에서 정신치료를 쉽게 하기 위한 보조수단으로 이용되었다. 당시 대표적인 진정제는 barbiturate였으며, 경험적 방식으로 술, 아편, 대마 등이 사용되기도 하였으나 부작용에 따른 많은 문제점이 제기되었다.

1940년대 중반 영국의 Berger는 항균제의 연구 과정에서 mephenesin이란 물질을 쥐에 투여하였을 때 가역적인 근이완효과를 관찰하게 되었다. 그는 이 물질의 구조식을 약간 변형시켜 작용 시간이 더욱 길고 근이완효과가 8배 이상 강한 meprobamate를 개발하였다. meprobamate는 기존의 진정제가 가진 부작용 없이 신경증적 불안만 선택적으로 완화하는 효과를 나타내어 항불안제로 인정을 받았고, 1950년대 중반부터 임상에서 널리 사용되었다.

meprobamate의 상업적 성공은 항불안제 개발의 계기가 되었다. 대표적인 약물로서 1963년 스위스 Roche 제약사의 Sternbach가 개발한 최초의 benzodiazepine계 항불안제인 chlordiazepoxide가 있다. 이 약물은 meprobamate보다 약물효과가 10배 더 강하고, 순화작용taming effect도 높았다. 이후 diazepam을 비롯한 약 100여 종의 benzodiazepine계 유도체들이 속속 개발되었다. 이 계열의 약물들은 항불안효과가 우수할 뿐 아니라 barbiturate보다 호흡 억제 부작용과 효소 촉진 작용도 없어 안전한 것으로 보고되었다. 이러한 장점으로 인하여 benzodiazepine계 약물은 단기간에 barbiturate와 meprobamate를 대체하게 되었다. 현재까지도 benzodiazepine계 약물들은 가장 널리 쓰이는 항불안제이며, 일부는 수면제 또는 항경련제로 사용되고 있다. benzodiazepine계 약물의 약리효과는 거의 유사하나, 약동학적으로만 차이가 있다.

benzodiazepine계 약물은 이전의 약물들에 비하여 비교적 안전하지만, 진정작용 및 금단증상이 나타날 수 있고, 남용과 의존을 유발할 수 있어 장기적인 복용은 문제가 될 수 있다. 이후 세로토닌 5-HT1A 부분효현제인 buspirone이 개발되면서 benzodiazepine계 약물들의 진정작용 및 금단증상, 남용과 의존 문제를 해결하였으나 약물효과가 복용 후 2주 정도가 지나야 나타나고, 실제 임상 상황에서 항불안효과가 benzodiazepine계 약물들과 동등한지에 대한 논란이 남아 있다.

5. 대한민국 정신약물학의 역사

국내에 신경정신계 약물이 도입되기 전에는 인슐린과 전기를 이용한 충격요법shock therapy이 행해졌다는 기록은 있으나 구체적인 임상결과나 자료가 보고된 바는 없다. 국내에서도 chlorpromazine이 정신질환에 사용된 최초의 치료 약물이었다. chlorpromazine이 국내에 신경안정제tranquilizer로 도입된 이후 기존의 치료법인 충격요법의 많은 부분을 대체하게 되었다. 이 약물에 대한 최초의 공식 문헌은 1959년 김창선이 한국의약이라는 학술잡지에 기고한 "정신신경계 영역에 있어서의 chlorpromazine 치험보고"였다. 이 문헌에서 chlorpromazine은 조현병과 조울병 등 정신증은 물론 정신신경증, 진행성 마비, 만성 약물중독에도 효과적이었다고 기술되고 있다. chlorpromazine은 1960년부터 국내에 허가를 받아 널리 사용되었는데, 당시의 광고를 보면 이 약물이 다양한 정신신경증상에 효과적이라고 홍보되었으며, 처방전 없이도 약국에서 누구나 구입할 수 있었다.

lithium은 1966년 대한정신약물학회 초대회장을 역임한 김채원이 신경정신의학에 처음으로 소개하였는데, 조증은 물론 각종 정신질환의 흥분증상에 사용할 수 있다고 기술하였다. 이후 lithium 연구가 활발해졌고, 1973년 정식 허가를 받으면서 조증에 대한 치료약물로 임상에서 널리 사용하게 되었다. 항우울제로는 imipramine이 가장 먼저 사용되었으며, 1964년에는 대표적인 TCA인 amitriptyline이 허가되어 본격적으로 사용되기 시작하였다. 항우울제에 대한 국내 최초의 학술 보고는 1969년 오길성이 신경정신의학에 기고한 "imipramine과 reserpine 동시 투여에 의한 우울증 치료 1례"라는 증례로 imipramine에 효과를 보지 못한 만성 우울증 환자에게 reserpine을 동시 투여하였을 때 효과가 있었다고 보고하였다.

정신약물치료가 활기를 띠기 시작한 것은 haloperidol 등의 정형 항정신병약물, 다양한 TCA 성분의 항우울제와 기타 항불안제 등의 정신신경계 약물들이 국내로 들어오기 시작한 1980년대였다. 신경정신약물학 전문 연구학회인 대한정신약물학회가 창립된 것도 이 무렵인 1985년 2월 28일이었으며, 초대 회장으로는 연세의대 김채원 교수가 선출되었다. 이후 대한민국 정신약물학의 연구와 발전은 대한정신약물학회와 그 궤를 같이한다고 해도 과언이 아니다. 1989년 fluoxetine을 시작으로 TCA의 부작용을 크게 줄인 SSRI 계열 항우울제가 국내에 도입되면서 우울증에 대한 약물치료와 연구가 급성장하였다. 대한정신약물학회 회장과 이사장을 역임한 민성길(연세의대), 이홍식(연세의대)과 박원명(가톨릭의대)은 SSRI 계열의 fluoxetine, sertraline, paroxetine의 국내 임상연구 결과를 각각 보고하였으며, 이후 2000년대에는 SNRI 계열의 venlafaxine, NaSSA인 mirtazapine, NDRI인 bupropion 등의 다양한 계열의 항우울제 임상연구 결과도 박원명 등에 의해 대한정신약물학회지에 지속적으로 발표되었다.

또한, 1990년대에는 국내에서도 비정형 항정신병약물이 도입되면서 조현병(정신분열병) 치료에 새로운 장이 열렸다. 1993년 이홍식 등이 "치료 저항 정신분열증 환자에서의 clozapine효과"를 대한정신약물학회지에 처음 보고하였으며, 뒤이어 "만성 정신분열증 환자의 risperidone 치료효과"가 신경정신의학에 발표되었다. 1996년에 risperidone이 국내 사용허가를 받았으며, 뒤이어 1997년 olanzapine이 허가되어 1999년부터 사용되기 시작했다. olanzapine에 대한 최초의 공식적 보고는 2000년 채정호 등이 대한정신약물학회지에 발표한 "정신분열병 환자의 입원치료 상황에서의 risperidone과 olanzapine 사용 비교"라는 논문이다. 이 논문에서는 조현병 치료에서 olanzapine이 신경학적 부작용 측면에서 장점을 가지며, risperidone은 경제적인 측면에서 장점이 있다고 보고하였다. 2001년 박원명 등은 "정신과 입원 환자에서 risperidone의 처방 경향 : 한국과 미국의 일 대학병원에서 사용 비교"라는 흥미로운 연구 결과를 대한정신약물학회지에 발표하였다. 같은 해 안용민 등이 국내 환자를 대상으로 "정신분열병 및 정신분열형 장애에 대한 olanzapine의 효과와 안전성"에 대한 다기관 공동 임상연구를 완료하였다. 이후에도 quetiapine, aripiprazole, amisulpride, ziprasidone, paliperidone, blonanserin 등 비정형 항정신병약물 계열의 약물들이 국내에 도입되어 대한정신약물학회를 중심으로 다양한 임상연구를 진행하였다.

또한 대다수의 비정형 항정신병약물들은 양극성장애에도 허가를 받아 2002년 이후 최근까지도 활발한 임상연구가 진행되고 있다. 국내에서 시행한 양극성장애 조증 삽화에 대한 대규모 다기관 임상연구는 박원명 등이 909명의 환자를 대상으로 한 risperidone 연구가 최초이며 2004년 "risperidone in combination with mood stabilizers for acute mania: a multicentre, open study"라는 논문으로 International Clinical Psychopharmacology에 게재되었다. 이후에도 박원명은 olanzapine, quetiapine, aripiprazole, ziprasidone과 aripiprazole 장기지속형 주사제 등 양극성장애 치료에 국내 허가를 받은 모든 비정형 항정신병약물의 다기관 임상연구를 대한정신약물학회와 대한우울조울병학회 및 바이폴라포럼그룹Korean Bipolar Disorders Forum과 같이 선도적으로 진행하고 그 결과를 국내외 주요 학술지에 보고하였다. 특히 우영섭과 박원명 등은 2024년 양극성장애에서 aripiprazole 장기지속형 주사제의 재발예방효과를 2024년 국내 최초로 보고하였다. 이 연구는 Journal of Affective Disorders에 "preventive effect of aripiprazole once–monthly on relapse into mood episodes in bipolar disorder: A multicenter, one–year, retrospective, mirror image study"라는 제목으로 발표되었다.

1990년대부터 2000년대까지는 상당수의 신약들이 미국 FDA 통과 후 2~3년 이내의 비교적 빠른 시간 안에 국내에서도 사용이 허가되었고, EU 국가에서 개발된 약물도 미국에 앞서 도입되어, 우리나라의 정신약물치료는 선진국 이상의 수준에 도달하게 되었으며 임상연구도 국제적인 수준으로 발전하기 시작하였다. 이와 더불어 1994년 국내에서 의약품임상시험 관리기준인 Korean Good Clinical Practice (KGCP)가 제정되고, 의료기관이나 연구시설에 Institutional Review Board (IRB) 설치를 의무화하면서 국내 임상약물시험과 관련된 정확한 방법론은 물론 피험자의 인권과 연구자의 윤리적인 측면이 강조되기 시작하였다. 이 시기를 기점으로 국제적 기준에 따른 연구결과들이 대한정신약물학회 회원을 중심으로 활발하게 보고되었으며, 다국적 제약사가 신약 출시를 위한 국제 규모의 2~3상 연구를 국내에서 진행하는 경우가 많아졌다.

또 하나의 국내 정신약물학 역사에서 중요한 학술적 업적은 주요 정신질환에 대한 한국형 약물치료 지침 및 알고리듬Korean Medication Guideline and Algorithm의 개발이다. 신약 개발과 더불어 사용할 수 있는 향정신성 약물이 증가함에 따라 여러 임상 상황에서 다양한 약물의 치료적 적용이 가능해지면서, 1990년대 후반 미국을 중심으로 주요 근거 및 권고를 담은 임상진료지침이 활발하게 제작되었다. 국내에서도 이러한 변화에 맞추어 2001년 1월부터 대한정신약물학회를 중심으로 근거 및 전문가 합의에 기초한 주요 정신질환의 한국형 약물치료 지침 및 알고리듬을 개발하기 시작하였다. 그 결과 대한정신약물학회(이사장 이홍식) 주도로 국내 최초의 '조현병 약물치료에 대한 한국형 알고리듬 지침서Korean Medication Algorithm of Pharmacotherapy for Schizophrenia'(개발위원장 권준수)와 '한국형 양극성장애 약물치료 알고리듬과 지침서Korean Medication Algorithm for Bipolar Disorder'(개발위원장 박원명)를 개발하였다. 이후 대한정신약물학회는 2006년 대한우울조울병학회와 공동으로 '한국형 우울장애 약물치료 알고리듬과 지침서Korean Medication Algorithm for Depressive Disorder'를, 2007년 대한불안의학회와 공동으로 '한국형 강박장애 치료 알고리듬Korean Treatment Algorithm for Obsessive-Compulsive Disorder', 2008년에는 '한국형 공황장애 약물치료 지침서Korean Medication Algorithm for Panic Disorder'와 '외상후 스트레스장애 근거중심의학 지침서Evidence-based Medicine Guideline for Posttraumatic Stress Disorder'를 추가로 개발하였다. 특히 대한정신약물학회와 대한우울조울병학회가 공동으로 주관하는 '한국형 양극성장애 약물치료 지침서'와 '한국형 우울장애 약물치료 지침서' 개정작업이 최근까지도 가장 활발하다. '한국형 양극성장애 약물치료 지침서'는 2002년 첫 개발 이후 매 4년마다 개정작업을 지속하여 2006년, 2010년, 2014년, 2018년, 그리고 2022년에 5차 개정판을 만들었으며, 2026년에 6차 개정판이 보고될 예정이다. 또한 '한국형 우울장애 약물치료 지침서'도 2012년, 2017년, 2021년에 개정판을 지속적으로 만들었고, 금년 2025년에 새로운 4차 개정판이 발표되었다. 대한정신약물학회와 대한조현병학회가 공동 주관하는 '한국형 조현병 약물치료 지침서'는 2006년에 이어 13년 만인 2019년 2차 개정작업을 진행하였다. 이 밖에 '한국형 범불안장애 약물치료 지침서(대한불안의학회)', '근거중심 한국형 우울증 약물학적 치료지침서(보건복지부지정 우울증 임상연구센터)'와 '중독치료 지침서(한국중독정신의학회)' 등이 개발되었다. 주요 정신질환의 한국형 약물치료 지침 및 알고리듬의 개발은 외국과 다른 국내의 여러 현실을 반영하여 국내 정신건강의학과 의사에게 치료약물의 선택에 대한 적절한 판단을 돕는 데 큰 도움이 되고 있다.

또한, 대한정신약물학회는 1990년부터 발간해 온 Korean Medical Citation Index 등재 국문 학술지인 대한정신약물학회지에 이어 국내 정신약물학의 지속적인 발전과 세계화를 뒷받침하기 위하여 2003년부터 영문학술지인 'Clinical Psychopharmacology and Neuroscience (CPN)'를 발행하기 시작하여 2014년 SCIE에 등재하는 쾌거를 이루었으며, 현재 국내 정신의학 관련 학술지 중 가장 높은 Impact Factor를 기록하고 있다. 한편 25년간 발간되던 국문 학술지인 대한정신약물학회지는 시대적 상황과 Clinical Psychopharmacology and Neuroscience를 집중적으로 발전시키고자 2015년 26권 2호 발간을 마지막으로 정간 후 폐간하였다.

6. 요약

정신약물학은 20세기 후반 이후 비약적인 발전을 거듭해 오면서 현대 정신의학에서 가장 중요한 분야로 자리매김을 하고 있으며, 최근에도 새로운 약물의 개발 및 기존 약물에 대한 추가적인 기전 및 효과를 규명하는 작업이 지속되고 있다.

최초의 항정신병약물인 chlorpromazine과 이후 haloperidol 등 정형 항정신병약물에 이어 clozapine, olanzapine, risperidone, ziprasidone, lurasidone, quetiapine, lumateperone 등 세로토닌과 도파민 수용체 길항제 계열의 비정형 항정신병약물과 도파민 수용체 부분효현제 계열인 aripiprazole, brexpiprazole, cariprazine 등의 순차적 개발과 risperidone, paliperidone, aripiprazole 등 일부 항정신병약물의 장기지속형 주사제의 개발은 조현병뿐 아니라 양극성장애와 우울증의 치료에 새로운 전기를 마련하였으며, 최근에는 전혀 다른 기전의 xanomeline/trospium chloride 복합제가 개발되어 주요 정신질환의 기전 및 병태생리 규명이 더욱 활발해질 것으로 기대된다. 또한, 항우울제는 1950년대 결핵치료제인 iproniazid와 isoniazid에서 시작하여 imipramine 등 TCA, 이후 fluoxetine 등 SSRI, venlafaxine 등 SNRI, NDRI (bupropion), NaSSA (mirtazapine) 등이 개발되었고, 최근에는 multimodal 약제와 멜라토닌 수용체 관련 약물인 agomelatine이 소개되었으며, 새로운 기전과 효과를 지닌 esketamine도 치료저항성 우울증 치료에 도입되었다. 기분조절제는 전통적으로 효과를 인정받았던 lithium, valproate 및 carbamazepine뿐 아니라 2000년대에 들어 임상 효능이 확인된 항경련제인 lamotrigine과 비정형 항정신병약물인 aripiprazole, olanzapine quetiapine 등도 기분조절제로 널리 쓰이고 있다. 그리고 항불안제는 meprobamate를 시작으로, lorazepam 등 benzodiazepine 계열 약제 및 5-HT1A 부분효현제인 buspirone이 개발되어 지속 사용되고 있지만, 2000년대에 들어서는 항불안제의 신약 개발은 부진한 실정이다.

이처럼 다양한 정신약물이 개발되면서 미국과 유럽을 중심으로 주요 정신질환에 관련된 정신약물 연구가 지속적으로 진행이 되고 있으며, 국내에서도 특히 2000년대 초반 이후 조현병과 양극성장애를 중심으로 수준 높은 정신약물 연구의 결과가 발표되기 시작하였고, 주요 정신질환의 한국형 약물치료 지침이 개발되었으며, 그 중심에는 대한정신약물학회와 대한정신약물학회 공식 영문학술지인 'Clinical Psychopharmacology and Neuroscience'가 있다.

신경신호전달

Neural signal transduction

Chapter 02

◐ 김영훈 백정신건강의학과의원

1. 신경신호전달 개괄

1) 신경세포

뇌는 환경으로부터 정보를 받아 이를 분석하여 지각하며 그 일부를 기억으로 저장한다. 뇌는 축적된 정보를 바탕으로 신체에 명령을 내리고 환경자극에 대하여 반응한다. 이 전 과정은 많은 신경원neuron 혹은 신경세포nerve cell라고 불리는 세포들의 협동으로 이루어진다. 뇌에는 신경원외에 교세포glial cell라고도 불리는 신경교세포neuroglia가 있다.

(1) 종류와 기능

① 신경원

인간의 뇌는 많게는 약 1,000억 개의 신경원을 갖고 있다. 하나의 신경원은 세포체, 수상돌기, 축삭돌기와 축삭말단으로 구성된다. 신경원은 일반적인 세포와 마찬가지로 핵, 리보솜, 망상체, 골지체, 미토콘드리아와 같은 구조물도 갖지만, 다른 세포에는 없는 두 종류의 돌기를 가지고 있다. 수상돌기는 외부로부터의 자극을 받아들이는 역할을 하며, 축삭돌기는 신호를 다른 신경원으로 전달하는 역할을 한다. 보통 수상돌기는 많게는 수천 개까지 있지만 축삭돌기는 1개만 있다. 축삭말단에는 비대한 부분이 있는데 이 부위는 인접한 신경원과 함께 시냅스synapse를 이룬다. 축삭말단은 전달된 전기신호를 받아 신경전달물질을 시냅스 틈새synaptic cleft로 분비한다(그림 2-1).

신경원은 기능에 따라 감각신경원, 운동신경원과 중간신경원으로 구분하는데, 중간신경원의 수가 가장 많다. 신경원은 긴 축삭돌기를 갖고 원거리신호전달에 관여하는 제1형과 짧은 축삭돌기를 갖고 국소신호전달에 관여하는 제2형으로 구분한다.

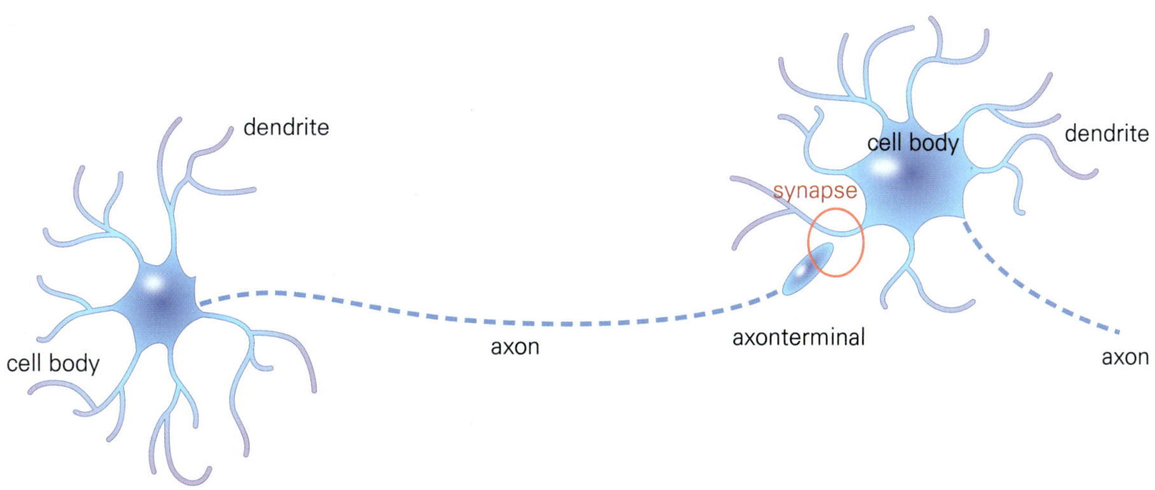

그림 2-1. Neuron

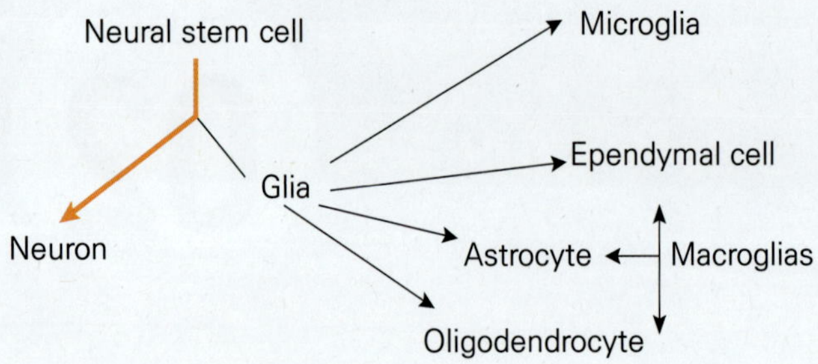

그림 2-2. Nerve cells (neuronal/non-neuronal) in the CNS

② 신경교세포

신경교세포는 신경원 주변에 분포하며, 신경원과는 다른 여러 가지 특성을 갖는다. 신경세포와 신경교세포의 비율은 뇌 조직에 따라 크게 차이를 보인다. 이들은 직접 정보처리에는 관여하지 않지만 신경원을 돕고 신경계의 구조를 이루는 여러 중요한 역할을 한다.

신경교세포에는 성상교세포astrocyte, 핍지교세포oligodendrocyte, 소교세포microcyte와 상의세포ependymal cell의 4가지 유형이 있다. 뇌에서 성상교세포와 핍지교세포는 수초를 만들고, 신경원에 물질을 전달하며, 신경원의 이온환경을 유지하고, 뇌의 전반적 구조를 지탱하는 역할을 한다. 소교세포는 신경조직의 노폐물을 처리하는 식작용phagocytosis에 관여한다. 상의세포는 뇌실의 내면을 덮는 일종의 상피세포로 표면에 수많은 미세융모microvilli가 있어 뇌척수액을 이동시킨다. 정신장애의 병태생리에 관한 연구들이 과거에는 주로 신경원에 집중되었으나 최근 신경교세포들이 신경원 활동에 많이 관여한다는 사실이 알려지면서 이들에 대한 연구들이 늘고 있다(그림 2-2).

(2) 세포의 전위

신경원의 세포막은 100 Å 정도의 두께로서 친수성 말단이 세포막 양 표면으로 향해 있고, 혐수성 말단이 세포막 안쪽으로 향해 있는 인지질 이중막 구조로 되어 있다. 그 내부에는 이온통로, 수용체, 효소와 같은 단백질이 활성 또는 비활성 상태로 존재한다. 이 세포막을 경계로 세포 내외에는 전해질 농도에 차이가 있다. 세포 안에는 4가지 주된 이온이 존재하는데, Na과 Cl^-은 세포 밖보다 세포 안에서 농도가 낮고, K^+과 유기음이온은 세포 밖보다 세포 안에서 농도가 높다. 세포막의 이온통로들은 막전위의 변화에 의해 혹은 신경전달물질, 호르몬, 약물과 같은 배위자ligand들이 수용체에 결합하여서 개폐가 조절된다. 안정상태에서 Na^+과 같은 양이온통로가 열려 탈분극이 되면 흥분성 시냅스후전위excitatory postsynaptic potential, EPSP가 유발되고, Cl^-과 같은 음이온통로가 열려 과분극hyperpolarization이 되면 억제성 시냅스후전위inhibitory postsynaptic potential, IPSP가 유발된다. 안정상태에서는 Na^+과 Cl^-은 K^+에 비해 상대적으로 세포막 투과성이 낮으며, 음전위를 띤 단백질들은 세포막을 통과하지 못한다. 또한 3개의 Na^+을 세포 밖으로 내보내고 2개의 K^+을 세포 안으로 들여보내는 에너지 의존성 펌프가 작동하여 안정상태의 세포는 −70 mV의 전위를 유지한다. 이를 안정전위라고 한다. 활동전위는 축삭말단으로 신호가 전달되면서 탈분극이 진행되어 세포 내 전위가 역치인 −55 mV에 이를 때 전기활성이 갑자기 폭발하면서 생긴다. 이는 Na^+통로가 열리면서 Na^+이 세포 내로 급속히 유입되어서 일어난다. 활동전위가 유발되어 세포 내 전위가 최고 50 mV에 이를 때 Na^+통로는 닫히고, 대신 K^+통로가 열리면서 세포 밖으로 K^+이 급속히 빠져나가며 막전위는 다시 안정상태로 돌아온다. 이때 일순간 막전위가 −70 mV 이하로 떨어지면 세포는 과분극상태가 되어 자극에 대한 불응기를 갖는다. 역치에 이르지 못한 탈분극은 활동전위를 유발하지 못하며, 어떤 신경원이든 유발된 활동전위의 크기는 항상 같다. 이는 실무율의 법칙에 따른다(그림 2-3).

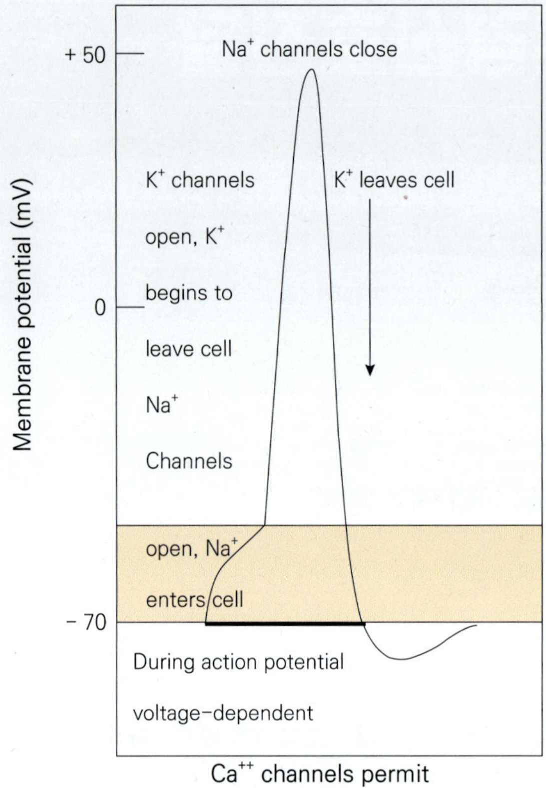

그림 2-3. Action potential

(3) 신경신호전달의 종류

축삭말단에 활동전위가 도달하면 전기신호는 시냅스를 통해 인접한 신경원에 전달된다. 중추신경계에 존재하는 시냅스의 대부분은 화학적 시냅스chemical synapse이다. 소포 내에 저장되어 있던 신경전달물질들이 Ca^{++}의 도움을 받아 시냅스 틈새로 분비되고, 이들은 시냅스후 신경원의 세포막에 존재하는 수용체

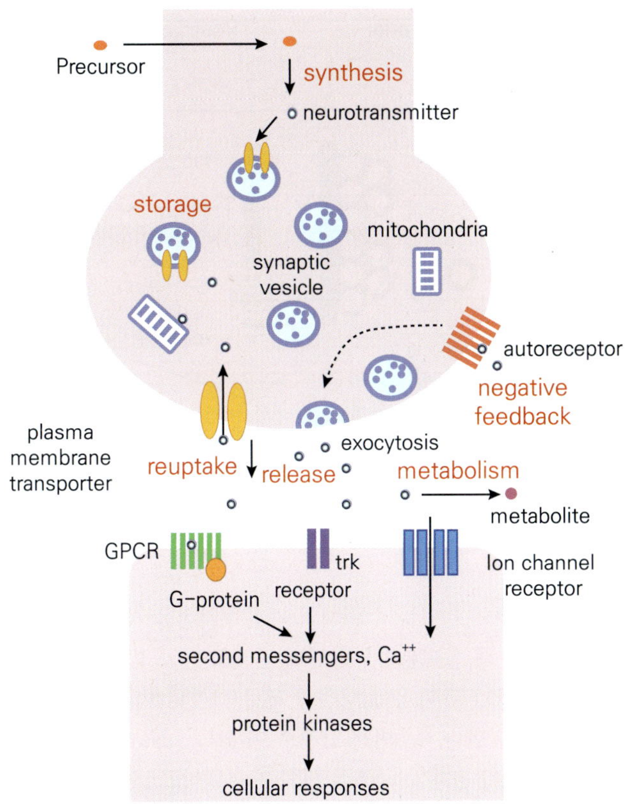

그림 2-4. Synapse

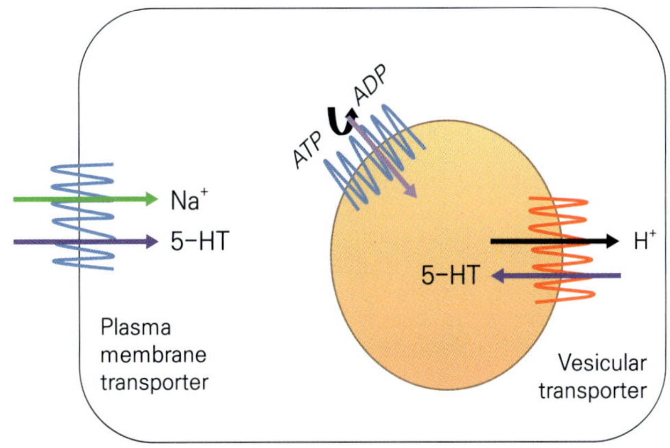

그림 2-5. Plasma membrane and vesicular transporters

와 결합하여 신호를 전달하게 된다. 일부는 전기적 시냅스electric synapse를 통해 신호를 전달하는 경우도 있다. 전기적 시냅스는 화학적 시냅스보다 시냅스 틈새가 좁으며 신호는 빨리 전달하나 기능의 다양성은 떨어진다. 화학적 시냅스 틈새는 200 Å 정도인 반면 전기적 시냅스 틈새는 20 Å 정도이다.

2) 시냅스 전 신경신호전달

세포체에서 신경전달물질들이 합성되고, 이는 축삭말단으로 이전되어 시냅스 소포에 저장된다. 소포는 Ca^{++}의 도움으로 세포막으로 이전되어 세포막 부근에 정박하며, 이후 복잡한 기전에 의해 세포막과 융합한 후 신경전달물질을 시냅스 틈새로 분비한다. 이 마지막 과정을 세포외유출exocytosis이라고 한다. 시냅스 틈새로 분비된 신경전달물질은 확산되어 인접세포의 세포막에 존재하는 수용체에 결합하여 신호를 전달하고, 다시 축삭말단으로 재흡수되거나 시냅스 틈새에 있는 대사효소에 의해 비활성물질로 대사된다. 신경전달물질의 합성과 분비는 자가수용체autoreceptor에 의해 조절된다. 시냅스 틈새의 신경전달물질이 축삭말단에 위치한 자가수용체와 결합하면 주로 신경전달물질의 분비를 억제하고, 세포체나 수상돌기에 위치한 자가수용체와 결합하면 신경전달물질의 합성효소를 억제하여 최종적으로는 신경원 점화neuronal firing와 신경전달물질의 분비를 억제한다(그림 2-4).

(1) 합성

단가아민 신경전달물질의 경우 그 전구물질인 아미노산이 뇌혈관장벽을 통과하여 신경원의 세포체에 도달한다. 이때 아미노산의 유입량은 혈액 내 아미노산들의 비율에 따라 조절된다. 세포체에는 합성효소들이 있어서 신경전달물질을 생산하며, 이는 미세소관microtubule을 통해 축삭말단으로 이전된다. 축삭말단에서도 미세소관을 통해 이동해온 아미노산과 합성효소들이 있어 신경전달물질을 생산한다. 신경펩타이드 신경전달물질들은 핵에서 만들어진 전구단백질이 단백질 분해효소들에 의해 잘려져서 합성된다.

(2) 저장

시냅스 소포synaptic vesicle는 크기가 다양한 신경펩타이드들을 저장하는 큰 소포와 단가아민과 같은 작은 신경전달물질들을 저장하는 작은 소포로 나뉜다. 신경전달물질들을 소포 내로 흡수하여 저장하는 데는 소포 수송체vesicular transporter가 필요하다. 이 중 잘 알려진 것은 소포 단가아민 수송체vesicular monoamine transporter, VMAT와 소포 아세틸콜린 수송체vesicular acetylcholine transporter, VAChT이다. 이들 외에도 소포 GABA 수송체vesicular GABA transporter, VGAT와 소포 글루타메이트 수송체vesicular glutamate transporter, VGLUT 등이 있다. VMAT 1은 내분비계에서 발견되는 말초형이고, VMAT 2는 중추형이다. VMAT 2는 세포막 수송체membrane transporter들과는 달리 세포 내의 2개의 H^+을 세포 밖으로 내보내고 대신 1개의 단가아민 혹은 약물을 흡수한다(그림 2-5). VMAT는 세포막 수송체들과 같이 12개의 transmembrane domain (TMD)을 갖는다(그림 2-6).

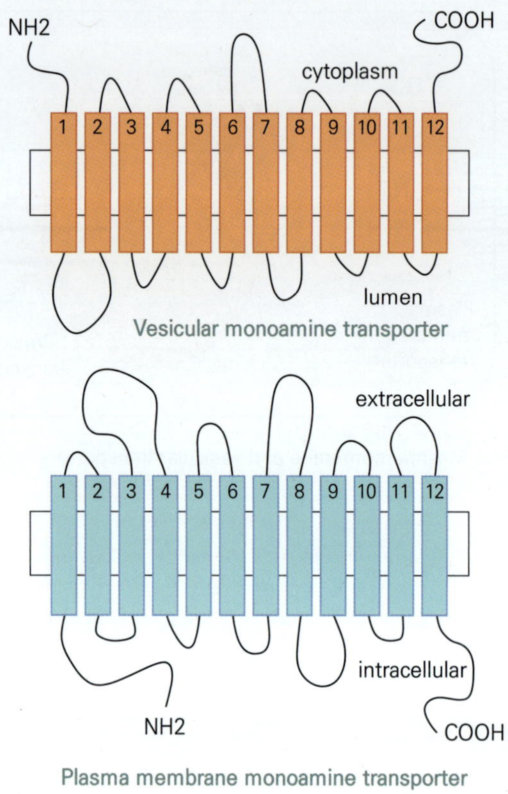

그림 2-6. **Structure of monoamine transporters**

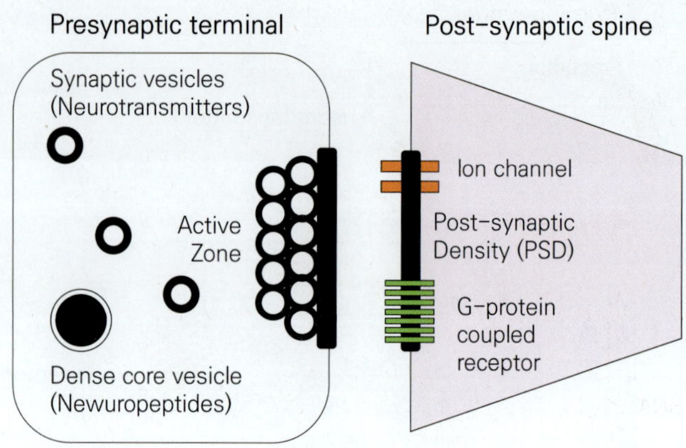

그림 2-7. **Storage and release of neurotransmitters**

(3) 분비

축삭말단과 인접세포의 접합부에는 많은 단백질들이 밀집해 있다. 축삭말단에는 소포가 미세필라멘트microfilament를 타고 내려와 세포막에 부착되고 융합하여 신경전달물질을 분비하는 exocytosis 기전에 관여하는 많은 단백질들이 있는데 이 부위를 active zone이라고 한다. 반면 인접세포의 접합부에는 많은 이온통로, G-단백질 연계 수용체와 효소들이 밀집해 있는데 이 부위를 postsynaptic density (PSD)라고 한다(그림 2-7). 축삭말단의 소포는 미세필라멘트를 타고 세포막까지 이동하는데 이때 synapsin이라는 단백질이 소포와 미세필라멘트 사이를 연결시켜 준다. 최종적으로 소포가 세포막에 정박하고 세포막과 융합하는데는 많은 단백질과 효소들이 관여한다. 그 대표적인 물질들이 SNARE complex를 구성하는 syntaxin, SNAP-25, synaptobrevin과 SNARE complex를 억제하는 물질들인 Munc-18과 synaptophysin, 그리고 ATP 분해효소인 NSF들이다. 장전priming 단계에서는 비활성상태로 결합되어 있던 3개의 SNARE complex가 NSF에 의해 풀리게 되고, 정박docking 단계에서는 Rab GTP를 통해 소포는 세포막의 정박 부위에 결합하게 된다. 마지막으로 융합fusion 단계에서는 SNARE complex로부터 Munc-18과 synaptophysin 같은 억제성 단백질들이 분리되어 나가면서 소포와 세포막의 융합이 이루어진다(그림 2-8).

(4) 재흡수

최근 거론되고 있는 수송체의 재흡수기전을 세로토닌 수송체 모델을 통해 살펴본다. 첫 번째 단계로 세포 밖 Na^+이 수송체에 결합하고, 그 다음에 양전하 세로토닌$5HT^+$이 결합하고, 이어 Cl^-이 결합한다. 두 번째 단계로 이 $5HT^+$, Na^+과 Cl^-복합체가 세로토닌 수송체의 구조적 변화를 초래하고, 이 복합단백질은 세포 안팎으로 회전한다. 세 번째 단계로 세포 내 위치로 회전된 $5HT^+$과 이온들이 수송체로부터 세포질 내로 유리된다. 이후 세포 내의 K^+이 세로토닌 수송체에 결합하여 수송체가 원상태로 회전하면서 K^+은 시냅스 틈새로 유리되고, 세로토닌 수송체는 다음 세로토닌 재흡수 사이클에 대비하게 된다. 도파민 재흡수의 경우도 마찬가지다(그림 2-5, 9). 이와 대조적으로 신경펩타이드 신경전달물질들은 모두 재흡수되지 않으며, 시냅스 틈새에서 단백분해효소들에 의해 비활성물질로 대사된다. 축삭돌기의 세포막에 존재하는 모든 단가아민 수송체들은 소포에 있는 소포 수송체들과 마찬가지로 12개의 TMD을 갖는다(그림 2-6).

(5) 자가수용체와 이종수용체

자가수용체는 주로 축삭말단과 세포체에 있다. 도파민계의 경우 축삭말단과 세포체의 도파민 D2 수용체가 자가수용체이며, 노르에피네프린의 경우 α2 아드레날린 수용체가 자가수용체이다. 세로토닌계의 경우 축삭말단에서는 5-HT1B/1D 수용체가, 세포체와 수상돌기에서는 5-HT1A 수용체가 자가수용체이다. 자가수용체는 신경전달물질의 합성과 분비를 조절한다. 여러 신경전달물질들이 축삭말단에서 한 신경전달물질의 분비를 조절하기도 한다. 일례를 들면, 선조체에 있는 도파민 신경원의 축삭말단에는 endorphins, cholecystokinin (CCK), 세로토닌 등의 신경전달물질이 그들의 수용체를 통해 도파민의 분비를 억제하거나 촉진시킨다. dynorphin은 κ 수용체를 통해 도파민 분비를 억제하고, encephalin과 endorphin은 δ와 μ 수용체를 통해 도파민 분비를 촉진시킨다(그림 2-10). 이 경우 도파민 신경원에

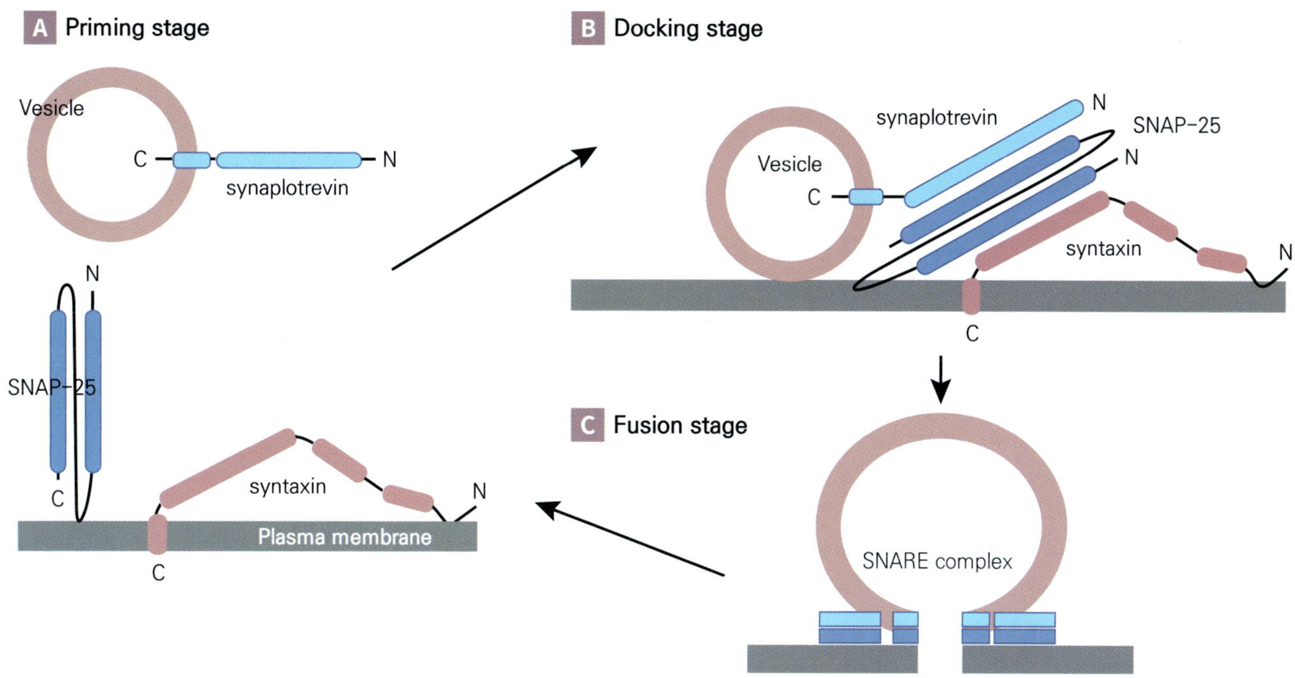

그림 2-8. Stage of exocytosis

있는 도파민 D2 수용체는 자가수용체이며, 기타 신경전달물질들의 수용체들은 모두 이종수용체heteroreceptor가 된다.

(6) 신경전달물질의 공존

한 신경원에서는 한 개의 신경전달물질만이 분비되어 신호를 전달한다는 것이 1930년대에 발표된 Dale의 법칙이다. 그러나 1970년대 이후로 이 법칙은 오히려 한 예외로 간주되고 있다. 대부분의 소포에는 평균 4~5개의 신경전달물질들이 함께 저장되었다가 함께 분비된다(그림 2-7). 신경전달물질들의 공존방식에 특별한 법칙은 없으며, 수천 가지의 조합이 가능하다. 한 신경전달물질이 자신의 고유한 기능은 갖지 못하고 함께 분비된 다른 신경전달물질의 분비만을 조절할 경우 이를 신경조절물질neuromodulator이라고 한다. 그러나 다른 신경전달물질의 분비를 조절하면서도 인접세포에 위치한 자신의 수용체를 통해 고유한 기능을 나타낼 경우 이를 두 신경전달물질의 공존co-transmission이라고 한다. 이 경우 한 신경전달계는 자신의 고유한 기능을 수행하면서도 다른 신경전달계를 보조하고 강화하며 때로 대체하는 기능을 하게 된다.

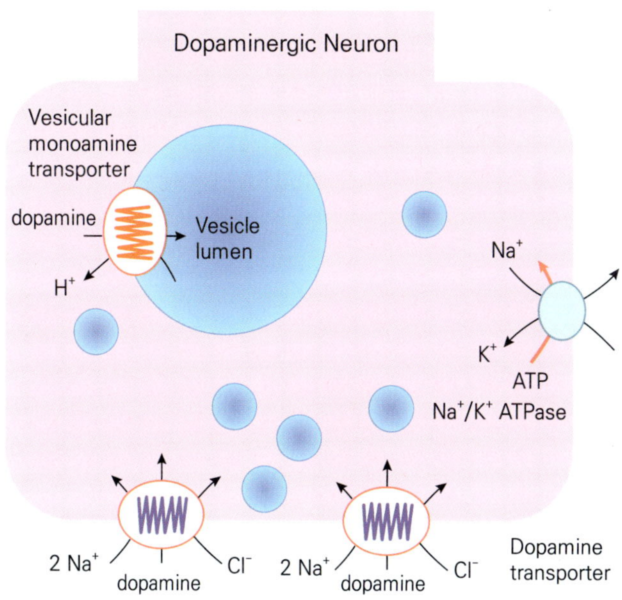

그림 2-9. Mechanism of neurotransmitter uptake

3) 시냅스 후 신경신호전달

신경전달물질, 호르몬, 약물, 독소와 같이 수용체에 결합하는 물질들을 배위자ligand라고 한다. 이것이 일차전령first messenger이다. 배위자가 수용체에 결합하면, 신호는 수용체에 연계되어 있는 G-단백질과 같은 전달기transducer를 거치거나 혹은 직접 효소나 이온통로와 같은 효과기effector에 전달되고, 이를 통해 세포 내의 반응이 시작된다. $GABA_A$수용체나 니코틴 아세틸콜린 수용체는 효과기가 바로 이온통로로서 세포반응이 빠르게 나타난다. 그러나 아드레날린, 도파민, 세로토닌 수용체(단 5-HT3 수용체는 제외)들은 G-단백질을 통해 adenylate cyclase

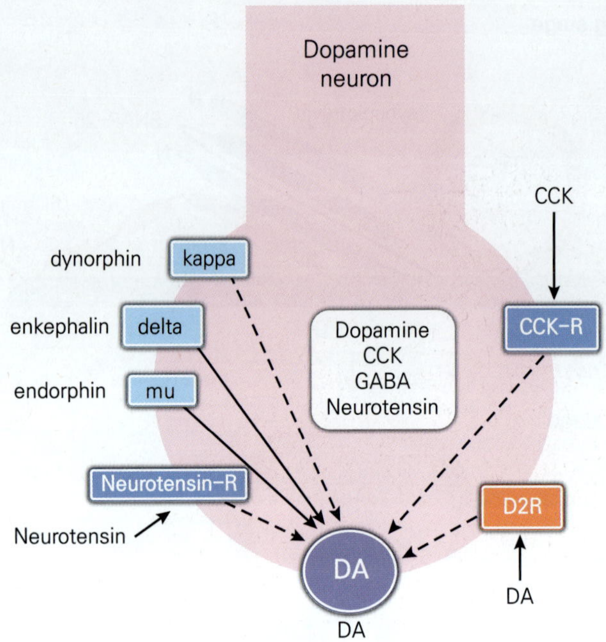

그림 2-10. Modulation of dopamine release

(AC)나 phospholipase C (PLC)와 같은 효소를 활성화시켜 cAMP 혹은 inositol triphosphate (IP3), diacylglycerol (DG), Ca^{++}과 같은 이차전령second messenger을 생산한다. 이차전령들은 단백질 인산화효소protein kinase를 활성화시키고, 이들은 세포 내 여러 기질들을 인산화시켜서 단기반응을 나타내기도 하고, 세포핵으로 이동하여 전초기유전자immediate early gene의 형성이나 다른 단백질의 전사에 영향을 미쳐 장기반응을 나타내기도 한다(그림 2-11).

(1) 수용체

시냅스로 분비된 신경전달물질은 인접세포에 있는 수용체와 결합한다. 수용체는 신호전달과정의 차이에 따라 4가지로 구분된다.

① 이온통로 수용체

이온통로는 막전위 변화에 의해 통로가 개폐되는 전압의존성 이온통로voltage dependent ion channel와 배위자 결합에 의해 통로가 개폐되는 이온통로ligand-gated ion channel가 있다. 전압의존성 이온통로는 대개 24개의 TMD을 갖는 구조물이며, 배위자 개폐 이온통로는 대개 4개의 TMD를 갖는 5개의 소단위들로 구성되어 총 20개의 TMD를 갖는 구조물이다(그림 2-12). 이온통로 수용체ion channel receptor란 수용체가 효과기인 이온통로와 직접 연합되어 있어서 신경전달물질이 수용체와 결합하면 바로 통로의 이온투과성이 변화되는 경우의 수용체들을 말한다. 이들은 일명 'fast receptor'로 불리는 class I 수용체들로서 극히 짧은 순간에 반응이 일어난다. $GABA_A$ 수용체, 글라이신 수용체, 이온성 글루타메이트 수용체, 니코틴 아세틸콜린 수용체가 이에 속하며, 단가아민 수용체 가운데는 유일하게 5-HT_3 수용체가 이에 속한다. 대표적인 이온통로 수용체로는 $GABA_A$ 수용체와 니코틴성 아세틸콜린 수용체를 들 수 있다(그림 2-12, 13). 4개의 TMD를 갖는 5개의 소단위들로 구성된 대표적인 배위자 개폐 이온통로 수용체와 이들의 소단위는 그림 2-14와 같다.

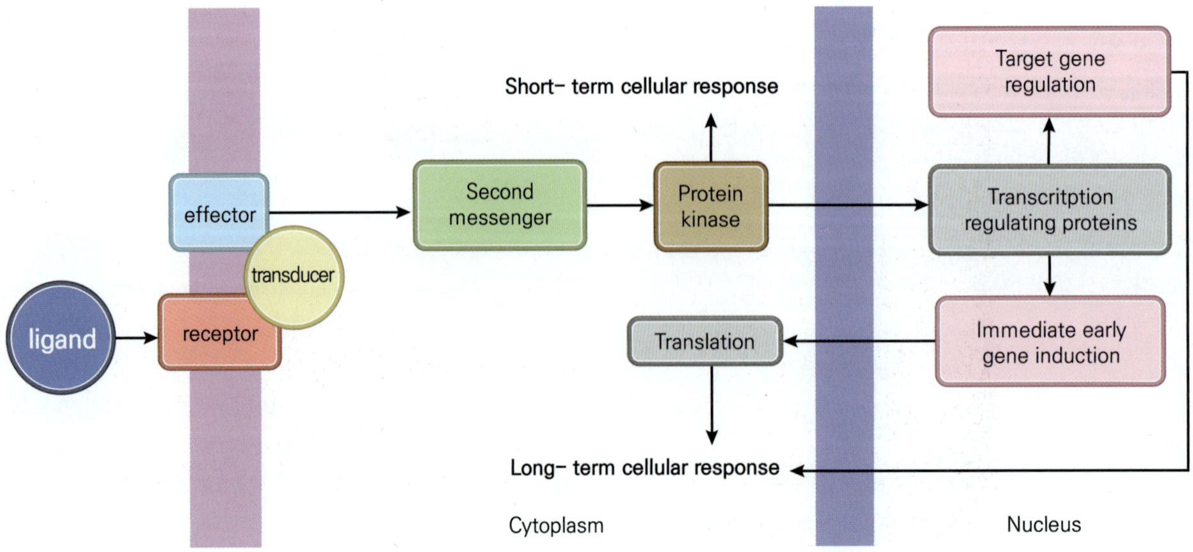

그림 2-11. Neuronal signal trasduction

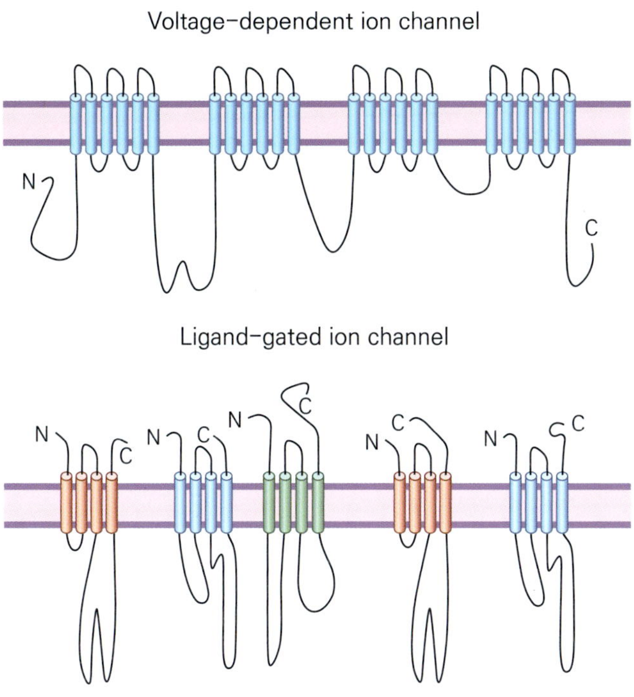

그림 2-12. Two types of ion channel

② G-단백질 연계 수용체(GPCR)

뇌에 존재하는 신경전달물질의 수용체 가운데 80% 이상이 G-단백질 연계 수용체G-protein coupled receptor, GPCR들이다. 이들 수용체에 배위자가 결합하면, 수용체에 연계되어 있던 G-단백질에 변화가 일어나 효소와 같은 효과기가 억제되거나 활성화된다. 이들은 일명 'slow receptor'로 불리는 class II 수용체들로서 서서히 반응을 나타낸다. α-아드레날린 수용체, β-아드레날린 수용체, 도파민 D1~D5 수용체, 5-HT_3 수용체를 제외한 모든 세로토닌 수용체, 무스카린 아세틸콜린 수용체, 대사성 글루타메이트 수용체들과 모든 신경펩타이드 수용체들이 이에 속하고, 신경전달물질들의 유리를 조절하는 자가수용체들도 이에 속한다. 이들 수용체는 공통적으로 세포막을 7회 관통하는 TMD를 가지며, 약 450~600개 정도의 아미노산으로 구성된다. 이 단백질의 N-말단은 세포 밖에 C-말단은 세포 안에 위치한다. 7개의 TMD는 N-말단으로부터 각각 TMD I~TMD VII으로 불리고, 이에 따라 세포 안팎에 각각 3개씩의 고리가 생기는데, 이를 extracellular loop 1 (e1)~extracellular loop 3 (e3)와 intracellular loop 1 (i1)~intracellular loop 3 (i3)라고 부른다. 바로 I3 고리에 G-단백질이 결합하는 부위가 있다(그림 2-15). β-아드레날린 수용체의 경우 N-말단으로부터 113번째의 아미노산인 aspartate (Asp113)가 세포막 표면으로부터 약 11 Å 정도 들어간 TMD III에 위치한다. 이 부위를 다른 아미노산으로 대체하면 노르에피네프린이 이 수용체와 결합하는 능력이 거의 없어진다. 도파민과 세로토닌도 각각 도파민 수용체와 세로토닌 수용체의 같은 부위에 위치한 이 ASP113과 결합한다. 또한 TMD V에 위치한 204번째 serine (Ser204)과 207번째 serine (Ser207)도 카테콜아민의 결합에 필요하다. 세로토닌 수용체들의 경우에는 카테콜아민 수용체들과 같이 Ser204 부위에 serine이 있으나, Ser207은 다른 아미노산으로 대체되어 있다. 아미노산 배열의 동질성으로 볼 때 이들 수용체들은 계통발생적으로 단일수용체에서 분화되어 왔음을 알 수 있다.

③ 수용체 타이로신 인산화효소(RTK)

뇌에서 신경세포의 성장과 분화에 관여하는 여러 종류의 성장인자들이 발견되며, 이들은 성장과 분화가 완료된 성인의 신경세포에도 존재한다. 뉴로트로핀neurotrophin 계열의 물질로는 nerve growth factor (NGF), brain-derived neurotrophic factor

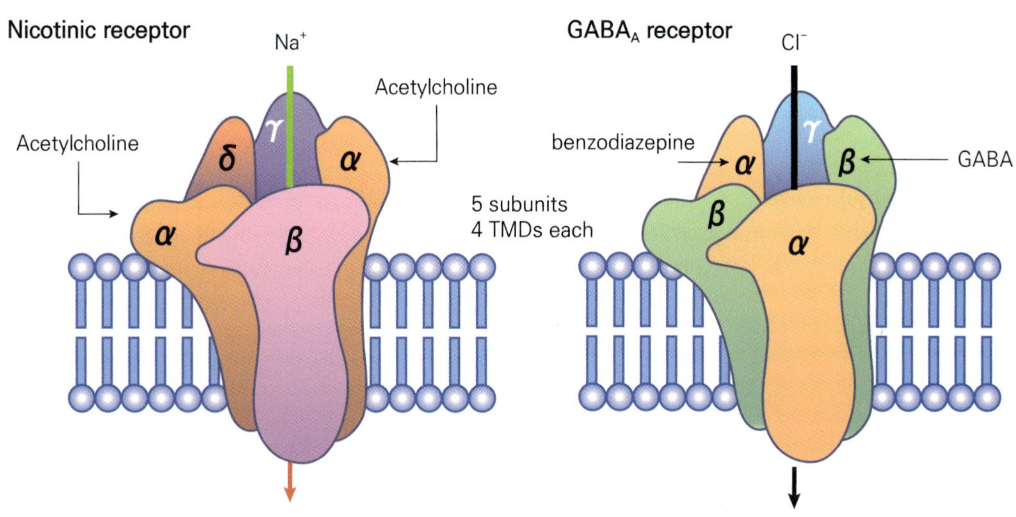

그림 2-13. Ligand-gated ion channels

nAChR

A1	B1	γ	δ	ε
A2	B2			
A3	B3			
A4	B4			
A5				
A6				
A7				
A8				
A9				
A10				

5HT-3R

A	B	C	D	E

GlyR

α1	ρ
α2	
α3	

GABA-AR

α1	β1	γ1	δ	ρ1	ε	π	θ
α2	β2	γ2		ρ2			
α3	β3	γ3		ρ3			
α4	β4	γ4					
α5							
α6							

그림 2-14. Subunits of 4 TM superfamily

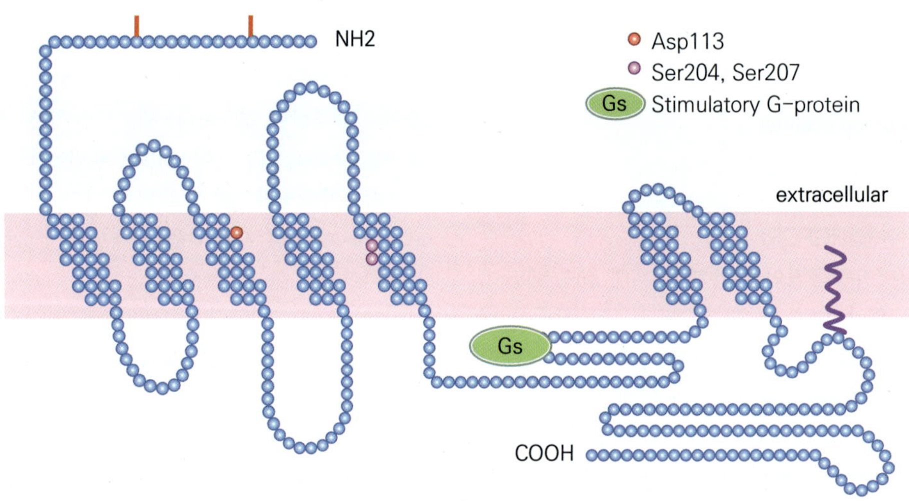

그림 2-15. B-Adrenoceptor

(BDNF), neurotrophin-3 (NT-3), neurotrophin-4/5 (NT-4/5)가 있으며, transforming growth factor 계열의 물질로는 epidermal growth factor (EGF), transforming growth factor (TGF), glial cell-derived neurotrophic factor (GDNF)가 있다. 그 외에도 fibroblast growth factor, insulin-like growth factor, platelet-derived growth factor (PDGF) 등이 있다. 이들 성장인자들의 수용체들은 공통적으로 1개의 TMD를 가지며, 대개는 2개의 수용체가 결합한 이량체dimer로서 기능을 하게 된다. 이들 수용체 타이로신 인산화효소receptor tyrosine kinase, RTK는 세포 밖 부분이 수용체이며, 세포 안 부분이 tyrosine kinase이다. 즉 이들은 그 자체가 수용체이면서 효과기로 구성된 단순하면서도 효과적인 형태의 수용체들이다. 이들의 명칭에 주의를 요한다. 이들은 tyrosine receptor kinase (trk)라고도 불리며, trkA, trkB, trkC 수용체 등으로 분류된다. NGF는 trkA, BDNF와 NT-4/5는 trkB, NT-3는 trkC와 결합한다(그림 2-16).

④ 스테로이드 수용체

glucocorticoid, mineralocorticoid와 estrogen, progesterone과 같은 섹스호르몬들은 세포막을 통과하고 세포질을 지나 핵 내에 있는 수용체와 결합한다. 단 glucocorticoid는 세포질에서 수용체와 결합한다. 이들 스테로이드-수용체 복합체는 세포핵에서 전사요소transcription factor와 결합하여 세포반응을 나타낸다.

(2) G-단백질

G-단백질은 수용체 결합에 의한 신호를 이온통로나 효소와 같은 효과기에 전달하는 전달기transducer로서, guanine nucleotide와 결합하고 있어서 G-단백질로 불린다. 이는 α, β, γ의 상이한 소단위들로 구성된 이형삼량체heterotrimer 구조를 하고 있

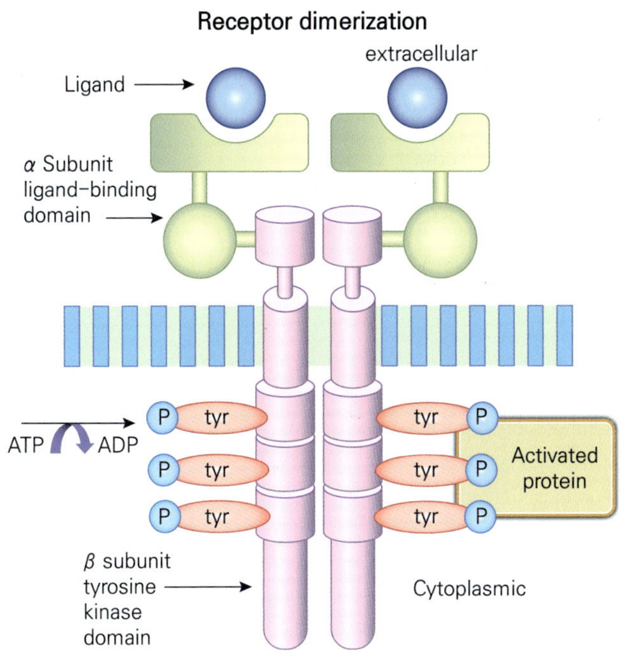

그림 2-16. Tyrosine kinase receptor

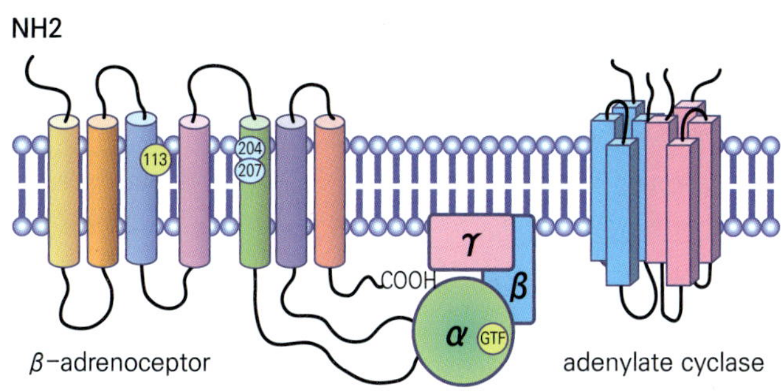

그림 2-17. G-protein coupled receptor and G-protein

다(그림 2-17).

신경전달물질이나 약물들이 GPCR에 결합하게 되면, G-단백질의 α 소단위에 있는 guanine nucleotide에 변형이 초래되어 GDP가 유리됨과 동시에 GTP가 결합하게 된다. GTP가 α 소단위에 결합하면, αβγ 소단위 복합체들 간에 해리가 일어나면서 βγ 복합체로부터 α-GTP가 분리된다. 이렇게 분리된 α-GTP는 AC나 PLC, PLA2와 같은 효소나 K^+, Ca^{++}, Na^+통로와 같은 효과기에 반응을 일으킨다. α 소단위 내에 있는 효소에 의해 α-GTP의 GTP가 GDP로 전환되면 반응은 종료되고, 다시 αβγ 복합체가 복원되어 재순환에 대비하게 된다. 현재 최소 20종 이상의 G-단백질들이 확인되어 있고, G-단백질과 연관되어 있는 적어도 100종 이상의 수용체들과 수많은 효과기들이 밝혀져 있다. βγ 복합체는 일부 독립적인 기능은 있으나 주로 구조적 역할을 하며, 대개 α 소단위의 기능적 차이가 G-단백질의 성상을 결정한다. 이 α 소단위는 크게 αs, αi, αq, αo, αt, αz와 같이 수종으로 분류되며, 이에 따라 G-단백질은 Gs, Gi, Gq, Go, Gt, Gz-단백질로 명명된다. 이 중 중요한 3개의 G-단백질은 Gs, Gi, Gq-단백질이다. Gs-단백질stimulatory G-protein은 AC를 활성화시켜 cAMP 형성을 촉진하며, Ca^{++}통로는 열고 Na^+통로는 닫는다. Gi-단백질inhibitory G-protein은 AC를 억제하여 cAMP 형성을 저하시키고, K^+통로를 연다. Gq-단백질은 PLC를 활성화시켜 IP3 형성을 증가시킨다. 그 외 Gt-단백질은 cGMP phosphodiesterase의 활성을 조절한다. 이외에도 guanylate cyclase, PLA2 등의 많은 효과기들이 G-단백질에 의해 조절된다. βγ 복합체는 서로 견고히 붙어있기 때문에 변성처리를 하지 않는 한 일반상태에서는 서로 분리되지 않으며, 여러 형의 β, γ 소단위가 존재하여 이들이 여러 가지 조합을 이룸으로써 G-단백질은 더욱 다양한 기능을 하게 된다.

(3) 이차전령

G-단백질에 의해서 활성화된 효과기는 cAMP, cGMP, DG, IP3, Ca^{++} 등과 같은 이차전령second messenger의 생성을 조절한다. 이들 이차전령들은 직접 이온통로의 투과성에 영향을 주기도 하지만 단백질 인산화효소의 활성을 조절하여 다양한 장, 단기 세포반응을 일으킨다.

(4) 단백질 인산화와 탈인산화

단백질 인산화효소protein kinase들은 여러 기질 단백질들을 인산화시켜서 그 생물학적 활성을 억제하거나 혹은 촉진시키는 반면 탈인산화효소phosphatase들은 이들을 다시 탈인산화시켜서 활성을 원상태로 환원시킨다. 전체 genome의 1~2%가 단백질 인산화효소 혹은 탈인산화효소들이며 그 수는 800여 종에 이른다고 추산된다. 단백질 인산화효소들은 기질에 따라 serine/threonine kinase와 tyrosine kinase로 구분하는데, 아래 기술하는 protein kinase A (PKA), protein kinase C (PKC), calmodulin-dependent protein kinase (CAM-PK), protein kinase G (PKG)는 serine/threonine kinase이며, tyrosine receptor kinase (trk)는 tyrosine kinase이다. 진핵세포 가운데 효모와 같은 단순한 세포에서는 단백질 인산화효소의 대부분이 세포질 내에 있는 serine/threonine kinase들인데, 인간세포와 같이 복잡한 세포에는 더 많은 tyrosine kinase들이 있다.

① 단백질 인산화

G-단백질을 통해 전달된 신호를 매개로 작동되는 5개의 주된 인산화효소들은 다음과 같다.

- protein kinase A (PKA): 배위자가 GPCR에 결합하면 G-단백질을 통해 AC가 활성화되고, 이 효소는 ATP를 cAMP로 전환시키고, 이때 생성된 cAMP는 PKA를 활성화시킨다. 이 효소는 단백질의 serine 혹은 threonine 측

쇄side chain를 인산화시킨다. 이 과정을 통해 glycogen synthase, tyrosine hydroxylase, cAMP responsive element binding protein (CREB) 등이 활성화된다.

- protein kinase C (PKC): 배위자가 GPCR에 결합하면 G-단백질을 통해 PLC가 활성화되고, 이 효소는 세포막 인지질의 한 부분인 phosphatidyl inositol-4,5-biphosphate (PIP2)를 분해하여 2개의 이차전령 IP3와 DG을 생산한다. DG는 다시 PKC를 활성화시킨다.
- calmodulin-dependent protein kinase (CAM-PK): PLC에 의한 PIP2의 분해와 재생과정을 phosphatidyl inositol (PI) cycle이라 한다. 이 과정에서 생성된 IP3는 세포 내 Ca^{++}저장소인 endoplasmic reticulum (ER)의 세포막에 있는 IP3 수용체와 결합하고, 그 결과 IP3 수용체와 연합해 있던 Ca^{++}통로가 열리면서 세포 내의 Ca^{++}이 증가한다. 이 때 4개의 Ca^{++}이 calmodulin과 결합하고, 이 Ca^{++}/calmodulin복합체가 Ca^{++}/calmodulin-dependent protein kinase (CAM-PK)를 활성화시킨다. 이로 인해 인산화되는 효소로는 AC, phosphodiesterase, nitric oxide synthase (NOS) 등이 있다. 또한 세포 내에 증가된 Ca^{++}은 PKC도 활성화시킨다.
- protein kinase G (PKG): 배위자가 세포막 외부의 수용체에 결합하거나 혹은 세포 내 단백질이 세포막 내의 수용체에 결합하면, 수용체에 변화가 일어나 GTP를 cGMP로 전환시키는 guanylate cyclase (GC)가 작동을 한다. 이때 생성된 cGMP는 PKG를 활성화시킨다. 세포 외 수용체에 결합하여 PKG를 활성화시키는 물질로는 atrial naturetic factor가 있고, 세포 내 수용체에 결합하는 물질로는 산화질소가 있다.
- receptor tyrosine kinase (RTK) 혹은 tyrosine receptor kinase (trk): 그 자체로 효소기능을 갖고 있는 수용체이다. 신경성장인자와 같은 배위자들이 세포막의 수용체에 결합하면, 이 수용체에 구조적 변화가 일어나서 세포 내 부분이 활성 tyrosine kinase가 되고, 이로서 자신을 비롯한 여러 단백질의 tyrosine 측쇄를 인산화시킨다. 이들 수용체들은 대개 한 개 이상의 수용체가 결합된 상태라야 활성화된다. 가장 전형적인 것은 배위자가 2개의 수용체와 결합하여 이량체dimer로 되면서 효소부분이 활성화되는 형태이다(그림 2-16).

② 단백질 탈인산화

탈인산화효소phosphatase도 인산화효소들과 마찬가지로 기질에 따라 serine/threonine phosphatase와 tyrosine phosphatase로 분류할 수 있다.

표 2-1. Cellular responses

Rapid mediatory process
activation / inhibition of ion channels
Short-term mediatory process
general metabolism neurotransmitter synthesis/release receptor sensitivity membrane potential short-term memory
Long-term mediatory process (via gene expression)
synthesis of channel, receptor, second messenger synaptogenesis learning and memory

- serine/threonine phosphatase: protein phosphatase 1 (PP-1)과 protein phosphatase 2 (PP-2)가 있으며, PP-2는 다시 PP-2A, PP-2B, PP-2C로 분류된다. 이 중 PP-2B는 calcineurin 혹은 Ca^{++}/calmodulin-dependentphosphatase로도 불리며, PKA와 PKC를 조절한다.
- tyrosine phosphatase: protein tyrosine phosphatase (PTPase)는 transmembrane phosphatase와 intracellular phosphatase로 구분된다. transmembrane phosphatase는 세포막에 있는 인산화된 인슐린 수용체, EGF 수용체와 PDGF 수용체 등을 탈인산화시킨다.

(5) 세포반응

배위자가 수용체에 결합해서 야기되는 가장 빠른 세포반응은 이온통로의 개폐이다. 일반적으로 단기반응은 세포 내 물질을 인산화시켜서 일어난다. 세포 내의 대사, 신경전달물질의 합성과 분비 조절, 수용체 민감도 조절, 막전위의 변화, 단기기억 등이 단기반응에 속한다. 장기반응은 주로 유전자 발현을 통하여 일어난다. PKA 혹은 PKC는 핵 내로 이동하여 전사조절인자transcription regulatory factor인 c-fos 등의 immediate early gene의 생성을 유도하고, 이온통로, 수용체, 신경펩타이드 전구단백질, 효소나 이차전령과 같은 물질들의 합성을 조절한다. 시냅스의 형성, 학습과 기억 등도 장기반응에 속한다(그림 2-11, 표 2-1).

4) 대표적인 신경신호전달계

신경세포 내에서는 많은 신호전달계가 존재한다. 이들은 신호전달과정에서 인산화 혹은 탈인산화시키는 측쇄가 serine 혹은 threonine인가 아니면 tyrosine인가에 따라 크게 둘로 나눌 수 있다.

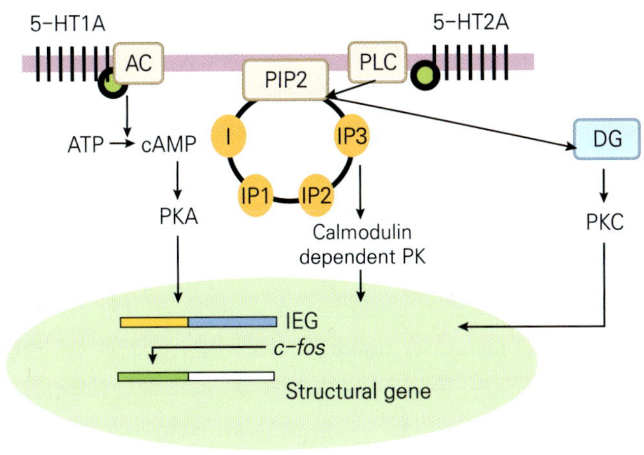

그림 2-18. Major GPCR signaling pathways

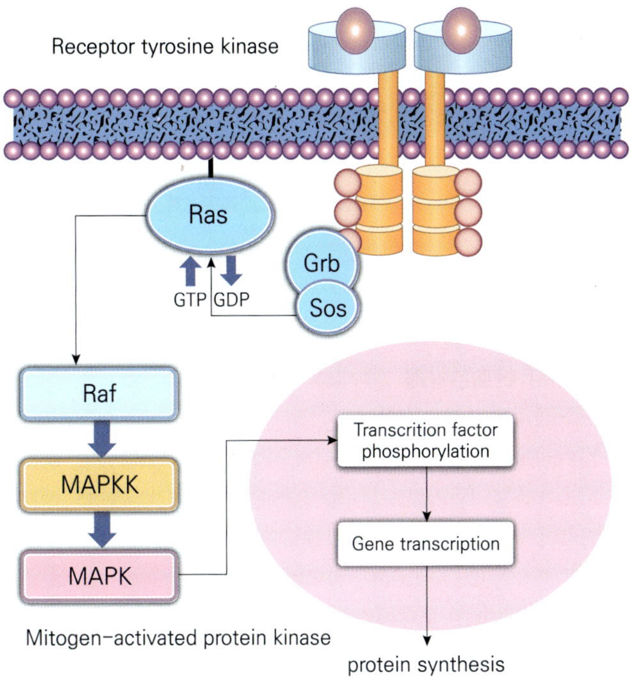

그림 2-19. Tyrosine kinase signaling

(1) GPCR 신호전달계 : Ser/Thr 신호전달계

이들 배위자들은 수용체와 결합한 후 G-단백질들을 매개로 AC나 PLC와 같은 효소를 활성화시키거나 억제한다. 이 두 효소는 Ser/Thr 측쇄를 인산화시키는 인산화효소들인 PKA, CAM-PK, PKC을 통해 세포반응을 나타낸다(그림 2-18).

① PKA 경로

신경전달물질이 수용체에 결합하면 Gs-단백질을 매개로 AC가 활성화되고, 이는 ATP를 cAMP로 전환시킨다. cAMP는 PKA를 활성화시키고, PKA로부터 세포반응이 나타난다. 이 경로를 활성화시키는 것이 도파민 D1, D5 수용체, β1, β2-아드레날린 수용체, 5-HT4, 5-HT6, 5-HT7 수용체들이다. 신경전달물질이 수용체에 결합하면 Gi-단백질을 매개로 AC가 억제되고 cAMP 생성이 적어지면서 PKA 활성이 저하된다. 도파민 D2, D3, D4 수용체, α2-아드레날린 수용체, 5-HT1 계열의 수용체, M2, M4 무스카린 아세틸콜린 수용체와 대사성 글루타메이트 수용체인 mGluR2, 3, 4, 6, 7, 8들이 이에 속한다.

② CAM-PK, PKC 경로

신경전달물질이 수용체에 결합하면 Gq-단백질을 매개로 PLC가 활성화되고, PLC에 의해 세포막 인지질인 PIP2가 IP3와 DG로 분해된다. 이미 언급한 바와 같이 IP3는 CAM-PK를 활성화시키고, DG는 PKC를 활성화시켜 세포반응을 일으킨다. α1b, α1c, α1d-adrenaline 수용체, 5-HT_{2A}, 5-HT_{2C} 수용체, M1, M3, M5 무스카린 아세텔콜린 수용체와 대사성 글루타메이트 수용체인 mGluR1, 5들이 이에 속한다.

(2) TRK 신호전달계 : Tyr 신호전달계

① mitogen-activated protein kinase (MAPK) 경로

배위자가 세포 밖의 수용체와 결합하면 세포 내의 tyrosine kinase 부위에 있는 tyrosine 측쇄들이 자가인산화된다. 인산화된 tyrosine 측쇄는 Grb-Sos 복합체가 정박하는 부위가 되며, 이 복합체는 일종의 작은 G-단백질인 Ras에 있는 GDP를 GTP로 치환시킨다. RasGTP는 Raf를, Raf는 mitogen-activated protein kinase kinase (MARKK)를, MAPKK는 mitogen-activated protein kinase (MAPK)를 단계적으로 활성화시킨다. 최종적으로 활성화된 MAPK는 핵에서 여러 전사인자들을 인산화시켜서 여러 구조 단백질들의 유전자 발현을 조절한다(그림 2-19).

② RTK-phosphoinositide-3-kinase (PI3K)-Akt 경로

1980년대 초 인슐린 대사와 암 연구에서 trk를 통해 phosphoinositide-3-kinase (PI3K)-Akt 경로가 활성화된다는 것이 알려지기 시작했다. Akt는 protein kinase B (PKB)이다. 이는 많은 기질에 작용하여 여러 신호전달계에 영향을 미친다. 최근 Akt가 신속한 항우울작용을 중재하는 것으로 추정되고 있는 mammalian target of rapamycin (mTOR) complex 1을 인산화시킨다는 것이 알려졌다. mTORC1가 활성화되면 이는 전사개시 효소인 4E binding protein 1 (4EBP1)과 S6 kinase 1 (S6K1) 등을 억제하거나 활성화시켜 세포증식에 필요한 여러 단백질들의 합성을 조절한다(그림 2-20). 이들 TRK 신호전달계를 통해 작용하는 배위자인 neurotrophin 계열의 물질들은 크게 neurotrophic factor superfamily에 속하며, 이들이 작용하는 수용체는 크게 p75 수용체와 trkA, trkB, trkC 수용체로 구분된다(표 2-2).

표 2-2. Neurotrophin receptors

class	p75 receptor	Trk receptors		
		TrkA	TrkB	TrkC
ligands	any neurotpophin	NGF, NT3	BDNF, NT4 NT3	NT3
structure	monomer	homodimer		
pathways	NF-kB, JunK	MAPK, PI3K, PLC-γ		

(3) 기타 신호전달계

① β-arrestin-Akt 경로

GPCR을 통한 신호전달은 여러 기전에 의해 조절된다. ß-arrestin-1과 ß-arrestin-2는 잘 알려진 GPCR 억제단백질이다. 배위자가 결합하고 있는 GPCR을 GPCR kinase (GRK)가 인산화시키면 여기에 β-arrestin이 결합하여 GPCR 신호전달을 차단한다. β-arrestin은 수용체와 G 단백질과의 결합을 해체시키고, β-arrestin에 결합된 수용체는 세포 내로 이입되어 분해된다. 즉 이들은 GPCR을 탈감작시킨다. 최근 β-arrestin은 수용체와 함께 세포 내로 이입된 후 다른 단백질에 작용하여 새로운 신호전달을 중재한다는 사실이 밝혀졌다. 도파민 수용체는 GPCR이다. 도파민은 이를 통해 cAMP-PKA를 활성화시키거나 억제하여 GPCR 신호전달을 한다. 최근 도파민이 D2 수용체를 통해 D2R-β-arrestin-2-akt 신호전달계를 활성화시킨다는 것이 밝혀졌다. 이는 non-GPCR 신호전달이다. 즉 β-arrestin-2는 도파민을 통한 두 종류 신호전달경로의 개폐를 조절하는 스위치 역할을 한다(그림 2-20, 21). 최근 이 경로를 통한 항정신병약물들의 작용이 보고되고 있다.

② *wnt* 신호전달

*wnt*는 wingless와 Int의 합성어이다. wingless 유전자는 drosophila에서 발견된 태생기에 주로 활동하는 유전자이고, Int 유전자는 생쥐 mammary tumor virus에서 발견된 유전자로 둘은 아미노산 서열이 매우 유사하여 계통발생적으로 단일유전자로 생각된다. wnt 신호전달은 태아 발달과 조직분화와 있어 매우 중요한 역할을 하며 암 발생과도 관계가 있다. 이는 신경세포의 이동과 세포 간 결합, 세포증식과 시냅스 연결을 조절한다.최근 알츠하이머 병의 한 원인으로 wnt 신호전달계의 문제가 제기된 바도 있다. wnt 신호전달을 하는 단백질은 20여 종이 알려져 있으며, 이들은 frizzled receptor를 통해 신호를 전달한다. 이는 Dsh, Axin, GBF와 결합하여 비활성상태로 있던 GSK-3β를 복합체로부터 분리하여 활성화시킨다. β-catenin은 유리형이 신경발달, 분화, 성장에 필요한 유전자 전사요소를 활성화시키는데, 활성화된 GSK-3β는 β-catenin과 결합하여 이를 대사시킨다(그림 2-20). 최근 양극성장애 치료제인 lithium이 wnt 신호전달계의 핵심 단백질인 GSK-3β를 억제함이 알려졌다. lithium은 GSK-3β의 활성을 억제하여 유리형 β-catenin의 농도를 높임으

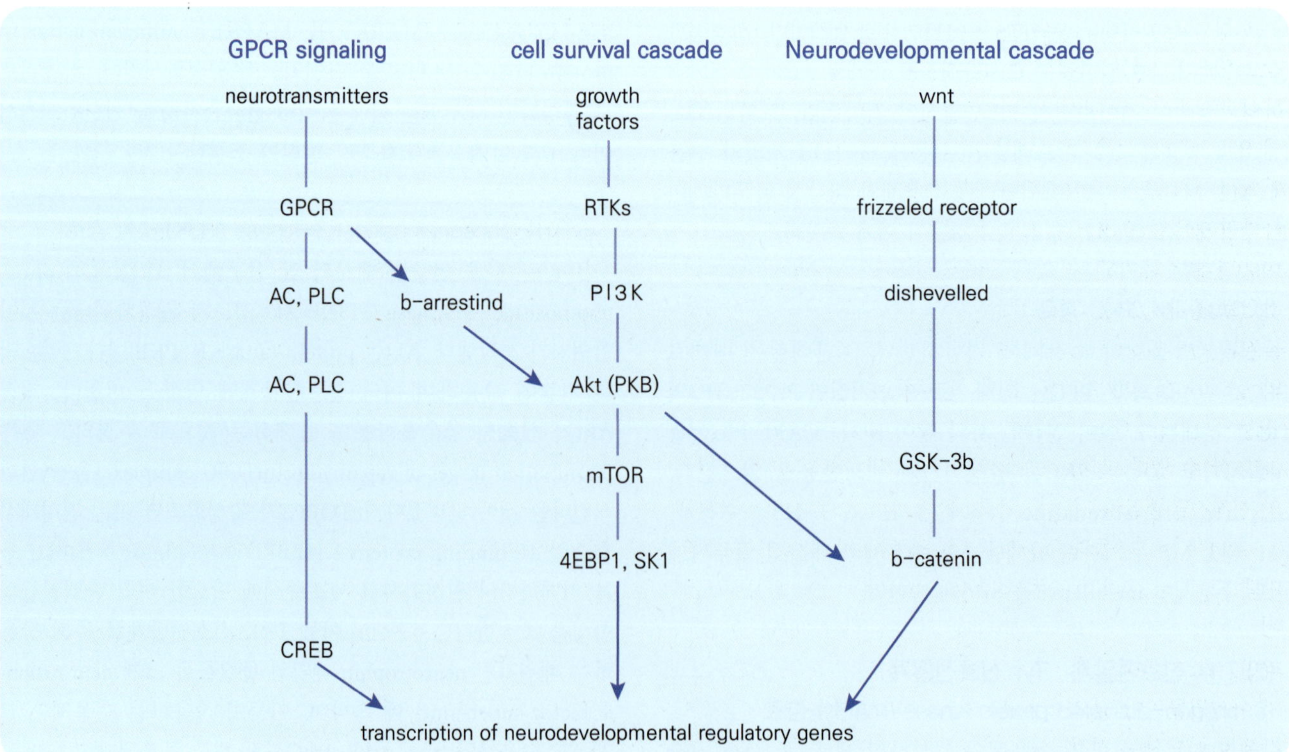

그림 2-20. Akt signaling

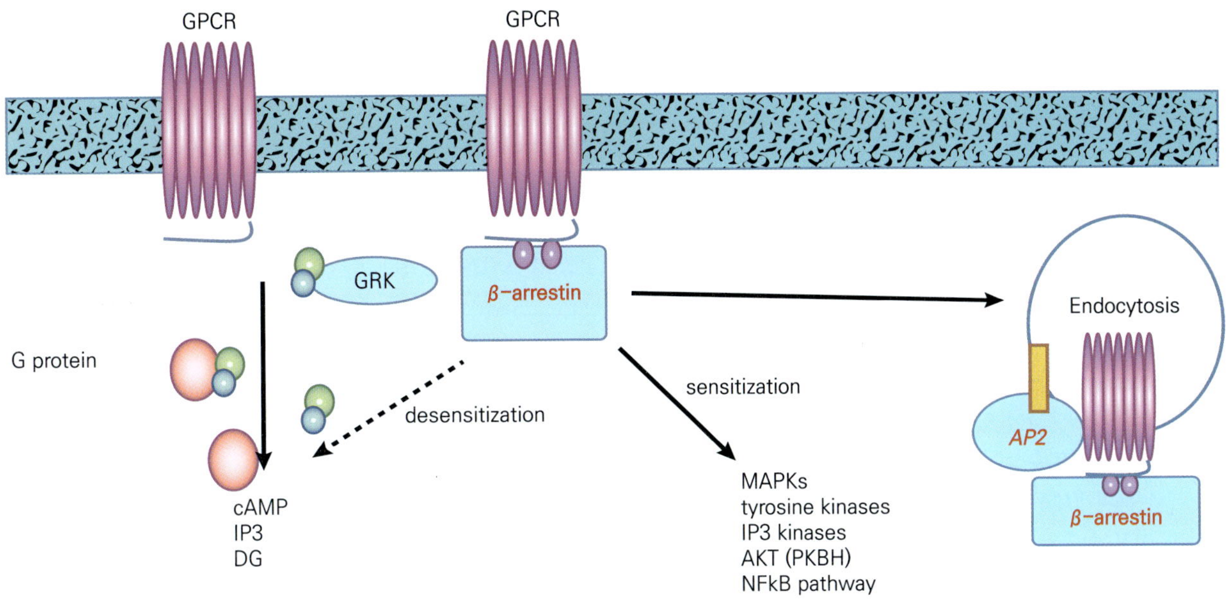

그림 2-21. Dopamine D2 receptor-β-arrestin2-Akt pathway

로써 신경보호작용을 나타낼 수 있다. 조현병의 부검소견에서도 GSK-3β 단백질 활성도 저하가 보고된 바 있으며, 비정형 항정신병약물도 이에 작용한다는 것이 알려져 있다.

2. 신경전달물질

신경전달물질의 기준은 신경세포가 물질을 합성하는 효소를 갖고 있으며, 세포 내에서 합성된 이 물질은 축삭말단으로 이동하여 시냅스 소포 내에 저장되고, 이는 다시 신경세포의 탈분극에 의해 시냅스 틈새로 분비되어, 수용체와 결합하면 생물학적인 반응을 일으키고, 이와 유사한 다른 물질로 그 수용체를 자극하면 동일한 수용체 반응이 나타나야 한다는 것이다(그림 2-4). 1960년대만 하여도 수 종의 물질들만이 이 기준을 만족시키는 것으로 생각되었다. 이후 한 신경세포가 한 개 이상의 신경전달물질과 신경펩타이드들을 분비하고 있음이 밝혀지면서 그 개념의 변화가 불가피해졌다. 현재 신경전달물질의 확장된 개념은 '정보가 한 신경원에서 다른 신경원으로 전달하게 하는 물질'이라고 할 수 있다. 신경전달물질은 크게 소분자의 물질로서 기존의 신경전달물질의 기준을 만족시키는 고전적 신경전달물질classic neurotransmitter들과 엔도핀과 같이 핵주위질에서 합성된 전구단백질로부터 잘려져 나온 신경펩타이드 신경전달물질neuropeptide neurotransmitter들로 분류된다. 고전적 신경전달물질에는 도파민, 노르에피네프린, 세로토닌, 히스타민과 같은 단가아민들과 아세틸콜린이 있으며, GABA, 글라이신, L-글루타메이트와 같은 아미노산 신경전달물질amino acid neurotransmitter들도 이에 포함된다(표 2-3).

표 2-3. Respresentative neurotransmitters

Small molecules	Neuropeptides
Biogenic amines	**Opioid peptides**
Acetylcholine	Met-enkephalin
Monoamines	Leu-enkephalin
dopamine	β-endorphin
norepinephrine	dynorphins
epinephrine	neoendorphins
serotonin	**Posterior pituitary peptides**
histamine	arginin-vasopressin
Amino acids	oxytosin
GABA	**Tachykinins**
glycine	substance P
glutamate	neurokinin A
aspartate	neurokinin B
homocysteine	kassinin
taurine	eledoisin
Nucleotides/nucleosides	**Glucagon-related peptides**
adenosine	VIP
ATP	glucagon
Gases	secretin
nitric oxide	GHRH
carbon oxide	**Others**
	neuropeptide Y
	somatostatin
	CRF
	angiotensin II
	cholecystokinin
	CGRP

VIP: vasoactive intestinal peptides, GHRH growth hormone releasing hormone, CRF: corticotropin-releasing factor, CGRP: calcitonin gene-related peptides

1) 생체아민계열 물질(biogenic amines)

(1) 도파민(dopamine)

① 신경경로

가장 큰 도파민 신경세포핵은 중뇌에 있는 흑질substantia nigra과 복피개세포ventral tegmental area, VTA이다. 그 밖에 간뇌와 후각계, 망막 등에 작은 핵들이 있다. 뇌에는 도파민을 주된 신경전달물질로 사용하는 크게 4개의 신경경로가 있다. 첫 번째 도파민 신경경로는 중뇌의 흑질에서 시작되어 미상핵caudate과 피각putamen에 이르는 흑질-선조체 경로nigrostriatal pathway이다. 이 경로는 파킨슨병과 관련이 있고, 항정신병약물에 의해 이 경로가 차단되면 추체외로증상이 나타난다. 두 번째 도파민 신경경로는 중뇌의 복피개세포에서 시작하여 전전두엽과 대상회cingulate gyrus에 이르는 중뇌-피질 경로mesocortical pathway이고 세 번째 도파민 신경경로는 복피개세포에서 시작하여 후결절olfactory bulb, 측좌핵nucleus accumbens, 중격septum, 편도amygdala 등의 변연계에 이르는 중뇌-변연계 경로mesolimbic pathway이다. 복피개세포로부터 시작된 중뇌-변연계 경로가 항정신병약물의 치료작용을 중재한다고 알려져 있다. 네 번째 도파민 신경경로는 시상하부의 궁상핵arcuate nucleus과 뇌실 주위 회백질periventricular gray matter에서 시작하여 누드infundibulum와 뇌하수체 전엽에 이르는 결절-누드 경로tuberoinfundibular patheway이다. 항정신병약물에 의해 이 경로가 차단되면 프로락틴 분비가 증가된다(그림 2-22).

② 합성과 대사

도파민은 노르에피네프린, 에피네프린과 함께 카테콜아민catecholamine에 속한다. 이들은 tyrosine으로부터 단계적으로 합성된다. 도파민 합성의 첫 단계는 tyrosine이 tyrosine hydroxylase (TH)에 의해 dihydroxyphenylalanaine (DOPA)으로 되는 단계이며, TH가 속도제한효소이다. 도파민은 aromatic amino acid decarboxylase (AADC)에 의해 DOPA로부터 합성된다. 다시 도파민은 dopamine-β-hydroxylase (DBH)에 의해 노르에피네프린으로 전환된다. 도파민은 세포 내에서는 주로 축삭말단의 미토콘드리아 외막에 분포하고 있는 monoamine oxidase inhibitor (MAOI)에 의해, 세포 외에서는 catechol-O-methyl transferase (COMT)에 의해 최종적으로 homovanilic acid (HVA)로 대사된다(그림 2-23A). 뇌척수액 HVA 농도는 중추 도파민 활성도를 연구하는 데 많이 활용되어 왔다. 도파민은 혈관-뇌 장벽을 통과할 수 없기 때문에 뇌 도파민 활성도를 높이려면 L-dopa를 복용한다.

③ 분비와 재흡수

도파민 분비는 두 가지 독립적인 기전에 의해 조절된다. 첫째는 도파민 신경원의 점화에 의해 일어나는 phasic dopamine release이고, 둘째는 전전두엽 피질로부터 조절 받는 tonic dopamine release이다. 행동을 유발시키는 자극은 phasic dopamine release를 촉진시킨다. 조현병에서 장기간 전전두엽 피질활성이 감소함에 따라 피질하 tonic dopamine release가 저하되고, 이에 대한 보상반응으로 피질 하 phasic dopamine release가 증가하

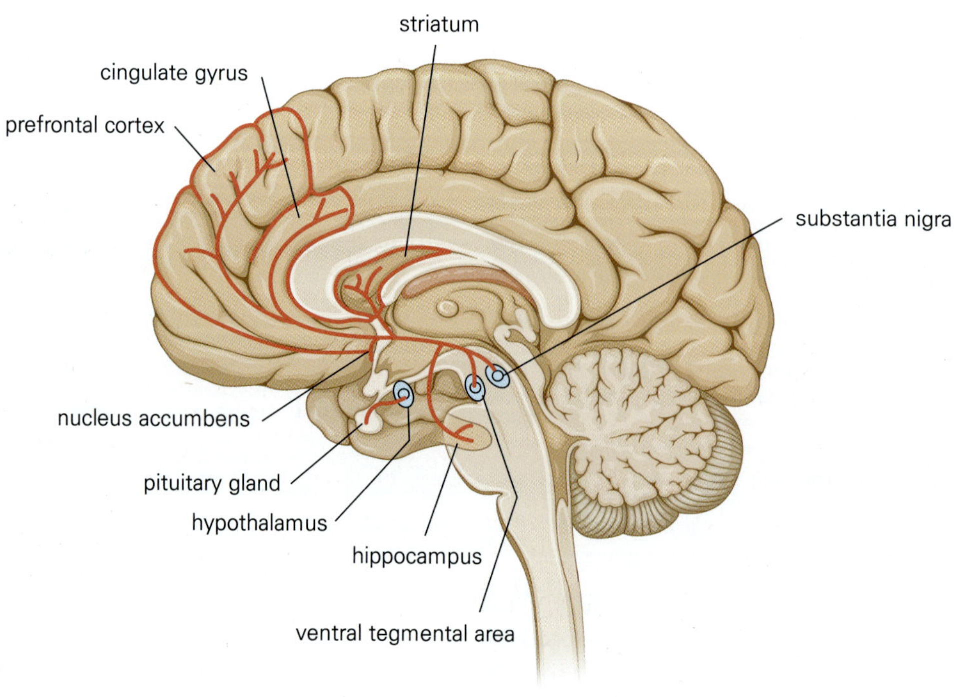

그림 2-22. Dopamine pathways

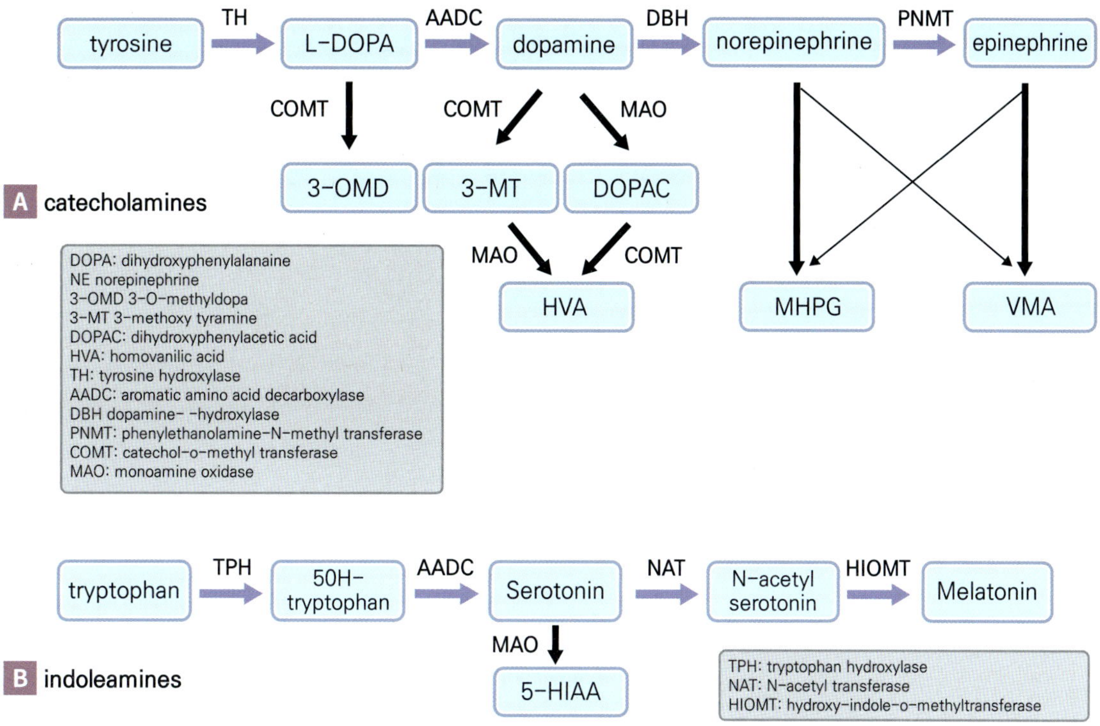

그림 2-23. Catecholamines (A) and indolamines (B) metabolism

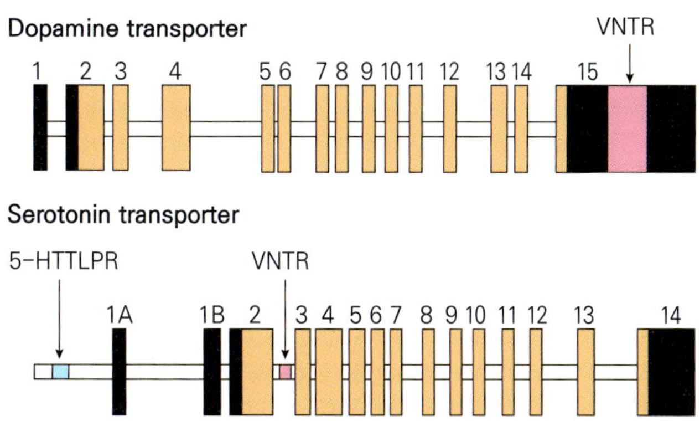

그림 2-24. Structures of dopamine and serotonin transporter

여 증상이 나타난다는 가설이 있다. 단가아민 수송체들은 그 유전적 구조들이 잘 밝혀져 있으며, 모두 12개의 TMD를 갖고 있다. 도파민 수송체는 조직에 따라 분포에 차이가 있다. 중뇌-피질 경로와는 달리 중뇌-변연계 경로에는 도파민 수송체가 없다. 도파민 수송체 유전자에는 몇 개의 유전적 다형성이 있다. 이 중 잘 알려진 것은 3' 미전사부위에 있는 40 bp variable number of tandem repeat (VNTR) 유전적 다형성이다(그림 2-24). 엑손 8에도 한 개의 VNTR 다형성이 더 있으며, 이 외에도 30여 종의 single nucleotide polymorphism (SNP)이 알려져 있다.

④ 도파민 수용체

지금까지 5개의 도파민 수용체가 존재한다고 알려져 있다. 크게 도파민 D1, D5 수용체와 도파민 D2, D3, D4 수용체로 양분한다. 이 중 D1형 수용체들은 AC를 활성화시키고, D2형 수용체들은 이를 억제한다. 이들 수용체들은 조직에 따라 달리 분포한다. 즉 미상핵과 피각에는 도파민 D1, D2 수용체가 많고, 전전두엽에는 도파민 D1, D4 수용체가 많으며, 측좌핵과 같은 일부 변연계 구조물에는 도파민 D3 수용체가 많고, 뇌하수체에는 도파민 D2 수용체가 많다(표 2-4). 항정신병약물의 치료효과

표 2-4. Dopamine receptors

	D1 family		D2 family		
	D1	D5	D2	D3	D4
Function					
AC	+	+	-	?	?
PI tuyrnover	+	+	-	?	?
Distribution					
Brain	St,Nc	Hypo, Hippo	St,SN	OB, Hypo, ML	Fc, Mb
Periphery	Vascular,Heart,Kidney				

AC:adenylate cyclase, PI:phosphatidyl inositol, St:striatum, NC:nucleus accumbens, Hypo:hypothalamus, Hippo:hippocampus, SN:substantia nigra, OB:olfactory bulb, ML:mesolimbic pathway, FC:frontal cortex, MB:midbrain

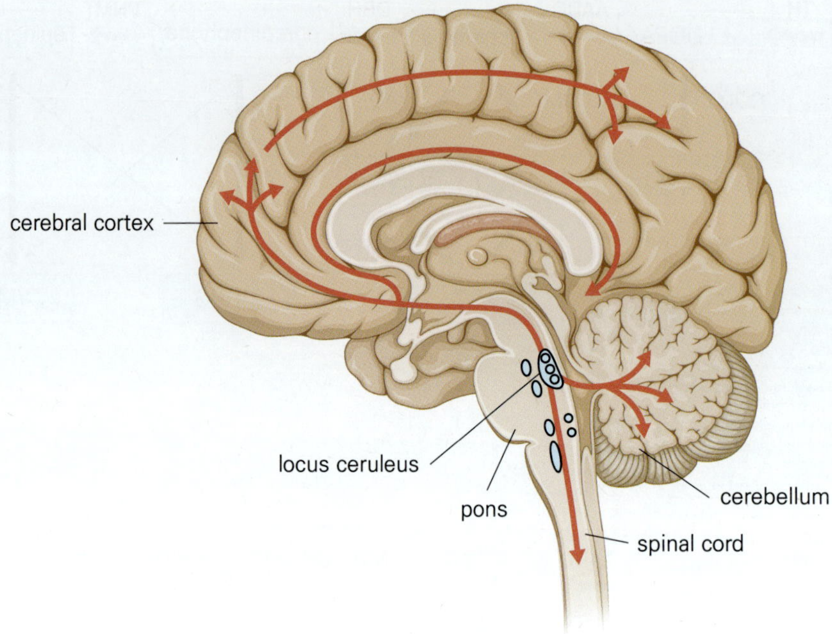

그림 2-25. Norepinephrine pathways

는 약물과 D2 수용체 간의 결합력과 상관이 있다. 항정신병 약물을 장기간 사용하면 도파민 D2 수용체가 증가하는데 이는 이 약물의 부작용인 지연성 운동장애tardive dyskinesia와 관계가 있을 것으로 생각된다.

⑤ 도파민계의 기능

도파민은 보상체계reward system, 의욕체계will system, 주의력, 공격성, 학습 등과 관계된다. 도파민 신경경로 중 흑질-선조체 경로는 비수의적 운동기능과 관련이 있다. 중뇌-피질 경로는 인지기능, 중뇌-변연계 경로는 감정과 관련이 있고, 결절-누드 경로는 내분비기능과 관련이 있다. 도파민은 조현병과 관련이 깊다. 조현병의 원인에 대한 가설 가운데 도파민 과활성 가설이 가장 유력하다. 실제 조현병 치료제들은 모두 도파민 수용체 차단작용이 있고, 항정신병효과는 도파민 D2 수용체 차단 강도와 상관이 있다. 또한 amphetamine은 도파민 분비를 촉진시키는데 amphetamine 중독 시 피해망상, 환청과 같은 조현병증상이 나타난다. 항정신병약물을 복용할 때 혈중 프로락틴 치가 상승하는데, 이는 이 결절-누드 경로의 도파민 수용체가 항정신병약물에 의해 차단되어 나타난다. 그 밖에 주요우울증과 양극성장애의 조증에서도 도파민의 역할이 중요한 것으로 알려져 있다. 최근에는 술, 아편, 대마, 담배 등 각종 물질중독에 있어서도 도파민이 상당히 관여하는 것으로 알려지고 있다. 즉 복피개세포에서 측좌핵에 이르는 도파민 신경경로가 약물의 강화기전reinforcement mechanism과 밀접한 관련이 있다고 알려져 있다.

(2) 노르에피네프린(norepinephrine)

① 신경회로

노르에피네프린 신경세포핵 가운데 가장 큰 것은 뇌교 후상측에 위치한 청반locus ceruleus이다. 연수로부터 시작된 하행경로는 척수로 내려가며, 청반 등에서 나오는 상행경로는 대뇌피질, 시상, 시상하부 및 소뇌를 비롯한 뇌 전역으로 널리 투사된다(그림 2-25).

② 합성과 대사

노르에피네프린도 카테콜아민계 신경전달물질로서 DBH에 의해 도파민으로부터 합성된다. 이는 자율신경계에 존재하며, 뇌보다는 부신 수질에서 많이 만들어진다. 노르에피네프린은 다시 phenylethanolamine-N-methyltransferase (PNMT)에 의해 에피네프린으로 전환되는데, 뇌에서는 에피네프린의 양이 극히 적고 역할이 미미하다. 노르에피네프린도 도파민과 같이 MAO나 COMT에 의해 주로 3-methoxy-4-hydroxy phenyl glycol (MHPG)로 일부는 vanillylmandelic acid (VMA)로 대사된다(그림 2-23A).

③ 재흡수

노르에피네프린 수송체는 시냅스 틈새로 분비된 노르에피린을 재흡수하여 신경신호를 종결하는 역할을 한다. 이는 많은 항우울제들의 작용 부위이기도 하다. 이 유전자에도 이십여 종의 SNP이 있음이 확인되었고, 이들과 우울증과의 연관성이 추정된 바 있다.

표 2-5. Subtypes of adrenergic receptors

receptor	agonist potency	Mechanism		agonist	antagonist
		enzyme	2nd messenger		
α1A, α1B, α1D	NE>E>IP	PLC↑	IP3↑, DAG↑	NE	amitriptyline
α2A, α2B, α2C	NE=E>IP	AC↓	cAMP↓	clonidine	yohimbin
β1	IP>NE>E	AC↑	cAMP↑	IP	propranolol
β2	IP>E>NE	AC↑	cAMP↑	IP	propranolol
β3	IP>NE=E	AC↑	cAMP↑	-	-

IP:isoprenaline, NE:norepinephrine, E:epinephrine, PLC:phospholipase C, AC:adenylate cyclase

④ 노르에피네프린 수용체

노르에피네프린 수용체, 즉 아드레날린 수용체는 크게 α1, α2, β1, β2, β3-adrenoreceptor (AR)로 분류된다. α1-AR은 다시 α1a, α1b, α1d-AR로 세분되고, α2-AR도 α2a, α2b, α2c-AR로 세분된다(표 2-5). 시냅스후 흥분성 수용체인 α1-AR는 PLC를 활성화시켜 IP3의 생성을 촉진시킨다. 시냅스전 억제성 수용체인 α2-AR은 AC를 억제한다. 시냅스후 수용체인 β1-AR, β2-AR, β3-AR는 AC를 활성화시킨다. 최근에 알려진 β3-AR는 지방세포에 있으며 신체 에너지대사에 관여한다. α1-AR은 삼환계 항우울제나 항정신병약물치료 시 발생하는 진정효과나 기립성 저혈압과 관계가 있다. α2-AR은 축삭돌기 말단에서 자가수용체 역할을 한다. 이 수용체 효현제인 clonidine은 약물금단, 불안 등 여러 정신질환을 치료하는 데 사용되고, 길항제인 yohimbin은 불안을 야기시킨다. 삼환계 항우울제들의 치료효과는 치료 시작 후 2~3주 후에나 나타나는데 이들의 치료효과는 β1-AR의 하향조절down regulation과 관계가 있는 것으로 생각된다.

⑤ 노르에피네프린계의 기능

노르에피네프린은 각성과 관련이 있으며, 공포반응과 스트레스 반응에 관여한다. 노르에피네프린은 특히 감정과 밀접한 관련이 있어, 노르에피네프린 신경전도장애가 주요우울증이나 양극성장애와 같은 기분장애의 원인으로 생각되고 있다. 기분장애의 원인에 대한 카테콜아민 가설이 있다. 즉 우울증은 노르에피네프린이나 도파민의 기능이 저하된 상태이며, 조증은 노르에피네프린이나 도파민의 기능이 항진된 상태라는 것이다. 그러나 세로토닌 신경계에만 작용하는 항우울제인 선택적 세로토닌 재흡수 억제제selective serotonin reuptake inhibitor, SSRI들이 현재 우울증의 일차치료제로 가장 선호된다는 사실로 미루어 볼 때 이 가설은 지나치게 단순화된 것이다.

(3) 세로토닌(serotonin)

① 신경회로

세로토닌 핵은 연수와 뇌교와 중뇌에 걸쳐 널리 분포하며 8개의 봉선핵군raphe nuclei complex을 이룬다. 세로토닌의 핵들은 후뇌에서 노르에피린의 핵들과 유사한 위치에 분포하며, 상행경로와 하행경로로 이루어진 신경경로도 유사하다. 상행경로는 기저신경절, 변연계, 뇌하수체, 뇌간, 소뇌, 대뇌피질을 포함한 중추신경계 전역에 광범위하게 투사되며, 연수에서 시작된 하행경로는 척수로 내려간다(그림 2-26).

② 합성과 대사

세로토닌은 전구물질인 tryptophan으로부터 합성된다. tryptophan은 tryptophan hydroxylase (TPH)에 의해 5-hydroxytryptophan (5-HTP)이 되고, 이는 다시 AADC에 의해 5-hydroxytrytamine (5-HT) 즉 세로토닌이 된다. TPH가 속도제한효소이며, AADC는 카테콜아민 합성에도 관여하는 효소로서 뇌에 대량 있다. 세로토닌은 주로 MAO에 의해 대사되어 비활성물인 5-hydroxy-indole acetic acid (5-HIAA)가 된다. 세로토닌은 뇌-혈관 장벽을 통과하지 못하기 때문에 뇌에서의 세로토닌 활성도를 높이려면 전구물질인 L-tryptophan을 복용한다. 송과선pineal gland에서는 N-acetyl-transferase에 의해 세로토닌이 N-acetyl-serotonin이 되었다가 hydroxy-indole-O-methyltransferase (HIOMT)에 의해 melatonin이 된다(그림 2-23B).

③ 재흡수

세로토닌 수송체5-HT transporter, 5-HTT는 상당수 항우울제들의 일차적인 작용 부위로서 그 임상적 의미가 크다. 5-HTT에는 잘 알려진 2개의 유전적 다형성이 있다. 하나는 인트론 3에 있는 VNTR 다형성이고, 다른 하나는 promotor 부위에 있는 44 bp insertion/deletion 다형성으로 5-HT transporter-linked polymorphic region (5-HTTLPR) 다형성이라 한다(그림 2-24). 5-HTTLPR 다형성은 항우울제의 치료반응과 상당한 관련이 있음이 보고되어 있다.

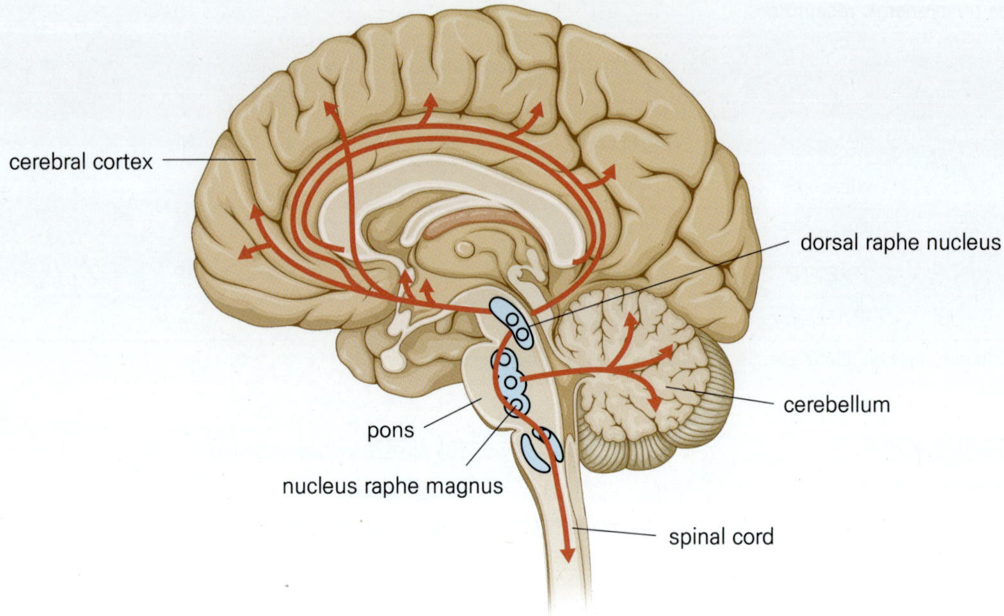

그림 2-26. Serotonin pathways

④ 세로토닌 수용체

세로토닌 수용체는 크게 7군5-HT1~5-HT7 14종의 수용체로 분류된다(표 2-6). 5-HT1 수용체는 5-HT1A, 5-HT1B, 5-HT1D, 5-HT1E, 5-HT1F 수용체로 분류되며, 이들은 AC를 억제하여 cAMP 생성을 감소시킨다. 5-HT2 수용체는 5-HT2A, 5-HT2B, 5-HT2C 수용체로 분류된다. 이들은 모두 PLC를 활성화하여 IP3 생성을 증가시킨다. 이전에 5-HT1 수용체군으로 분류되었던 5-HT1C 수용체는 5-HT2C로 재분류되었다. 세로토닌 수용체 가운데 5-HT3 수용체만이 이온성 수용체이다. 새로운 5-HT4, 5-HT6, 5-HT7 수용체는 AC를 활성화하여 cAMP 생성을 증가시키나, 5-HT5A와 5-HT5B 수용체는 cAMP 생성을 감소시킨다. 5-HT1 수용체는 불안, 우울, 알콜리즘, 공격성, 강박증, 체온조절, 심혈관 반응 등과 관련이 있다. 5-HT1A 수용체를 효현제인 buspirone으로 자극하면 항불안효과를 나타낸다. 5-HT1B 수용체는 시냅스전 자가수용체로서 공격성과 관련이 있다는 보고들이 있다. 5-HT1E와 5-HT1F 수용체에 대해서는 거의 알려져 있지 않다. 5-HT2 수용체들은 불안, 우울, 환청 등의 정신병리와 관련되며, 일부 항우울제나 항정신병약물의 효과가 5-HT2 수용체를 통해 나타난다. 삼환계 항우울제를 2~3주 사용하면 β1-AR의 하향조절은 물론 5-HT2A 수용체에도 하향조절이 일어난다. 따라서 5-HT2A 수용체가 항우울작용이 중재되는 중요한 작용부위로 생각되고 있다. 5-HT2B 수용체는 신경계에서는 소뇌 등에 분포하나 그 기능은 잘 알려져 있지 않다. 말초에서는 위장관과 심혈관계에 널리 분포하며 평활근 운동과 관계가 있다. 5-HT2C수용체는 뇌와 맥락총choroid plexus에서만 발견되고, 이 수용체가 활성화되면 잘 먹지 않는다. 이 수용체는 식사장애의 치료제 개발과 관계되어 최근 큰 관심을 받고 있다. 5-HT3 수용체는 구토, 편두통, 약물금단 등과 관계 있다. 이들 수용체는 항암제나 방사선치료에 따른 오심과 구토의 생성에 관여하며, 이 증상들은 이 수용체의 길항제인 ondansetron 등으로 치료한다(그림 2-14). 일부 5-HT3 수용체 길항제는 세로토닌이 이 수용체와 결합하는 것을 억제하여 5-HT1A, 5-HT1B, 5-HT1D와 5-HT2 수용체들을 활성화시켜 항우울효과를 내는 것으로 알려져 있다. 5-HT4 수용체는 뇌에서는 도파민, 세로토닌, 아세틸콜린, GABA와 같은 신경전달물질의 분비를 조절하여 시냅스에서의 신경전도를 증진시킨다. 5-HT6, 5-HT7 수용체는 여러 항정신병약물과 항우울제들이 결합하는 수용체이다. 따라서 정신질환의 병태생리나 치료기전과 관련이 있을 것으로 추정된다. 또한 5-HT4, 5-HT6, 5-HT7 수용체는 모두 인지기능과도 관련이 있다고 생각된다.

⑤ 세로토닌계의 기능

세로토닌은 대개 억제성으로 작용하는 신경전달물질로 수면, 섭식, 통증, 체온조절, 심혈관 반응, 성행위, 불안, 우울 등의 기본적인 생리현상들과 관계가 있다. 특히 세로토닌의 저하는 공격성, 충동성, 자살과 관계가 있음이 확인되고 있다. 충동적이고 잔인한 형태의 자살기도자들에서 뇌척수액 5-HIAA 농도가 낮다는 것은 이미 잘 알려져 있는 사실이다. 세로토닌 길항제인 lysergic acid diethylamide (LSD)는 조현병에서와 같은 환각을 유발시킨다. 임상에서는 세로토닌이 우울증, 조현병, 강박장애, 불안장애, 식사장애, 수면장애, 성장애, 충동조절장애, 발달장

표 2-6. Families of 5-HT receptors

family	subtype	mechanism		potential
5-HT1	A, B, D, E, F	Gi,Go protein coupled	cAMP ↓	inhibitory
5-HT2	A, B, C	Gq protein coupled	IP3 ↑, DAG ↑	excitory
5-HT3		ligand-gated ion channel	depolarization	excitory
5-HT4		Gs protein coupled	cAMP ↑	excitory
5-HT5	A, B	Gi,Go protein coupled	cAMP ↓	inhibitory
5-HT6		Gs protein coupled	cAMP ↑	excitory
5-HT7		Gs protein coupled	cAMP ↑	excitory

PLC: phospholipase C, DAG: diacylglycerol

애, 퇴행성 뇌질환, 물질남용, 스트레스장애, 운동장애 등 여러 신경정신질환의 원인에 관여하는 것으로 생각된다. 특히 우울증과의 관계는 매우 중요하다. 밤에 송과선에서 세로토닌으로부터 합성되는 멜라토닌은 일주기 리듬circadian rhythm과 관련이 있고, 이는 계절성 정동장애seasonal affective disorder의 치료와 비행시차jet lag를 극복하는 데 활용된다.

⑥ 뇌 세로토닌을 증가시키는 방법

여러 항우울제들이 뇌 세로토닌을 증가시키거나 안정화시켜 우울증을 치료한다. 약물 외에 뇌 세로토닌을 증가시키는 여러 방법들이 제안된 바 그중 네 가지가 특히 주목할 만하다. 첫째는 긍정적 기분positive mood이다. 이는 정신치료나 명상 혹은 마음챙김수련 등으로부터 얻을 수 있다. 정신치료가 5-HT1A 수용체 작용을 증가시켰다는 보고도 있다. 둘째는 약한 햇빛bright light이다. 이는 이미 우울증 치료에 활용되고 있다. 셋째는 운동exercise이다. 운동은 세로토닌 외에도 도파민, 옥시토신, 엔도핀 등에도 광범위하게 영향을 주어 우울증에 치료효과를 나타낸다. 마지막으로 음식이다. 뇌 세로토닌을 높이는 음식food으로 트립토판을 많이 함유하거나 조효소인 B6 함유량이 높은 닭, 치즈, 두부, 연어, 견과류, 우유, 바나나 등이 알려져 있다.

단가아민 유전자 조작 생쥐

유전자 조작으로 TH의 기능을 없앤 생쥐는 심장형성이 억제되어 모두 태중 사망하고, DBH의 기능을 없앤 생쥐는 태중 사망하기도 하고 일부 생존하는 경우도 있다. 유전자 조작으로 5-HT1B 수용체를 없앤 생쥐는 공격성을 나타내며, 5-HT2C 수용체가 없는 생쥐는 표현형으로 비만과 간질발작을 나타낸다. 이는 항정신병약물이나 항우울제 사용에 의한 이상반응인 비만 혹은 경련과 관계가 있을 것이다. 또한 PLC의 기능을 없앤 생쥐는 간질발작과 학습장애를 보인다.

카테콜아민과 인돌아민 신경핵

도파민과 노르에피네프린 핵 즉 카테콜아민핵을 A핵이라고 한다. A핵은 연수에서 뇌교에 이르는 후뇌부에 A1-A7핵, 중뇌에 A8-A10핵, 간뇌에 A11-A15핵이 있으며, 후각계에 A16핵, 망막에 A17핵이 있다. 이 17쌍의 핵 중 A1-A7 핵이 노르에피네프린 핵이며, A8-A17 핵이 도파민 핵이다. 이 카테콜아민 핵들 중 A6핵이 청반locus ceruleus이고, A9핵이 흑질substantia nigra, A10핵이 복피개세포ventral tegmental area이다. 이에 반해 세로토닌 핵 혹은 인돌아민 핵은 총칭 봉선핵으로 B핵이라고 한다. B핵들은 B1-8핵이 있으며, 이중 B4 핵이 대봉선핵nucleus raphe magnus이고, B7핵이 배봉선핵dorsal raphe nucleus이다(그림 2-27).

(4) 히스타민(histamine)

히스타민은 histidine으로부터 AADC에 의해 합성되고, MAO 혹은 diamine oxidase (DAO)에 의해 대사된다. 중추신경계에서 히스타민은 매우 제한적으로 시상하부의 tuberomammillary nucleus에서 만들어져서 대뇌피질, 변연계, 시상, 척수로 투사된다. 히스타민 수용체는 H1, H2, H3 수용체의 세 종류가 있는데, H1 수용체는 PLC를 활성화시켜 IP3와 DG를 생산하고, H2 수용체는 AC를 활성화시킨다. H3수용체는 GPCR에 속하나 이에 연결된 신호전달계는 아직 잘 모른다. 히스타민은 수면-각성주기, 호르몬분비, 심혈관조절, 체온조절, 섭식, 기억기능에 관여하는 것으로 알려져 있다. 삼환계 항우울제들을 사용할 때 나타나는 진정, 체중증가, 저혈압과 같은 이상반응은 주로 H1 수용체를 통해서 나타난다.

(5) 멜라토닌(melatonin)

단가아민인 세로토닌으로부터 생성된다. 멜라토닌은 뇌의 송과선에서 분비되는 생체 호르몬으로 불면증 치료에 사용된다. 생체 내 멜라토닌은 밤과 낮의 길이 등과 같은 광주기를 감지하여 합성되고, 사람의 수면-각성 리듬과 일상적, 계절적 생체리

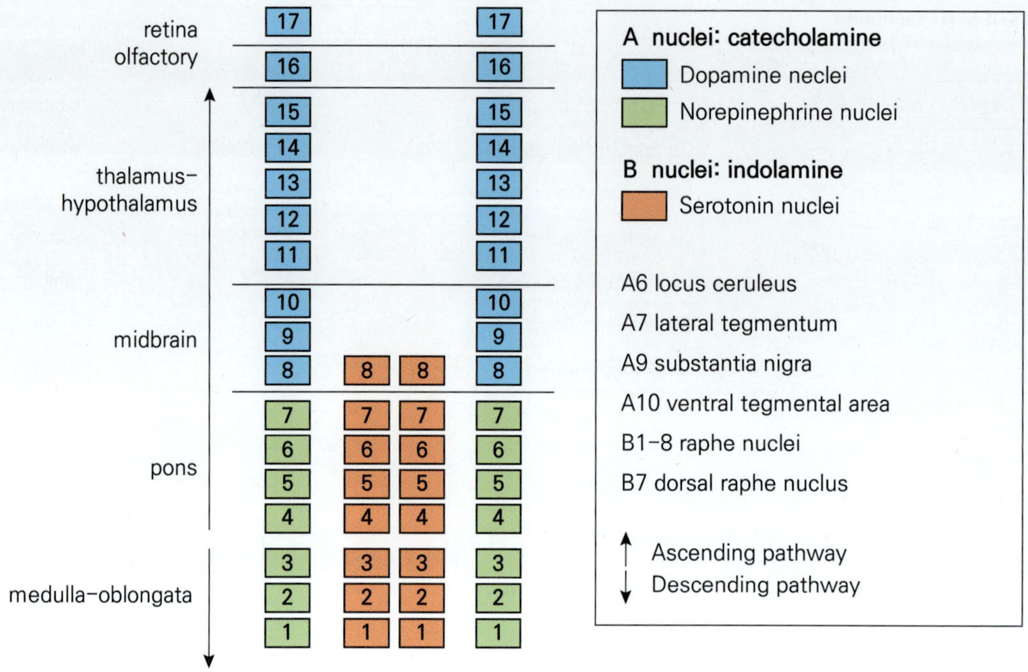

그림 2-27. **Catecholamine and indolamine nuclei in the brain**

표 2-7. **Melatonin receptors**

subtype	MT1		MT2	MT3
	MT!a	MT1b		
distribution	SCN, hypothalamus, hippocampus, cortex	hindbrain, cortex, retina, blood vessel	peripheral tissue, retina, blood vessel	mitochondria
messenger system	AC PLC		AC GC	quinone reductase
Effect	circardian rhytyhm control, clock gene expression	vaso-constriction	vaso-dilatation	antioxidant
partial agonist	Ramelteon		Ramelteon	
	Lurindole			Lurindole, Prazocin

AC:adenylate cyclase, GC:guanylate cyclase,PLC:phospholipase CF

듬을 조절하며 자연적인 수면을 유도하는 작용을 한다. 이는 활성산소를 제거하는 항산화 역할을 주로 하는 수인성 호르몬이다 수면에 도움을 준다는 점 때문에 경증 불면증 환자를 위한 수면보조제가 개발되어 있기도 하다. 정말 심한 불면증 환자들의 경우엔 멜라토닌을 먹어도 큰 도움이 안된다는 보고가 많다. 또한 치매 예방에도 도움이 된다고 한다. 이는 세로토닌의 한 대사물로서 세로토닌으로부터 합성된다(그림 2-23B). 멜라토닌은 간뇌에 있는 송과선에서 분비된다. 낮에 햇빛에 노출되어야 생성이 되고 밤에 분비가 가능하다. 저녁 7시에 분비되기 시작하여 10시에 급상승하고 새벽 3시에 최고로 분비되었다가 그 다음 아침 7시에 빛이 들어오면 멜라토닌 호르몬의 분비가 억제되어 숙면을 할 수가 없다. 멜라토닌 수용체 1 (MT1)과 2 (MT2)는 멜라토닌이 직접 작용하는 수용체이며, 수용체 3 (MT3)은 항산화효과를 보이는 효소이다. MT1과 MT2는 suprachiasmatic nucleus (SCN)뿐만 아니라 간, 혈관, 심장, 신장, 혈 소판 등 몸 전체에 분포하고 있다. MT1과 MT2는 G protein-coupled receptors (GPCR)이다. 세 개의 아형 중 MT1과 MT2는 인간과 포유류에 있고 MT3는 양서류와 조류에서 발견된다(표 2-7). 임상에서 사용하는 멜라토닌계 두 약물이 있다. Melatonin (서카딘 서방정)은 불면증 치료제로 agomelatine (아고틴정)은 주요우울증에 사용한다. 전자는 MT1, MT2, MT3 수용체 효현제이며, 후자는 MT1, MT2, 수용체 효현제이면서 5-HT2C 수용체 길항제이다.

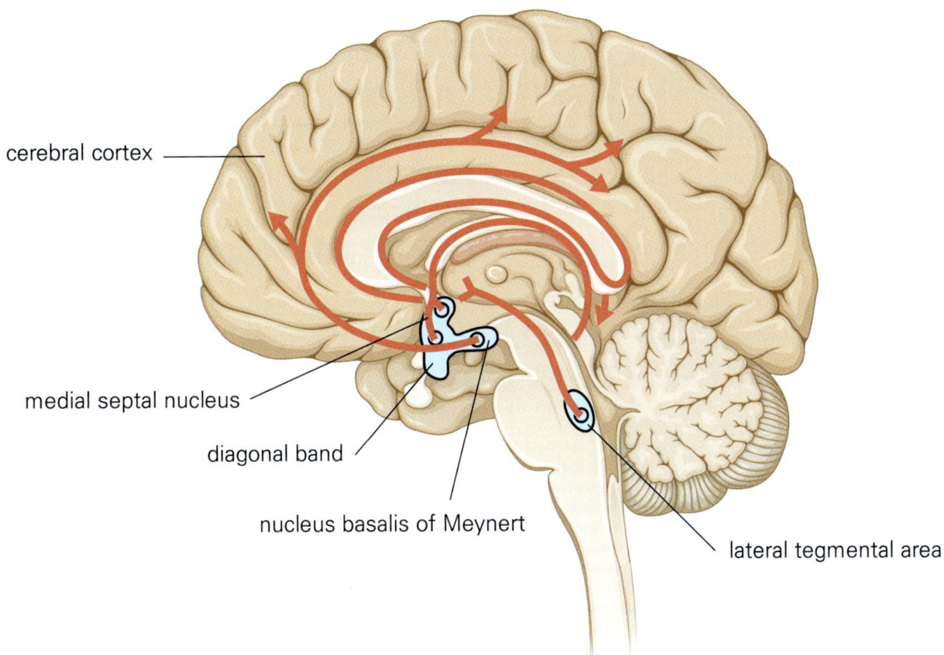

그림 2-28. Acetylcholine pathways

(6) 아세틸콜린(acetylcholine)

① 신경경로

이는 가장 먼저 알려진 고전적 신경전달물질이며 단가아민에는 속하지 않는다. 아세틸콜린 신경세포핵들은 주로 전뇌 기저부에 있다. 이 중 Meynert 핵이 가장 크며, 이는 주로 대뇌피질로 투사된다. 기타 diagonal band of Broca와 septal nucleus을 이루고 해마와 대상회로 투사되는 신경핵과 기저신경절 내의 주요 구조로 들어가는 신경핵이 있다. 알츠하이머 병에서는 이 전뇌 기저부의 아세틸콜린계 세포소실이 심하다. 이 밖에 후뇌에는 외피개세포lateral tegmental area에 전뇌보다는 작은 아세틸콜린 신경핵이 있다(그림 2-28).

② 합성과 대사

아세틸콜린은 acetyl-CoA와 choline으로부터 choline acetyltransferase (CAT)에 의해 합성되고, 다시 acetylcholinesterase (AChE)에 의해 choline과 acetate로 분해된다.

③ 아세틸콜린 수용체

아세틸콜린 수용체에는 이온성 수용체인 니코틴 아세틸콜린 수용체nicotinic acetylcholine receptor, nAChR와 대사성 수용체인 무스카린 아세틸콜린 수용체muscarinic acetylcholine receptor, mAChR의 두 종류가 있다. 니코틴 수용체는 뇌와 신경근육접합부neuromuscular junction, NMJ에 있다. NMJ에서는 니코틴 수용체는 대개 두 개의 α 소단위와 한 개씩의 β, γ, δ 소단위로 구성되며, 그 중앙이 이온통로이다. 아세틸콜린 두 분자에 의해 이온통로가 열린다. 현재 α 소단위는 α1~α10이 알려져 있으며, β 소단위는 β1~β4가 알려져 있다. 이 중 α1 소단위와 β1 소단위는 근육형으로 뇌에는 없다. 뇌의 니코틴 수용체는 대개 2개의 α 소단위와 3개의 β 소단위로 구성되거나 또는 5개의 α 소단위만으로 구성된다. 뇌에 가장 흔한 형은 (α4)2(β2)3 수용체와 (α7)5 수용체로서 이들은 기억과 관계가 있음이 보고되어 있다. 또한 α7 수용체의 유전적 결함은 조현병이나 prepulse inhibition (PPI)의 이상과도 연관이 있다고 한다. 니코틴 수용체에는 전체 17개의 소단위들이 알려져 있다(표 2-8). 무스카린 수용체는 GPCR이며, M1~M5 수용체의 5개가 알려져 있다. 이 중 M1, M3, M5 수용체는 PLC를 활성화시켜 IP3를 증가시키고, M2, M4 수용체는 AC를 억제시켜 cAMP의 생성을 저하시킨다.

표 2-8. 17 subunits of nAChR has been divided into 4 subfamilies

Neuron type						Muscle type
I	II	III				IV
α9, α10	α7, α8	α2, α3, α4, α6	β2, β4	β3, α5		α1, β1, γ, δ, ε

④ 아세틸콜린계의 기능

아세틸콜린은 뇌 외에도 근육에 존재하며, 결합하는 수용체에 따라 흥분성 혹은 억제성으로 작용한다. 아세틸콜린은 뇌에 광범위하게 분포하고 각성상태에 영향을 미친다. 뇌에서는 주로 기억 및 학습에 관여하며, 또한 rapid eyeball movement (REM) 수면을 조절하는 것으로 알려져 있다. 항콜린제를 복용하는 환자는 학습이나 기억의 장애를 나타내며, 이의 과복용으로 인해 콜린성 위기cholinergic crisis가 초래되면 기억장애, 착란, 환각, 지남력장애 등의 증상들이 나타난다. 알츠하이머 병의 인지기능장애는 아세틸콜린계 신경세포의 파괴로 인한 것으로 추정되며, donepezil 등의 acetylcholinesterase inhibitor (AchEI)들이 주로 인지기능 개선제로 사용된다. 무스카린은 타액 분비, 땀 분비, 축동, 호흡곤란, 복통, 설사, 현기증을 유발한다. 항정신병약물 혹은 삼환계 항우울제를 사용할 때 나타나는 시야혼탁, 구갈, 변비, 배뇨곤란 등은 M1 수용체 길항작용에 의한 부작용이다. atropine과 scopolamine이 대표적인 무스카린 수용체 길항제이고, D-tubocurarine이 대표적인 니코틴 수용체 길항제이다. 니코틴은 소량에서는 신경세포를 활성화시키나 대량에서는 이를 진정시킨다.

2) 아미노산 신경전달물질 (amino acid neurotransmitters)

최근 글루타메이트와 GABA 같은 아미노산 신경전달물질들이 조현병, 양극성장애, 주요우울장애, 알츠하이머 병, 불안장애 등 여러 신경정신질환의 병태생리에 중요한 역할을 한다는 것이 알려져 왔다.

(1) 글루타메이트(glutamate)

글루타메이트는 뇌에서 빠른 흥분성 신경전도를 중재하며, 뇌에 가장 많은 흥분성 신경전달물질이다.

① 신경회로

글루타메이트는 대뇌피질의 추체세포pyramidal cell, 소뇌피질의 과립세포granule cell, 미상핵, 해마와 내후각피질enthorhinal cortex에 많이 존재한다. 모든 primary sensory afferent system은 글루타메이트를 사용한다. 글루타메이트 신경경로로서 잘 알려진 것은 전전두엽 대뇌피질로부터 기저신경절로 가는 피질-선조체 경로corticostriatal pathway와 시상에서 대뇌피질에 이르는 시상-피질 경로 thalamocortical pathway이다. 또한 새로운 기억 형성에 관여하는 측두엽 회로temporal lobe circuit도 글루타메이트 시냅스로 구성되어 있다.

② 합성과 대사

글루타메이트는 아스파테이트와 더불어 대표적인 흥분성 아미노산excitatory amino acid, EAA이다. 글루타메이트는 뇌-혈관 장벽을 통과하지 못하며, 포도당이나 α-ketoglutamate, 오르니친ornithine, 프로린proline과 같은 전구물질들로부터 여러 경로를 통해 합성된다.

③ 글루타메이트 수용체들

글루타메이트 수용체는 크게 두 종류로 분류된다. 첫째는 신속한 흥분성 신경전도를 일으키는 양이온 통로에 위치한 이온성 수용체ionotropic receptor들이고, 둘째는 카테콜아민 수용체와 같은 GPCR로서 대사성 수용체metabotropic receptor들이다. 이온성 글루타메이트 수용체는 다시 N-methyl-D-aspartate (NMDA) 수용체, α-amino-3-hydroxy-5-methyl-4-isoxazol proprionic acid (AMPA) 수용체, kainate (KA) 수용체로 세분된다. 최근 이들 수용체를 코딩하고 있는 최소 16개의 유전자가 알려지면서 글루타메이트 수용체는 더욱 세분되고 재분류되었다(표 2-9). NMDA 수용체는 NMDAR1과 NMDAR2A, 2B, 2C, 2D, NMDAR3A, 3B로 분류되었고, AMPA 수용체는 GluR1, GluR2, GluR3, GluR4로 분류되었다. kainate에 대한 친화력이 낮은 low kainate 수용체는 GluR5, GluR6, GluR7로 분류되었고, kainate에 친화력이 높은 high kainate 수용체는 KAR1, KAR2로 분류되었다. 이 이온성 글루타메이트 수용체들은 세포 밖에 아미노 말단과 배위자 결합부위가 있으며, 세포막에 4개의 TMD가 있고, 세포 안으로 카르복실 말단이 있는 소단위 4개로 구성되는 것으로 추정된다. 이 사량체tetramer의 중앙이 양이온 통로이다(그림 2-29). 이전에 trans-1-aminocyclopetane-1, 3-dicarboxylic acid (ACPD) 수용체로 알려졌던 수용체들이 대사성 수용체들이다. 이들은 제1군인 mGluR1과 mGluR5, 제2군인 mGluR2와 mGluR3, 제3군인 mGluR4, mGluR6, mGluR7과

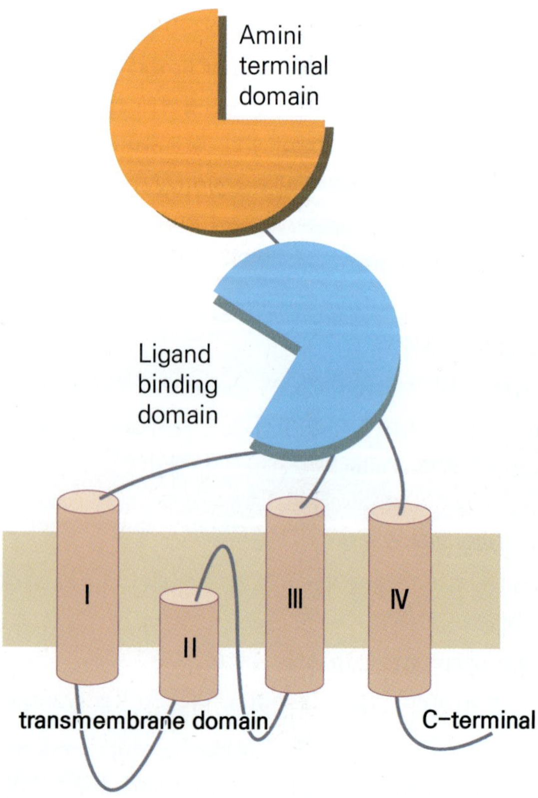

그림 2-29. A subunit of ionotropic glutamate receptor

표 2-9. Classification of glutamate receptors

ionotrophic receptor				metabotrophic receptor		
NMDA	AMPA	KA		group I	group II	group III
		low	high			
NMDAR1	GluR1	GluR5	KA1	mGluR1	mGluR2	mGluR4
NMDAR2A	GluR2	GluR6	KA2	mGluR5	mGluR3	mGluR6
NMDAR2B	GluR3	GluR7				mGluR7
NMDAR2C	GluR4					mGluR8
NMDAR2D						
NMDAR3A						
NMDAR3B						

mGluR8로 분류된다. 제1군은 시냅스 후에 위치하며 PLC를 활성화시키고, 제2군과 제3군은 AC를 억제한다. 제2군은 시냅스 전, 후에 공히 위치하며, 제3군은 mGlu6R 외에는 시냅스 전에 주로 위치한다(표 2-9).

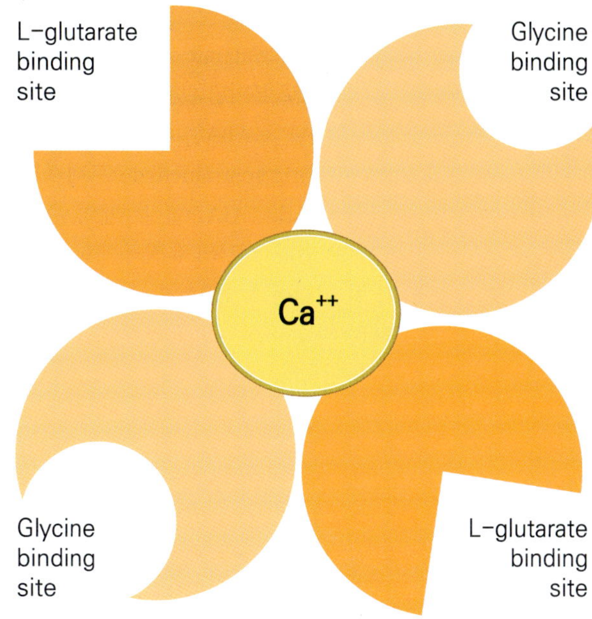

그림 2-30. Extracellular surface view of NMDA receptor

④ 글루타메이트계의 기능

글루타메이트는 과활성화되면 신경독소로 작용한다. 이는 흥분성 독작용excitotoxicity, 세포사망apoptosis과 관련이 있다. 흥분성 독작용이 나타날 때에는 지속적이고 과도하게 Ca^{++}이 세포 내로 유입된다. 이때 산화질소 합성효소nitric oxide synthetase, NOS가 활성화되면서 세포 내에서 L-아르기닌arginine으로부터 산화질소NO가 생성되고, 이로 인해 많은 세포 내 효소들이 과도하게 활성화되면서 세포는 죽게 된다. 글루타메이트 수용체 가운데 NMDA 수용체는 학습 및 기억과 관계가 있고, 조현병 유사증상을 일으키는 약물인 phencyclidine (PCP)의 작용 부위가 있으며, 글라이신glycine 수용체가 보조수용체로 존재한다(그림 2-30). 이 수용체에는 이들 외에도 여러 조절물질들이 작용하는 부위가 있다. NMDA 수용체의 중앙은 양이온통로이며, 이 통로의 내부에 PCP 결합 부위가 있다. 영구기억이 형성될 때에는 NMDA 수용체 내부에 있는 Ca^{++}통로가 장기간 열리는 long-term potentiation (LTP) 현상이 일어나며, 기억과 가장 관계 있는 대뇌 구조물인 해마에 NMDA 수용체가 가장 많이 분포한다. 이 수용체는 임상적으로는 조현병과 관련이 있다고 알려져 있다. PCP는 NMDA 수용체의 길항제로서 양이온통로를 차단하는데, PCP 중독은 조현병과 가장 유사한 증상들을 나타낸다. 이는 피해망상과 환청을 주로 나타내는 암페타민과 더불어 조현병 유사증상을 유발하는 두 가지 중요한 약물 중의 하나이다. 글루타메이트는 도파민과의 상호작용을 통해 조현병의 증상을 야기하거나 혹은 완화시킨다고 생각된다. 알츠하이머 병에서도 글루타메이트가 신경변성의 한 원인으로 작용한다. β-아밀로이드 섬유결합체가 신경세포를 탈분극시켜 NMDA 수용체를 차단하고 있는 Mg^{++}을 해제하면 글루타메이트에 대한 세포 반응이 증가한다. 또한 β-아밀로이드 섬유결합체는 시냅스에서 성상교세포astrocyte를 통해 글루타메이트가 재흡수되는 것을 막아 세포 밖 글루타메이트 농도를 증가시킨다. 그 외에도 여러 기전을 통해 알츠하이머 병에서 NMDA 수용체를 통해 신경독성이 나타난다. 이 병의 치료제로 사용 중인 NMDA 수용체의 비경쟁적 길항제인 memantine은 글루타메이트에 대한 tonic sensitivity를 낮추어 신경변성을 감소시킨다.

(2) γ-아미노부틸산 GABA

γ-아미노부틸산γ-aminobutyric acid, GABA는 뇌에 가장 많은 억제성 신경전달물질이다. 불안장애, 조현병, 알코올의존, 경련질환 등 여러 신경정신질환에서 GABA계 이상이 발견된다.

① 신경경로

GABA는 중추신경계에만 존재하고 뇌-혈관 장벽을 넘지 못한다. GABA의 신경경로는 국지성 회로와 긴 신경경로의 두 가지가 있다. 대뇌피질과 변연계에서는 대부분 국지성 회로를 가진다. 이 부위에서 짧은 억제성 중간신경원들이 GABA를 사용한다. 그러나 미상핵과 피각에 있는 GABA 신경세포는 담창구와 흑질로 가는 긴 신경경로를 낸다. 소뇌에도 GABA의 긴 신경경로가 있다. 카테콜아민, 세로토닌, 아세틸콜린에 비하면 GABA는 뇌에서 매우 넓은 분포를 보인다. 전체 신경원의 40% 정도가 신경전달물질로 GABA를 사용하므로 글루타메이트와 더불어 이는 양적으로도 가장 많은 신경전달물질이다.

② 합성과 대사

GABA는 glutamic acid으로부터 glutamic acid decarboxylase (GAD)에 의해 생성되고, 시냅스로 분비된 GABA는 신경세포나 인접한 성상교세포로 재흡수된다. GABA는 GABA transaminase (GABA-T)에 의해 succinic semialdehyde로 대사되어 Krebs 회로로 연결된다. 합성효소인 GAD를 두 개의 유전자 GAD65와 GAD67이 코딩하고 있다. 이들의 유전적 결함은 심한 신경계 이상을 초래한다. 잘 알려진 항경련제인 valproic acid는 GABA-T를 억제하여 GABA의 농도를 높인다. GABA 수송체는 주로 인접한 성상교세포에 위치하는데 4 종류가 알려져 있다. 이들도 다른 수송체들과 마찬가지로 12개의 TMD를 갖는다. GABA는 인접 성상교세포로 재흡수되어 궁극적으로는 glutamic acid로 전환되고, 이는 GABA 신경말단으로 다시 이송되어 GABA로 합성된다.

③ GABA 수용체

GABA 수용체는 크게 $GABA_A$ 수용체, $GABA_B$ 수용체, $GABA_C$ 수용체의 3종류로 분류된다. $GABA_A$ 수용체와 $GABA_C$ 수용체는 이온성 수용체이고, $GABA_B$ 수용체는 GPCR이다. $GABA_A$ 수용체는 대개 2개의 α 소단위, 2개의 β 소단위와 1개의 γ 소단위로 구성되며, 중앙에는 Cl-통로가 형성되어 있다. GABA는 Cl-이온을 세포 내로 유입시켜 억제성 과분극을 일으키며, 이는 $GABA_A$ 수용체 길항제인 bicuculline에 의해 차단된다. 최근에 알려진 바로는 $GABA_A$ 수용체의 α와 β 소단위 접합부에 GABA 결합 부위가 있고, α와 γ 소단위 접합부에 benzodiazepine 결합 부위가 있다. 인간에서 $GABA_A$ 수용체의 α 소단위는 α1~α6의 6종이 있고, β 소단위는 β1~β4의 4종이 있으며, γ 소단위도 γ1~γ4의 4종이 있다. 그 외 δ, ε, π, θ 소단위들이 발견된다. 이 중 포유류의 뇌에서 가장 흔히 발견되는 형태는 2개의 α1과 2개의 β2와 1개의 γ2 소단위로 구성된 α1β2γ2 오량체pentamer이다(그림 2-31A). benzodiazepine에 의한 진정, 항불안작용, 항경련작용, 근육이완효과, 기억력 저하는 모두 $GABA_A$ 수용체를 통해 나타난다. 그러나 모든 $GABA_A$ 수용체에 benzodiazepine이 결합하지는 않는다. 이들의 결합에 있어 가장 중요한 결정인자는 $GABA_A$ 수용체에 있는 α 소단위의 특성이다. α1, α2, α3, α5 소단위를 갖는 $GABA_A$ 수용체에는 benzodiazepine이 결합한다. 그러나 이들 소단위의 히스티딘이 아르기닌으로 치환된 α4, α6 소단위를 갖는 $GABA_A$ 수용체에는 benzodiazepine이 결합하지 않는다. diazepam, clonazepam, triazolam과 같은 전형적인 benzodiazepine은 α1β2γ2, α2β2γ2, α3β2γ2, α5β2γ2 수용체 모두와 높은 친화력을 갖는 반면, 최근 수면제로 널리 사용되고 있는 zolpidem은 α1β2γ2 수용체에는 매우 높은 친화력을 보이나 α2β2γ2와 α3β2γ2 수용체에는 낮은 친화력을 보이고 α5β2γ2 수용체에는 매우 낮은 친화력을 보인다. 이 약물도 α4β2γ2와 α6β2γ2 수용체와는 전혀 결합하지 않는다. 현재까지 알려진 바로는 α1 소단위는 진정효과, 항경련작용, 기억장애와 관련이 있고, α2, α3, α5 소단위는 근육이완효과와 항불안작용이 관련이 있다. $GABA_A$ 수용체에는 이외에도 barbiturate 작용부위, picrotoxin 작용 부위, 스테로이드 작용부위 등이 있다. benzodiazepine 수용체의 내인성 배위자endogenous ligand는 아직 밝혀져 있지 않으나, β-carboline은 이 부위에 결합하여 benzodiazepine과는 달리 불안을 야기한다. benzodiazepine 중독 시 응급처치로 사용하는 flumazenil과 같이 benzodiazepine 수용체에 작용하여 단지 benzodiazepine의 작용을 없애는 약물을 길항제라고 한다. 이와 달리 benzodiazepine의 항불안작용과는 상반되게 오히려 불안을 야기하는 β-carboline과 같은 약물들을 역효현제inverse agonist라고 한다. $GABA_B$ 수용체는 $GABA_A$ 수용체와는 달리 bicuculline에 의해 차단되지 않으며 baclofen에 의해서 활성화된다. 이는 일종의 GPCR이다. 이 역시 뇌 전역에 널리 분포하며, 시냅스 전후에 위치한다. 시냅스 후에서는 과분극을 일으키고, 시냅스 전에서는 다른 신경전달물질들의 분비를 조절한다. $GABA_A$ 수용체와는 다르면서도 GABA에 의해 활성화되는 Cl-통로 수용체가 있다. 이 수용체는 $GABA_A$ 수용체와는 달리 bicuculline에 의해 차단되지 않으며 benzodiazepine, barbiturate, 스테로이드와도 결합하지 않으나, $GABA_A$ 수용체와 마찬가지로 picrotoxin에 의해서는 차단된다. 또한 이는 $GABA_A$ 수용체와는 달리 cis-aminocrotonic acid (CACA)라는 GABA 효현제에 의해 활성화되는데, 이 수용체가 바로 $GABA_C$ 수용체이다. 이 수용체에는 ρ1, ρ2, ρ3 소단위가 있다(그림 2-31B).

④ GABA계의 기능

GABA는 글루타메이트와 같은 아미노산 신경전달물질이다. 이 두 가지 아미노산 신경전달물질은 서로 상호보완적 기능을 갖는데, GABA는 억제성, 글루타메이트는 흥분성 신경전달을 한다. GABA는 항불안작용과 관계가 있으며, 일부 간질은 GABA 결핍상태에 기인한다. 또한 미상핵에서 담창구로 이르는 긴 신경경로의 소실은 헌팅톤씨병에서 특징적인 무도형 운동장애를 일으킨다.

(3) 글라이신(glycine)

글라이신은 GABA와 더불어 억제성 아미노산이다. 이는 L-세린serine으로부터 hydoxymethyltransferase에 의해 생성된다. 이는 주로 척수와 뇌간에 분포하나, 시상, 대뇌피질, 해마에도 분포한다. 글라이신은 소포막에 있는 억제성 아미노산 수송체inhibitory amino acid transporter에 의해 소포에 저장되었다가 분비되고, 시냅스로 분비된 글라이신은 세포막에 있는 glycine transporter II에 의해 재흡수된다. glycine tranporter I은 성상교세포에 위치하여 NMDA 수용체 기능을 조절한다. 글라이신은 독립적인 수용체를 가지고 억제성 신경전달물질로 기능을 하지만, 일부는 글루타메이트 수용체 중의 하나인 NMDA 수용체에

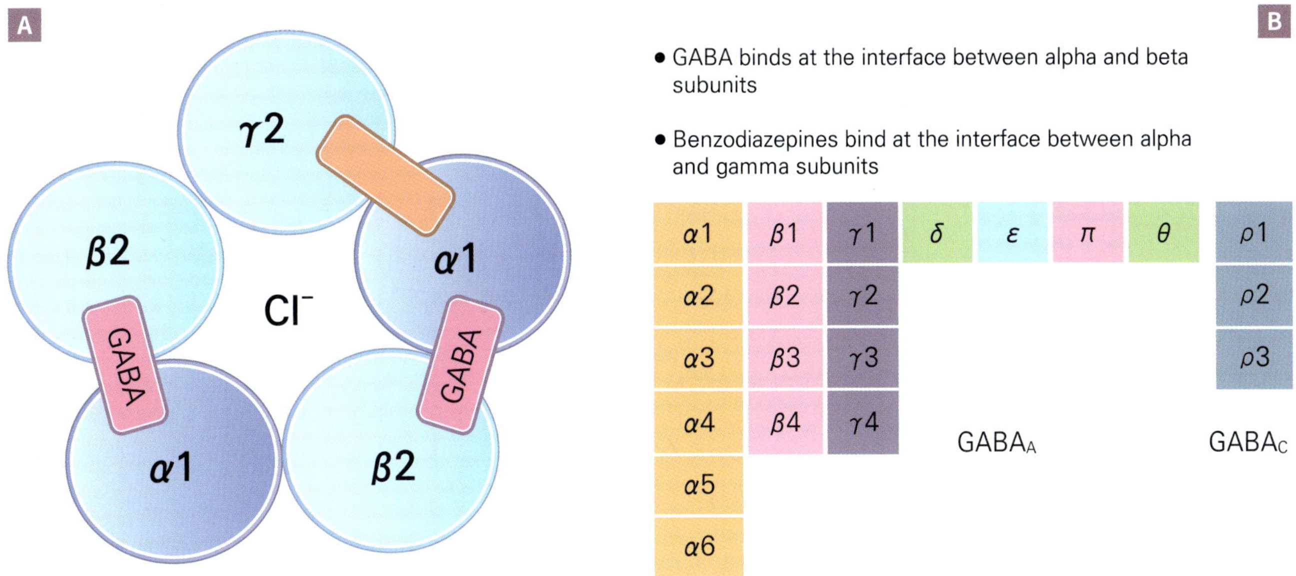

그림 2-31. (A) $GABA_A$ receptor from the extracellular surface, (B) $GABA_A$ and $GABA_C$ receptor subunits

작용부위를 갖고 이 흥분성 수용체의 보조수용체 역할을 한다. 독립적인 글라이신 수용체는 strychnine-sensitive glycine receptor이고, GABA와 마찬가지로 그 자체가 중앙에 Cl-통로를 형성하고 있으며, 억제성 수용체로서, 척수에 많이 분포한다. strychnine은 이 수용체의 길항제로서 경련을 유발시킨다. 이 수용체는 3개의 α 소단위와 2개의 β 소단위의 복합체이다. α 소단위는 α1~α4가 알려져 있으며, β 소단위는 주로 구조적 역할을 한다. NMDA 수용체에 있는 글라이신 수용체는 non-strychnine-sensitive glycine receptor로서 양이온통로와 연관된 보조수용체이다.

(4) 아미노산 신경전달물질과 신경정신질환

조현병의 생물학적 원인으로 도파민 가설은 충분하지 못하다. 50년이 넘게 도파민 D2 수용체 차단제인 항정신병약물들이 조현병 치료에 사용되었지만 아직도 2/3 이상의 환자들이 충분히 치료되지 못한 채 제 기능을 못하고 있다. 조현병 환자들의 사후 뇌 대뇌피질에서 GAD 활성도가 낮아져 있는데 이는 GABA계 결핍을 의미한다. GABA 중간신경원에서 GAD67과 GABA 수송체는 감소되어 있고 $GABA_A$ 수용체는 증가되어 있는 것이 발견되는데 이는 시냅스 전 GABA 결핍을 시사한다. 그러나 조현병에서 직접 GABA계 물질의 유전적 결함은 발견되지 않는다. 따라서 조현병에서의 GABA계 결핍은 보다 상위 유전자 결함에 따른 문제로 보인다. 조현병이 NMDA 수용체의 기능저하로 인해 생긴다는 가설은 NMDA 수용체 길항제인 PCP를 비롯한 유사 마취제들이 조현병과 구분하기 힘든 증상을 유발한다는 관찰에서 비롯되었다. 실제, ketamine은 조현병의 양성증상, 음성증상은 물론 조현병에 특이한 인지장애를 나타낸다. 이는 또한 amphetamine에 의해 피질 하에서 도파민 분비가 촉진되는 것을 강화한다. 조현병 발병과 관련이 있을 것으로 추정되는 위험 유전자들이 NMDA 수용체 기능과 관련이 있다. D-amino acid oxidase (DAAO)와 serine racemase의 유전자 결함은 D-serine의 농도를 낮추어 NMDA 수용체 기능을 저하시킨다. neuregulin은 NMDA 수용체에 직접 작용하고, dysbindin은 신경말단에서 글루타메이트 분비를 저하시키는데 이 둘은 잘 알려진 조현병 연관유전자들이다. 최근 NMDA 수용체 기능저하와 GABA계 결핍의 연관을 나타내는 보고가 있었다. 동물실험에서 NMDA 수용체 길항제를 장기간 처치하니 GAD67과 GABA 수송체 감소가 초래되었다. 조현병은 대뇌피질에서의 글루타메이트-GABA 시냅스 불균형으로 인해 일차적으로 음성증상과 인지장애가 생기고, 이차적으로 피질하 도파민 분비가 증가되어 양성증상이 생기는 것으로 추정된다. 임상적으로 불안장애과 우울증은 흔히 함께 일어나는데 주요우울증은 물론 공황장애에서도 GABA계 이상이 자주 발견된다. 글루타메이트 이상도 우울증에서 흔히 발견된다. NMDA 수용체 길항제는 강제수영검사 등 여러 가지 우울증 동물모형에서 항우울효과를 나타내었다. 한 동물실험에서 ketamine 1회 주사는 10일 이상 항우울효과를 나타내었다. 두 개의 위약 비교 우울증 임상연구에서는 ketamine 1회 처치가 신속하고 지속적으로 우울증상을 감소시켰다. 알코올은 중독 용량에서 GABA 수용체 기능은 증진시키고 NMDA 수용체 기능은 감소시킨다. 지속적인 알코올의 남용은 GABA 수용체 기능을 저하시키고 NMDA 수용체 기능은 항진시킨다. 갑작스러운 알코올 금단은 진전 섬망delirium tremens이라는 과흥분상태를 유발한다.

3) 신경펩타이드(neuropeptide)

(1) 신경펩타이드의 일반적 특성

① 종류와 분포

신경펩타이드란 신경계에서 발견되는 모든 펩타이드들을 총칭한다. 이들은 뇌하수체 호르몬의 분비를 조절하는 시상하부에서 그 역할이 처음 알려졌다. 지난 30년간 많은 신경펩타이드들과 그 수용체들이 뇌 전역에 광범위하게 분포하여 신경전달물질의 분비부터 복잡한 감정이나 행동에 대한 조절까지 다양한 뇌 기능을 수행하고 있음이 밝혀졌다. 100개 이상의 활성 신경펩타이드들이 뇌에서 확인되었다. 이들은 3개의 아미노산으로 구성된 갑상선분비호르몬으로부터 200여 개의 아미노산으로 구성된 황체자극호르몬, 성장호르몬, 프로락틴까지 크기가 다양하다. 뇌하수체 신경펩타이드 분비를 조절하는 신경펩타이드들은 시상하부에 집중되어 있다. 제3뇌실 옆에 위치한 신경분비세포에서 뻗어 나온 신경돌기는 중앙돌기median eminence에 이르러 시상하부-뇌하수체 문맥 순환계hypothalamo- hypophyseal portal system로 신경펩타이드들을 분비한다. 갑상선호르몬에 의해 TRH의 분비가 조절되듯이 이들은 생체 되먹이기 기전에 의해 말초 호르몬의 조절을 받기도 한다. 그러나 신경펩타이드를 분비하는 많은 신경세포들과 그들의 돌기는 시상하부 외에도 변연계, 중뇌, 후뇌, 척수 등을 비롯한 뇌 전역에 널리 분포하고 있다.

② 합성과 대사

많은 신경펩타이드들의 유전자 구조와 합성경로들이 밝혀졌다. 전구물질이 뇌세포로 들어와서 세포 내에 있는 합성효소에 의해 신경전달물질로 만들어지는 단가아민 신경전달물질과는 달리 신경펩타이드들은 유전자에서 mRNA로 전사transcription되고 이로부터 전이translation된 큰 전구호르몬preprohormone이 다시 펩티다아제peptidase들에 의해 잘려져서 만들어진다. 한 개의 전구호르몬이 다수의 활성 신경펩타이드를 함유하고 있다가 여러 효소들에 의해 분할되기도 한다. 신경펩타이드들의 분비는 축삭말단에서만 일어나지 않고 축삭돌기 전체 심지어 수상돌기에서도 일어난다. 시냅스로 분비된 단가아민 신경전달물질들이 축삭말단으로 재흡수되는 데 비해 신경펩타이드들은 재흡수되지 않고 펩티다아제들에 의해 더 작게 잘려지면서 비활성화된다. 이 펩티다아제들은 세포막에 붙어 있거나 세포질에 용해되어 있기도 하고 세포 외에도 존재하며, 뇌는 물론 말초조직이나 혈액에도 있다. 따라서 일단 분비된 신경펩타이드들의 반감기는 매우 짧다.

③ 수용체

신경펩타이드들도 신경전달물질들과 마찬가지로 뇌 여러 부위에 분포한 다양한 그들의 수용체를 통해 신호전달을 한다. 모든 신경펩타이드들의 수용체는 예외 없이 모두 GPCR에 속한다. 즉 이들은 모두 7개의 TMD을 갖고, G-단백질을 통해 효과기를 활성화시키거나 억제한다.

④ 기능

이들은 한 신경세포 말단에서 다른 신경전달물질들과 공존하여 다른 신경전달물질들의 분비를 조절하기도 하고, 독자적인 수용체를 갖고 고유의 기능을 나타내기도 한다. 즉 신경펩타이드들은 신경전달물질, 신경조절물질, 혹은 신경호르몬으로 작용한다. 신경전달물질은 축삭말단에서 시냅스로 분비되어 시냅스 후 세포막 활성을 변화시킨다. 반면 신경조절물질이나 신경호르몬은 직접적으로 세포활성을 변화시키지 않고 이차전령경로second messenger pathway를 조절하여 신경전달물질에 의한 세포반응에 영향을 미친다. 신경펩타이드들은 체온조절, 음식과 수분 섭취, 성, 수면, 동작, 학습과 기억, 스트레스나 통증에 대한 반응, 감정, 인지기능 등 여러 행동 혹은 생리과정에 관여한다. 따라서 이들은 정신병, 기분장애, 치매, 자폐증의 증상이나 행동에 관여할 것으로 추정된다. 대부분의 신경펩타이드들은 혈관-뇌 장벽을 통과하지 못하고 혈액이나 조직 내의 효소들에 의해 쉽게 분해되기 때문에 이들의 효과를 평가하기 위해서는 뇌에 직접 주입하거나 인간에게는 코를 통해 투입하는 방법이 있으나 이로 인해 연구들이 매우 제한적이다.

(2) 대표적인 신경펩타이드들

① 갑상선자극호르몬분비호르몬 (thyrotropin-releasing hormone, TRH)

갑상선자극호르몬 분비호르몬은 tripeptide이다. 이는 시상하부에서 분비된 펩타이드가 뇌하수체 전엽의 호르몬 분비를 조절한다는 것을 밝힌 첫 번째 신경펩타이드이다. TRH는 후각신경, 내후각피질entorhinal cortex, 해마, 편도, 시상, 중뇌 등 뇌 전역에 분포한다. 대부분의 신경펩타이드와 마찬가지로 TRH 수용체는 GPCR이다. 시상의 TRH 신경원에서 나온 축삭돌기는 중앙돌기에 이르러 시상하부-뇌하수체 문맥 순환계로 TRH를 분비하고, 이는 선뇌하수체adenohypophysis에 전달되어 체순환계로 TSH를 분비하게 한다. TSH는 갑상선에서 triiodothyronine (T3), thyroxine (T4)와 같은 갑상선 호르몬을 분비하게 한다. 시상하부의 paraventricular nucleus (PVN)의 TRH 신경원에 이들 갑상선 호르몬의 수용체가 존재하여 음성 되먹이기 기전으로 TRH 합성을 조절한다. 이 음성 되먹이기 기전은 HPT 축에만 존재한다. 다른 뇌 영역에 존재하는 TRH 신경원에는 갑상선 수용체가 없다. 원발성 갑상선 기능저하증의 증상이 우울증상과 유사하여, 기분장애에 시상하부-뇌하수체-갑상선 축hypothalamus-pituitary-thyroid, HPT 축 이상이 관여하는 지에 대한 탐구가 있었다. TRH가 시상 밖에도 존재하는 것이 알려지면서, 이들이 신경전달물질, 혹은 신경조절물질로 작용할 것이라는 가정이 뒤이었고, 결국 중추신경계에서 TRH가 도파민, 세로토닌, 아세틸콜린, 아편양제제 등 많은 신경전달물질들을 조절하고 있음이 밝혀졌다. 갑상선 질환이 없는 주요우울증 환자의 25% 정도에서 TRH 자극 검사에 대한 TSH 반응이 감소되어 있다. 이 환자들의 갑상선 호르몬 수치는 일반적으로 정상이다. 따라서 이는 TRH 분비가 과도하게 일어나고 이로 인해 뇌하수체에 있는 TRH 수용체가 하향조절되어 반응이 감소되어 나타나는 것으로 추정되었다. 우울증 환자의 뇌척수액에서 TRH 농도가 높다는 것은 이를 지지하나, 반대로 주요우울증 환자의 시상에 있는 신경원에서의 TRH mRNA 농도가 저하되어 있다는 보고도 있다.

② 부신피질자극호르몬분비요소 (corticotropin-releasing factor, CRF)

부신피질자극호르몬 분비요소는 스트레스에 대한 내분비계, 자율신경계, 면역계는 물론 행동에 이르는 복합적 반응에 통합적 역할을 하고 있다고 추정된다. 시상의 PVN에 존재하는 CRF 신경원에서 축삭돌기가 중앙돌기에 이르러 문맥계로 CRF를 분비하고, 이는 뇌하수체 전엽에 이르러 체순환계로 ACTH를 분비한다. 이들 중 일부는 뇌간과 척수로 가서 스트레스에 대한 자율신경반응에 관여한다. CRF 신경원도 시상하부-뇌하수체-부신hypothalamus-pituitary-adrenal, HPA 축 외에 대뇌피질, 편도, 뇌간, 척수 등 여러 뇌 영역에 광범위하게 분포한다. 일부 주요우울증 환자에서 HPA 축 과활성이 일관성 있게 보고되었지만 그 기전과 역할이 충분히 규명된 것은 아니다. 주요우울증 환자에게서 높은 혈중 코티졸 농도, 덱사메타존dexamethasone 자극에 의한 혈중 코티졸 억제 실패, CRF 자극에 대한 ACTH 분비 반응의 감소, 뇌척수액 CRF 증가 등이 발견된다. CRF 자극에 대한 ACTH 반응의 감소 역시 일차적 원인이 스트레스에 의한 CRF의 과분비로 인한 것으로 설명할 수 있다. 이에 반응하여 뇌하수체에 있는 CRF 수용체의 하향조절이 초래되고, 이로 인해 ACTH 분비가 감소된다는 가설이다. 뇌척수액 CRF 증가는 항우울제 치료 후 정상화된다는 보고도 있다. CRF 수용체 역시 GPCR로서 CRF-1, CRF-2a, CRF-2b, CRF-2g의 4종류가 있는데 이 중 3종류는 뇌에 있다. CRF-1은 대뇌 및 소뇌 피질영역에 주로 분포하며, CRF-2 수용체들은 주로 피질 하에 분포한다. CRF-2a는 외중격lateral septum과 시상, CRF-2g는 편도에 있다. CRF-2b는 맥락총과 뇌혈관에 존재하며, 주로 말초의 심장과 근육에서 발견된다. 몇몇 CRF-1 길항제들이 항불안효과가 있음이 보고되었으며, antalarmin 같은 CRF-1 길항제는 항불안, 항우울, 그리고 항스트레스효과가 있음이 보고되었다.

③ 옥시토신(oxytocin, OT)과 바소프레신(vasopressin, AVP)

옥시토신과 바소프레신은 시상하부에서 만들어져 뇌하수체 후엽에 저장되었다가 분비된다. 옥시토신과 바소프레신은 시상의 각기 다른 신경원에서 생성된다. 옥시토신은 주로 여성의 생식기능과 관계된 기능을 하고, 한 개의 옥시토신 수용체를 통해 작용한다. 옥시토신 수용체는 말초와 대뇌에서는 변연계에 분포한다. 바소프레신은 항이뇨호르몬antidiuretic hormone, ADH으로도 알려져 있으며, V1a, V1b, V2 수용체 등 3개의 수용체를 갖는다. V2 수용체는 신장에서만 발견되며 수분저장에 관여한다. V1a 수용체는 뇌에 널리 분포하며 바소프레신의 대부분의 작용은 이를 통해 이루어진다. 이 두 펩타이드는 학습과 기억에 관계되며, 감정의 조절에도 관련이 있다. 특히 옥시토신은 애착 형성에 관여하며 이를 통해 성격에도 영향을 미친다고 알려져 있다.

④ 오렉신/하이포크레틴(orexin/hypocretin)

오렉신은은 하이포크레틴으로도 알려져 있는 신경펩타이드로서 각성과 수면, 식욕을 조절한다. orexin-A와 orexin-B의 두 가지 형태가 있다. 근육 긴장도를 잃고 탄력발작을 일으키는 가장 흔한 제1형 기면병narcolepsy의 원인이 이를 생산하는 신경핵의 파괴에 기인한다. 신경핵은 주로 perifornical area와 lateral hypothalamus에 있다. 이곳에서 각성과 식욕 등을 조절하는 뇌 영역으로 광범위하게 퍼져 있다. 오렉신은 1998년 거의 동시에 두 연구팀에 의해 쥐의 뇌에서 발견되었다. 한 팀은 식욕을 일컫는 그리스어 orexis에서 이름을 따서 이를 오렉신이라 하였고, 다른 한 팀은 이를 생성하는 부위인 hypothalamus에서 분비되며 다른 신경펩타이드인 secretin과 유사하다 하여 하이포크레틴이라 명명하였다. 인간과 쥐의 오렉신계는 상당히 유사하다. 수용체는 Orxr1/Hcrtr1과 Orxr2/Hcrtr2의 두 종류가 있다. 모두 G-protein coupled receptors (GPCR)이며, Orxr1 수용체에는 오렉신1이 오렉신2보다 100~1,000배 강하게 결합한다. 반면 Orxr2 수용체에는 오렉신1과 오렉신2가 동일한 결합력을 보인다. 수용체 분포로 보아 Orxr1 수용체는 수면에 더 연관이 크며, Orxr2 수용체는 일반적인 역할을 하리라 추정된다. 이 신경펩타이드는 뇌의 노르아드레날린, 세로토닌, 도파민, GABA와 글루타메이트, 콜린계 영역에 넓게 분포하므로 여러 신경정신질환의 발생에 관여할 가능성이 있다.

⑤ 뉴로텐신(neurotensin, NT)

뉴로텐신은 여러 뇌 영역에 분포한다. 주로 다른 신경전달물질과의 연관에 대한 연구가 많았다. 특히 중뇌-변연계 도파민계와의 연관을 통해 조현병의 병태생리를 밝히려는 연구가 많았다. 뉴로텐신과 그 수용체들이 조현병 치료제 개발의 목표가 될 수 있다. 그 근거로는 첫째, 뉴로텐신계의 해부학적 분포가 조현병과 관련된 신경회로를 조절할 수 있는 위치에 있으며, 둘째, 말초에 투입한 항정신병약물이 항상 뉴로텐신계에 영향을 미치고 있고, 셋째, 조현병 환자들에게서 중추 뉴로텐신계의 이상이 발견된다는 것이다. NT는 진정작용이 있고, 항정신병약물과 공유하는 작용들이 있다. 둘 다 뇌로 전달되는 감각정보를 적절히 걸러내는 sensorimotor gating을 강화시킨다. 이 기능의 결핍이 있으면 필요 없는 다양한 감각정보들이 범람하게 되는데, 이를 조현병의 핵심장애로 보는 시각이 있다. 도파민 효현제나 NT 길항제는 sensorimotor gating을 훼방한다. NT는 중뇌-변연계 혹은 중뇌-피질 도파민 회로의 말단에서 도파민과 같이 분비된다. 도파민 D_2, D_4 수용체 길항제인 항정신병약물은 도파민계에 공존하는 NT의 합성, 저장, 분비를 증가시킨다. NT를 측좌핵에 직접 주입하면 GABA 신경세포에 위치한 수용체를 통해 도파민 분비를 억제한다. 조현병 환자들의 뇌척수액 내 NT 농도가 정상인 혹은 다른 정신질환자에 비해 저하되어 있고, 항정신병약물이 이를 다시 증가시킨다고 보고되어 있다. 그러나 이것이 치료효과와 관련이 있는지는 명확하지 않다. 향후 NT가 항정신병 효과를 갖는 내인성 물질인지에 대한 검증이 필요하다

⑥ 콜레시스토키닌(cholecystokinin, CCK)

콜레시스토키닌은 본래 위장관에서 발견되었다. 이 역시 펩타이드 호르몬으로 CCK58, CCK36, CCK22, CCK8과 같은 여러 활성체들이 확인되었다. 이 중 CCK8이 가장 흔한 형으로 뇌 및 말초에 공히 분포한다. 이들의 수용체는 뇌에서는 감정, 동기, 지각과 관계되는 피질, 선조체, 시상하부, 해마, 편도 등에서 발견된다. 이는 중뇌-대뇌피질과 중뇌-변연계 회로를 개시하는 VTA의 도파민 신경원에 공존한다. NT와 마찬가지로 CCK도 도파민 분비를 억제한다. CCK는 조현병, 공황장애, 거식증bulimia 등의 병태생리에 관여한다고 추정되고 있다. CCK수용체는 위장관형인 CCK_A 수용체와 중추형인 CCK_B 수용체로 구분되며, 이들은 PLC를 활성화시킨다. 특히 4개의 아미노산으로 구성된 CCK-4는 불안과 공황장애를 유발하고, CCK_B 수용체 길항제들은 항불안 작용이 있다고 알려져 있다. CCK 절편을 건강인에게 주입하면 공황발작이 유발된다. 합성 CCK 효현제인 pentagastrin은 공황장애 환자들에게 공황발작과 같은 증상을 유발시킨다.

⑦ 물질 P(substance P)

11개의 아미노산으로 구성되어 있으며, 뇌에서는 기분조절, 불안, 스트레스, 강화, 신경세포생성, 호흡, 신경독성, 구토, 통증 지각 등에 광범위하게 관여하는 것으로 알려져 있다. 이는 amygdala, hypothalamus, periaqueductal gray, locus ceruleus, peribrachial nucleus 등에 널리 분포하며, 노르에피네프린과 세로토닌 신경원에 공존한다. 특히 통증과 관련이 있는 신경전달물질로서 동물에 주면 스트레스 반응 시에 보이는 행동과 심혈관반응을 일으킨다. 최근 주요우울증과 PTSD 환자의 뇌하수체에서 substance P의 농도가 높다고 보고되었다. substance P의 수용체는 neurokinin 1 (NK1) 수용체로 분류되고 있다(표 2-7). 이 수용체 길항제는 심한 증상을 나타내는 주요우울증 환자에게서 위약보다는 효과가 있었고, 항우울제 paroxetine과는 동일한 효과를 보인다고 한다.

⑧ 신경펩타이드 Y(neuropeptide Y, NPY)

시상하부, 뇌간, 척수, 여러 변연계 등에서 발견되는 36개의 아미노산으로 구성된 신경펩타이드이다. 세로토닌과 노르에피네프린 신경원에 공존하며, 스트레스에 의한 부정적 효과를 경감시킨다. 음식 섭취를 증가시키고, 불안과 스트레스를 경감시키며, 통증 민감도를 저하시키고, 생체 리듬에 관여하며, 알코올 섭취를 줄이는 등 다양한 기능을 한다. 자살을 기도한 주요우울증 환자의 전두엽과 미상핵에서 NPY 농도가 현저히 낮았다는 보고도 있고 우울증 환자에서 뇌척수액 NPY 농도가 낮았다는 보고도 있다.

⑨ 소마토스타틴(somatostatin)

소마토스타틴은 일명 성장호르몬 억제 호르몬growth hormone-inhibiting hormone으로 신경계 외에 소화계에도 존재한다. 시상하부에서 분비된 소마토스타틴은 시상하부-뇌하수체- 문맥계를 통해 뇌하수체 전엽의 성장호르몬 분비를 억제한다. 소마토스타틴은 뇌하수체 외에도 여러 곳에서 많은 신경호르몬들의 분비를 억제한다. 신경조절기능이 주이며 복합적 작용을 나타낸다. 5개의 GPCR 수용체를 갖고 있으며, 모두 AC를 억제한다. 쥐의 뇌에 주입하면 이는 각성을 유발하고 수면을 감소시킨다. 기분장애나 헌팅턴병, 알츠하이머 병 등의 퇴행성 뇌질환에서 substance P와 somatostatin의 이상이 보고되었다.

⑩ 엔도핀(endorphin)

엔도핀은 morphine과 유사한 작용을 하는 endogenous opioid neuropeptide를 총칭한다. 이에는 endorphin, enkephalin, dynorphin의 세 종류가 잘 알려져 있다. 최근 μ 수용체에 선택적으로 결합하는 endomorphin-1과 endomorphin-2가 추가로 발견되었다. 이들은 진통효과를 중재하는 μ, δ, κ 3종류의 수용체와 결합한다. 이 중 endorphin은 μ와 δ 수용체에 공히 결합하고, enkephalin은 δ 수용체, dynorphin은 κ 수용체와 결합한다. 이들은 각기 다른 전구단백질로부터 생성되며, 각기 다른 뇌 부위에 존재한다. 이들의 전구단백질은 각각 prepro-opiomelanocortin (POMC), preproenkephalin, preprodynorphin 등이다. POMC로부터 31개의 아미노산으로 구성된 β-엔도핀이 생성된다. 이 외 POMC로부터 adrenocorticotropic hormone (ACTH)과 α-melanocyte-stimulating hormone (α-MSH)과 β-lipotropic pituitary hormone (β-LPH)이 만들어진다(그림 2-32). Pre-proenkephalin으로부터 5개의 아미노산으로 구성된 Met-enkephalin과 Leu-enkephalin이 만들어진다. Pre-prodynorphin으로부터는 Leu-enkephalin과 같은 아미노산 서열로

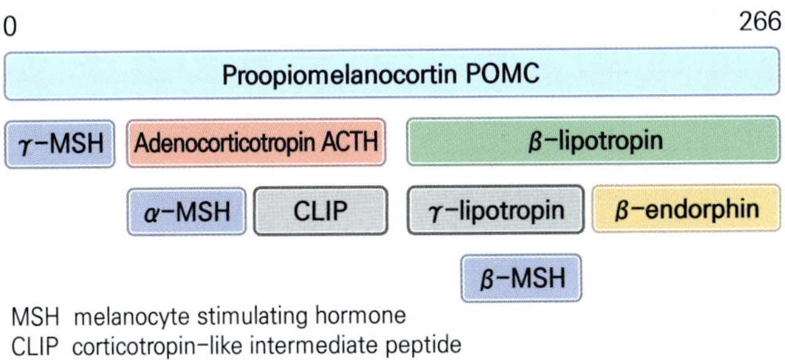

그림 2-32. Biosynthesis of β-endorphin from prohormone POMC

시작되는 dynorphin A, dynorphin B, neoendorphin 등 3개의 아편양 펩타이드가 만들어진다. 모든 아편양 펩타이드는 Tyr-Gly-Gly-Phe-Met 혹은 Tyr-Gly-Gly-Phe-Leu로 구성된 똑같은 아미노말단을 갖고 있으며, 전체 5~31개의 아미노산으로 구성된다. morphine은 μ 수용체, 아편양 진통제인 pentazocine은 κ 수용체에 주로 결합한다. 길항제인 naltrexone은 μ 수용체에 가장 강하게 결합한다. 이들은 시상하부, 간뇌, 뇌교, 해마, 중뇌에 많이 분포하며, 약물의 강화기제에도 관여한다.

⑪ 타키키닌(tachykinin)

타키키닌은 신경펩타이드 중 가장 큰 계열을 형성한다. 이들은 신속히 장의 수축을 일으키므로 타키키닌이라고 명명되었고, Phe-X-Gly-Leu-Met-NH2를 공유한다. 이들은 강력한 혈관 이완제이며, 많은 평활근을 수축시킨다. 인간에게는 TAC1과 TAC3라고 불리는 2개의 타키키닌 유전자가 있다. 이들은 생쥐의 Tac1과 Tac2 유전자와 같다. TAC1 유전자는 neurokinin A (substance K), neuropeptide K (neurokinin K), neuropeptide gamma와 substance P의 4개 신경펩타이드를 코딩하고 있으며, TAC3 유전자는 neurokinin B를 코딩하고 있다. 이 중 가장 주목받고 있는 것은 substance P이다. 포유류의 타키키닌 수용체는 NK1, NK2, NK3라고 불리는 3종류가 알려져 있다(표 2-10). 이들은 모두 7개의 TMD를 갖는 GPCR 수용체이고, PLC를 활성화시켜 IP3를 만든다. NK1, NK2, NK3는 각각 substance P, neurokinin A, neurokinin B에 선택적으로 결합하는 수용체들이다. 그러나 이들 수용체는 다른 타키키닌에도 어느 정도의 친화성은 보인다. 최근 substance P가 결합하는 NK1 수용체 길항제는 항우울작용이 있는 것으로 보고되었다.

⑫ 갈라닌(galanin)

갈라닌은 뇌, 척수, 위장에 널리 분포하며, 그 기능은 아직 자세히 알려져 있지 않다. 이는 통증, 각성-수면, 혈압, 기분 등을 조절하며 인지기능, 섭식과도 연관이 있다. 알츠하이머 병, 간질, 우울증, 섭식장애와 같은 신경정신질환과의 연관이 보고되어 있다. 지난 40여 년간 많은 신경펩타이드들이 인지기능에

표 2-10. Three takchykinin receptors

receptor	gene	peripheral ligand	class	effector
NK1	TKCR1	substance P	GPCR	PLC
NK2	TKCR2	neurokinin A	GPCR	PLC
NK3	TKCR3	neurokinin B	GPCR111	PLC

GPCR:G-protein couled receptor, PLC:Phospholipase C

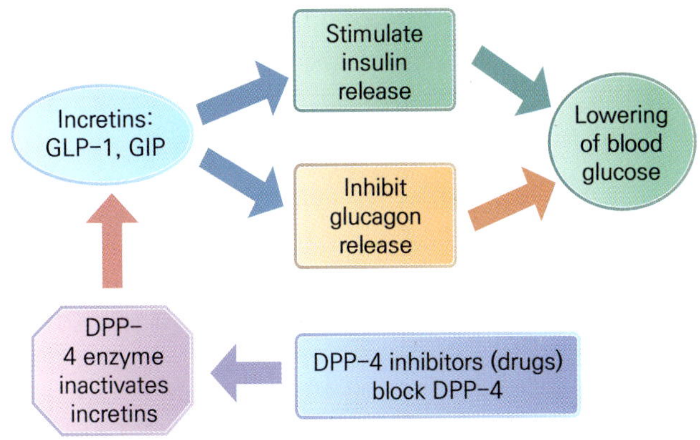

그림 2-33. GLP-1, GIP

관여한다는 것이 밝혀졌다. 이들은 주로 인지기능과 관계 있는 신경전달물질을 조절함으로써 그 기능을 나타내는 것으로 생각되었다. 현재 해마를 통한 학습과 신경가소성에는 dynorphin, nociceptin, galanin 등이 관여한다는 것이 알려져 있다.

⑬ 글루카곤 유사 팹타이드 (Glucagon- ike peptide-1, GLP-1)

Glucagon-ike peptide-1 (GLP-1)과 GLP-2는 이자와 소장 내피에서 분비되는 proglucagon으로부터 생성되며, 글루카곤 분비를 억제하고 인슐린 분비를 촉진한다. 이는 매우 빨리 분해되어 반감기가 2분에 불과하다. 장기지속형 GLP-1 수용체 효현제와 이의 빠른 분해를 억제하는 dipeptidyl peptidase IV (DPP-IV) inhibitor, 그리고 glucose-dependent insulinotropic peptide (GIP) 등이 약물로 개발되었다. GLP-1과 GIP는 이자에서 포도당 자극에 의한 인슐린 분비를 촉진시켜 혈당을 낮추는 incretin이다(그림 2-33). GLP-1은 30개의 아미노산으로 구성된 신경펩타이드로서 면역기능, 에너지 항상성, 신경 퇴행neurodegeneration, 인지 기능, 불안 등과 연관이 있다. GLP-1의 빠른 소실을 막는 GLP-1 효현제와 DPP-IV 억제제들이 2000년경부터 제2형 당뇨병과 비만 치료에 주로 사용되어 왔으며, 이 중 대표적인 약물이 GLP-1 효현제인 Saxenda와 Wegovy이다. 이들은 혈당을 낮추고 식욕을 조절하여 체중을 감소시킨다. 또한 당뇨병, 고혈압, 고지혈증 같은 성인병의 치료에도 사용된다. GLP-1 수용체인 GLP-1R은 위장관과 대뇌피질 하에, 특히 시상하부에 집중적으로 분포한다.

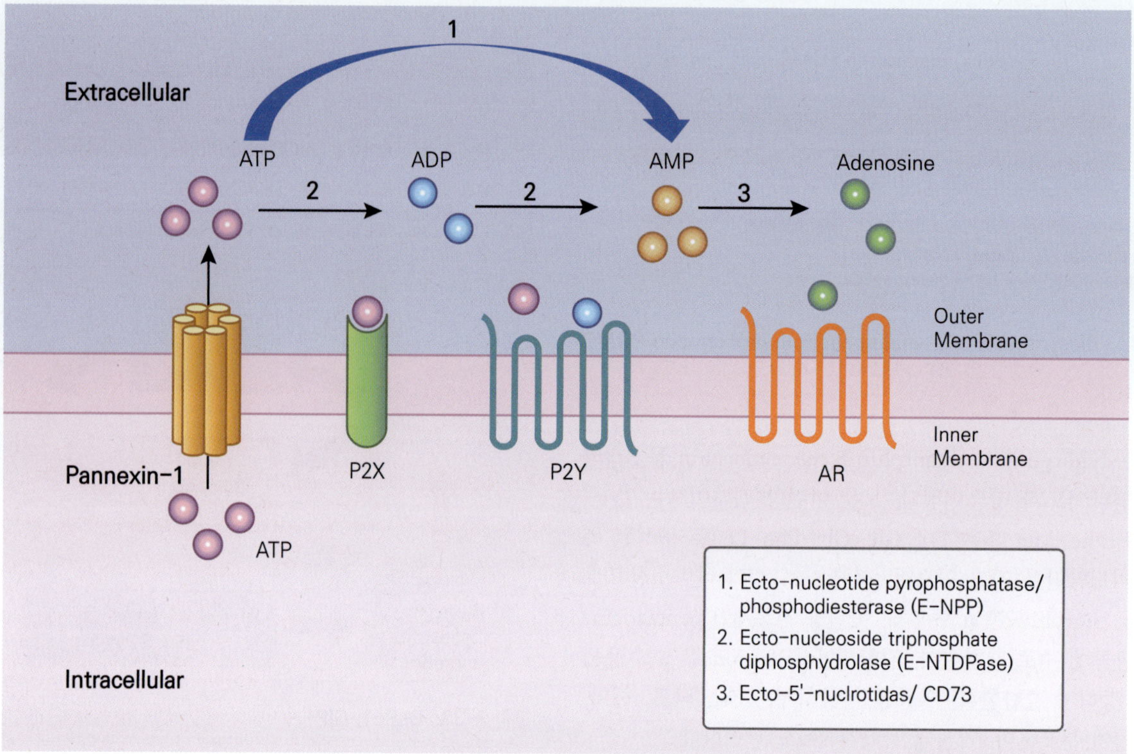

그림 2-34. purinergic receptor

4) 새로운 신경전달물질들

① 아데노신 삼인산(adenosine triphosphate, ATP)

아데노신 삼인산이 신경전달물질로 작용한다는 것이 알려진 것은 토끼 귀의 감각섬유에서 분비된 ATP가 동맥을 확장시키는 것을 관찰하면서부터이다. 이는 신경말단에서 합성되고 저장되었다가 신경자극에 반응하여 시냅스로 분비된다. 작용 후 효소에 의해 분해되며, 여러 약물들이 ATP의 작용을 차단하거나 강화한다. 또한 ATP는 여러 신경전달물질의 co-transmitter로 활동하고 있다. adenosine 혹은 ATP는 평활근을 이완시킨다. 이를 중개하는 세포막 수용체를 퓨린계 수용체purinergic receptor라 하는데, 이 중 adenosine의 수용체를 P1 수용체, ATP의 수용체를 P2 수용체라 한다. adenosine monophosphate (AMP)은 P1 수용체에, adenosine diphosphate (ADP)은 P2 수용체에 더 잘 결합한다. P1 수용체는 다시 A1, A2a, A2b, A3 등의 4종류로 세분된다. P2 수용체는 P2X, P2Y, P2Z, P2U, P2T 등 5개의 수용체로 세분된다. 현재까지 P2X 수용체에는 7개, P2Y 수용체에는 8개의 아형들이 밝혀져 있다. 이 가운데 P2Y, P2U, P2T 수용체는 metabotropic receptor이며, P2X, P2Z 수용체는 ionotropic receptor이다. P1과 P2Y 수용체는 GPCR이다. 이들은 뇌, 심장, 신장, 지방조직 등에 광범위하게 분포한다(그림 2-34). xanthine계 약물들이 P1 수용체의 대표적인 길항제들이다. caffeine과 theophylline은 P1 수용체를 차단하여 흥분작용을 나타낸다. P2 수용체 중 P2X 수용체는 혈관이나 내장 평활근을 수축시키고, P2Y 수용체는 확장시킨다. P2X 수용체는 평활근 수축, 혈소판 응집, 거식세포 활성화, 세포사멸 등 많은 반응을 매개한다. purinergic receptor를 통한 신호전달은 학습과 기억, 동작, 섭식 행동, 수면 등에 관여하는 것으로 알려져 있다. 이들은 신경세포의 증식과 이동, 혈관반응, apoptosis, cytokine 분비 등과 관련이 있다(표 2-11).

표 2-11. Three classes of purinergic receptors

name	activation	class
P1 receptors	adenosine	G-protein coupled receptor
P2Y receptors	ATP, ADP, UTP, UDP	G-protein coupled receptor
P2X receptors	ATP	ligand-gated ion channels

② 산화질소(nitric oxide, NO)

가스도 신경전달물질과 같은 기능을 할 수 있다. 산화질소는 전형적인 신경전달물질과는 달리 축삭돌기 말단에 저장되지 않으며, 시냅스로부터 재흡수되지도 않고, 세포막에 수용체를 갖고 있지도 않는다. 산화질소는 작은 분자이기 때문에 인접세포로 쉽게 확산되어 들어간다. 효소에 의해 비활성화되는데 반감기가 수초에 불과하다. 이는 학습과 기억과정에 관여하며, 퇴행성 뇌 질환과 관계가 있다. 산화질소는 세포 내에서 L-arginine

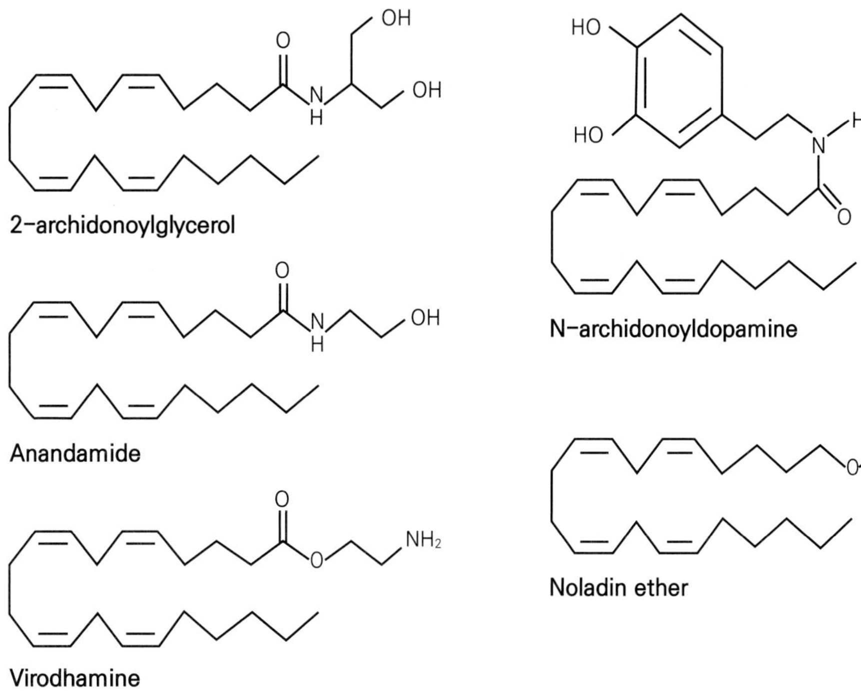

그림 2-35. Endocannabinoids

으로부터 NO synthase (NOS)에 의해 만들어진다. NOS는 혈관 확장과 관련이 있는 내피성 NOS와 뇌 기능과 관련이 있는 신경성 NOS가 있다. 산화질소는 cGMP를 활성화시킨다. 산화질소는 공격성, 성적 흥분, 발기, 수면 등과 관련이 있다. 양극성장애, 우울장애, 조현병 환자들의 혈액에서 NO 농도 혹은 NOS 활성도가 건강 대조군과 차이가 있다는 보고들도 있다. 뇌 경색으로 인한 세포사망은 부분적으로 excitotoxicity라고 불리는 NMDA 수용체의 과활성에 기인한다. NMDA 수용체가 과활성화 되면 NO 생성이 촉진되고 이로 인해 세포가 죽는다.

③ 일산화탄소(carbon monoxide, CO)

일산화탄소는 신경세포에서 heme oxygenase (HO)에 의해 합성된다. NO처럼 소포에 저장되지 않고 인접세포로 쉽게 확산되어 들어간다. CO도 cGMP를 활성화시켜 세포반응을 일으킨다. CO는 생체농도에서 후각신경전도, 혈관이완, 평활근세포 증식, 혈소판 응집 등 많은 생리과정을 조절하고 있다 그러나 이러한 작용보다는 CO 중독 시의 독성효과가 더 잘 알려져 있다. 이는 hemoglobin의 heme 분자와 결합하여 carboxyhemoglobin를 형성하는데 이로 인해 조직에 산소가 공급되지 않는다. CO 중독 시 5~10% carboxyhemoglobin 농도는 의식과 인지기능의 장애를 초래한다. CO는 냄새를 지각하는 데 관여한다. 냄새는 CO를 생산하고 cGMP가 증가하면 냄새 자극에 대한 적응력이 생긴다. CO는 통증 지각에 대한 역치를 조정하여 만성 통증에 대한 적응에도 관여한다. 또한 CO는 해마에서 일어나는 longterm potentiation phenomenon (LTP) 현상에 관여한다.

④ 내인성 카나비노이드(endocannabinoids)

cannabis, hemp, hashish, ma-fen 등의 이름으로 알려진 marijuana는 수천 년간 인류에 의해 경작되고 사용되어 왔지만, 최근에야 비로소 뇌에서의 작용이 알려졌다. 사용자들이 경험하는 다행감은 cannabis가 endocannabinoid가 관여하는 신경경로에 작용하여 나타날 것이다. marijuana의 주 활성성분은 tetrahydrocannabinol (THC)이다. 세포막 혹은 세포 내막에 존재하는 오메가-6 필수지방산인 arachidonic acid가 endocannabinoids, prostaglandins, leukotrienes 등을 합성하는 데 사용된다. endocannabinoid는 NO나 CO처럼 소포에 저장되지 않고 시냅스로 유리되어 수용체에 결합한다. 1980년대 후반 cannabinoid receptor 1 (CB1)을 발견하였다. 현재 최소 5개 이상의 endocannabinoid가 발견되었고, 이들이 결합하는 cannabinoid 수용체는 CB1과 CB2 두 종류가 알려져 있다.

CB1에는 anadamide, N-arachidonyl-dopamine (NADA), noladin ether가 강하게 결합한다. CB2에는 virodhamine이 선택적으로 결합하고, 2-arachidonyl-glycerol (2-AG)은 CB1과 CB2에 동일한 결합력을 가진다(그림 2-35). CB1은 뇌에 가장 많은 GPCR로 추정되며 기저핵, 소뇌, 해마, 시상하부, 대상회, 전두엽 피질 등에 분포한다. 이 수용체는 주로 축삭돌기 말단의

표 2-12. Canabinoid receptors

CB1 receptor	CB2 receptor
Neuromodulation	Immunomodulation
basal ganglia hippocampus cerebral cortex cerebellum spinal cord afferent nociceptors	spleen tonsil mast cells macrophages lymphocytes microglias

시냅스 전 세포막에 위치하여 여러 신경전도를 억제한다. CB2는 주로 백혈구에 분포하나 뇌간에도 일부 존재한다(표 2-12). CB1이 활성화되면 cAMP는 감소하고, K^+통로는 열리나 Ca^{2+}통로는 닫힌다. 신경전달물질의 유리에 관여하는 Ca^{2+}통로가 닫히면 신경전도는 억제된다. cannabinoid는 GABA, 노르에피네프린, 아세틸콜린 등의 유리를 억제하여 세포를 흥분시킬 수도 혹은 억제할 수도 있다. 반면 엔도핀과 도파민의 유리는 증가시킨다. 이 밖에 endocannabinoid는 longterm potentiation phenomenon (LTP) 등 여러 형태의 신경가소성에 관여하는 것으로 알려져 있다. marijuana의 주성분인 THC는 진정작용이 있다. endocannabinoid는 불안을 조절하는 데 있어 중요한 역할을 하는 것으로 알려져 있다. CB1가 결핍된 쥐는 스트레스에 직면했을 때 심한 불안행동을 보인다. 또한 THC는 식욕을 증가시킨다. 오랫동안 canabis는 식욕촉진제로 사용되어 왔었다. 이 작용은 시상하부에 있는 CB1을 통해 나타난다. CB1 길항제인 rimonabant (acomplia)는 체중을 줄이기 위해 사용하는데 부작용으로 불안과 우울을 초래한다. cannabis 중독자는 정신병증상을 보인다. 조현병이 처음 발병하기도 하고 기존의 조현병증상을 악화시키기도 한다. 처음 정신병증상이 나타난 경우 단순히 약물에 의한 것인지 취약성이 있던 사람들에게서 증상이 유발되는 것인지에 대한 논란이 있을 수 있다. cannabinoid는 도파민 유리를 증가시키므로 조현병의 병태생리에 영향을 미칠 수 있다. 2-AG와 anadamide와 같은 효현제들은 뇌 손상으로부터 신경보호작용을 나타낸다. 또한 endocannabinoid들이 통증지각을 조절한다는 근거들이 있다. THC와 cannabinoid 효현제들은 여러 병적 조건 하에서 급성 및 만성 통증을 완화시킨다.

⑤ 아이코사노이드(eicosanoids)

우리가 필요로 하는 지방산은 대부분 몸에서 만들어지지만 오메가 6 지방산인 linoleic acid (LA)와 오메가 3 지방산인 α-linoleic acid (ALA)는 외부로부터 섭취해야 한다(그림 2-34). 아이코사노이드의 'eicosa'는 그리스어로 20을 뜻하며, C20 지방산인 dihomo γ-linoleic acid (DGLA), arachidonic acid (AA), eicosapentaenoic acid (EPA)로부터 만들어진다. 이 중 대표적인 것이 AA로부터 만들어지는 prostaglandins, thromboxanes, leukotrienes 등이다(그림 2-36, 37). 보조식품으로 사용되는 오메가-3 불포화지방산인 eicosapentaenoic acid (EPA)와 docosahexaenoic acid (DHA)는 우울증, 양극성장애, 조현병의 증상을 완화시키고, 인지장애에 효과가 있다고 알려져 있다. 또한 EPA와 DHA는 소아에서 폭발적인 행동을 줄이고 집중력을 향상시킨다고 알려져 있다. 이들은 말과 플랑크톤 등에서 합성되며, 이를 섭취하는 청어, 연어, 고등어, 앤초비와 같은 등 푸른 생선에 많다. 이들은 세포막을 구성하는 인지질로 신호전달에 결정적인 역할을 한다. 신경계에서 지방산은 신경세포, 면역세포, 세포막 구조물의 핵심성분이다. 오메가-3 지방산은 혈압을 낮추고, 심근경색의 빈도를 줄이고 중성지방의 농도를 낮춘다. 오메가-3 지방산은 뇌 혈류를 증가시키고 혈소판 응집을 감소시키며, 동맥경화를 늦춘다. 오메가-6 지방산은 염증과 세포사망을 감소시키고, 이차전령인 phosphatidylinositol의 활성도를 감소시킨다. 생선 소비가 적은 국가에서 우울증, 양극성장애, 산후우울증 등의 유병률이 높았다고 한다. 또한 양극성 우울증 혹은 단극성 우울증 환자를 대상으로 lithium 혹은 valproic acid에 오메가-3 지방산을 부가했을 때도 이들의 우울증이 더 좋아지고 다음 재발까지의 기간이 더 길어졌다고 한다. 그러나 아직 양극성장애나 우울증 환자에 대한 오메가-3 지방산 단독치료에 대한 확실한 자료는 없다. 이들은 폭력성과도 관련이 있다. 한 수감자 연구에서 오메가-3 지방산의 소비가 많을수록 폭행빈도가 적었

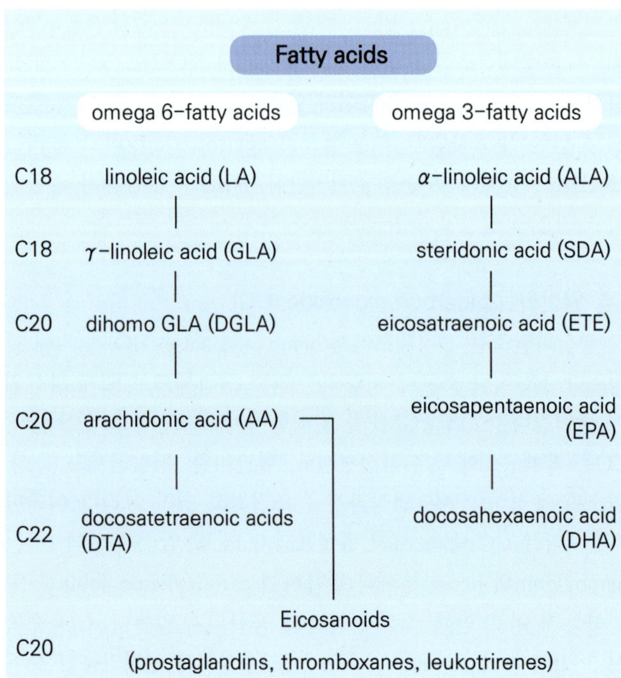

그림 2-36. Fatty acids. Our bodies can make most of the fatty acids we need, but we can't make two types of essential fatty acids: linoleic acid (LA) and alpha-linoleic acid (ALA).

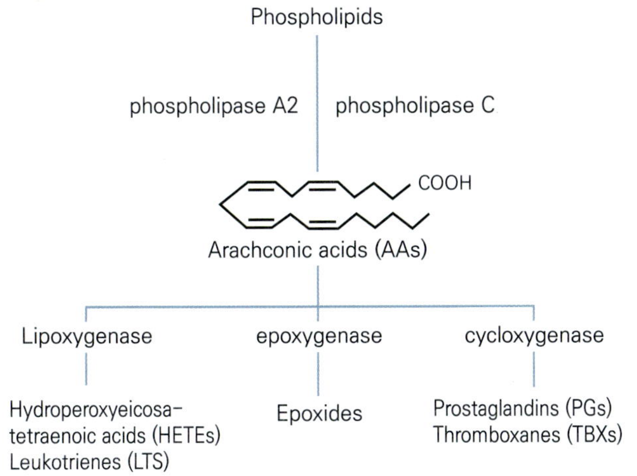

그림 2-37. **Biosynthesis of eicosanoids from arachidonic acids**

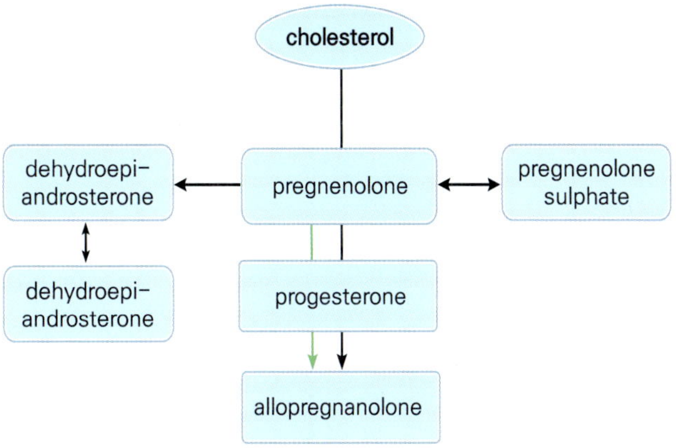

그림 2-38. **Neurosteroid synthesis**

다. 오메가-3 지방산을 보조제로 사용했을 때 조현병 환자의 음성증상과 정신병적 증상이 더 좋아졌다는 보고가 있고, haloperidol과 함께 항산화제와 오메가-3 지방산을 사용하면 추체외로 부작용을 줄일 수 있다고 한다.

⑥ 신경스테로이드(neurosteroids)

스테로이드는 생체 항상성 유지에 필수적이다. 신경스테로이드는 뇌에서 콜레스테롤로부터 합성되고, 말초에서는 부신과 생식기에서 합성된다. 수용체는 핵 혹은 세포질에 있다. 가장 잘 알려진 신경스테로이드는 $GABA_A$ 수용체에 작용하는 것들이다. 이에 속하는 것이 allopregnanolone, pregnanolone, tetrahydrodeoxycorticosterone 등이다(그림 2-38). 전구물질인 DHEA로부터 합성된 dehydroepiandrosterone-S (DHEA-S)가 뇌에 가장 많은 신경스테로이드이며, DHEA와 함께 GABA 수용체를 억제한다. 그 외 여러 신경스테로이드들이 NMDA, AMPA, kainate, glycine, serotonin, sigma type 1, nicotine acetylcholine 수용체에 작용한다. 일반적으로 신경스테로이드는 축삭돌기 성장을 촉진시키고 시냅스를 통한 신경전도를 향상시킨다. 신경스테로이드는 우울증과 불안장애에 있어서 많은 역할을 하고 있다. 우울증 환자의 혈장 및 뇌척수액에서 allopregnanolone 농도가 낮으며, 우울증상의 심한 정도와 allopregnanolone의 농도는 역상관이 있다고 한다. 그러나 allopregnanolone을 비롯한 신경스테로이드의 임상효과에 대한 연구는 없다. 불안장애의 기전은 주로 $GABA_A$ 수용체를 통해 설명한다. 스트레스에 의해 분비된 신경스테로이드는 GABA계 활성을 정상화시킨다. allopregnanolone은 benzodiazepine에 비해서는 20배, barbiturate에 비해서는 200배 이상 강력하게 GABA계 활성을 증가시킨다. 알코올이 GABA 수용체를 조절한다는 것은 잘 알려진 사실이고, 혈중 알코올 농도가 증가하면 뇌에서 pregnanolone, allopregnanolone, allotetrahydrodeoxy- corticosterone 등의 농도가 증가한다.

정신약물유전학

Psychopharmacogenetics

Chapter 03

◐ 이정구 인제대학교 의과대학 정신건강의학교실

1. 서론

1) 정신약물유전학의 개요

정신약물유전학은 유전적 요인이 정신과 약물 반응에 미치는 영향을 연구하는 학문이다. 이 분야는 최근 몇 년 동안 정신과적 치료에서 중요한 위치를 차지하게 되었으며, 이는 환자의 유전적 특성을 이해하고 그에 따라 맞춤형 약물치료를 제공할 수 있는 가능성을 열어주었다. 특히, 항우울제, 항정신병제, 기분 안정제와 같은 정신과 약물의 효과와 부작용이 환자마다 다르게 나타날 수 있다는 점에서, 약물유전학은 이러한 차이를 설명하고 최적의 치료 전략을 개발하는 데 중요한 역할을 한다.

정신과적 질환은 복잡한 원인과 다양한 증상 경과를 보이며, 이러한 질환의 발병 및 진행 과정에는 유전적, 환경적 요인들이 복합적으로 작용한다. 따라서 정신과 약물의 효과 또한 단순히 약물의 화학적 성분에 의해서만 결정되지 않으며, 환자의 유전적 배경과 밀접하게 연관되어 있다. 약물유전학은 이러한 복잡성을 이해하는 데 필수적인 도구로, 특정 유전자 변이가 약물의 대사, 수용체 결합, 그리고 신경전달물질 시스템의 기능에 미치는 영향을 분석함으로써 개인화된 치료를 가능하게 한다.

2) 약물유전학의 발전과 중요성

약물유전학의 발전은 정신과 치료에 있어 혁신적인 변화를 가져왔다. 초기에는 약물의 작용 기전과 관련된 유전자 변이를 분석하는 연구가 주로 이루어졌으나, 최근에는 대규모 유전체 연구가 가능해지면서 다양한 유전자와 그 상호작용이 약물 반응에 미치는 영향을 분석할 수 있게 되었다. 이러한 연구는 새로운 치료 타겟을 발견하고, 환자 맞춤형 치료 전략을 개발하는 데 기여하고 있다.

약물유전학의 중요성은 개인 맞춤형 치료의 필요성이 강조됨에 따라 더욱 부각되고 있다. 각 환자의 유전적 특성을 이해함으로써, 치료 효과를 극대화하고 부작용을 최소화하는 것이 가능해진다. 예를 들어, 특정 유전자 변이는 항우울제의 효과를 예측하는 데 유용하며, 이러한 정보를 바탕으로 최적의 약물과 용량을 결정할 수 있다.

2. 정신약물 반응에 대한 약물유전학 연구

1) 약물 수용체 유전자와 약물 반응

(1) 도파민 수용체 유전자와 항정신병약물 반응

정신과 약물의 반응성은 주로 약물이 작용하는 수용체의 유전자 변이에 의해 영향을 받을 수 있다. 도파민 D2 수용체DRD2 유전자는 특히 항정신병약물의 효과를 예측하는 데 중요한 역할을 한다. DRD2 유전자는 도파민 신호 전달의 효율성과 관련이 있으며, 이는 약물의 치료효과와 부작용에 직접적인 영향을 미친다. DRD2 유전자의 특정 다형성은 도파민 수용체의 발현 수준과 기능에 영향을 미쳐, 조현병 환자에서 항정신병약물의 반응성을 조절할 수 있다.

이와 관련하여, 전형적 항정신병약물과 비전형적 항정신병약물의 효과는 DRD2 유전자 변이에 따라 달라질 수 있다. 전형적 항정신병약물은 주로 도파민 수용체를 차단하여 효과를 나타내며, 이에 따라 도파민 수용체의 유전자 변이가 약물 반응을 결정하는 중요한 요인으로 작용한다. 반면, 비전형적 항정신병약물은 도파민 수용체뿐만 아니라 세로토닌 수용체 등 다양한 신경전달물질 수용체에 작용하여 보다 복합적인 기전을 통해 효과를 나타낸다.

(2) 세로토닌 수용체 유전자와 항우울제 반응

항우울제의 경우, 세로토닌 수용체와 운반체 유전자들이 중요한 역할을 한다. 세로토닌 수용체는 주로 기분 조절에 관여하며, 항우울제의 주요 타겟 중 하나이다. 특히, 세로토닌 수용체 중 5-HT2A 수용체 유전자는 SSRI와 같은 항우울제의 반응성을 조절하는 중요한 요인으로 알려져 있다. 5-HT2A 수용체 유전자의 특정 다형성은 세로토닌 신호 전달의 효율성에 영향을 미치며, 이는 약물의 치료효과에 직접적인 영향을 미칠 수 있다.

또한, 세로토닌 운반체 유전자SLC6A4의 프로모터 지역 다형성인 5-HTTLPR은 SSRI에 대한 반응성을 결정하는 주요 요소로 작용할 수 있다. SLC6A4 유전자는 세로토닌의 재흡수를 조절하는 역할을 하며, 이 유전자의 L형과 S형 변이가 SSRI의 치료효과와 밀접한 관련이 있다. L형 변이를 가진 환자들은 SSRI에 대해 더 높은 반응을 보이는 반면, S형 변이를 가진 환자들은 반응이 저조할 수 있다. 이러한 유전적 차이는 약물 선택과 용량 조절에 중요한 영향을 미칠 수 있다.

(3) 노르에피네프린 수용체 유전자와 기분 안정제 반응

기분 안정제의 효과 또한 특정 수용체 유전자의 변이에 의해 조절될 수 있다. 노르에피네프린 수용체 유전자는 주로 양극성장애의 치료에서 중요한 역할을 하며, 이 수용체의 유전자 변이는 약물 반응을 결정하는 중요한 요인으로 작용할 수 있다. 예를 들어, 노르에피네프린 수용체 유전자의 특정 다형성은 리튬과 같은 기분 안정제의 효과를 조절할 수 있으며, 이는 양극성장애 환자에서 치료 반응을 예측하는 데 유용할 수 있다.

리튬은 양극성장애 치료에서 널리 사용되는 기분 안정제로, 그 효과는 노르에피네프린 수용체를 포함한 여러 신경전달물질 시스템에 의해 조절된다. 리튬의 효과는 특정 유전자 변이에 의해 크게 영향을 받을 수 있으며, 이를 통해 환자마다 다른 치료 반응이 나타날 수 있다. 따라서, 이러한 유전적 정보를 활용하여 리튬 치료의 효과를 극대화하고 부작용을 최소화할 수 있는 맞춤형 치료 전략이 필요하다.

2) 약물 대사 유전자와 약물 반응

(1) CYP450 효소와 약물 대사

약물 대사 과정에서 CYP450 효소 계열은 중요한 역할을 한다. 이 효소들은 간에서 약물을 대사하며, 각 개인의 유전적 차이에 따라 대사 속도가 달라질 수 있다. CYP450 효소는 다양한 약물의 대사에 관여하며, 그중에서도 CYP2D6, CYP2C19, CYP3A4 등의 유전자는 정신과 약물의 대사에 중요한 영향을 미친다.

CYP2D6 유전자는 항우울제, 항정신병약물, 진통제 등의 대사에 중요한 역할을 하며, 이에 따라 환자마다 약물에 대한 반응이 달라질 수 있다. CYP2D6 유전자의 다형성에 따라 대사 속도가 느린 환자(저하 대사군)는 약물의 부작용이 더 심하게 나타날 수 있으며, 반대로 대사 속도가 빠른 환자(초급격 대사군)는 표준 용량에서 약물의 효과가 충분하지 않을 수 있다.

(2) CYP2D6 유전자의 다형성과 약물 반응

CYP2D6 유전자는 다양한 대사형을 가지고 있으며, 그에 따라 약물 반응이 크게 달라질 수 있다. 예를 들어, CYP2D6의 비활성 대립유전자를 가진 환자들은 저하 대사군으로 분류되며, 이들은 표준 용량에서 약물이 체내에 축적되어 부작용이 발생할 위험이 높다. 이러한 환자들에게는 약물의 용량을 줄이거나 다른 약물을 선택하는 것이 필요할 수 있다.

반면, 초급격 대사군은 CYP2D6 유전자의 다형성으로 인해 약물을 매우 빠르게 대사하므로, 표준 용량에서 충분한 효과를 보이지 않을 수 있다. 이러한 환자들에게는 용량을 늘리거나 대체 약물을 사용하는 것이 필요할 수 있다. CYP2D6 유전자 분석은 이러한 환자들을 식별하고, 적절한 치료 전략을 수립하는 데 중요한 도구로 사용될 수 있다.

(3) CYP2C19 유전자의 다형성과 SSRI 반응

CYP2C19 유전자는 SSRI와 같은 항우울제의 대사에 중요한 역할을 하며, 그 다형성은 약물 반응을 조절하는 데 중요한 요인으로 작용할 수 있다. 예를 들어, CYP2C19의 비활성 대립유전자를 가진 환자들은 SSRI의 대사 속도가 느려져, 혈중 약물 농도가 높아질 수 있다. 이로 인해 부작용이 증가할 수 있으며, 이러한 환자들에게는 용량 조절이 필요할 수 있다.

CYP2C19 유전자의 다형성은 또한 SSRI의 치료효과에도 영향을 미칠 수 있다. 빠른 대사군 환자들은 SSRI의 대사가 빨라 약물 농도가 낮아질 수 있으며, 이로 인해 치료효과가 감소할 수 있다. 이러한 경우, 용량을 늘리거나 다른 약물을 선택하는 것이 필요할 수 있다.

3) 약물-유전자 상호작용 연구

(1) 약물-유전자 상호작용의 개념

약물-유전자 상호작용pharmacogenetic interaction은 특정 유전자가 특정 약물에 어떻게 반응하는지를 분석하는 연구 분야이다. 이러한 연구는 환자 맞춤형 치료를 가능하게 하며, 환자의 유전적 배경에 따라 약물 선택을 최적화할 수 있다. 약물-유전자 상호작용 연구는 약물의 효과뿐만 아니라 부작용을 예측하는 데도 중요한 정보를 제공한다.

(2) HTR2A 유전자와 SSRI 반응

HTR2A 유전자는 세로토닌 2A 수용체를 발현시키는 유전자로, SSRI에 대한 반응성에 영향을 미친다. 이 유전자의 특정 변이는 SSRI의 효과를 증진시키거나 감소시킬 수 있으며, 이를 기반으로 환자에게 최적의 약물 선택을 제공할 수 있다. 예를 들어, HTR2A 유전자의 특정 다형성은 SSRI에 대한 반응성을 결정짓는 중요한 요인으로 작용할 수 있다.

HTR2A 유전자 변이를 고려한 약물 선택은 SSRI의 치료 효과를 극대화할 수 있는 방법 중 하나이다. 이러한 유전적 정보를 바탕으로, SSRI의 용량을 조절하거나 대체 약물을 선택함으로써 환자의 치료 결과를 개선할 수 있다. 이러한 연구는 SSRI 이외에도 다른 항우울제 및 항정신병약물에 대한 맞춤형 치료 전략 개발에 기여할 수 있다.

(3) HLA-B*1502 유전자와 카바마제핀 부작용

HLA-B*1502 유전자는 카바마제핀 사용 시 발생할 수 있는 스티븐-존슨 증후군Stevens-Johnson syndrome과 강하게 연관되어 있다. 이 유전자는 아시아계 환자들 사이에서 특히 높은 빈도로 발견되며, 이러한 환자들에게는 카바마제핀 사용 시 심각한 피부 반응이 발생할 위험이 크다. 따라서, HLA-B*1502 유전자 검사는 고위험 환자를 식별하고, 대체 약물을 선택하는 데 중요한 정보를 제공할 수 있다.

카바마제핀은 주로 간질 및 양극성장애 치료에 사용되는 약물로, 그 효과는 여러 유전자 변이에 의해 조절된다. HLA-B*1502 유전자 변이를 가진 환자들에게는 카바마제핀 대신 다른 약물을 사용함으로써 부작용을 예방할 수 있다. 이러한 유전적 검사는 환자 맞춤형 치료의 일환으로, 안전한 약물 선택을 가능하게 한다.

3. 정신건강의학에서의 약물유전학 검사법

1) 약물유전학 검사의 임상적 적용

(1) 약물유전학 검사의 종류와 원리

약물유전학 검사는 특정 유전자 변이에 따라 약물의 대사 속도와 효능을 예측하는 데 유용하다. 이러한 검사는 주로 CYP450 효소 유전자(CYP2D6, CYP2C19 등), 약물 수용체 유전자(DRD2, HTR2A 등), 그리고 약물 운반체 유전자(SLC6A4 등) 등을 분석하여 환자에게 최적화된 치료 전략을 제공하는 데 사용된다.

CYP450 효소 유전자 검사는 항우울제, 항정신병약물, 기분안정제 등 다양한 정신과 약물의 대사 경로를 평가하는 데 중요한 역할을 한다. 예를 들어, CYP2D6와 CYP2C19 유전자 변이를 분석하여 약물의 대사 속도를 예측할 수 있으며, 이를 통해 약물의 용량을 조절하거나 대체 약물을 선택하는 것이 가능하다. 또한, 약물 수용체 유전자(DRD2, HTR2A 등) 검사는 특정 정신과 약물의 효과를 예측하는 데 사용될 수 있다. 예를 들어, DRD2 유전자 변이는 항정신병약물의 반응성을 조절하며, 이러한 유전자 변이를 고려한 약물 선택이 환자의 치료 결과를 개선할 수 있다.

(2) 약물유전학 검사의 임상적 활용 사례

약물유전학 검사는 임상에서 환자의 유전적 특성을 분석하여 맞춤형 치료를 제공하는 데 점점 더 많이 사용되고 있다. 예를 들어, CYP2D6 유전자 검사는 항우울제와 항정신병약물의 용량 조절에 유용하며, 이러한 검사를 통해 부작용을 최소화하고 치료효과를 극대화할 수 있다. 또한, HLA-B*1502 유전자 검사는 카바마제핀 사용 시 발생할 수 있는 심각한 부작용을 예측하는 데 중요한 도구로 활용될 수 있다. 이러한 검사를 통해 고위험 환자를 식별하고, 대체 약물을 선택함으로써 안전한 치료를 제공할 수 있다. 약물유전학 검사는 또한 약물의 상호작용을 예측하는 데 유용할 수 있다. 예를 들어, CYP2D6와 CYP3A4 유전자의 변이를 분석하여 약물 상호작용의 위험을 평가할 수 있으며, 이를 통해 치료 전략을 조정할 수 있다. 이러한 검사는 특히 여러 약물을 동시에 사용하는 환자들에게 중요한 정보를 제공할 수 있다.

2) 정신의학에서의 약물유전학 검사의 한계

(1) 약물유전학 검사의 예측력과 민감도

정신과 질환에서 약물유전학 검사는 몇 가지 한계를 가지고 있다. 첫째, 유전자 변이가 모든 환자에게 동일한 영향을 미치지 않을 수 있다. 이는 유전적 이질성genetic heterogeneity과 약물 작용 기전의 복잡성에 기인한다. 예를 들어, 동일한 유전자 변이를 가진 환자들 사이에서도 약물 반응이 다를 수 있으며, 이는 환경적 요인이나 다른 유전적 요인의 영향으로 설명될 수 있다.

둘째, 약물유전학 검사는 아직 예측력이 제한적이다. 특정 유전자 변이가 약물 반응에 미치는 영향을 정확히 예측하기 위해서는 더 많은 연구와 데이터가 필요하다. 현재로서는 약물유전학 검사를 임상적 결정을 내리는 유일한 기준으로 사용하기보다는, 다른 임상 정보와 결합하여 보조적으로 사용하는 것이 권장된다.

셋째, 약물유전학 검사는 비용과 접근성 측면에서 여전히 제한적이다. 이러한 검사의 상업적 활용이 널리 퍼지기 위해서는 검사 비용이 더 저렴해지고, 접근성이 향상되어야 한다. 또한, 검사의 정확성과 재현성을 높이기 위한 추가적인 연구가 필요하다.

(2) 유전자-환경 상호작용의 복잡성

정신과 질환의 치료에서 유전자와 환경의 상호작용은 매우 복잡하며, 이는 약물유전학 검사의 예측력을 제한하는 요인 중

하나이다. 유전자 변이가 약물 반응에 미치는 영향은 환경적 요인(예: 스트레스, 생활 습관, 기타 약물 복용 등)과 상호작용하여 달라질 수 있다. 따라서, 유전자 검사의 결과를 해석할 때는 이러한 환경적 요인을 고려해야 한다. 예를 들어, 특정 유전자 변이를 가진 환자들 중에서도 스트레스 수준이나 생활 습관에 따라 약물 반응이 다르게 나타날 수 있다. 이러한 복잡성을 고려한 맞춤형 치료 전략이 필요하며, 이를 위해서는 유전자-환경 상호작용을 이해하는 데 중점을 둔 연구가 더 많이 이루어져야 한다.

4. 약물유전학 연구의 최신 동향

1) 전장유전체연관분석(GWAS)의 역할

(1) GWAS의 기본 개념과 연구 방법

전장유전체연관분석genome-wide association study, GWAS은 특정 유전적 변이가 정신질환 치료에 미치는 영향을 대규모로 분석하는 데 중요한 도구로 사용되고 있다. GWAS는 수천에서 수백만 개의 유전자 변이를 분석하여, 특정 변이와 질병 또는 약물 반응 간의 연관성을 찾는 연구 방법이다. 이러한 연구는 정신질환의 유전적 요인을 이해하고, 새로운 치료 타겟을 발견하는 데 기여할 수 있다.

GWAS 연구는 주로 대규모 코호트(환자군)를 대상으로 수행되며, 이를 통해 유의미한 유전자 변이를 식별할 수 있다. 이러한 연구는 환자 맞춤형 치료의 가능성을 열어주며, 특정 유전자 변이가 약물 반응에 미치는 영향을 예측하는 데 중요한 정보를 제공할 수 있다. 예를 들어, 특정 유전자 변이가 SSRI에 대한 반응성을 예측하는 데 유용하다는 결과가 보고되었다.

(2) GWAS를 통한 새로운 치료 타겟 발굴

GWAS는 새로운 유전적 타겟을 발견하는 데 중요한 역할을 한다. 이러한 연구는 대규모의 환자 데이터를 바탕으로 특정 유전자와 약물 반응 간의 연관성을 분석하여, 치료 전략을 개선하는 데 도움을 준다. 예를 들어, 최근 연구에서는 NMDA 수용체 관련 유전자 변이가 케타민 치료에 대한 반응성을 예측하는 데 중요한 역할을 한다는 것이 밝혀졌다.

NMDA 수용체는 주요 흥분성 신경전달물질인 글루탐산의 수용체로, 우울증 및 조현병과 같은 정신질환의 병태생리와 밀접한 관련이 있다. 따라서 NMDA 수용체 관련 유전자 변이를 기반으로 한 맞춤형 치료 전략은 정신질환 치료의 새로운 가능성을 제시한다. 이러한 연구 결과는 케타민 외에도 다른 NMDA 수용체 길항제를 활용한 치료 전략 개발에 기여할 수 있다.

2) 새로운 유전적 타겟과 치료 전략

(1) BDNF 유전자와 항우울제 반응

정신약물유전학의 연구는 새로운 유전적 타겟을 발굴하고, 이를 기반으로 맞춤형 치료 전략을 개발하는 데 초점을 맞추고 있다. BDNF (Brain-Derived Neurotrophic Factor) 유전자는 뇌유래신경영양인자를 발현시키며, 신경세포의 생존, 성장, 유지에 중요한 역할을 한다. 이 유전자의 특정 다형성은 항우울제에 대한 반응성을 조절하는 것으로 나타났다.

BDNF 유전자의 Val66Met 다형성은 특히 항우울제의 효과에 영향을 미치는 중요한 요인으로 알려져 있다. Val 대립유전자를 가진 환자들은 항우울제에 대한 반응성이 높으며, Met 대립유전자를 가진 환자들은 낮은 반응성을 보일 수 있다. 이러한 유전적 정보를 활용한 맞춤형 치료는 항우울제의 효과를 극대화하고 부작용을 최소화하는 데 기여할 수 있다.

(2) 염증 반응 유전자와 항우울제효과

또한, 염증 반응과 관련된 유전자 변이가 항우울제의 효과에 미치는 영향을 연구하는 노력도 이루어지고 있다. 염증 반응은 우울증의 병태생리에 중요한 역할을 하며, 항우울제의 치료 효과를 조절할 수 있다. 예를 들어, IL-6, TNF-α와 같은 염증성 사이토카인cytokine을 발현시키는 유전자 변이는 항우울제의 효과에 영향을 미칠 수 있다.

특정 염증 유전자 변이를 가진 환자들은 항우울제에 대한 반응이 저조할 수 있으며, 이러한 환자들에게는 항염증제를 병용하거나 다른 치료 전략을 고려하는 것이 필요할 수 있다. 이러한 연구들은 정신질환의 생물학적 기초를 더 잘 이해하고, 이를 바탕으로 보다 효과적인 치료 전략을 개발하는 데 기여할 수 있다.

(3) 그 외의 새로운 유전적 타겟

정신약물유전학 연구는 이 외에도 다양한 유전적 타겟을 발굴하고, 이들 타겟에 대한 맞춤형 치료 전략을 개발하는 데 중점을 두고 있다. 예를 들어, 도파민 수용체 관련 유전자(DRD1, DRD3 등), 글루탐산 수용체 관련 유전자(GRIN2B 등), 그리고 세로토닌 수용체 관련 유전자(HTR1A, HTR1B 등) 등의 변이는 정신질환의 치료 반응성을 조절하는 중요한 요인으로 작용할 수 있다.

이러한 유전자 변이를 분석하여, 각 환자에게 최적의 약물과 용량을 결정하는 것이 가능해질 수 있다. 또한, 이러한 연구들은 새로운 약물 개발에도 기여할 수 있으며, 정신질환 치료의 혁신을 이끌어낼 수 있다. 따라서, 정신약물유전학의 발전은 정신과 치료의 미래를 형성할 중요한 요소로 작용할 것이다.

5. 정신약물의 약물유전학 검사의 효용성

1) 약물 부작용 예측

(1) 약물유전학 검사를 통한 부작용 예측

약물유전학 검사는 정신과 약물의 부작용을 예측하는 데 중요한 역할을 한다. 이러한 검사는 특정 유전자 변이가 약물 부작용 발생 위험을 증가시키는지 여부를 평가할 수 있으며, 이를 통해 환자 맞춤형 치료를 제공하는 데 기여할 수 있다. 예를 들어, HLA-B*1502 유전자 변이는 카바마제핀 사용 시 발생할 수 있는 스티븐-존슨 증후군Stevens-Johnson syndrome을 유발할 가능성이 높다.

HLA-B*1502 유전자는 주로 아시아계 환자들 사이에서 높은 빈도로 발견되며, 이러한 환자들에게는 카바마제핀 사용 시 심각한 피부 반응이 발생할 위험이 크다. 따라서, HLA-B*1502 유전자 검사는 고위험 환자를 식별하고, 대체 약물을 선택하는 데 중요한 정보를 제공할 수 있다. 이러한 유전적 검사는 환자 맞춤형 치료의 일환으로, 안전한 약물 선택을 가능하게 한다.

(2) CYP2D6 유전자와 약물 부작용

CYP2D6 유전자는 다양한 정신과 약물의 대사에 중요한 역할을 하며, 이 유전자의 다형성은 약물 부작용 발생 위험을 조절하는 데 중요한 요인으로 작용할 수 있다. 예를 들어, CYP2D6 유전자의 변이는 항우울제, 항정신병약물, 진통제 등의 대사 속도에 영향을 미치며, 이에 따라 부작용 발생 위험이 달라질 수 있다. CYP2D6의 느린 대사군은 표준 용량에서 부작용이 더 심하게 나타날 수 있으며, 이러한 환자들에게는 약물의 용량을 줄이거나 다른 약물을 선택하는 것이 필요할 수 있다. 반면, 빠른 대사군은 표준 용량에서 충분한 효과를 보이지 않을 수 있으며, 이러한 경우 용량을 늘리거나 대체 약물을 사용하는 것이 필요할 수 있다. CYP2D6 유전자 분석은 이러한 환자들을 식별하고, 적절한 치료 전략을 수립하는 데 중요한 도구로 사용될 수 있다.

2) 맞춤형 치료 전략 개발

(1) 유전자 검사를 통한 맞춤형 치료 전략

맞춤형 치료 전략은 특정 유전자형에 따른 약물 반응을 고려하여 개별화된 약물 요법을 제공하는 것이다. 이러한 치료 전략은 약물의 효과를 극대화하고 부작용을 최소화하는 데 기여할 수 있다. 예를 들어, CYP2C19 유전자 검사를 통해 SSRI의 대사 속도를 평가하고, 이에 따라 최적의 용량을 결정할 수 있다. 또한, HTR2A 유전자 검사는 SSRI에 대한 반응성을 예측하는 데 유용할 수 있으며, 이를 통해 환자에게 가장 적합한 약물을 선택하는 것이 가능하다. 이러한 맞춤형 치료 전략은 항우울제 외에도 항정신병약물, 기분 안정제, 진통제 등 다양한 정신과 약물에 적용될 수 있다.

(2) 유전자-환경 상호작용을 고려한 맞춤형 치료

유전자 검사를 통한 맞춤형 치료 전략은 환자의 유전적 특성뿐만 아니라 환경적 요인도 고려해야 한다. 유전자와 환경의 상호작용은 약물 반응에 중요한 영향을 미칠 수 있으며, 이러한 상호작용을 이해하는 것은 맞춤형 치료의 성공을 위한 필수적인 요소이다. 예를 들어, 특정 유전자 변이를 가진 환자들 중에서도 스트레스 수준이나 생활 습관에 따라 약물 반응이 다르게 나타날 수 있다. 따라서, 유전자 검사 결과를 해석할 때는 환자의 환경적 요인(예: 스트레스, 생활 습관, 기타 약물 복용 등)을 함께 고려해야 하며, 이를 바탕으로 최적의 치료 전략을 수립하는 것이 필요하다. 이러한 접근은 환자 맞춤형 치료의 효율성을 극대화하고, 치료 성공률을 높이는 데 기여할 수 있다.

(3) 약물 상호작용을 고려한 맞춤형 치료

약물유전학 검사는 또한 약물의 상호작용을 예측하는 데 유용할 수 있다. 특정 약물의 대사 경로에 관여하는 유전자 변이를 분석하여, 약물 상호작용의 위험을 평가하고 치료 전략을 조정하는 것이 가능하다. 예를 들어, CYP2D6와 CYP3A4 유전자의 변이를 분석하여 특정 약물의 대사 속도를 평가하고, 이를 바탕으로 약물 상호작용을 피하거나 최소화할 수 있는 치료 전략을 설계할 수 있다. 이러한 검사는 특히 여러 약물을 동시에 사용하는 환자들에게 중요한 정보를 제공할 수 있으며, 안전한 치료를 가능하게 한다. 예를 들어, 항정신병약물과 항우울제를 병용하는 환자들에게서 약물 상호작용을 최소화하기 위해 CYP450 효소 유전자 검사를 활용하는 것이 유용할 수 있다.

6. 결론

정신약물유전학은 정신과적 질환의 치료에서 유전적 요인과 약물 반응 간의 상호작용을 연구하는 중요한 분야이다. 이 분야의 발전은 개인 맞춤형 치료의 가능성을 열어주며, 치료의 효율성을 극대화하고 부작용을 최소화하는 데 기여할 것이다. 앞으로의 연구는 더욱 정교한 유전자-약물 상호작용 모델을 개발하고, 이를 임상에 적용하는 데 중점을 둘 것이다. 또한, 약물유전학 검사는 정신과 치료의 미래를 형성할 중요한 도구로서, 점점 더 많은 환자들에게 적용될 것으로 기대된다.

기능신경해부학

Functional neuroanatomy

Chapter 04

◐ **김재진** 연세대학교 의과대학 정신건강의학교실

인간의 신경계는 중추신경계central nervous system, CNS와 말초신경계peripheral nervous system, PNS로 분류된다. 중추신경계는 뇌와 척수를 포함하고, 말초신경계는 말초기관에 위치한 신경수용체와 말초핵, 그리고 이들과 중추신경계를 연결하여 신경정보를 전달하는 신경섬유 등을 포함한다. 중추신경계는 구성내용물에 따라 회색질, 백질, 뇌척수액으로 나눌 수 있는데, 특히 2~4 mm 두께로 뇌 바깥쪽 둘레를 형성하는 회색질 부분을 대뇌피질cerebral cortex이라 한다. 대뇌피질은 인간의 뇌에서 가장 복잡하게 발달된 부분으로 고위신경기능의 중심이다.

신경계의 가장 작은 기능적 단위는 고도로 특성화된 기능과 구조를 가진 신경세포neuron인데, 인간의 대뇌피질에는 대략 150억 개 정도의 신경세포가 존재한다. 신경세포는 다른 신경세포들로부터 정보를 받아 이를 통합하여 다른 신경세포들이나 효과기effector에 메시지를 송출한다. 전형적 신경세포는 정보 수용을 위해 세포체에서 확장되어 특성화된 가지돌기dendrite와 전기적 흥분 형태의 신경정보를 전달하기 위해 길게 뻗은 줄기 모양의 축삭axon을 포함한다. 대뇌피질의 피라밋세포pyramidal cell가 이러한 전형적 구조를 갖고 있으며, 대뇌피질 내 신경세포의 약 3분의 2가 바로 이 피라밋세포이다.

신경 사이의 정보 전달에는 여러 형태가 존재하기는 하지만, 가장 일반적인 경우는 한 신경세포의 축삭과 다른 신경세포의 가지돌기 사이의 시냅스synapse에서 신경전달물질neurotransmitter을 매개로 하여 정보가 전달되는 것이다. 뇌영역 사이의 정보 전달은 신경섬유들의 배선을 통해 일어나게 되는데, 소뇌피질의 신경배선이 비교적 잘 알려진 데 비해, 대뇌피질의 신경배선은 매우 복잡하여 아직 잘 알려지지 않고 있다. 그러나 최근의 첨단 뇌영상 기법을 통해 대뇌피질의 기능적 구조와 신경배선이 활발히 연구되고 있어, 인간 뇌의 기능신경해부학 분야에 획기적 발전이 이루어지고 있다.

1. 중추신경계의 발생

신경계의 기원은 태아기 3주말에 외배엽ectoderm이 두꺼워져 생긴 신경판neural plate이다. 이 신경판 가운데 주름이 접혀 신경구neural groove가 생겨나고, 이 주름이 깊어지면서 신경관neural tube이 형성된다. 이 신경관은 종적으로 자라면서 태아기 5주경이 되면 척수, 후뇌rhombencephalon, 중뇌mesencephalon, 전뇌prosencephalon의 모양을 갖추면서, 종국적으로 뇌로 발전하는 여러 팽창부와 돌출부가 생겨나고, 신경관 자체는 뇌척수액이 찬 뇌실ventricle로 발달한다. 후뇌와 중뇌는 표 4-1에서 보듯, 뇌줄기brain stem의 여러 구조물과 소뇌로 발달하고, 전뇌는 다시 시상 주변의 간뇌diencephalon와 대뇌반구 한 쌍이 되는 종뇌telencephalon로 나뉘어 발달한다. 최종 발달 후 종뇌는 대뇌피질과 안쪽의 백질, 그리고 중앙부에 신경핵들의 집합체인 기저핵basal ganglia과 기저전뇌basal forebrain 등을 포함하여 결국 인간 뇌에서 가장 많은 부분을 차지하게 된다.

발생학적으로 종뇌는 태아기 5주째 전뇌의 아래바깥쪽에 생겨난 두 개의 종뇌소포telencephalic vesicle로부터 발달된다. 이 종뇌소포의 바깥 면이 자라나 대뇌반구와 기저핵을 형성하고, 안쪽의 공간은 뇌척수액이 담긴 뇌실이 되며, 나머지 부분은 간뇌가 된다. 태아기 3~4개월 동안 종뇌소포는 매우 활발한 성장을 하는데, 배쪽 부분의 안쪽 표피는 매우 빠른 속도로 삼차원적으로 자라나 구 모양으로 발전하여 기저핵을 형성하게 된다. 이에 비해 등쪽과 가쪽의 표피부는 평면적 성장 형태로 이차원적으로 팽창하여 대뇌피질을 형성한다. 상대적으로 기저핵 부위에 인접한 배쪽 표면은 성장이 더디므로 등쪽과 가쪽 표면에 의해 둘러싸이게 되는데, 이 부위가 성인 뇌에서 섬엽insula이 된다.

대뇌피질은 다시 발생순에 따라 원시피질archipallium, 구피질paleopallium, 신피질neopallium로 구분될 수 있다. 원시피질은 가장 오래된 것으로 안쪽 종뇌소포의 표면이 자라나 생겨나며, 조

표 4-1. 중추신경계의 발생학적 분류

전뇌(Forebrain, Prosencephalon)	종뇌(Telencephalon)	대뇌피질(Cerebral cortex) 피질아래 백질(Subcortical white matter) 기저핵(Basal ganglia) 기저전뇌핵(Basal forebrain nuclei)
	간뇌(Diencephalon)	시상(Thalamus) 시상하부(Hypothalamus) 시상상부(Epithalamus)
중뇌(Midbrain, Mesencephalon)		대뇌다리(Cerebral peduncles) 중뇌덮개(Midbrain tectum) 중뇌뒤판(Midbrain tegmentum)
후뇌(Hindbrain, Rhombencephalon)	후뇌(Metencephalon)	교뇌(Pons) 소뇌(Cerebellum)
	숨뇌(Myelencephalon)	연수(Medulla)
척수(Spinal cord)		

직학적으로 보면 세 개의 층으로 구성되는데, 해마복합체hippocampal complex가 여기에 속한다. 구피질은 배쪽 종뇌소포의 표면이 자라나 생겨나는데, 한 개에서 다섯 개까지의 피질층으로 이루어지며, 조롱박피질piriform cortex과 같은 후각 관련 피질이 여기에 포함된다. 이 두 부분 사이에 위치한 신피질은 가장 늦게 생겨나지만 매우 빠르게 성장하여 원시피질과 구피질을 안쪽으로 밀어 넣어 감싸게 되고, 결국 성인 뇌에서는 이 신피질이 대뇌피질의 90% 이상을 차지하게 된다. 이 신피질은 태아기 6개월 정도가 되면 굴곡 없이 밋밋하기는 하지만 전두엽, 두정엽, 측두엽, 후두엽 등의 대뇌피질을 갖춘 성인 뇌의 모양을 형성하게 된다. 조직학적으로 신피질은 여섯 층으로 구성된 전형적인 형태를 취한다. 대뇌피질이 계속 자라남에 따라 뇌 전체 용적의 증가는 최소화되면서 표면적은 계속 증가할 수 있도록 주름이 생겨나 융기부의 이랑gyrus과 함몰부의 고랑sulcus이 형성되며, 결과적으로 대뇌피질의 2/3 이상은 고랑에 위치한다.

2. 대뇌피질의 조직학적 구조와 영역 구획

대뇌피질의 신경세포는 전형적으로 피라밋세포, 과립세포granule cell, 방추세포fusiform cell, 수평세포horizontal cell 등 네 가지 형태로 구성된다. 이들 중 피라밋세포가 가장 특징적인 모양을 가지면서도, 그 수가 가장 많다. 즉, 세포체의 모양이 삼각뿔의 형태로, 뿔의 위쪽으로 기다란 가지돌기 하나가 솟아 있고, 뿔 주변으로 여러 가지 돌기가 분포한다. 뿔의 바닥에서 축삭이 나오는데, 이들이 대뇌피질의 주요한 날신경섬유가 된다. 그래서 대뇌피질 아래 백질 대부분은 피라밋세포의 축삭으로 이루어진 신경다발로 구성된다. 피라밋세포의 또 다른 특징 중 하나는 축삭에 곁가지들이 많이 나 있고, 이들 중 일부는 거꾸로 세포체

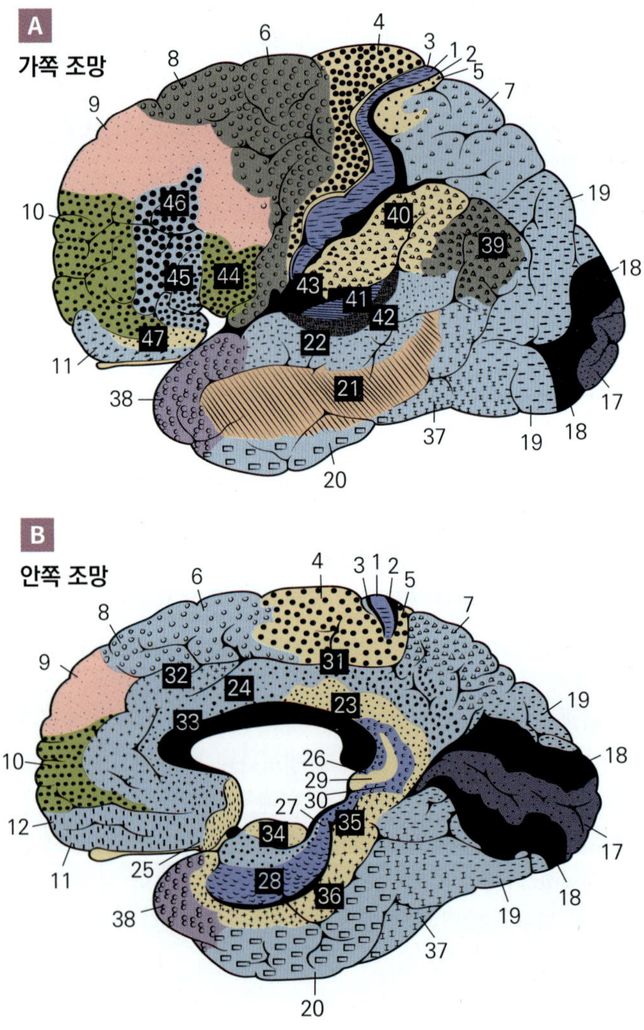

그림 4-1. 브로드만 영역

표 4-2. **신피질의 세포층**

층	명칭	주요 연결
I	Molecular layer	다른 층으로부터의 가지돌기와 축삭
II	Small pyramidal (External granular) layer	피질-피질 연결
III	Medium pyramidal (External pyramidal) layer	피질-피질 연결
IV	Granular (Internal granular) layer	시상으로부터의 들신경섬유 연결
V	Large pyramidal (Internal pyramidal) layer	시상 이외의 피질아래 구조물들로의 날신경섬유의 시작
VI	Polymorphic (Multiform) layer	시상으로의 날신경섬유 시작

까지 연결되어 되먹임 역할을 한다는 것이다. 대뇌피질에 두 번째로 많은 신경세포는 과립세포이며, 가지돌기들이 사방으로 뻗쳐 있어 별 혹은 위성 모양을 한다. 방추세포는 피질의 가장 깊은 여섯 번째 층에서 주로 발견되며, 피라밋세포처럼 꼭대기 가지돌기가 피질 위쪽으로 뻗치고, 바닥쪽의 축삭은 백질로 연결된다. 수평세포는 가장 바깥쪽의 첫 번째 층에 한정되어 위치하고, 짧은 가지돌기들과 긴 축삭 모두 피질 표면만을 따라 분포하여, 그 연결도 바깥층에 한정된다. 이에 더하여, 매우 많은 다른 형태의 세포들이 명명되고 있지만, 이들은 네 가지 전형적 신경세포들의 변형된 형태인 경우가 대부분이며, 특히 과립세포의 변형된 형태인 경우가 많다.

모든 신피질은 공통적으로 표 4-2에 제시된 바와 같은 여섯 층으로 구성된다. 서로 다른 층은 신경세포 유형의 분포에 차이가 있고, 다른 피질 및 피질아래 영역과의 날신경섬유 및 들신경섬유 연결의 양상이 서로 다르다. 그러나 뇌 부위별로 세포 구성과 층의 두께가 서로 달라 여러 가지의 유형으로 분류될 수 있다. 이러한 유형 분류는 뇌 표면의 지형적 형태에 비해 개인차가 그리 심하지 않고 일정한 편이어서 세포건축적cytoarchitectural 구획에 이용될 수 있다. 1909년에 처음 발표된 브로드만Brodmann의 세포건축적 지도가 이러한 구획법의 대표적인 예이다(그림 4-1 참조).

세포건축적 구획은 조직학적 차이에 기반한 것이므로, 이를 개인의 뇌에 적용하였을 때, 직관적으로 그 영역들 사이의 경계를 명확히 구분하기 어렵다. 이를 대신하여 개인별 뇌의 이랑과 고랑을 기준으로 영역을 구분하는 방법이 지형적geographical 구획이다. 그림 4-2에서 보듯, 부위별 뇌 영역들은 전통적으로 이러한 이랑과 고랑을 기준으로 경계를 설정하여 명명되었다. 그러나 이랑과 고랑의 전체적 형태가 개인별로 매우 다양하여, 영역별 정의와 경계를 정확히 규정하기가 쉽지 않다. 그런데도 최근 자기공명영상을 이용하여 구조적, 기능적 연구가 활발히 진행됨에 따라, 영역 구획에 대한 객관적 기준 제시의 필요성이 증대되었다. 이에 따라 자기공명영상을 이용하여 뇌 표면의 지형적 특성을 분류 정의하는 방법으로 비교적 신뢰도가 높은 지형적 구획법이 제시되고 있다.

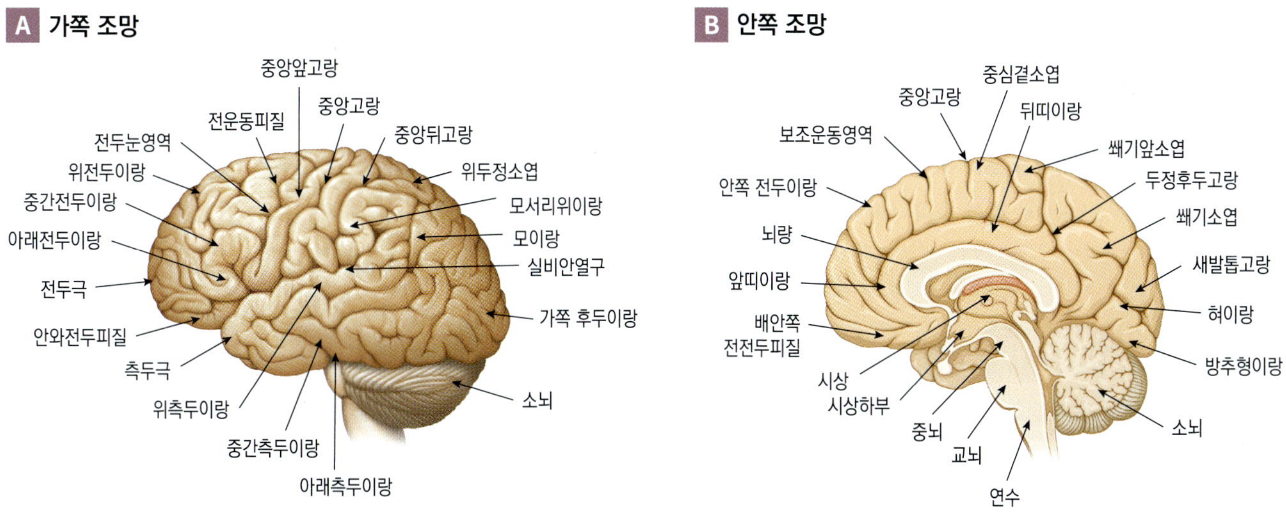

그림 4-2. **뇌 지형적 구획**

3. 대뇌피질 영역의 위치와 기능

1) 전두엽

중앙고랑central sulcus 앞쪽에 위치한 전두엽은 전체 피질 조직의 1/3을 차지하는 큰 영역으로, 크게 보아 행동 생성의 기능을 한다. 전두엽의 가쪽에는 중앙고랑과 중앙앞고랑precentral sulcus 사이에 운동중추인 중앙앞이랑precentral gyrus이 있는데, 이 부분의 담당 신체 부위의 분포는 그림 4-3과 같다.

중앙앞고랑 앞쪽은 다시 위전두고랑superior frontal sulcus과 아래전두고랑inferior frontal cortex을 경계로 위전두이랑과 중간전두이랑, 그리고 아래전두이랑이 위치한다. 기능적 역할을 고려한 분류에서는 중앙앞고랑 바로 앞쪽을 전운동피질premotor cortex이라 하고, 그 앞쪽의 피질을 전전두피질prefrontal cortex이라고 한다. 중간전두이랑의 전운동피질 부분은 특히 전두눈영역frontal eye field이라 불리며, 안구운동을 조절한다. 우세반구의 아래전두이랑은 브로카영역Broca's area으로도 불리며, 언어 생성에 중요한 역할을 한다. 등가쪽 전전두피질dorsolateral prefrontal cortex, DLPFC은 넓은 의미로 가쪽에 위치한 위전두, 중간전두, 아래전두 등의 모든 피질을 가리키기도 하지만, 좁은 의미로 중간전두이랑의 중심부, 즉 브로드만 영역 46 주변을 가리키는 것이 보통이다. 이 부위는 문제해결, 계획, 작동기억 등에 중요한 중앙집행기 역할을 한다. 전두엽 제일 앞쪽에 위치한 브로드만 영역 10에 해당하는 피질을 전두극피질frontopolar cortex이라 부르기도 하는데, 이 영역은 행동 목표의 제어와 수정을 담당하는 것으로 알려지고 있다.

전두엽의 배쪽은 안와orbit의 지붕부에 맞대어 있어 안와전두피질orbitofrontal cortex이라 불리며, 정서 및 행동 조절에 관여한다. 이 부분 중 특히 후각로olfactory tract 바로 위의 후각고랑olfactory sulcus 안쪽을 곧은이랑straight gyrus이라 한다. 후각로는 후반부에서 둘로 갈라져 삼각형 모양의 후각삼각olfactory trigone이 되고, 이 후각삼각 바로 뒷부분의 피질을 앞관통질anterior perforated substance이라 한다.

전두엽 안쪽의 피질 부위는 구조적으로 위전두이랑의 안쪽에 해당하지만, 기능적 차별성 때문에 안쪽 전전두피질medial prefrontal cortex, MPFC이라 불리는데, 특히 등쪽의 안쪽 전전두피질은 자기 반향self reflection과 정신화mentalization의 핵심 영역이다. 곧은이랑을 모서리로 안쪽 전전두피질의 배쪽과 안와전두피질의 안쪽 면을 합해 배안쪽 전전두피질ventromedial prefrontal cortex, VMPFC이라 부르는데, 이 부위의 주기능은 의사결정과 정서조절이다. 또한 전두엽 안쪽에서 중심앞고랑의 바로 앞쪽을 특별히 보조운동영역supplementary motor area, SMA이라 부르는데, 자세 및 행위순서 조절 등의 기능을 한다. 이밖에 띠이랑cingulate gyrus의 전반부인 앞띠이랑anterior cingulate도 전두엽의 안쪽 부분을 구성하며, 갈등 정보의 처리 및 오류 감지가 이 구조의 대표적 기능이다.

2) 두정엽

두정엽의 가쪽에는 중앙고랑과 중앙뒤고랑postcentral sulcus 사이의 체성감각중추인 중앙뒤이랑postcentral gyrus이 위치한다. 이 부분의 체성감각 담당 부위는 바로 앞쪽의 운동중추의 담당 부위와 매우 유사하다(그림 4-3 참조). 중앙뒤고랑의 뒤쪽으로 길게 뻗은 두정속고랑intraparietal sulcus을 경계로 위두정소엽superior parietal lobule과 아래두정소엽inferior parietal lobule이 위와 아래에 각각 위치한다. 위두정소엽은 등쪽시각경로의 주요부로 시지각의 공간정보 처리 역할을 하며, 이 부분이 선택적으로 손상된 환자는 무시neglect 현상을 나타낸다. 아래두정소엽은 다시 앞쪽과 뒤쪽의 두 이랑으로 나뉘는데, 앞쪽은 실비안열구Sylvian fissure의 위에 위치한 모서리위이랑supramarginal gyrus이며, 뒤쪽은 위측두고랑superior temporal sulcus 후반부의 위에 위치한 모이랑angular gyrus이다. 모서리위이랑은 촉각 정보를 통합하는 체성감각 연합피질의 일부이며, 사지의 위치 지각에 관여하고, 다른 사람의 자세와 동작을 볼 때 활성을 일으키는 거울신경mirror neurons의 일부이기도 하다. 모이랑은 시각과 청각 정보의 통합처리, 읽기와 같은 언어기능, 기억인출 및 주의 등에 중요하다.

두정엽의 안쪽은 쐐기앞소엽precuneus으로 불리는데, 이 쐐기앞소엽은 두정후두고랑parietooccipital sulcus을 경계로 후두엽의 안쪽 면인 쐐기소엽cuneus과 구분되며, 기능적으로 시공간적 심상 형성, 삽화기억의 인출, 자기반향 등에 관여한다. 한편 중앙

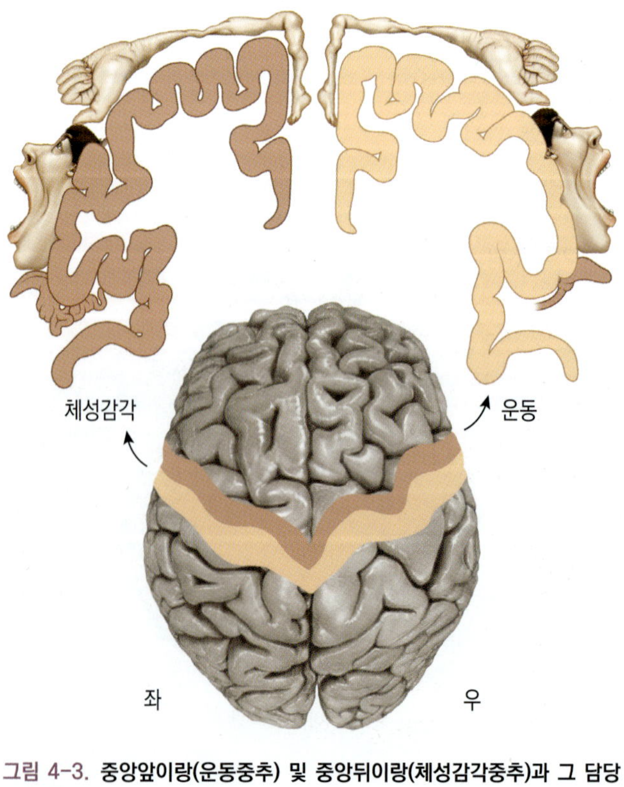

그림 4-3. 중앙앞이랑(운동중추) 및 중앙뒤이랑(체성감각중추)과 그 담당 신체 부위

앞이랑과 중앙뒤이랑의 안쪽 면을 통틀어 중심곁소엽paracentral lobule이라 부르기도 하며, 이 중심곁소엽과 쐐기앞소엽 아래쪽으로 뒤띠이랑posterior cingulate이 위치한다. 뒤띠이랑은 쐐기앞소엽과 함께 휴지상태resting state의 기본적 기능신경망을 의미하는 디폴트양식신경망default mode network, DMN의 핵심 영역을 이루며, 주의초점의 제어와 의식적 인식을 통해 자기 자신을 향한 인지를 지원하는 역할을 한다.

3) 측두엽

측두엽의 가쪽 면에는 위측두고랑superior temporal sulcus과 아래측두고랑을 경계로 전후방으로 매우 길게 뻗은 위측두이랑, 중간측두이랑, 아래측두이랑 등 세 개의 이랑이 있다. 이 중 위측두이랑은 주로 청각과 관련되는데, 이 이랑의 후반부에 언어이해 기능을 하는 베르니케 영역Wernicke's area이 위치한다. 위측두이랑의 등쪽 면은 실비안열구 안에 위치해 바깥쪽에서 보이

표 4-3. **브로드만 세포건축적 영역**

브로드만 영역	기능영역	위치	기능
1, 2, 3	일차체성감각피질	중심뒤이랑	촉각
4	일차운동피질	중심앞이랑	수의적 운동조절
5	삼차 체성감각피질, 두정연합피질	위두정소엽	공간인식
6	부운동영역, 전두눈영역, 전운동피질	중심앞이랑과 바로 앞쪽의 전두피질	사지와 눈 운동 계획
7	두정연합피질	위두정소엽	시운동지각, 공간지각
8	전두눈영역	위전두이랑, 중간전두이랑, 안쪽전두피질	눈운동조절
9~12	전전두연합피질, 전두눈영역	위전두이랑, 중간전두이랑, 안쪽전두피질	사고, 인지, 운동계획
11	전전두연합피질	안와전두피질	정서, 행동제어
13~16		섬엽	
17	일차시각피질	새발톱피질	시각
18	이차시각피질	안쪽, 가쪽 후두이랑	시각(깊이)
19	삼차시각피질	안쪽, 가쪽 후두이랑	시각(색깔, 운동, 깊이)
20	시각 아래측두영역	아래측두이랑	시각(모양 지각)
21	시각 중간측두영역	중간측두이랑	시각(모양 지각)
22	삼차청각피질	위측두이랑	청각, 언어
23~27	변연연합피질	띠이랑, 뇌량밑구역, 해마곁이랑	정서
28	일차후각피질, 변연연합피질	해마곁이랑	후각, 정서
29~33	변연연합피질	띠이랑	정서
34~36	일차후각피질, 변연연합피질	해마곁이랑	후각, 정서
37	두정-측두-후두연합피질, 중간측두 시각영역	중간측두 및 아래측두이랑의 뒤쪽	지각, 시각, 읽기
38	일차후각피질, 변연연합피질	측두극	후각, 정서
39	두정-측두-후두연합피질	아래두정소엽의 모이랑	시각, 읽기, 언어
40	두정-측두-후두연합피질	아래두정소엽의 모서리위이랑	시각, 읽기, 언어
41	일차청각피질	위측두이랑의 헤슬이랑	청각
42	이차청각피질	위측두이랑의 헤슬이랑	청각
43	미각피질	섬엽, 전두두정 덮개	맛
44	브로카영역, 가쪽전운동피질	아래전두이랑, 전두덮개	언어, 운동계획
45	전전두연합피질	아래전두이랑, 전두덮개	사고, 인지, 행동계획
46	등가쪽 전전두연합피질	중간전두이랑	사고, 인지, 행동계획, 눈운동조절
47	전전두연합피질	아래전두이랑, 전두덮개	사고, 인지, 행동계획

지 않는 부분으로, 위쪽으로는 전두덮개frontal operculum와 두정덮개parietal operculum에 접해 있고, 더 안쪽으로는 섬엽에 접해 있다. 이 등쪽 면의 중앙에는 일차 청각영역인 헤슬이랑Heschl's gyrus이 대각선 방향으로 가로지르고, 이 헤슬이랑의 뒤쪽 면은 평평한 모양이어서 측두평면planum temporale이라 한다.

위측두이랑과 달리 중간측두이랑과 아래측두이랑은 주로 시각과 관련된다. 아래측두이랑은 후두측두고랑occipitotemporal sulcus을 경계로 측두엽 배쪽의 후두측두이랑과 인접하는데, 이 후두측두이랑은 방추형이랑fusiform gyrus라고도 불리며 역시 시각과 관련된 기능을 한다. 이 이랑들은 기능적으로 측두연합피질로 배쪽시각경로를 구성하여 모양 및 색깔 지각에 관여한다. 특히, 중간 및 아래 측두이랑 뒤쪽은 시각적 어의처리semantic processing에 중요하며, 후두측두이랑 혹은 방추형이랑은 얼굴지각에 중요한 역할을 한다. 위측두이랑과 중간측두이랑 사이의 위측두고랑은 사물의 움직임을 처리하는 영역으로 타인의 마음읽기theory of mind 과정에 매우 중요한 역할을 한다.

후두측두이랑의 안쪽으로는 곁고랑collateral sulcus을 경계로 해마곁이랑parahippocampal gyrus이 위치하고, 주기능은 장면scene 인식이다. 해마곁이랑은 뒤쪽으로 뇌량corpus callosum 팽대부splenium의 아래쪽에서 띠이랑의 잘룩부isthmus와 이어지고, 앞쪽은 주먹처럼 커져 갈고리이랑uncus을 형성한다. 후각삼각의 가쪽, 갈고리이랑, 해마곁이랑 앞 1/3 등은 후각을 담당하는 영역으로 조롱박피질piriform cortex이라 불리기도 한다. 측두엽의 가장 앞쪽의 독립적 브로드만 영역 38을 형성하는 반구 모양의 구조를 측두극temporal pole이라 부르며, 측두피질뿐 아니라 안와전두피질, 해마복합체 및 후각피질과 밀접하게 연결되어 있어서, 사물인식과 명시적 기억, 그리고 정서 처리를 아우르는 중요한 역할을 한다.

4) 후두엽

후두엽의 가쪽 면은 가쪽 후두이랑lateral occipital gyrus이라 부르고, 안쪽은 수평 방향으로 매우 깊은 새발톱고랑calcarine sulcus을 중심으로 위쪽을 쐐기소엽, 아래쪽을 혀이랑lingual gyrus이라 부른다. 새발톱고랑 주변의 새발톱피질calcarine cortex은 일차 시각영역이고, 외관상의 줄무늬 때문에 선조피질striate cortex이라 부르기도 한다. 나머지 후두엽 구조들은 이차 시각중추로 작용하고, 외선조피질extrastriate cortex이라 부르기도 한다. 후두엽의 배쪽에는 방추형이랑이 위치하며, 앞쪽의 측두엽 배쪽으로 길게 연장되기 때문에 후두측두이랑으로도 불린다. 일차 시각영역에 도달한 시각 정보의 이어지는 처리는 두 갈래 흐름으로 나뉘는데, 두정엽으로 진행하는 등쪽 흐름은 공간 인식을 담당하고, 측두엽 아래쪽으로 진행하는 배쪽 흐름은 사물 인식을 담당한다.

5) 섬엽

섬엽은 실비안열구 안쪽에 깊숙이 위치한 삼각뿔 모양의 피질로, 뇌의 발생에서 초기에 생성되어 전두엽, 두정엽, 측두엽과 맞닿아 위치한다. 기능적으로 신체상태에 대한 내수용성 감각, 통증 지각, 운동조절, 자율신경조절, 맛, 냄새 등의 처리에 관여하며, 공감과 같은 사회적 정서, 혐오감의 발생, 돌출성salience 등에도 중요한 역할을 한다.

4. 피질부 백질

피질부 백질은 피질과 하위 신경계를 연결하는 투사섬유projection fibers, 대뇌반구를 상호연결하는 맞교차섬유commissural fibers, 대뇌반구 내의 서로 다른 영역을 연결하는 연합섬유association fibers 등 세 가지 범주로 구성된다. 이러한 섬유들은 자기공명영상의 특수 촬영 기법인 확산텐서영상diffusion tensor imaging, DTI을 통해 시각화될 수 있다.

피질 투사섬유의 대부분은 속섬유막internal capsule을 지나는데, 이 속섬유막은 꼬리핵caudate nucleus 머리와 조가비핵putamen 사이의 앞다리anterior limb, 시상thalamus과 조가비핵 사이의 뒤다리posterior limb, 그리고 두 다리를 연결하는 무릎부genu로 구성된다. 뇌활fornix 역시 피질 투사섬유 다발로, 주로 해마복합체에서 시상하부와 기저전뇌 영역으로 가는 섬유와 사이막복합체septal complex에서 해마로 가는 섬유로 구성된다.

맞교차섬유에는 뇌량corpus callosum, 앞맞교차anterior commissure, 해마맞교차hippocampal commissure, 뒤맞교차posterior commissure 등이 있다. 이 중에 가장 큰 구조인 뇌량은 양쪽 대뇌반구의 신피질 영역을 상호연결하는 섬유다발로 구성되며, 뒤쪽의 팽대splenium, 가운데의 몸통body, 앞쪽의 무릎genu, 무릎 아래쪽의 부리rostrum 등 4개의 부위로 나뉘어 불린다. 앞맞교차는 종말판lamina terminalis에서 뇌 가운데를 통과하는 섬유다발로, 후각망울olfactory bulb, 편도amygdala, 앞관통질, 해마곁이랑 및 기타 측두엽 앞쪽 영역을 서로 연결하는 섬유들로 구성된다. 해마맞교차는 뇌활의 한 부분으로 뇌량 팽대부 아래에 위치하고, 주로 해마에서 유래한 섬유들로 구성되며, 반대편의 뇌활로 들어간다. 뒤맞교차는 제3뇌실 뒤쪽에 있는 양쪽 반구 연결섬유의 집합이다.

대뇌반구 내의 백질은 같은 반구내의 피질 영역들을 서로 연결하는 막대한 양의 피질 연합섬유를 포함한다. 여기에는 인접한 이랑을 연결하는 활꼴섬유arcuate fibers도 있지만, 극과 극을 연결하는 매우 긴 연합섬유들의 다발도 있다. 예를 들어, 갈고리다발uncinate fasciculus은 갈고리이랑 및 측두엽 앞쪽과 전두엽을 연결하고, 아래전두후두다발inferior fronto-occipital fasciculus은 전두엽의 가쪽 아래 부분과 후두엽을 연결하고, 아래세로다발inferior longitudinal fasciculus은 측두엽의 아래 가쪽을 따라 측두엽과 후두엽을 관통해 연결한다. 또 위세로다발superior longitudinal fasciculus은 속섬유막의 가쪽을 통과해 전두엽, 두정엽, 후두엽을 상호연결하며, 이 섬유들의 일부는 활처럼 굽어 측두엽으로도 연결된다. 가쪽후두다발lateral occipital fasciculus은 때로 베르니케 섬유다발이라 불리기도 하는데, 후두엽 앞부분과 두정엽 및 측두엽의 뒤부분을 수직으로 연결한다. 위전두후두다발superior fronto-occipital fasciculus은 속섬유막의 안쪽을 통과해 후두엽 및 측두엽과 전두엽 및 섬엽 사이를 상호연결한다. 마지막으로 띠다발cingulum은 띠이랑 안쪽에 위치하여 사이막부 및 기저전뇌 영역에서부터 해마곁이랑까지 연결하는 커다란 연합섬유다발이다.

5. 변연계 및 피질아래 구조물

1) 변연계

하등동물의 후각계로부터 진화된 변연계limbic system는 정서, 기억, 동기, 자율신경 및 신경내분비 조절 등에 관여하는 다양한 구조물로 구성된다 측두엽 안쪽에 위치한 해마복합체와 편도를 비롯해 시상 안쪽, 시상하부hypothalamus, 기저핵, 사이막핵septal nucleus, 전뇌를 포함한 뇌줄기의 여러 핵 등의 피질 아래 구조들이 변연계의 주요 구성물이다. 또 해마곁이랑, 갈고리이랑, 안와전두피질, 섬엽 앞쪽, 띠이랑 등과 같은 피질부도 변연계로 분류될 수 있다. 이처럼 많은 변연계 구조 중에서 기능이 잘 알려진 것으로 해마복합체, 편도, 시상하부 등이 있다.

해마복합체는 해마곁이랑 위에 위치하여 기억 기능에 결정적 역할을 하는 구조로서, 해마hippocampus, 치아이랑dentate gyrus, 곶능선subiculum 등으로 구성된다. 편도는 해마복합체의 앞에 위치한 여러 핵의 집합이며, 공포 반응과 정서 학습에 중요하다. 시상하부는 시상과 뇌하수체 사이에 위치하는 아몬드 크기로 자그마한 핵 집합체로서, 바소프레신을 합성 유리하는 위시삭핵supraoptic nucleus, 옥시토신을 합성 유리하는 실방핵paraventricular nucleus, 일주기리듬을 조절하는 위시교차핵suprachiasmatic nucleus 등 수많은 핵이 위치하여 각종 호르몬 분비, 자율신경계 활성, 대사과정 등 다양한 기능들이 시상하부에 의해 조절된다. 또 체온, 배고픔과 포만, 갈증, 성욕, 수면 등 항상성 유지에 필요한 생리 기능도 시상하부에 의해 조절된다.

2) 기저핵

기저핵은 뇌 중심부에 위치하여 협응기능을 하는 핵 집합체로서, 꼬리핵, 조가비핵, 창백핵globus pallidus, 시상밑핵subthalamic nucleus, 흑색질substantia nigra 등 다섯 개의 주요 핵 집단으로 구성된다(그림 4-4). 이 기저핵의 협응기능은 수의운동 조절과 절차기억procedural memory, 안구운동 조절, 인지 및 정서 조절 등 매우 광범위하다. 기저핵의 대부분은 GABA 신경세포로 구성되나, 시상밑핵은 글루타메이트 신경세포로 구성된다. 또한 꼬리핵과 조가비핵, 그리고 흑색질에서는 도파민의 역할도 중요하다. 기저핵은 구조물들의 조합에 따라 다른 이름으로 불리기도 하는데, 예를 들어, 조가비핵과 창백핵을 합쳐 렌즈핵lentiform or lenticular nucleus, 꼬리핵과 조가비핵을 합쳐 줄무늬체corpus striatum라 한다.

발생학적으로 줄무늬체는 기저핵 중에 가장 나중에 생기고, 속섬유막의 앞다리에 의해 분리되어 꼬리핵과 조가비핵으로 분화된다. 꼬리핵은 주로 전전두피질의 연합영역과 연결되는 정보를 처리하고, 조가비핵은 주로 감각운동 정보를 처리한다. 창백핵은 조가비핵의 안쪽에 위치하면서, 바깥판external lamina에 의해 조가비핵과 구분된다. 더 나아가 말이집신경섬유myelinated fibers의 속판internal lamina을 경계로 속부 GPi와 바깥부 GPe로 나누어질 수 있다. 렌즈핵, 즉 조가비핵과 창백핵은 운동활성 통합이 주기능이다. 꼬리핵과 조가비핵이 피질, 시상, 뇌줄기 등에 광범위하게 연결된 데 비해, 창백핵의 연결 양상은 한정적으로 들신경섬유afferent fibers는 꼬리핵과 조가비핵에서 유래하고, 날신경섬유efferent fibers는 시상, 시상하부, 중뇌 등으로 연결된다.

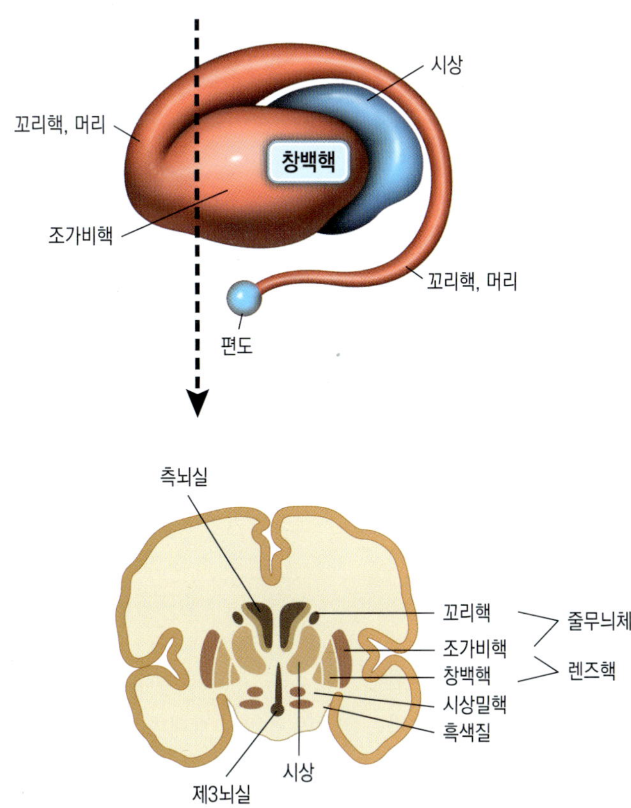

그림 4-4. 기저핵의 입체적 모양과 단면도

3) 기저전뇌와 시상

기저핵의 앞아래쪽에 위치하면서 다양한 기능을 하는 작은 구조물들을 통틀어 기저전뇌basal forebrain라 일컫는다. 인간의 기저전뇌는 전체 뇌의 1% 이하로 매우 작기는 하지만, 다른 영장류에 비하면 상대적으로 큰 편이다. 이 영역에 속한 많은 신경핵들은 변연계 및 후각계의 일부로 기능하는데, 여기에 속하는 구조로는 앞관통질, 사이막복합체, 무명질substantia innominata, 측위핵nucleus accumbens 등이 있다.

앞관통질은 표면에 많은 수의 작은 혈관들로 구멍이 나 있어서 이러한 이름이 붙었는데, 후각삼각의 바로 뒤에 위치하면서 섬엽 배쪽의 앞부분과 접해 있다. 투명사이막septum pellucidum은 전뇌의 중간시상면에서 가장 잘 보이는 얇은 판으로, 뇌활에서부터 뇌량으로 뻗쳐 있고, 가쪽 측실 앞뿔의 안쪽 벽을 형성한다. 이 투명사이막 아래쪽에 여러 작은 핵의 집합체인 사이막핵septal nuclei이 위치하고, 그 밑으로 백질인 대각섬유줄diagonal band과 분계섬유줄stria terminalis이 있다. 무명질 혹은 마이너트의 기저핵nucleus basalis of Meynert은 렌즈핵 아래에 위치하면서 앞쪽으로 편도와 측위핵으로 뻗어있으며, 무명질의 앞쪽 부분은 앞관통질의 위쪽 깊이 놓여 있다. 해부학적으로 무명질의 신경연결은 창백핵과 비슷하고, 기능적으로도 변연계나 후각계보다는 기저핵의 기능에 더 가까우며, 아세틸콜린 신경핵으로 구성되어 학습과 기억에 중요하다. 측위핵은 사이막복합체 바닥부의 가쪽에 위치하는데, 꼬리핵과 조가비핵의 결합부까지의 부분이다. 해부학적으로 측위핵은 편도로부터 들신경섬유를 받고, 창백핵으로 날신경섬유를 내므로, 기저핵과 변연계를 연결하는 기능을 한다. 이 측위핵은 보상회로reward pathway의 일부로 동기motivation 형성에 중요한 역할을 한다.

시상은 20여 개의 상이한 핵으로 구성된 매우 다양한 먹임/되먹임 경로의 정류장으로, 정보의 관문gait 혹은 여과기filter로서 작용한다. 즉 여러 부위로부터 정보를 받아 과다하거나 관계없는 자극은 걸러내고, 중요하고 적합한 정보는 다음 부위로 전송한다. 이러한 기능을 위해 시상의 핵들은 각각 대뇌피질, 변연계, 뇌줄기, 소뇌 등 뇌 전반의 구조들과 서로 다른 연결 양상을 갖는다. 특히 안등쪽medial dorsal, MD 시상핵으로부터의 신경다발은 전전두피질과 연결되고, 이 연결회로는 고등인지기능 조절에 중요한 경로로 작용한다.

4) 소뇌

소뇌는 매우 복잡하기는 하지만 온라인 형태의 빠른 운동 조정 역할에 적합한 독특한 세포건축적 구조를 갖고 있다. 특히 고밀도의 과립세포granular cell들은 분자층에서 특이하게 길고 두 갈래의 가지를 형성하는 가지돌기를 갖고, 조롱박세포Purkinje cell들은 질서정연한 배열과 광범위한 가지들을 갖고 있어, 신경발화의 시간적 연쇄반응 탐지에 적합한 구조를 하고 있다. 이러한 조정 기능은 부위별로 그 역할이 다른데, 예를 들어, 일차 감각은 전엽anterior lobe에, 표상representation은 후엽posterior lobe에, 시각과 청각 및 두경부 감각은 충부vermis에 위치한다. 이러한 특성은 소뇌의 각 부위들이 대뇌의 일정 부위와 먹임/되먹임 경로들을 통해 서로 연결되어 있는 구조와 관련된다. 먹임 경로는 주로 대뇌피질-교뇌 섬유와 교뇌-소뇌 섬유로 구성되고, 되먹임 경로는 소뇌-시상과 시상-대뇌피질 섬유로 구성된다. 소뇌는 먹임 경로를 통해 대뇌피질로부터 받은 감각운동성 정보를 수정하고, 이어 처리된 정보는 되먹임 경로를 통해 대뇌반구에 되돌려져 재분배된다. 또 소뇌는 띠이랑의 자율신경 관련 부위와도 연결되어 있고, 더 나아가 전전두피질과의 섬유연결을 통해 고등인지기능의 조정에도 관여한다.

5) 뇌줄기

뇌줄기는 중뇌와 교뇌, 그리고 연수로 구성된다. 중뇌는 덮개tectum, 뒤판tegmentum, 배쪽 뒤판ventral tegmentum 등 세 부분으로 나뉜다. 시각경로의 일부인 위둔덕superior colliculus과 청각경로의 일부인 아래둔덕inferior colliculus이 덮개에 위치하며, 운동기능 관련의 적색핵red nucleus, 도파민계에 속하는 흑색질과 배쪽 뒤판영역ventral tegmental area, VTA 등 많은 신경핵이 중뇌에 위치한다. 또 그물체reticular formation가 중뇌 뒤쪽에서 연수 뒤쪽까지 뇌줄기의 위아래로 길게 걸쳐 위치해 있다. 교뇌는 대뇌를 소뇌와 연수로 연결하는 많은 섬유로 구성되며, 호흡센터가 위치해 있기도 하다. 뇌줄기 가장 아래의 연수에는 생명 유지에 직결되는 맥박, 호흡, 혈압 등을 조절하는 중추가 위치한다.

6. 피질 활성 조절계

뇌줄기 그물체의 자극은 피질의 각성 혹은 활성으로 이어지는데, 이는 그물체에서 시상을 거쳐 피질에 이르는 그물-시상-피질 경로, 혹은 직접 피질에 이르는 그물-피질 경로를 통해 이루어진다. 신경화학적으로 서로 다른 최소한 여섯 가지의 신경투사계가 시상을 거치지 않고 직접 대뇌피질에 도달한다. 이 중 노르에피네프린, 세로토닌, 도파민 등 세 가지 신경계는 뇌줄기 그물체에서 시작하고, 히스타민과 GABA 신경계는 시상하부에서 시작하며, 아세틸콜린 신경계는 기저전뇌에서 시작한다(그림 4-5). 덧붙여 이들 모두는 대뇌피질에서 끝나는 형태가 탈선적, 분기적이어서, 간결한 형태를 취하는 시상피질 신경투사와 대조를 이룬다.

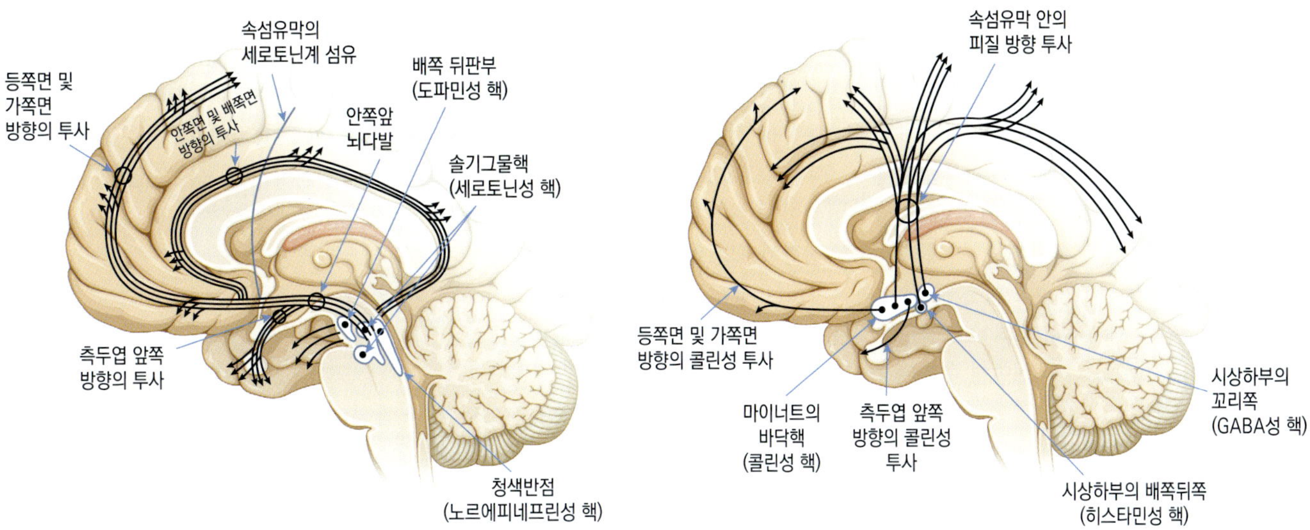

그림 4-5. **신경전달물질 회로**

1) 노르에피네프린계

기능적으로 각성과 보상에 관여하는 신경전달물질인 노르에피네프린의 신경계는 뇌줄기의 교뇌pons와 연수medulla에 걸쳐 여섯 개의 핵집합체로 구성된 청색반점locus ceruleus에서 시작한다. 약 13,000여 개의 신경이 청색반점에서 시작해 대뇌반구 양쪽으로 향하는데, 대부분은 같은 방향으로 가고, 일부는 교차해 반대 방향의 반구로 간다. 이러한 신경투사는 중뇌뒤판mid-brain tegmentum의 중앙부를 거쳐, 간뇌 근처에서 안쪽전뇌다발medial forebrain bundle에 있는 다른 신경섬유들과 합류한 후, 대뇌피질 전영역과 후각구조를 포함한 기저전뇌의 모든 신경핵들로 투사된다. 대뇌피질로 향하는 섬유들은 크게 세 개의 경로를 취하는데, 첫째는 전두극을 거쳐 전두엽의 등쪽과 가쪽으로 향하는 무리이고, 둘째는 뇌량 위를 돌아 뒤쪽으로 향하는 무리로 대뇌반구의 안쪽과 해마복합체를 포함한 배쪽 구조물들로 향하며, 셋째는 가쪽으로 나가 속후각피질entorhinal cortex과 편도를 포함한 측두엽으로 향한다.

2) 세로토닌계

세로토닌은 기분, 정서적 행동, 식욕, 수면 등의 조절에 중요한 역할을 하는 신경전달물질이다. 여섯 개의 피질조절계 중에서 세로토닌계는 가장 많은 섬유를 포함하므로 가장 높은 밀도의 피질 신경분포를 한다. 세로토닌계 신경들의 대부분은 연수, 교뇌 및 중뇌에 걸쳐 가운데쪽에 길게 위치한 뇌줄기 핵들의 집합체인 솔기그물핵Raphe nuclei에서 시작한다. 노르에피네프린계처럼 많은 세로토닌계 신경들도 거의 모든 수준의 중추신경계로 투사된다. 중뇌뒤판의 중앙부를 지나 간뇌 수준의 안쪽전뇌다발에서 노르에프네프린계 섬유를 포함한 다른 신경섬유들과 합류하고, 노르에피네르핀계의 세 가지 경로와 거의 동일한 경로를 통해 모든 피질 부위로 분포한다. 또 배쪽으로 시상, 시상하부, 기저핵, 기저전뇌 등의 신경핵들과도 연결된다.

3) 도파민계

운동, 보상, 인지, 내분비 등에 중요한 역할을 하는 도파민의 신경핵은 중뇌의 흑색질, 뒤적색핵retrorubral nucleus, 배쪽뒤판영역 등에 위치한다. 이들은 별도의 신경핵으로 구분될 수 있지만 보통 하나의 복합체로 취급되고, 중뇌-종뇌 도파민계라는 커다란 투사계의 시작점이 된다. 이 투사계는 흔히 중뇌-무늬체mesostriatal, 중뇌-변연계mesolimbic, 중뇌-피질mesocortical 등 세 개의 경로로 나누어진다. 중뇌-무늬체 경로는 흑색질-무늬체nigrostriatal계로 더 잘 알려진 것으로 운동활성의 시작을 강화하는 기능을 한다. 중뇌-변연계 경로는 안쪽 전뇌다발에서 위로 올라가 여러 변연계 구조들로 분산되고, 중뇌-피질 요소는 신피질의 모든 영역으로 투사되는데, 이 두 요소들의 경로는 노르에피네프린계 및 세로토닌계의 경로와 유사하다. 이 중에서도 특히 배쪽 뒤판영역에서 시작해 측위핵을 거쳐 전전두피질로 이어지는 투사계는 보상 및 동기 행동의 핵심 경로로 작용한다. 한편 시상하부의 활꼴핵arcuate nucleus과 뇌실주위핵periventricular nucleus에서 시작해 뇌하수체로 투사되는 도파민 경로는 프로락틴 분비를 억제하는 작용을 한다.

4) 콜린계

학습과 기억, 각성, 보상 등에 중요한 아세틸콜린을 조절하는 신경계로서, 대뇌피질로 투사되는 콜린계 신경핵은 기저전뇌에 위치하는데, 흔히 네 가지로 분류된다. 가장 큰 부분은 무명질 내의 마이너트 기저핵으로, 이 신경핵의 90% 이상이 콜린성이고, 대부분 대뇌피질로 투사된다. 안쪽사이막핵 신경세포의 약 10%도 콜린성으로, 이들은 뇌활을 통해 해마복합체로 축삭을 보낸다. 브로카의 대각섬유줄핵에도 콜린성 섬유가 많은데, 이들 역시 해마복합체와 다른 변연계 구조로 투사된다.

5) 기타

위의 신경전달물질계에 비해 정확한 경로는 알려져 있지 않지만, 히스타민계와 GABA계 역시 피질 활성을 조절한다. 두 체계 모두 신경핵은 시상하부 뒤쪽에 위치하고, 광범위한 대뇌피질로 신경섬유가 투사된다.

7. 기능 중심으로 살펴본 뇌 영역의 역할

정신은 뇌와 몸의 통합적 활동을 통해 발현된다. 다시 말해, 정신이란 의식, 정서, 욕구, 기억 등의 영향 하에 환경으로부터의 외적 자극과 신체 내부의 내적 자극을 감각으로 받아들여, 뇌의 인지 활동을 거쳐 행동으로 표출하는 일종의 정보처리 과정이다. 이러한 정신 요소들에 서로 다른 뇌 영역들이 때로는 단독으로, 때로는 기능연결을 통해 연합하여 관여한다.

1) 감각 및 운동

인간의 신체에는 수많은 감각계와 운동계가 있다. 감각적 입력에는 체성감각, 시각, 청각, 후각, 미각, 균형감각, 그 밖에 신체 내부에서 일어나는 각종의 화학적, 기계적 신호들로 구성된다. 비슷하게 수의근으로의 운동출력, 내장의 평활근과 각종 샘으로의 자율신경 출력, 신경내분비 출력 등 수많은 서로 다른 효과기 경로들이 신경계에서 생겨난다. 이러한 감각운동 경로들의 감각운동계에서 정보처리 과정은 계급적으로 조직화되어 있다. 예를 들어, 일차 체성감각 정보는 말초적 수준에서 수용체와 척수로 들어가는 일차 체성감각 신경에 의해서 처리되지만, 이 정보는 더욱 정제되어 입력으로 통합되고, 뇌줄기, 시상, 일차 체성감각피질, 연합피질 등으로 이어지는 연이은 고위 수준의 처리과정을 거치면서 정제되면서 다른 신경들에 의해 영향을 받는다. 운동계에서도 비슷하게 계급식 처리과정이 역으로 일어난다. 그러나 계급적으로 조직화된 감각과 운동 경로에서 정보의 흐름은 단순히 선형적이지는 않다. 고위 처리과정 이전에 감각계와 운동계 사이에 직접적 연결이 존재하고, 복잡하게 얽힌 신경세포 간의 고리들이 여러 수준에서 정보를 전달하여 수많은 먹임, 되먹임 회로로 작용한다.

2) 주의

주의란 정보의 여과 과정과 정보처리 과정의 유지를 총칭하는 것으로서, 주의에는 여러 유형이 존재한다. 다른 자극은 무시하고 하나의 자극에만 집중하는 것을 의미하는 선택적 주의는 감각 양식 및 자극의 특성에 따라 매우 유연한 신경기전이 작동한다. 여러 자극에 동시에 집중하는 것을 의미하는 분할주의 divided attention에는 등가쪽 전전두피질과 앞띠이랑 같은 전두엽 구조의 집행기능이 관여한다. 특정한 자극에 대한 집중의 유지를 의미하는 지속주의sustained attention에는 전전두피질과 앞띠이랑 같은 뇌전반부와 두정피질을 포함한 뇌 후반부의 상호작용이 작동하고, 기저전뇌의 콜린 활성과 뇌줄기 그물체에서 일어나는 각성효과도 주의 유지에 중요하다.

3) 기억

기억은 시간 요인에 따라 뇌의 다른 공간적 위치가 그 과정을 매개한다. 즉, 짧은 시간의 기억을 의미하는 작동기억에는 등가쪽 전전두피질의 역할이 중요하며, 시간이 지나 기억의 공고화 단계가 되면 해마가 핵심적 역할을 하고, 장기기억은 대뇌피질에 저장된다. 또 기억은 유형별로 다른 뇌영역이 관여한다. 어의성 기억과 삽화성 기억 같은 명시적explicit 기억에는 해마를 포함한 측두엽 안쪽 구조가 관여한다. 또 의식되지 않는 과거의 경험이 현재의 행동 수행에 영향을 주는 기억의 형태를 암묵적implicit 기억이라고 하는데, 여기에는 기저핵과 소뇌가 관여하는 습관이나 기술 같은 절차기억과 편도가 관여하는 각종 정서의 조건화 과정이 포함된다.

4) 언어

사고와 느낌의 소통을 위해 말을 사용하는 방식을 의미하는 언어 처리는 인간의 가장 특징적인 능력의 하나로 간주된다. 언어 기능의 대부분은 뇌의 연합영역에서 처리되는데, 말의 생성에 관여하는 아래전두이랑 뒤쪽의 브로카 영역과 말의 이해에 관여하는 위측두이랑 뒤쪽의 베르니케 영역이 대표적이다. 이 영역들은 대개 우세반구에 국재화되는데, 인간의 경우 97%에서 좌반구가 우세반구이다. 글을 보고 읽기 위해 단어의 의미를 파악과 음운을 파악하는 과정에는 측두엽 아래쪽과 모이랑이 관여하며, 언어 유창성에는 등가쪽 전전두피질의 역할이 중요하다.

5) 집행기능

집행기능executive functions이란 주어진 목표를 성취하기 위해 필요한 행동의 인지적 조절 과정에 포함되는 기능들을 총칭하여 이르는 말이다. 집행기능은 곧 전두엽 기능이라고 할 정도로 전전두피질의 역할이 중요하며, 꼬리핵과 시상을 포함한 피질아래 영역의 역할이 보조적으로 관여한다. 집행기능 중에서 작동기억, 인지 변환, 계획 수립, 추론, 문제해결 등과 같은 고등인지 기능에는 등가쪽 전전두피질, 주의조절과 인지조절에는 앞띠이랑, 인지적 억제와 행동의 억제는 배안쪽 전전두피질, 메타인지의 통합처리에는 전두극피질이 주요하게 관여한다.

6) 정서

정서는 생존 과정에 일어나는 복잡한 심리현상을 총칭하며, 생리적 각성, 상황 평가, 표현 행동, 의식적 경험 등을 포함한다. 뇌 기능의 측면에서 정서는 편도, 아래쪽 줄무늬체, 시상하부 등의 피질아래 구조와 안와전두피질, 측두극, 앞띠이랑, 섬엽 등의 피질 영역 같은 변연계에 속하는 구조들의 기능이다. 특히 편도는 정서와 가장 밀접한 관련이 있어서, 가장 기본적 정서에 속하는 공포 반응이 일어날 때 예외 없이 편도의 활성이 일어난다. 변연계는 정서 이외에도 후각피질을 통한 냄새 지각, 해마를 통한 기억, 시상하부를 통한 생체리듬과 항상성 유지 등에 관여한다. 특히 시상하부는 식욕과 성욕을 포함한 각종 욕구와도 밀접한 관련이 있다. 이러한 기능들이 같은 변연계에서 처리된다는 사실을 통해 정서가 이 기능들과 밀접한 관련이 있음을 알 수 있다.

7) 의식

의식은 신경계와 마음의 켜기-끄기 스위치 내지 밝기 조절 스위치이다. 의식의 수준을 조절하는 체계들은 각성 상태를 촉진시키는 기전을 포함하기 때문이다. 덧붙여 의식은 주의의 유지와 방향 선택을 포함하고, 자기와 환경의 인식을 포함한다. 이러한 인식은 여러 감각, 운동, 기억, 정서의 조각 정보들을 하나의 통일된 지각소로 통합, 연합, 혹은 결속을 요구한다. 뇌 기능의 측면에서 의식 상태의 유지에는 뇌줄기와 시상의 활동을 필요로 하며, 의식 경험을 위해서는 시각 피질의 핵심적 역할에 더불어 등쪽 전전두피질과 두정피질의 연합적 활동을 필요로 한다.

임상약동학

Clinical pharmacodynamics

Chapter 05

◐ 배치운 가톨릭대학교 의과대학 정신건강의학교실

정신작용약물의 경우 일반적으로 중추신경계에 작용하여 다양한 임상적 효과를 발휘하게 되며 이에 수반하여 약물의 작용 중 원하지 않거나 예상되지 않았던 이상 반응들도 다양하게 발현하게 된다. 따라서, 이들 정신작용약물들을 안전하고 효과적으로 투여하여 임상적 효과를 극대화하고 이상반응을 최소화하려고 하면 약리학적으로 기본적인 약동학pharmacokinetics과 약력학pharmacodynamics의 원리를 이해하는 것이 중요하다.

정신작용 약물을 투여한 후 약효가 발현되려면 투여된 약물이 체내에서 일련의 약리학적 과정을 거치게 되는데, 즉, 흡수absorption, 분포distribution, 대사metabolism, 배설excretion/clearance 등의 여러 단계를 거친 후 실제 약물의 작용 부위인 특정 수용체들에 도달하게 된다. 투약 후 약효의 출현은 작용 부위에서의 약물-수용체 상호작용에 의한 일련의 약력학적 과정을 통해서 이루어지게 된다. 따라서, 최종적인 약효의 강도 및 작용시간 등은 투여약물의 특정 약물 수용체 부위에 도달하는 속도나 양 등 약동학적 특성과 약력학적 특성에 의해서 결정된다고 볼 수 있다. 그림 5-1은 약물 투여 이후의 약동학 및 약력학적 과정을 모식하고 있다.

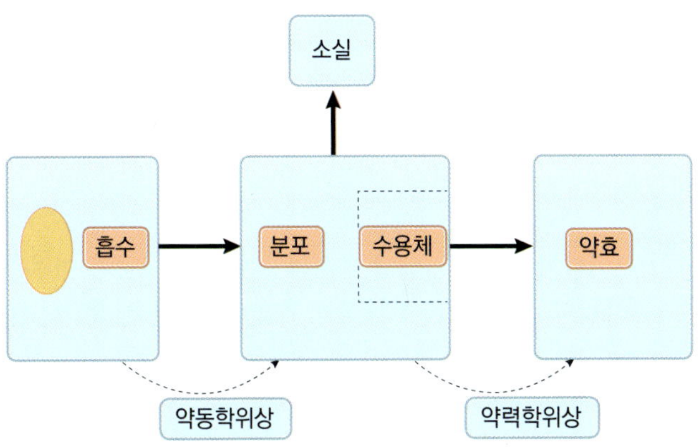

그림 5-1. **약동학과 약력학의 개념적 모식도**

본 장에서는 투여된 약물의 체내 동태와 관련된 일련의 약동학적인 과정, 즉, 약물의 흡수 absorption, 생체이용률bioavailability, 분포용적volume of distribution, 반감기half-life, 청소율clearance, 약물의 대사metabolism 및 배설excretion 등에 대한 부분을 주로 다루고 개별 정신작용 약물들의 약동학적 특성들을 요약하고자 한다.

1. 흡수(absorption)

약물의 투여의 방법은 매우 다양하다. 크게 분류하면 혈관 내 혹은 혈관 외(구강, 국소, 흡입 및 직장 투여 등)로 나눌 수 있다. 혈관 내 투여는 약물을 직접 순환 혈액 내 투여하는 것으로 정맥 투여하는 방법이 가장 흔히 이용된다. 전신 부작용을 최소화할 목적으로 간혹 표적장기에만 고농도의 약물을 주입하기 위하여 동맥 내 투여법이 이용되는 경우도 있다. 이와 유사한 투여방법으로 늑막강, 복막내 투여 또는 척수액 내로의 직접 투여방법이 특정 부위에 효과적으로 약물을 전달하기 위해 행해지기도 한다. 따라서, 이러한 투여방법은 약물의 흡수 개념이 필요하지 않다. 붕해disintegration는 정제나 캡슐제재를 투여 시 약물이 작은 조각으로 분해되는 과정이며 용해dissolution는 약물이 용매에 완전히 녹는 것을 의미한다.

표 5-1은 다양한 약물의 투여 경로에 대한 요약이다. 각 투여 경로에 따른 장단점이 기술되어 있으므로 개별 환자의 임상적 상황에 따라 적절한 투여 경로를 선택하는 것이 최대한의 임상적 효과와 최소한의 이상반응을 발현하는 데 중요하다고 볼 수 있다. 만약 환자의 임상적 상황에 적절하지 않은 투여 경로를 선택하는 경우에는 약물의 흡수 작용에도 도움이 되지 않을뿐더러 오히려 부작용만 초래하는 결과를 초래할 수도 있다. 약물

표 5-1. **약물 투여 경로에 따른 장단점**

경구	점막	피하
간편, 편리, 저비용, 무통증, 무감염	간편, 편리, 적은 통증, 낮은 감염, 장관흡수 비노출, first-pass metabolism 회피, 실제 작용 부위에 도달 시까지 시간 절약	Slow onset, oil-based drug에 유리
실제 작용 부위에 도달 시까지 시간 소모, first-pass metabolism, 장관 흡수에 여러 요소가 좌우, 최소 유효 혈중농도 이하에서 약효가 나타나지 않음	개발의 어려움, 실제 제형의 희소성	용량의 한계, 실제 작용 부위에 도달 시까지 시간 소모, 통증, 감염 위험
근육하	혈관내	경피
간편, 편리, 저비용, 무통증, 무oil-based drug에 유리	속효성, 약물전달체 조작이 가능, 일정한 농도 유지 용이	간편, 편리, 적은 통증, 낮은감염, 장관 흡수 비노출, first-pass metabolism 회피, 장기간 사용, 투약량의 조절이 용이, 생체이용률 증가, 위장관 독성 관련 부작용 최소화
통증, 출혈, 실험실결과에 영향	상대적인 독성 발현이 용이, 전문 인력의 감독 필요, 불편함	부착 부위 자극, 실제 작용 부위에 도달 시까지 시간 소모, 지용성 화합물에 적합

주: First-pass metabolism (초회통과대사): 약물은 소화관에서 흡수된 후 소화관벽 상피세포내 또는 간에서 대사되기 때문에 실제로 체순환계에 들어갈 수 있는 양이 상당히 감소하는데 이를 지칭. 초회통과효과가 큰 약물은 정맥주사 시에 비해 약물의 체내 반감기에는 변화가 없으나 경구투여 후 혈중최고농도는 현저히 감소. Desipramine, Imipramine, Nortriptyline과 같은 항우울제들 및 베타 차단제 등이 해당되고, 초회통과효과가 큰 약물의 경우에는 약물의 투여량과 혈장농도의 증가가 비례하지 않게 되므로 생체이용률에서 현저한 차이를 보일 수 있음. 즉, 초회통과효과가 크면 클수록 생체이용률은 저하되게 됨

고유의 측면으로 볼 때는 약물의 분자량, 이온성상, 붕해도, 용해도 및 제형에 따른 흡수의 차이를 보일 수가 있으며 환자 측면으로 보면 당연히 투여 경로와 위산의 pH 정도, 상피세포의 투과성 및 위내용물 등이 약물의 흡수에 영향을 미친다고 볼 수 있다. 또한, 연령의 증가도 여러 약동학적 요인을 변화 시키므로 약물 흡수에 영향을 미친다. 그러나 여러 약동학적 요인 중에서 연령증가에 의한 약물흡수의 변화는 그 중요도가 가장 낮은 것으로 알려져 있다.

한편, 일반적인 약물들과는 달리 펩타이드나 단백제제는 경구 투여에 의해 치료적 목적을 달성하기 어렵다. 이는 위장관의 peptidase와 protease의 높은 활성도 및 수용성 거대분자에 대한 위장관 점막의 흡수장벽이 때문이다. 따라서 정맥 내 투여, 피하 투여, 근육 투여 등이 선호되는 투여 경로가 되고 약물의 적절한 전달 체계를 개발하기 위해 이들의 물리화학적, 생물학적 특성을 신중히 고려하여야 한다.

일반적인 물질의 이동과 동일한 형태의 방법, 즉 수동적 확산 이동passive diffusion, 막소공을 통한 이동penetration, 수송체 이동carrier mediated transport, active transport 등의 여러 방법으로 약물 흡수가 일어난다. 확산 이동의 경우에는 Fick's law에 의하여 속도가 결정이 되는데, 전하를 가진 약물이면 membrane potential에 의해서도 영향을 받게 되고 lipid 확산인 경우에는 지질 용해도에 의하여 영향을 받게 된다. 또한 산/염기 성상을 가진 화합물의 경우에는 pH에 따라 전하도 같이 변하여 흡수 정도에 영향을 미치게 된다. 반면, 막소공을 통한 이동의 경우에는 생체막의 소공의 크기가 매우 작으므로 분자량이 60 이하인 경우에 가능하므로 일부 저분자량의 약물만이 가능하다. 수송체 이동의 경우에는 아미노산, 펩티드 및 당 등의 amino acid, peptide, glucose 등의 수송체에 약물이 결합되어서 이송되는데, 이들의 경우 자체 화학적 성질에 의하여 약물의 배설 및 분포에 영향을 동시에 미치게 된다.

생체이용률(bioavailability=소화관 흡수율×[100−(소화관벽+간) 대사율]/100)은 투여된 약물의 양과 활성화된 형태로 체순환에 도달하는 약물의 양의 비율로 정의된다. 즉, 경구 투여 후 체순환으로 흡수되는 정도는 장점막에서 얼마나 흡수되는지, 다시 간문맥을 통해 간장을 거치면서 얼마나 대사되는지에 의하여 결정된다. 이는 실질적으로 약물 흡수의 약동학적 지표이며 정맥으로 투여된 용량은 모두 체순환으로 들어가므로 생체이용률은 100%가 되고, 이를 기준으로 하여 다른 경로(경구 혹은 근육)로 투여한 경우의 흡수는 이와 비교하여 표시한다. 피하 또는 근육 내 투여 후에, 약물은 림프계를 통과하면서 보통 체순환으로 들어가기 전 제거가 일어나므로, 결과적으로 생체이용률은 100% 미만이 된다. 약물이 정맥으로 투여되지 않은 경우 추가 용량을 사용할 때에는 약물 흡수에 필요한 시간을 기다려서 투여하여야 한다. 이 때 약물의 흡수는 예상하기 어려운 경우가 많으므로 약물을 반복해서 투여하는 것은 권장되지 않는다.

일반적으로 경구투여 시 약물의 생체이용률은 매우 낮고(<1%) 그 개인차가 크다. 경피 및 경구를 통한 의약품 전달 기술이 많이 발전했으나, 상용화를 위한 신약물 후보 물질로 이 두 경로를 이용하기 위하여는 높은 생체이용률이 필요하므로 개발이 용이하지는 않다. 특히 대부분의 약물들이 소화관 내에서 흡수가 되는 정제 형태를 띄고 있으므로 이 경우 약물의 흡수에 영

표 5-2. **장관 내 약물 흡수율 결정 요인(위장관 배출 속도에 대한 영향)**

↓	측와위, 항콜린성약물 / 진통제, 지질/ 아미노산 / 전분 형태의 음식, 다량의 음식, 내외과적 질환 / 외상 / 두통 / 통증
↑	스트레스, 소량의 알코올, 소량의 음식, 위산 감소, 위장관 flora, 위장관 내 효소체

향을 미치는 인자들에 대한 이해가 매우 중요하다고 볼 수 있다. 아래 표 5-2에, 소화관에서 흡수율에 미치는 다양한 요인들이 기술되어 있다.

한편, 투여 경로를 변경하는 경우에는 약물의 약동학 및 면역원성을 변화시킬 수 있다. 폐를 이용하는 경우에는 폐포와 순환계 사이의 밀접한 접촉으로 인해 신속한 흡수가 가능하기 때문에 단백질의 투여경로로 널리 연구되어 왔다. 반면, 흡입과 비강 내 투여경로는 투여가 쉽고, 혈관 및 림프계가 풍부한 표면적으로 전달되며 초회 통과대사 효과에 영향을 받지 않는 장점이 있다.

약물 전달의 물질로 다양한 물질들이 사용될 수 있는데, 그림 5-2에 이들의 예시가 되어 있다.

약물농도 곡선하 면적area under the curve, AUC은 약물의 생체 흡수율의 정도를 의미하며 체순환에 도달한 활성약물의 총량을 반영한다. AUC의 단위는 농도x시간으로 표시한다. Tmax는 약물 투여 후 혈중농도가 최고치에 도달하는 시간으로서 약물흡수가 최고에 도달한 시점으로 약물의 흡수속도와 배설 속도가 같아지는 순간이다. Tmax 이후에도 약물의 흡수는 지속되지만 흡수 속도는 상당히 느려진다. Cmax는 약물투여 후 최고 혈중농도로서 치료적 반응을 발현할 정도로 체순환에 충분히 흡수되었는지를 가리키는 지표이다. Cmin은 최소혈중농도를 지칭하며 독작용을 일으킬 수 있는지에 대한 정보를 동시에 제공하게 된다. 최소 유효 농도minimum effective concentration, MEC는 생체 내로 투여된 약물이 약효를 나타낼 수 있는 최소한의 농도를 말하며 이 이하의 농도에서는 약효를 발휘하지 못하는 약물들이 많다(예: 경구제).

약물치료지수therapeutic index는 약물의 안전성에 대한 측정치로 값이 크면 유효용량과 독성용량 간의 폭이 넓음을 의미한다. 이 폭이 좁은 약물은 특히 혈중농도 측정이 의미가 있으므로 정기적으로 확인하여 미리 예상할 수 있는 부작용을 예방할 수 있다. 또한, 반수 치사량LD50, lethal dose은 실험군의 50%가 치사하는 용량이고, 중간유효용량ED50, effective dose은 실험군의 50%가 효과를 나타내는 용량이며 안전역LD50/ED50은 그 계수가 클수록 안전한 약물임을 제시한다. 그림 5-3은 경구 투여에 따른 농도/효과 상관 관계를 모식하고 있다. 그림 5-4에 각 용어 설명을 모식화 하였다. 그림 5-5는 투여 경로에 따른 약물 농도의 변화를 모식화한 것이다.

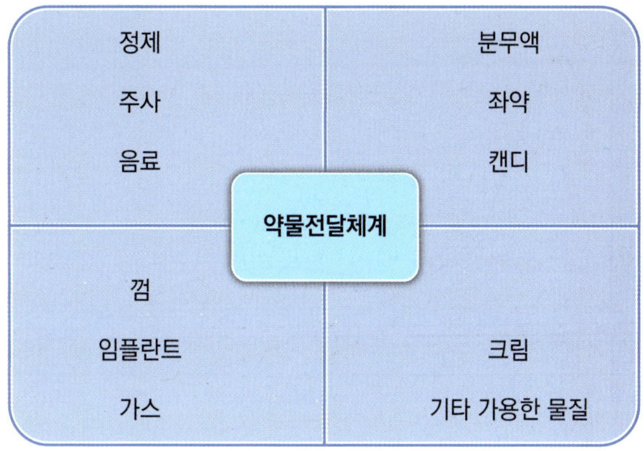

그림 5-2. **약물 전달 체계에 이용하는 물질**

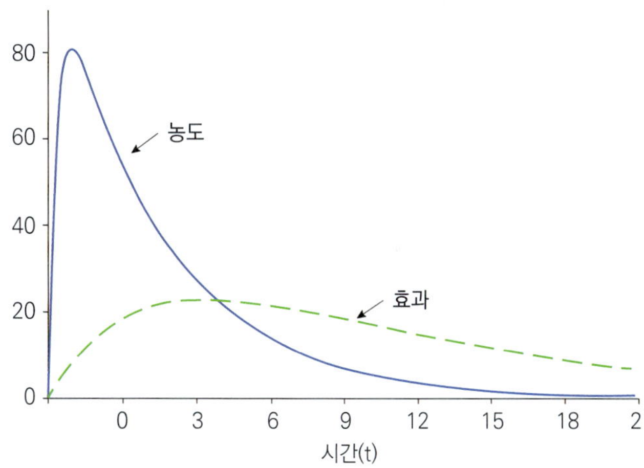

그림 5-3. **경구 투여에 따른 농도와 효과 곡선**

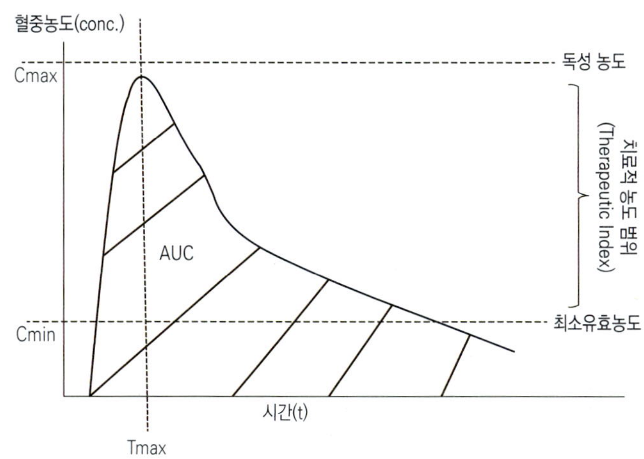

그림 5-4. **시간에 따른 약물 혈중농도 모식도**

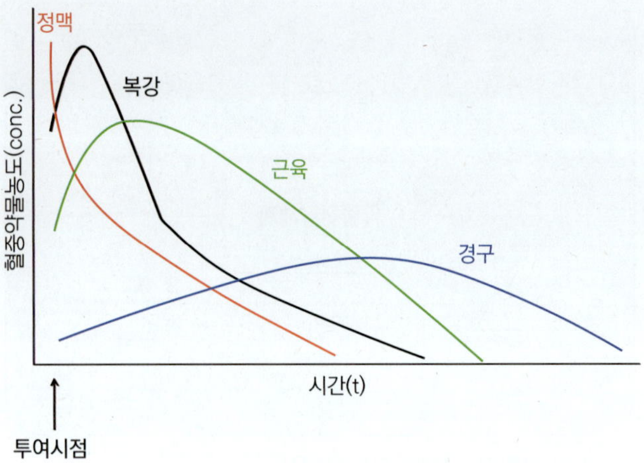

그림 5-5. **투여 경로에 따른 약물 농도 변화**(약물농도 곡선 하 면적, Area Under the Curve)

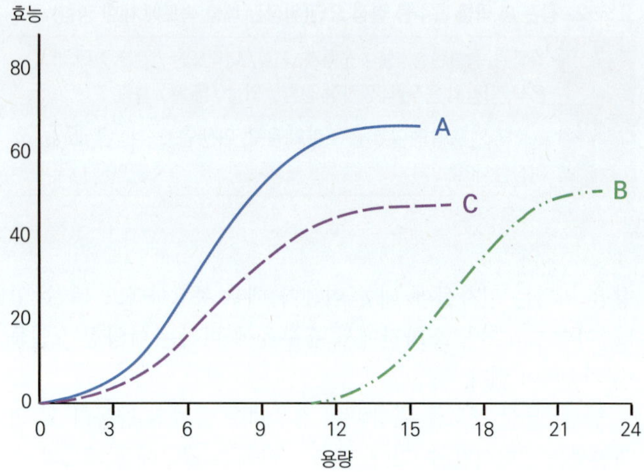

그림 5-6. **용량 반응 곡선: A는 B/C보다 효력(potency) 및 효능(efficacy)이 크다. C는 B보다 효력(potency) 및 효능(efficacy)이 크다.**

표 5-3. **연령별 약물 흡수 인자 변화**

소아	- pH에 의해 흡수가 영향을 받는 약물은 피하는 게 유리 - 장연동운동은 불규칙적이고 감소: 위배출 시간의 지연 - 담즙산이나 리파제의 감소: 지용성 약물의 흡수 - 위장관 효소의 활성도가 저하 - 근육층이 미약하고 혈류도 불충분 - 단위 체중당 체표면적이 더 넓음: 경피제를 통한 약물의 흡수율이 성인보다 높음
노인	- 위내 pH가 상승 - 위배출 시간이 지연 - 위장관의 운동성 감소 - 위장관 혈류가 감소 - 근육의 감소

표 5-3은 연령에 따른 약물의 흡수에 영향을 미치는 여러 요인을 제시한다. 연령에 따라 변화하는 신체의 매우 복잡한 임상 약동학적 요인의 변화에 의하여 약물의 대사 및 제거율이 달라지므로 유념하여야 한다.

2. 분포(distribution)

분포는 흡수된 약물이 혈관이나 림프관을 통해서 우리 몸에 필요한 장기나 세포로 퍼져 나가는 것이다. 체순환에 의하여 흡수된 약물은 혈액과 각 조직 사이의 관문을 통과하여 여러 곳으로 분포되어 약효 발현, 지속 작용, 조직내 축적, 부작용 발현 등을 보인다. 일반적으로 약물의 조직내 분포(이행)속도를 결정하는 주요 인자는 각 장기의 혈류량이며, 어떤 비율로 장기 내 농도가 평형상태에 도달할 것인지는 약물 지용성 정도와 각 장기의 지방 함유량 등에 의해 결정된다. 이는 지용성 약물이 수동확산에 의해 생체막을 투과하여 조직 내로 이행하기 쉽기 때문이다. 약물의 장기 내 분포 속도는 약물의 흡수나 체내 소실속도에 비하여 상당히 빨리 단시간 내에 평형에 도달한다. 장기와 조직 내에 이행한 약물은 평형상태에 도달한 후, 혈중 약물농도 변화에 따라 점차 감소하며, 장기/조직에 이행된 약물은 그 조직 자체에서 대사 또는 배설에 의해서 양이 감소되기도 한다.

약물의 분포에 영향을 미치는 인자로는 첫째, 조직에 공급되는 혈액량(많은 곳에 많은 약물이 분포 가능, 심장, 폐, 간, 신장은 관류량이 많아 약물이 이 구획으로 빠르게 순환) 둘째, 혈장 단백질과의 친화성 셋째, 조직세포막 투과성(약물의 지방 용해도가 높을수록 세포막 투과에 유리) 넷째, 조직 세포외액과 조직 세포 내액의 pH차 다섯째, 조직 세포내 성분과 약물의 결합성 그리고 여섯째, 분자의 크기(작을수록 유리) 및 세포장벽(혈액-뇌/혈액-태반/혈액-고환 장벽) 등이 있다. 특히 정신작용약물들의 경우 표적 조직은 뇌신경계이므로 이곳으로 분포되어 약물의 농도가 충분히 증가하면 효능을 발현한다.

중추신경계의 모세혈관 내피세포는 별아교세포에 의해 강하게 결합되고 덮여 있는데 이러한 구조적인 차이가 약물의 분포에 영향을 주는 요인 중의 하나인 혈액-뇌장벽으로, 정신작용약물이 혈액에서 뇌조직으로 빠르게 분포하기 위해서는 지질용해도가 높아야 한다. 정신작용약물은 서로 다른 지질용해도를 가지므로 세포막으로의 확산과 관련하여 발현시간의 차이를 보인다. 지질용해도가 높은 정신작용약물을 정맥 투여하면 혈액 내로 순환 후 혈액-뇌장벽과 뇌로 빠르게 분포한다. 따라서 지질용해도가 낮은 정신작용약물은 정맥 투여로 적정하기 위해 거의 사용되지 않는다.

분포용적volume of distribution, Vd은 체내에 존재하는 약물의 총량을 혈장 농도로 나눈 값이며 이는 모든 약물이 혈장에 골고

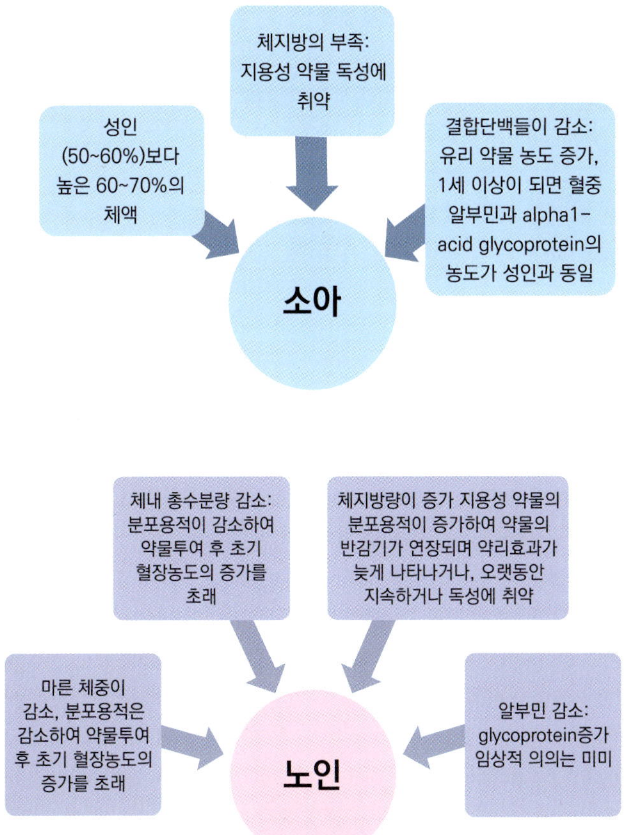

그림 5-7. **연령별 약물 분포 인자 변화**

루 분포되었다는 가정을 전제로 한다(Vd = A 투여된 약물의 총량/C 혈장 내 약물 농도). 분포용적은 특정 약물의 부하 용량을 결정하는 데 매우 중요한 요소로 작용한다. 특히, 분포용적은 연령에 따라 달라지는데 이는 연령별 변화에 따른 신체 내 체액의 변화, 단백결합의 정도 및 다양한 혈류 역학적 인자들의 변화 때문이다. 이러한 이유로 약물을 연령에 따라 서로 다른 용량으로 적절히 조절하여 투여하게 된다. 또한, 약물분포의 변화는 약물의 반감기와 작용시간에도 영향을 미칠 수 있다.

예를 들면, 체중이 70 kg인 사람을 가정하면 이 사람의 체내 체액의 총량은 약 42 L에 해당한다. 만약 이 사람의 Vd가 42라고 한다면 이 사람에서의 약물 분포는 전신에 걸쳐서 매우 균일하다고 추론할 수 있다. 반면 Vd가 42이하라고 가정한다면 이 사람의 경우 혈관 내 약물 농도가 높다고 생각할 수 있다. 이는 혈관 내 분포용적에 영향을 줄 수 있는 여러 물질 즉, 알부민 등의 혈장 단백들에게 결합을 하기 때문이다. 만약 Vd가 42이상이라고 가정한다면 약물이 혈관 외 물질에 결합하여 결체 조직이나 근육 등으로 소실되고 있음을 의미한다.

많은 약물이 혈장 내에서 큰 비율로 혈장단백과 결합하여 평형상태를 유지하며 존재한다. 일반적으로 염기성 약물은 산성당단백질α1-acid glycoprotein에 대한 친화성이 크고 산성약물은 알부민에 친화성이 크다. 즉, 약물의 혈장단백결합은 주로 혈장 알부민과 결합하지만 일부의 약물, 특히 염기성 약물의 경우에는 산성당단백질과 더 잘 결합하는 경우가 있다. 또한, 혈장단백결합이 질병상태(간질환, 신장질환, 저알부민혈증 등)에 따라 변할 수 있다는 점이 임상적으로 매우 중요하다. 이런 질병 상태이거나 영양상태가 불균형적인 경우에 혈장단백들이 감소하게 되면 약물들이 체순환을 하지 못하고 광범위하게 전신에 퍼지게 되어서 Vd가 증가하게 된다. 이는 많은 약물들을 전신에 광범위하게 분포시켜서 약물 농도가 독성 농도에 이르게 되면 심한 이상 반응을 초래하게 된다. 또 다른 예로, 혈장 단백들이 감소하는 경우에는 또한 특징적으로 낮은 Vd를 지닌 약물들의 약동학에 많은 영향을 미치게 되는데, NSAID 약물들이 대표적인 약물들이다. 한편, 산성당단백질은 염증반응성 단백으로 체내 염증이 존재하는 경우, 즉, 여러 가지 질병에서 그 양이 증가되어 이에 따르는 염기성 약물의 혈장 단백결합 변화가 나타나게 되는 점이 독특하다.

한편, 약물의 체내 분포는 약물의 흡수와는 달리 연령 증가에 따른 변화가 더 크다. 연령에 따라서 체지방, 체액, 근육량, 신장 등 다기관의 노화, 혈류량 및 근육량 변화 등 여러 약동학적 인자가 변화를 일으키게 되므로 주요한 변수가 될 수 있으므로 적절한 약물 용량의 선택이 세심하게 요구된다.

그림 5-7은 연령에 따라 약물의 분포에 영향을 미치는 요인에 대한 요약을 제시하고 있다. 연령에 따라 변화하는 신체의 매우 복잡한 임상약동학적 요인의 변화에 의하여 약물의 분포율이 달라지므로 이러한 사항을 유념하여야 한다.

3. 대사(metabolism)

대사는 생체내 변화로 일컬어지기도 하는데 약물이 다른 화학형으로 전환되는 생리화학적(효소적) 과정을 지칭한다. 일반적으로 약물 역시 신체에 의하여 외부물질로 인식되고, 이들의 대사는 간, 폐, 혈류순환을 통하여 대사되게 된다. 신체는 외부물질로 인식된 약물을 대사하고 제거하기 위하여 투입된 약물을 보다 덜 활성화된 형태로 변환하려는 노력을 하게 되고, 동시에 용해도를 증가시키는 방향으로 항상성을 변화하게 된다.

약리 활성화 기능으로서의 대사는 prodrug으로 대변될 수 있는데 대사에 의하여 활성화된 활성대사체가 약리적 작용을 나타내는 경우이다. 독성발현기전으로서의 대사는 대사 과정 중 생성되는 반응성 중간매개화합물이 생체고분자(단백질, 핵산)와 공유결합을 하여 결과적으로 세포독성, 알러지 및 최기형성 등을 유발하게 된다. 경구로 투여한 약물은 일차적으로 문맥순환을 거쳐 체순환에 도달하기 전에 간에서 일부 대사되며 이를 초회통과대사first-pass metabolism라 한다. 이러한 간에서의 약물의 청소율은 약물대사에 관여하는 간 대사효소의 활성 정도와 간으로 가는 혈류량에 의해 결정된다.

간에서 많은 양이 제거되는 약물은 주로 간혈류량에 의존적으로 약물의 대사속도가 결정된다. 체순환계에 도달하기 이전의 대사를 지칭하는 것으로(소장점막, 신장, 폐) cyclosporin A를 예로 들면 소장 점막 CYP3A4에 의한 초회통과 대사효과를 나타내게 되는데, 소장에는 CYP 효소계Phase I뿐만 아니라 glucuronosyl transferase와 sulfotransferase와 같은 대사효소Phase II도 존재하므로 약물의 생체이용률이 저하되게 된다. 따라서, 경구투여 약물의 경우 장관벽과 간에서의 초회통과 대사효과 연구가 매우 중요하다고 볼 수 있다. 베타 차단제와 nortriptyline/imipramne과 같은 삼환계 항우울제들도 초회통과 대사효과를 지닌다.

간대사 중 약물의 소실경로 역할을 하는 경우는 phase I과 phase II로 나뉘게 되는데, phase I은 간세포의 소포체에 있는 CYP450 효소계(17 family, 50종 Isozyme)가 담당하여 붕괴degradation 또는 비합성 반응nonsynthetic reaction이 일어나게 된다(주된 역할: 산화, 환원, 가수분해 → 수용성 증가 → 요중 배설 증가). 이 과정에서는 약물의 활성화-작용강화 또는 독성의 발생-증가 등이 발생할 수 있다. CYP450 효소계 중 약물대사에 가장 중요한 효소는 CYP3A4 (55%)와 CYP2D6 (30%)이다. Phase II는 포합(conjugation: 수용성 물질의 결합) 또는 합성 반응synthetic reaction: acetylation/methylation을 일으키는 과정이다(glucuronic acid, sulfate, glycine, glutathione 등과 포합 → 수용성 증가 → 요 배설 증가 → 분자량 증가 → 담즙 배설 증가). 일반적으로 약물이 간대사를 통하는 시간은 극히 짧아 약 10초 이내로 알려져 있으나 다량으로 존재하는 CYP450 대사효소계가 매우 중요한 역할을 하게 된다. 또한, 소장의 경우에도 점막 통과시간이 길고, 표면적이 넓으므로 약물 대사에 많은 영향을 주게 된다. CYP450 대사효소계는 간 및 부신피질에 가장 분포를 많이 하여 소화기관, 폐 및 신장의 순서로 그 분포가 적어진다. 그림 5-8은 phase I/II 대사 관련 효소 체계를 제시하고 있다.

약물은 수용성이면 대개 그대로 요중으로 배설되나, 지용성인 경우 신사구체여과 후 세뇨관에서 재흡수되므로 체외 배설이 어렵다. 따라서 지용성이 높은 약물의 체외배설을 위해서는 반드시 간 또는 다른 장기에서 대사과정에 의해 수용성 물질로 변환되어야 한다.

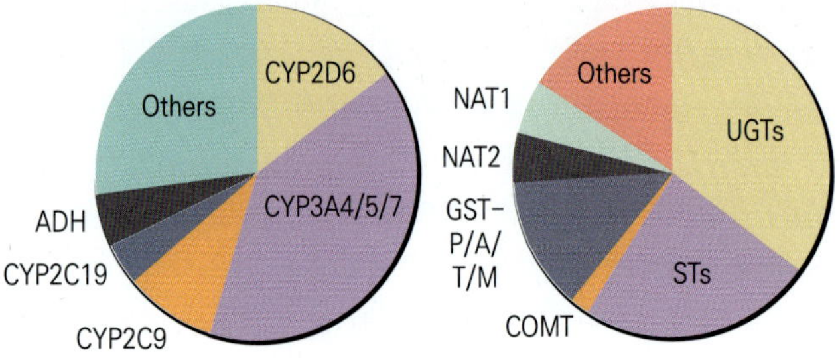

그림 5-8. phase I/II 대사 관련 효소 체계

표 5-4. 연령별 약물 대사 인자 변화

소아	- 단위 체중당 상대적인 간의 용적이 성인보다 큼 - CYP 450은 빨리 성숙되어 생후 6개월이면 그 활성도가 성인치에 도달
노인	- 체중에 비하여 간의 용적이 감소 - 간대사 효소 phase I 감소: 항응고제, NSAID, 경구혈당강하제, 벤조디아제핀 등의 반감기가 약 30% 정도 증가

표 5-4는 연령에 따라 약물대사에 영향을 미치는 여러 요인에 대한 요약이다. 연령에 따라 변화하는 신체의 매우 복잡한 임상약동학적 요인의 변화에 의하여 약물의 대사율이 달라지므로 이러한 사항을 유념하여야 한다.

약물대사에는 연령뿐 아니라 성별, 인종, 질병 상태, 식이, 유전적 요인, 병용약물 및 영양상태들도 관여한다. 예를 들면 다이어트를 위하여 굶거나, 저단백/무단백 식사를 지속하게 되면 CYP450 대사효소계의 활성도가 저하되어서 약물대사 활성이 현저히 감소하게 된다. 자몽주스의 경우에는 소장 상피세포 중의 CYP450 3A4를 저하시키게 되므로 관련되는 약물 대사가 저하된다. 병용약물의 경우 동일한 대사효소계에 의하여 대사되는 약물을 동시에 투여하는 경우, 두 약물의 AUC가 증가하므로 독성 반응이 증가할 우려가 있다. 정신작용 약물 중 CYP450 2D6관련 약물들은 특히 주의를 요하는데, 일례로 fluoxetine과 aripiprazole을 동시에 투여하면 aripiprazole의 농도가 증가하게 된다. 그러나, 어떤 약물을 투여하면 CYP450 대사효소계 활성을 증가시켜 전신적으로 약물 제거를 촉진할 수도 있다. 잘 알려진 예로 흡연은 CYP1A2 대사효소를 유도하므로 theophylline의 전신제거율이 증가하게 된다. 이는 일상적인 theophylline 처방용량으로는 흡연환자의 증상을 완화시키지 못할 위험성을 내포하는 것이므로 환자의 생활 습관 등도 약물 처방에 있어서 매우 중요하다고 볼 수 있다.

4. 배설(excretion)

생체 내에 흡수된 약물 또는 대사물이 체외로 빠져나가는 과정이다. 체내 약물의 반감기는 약물의 분포용적에 비례하고 약물의 청소율에 반비례한다. 많은 약물은 신원세관의 원위부에서 수동적으로 재흡수된다. 지용성 약물은 신속, 광범위하게 재흡수되고, 극성 화합물이나 이온화된 물질은 요로 배설되게 된다. 재흡수가 효율적으로 일어나는 약물일수록 생체 내 반감기가 길어진다. 일반적으로 사구체 여과속도는 125 mL/min이고 여과율은 0.19이며 사구체 여과량은 180 L/일에 달하지만, 재흡수 기전에 의해 요량은 1일 1~1.5 L가 된다. 근위세뇨관에서 생체필

표 5-5. **연령 약물 제거/배설 인자 변화**

소아	- 사구체 여과율: 6개월 후에는 성인치에 도달하고 기능의 성숙은 1세에 성인치 도달 - 근육량 성장하지만 성인치보다 적음 - 좁은 기도 및 폐포/폐기능의 미성숙
노인	- 사구체 여과율 감소 - 세뇨관 분비율 감소 - 크레아티닌 청소율 감소 - 근육량 감소 - 폐포 순환 감소

수성분의 재흡수를 담당하고 수송체를 이용하여 이러한 기전이 이루어진다. 원위세뇨관에서 수동적 재흡수가 이루어지는데, 수분이 효율적으로 재흡수되기 때문에 뇨세관 내의 약물과 혈장 내의 약물 간 농도기울기가 커진다. 뇨세관 막은 지용성 약물의 통과에 적합하고 지용성이 낮거나 이온화되어 있는 화합물은 재흡수가 불량한 것으로 알려져 있다. 약산이나 약염기성 약물의 재흡수는 뇨세관액의 pH에 의존한다. 혈장속 고분자 단백을 제외한 대부분의 용질이 사구체에서 여과되는데, 약물의 단백결합률이 약물의 배설 속도를 좌우하게 된다. 질병에 따라 사구체 여과기능이 저하되는 경우도 있는데, 이 경우 약물의 제거 반감기가 연장되므로 약물효과가 연장이 되는 위험이 있다. 약물의 신장을 통한 배설에 영향을 주는 요인으로는 ① 단백결합 ② 뇨의 pH/요량 ③ 병용약물 ④ 약물대사 ⑤ 신질환 등이 있다. 신장이 혈장 중의 여러 약물을 제거하는 능력을 신장제거율이라고 하며 단위 시간당 요중 약물 배설량을 혈장 중 농도로 나눈 값이다. 신장제거율을 반영하여 약물 투여 시 고려할 수 있는 주요 요인으로 사구체신염이 있으며 여과능력이 저하되지만 분비와 재흡수는 정상적이다. 반면 신부전이 있으면 여과능력, 분비능력 및 재흡수능력 모두가 저하된다. 이외에도 호기작용, 타액을 통한 배설, 담즙 및 유즙을 통한 배설도 약물의 배설에 관여할 수 있다.

정신작용약물효과의 지속시간은 혈중농도의 감소와 관련이 있다. 제거 반감기elimination half-life가 긴 약물이 효과 지속시간이 길지가 않음을 유념하여야 한다. 반감기는 혈중농도가 50% 감소하는 데 걸리는 시간으로 일회 정맥투여 후 혈중농도의 감소는 초기의 빠른 감소와 후기의 느린 감소로 이루어진다. 초기의 빠른 감소는 분포반감기distribution half-life에 의해 결정되고 그 후 느린 감소는 제거 반감기에 의해 결정된다. 효과 지속시간은 약물이 제거되기 전 분포와 재분포에 의해 의존하게 되므로 제거 반감기보다 분포 반감기에 더 많은 상관관계를 가진다. 약물의 혈중농도는 반복투여 시 증가하게 되고, 이에 따라 효과 지속시간이 길어지는데, 이는 약물이 조직에 포화된 이후에 제거과정이 시작되기 때문이다. 대략 4번의 반감기가 지나면 혈중에서 대부분의 약물이 제거된다.

표 5-6. **인종 간 CYP450 2D6 유전자다형성의 분포**

대립유전자형	백인종	중국인	일본인	한국인
2D6*1	36	22.69	13	
2D6*2	33	7.98	13	17.3
2D6*3	2			0
2D6*4	20	0		0
2D6*5	5	4.62	8	5.46
2D6*7	9			
2D6*9	2			
2D6*10	2	54.2	43	39.33
2C19*3	1%		5-10%	
2C19*17	20%		5%	
2D6 Poor Metabolizer	5~10%	1%		
2C19 Poor Metabolizer	3~5%	15~20%		

표 5-5은 연령에 따라 약물의 제거/배설에 영향을 미치는 여러 요인에 대한 요약이다. 연령에 따른 매우 복잡한 임상약동학적 요인의 변화에 의하여 약물의 대사 및 제거율이 달라지므로 이러한 사항을 유념하여야 한다.

또한, 약물 대사에 있어서 유전적/인종적 차이에 따른 부분을 간과할 수 없다. CYP2D6의 대사 기능이 낮은 변이는 통상 치료 용량에서 높은 혈중농도를 보이며, 높은 대사 기능의 변이는 동등한 혈중농도를 얻기 위해 더 많은 치료 용량을 필요로 한다. 일반적으로 백인종의 7% 정도가 CYP2D6의 낮은 대사 기능을 보이고poor metabolizer, 1~10%는 높은 대사 기능을 보이는 것ultra-rapid metabolizer으로 알려져 있다. 그러나, 이들 대사효소계 유전자다형성을 이용한 약물유전체연구 결과들이 임상에서 수월하게 이용하기 위해서는 방대한 양의 유전학 연구가 계속 진행되어야 하며, 국외에서 그런 성과를 올린다 하더라도 한국인을 대상으로 한 체계적인 유전학적 연구 및 데이터 베이스가 구축되지 않으면 인종 차이를 염두에 두고 개별 약물효과의 차이를 예측하는 것은 매우 어렵다고 볼 수 있다. 표 5-6은 인종 간 CYP450 대사 효소계 2D6/2C19 유전자다형성의 분포를 제시하고 있다.

5. 반복투여 시의 약동학

선형 약동학을 가정하는 경우, 약물의 축적현상이 없다면 반복투여 시의 약물혈장농도 추이는 단회 투여 시의 약물혈장농도 추이를 중첩한 모양이 된다. 반복투여가 계속되면 약물농도는 일정한 정상상태에 이르게 된다. 정상상태의 약물농도는 투

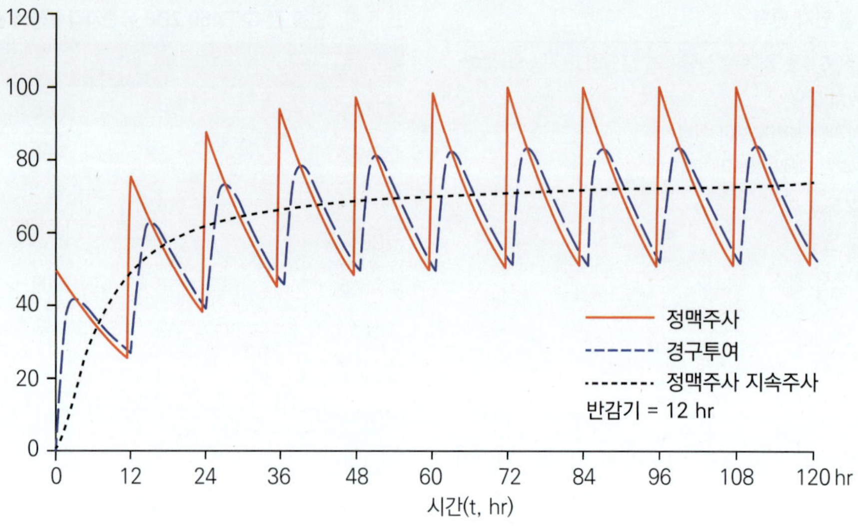

그림 5-9. **반복투여 시의 약동학적 모식도**

여간격 내에서 최고농도와 최저농도 사이에 반복 변화를 보이며 임의의 투여간격 내의 약물농도는 약물투여 후 경과시간이 동일하면 서로 같게 된다. 정맥주입과 유사하게 정상상태 도달시간은 반복투여 시작 후 약 4배의 반감기 이후가 된다. 한편 정상상태 도달시간은 반감기에만 의존한다. 그림 5-9은 반복투여 시의 약동학적 모식도이다.

6. 임신 중 약동학적 변화

정신작용약물의 경우에는 임신 중 태아에 미치는 여러 영향에 때문에 가능한 한 임신 전에 약물을 중단하고 임상적 경과를 관찰하면서 약물 투여에 따른 이익/위험도를 평가해야 한다. 만약 약물투여가 필요하게 되면 임신 1기가 지난 이후에 약물을 처방을 하고 태아에 대한 세심한 평가를 하게 된다. 그러나, 대규모 코호트 임상 연구들의 결과를 보면 약 50% 이상의 임산부들에서 적어도 1회 이상 약물을 투약 받는 경우가 있는 것으로 알려져 있으므로, 일반적인 약물임산부들의 경우, 일반적인 성인군과 다른 약물약동학을 보이게 되므로 약물선택 및 용량의 조절이 필수적이라고 할 수 있다.

먼저 위장관 흡수를 살펴보면 임산부들의 경우에는 위산도가 증가하는 반면 분비능력은 저하되고 위장관기능이 감소하여 위배출시간의 지연과 소장 연동운동 저하 등 전반적인 위장관 기능의 저하가 두드러진다. 하지만 이러한 위장관 흡수 기능의 저하로 인한 전반적인 생체이용률에 미치는 영향은 미미하다. 오히려, 임산부가 흔히 겪게 되는 구역 및 구토로 인한 실질적인 흡수량의 저하가 더욱 문제가 된다.

임산부의 경우에는 심박출량이 임신 전에 비해 40% 정도 증가하며 전신 체액의 양은 약 6~8 L가 증가하며 혈장용적이 약 50% 이상 증가한다. 이로 인하여 약물 분포용적이 현저히 증가하여 최고혈중농도가 급격히 감소하므로 약물효과를 지연하거나 감소시킬 수 있다. 알부민 감소로 인하여 단백결합능이 감소하여 자유약물기도 증가한다. 호흡기를 통한 비경구적 약물의 흡수는 증가하는데, 이는 임신 중 말초혈관 확장으로 인한 것으로 말초혈류량이 6배 정도 증가되어 있다.

배설은 일반적으로 더 빨라지는데, 간문맥혈류량의 증가, 신혈류량(25~50% 증가) 및 사구체 여과율(≥ 50%)이 증가되기 때문이다. 일반적 약물대사를 담당하는 CYP450 3A4 등의 효소계 활성도 및 항우울제의 주요 대사효소계인 CYP450 2D6 효소계도 증가한다. 반면, CYP450 1A2 및 CYP450 2C19는 감소한다. 이러한 효과는 간문맥을 통해 배설되는 약물의 경우에 더욱 영향이 크다. 따라서 임신 중에는 약물이 인체에 작용하여 흡수, 분포, 대사, 배설 과정이 전반적으로 급격하게 변화하므로 약물용량의 변화와 개별 약물의 약동학적 작용에 따라 주의깊은 선택이 반드시 요구된다.

7. 약물의 생물학적 동등성

2001년 8월 약사법 개정에 의해 생물학적동등성 입증 품목에 한해 대체조제가 가능함에 따라, 제네릭 의약품은 허가 시 효과가 입증된 신약(브랜드)과의 생물학적 동등성 시험을 통해 동등성을 입증하면 조제 및 판매를 할 수 있게 되었다.

일반적으로 신약물이 시판허가가 된 후 5~10년 경과 후 물질특허 소멸 시 타 제약회사가 신약물과 동일한 복제약품generic을 제조하고 시판할 수 있다. 생물학적 동등성 시험은 이미 허가되어 시판 중인 의약품과 성분, 함량, 제형은 물론 효능효과, 용법 용량 등이 동일한 품목의 허가를 받기 위해 오리지널 제제와 비

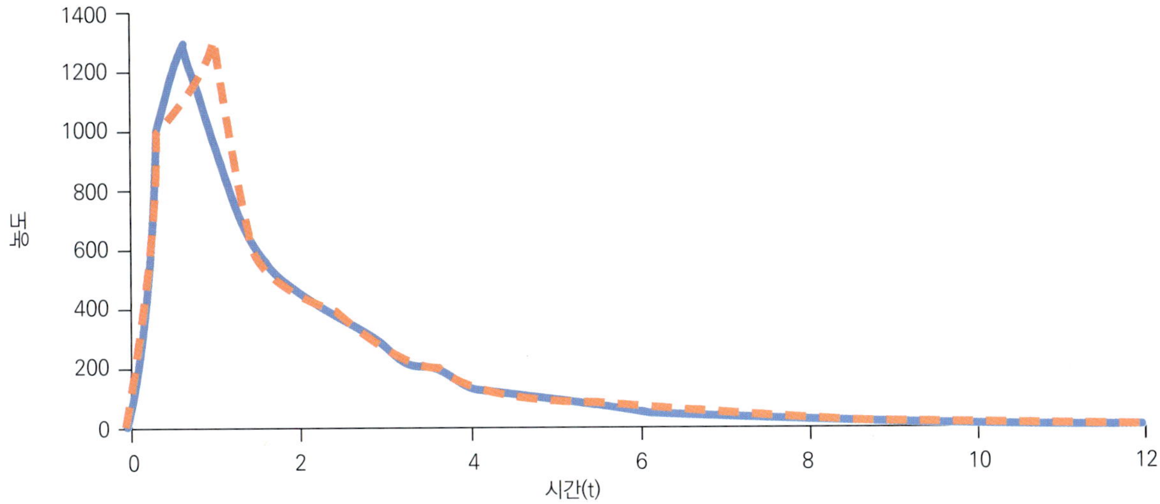

그림 5-10. **브랜드 기준 약물과 생물학적동등성을 입증하고자 하는 시험약물의 약동학적 결과**
(실선: 브랜드 약물, 점선: 시험 약물)

교하여 생체 이용률이 동등함을 증명하는 시험이다.

생물학적 동등성 시험에서 피험자 수는 주성분의 특성에 따라 적절히 가감하며, 최소 군당 12명 이상을 원칙으로 하고, 조건에 따라 추가 피험자에 대한 시험도 가능하다. 시험 모형은 2x2 교차 시험을 기본으로 공복 상태에서 시험약 및 대조약을 동일 투약일에 1회 투약함을 원칙으로 한다. 최근 정신작용약물들의 경우에도 복제약의 생산이 증가하고 있으며 이들 약효 및 안전성에 대한 의문이 완전히 해소된 것은 아니다. 특히 정신작용약물들의 경우에는 치료지수의 폭이 좁은 약물들이 특히 많으므로 임상의사들의 복제약물에 대한 의구심을 완전히 해소하기가 어렵다.

복제약품과 브랜드약물의 Cmax, Tmax, AUC를 비교하여 생물학적으로 동등함이 입증되면 생물학적 동등성을 유지한다고 본다. 생물학적 동등성의 정확한 정의는 복제약품의 Cmax, Tmax, AUC의 90% 신뢰구간이 original의 80~125% 내에 드는 것을 기준으로 하는데, 이는 미국식품의약청의 기준을 우리나라에서도 차용하고 있다. 일반적으로 비교 임상시험 및 완전한 임상약동학적 시험을 통과해야만 생물학적 동등성을 부여하게 된다.

국내에서 가장 일반적으로 흔히 이용되고 생물학적 동등성 시험에 갈음하는 것으로는 비교용출시험dissolution test이 이용된다. 이는 두 제제의 용출양상이 유사함을 입증하는 것으로 15분 또는 30분 이내에 85%로 유사하여야 한다. 실제로 제약사들에서 약물의 품질관리를 위해 쓰던 방법이다. 그러나, 현재 비교용출시험으로 생물학적동등성 시험 자체를 대신할 수 있는 경우는 극히 이례적인 경우에 한하게 된다(예: 빠르게 용해/용출되고 투과도가 크며 장점막내 확산이 쉬우며 치료지수 폭이 큰 넓은 약물).

그림 5-10는 브랜드 기준 약물과 생물학적 동등성을 입증하고자 하는 시험약물의 약동학적 결과를 제시한다. 식품의약품안전처에서 제시하는 일부 기준에 따라 일부 약물들에서는 생물학적 동등성 시험을 면제받기도 하지만 치료지수 폭이 좁은 약물, 특수 제형 및 구강흡수제제 등은 이러한 면제 기준에서 안전성을 이유로 제외된다. 현재는 비교용출시험과 생물학적 동등성 시험을 모두 하여 생물학적 동등성을 인정받는 것이 일반적이다.

8. 주요 정신작용약물의 개별 약동학적 인자

정신작용약물들은 대부분 간의 CYP450 효소계에 의하여 대사가 된다. CYP450 효소계는 alcohol, barbiturate, anticonvulsant, smoking 등에 의해 유도되어 다른 약물들의 대사를 촉진시킨다. 또한, CYP450 2D6 효소계는 인종간 매우 다양한 CYP450 2D6 유전자다형성을 보여, 동일약물의 대사에 있어서 인종 간 매우 유의한 차이를 발현하므로 개별 약물들의 효능, 이상반응 및 약물간 상호작용에 영향을 미치게 된다. CYP450 2D6가 부족한 poor metabolizer에게는 삼환계 항우울제, 항정신병약물 등이 잘 대사되지 않아 소량에서도 농도가 유의하게 상승하므로 이들을 조심스럽게 사용하거나, CYP450 2D6에 의해 동일하게 대사되는 선택적 세로토닌 재흡수제와의 병용을 피해야 한다. 즉 특정 효소를 억제하는 약물을 사용하면 그 효소가 억제하는 다른 약물을 병용했을 때 그 약물의 농도가 증가하여 심각한 독성 및 이상반응을 보여 안전성에 문제를 야기할 수 있다. fluoxetine, fluvoxamine, nefazodone 등은 CYP450 3A4를 억제하므로 alprazolam, triazolam, carbamazepine 등과는 병용하지 않는 것이 좋다. 또한 선택적 세로토닌 재흡수제들은 대부분 CYP450 2D6 효소계를 억제하므로 삼환계항우울제 및 항정신병약물과 병용할 때 유의해야 한다. 특히, 최근에는 항정신병약물인 aripiprazole, olanzapine 그리고 quetiapine 등이 여러 항우울제와 증강 요법제로 흔히 사용되고 있으므로 이러한 약동학적 특성을 이용하여 약물을 처방하게 되면 최대한 안전하게 환자를 치료할 수 있다. 표 5-7과 8은 현재 국내에서 기 사용되거나 사용될 수 있는 주요한 항정신병약물과 항우울제들의 기본적인 약동학적 특성을 제시하고 있다.

표 5-7. 주요한 항정신병약물들의 기본적인 약동학적 특성

Drug	risperidone	olanzapine	quetiapine	aripiprazole	clozapine	asenapine	lurasidone	paliperidone	ziprasidone	Blonanserin	Iloperidone
Half life (hours)	20	21	6	75	8	35	18	23	7	9	18
steady state plasma concentrations (days)	5	7	2	14	14	3	7	4	3	5	5–6
pharmacokinetics	linear	Linear and dose-proportional	linear	linear	linear, or first-order	nonlinear	linear	linear	linear	Linear	linear
peak blood levels (hours)	1	1	1.5	3	2.5	0.5 to 1.5	1~3	24	6	2	2~4
food	NA	NA	AUC ↑ 15%	NA	NA	< 20%	affected (at least taken with 350 calories)	AUC ↑ 50%	AUC ↑ 200%	↑	NA
Bioavailability (%)	70	60	15	87	70	35	10~20	28	60	55	86
Plasma proteins binding affinity (%)	90	93	83	99	97	95	99.8	74	99	99	93
Primary liver enzyme (CYP450)	2D6	1A2, 2D6	3A4	2D6, 3A4	1A2, 2D6, 3A4	UGT 1A4 >> CYP 1A2	3A4	2D6,3A4	3A4, 1A2	3A4	2D6=3A4

표 5-8. **주요한 항우울제들의 기본적인 약동학적 특성**

Drug	Escitalopram	paroxetine	sertraline	fluoxetine	fluvoxamine	venlafaxine	duloxetine	mirtazapine	bupropion	Vortioxetine
Half life (hours)	27~32	21	26	24	16.3	5 ± 2	18	20	21	66
steady state plasma concentrations (days)	7	4~14 (10)	7	Norfluoxetine 30	7	3	3~5	4~6	8	14
pharmacokinetics	linear and dose-proportional	Nonlinear	nonlinear	nonlinear	nonlinear	linear	linear	linear	linear	linear
peak blood levels (hours)	5	4.9	4.5	6	3~8	1~6	6~10	2	3~5	7~11
food	NA	NA	NA	NA	NA	NA	NA	minimal	NA	NA
Bioavailability (%)	80	30~60	〉44	70	50	45	32~80	50	87~100	75
Plasma proteins binding affinity (%)	56	95	98	95	80	27	90~96	85	84	99
Primary liver enzyme (CYP450)	**2C19**, 2D6, 3A4	**2D6**, 3A4, 1A2, 2C19, 3A5	**2B6, 2C19,** 3A4, 2D6, 2C9	**2D6, 2C9, 2C19**, 3A4, 2B6	1A2= 2D6	**2D6**, 3A4, 2C19	**1A2**, 2D6	**3A4, 2D6**, 1A2, 2B6	2B6	2D6
Active metabolite	desmethylcitalopram, didesmethylcitalopram	NA	desmethylsertraline	**norfluoxetine**	fluvoxamine acid	**O-desmethylvenlafaxine**, N-desmethylvenlafaxine	NA	desmethylmirtazapine	**hydroxybupropion**, threohydrobupropion, erythrohydrobupropion	NA

굵은 체는 주요 대사 경로를 지칭함. NA, not applicable

9. 요약

임상약동학은 약물의 흡수, 분포, 대사 및 배설에 대한 주요한 약리학의 한 분야이며 약물 개발 과정 중에 지속적으로 측정되고 평가하게 된다. 임상약동학은 독립된 연구를 수행하거나, 다른 연구의 한 부분으로 수행할 수도 있다.

임상약동학은 약물의 청소율clearance 산출이나 모약물 또는 대사체의 축적 가능성 또는 약물 간 상호작용 평가에 매우 중요하며, 때로는 이후의 임상시험에서 약동학과 관련된 특수한 사항을 규명하기 위해 수행되기도 한다.

약물 소실 기능 저하(신/간장애) 환자군, 고령자, 소아, 여성 그리고 특정 인종과 같은 특수 집단에서의 약동학적 정보도 필요하며, 최근의 경우 다처방이 실제 임상에서 흔히 이루어지고 있으므로 약물 상호작용에 대한 연구 또한 매우 중요하다. 따라서 임상약동학은 약물 개발 및 생동성 실험 등 기본적이면서도 임상적인 적용에도 이용될 수 있는 주요한 임상약리학의 한 분야이다.

계산정신과학

Computational psychiatry

Chapter 06

◐ 정범석 카이스트 생명과학기술대학 의과학대학원

"취직 합격 통보를 받았다.
기쁠 일이지만 어차피 고된 직장 생활의
시작에 불과한 것인데."

"사람들이 날 보고 웃고 있는 것 같다.
어차피 의도를 모르니 그냥 호감을 표현하는 것으로
생각해 버리면 좋을 텐데."

동일한 자극(합격 통보, 웃음)에 대한 반응은 사람, 시기, 혹은 상황에 따라 제각각이다. 정신과학에서는 다양한 반응을 성격, 지지 체계, 질환 및 가족력 등 심리-사회-생물학적인 통합적 관점에서 사람, 시기 및 상황에 맞추어 이해하고 설명하고 있다. 이러한 다양한 반응이 무의식적 심리기제에 바탕을 두고 있다는 것이 역동정신의학의 관점이다. 반면, 계산정신과학 관점에서는 효율적인 뇌를 가진 생명체가 동일한 자극에 대해서 맥락에 맞추어 최적의 정보처리와 의사결정에 따라 관측된 결과이며, 이를 행동 및 뇌신호의 수리모델을 통해 설명하고자 한다. 예를 들어, 계산정신과학적 관점에서, 특히 우울할 때 합격 통보가 기쁘지만 않고 웃는 모습이 호감으로만 여겨지지 않는 것은 직장 생활을 시작하는 옵션에 대한 가치 책정(가치 평가option valuation)이 낮고, 웃는 모습을 비호감보다는 호감의 표현에 가깝다고 여기는 일반적인 편향 경향(보상편향reward bias)이 낮기 때문으로 설명할 수 있다. 계산정신과학적 접근을 통해 각 개인의 행동에 대해 가능한 모델들을 적용해 봄으로써 집단 구성원 대다수의 행동을 설명할 수 있는 최적 모델뿐 아니라 질환군 혹은 소수만이 채택하는 행동 모델까지 규명할 수 있다. 아울러, 계산정신과학적 접근은 동일 약물에 대한 다양한 치료 반응에 대한 설명과 신경생물학적 기전을 규명하기에 용이하다.

1. 전망이론(prospect theory)

전망이론은 인간의 의사결정 과정을 설명하는 경제학 이론의 하나로, Daniel Kahneman과 Amos Tversky에 의해 제안되었다. 이 이론은 사람들이 이득과 손실 상황에서 서로 다른 행동 패턴을 보인다는 점을 확률적 보상 과제probabilistic reward task를 통해 확인되었다. 이 과제는, 이득 상황에서는 100% 확률로 4,500원을 얻거나 50% 확률로 10,000원을 얻을 수 있는 선택지가 주어지고, 손실 상황에서는 100% 확률로 5,000원을 잃거나 50% 확률로 11,000원을 잃을 수 있는 선택지가 제시된다. 전망이론에 따르면, 사람들은 이득 상황에서는 위험을 회피하는 경향($\alpha < 1$)을 보인다. 따라서 대부분의 사람들은 기댓값이 더 높은 5,000원(0.5 * 10,000)을 얻을 수 있는 위험한 선택보다는 확실히 4,500원을 얻을 수 있는 안전한 선택을 선호한다. 반면, 손실 상황에서는 확률적으로 5,500원을 잃을 수 있는 위험한 선택을 하는 경향이 있다. 이러한 행동 패턴은 사람들이 이득보다 손실에 더 민감하게 반응하는 '손실 회피' 성향($\lambda < 1$)을 보여준다. 즉, 같은 크기의 이득과 손실이라도 손실에 대한 심리적 영향이 더 크다. 각 조건에서 그림 6-1과 같이 피험자의 주관적 가치(V)를 계산하는 공식은 아래와 같다.

이득 상황: $V(m) = m^{\alpha}$;
손실 상황: $V(m) = -\lambda\ (-m)^{\beta}$; $m \geq 0$

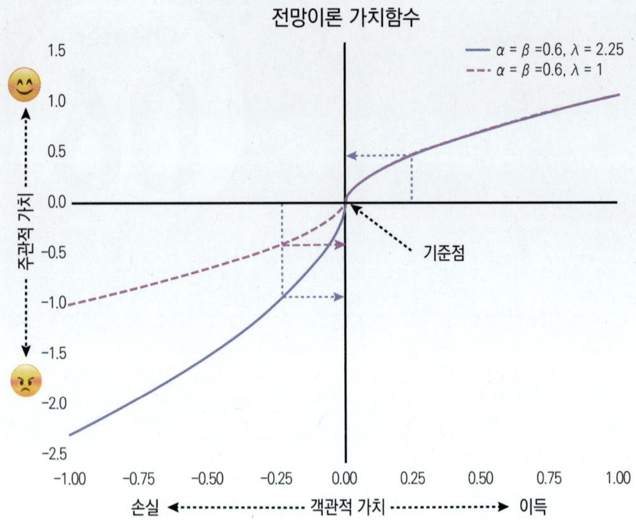

그림 6-1. 이득 및 손실 상황에서 주관적 가치 함수 그래프. 파란색 선이 손실과 이득의 크기가 같더라도 이득에 비해 손실(돈을 잃는 것)에 대해 가중치(λ)가 1보다 큰 경우임

2. 강화학습

1) 모델 프리 및 모델 기반 학습 (model-free and model-based learning)

전망이론이 심리적 편향을 반영하여 불확실성하의 인간 의사결정을 모델링을 하는 반면, 강화학습은 예측 오류를 통한 결과 학습에 초점을 맞추어 설명하고자 한다. 강화학습에서 환경은 일반적으로 MDP (Markov Decision Process)로 정의된다. 이 MDP는, 상태S, 상태 간 전이P, 행동A, 그리고 각 상태에서 얻을 수 있는 보상R으로 구성된다. 모델 프리 강화학습에서는 시간차 학습temporal difference, TD, learning을 통해 상태 S의 가치V를 근사한다. 시간차 학습에서 예측 오차는 다음과 같이 계산된다:

$$\delta_t = R_{t+1} + \gamma V_{t+1} - V_t$$

이 예측 오차를 이용하여 상태 가치는 다음과 같이 갱신된다:

$$V_t \leftarrow V_t + \alpha\delta_t$$

여기서 α는 학습률($0 < \alpha \leq 1$), γ는 할인율discounting factor ($0 \leq \gamma \leq 1$)을 의미한다. 예를 들어, 매일 점심 메뉴S를 두 가지 중 하나를 고르는 직장인 A씨가 있다고 가정하자. 오늘 선택한 메뉴(S_t)를 알면 강화학습이론을 통해 그 동안 A씨가 선택해왔던 자료를 근거로 계산된 확률(P)을 바탕으로 다음 날 선택A할 메뉴(S_t+1)를 예측할 수 있다. 현재 상태(S_t)는 오늘의 메뉴 선택 상황이고, 행동A은 특정 메뉴를 선택하는 것이다. 선택 후 얻는 즉각적인 보상(R_{t+1})은 메뉴에 대한 만족도가 될 수 있다. 시간차 학습은 현재 상태의 가치 추정치 V (S_t)와 다음 상태의 가치 추정치 V (S_{t+1})를 사용하여 학습한다. A씨의 학습률α은 새로운 경험(메뉴)을 얼마나 반영할지, 할인율γ은 미래의 보상을 현재 시점에서 얼마나 중요하게 고려할지를 나타내는 지표이다. 아울러, 메뉴 만족도의 개인적 경향을 반영할 수 있도록 R_{t+1}에 가중치 ρ를 추가하여 보상 민감도reward sensitivity를 추정할 수 있다. 기존 통계 분석법은 과거 데이터를 기반으로 확률적 패턴을 분석하여 미래 예측 모델(예를 들어 로지스틱 회귀모형)을 만들 수 있다. 반면, 시간차 학습과 같은 모델 프리 학습은 환경과의 상호작용을 통한 시행착오를 통해 현재 상태에서의 행동이 미래의 보상에 미치는 영향을 고려하여, A씨의 현재 정책에 대한 가치를 평가할 수 있다. 예를 들어, 일반적으로 사람들은 최적의 선택을 위해 자신의 선택이 틀렸다는 피드백을 받더라도 시행착오를 통해 실제 오류 여부를 확인하는 과정을 거친다. 하지만 우울 혹은 불안 성향이 높은 사람들은, 특히 틀린 선택에 불쾌한 전기자극이 주어지는 스트레스 상황에서는, 선택이 틀렸다는 피드백을 받으면 추가적인 탐색 없이 즉각적으로 이전과 반대되는 선택을 하는 경향을 보인다.

모델 프리 시스템은 계산 비용이 적고 환경 모델 없이 직접적인 경험을 통해 보상 예측 오차reward prediction error, RPE를 계산하여 학습하므로 안정적인 환경과 제한된 계산 자원을 가지고 있을 때 효율적이다. 반면 모델 기반 시스템은 상태 전이를 포함한 환경 모델을 구축하여 학습하므로 계산 비용이 더 높으므로, 환경이 빈번하게 변하고 충분한 계산 자원을 가지고 있을 때 효율적이다. 예를 들어, A씨의 두 가지 선택지의 상태가 빈번히 바뀌는 상황이라고 한다면, 이전에 선택해왔던 자료를 근거로 계산한 확률에 의존해 메뉴를 선택할 경우, 만족스러운 점심 식사를 하게 되는 날이 감소할 수 있다. 반면, 두 선택지의 상태에 영향을 미치는 요인(예를 들어 어느 요일에 메뉴 1이 더 맛있다거나 날씨가 흐린 날에는 메뉴 2가 더 맛있다)을 파악하고, 상황에 따라 각 선택지가 더 높은 만족도를 줄 확률의 모델을 구축해서, 직전의 경험에만 의존해서 선택하는 대신 모델에 기반해 선택을 한다면 전체적으로 만족스러운 식사를 하는 날은 증가할 것이다. 항상 메뉴 1의 음식이 더 맛있는 안정적인 환경에서는 굳이 비용을 들여 모델을 구축하지 않고 모델 프리 전략으로 학습을 하는 것이 효율적일 것이다. 따라서, 모델 프리 시스템은 습관적인 시스템habitual system, 모델 기반 시스템은 목표지향적 시스템goal-directed system이라고도 불린다. 하지만 복잡도가 높은 현실에서는 환경의 변화 여부, 가용 자원과 요구되는

정확도를 종합적으로 고려하여 적절한 학습 방식을 선택하거나 혼합하는 것이 바람직하다. 이렇듯 두 전략은 어느 한 가지가 우위에 있는 전략이라고 보기 어려우며, 둘의 유연한 교대가 이루어져야 하는데, 강박증등의 정신병리를 이러한 적절한 상호교대가 이루어지지 않는 상태로 설명하기도 한다.

2) 강화학습 측면에서의 도파민, 세로토닌 시스템

시간차 학습에서 계산된 보상 예측 오차reward prediction error, RPE는 중뇌midbrain, 특히 앞뒤판 영역(복측 피개 영역ventral tegmental area, VTA)과 흑질 치밀부분substantia nigra pars compacta에서 관찰되는 위상성 도파민 활성phasic dopamine activity과 관련 있다. 도파민 뉴런들은 선조체, 편도체, 대뇌피질을 포함한 광범위한 뇌 영역으로 투사되어 있어, 뇌 전체에 보상 예측 오류RPE 신호를 전달한다. 한 연구에서, 도파민 전구체인 L-DOPA를 복용한 경우 도파민 D2 수용체 길항체인 haloperidol을 복용한 경우에 비해 선조체의 보상 예측 오류RPE 신호가 더 크게 나타났고, 가장 보상이 큰 행동을 선택하는 경향이 더 강했다. L-DOPA를 복용한 경우, 모델 프리에 비해 모델 기반 학습을 하는 경향이 증가한다는 연구 결과도 있어, 도파민이 보상 예측 오류를 통한 학습에서 인과적 역할을 한다는 것을 시사한다.

위상성 도파민 활성이 보상예측 오류 관련 신호인 반면, 위상성 세로토닌 활성은 처벌 예측 오류punishment prediction error, PPE 관련 신호로 알려져 있다. 평균적으로 보상이 높을수록 지속성(혹은 강직성tonic) 도파민 활성이 높아지고 이것이 관련 행동을 하려는 경향이 커지는 것과 관련 있으며, 처벌 혹은 손실이 크면 지속성 세로토닌 활성이 높아져 관련 행동을 억제하는 경향이 커진다고 알려져 있다. 뒤솔기핵dorsal raphe에서 시작되는 세로토닌 시스템은 도파민 신경의 기능을 억제하는 것으로 알려져 있다. 이러한 억제 작용은 앞뒤판 영역(복측 피개 영역ventral tegmental area, VTA), 흑질substantia nigra, 측중격핵nucleus accumbens, 그리고 선조체 등 주요 도파민 관련 뇌 구조들에서 관찰된다. 아울러, 세로토닌 신경은 투사 영역에 따라 서로 다른 불안 반응을 매개한다. 편도체로 투사된 세로토닌 신경은 잠재적 위험에 대한 예기 불안을 유발하는 반면, 수도관주위회색질periaqueductal gray로 투사된 세로토닌 신경은 즉각적인 위협에 대한 투쟁-도피 반응이나 공황 반응을 촉진한다.

따라서, 전망이론이나 강화학습은 인지 편향뿐 아니라 세로토닌, 도파민 신경회로의 역할과도 연결되어 있어 정신질환 및 정신약물치료효과 등을 이해하는 데 도움이 될 수 있다.

3. 계산정신과학에서의 뇌

1) 베이지안 뇌 가설(Bayesian brain)

전망이론은 뇌가 작동하는 방식에 대한 고려가 없고, 강화학습은 뇌의 구조와 다른 인공신경망에서도 적용된다. 따라서 이들 이론만으로 정신현상과 정신질환을 설명하고 이해하는 데 한계가 있다. 반면, 베이지안 뇌 가설에서는 뇌를 외부 정보를 수동적으로 처리하는 기관이 아니라, 예측하고 추론하는 기관으로 정의한다. 이 가설에 따르면, 뇌는 지속적으로 환경에 대한 예측을 생성하고 이를 실제 감각 입력과 비교하여 세상에 대한 모델을 갱신한다. 예를 들어, 뇌는 망막에 맺힌 물체의 상과 관련 맥락context을 바탕으로 이것이 위험한 것인지 파악하며, 이를 위해 여러 단계의 정보처리 과정을 거친다. 단계별로 예측과 실제 입력의 차이(예측 오류prediction error)를 계산하여 하위에서 상위 단계로 전달(메세지 전달message passing)하게 되며, 이 때 각 단계별로 정보에 대한 신뢰를 갱신belief update하고 해당 정보를 신경망으로 전파하여 분산 처리한다. 또한, 이러한 예측의 불확실성uncertainty 혹은 정밀도precision도 감안함으로써 더 정확한 예측을 할 수 있게 된다. 만약, 신경회로의 연결성에 문제dysconnection가 있으면 신뢰 갱신과 추론에 오류가 생긴다.

2) 베이지안 추론(Bayesian inference)

이러한 베이지안 뇌 가설을 이용하여 환청, 망상과 같은 지각 혹은 사고의 이상을 설명할 수 있다. 베이지안 추론의 관점에서는 모든 심리적 현상은 추론의 과정이며, 정신병리학적 현상은 거짓추론false inference의 형태이다. 베이지안 추론은 조건부 확률의 형태를 가진 베이지안 신념Bayesian belief에 기반한다. 예를 들어, 모르는 이성이 나를 보고 미소 짓는 상황을 마주했을 때, 크게 두 가지 가능성을 고려하게 된다. 그 미소가 나에 대한 호감의 표현일 수도 있고, 단순히 일상적인 예의 차원의 미소일 수도 있다. 이러한 상황에서 우리는 각각의 가능성에 대한 확률을 주관적으로 추정하게 된다. 그런데 이러한 확률 추정 과정은 우리의 신체 상태나 기존 신념에 따라 크게 달라질 수 있다. 예를 들어, 심장이 빠르게 뛰는 각성 상태에서는 상대방의 호감 가능성을 더 높게 평가하는 경향이 있다. 더 나아가, 만약 누군가가 "다른 사람의 미소는 항상 나에 대한 관심의 표현이다"라는 강한 사전 신념prior belief을 가지고 있거나 그 외 추론 과정에 이상이 있을 경우, 일상적인 친절한 미소조차 자신에 대한 특별한 호감 표현으로 과대 해석하게 되어 결국 망상적 사고로 발전할 수 있다. 이러한 베이지안 뇌의 추론 관점에서 모든 정신병리증상은 어떤 수준에서 비정상적인 신념 갱신 과정을 포함한다. 이러한 추론 과정은 지각perceptual inference, 추론으로서의 계획, 행위 주체, 감정 인식 등을 포함하며, 해리성 장애, 이인증, 신체왜곡, 공포증 등도 비정상적 추론의 결과이다.

3) 생성 모델(generative model)

베이지안 뇌 가설은 신경회로와 시냅스 작동 기전을 적용한 수리계산 모델링을 통해 구현된다. 후보 모델을 이용하여 모의계산simulation을 하고 실제로 얻은 자료와 맞추어 보고 다시 모델을 개선하는 과정을 통해 다양한 인지 과정과 정신 질환에 대한 설명하는 최적의 모델을 도출한다. 이렇게 도출된 생성 모델 generative model은 인과적인 기전에 대한 가설이며, 관측이 불가능하거나 관측치를 바탕으로 추론된 잠재적 원인과 관측 및 측정 가능한 결과의 결합 확률 분포joint probability distribution로 표현된다. 예를 들어, 알코올에 대한 의존증을 설명할 때, 반복적인 음주는 술에 대해 높은 보상 가치reward value를 갖게 되어 술을 찾는 행동을 유발한다는 설명Rescorla-Wagner model은 관측가능한 자료를 요약하고 설명하는 것에 불과하다. 반면, 대표적인 생성 모델의 하나인 능동추론active inference 모델로는 알코올 중독의 발생과 유지를 다음과 같이 설명한다. 우선 알코올 섭취에 대한 강한 사전 신념prior이 형성된다. 이러한 신념은 알코올 관련 자극에 대한 주의를 증가시키며, 금주보다는 알코올 섭취를 선택하게 만드는 행동 경향성(정책policy)을 만들어낸다. 알코올 섭취 정책은 단기적으로는 불확실성과 예측 오류를 감소시켜 일

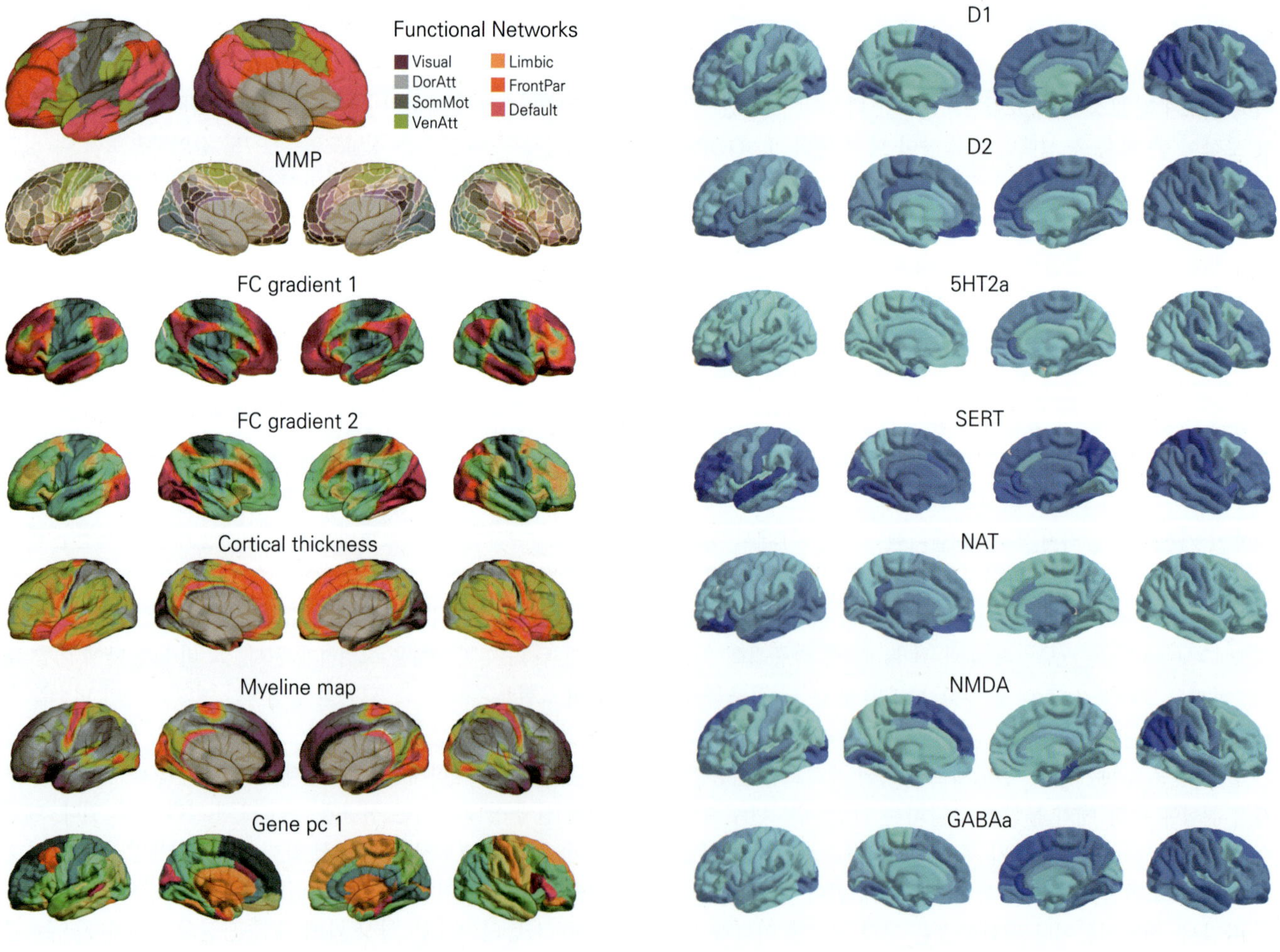

그림 6-2. 기능적, 구조적 공간 분포 및 유전자 발현 분포(왼쪽): Functional Networks: 7개의 기능적 네트워크; MMP (HCP_MMP1.0: human connectome project's multi-modal parcellation version 1.0): 180개의 영역으로 구성; FC gradient: 기능적 연결성(functional connectivity)의 위계 구배; cortical thickness: 피질 두께; Myeline map: 피질의 T1/T2 신호비; Gene pc 1: 피질내 유전자 발현의 제 1 주요성분(pc: principle component). 신경전달물질의 분포(오른쪽): 도파민 수용체 D1, D2; SERT: serotonin transporter; NAT: Noradrenalin transporter, NMDA: N-methyl-D-aspartate 수용체; GABAA: γ-aminobutyric acid 수용체

시적인 안정감을 제공하지만, 장기적으로는 알코올이 없을 때 더 큰 예측 오류가 발생하게 만든다. 이러한 과정이 반복되면서 알코올에 대한 의존성이 강화되고, 결국 지속적인 알코올 추구 행동으로 이어지게 되는 알코올 중독의 악순환을 능동추론 모델로 잘 설명할 수 있다. 이와 같이, 생성형 모델링을 통해 사전 신념, 정책을 비롯한 여러 잠재적 변수들을 조정하여 모의로 계산할 수 있으므로, 관측하지 못했던 사례나 행동 패턴을 만들어 낼 수 있다. 따라서, 베이지안 뇌 가설에 기반한 수리 모델링은 복잡한 인간의 행동과 개인차를 설명하기에 적합할 뿐 아니라, 치료 선택 및 예후 예측에 활용할 수 있다. 다만, 수리 모델이 특정 행동을 잘 설명하더라도, 이는 설정한 가설과 이론적 틀 내에서만 유효하다. 따라서 모델의 해석과 적용에는 이러한 이론적 제약을 고려한 신중한 접근이 필요하다.

4. 정보처리의 단위로서의 기능적 네트워크

의식, 인지, 감정 등의 표상representation은 복잡하지만 효율적으로 구성된 네트워크 구조를 가진 뇌가 시공간적 규모에 걸쳐 복잡한 신호들을 조율해서 생성한다. 이러한 표상은, 신경생물학적 관점에서 보면, 신경전달물질이 신경세포막의 수용체와 결합하여 세포 간 신호의 전달과 전파를 매개하고, 이를 통해 신경회로의 기능적 구성을 생성 및 조절하여, 궁극적으로 뇌 네트워크 전반에 걸쳐 정보의 소통 형성을 통해 생성된다. 예를 들어, 측중격핵nucleus accumbens의 크기가 작을수록 무쾌감증과 관련된 보상학습 저하가 더 심하지만, 이러한 보상 학습 저하는 측중격핵에만 국한되지 않고 전전두엽과 같은 선조체 외 도파민 영역extrastriatal dopaminergic regions에서 도파민 분비 이상과 관련이 있다. 원숭이를 대상으로 전망이론 연구에서도, 가치 평가 신호의 다양한 패턴이 특정 부위에 국한되지 않고 보상 회로 전반에 걸쳐 분산되어 있는 것으로 나타났다. 따라서, 이득 혹은 손실 상황에서의 주관적 가치 평가는 분산된 여러 뇌영역들의 정보처리를 통해 생성된 표상이다. 따라서, 안정기resting state를 포함한 베이지안 뇌의 추론 과정은 단일 뇌영역 혹은 특정 회로보다는 대규모 뇌 기능 네트워크 수준에서 설명되어야 한다.

뇌는 구조적, 기능적, 신경화학적 특성 및 유전자 발현의 양상이 서로 유사하면서도 다르기도 하다(그림 6-2). 이러한 유사성과 다양성의 균형은 한정된 공간 내에서 뇌가 효율적인 정보를 처리할 수 있게 한다. 결국, 인간의 인지, 감정을 포함한 추론과정은 뇌의 구조적, 기능적, 신경화학적 특성 및 유전자 발현 특성을 바탕으로 이루어진다. 이는 정신질환의 병태생리가 하나의 특성에 국한되지 않고 여러 특성에서 발견되는 이유이다. 뇌가 기능적으로 얼마나 다양한 네트워크들로 구성되어 있는지에 대한 정답은 없다. 간단하게는 시각, 감각-운동, 배측 집중, 복측 집중, 전두-두정, 변연계, 디폴트 모드 등 7개로 나누기도 하고, 180개 영역의 MMP (multimodal parcellation, 다중양식 구획화) 등 더 세분화하여 나누기도 한다. 인접한 영역과 멀리 떨어진 영역들이 필요와 상황에 따라 서로 협력하여 기능적 네트워크를 이루게 되므로 외부뿐 아니라 내수용감각과 같이 내부로부터 들어오는 다양한 형태의 정보를 유연하게 처리할 수 있다. 이러한 기능적 네트워크의 협력은 몇 가지 상태macroscale neural states들이 존재하며, 시간에 따라 처리해야 할 정보에 따라 관련

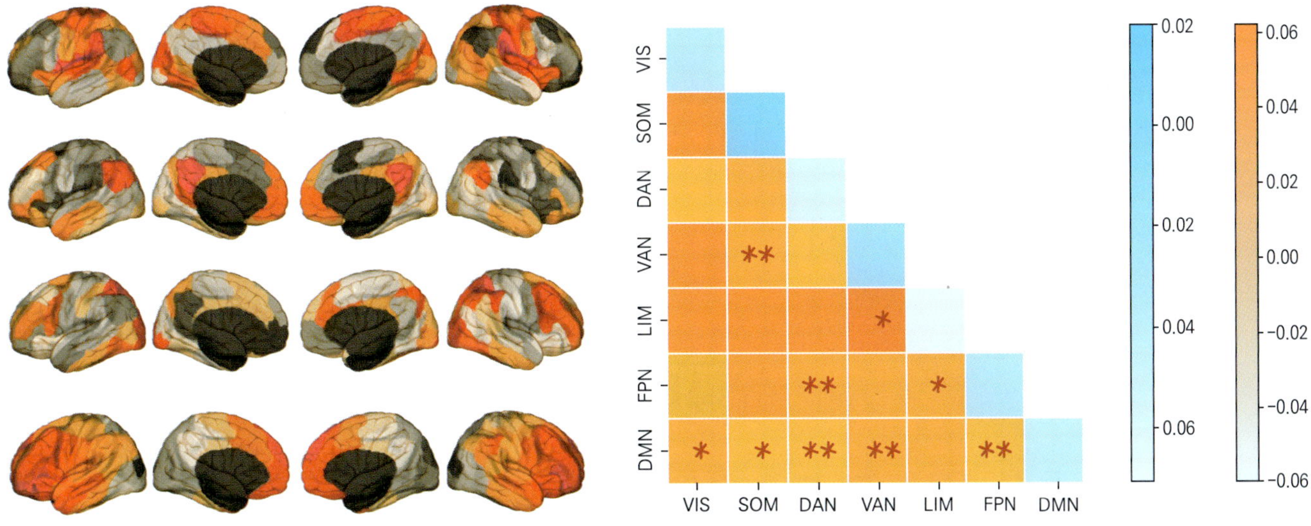

그림 6-3. 두 개의 카드 중 하나를 고르는 다중 슬롯머신 과제(two-armed bandit task)를 푸는 동안에 나타나는 네 가지 뇌 상태(왼쪽). 정답에 대한 확신이 낮거나 낮아질 때 기능적 네트워크들 내의 각 영역간 연결성(오른쪽의 하늘색)과 서로 다른 기능적 네트워크들 간의 연결성(오른쪽의 주황색) 변화

된 상태가 주로 나타나는 동적인 패턴을 보인다. 예를 들어 능동추론 이론을 적용한 연구 결과, 의사결정을 하는 동안 4개의 뇌상태가 존재하며, 자신의 의사결정이 불확실할수록 디폴드모드와 전두-두정을 포함한 기능적 네트워크들 사이의 연결성이 증가한다(그림 6-3). 한편, 뇌영역들 간의 상호작용functional connectivity, FC의 패턴은 크게 2가지 기능적 위계 구배functional hierarchical gradients로 나타난다. 하나는 감각 중추에서 전두-두정, 디폴트모드와 같은 통합양식transmodal 영역으로 향하는 축FC gradient 1, 다른 하나는 시각에서 감각-운동으로 향하는FC gradient 2 패턴이다. 이는 각 기능적 네트워크들이 분절되어 독립적으로 활동하는 것이 아니라 몇 가지의 위계질서 패턴을 가지고 활동한다는 의미이다. 자폐증에서 FC gradient 1의 분화가 덜되어 있다. 아울러 $GABA_A$ 수용체, AMPA 및 NMDA 수용체, 5-HT_{2A} 수용체 등에 작용하는 마취제와 환각제에 따른 뇌 반응은 뇌의 구조적, 기능적 위계 구배hierarchical gradients를 따라 나타난다. 또한 마취제나 환각제에 함께 민감하게 반응하는 뇌 영역들은 정신질환에서도 함께 구조적 변화를 보이는 경향이 있다.

결론적으로, 뇌는 구조적, 기능적 신경화학적으로 다양성과 유사성을 동시에 갖고 있어 효율적으로 정보를 처리하는 네트워크 시스템이다. 따라서, 정신현상과 정신질환을 이해하기 위해서는 개인의 의사결정을 가장 잘 설명하는 수리모델을 찾는 것과 관련 정보처리에 대한 뇌기전을 뇌 네트워크 수준에서 파악하는 계산정신의학적 접근이 필수적이다.

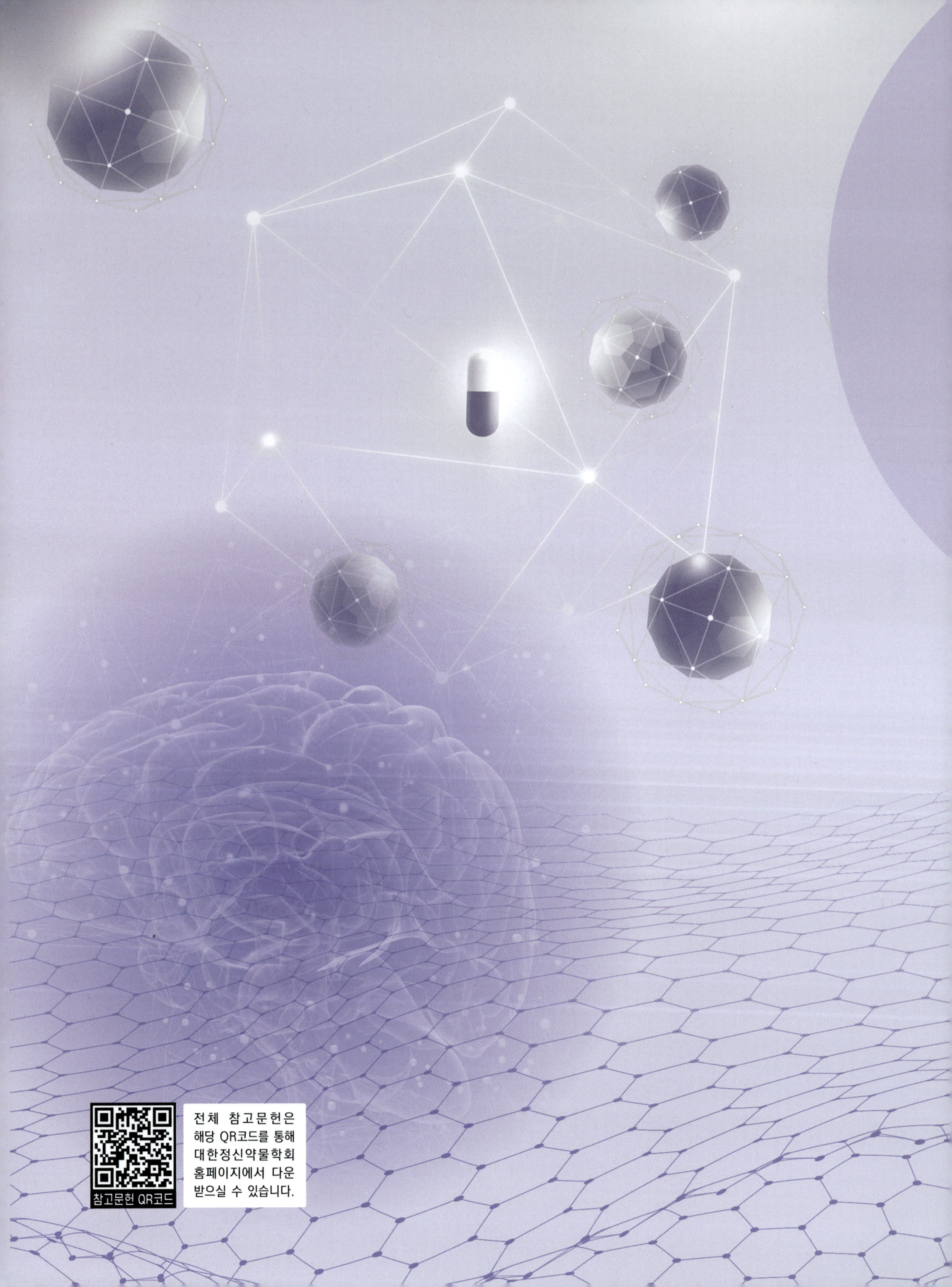

참고문헌 QR코드

전체 참고문헌은 해당 QR코드를 통해 대한정신약물학회 홈페이지에서 다운받으실 수 있습니다.

PART

2 신경정신약물의 약리학 및 특성

신경정신약물의 분류와 신경과학 기반 명명법

Classification and neuroscience-based nomenclature of neuropsychopharmacology

Chapter 07

◐ 이정구 인제대학교 의과대학 정신건강의학교실

1. 서론

정신과 약물의 분류는 정신질환 치료에서 매우 중요한 역할을 한다. 전통적으로 신경정신약물은 임상적 적응증에 따라 항우울제, 항정신병약물, 항불안제, 항치매제로 나뉘며, 각 약물은 특정한 증상이나 질환에 맞춰 사용되었다. 예를 들어, 항우울제는 우울증 치료에, 항정신병약물은 조현병 치료에 사용되었다. 그러나 이러한 전통적인 임상 중심 분류는 약물의 실제 약리학적 기전과 신경전달물질 시스템과의 상호작용을 충분히 반영하지 못했다. 신경과학 기반 명명법Neuroscience-Based Nomenclature, NbN은 이러한 한계를 극복하기 위해 도입된 시스템으로, 약물의 임상적 적응증보다는 약물의 신경전달물질 시스템에 따른 상호작용을 중심으로 약물을 분류한다.

2. 전통적인 신경정신약물의 분류

1) 항우울제

항우울제는 주로 우울증 치료에 사용되며, 대표적인 항우울제로는 삼환계 항우울제tricyclic antidepressants, TCAs, 단가아민 산화효소 억제제monoamine oxidase inhibitor, MAOIs, 선택적 세로토닌 재흡수 억제제selective serotonin reuptake inhibitors, SSRIs, 세로토닌-노르에피네프린 재흡수 억제제serotonin-norepinephrine reuptake inhibitors, SNRIs가 있다. 이러한 약물들은 세로토닌과 노르에피네프린의 재흡수를 억제하여 기분을 개선하는 기전을 갖는다. 그러나 SSRIs와 같은 항우울제는 불안장애, 강박장애, 외상후스트레스장애 등에서도 효과를 보이지만, 전통적인 분류에서는 여전히 '우울증 치료제'로 정의된다.

2) 항정신병약물

항정신병약물은 조현병과 같은 정신병적 장애를 치료하기 위해 사용되며, 정형 항정신병약물과 비정형 항정신병약물로 구분된다. 정형 항정신병약물은 도파민 수용체 차단을 통해 양성증상(망상, 환각)을 완화하지만, 음성증상과 인지 기능에는 제한적인 효과를 보인다. 비정형 항정신병약물은 도파민뿐 아니라 세로토닌 수용체에도 작용하여 음성증상과 인지 기능 개선에 기여할 수 있다.

3) 항불안제 및 기타 정신과 약물

항불안제는 주로 불안장애 치료에 사용되며, 벤조디아제핀계 약물이 대표적이다. 이 약물들은 GABA 수용체에 결합하여 신경 억제를 통해 불안을 완화하는 기전을 갖는다. 그러나 벤조디아제핀계 약물은 장기 사용 시 의존성과 내성 문제가 발생할 수 있어, 신중한 사용이 필요하다.

4) 항치매제

항치매제는 알츠하이머 병과 같은 퇴행성 뇌 질환에서 인지 기능을 개선하거나 질환의 진행을 늦추기 위해 사용된다. 대표적인 약물로는 아세틸콜린에스테라제 억제제donepezil, rivastigmine와 NMDA 수용체 길항제인 memantine이 있다. 이러한 약물들은 주로 신경전달물질인 아세틸콜린과 글루타메이트 시스템에 작용하여 인지 기능을 개선한다.

3. 신경과학 기반 명명법(NbN)

1) NbN의 등장 배경과 필요성

NbN은 기존의 질병 중심 명명법의 한계를 극복하기 위해 2014년에 도입되었다. 이 명명법은 미국 신경정신약물학회ACNP, 유럽 신경정신약물학회ECNP, 아시아 신경정신약물학회AsCNP, 국제약리학연합IUPHAR 등의 협력하에 개발되었으며, 약물의 신경전달물질과의 상호작용을 중심으로 약물을 재분류한다. 이는 약물의 다목적 사용을 명확히 설명하고, 임상 실습에서 약물 선택을 보다 과학적이고 정교하게 할 수 있도록 돕는다.

2) NbN의 분류 체계 설명

NbN은 약물을 신경전달물질과의 상호작용 및 작용 기전에 따라 분류하는 방식으로, 이를 통해 약물의 다양한 용도를 명확히 설명할 수 있다. NbN의 분류는 다음과 같은 4단계로 나뉜다.

(1) 신경전달물질 도메인

약물이 작용하는 주된 신경전달물질 시스템을 정의한다. NbN은 약물이 특정 신경전달물질 시스템(예: 도파민, 세로토닌, 노르에피네프린)에 미치는 영향을 중심으로 분류한다.

(2) 작용 기전

약물의 작용 방식, 즉 수용체에 대한 길항제antagonist 또는 작용제agonist로서의 역할을 설명한다. 예를 들어, 도파민 D2 수용체 길항제로 작용하는 약물은 조현병 치료에 적합하다.

(3) 승인된 적응증

약물의 임상에서 승인된 사용 적응증을 명시한다. 약물의 주된 적응증이 나열되지만, NbN은 이 외에도 약물의 작용기전이 반영된 다양한 적용 가능성을 설명한다.

(4) 효능 및 부작용

약물이 특정 신경전달물질 시스템에 작용함에 따라 나타나는 주요 치료효과와 부작용을 설명한다. 예를 들어, 도파민 차단에 따른 항정신병약물의 부작용으로 운동장애 등이 나타날 수 있다.

3) NbN의 임상적 적용: 항우울제, 항정신병약물, 항불안제, 항치매제 사례

(1) 항우울제: fluoxetine

fluoxetine은 SSRIs로, 우울증 치료제로 개발되었지만 NbN을 통해 세로토닌 시스템에 대한 작용이 강조되면서 불안장애, 강박장애, 외상후스트레스장애에서도 효과가 있음을 명확히 설명할 수 있게 되었다. fluoxetine은 세로토닌 재흡수를 억제하여 다양한 정신질환에서 기분 조절과 불안증상 완화에 기여한다.

(2) 항정신병약물: olanzapine

olanzapine은 도파민과 세로토닌 수용체를 모두 차단하는 비정형 항정신병약물로, NbN을 통해 이 약물이 조현병뿐만 아니라 양극성장애의 조증 및 우울증 삽화 치료에도 효과적임을 설명할 수 있다. olanzapine은 주요우울장애에서도 병합요법으로 사용되며, 다양한 질환에 적용 가능하다.

(3) 항불안제: diazepam

diazepam은 벤조디아제핀계 항불안제로, GABA 수용체에 결합하여 신경 억제 작용을 나타낸다. NbN은 이 약물이 불안장애 외에도 근육경련 및 알코올 금단증상 치료에도 사용될 수 있음을 명확히 설명하며, 다양한 임상적 사용을 가능하게 한다.

(4) 항치매제: memantine

memantine은 NMDA 수용체 길항제로, NbN을 통해 알츠하이머 병뿐만 아니라 다른 신경퇴행성 질환에서도 신경보호효과를 나타낼 수 있음이 재조명되었다. NbN은 memantine이 글루타메이트 시스템을 조절하여 신경세포 손상을 억제하는 기전을 명확히 하며, 이를 통해 다양한 신경계 질환에서의 적용 가능성을 제시한다.

4) NbN의 교육 및 연구에서의 활용

NbN은 의학 교육과 연구에서도 중요한 도구로 활용된다. NbN은 학생들이 약물의 임상적 적응증에 의존하지 않고, 약물이 신경전달물질 시스템에 어떻게 작용하는지를 학습할 수 있도록 돕는다. 이를 통해 학생들은 약물의 작용 기전과 신경전달물질과의 상호작용을 깊이 이해할 수 있으며, 약물 선택의 근거를 보다 과학적으로 접근할 수 있다. 또한, 연구자들은 NbN을 통해 약물의 기전적 특성을 체계적으로 분석할 수 있으며, 이는 신약개발 및 정신질환의 치료전략을 수립하는 데 중요한 기초 자료를 제공할 수 있다. NbN의 체계적 분류는 새로운 약물 연구와 개발에서도 신경전달물질에 기반한 접근 방식을 제공함으로써, 약물의 다목적 사용 가능성을 탐구하는 데 기여할 수 있다.

4. NbN의 도전 과제 및 미래 전망

1) 도전 과제

NbN은 신경정신약물학에서 혁신적인 도구이지만, 그 도입과 적용에는 몇 가지 도전 과제가 존재한다. 첫째, NbN의 체계적 적용을 위해서는 임상의들이 전통적인 적응증 중심 명명법에서 벗어나, 신경과학적 기전을 중심으로 약물을 이해하고 사용할 수 있는 충분한 교육이 필요하다. 많은 임상의들은 여전히 임상 적응증 중심으로 약물을 선택하고 있어, 이러한 변화를 받아들이기 위한 교육 프로그램과 훈련이 필요하다. 둘째, NbN의 체계는 지속적인 업데이트가 필수적이다. 신경과학의 발전과 새로운 약물의 개발에 따라 NbN 체계도 정기적으로 개정되어야 하며, 최신 연구 결과를 반영한 정보가 필요하다. 이러한 과정이 이루어지지 않으면, 새로운 약물 기전이 반영되지 않아 임상에서의 유용성이 떨어질 수 있다.

2) 미래 전망

NbN은 앞으로 신경정신약물학 분야에서 더욱 중요한 역할을 할 것으로 기대된다. 정신질환에 대한 신경과학적 이해가 깊어짐에 따라, 약물의 작용 기전에 기반한 치료법의 필요성이 커지고 있으며, 이는 맞춤형 치료personalized medicine로 이어질 것이다. NbN은 각 환자의 신경전달물질 상태에 맞춘 정밀한 약물 선택을 가능하게 하여, 보다 개인화된 치료 접근법을 지원한다. 또한, NbN은 신경전달물질 기반의 분류 체계를 통해 신약개발 및 임상연구에 유용한 틀을 제공할 것이며, 약물의 다목적 사용 가능성을 명확히 설명함으로써 연구자와 임상의가 더욱 정교한 치료 전략을 수립할 수 있도록 기여할 것이다.

5. 결론

신경과학 기반 명명법NbN은 정신과 약물의 분류와 사용에 있어서 새로운 패러다임을 제시한다. NbN은 전통적인 질병 중심의 약물 분류 방식을 대체하여 약물의 작용 기전, 특히 신경전달물질 시스템에 기반한 분류 체계를 도입함으로써, 약물의 다목적 사용 가능성을 명확히 설명하고, 보다 정교한 치료 전략을 수립할 수 있게 한다. NbN은 임상의가 약물 선택 시 과학적 근거를 기반으로 더욱 정확한 결정을 내릴 수 있게 하며, 맞춤형 치료 및 신약개발에 중요한 역할을 할 것이다. 앞으로 NbN은 정신의학 및 신경과학 연구에서 중요한 도구로 자리 잡을 것이며, 그 역할은 지속적으로 확장될 것이다.

Dopamine 관련 약물

Dopamine-related drugs

Chapter 08

◐ 이정석 국민건강보험 일산병원 정신건강의학과
◐ 김찬형 연세대학교 의과대학 정신건강의학교실

1. 서론

도파민 관련 약물로는 항정신병약물과 정신자극제가 포함된다. 항정신병약물은 주로 조현병의 치료에 쓰이는 약물이다. 조현병은 약 1% 정도의 평생 유병률을 보이는 정신질환으로 대개 만성적인 경과를 밟으며 사회, 경제적으로 큰 부담을 안겨줄 수 있다. Kraepelin과 Bleuler 등에 의해 조현병의 존재를 알게 된 이후에도 효과적인 치료법은 없었지만 1952년 chlorpromazine이 정신병적 증상의 치료에 효과가 있다는 것이 밝혀진 이후 항정신병약물이 조현병 치료의 중심으로 떠올랐다. 이후에도 perphenazine, haloperidol 등의 다른 항정신병약물이 개발되어 사용되었다. 이러한 항정신병약물은 조현병의 양성증상의 치료와 재발방지에는 효과가 있지만, 환자의 25~60%에서 불량한 치료 반응을 보이고, 음성증상 및 인지기능장애에 대해서는 큰 효과를 보이지 못했다. 또한 추체외로부작용 및 지연발생운동이상증 부작용을 유발하여 환자의 약물순응도를 떨어뜨리게 하는 원인이 되었다. clozapine은 1960년대 말에 개발된 항정신병약물이지만 치명적인 혈액학적 부작용으로 인해 시장에서 퇴출되었다가 Kane 등의 연구에 의해 치료저항성 환자에서 우월한 효과를 보인다는 것이 밝혀진 뒤 1989년부터 다시 조현병 치료에 사용되기 시작했다. clozapine은 추체외로부작용과 지연발생운동이상증이 거의 없었으며 이를 통해 부작용이 항정신병약물에 꼭 수반되는 것이라는 통념을 뒤집는 계기가 되었다. 또한 clozapine의 치료기전을 밝히면서 도파민과 세로토닌 수용체에 대한 이중 길항작용이 치료 효능 및 적은 추체외로부작용과 관련된다는 가설을 세울 수 있었다. 이 가설을 기반으로 도파민과 세로토닌 수용체에 모두 작용하는 약물을 찾다가 risperidone을 개발하였다. 이후 개발된 약들은 공통적으로 기존 항정신병약물에 비해 낮은 추체외로부작용을 보였으며 그에 따라 기존의 약을 정형 항정신병약물, 새로 개발된 약들을 비정형 항정신병약물로 부르게 되었다. 초기에는 비정형 항정신병약물이 정형 항정신병약물에 비해 부작용이 낮을 뿐 아니라 양성증상, 음성증상 및 인지기능장애에도 더 나은 효과를 보일 것으로 기대되었다. 하지만 이러한 기대감은 여러 연구결과들이 축적되면서 점점 사라져갔다. CATIE (the Clinical Antipsychotics Trials of Intervention Effectiveness)와 CUtLASS (the Cost Utility of the Latest Antipsychotic Drugs in Schizophrenia Study) 등 대규모 연구에서 정형과 비정형 항정신병약물이 치료중단, 정신병적 증상의 개선 및 삶의 질 측면에서 큰 차이가 없다는 것이 밝혀지면서 정형과 비정형이라는 항정신병약물의 구분에 대해서 의문점을 갖게 되었다. 또한 항정신병약물의 작용기전에 있어서도 지금까지 모든 항정신병약물이 도파민 관련 약물이며 최근의 여러 연구들도 조현병에서의 도파민 이상을 시사하고 있다. 그렇지만 현재의 항정신병약물로는 많은 수의 환자들이 부작용과 부족한 치료반응을 경험하기 때문에 최근에는 글루타메이트를 비롯한 다른 신경전달물질 체계에 관여되는 항정신병약물을 개발하기 위한 시도가 이루어지고 있으며 2024년에는 무스카린 수용체 작용제인 xanomeline-trospium chloride이 항정신병약물로 승인되기도 하였다.

도파민 관련 약물 중 정신자극제로는 modafinil, methylphenidate, amphetamine 등이 있다. 이 약물들은 도파민 재흡수를 차단해 시냅스의 도파민 농도를 높인다. modafinil은 기면증, methylphenidate와 amphetamine은 주의력결핍활동과잉장애의 치료에 주로 쓰이지만 적응증외off-label로 여러 신경과 또는 정신과 질환에서 인지기능 개선을 위해 쓰이기도 한다. 도파민수용체 작용제로는 bromocriptine, pramipexole, ropinirole 등이 있다. 이 약물들은 주로 파킨슨병 치료에 쓰였으나 pramipexole과 ropinirole은 하지불안증후군, bromocriptine은 고프로락틴혈증의 치료에도 이용된다. 이 장에서는 여러 항정신병약물과 정신자극제를 작용기전에 따라 분류하고 각 약물의 약리적 특성에 대해서 기술하였다.

2. 도파민 수용체 길항제

1) haloperidol

butyrophenone계 약물로 국내에서는 조현병, 양극성장애의 조증, 정신병적 장애의 증상, 뚜렛증후군, 구토, 딸꾹질의 치료에 허가를 받았다.

(1) 약동학

haloperidol은 정맥내주사, 근육내주사, 경구로 투여될 수 있다. 최고 혈중농도에 도달하는 데 걸리는 시간은 경구투여 후 약 1.7~6.1시간, 근육내주사 후 정상인은 20분, 조현병 환자는 33.8분으로 보고되었다. 배설 반감기는 경구투여 시 14.5~36.7시간, 근육내주사 시 20.7시간, 정맥내주사 시 14.1~26.2시간이다. 생체이용률은 60~70% 정도이다. 혈장단백질 결합률은 약 90%로 알려져 있으며 이는 정상 성인, 청년, 노인, 간경변 환자 사이에서 큰 차이를 보이지 않는다. haloperidol은 대부분 간에서 대사되어 오직 1% 정도만이 변화되지 않은 채 소변으로 배설된다. 간에서의 대사는 CYP3A4, CYP2D6에 의한 glucuronidation, 환원, 산화반응에 의해 이루어진다.

(2) 약력학

저용량에서는 D2, α1 수용체에 길항작용을 나타내며 고용량에서는 5-HT2 수용체에 길항작용을 보인다. 상대적으로 H1, M1 수용체에는 낮은 친화성을 보인다.

(3) 약물상호작용

carbamazepine은 CYP3A4의 유도제로서 함께 투여할 경우 haloperidol의 농도를 19~100% 감소시킬 수 있으며 함께 투여하다가 carbamazepine을 중단할 경우 반대로 haloperidol의 농도가 증가할 수 있다. phenytoin과 phenobarbital도 CYP3A4의 유도제로서 haloperidol의 농도를 40~72% 감소시킬 수 있다. fluoxetine은 알려지지 않은 기전으로 haloperidol의 농도를 20%가량 증가시킨다고 알려져 있다. CYP3A4에 의해 대사되는 buspirone과 alprazolam이 haloperidol과 함께 투여될 경우 haloperidol의 혈중농도가 증가될 수 있다. haloperidol의 주요대사물질인 환원 haloperidol의 경우 CYP2D6의 활성을 억제하는 것으로 알려져 있다.

2) perphenazine

phenothiazine계 약물로 국내에서는 조현병, 수술 전후의 구토, 메니에르증후군에 의한 어지러움, 이명의 치료에 승인되었다.

(1) 약력학

경구투여 후 1~3시간 후에 최고 혈중농도에 도달한다. 반감기는 용량에 무관하게 9~12시간이며 항정상태steady-state에 72시간 내에 도달한다. 간에서 주로 CYP2D6에 의해 대사된다.

(2) 약동학

D2에 강한 친화성을 보이나 그 외에도 D4, 5-HT2A, M1 수용체에도 친화성을 보인다. perphenazine의 대사물질인 n-dealkylperphenazine의 경우 perphenazine과 달리 D2보다 5-HT2A에 강한 친화성을 보이며 이는 perphenazine이 상대적으로 추체외로부작용의 빈도가 적은 것을 설명해준다.

(3) 약물상호작용

CYP2D6의 강한 억제제인 paroxetine과 fluoxetine은 perphenazine의 혈중농도를 증가시킬 수 있다.

3) pimozide

diphenylbutylpiperidine계 약물로 국내에서는 조현병의 치료에 허가를 받았다.

(1) 약동학

경구투여 후 50% 이상이 흡수되며 6~8시간 후 최고 혈중농도에 도달한다. 반감기는 약 55시간이다. 주로 간에서 CYP3A4, CYP1A2, CYP2D6에 의해 대사된다.

(2) 약력학

강한 D2 수용체 길항제이다. α1 수용체와 5-HT2A 수용체에도 결합하지만 D2 수용체에 비해 낮은 친화성을 보인다. hERG 수용체에도 길항작용을 나타내 QT 간격을 연장시키는 작용을 나타낼 수 있다.

(3) 약물상호작용

QT 간격을 연장시키는 것으로 알려진 약과는 함께 투여하면 QT 간격을 더 연장시킬 수 있다. 따라서 tricyclic antidepressant (TCA), phenothiazine계 약물, quinidine, mefloquine 등과는 함께 투여하지 말아야 한다. CYP3A4의 억제제인 protease 억제제와 azole계 항진균제도 pimozide의 혈중농도를 증가시킬 수 있다. sertraline과 함께 투여하였을 때 pimozide의 혈중농도가 증가하였다는 보고도 있다. citalopram과 escitalopram은 병용투여 시 QT간격 연장의 가능성이 있다.

4) sulpiride

benzamide계 약물로 화학적으로 amisulpride와 metoclopramide와 연관되어 있다. 국내에서는 조현병, 우울증, 정신신경증의 치료에 허가를 받았다.

(1) 약동학

경구투여 후 서서히 흡수되어 2~3시간 뒤에 최대 혈중농도에 도달한다. 생체이용률은 35% 정도이다. 혈장단백질에는 결합하지 않는다. 배설 반감기는 6~7시간이다. 간에서 거의 대사되지 않으며 확인된 활성대사물질은 없다. 배설은 대부분 소변을 통해 이루어진다.

(2) 약력학

D2, D3, D4 수용체에 강한 친화성을 보이나 D1, 세로토닌, 콜린, 아드레날린성 수용체에는 거의 결합하지 않는다. 보통 정형 항정신병약물로 분류되나 다른 정형 약물과는 달리 변연계의 도파민 수용체에 선택적으로 작용하는 비정형 항정신병약물의 특징도 갖고 있다.

5) amisulpride

amisulpride는 benzamide계 유도체로 기존의 sulpiride와 화

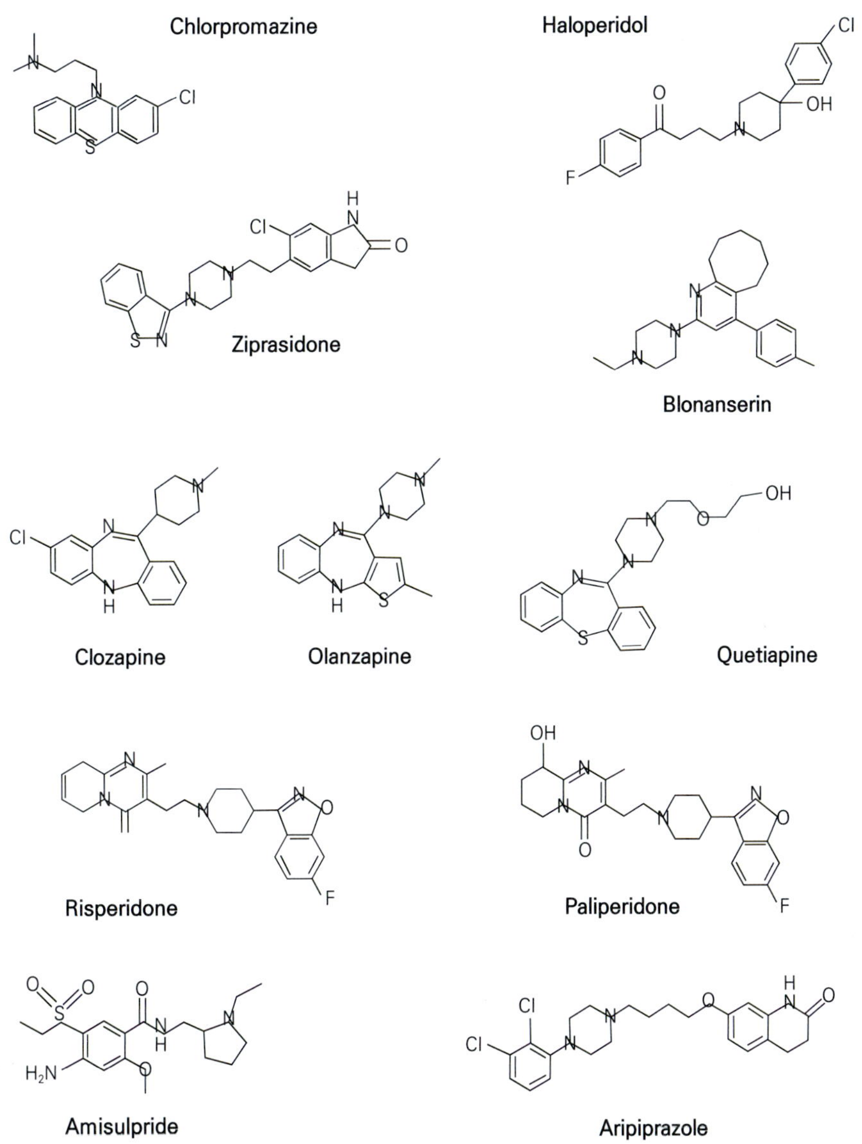

그림 8-1. 항정신병약물의 화학구조식. clozapine, olanzapine, quetiapine의 구조는 유사하며 paliperidone은 risperidone에 수산화기가 추가된 구조이다.

학적으로 가까우며, 라세미화합물racemate로서 50%의 S 거울상체enantiomer와 50%의 R 거울상체로 구성되어 있다. 국내에서는 조현병 치료제로 승인을 받았다.

(1) 약동학

경구투여 후 빨리 흡수되어 투약 1~3시간 뒤 최고 혈중농도를 보인다. 생체이용률은 43~48%이며 17% 정도만 단백질과 결합한다고 알려져 있다. 배설반감기는 약 12시간 정도이다. 약 5%만이 대사가 되고 주로 대사에 의한 변화없이 소변으로 배출된다. 따라서 신장기능 저하 환자에서는 혈액에서의 청소율이 감소한다.

(2) 약력학

amisulpride는 D2, D3 수용체에 대해서만 친화성을 보인다. amisulpride의 D3 활성은 임상적으로 음성증상의 호전 및 추체외로부작용의 완화와 관련된다. 용량에 따라 다른 작용기전을 보여서 저용량(≤10 mg/kg)에서는 시냅스전 도파민 자가수용체를 차단하고 고용량(40~80 mg/kg)에서는 시냅스전후 수용체를 모두 차단한다. 저용량에서 amisulpride는 자가수용체에 작용함으로써 시냅스의 도파민 방출을 증가시켜서 시냅스후 수용체 차단효과를 완화시키고 이를 통해 추체외로부작용을 감소시키는 것으로 추정된다. 또한 선조체보다는 변연계의 도파민 수용체에 선택적인 친화성을 보여서 추체외로부작용의 발생 확률이 낮다고 알려져 있다.

(3) 약물상호작용

amisulpride는 단백질결합이 적으며, cytochrome P450계와의 상호작용이 미미하므로 다른 약물과 특별한 상호작용 문제를 일으키지 않는다. lithium과의 동반 복용에도 lithium의 약동과 안정성에는 영향을 미치지 않는다고 보고되었다.

3. 도파민 수용체 작용제

1) bromocriptine

ergot alkaloid 파생물로 화학구조가 도파민과 유사하다. 국내에서는 파킨슨병, 고프로락틴혈증, 유즙분비의 예방 및 억제 등의 치료에 승인을 받았다.

(1) 약동학

경구투여 후 40~90%가 위장관을 통해 흡수되며 최고 혈중농도에는 3~4시간 후 도달한다. 반감기는 4~8시간이지만 프로락틴 억제효과가 20~30시간 지속되는 것으로 보아 생체활성은 약물의 반감기보다 긴 것으로 생각된다. 강한 소수성hydrophobicity을 보이기 때문에 약물이 뇌에서 혈중농도보다 더 높은 농도를 보인다. 주로 CYP3A4에 의해 간에서 완전히 대사되며 90%는 담즙을 통해 10%는 소변을 통해 배설된다.

(2) 약력학

강력한 D2 수용체 작용제며, 5-HT1D, D3, 5-HT1A, 5-HT2A, 5-HT1B, 5-HT2C 수용체에도 작용제로

기능한다. α2A, α2C, α2B, D1 수용체에 길항작용을 보이며 5-HT2B 수용체에는 부분 작용제로 작용한다. bromocriptine은 결절누두경로tuberoinfundibular pathway에서 도파민을 활성화시켜서 프로락틴 분비를 억제하며 흑질선조체경로nigrostriatal pathway에서 도파민 D2 수용체를 자극하여 항파킨슨효과를 나타낸다.

(3) 상호작용

CYP3A4에 의해 대사되기 때문에 CYP3A4 억제제인 azole계 항생제나 HIV protease 억제제를 함께 투여할 경우 주의하여야 한다. erythromycin과 함께 투여 시 bromocriptine의 혈장농도 곡선하면적area under the curve: AUC이 3.7배 상승하며, 말반비대증 환자에서 octreotide와 병용투여 시 혈장농도 곡선하면적이 38% 가량 증가된다고 알려져 있다. 다른 ergot alkaloid와 병용투여는 추천되지 않는다.

2) pramipexole

aminobenzothiazole계 화합물로 국내에서는 파킨슨병과 하지불안증후군 치료에 허가를 받았다.

(1) 약동학

경구투여 후 빠르게 흡수되어 1.75시간 후 최고 혈중농도에 도달한다. 생체이용률은 90%이며 음식은 흡수에 영향을 주지 않는다. 대부분 신장에서의 양이온 수송cationic transport 기전을 통해 소변으로 배설된다. 따라서 신기능 장애에서는 pramipexole 투여가 금지된다.

(2) 약력학

도파민 수용체 중 D2, D3 수용체에 작용제로 작용하며 특히 D3 수용체에 D2 수용체에 비해 5-7배의 친화도를 보인다. D4 수용체 및 D1 계열 수용체와 아세틸콜린, β-아드레날린, 5-HT 수용체에 낮은 친화도를 보이며 α-아드레날린 수용체에는 중등도의 친화도를 보인다.

(3) 상호작용

pramipexole은 levodopa의 흡수 및 배설에 영향을 주지 않으나 병용투여 시 levodopa의 최고 혈중농도가 40% 가까이 증가

하기 때문에 levodopa의 용량을 조절하여야 한다. 신장에서의 양이온 수송에 관련되는 약물(예: cimetidine, ranitidine, quinidine, 칼슘통로차단제)들은 pramipexole의 농도를 증가시킬 수 있다.

3) ropinirole

국내에서 파킨슨병과 하지불안증후군 치료에 허가를 받았다.

(1) 약동학

경구투여 후 빠르게 흡수되어 1.5시간 후 최고 혈중농도에 도달한다. 생체이용률은 50%이며 음식은 흡수를 지연시켜서 최고 혈중농도를 25% 감소시킨다. 반감기는 약 6시간이다. 간에서 90%가량 대사되며 이후 소변으로 배설되며 주된 대사효소는 CYP1A2이다.

(2) 약력학

도파민 D2, D3 수용체에 작용제로 작용하며 D2보다는 D3 수용체에 더 높은 친화도를 보인다. D4 수용체 및 D1 계열 수용체에는 낮은 친화도를 보인다. 아세틸콜린, α-아드레날린, β-아드레날린, 5-HT 수용체에는 매우 낮은 친화도를 보인다.

(3) 상호작용

ropinirole은 levodopa의 혈중농도에 영향을 주지 않는다. CYP1A2 억제제인 ciprofloxacin과 병용투여 시 ropinirole의 혈중농도가 증가될 수 있으며, 흡연은 CYP1A2의 유발인자로 작용하여 ropinirole의 청소율을 증가시킬 수 있다.

4. 도파민 재흡수 차단제

1) modafinil

미국에서는 기면증, 폐쇄성 수면무호흡증, 교대근무수면장애에서의 과도한 졸리움증상 치료에 승인받았으나 국내에서는 기면증과 관련된 과다한 졸리움 치료에만 승인을 받았다.

(1) 약동학

경구 투여 후 2~4시간 후 최고 혈중농도에 도달하며 흡수는 음식에 큰 영향을 받지 않는다. 약 60%가 혈장단백질에 결합하며 결합하는 단백질의 90%는 알부민이다. 간에서 주로 대사되어 비활성 대사물질인 modafinil acid (주 대사물질)과 modafinil sulfone을 생성한다. 반감기는 9~14시간이며 배설은 주로 신장을 통해 modafinil acid의 형태로 이루어진다.

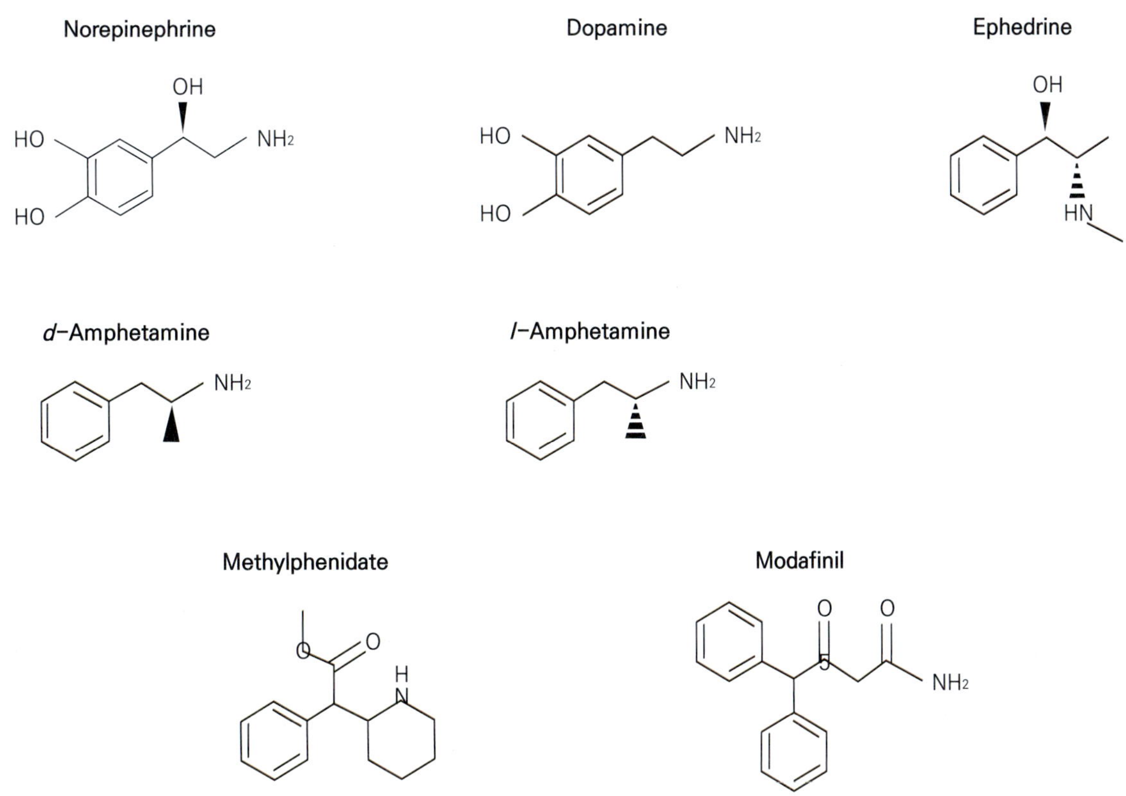

그림 8-2. 정신자극제와 관련 화합물의 화학구조식

(2) 약력학

치료효과의 기전에 대해서는 현재까지 불분명한 상태이다. modafinil은 약한 도파민 재흡수 차단효과를 발휘하며 이를 통해 간접적으로 외측 시상하부와 조면유두체핵tuberomammailary nucleus에서 오렉신orexin 분비를 활성화한다.

(3) 상호작용

CYP2C19의 억제제이며, CYP3A4의 유도제이다. CYP3A4와 관련되는 hydrocodone, oxycodone, fentanyl 등의 opioid 약물이 함께 투여될 경우 opioid의 혈중농도가 떨어질 수 있다.

5. 도파민, 노르에피네프린 재흡수 차단제, 분비제

1) methylphenidate

piperidine 유도체로 d-threo-methylphenidate와 l-threo-methylphenidate의 두 가지 이성질체isomer로 구성된 라세미화합물이다. 국내에서는 주의력결핍활동과잉장애의 치료에 허가를 받았다.

(1) 약동학

경구투여 후 거의 완전히 흡수되며 최고혈중농도에는 1~3시간 후 도달한다. 반감기는 1.5~2.5시간이다. 음식과 함께 섭취하면 흡수가 증가되며 혈장단백질과의 결합 정도는 낮다. 두 가지 이성질체 중 d-이성질체가 주로 약리작용에 기여한다. 기본적인 속방정 외에도 여러 형태의 지속정extended release이 있으며 국내에서는 Concerta®, Medikinet Retard® 등이 시판되고 있다. Concerta®는 경구투여 후 6~10시간 뒤 최고혈중농도에 도달하며 10~12시간 동안 혈중농도가 유지된다. Medikinet Retard®는 경구투여 후 2~4시간 뒤 최고혈중농도에 도달하며 6~7시간 동안 혈중농도가 유지된다. carboxylesterase 1에 의해 ritalinic acid로 대사된다.

(2) 약력학

methylphenidate는 도파민 운반체와 노르에피네프린 운반체에 결합한다. 결과적으로 도파민과 노르에피네프린 재흡수를 차단해서 세포 외 도파민과 노르에피네프린 농도를 높인다. d-이성질체는 5-HT1A 수용체에 대한 친화도도 보인다.

(3) 상호작용

항응고제인 쿠마린, 특정 항간질제와 TCA, selective serotonin reuptake inhibitor (SSRI)의 대사를 저해할 수 있다. 항우울제와 함께 투여 시 세로토닌 증후군이 유발되었다는 몇몇 증례보고가 있다. 술과 함께 복용할 경우 d-이성질체의 혈중농도가 40% 가까이 증가될 수 있다.

2) amphetamine

β-phenylethyalmine계 약물로 levoamphetamine, dextroamphetamine의 두 이성체로 구성된 라세미화합물이다. 미국에서는 주의력결핍활동과잉장애와 기면증 치료에 허가를 받았으나 국내에서는 시판되지 않고 있다.

(1) 약동학

경구투여 후 대부분 흡수되며 약 3시간 후 최고 혈중농도에 도달한다. 반감기는 d-이성질체의 경우 9.8~11시간, l-이성질체는 11.5~13.8시간이다. CYP2D6, dopamine β-hydroxylase, flavin-containing monooxygenase 3, butyrate-CoA ligase, and glycine N-acyltransferase이 대사에 관여한다. 배설은 주로 신장을 통해 이루어지며 소변의 pH에 따라 1~75%가 신장으로 배설된다.

(2) 약력학

도파민과 노르에피네프린 운반체에 결합해서 도파민, 노르에피네프린 재흡수를 차단하고 세포 외 도파민과 노르에피네프린 농도를 높인다. 또한 도파민, 노르에피네프린의 세포 외 배출을 촉진한다. 모노아민산화효소도 억제하여 시냅스의 도파민, 노르에피네프린 농도를 더욱 올릴 수 있다.

(3) 상호작용

모노아민산화효소 억제제가 함께 투여될 경우 혈중 도파민, 노르에피네프린 농도가 더욱 증가될 수 있어 함께 투여되면 안된다. CYP2D6 억제제와 병용 투여될 경우 반감기가 증가될 수 있다. 펌프억제제proton pump inhibitor가 함께 투여될 경우 위산 분비가 억제되면서 amphetamine이 최고 혈중농도에 도달하는 시간이 줄어든다.

3) lisdexamfetamine

amphetamine의 전구약물prodrug으로 미국에서는 주의력결핍활동과잉장애와 폭식장애의 치료에 허가를 받았으나 국내에서는 시판되고 있지 않다.

(1) 약동학

lisdexamfetamine 자체는 약리학적 효과가 없으며 복용 후 적혈구에서 dextroamphetamine으로 변환된다. 경구복용 후 최고 혈중농도에 도달하는 데 걸리는 시간은 lisdexamfetamine은 1시간, dextroamphetamine은 3.5시간이다. 복용 후 dextroamphetamine의 반감기는 12시간이다.

(2) 약력학

dextroamphetamine이 주요 약리적 효과를 나타낸다. 도파민과 노르에피네프린 운반체에 결합해서 도파민, 노르에피네프린 재흡수를 차단하고 세포 외 도파민과 노르에피네프린 농도를 높인다. 또한 도파민, 노르에피네프린의 세포 외 배출을 촉진한다. 모노아민산화효소도 억제하여 시냅스의 도파민, 노르에피네프린 농도를 더욱 올릴 수 있다.

(3) 상호작용

amphetamine과 유사한 상호작용을 보인다.

6. 도파민, 세로토닌 수용체 길항제

1) chlorpromazine

phenothiazine계 약물로서 국내에서는 조현병, 기타의 정신병, 조증, 구역/구토, 딸꾹질, 정신병적 장애에서 나타나는 불안, 긴장, 흥분의 치료에 승인을 받았다.

(1) 약동학

경구 투여 후 1~4시간 후 최대 혈장농도에 도달한다. 반감기는 개인에 따라 큰 차이가 있으나 평균적으로 30시간 정도이다. 90~99%가 혈장단백질에 결합하며 배설은 43~65%가 소변으로 이루어진다. CYP2D6, CYP1A2에 의해 대사되며 10개가 넘는 주요 대사산물을 남긴다.

(2) 약력학

D1, D2, D3, D4, 5-HT1, 5-HT2, H1, α1, α2, M1, M2 등 여러 다른 수용체에 길항제로 작용한다. D2 수용체와의 친화도는 상대적으로 약한 편이기 때문에 치료효과를 내기 위해서는 다른 항정신병약물에 비해 많은 용량이 필요하다. 또한 다른 정형 항정신병약물과는 달리 D2 수용체보다 5-HT 수용체에 더 강한 친화도를 보이기 때문에 비정형 항정신병약물과 가깝다고 얘기되기도 한다. chlorpromazine은 α 수용체와 히스타민 수용체에 가장 강한 친화도를 보이는 항정신병약물 중 하나이다. 중추신경계에 대한 작용뿐 아니라 H1 수용체에 작용해서 항 알레르기효과를 나타내며 5-HT 수용체에 작용해서 소화기계에 대한 효과도 보일 수 있다.

(3) 상호작용

음식 섭취, 알코올, benztropine 투여는 chlorpromazine의 흡수를 저해할 수 있다. lithium은 chlorpromazine의 청소율을 증가시키며 TCA는 청소율을 감소시킬 수 있다. CYP1A2 억제제인 ciprofloxacin, fluvoxamine과 CYP2D6 억제제인 paroxetine, fluoxetine은 chlorpromazine의 청소율을 감소시켜 chlorpromazine의 혈중농도를 증가시킬 수 있다. chlorpromazine자체가 CYP2D6의 억제제이므로 CYP2D6의 기질인 dextromethorphan의 혈중농도를 증가시킬 수 있다.

2) lurasidone

benzothiazole 유도체로 국내에서는 만 13세 이상 청소년 및 성인의 조현병, 만 10세 이상 소아 및 성인의 1형 양극성장애와 관련된 주요우울 삽화 치료에 승인을 받았다.

(1) 약동학

경구투여 후 빠르게 흡수되어 최고 혈중농도는 1-3시간 후 도달하며 항정상태에 도달하는 데 7일이 소요된다. 공복 시에 비해 음식과 함께 복용하였을 때의 최고 혈중농도가 2~3배가량 증가되므로 흡수를 촉진하기 위해 350 kcal 이상의 음식과 함께 복용하여야 한다. 반감기는 18~40시간 정도이며 99.8%가 혈장단백질에 결합한다. 주로 간에서 CYP3A4에 의해 대사된다.

(2) 약력학

D2, 5-HT2A에 강한 길항제로 작용한다. 다른 항정신병약물과는 달리 D3, 5-HT1A, 5-HT7, α2C 수용체에 높은 친화도를 보인다. D1, 5-HT2C에는 낮은 친화도를 보이며 H1, M1, α1 수용체에는 매우 미미한 친화도를 보인다. 5-HT1A, 5-HT7, α2C 수용체에 대한 작용은 인지기능 개선에 기여할 수 있을 것으로 추정된다. H1, M1, α1 수용체에 대한 낮은 친화도는 기립성저혈압 위험성이 낮은 것을 설명해준다. H1, M1수용체에 낮은 친화도를 보이기 때문에 체중증가, 졸림, 인지기능저하 부작용의 가능성도 낮다.

(3) 상호작용

일반적으로 CYP3A4의 유도제나 억제제와 병용투여 되어서는 안 된다. ketoconazole 투여 시 혈중농도가 급격히 증가하며, rifampicin 투여 시 혈중농도는 감소할 수 있다. haloperidol, diazepam 병용 시 혈장단백질 결합에 큰 영향이 없었다. lithium과의 병용투여도 유의미한 영향을 주지 않는다.

PART 02

3) olanzapine

thienobenzodiazepine계 약물로서 국내에서는 조현병 및 양극성장애 치료에 승인을 받았다. 구조식은 clozapine, quetiapine과 유사하다.

(1) 약동학

경구투여 시 약 6시간 후에 최대 혈장농도에 도달하며 음식물은 흡수에 영향을 미치지 않는다. 혈장 내 93%가 단백질결합을 하지만 중증의 신부전 환자에서도 약동학적으로 유의미한 차이를 보이지 않는다. 혈중 반감기는 평균 30시간이다. 주로 CYP1A2, flavin-containing monooxygenase, N-glucuronidation에 의해 대사된다. 이러한 약동학적 변인에 가장 큰 영향을 미치는 요인은 성별 및 흡연이다. 흡연자에서 olanzapine 청소율을 40% 정도 높으며, 여성이 남성에 비해 청소율이 30% 정도 낮은 것으로 알려져 있다. 따라서 남성 흡연자에서는 고용량이 필요할 수도 있다. olanzapine 대사물 중 소변으로 60%, 대변으로 30%가 배설된다.

(2) 약력학

D1, D2, D3, D4, 5-HT2 및 α1, M, H1 수용체에 대해 높은 친화도를 보인다. 또한 5-HT2A 수용체에 대한 친화도는 D2 수용체에 대한 친화도보다 훨씬 높다. 5-HT2 수용체에 대한 작용은 음성증상의 완화와 추체외로부작용의 감소와 관련이 있다. 조현병 환자의 PET연구에서 5 mg의 저용량에서도 5-HT2 수용체가 포화상태에 이르지만, D2 수용체는 용량에 비례하여 5~20 mg에서 43~80%, 30~40 mg에서 83~88%의 점유율을 보인다. 이러한 낮은 D2 수용체 점유는 olanzapine이 상용량에서 추체외로부작용의 적은 발생을 뒷받침해준다. olanzapine은 clozapine과 마찬가지로 H1에 선택적으로 결합하여 체중증가 등의 부작용을 일으킬 수 있다.

(3) 약물상호작용

fluvoxamine은 CYP1A2 억제제로 olanzapine 청소율을 절반으로 감소시키며, 최대 혈장농도를 2배 가까이 증가시킨다. carbamazepine은 CYP1A2의 발현을 유도하며, omeprazole과 rifampin은 olanzapine의 대사를 촉진시킨다.

표 8-1. 주요 항정신병약물의 약동학적 특성

Drug	Time to peak plasma level (hours)	Bioavailability	Protein binding (%)	Active metabolites	Metabolism	Elimination half-life (hours)
haloperidol	1.7~6.1	60~70	90	-	CYP3A4 CYP2D6	14.5~36.7
chlorpromazine	1~4	10~80	90-99	-	CYP2D6 CYP1A2	30
clozapine	1.1~3.6	12~82	92-95	norclozapine	CYP1A2 CYP3A4	9.1~17.4
risperidone	1~3	70	90	9-OH-risperidone	CYP2D6	20
paliperidone	24	28	74	-	CYP2D6 CYP3A4	24.6~25.2
olanzapine	6	87	93	-	CYP1A2	30
quetiapine	1~2	5~13	83	-	CYP3A4	7
ziprasidone	6~8	59	98-99	-	CYP3A4	7
amisulpride	1~3	43~48	17	-	-	12
lurasidone	1~3	9~19	100	ID-14283 ID-14326 ID-14614	CYP3A4	12.2~18.3
aripiprazole	3~5	87	99	dehydro-aripiprazole	CYP3A4 CYP2D6	48~68
blonanserin	2	55	100	N-deethylated blonanserin	CYP3A4	10.2~16.2

표 8-2. **주요 항정신병약물의 수용체 결합 친화력(Ki, nM)***

Drug	D1	D2	D3	D4	5-HT_{1A}	5-HT_{1D}	5-HT_{2A}	5-HT_{2C}	α1	α2	H1	M1
Haloperidol	120	1.4	2.5	3.3	3,600	>5,000	120	4,700	4.7	1,200	440	1,600
Clozapine	290	130	240	47	140	1,700	8.9	17	4	33	1.8	1.8
Risperidone	580	3.4	18	22	282	16	0.49	19	8	9.5	34	>10,000
Paliperidone	554	6.6	7.5	38	1,030	7.3	0.83	19	11	11	34	>10,000
Olanzapine	52	20	50	50	2,100	530	3.3	10	54	170	2.8	4.7
Quetiapine	1,300	180	940	2,200	230	>5,100	220	1,400	15	1,000	8.7	100
Amisulpride	>10,000	3.0	3.5	2,369	>10,000	1,341	8,304	>10,000	>10,000	1,114	>10,000	>10,000
Aripiprazole	265	0.45	0.8	44	4.4	-	3.4	15	57	-	61	>10,000
Blonanserin	1,070	0.14	0.49	150	804	-	0.81	26	27	530	765	100
Ziprasidone	130	3.1	7.2	32	2.5	2	0.39	0.72	13	310	47	5,100
Lurasidone	262	0.99	15.7	29.7	6.38	-	0.47	415	35.7	-	-	-

* Modified from Miyamoto et al., Schmidt et al., DeLeon et al., Schoemaker et al., Jaeschke et al., and Corena-McLeod.

4) sertindole

phenylindole 유도체로 국내 및 미국에서는 시판허가를 받지 못했으며 현재 유럽에서만 조현병 치료에 승인을 받아서 사용 중이다.

(1) 약동학

경구복용 후 천천히 흡수되어 약 10시간 후 최대 혈중농도에 도달한다. 생체이용률은 75% 정도이며 흡수는 음식, 제산제의 영향을 많이 받지 않는다. 혈장단백질과 결합률은 99.5%이며 주로 알부민과 α1-acid glycoprotein과 결합한다. 지방친화성이어서 혈액뇌장벽과 태반장벽을 쉽게 통과한다. CYP2D6, CYP3A45에 의해 간에서 대사되며 dehydrosertindole, norsertindone이 주요 대사산물이다. dehydrosertindole은 sertindole과 비슷한 활성을 가지지만 norsertindole은 매우 약한 활성을 보인다. 유전적으로 CYP2D6 대사가 약한 사람은 sertindole 청소율이 50~67%로 떨어지며 혈중농도가 2~3배로 증가될 수 있다. 반감기는 53~102시간이며 항정상태에 도달하는 데 2~3주가 걸린다. 성별, 나이, 신장질환은 약동학에 큰 영향을 주지 않으나 간기능이 저하된 환자에서는 sertindole 용량을 낮추는 것이 필요할 수 있다.

(2) 약력학

D2, 5-HT2A, α1 수용체에 강력한 길항제로 작용하나 α2, H1 및 무스카린 수용체에는 낮은 친화도를 보인다. 동물실험에 따르면 변연계의 도파민 신경세포에 선택적인 활성을 보인다고 알려져 있다. 조현병환자에서 6~8주 동안 sertindole을 투여한 PET연구에서 상대적으로 낮은 D2 수용체 점유율(52~68%)에서 효과적인 것이 밝혀졌다. 이는 sertindole의 낮은 추체외로부작용 발현율을 뒷받침해주지만 D2 수용체 친화도의 변연계 선택성은 관찰되지 않았다. 또한 5-HT2C 수용체에 역작용제로 작용하는데 이러한 기전이 조현병의 음성증상 개선에 기여할 수 있다는 가설도 제기되었다.

(3) 상호작용

QT 간격을 증가시킬 수 있어 QT 간격을 증가시킬 가능성이 있는 다른 약물(예: quinidine, amiodarone, terfenadine, astemizole 등)과 함께 투여하면 안 된다. sertindole은 CYP효소의 활성을 저해하지 않아 병용투여된 다른 약물의 생체 내 변화에 큰 영향을 주지 않을 것으로 생각된다. 다만 CYP2D6 억제제인 quinidine, fluoxetine, paroxetine이나 CYP3A4 억제제인 ketoconazole, erythromycin과 함께 투여될 경우 sertindole의 혈중농도가 증가될 수 있다.

5) ziprasidone

benzisothiazolyl piperazine계 약물로서 국내에서는 조현병 및 양극성장애 치료에 승인을 받았다.

(1) 약동학

경구투여 후 위장관에서 빠르게 흡수되어 6~8시간 후 혈중 최고농도에 이른다. 음식물과 함께 약물을 복용하면 흡수가 증가된다. 반감기는 7시간 정도이며 하루에 2번 복용하는 것이 원칙이다. 나이나 성별에 관계없이 투여 시작 후 1~3일 뒤 항정농도에 이른다. 투여량의 97%가 혈장단백질과 결합한다. 약물의 대부분이 간에서 대사되며 그중 약 3분의 2 정도가 aldehyde oxidase에 의해 대사된다. aldehyde oxidase에는 임상적으로 중요한 억제제나 유발제가 없다. CYP효소계가 전체 대사의 3분의 1 이하를 담당하며 이 중 CYP3A4가 제일 중요하다.

(2) 약력학

D2 수용체에 강한 친화작용을 가질 뿐 아니라 5-HT2A, 5-HT2C, 5-HT1D 수용체에 길항작용을 가지면서 5-HT1A 수용체에는 작용제로 기능한다. 5-HT2A 수용체 친화도가 D2 수용체보다 11배 높아 5-HT2/D2 수용체 친화도 비율이 clozapine과 더불어 높다고 알려져 있다. 따라서 추체외로부작용이 적으며 음성증상에 효과를 보일 것으로 추정된다. 또한 5-HT1A 작용제로서의 작용은 buspirone이 항불안효과를 보이기 때문에 ziprasidone도 항불안효과를 보일 가능성을 시사한다. 또한 세로토닌과 노르에피네프린 재흡수 억제효과를 보이는데 이는 여러 항우울제의 항우울 작용기전이기도 하다.

(3) 약물상호작용

CYP3A4 억제제인 ketoconazole이 ziprasidone의 농도를 35%까지 증가시킬 수 있으며, CYP3A4 유발인자인 carbamazepine은 ziprasidone의 청소율을 27~36% 증가시킨다. CYP1A2에 의해 대사되는 비율이 작으므로 흡연은 큰 영향을 미치지 않는다.

6) zotepine

dibenzothiepine 그룹에 속하는 약물로 국내에서는 조현병의 치료에 적응증을 가지고 있다.

(1) 약동학

경구투여 후 빠르게 흡수된다. 최대혈중농도는 약 4시간 후에 도달하며 반감기는 21시간 정도이다. 97%의 약물이 혈장단백질, 주로는 알부민과 결합한다. 항정상태는 3~4일 후에 도달하게 된다. 간에서 CYP 3A4, 1A2, 2D6에 의해 대사된다. 주된 대사의 경로는 N-demethylation이며 이를 통해 활성 대사물질인 norzotepine이 생성된다. 그 외의 대사물질로는 3-hydroxyzotepine, zotepine S-oxide, 2hydroxyzotepine이 있다. norzotepine은 zotepine에 비해 30~40%의 활성도를 가지며, zotepine S-oxide는 활성도가 약 10% 미만이다. 아주 소량의 대사되지 않은 zotepine이 소변으로 배설되며 담즙을 통해 zotepine과 대사물이 배설되는 것이 배설의 주된 경로이다.

(2) 약력학

D1, D2, 5-HT2A, 5-HT2C, 5-HT6, 5-HT7 수용체에 강한 친화작용을 보인다. 저용량으로 투여될 때는 도파민 활성을 증가시키고 고용량에서는 도파민 전달을 억제한다는 보고가 있다. 노르에피네프린의 재흡수를 억제하며 세로토닌성 활성이 있기 때문에 음성증상에 효과를 보일 가능성이 있다. H1, α1 수용체에도 높은 친화도를 보이나 무스카린 수용체에는 거의 친화도를 보이지 않는다.

(3) 상호작용

diazepam이 함께 투여되면 CYP3A4 경합에 의해 혈중농도가 상승할 수 있다. 생체외in vitro 실험에서 imipramine, procyclidine, norfluoxetine, ketoconazole은 상호작용의 가능성이 낮은 것으로 드러났다. CYP유발인자인 carbamazepine과 병용할 경우 zotepine의 혈중농도가 낮아지며, phenytoin과 병용 시 phenytoin의 혈중농도가 증가할 수 있다. TCA와 propranolol을 zotepine과 함께 투여할 경우 서로 혈중농도를 증가시킬 수 있다.

7) blonanserin

4-phenyl-2-(1-piperazinyl) pyridine에 속하는 약물로 현재 일본과 한국에서만 조현병 치료에 허가를 받아 사용되고 있다.

(1) 약동학

경구투여 후 빠르게 흡수되며 2시간 내에 최고혈중농도에 도달한다. 반복투여 시 5일 안에 항정상태에 도달한다. 거의 100% 혈장단백질에 결합하며 주로 알부민에 결합한다. 혈액뇌장벽을 쉽게 통과하며 haloperidol, sulpiride, risperidone, olanzapine과의 비교연구에서도 가장 혈액뇌장벽을 쉽게 통과하는 것으로 나타났다. 음식이 blonanserin의 생체이용률에 영향을 줘서 음식과 함께 복용했을 때가 공복 시에 비해 혈중농도가 높게 나타났다. 간에서 CYP3A4에 의해 대사되며 주된 대사산물은 M-1 (N-deethylated blonanserin), M-3 (7- and 8-hydroxylated blonanserin)이다. M-1은 D2, D3, 5-HT2A 수용체에 강한 친화도를 보이지만 약리학적 활성은 blonanserin에 비해 낮다. 배설은 주로 소변과 대변을 통해 이루어지며 반감기는 10.2~16.2시간이다.

(2) 약력학

D2, D3, 5-HT2A에 길항제로 작용한다. 다른 비정형 항정신병약물과 달리 D2 수용체에 대한 친화도가 5-HT2A에 비해 6배에 달한다. 또한 D2 수용체에 대한 친화도가 haloperidol, risperidone에 비해 20~94배 정도 높다. 반면에 5-HT2C, α1, H1, M1 수용체에 대한 친화도가 낮아 관련 부작용은 적을 것

으로 예상된다. 인지기능향상에 관련된다고 알려진 5-HT6 수용체에도 상대적으로 강한 친화도를 보인다.

(3) 상호작용

CYP3A4 억제제인 아졸계 항진균제, HIV protease 억제제와 함께 투여할 경우 blonanserin의 혈중농도가 증가될 수 있다. 또 다른 CYP3A4 억제제인 erythromycin, clarithromycin, cyclosporine, diltiazem, 자몽주스와 병용투여도 조심해야 된다. CYP3A4 유도제인 phenytoin, carbamazepine, rifampicin은 blonanserin 혈중농도를 감소시킬 수 있어 주의해야 한다. 아드레날린과 함께 투여될 경우에는 혈압이 심각하게 떨어질 수 있어 병용투여는 금기시된다.

8) quetiapine

benzothiazepine계 약물로 국내에서는 조현병과 양극성장애 치료에 승인을 받았으며 서방정의 경우 주요우울장애 치료의 보조요법으로 허가되었다. 구조식은 olanzapine, clozapine과 유사하다.

(1) 약동학

경구투여 후 신속히 흡수되어 1~2시간 내에 최고혈중농도에 도달한다. 반감기는 약 7시간이다. 인종, 성별, 체중, 흡연이 약동에 큰 영향을 미치지 않는 것으로 보인다. 노인의 경우 약물의 혈장제거율이 젊은 성인의 약 1/3~1/2로 감소되므로 약물 용량을 낮추어야 할 수 있다. 약물의 주된 제거 경로는 간대사이며 주로 CYP3A4에 의해 대사되는 것으로 알려져 있다. 대사된 산물 중 73%는 소변으로 21%는 대변으로 배출된다. 서방정의 경우도 약동학은 큰 차이가 없다.

(2) 약력학

D1, D2, 5-HT1A, 5-HT2A, H1, α1, α2 등 여러 수용체에 대해 길항제로 작용한다. clozapine과 달리 무스카린 수용체에 대한 친화도는 특징적으로 낮다. 조현병환자에서 약물투여 후 2~3시간 뒤 D2 수용체 점유율이 58~64%이다가 12시간 후에는 0~26%의 점유율을 보인다. 이러한 신속해리 현상은 quetiapine에서 추체외로부작용과 고프로락틴 혈증이 잘 나타나지 않는 것을 설명해 줄 수 있다. 또한 quetiapine의 대사물질인 norquetiapine이 노르에피네프린 재흡수 억제작용을 하며 이는 quetiapine의 항우울기전과 관련된다고 알려져 있다.

(3) 약물상호작용

CYP3A4가 주된 대사효소이기 때문에 CYP3A4에 영향을 미치는 약물은 quetiapine의 분포에 영향을 미칠 수 있다. 건강한 성인에서 강력한 CYP3A4 억제제인 ketoconazole을 함께 투여했을 때 quetiapine의 누적농도가 5~8배 증가했다는 보고가 있다. 따라서 CYP3A4 억제제인 azole계 항진균제(fluconazole, intraconazole 등), erythromycin, clarithromycin이 함께 투여되어서는 안 된다. phenytoin, carbamazepine, rifampin과 같은 CYP3A4 유도제들은 quetiapine의 혈중농도를 떨어뜨릴 수 있다. cimetidine, haloperidol, risperidone, imipramine, fluoxetine과 함께 투여되었을 때 임상적으로 유의미한 약동학적 변화는 없었다.

7. 도파민, 세로토닌 수용체 부분작용제

1) aripiprazole

quinolinone 유도체로 국내에서는 조현병, 양극성장애와 관련된 조증 및 혼재 삽화의 치료, 주요우울장애 치료의 부가요법으로 승인받았으며, 소아에서는 자폐장애와 관련된 과민증과 뚜렛장애의 치료에 허가를 받았다.

(1) 약동학

복용 후 3~5시간 후에 최고 혈중농도에 도달하고 배설반감기는 48~68시간이다. 항정상태는 약 14일 후에 도달한다. 주로 CYP3A4와 2D6에 의해 대사되며 주 대사물질은 dehydroaripiprazole이다. 65세 이상 노인에서의 약물제거율이 65세 미만 성인에 비해 20% 낮았다. 신장과 간을 통해 각각 25%와 55%가 배출된다.

(2) 약력학

D2, D3 수용체에 가장 높은 친화도를 가지고, D4, 5-HT1A, 5-HT2A, 5-HT2C, α1, H1에 비교적 높은 친화도를 보인다. 그러나 D1 수용체에 대한 친화도는 낮으며 M1 수용체에 대한 효과는 거의 없다. 임상적으로 D2와 5-HT1A 수용체의 강력한 부분작용제로서 소위 '도파민-세로토닌계 안정제'라고 불린다. 즉 도파민 수용체 자극저하 상황에서는 수용체를 자극하여 도파민 활성을 강화하고, 수용체 자극과잉 상황에서는 수용체에 길항제로 작용하여 도파민 활성을 차단하는 것으로 알려져 있다. 정상인에서 선조체 D2 수용체 점유율이 90% 이상에서도 추체외로부작용을 보이지 않았으며 이는 aripiprazole이 D2 부분작용제임을 보여준다. 5-HT1A 수용체에 대한 부분작용, 5-HT2A에 대한 길항작용은 이 약물의 항불안 및 음성증상에 대한 효과 가능성을 시사한다.

(3) 약물상호작용

대사에 주로 관여하는 효소는 CYP3A4와 2D6이다. 따라서

CYP 유도제인 carbamazepine은 aripiprazole의 농도를 낮추고 CYP 억제제인 ketoconazole, paroxetine, fluoxetine은 aripiprazole의 농도를 증가시킬 수 있다.

2) brexpiprazole

Otsuka와 Lundbeck에서 공동으로 개발된 약물로 미국에서 조현병의 치료와 우울증의 부가치료에 허가를 받았으나 아직 국내에서는 시판허가를 받지 못했다.

(1) 약동학

경구투여 후 4시간 내 최고혈중농도에 도달하며 생체이용율은 95%이다. 지속적으로 투여 시 10~12일 후 항정상태에 도달한다. 99% 이상 혈장단백질과 결합하지만 단백질 결합이 간기능과 신기능의 이상, diazepam, digitoxin, warfarin 투여에 영향받지 않는다. 주로 CYP3A4와 CYP2D6에 의해 대사되며 주된 대사물질인 DM-3411은 치료효과에는 기여하지 않는 것으로 보인다. 배설은 25%는 소변으로 46%는 대변으로 이뤄지며 반감기는 91시간이다.

(2) 약력학

D2, 5-HT1A의 부분작용제며 5-HT2A의 길항제이다. brexpiprazole은 aripiprazole에 비해 D2 수용체에 대한 내재성 활성은 더 약하며, 5-HT1A와 5-HT2A 수용체에 대한 친화도는 10배 정도 높다. α1B, α2C 수용체에 대한 길항작용을 가지며 무스카린 수용체에 대한 친화도는 무시할 만한 수준이다.

(3) 약물상호작용

CYP3A4 또는 CYP2D6 억제제와 함께 투여될 때는 brexpiprazole의 용량을 감량하는 것이 권고된다. 하지만 주요우울증 환자 임상시험 결과에 따르면 CYP2D6 억제제나 CYP3A4 유도제와 병용투여 시 brexpiprazole의 용량을 조절할 필요는 없다.

3) cariprazine

미국과 유럽에서 조현병과 양극성장애의 조증치료에 허가를 받았으나 아직 국내 시판허가는 받지 못하였다.

(1) 약동학

hydroxylation과 demethylation을 통해 광범위하게 대사되며 이를 통해 cariprazine과 비슷한 활성을 보이는 두 가지의 활성 대사물질desmethyl cariprazine, didesmethyl cariprazine을 형성한다. 따라서 cariprazine과 두 활성 대사물질의 전체 농도가 임상적으로 유의미한 약물의 농도가 되겠다. 경구 투여 후 최고혈중농도에 도달하는 데 걸리는 시간은 cariprazine은 3.6시간, desmethyl cariprazine은 6.5시간, didesmethyl cariprazine은 18.1시간이다. 항정상태에 도달하는 데 걸리는 시간은 cariprazine과 desmethyl cariprazine은 1~2주, didesmethyl cariprazine은 4주 이내이며, 3가지 화합물을 다 합치면 3주 이내이다. cariprazine의 흡수는 음식의 영향을 받지 않는다. 항정상태에서는 didesmethyl cariprazine이 혈장 내 주요 화합물로 존재하며 혈장농도 곡선하면적이 cariprazine의 2~3배가 된다. desmethyl cariprazine의 혈장농도 곡선하면적은 cariprazine의 20~40% 정도가 된다. cariprazine과 주요대사물은 91~97%가 혈장단백질과 결합한다.

cariprazine은 CYP3A4에 의해 주로 대사되며 CYP2D6에 의해서도 소량 대사된다. desmethyl cariprazine은 CYP3A4, CYP2D6에 의해 didesmethyl cariprazine으로 변환되며, didesmethyl cariprazine은 CYP3A4에 의해 대사된다. 세 화합물을 모두 합친 약물의 반감기는 약 1주일 정도이다. cariprazine과 주요대사물의 약동학은 나이, 성별, 인종, CYP2D6 대사의 개인별 차이에 영향을 받지 않는다.

(2) 약동학

강력한 D3, D2 수용체의 부분작용제이며, D2보다 D3에 6~8배의 친화도를 보인다. 또한 5-HT1A 수용체의 부분작용제이며 5-HT2B, 5HT2A, H1 수용체에 길항제로 작용한다. 5-HT2C, α1A 수용체에 낮은 친화도를 보이며 무스카린 수용체에는 유의미한 친화도가 없다.

(3) 상호작용

cariprazine과 그 주요 대사물은 CYP효소를 유도하지 않으며 CYP효소 억제작용은 미약하다. 강한 CYP3A4 억제제인 ketoconazole과 병용 투여 시 cariprazine과 그 주요 대사물의 혈중농도를 올리는 것으로 알려져 있다.

8. 도파민, 세로토닌, 노르에피네프린 수용체 길항제

1) clozapine

dibenzodiazepine계 약물로 국내에서는 약제내성 또는 심한 추체외로부작용을 보이는 조현병 환자의 치료에 허가를 받았다. 화학구조식은 olanzapine 및 quetiapine과 유사하다.

(1) 약동학

경구투여후 신속히 흡수되며 흡수율은 90~95% 이상이다. 음식에 의해 흡수율은 거의 영향을 받지 않는 것으로 보인다.

경구 생체이용률이 12~82%로 변이가 큰데, 이는 간 및 위장관에서의 일차통과효과의 개인차 때문일 가능성이 높다. 최대 혈장농도에 도달하는 시간은 1.1~3.6시간이며 반감기는 9.1~17.4시간이다. 약물의 혈장농도가 항정상태에 도달하기 위해서는 7~10일이 걸린다. 혈장단백질과의 결합은 92~95% 정도이다. 대사는 주로 간에서 이루어지며 CYP1A2와 CYP3A4에 의한 대사가 중요하다. 주된 대사산물은 CYP1A2에 의한 desmethylclozapine (일명 norclozapine)과 CYP3A4에 의한 clozapine N-oxide이다. desmethylclozapine은 무과립구혈증의 주요원인이 되며 그 혈장농도를 clozapine 농도로부터 예측하기가 어렵기 때문에 골수억제 위험이 있는 환자에서는 desmethylclozapine을 직접 측정할 필요가 있다. 대사된 산물은 50%는 소변으로, 30%는 대변으로 배설된다.

(2) 약력학

다른 항정신병약물에 비해 D2 수용체 친화도가 낮으나 D1, D3, D4 수용체에 대한 길항효과를 보인다. 5-HT1A, 5-HT2A, 5-HT2C, 5-HT3, 5-HT6, 5-HT7 수용체에도 결합하며 α1, α2, M1, H1 수용체에도 길항효과를 나타낸다. 사람대상 PET연구에서 clozapine은 다른 항정신병약물과는 달리 선조체 D2 수용체 점유율이 20~67%로 낮게 나타났으며 이는 추체외로부작용의 낮은 발생률을 설명해준다. 또한 원숭이 대상 PET 연구에 따르면 임상적으로 적절한 농도에서 5-HT1A 수용체 점유율이 관찰되었으며 이것이 clozapine효과의 기전일 가능성이 있다.아직까지 clozapine의 정확한 항정신병효과의 기전은 아직 확립되어 있지 않지만, D1/D2 차단율, D3, D4에 대한 비교적 강한 길항작용, 5-HT2A와 5-HT2C 수용체 길항작용, 항콜린 및 항아드레날린성효과, 그리고 중뇌-변연 경로에 대한 강한 선택적 작용 등이 관련될 가능성이 제기되고 있다.

(3) 약물상호작용

CYP1A2 억제제인 fluvoxamine과 함께 투여할 경우 clozapine의 혈장농도가 5~10배까지 올라갈 수 있다. 또한 fluoxetine이 clozapine의 혈장농도를 50% 이상 높였다는 보고가 있었다. risperidone과 병용할 경우 clozapine의 혈장농도가 2배로 증가한다는 보고도 있었다. carbamazepine과 담배에 포함된 타르가 CYP1A2를 유도하여 clozapine 혈장농도를 낮출 수 있다.

2) risperidone

benzisoxazole 유도체로 국내에서는 조현병의 치료 및 양극성장애의 조증 삽화의 부가치료에 허가를 받았다. 또한 중등도에서 중증인 알츠하이머 병 환자의 초조, 공격성 또는 정신병 증상의 치료와 정신지체 또는 평균 이하의 지적 능력을 갖춘 소아, 청소년 및 성인의 행동장애, 기타 파탄적 행동장애의 치료에 허가되었다.

(1) 약동학

경구투여 후 위장관에서 신속히 흡수되며 음식물과 같이 먹어도 흡수에 영향을 받지 않는다. 복용 후 1~3시간 후 최대 혈장농도에 도달하며 생체 이용률은 70%이다. 주로 CYP2D6에 의해서 간에서 대사된다. 주요 대사물질인 9-OH-risperidone은 D2, 5-HT2A 수용체에 risperidone과 유사한 친화도를 보여서 약물학적 활성이 거의 동일하다고 생각된다. 따라서 CYP2D6의 유전적 다형성이 치료효과에 미치는 영향은 제한적이라고 볼 수 있다. risperidone과 9-OH-risperidone을 포함한 활성성분의 반감기는 약 20시간으로 하루 1번 복용도 가능하다. 항정상태에 도달하는 시간은 risperidone은 1~5일, 9-OH-risperidone은 5~6일이다. 대사산물의 배설은 주로 신장을 통하며 일부는 담즙으로 배설된다.

(2) 약력학

D2, 5-HT2A, α1, α2, H1 수용체에 대한 친화도가 높다. 5-HT1A, 5-HT1C, 5-HT1D, D1 수용체에 대해서는 중등도의 친화도를 보이며, 무스카린 수용체와 β1, β2 수용체에 대한 친화도는 매우 낮다. 항정신병효과는 D2 및 5-HT2A 수용체에 대한 길항작용과 관련되며 5-HT2A 수용체에 대한 길항작용으로 흑질-선조 도파민 경로에서 도파민 유리를 증가시켜 추체외로부작용 발생률을 감소시키는 것으로 생각된다. 조현병 환자를 대상으로 한 PET 연구에서 일일 6 mg의 용량에서 D2, 5-HT2A 수용체 점유율이 각각 82%, 95%였고, 일일 3 mg용량에서는 D2, 5-HT2A 수용체 점유율이 72%, 83%였다. 즉 risperidone이 낮은 용량에서는 D2에 비해 5-HT2A 수용체를 더욱 차단하여 비정형성을 나타낼 수 있지만, 고용량에서는 D2 수용체 길항작용이 거쳐서 임상적 이점이 사라지는 것으로 보인다. risperidone의 α2 수용체 길항작용은 항우울효과와 관련된다는 동물실험이 있다. α1 수용체에 대한 강한 친화력은 기립성 저혈압을 일으키며, α1 수용체와 H1 수용체에 대한 길항작용으로 진정과 졸음을 유발한다.

(3) 약물상호작용

CYP2D6에 의해 주로 대사되나 원래 약물과 CYP2D6에 의한 대사산물이 같은 활성을 가지기 때문에 CYP2D6에 대해 영향을 주는 약물은 임상적 효능에 큰 차이를 가져오지 않는다. 다만 저혈압을 일으킬 수 있으므로 혈압강하효과가 있는 약물과 병용할 경우 주의하여야 한다.

PART 02

3) paliperidone

9-hyroxy-risperidone으로 risperidone의 활성대사물질이다. 하루 1번 복용하는 경구용 제재와 1달, 3달 또는 6달에 1번 주사하는 장기지속형 주사제가 사용되고 있다. 국내에서는 조현병의 치료에 적응증을 받았으며 경구용 제재는 조현정동장애의 급성치료, 1달에 1번 주사하는 장기지속형 주사제는 조현정동장애의 유지요법에도 허가를 받았다.

(1) 약동학

경구제재는 복용 후 24시간 뒤 최고 혈중농도에 도달하며 반감기는 24.6~25.2시간이다. 생체이용률은 28%로 낮으며 혈장 단백질에는 74%가 결합한다. 항정상태에 도달하는 데는 4~5일이 소요된다. 1개월 장기지속형 주사제의 경우 13일 후 최고 혈중농도에 도달하며 주사 부위에서 약물의 방출은 주사 1일째부터 시작해서 126일 후까지 지속될 수 있다. 1개월 주사제는 삼각근에 주사했을 때가 둔부에 주사했을 때에 비해 최고 혈중농도가 28% 높으며 처음 2번의 주사는 삼각군에 투여되고 이후에는 둔부 또는 삼각근에 자유롭게 주사 될 수 있다. 3개월 주사제는 주사 후 30~33일 뒤 최고 혈중농도에 도달하며 삼각근에 주사할 경우에 둔부 주사에 비해 최고 혈중농도가 11-12% 높게 나타난다. 주사 부위는 삼각근 또는 둔부를 선택할 수 있으며 주사 부위에서 약물의 방출은 3개월 주사제 투여 후 1일째부터 시작되어 18개월까지 지속될 수 있다. 6개월 주사제는 둔부에만 주사 될 수 있으며 최고 혈중농도에 33-35일 후 도달한다. 주사 부위에서의 약물방출은 주사 1일째부터 시작되어 18개월가량 지속된다.

대사는 주로 CYP 2D6와 CYP3A4에 의해 이루어진다. 약 60%의 대사되지 않은 약물이 소변으로 배설된다. 간질환 환자의 경우 약물 용량 조절이 필요하지 않으나 신장기능 장애가 있는 경우 약물 용량 조절이 필요하다. 크레아틴 청소율 50~80 mL/min의 경증 신기능장애환자의 경우 최고 권장용량이 일일 6 mg이며, 크레아틴 청소율 10~50 mL/min의 중등도-중증 신기능장애인 경우 최고 권장용량이 일일 3 mg이다.

(2) 약력학

전반적으로 risperidone과 약력학적 특성은 유사하다. D2, 5-HT2A 수용체에 강력한 길항제로 작용하며 H1, α1, α2 수용체도 친화도를 보인다. 다만 β1, β2, 무스카린 수용체에는 관련되지 않는 것으로 보인다.

(3) 상호작용

CYP효소 활성에 큰 영향을 미치지 않으며 간대사가 제한적으로 이뤄지기 때문에 CYP효소 유도제나 억제제와의 병용투여에 큰 영향을 받지 않을 것으로 추정된다. 실제로 강력한 CYP2D6 억제제인 paroxetine과의 병용투여 연구에서도 paliperidone의 혈중농도는 유의미한 차이를 보이지 않았다.

4) asenapine

dibenzo-oxepino pyrrole계 약물로서 미국에서 조현병과 양극성장애의 치료 그리고 유럽지역에서 양극성장애의 조증 치료에 대해 사용허가를 받은 약물로 국내에서는 사용되고 있지 않다.

(1) 약동학

경구복용 시 생체이용률이 낮아 구강점막에서 직접 흡수되도록 설하 붕해제로 개발되었다. 설하 붕해제는 침에 닿으면 10초 내에 용해되며 생체이용률은 35%이다. 최고 혈중농도에는 약 1시간 후 도달하며 반감기는 13.4~39.2시간, 항정상태에는 3일 내에 도달한다. UDP glucuronosyltransferase 1A4 (UGT1A4)와 CYP1A2에 의해 대사되며 CYP3A4, CYP2D6도 일부분 대사에 기여한다.

(2) 약력학

5-HT2C, 5-HT2A, 5-HT7, 5-HT2B, 5-HT6, D3 수용체에 매우 강한 친화도를 보이며 D2, H1, D4, α1, α2, D1, 5-HT5, 5-HT1A, 5-HT1B, H2 수용체에 강한 친화도를 보인다. 무스카린 수용체에 대한 친화도는 거의 없다. D2, 5-HT1A에 대해 길항작용을 보이는 것은 다른 항정신병약물과 유사하나 인지기능개선효과의 가능성이 제기된 5-HT7, 5-HT2C 수용체 길항작용을 보이는 것이 특이점이다.

(3) 상호작용

UGT1A4 억제제인 valproate와 병용투여시 asenapine의 약동학에 큰 영향을 주지 않았다. CYP1A2 억제제인 fluvoxamine과 투여 시에는 asenapine 혈중농도가 증가되는 것이 관찰되었다. asenapine은 paroxetine의 혈중농도를 증가시킬 수 있어서 병용투여를 주의해야 한다.

9. 항정신병약물의 작용기전

1) 도파민가설

지금까지 모든 항정신병약물은 도파민 D2 수용체에 결합하여 수용체를 봉쇄하는 특징을 갖고 있다. 이전부터 reserpine과 같이 도파민을 고갈시키는 약제를 사용했을 때 조현병의 정신병적 증상이 호전되는 연구결과가 있었다. 이에 더해 항정신병약물의 임상적 효과가 D2 수용체의 친화도에 비례한다는 사실도 밝혀지면서 D2 수용체 차단이 정신병적 증상 호전에 기여한다고 생각하게 되었다.

실제 환자에서 시행된 PET, SPECT연구로부터 D2 수용체 점유율이 약물효과와 부작용을 결정짓는다는 것을 알게 되었다. 한 연구에 따르면 항정신병효과는 선조체에서 D2 수용체의 65~70% 점유 시 나타나며, 약 70% 이상은 prolactin 증가와 관련되고 80% 이상의 점유는 추체외로 부작용의 위험을 증가시킨다.

하지만 정형 항정신병약물과 다른 작용기전을 가지는 비정형 항정신병약물들이 등장하면서 이러한 약물들의 효과와 특이성을 설명하기 위해 여러 가설이 제기되었다.

2) 변연계 선택작용

비정형 항정신병약물은 변연계 도파민 시스템에 선택적으로 작용한다는 가설이 있다. 즉 흑질–선조 경로와 중뇌–변연 경로 중 정형 항정신병약물은 두 경로를 모두 억제하고 비정형 항정신병약물은 중뇌–변연 경로를 억제한다는 것이다. 실제로 [123I]–Epidepride SPECT 연구에서 정형 항정신병약물은 선조체와 변연계의 D2/D3 수용체 봉쇄가 같은 비율로 나타나지만, clozapine, quetiapine, olanzapine, risperidone, amisulpride는 변연계 부위를 선택적으로 봉쇄하는 것으로 나타났다.정형 항정신병약물 중 amisulpride와 유사한 구조의 sulpiride도 D2 수용체에 대한 결합력은 낮지만 변연계에 선택적으로 결합하는 작용을 나타낸다고 알려져 있다. 하지만 다른 PET연구에서는 이러한 선택적 수용체 친화성을 지지하지 않았으며 어떤 항정신병약물들은 변연계와 변연계외 부위에 비슷한 정도의 친화성을 보였다.

3) 세로토닌–도파민 길항

비정형 항정신병약물의 특징으로 가장 많이 언급되는 것이 세로토닌 수용체 길항작용이다. 그 중에서도 5–HT2A 수용체가 중요하며 5–HT2A/D2 동반 길항작용이 비정형 항정신병약물의 특성이라는 주장이 있어왔다. 비정형 항정신병약물은 5–HT2A 수용체를 차단하여 흑질–선조, 중뇌–변연, 중뇌–피질의 도파민 경로를 차별적으로 조절하게 되고 이를 통해 적은 추체외로부작용을 나타낸다고 생각되었다. 하지만 이러한 이론은 여러 가지 제한점을 가진다. 첫째, 추체외로부작용을 일으키는 정도는 quetiapine, olanzapine, risperidone 순서로 나타나는데 5–HT2A/D2 차단비율은 정반대라는 점이다. 둘째, D2, D3에만 높은 친화도를 보이는 amisulpride의 작용기전을 설명해주지 못한다.

4) D2 수용체 신속해리

비정형 항정신병약물은 D2 수용체와 약하게 결합하게 수용체로부터 빠르게 해리되고 정형 항정신병약물은 D2 수용체와 강하게 결합하고 수용체로부터 해리가 느리다는 가설이 있었다. 즉 D2 수용체에 결합한 haloperidol, chlorpromazine은 30분 이상이 지나야 다시 수용체에서 분리되는데 quetiapine, amisulpride는 60초 이내에 해리되는 것으로 나타났다. 이러한 사실은 [11C] raclopride를 이용한 사람대상 PET연구에서도 검증이 되었다. 하지만 이러한 이론에 맞는 약물은 quetiapine, amisulpride 정도이며 olanzapine, risperidone, ziprasidone과 같은 약물에는 적용되기 어렵다.

5) 새로운 도파민 가설

사람을 대상으로 한 SPECT, PET연구가 활발히 이루어지면서 조현병의 도파민 시스템에 대해 많은 사실들이 새롭게 밝혀졌다. 이러한 연구들에 따르면 조현병에서는 기존의 생각과 달리 시냅스후 도파민 수용체의 문제는 크지 않으며 대신 시냅스전 선조체 도파민 기능의 증가가 반복적으로 관찰되었다.또한 비정형 항정신병약물에서도 PET으로 측정한 D2 수용체 차단 정도와 약물의 효과가 비례한다는 연구가 발표되면서 여전히 도파민이 항정신병약물에 중요하다는 것을 입증하였다. 하지만 이러한 시냅스전 선조체 도파민 기능의 증가는 조현병뿐 아니라 정신병적 증상을 보이는 다른 정신질환에서도 관찰되었으며 항정신병약물은 조현병 이외의 정동장애, 파킨슨병과 연관된 정신병적 증상의 치료에도 효과적이다. 따라서 도파민 이상이 조현병에 특이적으로 나타나는 것이 아니라 정신병적 증상과 관련될 가능성이 제기되었다.

이러한 연구결과들을 바탕으로 새로운 도파민 가설이 제시되었다. 그 내용은 도파민 조절의 문제는 시냅스전 영역에 주로 나타나며, 그 도파민 조절의 문제는 조현병이 아니라 정신병적 증상에 관계된다는 것이다. 하지만 현재 항정신병약물은 정신병적 증상의 개선효과에만 유효하기 때문에 음성증상, 인지기능장애 등 다른 조현병의 증상에도 효과 있는 약제 개발이 시급하다. 또한 조현병 환자에서 상당한 비율로 관찰되는 치료저항성의 문제도 계속 해결해야 될 과제로 생각된다. 현재까지의 항정신병약물은 시냅스후 수용체에 주로 작용하기 때문에 조현병 환자에서 나타나는 시냅스전 도파민 과활성과 같은 근본적인 문제를 해결하기는 어려운 것이 현실이다. 따라서 조현병의 근본적인 치료를 위해서는 지금까지의 항정신병약물과는 다른 작용기전을 가진 약물의 개발이 필요할 것으로 생각된다.

Serotonin 관련 약물

Serotonin-related drugs

Chapter 09

◐ **박영민** 뇌맘속에 정신건강의학과의원

◐ **박원명** 가톨릭대학교 의과대학 정신건강의학교실/우영섭 박원명 정신건강의학과의원

1. 선택적 세로토닌 재흡수 억제제(selective serotonin reuptake inhibitor, SSRI): citalopram, escitalopram, fluoxetine, fluvoxamine, paroxetine, sertraline

삼환계 항우울제가 30년 이상 동안 가장 많이 사용되던 항우울제였으나 최근에는 선택적 세로토닌 재흡수 억제제가 삼환계 항우울제를 추월하였다. 이 계열에는 citalopram, escitalopram, fluoxetine, fluvoxamine, paroxetine, sertraline 등이 있다. 선택적 세로토닌 재흡수 억제제는 적정 치료 용량 도달이 쉽고 다양한 정신 질환에 광범위하게 사용되고 있다. 선택적 세로토닌 재흡수 억제제의 처방이 선호되는 이유는 삼환계 항우울제나 MAO 억제제에 비해 안정성이 높고 부작용이 적기 때문이다. 그러나 모든 환자가 선택적 세로토닌 재흡수 억제제에 반응하고 부작용이 없는 것은 아니며 이전에 제안되었던 것처럼 몇몇 질환에 대해서는 전통적인 다른 계열의 항우울제에 비해 탁월하다고 볼 수는 없다.

1) 약리학적 효과

이 계열의 항우울제의 명칭에서 알 수 있듯이 선택적 세로토닌 재흡수 억제제는 시냅스전 신경세포에서 Na+/K+ adenosine triphosphatase (ATPase) 의존 전달자에 대한 억제 작용을 통해 세로토닌의 재흡수를 선택적으로 차단한다. 세로토닌과 노르에피네프린의 신경 재흡수를 동등하게 차단하는 amitriptyline과 같은 삼환계 항우울제와 비교하면 대표적인 선택적 세로토닌 재흡수 억제제인 fluoxetine은 노르에피네프린보다 세로토닌의 재흡수를 좀더 선택적으로 차단한다. 대부분의 선택적 세로토닌 재흡수 억제제는 amitriptyline보다 세로토닌을 더 강력하게 차단한다. 현재 사용되는 5가지 선택적 세로토닌 재흡수 억제제 중에서 paroxetine과 citalopram/escitalopram이 가장 강력한 세로토닌 재흡수 차단제이다.

대다수 선택적 세로토닌 재흡수 억제제는 다른 신경전달체계에도 작용을 한다. 가령 paroxetine이 venlafaxine과 비슷하게 노르에피네프린의 재흡수를 차단한다는 실험적인 증거가 있다. sertraline은 도파민 재흡수를 차단하며 그 강도가 bupropion보다 더 강력하다. paroxetine은 desipramine만큼 강한 항콜린성 작용을 가지고 있다.

선택적 세로토닌 재흡수 억제제의 재흡수 차단효과는 대략 두 단계를 거쳐 전반적인 세로토닌 강도를 증가시킨다. 첫 번째로, 선택적 세로토닌 재흡수 억제제는 시냅스 간극에서 세로토닌 양을 증가시킨다. 그러나 선택적 세로토닌 재흡수 억제제가 다른 항우울제처럼 항우울효과가 지연되어 나타나는 것을 감안한다면 이러한 변화가 항우울효과와는 직접적인 관계는 없는 것으로 추정된다. 약물을 반복적으로 복용하면 체세포수상돌기나 말단의 5-HT1A 자가수용체의 민감도가 감소하게 되며, 효능 발생을 시간적인 측면에서 보면 이 작용이 항우울반응과 보다 밀접한 관련이 있다.

삼환계 항우울제와 달리 선택적 세로토닌 재흡수 억제제는 히스타민, 아세틸콜린, 아드레날린 수용체에는 친화력이 거의 없는 편이다. sertraline이 imipramine처럼 α_1 아드레날린 수용체에 25%의 친화력을 갖는 것으로 보고되었지만 임상적으로는 큰 영향은 없었다. 반면 paroxetine은 미약하기는 하지만 임상적으로 유의미한 항콜린작용을 갖는다.

선택적 세로토닌 재흡수 억제제는 간 효소 중 특히 시토크롬

P450 (CYP450) 2D6 효소에 의해 대사된다. sertraline은 CYP450 3A3/4 효소에 의해 대사되기도 한다. fluoxetine과 sertraline만이 약리학적으로 활성화된 대사산물을 갖게 된다. fluoxetine은 norfluoxetine으로 탈메틸화되며 sertraline은 N-desmethylsertraline과 hydroxyketone으로 대사된다. 그 결과 fluoxetine과 sertraline의 기능적인 반감기는 paroxetine이나 fluvoxamine에 비해 상당히 긴 편이다. 즉 fluoxetine은 약 34시간의 반감기를 갖는다. norfluoxetine의 반감기는 약 1주 정도이다. Sertraline은 약 26시간의 반감기를 갖고, 대사산물의 반감기는 48~72시간의 반감기를 갖는다. paroxetine과 fluvoxamine이 평균 20시간 이하의 반감기를 갖는 데 비해, citalopram은 약 35시간의 반감기를 갖는다. 반복적인 약물 투여로 약물들이 자신의 대사를 억제하는 작용을 하기 때문에 선택적 세로토닌 재흡수 억제제의 반감기는 조금씩 증가하게 된다. 그러므로 fluoxetine과 norfluoxetine의 실질적인 반감기는 지속적인 사용 시 2~3주 정도 된다고 본다.

2) 적응증

선택적 세로토닌 재흡수 억제제는 일차적으로 주요우울장애의 치료에 사용한다. 이중맹검위약대조군연구에서 선택적 세로토닌 재흡수 억제제가 경도와 중등도의 주요우울장애의 치료에 유용함이 입증되었다. 또한 선택적 세로토닌 재흡수 억제제는 비전형 우울증에도 효과가 있어 항정신병약물과의 병합치료로 정신병적 우울증에도 사용되며, 재발성 우울증의 유지치료에도 효과적임이 입증되었다. 선택적 세로토닌 재흡수 억제제는 지속형 우울장애와 같은 만성주요우울장애의 치료에도 효과가 있다. 하지만 멜랑콜리아와 같은 심한 우울증에서 선택적 세로토닌 재흡수 억제제의 역할에 대해서는 아직 이론이 있다. 메타분석과 전문가들의 의견을 종합하면 중증 우울증의 치료에서 선택적 세로토닌 재흡수 억제제와 삼환계 항우울제 사이에 유의미한 차이가 없었다. 삼환계 항우울제와 선택적 세로토닌 재흡수 억제제를 직접적으로 비교한 연구에서는 paroxetine이 clomipramine보다 멜랑콜리아 환자에게 효능이 적은 것으로 밝혀졌고 fluoxetine은 우울증으로 입원한 멜랑콜리아와 심장질환이 있는 노인 환자에게 nortriptyline보다 효능이 더 낮은 것으로 드러났다. 하지만 다른 연구에서는 중증의 우울증을 가진 환자에게 삼환계 항우울제와 선택적 세로토닌 재흡수 억제제 사이에 효능의 차이는 없었다. 중증 우울증에 대한 선택적 세로토닌 재흡수 억제제의 효과에 대한 논쟁은 아직도 지속된다. 그러나 선택적 세로토닌 재흡수 억제제가 중증의 우울증을 가진 노인환자에게 뛰어난 효과를 갖고 있지는 않지만 삼환계 항우울제보다 훨씬 더 부작용이 적은 것은 확실하다.

선택적 세로토닌 재흡수 억제제의 두 번째 적응증은 강박장애이다. 강박장애의 치료에 clomipramine의 유용성이 1968년에 처음으로 알려졌다. 그 이후 다른 세로토닌계 약물 역시 난치성 사례의 치료에 유용함이 밝혀졌다. fluvoxamine, fluoxetine, sertraline, paroxetine, escitalopram이 강박장애의 치료제로 FDA의 승인을 받았지만 다른 선택적 세로토닌 재흡수 억제제도 이 질환의 치료에 효과가 있음이 점차 입증되고 있다. 강박장애의 치료에 사용되는 선택적 세로토닌 재흡수 억제제의 용량은 우울증 치료 시 사용되는 용량보다 높으며 반응 시간도 보통 더 길다.

선택적 세로토닌 재흡수 억제제의 세 번째 적응증은 신경성 폭식증을 포함한 식이 장애이다. fluoxetine은 일부 신경성폭식증 환자에서 과식-구토 주기에 좋은 효과가 있는 것으로 알려졌다. 선택적 세로토닌 재흡수 억제제는 신경성 폭식증이나 비만과 연관된 탄수화물에 대한 갈망과 기분장애도 줄일 수 있다. fluoxetine과 sertraline은 비만환자에서 체중과 음식 섭취의 감소에 중등도의 효과를 갖는 것으로 알려졌다. 그러나 선택적 세로토닌 재흡수 억제제의 치료 초기 일어나는 체중의 감소는 시간이 지나면 원점으로 돌아오는 경향이 있다. fluoxetine은 신경성 거식증에도 뚜렷한 효과가 있다.

마지막으로 공황장애, 사회공포증, 범불안장애, 외상후스트레스장애 등 불안장애의 치료에도 선택적 세로토닌 재흡수 억제제가 효과가 있다. 공황장애를 가진 환자들이 몇몇 선택적 세로토닌 재흡수 억제제의 활성화효과에 과민하게 반응하기도 하지만 대부분은 용량을 서서히 올릴 경우 별다른 부작용을 보이지 않는다. 예를 들면 fluoxetine 시작 용량이 하루 20 mg일 경우 부작용을 경험할 수 있지만 5~10 mg로 시작할 경우에 부작용이 적었다.

citalopram과 fluvoxamine을 포함하여 모든 선택적 세로토닌 재흡수 억제제는 공황장애의 치료에 효과적이다. paroxetine과 sertraline은 공황장애의 치료제로 FDA의 승인을 받았다. 1999년에 paroxetine은 사회불안증의 치료제로 FDA의 승인을 받았으며, 예비 연구 결과에서 다른 선택적 세로토닌 재흡수 억제제도 사회공포증의 치료에 효과가 있는 것으로 알려졌다. 이중맹검연구에서 하루 20~50 mg의 paroxetine이 과도한 공포와 대인관계 회피를 포함한 사회불안증상을 줄이는 데 위약보다 더 효과적인 것으로 밝혀졌다. 더욱이 paroxetine은 극심한 형태의 사회불안증과 관련된 다양한 증상을 줄이는 것으로 알려졌다. 외상후스트레스장애는 다양한 증상을 동반하는데, 특히 우울증, 물질남용과 연관이 깊다. 선택적 세로토닌 재흡수 억제제는 1980년대 후반부터 우울증, 불면, 과각성, 초조 등의 외상후스트레스장애와 동반되는 증상을 치료하는 데 사용되었다. fluoxetine, paroxetine, sertraline이 이와 같은 증상을 감소시키고 동반된 물질 사용까지 줄일 수 있다는 근거들이 발표되었다. sertraline으로 치료받은 외상후스트레스장애 환자들은 최고 효과를 얻기 위해 하루 100 mg 이상의 용량을 필요로 할 수도 있다.

paroxetine의 경우, 외상후스트레스장애에 하루 20 mg의 용량이 40 mg의 용량만큼 효과가 있을 수 있다.

선택적 세로토닌 재흡수 억제제는 범불안장애에도 사용될 수 있는데 paroxetine은 이 질환의 치료제로 FDA 승인을 받았다. 하루 20~50 mg의 paroxetine은 해밀턴 불안 척도를 60%가량 줄임으로써 상당한 효과를 보여주었다. 대단위 연구에서 범불안장애에 escitalopram도 효과가 있었다.

월경전불쾌장애premenstural dysphoric disorder는 약 3%의 여성에서 1개월마다 반복되는 질환이다. 1995년에 월경전불쾌장애의 치료로 fluoxetine을 대상으로 한 연구가 있었다. 20 mg과 60 mg의 fluoxetine이 6번의 연속적인 월경 주기 동안 증상을 줄이는데 위약보다 효과가 있는 것으로 나타났다. 약물을 시작한 이후 첫 월경 주기에 효과가 나타날 정도로 약물의 효과는 빨리 나타났다. 이 연구 이후 수많은 연구에서 fluoxetine과 sertraline의 사용이 월경전불쾌장애에 효과 있음이 밝혀졌다. 더욱이 이 두 약물은 월경 주기의 황체기에 간헐적으로 사용되었을 때에도 효과가 있는 것으로 나타났다.

세로토닌이 관여하는 질환들은 점점 많이 밝혀지고 있으며, 선택적 세로토닌 재흡수 억제제의 잠재적인 역할이 지속적으로 확대되고 있다. 세로토닌-노르에피네프린 재흡수 억제제SNRI가 여러 질환에 더 효과가 있음에도 불구하고 선택적 세로토닌 재흡수 억제제는 인격장애와 관계되는 분노와 충동적 공격성에 효과가 있고, 당뇨성 신경병과 섬유근육통과 같은 몇몇 통증 장애에도 효과가 있음이 밝혀져 널리 사용되고 있다.

3) 부작용

선택적 세로토닌 재흡수 억제제는 이전에 나왔던 약물보다 더 안전하고 부작용이 적은 편이다. 선택적 세로토닌 재흡수 억제제가 임상에서 사용되면서 과량 복용되는 경우가 많았지만 치명적인 결과를 일으킨 적은 많지 않았다. 실제 234건의 fluoxetine 과잉투여 사례를 재검토하였을 때 한 번의 사망 사고도 없었고 반 수 이상의 환자가 전적으로 별다른 증상이 없었다. 중등도의 과량복용(권장량의 3~50배 정도)은 거의 심각하지 않았다. 모든 선택적 세로토닌 재흡수 억제제의 치명적인 과량복용은 이론적으로 가능하기는 하나 거의 드물다. 사망의 흔한 원인은 간질이나 그 합병증인 경우가 많으며, 전형적으로는 수천 밀리그램을 복용했을 때에만 일어난다. 따라서 선택적 세로토닌 재흡수 억제제가 삼환계 항우울제나 MAO 억제제에 비해 훨씬 더 안전하다.

초기 임상 연구에서 삼환계 항우울제의 부작용으로 약물을 중단해야 했던 경우는 선택적 세로토닌 재흡수 억제제에 비해 대략 2배 정도였다. 선택적 세로토닌 재흡수 억제제는 삼환계 항우울제의 약점인 항콜린성 부작용이 매우 적다. 또한 기립성 저혈압은 선택적 세로토닌 재흡수 억제제의 경우 거의 발생하지 않는다. 하지만 모든 환자가 삼환계 항우울제보다 선택적 세로토닌 재흡수 억제제에 부작용이 없다고 단정할 수는 없다. 근래에 등장한 연구에서는 남자가 여자보다 삼환계 항우울제에 반응이 좋고 부작용이 적다고 보고되기도 했다. 이 결과에 대한 근거가 아직 밝혀지지는 않았다. 그러나 실험적으로 입증이 되지 않는다면 약물에 대한 부작용이 더 적다고 하더라도 선택적 세로토닌 재흡수 억제제가 삼환계 항우울제보다 안전하다고는 할 수 없다. 환자들이 치료 초기 선택적 세로토닌 재흡수 억제제를 끊게 되는 가장 흔한 이유는 위장관계 부작용이다. 여기에는 오심, 구토, 설사, 복통, 흉부의 화끈한 느낌, 위장관계 장애의 여러 증상들이 있다. 장은 5-HT3 수용체를 포함한 세로토닌 수용체로 덮여 있는데, 이 때문에 선택적 세로토닌 재흡수 억제제와 연관된 위장 장애가 생기는 것으로 보인다. 초기의 보고에서 fluoxetine을 투여하는 환자들 중 20~30%가 위장관계 부작용을 경험한다고 보고되었지만, 실제 임상에서의 발생률은 훨씬 더 낮았다. 초기 연구에서는, 보통 20 mg으로 시작해서 첫 1주가 끝날 때에 60 mg까지 빠르게 증량했다. 실제 임상에서 시작 용량을 20 mg으로 하여 3주 동안 유지하게 되면 오심은 거의 발생하지 않고 심각하지도 않았다. 더욱이 위장관계 부작용은 치료 첫 2~4주가 지나면서 감소하는 경향이 있다. 몇 가지 전략이 선택적 세로토닌 재흡수 억제제 관련 위장관계 부작용을 줄이는 데 유용하다. 첫 번째는 약물의 점진적인 증량이다. 민감한 환자에게 보통 시작 용량의 반이나 반 이하로 약물을 시작할 경우 약물에 대한 적응이 발생하게 된다. 두 번째 전략은 환자에게 식사와 함께 약물을 복용하도록 교육하는 것이다. 위에 음식물이 포함되어 있을 경우 위장관계 부작용이 감소한다. 세 번째 전략으로, 5-HT3 길항 작용을 갖는 위장관 운동 조절제를 사용하여 선택적 세로토닌 재흡수 억제제 관련 위장관계장애를 줄일 수 있다. mirtazapine은 강력한 5-HT3 길항제이므로 위장관계 부작용을 감소시키기 위한 목적으로 선택적 세로토닌 재흡수 억제제와 함께 사용할 수 있다. 선택적 세로토닌 재흡수 억제제의 또 다른 흔한 부작용으로 중추신경계 활성화가 있다. 선택적 세로토닌 재흡수 억제제를 복용하는 환자의 10~20%가 치료 과정 중에 불면, 불안, 흥분을 호소하게 된다. 이 부작용들은 특별히 주의를 기울여야 되는 것은 아니며, 중추신경계의 세로토닌 전달에 대한 선택적 세로토닌 재흡수 억제제의 선택적 효과로 발생한다. 즉 선택적 세로토닌 재흡수 억제제는 전반적인 세로토닌 경로에 영향을 미치며 이 경로들 중 중추신경계 각성에 관여하게 되는 것으로 보인다. 따라서 활성화 성향이 가장 많은 fluoxetine의 경우 수면을 방해하지 않도록 아침에 복용해야 한다. 마찬가지로 환자가 선택적 세로토닌 재흡수 억제제로 인해 수면장애가 발생할 경우 약물을 아침에 복용하는 것이 효과적일 수 있다. 초조와 불면에 도움을 주기 위해 치료 과정 중에 benzodiazepine을 처방할 수 있다. 선택적 세로토닌 재흡수 억제제로 인한 불면증에 trazodone 50~100 mg을 취침 전에 사용하는 것도 도움이 된다. 반면 선택적 세로토닌 재흡수 억제제에 진정작용을 보이는 환자들도 있다. 대표적으로 paroxetine을 사용했을 경우 나타날 수 있다. 진정작용이 발생했을 때 약물을 오후 8시경에 복용하는 것이 진정이 가장 필요한 시간(새벽 2시)에 혈중농도를 최고로 높이게 되므로 유용한 방법이 될 수 있다. 선택적 세로토닌 재흡수 억제제를 복용하는 다른 환자들은 정상적인 기분의 범위 내에서 멍하거나 무기력한 느낌을 경험하기도 한다. 최근 modafinil이 항우울제 유도 과수면을 중화시키는 데 사용되고 있다. modafinil은 남용 가능성이 적은 흥분제이고 수면발작과 특발성 과수면의 치료에 FDA 승인을 받았다. 아침에 100~200 mg의 용량은 치료 중 불시에 나타나는 기면을 줄이는 유용한 방법이다. 최근 수년 동안 치료 중 나타나는 성기능 장애가 이전에 알고 있던 것 이상으로 심각한 문제임이 드러났다. 약물 출시 전의 연구에서는 지연사정, 불감증, 발기불능, 성욕감퇴와 같은 성장애의 빈도가 4% 미만인 것으로 제안되었다. 그러나 최근 연구에서는 성기능 장애의 빈도가 모든 선택적 세로토닌 재흡수 억제제 사용의 30~40%로 보고되고 있다. 성기능과 연관된 부작용에 대해 환자들이 적응하는 경우가 많으나 경우에 따라 이러한 적응 반응이 수 개월에서 수 년의 시간이 걸릴 수도 있다. paroxetine이나 sertraline과 같은 작용시간이 짧은 세로토닌 재흡수 차단제의 경우 예상되는 성관계 이전 24시간 동안 휴약기를 가지면 환자들의 50%에서 도움이 되었다는 연구가 있었다. fluoxetine의 경우 긴 반감기로 인해 이와 같은 방법은 효과가 없다. 치료 중 발생하는 성장애를 회복시키기 위한 수많은 중재법이 제시되었지만, 확실한 치료법이 아직은 없는 상태이다. 궁극적으로 치료 연관 성기능 장애에 대한 부가적인 치료 약물들은 현재 사례 보고 수준이거나 open-label 연구에서 나온 자료들일 뿐이다. 최근 소수의 대조군 연구가 시행되었는데, 도움이 되는 확실한 연구결과들은 나오지 못했다. 지금까지 출간된 성기능장애 치료제에 대한 소수의 이중맹검연구들 중 한 연구에서 5-HT1A 수용체의 부분 작용제인 buspirone을 하루 20~60 mg 사용했을 경우 세로토닌 재흡수 차단제 관련 성장애에 도움이 된다는 보고가 있었다.그러나 Eli Lilly의 지원 아래 시행된 fluoxetine 유도 성기능장애의 치료로 buspirone을 이용한 이중맹검연구에서는 buspirone이 유효하지 않은 것으로 밝혀졌다. bupropion으로의 교체나 선택적 세로토닌 재흡수 억제제에 bupropion 75~150 mg을 추가하는 것이 유효한 것으로 증명되었다. 그러나 소량의 bupropion은 성각성의 증가에만 효과가 있었다. 그러나 300 mg 이상의 용량이 성장애를 개선시키기 위해 필요하다는 보고도 있다. 최근 sildenafil의 사용이 선택적 세로토닌 재흡수 억제제 유발 성기능 장애가 있는 남자에게 위약보다 훨씬 효과적임이 보고되었다. 선택적 세로토닌 재흡수 억제제 유발 성기능 장애를 회복시키는 sildenafil의 유용성에 대한 보고는 다소 논란이 된다. 즉 선택적 세로토닌 재흡수 억제제의 가장 흔한 성기능 장애는 발기 문제보다는 성욕 감소와 사정 지연이다. 하지만 sildenafil이 선택적 세로토닌 재흡수 억제제로 인한 성기능장애 환자에서 성욕을 증가시키고 남자와 여자에게 오르가즘에 쉽게 도달할 수 있게 도와준다는 보고가 있다. 하루 50~100 mg의 sildenafil이 여자보다 남자에게 더 도움이 된다. 하루 4~12 mg의 cyproheptadine도 성기능 장애에 도움이 된다. 그러나 cyproheptadine은 선택적 세로토닌 재흡수 억제제의 항우울효과와 항강박효과를 중화시키고 진정작용이 강하다. α2 아드레날린 차단제인 yohimbine이 도움이 되기도 한다. 그러나 yohimbine은 환자에게 불안을 일으킬 수 있다. 증례 보고에서 amantadine, amphetamine, bromocriptine과 같은 도파민계 약물들이 효과를 나타낼 수 있다. 그러나 이 효과를 얻기 위해서는 고용량을 수 주 동안 필요로 하며, 때때로 위장관계 부작용이나 출혈 증가와 연관되며 노인에서는 의식의 혼란을 가져올 수도 있다. 선택적 세로토닌 재흡수 억제제 치료 초반에 두통도 발생할 수 있다. 반면 편두통의 예방약제로 사용될 수도 있다. 과호흡과 구갈과 같은 자율신경계증상은 빈번한 편이다. 어떤 환자에게서는 과호흡이 문제를 일으킬 수도 있다. 선택적 세로토닌 재흡수 억제제 유발 과호흡의 치료로 베타차단제와 항콜린성 약물을 사용한 연구가 있었으나 아직 충분히 입증되지는 못했다. 선택적 세로토닌 재흡수 억제제의 용량이 증가할수록 진전이 발생하는데 상용량의 propranolol에 잘 반응한다. paroxetine으로 치료를 받는 환자의 20%에서 구갈이 나타나는데, 이는 항콜린작용 때문이다. 선택적 세로토닌 재흡수 억제제의 장기적인 사용 시 나타나는 체중 증가가 최근 관심의 초점이 되고 있다. 선택적 세로토닌 재흡수 억제제 중에 paroxetine은 체중 증가와 다소 관련이 있으나 fluoxetine은 체중 증가가 없다.

4) 과량 복용

선택적 세로토닌 재흡수 억제제를 많이 사용하게 된 이유 중 중요한 것은 과량으로 복용 시 비교적 안전하기 때문이다. 수천 건의 과량 복용이 과거 15년 동안 발생했지만, 선택적 세로토닌 재흡수 억제제의 과량 복용으로 인한 사망은 극소수였다. 미국에서 처음 사용된 선택적 세로토닌 재흡수 억제제이면서 가장 많이 사용되는 fluoxetine이 과량 복용 시 가장 많은 사망 사고를 일으켰다. 대개 상용량의 30배 정도의 복용을 하는 사고가 많으며, 이 정도 수준의 과량 복용은 부작용증상이 심각하지 않다. 고용량을 복용했을 경우 가장 흔한 증상은 구토, 오심, 진전, 진정 등이다. 상용량의 75배 이상에서는 심혈관계 이상, 간질, 의식의 변화 및 감소와 같은 좀 더 심각한 부작용이 발생한다.

선택적 세로토닌 재흡수 억제제의 과량 복용과 연관된 가장 흔한 사망원인은 간질의 합병증이거나 부정맥과 같은 심혈관계 이상이다. 대부분의 사망은 다른 약물을 함께 복용했을 때 발생하는데, 특히 알코올이나 삼환계 항우울제 등이 문제가 된다. 응급실에서의 위 세척과 지지적인 치료만으로 세로토닌 재흡수 차단제의 과량복용을 회복시킬 수 있으며, 과량 복용 시 다른 약물과 병용되었을 때에는 심장 기능 확인과 간질에 대한 치료가 필요하다.

5) 약물 상호작용

선택적 세로토닌 재흡수 억제제의 경우 심각한 약물 상호작용의 위험성은 적은 편이다. 그러나 몇 가지 유형의 약물 상호작용이 발생할 수 있다. 이 중 가장 심각한 것은 앞에서 논의되었던 것처럼 MAO 억제제와의 상호작용이다. 선택적 세로토닌 재흡수 억제제가 병용 투여되지 않았음에도 MAO 억제제의 사용 시기와 비슷한 시기에 사용되었을 때 세로토닌 증후군으로 인한 사망이 보고되었다. 이 중 두 번의 사례는 fluoxetine을 중단한 뒤 바로 MAO 억제제를 시작한 경우였다. 그러므로 선택적 세로토닌 재흡수 억제제를 중단한 뒤 충분한 시간이 지난 후 MAO 억제제를 시작해야 한다. 세로토닌 증후군이 의심되면 먼저 의심되는 약물을 끊고 필요 시 체온을 낮추는 등의 내과적 치료를 시작하는 것이 우선이다. 간대성 근경련이 관찰되는 경우 cyproheptadine 혹은 dantrolene을 사용한다.

다른 형태의 발생 가능한 약물 상호작용은 CYP450 system을 경쟁적으로 억제하는 기전으로 인해 발생한다. 선택적 세로토닌 재흡수 억제제에 의해 CYP 2D6 효소가 억제되는 경우가 대표적인 예이다. 삼환계 항우울제와 type 1C 항부정맥 약물들, 베타차단제들, 대다수의 항정신병약물들이 이 효소에 의해 대사된다. 대부분의 선택적 세로토닌 재흡수 억제제들은 2D6 효소를 억제할 수 있고 다른 약물들의 혈중농도를 높이게 된다. 예를 들어 선택적 세로토닌 재흡수 억제제와 삼환계 항우울제를 함께 사용하였을 때, fluoxetine은 삼환계 항우울제의 혈중농도를 8배 정도 올릴 수 있다. fluoxetine, paroxetine, sertraline은 2D6 효소를 경쟁적으로 억제하는 경향이 비슷하나, citalopram과 fluvoxamine은 이 효소를 비교적 적게 억제한다. 20 mg의 fluoxetine이 50 mg의 sertraline보다 desipramine의 농도를 두세 배 더 올린다. fluvoxamine은 CYP450 2D6 효소에 대한 경쟁적 억제가 다른 세로토닌 재흡수 억제제에 비해 약 1/10 정도로 보았으나 최근 사례연구에서 amitriptyline의 농도를 2배 상승시켰으며, clomipramine의 농도를 7배 정도 상승시켰다. 또한 fluvoxamine은 CYP450 1A2 효소를 억제하여 clozapine의 농도를 상승시킨다.

CYP450 2D6 효소가 CYP450 효소 중 가장 대표적인 것이며, 이 외에도 30가지 이상의 다른 효소가 존재하며, 선택적 세로토닌 재흡수 억제제는 위에서 기술되었던 것처럼 이들 중 여러 효소를 선택적으로 억제하게 된다. fluvoxamine은 theophylline, caffeine, 몇몇 benzodiazepine, haloperidol의 대사를 담당하는 CYP450 1A2 효소를 억제하는 것으로 알려져 있다. 그러므로 천식 환자를 fluvoxamine으로 치료할 때 theophylline의 용량을 낮추는 것이 안전하다. 또한 fluoxetine과 fluvoxamine은 alprazolam, triazolam, trazodone 등을 포함하는 triazolo 화합물처럼 많이 사용되는 약물을 분해하는 CYP450 3A3/4 효소를 억제할 수 있다. 선택적 세로토닌 재흡수 억제제와 alprazolam을 함께 사용하는 경우 진정작용이 증가한다고 보고되었지만 심각한 상호작용은 보고된 적이 없었다. 그러나 병용 투여되는 약물의 용량을 낮추는 것이 경우에 따라 필요할 수 있다. 선택적 세로토닌 재흡수 억제제 중에 지금까지 알려진 바로는 citalopram이 약력학적 상호작용이 가장 적은 것으로 알려져 있다. citalopram은 CYP450 2D6뿐만 아니라 3A3/4, 1A2, 2C19에 대해 매우 미미한 억제 작용을 가지고 있다. 또한 escitalopram도 약물 상호작용이 적은 것으로 되어 있어 노인환자의 치료에 많이 사용된다.

6) 용량과 복용법

선택적 세로토닌 재흡수 억제제가 많이 처방되는 이유에 기여하는 요소들 중 하나는 약물의 시작 용량이 대개 적정 용량이 될 수 있기 때문이다. 항우울효과가 나타나기까지 긴 시간이 필요함에도 불구하고 선택적 세로토닌 재흡수 억제제는 전형적으로 삼환계 항우울제나 MAO 억제제처럼 치료 용량에 도달하기 위해 긴 적정시간을 필요로 하지 않는다. fluoxetine은 보통 하루 20 mg의 용량으로 시작되며 권장 최고용량은 하루 80 mg이다. 주요우울장애의 치료에 대한 fluoxetine의 이중맹검연구에서 fluoxetine의 최고효과가 20~40 mg 사이에서 나타났으며, 오히려 60 mg에서는 다소 떨어지는 것으로 나타났다. 20 mg이 대개 효과적이고 약물이 긴 반감기를 갖고 있기 때문에, 제조사에서는 하루 20 mg의 시작 용량을 3주 동안 유지하고 이후 필요시 하루 40~80 mg의 용량을 사용할 것을 권유하고 있다. 심각한 정신운동성 흥분이 있는 환자들은 보통 하루 40 mg 이상의 용량을 필요로 한다. 일부 환자들의 경우 하루 10 mg의 용량이 효과적일 때도 있다. fluoxetine의 경우 10 mg, 20 mg, 40 mg의 캡슐제가 있으며, 아울러 10 mg 정제와 현탁액도 있다. 현탁액의 경우 하루 2 mg의 적은 용량을 투여할 수도 있으며, 고용량을 견디기 힘들어하는 환자들에게 유용하다.

paroxetine의 용량을 결정하는 것은 fluoxetine의 경우와 거의 비슷하여 하루 20 mg을 시작용량으로 한다. paroxetine은 현재까지 10 mg, 20 mg, 30 mg, 40 mg의 정제가 나와 있다. 정제 표면에 용량이 기록되어 있고 정제 한 알에 부작용을 경험하는 환자들은 2~3주 동안 반 알로 용량을 줄이게 된다. 반응이 나

PART 02

타나지 않으면 일주일마다 하루 10~20 mg의 용량을 올리게 되고 하루에 쓰는 용량은 최고 50 mg까지 가능하다. 우울증상이 더 심할수록 환자들 은 더 많은 용량을 필요로 한다(30~50 mg/일).

citalopram은 하루 20~60 mg의 용량으로 투여된다. citalopram의 새로운 버전인 escitalopram은 더욱 강력한 항우울효과를 보이며, 일반적으로 하루 10~20 mg의 용량으로 투여된다. 하루 20 mg의 escitalopram의 부작용은 하루 40 mg의 citalopram에 나타나는 부작용과 대략 비슷하다.

sertraline의 용량 범위는 fluoxetine, paroxetine, citalopram에 비해 좀 더 넓은 편이다. 즉 거의 수평의 용량–반응 곡선을 갖고 있는 다른 선택적 세로토닌 재흡수 억제제에 비해 sertraline은 보다 직선(비례관계)의 용량–반응 곡선을 갖는다. 보통 하루 50 mg의 용량으로 시작되는데, 다른 세로토닌 재흡수 차단제들처럼 낮은 용량으로 시작해야 될 때가 있다. 50 mg 용량은 2주 동안 지속될 수 있으며, 반응을 보이지 않는다면 이후 일주일에 50 mg씩 증량을 하여 최고 200 mg까지 올릴 수 있다. sertraline은 25 mg, 50 mg, 100 mg 정제가 나와 있으며 농축액도 존재한다.

fluvoxamine은 용량의 범위가 넓은 편이다. 보통 하루 50~100 mg의 용량으로 시작한다. fluvoxamine의 짧은 반감기 때문에 하루 100 mg 이상의 용량은 최적의 약물 유용성을 얻기 위해 분복을 하는 것이 좋다. 출시 이전 연구에서 대부분의 주요우울장애 환자들은 하루 100~200 mg의 용량을 필요로 하였다. 그러나 어떤 환자들은 하루 300 mg 이상의 고용량을 필요로 하기도 한다.

7) 중단

선택적 세로토닌 재흡수 억제제의 약물중단증상 금단증후군은 삼환계 항우울제에 비해 덜 빈번한 편이다. 그러나 짧은 반감기를 가지고 있는 paroxetine이나 sertraline, fluvoxamine 등의 경우 중단하였을 때 금단증상이 갑작스럽게 나타날 수 있다.

선택적 세로토닌 재흡수 억제제 금단 증후군의 가장 흔한 증상은 선택적 세로토닌 재흡수 억제제를 중단한 지 2~7일 안에 발생하는 근육통, 오심, 두통과 같은 감기와 유사한 증상들이다. 그 밖에 이상 감각, 어지러움, 초조, 우울증의 악화 등도 보고되었다. 세로토닌 수송체serotonin transporter에 대한 paroxetine의 높은 친화도, 짧은 반감기, 항콜린성 성향으로 인해 금단 증상들이 다른 선택적 세로토닌 재흡수 억제제에 비해 더 흔한 것으로 생각된다. fluoxetine은 반감기가 길고 citalopram도 중간 정도 되는 반감기이므로 이 두 약물의 경우 중단증상의 위험은 적은 편이다. 따라서 fluoxetine은 별다른 어려움 없이 급히 끊을 수 있다. 그러나 환자가 부작용 때문에 약물을 점진적으로 올린 경우 라면 짧은 반감기를 갖는 선택적 세로토닌 재흡수 억제제의 경우 수주 동안 천천히 약물을 줄여 나가야 한다. paroxetine 30 mg, sertraline 100 mg, fluvoxamine 150 mg 이상을 썼을 경우, 가능한 경우라면 일주일에 25%씩 줄이는 것이 합리적이다. 4주 미만 사용하였을 경우에는 좀 더 빠르게 줄여도 되며 대부분 점진적인 감량을 필요로 하지 않는다.

금단증상이 발생한다면 첫 번째 단계는 이전의 용량으로 증량하고 이후 좀 더 서서히 약물을 감량하는 것이 필요하다. 또는 이전 용량으로 되돌아가는 것이 48시간 내 금단증상을 해결하는 좋은 방법이다. 심한 금단증상을 보이는 환자의 경우 paroxetine과 같은 짧은 반감기의 약물을 fluoxetine과 같은 긴 반감기를 가진 약물로 대체하기도 한다. 그러나 이 방법에 대한 안정성과 유효성에 대한 정보는 아직 충분하지 않다.

선택적 세로토닌 재흡수 억제제를 끊은 뒤에 MAO 억제제를 시작할 때 필요한 약물 배출 기간은 약물과 대사산물의 반감기에 따라 다르다. fluoxetine의 경우 제조사는 fluoxetine에서 MAO 억제제로 바꿀 때 5주를 기다릴 것을 권유한다. 이 기간은 fluoxetine의 활성화 산물인 norfluoxetine의 반감기의 5배이다. 좀 더 짧은 기간(3주)이 충분한 것으로 보이지만 아직 정확한 연구결과는 없는 상태이다. MAO 억제제에서 선택적 세로토닌 재흡수 억제제로 교체할 경우 선택적 세로토닌 재흡수 억제제를 시작하기 전 2주 동안 MAO 억제제를 사용하지 않는 것이 권장된다.

임상상황에서 흔히 접하는 질문은 한 가지 선택적 세로토닌 재흡수 억제제에 효과가 없을 경우 다른 선택적 세로토닌 재흡수 억제제에도 효과가 없느냐는 것이다. 한 가지 선택적 세로토닌 재흡수 억제제에서 다른 선택적 세로토닌 재흡수 억제제로 교체하는 것이 흔한 일이지만, 이와 같은 임상 경험을 지지해주는 전향적인 대조군 연구는 극소수이다. 그러나 한 선택적 세로토닌 재흡수 억제제에 부작용이 많은 환자들이 다른 선택적 세로토닌 재흡수 억제제로 교체하였을 경우 많은 이점을 얻을 수 있다. fluoxetine에 반응하지 않았던 환자들이 sertraline에 효과를 보였다고 연구 결과가 있었다. 한 선택적 세로토닌 재흡수 억제제에 반응하지 않는 환자들 중 50%는 다른 선택적 세로토닌 재흡수 억제제에 반응을 한다. 그러나 선택적 세로토닌 재흡수 억제제의 충분한 용량에도 반응하지 않는 멜랑콜리아 아형의 우울증 환자들의 경우 다른 선택적 세로토닌 재흡수 억제제에도 잘 반응하지 않는다. 또 다른 연구에서는 재발성 주요우울장애 환자들은 이전 삽화에서 반응이 있었던 선택적 세로토닌 재흡수 억제제가 다른 종류의 선택적 세로토닌 재흡수 억제제보다 반응이 더 좋았다고 하였다. 예를 들어, 첫 번째 우울 삽화에서 fluoxetine에 환자가 반응을 하였다면, 그 환자는 이후 삽화에서 fluoxetine에 반응할 확률이 90%이지만 fluvoxamine의 경우에는 50% 정도만 반응한다는 것이다. 임상 실제에서 한 선택적 세로토닌 재흡수 억제제의 복용을 시작하는 많은 환자들이 이후 다른 선택적 세로토닌 재흡수 억제제를 복용하게 된다. 최근에 있었던 후향적 연구에서 선택적 세로토닌 재흡수 억제제로 치료받은 환자의 25% 이상이 다른 선택적 세로토닌 재흡수 억제제를 복용하게 되었다. 이 연구의 저자들은 한 가지 선택적 세로토닌 재흡수 억제제에 반응이 없거나 부작용으로 중단하게 된 환자들이 다른 선택적 세로토닌 재흡수 억제제에는 좋은 반응을 기대할 수 있기 때문에, 세로토닌 재흡수 차단제가 서로 교체될 수는 있다고 결론지었다. 유사한 다른 연구에서는 fluoxetine을 견디지 못한 환자 중 91%가 sertraline에 좋은 반응을 보였다고 보고하였다.

2. 세로토닌 수용체 작용제(5-HT1A): buspirone, tandospirone

1) buspirone

buspirone은 azapirone계 약물로서 원래는 항정신병약물로서 개발되었다. 시냅스 전 신경원에서 5-HT1A 수용체의 완전 작용제로서 작용하고 시냅스후 신경원에서는 5-HT1A 수용체의 부분 작용제로 작용한다. 또한 D2, D3 수용체의 길항제로도 작용한다. buspirone은 범불안장애의 치료제로 승인 받았고 이론적으로 세로토닌 활동성을 증가시켜 항우울효과를 낼 수 있어 우울증의 부가 요법으로 사용할 수 있다. benzodiazepine과 달리 진정효과와 금단증상이 없다. 따라서 운전 같은 주의 집중을 요하는 행동에 영향을 주지도 않는다. 범불안장애의 치료 효능에 있어서도 benzodiazepine과 차이를 보이지 않았다. 하지만 buspirone은 benzodiazepine에 비해 치료효과가 나타내는 데 시간이 걸린다. 일반적으로 2~4주 정도 지나서 효능을 나타내는 것으로 알려져 있다. 따라서 buspirone은 일시적이고 상황에 따른 불안보다는 만성적인 불안일 때 더 효과를 보일 수 있다.

buspirone은 치매 환자에서의 공격성과 초조에 대한 치료로도 시도되고 있으며 신체추형장애, 강박장애, 사회불안장애 등에도 시도되고 있다. 또한 선택적 세로토닌 재흡수 억제제로 유발된 성기능장애 및 이갈이bruxism에도 효과가 보고되고 있다. 정신의학 영역뿐만 아니라 파킨슨병의 운동이상증dyskinesia 등의 운동장애의 치료에도 시도되고 있으며 최근에는 조현병의 부가요법으로도 연구되고 있다.

buspirone은 혈중 최고 농도에 1시간 전후에 도달하는 것으로 알려져 있으며 반감기는 약 2~3시간 정도이다. 신기능장애가 있는 환자가 복용 시에는 혈중 최고 농도가 2배 이상으로 상승될 수 있고 간기능 장애가 있는 환자가 복용 시에는 15배 이상 상승할 수 있으므로 주의가 필요하다. 부작용으로는 어지러움, 두통, 초조, 진정작용, 오심 등이 나타날 수 있다. 하루에 2~3번 정도 투여할 수 있으며 초기 용량은 15 mg 하루 두 번이며 최대 용량은 60 mg이다. cytochrome P450 3A4로 대사되므로 fluoxetine, fluvoxamine, nefazodone과 병용 시 혈중농도를 증가시킬 수 있다. MAO 억제제를 복용 중이라면 MAO 억제제 중단 이후 14일 지나서 처방해야 한다.

2) tandospirone

tandospirone도 buspirone과 마찬가지로 azapirone계 약물이다. 주요우울장애의 부가요법으로서 buspirone과 tandospirone을 포함한 azapirone계 약물들의 효능을 메타 분석한 연구에서 위약보다 통계적으로 더 우월한 효능을 보였다. tandospirone은 봉선핵raphe nuclei에서 5-HT1A 수용체의 완전 작용제로서 작용하며 시냅스후 신경원에서는 부분 작용제로 작용한다. buspirone보다 다른 수용체에는 덜 영향을 미치기 때문에 보다 5-HT1A 수용체에 선택적으로 작용하는 약물이라고 할 수 있다. buspirone과 마찬가지로 범불안장애, 사회불안장애, 강박장애, 외상후스트레스장애와 같은 불안장애에 사용될 수 있으며 우울증의 부가요법으로도 사용된다. 항우울제와 마찬가지로 해마에서의 신경재생효과를 나타내고 스트레스로 인한 lactate 증가를 억제한다는 보고가 있다. buspirone과 마찬가지로 알츠하이머 병, 파킨슨병, 조현병 등에서도 연구되고 있다.

3. 세로토닌-노르에피네프린 재흡수 억제제(SERT and NET): clomipramine, desvenlafaxine, doxepin, duloxetine, imipramine, milnacipran, levomilnacipran, venlafaxine 등

1) venlafaxine, desvenlafaxine

venlafaxine은 phenylethylamine으로 1994년에 출시되었다. 1998년에 서방형 제제가 나오게 되면서 하루 한 번 복용이 가능해졌다. 우울증의 치료제로 FDA의 승인을 받았을 뿐만 아니라 venlafaxine 서방형 제제는 범불안장애의 치료제로 공인된 첫 번째 항우울제이다. 과거 수년 동안 venlafaxine은 삼환계 항우울제와 유사한 효과와 작용기전을 가지면서도 삼환계 항우울제보다 적은 부작용으로 인해 그 사용이 증가하고 있다. desvenlafaxine은 venlafaxine의 활성 대사물로 역시 주요우울장애의 치료에 승인을 받았으며 venlafaxine과 유사한 성상을 가진다.

(1) 약리학적 작용

삼환계 항우울제와 비교하여 venlafaxine은 세로토닌 재흡수 차단효과가 노르에피네프린 재흡수효과에 비해 더 강하다. 몇 가지 다른 약리학적 성향이 venlafaxine을 다른 항우울제와 구분하게 된다. 예를 들면 β 아드레날린 수용체 연관 cAMP (cyclic adenosine monophosphate)의 downregulation을 조장하는 유일한 항우울제이다. 이로 인해 venlafaxine은 작용 시작이 빠르다. 더욱이 venlafaxine은 다른 항우울제보다 단백질 결합력이 27%로 약한 편이다. venlafaxine은 CYP450 간효소에 대한 강력한 억제제가 아니므로 citalopram과 마찬가지로 약력학적 약물 상호작용 가능성이 낮아 비교적 안전하게 사용할 수 있다. desvenlafaxine은 음식으로 인한 영향이 적으며 반감기는 11시간이며 항정상태 농도에 4~5일 안에 도달한다. venlafaxine과 유사하게 단백질 결합은 30% 정도이다.

(2) 적응증

venlafaxine은 우울증 외래환자와 멜랑콜리아 아형의 주요우울 삽화 상태의 입원환자 치료로 유용하다. 심각한 우울증 입원환자에 대한 선택적 세로토닌 재흡수 억제제의 유용성에 대한 논쟁이 아직 진행 중이지만 venlafaxine은 멜랑콜리아 환자를 치료하는 데 있어 삼환계 항우울제의 대안으로 안정성과 효능이 입증되었다. 한 연구에서 venlafaxine은 멜랑콜리아 입원 환자의 치료에 있어 fluoxetine보다 더 효과적인 것으로 보고되었다. 추가적으로 venlafaxine은 치료저항성 우울증을 가진 환자의 35%에서 효과적이라고 한다.

일반적으로 임상 연구에서 치료 반응성에 대한 선택적 세로토닌 재흡수 억제제와 venlafaxine 사이의 차이를 입증하는 것이 어려운 일이다. 그러나 전반적인 관해율에 약간의 차이가 있는 것으로 보인다. venlafaxine은 삼환계 항우울제나 선택적 세로토닌 재흡수 억제제에 비해 증상의 완화를 야기할 가능성이 더 큰 것으로 나타났다.

venlafaxine 서방형 제제의 두 번째 FDA 승인 적응증은 범불안장애에 대한 치료이다. 현재까지 범불안장애의 치료로서 venlafaxine 서방형 제제에 대한 모두 5개의 대조군 연구가 시행되었는데, buspirone과 같은 대조 약물이나 위약보다 우월함이 보고되었다. venlafaxine의 작용기전은 삼환계 항우울제와 유사하기 때문에, 만성적인 통증 치료의 효능에 대해 연구되었다. venlafaxine은 신경병증 통증, 섬유근육통, 다른 만성 통증장애의 치료에 효과적이다. venlafaxine은 만성 통증에 삼환계 항우울제와 선택적 세로토닌 재흡수 억제제만큼 효과가 있다.

venlafaxine은 다른 장애에서도 연구되었다. 예를 들어 하루 150~300 mg 용량의 venlafaxine이 아동기와 성인의 주의력결핍 과잉행동장애ADHD에 효과적이었음이 입증되었다. 또한 사례 보고와 개방연구에서 venlafaxine이 사회불안증의 치료에 효과가 있었다. desvenlafaxine의 경우도 venlafaxine과 유사하게 주요우울장애에서 효능이 입증되었다. desvenlafaxine 역시 통증에 효능을 보였고 폐경 시 혈관 운동증상에도 효능을 보였다.

(3) 부작용

venlafaxine의 부작용은 대부분 선택적 세로토닌 재흡수 억제제와 비슷한 편이다. 출시 전 임상 실험에서 환자가 약물을 중단하는 가장 큰 이유는 불면증이었다. venlafaxine은 오심을 야기하는 경향이 있으며 선택적 세로토닌 재흡수 억제제와 비슷한 비율로 성기능 저하도 발생한다.

선택적 세로토닌 재흡수 억제제의 부작용과 다른 한 가지 부작용은 치료 중 갑자기 발생하는 고혈압이다. 노르아드레날린 시스템에 의해 매개되는 이러한 부작용은 하루 200 mg 이하의 용량에서는 약 5%에서 발생하고 하루 300 mg 이상의 용량에서는 약 13%에서 발생하게 된다. 보통 중등도의 혈압 증가가 발생하고 약 1%에서 고혈압으로 약물을 중단하게 된다. 따라서 첫 2개월 동안 혈압을 관찰하는 것이 중요하다. 기존의 고혈압이 있는 환자에서 venlafaxine의 추가로 혈압이 더 증가한다는 구체적인 증거는 아직 없다. 용량의 감량이 때로 도움이 되며, 베타차단제나 알파차단제를 추가하는 것을 고려해야 한다. 단, 서방정의 경우 일일 총용량이 감소하거나 약물 농도의 급격한 상승이 없기 때문에 고혈압이 그다지 문제가 되지 않는다. desvenlafaxine의 부작용 역시 venlafaxine과 유사하다. 위약과 비교에서 오심, 어지러움, 땀 분비, 변비, 식욕 저하, 성기능 저하 등의 부작용을 나타냈다. 또한 수축기와 이완기 혈압 모두 위약보다 더 증가하는 것으로 나타났다.

(4) 과량 복용

선택적 세로토닌 재흡수 억제제처럼 venlafaxine의 과량복용으로 인한 사망은 극히 드물지만 사례 보고는 있다. 선택적 세로토닌 재흡수 억제제와 유사하게 일일 용량의 30배 이하 중등도의 과량복용은 다른 증상보다는 위장관계 부작용을 더 많이 일으킨다. 위세척이 중등도의 과량복용 시 도움이 된다. 10 g 이상의 고용량을 복용하였을 경우 간질이 발생한 적이 있었고 세로토닌 증후군도 발생할 수 있다.

(5) 약물상호작용

venlafaxine은 특히 MAO 억제제와 함께 사용되었을 때 세로토닌 증후군이 발생할 수 있으므로 venlafaxine을 시작하기 전 MAO 억제제를 중단한 뒤 2주의 기간이 반드시 확보되어야 한다. venlafaxine은 반감기가 짧기 때문에(venlafaxine의 반감기 5시간, 주요 대사산물인 O-desmethylvenlafaxine의 반감기 11시간) MAO 억제제를 시작하기 전 1주간의 휴약기만 필요하다.

venlafaxine은 선택적 세로토닌 재흡수 억제제보다 CYP450 2D6와 다른 CYP450 효소를 미약하게 억제하며, 따라서 상당한 약물 상호작용과 거의 관련이 없는 편이다. citalopram처럼 venlafaxine은 다른 간 효소의 억제를 거의 일으키지 않는 것 같다. 그러나 venlafaxine은 2D6 enzyme에 의해 대사된다. 따라서

venlafaxine의 대사를 억제하는 cimetidine, paroxetine이나 다른 약물들은 혈압의 뚜렷한 증가를 야기하게 된다. venlafaxine은 haloperidol의 혈중농도를 높일 수 있으나, 이는 CYP450 1A2나 2D6에 의해 매개되는 것은 아니며, 약물 배출에 대한 영향으로 보인다. desvenlafaxine의 경우 CYP450 3A4에 의해서 약한 정도로 대사된다. 노인, 중증 신부전 환자, 중등도에서 중증 간부전에서는 용량을 조절하여야 한다.

(6) 용량과 복용 방법

제조사는 venlafaxine의 서방정을 37.5 mg으로 시작하도록 권고하고 있다. 그 이후에는 하루 150 mg의 용량에 도달할 때까지 3일마다 37.5 mg씩 또는 일주일에 75 mg씩 한다. 그 이후 일주일마다 75 mg씩 증량해야 한다. 노인 환자의 경우 하루 37.5 mg의 용량에서 서서히 증량해야 한다. 대부분의 우울증 외래환자들은 하루 75~225 mg의 용량에서 반응을 하는 것 같다. 그러므로 시작 용량에서 반응이 2주 동안 관찰되지 않는다면 부작용이 없는 범위 내에서 3일마다 37.5 mg씩 증량하여 적정 용량을 찾아내도록 한다. 출시 이전 연구에서는 치료 첫 주에 최고 용량까지 급격히 증량한 적이 있었다. 급격한 증량은 신속한 작용 발현과 연관되었지만, 많은 경우 부작용이 발생되었다. venlafaxine 용량은 일직선 형태의 용량-반응 곡선을 가지며 고용량에서 치료반응과 연관된다. 멜랑콜리아 우울증을 가진 입원 환자와 다른 치료에 불응하는 우울증 환자들은 종종 하루 최고 용량인 375 mg에 가까운 용량을 필요로 하며 분복의 형태로 투여된다. desvenlafaxine은 하루 한 번 50 혹은 100 mg를 투여할 수 있다.

(7) 중단

venlafaxine의 반감기는 비교적 짧기 때문에 약물을 급격히 중단하였을 때 환자들에게 금단증상 발생위험이 높다. 급격한 중단 시 어지러움증이 발생한다고 보고되었고, 이상감각과 전형적인 선택적 세로토닌 재흡수 억제제 금단증상들 또한 발생한다. 그러므로 7일 이상 약물을 복용하였던 환자도 약물을 서서히 줄여 나갈 것을 권유하고 있다. 2주 이상 venlafaxine을 복용한 환자들의 경우에는 적어도 2주간에 걸친 감량기간이 권유되며, 환자들에 따라 4주 이상의 감량기간을 필요로 할 수도 있다. 3일마다 37.5 mg씩 또는 일주일에 75 mg씩 감량하는 것이 많은 환자들에게 금단증상을 피하게 할 수 있다. sertraline으로의 교체나 항구토제인 ondansetron의 첨가가 또한 도움이 될 수 있다. desvenlafaxine의 경우도 중단 시에 오심, 어지러움, 두통, 자극 과민성, 꿈, 불면, 설사 등이 보고되었다. 고용량에서 중단 시에 더 심한 부작용 양상이 관찰되었다.

2) duloxetine

duloxetine은 세로토닌-노르에피네프린 재흡수 억제제이다. venlafaxine처럼 duloxetine은 콜린성 수용체나 히스타민 수용체와 같은 다른 신경전달물질에 대한 영향이 거의 없다. 그러나 venlafaxine보다 세로토닌과 노르에피네프린의 재흡수를 더욱 강력하게 억제한다. 이러한 두 가지 기전 때문에 더 강력한 항우울효과를 나타내는지에 대해서는 아직 입증되지는 않았다. 이중맹검연구에서 duloxetine이 위약에 비해 주요우울장애 관해율이 더 높았다. duloxetine 60 mg을 하루 한 번 복용하게 하여 위약과 비교하였는데 duloxetine을 투여한 123명의 환자 중 44%가 관해되었으며 122명의 위약군의 16%만 관해되었다.다른 연구에서는 173명의 환자를 하루 120 mg의 duloxetine, 하루 20 mg의 fluoxetine, 위약으로 무작위 배정하여 8주간 약물을 투여하였다. duloxetine은 fluoxetine이나 위약보다 치료반응률과 관해율이 더 높았다.

venlafaxine이나 삼환계 항우울제처럼 2가지 신경전달물질의 재흡수를 억제하는 약물들은 통증이 있는 질환의 치료로 유용하다. duloxetine 역시 신체증상과 통증증상의 치료에 효과가 있다. duloxetine으로 치료받은 환자들은 우울증상의 호전뿐만 아니라 어깨와 등의 통증 및 일상생활을 억제하는 통증까지 호전되었다. 통증의 호전은 삼환계 항우울제처럼 우울증상의 호전과는 연관이 없다. 또한 주요우울장애의 진단과 무관하게 신경병성 통증과 만성적인 통증에도 duloxetine이 효과적이다.

duloxetine이 사용될 수 있는 또 다른 적응증으로 긴장성 요실금이 있다. 533명의 여성을 대상으로 한 대단위 연구에서 하루 20~80 mg의 duloxetine은 요실금 삽화의 빈도를 줄이는 데 위약보다 우월한 것으로 보고되었다. duloxetine으로 치료 받은 환자들 중 64%에서 요실금 삽화가 감소한 반면, 위약으로 치료 받은 환자들의 41%만이 요실금 삽화가 감소하였다. 약물 투여 이전 요실금 삽화가 많을수록 위약과의 차이는 더 두드러졌다.

duloxetine의 부작용은 venlafaxine의 부작용과 비슷하다. 임상 연구에서 환자들이 duloxetine을 복용하지 못하게 되는 가장 흔한 이유는 오심이다. 구갈과 기면 또한 흔한 편이다. venlafaxine에서처럼 고용량(하루 120 mg)에서 용량과 연관하여 혈압이 크게 증가하였으나 저용량에서는 거의 발생하지 않았다. 또한 성기능 장애가 세로토닌 재흡수 차단제나 venlafaxine과 유사하게 발생할 수 있다.

duloxetine의 적정 용량은 60 mg 정도이다. 그러나 어떤 환자들은 하루 두 번 1회 60 mg 이상을 필요로 하기도 한다. venlafaxine과 유사하게 갑작스러운 중단은 금단 증상을 일으킬 수 있으며, 따라서 이 약물은 수 주 동안 서서히 감량해야 한다.

3) milnacipran, levomilacipran

milnacipran은 세로토닌 재흡수 차단을 더 많이 하는 다른 세로토닌-노르에피네프린 재흡수 억제제와 달리 노르에피네프린과 세로토닌 차단에 대해 비슷하거나 노르에피네프린을 더 많이 차단한다. 2~3일 내에 항정상태에 도달하며 단백질과의 결합은 낮은 편으로 13%에 불과하다. 반감기는 8시간이며 대부분 신장으로 대사된다. 따라서 간손상이 있더라도 milnacipran의 대사에 큰 영향을 주지 못한다. 또한 CYP450 효소와는 관련성이 적은 편이다. 하지만 신장으로 대사되기 때문에 신부전의 정도에 따라 대사에 영향을 준다. levomilacipran은 milnacipran의 라세믹 형태로 역시 세로토닌보다 노르에피네프린의 재흡수를 더 많이 차단한다. 동물 실험에서는 milnacipran에 비해 노르에프네프린은 50배, 세로토닌은 13배 더 많이 차단하는 것으로 알려져 있다. 두 약 모두 다른 수용체에 거의 영향을 미치지 않는다. levomilnacipran은 단백질과 22% 결합하며 milnacipran과 달리 간에서 42%, 신장에서 58% 대사를 담당한다. 간에서는 주로 CYP450 3A4로 대사되며 일부는 2C8, 2C19, 2D6, 2J2로 대사된다.

milnacipran은 주요우울장애와 지속형 우울장애의 치료뿐만 아니라 만성 통증의 치료에서도 사용된다. 용량은 50 mg을 하루 두 번 처방하는 것을 추천한다. 식사와 함께 먹는 것도 가능하며 오심을 줄여 줄 수 있다. 환자에 따라 하루에 200 mg까지 증량할 수 있다. milnacipran은 비교적 내약성이 좋은 편이다. 부작용은 어지러움, 땀분비, 불안, 기립성 저혈압, 심계항진, 빈맥 등이 가능하다. 하지만 노르에피네프린과 세로토닌 재흡수 차단을 제외하고 다른 수용체에 대한 영향이 적어서 내약성에 있어서 다른 약물보다 유리한 편이다. levomilnacipran은 역시 주요우울장애 치료와 관련하여 몇 개의 연구가 있다. 대부분의 연구에서 효능이 확인되었으며 내약성 또한 우수하였다. 부작용은 오심, 땀분비, 변비, 빈맥, 성기능장애, 구토, 심계항진 등으로 보고되었으며 milnacipran의 부작용과 거의 유사하였다.

4) 삼환계 항우울제(amitriptyline, amoxapine, clomipramine, desimipramine, dosulepin/dothiepin, doxepin, imipramine, maprotiline, nortriptyline, trimipramine 등)

삼환계 항우울제와 관련 화합물의 화학구조는 매우 유사하다. desipramine과 nortriptyline은 각각 imipramine과 amitriptyline에서 methyl기가 빠진 대사 산물이다. amoxapine은 항정신병약물인 loxapine의 유도체이며 곁가지로 네 번째 추가적인 환ring을 가지고 있다. maprotiline은 4개의 환을 가진 화합물이며, 네 번째 환은 전통적인 세 번째 환에 수직으로 붙어 있다. maprotiline의 곁가지는 desimipramine의 곁가지와 동일하다.

(1) 약리학적 작용

최근 수 년 동안 삼환계 항우울제의 약리학적 작용이 단지 즉각적인 재흡수를 억제하는 것만이 아니라 나아가 시냅스 이전과 이후 수용체, 2차 전달자 시스템과 다른 신경전달물질 시스템에 이은 2차적인 효과들을 포함하게 됨으로써 이론들이 더욱 복잡해지게 되었다. 이와 같은 효과들이 각 약물들 사이의 차이를 설명할 수 있다. 진정 작용은 항히스타민(H1 수용체) 작용에 속하기도 한다. 어떤 연구자들은 체중 증가 또한 히스타민 차단 효과에서 기인한다고 주장하였다. 항콜린효과는 구갈, 변비, 급박뇨, 시야 혼탁, 혼란 등을 포함한다. 삼환계 항우울제가 가지고 있는 H2 수용체 차단효과는 소화불량의 치유효과를 증진시키는 데 중요한 역할을 한다.

현재 사용되고 있는 삼환계 항우울제들이 비교적 약한 세로토닌 재흡수 억제제라는 것을 주목할 필요가 있다. 다만 clomipramine은 유일한 예외이다. 실제로 생체 내에서의 clomipramine 이외의 삼환계 항우울제들은 세로토닌 재흡수 억제 효과가 trazodone처럼 거의 없다. 대조적으로 선택적 세로토닌 재흡수 억제제는 세로토닌 재흡수 억제를 제외하고는 다른 작용은 약한 편이다. 삼환계 및 사환계 항우울제들은 궁극적으로 도파민 재흡수 억제효과가 없다. 사용 가능한 항우울제들 중 sertraline과 bupropion만이 이와 같은 효과를 갖고 있으며 이 효과들도 강하지 않은 편이다. 임상효과와 부작용의 측면에서 생물학적 효과의 다양성이 약물을 선택하는 데 있어 도움이 된다.

(2) 적응증

FDA의 공인을 받은 삼환계 항우울제와 관련 화합물의 일차 적응증은 주요우울장애이다. 다른 FDA 승인 적응증은 불안doxepin과 유아기 야뇨증imipramine이 있다. 승인을 받지는 못했지만 흔하게 사용되는 경우는 불면amitriptyline, doxepin, 두통amitriptyline, imipramine, doxepin, 공황발작을 동반한 광장공포증imipramine, clomipramine, 만성 통증 증후군doxepin, maprotiline, 신경성 대식증imipramine, desimipramine이다. imipramine은 범불안장애의 치료에 효과적인 것으로 보고되고 있으며, doxepin은 한때 소화불량 치료에 효과적인 것으로 생각되었다. clomipramine은 강력한 항강박효과를 가지고 있고, 이 장애의 치료제로 FDA의 공인을 받았다. 현재까지 8개의 삼환계 항우울제와 2개의 사환계 항우울제가 사용되고 있다. 이 중 삼환계 항우울제인 clomipramine은 강박장애의 치료로 승인되었으나 주요우울장애의 치료로는 승인되지 못했다.

(3) 혈중농도

과거 수십 년 동안 다양한 정신과 약물의 치료에 있어 혈중농도의 측정에 상당한 주의를 기울여 왔다. 현재 혈중농도는 삼환계 항우울제, 신경이완제, clozapine, lithium, 항경련제를 투여 받는 환자에서 가장 흔하게 측정되고 있다. 혈중농도는 선택적 세로토닌 재흡수 억제제와 새로 개발된 대부분의 항우울제의 경우에는 유용하지 않았다. 마찬가지로 benzodiazepine의 혈중농도 검사 역시 대체로 유용하지 않았다. 약물 농도는 일차적으로 혈청(lithium, 항경련제)이나 혈장(삼환계 항우울제)에서 결정된다. 혈중에서 신경이완제의 농도를 측정하는 것뿐 아니라 어떤 연구실에서는 도파민 수용체에 결합하는 상대적인 비율을 측정하기도 한다.

삼환계 항우울제는 CYP450 2D6에 의해 부분적으로 대사된다. 인구의 5~7%는 이 효소가 결핍되어 있다. 게다가 삼환계 항우울제의 대사는 연령과 다른 약물의 억제나 활성화에 영향을 받는다. 확실히 약물을 서서히 대사시키는 사람들은 약물에 의해 독성을 띠게 되는 농도까지 쉽게 오르게 된다. 빠르게 약물을 대사시키는 사람들은 안정적인 약물 농도를 얻기가 어렵게 된다. 그러나 대부분의 환자들은 정상적인 벨 모양의 농도 분포 곡선을 중간에 위치하게 된다.

삼환계 항우울제의 사용은 주로 중증의 우울증 환자들을 대상으로 한다. 내인성 이외의 우울증을 가진 환자이거나 지속형 우울장애를 가진 환자들에게 삼환계 항우울제 농도와 임상적인 반응 사이에 연관성은 없다. 내인성 우울증 환자에게 삼환계 항우울제 농도와 임상 반응 사이에 2가지 형태의 양의 상관 관계가 있었다. 한 연구에서 imipramine과 desipramine 농도와 반응 사이에 S자 모양의 양의 상관 관계가 있음을 보고하였다. 임상적인 반응이 약 250 mg/mL의 농도까지는 증가하나 그 이상의 농도에서는 임상반응이 더 이상 올라가지 않고 정체기를 형성하였다. 또한 혈중농도 150 이하와 150~225, 225 이상의 농도를 가진 환자들의 각각의 반응률이 30%, 67%, 93%였다고 보고하였다.

일반적으로 간 마이크로솜 효소 활성을 방해하거나 증가시킴으로써 수많은 약물들이 혈중농도를 증가시키거나 감소시킨다. 예를 들어 니코틴, barbiturate, chloral hydrate, phenytoin, carbamazepine은 삼환계 항우울제의 분해를 유도한다. 반대로 항정신병약물(특히 phenothiazine)과 선택적 세로토닌 재흡수 억제제, methylphenidate, disulfiram, fenfluramine은 간에서 약물의 대사를 완화시킴으로써 삼환계 항우울제의 혈중농도를 증가시킨다. 삼환계 항우울제의 혈중농도를 고려함에 있어 수많은 논란이 발생한다. 일반적으로 모든 연구에서는 고정화된 kg당 mg의 용량을 사용하게 되는데, 그 결과 주어진 용량의 약물(예: imipramine 300 mg)을 복용하면서 주어진 삼환계 항우울제 혈중농도(예: 250 ng/mL)를 유지하는 환자가 더 낮은 용량이나 더 낮은 혈중농도에서 더 좋은 반응이 있을 수도 있다.

(4) 부작용

항콜린 부작용이 흔한 편이다. 콜린계 약물인 bethanechol을 하루 3~4회 25~50 mg씩 투여함으로써 완화됨이 보고되었다. 항콜린성 부작용으로 인한 섬망의 경우 진단을 위해 physostigmine (중추신경계 작용 전콜린성 약물)이 혈관으로 또는 근주로 투여될 수 있다.

삼환계 항우울제의 사용으로 생기는 시야 혼탁은 4% pilocarpine 안약이나 경구 bethanechol로 치료될 수 있다. 삼환계 항우울제 유지 치료에 잘 반응하여 당분간 약물을 복용할 가능성이 높은 환자들은 시야 혼탁을 교정하기 위해 안경 처방을 변경시켜 주어야 한다.

심각한 구갈의 경우 안약으로 나와 있는 4% 용액을 세 배의 물로 희석하여 1% pilocarpine 용액으로 만들어 사용할 수 있다. 타액의 분비를 필요로 하기 전 30분 전에 2~3분 동안 이 용액으로 입안을 헹구면 도움이 된다. 5 mg 또는 10 mg 정제 bethanechol을 유사한 효과를 얻기 위해 설하로 투여될 수도 있다. 항콜린효과가 콜린에스터라아제 억제제cholinesterase inhibitor로 완화될 수 있을 것으로 보이나 현재까지 연구 결과는 없다.

삼환계 항우울제의 중요한 부작용은 체중 증가로 이는 항히스타민 차단효과에 의한 것으로 보이며, 특히 amitriptyline과 doxepin에서 관찰되고 약리학적으로 조절하기가 어려운 부작용이다.

삼환계 항우울제 중 maprotiline과 amoxapine 두 약제는 간질과 추체외로계증상을 야기하는 것으로 보고되었는데, 반면 다른 대표적인 삼환계 항우울제에서는 드물게 보고되는 부작용들이다. maprotiline을 복용하는 환자에서 간질이 발생하였다는 사례 보고들이 있었다. 고용량에서(225~400 mg/일) 지속적인 투약을 한 경우가 대부분이다. 빠른 증량도 영향을 미친다. 이 2가지 요소가 제거되었을 경우 간질의 위험도는 전통적 항우울제에 의한 발생률과 비슷해졌다. maprotiline의 제조사는 용량 증량 지침을 변경하였는데, 2주 동안 하루 75 mg으로 치료를 시작하여 6주까지 최고 225 mg까지만 증량하며 175 mg 이하의 용량으로 유지할 것을 권유하고 있다. 이전 용량 증량 지침은 imipramine의 증량과 유사하였다.

(5) 과량 복용

과량 복용은 사망을 일으킬 수 있다. 삼환계 항우울제들은 안전 한계가 좁은 편이며 심장 내 전도 완화와 부정맥이 과량복용 시 사망을 일으키는 원인이다. 게다가 과량 복용을 한 환자들은 혼란, 섬망, 의식 소실을 보일 수 있다.

(6) 용량 및 복용 방법

우울증 환자를 평가하는 데 있어 임상의는 삼환계 항우울제가 적절한 치료인지를 결정해야 한다. 과거 내인성 우울증이나 주요우울증의 치료에 삼환계 항우울제가 첫 번째 선택 약물이었다. 선택적 세로토닌 재흡수 억제제를 포함한 새로운 약물들의 뛰어난 안전성과 내성의 결과로 삼환계 항우울제는 처방 순위에서 뒤로 밀리게 되었다. 그러나 어떤 연구자들은 삼환계 항우울제가 심한 멜랑콜리아 아형 우울 삽화 치료에 선택적 세로토닌 재흡수 억제제보다 우월하다고 한다. 삼환계 항우울제가 선택적 세로토닌 재흡수 억제제보다 효과가 낫다는 것을 입증하는 연구는 적으나 결론은 아직 나지 않았다.

imipramine의 경우, 시작 용량이 다양하며 사용 가능한 제형도 다양하다. 흔하게 사용되는 imipramine 적정법은 1주 동안 하루 75 mg을 복용하도록 한 뒤 필요시 일주일마다 용량을 증가하여 2주에는 150 mg까지, 3주에는 225 mg까지, 4주에는 300 mg을 복용케 한다. 다른 방법은 하루 50 mg으로 시작하여 매 2~3일마다 25 mg씩 증량하고 부작용이 없으면 하루 150 mg까지 증량한다. 이후 약 2주 후에 매 3일마다 50 mg씩 증량하여 하루 300 mg까지 증량한다. 공황장애나 통증장애의 경우에도 유사하게 용량을 적정화하면 된다. imipramine을 투여하는 경우 일부 환자(특히 노인환자)에서 (특히 부작용이 심하거나 다른 약물을 복용하는 경우) 첫날 25 mg으로 시작하여 이틀째에 50 mg으로 증량하는 것이 좋을 때가 있는데, 이는 환자로 하여금 소량의 단일 용량에 순응하게 해준다. 노인 환자들은 1주 동안 하루 50 mg으로 유지하고 이후 매 2일마다 25 mg씩 증량하여 하루 150 mg이 될 때까지 증량한다. 7일째 하루 150 mg이 된 후, 부작용이 없을 때까지 용량을 증가시키면 된다. 노인 환자들은 약물 상호작용과 연관된 다소 구분되는 문제를 보이게 된다. 드물지 않은 내과적 문제와 노인들의 비교적 느린 대사는 보통 보존적인 치료를 요구하게 된다.

doxepin, amitriptyline, trimipramine의 경우 imipramine의 경우와 유사한 용량 범위가 권고된다. trimipramine은 노인환자에서 비교적 적은 부작용을 보이며 수면을 증진시키는 데 빠른 효과를 보인다.

protriptyline과 nortriptyline은 다소 다른 방법으로 처방된다. 젊은 환자들의 경우, protriptyline은 일반적으로 첫 1주 동안 하루 15 mg(하루 세 번 5 mg씩)으로 시작하여 일주일마다 5~10 mg씩 증량하여 최고 60 mg까지 증량 한다. 노인환자의 경우에는, protriptyline은 일반적으로 하루 10 mg으로 시작하여 하루 최고 30~40 mg까지 증량 된다. 확실하게 therapeutic window를 갖는 유일한 삼환계 항우울제인 nortriptyline은 혈중농도가 너무 낮거나 너무 높을 경우 효과적이지 않을 수 있다. 치료적인 nortriptyline의 용량 범위는 성인의 경우 50~150 mg 사이이다. 우리는 하루 50 mg의 용량으로 시작하여 일주일마다 하루 50~100 mg씩 증량할 것을 권장한다. (노인환자에서는 하루 25 mg으로 시작하여 3~4일 후에 하루 50 mg으로 증량한다.) 3주 뒤에 용량의 감소가 실제로 도움이 될 수 있는데, 다른 삼환계 항우울제와 다른 점이라고 볼 수 있다.

건강한 성인에서 amoxapine의 시작 용량은 하루 150 mg이며, 일일 최고 400 mg까지 사용할 수 있다. 소수의 환자들에게 600 mg 이상 사용하기도 한다. 그러나 이 용량은 간질의 위험도를 증가시킨다. 이 약물은 특히 정신병적 우울증을 치료하는 데 효과적이다.

(7) 중단

삼환계 항우울제를 중단하거나 감량할 때, 매 2~3일마다 아무리 빠르게 줄인다 하더라도 25~50 mg을 넘지 않게 감량하는 것이 중요하다. 삼환계 항우울제를 너무 빠르게 줄일 경우 콜린성 반동증상을 경험할 수 있다. 이 증상들에는 오심, 경련, 발한, 두 통, 목의 통증, 구토 등이 있다. 삼환계 항우울제 중단 이후에 강력한 위장관계증상을 경험하는 환자들을 관찰한 결과, propantheline bromide (필요시 하루 세 번 1회 15 mg씩)가 도움이 되었다. 삼환계 항우울제를 갑자기 끊을 경우 일부 환자들이 경조증이나 조증전환을 보일 수 있다. 금단 유발 조증이 desimipramine을 다시 투여함으로써 호전되었다.

4. 세로토닌 재흡수 억제제(SERT), 세로토닌 수용체 부분작용제(5-HT1A), 세로토닌수용체 길항제(5-HT3): vortioxetine

vortioxetine은 2013년 우울증 치료에 대하여 미국 FDA 승인을 받았다. 우리 나라에도 발매가 되어 현재 처방이 이루어지고 있다. 세로토닌 재흡수 억제뿐만 아니라 여러 수용체에 작용하여 다양한 기전을 나타내는 약물로 알려져 있고 우울증뿐만 아니라 인지기능 개선에도 효과가 있는 것으로 알려져 있다.

vortioxetine은 여러 가지 다양한 기전을 가지고 있다. 세로토닌 재흡수 억제제처럼 세로토닌 재흡수를 방해하는 기전뿐만 아니라, vilazodone과 마찬가지로 시냅스전 5-HT1A 자가수용체에 대한 작용제로 탈감작을 일으키고 시냅스후 5-HT1A 수용체를 활성화시켜 항우울효과를 일으킨다고 알려져 있다. 또한 5-HT3 수용체에도 길항 작용을 하고 있으며 이를 통해 궁극적으로는 노르아드레날린과 아세틸콜린의 분비를 증가시킨다. 또한 5-HT6, 5-HT7, 5-HT1D 수용체에 길항 작용을 하고 5-HT1B 수용체에 부분작용제로 작용하여 항우울과 항불안효과를 나타낸다. 뿐만 아니라 동물 실험 결과, vortioxetine은 모노아민을 조절하여 해마와 전전두엽에서 세포 외의 세로토닌, 노르아드레날린, 도파민 수치를 증가시킨다. 흥미롭게도 vortioxetine은 escitalopram과 duloxetine과는 달리 피질 회로를 조절하여 지적인 활동을 할 때 전두엽 피질 활동성을 증가시키는 것으로 알려져 있다. vortioxetine의 반감기는 긴 편으로 하루 한 번 복용이 추천되고 있다. CYP2D6의 poor metabolizer의 경우 최대 용량으로 10 mg을 권고하고 있다. 또한 다른 CYP2D6 저해제를 같이 복용할 경우에는 용량을 반으로 줄이는 것으로 권고하고 있다. 주요한 vortioxetine의 대사물은 Lu AA34443이며 vortioxetine의 반감기와 유사하지만 별다른 약리학적인 기능을 하지 않는다. 반면에 주요 대사물은 아니지만 N-hydroxy-piperazine은 세로토닌 수송체의 기능을 저해한다.

현재 주요우울장애의 치료에서 FDA 승인을 받았다. 하지만 전임상 연구에서 우울뿐만 아니라, 불안, 인지기능에서도 효능을 보여주고 있다. 6~8주의 단기 연구에서 vortioxetine은 위약에 비해 우수한 효능을 보여 주었고 다른 항우울제와 동등한 효능을 보여 주었다. 또한 유지치료에 있어서도 효능을 보여주었다. vortioxetine은 항우울효능뿐만 아니라 인지기능 개선효과에 대한 장기연구에서도 효능이 있음을 보여주었다.

안전성 및 내약성 평가에서 vortioxetine은 비교적 좋은 결과를 보여 주었다. 성인 환자대상의 우울증 연구에서 2.5~10 mg 사이의 vortioxetine과 다른 항우울제와 비교했을 때 약물 부작용으로 인한 더 낮은 탈락률을 보여주었고 노인 대상의 우울증 연구에서도 같은 결과를 보여주었다. 그러나 15 mg과 20 mg 용량에서는 duloxetine보다 더 높은 탈락률을 보였다. 흔한 부작용은 오심, 두통, 구토였다. pooled analysis에서 위약과 비교한 vortioxetine의 통계적으로 유의한 부작용은 단지 오심과 구토였다. 장기 연구에서는 오심, 두통, 어지러움, 비인두염, 설사 등이 관찰되었다. vortioxetine은 흥미롭게도 대부분의 항우울제에서 나타나는 성기능 부작용이 매우 적었다. 위약과 비교했을 때도 비교적 낮은 수준의 빈도가 관찰되었다. 또한 불면증의 빈도도 다른 항우울제에 비해서 낮아 수면-각성 주기에 영향을 덜 주는 것으로 나타났다.

5. 세로토닌 재흡수 억제제(SERT), 세로토닌 수용체 부분작용제(5-HT1A): vilazodone

vilazodone은 주요우울증의 치료에서 FDA 승인을 받은 약물로 몇몇의 임상 연구에서 위약보다 유의한 효능 및 안전성을 보여주었다. vilazodone은 주로 CYP450 3A4로 간에서 대사되며 ketokonazole과 같은 약물과 병용할 때는 용량을 감량하여야 한다. 그러나 간기능 저하나 중등도의 신기능 저하가 있는 환자에게 투여할 때 특별히 용량을 조절할 필요는 없는 비교적 안전한 약물이다. 용량은 10 mg에서 시작해서 40 mg까지 증량할 수 있다. 반감기는 25시간이며 3일 후 정상 상태steady state 농도에 도달한다. 시냅스전 5-HT1A 자가수용체를 자극하여 일시적인 세로토닌 분비 저하 상태를 만드나 탈감작을 이루어 결국 세로토닌 분비가 활성화된다. 또한 시냅스후 5-HT1A 수용체를 자극해서 세로토닌 분비를 증가시킨다. 뿐만 아니라 선택적 세로토닌 재흡수 억제제와 같이 세로토닌 수송체를 차단하여 시냅스 간극에 세로토닌 분비를 증가시킨다. 하지만 선택적 세로토닌 재흡수 억제제와 달리 5-HT1A 수용체에 대한 영향으로 이론적으로는 선택적 세로토닌 재흡수 억제제처럼 효능을 나타내는 시간이 지체되는 현상이 일어나지 않는다. 우울증 2상 연구에서 위약과의 차이를 나타내지 못했다. 그러나 3상 연구, 메타분석 등에서 위약보다 우수한 효능을 나타냈다. 부작용은 오심, 구토, 설사, 두통, 불면 등이 있었으나 비교적 경도에서 중등도 수준이어서 vilazodone은 안전성 측면에서 비교적 좋은 모습을 보여주었다. vilazodone은 범불안장애에서도 연구되고 있고 몇몇의 연구에서 위약보다 우수한 효능을 보여주었다. 따라서 향후 불안장애 치료에서의 사용도 기대되고 있다.

6. 세로토닌 수용체 길항제(5-HT2A), 세로토닌 수용체 작용제(5-HT1A): nefazodone, trazodone

이 계열의 약물은 5-HT1A 수용체를 자극하고 5-HT2 수용체를 차단하는 약물들로 항우울효과의 기전이 선택적 세로토닌 재흡수 억제제와는 다르다. trazodone은 1960년대 이탈리아에서 개발되었고 1981년 미국 FDA에서 항우울제로 승인되었다. trazodone은 비삼환계 항우울제로는 미국에서 승인을 받은 최초의 항우울제였다. nefazodone은 1980년대 미국에서 trazodone의 대표적 부작용인 진정 작용을 개선시킬 목적으로 개발되었다.

1) 약리학적 효과

trazodone과 nefazodone의 주요 작용은 시냅스후 5HT2A와 5HT2C 수용체의 차단이다. 이러한 수용체 차단이 5-HT2 수용체의 하향 조절down-regulation을 유발하여 항우울효과를 내는 것으로 알려지고 있다. nefazodone과 trazodone은 5-HT2 수용체를 길항하고 5-HT1A 수용체를 자극한다. 또한 두 약물은 낮은 정도의 세로토닌 재흡수를 억제한다. trazodone과 nefazodone의 주요 대사 산물인 m-chlorophenylpiperazine (m-CPP)은 강력한 5-HT 작용제로 5-HT2C 수용체에 작용한다.

2) 적응증

trazodone과 nefazodone의 일차 적응증은 주요우울장애이다. 주요우울장애의 치료에 대한 효능이 여러 연구에서 입증되었다. 몇몇의 연구에서 trazodone과 nefazodone이 주요우울장애의 치료에 삼환계 항우울제만큼 효과적이라고 설명하였다. 그러나 trazodone의 경우 대조군 연구의 상당수는 경도와 중등도의 주요우울장애 외래 환자를 대상으로 하였기 때문에 중증 우울증 환자 치료에 있어서도 trazodone이 효과가 있는지는 확실하지 않다. 반면 nefazodone은 중증 우울증을 가진 입원 환자의 치료에도 효과가 있음이 보고되었다.

PART 02

trazodone과 nefazodone은 항불안효과도 있으며, 항불안작용은 항우울작용보다 먼저 나타난다. 범불안장애의 치료로 trazodone과 chlordiazepoxide를 비교한 연구에서 두 약물이 동등한 효과를 가짐이 밝혀졌다. 범불안장애의 치료로 trazodone을 imipramine과 diazepam과 비교한 연구에서도 유사한 결과가 나타났다. nefazodone의 항불안작용은 하루 250 mg 이하의 저용량에서 나타났고, 반면 trazodone은 25~100 mg 저용량 사용 시 주로 수면효과가 나타났다. trazodone은 진정작용이 크고 남용 가능이 낮아 benzodiazepine의 안전한 대체제가 될 수 있다 또한 trazodone은 선택적 세로토닌 재흡수 억제제와 MAO 억제제에 의한 불면에 좋은 치료제로 사용되고 있다.

우울증 이외 nefazodone이 효과가 있는 것으로 알려진 장애는 외상후스트레스장애이다. 현재까지 nefazodone은 외상후스트레스장애의 치료로 자주 사용되는 약물 중 하나인데, 이는 외상후스트레스장애가 약물남용 및 우울증과 자주 공존하며, 또한 수면장애 및 초조증상이 흔하기 때문이다. 외상후스트레스장애의 치료로 nefazodone을 이용한 사례 연구에서 nefazodone이 악몽과 과각성을 완화시키고 분노를 감소시켰다. 하루 300~600 mg의 용량이 효과적이다.

nefazodone이 trazodone처럼 수면제로서 유용한지에 대해서는 명확하지 않은데, 이는 nefazodone이 trazodone에 비해 진정작용이 적기 때문이다. 그러나 일부 연구에서는 nefazodone이 다른 정신과 약물과는 달리 일부 환자에서 REM 수면을 늘리고 평온한 수면을 늘린다고 보고되었다.

이 외에도 nefazodone에 대한 잠재적인 역할을 제안하는 많은 사례 보고가 있었다. nefazodone이 사회불안증, 공황장애, 월경전불쾌장애에 유용하며, 또한 조현병의 음성증상의 부가요법으로도 유용하였다.

3) 부작용

선택적 세로토닌 재흡수 억제제와 작용기전이 다르기 때문에 부작용도 다르다. 지금까지 개발된 세로토닌계 항우울제의 흔한 부작용은 위장 관계 부작용이다. trazodone과 nefazodone의 오심의 발생률은 선택적 세로토닌 재흡수 억제제보다는 적은 편이다. 그러나 오심은 발매 이전 임상시험에서 nefazodone을 중단하는 가장 많은 원인으로 밝혀졌다. trazodone의 용량이 증가할수록 특히 공복에 복용하였을 경우 오심을 많이 일으킨다. 선택적 세로토닌 재흡수 억제제와 마찬가지로 위장관계 부작용은 음식을 함께 복용함으로써 감소될 수 있다.

보고된 바와 같이 trazodone과 nefazodone은 강력한 항콜린성작용을 갖고 있지 않다. 그러나 이 두 약물은 α1 아드레날린 수용체 차단으로 인해 구갈을 일으킬 수 있다. trazodone에서 α1 차단은 특히 노인 환자에서 기립성 저혈압을 일으킬 수 있다. 공복에 많은 양의 trazodone을 복용할 경우 어지러움과 심지어 기절할 수도 있다. 그러므로 취약한 환자에게는 혈압을 면밀히 관찰하고 적절한 수분을 공급해야 한다. 혈전 방지 스타킹도 도움이 된다. nefazodone의 경우 기립성 저혈압의 발생률은 trazodone보다 낮은 것으로 보고되었다. 그러나 고용량의 nefazodone을 사용할 때나 취약한 환자에게 사용할 때 기립성 저혈압이 발생할 수 있다.

trazodone으로 치료받는 남성에서 200례 이상의 발기지속증 priapism이 보고되었다. 6,000명당 1명꼴로 발생하는 발기지속증은 드물지만 치명적인 문제가 될 수 있다. trazodone 연관 발기지속증의 위험은 아침에 일어날 때 지속적인 발기가 일어나거나 또는 비교적 짧은 시간 동안 빈번하게 발기할 수 있는 젊은 남자에서 더 높은 것으로 보인다. 심한 환자들은 수술적인 교정이 필요하다. 급성기의 치료는 음경에 α1 아드레날린 수용체 작용제epinephrine를 주사하는 것이다. 즉각적으로 교정되지 않는다면 발기지속증은 영구적인 발기 불능을 야기할 수도 있다. 따라서 남성 환자들이 발기지속증을 시사하는 증상을 경험한다면 즉시 약물을 중단하도록 하고, 발기가 1시간 이상 지속된다면 응급처치를 받도록 해야 한다. 음핵의 발기 지속증의 사례도 보고되었다. 발기지속증이 아드레날린 시스템에 의해 매개되므로 nefazodone은 trazodone보다는 덜 문제가 되는 것으로 생각된다.

nefazodone으로 치료받던 환자들에서 지속적인 간부전이 발견되었다. 이 환자들은 평균 수개월 동안 200~400 mg의 nefazodone을 복용한 16~57세의 여성들이었다. 환자들은 간세포 손상을 입어 간 이식을 받게 되었다. 한 환자는 이식 없이 회복되었다. 이 환자들 중 적어도 한 명에서 지속적인 약물 복용이 간독성에 기여한 것으로 보인다. 항우울제들이 돌발성 간부전과 극히 드물게 관련이 있으며 이는 특이체질적인 것과 연관이 있을 것으로 보인다. 항우울제로 인한 간독성을 예측할 수 있는 인구학적 변수는 없다. 그러나 환자의 병력에 간기능의 문제가 있을 경우 약물 투여 이전 간효소 수치를 확보하고 주기적으로 관찰하는 것이 좋다. 이 부작용이 발생하는 빈도는 낮으나 FDA는 경고문을 포함시키도록 지시하였다. 현재 nefazodone의 개발사는 생산을 중단하여 우리나라에서는 처방할 수 없지만 미국에서 여전히 제네릭으로 처방되고 있는 중이다.

4) 과량복용

trazodone과 nefazodone은 과량복용의 경우에도 상당히 안전한 약물 농도 범위를 갖고 있다. trazodone 10 g 정도의 고용량도 특별한 문제없이 복용되었다. 동물에서의 치사 용량은 평균 500 mg/kg이었다.

nefazodone이나 trazodone의 치명적인 과량복용의 위험도가 아주 낮음에도 불구하고 많은 보고에서 trazodone과 alcohol과 같은 다른 중추신경계 억제제와의 조합은 과량 복용 시 치명적일 수 있음이 보고되었다. 사망의 흔한 원인은 호흡기계의 억제이다. 이론적으로는 trazodone 과량 복용만으로 간질이나 호흡기계 정지가 야기될 수 있으나 동물에서의 치사 용량은 거의 체중의 반에 해당한다. nefazodone의 경우 12 g까지의 과량복용 사례가 있는데 이는 최고 하루 용량의 20배였으나 심각한 영향은 없었다.

5) 약물 상호작용

5-HT2 수용체 길항제는 약물 상호작용에서는 안전하다고 할 수 있다. trazodone은 다른 중추신경계 억제제의 효과를 증강시키며 타액 분비를 억제한다. 항고혈압제와 병용될 경우 trazodone과 연관된 기립성 저혈압이 악화될 수 있으므로 체위에 따른 혈압 관찰이 필요하다. 5-HT2 길항제 약물들이 세로토닌 유사효과를 갖고 있기 때문에 이론적으로는 MAO 억제제와 병용 시 고용량에서 세로토닌 증후군의 위험도가 증가하게 된다. 그러나 nefazodone이 어느 정도의 재흡수 억제를 하기는 하지만 trazodone과 nefazodone 모두 강력한 카테콜아민 재흡수 억제 효과를 갖지 않는다. 따라서 5-HT2 길항제와 MAO 억제제의 병용으로 치명적인 고혈압의 위험도는 낮은 편이다.

nefazodone은 CYP450 3A3/4의 강력한 억제제이다. 앞에서 기술되었던 것처럼 이 효소는 triazolobenzodiazepine인 alprazolam과 triazolam 및 ketoconazole, erythromycin, carbamazepine과 같은 약물의 대사에 관여한다. 따라서 이 약물들과 nefazodone의 병용은 혈중농도를 증가시키게 되므로 이 약물들의 조합에 있어 신중을 기해야 한다.

때로 선택적 세로토닌 재흡수 억제제에서 5-HT2 길항제 특히 nefazodone으로 교체를 할 때가 있는데 이 때 문제가 될 소지가 있다. nefazodone의 대사산물 중의 하나인 m-CPP는 cytochrome P450 2D6에 의해 대사된다. m-CPP의 혈중농도 증가는 불쾌한 정신운동성 흥분과 원인이 된다. 그러므로 선택적 세로토닌 재흡수 억제제와 nefazodone를 동시 사용하는 경우 부작용을 야기할 수 있다. fluoxetine은 중단하기 전 4~5주 동안 m-CPP의 혈중농도를 증가시킬 수 있고 다른 선택적 세로토닌 재흡수 억제제는 중단하기 전 1~2주 동안 이와 같은 현상을 일으키게 된다.

6) 용량과 복용 방법

제조사는 trazodone의 경우 하루 150 mg으로 시작하고 이후 하루 600 mg까지 증량하도록 권유한다. 그러나 약물의 진정작용이 커서 하루 50 mg의 용량으로 시작하고 7일까지 하루 150 mg으로 증량하는 것이 좋다. 이후 하루 용량을 50~75 mg씩 매주 증량하여 최고 300 mg까지 증량한다. 환자들은 하루 150~300 mg의 용량에서 반응하게 되는 것으로 보인다. trazodone의 짧은 반감기로 인해 우울증 치료 시 약물의 적정 투여는 하루에 2~3번으로 나누어 이루어지게 된다. 하루 용량의 상당량은 낮 동안의 기면을 줄이기 위해 취침 전에 주게 된다.

어떤 연구자들은 trazodone이 치료 용량 범위를 갖는다고 제안한다. 즉 nortriptyline처럼 높은 혈중농도에서 오히려 약물의 반응이 떨어지게 된다고 한다. 연구에서 혈중농도와 효과 사이에 상관관계가 있음이 알려졌다. 650 mg/mL 이상으로 안전하게 유지되는 trazodone의 혈중농도가 항우울효과로서 이상적인 농도이다. 그러나 trazodone의 혈중농도를 규칙적으로 검사하는 것이 현실적으로 임상 실제에서 가치 있는 일인지에 대해서는 더 많은 연구가 필요하다.

권장하는 nefazodone의 시작 용량은 하루 두 번 100 mg을 투여하는 것이다. 그러나 50 mg을 하루 두 번 투여하고 이후 4일마다 50 mg씩 증량하여 최고 200 mg까지 증량하는 것을 권장한다. 그 이후 치료용량에 도달할 때까지 일주일마다 일일 용량을 100 mg씩 증량하는 것이 좋다. 항우울제로서 최소의 치료용량은 하루 300 mg이고, 대부분 환자들은 적어도 하루 400 mg을 필요하게 된다. 그러므로 하루 400 mg까지 증량하는 것이 합리적이며, 이후 이 용량을 3~4주 동안 유지한다. 반응이 나타나지 않을 경우 하루 용량을 최고 600 mg까지 올려 볼 수 있다. 노인환자에서의 초기 용량은 하루 50 mg이 되어야 한다. 어떤 환자들은 하루 두 번 100 mg의 용량에 졸려 하거나 흥분될 수 있지만, 50 mg을 하루 두 번 투여하는 것에는 종종 내성을 보일 수 있다. 따라서 모든 환자에게 일관적으로 하루 50~100 mg의 용량으로 시작하고 있다.

7) 중단

금단 증후군은 trazodone과 nefazodone의 경우 매우 드문 일이지만 보고된 바는 있다. 몇몇 보고에서 trazodone을 급격히 중단한 뒤 불면증과 같은 중단증상이 발생함이 관찰되었다. 선택적 세로토닌 재흡수 억제제처럼 nefazodone의 급작스러운 중단과 연관된 이상감각과 어지러움에 대한 보고도 있다. 그러므로 일반적으로 이 약물들을 갑작스럽게 중단하는 것보다는 서서히 줄여 나가는 것이 좋을 것이다. nefazodone과 trazodone의 하루 총 용량을 매주 50~100 mg씩 줄이는 것이 좋다.

7. 세로토닌 수용체 작용제(5-HT1A), 세로토닌 수용체 길항제(5-HT2A): filbanserin

filbanserin과 같은 약물은 주로 성기능장애, 특히 성욕 저하 환자의 치료제로 개발되었다. 성욕은 테스토스테론과 에스트로젠과 같은 성호르몬에 의해서도 조절되지만 성욕이나 성적 관심을 증가시키는 도파민과 노르에피네프린 또는 이들을 감소시키는 세로토닌에 의해서도 조절된다.

1) 약리학적 효과

filbanserin과 같은 약물은 기본적으로 세로토닌 1A 수용체 자극과 2A 수용체 차단을 통해 도파민과 노르에피네프린의 분비를 증가시키고 세로토닌은 감소시킨다. 즉 글루타메이트, GABA, 도파민 상호 작용과 글루타메이트, GABA, 노르에피네프린 상호 작용을 통해서 각각 도파민과 노르에피네프린의 분비를 촉진시키고 글루타메이트, GABA, 세로토닌 상호 작용을 통하여 세로토닌의 분비를 감소시킨다. 도파민, 노르에피네프린, 세로토닌의 변화를 통해서 감소된 보상 회로의 회복에 도움을 준다.

2) 적응증

위와 같은 기전을 통해 filbanserin은 성욕감퇴장애 혹은 여성 성적 관심/흥분장애의 치료에 효과를 보인다. 최근 여성 성욕감퇴장애 환자에서 filbanserin 100 mg을 위약과 비교한 결과 성적 만족의 빈도와 성욕이 모두 증가된 소견을 보였다. 5,914명을 대상의 메타분석 연구에서도 filbanserin의 효능이 입증되었다.

3) 부작용

8개의 filbanserin의 위약 대조군 연구를 종합한 결과 약물 유해 사례로 중단된 위험비가 2.19였으며 어지럼증, 졸림, 오심, 피로 등의 순으로 위험비가 높았다.

8. 세로토닌 수용체 길항제(5-HT2A): pimavanserin

pimavanserin은 2016년 미국 FDA에서 파킨슨병에서 동반되는 정신증의 치료제로 승인되었다. 동물 연구에서 도파민 신경원의 손상은 선조체 내의 5-HT2A 수용체 mRNA의 발현 증가를 포함한 세로토닌 신호의 보상 작용이 나타난다는 것이 증명되었다. 인간 연구에서도 도파민 신경원의 손상에 따른 세로토닌 신호의 이상반응으로 파킨슨병을 가진 환자에서 정신증을 초래할 수 있다는 근거들이 제시되고 있다. 이러한 근거가 세로토닌 수용체만 차단하는 항정신병약물이 개발된 배경이 되었다.

pimavanserin은 항정신병약물이지만 도파민 차단효과는 없고 5-HT2A 수용체와 히스타민 수용체만을 차단하는 독특한 약물이다. 또한 이 약물은 도파민 차단효과 부재로 파킨슨병의 운동증상 악화가 없으며 과도한 진정 작용도 없는 것으로 알려져 있다. pimavanserin은 비교적 안전한 약물로 알려져 있으나 QT 간격의 연장이나 정신증의 악화가 나타날 수가 있어서 주의가 필요하다. 그 밖에 부종과 오심 등도 나타났다는 보고가 있었다. 현재 조현병과 알츠하이머 병에서도 pimavanserin으로 임상 시험을 진행하고 있다. 향후 주목해야 할 약물이다.

9. 세로토닌-도파민 수용체 길항제 (5-HT2 and D2): iloperidone

iloperidone은 2009년 FDA에서 조현병의 치료로 승인을 받았다. 이 약물은 여러 수용체에 작용하며 우수한 효능과 낮은 대사성 부작용을 보인다. 도파민 D3 수용체와 제일 높은 친화력을 보이고 다음으로 α2C, 5-HT1A, 도파민 D2A, 5-HT6 순으로 친화력을 보인다. 히스타민 수용체에는 비교적 낮은 친화력을 보여 진정 작용과 체중 증가의 위험성은 높지 않다. 반감기는 13.5~14시간이며 항정상태steady state 농도에는 3~4일이 걸린다. iloperidone은 CYP 3A4와 CYP2D6에 의해서 대사된다. iloperidone은 조현병치료에 있어서 haloperidol, risperidone, ziprasidone 등 다른 항정신병약물과 동등한 효능을 보이며 유사한 수준의 부작용 및 중단율을 보여 준다. 좌불안석증, 추체외로계 증상, 프로락틴 증가와 같은 부작용은 다른 항정신병약물에 비해 낮은 편이며 가장 흔한 부작용은 어지러움, 저혈압, 구갈 등이 있다. 또한 iloperidone은 QTc 간격의 증가될 수 있어 임상가의 주의가 필요하다. 성인은 초기 1mg 하루 두 번으로 시작해서 12~24 mg까지 증량할 수 있으며 최대 용량은 24 mg이다. 또한 iloperidone은 CYP450 2D6 혹은 CYP450 3A4 억제제와 동시 복용 시 반으로 감량해야 한다. 이전의 항정신병약물에서 비교적 쉽게 교체할 수 있다.

Norepinephrine 관련 약물

Chapter 10

Norepinephrine-related drugs

◐ 정영은 제주대학교 의과대학 정신건강의학교실
◐ 민경준 중앙대학교 의과대학 정신건강의학교실

1. 서론

노르에피네프린은 카테콜아민계 신경전달물질로서 주로 자율신경계에 존재한다. 편도체와 해마에 영향을 미쳐 인간의 정서적 기억과 공포 및 스트레스 반응과 밀접하게 관련이 있다. 또한, 대뇌피질에서 주의, 집중, 각성 등의 인지기능을 수행할 수 있도록 시냅스 기능을 조절한다. 노르에피네프린 뉴런은 앞뇌와 뇌줄기, 척수로 분포하여 주로 목표지향 및 보상추구행동에 관여하게 된다. 지속적인 스트레스에 노출되면 노르에피네프린의 신경전달 및 기능 장애가 생기고 이는 무기력, 무쾌감증, 성욕 및 집중력 저하 등의 증상과 관련된다.

노르에피네프린 관련 약물들은 주로 우울 및 불안증상, 스트레스 관련증상, 집중력 및 인지장애를 개선시키기 위해 사용된다. 본 장에서는 세로토닌보다는 선택적으로 노르에피네프린 재흡수 억제 기능을 가지는 약물들, NaSSA (noradrenergic and specific serotonergic antidepressant)로 분류되는 mirtazapine, 노르에피네프린과 도파민 재흡수 억제제인 bupropion, 그 외 아드레날린 수용체에 직접적으로 작용하는 약물들을 중심으로 이들 약물의 효능과 부작용 등에 대해 기술하고자 한다.

2. 노르에피네프린 재흡수 억제제

1) 삼환계 및 사환계 항우울제

(1) 약리학

삼환계 및 사환계 항우울제tricyclic and tetracyclic antidepressants, TCA는 3개 혹은 4개의 고리모양 화학구조로 되어 있는 특징에서 이름이 유래되었다. TCA와 관련 화합물의 화학구조는 매우 유사하다. 측쇄에 붙은 methyl기의 수에 따라 2차아민과 3차아민 삼환계 항우울제로 분류된다. 2차아민 삼환계 항우울제인 desipramine과 nortriptyline은 각각 3차아민 삼환계 항우울제인 imipramine과 amitriptyline에서 methyl기가 하나씩 빠진 대사산물이다. 사환계 항우울제인 amoxapine은 항정신병약물인 loxapine의 유도체이며 곁가지로 4번째 추가 ring을 가지고 있다. maprotiline은 4개의 ring을 가진 화합물이고, 4번째 ring은 나머지 3개의 ring에 수직으로 올라와 있는 특징이 있다.

TCA의 대표적인 약리학적 작용은 노르에피네프린과 세로토닌의 재흡수를 억제하여 신경전달을 증강시키는 것이다. 현재 주로 사용되고 있는 TCA의 경우 노르에피네프린 재흡수 차단과 세로토닌 재흡수 차단 사이의 상대적 영향에 따라 효과의 차이를 보이며 어디에 보다 선택적이냐에 따라 달리 분류될 수도 있겠다. nortryptiline, desipramine, maprotiline은 노르에피네프린 재흡수 억제제에 보다 선택적인 특징을 가지는 약물이며, amoxapine, doxepin은 노르에피네프린과 세로토닌 모두에 작용하는 약물이나 노르에피네프린에 대한 작용이 더 높다. 그와 달리 amitryptilin, clomipramine, imipramine은 세로토닌 재흡수 억제에 보다 선택적이다(8장 참조). TCA는 단지 노르에피네프린과 세로토닌의 즉각적인 재흡수를 억제하는 것만이 아니라 시냅스 전후 수용체, 2차 전달자의 기능과 다른 신경전달물질의 신호 전달에 대한 부차적인 효과를 가진다. 그 외에도 TCA는 공통적으로 무스카린성M1 수용체와 히스타민성H1 수용체, 그리고 아드레날린 α1, α2 수용체에 대한 길항효과를 가지는데 약물마다 약리적인 특징은 조금씩 차이를 보인다(표 10-1).

표 10-1. 삼환계 및 사환계 항우울제의 약리학적 특성

약물	모노아민 재흡수 억제 작용			시냅스후 수용체 길항작용		
	노르에피네프린 (NE)	세로토닌 (5-HT)	선택적 작용	아드레날린성 (α1, α2)	히스타민성 (H1)	무스카린성 (M1)
amitriptyline	++	+++	+++5-HT	++++	++++	++++
amoxapine	+++	++	++NE	++	++	+++
clomipramine	++	++++	++++5-HT	++	++++	++++
desipramine	++++	~	++++NE	++	+	+
doxepin	++	++	++NE	++	++++	+++
imipramine	+++	+++	+++5-HT	++	+++	+++
maprotiline	+++	+	++++NE	++	+++	++++
nortriptyline	+++	++	+++NE	+	+	+
protriptyline	+++	++	++NE	++	+	++
trimipramine	++	++	+5-HT	+++	++++	++++

활성화 정도: + ~ +++

(2) 임상적 적응증 및 부작용

TCA는 1970년도에 소개되어 가장 활발하게 사용되어 온 항우울제이다. 다른 항우울제에 비해 심혈관계 및 항콜린성 부작용이 많고 과량 복용할 경우 신체에 미치는 위험도가 높아 최근에는 사용량이 점차 줄고 있다. 그러나 중증의 주요우울장애, 멜랑콜리아 양상 및 정신병적 양상이 동반된 경우 등에서 대안적 치료 전략 또는 병용 요법으로 선택되는 경향이 있다.

TCA의 사용에 따른 수많은 부작용이 보고된다. 우선 M1, H1, α1, α2 수용체에 대한 길항효과에 따른 주요 부작용으로는 진정 작용, 항콜린 부작용(입마름, 시야 혼탁, 변비, 배뇨장애, 땀 분비 저하, 빈맥, 의식 혼탁, 기억력 저하)과 기립성 저혈압, 체중 증가 등이 있다. 심혈관계 부작용에 대한 특별한 주의가 필요하며, 심장질환이 있거나 의심되는 경우에는 TCA 치료를 시작하기 전에 심전도 검사를 하는 것이 좋다. 그 외 몇몇 TCA의 경우 높은 치료 용량에서 경련, 추체외로계 증상과 같은 신경계 부작용이 나타날 수 있다. 부작용에 민감하거나 노인 환자의 경우 초기 치료 시작 용량을 50% 낮추어 저용량에서 시작하는 것이 좋다. TCA를 갑자기 중단할 경우 어지럼증, 무기력, 두통, 악몽과 같은 약물중단증후군withdrawal syndrome과 구역감, 구토, 설사, 지나친 침흘림, 발한, 불안, 섬망 등과 같은 콜린성반향증후군cholinergic rebound syndrome이 발생될 수 있다. 그러므로 TCA를 중단하거나 감량할 때는 가능한 천천히 감량해야 한다.

본 장에서는 TCA에 중에서 노르에피네프린 재흡수 억제에 보다 선택적인 약물을 중심으로 각각의 약물의 임상적 적응증, 용법 및 부작용 등을 다루고자 한다.

① nortriptyline

삼환계 항우울제이며, 선택적인 노르에피네프린 재흡수 억제제로 알려져 있으나 고용량에서는 세로토닌 신호전달을 증강시키는 작용을 한다. nortriptyline은 국내 임상에서 가장 흔히 처방되는 TCA이다. 다른 TCA에 속하는 약물과 비교해서 진정 작용이 적고 기립성 저혈압의 위험성이 낮은 장점이 있고, 임상반응과 연관된 신뢰할 만한 혈중농도의 지침이 있어 처방이 용이하다. 최근 국내에서 심혈관계 부작용 등 심각한 이상 반응 발생이 보고되면서 사용에 주의가 권고된 바 있다.

nortriptyline은 약물 반응이 혈중농도와 함께 증가되고 이후 약 50~150 ng/mL 사이에서는 안정적인 약물 반응이 나타난다. 혈중농도가 너무 낮거나 너무 높을 경우 효과적이지 않을 수 있는데, 치료적인 nortriptyline의 용량 범위는 성인에서 일일 50~150 mg이다. 일일 50 mg의 용량으로 시작하여 1주마다 일일 용량을 50~100 mg씩 증량할 것을 권장하고, 3주 뒤에 용량의 감소가 증상 조절에 도움이 될 수 있다. 노인의 경우에는 일일 25 mg로 시작하여 3~4일 후 일일 50 mg로 증량할 것을 권장한다. nortriptyline은 시토크롬 P450 효소의 2D6, 3A4 효소에 의해 대사되며, 반감기는 대략 36시간이다.

② desipramine

삼환계 항우울제로서 세로토닌 재흡수 억제보다 선택적으로 노르에피네프린 재흡수를 더 강하게 억제하는 약물이다. desipramine은 TCA인 lofepramine의 주요 대사산물로서 유사한 약리효과를 가지되 작용 시간이 매우 짧은 점을 보완한 약물이다.

일차 적응증은 주요우울장애로 주로 중증의 우울증 환자에서 사용한다. 그 외, 신경성 폭식증에 대한 치료효과를 검증하기 위한 위약 대조 연구 결과 전반적 임상 상태 및 폭식과 구토 증상의 개선이 보고된 바 있다. 또, 전전두엽피질 내 도파민 신호전달을 증강시키는 효과로 ADHD증상 치료에 효과가 있었으나 심혈관계 부작용 등 심각한 이상 반응 발생으로 인해 최근에는 거의 사용되지 않는다. TCA에 속하는 다른 약물들에 비해 진정 작용과 항콜린성 부작용이 적어 관련 부작용 발생 시 대안이 될 수 있다. 시토크롬 P450 효소 효소의 2D6 및 1A2 효소에 의해 대사되며, 반감기는 대략 24시간이다. desipramine의 시작 용량은 일일 25~50 mg이며 치료 용량 범위는 성인에서 일일 150~300 mg이다.

③ maprotiline

maprotiline은 삼환계 항우울제이나 때로는 사환계 항우울제로 분류되기도 한다. 작용 기전은 선택적인 노르에피네프린 재흡수 억제제로서, 임상적 적응증은 주요우울장애 외에 만성 통증, 불면증 등이 있다. maprotiline은 TCA의 공통된 부작용 외에 경련의 발생이 보고된다. 경련의 경우, 고용량의 maprotiline을 6주 이상 지속적으로 투약하거나 1주 안에 치료 용량까지 빠르게 증량하였을 때 발생 위험이 높다. 시토크롬 P450 효소의 2D6 효소에 의해 대사되며, 반감기는 대략 51시간이다. 초기 투여 2주간은 일일 75 mg을 유지하고 6주에 걸쳐 서서히 230 mg까지 증량이 가능하나, 통상 175 mg 이하로 유지할 것을 권고한다.

④ amoxapine

amoxapine은 항정신병약물인 loxapine의 유도체이고, 삼환계 항우울제이나 때로는 사환계 항우울제로 분류되기도 한다. 일차 적응증은 주요우울장애이며, 불안, 초조를 동반한 경우에 효과적일 수 있다. amoxapine은 노르에피네프린 재흡수 억제 효과 외에도 5-HT2A 수용체 및 도파민 D2 수용체 길항제로서 작용하여 도파민 신호전달을 증가시키므로 정신병적 양상을 동반한 우울증 또는 양극성 우울증에 사용된다. 그러나 amoxapine은 도파민 수용체 억제와 연관된 많은 부작용을 초래할 가능성이 있다. 이는 정형 항정신병약물인 loxapine과 유사한 부작용들로, 추체외로 부작용, 유즙분비, 운동장애 등이 그것이다. amoxapine은 7-OH 대사산물로 대사되는데 어떤 경우 7번이 아닌 8번 위치가 수산화될 경우 항정신병약물과 유사한 대사산물이 축적되게 된다. 이와 같은 부작용 발생할 경우 약물을 중단하거나 감량할 것을 권유한다. 일반적으로 일일 50 mg을 2회 분복하는 것으로 시작하여 서서히 증량하여 최대 일일 400 mg까지 증량한다. 노인의 경우 일일 25 mg 취침 전 복용으로 시작하여 1주마다 일일 25 mg씩 증량하여 최대 일일 300 mg까지 투여 가능하다.

⑤ doxepin

doxepin은 진정효과가 있는 삼환계 항우울제이다. 노르에피네프린과 세로토닌 재흡수 억제효과 외에도 히스타민 수용체에 대한 길항 작용이 강한 것이 특징이다. 불안, 불면, 정신병적 양상이 동반된 우울장애에 효과적이며, 항히스타민 작용에 따라 피부 질환의 치료, 기능성 소화장애, 만성 통증 등에도 사용될 수 있다. 특히, 최근에는 수면 유지에 어려움이 있는 불면증 환자의 치료에 대해서도 사용 승인을 받아 국내에서도 그 사용이 늘어나고 있다. doxepin은 낮은 용량에서 히스타민 수용체에 대해 매우 높은 친화력을 가지는데, 용량을 줄이는 것으로 히스타민 수용체에 대한 선택적 길항제로서의 작용이 가능해진다. 항우울효과를 위해서는 통상 일일 75~150 mg을 사용하는데, 시작 용량은 일일 25 mg로 하여 일일 최대 300 mg까지 처방할 수 있다. 불면증에서는 상대적으로 매우 낮은 용량인 3~6 mg을 처방한다. 24시간 이상의 반감기를 가지는 다른 TCA와 달리, doxepin은 주간 졸림, 진정효과가 별로 없고 장기간 복용 시 내성이 적은 것으로 알려져 있다.

(3) 다른 약물과의 상호작용

TCA는 일반적으로 간 마이크로솜 효소 활성을 방해하거나 증가시킴으로써 수많은 약물들이 혈중농도를 증가시키거나 감소시킨다(표 10-2). 그러므로 타 약물과 병용할 때 이러한 점을 염두에 두어야 하고, 특히 혈중농도를 증가시키는 항우울제와 병용 시 과량 복용에 대해 반드시 주의를 기울여야 한다.

2) atomoxetine

(1) 약리학

atomoxetine은 시냅스전 노르에피네프린 수송체에 대해 매우 선택적인 억제제로 작용하며, 세로토닌 및 도파민 수송체에 대해서는 낮은 친화도를 가진다. 노르에피네프린 수송체는 노르에피네프린 재흡수뿐만 아니라 도파민 재흡수에도 관여한다. 전전두피질에서 노르에피네프린과 도파민 농도를 증가시키지만, 선조체striatum나 중격측좌핵nucleus accumbens, NA에서는 노르에피네프린과 도파민 농도를 증가시키지 않는다. 전전두엽 영역에 상대적으로 노르에피네프린 수송체가 도파민 수송체에 비해 풍부하기 때문이다. 이러한 전전두엽에 선택적인 도파민 증가로 ADHD증상에 효과적일 뿐 아니라 atomoxetine은 NA 영역에의 도파민 증가에 따른 남용 및 선조체 영역의 도파민 증가에 의한 틱증상 악화 가능성이 거의 없다.

만성적인 스트레스와 동반 질환이 있는 ADHD는 이론적으로 전전두엽에서 지나치게 활성화된 노르에피네프린과 도파민 신경회로가 관련되어 있다. atomoxetine은 장기간 사용 시 전전두피질에서 노르에피네프린 수송체 억제를 통해 스트레스에 따

표 10-2. 삼환계 및 사환계 항우울제와 다른 약물과의 상호작용

	Tricyclic and tetracyclic antidepressants (TCA)								
	Amitriptyline	Amoxapine	Clomipramine	Desipramine	Doxepin	Imipramine	Maprotiline	Nortriptyline	Protriptyline
TCA 농도 증가									
cimetidine	O	O	O	O	O	O	O	O	O
ciprofloxacine	O		O		O	O			
erythromycin	O		O		O	O			
fluoxetine	O	O	O	O	O	O	O	O	O
grapefruit juice	O		O		O	O			
itraconazole	O		O		O	O			
ketoconazole	O		O		O	O			
nefazodone	O		O		O	O			
paroxetine	O	O	O	O	O	O	O	O	O
methylphenidate	O		O		O	O			
paroxetine	O	O	O	O	O	O	O	O	O
quinidine	O	O	O	O	O	O	O	O	O
TCA 농도 감소									
barbiturates	O		O		O	O			
carbamazepine	O		O		O	O			
phenobarbital	O		O		O	O			
rifampin	O		O		O	O			
oxcarbamazepine	O		O		O	O			

O : 약물-약물 상호작용 있음

른 노르아드레날린 신경신호 전달을 회복하고 만성적 시상하부 뇌하수체부신축hypothalamus-pituitary-adrenal axis, HPA axis의 과활성을 줄인다. 결과적으로 스트레스 반응으로부터 뇌를 보호하고 신경 발달을 가져오는 변화를 기대할 수 있으며, 이러한 작용은 ADHD증상의 감소 및 재발 방지와 더불어 불안, 우울증상 개선효과를 가진다.

atomoxetine의 대사는 주로 시토크롬 P450 효소의 2D6 효소에 의해 이루어지고, 대부분 신장을 통해 배설된다. 반감기는 약 5시간으로 하루 2번 복용이 권장되나 1일 1회 투약 시에도 오후까지 효과가 지속되는 것으로 알려져 있다.

(2) 임상적 적응증 및 용법

atomoxetine은 소아청소년 및 성인에서 ADHD 치료를 위한 비자극제 약물nonstimulant drug로서는 최초로 미국 FDA 및 국내에서 승인을 받아 널리 사용되고 있다. 정신자극제인 methylphenidate와의 비교에서 동등한 치료효과를 보였으며, 수면과 식욕증상에 미치는 영향이 상대적으로 적고 심혈관계 부작용 측면에서 보다 안전한 것으로 알려져 있다. 남용의 위험성이 낮아 물질 남용과 ADHD가 공존하는 경우 또는 ADHD증상에 대한 불편을 호소하나 정신자극제의 오남용 위험이 높은 경우에 atomoxetine이 효과적이다. 또한 적대적 반항장애, 틱장애, 우울장애, 불안장애 등이 공존장애로 동반된 경우에는 ADHD증상과 더불어 반항 행동 및 불안 증상에 대해서도 유의한 호전이 보고되었다.

그 외에도 atomoxetine은 조현병 환자에서 사용 시 인지 기능 개선에 도움될 수 있다. 또 섭식장애에서 폭식 삽화 빈도를 감소시키는 효능 및 SSRI에 치료 반응이 없는 우울증에서 atomoxetine 병용 투여에 따른 항우울 개선효과가 보고된 바 있다.

대개는 투여 1주부터 효과가 나타나나 최대 효과는 6주 경과가 지난 시점부터 나타나므로 치료효과 판정을 위해서는 충분한 치료 용량으로 수주간 유지하는 것이 중요하다. 10, 18, 25, 45, 60, 80 mg 제형이 있으며, 일일 0.5 mg/kg로 투여를 시작하고 서서히 증량하여 치료 용량인 일일 1.2 mg/kg까지 증량할 수 있다. 허가 권고 용량은 일일 1.4 mg/kg까지이나 개인의 내약성과 치료 반응에 따라 1.8 mg/kg까지 증량도 가능하다. 체중 70 kg인 성인의 경우라면, 시작 용량은 일일 1회 40 mg으로 서서히 증량하여 일일 80 mg 정도 투여하는 것이 권고되며, 일일 최대 100 mg까지 투여 가능하다.

(3) 부작용 및 주의점

atomoxetine의 주요 부작용으로는 식욕 억제와 체중 감소가 있는데 이는 소아청소년에서 치료 초기에 한해 성장에 일시적이고 가역적인 영향을 주는 것으로 보인다. 다른 부작용으로 입마름, 불면 또는 졸림, 어지럼증, 피로감, 구역, 구토, 변비, 기분 변화 등이 있는데 대부분은 치료 후 수개월 이내에 경감된다. 대개 용량 의존적으로 나타나므로 부작용 발생 시에는 용량을 감소하는 것이 도움된다. 심혈관계 부작용으로 경도의 혈압, 맥박 상승이 보고되나 임상적으로 유의한 정도는 아니다. 또, 간 독성의 위험성에 대한 보고가 있어, 사용 중에 황달 등과 같이 간 손상과 관련된 소견에 있을 경우에는 즉각 투약을 중단해야 한다.

(4) 다른 약물과의 상호작용

atomoxetine의 대사는 주로 시토크롬 P450 효소의 2D6 효소에 의해 이루어지므로 2D6 억제효과가 큰 약물과 병용할 때 주의해야 한다. 우울증 치료에 있어 fluoxetine, paroxetine, bupropion과 같이 2D6 억제효과를 가지는 항우울제와 병용 시 atomoxetine의 혈중농도가 올라갈 수 있다. 또, 기관지 확장제인 albuterol과 병용 시 심박수 및 혈압 상승 작용이 보고되고 있으며, 단일아민산화효소억제제monoamine oxidase inhibitor, MAOI와 중복 투여는 치즈로 인한 급성 고혈압의 위험도가 증가함으로 금기이다.

3) reboxetine

(1) 약리학

reboxetine은 선택적 노르에피네프린 재흡수 억제제로써 다른 항우울제와 구분되는 독특한 기전을 가지고 있다. 중추신경계의 노르에피네프린 신경전달을 증강하며, 특히 노르에피네프린 신경세포핵 가운데 가장 큰 청반locus ceruleus의 활성에 직접적으로 작용한다. 또한, 노르에피네프린 신경전달의 증강은 전전두피질의 도파민을 증가시킨다. 이러한 선택적인 노르에피네프린 재흡수 억제 기능은 피로, 정신운동 지연, 피로, 무감동증과 같이 세로토닌보다는 노르에피네프린 기능과 더 밀접하게 연관된 우울증상에 효과를 기대해 볼 수 있다.

(2) 임상적 적응증 및 용법

reboxetine은 항우울제로서 유럽에서 최초 시판된 이후 유럽을 중심으로 꾸준히 사용되고 있다. 무작위대조연구 결과, 우울증상 개선에 있어 reboxetine은 위약에 비해 유의한 치료효과를 보였고, 적어도 desipramine이나 fluoxetine과 동등한 수준의 효능을 보였다. 특히 중증의 우울증과 멜랑콜리아 양상을 동반한 우울증의 경우 fluoxetine보다 우수한 치료효과를 보였다. 그 밖에 개방형 연구를 통해 methylphenidate에 효과가 없었던 ADHD증상의 개선과 섭식장애 환자에서 폭식 삽화 빈도의 감소에 있어 reboxetine이 효과가 있는 것으로 보고된 바 있다. 최근 연구에서는 reboxetine이 폐쇄성 수면무호흡증에서 산소포화도 개선 및 무호흡증상을 완화하는 효과를 보였다.

성인에서는 일일 8 mg을 2회에 걸쳐 분복하는 것으로 투여를 시작하는데 대부분의 환자들이 시작용량이 그대로 치료 용량이 되는 경우가 많다. 개인의 내약성과 치료반응에 따라 최대 일일 10 mg까지 증량이 가능하다. 노인 환자의 경우 일일 4 mg로 시작하여 최대 6 mg까지 증량 가능하며 2회 분복 투여할 것을 권장한다.

(3) 부작용 및 주의점

reboxetine의 주요 부작용으로는 입마름, 변비, 성기능장애, 저혈압 등이 있으며, 대개는 시간이 지나면서 사라진다. 남성에서 급박뇨가 나타날 수 있는데 특히 노인인 경우 더욱 주의를 해야 한다. 심혈관계 부작용은 매우 드문 편으로, 고혈압을 경험하는 비율이 위약에서 1%인 것과 비교할 때 reboxetine의 경우 그리 높지 않은 3% 정도로 보고된다.

(4) 다른 약물과의 상호작용

reboxetine의 대사는 주로 시토크롬 P450 효소의 3A4 효소에 의해 이루어지고, 다른 약물과의 약동학적 상호작용은 거의 없는 편이다. 다른 항우울제와의 병용 투여에 따른 효과는 아직까지 명확히 검증되지 않았다. 단, MAOI와 reboxetine의 병용 투여 시 세로토닌증후군serotonin syndrome의 위험성이 높아진다.

3. mirtazapine

1) 약리학

mirtazapine은 노르에피네프린과 세로토닌 둘 다에 작용하며, NaSSA(noradrenergic and specific serotonergic antidepressant)로 분류된다(그림 10-1). 우선 mirtazapine의 약리효과는 중추성 α2 아드레날린 수용체에 대한 길항작용에 따라 노르에피네프린 분비가 증가하고, 스냅스후 α1 수용체를 자극하여 결과적으로 세로토닌 방출을 증가시키는 것으로 알려져 있다. 또한 5-HT2 수용체와 5-HT3 수용체를 억제한다. 5-HT2C 수용체에 대한 길항 작용은 전전두엽에서 노르에피네프린과 도파민의 방출을, 5-HT3 수용체를 억제하는 것은 γ-아미노부틸산GABA 중간신경원을 통해 세로토닌, 도파민, 노르에피네프린, 아세틸

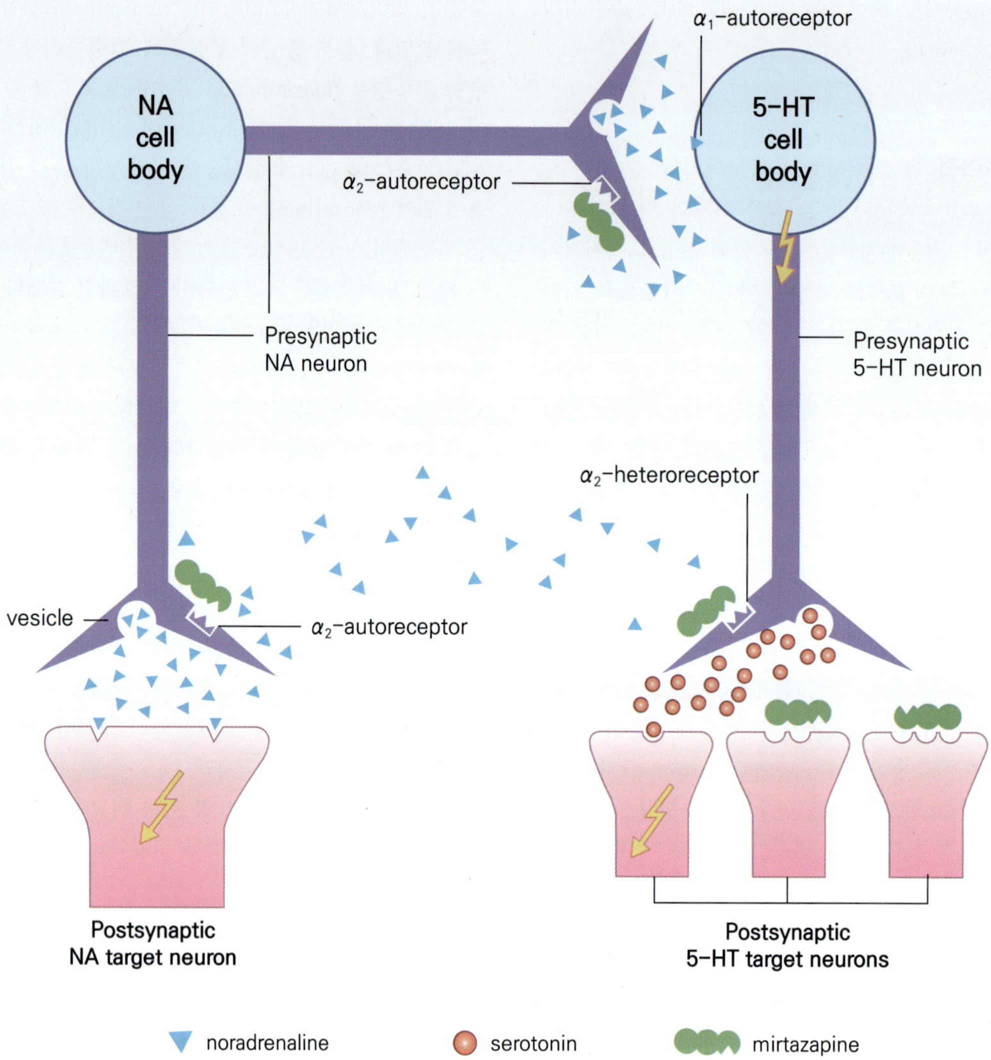

그림 10-1. mirtazapine의 작용기전

콜린, 히스타민 방출을 자극한다. 이러한 두 수용체에 대한 길항효과로 인해 5-HT1A 수용체에 대한 간접적인 자극이 가능하다. 따라서 mirtazapine은 다양한 신경전달물질의 방출을 증가시키고, 이러한 기전이 항우울제로서의 효과를 강화하는 것으로 알려져 있다. mirtazapine은 히스타민 수용체H1에도 높은 친화도를 보이며 무스카린성 콜린 수용체에는 낮은 친화도를 보인다. mirtazapine은 모든 단가 아민 신경전달물질의 재흡수를 특정하게 억제하지 않는다.

mirtazapine은 위장관계를 통하여 흡수되며, 혈장 단백질과는 약 85%가 결합한다. 간에서 대사 되고 시토크롬 P450 효소의 1A2, 2D6, 3A4 효소에 의해 대사되고, 2D6 효소에는 경도의 경쟁적 억제제로 작용한다. mirtazapine은 소변(75% 이상)과 대변(15% 이상)으로 배설되며, 20~40시간의 반감기를 갖는다. 7.5 mg, 15 mg, 30 mg, 45 mg의 정제로 나와 있고 신속하게 분해되는 웨이퍼 형태의 제형이 개발되어 있다.

2) 임상적 적응증 및 용법

중증 우울증에 대한 치료효과에 있어 SSRI가 TCA에 미치지 못한다는 연구 결과가 발표되면서 TCA의 효능과 SSRI의 높은 순응도를 동시에 가지는 약물 개발의 필요성이 제기되었다. 이러한 분위기 속에서 mirtazapine은 노르에피네프린과 세로토닌의 분비를 모두 증가시키는 기전을 가지면서 임상적 부작용을 최소화시킨 새로운 항우울제로 주목을 받았다. mirtazapine은 1996년도에 미국 FDA 승인을 받았으며 1999년 처음으로 국내에 시판 허가되었다.

무작위대조연구 결과 mirtazapine은 투약 1주 이후부터 위약에 비해 유의한 임상적 호전이 보고된 바 있다. SSRI와의 무작위대조연구에서 mirtazapine은 fluoxetine, paroxetine, citalopram과 효능 면에서 동등한 항우울효과를 보였고, fluoxetine과의 비교에서는 3주 이후 mirtazapine이 보다 우수한 효과를 보였다.

특히, citalopram이나 paroxetine과의 비교에서 보다 빠른 치료 효과가 보고되기도 하였다. mirtazapine의 진정 작용은 심각한 수준의 불면증이 동반된 우울장애 환자에서 효과적인 처방이 될 수 있다. 더불어 식욕 증가를 유발하는 경향이 있어 체중 감소, 불면, 초조 등의 멜랑콜리아 양상을 동반과 우울증 치료에 적합할 수 있다. SSRI 또는 venlafaxine과의 병용 투여는 항우울 효과를 강화시키고, 때로는 구역감, 초조, 불면과 같은 세로토닌계 약물의 부작용이 있는 경우 도움될 수 있다. bupropion과 nefazodone과 마찬가지로 mirtazapine은 성기능 장애를 일으키지 않으므로 SSRI와 같은 약물 사용에 따른 성기능장애 또는 성욕감퇴장애 등에 mirtazapine으로의 교체 또는 병용 투여가 도움될 수 있다.

mirtazapine은 우울장애 여부와 상관없이 불면증 치료를 위해 사용되고 있다. 수면 잠복기를 줄이고 REM 수면 변화 없이 수면 연속성을 증가시킨다. 특히 암환자의 수면장애에 효과적인 것으로 보고된다. mirtazapine의 약리 기전을 보면 항불안효과가 기대되는데, 실제 효능을 입증할만한 임상시험 또는 연구는 부족한 실정이다. 그러나 여러 경험적 연구에서 mirtazapine은 대부분의 불안장애에 치료효과가 있는 것으로 보고된다. mirtazapine은 우울증의 동반 여부와 상관없이 공황장애, 범불안장애, 사회불안장애의 치료로 효과가 있었다. 외상후스트레스장애에 대해서는 무작위대조연구 결과 mirtazapine은 위약에 비해 유의한 임상적 호전이 보고된 바 있다. 그 외에도 mirtazapine은 5-HT3 수용체를 차단하는 효과로 인하여 소화기장애, 특히 기능성 소화장애에 효과가 있다고 보고된다. 특히 항암제 투여에 따른 심한 위장관계 부작용을 개선시키며, mirtazapine이 가지는 진정효과와 식욕 증가는 오히려 이러한 환자군에서 도움될 수 있겠다.

권장되는 시작 용량은 일일 15 mg이고, 효능이 부족할 시 최대 일일 45 mg까지 투여가 가능하다. 노인 환자와 신장 또는 간기능 저하가 동반된 경우에는 낮은 용량을 권장한다. 취침 전(잠들기 한 시간 전) 하루 한 번 투여가 가능하다.

3) 부작용 및 주의점

진정 작용 또는 졸림은 mirtazapine으로 치료받는 환자 중 50% 이상이 경험하는 가장 흔한 부작용이다. 그러므로 mirtazapine 복용을 시작할 때는 운전 또는 위험한 기계 조작 시 주의가 필요함을 강조하고, 취침 전에 투여될 수 있도록 해야 한다. 이러한 진정 작용은 고용량에서보다 저용량에서 더 뚜렷한데, 상대적인 진정 작용을 고려할 때 일일 30 mg으로 시작하는 것이 더 나을 때가 있다. mirtazapine으로 치료받는 환자 중 약 7%에서 이지럼증이 발생하며 드물세는 기립성 저혈압이나 그 반대인 고혈압이 나타난다.

mirtazapine은 환자 중 1/3에서 식욕 증가가 보고되며, 장기간 복용한 환자 중 적어도 20%가 체중증가를 경험한다. 또한 환자 중 15% 이상에서 혈중 콜레스테롤의 증가가, 그리고 6%에서 triglyceride의 증가가 발생할 수 있다. 그 외에도 간기능 부작용으로 약 2%의 환자에서 정상치 3배 이상의 alanine transaminase 수치의 상승이 보고된다. 그 외에도 mirtazapine 사용과 관련하여 1,000명당 1명 미만으로 매우 드물지만, 무과립구증agranulocytosis과 같은 혈액학적 부작용에 대한 우려가 있다. 백혈구 수치의 감소가 발생하였을 때는 즉시 mirtazapine 투여를 중단하고 감염성 질환 상태에 대해 자세히 관찰하여야 한다. 이러한 부작용은 대부분 가역적이며 투여한 지 2개월 이내에 나타난다. 다른 부작용으로 mirtazapine 사용에 따른 조증 또는 경조증의 발생 가능성이 있으나 다른 항우울제와 비슷한 수준으로 보고된다.

4) 다른 약물과의 상호작용

mirtazapine은 다른 항우울제와 약리학적 상호작용의 위험이 거의 없어 병용 투여가 용이하다. 다만, barbiturate, 벤조디아제핀, 알코올 등과 병용 투여할 경우 진정 작용과 졸림이 증가하고 추가적으로 운동기능의 손상을 유도할 수 있으므로 각별한 주의가 필요하다. 또, 도파민 수용체 길항효과를 가지는 항구토제나 tramadol을 복용 중인 경우에는 투여 초기에 하지불안증후군restless leg syndrome이 발생할 수 있다. MAOI와 병용 투여될 경우 치명적인 고혈압 발생할 위험이 있으며, 상호 교체가 필요한 경우 적어도 2주 간의 약효세척기간이 필요하다.

4. bupropion

1) 약리학

bupropion은 작용기전이 명확하게 밝혀지진 않았지만, 세로토닌계에 직접적인 영향을 미치는 다른 항우울제들과 달리 노르에피네프린과 도파민의 재흡수 억제 작용이 주요한 작용기전으로 알려져 있다. 여러 동물실험에서 bupropion 투여 후에 뇌측핵과 전전두엽 피질에서 도파민과 노르에피네프린이 증가하는 것이 관찰되었으며 우울증 동물모델에서 도파민과 노르에피네프린 수용체 차단 약물을 투여하였을 때 bupropion과 그 일차 대사물질인 hydroxybupropion의 항우울효과가 감소되는 것이 관찰되었다. bupropion과 그 대사물들은 히스타민, 아드레날린, 세로토닌, 도파민, 아세틸콜린 수용체를 포함한 시냅스후 수용체에서는 친화력을 거의 보이지 않는 것으로 알려져 있으며, 따라서 심혈관계나 체중 증가, 항콜린성 부작용들의 발생이 적은 것으로 생각되고 있다.

무쾌감증, 동기 저하, 흥미와 즐거움의 상실 등의 증상은 감소된 도파민 활성과 연관되어 있으며, 따라서 도파민과 노르에피네프린 수송체에 작용하여 재흡수를 억제하는 bupropion은 이론적으로 전전두엽 피질과 뇌측핵에 도파민과 노르에피네프린을 증가시킴으로써 에너지, 쾌감, 동기 등에 두드러진 효과를 나타낸다고 보고되고 있다.

bupropion은 세 가지 경구 제형, 즉 1일 3회 복용하는 bupropion IR (immediate release)과 2회 복용하는 bupropion SR (sustained release), 그리고 1회 복용하는 bupropion XL (extended/modified release)이 있다. 각각은 최고 혈중농도에 이르는 시간, 최고 혈중농도 등에 있어 약간의 차이를 보이나(IR ≈ 1–2시간, SR ≈ 3시간 및 XL ≈ 5시간)이다(그림 10-2). 세 가지 제형이 항정 상태에 도달하는 데 걸리는 시간은 약 8일로 동일하다. bupropion의 대사는 주로 시토크롬 P450 효소의 2B6 효소에 의해 이루어지고, 반감기는 20–21시간이며, 대부분 신장을 통해 배설된다.

2) 임상적 적응증 및 용법

bupropion은 그간의 많은 연구를 통해 항우울효과가 입증된 바 있다. 여러 연구 결과 bupropion은 중등도 내지 중증 우울증 환자에서 위약에 비해 우울증상의 개선 측면에서 유의한 차이를 나타냈을 뿐만 아니라 SSRI, SNRI와의 비교에서도 동등한 치료효과를 보였다. 또한, 항우울효과를 증강시키기 위하여 SSRI 혹은 SNRI와 bupropion의 병용 투여가 효과적이다. 대규모 우울증 연구인 STAR*D (The Sequenced Treatment Alternatives to Relieves Depression)에서 citalopram으로 치료받았으나 증상 관해에 이르지 못한 환자에서 bupropion의 효능이 조사된 바 있다. 이 연구에서 대상 환자들은 citalopram에서 bupropion, sertraline 또는 venlafaxine으로 약물 교체가 되거나 bupropion 또는 buspirone이 병용 투여되었는데, citalopram에서 bupropion, sertraline, 또는 venlafaxine으로 교체된 군들 간의 비교 결과, 우울증상 변화 및 관해율에서 동등한 효과를 보였으며, 관해까지 걸리는 시간(5.4 vs. 6.2 vs. 5.5주)도 차이가 없었다. 그러나, citalopram에 병용 투여한 경우를 비교하였을 때는 bupropion을 병용 투여한 군이 buspirone을 병용 투여한 군보다 우울증상 개선에 있어 우수한 효과를 보였다.

특히 bupropion은 SSRI와 SNRI의 부작용으로 치료 유지가 어려운 우울장애 환자에게서 유용하다고 입증되었다. SSRI와 SNRI 치료 이후 긍정 정서의 감소 등 잔존증상이 있는 경우, 약물 부작용으로 성기능장애 또는 체중증가가 발생한 경우 등이 그에 해당된다. 이 때 bupropion으로 교체하거나 병용 투여하는 것이 도움될 수 있는데, SSRI, SNRI와 bupropion을 조합하는 치료는 긍정 정서의 감소부터 부정 정서의 증가까지 우울에 해당하는 모든 증상을 조절하는 전략으로써 이론적 근거를 지닌다. 추가적으로, 우울증상 치료에 있어 bupropion이 가지는 또 한 가지 특징은 다른 항우울제와 비교할 때 1형 양극성장애 환자에서 조증 전환을 유발시키거나 2형 양극성장애 환자에서 급속 순환형을 발생, 악화시킬 가능성이 낮다는 점이다. 그러나, 양극성 우울증의 치료와 관련하여 bupropion의 효능에 대해서는 근거가 부족하다.

우울증에서 사용하는 bupropion의 적정 용량은 비교적 상용

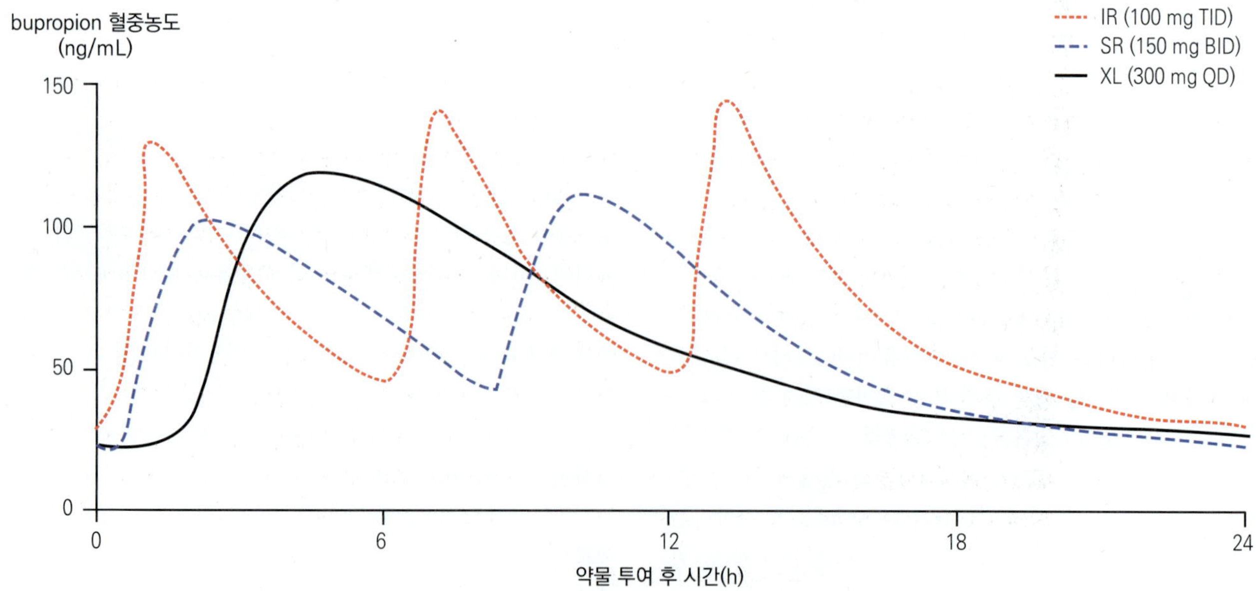

그림 10-2. bupropion 경구 제형에 따른 혈중농도의 변화

량의 범위가 넓다. bupropion IR의 경우 시작 용량으로 75 mg을 일일 2회 복용하고, 최대 용량으로 150 mg을 일일 3회 또는 200 mg을 일일 2회 복용하는 것이 가능하다. bupropion SR은 일일 100 mg로 시작하고 증상에 따라 최대 150 mg을 하루 2번 복용하게 한다. 일일 1회 복용하는 bupropion XL의 경우 용량 조절이 용이하며 150 mg로 시작하여 최대 450 mg까지 대개 오전에 복용한다.

bupropion의 또 다른 적응증은 금연치료제로서의 사용으로, 1997년 FDA에 의해 승인을 받았다. 니코틴 대체 요법(니코틴 패치 등)과 함께 사용할 경우 금연에 더 효과적이다. 우울증의 치료와 마찬가지로 수주 이상 사용 시 그 효과가 확연하게 나타난다. 무작위대조연구 결과 하루 300 mg 용량의 bupropion을 복용하였을 때 치료 7주 이후 금연을 유지하고 있는 비율이 위약보다 2배 이상 높은 결과를 보였다. 일반적으로 금연을 시작하기 1~2주 전부터 bupropion XL 150 mg로 오전에 복용하기 시작하여 투여 3일째부터는 300 mg로 증량하여 복용하며 대개 7~12주간 복용을 유지한다.

또한, bupropion은 성인과 소아 모두에서 ADHD 치료에 효과적인 것으로 생각된다. 많은 amphetamine 유사 산물로 대사되기 때문에 ADHD의 치료제로 정신자극제의 안전한 대안이 될 수 있다. 실제 소아 및 성인 ADHD를 대상으로 methylphenidate 또는 atomoxetine과 효능을 비교한 연구는 시행된 바 없다. 그러나, ADHD와 우울증이 동반된 경우, 품행 문제 및 물질 남용문제가 동반된 ADHD 치료, 정신자극제 투여에 따른 틱증상이 문제되는 경우 등에서 유용한 치료전략이 될 수 있겠다. 그 외에도 bupropion은 성적 흥분, 극치감 및 만족감을 개선할 수 있으므로, SSRI와 같은 약물 사용에 따른 성기능장애 또는 성욕감퇴장애 등에 효과적일 수 있다.

3) 부작용 및 주의점

bupropion에서 가장 흔히 보고되는 부작용은 두통, 입마름, 오심, 불면, 초조 등이다. 약물 제형에 따라 약간의 차이를 보이는데, 대체로 IR 제형보다 SR 및 XL 제형이 부작용 면에서 좀 더 안전한 것으로 보고되고 있다. 무작위대조연구에서 위약에 비해 2배 이상 자주 보고된 부작용은 bupropion SR (일일 300 mg 또는 400 mg)의 경우 입마름, 오심, 불면, 어지럼증이고, bupropion XL은 입마름, 불면, 발한이었다. 이들 부작용의 심각도는 대부분 경한 수준으로 시간이 지나면서 사라진다. 65세 이상의 노인 우울증 환자를 대상으로 시행한 연구 결과의 안전성 평가에서도 일반 성인의 경우와 큰 차이를 보이지 않았다. 불면, 불안, 초조와 같은 부작용은 일반적으로 약물 용량 및 약물 증량 속도와 관련되어 있는데, 감량 투여하거나 저녁 용량을 오후 이전으로 옮긴다면 이러한 부작용들로 인한 치료의 어려움을 줄일 수 있을 것이다.

약물 용량에 따른 경련의 발생은 bupropion의 사용에 있어 가장 먼저 고려되는 심각한 이상 반응이다. bupropion IR이 시판된 초기에 이 약제를 투여 받은 식이장애 환자 55명 중 4명에서 경련 발생이 보고된 바 있다. 그러나 이후 추가 연구를 통해 치료 용량이 일일 450 mg을 초과하지 않으면 다른 항우울제의 경련 발생률과 크게 차이가 나지 않으며, 일일 450 mg에서 1,000명당 4명 정도의 경련 발생률을 보이는 것으로 보고되었다. 한편, 경련 발생 위험이 약물 용량이나 혈중 약물 농도와 강한 상관 관계를 가지므로 bupropion SR 또는 XL은 IR 제형에 비해 안전할 것으로 기대된다. 실제 bupropion SR의 경우 일일 300 mg 이하에서는 1,000명당 1명, 400 mg에서는 1,000명당 4명으로 보고되고, bupropion XL의 경우는 일일 450 mg 이하에서 1,000명당 1명으로 경련 발생률이 보고된다. 따라서 bupropion (IR, SR, XL)의 고용량 처방 시 이러한 점을 염두에 두어야 하며, 경련 또는 두부 외상 과거력, 식이장애, 알코올, 코카인 등의 물질 남용, 병용 약물과 같은 선행 요인 또한 경련 발생의 중요한 부분이므로 이러한 위험 요인이 있는 경우에는 bupropion 사용에 각별한 주의가 필요할 것이다.

내약성 측면에서 bupropion이 가지는 가장 주된 장점은 체중 증가와 성기능장애의 위험이 적다는 점이다. 대부분의 항우울제가 장기 치료 시 체중을 증가시키고 특히 세로토닌 계에 직접적인 영향을 미쳐 성욕 감퇴와 사정 지연, 절정감장애 등을 일으킬 수 있는 것으로 알려져 있는데, 만일 SSRI, SNRI로 인한 성기능장애가 발생했을 때 약물 병용 투여 또는 교체 전략으로 bupropion을 첫 번째로 고려해 볼 수 있겠다. bupropion은 체중을 감소시키는 경향이 있으며, 체중 감소의 폭은 약물 용량에 비례하는 것으로 알려져 있다. 그 외에도 심혈관계에 미치는 영향이 거의 없고 이미 부정맥이나 다른 심장질환이 있는 환자 중에서도 비교적 안전하게 사용할 수 있는 것으로 보고되고 있다.

4) 다른 약물과의 상호작용

bupropion은 시토크롬 P450 효소의 2D6 효소를 억제하는 역할을 한다. MAOI와 bupropion의 병용 투여는 금기인데, MAOI의 일반적인 독성이 증가하고 치명적인 고혈압의 위험도가 높아진다. venlafaxine의 경우 약물 농도가 높아질 수 있으므로 bupropion의 병용 투여는 신중하게 이루어져야 한다. 항파킨슨제와 같은 도파민 관련 약물을 사용중인 파킨슨병 환자에서 병합 투여 시 중추성 도파민 신호전달의 증가로 정신병적 증상이 악화될 수 있다. 그 외, carbamazepine은 bupropion의 혈중농도를 낮추고, bupropion은 valproic acid의 혈중농도를 올릴 수 있다. 대체로 bupropion에서는 심각한 약물 상호작용이 흔하지 않다.

5. 아드레날린 수용체 관련 약물

1) guanfacine과 clonidine

현재 임상에서 사용이 되고 있는 α2 수용체 작용제로는 clonidine, guanfacine, lefexidine이 있다. 정신약물치료 영역에서는 ADHD, 품행장애, 적대적반항장애, 뚜렛장애, 물질(아편계, 알코올, 니코틴, 벤조디아제핀) 금단증상, 불안장애의 치료에 주로 사용이 되고 있다. 지금까지는 guanfacine과 lefexidine에 비해 상대적으로 clonidine의 효능 및 부작용에 대한 임상적 근거 자료가 많은 것이 사실이다. 40여 년 전 개발된 lefexidine의 경우 여전히 임상적 효능 및 안정성을 검증하는 단계에 머물러 있다. 그에 반해 guanfacine은 최근 치료효과에 대한 관심이 증가하고 있는데, clonidine에 비해 진정 작용과 심혈관계 위험성이 적고 작용시간이 긴 장점을 가진다.

(1) 약리학

clonidine은 본래 고혈압 치료제로 사용승인을 받고 주로 혈압조절을 위해서 사용되어 왔다. α2 수용체에 대한 비선택적 작용제로서, α2A, α2B, α2C 아드레날린수용체에 모두 작용하고 더불어 imidazoline 수용체에 대한 작용이 있다. 이러한 수용체들이 자극되면 부신피질의 카테콜아민 호르몬 생성의 음성되먹임 기전이 차단되고, 뇌는 카테콜아민 생성이 충분하다고 판단하여 부신수질에서 카테콜아민 생성을 줄이라는 신호를 보내게 된다. 이러한 기전으로 부신 수질 및 혈중 카테콜아민 농도를 조절함으로써 심장 박동수를 줄이고 혈압을 낮추는 작용을 하게 된다. 또한 전전두엽에 위치한 시냅스후 α2A 수용체에 대한 clonidine의 작용은 주의력 및 작업기능을 증진시키는 효과를 나타낸다.

guanfacine은 clonidine과 달리 α2A 수용체에 대한 선택적 작용제이다. α2B, α2C 수용체에 비해 α2A 수용체에 대하여 15~60배 더 선택적으로 작용한다. clonidine에 비해 혈압 강하효과는 약하지만 전전두엽에 위치한 시냅스후 α2A 수용체에 직접적으로 미치는 효과는 25배가량 높다. 따라서 정신약물치료 영역에서 clonidine과 비교할 때 부작용은 줄이고 높은 치료 효능을 가진다고 할 수 있다.

clonidine과 guanfacine은 위장관을 통해 잘 흡수되며, 경구 투여 후 1~3시간 사이에 혈중농도가 최고치에 도달하게 된다. clonidine의 반감기는 6~20시간이고, guanfacine은 그보다 조금 긴 10~30시간이다.

(2) 임상적 적응증 및 용법

우선 clonidine과 guanfacine은 아편계 약물의 중단 시 발생하는 금단증상의 조절에 효과적으로 사용될 수 있다고 알려져 있다. 특히 혈압 상승, 빈맥, 동공 확장, 발한, 눈물흘림 등의 자율신경계증상을 줄여 주고, 해독 작용을 도울 수 있다. 오피오이드계 약물의 금단증상을 조절하기 위해서 clonidine을 사용할 때는 0.1~0.2 mg을 일일 2~4회로 주는 것을 시작하고 금단 증상이 해소된 이후에는 1~2주에 걸쳐서 서서히 감량해야 한다. 또한, clonidine과 guanfacine은 불안, 설사, 빈맥과 같은 알코올과 벤조디아제핀 금단증상을 감소시킬 수 있다. 또한 갈망, 불안, 자극과민과 같은 니코틴 금단증상 완화에도 효과적인 것으로 알려져 있다.

다음으로, clonidine과 guanfacine은 ADHD 약물치료에 대한 대안적 약물로 유용하게 사용될 수 있다. clonidine과 guanfacine은 정신자극제, 항우울제에 반응하지 않거나 틱증상이 동반된 ADHD증상일 경우에 단독치료 혹은 정신자극제와의 병합치료가 시도될 수 있다. ADHD 치료를 위한 사용 용량은 일일 0.05 mg에서 시작하여 최고 일일 0.3 mg까지 증량해 볼 수 있다. 일부에서는 수개월에 걸친 사용 후 내성이 발생하여 치료 효과가 감소될 수 있으며, 갑자기 복용을 중단하는 경우 고혈압이나 빈맥이 발생할 수 있으므로 주의가 필요하다.

뚜렛장애와 틱장애의 약물치료에 있어서 clonidine과 guanfacine은 항정신병약물에 반응하지 않거나 부작용으로 인해 사용이 문제되는 경우에 대안적으로 사용해 볼 수 있겠다. 초기 용량은 일일 0.05 mg이며, 증량이 필요한 경우 일일 최대 0.3 mg을 3~4회 분복하여 투여한다. 뚜렛장애 환자에서 clonidine의 치료효과가 나오기까지 최대 3개월이 소요될 수 있고, 약 50% 정도에서 증상 호전이 관찰된다고 한다.

clonidine과 guanfacine은 외상후스트레스장애에서 보이는 과각성, 불면, 불안, 빈맥, 초조 등의 교감신경계 항진과 관련한 증상들을 줄여 줄 수 있다. 그러나, 가장 최근에 시행된 연구들에서는 guanfacine은 외상후스트레스장애증상 개선에 효과가 없는 것으로 조사된 바 있다. clonidine은 그 외에도, 공황장애, 특정공포증, 강박장애, 범불안장애 등 불안장애 치료에 사용될 수 있다. 또한 lithium이나 carbamazepine 투여에 clonidine을 병합 시 조증 삽화에 대한 치료효과가 상승할 수 있다. 조현병 환자에서 지연성 운동장애에 대한 치료효과가 보고된 바 있고, clonidine 패치가 clozapine 사용에 따른 침과다분비를 감소시킬 수 있다는 연구 결과가 있다.

(3) 부작용 및 주의점

clonidine의 흔한 부작용으로 입마름, 어지럼증, 진정 작용이 있으며, 그 외 피로감, 구역감, 저혈압, 변비, 성기능장애 등이 있을 수 있다. guanfacine의 부작용 또한 그와 유사하나 clonidine보다 정도가 덜하고, 일일 3 mg 이상을 투여 받은 경우에 한해 나타난다고 알려져 있다. 이러한 부작용들은 대부분 시간이 지나면서 점점 줄어들기 때문에 약물 사용에 크게 문제되지 않는다. 혈압이 90/60 mmHG 이하이거나 서맥과 같은 부정맥이 있는 경우에는 clonidine과 guanfacine을 사용해서는 안 되고,

사용 중 서맥 발생 시 점진적으로 약물을 중단하여야 한다. clonidine의 경우 드물게는 불면, 불안, 우울, 환청과 같은 중추신경계 부작용이 나타날 수 있고, 보다 심각하게는 생명을 위협하는 심혈관계 부작용(동성 서맥, 방실결절차단)이 나타날 수 있다. 노인과 소아의 경우에서 clonidine을 투여할 때 특히 부작용 측면에서 유의하여야 한다.

(4) 다른 약물과의 상호작용

clonidine과 guanfacine은 barbiturate, 알코올, benzodiazepine, trazodone과 같이 투여될 경우 진정 작용이 더 강해질 수 있다. β 수용체 차단제, 칼슘통로 차단제calcium channel blocker, 디지털리스digitalis 등과 복용하는 경우 심혈관계 부작용의 발생 위험이 높아지므로 약물 용량을 줄여야 한다. 또, 삼환계 항우울제는 clonidine의 혈압을 낮추는 효과를 방해하므로 병합 투여를 피해야 한다. clonidine을 복용하다가 갑자기 중단하면 불안, 초조, 떨림, 두근거림, 복통, 두통, 혈압 상승 등의 금단 증상이 발생할 수 있으므로 반드시 서서히 감량하면서 중단하여야 한다.

2) β 수용체 차단제

현재 임상에서 사용되고 있는 β 수용체 차단제에는 propranolol, nadolol, pindolol, labetalol, metoprolol, atenolol 등이 있으며, 말초 및 중추신경계에 모두 작용이 가능하다. 기존에는 주로 고혈압, 협심증, 부정맥 등 심혈관계 질환의 치료에 사용되었고, propranolol이 초조증상에 효과적인 것이 보고되면서 정신약물영역에서 그 사용이 점차 확대되었다.

(1) 약리학

β 수용체 차단제는 각각의 약물에 따라 약리학적 특성에 차이를 보인다. propranolol, nadolol, pindolol, labetalol은 비선택적으로 β1과 β2 수용체에 동등한 효과를 가지고, 반면에 metoprolol과 atenolol의 경우 β2 수용체보다 β1 수용체에 보다 선택적인 작용을 한다. β 수용체 차단제의 심혈관계에 대한 작용으로는 심박동수 및 심장 근육의 수축력을 감소시키며 심장 근육 내의 전기 전도에 영향을 주어서 심장박동 리듬의 변화를 유발할 수 있다. propranolol과 같은 비선택적 β 수용체 차단제의 경우 호흡기 내 평활근에 존재하는 β2 수용체를 차단할 수 있어 천식이나 만성폐쇄성 폐질환을 가지는 환자에서 기관지 수축을 유발할 수 있으므로 사용을 피하여야 한다. 또한 당질 및 지질 대사에 영향을 미칠 수 있는데 β2 수용체 차단제는 글라이코젠을 분해시켜서 혈당을 높이는 역할을 한다. 그러므로 당뇨병 환자가 propranolol을 복용하는 경우 혈당강하가 은폐될 수 있으므로 주의가 필요하다. 대부분의 β 수용체 차단제는 경구로 복용할 때 거의 완전하게 흡수가 이루어지며 주로 간을 통해서 배설된다.

(2) 임상적 적응증 및 용법

β 수용체 차단제는 불안증상 치료에 널리 쓰이고 있다. 대표적으로 propranolol은 사회불안장애의 형태가 수행형 단독performance only일 경우에 수행 상황 전 미리 투여하는 방법으로 효과적이다. 사회불안장애의 일반형인 경우에도 떨림, 홍조, 입마름 등의 교감신경 흥분증상을 호전시킨다. 그 외에도 범불안장애, 공황장애, 광장공포증, 외상후스트레스장애의 불안증상 경감을 위해서 보조적으로 사용될 수 있다. 그러나 최근 메타 분석 결과에서는 불안장애에서 propranolol의 사용효과에 대한 근거가 불충분한 것으로 보고된 바 있다.

β 수용체 차단제는 lithium, valproate, TCA와 같은 약물에 의한 떨림증상을 개선시키는데, propranolol을 사용할 경우 일일 2~3회, 20~160 mg 정도 사용할 수 있다. 또, 항정신병약물에 따른 추체외로부작용 중 좌불안석증의 조절에 효과를 보인다고 알려져 있으며 항콜린제 등에 비하여 더 우선적으로 추천된다.

그 외에도, 보조적 사용으로 조현병, 뇌손상과 관련된 기질적 정신장애, 충동조절장애 등에서 관찰되는 공격성과 폭력적 행동을 줄이거나, 알코올 금단증상이 있을 때 과활성화된 활력징후를 안정화시키는 데 도움된다. pindolol의 경우 함께 투여할 경우 항우울제의 작용을 증진시킨다는 보고가 있다. β 수용체 차단효과가 일부에서 우울증을 유발한다는 보고도 있어 항우울 효과에 대해서는 향후 추가적인 연구들이 필요할 것이다.

(3) 부작용 및 주의점

β 수용체 차단제는 천식, 인슐린 의존성 당뇨, 울혈성 심부전, 협심증, 중대한 혈관질환 등의 심각한 부작용을 새로이 초래 또는 악화시킬 수 있으므로 기존에 이러한 질병 상태에 있는 환자에서는 투여되어서는 안 된다. 특히 심혈관계와 관련하여 방실 전도를 악화시켜서 최악의 경우 완전방실차단과 사망을 초래할 수 있다.

β 수용체 차단제의 가장 흔한 부작용은 저혈압과 서맥이다. 그러므로 투여 시 정기적으로 활력 징후를 확인하여야 하며, 심박수가 분당 50회 이하, 수축기 혈압이 90 mmHG 이하로 감소한 경우에는 복용을 중단해야 한다. 부작용이 염려되는 경우 일일 20 mg 정도의 소량을 먼저 복용하여 본 후에 처방을 시도해 볼 수 있다. propranolol과 같은 지질용해성이 높은 β 수용체 차단제의 경우 우울증상을 유발할 수 있으며, 심한 중추신경계 부작용으로 초조, 혼돈 환각 등이 나타날 수 있으나 발생빈도는 매우 낮다. 그 외에도 위장관계 부작용으로 구역감, 설사, 복통을 유발할 수 있고, 성기능장애, 레이노증후군 등이 나타날 수 있다.

(4) 다른 약물과의 상호작용

β 수용체 차단제는 항정신병약물, 항경련제, theophylline, levothyroxine과 병용 투여 시 이들 약물의 혈중농도를 증가시키고, 칼슘통로 차단제와 병용 투여 시 심근수축력과 방실결절 전도를 억제할 수 있다. barbiturate, phenytoin, 흡연 등은 간에서 대사되는 β 수용체 차단제의 제거율을 증가시켜서 혈중농도를 감소시킬 수 있다.

3) prazosin

(1) 약리학

prazosin은 아드레날린 α1 수용체 길항제이다. 시냅스후 α1 수용체를 경쟁적으로 억제, 노르아드레날린 과활성을 감소시키는 효과로 정맥 및 세동맥 혈관을 확장함으로써 혈압 강하효과를 가진다. 주로 고혈압 치료제로 알려져 있으며 그 외 울혈성 심부전, 배뇨장애, 레이노증후군 등의 치료에 주로 사용된다. 반감기는 2~3시간이며 대개 일일 2~4회 투여한다.

(2) 임상적 적응증 및 용법

정신약물영역에서는 prazosin이 수면 중 중추신경계 아드레날린 수용체의 활성을 막음으로써 악몽nightmare을 줄이는 효과를 가진다. 특히 외상후스트레스장애에서 악몽, 불면증상뿐만 아니라 낮 시간 동안 외상에 따른 심리적 고통을 감소시킨다고 보고된 바 있다. 시작 용량은 일일 1 mg 취침 전 복용하며 저혈압증상에 주의하면서 서서히 증량하여 일일 최대 16 mg까지 투여한다. prazosin 중단 시 악몽은 즉각적으로 재출현할 수 있고, 다시 도입 시 개선되는 경과를 보인다.

알츠하이머 병에서 prazosin 투여(일일 1~4 mg)는 언어적 혹은 신체적 공격성, 초조, 비협조, 흥분 등 행동 문제를 개선시키는 데 효과가 있다. 또, 알츠하이머 병에 대한 동물 연구 결과 prazosin이 기억력의 퇴행과 신경 손상을 예방할 수 있음에 대한 가능성이 제기된 바 있다.

(3) 부작용 및 주의점

prazosin의 흔한 부작용은 어지럼증, 피로감, 두통, 흐려 보임, 구역감 등이 있고, 드물게 실신, 의식소실, 균형장애, 감각이상, 성기능장애, 빈뇨, 기립성 저혈압, 심계항진 등이 나타날 수 있다. 심막 질환, 폐색전증과 같은 기계적 폐쇄에 의한 울혈성 심부전 또는 폐고혈압에 의한 만성 심부전 환자에게는 prazosin을 사용해서는 안 된다.

4) mianserin

(1) 약리학

mianserin은 α2 수용체 길항제로서 노르에피네프린 신경전달을 증강시키는 작용을 가진다. 노르에피네프린은 아드레날린 신경세포의 α2 자가수용체autoreceptor에 작용하여 노르에피네프린의 방출을 막는데, α2 수용체 길항제를 복용 시에는 이러한 작용이 방해를 받아 결국 노르아드레날린 신경세포가 탈억제되어 노르에피네프린 분비가 증가하게 된다. 또한 mianserin의 α2 수용체 길항 작용은 세로토닌 신경세포의 스냅스전 α2 수용체 차단과 더불어 스냅스후 α1 수용체를 자극하여 결과적으로 세로토닌 방출을 증가시킨다. 다시 말해, mianserin은 노르에피네프린, 세로토닌 모두를 방출시키는데, 이는 수송체 차단을 통한 재흡수 억제제와는 다른, 독립적인 기전으로 동일한 효과를 내는 것이다. 추가적으로 5-HT2A, 5-HT2C, 5-HT3, 5-HT7 수용체에 대한 직접적인 길항 작용을 가지며, 그에 따라 노르에피네프린 신경전달이 증강되어 항우울효과를 가져온다. 히스타민 수용체에 대한 길항 작용에 따라 진정효과가 있으며, 5-HT2C 길항 작용이 더해져 체중 및 식욕 증가를 가져올 수 있다.

(2) 임상적 적응증 및 부작용

mianserin은 사환계 항우울제로 분류되며 주로는 우울장애, 불안, 불면에 주로 사용된다. 오래 전 개발되고 지난 수년 동안 유럽에서 꾸준히 사용되어져 왔으나, 미국을 포함, 국내에서 그 사용이 저조하며 치료효과에 대한 관련 연구 또한 현저히 제한적이다. 초기 용량은 일일 30 mg이며, 증량이 필요한 경우 일일 최대 90 mg까지 투여한다. mianserin은 성기능 장애를 일으키지 않고 다른 삼환계 항우울제와 비교하여 심혈관계 부작용이 적은 장점을 가진다. 가장 흔한 부작용은 진정효과와 체중 및 식욕 증가이며, 이는 히스타민 억제와 5-HT2C 길항효과에 의한 것이다. 드물게는 경련, 혈액 이상, 자살사고의 증가 등이 나타날 수 있다.

GABA, Glutamate 관련 약물

GABA and Glutamate-related drugs

Chapter 11

◐ 구본훈 영남대학교 의과대학 정신건강의학교실
◐ 이광헌 동국대학교 의과대학 정신건강의학교실

GABA와 glutamate는 중추신경계central nervous system, CNS에 존재하는 대표적인 아미노산계 신경전달물질amino acid neurotransmitter이다. 단가아민계 신경전달물질과 펩타이드계peptide 신경전달물질의 농도는 뇌에 소수 존재하나 아미노산계 신경전달물질은 대부분의 뇌 신경세포에 존재한다. 과거에는 주로 dopamine과 serotonin을 중심으로 한 단가아민 신경전달물질의 연구를 통해 정신질환의 생물학적 원인을 규명하려고 했으나 최근에는 단가아민 신경전달물질보다 GABA와 glutamate와 같은 아미노산계 신경전달물질의 연구가 활발하게 진행되고 있다. 이에 따라, 아미노산계 신경전달물질이 조현병, 양극성장애, 주요우울장애, 알츠하이머 병, 불안장애의 병태생리학에서 중요한 역할들을 한다는 사실들이 밝혀지고 있다.

1. GABA (γ-aminobutylic acid)

GABA는 CNS에 존재하는 대표적인 억제성 신경전달물질이다. 뇌 속에 넓게 분포되어 있고, 불안장애, 조현병, 알코올 의존, 경련성 질환 등 여러 정신질환의 병리에 연관되어 있다. GABA는 GAD (glutamic acid decarboxylase)에 의해 glutamic acid로부터 생성되고, GABA-T (transaminase)에 의해 succinic semialdehyde로 대사되어 Krebs cycle로 다시 들어가게 된다. 생성된 GABA는 시냅스로 분비되었다가 성상세포astrocyte의 시냅스전 부위로 재흡수된다. GABA 수송체는 총 네 가지로 알려져 있다. 성상세포로 흡수된 GABA는 GABA-T에 의해 대사되어 glutamic acid으로 전환되고, 다시 glutamine으로 전환되어 시냅스전 부위 말단으로 이동하여 다시 GABA 합성으로 들어가게 된다. 항경련제인 tiagabine은 GABA 수송체의 억제로 인해 항경련효과를 나타낸다. 또한 valproic acid와 γ-vinyl-GABA (vigabatrin)은 GABA-T를 억제하여 GABA 농도를 높여 항경련 효과를 가지게 된다.

1) 뇌회로

GABA의 신경회로는 두 가지로 나눌 수 있다. 피질과 변연계를 연결하는 국지성 회로local circuit는 피질의 바깥 경계를 따라 분포되어 있으면서 안쪽 축삭돌기로 뻗어 있다. 이 회로에서는 주로 glutamine성 신경세포의 활성화를 억제한다. 또 다른 신경회로에서 GABA성 신경세포는 선조체striatum에서부터 흑질substantia nigra로 이어지면서 주로 dopamine성 신경세포의 활성화를 조절하고, 창백핵globus pallidus으로 이어진 회로는 시상밑핵subthalamic nucleus의 흥분성 출력을 조절한다.

2) 수용체

GABA 수용체는 $GABA_A$, $GABA_B$, GABAc 수용체로 세 가지로 분류되는데 benzodiazepine이 결합하는 $GABA_A$ 수용체가 임상적으로 가장 중요하다. $GABA_A$ 수용체는 이온성 수용체로써 α 소단위, β 소단위, 그리고 γ 소단위의 조합으로 구성되어 있는 heteropentamer이다(그림 11-1). α와 β 소단위 사이 접합부에 GABA 결합 부위가 있고, α와 γ 소단위 사이의 접합부에 benzodiazepine 결합 부위가 있다. 중앙에는 Cl^- 이온통로가 있어 Cl^- 이온을 세포 내로 유입시켜 억제성 탈분극을 일으킨다. Cl^- 이온의 유입은 활동전위action potential의 역치를 증가시켜 억제 기능을 하게 된다.

$GABA_A$ 수용체의 각 소단위들은 여러 종류들이 발견되었고,

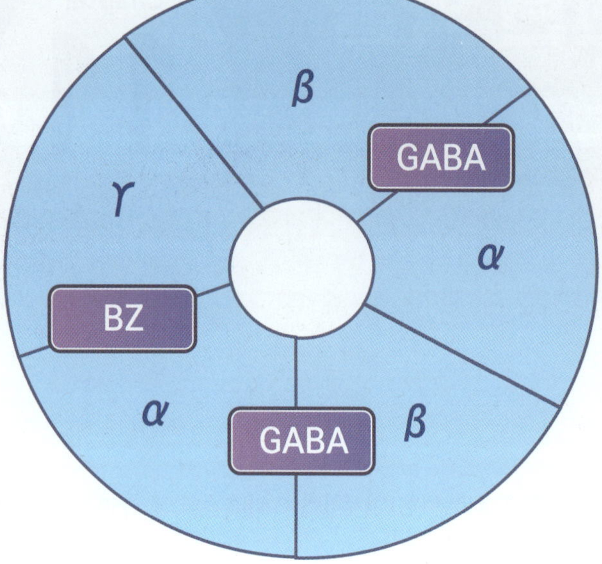

그림 11-1. GABA$_A$ 수용체.
GABA: γ-aminobutylic acid, BZ: benzodiazepine

그중 α1 소단위는 진정효과, 항경련작용, 기억장애와 관련이 있고, α2, α3, α5 소단위는 근육이완효과와 항불안작용과 관련된 것으로 알려져 있다. GABA$_A$ 수용체는 알로스테릭 상호작용 allosteric interaction을 하며, benzodiazepines, barbiturates, ethanol, 전신마취제 등이 작용할 수 있다. benzodiazepine은 GABA 결합 부위가 아닌 benzodiazepine 결합 부위에 결합하여 간접적으로 GABA의 기능을 강화한다. 이로 인해 benzodiazepine은 barbiturate에 비해 호흡 억제의 위험이 낮은 편이다. 흡입성 마취제를 포함한 전신 마취제는 GABA$_A$ 수용체의 Cl^- 이온의 전도를 증가시켜서 억제 기능을 나타내게 된다. benzodiazepine 과량 복용 시 치료제로 알려져 있는 flumazenil은 benzodiazepine 길항제이다.

GABA$_B$ 수용체는 G단백질 결합 수용체로서 GABA$_A$ 수용체와는 약물학적으로 다른 특성을 가지고 있다. GABA$_A$ 수용체 길항제인 bicuculline에는 반응이 없고, GABA$_A$ 수용체에 반응이 없는 baclofen에 의해 강하게 활성화된다.

3) 기능

기본적으로 glutamate의 기능과는 반대로 뇌에서 억제 기능을 담당한다. 따라서 불안장애와 같은 불안증상을 억제하는 기능을 하고, 경련성 질환의 억제에도 관여한다. 헌팅턴병에서 나타나는 무도형 운동choreiform movement은 꼬리핵caudate에서 장백핵globus pallidus으로 이어지는 신경회로의 결함에 의해 발생할 수 있다.

4) 약리작용에 의한 GABA계 약물 분류

GABA계 약물은 크게 GABA$_A$ 수용체에 있는 benzodiazepine 수용체에 결합하는 benzodiazepine계 약물과 non-benzodiazepine계 약물로 나눌 수 있다. 인간의 뇌에서 신경세포의 억제기능을 하는 것이 GABA$_A$ 수용체이기 때문이다. 최근에는 GABA$_A$ 수용체의 아형subtype에 따라 좀더 선택적인 작용을 하는 후보 약물에 대한 연구가 활발하다.

(1) benzodiazepine 수용체 작용제(GABA$_A$ receptor positive allosteric modulator)

GABA와 관련된 약제 중에 가장 오래전부터 사용되어 왔고 현재까지도 많이 사용되고 있는 약제가 benzodiazepine계 약물이다. 이 계통의 약제들은 GABA$_A$ 수용체에 있는 benzodiazepine 수용체에 결합하여 GABA의 억제기능을 증진시켜 편도체의 공포회로의 신경 활동을 억제해준다. 이로써 항불안효과가 나타난다. 또한, 대뇌피질의 억제 작용을 통해 경련성질환의 치료에도 사용될 수 있다. 그리고, 수면중추에 억제기능으로 수면효과를 나타내어 수면제로도 사용할 수 있다. 즉, benzodiazepine은 진정제, 수면제, 근육이완제, 그리고 항경련제로 사용될 수 있다.

① alprazolam

가장 대표적인 benzodiazepine계 약물로써, 항불안제로 주로 사용된다. 첫 복용으로도 즉각적인 효과가 나타나며, 매일 복용하면 수주 간 효과가 이어질 수 있다. 주로 범불안장애와 공황장애에 사용되고, 그 외의 불안장애, 우울을 동반한 불안장애, 생리전 증후군, 과민성 대장증후군, 불안을 동반한 신체화증상, 불면, 긴장증catatonia에도 사용되며, 급성 조증과 급성 정신증 치료의 보조약물로도 사용된다.

경련성질환, 동반된 신체질환이 있는 경우, 그리고 오랜 기간 복용하는 경우에는 주기적인 간기능검사와 혈액검사가 필요할 수도 있다. 장기간 사용하는 경우 의존성과 내성, 금단증상에 유의해야 한다. 흔한 부작용으로는 진정sedation, 피로, 우울감, 어지러움, 실조ataxia, 불분명한 발음slurred speech, 쇠약감weakness, 잊어버림forgetfulness, 혼란confusion, 과민함hyperexcitability, nervousness 등이며, 드물게 환각증상, 조증, 저혈압, 입마름 등이 발생할 수 있다. 치명적인 부작용으로는 CNS 기능을 저하시키는 약물과 함께 사용 시에 호흡 기능의 저하를 유발할 수 있다. 진정 부작용은 처음 복용 시 또는 용량을 증가할 때 잘 나타나고, 시간이 지나면 내성이 생긴다.

불안증상에는 대개 하루 1~4 mg, 공황장애에는 하루 5~6 mg까지 사용할 수 있다. 과량 복용 시 치명적일 수 있고, 특히 술과 함께 복용 시에 진정, 혼란, 협응능력 저하poor coordination, 혼수coma 등이 올 수 있다. 장기간 사용 시에 내성과 의존에 주의해야 하며, 가급적 12주 이상의 사용은 권유되지 않는다. 갑작스러운 중단은 드물게 경련이 나타날 수 있으며, 중단 시에는 천천히 용량을 감량해야 한다.

CYP450 3A4에 의해 대사되고, 반감기는 12~15시간이다. fluoxetine, fluvoxamine과 같은 CYP450 3A 억제제는 alprazolam의 청소율을 감소시키고 혈중농도를 증가시켜 부작용이 더 잘 나타날 수 있다. carbamazepine과 같은 CYP450 3A 유도제inducer는 혈중농도를 감소시켜 약의 효과가 줄어들 수 있다. 신장애와 간장애가 있는 경우 낮은 용량으로 주의하며 사용해야 한다. 임신 시 위험 등급은 category D이고, 임신 시 사용은 선천성 결함birth defect의 위험성을 증가시킨다. 모유 수유 시에 배출될 수 있으므로 모유 수유를 중단해야 한다.

② chlordiazepoxide

불안장애, 불안증상, 수술 전 불안, 급성 알코올성 질환의 금단증상 등에 사용되고, 긴장증에도 사용할 수 있다. alprazolam과 마찬가지로 첫 복용으로도 즉각적인 효과가 나타나며 매일 복용하면 수주 간 효과가 이어질 수 있다. 또한, 경련성 질환, 동반된 신체질환이 있는 경우, 그리고 오랜 기간 복용하는 경우에는 주기적인 간기능검사와 혈액검사가 필요할 수 있다.

경도에서 중등도 불안증상 시에는 하루 15~40 mg, 심한 불안증상의 경우 하루 60~100 mg까지 사용 가능하다. 반감기는 24~48시간이고, CNS 기능을 억제하는 약물과 같이 사용 시에 억제 기능이 증가한다. 그 외 특성은 alprazolam과 유사하다.

③ clonazepam

광장공포증을 동반하거나 동반하지 않은 공황장애, Lennox-Gastaut 증후군, 무운동 발작akinetic seizure, 간대성근육 경련발작myoclonic seizure, 결여 발작absence seizure 등에 주로 사용되고, 무긴장 발작atonic seizure, 그 외 경련성 질환, 불안장애, 불면, 긴장증에 사용되며, 급성 조증과 급성 정신증의 부가적 치료로도 사용된다. 대뇌피질에서의 억제 작용이 경련성질환에 치료효과로 작용한다.

경련성질환에서의 용량은 환자 개개인의 반응에 따라 다르나 하루 20 mg까지 사용할 수 있고, 공황장애의 경우 하루 0.5~2 mg 정도 사용한다. 반감기가 30~40시간 정도 다른 benzodiazepine보다 길고, CYP450 3A4에 영향을 주는 약물과 상호작용을 할 수 있다.

④ clorazepate

불안장애, 불안증상, 급성 알코올성 금단증상에 사용하고, 긴장증과 부분 발작의 부가적 치료로도 사용된다. 불안증상에는 하루 15~60 mg, 알코올 금단에는 하루 30~60 mg 사용 가능하다.

⑤ diazepam

불안장애, 불안증상, 급성 초조, 떨림, 급성 알코올성 섬망, 급성 알코올성 금단으로 인한 환각, 국소적 병변으로 인한 근육 경직muscle spasm, 상위운동신경질환upper motor neuron disorder으로 인한 경직, 무정위운동athetosis, Stiffman 증후군, 불면, 긴장증 등에 사용되고, 전환장애, 내시경 시술에 의한 불안, 수술 전 불안, 간질지속상태status epilepticus에 보조 치료로도 사용되며, 가장 광범위하게 사용되는 약물이다. 근육 경직spasm의 치료효과는 척수의 억제 기능에 의해 나타난다.

구강으로 복용 시에는 하루 4~40 mg, 주사 시에는 성인에서 5 mg/minute 정도로 사용한다. 반감기는 20~50시간 정도이고, cimetidine은 diazepam의 청소율을 떨어뜨려 혈중농도를 증가시킬 수 있다.

⑥ estazolam

수면의 입면 어려움, 밤 동안의 자주 깨임, 아침 일찍 깨임 등의 불면에 수면제로 주로 사용되고 긴장증에도 사용된다. 수면중추의 억제 기능이 진정 및 수면효과를 내는 것으로 생각된다.

용량은 자기 전에 하루 1~2 mg이다. 반감기는 10~24시간이고, 흡연자에게는 청소율이 증가하여 농도가 떨어진다. 임신 시 위험 등급은 category X로서 사용 금기이다.

⑦ flunitrazepam

불면증에 주로 사용되는 수면제로 긴장증에도 사용될 수 있다. 자기 전에 하루 0.5~1 mg 복용한다. 반감기는 16~35시간이고, 활성화 대사물active metabolite의 반감기는 23~33시간이다. cisapride는 flunitrazepam의 흡수를 촉진시켜 일시적으로 진정효과가 증가할 수 있다. 임신 시 금기이고, 모유 수유에 대해서는 알려져 있지 않다.

⑧ flurazepam

수면의 입면 어려움, 밤 동안의 자주 깨임, 아침 일찍 깨임 등의 불면과 재발되는 불면증, 불량한 수면의 질, 급성 또는 만성적 내과질환으로 인한 불면 등의 수면제로 주로 사용되고 긴장증에도 사용된다. 자기 전 하루 15~30 mg 복용한다. 반감기는 24~100시간이고, cimetidine은 청소율을 떨어뜨려 혈중농도를 증가시킨다. 임신 위험 등급은 category X이고 모유 수유는 알려져 있지 않다.

⑨ lorazepam

불안장애, 우울증상을 동반한 불안, 간질지속 상태의 초기 치료, 마취 전 처치에 주로 사용되고, 불면, 근육 강직, 알코올 금단 정신증, 두통, 공황장애, 긴장증에도 사용되며, 급성 조증과 급성 정신증, 그리고 섬망의 부가적인 치료에도 사용된다. 용량은 구강 복용 시 하루 2~6 mg이고, 주사제는 4 mg을 서서히 주사한다.

반감기는 10~20시간이고, valproate와 probenecid는 청소율을 감소시켜 혈중농도를 증가시킨다. 반대로 구강 피임제는 청소율을 증가시켜 혈중농도를 감소시킨다. 임시 위험 등급은 category D이고, 모유 수유 시에 아기에게 약물이 전달될 수 있다.

⑩ midazolam

소아 환자의 진정, 마취에서 부가적인 진정, 마취 전 항불안, 약물 유도 기억상실에 주로 사용되고, 긴장증에도 사용 가능하다. 성인에서 정맥 주사로 1~2.5 mg 정도로 사용하고, 16세 이하에서는 0.25~1.0 mg/kg로 사용된다.

반감기는 1.8~6.4시간이고, CNS 억제 약물을 동시 사용 시에는 약물 용량을 반 이하로 줄여야 한다. CYP450 3A4을 억제하는 약물은 청소율을 감소시켜 혈중농도를 증가시킨다. 임신 위험 등급은 category D이고, 모유 수유 시에 아기에게 약물이 전달될 수 있다.

⑪ oxazepam

불안증상, 우울증상을 동반한 불안, 알코올 금단, 그리고 긴장증에 사용된다. 용량은 경도 및 중등도 불안 시에 하루 30~60 mg을 3~4회 분복해서 복용하고, 심한 불안과 알코올 금단 시에는 하루 45~120 mg을 3~4회 분복한다.

반감기는 3~21시간이고, 반감기가 짧고 활성화된 대사물이 없기 때문에 간질환 시에 사용 가능하나 혈중농도를 증가시킬 수 있다. 임신 위험 등급은 category D이고, 모유 수유 시에 아기에게 약물이 전달될 수 있다.

표 11-1. benzodiazepine계 약물의 용량과 반감기

Generic name	Usual adult dosage	Oral peak (h)	Half-time (h) parent
Alprazolam	0.5~10 mg/d tid	1.0~2.0	6.0~27
Clonazepam	1~6 mg/d tid	1.0~2.0	18~50
Clorazepate	15~60 mg/d bid	1.0~2.0	48
Diazepam	2~40 mg/d bid to qid	0.5~1.0	20~50
Estazolam	1~4 mg/d hs	0.5~6.0	10~24
Flunitrazepam	1~2 mg/d hs	1.0~2.0	16~35
Flurazepam	15~30 mg/d hs	0.5~1.0	2.0~4.0
Lorazepam	1~4 mg/d tid	2.0~4.0	10~20
Midazolam	5~50 mg/d parenteral	1.0~2.0	1.5~3.0
Oxazepam	10~30 mg/d	2~4	5~20
Temazepam	7.5~30 mg/d	1~2	3~19
Triazolam	0.125~0.25 mg/d hs	0.7~2	2~3

⑫ quazepam

불면증에 단기간 사용 가능하고, 긴장증에도 사용된다. 자기 전 하루 15 mg 복용한다. 반감기는 25~41시간이고 CYP450 3A4에 의해 대사된다. 따라서 CYP450 3A4 억제제는 혈중농도를 증가시킨다. 임신 위험 등급은 category X이고, 모유 수유 시에 아기에게 약물이 전달될 수 있다.

⑬ temazepam

불면증에 단기간 사용 가능하고, 긴장증에도 사용된다. 자기 전에 하루 15 mg 복용한다. 반감기는 8~15시간이고, 활성화된 대사물은 없다. 임신 위험 등급은 category X이고, 모유 수유에 대해서는 알려지지 않았다.

⑭ triazolam

불면증에 단기간 사용 가능하고, 긴장증에도 사용된다. 자기 전 하루 용량은 0.125~0.25 mg이다. 반감기는 1.5~5.5시간이고, CYP450 3A4 억제제는 청소율을 감소시켜 혈중농도를 증가시킨다. ranitidine은 triazolam의 혈중농도를 증가시킨다. 임신 위험 등급은 category X이고, 모유 수유에 대해서는 알려지지 않았다.

⑮ brexanolone

brexanolone은 산후 우울증에 적응증이 되는 약제로서, neuroactive steroid 부위에서 GABAA benzodiazepine에 민감성 및 비민감성 ligand-gated ion channel 모두에 대해 양성 알로스테릭 조절자positive allosteric modulator로 작용한다. brexanolone은 GABA 결합효과를 증대시키며, 긴장성 GABA성 톤tonic GABAergic tone을 증가시킨다.

임상적 효과는 주사 후 12~24시간인 초기에 나타나고, 호전은 약 60시간 정도 지속된다. 주사 후 항우울효과는 30일 정도까지 유지된다. 부작용으로는 진정, 어지러움, 입마름, 홍조 등이 있고, 심한 경우 의식 상실, 실신, 자살사고 발생 등이 있다. 체중 증가의 가능성은 보고되지 않았다. 대개 용량은 연속적인 정맥 주사로 60시간 동안 투여되며, 정해진 일정에 따라 30 μg/kg/시간에서 시작하여 최대 90 μg/kg/시간까지 점진적으로 증가한 후 다시 30 μg/kg/시간으로 감소한다. 의료진의 모니터링하에 투여해야 한다. 아직 과량 투여에 대해 보고된 것은 없고, 장기 사용은 하지 않는다. 반감기는 약 9시간이며, CYP 기반 경로가 아닌 다른 경로에 의해 광범위하게 대사 된다. 임신 시 약물 영향에 대해서는 아직 연구가 보고되지 않았고, 수유 시 모유에 소량 전달될 수 있다.

(2) $GABA_A$ benzodiazepine 수용체의 alpha1 isoform 작용제

non-benzodiazepine계 수면제로서 $GABA_A$ benzodiazepine 수용체의 alpha1 isoform 선택적 작용제이다. 다른 GABA에 작

용하는 약물보다 더 선택적으로 작용하여 수면효과를 나타내는 것으로 추정된다.

① eszopiclone

일차적 그리고 만성 불면, 일시적 불면, 정신과 또는 내과적 질환으로 인한 일차적인 불면 등에 사용된다. 장기간 사용 시에도 내성이나 의존성은 보고되지 않았다.

용량은 자기 전에 2~3 mg 사용한다. 과량 복용 시 zopiclone 과량 복용과 유사하며 치명적인 경우는 드물다. 반감기는 약 6시간 정도이고, CYP450 3A4와 2E1에 의해 대사되기 때문에 이에 영향받는 약물과 상호작용이 있다. 과다한 지방식 음식을 섭취하면 흡수가 느려져서 수면효과가 줄어든다. 임신 시 위험 등급은 category C이고, 모유 수유에 아기에게 전달이 되는지는 불명확하지만 수유를 하지 않거나 약물 중단을 권고하고 있다.

② zaleplon

불면증에 단기간 사용될 수 있다. 부작용으로는 진정, 어지러움, 실조, 용량에 비례한 기억 상실, 과민성 등이 나타나고, 드물게 환각, 두통, 식욕 저하가 있다. 용량은 자기 전 하루 10 mg 복용한다. 반감기는 1시간 정도로 매우 짧다. cimetidine은 혈중농도를 증가시킬 수 있다. carbamazepine과 같은 CYP450 3A4 유도제는 약물 농도를 감소시킨다. 과량 복용 시 호흡 저하를 야기할 수 있으나 치명적이지는 않았다. 임신 위험 등급은 category C이고, 모유 수유 시에 아기에게 약물이 전달될 수 있다.

③ zolpidem

CR (controlled release) 제제는 수용체에 지속적으로 작용하여 전체 수면 시간을 연장시켜 주고, 이른 새벽에 깨는 것을 방지해준다. 용량은 IR (immediate release) 제제의 경우 자기 전 하루 10 mg 복용하고, CR 제제는 12.5 mg으로 복용한다. 반감기는 2.5시간으로 짧다. sertraline과 ketoconazole은 혈중농도를 증가시키고, rifampin은 혈중농도를 감소시킨다. imipramine 또는 chlorpromazine을 함께 사용하는 경우 각성을 저하시킨다. 임신 위험 등급은 category C이고, 모유 수유 시에 아기에게 약물이 전달될 수 있다.

④ zopiclone

zolpidem과 마찬가지 기전과 적응증을 가지고 있다. 용량은 자기 전 하루 7.5 mg 복용한다. 반감기는 3.5~6.5시간이고 CYP450 3A4에 의해 대사된다. 따라서, CYP450 3A4 억제제는 혈중농도를 증가시킨다. 임신 위험 등급은 category C이고, 모유 수유 시에 아기에게 약물이 전달될 수 있다.

⑤ 기타 GABA계 약물

그 외에도 $GABA_A$ 수용체의 alcohol 부위에 결합하는 약물로 chloral hydrate, chloral betaine 등이 있고, $GABA_A$ 수용체의 barbiturate 부위에 결합하는 약물로 clomethiazole이 있다. 이러한 약물들은 모두 $GABA_A$ 수용체의 다른 자리에 양성적으로 결합하는 조절자GABA positive allosteric modulator이다.

(3) $GABA_B$ 수용체 작용제

① sodium oxybate (gamma hydroxybutyrate, GHB)

gamma hydroxybutyrate (GHB)는 GABA로부터 합성된 내인성 신경전달물질로 추정되고, sodium oxybate는 GHB의 sodium salt이다. GHB 수용체에 작용제이고, $GABA_B$ 수용체에 부분 작용제로 기능한다.

야간에 서파 수면을 호전시켜 수면을 향상시키고, 낮에는 좀 더 각성할 수 있게 해준다. 적응증으로는 기면증에서 과도한 졸음을 감소시키는 데 사용되고, 기면증의 탄력발작cataplexy에도 사용된다. 또한, 섬유근육통fibromyalgia, 만성 통증, 신경성 동통neuropathic pain에도 사용할 수 있다.

부작용으로는 두통, 어지러움, 진정, 오심, 구토, 유뇨증enuresis 등이 있다. 치명적인 부작용으로 혼란, 야간에 돌아다님, 정신증, 우울증, 편집증, 초조 등이 있고, 과량 복용 시에 호흡기능 저하가 나타날 수 있다. 어떤 환자들에서는 의존과 내성을 일으킬 수도 있고, 특히 고용량일수록 의존 가능성은 증가한다. 용량은 밤에 6~9 g을 2번에 걸쳐 2.5~4시간 나누어 복용한다. 간에서 대사되고, 반감기는 30~60분이다. 고지방음식과 같이 먹는 경우 흡수가 지연된다. 임신 위험 등급은 category B이고, 모유 수유에 대해서는 알려져 있지 않다.

그 외에 $GABA_B$ 수용체의 작용제로 작용하는 약물로는 baclofen이 있다.

(4) GABA 수용체 길항제(benzodiazepine 수용체)

① flumazenil

benzodiazepine 수용체 길항제로서 $GABA_A$ 수용체에 있는 benzodiazepine 수용체를 막아서 benzodiazepine이 결합하는 것을 방해한다.

benzodiazepine에 의한 진정효과를 다시 돌리기 위해, 그리고 benzodiazepine 과다 복용의 치료로 사용된다. 체내에 들어간 후 1~2분부터 효과가 시작되고 6~10분이 지나면 최고효과가 나타난다. 진정과 정신운동성 지체는 빠르게 호전이 되나 기억은 완전히 회복되지 않는다. 부작용으로 어지러움, 주사 부위의 통증, 땀, 두통, 흐려 보임blurred vision 등이 있고, 심한 경우 경련, 심부정맥, 사망이 발생할 수 있다. 용량은 0.4~1 mg 정도가 일반적인 benzodiazepine의 효과를 되돌릴 수 있고, 1~3 mg은 benzodiazepine 과다 복용 시에 사용된다. 반감기는 41~79분이고, 음식은 청소율을 증가시킨다. 임신 위험 등급은 category C이고, 모유 수유에 대해서는 알려져 있지 않다.

PART 02

2. glutamate

glutamate는 GABA와는 반대로 주로 빠른 흥분성 신경전달을 하는 대표적인 흥분성 아미노산excitatory amino acid이다. 뇌의 시냅스 부위에 많은 부분(80%)을 차지하고 있고, 포도당, ornithine, proline과 같은 전구물질로부터 다양한 경로를 통해 합성된다. 그중 특히 포도당으로부터 합성되는 과정은 포도당이 tricarboxylic acid cycle을 통해 α-ketoglutarate가 생성되고, transaminase에 의해 glutamic acid로 전환된다. glutamate의 대사는 시냅스후 부위에서 이루어지는 것이 아니라 성상세포에서 일어나며, 대사된 glutamate는 glutamine으로 전환되고, glutamine은 성상세포에서 분출되어 다시 시냅스후 부위로 들어가서 glutamate로 전환되는 glutamate cycle을 형성하게 된다. 성상세포는 EAAT1과 EAAT2 (excitatory amino acid transporter)를 통해 시냅스로부터 glutamate를 제거하여 기능을 끝내도록 한다. glutamate 수용체는 현재 5가지(EAAT1-EAAT5)가 알려져 있다.

1) 뇌회로

주로 피질의 추체세포pyramidal cell, 소뇌 피질의 과립세포granule cell, 꼬리핵, 해마, 내후각피질enthorhinal cortex 등에 분포되어 있다. 주요 신경회로로는 피질-선조체 경로cortico-striatal pathway, 시상-피질 경로thalamocortical pathway, 그리고 측두엽 경로temporal lobe circuit가 있다. 피질-선조체 경로는 피질에서부터 뻗어지는 원심성 흥분 투사efferent excitatory projection를 이룬다. 시상-피질 경로는 피질로 가는 구심성afferent 경로이다. 측두엽 경로는 새로운 기억을 형성하는 데 중요한 역할을 한다. 피질척수 경로corticospinal track와 소뇌로 올라가는 신경섬유도 이에 해당된다. 즉 모든 일차지각구심 신경계primary sensory afferent system는 glutamate를 이용한다.

2) 수용체

glutamate 수용체는 이온성 수용체ionotropic receptor와 대사성 수용체metabotropic receptor로 나뉘어지고, 이온성 수용체는 빠른 흥분성 신경전도를 담당하고, 대사성 수용체는 GPCR로서 glutamine 신경전도를 조절하는 역할을 한다. 이온성 수용체는 다시 N-methyl-D-aspartate (NMDA) 수용체, α-amino-3-hydroxy-5-methyl-4-isoxazol proprionic acid (AMPA) 수용체, 그리고 kainite (KA) 수용체 세 가지로 나뉘어진다.

NMDA 수용체는 휴지기resting membrane potential에는 Mg^{2+}에 결합되어 채널은 열리지 않게 되어 있다(그림 11-2). AMPA 수용체가 충분히 탈분극depolarized되어서 Mg^{2+}가 떨어져 나가야 활성화될 수 있다. 또한 NMDA 수용체의 NR1 소단위에 glycine과 D-serine이 결합할 수 있는 glycine 조절 부위modulatory site가 있고, NR_2 소단위NR_2A-D에는 glutamate가 결합하는 부위가 있다. NMDA 수용체가 활성화되기 위해서는 AMPA 수용체가 충분히 탈분극되어 Mg^{2+}가 떨어져 나가야 하고, glutamate가 충분히 분비되어야 하며, glycine과 D-serine이 충분히 분비되어야 일어날 수 있다. NMDA 수용체가 활성화되면 Ca^{2+}가 안으로 들어오게 되고 이로 인해 일련의 kinase들이 활성화되어 결국 유전자 발현gene expression이 발생하게 된다. NR_2 소단위의 종류에 따라 수용체의 기능에 차이가 있는데, NR_2A 소단위는 성숙한 뇌의 피질변연계corticolimbic 영역에 있고, NR_2B 소단위는 아직 미성숙한 뇌에 많이 있으며 성숙하면서 점차 감소하게 된다. NR_2C 소단위는 주로 소뇌에 있고, NR_2D 소단위는 소뇌와 중뇌, 뇌간에 많이 분포되어 있다.

AMPA 수용체는 뇌에 넓게 분포되어 있고, 일차적으로 흥분성 신경전도 역할을 담당한다. AMPA 수용체는 GluR1-GluR4의 4개의 하위 단위로 구성된다. GluR1, 3, 4는 높은 Ca^{2+} 전도도를 가진 반면, GluR2는 이 위치에 Ca^{2+} 통과를 강하게 제한하고 Na^+만 전도한다. KA 수용체의 역할은 아직 명확히 밝혀지지 않았으나, KA 수용체가 glutamate 신경말단의 시냅스전 부위에

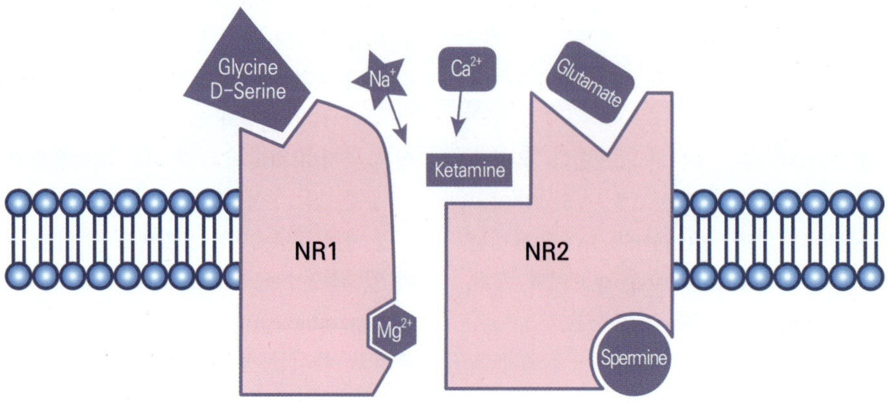

그림 11-2. NMDA (N-methyl-D-aspartate) 수용체

위치해 있는 것으로 보아 glutamate 신경전도를 감소시키는 것으로 추정된다.

대사성 수용체는 metabotropic glutamate 수용체mGluR들로써, 모든 mGluR는 glutamate에 의해 활성화되고, 총 8개의 mGluR들은 세 군으로 분류된다. 제1군인 $mGluR_1$과 $mGluR_5$, 제2군인 $mGluR_2$와 $mGluR_3$, 제3군인 $mGluR_4$, $mGluR_6$, $mGluR_7$, $mGluR_8$로 분류된다. 제1군은 시냅스후에 위치하여 PLC를 활성화시키고, 제2군과 제3군은 AC (adenylyl cyclase)를 억제한다. 제2군은 시냅스 전 후에 위치하며, 제3군은 mGluR6 외에는 시냅스전에 있다. mGluR는 voltage-dependent K^+ 채널을 닫아서 탈분극을 느리게 하고 흥분성을 감소시킨다.

3) 기능

glutamate는 대뇌에 대표적인 흥분성 신경전달물질이다. 신경세포에서 흥분성 독작용excitotoxicity과 세포 사망에 관여하고 또한 학습과 기억에도 관여한다. 흥분성 독작용의 경우 지속성으로 발생하는 과도한 Ca^{2+} 이온이 세포 안으로 유입이 되면서 산화질소 합성효소nitric oxide synthetase, NOS가 활성화되고, 세포 내에 L-arginine에서 산화질소NO가 생성되어 세포 내 효소들이 과도하게 활성화되어 세포는 사망하게 된다. 성상세포는 glutamate성 시냅스glutamatergic synapses를 둘러싸고 있으며, Na+-의존성 glutamate 수송체Na+-dependent glutamate transporters인 EAAT1과 EAAT2를 통해 glutamate를 시냅스로부터 제거하여 신경 전달을 종료하는 주요 역할을 한다. EAAT1 또는 EAAT2 결핍 쥐는 흥분 독성 신경 퇴행을 나타내며, EAAT2의 손실은 근위축성 측삭경화증amyotrophic lateral sclerosis, ALS과 관련이 있다.

허혈성 뇌경색 후에 일어나는 neuronal degeneration도 흥분성 독작용에 의한 것이다. 알츠하이머 병에서 일어나는 neuronal degeneration도 마찬가지로 흥분성 독작용과 관련이 되어 있다. 즉, β-amyloid의 축적으로 인해, β-amyloid fibril은 신경세포의 탈분극을 일으키고, 이로 인해 Mg^{2+}의 결합이 떨어져 나가고 NMDA 수용체가 활성화된다. 또한, β-amyloid fibril은 glutamate 수송에 장애를 유발하여 glutamate의 농도를 증가시키고, 염증을 유발하여 흥분성 독작용을 유발하기도 한다. 알츠하이머 치매 치료제인 memantine은 NMDA 수용체에 대해 약한 억제 기능을 통해 NMDA 수용체가 과활성화되는 것을 감소시켜준다.

NMDA 수용체가 학습 및 기억에 관여를 하는데, phencyclidine (PCP)의 작용 부위가 있고, glycine 수용체가 보조 수용체로 작용한다. 영구기억이 형성될 때에는 NMDA 수용체에 Mg^{2+}가 떨어져 나가면서 Ca^{2+} 이온 통로가 장기간 열리며 장기 강화작용long-term potentiation, LTP 현상이 일어나게 된다. 특히 해마에 NMDA 수용체가 가장 많이 있다. 장기 강화작용과는 반대로 glutamate성 축삭돌기에 지속적으로 낮은 자극을 주게 되면 신경전도가 지속적으로 감소하는 장기 억압작용long-term depression, LTD이 일어난다. 해마에 있는 장기 강화작용을 억제하게 되면 새로운 기억의 형성에 장애가 일어난다.

편도체amygdala에 있는 NMDA 수용체의 활성화는 조건화된 공포conditioned fear의 소거extinction와 관계가 있는데, glycine 조절부위의 부분 작용제partial agonist인 D-cycloserine은 조건화된 공포의 소거를 촉진시켜 준다. 고소공포증을 가진 환자에게 인지행동치료와 함께 D-cycloserine을 추가하는 경우 대조군에 비해 공포증증상이 유의하게 감소한다는 무작위대조군연구가 있다. D-serine은 전뇌forebrain의 NMDA 수용체 조절에 주요 역할을 하고, glycine은 뇌간과 소뇌에서 더 중요한 역할을 한다.

glutamate에 의한 신경가소성은 기능적인 측면뿐만 아니라 구조적인 변화에도 영향을 미친다. NMDA 수용체의 지속적인 활성화는 척추spine의 성숙에도 관여한다. PCP는 NMDA 수용체 길항제로서 양이온통로를 차단하여 PCP 과량 복용은 조현병과 유사한 증상들을 일으킨다.

4) 약리작용에 의한 glutamate계 약물 분류

(1) NMDA 수용체 길항제

① memantine

mementine은 경도에서 중등도의 친화력으로 비경쟁적으로 결합하는 NMDA 수용체 길항제이다. NMDA 수용체의 지속적인 활성화를 방해하여 알츠하이머 병에서 glutamate 분비가 과도하게 지속되는 것을 막아준다. 주된 적응증은 중등도에서 중증의 알츠하이머 병이고, 그 외에 다른 상태로 인한 인지장애, 경도 인지장애, 만성 통증에 사용된다. 약을 복용한다고 해서 기억력이 호전되는 것은 아니고, 질환의 경과가 늦어지는 효과이며, 퇴행성 경과가 회복되는 것은 아니다. 부작용으로는 어지러움, 두통, 변비 등이 있고, 드물지만 경련이 나타날 수 있다.

용량은 하루 10 mg을 두 번 복용한다. 처음에 5 mg으로 시작해서 매주 5 mg씩 증량한다. 과다 복용 시 치명적이지만 않으나 안절부절증, 정신증, 환시, 진정, stupor, 의식 상실 등이 있을 수 있다. memantine은 acetylcholiesterase 억제제의 약동학에 영향을 미치지 않는다. 대사가 거의 되지 않고 대부분 소변으로 배출된다. 반감기는 60~80시간 정도이고, CYP450에 약한 억제제이기 때문에 CYP450에 의해 대사되는 약제와 상호작용이 없다. sodium bicarbonate와 같이 소변의 pH을 증가시키는 약물은 memantine의 제거를 감소시켜서 혈중농도를 증가시킬 수 있다. 임신 시 위험 등급은 category B이고, 모유 수유에 대해서는 알려지지 않았다.

② esketamine

esketamine은 NMDA 수용체의 비선택적, 비경쟁적 개방-채널 억제재open-channel inhibitor로서 NMDA 수용체의 phencyclidine 부위에 결합한다. 이는 glutamate를 방출하게 되고, AMPA 수용체를 비롯한 다른 glutamate 수용체를 자극하게 된다. 이론적으로 esketamine은 AMPA 수용체를 활성화시켜서 mTORC1을 비롯한 신호전달 경로의 연쇄반응을 활성화시키고, BDNF와 같은 성장인자를 증가시켜서 항우울효과를 나타내게 된다.

적응증은 성인에서 치료저항성 우울증, 급성 자살사고나 행동을 보이는 성인 우울증 환자이다. 항우울효과는 24시간 내에 일어나고, 투여 즉시 우울한 기분과 자살사고가 경감될 수 있다. 투여 전 혈압을 측정해야 한다. 만일 고혈압(수축기 140 mmHg 이상, 이완기 90 mmHg 이상)이 있는 경우 esketamine의 투여와 혈압 상승 위험 사이의 이점을 잘 고려해야 한다. 또한 해리효과가 발생할 있기 때문에 정신증에서 사용은 신중하게 평가해야 한다. 부작용으로는 해리, 어지러움, 진정, 현훈, 불안, 무기력, 취한 느낌, 저린감numbness, 감각저하hypoesthesia, 혈압 상승, 다행감euphoric mood, 오심, 구토, 배뇨 증가와 같은 하부 요로증상 등이 있다. 해리나 진정이 나타난 경우 적어도 2시간의 관찰이 필요하고, 혈압 상승은 투여 후 40분경에 최대치에 도달하고 4시간 정도 지속된다. 단기적인 인지장애가 발생할 수 있는데 대개는 투여 후 2시간이 지나면 해소된다.

치료저항성 우울증의 경우 대개 항우울제를 복용하면서 같이 투여하고, 첫 4주 동안에는 주 2회로 처음에는 56 mg으로 시작해서 두 번째에는 56 mg 또는 84 mg를 투여한다. 5주에서 8주에 해당하는 유지기에는 주 1회로 56 mg 또는 84 mg을 투여한다. 9주 이후부터는 2주에 한 번 또는 주 1회로 56 mg 또는 84 mg을 투여한다. 급성 자살사고를 보이는 우울증 환자의 경우 첫 4주 동안에는 84 mg를 주 2회로 투여하고, 내약성에 따라 용량을 줄여서 사용할 수 있다. 4주 이후에는 치료효과에 따라서 지속할 수 있다. 과량 투여 시 안절부절함, 정신증, 환각, 혼미stupor, 호흡 저하 등이 발생할 수 있다. 1년 이상의 장기 투여 시 인지효과에 대해서는 알려져 있지 않으나 ketamine 장기 남용의 경우 인지 및 기억장애가 보고되었다. 습관성으로 인해 오직 치료 상황에서 제한적으로 사용 가능하다. CYP enzyme과 상호작용은 거의 없으나, benzodiazepine처럼 진정작용이 있는 약물과 같이 사용하는 경우 진정효과가 증가될 수 있고, 자극제와 같이 사용하는 경우 혈압 상승이 증가할 수 있다. 동맥류성 혈관 질환(흉부 및 복부 대동맥, 두개 내 및 말초 동맥 혈관 포함) 또는 동정맥 기형arteriovenous malformation, 뇌내 출혈 병력, 심근경색을 포함한 최근(6주 이내) 심혈관 질환이 있는 경우 사용하지 않아야 한다. 심한 간장애가 있는 경우에도 사용하지 않아야 한다. 임산부에 대한 대조군 연구는 시행되지 않았으나 임산부에게는 사용을 권장하지 않는다. 모유 수유 시 아기에게 전달될 수 있으므로 수유 시 사용하지 않는다.

③ ketamine

ketamine 또한 esketamine과 마찬가지로 NMDA 수용체의 비경쟁적 개방-채널 억제제이고 NMDA 수용체의 phencyclidine 부위에 결합한다. 이론적으로 ketamine은 낮은 용량에서 항우울효과를 가질 수 있는데, AMPA 수용체를 활성화시켜서 신호전달 경로의 연쇄반응을 유도하여 시냅스 단백질의 발현과 수상돌기 가시dendritic spines의 밀도를 증가시키기 때문이다. 낮은 용량의 ketamine은 또한 진통효과를 나타내며, 중추 감작central sensitization, 통각과민hyperalgesia, 그리고 opioid 내성을 조절하는 효과도 가지고 있다.

일반적인 마취의 유도와 유지에 사용되고, 통증 또는 신경학적 통증과 진정에 적응증이 있다. 실험적으로 치료저항성 우울증에 사용될 수 있다. 항우울효과와 신경학적 통증은 투여 후 수시간 내에 나타날 수 있으나, 항우울효과는 수일 정도만 유지되고, 신경학적 통증에 대한 효과는 수주가 지나서 나타날 수 있다. 부작용은 환청, 환시를 비롯한 정신증, 지남력장애, 안절부절함, 생생한 꿈vivid dreams, 비합리적 행동irrational behavior, 자발적인 불수의 운동spontaneous involuntary movements, 안구진탕nystagmus, 고긴장hypertonus, 음성화vocalizations, CSF 압력 상승, 일시적 홍역성 발진, 식욕 부진, 주사 부위 통증 및 홍반, 골격근 긴장도 증가, 안압 상승, 기관지 분비물 증가, 장기간 사용 시 의존성 가능성, 급성 반응으로 혼란, 흥분 등, 다행감, 둔화된 감정, 정신운동 지연, 악몽, 주의력, 기억력, 판단력장애, 왜곡된 신체상, 섬망, 어지러움, 복시, 흐린 시야, 고혈압, 빈맥, 타액 과다 분비, 오심 및 구토, 요로 독성 등이 있다. 경구 투여 시 10~50 mg 정도, 주사 시에는 분당 1~10 μg/kg 사용한다. 습관성은 없다고 알려져 있다. NMDA 길항제와 병용 시 주의해야 하고, 다른 진정제와 병용 시 진정효과가 증가할 수 있다. CYP3A4 억제제clarithromycin, ketoconazole는 ketamine의 혈장 농도를 증가시킬 수 있다. 또한, diazepam과 병용 시 ketamine의 혈중농도가 증가할 수 있다. 혈압이 증가할 수 있는 상태나 정신증 환자, 안압이 증가할 수 있는 경우 등에는 사용하지 않는다. 임산부에게 사용에 대해서는 대조군 연구가 보고되지 않았고, 수유 시에도 알려져 있지 않으나 권고되지 않는다.

(2) glutamate voltage-gated calcium channel blocker

voltage-gated calcium channel의 alpha 2 delta 소단위에 결합하여 칼슘의 유입을 막아 과도한 신경 활성화와 신경전달물질의 분비를 감소시켜준다.

① gabapentin

부분발작에 부가적인 치료로 이용되고, 대상포진 후 신경통postherpetic neuralgia, 신경성 동통, 만성 통증 등에도 사용되며, 하지 불안 증후군, 그리고 불안과 양극성장애의 부가적 치료로도 사용된다. 경련이나 통증에 효과를 나타내기 위해서는 2주 정도 시간이 걸린다. 부작용은 진정, 어지러움, 실조, 피로, 안구진탕nystagmus, 진전tremor, 구토, 소화불량, 설사, 입 마름, 변비, 체중 증가, 흐려 보임, 말단 부종peripheral edema 등이 있다.

용량은 하루에 900~1,800 mg을 세 번으로 나누어 복용한다. 과량 복용 시 치명적이지는 않으나 불분명한 발음, 진정, 복시double vision, 설사 등이 나타난다. gabapentin은 대사되지 않고 신장을 통해 배설된다. 반감기는 5~7시간 정도이다. 제산제는 gabapentin의 생체활용률을 감소시키므로 제산제 복용 후 약 2시간 뒤 복용해야 한다. 신장으로 배설되므로, 신장애 시에 낮은 용량을 사용해야 한다. 임신 위험 등급은 category C이고, 모유 수유 시에 아기에게 약물이 전달될 수 있다.

② pregabalin

당뇨병성 말초 신경병증peripheral neuropathy, 대상포진 후 신경통, 섬유근육통, 척수손상으로 인한 신경성 동통에 주로 사용되고, 부분발작의 부가적 치료에도 이용되며, 말초 신경성 동통, 범불안장애, 공황장애, 사회불안장애에도 사용될 수 있다. 부작용으로는 진정, 어지러움, 실조, 피로, 진전, 조음 곤란dysarthria, 기억장애, 집중력장애, 혼란, 고취된 기분euphoric mood, 자극과민성irritability, 구토, 입 마름, 변비, 체중 증가, 식욕 증가, 흐려 보임, 복시, 말초 부종, 리비도 감소, 발기부전 등이 있다.

용량은 하루 150~600 mg이다. 대사되지 않고 모두 소변으로 배출된다. 반감기는 5~7시간이다. 술이나 lorazepam과 같이 복용하면 진정효과가 강화된다. 신장애 시에 낮은 용량으로 복용해야 한다. 임신 위험 등급은 category C이고, 모유 수유에 대해서는 알려져 있지 않다.

(3) glutamate voltage-gated sodium and calcium channel blocker

voltage-gated sodium channel의 길항제로 channel의 alpha 소단위에 작용하여 glutamate의 분비를 억제한다.

① carbamazepine

부분발작, 전신발작, 혼합성 경련 양상, 진성 삼차 신경통true trigeminal neuralgia과 연관된 통증, 급성 조증, 혼합성 조증 등에 주로 사용되고, 혀인두 신경통glossopharyngeal neuralgia, 양극성 우울증, 양극성장애 유지치료, 그리고 조현병의 부가적 치료제로 사용된다. 조증을 조절하기 위해서는 수주가 걸린다. 약물 복용 전에 혈액검사, 간기능검사, 신기능검사, 그리고 갑상선기능검사가 필요하고, 치료 중에도 간, 신장, 갑상선기능검사를 6~12개월마다 시행해야 한다. 저나트륨혈증의 가능성으로 인해 혈중 나트륨검사도 고려해야 한다.

부작용으로는 진정, 어지러움, 혼란, 두통, 오심, 구토, 설사, 흐려 보임, 양성 백혈구 감소증benign leukopenia, 발진rash 등이 있다. 드물게 치명적인 부작용으로는 재생불량성 빈혈aplastic anemia, 무과립구증agranulocytosis, Stevens-Johnson 증후군, 저나트륨혈증을 동반한 SIADH (syndrome of inappropriate anti diuretic hormone secretion) 등이 있다.

용량은 하루에 400~1,200 mg이다. 과량 복용 시 치명적일 수 있고, 오심, 구토, 불수의 운동involuntary movement, 불규칙적 심박동, 요 저류, 호흡곤란, 진정, 혼수 등이 발생한다. CYP450 3A4에 의해 간에서 대사되고 소변으로 배출된다. 초기의 반감기는 26~65시간이고, 반복적인 투여로 인한 반감기는 12~17시간이다. 활성화된 대사물의 반감기는 34시간이다. carbamazepine을 비롯하여 CYP450 3A4 유도제는 다른 약제의 혈중농도를 떨어뜨린다. fluoxetine과 같은 CYP450 3A4 억제제들은 혈중농도를 증가시킨다. carbamazepine은 clomipraine, phenytoin, primidone의 혈중농도를 증가시킨다. 반대로 acetaminophen, clozapine, benzodiazepine, doxycycline, theophylline, warfarin, haloperidol, 그리고 valproate와 같이 다른 항경련제의 혈중농도를 감소시킨다. 그리고 구강 피임제의 효과도 떨어뜨릴 수 있다. lithium과 같이 사용 시에는 neurotoxic effect가 증가할 수 있다. 임신 위험 등급은 category D이고, 임신 첫 3개월 때 사용 시 신경관 결손neural tube defect이 발생할 수 있다. 모유 수유 시에 아기에게 약물이 전달될 수 있다.

② oxcarbazepine

성인 및 소아의 부분발작과 양극성장애에 사용된다. 복용 후 첫 3개월 동안은 저나트륨혈증의 가능성 때문에 혈중 나트륨을 측정해야 한다. 용량은 하루에 1,200~2,400 mg이고, 과량 복용 시 치명적이지는 않다. 간에서 대사되고 신장으로 배출되며, CYP450 2C19를 억제하고 CYP450 3A4의 약한 억제제이다. 반감기는 2시간이고, 활성화된 대사물의 반감기는 9시간이다. 구강 피임약을 같이 복용 시 구강 피임약의 혈중농도를 감소시킬 수 있다. 임신 위험 등급은 category C이고, 모유 수유 시에 아기에게 약물이 전달될 수 있다.

(4) glutamate voltage-gated sodium channel blocker

① lamotrigine

voltage-gated sodium channel의 길항제로 채널의 α 소단위에 작용하여 glutamate와 asparate의 분비를 억제한다. 양극성장애의 유지치료, 부분발작의 부가적 치료, Lennox-Gastaut 증후군의 전신발작 시 부가적 치료, 일차적인 전신발작의 부가적 치료, 양극성 우울장애에 주로 사용되고, 조증 삽화의 부가적 치료, 신경성 동통, 만성 통증, 조현병의 부가적 치료, 우울증의 부가적 치료로도 사용된다. 양극성 우울장애를 호전시키기 위해서는 수 주가 필요하다. lamotrigine은 melanin이 함유된 조직에 결합할 수 있어서 인과적 검사를 고려해야 할 수도 있다.

부작용은 알려지 반응으로 발진이 약 10%에서 나타나고, 진정, 흐려 보임, 복시, 어지러움, 실조, 두통, 진전, 불면, 피로,

협응능력 저하, 오심, 구토, 소화불량, 복통, 변비, 비염 등이 나타날 수 있다. 드물게는 심각한 발진이 발생할 수 있고, Stevens-Johnson 증후군, 중독성 표피박리증toxic epidermal necrolysis, 약물 과민drug hypersensitivity 증후군, 조혈장애blood dyscrasia, 무균성 수막염aseptic meningitis 등이 발생할 수 있다. 발진은 수일 내에 발생하는데, 경한 경우에는 전신적으로 발생하지 않고 혈액검사상 정상 소견을 보이는 데 반해, 심각한 발진의 경우 전신적으로 발생하고, 발열, malaise, anorexia, 인두염 등의 증상과 함께 혈액검사상 이상 소견을 보인다. 어느 경우에도 환자에게 복용 시 발진 가능성을 설명하고 발생하는 경우 복용을 중단하고 병원에 방문하기를 권유해야 한다.

용량은 양극성장애 단일 치료의 경우 하루 100~200 mg이고, 양극성장애의 부가적 치료의 경우 valproate와 같이 복용하면 하루 100 mg, carbamazepine과는 하루 400 mg 정도 사용한다. 시작 용량은 하루 25 mg으로 시작해서 서서히 증량해 나간다. 과량 복용 시 치명적인 경우도 있고, 실조, 안구진탕, 경련, 혼수, 심실 내 전도 지연intraventricular conduction delay 등이 발생할 수 있다. 반감기는 약 33시간 정도이고, valproate를 같이 복용하는 경우 반감기는 59시간이며, carbamazepine과 같이 복용하는 경우에는 14시간이다. 간에서 대사되나 glucorunidation을 통해서이고 CYP450을 이용하지는 않는다. dihydrofolate reductase를 억제해서 folate 농도를 감소시킨다. valproate는 lamotrigine의 혈중농도를 증가시켜 발진의 가능성을 높게 한다. 구강 피임약은 lamotrigine의 혈중농도를 감소시킨다. lithium, 항우울제, 비정형 항정신병약물과 상호작용은 없다. 임신 위험 등급은 category C이고, 임신 첫 3개월에 사용 시에 구개파열cleft palate, 구순파열cleft lip 기형이 발생된 보고가 있다. 모유 수유 시에 아기에게 약물이 전달될 수 있다.

(5) 그 외 Glutamate와 연관된 약물

① acamprosate

기전에 대해 아직 알려져 있지 않으나 이론적으로는 흥분성 glutamate 신경전도를 감소시키고, 억제성 GABA 신경전도를 증가시킬 것으로 생각되고 있다. metabotropic 수용체를 포함한 특정 glutamate 수용체에 결합하여 억제할 것으로 추정된다. 지속적인 음주 후에 발생하는 알코올 금단 시 과도한 glutamate의 활성화와 GABA 활동의 결핍을 일으키는데 acamprosate는 이를 완화시켜준다. 따라서 적응증은 알코올 금주의 유지치료이다.

부작용으로는 위장장애, 설사, 오심, 불안, 우울이 있다. 용량은 하루 999 mg으로 2~3회 복용한다. 반감기는 20~33시간이고 대사되지 않은 채로 신장으로 배출된다. 간 효소에 영향을 받지 않으므로 이러한 약제와 상호작용은 없다. naltrexone과 같이 복용 시에 acamprosate의 혈중농도가 증가될 수 있으나 임상적으로 유의하지 않아 용량 조절은 필요하지 않다. 임신 위험 등급은 category C이고, 모유 수유에 대해서는 알려져 있지 않다.

② tianeptin

glutamate modulator로 불리며, 아마도 AMPA 수용체 기능을 강화시켜 glutamate 신경전도를 조절하는 것으로 추정된다. 주요우울장애, 감정부전장애, 우울증상과 연관된 불안 등에 사용된다. 복용 후 약 2~4주가 지나야 효과가 나타난다. 부작용은 경도의 항콜린성 부작용이 있으나 삼환계 항우울제보다는 미약하다. 진정, 입 마름, 변비, 흐려 보임 등이 있으나 초기에 나타나고 지속적이지는 않다. 그 외 두통, 어지러움, 불면, 오심, 복통, 비정상적 꿈이 있을 수 있고, 드물게 간 독성, 빈맥이 나타날 수 있다. 이론적으로는 경련 역치를 낮출 수 있으나 경련은 드물다. 또한 이론적으로는 조증 유발과 자살 위험이 있을 수 있으나 단기 연구에서는 자살 위험이 대조군과 차이가 없었다.

용량은 하루 37.5 mg으로 세 번 복용한다. 반감기는 2.5시간으로 짧다. 간 효소에 의해 대사되지 않는다. 임신 위험 등급은 아직 알려지지 않았고, 임신 시 권장되지는 않는다. 모유 수유 시에 아기에게 약물이 전달될 수 있다.

③ valproate

아직 기전이 알려지지 않았으나 voltage-gated sodium channel을 막고, 잘 모르는 기전에 의해 GABA 농도를 증가시키는 것으로 추정된다. 급성 조증, 혼합성 조증 삽화, 복합 부분발작, 단순 그리고 복합 absence seizure, 편두통 예방, 양극성장애의 유지치료, 양극성 우울증, 그리고 조현병의 부가적 치료로 사용된다. 양극성장애에서 기분 안정효과를 내기 위해서는 수 주가 필요하다. 약을 복용하기 전에 혈액검사와 간 기능검사가 필요하다. 부작용으로는 진정, 진전, 어지러움, 실조, 두통, 복통, 오심, 구토, 설사, 식욕 저하, 변비, 소화불량, 체중 증가, 탈모 등이 있다. 드물게 치명적인 부작용으로 간 독성이 있을 수 있고, 췌장염도 있을 수 있다.

용량은 조증 삽화에서는 하루 1,200~1,500 mg, 두통 시에는 하루 500~1,000 mg으로 사용된다. 과량 복용 시 치명적일 수 있고, 혼수, 안절부절증, 환각, 진정, 심장 블록heart block 등이 나타날 수 있다. 반감기는 9~16시간이고, 간에서 대사되며, 약 25%에서 CYP450에 의해 일어난다. aspirin은 valproate의 대사를 억제하여 혈중농도를 증가시킨다. valproate는 여러 가지 약제의 대사를 억제해서 약제들의 혈중농도를 증가시킨다. 그러나, lithium과 비정형 항정신병약물과의 상호작용은 없다. 간 장애 시 복용 금기이다. 임신 위험 등급은 category D이고, 임신 첫 3개월에 사용 시 신경관 결손이 발생할 수 있다. 모유 수유 시에 아기에게 약물이 전달될 수 있다.

④ topiramate

아직 기전이 알려지지 않았으나 voltage-gated sodium channel을 막아 glutamate 분비를 억제하는 것으로 생각된다. 그리고 GABA 활동을 강화시킨다. 부분발작, 일차적 전신발작, Lennox–Gastaut 증후군과 연관된 경련, 편두통의 예방적 치료, 만성적인 체중 증가, 정신과 약물에 의한 체중 증가, 양극성장애의 부가적 치료, 식이장애 등에 사용된다. carbonic anhydrase 억제효과로 신 결석과 이상감각paresthesis을 유발할 수 있고 대사성 산증metabolic acidosis이 발생할 수 있다. 부작용으로는 진정, 어지러움, 실조, 과민성, 안구진탕, 진전, 오심, 식욕 저하, 체중 감소, 흐려 보임, 혼란, 집중력 저하, 기억장애, 정신운동성 지체, 피로 등이 있을 수 있다.

용량은 간질에서는 하루 200~400 mg을 두 번 나누어 복용하고 양극성장애에서는 하루 50~300 mg을 부가적으로 사용한다. 반감기는 약 21시간이고 신장으로 배출된다. carbamazepine, valproate, phenytoin은 topiramate의 청소율을 증가시켜 혈중농도를 떨어뜨린다. 마찬가지로 topiramate는 phenytoin과 valproate의 청소율을 감소시켜 이 두 가지 약제의 혈중농도를 떨어뜨린다. 또한, topiramate와 metformin은 서로 혈중농도를 증가시킨다. topiramate는 구강 피임약의 효과를 낮춘다. 임신 위험 등급은 category D이고, cleft palate, cleft lip의 위험을 증가시킨다. 모유 수유 시에 아기에게 약물이 전달될 수 있다.

3. GABA, glutamate와 정신질환

1) 조현병

과거 오랜 기간 동안 조현병의 생물학적 원인으로 dopamine 가설이 지지되어 왔으나, 최근에는 dopamine 외 다른 신경전달물질의 기능 이상에 대한 연구가 활발하게 진행되고 있다. 임상적으로 그 동안 조현병의 약물치료로서 dopamine을 조절하는 항정신병약물의 치료효과가 기대한 만큼 높지 않았고, 약 2/3 정도의 환자는 치료에도 불구하고 음성증상 등의 어떠한 형태의 증상이라도 남아 있다. 최근의 사후 연구postmortem, 약물학적 연구, 그리고 유전학 연구 등을 통해 조현병의 생물학적 원인이 dopamine 및 serotonin 가설에서 glutamate와 GABA 쪽으로 관심이 넘어 가고 있다.

초기의 postmortem 연구에서 조현병 환자들의 사후 뇌 대뇌피질에서 GAD 활성도가 대조군에 비해 낮아져 있다는 것을 발견하였다. 이후 이어진 유전학적 연구와 면역세포화학immunocytochemistry 연구에서도 조현병에서의 GABA 결함을 보고하였다. 특히, GABA 중간신경원interneurons에서 GAD67, parvalbumin, 그리고 GABA 수송체가 감소되어 있고, $GABA_A$ 수용체는 증가되어 있어 이것은 시냅스전 부위의 GABA 기능의 저하를 반영한다. 그러나, 유전학적 연구에서 GABA 기능과 직접적으로 연결된 유전자는 발견되지 않아 이러한 기능의 이상은 좀 더 상위 유전proximal gene 결함의 결과로 나타나는 것으로 추정된다.

조현병의 생물학적 원인으로 추정되는 또 다른 신경전달물질은 NMDA 수용체의 기능 저하로서 NMDA 수용체를 방해하는 PCP 등과 같은 약제가 조현병과 유사한 증상을 일으킨다는 사실에서 유추해 볼 수 있다. 낮은 용량의 ketamine은 amphetamine으로 유발되는 피질하 dopamine 분비를 증가시키고, 조현병의 양성증상, 음성증상, 그리고 인지 결함과 유사한 증상을 야기할 수 있다. 조현병에 대한 glutamate 가설에 의하면, 조현병 초기 단계에 해마의 특정 부위에서 glutamate의 과도한 활성화가 일어나며, 이는 신경 세포의 과활성화와 신경 세포 손상을 유발하게 되는데 여기에는 microRNAs (miRNAs)가 조현병 발병의 주요 신경 전달 경로인 glutamate와 dopamine 신호 경로의 조절에 영향을 미칠 수 있다.

조현병은 단일 유전자 질환이 아니고, 환경과 상호작용을 통해 다중의 위험 유전자multiple risk genes를 가진 복합적인 질환이다. NMDA 수용체와 연관된 위험 유전자들로서, D–amino acid oxidase (DAAO)와 serine racemase의 유전자 결함은 D–serine의 농도를 낮추어 NMDA 수용체 기능을 저하시킨다. 조현병 연관 유전자로 알려진 neuregulin은 NMDA 수용체에 직접 작용하고, dysbindin은 신경말단에서 glutamate 분비를 저하시킨다. 따라서 NMDA 수용체 기능을 증가시키는 물질은 음성증상뿐만 아니라 인지기능 등과 같이 기존의 항정신병약물이 영향을 줄 수 없었던 증상을 호전시킬 수도 있다.

조현병의 생물학적 원인으로써 GABA와 glutamate 가설을 종합해보면, GABA의 억제 기능이 줄어들게 되면 glutamine의 탈억제가 발생하게 되고, 이러한 억제 피드백의 이상이 조현병에서 인지 기능장애와 음성증상을 설명할 수 있고, 또한 이로 인해 피질하 dopamine 분비가 증가되어 정신증이 발생할 수 있을 것으로 추정한다(그림 11-3). 즉, 일차적으로 대뇌피질의 glutamate–GABA 시냅스 이상으로 인해 음성증상과 인지장애가 발

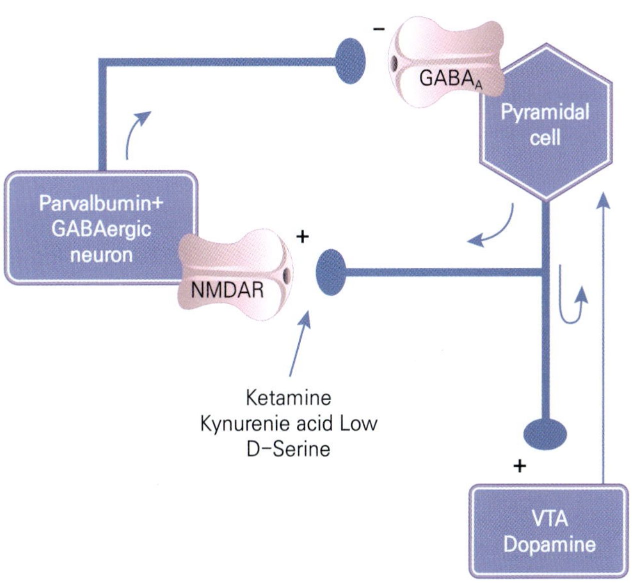

그림 11-3. 조현병에서의 GABA 및 NMDA 가설

생하고, 더 진행이 되면 피질하에서 dopamine 분비가 증가해서 양성증상이 발생하는 것으로 추정된다.

glutamate와 연관하여 먼저 NMDA 수용체와 AMPA 수용체를 조절하는 약물 연구가 많이 있었으나 대부분의 경우 치료효과가 부정적인 경우가 많이 있었다. 이것은 아마도 glutamate 수용체의 복잡한 생물학적 특성들, 즉 많은 수용체 아형, 다양한 결합 부위, 그리고 상호작용하는 다양한 단백질 등에 기인한 것으로 추정된다. 최근에는 glutamate의 대사성 수용체를 조절하는 후보약물들의 연구도 진행되고 있다. 현재까지는 조현병의 모든 증상군을 치료하는 단일 기전의 약제는 없고, 약물을 조합하는 치료가 더 효과적일 것으로 생각된다.

2) 우울증

우울증에서의 GABA 시스템의 이상은 $GABA_A$ 수용체 조절자modulator의 감소와 neurosteroid의 감소가 주요우울장애 환자의 혈장plasma과 CSF에서 발견되었다. 그리고 선택적 세로토닌 재흡수 억제제selective serotonin reuptake inhibitor, SSRI는 neurosteroid를 증가시킨다. 자기공명분광검사magnetic resonance spectroscopy, MRS 결과 주요우울장애 환자에서 전두엽 피질, 대상 피질, 그리고 후두엽 피질의 GABA 농도가 유의미하게 감소한 것이 나타났다. 사후 연구에 따르면, 자살한 우울증 환자의 대뇌피질에서 $GABA_A$ 수용체의 α1 및 β3 소단위체의 발현이 증가한 것으로 나타났으며, 이는 GABA성 신경전달 감소와 일치하는 결과이다. 주요우울 삽화를 보이는 환자에서 SSRI나 ECT는 후두엽의 감소된 GABA를 정상화시킨다.

또한 glutamate의 이상도 우울증에서 나타난다. 항우울제를 장기간 사용하면 NMDA 수용체 소단위들의 발현expression을 변화시키고, glycine 수용체 B의 결합을 감소시킨다. 대표적인 NMDA 수용체 길항제인 ketamine의 단 1회 사용으로도 빠른 항우울효과가 나타난다. ketamine의 빠른 항우울효과의 기전에 대해서는 아직 논쟁이 있지만, 대부분의 연구들은 NMDA 수용체의 일시적 차단이 BDNF 방출을 빠르게 증가시키는 데 중요한 역할을 한다는 점에서 일치하고 있다. 이러한 연구들은 아미노산 신경전달물질의 기능을 변화시킴으로써 작용하는 치료제로 발전되었고, 여기에는 알코올 사용 장애를 위한 acamprosate, 치료저항성 우울증을 위한 NMDA 수용체 길항제인 esketamine, 그리고 산후 우울증을 위한 $GABA_A$ 수용체 알로스테릭 조절제인 brexanolone이 포함된다.

3) 불안장애

GABA 시스템의 이상은 우울증뿐만 아니라 공황장애와 같은 불안장애와도 연관이 있다. 우울증에서와는 반대로 공황장애 환자 혈장의 neurosteroid는 증가되어 있는데 아마도 보상기전에 의한 것으로 추정된다. 공황장애 환자의 PET 연구에서 섬피질insular cortex 양쪽에 benzodiazepine 수용체가 감소되어 있었다. MRS 연구에서 약물치료를 받고 있는 공황장애 환자의 전대상피질과 기저핵에서 GABA 수치가 유의미하게 감소한 것으로 나타났다. 또한, 전장 유전체 선별검사genome-wide screen 연구에서는 공황장애와 $GABA_A$ 수용체 소단위체 유전자가 포함된 15번 염색체 영역에서 유의한 연관성을 발견하였다.

불안장애는 대뇌에서 glutamate성 흥분성 신경전도와 GABA성 억제성 신경전도의 균형이 깨진 것으로 볼 수 있고, 그중 glutamate성 흥분성 시스템의 과도한 활성화로 설명할 수 있다. glutamate의 대사성 수용체들이 불안장애의 병리와 관계된 뇌의 부위에 많이 위치해 있기 때문에 mGluR 수용체를 조절하는 물질이 불안장애 치료의 후보 약물로 연구되고 있다. 강박장애의 경우에도 선조체corpus striatum에 있는 glutamate성 신경전도에 이상이 있다는 연구들과 함께 최근에는 memantine, lamotrigine, topiramate, riluzole, ketamine 등 glutamate 관련 약물의 부가적 요법에 대한 연구도 활발하게 진행되고 있다.

4) 알코올의존

ethanol 급성 중독 상태는 GABA 수용체 기능을 항진시키고, NMDA 수용체 기능을 약화시킨다. 따라서, 지속적인 알코올 남용과 의존에서는 $GABA_A$ 수용체의 하향조절downregulation과 NMDA 수용체의 상향조절upregulation이 일어나게 된다. 갑자기 음주를 중단하는 경우에는 수용체의 과민한 상태로 인해 섬망이 일어날 수 있다. thiamine 결핍으로 인한 NMDA 수용체의 과민감성은 Wernicke-Korsakoff 증후군에서와 같이 신경세포의 흥분성 독작용으로 인한 퇴화excitotoxic degeneration가 발생할 수 있다.

acamprosate는 초기에는 $GABA_A$ 수용체를 통해 작용한다고 여겨졌으나, 후속 연구에서 NMDA 수용체 반응을 억제하는 것으로 나타났다. 그러나, 정확한 작용 메커니즘은 아직 불확실하다. 최근에는 acamprosate와 아편 수용체 길항제인 naltrexone을 결합하여 알코올사용장애의 재발 방지효과를 높이는 연구가 진행되고 있다.

5) 기타 정신질환

그 외에 최근 여러 정신질환에서 아미노산계 신경전달물질의 역할에 대한 연구가 빠르게 증가하고 있다. 심리적 스트레스와 염증 반응은 glutamate 신경전달과 밀접하게 연관되어 있다. 스트레스 상황에서 cortisol과 같은 호르몬이 증가하고, 이는 glutamate 과잉 분비를 유발하여 신경세포 독성을 일으킬 수 있다. 염증 매개체인 IL-6 (interleukin 6)와 TNF-α (tumor necrosis factor alpha)는 glutamate 회로에 직접 영향을 미쳐 흥분 독성을 유발하고, 신경세포 손상을 초래한다. 이는 우울증 및 외상후스트레스장애와 같은 다른 정신질환에서 중요한 역할을 할 수 있다. 특히, 이러한 염증 반응은 glutamate 시스템의 불균형을 유발하여 신경독성 외에도 뇌 조직의 위축을 초래할 수 있다.

강박장애의 병리학적 기전에서 중요한 역할을 하는 신경회로는 피질-선조체-시상-피질cortico-striato-thalamo-cortical, CSTC 회로이다. 이 회로는 glutamate에 의해 주요 흥분성 신호가 전달되며, 이 과정에서 전두엽과 선조체의 기능적 이상이 강박적인 행동을 유발할 수 있다. glutamate 농도는 신경세포의 손상을 방지하기 위해 glutamate 수송체에 의해 엄격히 조절되는데, glutamate의 과도한 활성은 신경독성을 초래하여 강박장애와 같은 정신질환의 병리학적 기전에 기여할 수 있다. 일부 연구에서는 약물을 복용하지 않은 강박장애 환자의 뇌척수액에서 glutamate 농도가 건강한 대조군에 비해 유의미하게 높음을 발견하였다. 강박장애에서 glutamate의 역할은 병리학적 기전과 치료 반응에 중요하게 작용할 수 있으며, 이를 조절하는 다양한 약물들이 연구되고 있다. 현재까지의 연구는 memantine, ketamine 등의 약물이 glutamate의 조절로 강박장애의 증상 완화에 중요한 역할을 할 수 있음을 시사하고 있고, 향후 추가적인 연구가 필요하다.

glutamate의 불균형은 자폐 스펙트럼 장애autism spectrum disorders, ASD, 주의력결핍 과잉행동장애attention deficit hyperactivity disorder, ADHD 등 다양한 신경발달 장애와 연관이 있다. ASD는 뇌의 특정 영역에서 glutamate 수치의 증가 또는 감소가 관찰되며, 이는 사회적 상호작용 및 행동 패턴에 영향을 미칠 수 있다. ADHD의 경우, glutamate-glutamine 불균형이 주의력 및 충동 조절에 관여할 수 있는 중요한 요소로 제안되고 있다. 이처럼 여러 정신질환에 대한 아미노산 신경전달물질의 기전에 대한 연구들이 빠르게 증가하고 있다.

PART 02

Lithium

Lithium

Chapter 12

◐ 김태희 연세대학교 원주의과대학 정신건강의학교실
◐ 전덕인 한림대학교 의과대학 정신건강의학교실

1. 역사

lithium은 정신질환 치료제로 알려지기 전, 1859년 통풍 치료제로, 1930년대까지는 주로 결석과 요산제거에 사용되었다. 1940년대 후반, 호주의 John Cade는 동물실험에서 lithium이 안정제효과를 보인 것을 발견하고, 1949년 lithium carbonate의 조증치료효과를 발표했다. 이를 기반으로 덴마크의 Schou는 1952년 조증치료무작위연구를 진행하였고, 유지 용량에서 정상 상태를 지속할 수 있음을 확인하며 전기경련요법의 대안으로 제시하였다. lithium의 치료효과는 이후 많은 연구에서 입증되었지만, 용량 결정과 혈액 검사의 어려움으로 인해 임상에서 널리 사용되지 못했다. 그러다 1958년 Coleman의 photometer 개발을 통해 혈액에서 lithium 농도를 확인할 수 있게 되면서 정신의학 분야에서 보다 널리 사용되기 시작했다. 미국은 1960년대에 들어서야 lithium에 관심을 가졌고, '양극성장애' 개념을 도입한 Ronald Fieve가 lithium에 관한 영향력 있는 연구들을 발표하였다. 이후 Food and Drug Administration (FDA)는 1970년에 양극성장애 급성 조증치료 약물로, 1975년에 양극성장애 예방 약물로 lithium을 승인하였다.

1980년대 후반 등장한 valproate를 비롯하여 이후 개발된 항정신병약물의 사용 및 lithium의 부작용 우려 등으로 최근 수십년간 처방 감소를 보이나, lithium은 여전히 양극성장애의 치료와 예방의 일차 약물로 추천되고 있다. 새로운 약물이 도입될 때마다 lithium은 비교 대상으로 사용되며, 그 과정에서 lithium의 문제점에 초점이 맞춰져 새로운 약이 더 나은 것으로 평가받는 경향이 생겼다. 이로 인해 lithium의 임상적 효과에 대한 인식 저하와 부정적 인상이 생기게 되었지만 최근 자살 예방효과와 신경 재생 등 추가 기능들이 밝혀지면서 새로운 가능성을 가진 치료제로 다시 주목받고 있다.

2. 작용기전

lithium은 가장 가벼운 금속 원소로, 주기율표에서 세 번째에 위치하며, 전기화학적 성질을 지닌 일가 양이온이다. 주로 lithium carbonate 형태로 투약되는데, 이는 생체 내에서 흡수와 안정성이 높고, 치료 범위 내에서 안전한 용량 조절이 가능하기 때문이다. lithium 반응성에 대한 정의의 이질성과 자기 보고에 의존하는 문제 등으로 인해 lithium의 생물학적 기능과 작용기전은 완전히 규명되어 있지 않다. 2008년 설립된 The Consortium of Lithium Genetics (ConLiGen)은 작용 기전을 이해하기 위하여 표준화된 평가 방법을 개발하고 다양한 국가의 연구자들이 참여하여 체계적인 평가를 협력과 지원을 도모하고 있다. ConLiGen은 lithium 반응성을 예측하는 바이오마커와 생물학적 경로를 밝혀내어, 양극성장애의 맞춤 치료와 약물 개발에 기여하고자 한다.

lithium의 치료효과에 대한 주요 기전은 inositol 고갈, glycogen synthase kinase type 3 (GSK-3) 억제, 초점 접착focal Adhesion 경로와 phosphoinositide 3-kinase (PI3K) 및 AKT (protein kinase B, PKB)의 경로 강화, 유전자 발현 및 신호 전달 조절 등이 있다.

1) inositol 고갈을 통한 신경전달물질 균형 조절

acetylcholine, norepinephrine 등의 신경전달물질의 매개체인 phosphoinositide의 신호전달경로는 G-단백질 결합 수용체에 의해 활성화된다. 리간드가 수용체에 결합하면, phospholipase C (PLC)가 활성화되고 phosphatidylinositol 4,5-bisphosphate (PIP2)가 분해되어 inositol 1,4,5-trisphosphate (IP3)와 diacylglycerol (DAG)가 생성된다. IP3는 세포질로 칼슘을 방출시키고, DAG는 protein kinase C (PKC)와 하위 표적들을 활성화시킨다. 동시에 IP3는 탈인산화되어 inositol로 전환되며, 이는 PIP2 재생에 필요하다. lithium은 inositol monophosphatase (IMPase) 및 inositol polyphosphate 1-phosphatase (IPPase)를 억제하여 inositol 농도를 감소시키고 PIP2 고갈을 유도, IP3를 감소시킨다. IP3감소는 소포체에서 칼슘방출 억제, 미토콘드리아 손상을 유발하는 하위 과정 억제, 스트레스 관련 세포사멸을 완화와 관련된다. 이러한 lithium 작용에 따라 신경전달물질 유리가 억제되며 기분 안정화효과를 나타낸다. 그러나 일부 양극성장애 연구에서는 이 기전의 효과가 확인되지 않았다.

2) GSK-3 억제를 통한 신경 보호 및 항산화효과

GSK-3는 포도당을 글리코겐으로 전환하는 것을 저해하는 효소로 AKT 및 Wnt 신호 전달을 포함한 다양한 세포 내 신호전달계에서 중요한 역할을 한다. AKT는 인슐린이나 BDNF에 의해 조절되는 PI3K에 의해 활성화되며, 이는 도파민 신호전달, 세포 사멸이나 성장에 관여한다. 배아 발달 및 조직 발달 또는 암 발생 등의 세포 기능에 관여하는 Wnt 신호전달경로에서 GSK-3는 β-catenin을 분해하여 유전자 발현을 억제하는 역할을 한다. lithium은 직접 GSK-3를 억제하여 β-catenin과 glycogen synthase를 활성화시키고, 이는 신경가소성과 신경세포 생존에 중요한 유전자 전사 촉진과 항산화 관련 유전자 발현을 증가시킨다. lithium은 병리상태에서 항상성 조절인자homeostatic regulator로서, 사멸을 억제하는 신경보호인자로 알려진 B cell lymphoma/leuckemia-2 (bcl-2)의 농도를 증가시킨다. lithium 반응성 양극성장애 환자에서는 말초 혈액 세포에서 BCL2와 같은 유전자의 발현 수준이 증가한 반면, 세포 사멸 관련 유전자의 발현은 감소되었다. 또한 해마의 신경재생을 높이고 장기간의 lithium 노출은 해마와 전두엽 피질 등 다양한 뇌영역에서 BDNF를 증가시켰다. 양극성장애는 회백질 부피 감소와 관련되지만 lithium 치료는 회백질 부피 증가와 연관이 있다는 메타분석 결과는 lithium의 신경보호효과를 지지한다. 이러한 특성으로 lithium은 알츠하이머병이나 파킨슨병과 같은 다른 퇴행성 뇌질환에서도 연구되고 있다.

3) 초점 접착 및 PI3K-Akt 활성화를 통한 세포 성장과 구조 안정성 강화

초점 접착 경로는 세포와 세포 외 기질을 연결하여 세포의 이동, 생존, 성장 및 분화에 관여하며, 신경세포 연결과 구조 안정성 유지에 기여한다. PI3K-Akt 신호 전달 경로는 초점 접착 경로와 상호작용하며, GSK-3β 억제를 촉진하여 구조 안정성을 높이고 세포 생존, 성장, 대사 및 단백질 합성을 조절한다. lithium은 특히 GSK β를 억제하므로, 신경보호 및 기분 안정화효과와 관련된 주요 연구 대상으로 이 두 경로가 주목받고 있다. 초점 접착과 pl3k-Akt 신호 네트워크가 리튬에 대한 반응과 관련 있다는 사실이 최근 ConLiGen의 다중 오믹스연구와 대규모 유전체 연관연구GWAS를 통해 확인되고 있다.

4) 유전자 발현 및 신호 전달 조절

미세 RNAmicroRNA, miRNA는 특정 유전자의 발현을 조절하여 세포 기능에 영향을 미치며, lithium의 치료 효과는 특정 miRNA에 의해 매개될 수 있다. 예를 들어, lithium 처리 후 신경 전구 세포에서 miRNA-4286의 발현 감소가 관찰되었다. ConLiGen은 lithium 치료 반응을 예측하기 위한 다유전자점수polygenic score, PGS를 개발하였으며, 유전자 기반 분석을 통해 글루타메이트와 아세틸콜린에 의해 조절되는 생물학적 경로에서 36개의 lithium 치료 반응 후보 유전자를 확인하였다. 또한, lithium 치료 반응과 증상 및 의학적 동반 질환의 다유전자부담 간의 관계를 분석한 결과, 1형 양극성장애BP-I 환자에서 lithium이 조증, 우울증, 물질 남용, 정신병 및 자살 충동의 부담을 감소시키는 것과 관련이 있었으며, 2형 양극성장애BP-II 환자에서는 주로 우울증의 부담 감소와 관련이 있음을 확인하였다. 이러한 연구들은 lithium의 작용 기전에 새로운 통찰을 제공하며, 환자의 유전자 프로필에 따른 맞춤형 치료 접근법 개발에 활용될 것으로 기대된다.

3. 약역동학

lithium은 경구 투여 후 수분 이내에 흡수되기 시작하여 8시간 정도에 완전 흡수된다. 속효형은 1~2시간에, 지속형은 4~5시간에 혈중농도가 초고에 도달한다. 항정상태steady state 혈중농도는 약 4~5일 정도에 도달한다. 장기 투여 시, 혈청 내 반감기는 성인에서 18~24시간이다. 노인에서 lithium의 제거 반감기는 28~36시간으로 약동학적으로 상호작용이 있는 약물들을 복용할 경우 더 느려질 수 있다. 혈장단백질과 거의 결합하지 않으며 간에서 대사되지 않고 대사물이 없으며, 체액에 균등하게 분포하고, 24시간 이내에 50~75%가 소변으로 배설된다. 신장기능에 장애가 있거나 노인인 경우 배설이 늦어지고, 임신 시에는 신장청소율의 증가로 배설이 증가되나, 분만 후에는 상대적으로 감소된다. 뇌내 농도는 초고 혈중농도에 도달한 후 약 0~2시간에 최고에 달한다. 혈액-뇌 장막을 빨리 통과하지 않기 때문에 과량 복용 시에도 빨리 처치하면 별 문제가 되지 않으나, 반면 독성이 한 번 나타나면 회복하는 데 시간이 오래 걸린다.

4. 약물상호작용

lithium은 주로 사구체 여과로 배설되지만 일부는 근위 세뇨관을 통해 Na와 함께 재흡수된다. 이로 인해 lithium 농도는 수분과 전해질 균형에 민감하며, 이뇨제 사용 시 Na 감소로 재흡수가 증가하여 농도가 상승될 수 있다. 병용 금기 약물은 없지만 상호작용이나 신장청소율 감소로 인한 급성 lithium 중독, serotonin 증후군, 항정신병약물 악성증후군, 당뇨성 케톤산증 등의 발생 가능성을 주의 관찰해야 한다.

lithium은 citalopram, duloxetine, escitalopram, fluoxetine, sertraline, venlafaxine, paroxetine 등 대부분의 항우울제와 상호작용하여 serotonin 증후군을 유발할 수 있다. 정형 항정신병약물 병용 시 섬망, 진전, 지연성 운동장애, 항정신병약물 악성증후군, 당뇨성 케톤산증 등이 보고되었다. olanzapine, risperidone, quetiapine, aripiprazole, ziprasidone 등의 비정형 항정신병약물과도 약간의 상호작용이 있으므로 lithium과 병용 투여 시 용량을 조절하거나 자주 모니터링이 필요하다. 그 외 mirtazpine, zolpidem, valproate (divalproex), clonazepam, lamotrigine, topiramate, pregabalin 등의 약물과도 상호작용이 있을 수 있으므로 병용 시 용량 조정 및 모니터링이 요구된다. 정신과 약물뿐 아니라 ibuprofen, naproxen 등의 진통제, pethidine (meperidine), tramadol, oxycodone, fentanyl 등의 마약성 약물도 lithium 농도를 증가시킬 수 있다. angiotensin-converting enzyme inhibitors (예: captopril, enalapril, lisinopril)는 사구체 구심성 동맥 수축으로 사구체여과율glomerular filtration rate, GFR과 청소율을 감소시켜 lithium 농도를 상승시킬 수 있다.

5. 임상적 적응증

lithium은 양극성장애의 재발을 줄이고 삽화의 중증도와 자살 위험을 감소시켜 양극성장애 예방에 일차 약물로 권장된다. 삽화 예방과 자살 예방, 입원 위험 감소가 다른 약물들에 비해 lithium이 갖는 특수성이라고 할 수 있다. 최근의 여러 체계적 문헌고찰 및 메타분석연구들은 lithium 치료 반응과 평가의 이질성에도 불구하고 양극성장애 치료에 여전히 효과적이라는 결론을 제시한다.

Canadian Network for Mood and Anxiety Treatments (CANMAT)/the International Society for Bipolar Disorders (ISBD), The Korean Medication Algorithm Project for Bipolar Disorder (KMAP-BP), Royal Australian and New Zealand College of Psychiatrists (RANZCP) 임상지침은 급성 조증의 일차 선택 약물로 lithium을 강력히 지지한다. British Association for Psychopharmacology (BAP), The International College of Neuropsychopharmacology (CINP), World Federation of Societies of Biological Psychiatry (WFSBP) 국제 지침들도 lithium을 BP-I 장기치료의 최선의 선택으로 꼽고 있다. 일부 지침에서는 심하지 않은 급성 조증치료의 단일 요법으로 lithium을 권장한다. 다만, 효과가 늦게 나타나는 점 때문에 급성 조증 시 항정신병약물이나 benzodiazepine 등과 단기 병용한 후 증상이 완화되면 다른 약물들을 감량하고, lithium을 유지하도록 권한다. The National Institute for Health and Care Excellence (NICE) 등은 조증치료의 일차약물로 항정신병제의 효과가 없을 때 lithium 추가를 권한다. 양극성장애를 가진 소아나 청소년에서의 lithium 사용은 다루지 않거나 권하지 않거나 소량을 권하는 등 지침마다 차이가 있지만, FDA는 여러 연구를 기반으로, 2019년에 7~17세의 BP-I 조증 삽화의 급성치료 및 유지치료로 lithium을 승인하였다.

양극성 우울증에 대한 lithium 연구는 충분하지 않고, 그 질적 수준 또한 제한적이어서 lithium 사용에 대해 지침마다 차이가 있다. 항우울효과는 0.8~1.2 mEq/L의 높은 농도와 관련이 있음을 시사하는 연구들이 있지만, 부작용 위험을 염두해야 한다. lithium의 양극성 우울증 급성치료효과가 강한 지지를 받지는 못하지만, 양극성장애의 장기적인 경과와 질병 궤적을 고려하여 모든 국제 임상지침은 lithium을 양극성장애의 일차 유지치료제로서 제안한다. CANMAT은 양극성 우울증의 일차 옵션으로 lithium을 권고하고 WFSBP 지침은 단독요법으로는 권장하지 않으며 다른 약제의 병용을 강조한다. 양극성 우울증에서 lithium의 치료효과는 약 7~10일이 소요되고, 수면 및 진정이 필요한 임상적 현실에 따라 항정신병약물이나 항우울제와의 병용 전략이 제안된다.

고용량 사용 시의 독성 위험성으로 자살률이 높은 환자에게 lithium 사용이 제한될 수 있지만, 관리 및, 감독하에 안전하게 투여하면 자살 예방에 도움이 된다. 양극성 우울증뿐 아니라 단극성 우울증에서도 lithium이 위약 대비 자살 감소효과가 높았으며, 여러 지침에서도 자살 예방을 위해 lithium 사용을 지지하고 있다. 양극성장애 환자 51,535명을 8년간 추적 관찰한 대규모 전향적 연구는, lithium을 지속적으로 복용함으로써 자살 관련 사건의 12% (95% 신뢰구간: 4~20%)를 예방할 수 있다는 결과를 도출하였으며, 이는 공중보건학적 중요한 의미를 지닐 뿐 아니라 자살 위험이 있는 양극성장애 환자에게 lithium을 우선적으로 고려해야 한다는 강력한 근거를 제공한다. 영국의 대규모 전자건강기록을 활용한 연구에서는 1995년부터 2013년까지 6,671명의 양극성장애 환자를 대상으로 lithium, valproate, olanzapine, quetiapine의 자해, 비의도성 상해, 자살에 대한 효과를 분석한 결과, 다른 약물 그룹에 비해 lithium을 복용한 환자들의 자해 비율과 비의도적 상해 비율, 자살 건수가 현저히 낮았다. 이는 기분 안정화뿐만 아니라 충동적인 공격성을 감소시켜 위험 행동을 줄이는 데 효과적임을 지지한다.

6. lithium 반응 예측

lithium에 대한 반응은 이형분포bimodal distribution를 이루며 유전적 요인을 시사하는 연구들이 늘고 있다. lithium에 반응이 좋은 임상 특징으로는 이전에 lithium에 반응이 좋았던 경우, 양극성 가족력이 있는 경우, 동반질환이 적은 경우, 전형적인 임상양상을 보이는 경우이다. 그 외에도 일정하게 조증과 우울증의 양극 패턴이 있는 경우, 급속순환형이 없는 경우, 사회적 지위가 높거나 사회적 지지 수준이 좋은 경우, 생활 사건 스트레스가 적은 경우 lithium에 더 나은 반응을 보인다. 최근 71건의 30,542명의 데이터를 포함한 대규모 메타분석연구 결과, lithium 치료를 받은 약 2/3가 조증이나 우울증상의 다차원적 개선을 보였고, 절반 이상이 관해 상태에 도달한 것으로 나타났다. 이 연구는 양극성장애 치료에 lithium의 중요한 역할을 뒷받침하는 기존 문헌을 지지하며 동시에, 개별 환자의 특성과 치료 반응에 따른 맞춤형 접근의 필요성을 강조한다.

7. 용법과 용량

lithium 치료 효능을 최적화하고 독성 위험을 관리하기 위해 용량 조정과 혈장농도 모니터링이 필요하다. 지침들마다 용량과 혈청 농도에 대한 권고가 약간씩 다르지만, 가장 일반적으로 권장되는 혈장농도 범위는 0.6~0.8 mEq/L이며 시작용량은 지침마다 약간씩 다르다. 속효성은 300 mg 또는 그보다 낮은 용량으로 시작하도록 한다. 일반적 치료농도는 0.6~0.8 mEq/L이지만 급성 조증에서는 1.0~1.5 mEq/L 정도로 높게 제시하고 있다.

분복 복용과 하루 한 번 복용은 부작용이나 치료 순응도 등을 고려하여 결정하며, 소변량 감소를 위해서는 일일 1회 투여로 변경한다. 혈중농도는 복용방법과 측정 시점을 고려하여 해석한다. 일반적으로 하루 한 번 복용 시 12시간 후 측정한 농도가 약 20% 더 높게 보이는데, 두 번 복용 시의 아침 농도는 24시간 기준으로 최저농도에 해당할 수 있다. 두 번 복용 시 다음 날 아침 수치 0.62 mEq/L, 0.78 mEq/L, 0.94 mEq/L는 각각 취침 전 한 번 복용 시의 0.80 mEq/L, 1.00 mEq/L, 1.20 mEq/L와 비슷하다. 단순히 측정된 수치에만 의존하여 용량을 조절하는 것은 적절하지 않을 수 있으며 개별 환자의 임상반응과 부작용을 함께 평가하는 것이 중요하다.

NICE는 lithium 시작 1주 후, 안정용량에 도달할 때까지 주 1회, 유지기간 동안에는 1년간 3개월마다, 이후에는 6개월마다 모니터를 권한다. 노인이나 다른 복용 약물이 많거나 순응도 문제가 있거나 증상 조절이 어려움이 있는 경우, 혈중농도가 0.8 mEq/L보다 높은 경우, 신장이나 갑상선기능에 문제가 있는 경우에는 3개월마다 모니터링하며 조절한다. 혈중농도는 통상 최종 투여 12시간이 지나 측정한다.

임상연구는 제한적이지만, 노인 양극성장애에서도 lithium은 여전히 일차 선택 약물이다. 낮은 용량에서도 효과를 보일 수 있으므로, 개별화된 접근과 용량 조정, 혈중 모니터링을 통한 안전한 사용이 필요하다. 특히, 노인의 경우 치료적 농도에서도 신경독성이 발생할 가능성이 있어, 내과적 상태와 동반질환을 고려해 용량을 결정해야 한다. 일부 지침에서는 시작용량을 100 mg으로 권장하며, 최적의 혈장농도는 일반 성인보다 낮은 0.4~0.6 mEq/L로 제안된다. 유지용량은 150~600 mg, 최고 용량은 450~1,200 mg으로 다양하다.

임신을 계획하는 경우, 태아의 엡스타인Ebstein 기형, 대형아 출산, 조산, 유산의 위험성에 대해 논의하고, lithium 중단을 고려해야 한다. 이러한 잠재적 위험성들은 전반적으로 낮으나, 임신 중 언제든 관련이 있다. lithium을 사용하지 않는 환자에 비해 모든 심혈관 기형에 대한 유해 사례 발생에 필요한 환자수number needed to harm, NNH는 83인데 하루 900 mg 이상의 고용량에서는 39로 위험이 올라가며, 임신 초기 노출과 심장 기형 사이에는 용량 의존적 연관성이 있지만, 이전에 추정된 것보다는 위험이 낮다. 임신 중 높아지는 재발 위험 때문에 lithium을 유지할 경우, 면밀한 태아 초음파 및 정기적인 혈중농도 평가를 한다.

임신 중에는 사구체 여과율이 증가하므로 lithium의 혈중농도를 2~4주마다 확인하여, 증량을 고려하고, 마지막 삼분기에는 매주 확인이 권장된다. 분만 예정 24~48시간 전에 lithium을 끊거나 수분 공급과 함께 용량을 감량하여 분만 시 태아 lithium 농도로 발생할 수 있는 신생아 합병증을 줄인다. 분만 후에는 임신 전 용량으로 올리거나 부작용 위험을 고려하여 임신 전 용량보다 줄인다.

어머니의 혈청 농도 40%가 모유로 배출되기 때문에 여러 지침에서 수유는 금기로 한다. 그러나 최근의 모유 수유 관련 종단적 연구에 따르면, 생후 4주 이후 영아에서는 lithium의 농도가 거의 검출되지 않았고, 4주 이전 영아에서 lithium 노출 우려가 있다면 모유 수유 비율을 75% 또는 50%로 줄이고 분유를 보충하는 것을 권하며, 모유 수유를 완전히 중단할 필요는 없다.

소아나 청소년의 경우, 약물에 더 오래 노출되면 부작용의 위험이 특히 높기 때문에 위험과 이익의 균형을 신중하게 살펴야 한다. 성인과 마찬가지로 갑상선기능저하증을 유발할 수 있으므로 모니터링이 필요하고, 청소년의 경우, 여름철과 신체 활동이 많은 시기에 적절한 수분공급의 필요성을 알려야 한다.

8. 부작용 및 독성

최고 혈중농도에서의 급성 부작용은 다뇨증, 인지저하, 손떨림, 위장장애, 갈증이 흔하며, 장기적 사용에 의한 잠재적 부작용으로는 신장문제와 내분비계 문제가 알려져 왔다.

소변농축능력은 정상범위 최고치의 15%가 감소한다. 소변농축능력 감소는 다뇨증, 갈증, 요붕증(약 40%)과 관련되며, 보통 가역적이다. lithium 장기 투여 시 약 30%에서 사구체 여과율이 감소하는데, 30년 이상의 사용, 높은 lithium 농도, 사용 초기의 낮은 사구체 여과율, 나이, 동반 신체질환과 관련된다. 말기신부전은 15년 이상 lithium을 복용한 환자의 약 1.5% 미만에서 나타난다. 사구체 섬유화나 간질성 신염, 세뇨관 위축 등의 형태적 변화가 보고되지만 lithium과의 관련성은 불확실하다. lithium을 투여하기 전에 GFR, urea, creatinine, 전해질 농도의 혈액검사를 기본적으로 시행한다.

갑상선 및 부갑성선 이상은 lithium 치료를 받는 환자의 약 25%에서 발생하며 대부분 무증상이다. 갑상선기능저하증의 증상이 있을 경우에 lithium 중단으로 회복되는지에 대한 증거는 충분하지 않다. 부갑상선기능항진증은 10%로 일반인구의 유병률(0.1%)보다 상당히 높게 발생하고 부갑상선 기능 항진이 없어도 고칼슘혈증이 생기기도 한다. 고칼슘혈증은 여자, 노인에서 흔하다. 만일 피로, 복통, 변비, 요로결석 골통증 등이 있거나 칼슘 수치가 11.4 mg/d를 초과한다면 lithium을 중단하고 정상화될 때까지 한 달 동안 매주 혈중 칼슘을 측정한다. 대체로 가역적이지만 지속적인 고칼슐혈증과 부갑상선종대goiter도 보고된다. lithium이 투여되기 전의 기본 혈액검사에 갑상선자극호르몬과 칼슘이 포함되어야 하며, 임상증상이 있는 경우에는 매년 또는 더 자주 모니터링이 필요하다. 고칼슘혈증도 신장기능저하에 기여할 것으로 고려되나 연구가 더 필요하다.

lithium을 복용하는 환자는 갈증 증가, 포도당 섭취 증가, 시상하부 식욕센터 자극, 갑상선기능저하증 등과 관련하여 위약군보다 약 2배의 체중증가가 나타난다. 체중증가 부작용에 대한 논란이 있어 연구가 더 필요하나, 잠재적 변화를 고려하여 lithium 투여 전에 포도당, 지질, 체중, 체질량 지수 등의 평가가 필요하다. 그 외에 탈모, 여드름양 발진, 건선 등의 피부질환, 탈모 등의 보고가 있으나 위험성이 높은 것은 아니다. 동결절 기능부진, 심전도상의 T파 평편화 또는 역전을 유발할 수 있으나 대개 특별한 문제는 없으나 치료 시작 전 심전도를 시쟁하고 심장기능, 심혈관 기능 이상을 확인한다.

lithium은 과다복용, 나트륨결핍이나 수분 결핍, 신체질병(위장장애, 심부전, 신부전, 수술 등), 약물상호작용에 의해 급성 독성증상을 나타낼 수 있다. lithium 중독증상은 혈중농도 1.5 mEq/L 이상에서 나타나며, 메스꺼움, 구토, 설사, 무력증, 운동실조, 구음장애, 안구진탕, 기면 또는 흥분 등 다양한 증상이 가능하다. 혈액두뇌장벽 통과에 소요되는 시간으로 신경학적 증상 등 최대 독성증상이 나타나기까지 1~2일이 지연될 수 있다. 2.0~2.5 mEq/L에서는 진전, 근속상수축, 간대성운동, 건반사항진, 경련, 혼란, 혼수, 다뇨, 발작 및 혼수 등이 나타날 수 있으며, 2.5 mgEq/L를 초과하는 경우 경련, 신부전, 사망 등으로 응급처치를 필요로 한다. 급성 독성의 기여요인에 따라 기도 확보, 위세척, 혈액투석 등의 처치가 필요하며 QTc interval 증가 또는 서맥의 부정맥 위험이 높으므로 심전도 등 심장기능 모니터링이 필요하다. The syndrome of irreversible lithium effectuated neurotoxicity (SILENT)은 lithium toxicity 이후 신경학적 증상과 정신행동증상이 지속되는 것으로 일부에서는 lithium을 제거하여도 신경학적 증상이 영구적으로 지속된다.

만약 예상보다 높은 lithium 수치가 나왔다면, 마지막 복용 12시간 후에 측정된 수치인지 확인하고, 증상이 없으면서 2.0 mEq/L 미만이라면, 한 번의 복용을 중단하고 아침에 다시 측정한다. 수치가 2.0 mEq/L 이상이거나 중추신경계 부작용이 있다면 응급실로 보낸다.

혈중 lithium 농도 체크와 함께 정규적으로 부작용을 확인하고, 신장기능검사는 첫 6개월 동안은 2~3개월에 한 번씩, 이후 6개월~1년에 한 번씩 확인하고 내분비계검사는 첫 6개월 동안은 1~2회 시행하고, 이후에는 6개월~1년에 한 번씩 확인하며 또는 임상적으로 필요시 확인하도록 한다.

PART 02

Acetylcholine 관련 약물

Acetylcholine-related drugs

Chapter 13

◐ 추일한 조선대학교 의과대학 정신건강의학교실
◐ 신일선 전남대학교 의과대학 정신건강의학교실

1. donepezil

1) 약리학

donepezil은 piperidine의 유도체로 가역적이며, 경쟁적 또는 비경쟁적인 특징을 동시에 가지고 있는 콜린에스테라아제 억제제로, 콜린에스테라제 중 아세틸콜린에스테라아제에 매우 선택적으로 작용한다. 생체이용률이 100%로 경구로 복용한 후 빠르게 흡수되어, donepezil 5 mg, 10 mg의 경우 3~5시간 후, donepezil 23 mg의 경우 5~6시간 후 최대혈장농도에 도달한다. 음식과는 아무런 상호작용을 보이지 않는다. 거의 대부분(96%)이 혈장 단백질과 결합하지만, 다른 단백질 결합약물을 대체하지는 않는다. 간에서 2D6나 3A4과 같은 cytochrome P450 효소를 통해 대사된다. 반감기가 70~80시간으로 매우 길어 하루에 한 번만 복용하면 된다. donepezil의 농도는 투여 15일 후 항정상태에 도달한다.

2) 임상적 적응증 및 용법

1996년에 donepezil이 미국 식품의약국Food and Drug Administration, FDA으로부터 알츠하이머 병의 치료제로 허가 받았다. 기존 5 mg, 10 mg 제제는 경증에서 중증의 치매에 사용이 가능하며 최근 2010년 미국 FDA에서 서방형 donepezil 23 mg의 효능과 안전성이 입증되어 중등도에서 중증의 알츠하이머 병에 승인되었다. 이처럼 donepezil은 경증, 중등도, 중증의 알츠하이머병 환자에서 효능이 입증되었으며, donepezil의 인지기능 개선 효과는 용량 의존적으로 나타난다. 대규모위약대조연구와 다기관연구, 무작위추출시험 등에서 donepezil은 ADAS-cog (Alzheimer's Disease Assessment Scale cognitive subscale), SIB (Severe Impairment Battery) 및 CIBIC (Clinician's Interview Based Impression of Change) 등으로 측정하였을 때 알츠하이머병 환자에서 관찰되는 인지기능 감퇴증상에 대하여 통계적으로 유의한 효과가 있었다. donepezil은 경도 및 중등도 알츠하이머 병에서 단독으로 복용에도 효과가 있으며, NMDA 수용체 길항제인 memantine과 병용 시 효과가 있고, 중등도 및 중증 알츠하이머병 대상자에서 donepezil 23 mg 사용군은 10 mg 사용군에 비해 인지기능 감퇴 방지에 더 유의한 효과가 있었다. 약물은 하루 5 mg을 1일 1회 복용으로 시작하여 임상적 반응을 평가한 후 4~6주 후에 10 mg으로 증량할 수 있으며 이후 최소 3개월 동안 10 mg을 1일 1회 복용한 환자에게 23 mg을 1일 1회 투여 가능 하다. 한편, 주 1회 등, 허벅지, 둔부에 부착하여 donepezil이 피부를 통해 혈액 내에 전달되는 Adlarity® (donepezil transdermal system)가 2022년 3월 미국 FDA에 승인되었으며, 2022년 8월 Donerion® (patch-type donepezil)이 국내에서 시판되었다. Adlarity는 먹는 donepezil과 동일한 혈중농도를 유지하면서 위장관 부작용이 구강제제에 비해 낮은 것으로 보고되었다.

이상반응의 빈도는 증량 속도에 의해 영향을 받을 수 있으므로, 증량 기간 동안 임상적 반응을 평가하여야 하며, 10 mg으로 증량하는 경우 소화기계 이상반응에 주의하여야 한다. donepezil 10 mg을 사용 중인 알츠하이머 병 환자에서 donepezil을 23 mg으로 증량할 경우, 15 mg으로 1단계 증량 후 23 mg으로 증량하거나 10 mg과 23 mg을 하루 단위로 번갈아 사용 후 23 mg으로 증량한 군이 10 mg에서 바로 23 mg으로 증량한 군에 비해 오심 관련 부작용이 덜 나타났다. donepezil 투여 중단 시 효과는 서서히 감소하며 갑작스러운 투여중단으로 인한 반동효과는 나타나지 않는다.

3) 부작용 및 독성

donepezil의 주요 부작용은 증가된 콜린성 활성과 관련이 있으며, 오심, 구토, 설사, 불면, 피로, 식욕 감퇴가 대표적이다. 부작용은 용량 의존적이므로 용량 증량 후 구토 등의 부작용에 더욱 유의하여야 한다. 이러한 부작용은 일시적으로 donepezil 복용 후 1주에서 3주 내 나타났으며, 지속적으로 복용하였을 때 점차 사라지는 경우가 많다. donepezil 23 mg은 체중감소와도 연관이 있다. 콜린성 활성으로 소변 장애가 생길 수 있으며, 드문 부작용으로 서맥, 졸도, 수면장애 등이 있으며 이들도 역시 콜린성 활성의 증가로 인해 발생한다.

donepezil의 약리학적 작용인 콜린에스터라제 억제제는 심혈관 및 방실 결절에 미주신경 긴장효과를 나타내 서맥 또는 심전도 장애를 일으킬 수 있다. donepezil 과복용으로 인한 독성은 심각한 오심, 구토, 발한, 서맥, 저혈압이 나타날 수 있으며, 근력약화가 증가하면서 호흡 억제가 일어나 사망에까지 이를 수 있다. 이러한 증상이 나타날 경우 해독제인 항콜린제인 atropine을 정맥으로 투여해야 한다.

4) 다른 약물과의 상호작용

donepezil은 간에서 2D6나 3A4과 같은 cytochrome P450 효소를 통해 대사되며 CYP3A4 억제제(예: itraconazole, erythromycin)과 CYP2D6 억제제(예: quinidine, fluoxetine)은 donepezil의 대사를 방해하고 약효를 증가시킬 수 있으며, phenytoin, carbamazepine, dexamethasone, rifampin, phenobarbital과 같이 CYP3A4 및 CYP2D6 유도제 약물과 같이 사용할 경우 donepezil의 대사속도가 증가하여 농도가 감소한다. paroxetine과 ketoconazole과 함께 투여하면 donepezil 농도가 증가할 수 있다. donepezil은 콜린에스터라제 억제제이므로 항콜린 약물의 효능을 저해할 수 있어 주의해야 하며, succinylcholine과 같은 신경근 차단제 또는 bethanechol과 같은 콜린 효능제와 병용 시 상승효과가 나타날 수 있어 병용 시 주의하여야 한다. 또한 천식, 폐쇄성 폐질환obstructive pulmonary disease 과거력이 있는 환자에게 주의하여 투여해야 한다. 심장전도에 영향을 주는 베타 차단제와 같은 약물과의 병용투여 또한 상승효과를 일으킬 수 있다. 콜린성 활성의 증가로 위장관 내 산 분비가 증가될 수 있어 위궤양 병력이 있는 경우 비스테로이드성 항염증제nonsteroidal anti-inflammatory drug, NSAID와 병용 시 유의하여야 한다.

2. rivastigmine

1) 약리학

rivastigmine은 carbamate형 콜린에스테라아제 억제제로서 아세틸콜린에스테라아제와 부티릴콜린에스테라아제를 동시에 억제한다. 부티릴콜린에스테라아제는 정상적인 사람의 뇌에 있는 총 콜린에스테라아제의 10%를 차지하며 별아교세포astrocyte나 미세아교세포microglia가 주로 관여하며, 변연계 limbic area에 풍부하게 존재한다. 알츠하이머 병이 진행됨에 따라서 아세틸콜린에스테라아제의 활성도는 감소하나, 부틸콜린에스테라아제의 활성도는 증가하며, 이는 알츠하이머 병 환자의 뇌에서 활성화된 별아교세포와 관련이 있는 것으로 알려져 있다. 이러한 현상은 부티릴콜린에스테라아제가 아세틸콜린 메커니즘에서 보상적으로 작용할 가능성을 시사하며, 알츠하이머 병 치료에 적합한 표적이 될 수 있음을 제시한다.

rivastigmine이 콜린에스테라아제에 작용하는 기전은 가성–비가역적 pseudo–irreversible 방식이라고 알려져 있는데, 이것은 rivastigmine이 마치 비가역적 억제제처럼 콜린에스테라아제에 결합하지만, 결국 그것이 억제하고 있는 콜린에스테라아제에 의해 대사가 되기 때문이다. 이런 상황이 가성–비가역적 상태로 rivastigmine의 반감기가 10시간으로 비가역적 콜린에스테라아제 억제제에서 기대되는 것보다 훨씬 짧은 이유가 된다. 대개 비가역적 콜린에스테라아제 억제제는 2~4주 정도 지속되는 것으로 알려져 있는데, 이것은 콜린에스테라아제를 재생산하는 데 필요한 시간이다. 경구로 rivastigmine 3.0 mg을 복용하였을 때, 뇌척수액cerebrospinal fluid, CSF 내 아세틸콜린에스테라아제의 활성도는 복용 후 1.5시간 내에 40% 감소하며, 활성도는 최대 억제 효과에 도달한 후 약 9시간 후에 기저 수준으로 회복된다. rivastigmine은 생체이용률이 약 40%로 경구투여 후 빠르게 흡수되어, 최고혈장농도에 1시간 이내에 도달하며, 경구 투약 시 소실 반감기는 1.3~2시간이다. 경구 투약 시 음식에 의해서 흡수가 영향을 받아, 최대혈중농도 도달이 90분 정도 지연될 수 있다. 경구 투약 시, 약력학적 특성을 고려하여 하루에 두 번 복용해야 한다. 패치patch 제제의 경우에는 제형의 특성상 최고혈장농도는 경구 제제에 비해 낮으며, rivastigmine의 최고혈장농도에 도달하는 시간은 약 8시간 정도이다.

2) 임상적 적응증 및 용법

rivastigmine은 알츠하이머 병에 대한 약물효과가 입증되어, 1999년에 rivastigmine이 유럽에서 경도에서 중등도 알츠하이머병의 치료제로 승인을 받았으며, 2000년에는 미국에서도 승인받게 되었다. 2006년도에는 미국에서 rivastigmine 패치가 알츠하이머 병과 파킨슨병 치매의 치료제로 승인을 받았다. rivastigmine은 국내에서 파킨슨병 치매 치료제로 적응증을 승인받은 유일한 콜린에스테라아제 억제제로 파킨슨병 치매에 대한 약물 효과는 임상시험을 통하여 입증되었다. 루이소체 치매에서도 인지기능 개선 등의 효과는 입증되었으나, 해당 적응증에 대해서는 승인을 받지 못했다. 투여 용량은 하루 3 mg (1.5 mg, 2회 복용)으로 시작하여 최소 2주 간격으로 하루 6 mg (3 mg, 2회 복용), 9 mg (4.5 mg, 2회 복용), 12 mg (6 mg, 2회 복용)으로 증량할 수 있다. 6 mg 이상의 높은 용량에서만 ADAS-cog 등에서 유의한 치료효과를 보였다. rivastigmine 패치와 경구용 rivastigmine을 비교한 연구에서 두 제형이 효능은 비슷하였다. 패치 제제의 투여 용량은 4.6 mg/24 hr로 시작하여 4주 후에 9.5 mg/24 hr로 증량한다. 경구 제제를 하루 9 mg으로 복용하던 환자에서는 바로 9.5 mg/24 hr 패치로 변경 가능하며, 하루 9 mg의 용량에서 부작용이 있었거나, 용량을 증량한 지 오래되지 않은 경우에는 4.6 mg/24 hr 패치로 변경하여 4주 후 9.5 mg/24 hr로 증량할 수 있다. 기존 9.5 mg/24 hr 투여 환자에서 알츠하이머 병이 진행하여 인지기능이 악화되는 경우에는 13.3 mg/24 hr 패치로 증량함으로써 ADAS-Cog 개선 등의 효과를 기대할 수 있다. 한편, rivastigmine 비강 스프레이가 개발되어 정상 노인을 대상으로 시행된 임상시험에서 안정성이 보고되었으며, 2022년 발표된 임상연구에서 주 2회만 부착하도록 새로 개발된 rivastigmine 패치는 매일 부착하는 rivastigmine 패치와 유사한 혈중농도 분포를 보였다.

3) 부작용 및 독성

rivastigmine의 흔한 부작용은 오심, 구토, 식욕 감소 및 체중 감소 등이며, 그 외에 설사, 흉통, 현훈, 두통, 위약감, 피로 및 수면장애 등도 보고되었다. 이러한 약물 부작용은 특히 용량을 증량할 때 더 나타났다. rivastigmine 패치가 경구용 rivastigmine에 비하여 구역, 구토 등의 부작용이 더 적었다.

4) 다른 약물과의 상호작용

rivastigmine은 간이 아닌 콜린에스테라아제에 의해 바로 대사되므로 다른 약물과 상호작용이 거의 없다.

3. galantamine

1) 약리학

galantamine은 alkaloid 유도체로서 스위스 지방에서 자생하는 galantus nivalis라는 수선화과 식물에서 추출되었다. 가역적, 경쟁적으로 콜린에스테라아제에 더 선택적으로 작용한다. 또한 galantamine은 시냅스 전 니코틴 수용체의 allosteric modulator로 작용하여 아세틸콜린의 분비를 촉진시킨다. 그래서 약효가 다른 약들에 비해 오래 지속되고 우수할 가능성이 있다. 속방정은 경구 복용 후 빠르게 흡수되어 1시간 이내에 최고 혈중농도에 도달한다. 서방정의 최고 혈중농도는, 복용 후 4.5~5시간 이내에 나타나며, 속방정에 비해 25% 경감되어 나타난다. 간에서 CYP2D6와 CYP3A4를 통해 주로 대사된다. 반감기는 7시간으로, 속방정은 하루 2회 복용하며, 서방정은 하루 1회 복용한다.

2) 임상적 적응증 및 용법

galantamine은 일련의 무작위, 위약-대조군, 이중맹검연구를 통해 효능을 입증하여 2002년에 스웨덴에서 경도 및 중등도 알츠하이머 병 치료제로 최초로 승인받았다. 이후 유럽 및 미국, 국내에서 승인받았다. 2년간 진행된 위약군과의 무작위배정 이중맹검연구에서, galantamine은 인지기능 변화로 본 효능과 사망률로 본 안전성에서 위약군에 비해 유의한 효과를 보였다. 이러한 galantamine의 인지기능 유지에 대한 장기간 효능과 내약성은 여러 연구에서 보고되었고, 80세 이상의 고령의 환자군에서도 비슷한 결과를 보였다. 몇몇 연구에서, donepezil에 반응이 없었던 경증-중등도의 알츠하이머 병 환자군에서 galantamine으로 약물을 전환한 경우, ADAS-cog/11 및 MMSE (Mini-Mental State Examination)로 평가한 효능에서 유의한 효과를 보였다. 하지만, 현재까지 세 가지 콜린에스테라아제 억제제를 함께 비교한 연구는 거의 없으며, 전반적으로 한 가지 약물이 다른 약물에 비해 더 효과적이라고 단정하기에는 근거가 충분하지 않다.

제형으로는 속방형과 서방형이 있다. galantamine 서방정은 하루 1회 복용한다. 초기 용량으로 첫 4주 동안 8 mg 투여가 권장되며, 이후 16 mg을 최소 4주 이상 투여한 후 임상적 유익성 및 내약성 등을 평가하여 최대 1일 24 mg까지 증량 가능하다.

음식물과 함께 복용 시 흡수가 지연될 수 있으나 흡수 정도에는 영향을 주지 않는다. 콜린성 이상반응을 감소시키기 위해 이 약을 음식과 함께 복용하는 것을 권장한다.

PART 02

3) 부작용 및 독성

다른 콜린 작용성 약물들과 마찬가지로 약물학적 특성으로 인해, 심박률에 미주신경항진효과(예: 서맥, 방실차단)를 나타낼 수 있다. 이 약의 임상시험에서는 위약과 비교 시 소화기계 궤양 또는 위장관 출혈 등의 발생률이 증가하지 않았으나 궤양 병력이 있거나 소인이 있는 환자의 경우 주의해야 한다.

가장 흔한 이상반응은 구역과 구토이며, 주로 용량 조절 과정에서 발생하고, 증상의 지속은 일주일 미만이었다. 이러한 반응은 용량 의존적이며, 이런 부작용을 최소화하기 위해서 8 mg씩 4주 간격으로 서서히 증량하여야 한다. 항구토제의 처방 및 적절한 수분의 섭취가 이러한 증상 완화에 도움이 될 수 있다.

4) 다른 약물과의 상호작용

galantamine은 donepezil과 같이 간에서 2D6나 3A4과 같은 cytochrome P450 효소를 통해 대사되기 때문에 이들 효소를 유도하거나 억제하는 약물과 함께 사용할 경우 주의를 요한다. galantamine은 다른 콜린작용성 약물과 병용 투여해서는 안 된다.

4. varenicline

1) 약리학

금연에 있어 varenicline의 효능은 $\alpha_4\beta_2$ 신경세포의 니코틴성 아세틸콜린 수용체에 결합하여 작용제로서의 활성을 나타내면서, 동시에 동일한 수용체에 니코틴 결합을 차단하는 varenicline의 활성에 의한 것이라고 여겨진다. varenicline은 $\alpha_4\beta_2$ 니코틴 수용체에 결합하고 수용체-매개 활동을 자극하지만, 니코틴보다 유의하게 낮은 수치로 자극하는 것으로 나타났다. varenicline은 흡연할 때 경험하게 되는 강화와 보상의 신경세포 기전이라고 여겨지는, 니코틴이 $\alpha_4\beta_2$ 수용체를 활성화하고 이에 따라 중추 신경의 중간변연 도파민계를 자극하는 활동을 차단한다. varenicline은 선택성이 매우 높고 다른 일반적인 니코틴 수용체($\alpha_3\beta_4$>500배, $\alpha7$>3500배, $\alpha_1\beta\gamma\delta$>20,000배)보다, 또는 비니코틴성 수용체 및 전달체(>2,000배)보다 $\alpha_4\beta_2$ 수용체에 더 강력하게 결합한다. varenicline은 또한 5-HT3 수용체에 중등도의 친화력(Ki = 350 nM)으로 결합한다.

경구투여 후 varenicline의 흡수는 실제적으로 완전히 이루어지며 전신 이용률이 높다. varenicline의 경구투여 후 생물학적 이용률은 음식물이나 투여 시점에 영향을 받지 않는다. varenicline의 혈장 단백 결합률은 낮으며(20% 이하) 연령 및 신장 기능과 무관하다. varenicline의 소실 반감기는 약 24시간이다. varenicline은 대사가 거의 이루어지지 않고 신장을 통해 배설된다. varenicline은 경구투여 후 전형적으로 3~4시간 내에 최대 혈장 농도에 도달한다. varenicline을 반복 경구투여한 후, 4일 이내에 항정상태에 도달한다. 권장 용량 범위에서, varenicline은 단회 또는 반복 투여 후 선형 약동학을 나타낸다.

2) 임상적 적응증 및 용법

varenicline은 미국 FDA에서 2006년, 유럽 의약품청EMEA에서 2006년에 판매가 승인되었다. 이어 국내 식품의약품안전처에서 2007년에 허가를 받았다. 무작위대조연구에서 varenicline이 위약 및 서방형 bupropion에 비해 금연에 더 효과적이었고, 이후 임상시험에서도 위약에 비해 6개월 또는 1년 후 금연에 유의한 효과가 있었다. 알코올사용장애 대상자에게 의학적 관리와 함께 varenicline을 사용할 경우 폭음과 흡연을 줄이는 데 도움을 주었다. 2018년 발표된 무작위대조연구에서 금연을 위한 varenicline 단독 또는 bupropion과 병합요법이 위약에 비해 우수한 효과를 나타내었다. 병원 입원 후 매일 흡연하는 성인 대상자 연구에서 varenicline 단독치료와 varenicline과 nicotine replacement therapy 병합치료를 비교하였을 때 금연 성공에 유의한 차이는 발견되지 않았다. 아프리카계 미국인 500명을 대상으로 시행된 연구에서 금연상담 단독 적용보다 금연상담과 varenicline 투약을 함께 시행할 경우 26주 후 금연의 성공률이 유의하게 증가된다고 보고하였다. 2024년 발표된 연구에서 varenicline 사용 후 금연에 성공하지 못한 대상자에게 varenicline 용량을 높이면 금연 성공률이 증가하였다.

varenicline은 지정한 금연시작일의 1주 전부터 복용한다. 권장 용량은 다음과 같다. 1~3일은 0.5 mg씩 1일 1회, 4~7일은 0.5 mg씩 1일 2회, 금연시작일인 8일에서 투약 종료 시까지 1 mg씩 1일 2회 복용한다. varenicline의 투여기간은 12주이며, 처음 12주의 치료로 금연에 성공한 환자의 경우에는, 장기간 금연의 가능성을 높이기 위해서 varenicline을 추가로 12주간 더 투여할 것이 권장된다. 또한 갑작스럽게 흡연을 중단할 수 없거나 중단하고자 하지 않는 환자의 경우, 이 약을 투여하면서 점진적으로 흡연을 중단하는 것을 고려한다. 이 약 투여 시작 후 첫 4주 이내에 치료 시작 전 대비 흡연량을 50% 감소시키고, 다음 4주 이내에 추가로 50%를 감소시켜야 하며, 지속적으로 흡연량을 감소시켜 12주까지는 완전한 금연에 성공할 수 있도록 한다. 총 24주간 치료를 위해 이 약을 추가로 12주 동안 더 투여한다. 환자가 준비되었다고 느끼는 경우 더 빠른 시일 내에 흡연을 중단하도록 장려한다.

varenicline은 대체로 신장을 통해서 배설되는 것으로 알려져 있으므로, 신기능장애 환자에서 이 약에 대한 독성 반응의 위험이 더 클 수 있다. 신기능장애 환자의 경우, 경증(추정 크레아티닌 청소율 > 50 mL/min 및 ≤ 80 mL/min) 내지 중등증(추정 크레아티닌청소율 ≥ 30 mL/min 및 ≤ 50 mL/min)의 신장애 환자에서 용량 조절은 필요하지 않다. 중증 신장애 환자(추정 크레아티닌청소율 < 30 mL/min)에서, varenicline의 개시 권장량은 0.5 mg씩 1일 1회이다. 필요에 따라 최대 용량은 0.5 mg씩 1일 2회이다. 혈액 투석 중인 말기 신질환 환자에서 내약성이 좋은 경우에는, 최대 용량으로 0.5 mg씩 1일 1회 투여할 수 있다.

고령자와 성인 사이에 안전성 및 유효성은 전반적으로 차이가 없었으나, 고령자는 신장 기능이 저하될 가능성이 더 높으므로, 용량 선택에 주의를 기울여야 하며 신장 기능을 모니터하는 것이 유용하다. 특히 중증 신기능 장애가 있는 고령자에서는 용량 조절이 권장된다. 임부와 수유부에 대한 유해성은 확인되지 않았지만, 투여에 주의해야 한다. 또한 소아에 대한 안전성 및 유효성은 확립되어 있지 않으므로, 만 18세 미만의 소아에 대한 사용은 권장되지 않는다. 반면 간기능장애 환자에서 용량 조절은 필요하지 않다.

3) 부작용 및 독성

varenicline의 부작용으로는 주로 오심, 비정상적인 꿈, 불면증, 소화불량, 두통 등이 있다. 이중 가장 흔한 이상반응은 오심이며, 일반적으로 경증–중등증이었으며 종종 일시적으로 나타났다. 오심의 발생률은 용량의존적이며, 초기의 용량 적정은 오심의 발생률을 줄이는 데 유익하였다.

varenicline을 투여한 임상 시험에서 치료효과를 유지하기 위해 용량을 단계적으로 증가시킬 필요가 없었으며, 이것으로 내성이 생기지 않음을 알 수 있다. 또한 varenicline은 니코틴에 비해 낮은 의존성을 가진 약물이다.

이 약으로 치료받은 환자들에서 중대한 신경정신과증상이 보고되었다. 시판 후 조사 결과, 이 약으로 금연을 시도한 환자들에서 자살관념, 자살행동, 자살뿐만 아니라 행동이나 생각의 변화, 우울증 및 조증을 포함한 기분변화, 정신병, 공격적 행동, 환각, 편집증, 망상, 살인관념homicidal ideation, 적개심, 초조, 불안, 공황상태 등을 포함해 일부 중대한 신경정신과증상의 보고가 있었다. 일부 보고된 증상들은 금연 환자들의 니코틴 금단증상에 의해 악화되었을 수도 있다. 우울증은 니코틴 금단증상일 수 있다. 이렇게 드물게 자살관념을 수반하는 우울증은 의약품을 복용하지 않고 금연을 시도하는 흡연자들에서도 보고되었다. 그러나 증상들 중 일부는 흡연을 지속하면서 이 약을 복용 중인 환자들에서도 발생되었다. 또한 증상이 보고된 대부분은 이 약을 복용 중이었지만 일부는 복용을 중단한 이후 보고된 것이었다.

4) 다른 약물과의 상호작용

현재까지 임상적으로 유의한 약물 상호작용은 발견되지 않았다. 따라서 varenicline 또는 병용약물의 용량조절은 필요치 않다. 기타 금연 요법과의 사용에 있어서, varenicline은 bupropion의 항정상태 약동학을 변화시키지 않았다. 반면, 흡연자를 대상으로 varenicline과 니코틴 대체 요법을 병합했을 때, 평균 수축기 혈압이 통계적으로 유의하게 감소하였다.

PART 02

Opioid 관련 약물

Opioid-related drugs

Chapter 14

◐ 서정석 중앙대학교 의과대학 정신건강의학교실
◐ 장세헌 봉생기념병원 정신건강의학과

아편opium은 양귀비 추출물로, 기원전 7천 년경 이집트의 파피루스에 소아 복통에 사용된 언급이 있으며, 기원전 3,400년경 메소포타미아에서 재배 기록이 있을 정도로 인류의 역사와 오랜 기간을 함께 해 온 진통제이지만 그만큼 오용과 중독의 문제도 오랜 기간 관심의 대상이 되고 있다.

1804년 독일의 Fridrich Serturner가 처음으로 아편에서 morphine을 정제하여 시판되었지만 40여 년이 지나 프랑스 외과의사 Charles Pravaz가 주사 바늘을 은으로 개량하면서 아편 주사가 널리 퍼지게 되었다. 특히 남북전쟁 참전 군인에서 morphine 주사가 유행하면서 생겨난 아편 중독자를 Soldier's disease라고 부를 정도였다. 1874년 독일 화학자 Adler Wright가 염산 morphine을 무수초산으로 처리하여 diamorphine을 합성하였으며 1898년에 Bayer사는 이 물질이 중독성이 없다며 heroin을 진해제로 판매하였다. 그러나 heroin이 morphine에 비해 중독성이 높은 것으로 알려져서 'king of drug'이란 별명과 함께, 지옥 같은 금단증상을 가리키는 용어로 'cold turkey'가 쓰이게 되었다. heroin의 유행은 이후 codeine을 이용한 oxycodone, hydrocodone 등의 개발로 이어졌다. 그러나 heroin의 높은 중독성을 인지한 미국은 1924년 heroin 생산이나 반입과 의료 목적 이외의 사용을 금지했다. 1939년 독일 Otto Eisleb가 아편 없이 meperidine (상품명 Demerol)으로도 알려진 pethidine을 합성하였고 릴리사가 이를 매입하여 methadone으로 출시하였다. 1960년에 얀센사가 순도 100%의 heroin보다 50배 강력한 fentanyl을 합성하였고 1968년에 미국에서 의학적 사용 허가를 받았다. 1965년 국내에서도 국도 제약에서 methadone 첨가한 진통제를 판매하다가 당국에 적발된 기록이 있다. 1967년에 뉴욕 Sterling Drug Company에서 pentazocine을 개발하였으며 1969에 buprenorphine이 합성되었다. 한편 1942년에 Weijlard와 Erickson이 morphine에 의한 호흡 억제를 회복시킬 수 있는 첫 번째 아편제제 길항제인 nalorphine을 생산했다. 2016년 현재 아편류 마약은 생아편을 함유한 94여 종과 합성 아편을 함유한 150여 종을 합쳐 총 250여 종으로 추산되고 있으며 의학적 용도 이외의 남용과 의존문제를 유발하여 법적이고 사회적인 중독 관련 문제를 유발하고 있기에 강력한 법적 규제를 받고 있는 대표적인 약물이다.

1. opioid 수용체와 약물 분류

아편은 설익은 양귀비 열매에 상처를 내어 흘러내린 추출물로부터 만들어진 것을 말하며, 생아편이라고도 한다. 개념적으로 아편제제opiate는 양귀비로부터 추출한 morphine으로부터 합성된 heroin 등을 말하며, 아편유사제제opioid는 하나 이상의 opioid 수용체에 작용하는 모든 종류의 펩타이드, 천연 알칼로이드 및 합성 물질 전체를 포함하는 넓은 개념의 용어이다.

opioid 수용체는 μ, δ, κ로 이루어진다. μ 수용체는 통증, 호흡마비, 변비, 약물중독을 매개하며, δ 수용체는 통증, κ 수용체는 진통, 이뇨, 진정작용을 매개한다. 1975년에 enkephalin의 동정 이후 endorphin, dynorphin이 동정되면서 뇌에 3종의 내인성 아편의 존재를 입증하였다. 내인성 아편들은 급성 손상으로 인한 통증 또는 심한 신체적 스트레스 감소를 위해 자연적으로 분비된다. 천연 아편에는 morphine, codeine, 반합성 제제에는 heroine, hydrocodeine, oxycodone, buprenorphine 등, 합성 아편제제에는 phethidine, meperidine, fentanyl, methadone 등으로 분류할 수 있으며, 혼합형 길항-작용제로 penatazocine, buprenorphine으로 분류할 수 있다. 그리고 길항제로는 naloxone, naltrexone, nalophine, apomorphine 등이 있다.

표 14-1. Opioid 관련 약물의 국내 적응증(출처: 식약처 홈페이지)

약물	국내 적응증
buprenorphine	1. 비마약성진통제에 반응하지 않는 중등도 및 중증의 만성 통증완화. 이 약은 급성 통증의 치료에는 적절하지 않다.
naloxone	1. 천연·합성마약, 프로폭시펜, 메타돈 및 마약길항진통제(예: 날부핀, 펜타조신, 부토르판올) 등의 아편류에 의한 호흡억제를 포함하는 마약 억제의 전체적 또는 부분적 역전 2. 급성마약 과량투여 시 진단 3. 마취제(N_2O) 및 정신신경안정제(디아제팜)의 과량투여로 인한 호흡억제의 개선 4. 일산화탄소 중독성 쇼크의 개선 5. 뇌졸중, 뇌출혈로 인한 허혈성 뇌신경장애 6. 뇌척수 좌상, 안면신경 및 사지마비의 급성기의 개선
naltrexone	1. 적정 관리 프로그램과 병행하여 알코올 의존성 치료 및 외인성 아편류의 효과 차단
nalmefene	1. 성인 및 12세 이상의 소아 환자에서 천연 또는 합성 오피오이드에 의해 유발된 것으로 확인 혹은 의심되는 opioid 과다 복용에 대한 응급 치료(호흡기 및/또는 중추 신경계 우울증으로 나타나는 경우), 현재 국내에서는 사용 가능하지 않다.

1) opioid의 적응증

기전에 따라 각 약물의 국내 식약처 적응증은 표 14-1과 같다. naloxone은 임상시험 결과가 유효하지 못하여 이전 적응증이었던 '뇌졸중, 뇌출혈로 인한 허혈성 뇌신경장애'는 삭제되었다.

2) opioids 급성중독과 금단증상

급성중독증상은 다행감이나 따뜻한 느낌의 기분변화, 사지의 무거움, 구갈, 홍조, 졸림, 코 주변의 가려움과 동공수축, 체온변화, 장 운동 저하 및 변비, 주의집중력과 기억력 저하, 진통, 오심과 구토, 과량 복용 시에는 호흡 마비로 인해 사망할 수 있다.

급성금단증상으로는 morphine이나 heroin 금단 8~10시간 후에 감기 양상의 증상, 근육이나 복부 경련, 설사, 뼈의 통증, 콧물, 눈물, 발한과 안면홍조, 소름이 돋거나 하품, 동공산대가 일어난다.

2. opioid 수용체 작용제: methadone

1960년대에 heroin 등의 아편 중독이 다시 유행하면서 아편제제의 갈망이나 금단증상을 완화시킬 수 있는 경구용 아편제제가 필요하게 되었다.

μ 수용체 작용제이고 NMDA 수용체 길항제인 methadone은 이성질체로 제조되었으며 R형이 진통효과를, L형은 NMDA 수용체 차단효과나 QTc 간격 연장과 관련이 있는 것으로 생각된다. 반감기는 8~59시간으로 다양하며, 섭취 후 1~7.5시간 후면 최고 혈장농도에 도달하며, P405 3A4 효소에 의해 주로 대사된다.

급성 opioid 금단에는 10~30 mg의 methadone을 투여하여 증상이 안정되면 2주 정도 유지하다가 사용량의 10~20%씩 1~2일 간격으로 2~3주에 걸쳐 감량하면서 중단한다.

1966년에 Dole 등이 opioid 작용제인 methadone을 장기 투여하면 다른 아편제제와 교차내성cross-tolerance이 생겨나서 다른 아편의 효과를 차단하는 현상을 입증한 것이 지금의 많은 나라에서 아편 중독의 치료 프로그램으로 사용하고 있는 methadone maintenance therapy의 근거가 된다. 이는 methadone 20~40 mg/일로 시작하여 1주에 10 mg씩 증량하여 최대 80~120 mg/일까지 증량 후 수개월~수년간 유지하면서 아편제제의 갈망과 금단증상을 조절하며 재발 방지를 목적으로 하는 유지 치료법이다.

그러나 과연 마약류 중독을 치료하기 위해 opioid 작용제를 사용하는 것이 적절한가에 대한 논란이 이어지고 있다. 그러나 최근에 미국에서 opioid, 특히 fentanyl 중독자를 일컫는 은어인 '좀비'족들이 COVID-19 팬데믹 시기에 급증하면서 그들의 사망률도 급증하여 국가 문제로 대두되었다. 팬데믹 초기, 특히 2020년 3월과 4월 사이에 미국 내 opioid 처방이 급증하였으며 많은 연구에서 이 시기에 opioid 사용이 증가했음을 보여주었다. 예를 들어, 미국 질병통제예방센터의 보고서에 따르면, 2020년 6월까지 opioid 관련 사망자가 전년 대비 29% 증가하였다. 2021년 발표된 연구에서는 팬데믹 기간 동안 opioid사용장애 환자의 40%가 약물 사용을 증가시켰다고 보고하였다. 또한, 2020년 4월부터 2021년 4월까지의 분석에서, opioid 관련 응급실 방문이 증가한 것으로 나타났다. 2020년에는 opioid 과다복용으로 인한 사망률이 급증하였다. 미국의 경우, 2020년에는 약 93,000명이 opioid 과다복용으로 사망한 것으로 추정되며, 이는 전년 대비 29% 증가한 수치이다. 팬데믹이 끝난 후에도 이러한 문제는 지속될 가능성이 있으며 세계보건기구와 질병통제예방센터에서 opioid사용장애 치료를 위해 methadone 사용을 적극적으로 권고하는 배경이 된다.

3. opioid 수용체 길항제: naloxone

naloxone은 μ, κ 수용체 길항제로 미국에서는 1971년에 opioid 과다 복용의 치료제로 처방이 허용된 약물이다.

naloxone은 opioid 과다 복용 환자에게 정맥, 근육, 피하주사제제로 투여할 수 있다. 정맥주사가 가장 빠른 효과를 볼 수 있지만 정맥주사를 투여하기 어려운 상황에서는 근주 또는 피하 주사 또는 비강으로 투여를 한다. 환자에게 동공 수축, 호흡 저하, 혼수 등의 opioid 과다 투여가 예상될 때 사용하며 정맥주사 시 초회량은 naloxone 0.4~2 mg이다. 만약 호흡기능이 바람직하게 상쇄 또는 개선되지 않으면 2~3분 간격으로 반복 정맥주사 할 수 있다. 약물을 10 mg 투여한 이후에도 반응이 없으면 마약의 전체적 또는 부분적 유도독성의 진단을 의심해야 한다. 정맥주사가 곤란할 경우에는 근육 또는 피하주사를 할 수 있다. 부작용으로는 심정지, 빈백, 심실 세동, 심실 빈맥 등의 심장 부작용과 오심, 구토, 혈압 상승, 경련과 진전, opioid 금단증상, 폐 부종, 발한 등을 보일 수 있다.

4. opioid 수용체 길항제: naltrexone

μ 수용체 길항제로 적정 관리 프로그램과 병행하여 알코올 의존성 치료 및 외인성 아편류의 효과 차단에 효과적이다.

알코올사용장애에의 폭음과 금주에 효과를 보여 acamprosate와 함께 항갈망제로 허가받은 약물이다. 알코올을 섭취하면 β−endorphin, encephalin, dynorphin과 같은 내인성 opioid 펩타이드가 분비되고, 이것이 μ, δ 수용체와 결합을 하면 측좌핵에서 도파민 분비를 증가시켜 보상 중추에서 강화 현상을 일으킨다. 따라서 natrexone이 이러한 강화효과를 차단하여 항갈망 효과를 보인다. 2008년도의 메타분석연구 결과를 보면 NMDA 길항제인 acamprosate가 금주 기간을 연장하는 효과적인 것에 비하여 naltrexone은 금주기간의 연장과 폭음 일수를 줄이는 효과를 보였으며, 행동요법과 naltrexone을 병합 치료하면 알코올 의존에 더욱 효과를 보였다.

naltrexone은 소변 검사 등을 통하여 치료 전 최소 7~10일 내에 opioid를 사용하지 않았다고 의사가 판단할 경우에만 투여를 시작할 수 있다. 약물은 초기 25 mg로 시작하여 서서히 증량하며 투여하여야 한다. 투여 이후 한 시간 동안 관찰한 후 금단증상이 나타나지 않는다면 1일 용량(50 mg)의 나머지(25 mg)를 투여할 수 있다. 통상 1일 1회 50 mg 투여로 정맥 투여된 heroin 25 mg의 효과를 차단하는 것으로 알려졌다. 주사형 제제도 있으며, 주사형 제제는 1개월에 한 번씩 주사한다.

급성 간염이나 간부전 환자나 opioid 사용 중인 환자 또는 급성 아편류 금단 환자에서는 금기이다. 부작용에는 식욕저하, 두통, 어지러움, 피로감, 불안, 불면 등이 있다. 이러한 부작용을 관리하기 위해서는 정기적인 혈액 검사를 통해 간 효소 수치를 확인하고, 오심이 발생할 경우 약물 복용 시 음식과 함께 복용하거나 항구토제를 사용하는 것이 좋다. 수면 위생을 개선하여 규칙적인 수면 패턴을 유지하는 것도 도움이 된다.

5. opioid 수용체 부분 작용제: buprenorphine

1969년 Reckitt과 Colman이 개발한 다중 수용체에 작용하는 대표적인 진통제로 μ 수용체 부분 효현제이면서 δ와 κ 길항 효과를 갖는다. morphine이나 fentanyl과 같은 전형적인 아편제제와 유사한 임상 양상을 보이지만 약역학적으로 용량에 비례하여 U 모양 곡선 양상으로 강하지만 느리게 μ 수용체 결합과 그리고 느린 수용체와의 분리를 하여 부분 작용제 작용을 나타낸다.

morphine에 비해 20~40배 강한 진통효과를 갖지만 heroin 등을 정맥 투여한 후에 나타나는 rush나 high 현상을 보이지 않는다.

opioid사용장애 환자를 대상으로 한 위약대비 연구와 methadone과의 비교 연구들에서 buprenophine의 효과가 입증되면서 미국 FDA로부터 통증뿐만 아니라 opioid 제독 및 유지치료에 사용 허가를 받았다. opioid 의존 환자에게 methadone이나 buprenorpine으로 교체하여 상태를 안정시킨 후에 금단증상이 해결되면 natrexone과 정신심리 치료를 병행하는 장기 유지 치료프로그램으로 사용하고 있다.

미국에서는 설하 경구제인 Subutex®와 buprenorphine과 naltrexone을 4:1로 병합한 설하 경구제인 Suboxone®, 주사제인 Buprenex®가 있으며 buprenorphine 임플란트 제제인 Propuphine®이 있다. 국내에도 buprenorphine 주사제와 buprenorphine 5 mg이 함유된 패치가 있다. 한국 식품의약품안정처는 패치를 저용량의 마약성 진통제(경구용 morphine 등가량으로 환산하면 1일 90 mg 이하) 및 복합진통제를 복용하고 있던 환자에서 대체치료제로 사용하며 이러한 환자는 가능한 최저용량(5 mg 패치)으로 시작하여야 하며 증량기간 동안 필요한 경우 단시간형 추가 진통제를 권장 상용량으로 사용할 수 있다고 명시하고 있다.

buprnorphine은 P450 3A4 효소에 의해 대사되기 때문에 이 효소에 영향을 주는 약물과 상호작용을 보인다. 흔한 부작용으로는 변비, 두통, 오심, 요정체, 진정 등이다. 부분 작용제 약리작용 때문에 허가 용량에서 심각한 호흡 억제는 드물지만, 과량 복용 시에는 치명적인 호흡 억제가 나타날 수 있다. 부작용을 관리하기 위해서는 변비 예방을 위해 식이섬유를 충분히 섭취하고 필요시 완하제를 사용하는 것이 좋다. 오심이 발생할 경우 약물 복용 시 음식과 함께 복용하거나, 항구토제를 사용할 수 있다. 정기적인 모니터링을 통해 호흡 상태와 심박수를 체크하는 것도 중요하다.

6. opioid 길항제, 부분 작용제: nalmefene

nalmefene은 naltrexone 유도체로서 반감기는 약 29시간인 μ, δ 수용체 길항제이다. 국내에서는 사용하지 못하지만, 유럽에서는 음주량 감소를 위해 필요시 사용할 수 있도록as-needed 사용허가를 받았으며 1정에 21.916 mg의 nalmefene이 함유되어 있다.

2023년 미국에서만 107,000명의 opioid 과다복용으로 인한 사망이 국가적 문제로 문제가 되었고, 2023년에 FDA에서 nalmefene nasal apray를 opioid 과다복용 응급치료제로 허가했으며, 2024년에는 12세 이상의 opioid 과다복용에 의한 호흡마비 또는 중추신경계의 마비와 같은 응급상황 치료제로 nalmefene auto-injector를 허가하였다. 부작용으로 오심, 구토, 불면, 어지러움, 피로감과 식욕저하 등이다. 심한 신장, 간기능장애, 현재 opioid 진통제 복용자, opioid 의존이 의심되는 경우에는 사용금기이다.

7. opioid 제제와 사회문제

중독 물질도 유행을 탄다. 1900년대에 알코올과 아편, 1960년대에 대마초, 1970년대에 환각제, 1980년데에 cocaine, 1990년대에는 designer drugs, 2000년대에 methamphetamine과 heroin이 유행하였다. 2016년도 UN 마약범죄사무소 보고서에 따르면 2015년 한 해 동안 전 세계 성인인구의 5%인 약 2억 5천만 명이 적어도 한 번 이상 마약류를 투약한 경험이 있는 것으로 추정되며, 2016년도 미국 국가 약물사용 및 건강조사 결과 36세 이상 성인의 불법 약물 사용에 대한 평생 유병률이 50.2%로 조사되었다. 2023년 대한민국 검찰청 조사 결과에 의하면 국내 마약 사범이 2015년 11,916명, 2020년 18,050명, 그리고 2023년에는 27,611명으로 빠르게 증가하고 있다. 우리나라 마약 중독자의 특징은 그 시작 연령이 어려지고 있고, 학력이나 직업, 사회적 지위 등에 관계없이 누구나 마약 중독이 될 수 있다는 점이 특징이다. 특히 20대의 마약 중독자의 비율이 높아졌으며, opioid 중에서 fentanyl과 신종대마의 청소년 사용이 늘고 있다는 점이 우려할 사항이다. opioid 약물들은 의학적 목적이 외에 사용되어 의존, 신체 합병증 등과 같은 의학뿐만 아니라 폭력, 성범죄 등 사회경제적 또는 법적인 문제와 관련이 있기 때문에 마약 중독 전반에 관한 대책 마련이 시급하다.

Melatonin 관련 약물

Melatonin-related drugs

Chapter 15

◐ **김태희** 연세대학교 원주의과대학 정신건강의학교실
◐ **전덕인** 한림대학교 의과대학 정신건강의학교실

melatonin은 수면에 영향을 미치는 임상적 효과가 발견된 1958년 이후로 수많은 연구가 이루어졌다. melatonin은 serotonin–N–actyl transferase (SNAT), hydroxyinole–O–methyl transferase (HIOMT)에 의해 serotonin으로부터 만들어지는 내인성 호르몬으로 수면–각성 리듬을 조절한다. 경추의 교감신경절이 활성화되면 α, β–noradrenigic sympathetic nervous system이 송과선의 melatonin 생산을 촉진시킨다. melatonin은 suprachiasmatic nucleus (SCN)의 MT1, MT2 수용체와 결합하여 작용하며, MT1은 SCN의 각성 신호를 차단하여 수면을 촉진시키고 MT2는 일주기 리듬의 위상이동을 매개한다.

melatonin 관련 약물로는 유럽에서 개발된 서방형 melatonin이 있고, melatonin 수용체에 작용하는 약물로 ramelteon과 tasimelteon이 있으며, serotonertic–melatonergic 항우울제인 agomelatine이 있다.

1. 서방형 melatonin

이스라엘 Neurim 제약회사가 서방형 melatonin 제제인 circadin과 소아청소년용 slenyto을 개발하였고, 각각 2007년, 2018년 유럽의약품기구European Medicines Agency, EMA의 시판을 허락받았다. circadin은 55세 이상 성인의 일차성 불면증 치료제이며, slenyto는 자폐스펙트럼장애autism spectrum disorder, ASD 및 스미스–마제니스 증후군Smith-Magenis syndrome, SMS이 있는 2세에서 18세 소아청소년의 불면증 치료제로 소아청소년 전용 마케팅Paediatric Use Marketing Authorisation, PUMA 허가를 받았다. SMS는 17번 염색체 유전자 결실로 발생하는 유전장애로 다기관에 영향을 미치는 복합적 발달장애이며 일주기리듬의 교란으로 밤에 잠들기 어렵고 밤과 새벽에 자주 깨며 주간에 과다졸음을 보인다.

나이가 들면서 내인성 melatonin이 줄어들기 때문에 EMA에서는 노인환자에서 일차성 불면증의 단일요법제제로 서방형 melatonin 대체요법을 권한다. 미국에서는 사용이 제한적이며, 장기간 사용의 안정성 정보가 없어 사용에 주의를 권하고 있다. 건강기능식품으로 판매되는 melatonin은 반감기가 30분 이내로 매우 짧고, 생체 이용률이 낮으며 개인 간의 작용 변이가 커서 수면에 미치는 영향에 관한 결과가 일정하지 못하다.

circadin은 2 mg 단일제형으로, melatonin의 방출시간을 연장시켜서 인체의 내인성 melatonin 방출형태와 유사하게 약 8시간에 걸쳐 작용한다. 서방형 제제 특성상 약물이 천천히 방출되기 때문에 잠들기 2시간 전에 복용하도록 한다. 반감기는 3.5~4시간이며, 방출된 melatonin은 CYP1A1, CYP1A2, CYP2C19 등 간에서 주로 대사되고 대사물은 소변으로 약 80%가 배출되며, 배설은 섭취 후 12시간 내에 완료된다. 간기능이 손상된 사람은 melatonin 대사의 감소로 인해 체내 제거율이 감소되어 주간에도 melatonin 농도가 상승될 수 있다. 따라서 간기능 손상이 있는 환자에게는 투여를 권장하지 않는다. fluvoxamine은 CYP1A2를 저해하기 때문에 circadin 대사를 억제하고 melatonin 농도를 상승시킬 수 있어 병용을 피하도록 한다. escitalopram과 citalopram은 CYP2C19로 대사되므로 상호작용에 의해 농도가 상승될 수 있다.

circadin은 기존의 수면제들이 가지고 있는 기억력저하, 인지저하, 낙상위험, 주간졸음이나 숙취효과, 반동성 불면이나 금단증상이 덜하여 안정성 측면의 우수성이 있다. 수면잠복기를 줄이고, 수면시간을 늘리며 REM수면행동장애 증상 개선, 및 치매 노인의 수면 질 개선 등의 효과가 있다. 기존에 benzodiazepine계 약물이나 비 benzodiazepine계 약물을 사용하고 있는 경우에는 금단증상 및 반동 불면증을 유발하기 때문에 점진적으로 감량이 필요하다. 기존 약물을 50% 수준으로 감량하여 2

주간 circadin과 병용하고 다음 2주간은 25%로 감량하여 병용한다.

slenyto는 1 mg, 5 mg 두 가지 형태로 제공되며, 삼키기 어려움이나 감각 과민성 등 특정 소아청소년의 요구 사항에 맞춘 제형으로, 3 mm 직경의 소형이며 무향, 무미이다. 서방형 제제이므로 씹거나 부수지 않고 통째로 복용하며, 초기 복용량은 1일 1회 2 mg으로 시작하며, 최대 10 mg까지 증량할 수 있다.

slenyto는 13주간 진행된 이중맹검, 위약대조연구에서 치료군은 평균적으로 밤에 57.5분 더 오래 잤으며, 수면잠복기는 39.6분 감소하였다. 이후 52주 걸친 장기추적연구에서는 총 수면시간 62분 증가, 수면잠복기 평균 49분 감소, 가장 긴 연속 수면 89분 증가, 야간각성횟수는 53% 감소했으며, 환자의 76%에서 의미 있는 임상증상 개선이 관찰되었다. 치료군에서 외현화행동이 유의미하게 개선되었으며, 보호자의 삶이 질 향상과도 연관이 있었다. 2023년 발표된 체계적 문헌고찰 연구는 1,350명의 환자를 대상으로 22개의 무작위연구와 105명의 관찰 연구에서 단기 및 장기 부작용을 평가한 바로, 심각한 부작용은 없었다. 피로(16%), 졸음(13%), 기분 변화(10%), 두통(10%), 과민성(8%), 공격성(7%), 숙취(7%)가 주로 관찰되는 부작용이었고, 2~4년 후 사춘기 발달에 거의 영향이 없었으나 7년 이상 장기 치료 후에는 잠재적 지연이 관찰되었다.

2. ramelteon

ramelteon은 삼환계 합성 melatonin 유도체로서 Takeda 제약회사에서 개발하여 Rozerem이라는 상품명으로 시판되었다. melatonin MT1/MT2 수용체에 작용하며, MT1 수용체에 더욱 선택적으로 작용한다. 2005년 미국 Food and Drug Administration (FDA)으로부터 불면증 치료제로 승인을 받았고, 2017년 미국수면학회의 만성불면증 치료제 가이드라인에서 ramelteon을 수면개시불면증 및 수면유지불면증 치료에 권고하였다. 그러나 연구 결과의 이질성 때문에 근거 수준은 '매우 낮음very low'으로 명시했다.

보통 저녁시간에 8 mg의 용량으로 경구투여하며 위장관을 통해 빠르게 흡수된다. 1시간 이내에 최고혈중농도에 도달하고, 반감기는 1~2시간이다. 강력한 first-pass effect로 생체이용률은 2%로 낮다. 대사물질 M-II가 ramelteon 전반적인 임상효과를 대부분 나타내며 반감기는 2~5시간이다. 수면잠복기 감소, 총 수면시간 증가에 효과가 있으며, 다른 중추신경계의 수용체와 상호작용이 없어 숙취, 금단증상, 반동성 불면, 의존성이 관찰되지 않는다. CYP1A2와 CYP34A가 대사에 관여하므로, 약물상호작용을 유의해야 한다.

3. agomelatine

agomelatine은 Servier 제약회사에서 개발하여 valdoxan, argotin이라는 상품명으로 판매되고 있다. 구조적으로 melatonin과 흡사하여 melatonin MT1/MT2에 효현제로 작용하며, serotonin 5-HT2c 수용체에 강한 길항제로 작용한다. 주요우울장애 치료에 EMEA 승인을 받았으며 melatonin계열 약물 중 최초의 우울증약이다. 빠른 항우울효과를 나타내고 수면의 질을 개선시키며 serotonin 수용체에 대한 작용으로 주간 각성효과가 있다. REM 수면에 영향을 미치지 않으면서 NREM 수면 기간을 증가시키고 다른 항우울제에 비해 수면장애에 대한 효과가 빨리 나타난다.

agomelatine은 주요우울장애 환자를 대상으로 약 9주간의 연구에서 24~50 mg 투여 시 반응률 73.5%, 관해율 39.7%를 보였다. 이 연구에서 무쾌감증, 신체증상, 불안증상이 유의미하게 개선되었고 성기능장애 개선효과도 관찰되었다. 또한, 범불안장애 환자를 대상으로 한 메타분석에서 agomelatine은 위약보다 우수한 효과를 보였다. 당뇨병과 우울증을 동반한 환자들을 대상으로 한 메타분석에서는 다른 항우울증제와 비교하여 HbA1c 수치를 더 효과적으로 감소시켰다. first-pass effect로 생체이용률은 낮고, 반감기는 1~2시간이다. 혈액 내에서 95% 단백질 결합을 보이므로 간경화, 신장질환 등의 환자에서 용량에 주의가 필요하다. agomelatine은 간에서 대사되며, 강력한 CYP1A2 억제제인 fluvoxamine이나 ciprofloxacin과 병용투여는 금기이다.

4. tasimelteon

tasimelteon은 Vanda 제약회사에서 개발한 melatonin MT1/MT2 수용체 효능제로 Hetlioz이라는 상품으로 2014년에 비24시간 수면-각성 장애를 가진 맹인환자의 치료제로 미국 FDA 승인을 받았다. 맹인은 수면-각성 주기가 빛에 의한 동기화가 되지 않기 때문에 24시간 이상의 일주기 리듬의 지연이 발생한다. tasimelteon은 마치 jet lag 같은 수면 문제로 사회적 기능 문제를 겪는 맹인의 입면과 수면유지를 개선시킨다. MT1보다 MT2 수용체에 강한 친화력을 가지며 일주기 리듬 조절제로서의 약리적 특성을 갖는다.

tasimelteon의 스미스-마네니스 증후군Smith-Magenis syndrome, SMS 환자에서 수면의 질과 총 수면 시간의 유의한 개선효과가 확인되어, 2020년 SMS 환자의 야간수면장애 치료약물로 최초의 FDA의 추가 승인을 받았다. 또한 318명의 정상인을 대상으로 8시간 시차 전진을 시뮬레이션한 실험연구를 통해 총 수면시간 증가, 잠복기 단축, 다음 날 각성도와 졸음개선과 같은 효과가 확인되었으며, 이를 기반으로 시차증후군 치료에 대한 추가 승인 신청을 준비하고 있다.

기타 약물

Other drugs

Chapter 16

◐ 최원석 가톨릭대학교 의과대학 정신건강의학교실
◐ 구민성 가톨릭관동대학교 의과대학 정신건강의학교실

1. 서론

현대에 정신질환 치료를 위한 신경정신약물의 경우, 대부분 단가아민계 약물들이 사용되고 있다. 하지만, 이러한 약물들을 사용한 치료에도 불구하고 적절한 치료효과를 얻지 못하는 환자들이 상당하다. 이 때문에, 단가아민가설이 아닌 정신질환의 병인론에 대한 여러 생물학적 연구들이 진행되었고, 최근 들어 본래 정신질환 치료 목적으로 개발된 것이 아닌 약물들에서 정신질환에서의 치료적 가능성을 점차 확인해 나가는 중이다. 뿐만 아니라 psychedelics와 같이 과거에 사용되었으나 여러 환경적 요인으로 인해 사용이 중단되었던 약물 또한 최근 활발히 연구되고 있어 그간 정체되었던 정신약물치료에서의 새로운 치료 도구로 재조명 받고 있다.

2. monoamine oxidase inhibitor (MAOI)

1950년대에 결핵약인 isoniazid가 항우울효과가 있으면서 monoamine oxidase (MAO)를 저해하는 기전이 있다는 것을 알게 되며 여러 MAOI가 개발되기 시작했다. MAO는 미토콘드리아의 외막에서 세포질 내외의 monoamine을 분해하는 역할을 하는 효소로서 A와 B의 두 가지 아형이 있다. 대부분의 MAOI는 MAO-A와 MAO-B에 공통적으로 작용하지만, 항우울제로서는 MAO-A 저해제가 유리하고 파킨슨병 치료제로서는 MAO-B 저해제가 유리하다. 그리고 MAO-A는 위장관 점막에 분포하여 tyramine 등 고혈압을 유발하는 amine의 분해를 담당하고 있어 MAO-A에 선택적인 저해제가 고혈압을 유발할 가능성이 크다.

MAOI는 혈압 상승과 tyramine 식이 제한의 부담으로 인해 현재 1차 약제로는 잘 선택되지 않으며, TCA와 더불어 반응하지 않는 치료저항성 우울증 환자에게 사용을 고려하는 실정이다. 과거에는 비전형적 우울증에 대해 TCA보다 효과적이라는 연구결과로 인해 비전형적 우울증에 대해 처방되는 경향이 있었으나, SSRI의 개발 이후 그 사용이 많이 감소했다. 현재 미국에서 사용이 가능한 MAOI는 phenelzine, isocarboxazid, tranylcypromine, rasagiline, selegiline 등이 있으며, 이 가운데 항우울제로는 phenelzine, isocarboxazid, tranylcypromine이 사용되고, 파킨슨병 치료제로는 MAO-B 저해제인 rasagiline과 selegiline이 주로 사용되고 있다.

1) 약리학적 효과

초기의 MAOI인 isocarboxazid, phenelzine, tranylcypromine은 비선택적, 비가역적 억제제로서 복용 후 2시간 내에 최고혈중농도에 도달하고 2~3시간의 반감기를 가지지만, 새로운 MAO가 생성될 때까지 약물효과가 지속되기 때문에 실제로는 1회 복용으로 2주가량의 효과를 보일 수 있다. MAOI는 대개 MAO 이외의 수용체나 재흡수에 직접적으로 관여하지는 않지만, phenelzine과 tranylcypromine은 amphetamine과 구조가 유사하여, MAO를 저해함과 동시에 dopamine과 norepinephrine의 분비를 증가시키는 효과가 있다.

2) 용량 및 복용 방법

phenelzine은 15 mg/일로 시작해서 1주간 45 mg/일까지 증량한 다음, 매주 15 mg/일씩 올려서 통상 30~60 mg/일 범위에서 사용하되 넷째 주에 90 mg/일까지 증량할 수 있다. isocarboxazid은 10 mg/일로 시작해서 1주간 30 mg/일까지 올려본 다음 필요에 따라 60 mg/일까지 추가 증량할 수 있다. tranylcypromine은 10 mg/일로 시작하고 일주일마다 10 mg/일씩 추가해서 60 mg/일까지 증량한다. 하루 3회 분복이 일반적이나 각성이나 진정 상황에 따라 오전이나 야간 1회 복용으로 조정할 수 있다.

selegiline은 파킨슨병 치료를 위해 5 mg 제형을 하루 2회 복용하는 것이 일반적이고, 필요시 30~60 mg/일까지 증량한다. 파킨슨병에 대한 용량(5~10 mg/일)에서는 MAO-B에 선택적으로 작용하고 항우울효과는 적은 편이다. selegiline은 우울증 치료 목적으로 경피 투여 제제가 개발되어 있으며, 최소 용량인 6 mg에서 MAO-B에 선택적이고 그 이상이 되면 위장관의 MAO-A에도 영향을 미칠 수 있다. selegiline은 6 mg/일로 시작하여 2주 뒤 9 mg/일, 다시 2주 뒤 12 mg/일까지 사용한다. 다른 MAOI에 비해 SSRI와 병용 시 세로토닌 증후군의 위험은 상대적으로 낮지만 여전히 가능성은 있으며, 부착 부위에 발진 등 피부 부작용이 발생할 수 있다.

노년기에 MAO 활성은 증가하는 것으로 알려져 있어 노인에서 용량을 적게 처방할 필요는 없으나 부작용에 더 민감할 수 있으므로 유의해야 한다. 소아에서 MAOI 사용에 대한 연구는 거의 없어 처방 되지 않고 있다.

MAOI는 단독으로 과량 복용 시 큰 문제가 없는 편이다. 하지만 중독 현상으로 초조, 체온 상승, 혈압 상승, 빈맥, 운동장애 등이 나타나기도 한다. 그리고 다른 세로토닌 계열 약물과 함께 과량 복용했을 경우 세로토닌 증후군이 발생할 가능성이 높아 주의를 요한다. 중독 현상이 나타나면 전해질 수액으로 urine acidification을 시켜 MAOI의 배설을 촉진하거나 투석을 시행한다.

감량은 수주일에 걸쳐 점진적으로 줄여 나가는 것이 원칙이며, 갑작스러운 중단 시 섬망과 유사한 흥분성이 발생하기도 한다. 비가역적 MAOI는 복용 중단 후 2주까지도 tyramine 제한 식이를 유지하도록 하며, 약물을 교체하는 경우에도 MAO가 재생산되는 데 소요되는 2주가량의 휴약 기간을 가진 다음 새로운 약물을 시작한다. TCA와 SSRI 등 다른 항우울제에서 MAOI로 교체할 때도 동일하게 2주가량 휴약 기간을 가지되, 반감기가 가장 긴 fluoxetine은 5주가량 약물 복용을 중단한 다음 다른 약물로 교체하는 것을 권장한다.

3) 부작용

가장 흔한 부작용은 어지럼증이다. 이는 기립성 저혈압으로 인한 경우가 많아 약을 소량으로 분복하면서 수분 섭취와 고염식, 압박 스타킹 등 기립성 저혈압에 대한 처치를 하게 되며, 심한 경우 fludrocortisone이나 methylphenidate를 복용하기도 한다.

가장 주의해야 할 부작용은 급성 고혈압이다. tyramine은 tyrosine이 숙성되는 과정에서 decarboxylation되어 생성되는 아미노산으로서 norepinephrine의 분비를 증가시켜 혈압을 상승시킨다. tyramine은 소화기에서 분해되지만, MAOI가 이를 저해하면 tyramine이 혈중으로 그대로 흡수되어 교감신경이 항진되고 두통이 발생하며 심한 경우 고혈압 위기hypertensive crisis가 나타날 수 있다. 따라서 예방적으로 tyramine이 함유된 식이를 제한해야 하는데, 이는 주로 발효 숙성 과정을 거치는 음식들로서 치즈, 소시지, 김치, 절임, 장류, 맥주, 와인 등이다. MAO-A 선택적 비가역적 억제제selective reversible inhibitor of MAO-A, RIMA의 경우 고농도 tyramine 식이가 아닌 한 RIMA 복용을 전후하여 1~2시간 정도만 제한해도 큰 문제가 없다. 혈압이 상승할 소지가 있는 갑상선질환이나 신장질환, 교모세포종pheochromocytoma 등 환자에게는 MAOI를 처방하지 않는 것이 좋다. 만일 고혈압 위기가 발생하면 nifedipine 10 mg 설하정을 20분 간격으로 2회 복용하고, 그럼에도 고혈압이 지속될 시 α-blocker효과가 있는 phentolamine, chlorpromazine을 투여할 수 있는데, 이때 부정맥 발생 가능성이 있으므로 심혈관계 모니터링이 필요하다.

MAOI 복용 시 진정과 각성 모두 발생할 수 있는데, 수면장애가 발생할 경우 야간에 복용하지 말고 불면증에 대한 대증 처방을 한다. tranylcypromine은 amphetamine과 유사하게 각성효과를 가질 수 있어 오전에 주로 처방하고, 필요할 경우 용량을 감량하거나 phenelzine 등 각성효과가 적은 다른 약물로 교체한다. 드물게 근육통이나 근경련, 이상 감각이 나타날 수 있는데, MAOI가 pyridoxine (vitamin B6)의 대사를 억제하기 때문으로 pyridoxine 100 mg/일을 복용하는 것이 도움이 된다.

4) 약물상호작용

MAOI는 SSRI를 포함한 대부분의 다른 항우울제들과 병용을 피하는 것이 권고된다. MAOI를 복용하고 있는 환자는 내외과적 치료를 받을 때 본인이 MAOI를 복용하고 있음을 고지해야 하며, 다른 약물을 복용하기 전에 약물 상호작용을 검증하고, 수술이나 마취 전에는 MAOI를 중단하는 것이 안전하다. meperidine, fentanyl, epinephrine, pseudoephedrine과 함께 복용할 경우 위험하다고 알려져 있다.

3. antihistamines

histamine은 비만세포에 의해 분비되어 면역과 염증 반응에 관여하는 물질이지만, 생체 아민계에 속하는 신경 전달물질로서 중추신경계에도 작용한다. 항히스타민제antihistamines는 진정 작용과 항콜린작용을 갖고 있어 오랫동안 정신질환의 치료에도 사용되어 왔다. 특히 H1 수용체는 중추신경계 전체에 분포되어 있으면서 시상하부에 가장 밀집되어 있어 H1 수용체가 자극되면 각성효과가, 길항되면 진정효과가 나타난다. 따라서 H1 길항제는 항불안제나 수면제 용도로 사용되어 왔으며, 항정신병약물로 인해 유발되는 파킨슨 증상과 급성 근긴장증의 치료제이기도 하다.

현재 정신건강의학과에서 많이 사용되는 항히스타민제들은 대부분 H1 길항제로서 diphenhydramine, hydroxyzine hydrochloride와 pamoate, promethazine, cyproheptadine 등이 있다.

diphenhydramine은 파킨슨증상과 급성 근긴장증, 좌불안석증에 대해 항콜린제나 amantadine을 대신하여 사용된다. hydroxyzine과 promethazine은 항불안제 혹은 수면유도제로 사용되고 있으며, benzodiazepine보다 효과적이라는 근거는 없어 단기적으로만 사용되는 편이다. cyproheptadine은 식욕촉진제, 성기능장애 중 절정감장애, 특히 SSRI에 의한 부작용에 대한 치료제, 세로토닌 증후군에 대한 치료제로 사용되며, 외상후스트레스장애에서 반복적으로 나타나는 악몽을 줄이는 효과도 있다. 진정이 덜한 2세대 H1 길항제인 fexofenadine, loratadine, cetirizine 은 정신질환에 대해서는 사용되지 않는다.

H2 길항제는 주로 위점막에 분포하는 수용체에 작용하여 제산제로 사용된다. 하지만 H2 수용체 역시 중추신경계에 분포하며, ranitidine, cimetidine을 복용하는 환자들에게 섬망이나 정신병적 증상이 발생하였다는 보고가 있다.

H3 수용체는 중추신경계에서 먼저 발견된 수용체로서 histamine 분비 신경에 autoreceptor로 작용하여 H3 수용체가 자극되면 진정효과가, 길항되면 각성효과가 나타난다. H3 역작용제inverse agonist인 pitolisant는 현재 성인 기면증 환자의 주간졸림 및 탈력발작 치료에 승인을 받았으며 6세 이상의 소아 기면증의 주간졸림 치료에도 사용된다.

1) 약리학적 효과

diphenhydramine은 정주 시 15~30분 뒤 파킨슨증상에 효과가 나타나고, 1~3시간 뒤 진정효과가 가장 높게 나타난다. hydroxyzine과 promethazine은 복용 후 30~60분 뒤 작용을 시작하여 4~6시간 지속된다. diphenhydramine과 cyproheptadine을 제외한 대부분의 H1 길항제는 모두 간에서 대사가 되어 간질환이 있는 경우 혈중농도가 높아질 수 있다. H1 길항제들은 대부분 항콜린성 작용도 가지고 있으며, cyproheptadine은 5-HT2 길항제이기도 하다. H3 역작용제인 pitolisant는 오전에 복용하여 1~3시간 뒤 혈중농도가 최고조에 달하고 반감기는 10~12시간이다. 복용 후 5~6일 뒤 안정적인 농도를 유지한다. 간에서 대사되어 주로 소변으로 배설된다. 과량 복용 시 심전도에서 QTc prolongation이 발생할 수 있어 주의를 요한다.

2) 용량 및 복용 방법

diphenhydramine의 경우 항정신병약물로 인한 파킨슨증상에는 25 mg 제형을 하루 3회 복용하는 것으로 시작하여 200 mg/일까지 증량해볼 수 있다. 수면 유도를 위해서는 취침 전 50 mg을 복용한다. 급성 근긴장증에 대해서는 25~50 mg을 정주한다. hydroxyzine은 경구로는 50~100 mg 제형을 하루 3~4회 복용하고, 급성항불안효과를 위해서는 50~100 mg을 근주한다.

cyproheptadine은 4~20 mg/일을 복용하며, 국내에 나와 있는 제형인 Trestan® 캡슐은 cyproheptadine orotate 1.5 mg, DL-carnitine hydrochloride 150 mg, cyanocobalamin 1mg, lysine HCl 150 mg이 함유된 복합 제제로서, 식욕 부진에 대해 처음 8일간 1캡슐을 아침, 저녁으로 식전 2회 복용하다가 이후부터는 2캡슐을 아침, 저녁으로 식전 2회 복용하도록 되어 있다.

pitolisant은 1주차에 10 mg/일 복용을 시작하여, 2주 차에 환자의 내약성과 치료효과에 따라 5 mg/일 혹은 20 mg/일로 용량을 변경할 수 있으며 최대 40 mg/일까지 증량할 수 있다.

3) 부작용

H1 길항제의 부작용은 진정, 어지럼, 저혈압이 흔하다. 이는 항콜린효과에 취약한 노인들에게서 더 잘 나타난다. 변비나 배뇨장애, 녹내장 등 항콜린효과에 취약한 환자들에게는 주의가 필요하다. 드물지만 일부 사람들에게는 역설적으로 흥분성과 초조증상이 발생하기도 하며, 과량복용 시에는 위험할 수도 있다.

4) 약물상호작용

알코올이나 다른 진정제 등 중추신경억제제와 같이 복용하면 진정작용이 증가하고, 항콜린제와 병용하면 항콜린효과가 증가한다. 마약성 진통제와 병용할 경우 고양감을 느끼기도 하여 남용 가능성이 있다. cyproheptadine은 5-HT2 길항 작용을 갖고 있어 SSRI와 함께 복용하면 SSRI의 효과를 감소시킬 수 있다.

4. orexin receptor antagonists

orexin 혹은 hypocretin은 시상하부에서 생성되는 흥분성 신경펩타이드로서 전체 뇌영역에 작용하여 신경전달물질 분비에 관여하며, 각성과 수면을 안정화시키는 역할을 한다. orexin A (hypocretin 1)와 orexin B (hypocretin 2)의 두 가지 유형이 있으며, 수용체도 orexin receptor 1 (OX1), orexin receptor 2 (OX2)의 두 가지가 있다. OX1은 noradrenaline 신경세포가 많은 locus coeruleus에, OX2는 histamine 신경세포가 많은 TMN (tuberomammillary nucleus)에 밀집해 있다. orexin의 각성효과는 주로 orexin B에 의한 OX2의 활성화에 기인하고 OX1의 활성화는 부수적인 효과가 있는 것으로 보인다. orexin의 결핍은 기면증의 유력한 원인으로서 탈력발작이 동반된 기면증 환자의 뇌척수액에서 검출되는 hypocretin 1은 110 pg/mL 이하로 저하되어 있다.

또한 orexin은 주로 OX1을 경유하여 식욕과 보상, 에너지 대사에 관여하여 식욕을 촉진하고, 열량을 연소시키는 갈색 지방을 활성화시키는데, orexin 분비는 지방세포에서 분비되는 leptin에 의해 억제된다. orexin 유전자가 결손된 쥐에게 고지방식을 투여하면 체중이 45%까지 증가하는 것으로 보아, 식욕 중추를 자극하는 것보다 말초의 열량을 소비하는 효과가 더 커서 비만 약물 개발의 유력한 단서가 되고 있다.

1) 약리학적 효과

현재 임상에서 사용되고 있는 orexin 수용체 길항제는, OX1과 OX2를 동시에 길항하는 약물dual orexin receptor antagonist, DORA이다. DORA는 OX1과 OX2 길항작용으로 각성 시스템의 활성화를 억제하며 이러한 효과로 수면의 유도 및 유지에 도움을 준다. 대표적인 약물로는 DORA 중 최초로 2013년 불면증 치료에 FDA 승인을 받은 suvorexant, 2019년에 승인된 lemborexant, 2022년 승인된 daridorexant가 있다.

2) 용량 및 복용 방법

suvorexant는 하루 1회 잠에 들기 30분 전, 기상시간 최소 7시간 전에 경구로 10 mg을 복용하여 최대 20 mg까지 증량할 수 있다. lemborexant는 수면 직전 경구로 5 mg 복용으로 시작해, 효과가 부족한 경우 10 mg까지 증량한다. daridorexant는 수면 30분 전 경구로 25 mg 복용을 시도하고, 효과가 부족한 경우 50 mg까지 증량한다.

3) 부작용

DORA의 흔한 부작용은 주간졸림, 두통, 이상한 꿈, 무기력, 입마름 등이 있으며 현재 사용 가능한 세 가지 약물 모두 비슷한 부작용을 나타낸다. 기면증 환자에서 DORA를 사용하는 경우, 기면증의 증상 악화와 탈력발작을 일으킬 수 있어 투약 금기에 속한다.

4) 약물상호작용

DORA는 대부분 간에서 대사되는데, CYP3A4 억제제를 복용 중인 환자의 경우 DORA의 부작용이 쉽게 나타날 수 있어, 이러한 약물을 복용 중인 환자는 DORA의 용량을 최소 혹은 일반 투여량의 절반만을 투여하는 것을 권장한다. 강력한 CYP3A4 억제제에 속하는 itraconazole, fluconazole, clarithromycin 같은 항생제 복용이 필요한 환자들에도 DORA 투여를 하지 않아야 한다.

5. anti-inflammatory drugs

interleukin-1 (IL-1), interleukin-6 (IL-6), tumor necrosis factor alpha (TNFα)와 같은 전염증성 사이토카인pro-inflammatory cytokine들은 피로, 식욕부진, 통증과 같은 증상을 일으키는데, 이는 우울증과 같은 정신질환에서 나타나는 증상과 유사하다. 더불어, 우울증 환자에서 IL-6, TNFα이 건강한 대조군에 비해 증가되며, 조현병과 양극성장애 환자의 혈장에서 IL-1b, TNFα가 높게 검출되는 등 주요 정신질환들에서 전신의 염증을 촉진하는 사이토카인들의 증가가 확인되었다.

이러한 이유로 염증은 최근 정신질환의 발병 원인 중 하나로 제시되며 항염증제의 여러 정신질환 치료제로서의 사용가능성이 활발히 연구되었다. 그중 가장 많이 연구된 약물은 cyclooxygenase enzyme-2 억제제인 celecoxib이며, SSRI의 부가요법으로 사용하였을 때 SSRI 단독요법에 비해 주요우울장애 환자의 증상 호전에 더 좋은 효과를 나타냈으며, valproate의 부가요법으로 사용하였을 때, valproate 단독요법보다 조증치료에 더 좋은 효과를 나타냈고, escitalopram의 부가요법으로 사용되었을 때, 양극성 우울증 환자의 치료에서 항우울제 단독요법에 비해 효과적이었다. 하지만 연구환경 및 환자들의 구성에 따라, 치료적 효과가 다양하여 아직까지 실제 사용에는 제한이 있다. celecoxib은 조현병에서 risperidone의 부가요법으로 사용시 단독요법에 비해 더 좋은 치료결과를 나타내기도 하였지만, 혼합된 연구 결과로 인해 아직까지 치료적 활용성에 대해 결론을 내리지 못 하였다.

minocycline은 테트라사이클린계 항생제로서 뇌혈관장벽을 비교적 잘 투과하는 특성을 가지며, 미세아교세포의 활성화와 세포자멸사apoptosis의 억제를 통해 중추신경계의 항염증작용, 항산화작용 및 신경보호neuroprotective효과를 가진다. 이러한 이유로 여러 주요정신질환들에 대한 치료효과에 대해 연구되었으며 특히 조현병 치료에서 항정신병약물의 부가요법으로써 많이 연구되었는데, 일부 연구에서는 사용 시 음성증상의 개선과 인지기능 개선이 보고되는 등 여러 연구에서 긍정적인 효과를 보이고 있어 조현병 치료의 부가요법으로 활용될 가능성이 있다.

이외에도 aspirin, pioglitazone 등을 사용한 소규모 연구들도 존재하지만, 아직까지 항염증제가 정신질환의 증상 호전에 기여하는 기전이나 대규모 환자들을 대상으로 한 양질의 연구는 부족한 상태이다.

6. monoclonal antibody & immunotherapy

단일클론항체monoclonal antibody, mAb는 주로 자가면역질환의 치료나 항암치료에 사용되어 왔지만, 현재는 정신질환 치료에도 그 사용 범위가 넓어지고 있다. 현재까지 조현병, 양극성장애, 주요우울장애와 같은 정신질환들에서 면역체계의 이상이 나타남이 확인되어 정신질환의 발병기전에서 뇌-면역 상호작용brain-immune interactions의 중요성이 강조되고 있다.

특히, mAb는 앞서 언급된 항염증제와 다르게, 염증과 면역반응을 일으키는 여러 사이토카인들 중 특정 사이토카인만을 표적으로 할 수 있는 특징을 가져 높은 정밀도와 적은 부작용으로 일반 항염증제에 비해 장점이 있다. 이 중 TNFα를 표적으로 하여 크론병, 강직성척추염, 류마티스 관절염의 치료에 사용되는 adalimumab, infliximab과 같은 약물은 약물치료 중 환자들의 유의미한 기분증상의 완화를 보이기도 하였다. 하지만 이들 약물을 사용하며 신체질환의 호전이 이러한 기분증상의 호전에 기여하였을 수 있어, 아직까지는 그 약리학적 효과에 대한 여러 의견이 존재한다.

mAb가 활용되어 새로운 치료방법을 개척하게 된 가장 유명한 질환은 단연 알츠하이머 병이다. 알츠하이머 병의 발병기전으로는 베타아밀로이드 단백질의 비정상적 축적이 제시되는데, 이러한 베타아밀로이드를 표적으로 한 항아밀로이드 mAb들이 현재 알츠하이머 병의 근본적 치료제disease modifying drug로써 사용되고 있다.

1) 약물 투여 방법

2021년 최초로 항아밀로이드 치료제로 FDA 승인을 받은 aducanumab에 이어 lecanemab, donanemab이 현재까지 FDA 승인을 받았으며, 이 중 aducanumab을 제외한 lecanemab과 donanemab이 실제 임상에서 시판되었다. 이 mAb들은 PET scan을 통해 아밀로이드의 축적이 확인된 알츠하이머 병으로 인한 경도인지장애 혹은 초기 치매 환자들을 대상으로 사용 가능하며, 질병의 진행속도를 유의미하게 감소시킨다. lecanemab은 2주에 한번 10 mg/kg으로 정맥주사하여 투여하며 현재까지 18개월 동안의 치료기간이 필요하다. donanemab은 1개월에 한 번 정맥주사로 투여하며, 첫 3번의 투약기간 동안은 700 mg/일로 투여하며, 이후 18개월간 1,400 mg/일로 투여한다.

2) 부작용

이 두 약물 사용에서 가장 흔하게 발생하고 중요한 부작용은 아밀로이드 관련 영상 이상amyloid-related imaging abnormalities, ARIA이다. ARIA는 혈관 투과성 증가로 발생하는 뇌부종을 동반한 ARIA-E와 혈액 누출로 인해 발생한 뇌출혈을 동반한 ARIA-H로 나누며, 주로 APOE4 유전자형을 가진 환자에서 더 많이 일어난다. ARIA의 주요증상으로는 두통이 있으며, 혼란, 구토, 어지러움, 시각장애, 보행장애 등을 나타낼 수 있고, ARIA-E에서 이러한 부작용의 증상이 더 잘 나타난다. ARIA는 알츠하이머 병 자체의 증상과 유사하게 나타나거나 혹은 무증상으로 나타나는 경우가 많아 감별이 어려울 수 있다. 때문에 항아밀로이드 mAb를 투여하는 환자들은 치료기간 동안 주기적으로 MRI 뇌영상을 확인해야 한다.

7. GLP-1 agonist

글루카곤유사펩타이드-1glucagon-like peptide-1, GLP-1은 음식섭취에 반응해 주로 소장의 L세포에서 분비되어 췌장에서 인슐린 분비를 촉진하고, 글루카곤 분비를 억제하며 위 배출시간의 지연을 일으키는 인크레틴 호르몬이다. GLP-1 작용제는 체내에서 생성되는 GLP-1과 유사한 구조를 가지며, 초기 개발당시에는 주로 당뇨치료제로 사용하였다. 하지만, 이들 약물들의 식욕저하 및 체중감소효과에 주목하여, 현재는 BMI 30 kg/m^2 이상의 비만 환자 혹은 체중 관련 합병증을 동반한 BMI 27 kg/m^2 이상의 과체중 환자를 대상으로 비만치료 목적으로 시판되어 널리 사용되고 있다.

현재 임상에서 사용되고 있는 GLP-1 작용제는 liraglutide, semaglutide, tirzepatide, dulaglutide, exenatide가 있으며, 이들 약물은 모두 제2형 당뇨병 치료제로 사용 가능하며 이 중 liraglutide, semaglutide, tirzepatide가 비만치료제로 허가 받아 비만치료에 사용 가능하다.

1) 약물 투여 방법

liraglutide는 비만치료 목적으로 매일 1회 피하주사를 통해 투여하며, 4개월간 사용 후 치료경과에 따라 최장 36개월간 사용 가능하다. 용량은 0.6 mg에서 3.0 mg까지 환자의 내약성에 따라 조절하여 투여 가능하다. semaglutide는 매주 1회 피하주사를 통해 투여하며 0.25 mg에서 2.4 mg까지 사용 가능하며 4개월간 사용 후 최장 24개월까지 투여 가능하다. semaglutide의 경우 경구제 또한 개발되어 제2형 당뇨병 치료목적으로도 사용 가능하나, 경구제의 복용지침이 다소 엄격한 편이다. tirzepatide는 GLP-1과 포도당의존인슐린자극폴리펩타이드glucose-dependent insulinotropic polypeptide 수용체에 동시에 작용하는 이중 작용제이다. tirzepatide는 매주 1회 피하주사를 통해 투여하며 하루 2.5 mg에서 15 mg까지 사용 가능하며 최장 88주까지 사용 가능하다. tirzepatide는 현재까지 비만치료를 위해 사용되는 GLP-1 작용제 중 혈당조절 및 체중감량효과가 가장 우수한 편이다.

2) 부작용

GLP-1 작용제의 가장 흔한 부작용은 위장관계 부작용으로 메스꺼움, 구토, 설사가 있다. 또한, 피하주사로 투여하기 때문에 주사 부위의 가려움, 발적 등이 발생 가능하다. 드물지만 치명적인 부작용으로는 출혈성 및 괴사성 췌장염이 있다. GLP-1 작용제는 칼시토닌의 분비를 촉진해 갑상선 C세포의 종양 발생을 증가시킨다는 보고가 있다. 이에 갑상선 수질암medullary thyroid cancer의 가족력이 있거나 다발성 내분비 종양증 2형multiple endocrine neoplasia 2 환자들에게는 사용하지 않아야 한다. 또한, 염증성 장질환이 있는 환자들의 경우에도 사용을 피하는 것이 좋다.

8. psychedelics

lysergic acid diethylamide (LSD), N,N-dimethyltryptamine (DMT), psilocybin과 같은 전통적 사이키델릭스classical psychedelics는 1950~60년도에 정신질환의 치료제로 널리 연구되었으나, 1970년대 미국의 통제물질법controlled substance act 시행 이후 의학계에서 관련 연구와 사용이 중단되었다. 하지만 1990년대 이후 새로운 신경영상기술들의 발달로 인해 학계에서 psychedelics에 대한 관심이 다시 살아나게 되었으며, 여러 난치성 정신질환의 새로운 치료제로 각광받고 있다.

1) 약리학적 효과

LSD, DMT, psilocybin은 주로 5-HT2A 작용제로써 중추신경계에 작용한다. 현재까지 알려진 바론 5-HT2A 수용체가 자극되면 대뇌피질 전반의 전기적 동시성electrical synchronicity을 무너트리고 이러한 작용이 사용자에게 의식의 변화와 환각 작용을 일으킨다. fMRI 연구를 통해 psychedelics 사용자의 뇌 영역간 연결성의 증가가 확인되었고, 이것이 psychedelics의 우울증, 외상후스트레스장애와 같은 질환의 치료기전으로 생각된다. psychedelics가 뇌유래신경영양인자brain-derived neurotrophic factor와 같은 시냅스의 성장을 촉진하는 호르몬의 분비를 통해 신경가소성을 향상시킨다는 동물실험 보고가 있으나, 현재까지 인간에서의 연구결과는 제한적이다.

2) 약물 투여 방법

현재까지 인간 대상으로 제한적으로나마 사용이 가능한 psychedelics는 psilocybin과 3,4-methylenedioxymethamphetamine (MDMA) 두 가지이다. 두 약물은 각기 치료저항성 우울증 및 외상후스트레스장애에 대한 치료에 대해 2023년 호주에서 합법화되었으나, 미국을 포함한 그 외의 국가에선 승인되지 못해 현재 임상시험 목적 외에는 치료적 사용이 크게 제한된다.

psilocybin은 현재까지 결과가 보고된 2상 연구들에서는 우울증 환자를 대상으로 경구를 통해 25 mg 단일투여 혹은 3주의 간격을 두고 두 차례 25 mg 투여하였다. MDMA의 경우 3상 연구에서 총 3회의 MDMA 보조 정신치료를 시행하였으며, 세션당 80~180 mg의 약물을 투여하였다.

3) 부작용

psychedelics는 반복 사용 시에도 신체적 의존이나 금단 현상을 일으키지 않는 편이다. 하지만 치료용량뿐만 아니라, 허용량 이상 혹은 다른 약물들과 혼합 복용 시 여러 치명적인 부작용을 일으킬 수 있다. 신체적 부작용으로는 메스꺼움, 구토, 혈압 상승 등이 일어날 수 있으며 심리적 부작용으로 지속되는 환각, 극도의 공포감, 불안, 편집증, 조증, 자살사고 및 행동, 사망과 같은 심각한 부작용이 발생할 수 있어 치료적 용도로 사용 시 반드시 통제된 환경에서 2명 이상의 전문가의 감독하에 사용하도록 권장한다.

9. nutrient supplements

영양보조제nutrient supplements는 권장 영양소 섭취를 달성하거나, 환자의 생리학적인 이점을 위해 일반식단에서 섭취할 수 있는 수준보다 더 많은 용량으로 투여하거나, 영양소 섭취가 원활하지 않은 기저질환을 가진 환자들에서 영양분을 공급하기 위한 목적으로 일반적인 식단보다 더 높은 생체이용률로 영양소를 전달하는 약물들을 의미한다. 영양보조제들은 일반적으로 비타민, 식이 미네랄, probiotics, 고도 불포화 지방산polyunsaturated fatty acids, PUFA, N-acetylcysteine (NAC)과 같은 물질들로, 이러한 보조제들은 자연 유래 혹은 화학적 합성을 통해 생산되어 섭취할 수 있다.

이러한 영양보조제에 대한 임상적 관심이 높아지며 여러 정신질환의 치료에도 그 역할에 대한 연구가 이루어졌다. 특히, 많은 정신질환들이 산화스트레스나 염증과 연관됨이 알려지며 항산화제나 항염증제의 활용과 더불어 이러한 작용을 보조하는 영양보조제의 활용도 이득이 될 수 있을 것으로 생각되지만 아직까지 그 근거는 부족한 실정이다.

현재까지 정신질환의 치료에 이득이 될 수 있는 영양보조제로 가장 많이 알려진 물질은 PUFA에 속하는 오메가-3 지방산omega 3-fatty acid이다. 오메가-3 지방산에는 크게 docosahexaenoic acid (DHA), eicosapentaenoic acid (EPA) 두 가지가 가장 대표적이며 자연에서는 주로 생선기름이나 일부 식물의 씨앗을 통해 섭취 가능하다. EPA가 50% 이상 함유된 오메가-3 지방산을 하루 2,200 mg 이상 항우울제와 복용하였을 때 우울증 환자에서 일부 임상적 이득을 보이기도 하였지만, 단독투여를 통해선 유의미한 치료적 효과가 없었다. ADHD가 있는 소아청소년들이 PUFA를 복용하였을 시 임상적으로 유의미한 ADHD증상 호전이 보고되기도 하였지만, 아직까지 그 효과에 대해서는 학계의 의견이 갈리고 있다.

NAC는 현재 점액용해제나 아세트아미노펜 과다복용 해독제로 사용되는 약물로, 여러 고단백음식에 포함되어 있으며 항산화 물질인 glutathione의 전구체이기도 하다. NAC를 2,000 mg/일로 정신질환 치료에 보조적으로 복용하였을 경우, 우울장애와 양극성장애를 포함한 기분장애 환자들의 증상을 호전시키는 일부 결과가 있지만, 반대되는 결과도 보고되고 있어 현재까진 실제 임상에서의 활용에는 제한이 있다.

비타민 중에서는 vitamin B9 (folate)과 vitamin D (calciferol)가 각기 15 mg/일 및 50,000 IU/week으로 투여하였을 때 우울증증상 호전에 일부 도움이 되었지만, 그 효과가 크지는 않았다.

10. gene therapy

유전자 치료gene therapy는 환자의 유전체 구성에 변화를 주어 질병의 치료 및 예방을 목적으로 하는 의학기술을 의미한다. 여기에는 생체 내in vivo 유전자 치료와 생체 외ex vivo 유전자 치료가 있다. in vivo 치료는 치료 유전자를 가지고 있는 전달 벡터를 환자에게 직접 주입하는 기법이며 ex vivo 치료는 환자에게서 유전자 전달을 하려는 세포를 채취한 후에 이 세포에 치료 유전자를 전달하여 다시 환자에게 이 세포를 이식함으로써 치료효과를 얻는 방법이다. 목표로 하는 세포에 유전자를 주입하는 방법으로 과거에는 바이러스 벡터를 이용한 방법이 주로 사용되었으나 최근에는 CRISPR (clustered regularly interspaced short palindromic repeats) - Cas9로 알려진 유전자 가위를 이용한 유전자 편집 기법이 이용된다. 이외에도 물리적, 화학적 방법을 통한 유전자 편집 기술 또한 존재한다.

유전자치료는 현재까지 주로 혈색소 질환, 다발성 골수종, 림프종, 전립선암, 흑색종과 같은 악성종양 치료에 사용되었다. 하지만, 다양한 정신질환들의 유전적 요인이 GWAS 연구 등을 통해 밝혀지면서 정신질환의 치료에도 유전자 치료가 시도되고 있다.

정신질환에 대한 유전자 치료는 아직 실험적인 단계이지만, 자폐스펙트럼장애에서는 TSC1/2 (tuberous sclerosis complex 1/2), MECP2 (methyl-CpG binding protein 2), FMR1 (fragile X mental retardation 1)이 치료 타겟 유전자로 제시되고 있으며, 양극성장애는 ANK3 (ankyrin 3), LEF1 (lymphoid enhancer binding factor 1) 등이, 그리고 조현병에 대해서는 NMDAR (n-methyl-d-aspartate receptor), DRD2 (dopamine receptor D2) 등이 치료 타겟 유전자로 제시된다.

참고문헌 QR코드

전체 참고문헌은 해당 QR코드를 통해 대한정신약물학회 홈페이지에서 다운받으실 수 있습니다.

PART

3 조현병 스펙트럼 및 기타 정신병적 장애의 약물치료

조현병 약물치료의 원칙

Chapter 17

Principles for the treatment of schizophrenia

◐ 이중선 울산대학교 의과대학 정신건강의학교실
◐ 김찬형 연세대학교 의과대학 정신건강의학교실

1. 일반적 원칙

조현병은 망상, 환각, 인지 저하뿐만 아니라 다양한 증상을 보이는 만성 질환으로 잦은 재발을 보인다. 이로 인해 환자의 사회적 기능과 삶의 질이 저하된다. 따라서 의사는 단순히 조현병의 증상 호전뿐만 아니라 재발을 예방하고 삶의 질과 사회적 기능 회복을 목표로 해야 한다. 급성기 조현병의 치료 목표는 위험을 예방하고 문제 행동을 조절하며, 정신병적 증상과 관련된 다른 증상을 줄이고, 급성기 발생에 영향을 준 요소를 확인하고 병전 상태로 기능을 회복시키고, 환자 및 가족과 치료적 동맹을 형성하며, 중장기 치료 계획을 세우고 환자를 적절한 지역 치료 시설과 연계를 시키는 것이다. 조현병의 치료로는 크게 약물적 치료와 비약물적 치료로 나눌 수 있는데, 궁극적인 치료를 위해서는 약물치료와 병행하여 비약물적 치료(사회 기술 훈련, 인지 재활 치료, 정신치료, 약물 교육, 가족 교육 등)를 해야 한다.

1) 약물사용 전 고려사항

조현병의 약물치료를 시작하기 전에 몇 가지 고려해야 할 것이 있다. 첫째, 약물치료를 하기 위해서는 먼저 정확한 진단을 해야 한다. 둘째, 약물치료 시 치료 목표증상을 정해야 한다. 목표증상이 뚜렷해야 약물치료가 제대로 되는지 평가할 수 있기 때문이다. 셋째, 목표증상을 정한 후에는 평가 척도 등을 이용해서 객관적, 정량적으로 평가하는 것이 중요하다. 이와 별개로 약물치료에 영향을 줄 수 있는 신체적 상태를 확인하고, 약으로 인한 부작용을 사전에 예방하기 위해 기본적인 혈액학적 검사를 포함한 검사를 시행해야 한다. 물론 항정신병약물은 비교적 안전한 약물이기 때문에 기본적인 검사 없이 병력을 검토하고 약물치료를 시작해도 대체로 무리가 없다. 그러나, 약제에 따라서는 심각한 심혈관계 질환, 골수기능 저하, 혈액장애, 간 효소의 증가 또는 대사성 증후군 등을 일으킬 수 있으므로 주의하여야 하며, 약물치료를 시작하기 이전에 충분한 검사를 하는 것이 바람직하다. 가능하다면, 치료를 시작하기 이전에 체중, 혈압, 체온 측정을 포함한 이학적 검사와 신경학적 검사는 물론 심전도검사, 전혈구조사, 전해질검사, 신장기능검사, 간기능검사, 갑상선기능검사와 C형 간염, HIV, 그리고 매독 감염에 대한 검사를 권장한다. 가임기 여성의 경우 항정신병 약물사용 전에 임신검사를 시행하는 것이 좋다. 또한 대사장애 확인을 위해 혈압, 복부둘레, 혈중 지질 농도, 공복 혈당을 조사하여야 한다. 일부 환자의 경우 정신병적 증상이 약물 중독에 의해 발생할 수 있기 때문에 약물 중독에 대한 선별 검사를 필요시 시행해야 한다. 그리고 일부 항정신병 약물의 경우 심전도상에서 QTc 지연을 유발할 수 있기 때문에 심전도를 측정해야 한다. 또한 추체외로 증상과 지연성 운동 장애가 항정신병약물 사용 이전부터 존재할 수 있기 때문에 약물치료 시작전에 확인을 하는 것이 좋다. 그래야 항정신병약물 복용 중인 환자의 추체외로증상이나 지연성 운동장애가 항정신병약물 사용으로 인한 것인지 이전부터 존재했던 것인지 알 수 있다.

표 17-1은 대한신경정신의학회정책연구소에서 권장하는 정신건강의학과 환자의 약물치료와 관련하여 권고되는 검사 항목이다.

표 17-1. 정신건강의학과 환자들에서 검사별 평가 주기

검사	평가 주기
CBC with WBC differential panel	기초 검사, 추적 검사: 1년마다 추가적으로 임상적 판단에 따라 측정 (예: 발열, 강직, 발한 등)
Renal (BUN, Creatinine)	기초검사, 추적검사: 1년마다
Electrolytes	기초검사, 추적검사: 1년마다
LFT (ALT, AST, gammaGT)	기초검사, 추적검사: 1년마다
Thyroid function	기초검사, 추적검사: 1년마다
Weight/ BMI	기초검사, 추적검사: 6개월까지는 1개월마다, 이후에는 3개월마다
Glucose, lipid profile	기초검사, 추적검사: 3, 6개월째, 이후에는 1년마다
Urinalysis	기초검사, 추적검사: 1년마다
Prolactin	기초검사, 이후 고프로락틴혈증의 위험성이 있다고 의심되는 경우(예: 유즙분비, 월경 불순증상이 있는 경우)
ECG	40세 이상이거나, 심혈관 질환에 대한 위험도가 높은 경우기초검사, 추적검사: 1년마다
Blood Pressure, pulse rate	기초검사, 추적검사: 3개월마다
안과검진	40세 미만에서는 2년마다, 40세 이상에서는 1년마다

대한신경정신의학회 정책 연구소(정책연구소 2008)

2) 약물의 선택

조현병의 약물치료는 일반적으로 증상에 따라 여러 약을 선택하지 않고 한 종류의 항정신병 약물로 치료하는 것을 원칙으로 한다. 그러나 임상가의 필요에 따라서 두 가지 이상의 항정신병 약물을 병합하여 사용하거나, 우울, 불안, 불면 등의 증상을 조절하기 위해 약을 추가로 사용할 수도 있다. 그러나 항정신병약물을 병합하여 사용하는 것이 효과-부작용 면에서 유용한지에 대해서는 후반부에 다시 고찰해 보겠다. 항정신병 약물을 선택할 때는 과거에 사용한 약물에 대한 반응 정도, 부작용에 대한 민감도, 약물에 대한 순응도, 동반된 내과적 질환 유무, 약제 비용, 환자가 선호하는 약물의 제형 등을 고려해야 한다. 특히 초발 조현병 환자의 경우, 불필요한 약물 부작용을 회피하는 약물 선택이 환자의 건강에도 유리하며, 약물치료에 대한 환자의 견해에 부정적인 영향을 주지 않을 수 있다. 약물선택 시 고려할 주요 약물 부작용으로는 추체외로 부작용, 체중 증가 및 당뇨와 연관된 대사 부작용, 프로락틴 상승과 연관된 내분비 부작용, QT 간격 연장 등의 심혈관계 부작용이 있다. 자주 사용되는 항정신병약물에서 나타나는 주요 약물부작용의 빈도는 표 17-2와 같다.

표 17-2. 항정신병약물의 주요 부작용 발생빈도

항정신병약물	부작용			
	추체외로증상/정좌불능/TD	체중증가/대사부작용	프로락틴 혈증/유즙분비/월경통	QT 간격 연장
Haloperidol	+++/+++/+++	+/(+)	+++/++/++	+
Amisulpiride	+/0/(+)	+/(+)	+++/++/++	(+)
Aripiprazole	+/+/(+)	(+)/0	0/0/0	(+)
Clozapine	0/0/0	+++/+++	0/0/0	(+)
Olanzapine	(+)/0/(+)	+++/+++	(+)/+/+	(+)
Paliperidone	++/0/(+)	++/++	++/++/++	(+)
Quetiapine	+/0/?	++/++	(+)/0/+	(+)
Risperidone	++/0/(+)	++/++	++/++/++	(+)
Ziprasidone	(+)/0/?	(+)/0	0/0/(+)	++

0=no risk; (+)=occasionally, maybe no difference to placebo; +=mild (less 1%); ++=sometimes(less 10%); +++ =frequently(> 10%); ?= lack of data/ 체중증가(6~10주 기준): +=low(0~1.5 kg); ++=medium(1.5~3 kg) ; +++=high (> 3 kg)

현재 항정신병 약물은 작용 기전이나 개발된 시기에 따라 정형 항정신병약물(1세대 항정신병약물)과 비정형 항정신병약물(2세대 항정신병약물)로 구분한다. 정형 항정신병 약물은 D2 수용체를 차단하여 증상을 호전시키고, 또 이로 인해 다양한 관련된 부작용이 발생한다. 정형 항정신병약물은 다시 haloperidol과 같은 고역가 약물과 chlorpromazine과 같은 저역가 약물로 나뉘어진다. 약물의 치료효과 면에서는 큰 차이를 보이지 않지만 부작용 면에서는 다른 특성을 가지고 있다. 고역가 약물은 추체외로 증상이 주로 나타나고 저역가 약물은 진정작용, 항콜린성 부작용이 많이 나타난다. 비정형 항정신병 약물은 정형 항정신병 약물과 달리 D2 이외 5-HT2 수용체 차단 등의 효과로 증상이 호전된다. 이 정형 항정신병 약물과 비정형 항정신병약물 중에서 어떤 약물을 선택할 것인가를 결정하기 위해서는 두 약제의 차이를 알아야 한다. 일부 임상연구에 의하면 비정형 항정신병 약물이 치료효과가 전반적으로 정형 항정신병 약물에 비해 더 우수하고 특히 우울증이나 인지증상에 대해서는 효과적이다. 하지만 이에 대해서는 아직 일치된 결론을 내릴 수 없다. 이에 대해서 후반부에서 다시 논의하겠다. 효과를 제외한 부작용에 대해서는 대부분의 임상가들도 정형 항정신병약물과 비정형 항정신병약물 간에 뚜렷한 차이가 있다는 점을 인정하고 있다.

이렇게 두 약제가 부작용 측면에서는 명확하게 다르지만 효과 측면에서는 의견이 아직 일치되지 않았기 때문에 치료지침이나 임상가마다 선호되는 약제가 조금씩 다른 결과를 보인다. 초발 조현병 환자의 약물치료에 대해 최근 치료지침들을 살펴보

면, 정형 또는 비정형 항정신병약물(clozapine 제외) 모두 양성 증상의 치료에 효과가 있다는 데 대체로 의견 일치를 보였고, 10개 중 5개 치료지침에서는 부작용을 이유로 비정형 항정신병약물이 정형 항정신병약물보다 일차약물로 우선 선호된다고 명시하였다. 이외에도 The Schizophrenia Patient Outcomes Research Team (PORT), Harvard, The Royal Australian and New Zealand College of Psychiatrists (RANZCP) 치료지침에서는 대사부작용을 이유로 olanzapine을 일차약물에서 배제하도록 권고하였으며, Harvard 치료지침에서는 관해 유지효과에 대한 불충분한 근거를 이유로 quetiapine을 일차약물에서 배제하도록 권고하였다.

2. 단계별 약물치료

조현병의 치료 단계는 흔히 급성기, 안정기, 유지기로 나눈다. 급성기는 증상이 현저하게 나타나 적극적인 치료가 필요한 시기를 말한다. 안정기는 급성기증상은 상당 부분 감소하였지만 재발의 위험이 높은 시기를 말하며 통상적으로 급성기 이후 3~6개월 동안이다. 유지기는 급성기증상이 없어지고 재발의 위험성만 남은 상태를 말한다. 급성기 치료의 목표가 급격히 악화된 증상을 조절하여 자해나 타해 위험을 예방하고 안정된 상태로 지역 사회로 복귀시키는 것이라면, 유지기 치료의 목표는 잔류증상의 호전 또는 증상의 관해 상태를 유지하고, 재발을 방지하며, 사회적 기능의 호전을 도모하여 삶의 질을 높이는 것이다.

1) 급성기 약물치료

급성기 환자는 와해된 언어와 행동, 심한 정신병적 증상과 초조, 흥분 등의 증상을 보이고, 이로 인해 자해나 타해의 위험성이 높다. 따라서, 이런 행동 문제를 신속하게 치료해야 한다. 급성기부터 장기 치료를 염두에 두고 약물을 선택하고, 환자 및 가족에게 치료에 대한 교육을 시행하되, 가급적 약물치료를 빠른 시일 내 시작하는 것이 좋다. 일단 정신병적 흥분이나 초조, 행동장애를 조절하고, 이후에는 망상이나 환각과 같은 양성증상의 호전을 치료의 목표로 한다. 일차적 음성증상이나 인지 기능의 저하는 양성증상에 비해 약물치료로 쉽게 호전되지 않기 때문에 급성기 치료 반응 여부와 이에 따른 약물의 용량 조절 또는 변경은 주로 양성증상의 변화로 판단하는 것이 일반적이다.

(1) 급성기 치료효과

항정신병 약물은 조현병의 급성기증상인 양성증상 호전에 효과가 있다는 것은 여러 임상 연구를 통해 입증되었다. 물론 약물치료에 반응을 보이는 환자의 비율은 연구마다 다르며, 환자의 상태에 따라서도 많이 다르다. 초발 조현병 환자의 경우 항정신병 약물에 대한 치료 반응이 60~70%로 다른 환자군보다 높다. 일반적으로, 초발 조현병 환자는 적은 용량의 항정신병약물에도 잘 반응하고 부작용에도 취약한 반면, 질환이 만성화될수록 치료반응까지 시간이 더 걸리며, 높은 용량의 항정신병약물이 필요하다. 항정신병약물을 투여하면 먼저 진정 작용이 나타나서 흥분, 초조, 불안, 불면 등의 증상이 1주 이내에 호전된다. 망상이나 환청과 같은 정신병적 증상은 보통 2주부터 의미 있는 호전을 보이며 4주 내지 6주에 걸쳐 50% 이상의 호전을 기대할 수 있다. 따라서 일반적으로 4~6주 후에도 증상 변화가 거의 없는 경우에는 약물교체를 고려해 보도록 권장된다. 그러나 최근 연구에서는 항정신병약물의 치료효과가 기존에 알려진 것보다 일찍 나타난다고 하고, 초기 2~4주 이내의 치료 반응이 환자의 장기적인 반응을 매우 높게 예측 가능하므로, 4~6주까지 치료 반응을 기다리지 말고 보다 조기에 약물에 대한 치료 효과 판정을 내리는 것이 좋다. 예를 들어, olanzapine, haloperidol, ziprasidone의 경우 위약과 비교하여 양성증상 호전효과가 24시간부터 관찰되며, 초기 2주 이내 증상이 가장 많이 호전된다. 또한 olanzapine 10 mg/일, haloperidol 7.5 mg/일, 그리고 위약을 주사로 맞고 나서 PANSS를 이용하여 주사 직후, 2시간, 24시간 뒤에 증상을 평가해 본 결과, 24시간 뒤부터 유의하게 증상 호전이 관찰되었는데, 이런 호전은 정신증 핵심증상인 개념의 와해, 환각 관련된 행동, 비정상적인 사고에서도 관찰되었다. 그러나 만성 조현병 환자에서 clozapine 사용 시에는 최소 12주 이상의 관찰이 필요하며, 환자에 따라 정신병적 증상이 6개월 내지 1년에 걸쳐 서서히 호전되는 경우도 있어 치료 반응 여부는 좀 더 시간을 두고 판단해야 하는 경우도 있다.

(2) 급성기 치료 용량

급성기 항정신병 약물의 권장 시작 용량은 chlorpromazine 25~100 mg, haloperidol 2~5 mg, risperidone 1~2 mg, olanzapine 5~10 mg, quetiapine 50~100 mg, amisulpride 50~100 mg, aripiprazole 10~15 mg부터 서서히 시작하여, 흥분 또는 초조증상을 목표로 1주일 이내에 적절 용량에 도달하도록 서서히 증량한다. 다만, clozapine은 25~50 mg부터 시작하여 2주에 걸쳐 서서히 증량한다. 급성기 항정신병 약물의 일일 권장 용량은 chlorpromazine 300~1,000 mg, haloperidol 5~20 mg, risperidone 2~8 mg, olanzapine 10~30 mg, quetiapine 300~800 mg, amisulpride 400~800 mg, aripiprazole 10~30 mg, ziprasidone 120~200 mg 정도지만, 증상 및 개별적인 치료 반응에 따라 용량 및 증량 속도를 조절할 수 있다. 항정신병 약물의 적정 용량에 대해서는 연구자나 기관에 따라 조금씩 다른 경향이 있고, 2010년에 전 세계 18개국 43명의 정신건강의학과 전문의를 대상으로 실시한 설문 조사에서 나타난 각 항정신병 약물의 시작 및

표 17-3. 항정신병약물의 시작 및 일일 권장 용량(단위 mg)

	Starting dose	Target dose	Maximum dose
amisulpride	100	400~800	1,000
aripiprazole	10	15-30	30
chlorpromzaine	100	300~600	800
clozapine	25	200~500	800
fluphenazine	3	5~15	20
haloperidol	3	5~15	20
loxapine	17.5	20~100	200
olanzapine	5	10~20	30
paliperidone	3	6~9	12
perphenazine	8	12~24	42
quetiapine	100	400~800	1,000
risperidone	2	4~6	8.5
sulpride	100	300~600	1,000
ziprasidone	40	120~160	200
zotepine	50	100~300	400

권장 용량은 표 17-3과 같다.

일부에서는 초기에 권장 용량보다 높게 사용하는 것이 환자의 증상 호전에 도움이 된다는 보고가 있다. 예를 들어 급성기 정신병적 흥분 및 초조증상을 조절하기 위해 olanzapine 5~10 mg에서 시작하는 것보다 15~20 mg/일로 시작하였을 때 급성기 증상 조절에 보다 효과적이었다. 하지만 일반적으로 효과나 부작용 등을 고려할 때 이렇게 초기 용량을 고용량으로 또는 급속하게 증량하는 것은 바람직하지 않다. 또 하나 고려해야 할 부분은 급성기 약물치료 시 권장 용량보다 고용량을 사용하는 것이 필요한가 라는 점이다. quetiapine을 권장 용량보다 많이 사용한 군이 권장 용량을 사용한 군보다 증상이 더 많이 호전되었다는 보고도 있고, 사례보고 수준에서 quetiapine, aripiprazole의 고용량 치료가 효과적이라는 보고가 있었다. 하지만, quetiapine의 경우 800 mg/일 이상 복용하는 군과 그렇지 않은 군을 8주간 이중맹검연구한 결과, 체중 증가가 더 유의하게 많았고, 효과는 차이가 유의하지 않았다. 뿐만 아니라 고용량 치료의 효과에 대해 많은 환자를 대상으로 한 연구에 의하면 효과가 명확하지 않고 오히려 부작용이 많았다. 그래서 요즘은 권장 용량보다 고용량은 잘 사용되지 않으며, 실제 아시아 지역에서 2001년에 비해 2004년에 고용량(chlorpromazine 등가용량 1,000 mg/일 이상) 사용 환자의 비율이 감소하였다.

초발 환자들은 항정신병 약물의 부작용에 민감하고 적은 용량으로도 치료효과를 충분히 볼 수 있기 때문에 다른 환자보다 적은 용량을 사용하는 것이 좋다. 전문의를 대상으로 진행된 설문 조사에 의하면 약물치료를 시작한 지 6개월 이내의 환자의 경우 대부분의 정신건강의학과 전문의는 30% 정도 용량을 줄여서 처방하는 것이 적절하다는 의견을 제시하였다.

(3) 급속 정온화 및 주사제 사용

급속 정온화 요법은 급성기 정신병적 증상을 신속히 조절하기 위해 항정신병 약물을 급속하게 고용량으로 증량하여 투여하는 방법으로 과거에 흔히 사용되었다. 예를 들어 응급상황이나 급성기에 급속 정온화가 필요한 경우에는 haloperidol 5~10 mg을 30분 내지 1시간 간격으로 경구 투여 또는 근육 주사를 임상적 호전, 진정이 관찰되거나 부작용이 나타날 때까지 반복한다. 그러나 haloperidol 고용량을 급속하게 증량하는 것이 하루 10~15 mg 사용보다 나을 것이 없고, 부작용 등의 문제로 인해 정형항정신병 약물을 이용한 급속 정온화는 최근 권장되지 않는다. 급성 진정이 필요한 경우에는 항정신병 작용은 없으나 비교적 안전하고 진정 작용이 강한 benzodiazepine을 항정신병 약물과 병용 투여하는 것이 좋다. 이런 병용 투여는 진정이 더 잘 될 뿐만 아니라, 병용 투여함으로써 각각의 약물 용량을 줄일 수 있어 부작용 또한 감소시킬 수 있다는 장점이 있다.

(4) 약물의 교체전략

항정신병 약물의 효과가 미흡하거나 부작용이 문제될 경우 약물 교체를 고려해 볼 수 있다. 특히, 정형 항정신병 약물에 효과가 없었던 경우에는 다른 정형 항정신병 약물에 대한 효과도 별로 좋지 않은 경우가 많아 비정형 항정신병 약물을 시도하는 것이 바람직하다. 특히 지속적인 음성증상이나 심한 추체외로증상, 지연성 운동장애가 있는 경우에는 비정형 항정신병 약물로 교체하는 것이 바람직하다. 그런데 교체 과정에서 증상의 변화나 부작용의 발생 가능성이 높기 때문에 실패할 가능성이 높다. 특히, 교체 과정에서 생기는 부작용은 주로 새로운 약제의 부작용도 있지만, 기존 약제의 금단증상으로 인한 부작용도 많이 발생한다. 따라서 이러한 것까지 고려하여 교체 전략을 수립하여 약물을 교체하는 것이 실패 위험성을 낮출 수 있다.

교체 전략은 크게 세 가지로 나눌 수 있다. 약물을 교차시켜 교체하거나cross-titration(기존 약물 용량을 서서히 줄이면서 새로운 약물 용량을 서서히 늘림), 포갠 뒤 교체하는 방법overlap and taper(새로운 약물 용량을 서서히 늘리는 동안 기존 약물은 최대 용량을 유지한 뒤에 기존 약물을 서서히 줄임), 마지막으로 기존 약물을 완전히 끊은 이후 다른 약물을 시작하는 방법이다. 마지막 방법은 사용하던 약물을 갑자기 중단하기 때문에 금단증상이 나타날 가능성이 높고, 새로운 약물도 높은 용량에서 시작해야 하기 때문에 이에 따른 부작용이 나타날 수 있다. 첫 번째와 두 번째 방법은 동등하게 효과적이고, 견딜만한 것으로 알려져 있으나, 교차시켜 교체하는 첫째 방법이 주로 권장되는 경향이 있다. 그러나 메타 분석에 의하면 이렇게 점진적 교체가 갑자기 교체하는 방법보다 부작용이 적은 것은 아니며, 실패할 확률이 더 낮은 것도 아니었다. 즉, 교체 성공 여부와 교체 전략과는 무관한 것으로 조사되었으나, 이 결과는 여러 연구 결과를 종합한 논문으로 분석에 포함된 연구가 소수이고, 다양한 약제간에 약물을 변경했기 때문에 연구 결과를 해석하는 데 주의가 필요하다. 또한 약물을 교차할 때에는 약물의 부작용이나 재발의 위험을 피할 수 있도록 적절한 속도로 하는 것이 중요하다. 최근에 재발한 적이 있거나, 불안정하거나 심한 증상을 보이는 시기 혹은 추적 관찰이 어려운 외래 환자의 경우에는 주의를 요한다. 교체 이전에 사용하던 항콜린성 약물은 교체 이후에도 2~4주간은 유지하도록 한다. clozapine에서 다른 약물로 교체하는 경우에는 빠른 재발의 위험이 있고, 금단증상도 더 심할 수 있으므로 다른 2세대 항정신병 약물에 비해 서서히 교체하여야 한다.

(5) 혈장 농도와 효과

약물 용량을 결정하는 또 다른 방법으로 혈장 농도를 측정하여 용량을 조절하는 방법도 고려해 볼 수 있으나, 대체로 항정신병 약물의 혈장 농도와 임상적 반응과의 관계가 명확하지 않은 경우가 많아 실제 임상에서 흔히 사용되지는 않는다. 다만 aripiprazole의 경우 용량과 혈중농도, 수용체 점유율, 치료 반응이 어느 정도 관련성이 있다고 한다. 아직까지는 항정신병 약물의 혈장 농도를 측정하는 것이 일반적이지 않지만, 임상적으로 충분한 용량을 사용하였는데도 효과가 없거나 부족한 경우, 심각한 약물 부작용이 있을 때, 약동학적 상호 작용이 의심되거나 소아나 노인 또는 내과적 문제가 있는 경우에는 혈장 농도 측정이 도움이 될 수 있다.

2) 유지기 약물치료

유지기 치료는 보통 급성기증상이 호전된 이후 상태를 유지하여 재발을 막는 것을 말하는데, 증상이 완전히 소실되지 않고 잔류증상이 남아 있는 경우나, 약물을 증량하여도 증상이 더 이상 좋아지지 않고 약물을 감량하여도 악화되지 않았을 때 안정된 상태에 도달하였다고 볼 수 있다. 유지기 치료의 목표는 증상의 관해를 유지하고, 잔류증상을 줄이고, 재발을 방지하는 것이다. 그리고, 우울증상의 호전과 음성증상의 개선, 사회적 기능과 삶의 질 회복, 약물 순응도 유지와 병식 개선 등도 유지기 치료에서 고려할 사항들이다. 약물 유지 치료와 더불어 약물 순응도를 높이기 위한 약물 교육, 사회성 훈련, 인지 재활 치료 등의 비약물치료를 병행하는 것이 재발률을 낮추는 데 도움이 된다.

(1) 유지기 치료효과

초발 조현병 환자를 증상 호전 후 5년 동안 추적 관찰하였을 때 재발률이 80%가량으로 보고되고 있으며, 재발 위험은 시간이 지남에 따라 증가하는 것으로 알려져 있다. 따라서 조현병 환자의 치료에서 급성기증상이 호전된 후 재발 방지를 위한 노력이 중요한데, 항정신병 약물을 유지하는 것이 가장 중요하며, 유지 치료의 필요성은 장기 관찰 위약 비교 연구 및 약물 중단 연구들을 통해 충분히 입증되었다. 관련 연구들에 의하면 위약을 유지할 경우 6개월 내에 약 53%가량 재발하는 데 비해, 항정신병 약물을 유지할 경우 재발률은 약 20%가량 된다. 재발의 위험은 시간이 경과함에 따라 증가하게 되며, 만일 시간 경과에 따른 재발률이 일정하다면 약물 중단 시 매월 10%가량 재발 위험이 증가한다. 또한, 1년 이상 관해 상태를 유지하던 환자의 경우에도 항정신병 약물을 중단할 경우 재발률은 위약을 유지해온 경우와 차이가 없다. 대략 약물을 유지하면 2.5배 내지 5배 정도 재발 위험을 낮추는 것으로 보고되었다. 2세대 항정신병 약물의 경우에도 위약과의 장기 비교 연구를 통해 재발 방지를 위한 유지 치료효과가 입증되었다. 최근 메타분석에서도 항정신병 약물을 복용하는 환자의 1년 후 재발 비율이 27%인 반면, 위약군은 64%였다. 뿐만 아니라 유지기 치료를 통해 환자의 삶의 질이 호전되고 공격적인 행동 비율도 감소한다.

(2) 유지치료 용량

환자가 유지기에 들어섰다고 판단되면, 임상가는 재발의 위험도와 부작용을 최소화하기 위한 장기적 치료 전략을 짜는 것이 중요하다. 일반적으로 급성기 개선효과를 보인 약물을 6개월 이상 치료용량으로 사용하는 것이 권장된다. 유지기의 항정신병 약물의 용량은 급성기 용량에 비해서 상대적으로 낮은 용량을 사용할 수 있다. 만약 약물을 중단하기로 결정했다면 한 달에 10%씩 용량을 서서히 줄이는 것이 좋다. 유지용량을 고용량으로 유지하는 것이 저용량에 비해 재발률을 낮추는 데 더 효과적인 경우가 많지만, 고용량을 사용할 경우 부작용이 생길 가능성이 많고, 그로 인해 순응도가 떨어질 가능성이 있다. D2수용체 점유율과 항정신병효과는 비례하나 80%를 넘어가면 추체외로 부작용이 현저해진다. haloperidol의 경우 2 mg 투여 시 53~73%, risperidone 3 mg 투여 시 72%, 6 mg 투여 시 82%, olanzapine 10~20 mg 투여 시 71~80%, 20 mg 이상 투여 시 80% 이상의 D2 수용체 점유율을 보인다. 조현병 급성기에는 이보다 고용량이 필요한 경우도 있지만, 조현병의 재발 방지를 위한 유지 용량으로는 임상적으로도 이 정도의 용량이 적절해 보인다.

(3) 유지치료 기간

미국 정신병의학회 조현병 치료지침에 따르면 초발 조현병 환자의 경우 최소 1~2년, 재발의 경우 최소 5년 이상 치료를 권장하며, 세계생물정신의학회의 2012년 치료지침에서는 초발 조현병 환자의 경우 최소 1~2년, 한 번 재발한 환자는 2~5년, 2회 이상 재발한 경우 5년 이상 또는 평생 약물치료를 유지할 것을 권장하고 있다. 대부분의 치료 지침에서 2회 이상의 삽화를 경험한 환자의 경우는 약물치료 중단을 권유하지 않았고, 간헐적 유지 치료 역시 권유하지 않았다. 현재 약을 중단해도 증상이 재발하지 않고 잘 지낼 수 있는 환자인지 아닌지를 예측할 수 없기 때문에, 약물 부작용에 대한 부담이 크지 않다면 약 복용을 중단하지 않도록 하는 것이 최우선이다. 따라서 유지 치료의 필요성과 약물 복용의 이유에 대하여 교육하는 것이 필요하고, 임상가의 판단에 의해 투약을 중단할 경우에는 재발의 가능성 및 경과 관찰의 필요성에 대해 교육하고 증상 재발의 조기 경고 증상에 대하여 환자가 알 수 있도록 해 주는 것이 필요하다. 약물을 복용하지 않는다 하더라도 외래 경과 관찰을 정기적으로 하는 것이 좋으며, 관찰 도중 증상이 나타나면 즉시 약물 투여를 다시 시작해야 한다.

(4) 장기지속형 항정신병약물

약물 순응도가 낮은 환자의 경우 재발 방지를 위해 장기지속형 항정신병약물을 사용할 수 있다. 이런 약제는 체내에서 서서히 방출됨으로써 장기간 일정한 혈중농도를 유지할 수 있게 해준다. 경구용 항정신병 약물에 비해 장기지속형 항정신병약물은 순응도의 증가와 더불어 재발률을 감소시킬 수 있을 것으로 생각된다. 기존 경구약물에 비해 장기지속형 주사제의 장단점은 표 17-4와 같다. 또한 임상가는 환자의 약물 비순응 사실을 명확하게 알 수 있기 때문에, 증상이 재발한 경우 약물의 순응도 문제인지, 아니면 약물의 유효성 문제인지를 판단할 수 있다. 정형 항정신병약물의 장기지속형 주사제 중에서 fluphenazine decanoate는 2주 간격으로, haloperidol decanoate는 4주 간격으로 투여하게 되는데, 항정상태에 도달하거나 약물 중단 시 체내에서 제거되는데 수개월이 걸려 급성기 치료에 사용하는 것은 적합하지 않다. 또한 약물의 부작용이 발생할 경우 이에 대한 대처가 쉽지 않다. 비정형 항정신병약물인 risperidone 장기지속형 주사제는 경구약제에 비해 혈중농도의 기복이 적으면서 부작용도 적고 재발 방지효과가 있다. risperidone 장기지속형 주사제는 2주 간격으로 25~50 mg씩 투여한다. 다만 처음 사용으로부터 항정 상태에 도달하는 데까지 3주간의 시간이 걸리기 때문에, 그 기간에는 경구 약제와 함께 투여하여야 한다. 다른 비정형 항정신병약물 가운데 paliperidone, aripiprazole, olanzapine 등이 최근에 장기지속형 주사제로 개발되었다.

표 17-4. 장기지속형 주사제의 장단점

장점	단점
• 순응도 향상 • 재발방지 향상 및 조기재발 감지 • 최소유효용량 원칙의 용이한 달성 • 위장관계 흡수 관련 문제가 없음 • 간 초회 통과대사 회피 • 사고나 고의로 인한 과량 복용 가능성이 낮음	• 약물투여의 유연성 감소 • 최적용량까지 조절이 지연될 가능성 • 투여중단으로부터 실제 부작용 개선까지 시간이 지연됨 • 주사 부위 국소 조직반응(통증, 부종, 가려움, 덩어리)

paliperiodone 장기지속형 주사제는 1, 3, 6개월 간격, 또는 3개월 간격으로 투여할 수 있다. 3개월 간격 주사제는 적어도 4개월간 1개월 간격 주사제로 유지치료를 안정적으로 한 경우에 투여 가능하다. 6개월 주사제는 1개월 지속형 주사제 100 mg 혹은 150 mg을 최소 4개월 혹은 3개월 지속형 주사제 350 mg 혹은 525 mg을 최소 한 사이클 동안 충분히 치료받은 경우에 사용한다. paliperidone 1개월 간격 주사제를 haloperidol decanoate와 치료효과를 비교한 ACCLAIMS 연구에서는 병동 입원, 외래 빈도 증가, 위기, 경구제재 보충 필요성 등으로 정의된 효능 실패efficacy failure 비율이 두 약제(paliperidone 33.8%, haloperidol decanoate 32.4%) 간 유의한 차이가 없었다. paliperidone 1개월 간격 주사제를 risperidone 지속형 주사제와 PANSS 총 점수의 감소를 기준으로 비교한 연구에서는 동등한 효과를 보였다. paliperidone 3개월 간격 장기지속형 주사제와 1개월 간격 장기지속형 주사제의 효과를 비교한 결과, 재발률 및 PANSS 총 점수 호전 정도는 동등했다.

aripiprazole 장기지속형 주사제는 1개월 간격으로 400 mg을 투여하며, 부작용이 있을 경우에 300 mg으로 감량한다. 주사제를 시작하는 초기 2주 동안 경구 aripiprazole을 함께 투여해야 한다. aripiprazole 장기지속형 주사제 400 mg와 경구 aripiprazole, 혈중농도가 치료용량에 미치지 못하는 aripiprazole 장기지속형 주사제 50 mg와 비교한 연구에서, 재발률은 400 mg 주사제(7.12%), 경구 약제(7.76%), 50 mg 주사제(21.80%)로 각각 나타났다. 즉, 장기지속형 주사제 400 mg는 경구약제와 동등한 효과를 보였고, 재발률 면에서 주사제 50 mg에 비해 우수했다. 최근의 메타분석에서는 aripiprazole 400 mg 장기지속형 주사제가 PANSS 총점을 위약보다 유의하게 낮추었고, 경구 aripiprazole과는 유의한 차이가 없었다. all-cause discontinuation 발생률은 장기지속형 주사제가 경구 약제보다 더 적었다(RR 0.78, 0.64–0.95).

일반적으로 장기지속형 주사제는 경구용 약물에 비해 투약 순응도를 증진시키고, 재입원의 위험도를 20–30%까지 감소시킨다고 한다. 많은 메타분석 연구에서 효과성이 검증되었는데, 특히 약물 순응도가 낮은 환자에서는 장기지속형 주사제가 경구약에 비해 입원 횟수, 입원 기간, 응급실 입원 기간 등이 유의하게 감소시켰다. 장기지속형 주사제의 경우 조현병 초기 환자도 사용 가능한데 초기 환자에서도 경구약에 비해 효과적이었다. 하지만 메타 분석에 의하면 증상이 안정적인 유지치료의 경우, 경구약에 비해 재발을 예방하는 효과는 차이를 보이지 않았고, 경구용 약물에 비해 주사제가 증상 개선효과 면에서 우월하다는 증거는 없었다. 최근 6개월 간격 paliperidone 장기지속형 주사제나 2개월 간격 aripiprazole 장기지속형 주사제의 개발로 장기지속형 주사제 내에도 투여간격을 비롯한 약물 선택의 폭은 점차 다양해지고 있다. 임상가는 기존 경구용 약물 대비 장기지속형 주사제의 장단점과 용량 및 투여방법에 대해 숙지하고 적절한 약제 선택을 할 필요가 있다.

3. 기타 치료와 관련된 문제들

1) 순응도(compliance)

환자가 호전을 보이지 않을 때에는 진단이 정확한지, 용량이 적절한지, 다른 약물과의 상호작용은 없는지 등을 알아보아야 하지만, 순응도 문제도 검토해야 한다. 한 연구 보고에 따르면 항정신병 약물의 평균 순응도는 약 58% 정도로 항우울제 처방의 경우 65%, 다양한 신체 장애의 경우 76%에 비해 더 낮은 것으로 나타나, 단순 만성 질환에 따른 순응도 저하와는 양상이 달랐다. 비순응의 원인으로는 병식의 부족, 약물치료의 효과에 대한 이해 부족, 약에 대한 부작용이 생긴 경우, 망상이 생긴 경우, 약물 복용 방법이 너무 복잡하여 환자가 제대로 지키기 어려운 경우, 치료자와의 관계가 좋지 않은 경우, 정신건강의학과 약물을 복용한다는 것에 대한 사회적인 인식, 약을 복용하도록 도와주는 사회 및 가족들의 정서적 지지가 부족한 경우 등 여러 가지가 있다. 약물에 대한 부작용이 심하여 환자가 비순응을 보이는 경우에는, 가능한 수준에서 항정신병 약물의 용량을 줄여 주거나, 부작용을 줄여 줄 수 있는 약물을 추가로 사용하거나, 다른 약물로의 교체를 고려할 수 있다. 그러나 환자가 약에 대한 망상이 생긴 경우에는 항정신병 약물을 증량하여 증상을 조절해 주거나, 적절한 약물교육이 도움이 된다. 갑작스러운 약물 순응도 저하는 재발의 경고증상일 수도 있어 주의를 요한다. 약물 순응도가 저하되어 병이 재발할 수도 있으나 반대로 증상이 악화되어 갑자기 약물 순응도가 저하될 수 있기 때문이다. 환자와 치료적 동맹을 잘 맺는 것은 더욱 중요한 정보를 환자로부터 얻을 수 있게 하고 의사에 대해 신뢰를 갖게 하며, 치료에 좀 더 협조적이게 할 수 있다는 점에서 매우 중요하다. 이러한 관계를 지속시켜 나가고 환자 치료에 도움을 주기 위해서는 계속적으로 같은 의사가 치료하는 것을 권장한다. 임상가는 환자의 인지 기능이나 사회적 지지 수준, 만성화 정도 등을 고려하여 환자가 치료에 얼마나 잘 참여할 수 있을지를 고려하여야 하며, 환자의 가족들에게도 충분한 정보를 제공하고 신뢰를 얻을 수 있도록 노력하여야 한다. 특히 가족의 협조 정도, 생활 환경, 법적인 문제, 재정적인 문제 등도 고려해야 한다.

2) 음성증상(negative symptoms)

지속적인 음성증상은 직업 및 사회적 기능 장애와 연관이 있는데, 양성증상에 비해 상대적으로 약물치료 반응이 좋지 않아 적극적인 치료가 이루어지지 않는 경우가 많다. 음성증상 중에서 망상이나 환청과 같은 양성증상, 추체외로증상과 같은 신경학적 부작용이나 우울증상이 겉보기에 음성증상처럼 보이는 경우 이를 이차적 음성증상이라고 한다. 이런 이차적 음성증상은 일차적 음성증상과 감별이 필요하지만 실제로는 구별하기 힘들다. 그렇기 때문에 일부 연구에서 비정형 항정신병 약물이 음성증상에 효과가 있다는 결과는 실제 일차적 음성증상이 좋아진 것이 아니라 우울증상과 같은 이차적 음성증상이 항정신병 약물에 의해 호전된 것일 수 있다. 따라서 비정형 항정신병 약물의 음성증상에 대한 연구 결과를 해석하는 데에 주의가 필요하다.

정형 항정신병 약물이 음성증상을 줄이는 데 효과가 있다는 증거는 있었으나 대부분의 환자에서 지속적으로 음성증상을 줄이지는 못하며, 신경학적 부작용 등으로 인해 오히려 음성증상을 악화시킬 수도 있다. 비정형 항정신병 약물은 정형 항정신병 약물에 비해 신경학적 부작용이 적을 뿐 아니라 음성증상을 개선하는 데 보다 효과적인 것으로 조사되었다. 또한 경로 분석 결과 비정형 항정신병 약물의 음성증상에 대한 개선효과가 단지 신경학적 부작용이 적은 데서 기인하는 것이 아니고 직접적 효과라는 연구 결과도 있다. 비정형 항정신병 약물이 일차적 음성증상을 개선시키는지 직접적 효과인지에 대해 아직 논란은 있으나, 지속적 음성증상을 보이는 경우에는 신경학적 부작용이 적다는 장점만으로도 비정형 항정신병 약물이 적극 권장된다. olanzapine의 경우 haloperidol에 비해 음성증상 직접적으로 호전시키는 효과가 더 뛰어나다. 최근 도파민과 관련이 없는 조현병 약물인 xanomeline/trospium chloride의 복합제가 FDA 승인을 받았는데 이 약제의 경우 2, 3상 연구에서 음성증상에 효과적이었다.

음성증상은 우울증과 공존하거나 구별하기 어려운 경우도 많아 항우울제 병용 치료를 시도해 볼 수 있다. 항우울제의 음성증상에 대한 치료효과에 대해서는 논란이 있으나, 일차적이건 이차적이건 음성증상이 항우울제 투여 후 상당히 호전되는 경우가 적지 않기 때문에 적극적인 항우울제 투여가 권장된다. 최근에 음성증상을 치료하기 위해 CNS stimulants를 병용해서 사용하는 것에 대한 연구가 진행되었으나 연구 결과는 일관되지 않았다. risperidone에 modafinil (200 mg/일)병합 사용 시 음성증상 호전에 효과적이라는 보고가 있었고, 반대로 다른 연구에서는 olanzapine, risperidone, paliperidone을 복용하고 있는 환자에게 armodafinil (150~250 mg/일) 병합 사용 시 음성증상 호전에 유의한 효과가 없었다. 이렇게 음성증상에 대한 약물치료효과가 일관되지 않은 것은 각 연구마다 사용한 음성증상에 대한 정의가 다른 것도 하나의 이유가 된다.

3) 인지기능장애

인지기능 저하는 조현병의 발병 이전부터 존재한다. 발병 시점 및 이환기간 동안 지속적으로 나타나는 조현병의 핵심적인 임상양상 중 하나이며, 조현병 환자의 기능적 예후과 연관된다. 하지만, 조현병의 인지저하에 공인된 치료약물은 아직 없는 실정이다. 지금까지 연구는 주로 아세틸콜린, 글루타메이트, 세로토닌 시스템에 작용하는 약물을 기존 항정신병약물에 부가적으로 사용할 때 인지개선효과에 대한 보고가 많다. 조현병의 인지기능 저하에 대한 본격적인 연구를 위하여 National Institute of Mental Health (NIMH)에서는 Measurement and Treatment Research to Improve Cognition In Schizophrenia–Consensus Cognitive Battery (MCCB)를 개발하고, 향후 개발될 약물치료의 유망한 신경생화학적 타겟을 다음과 같이 제시하였다. (1) 전전두엽의 D1–도파민 수용체, (2) 전전두엽과 전대상피질의 세로토닌 수용체, (3) 흥분성 글루타메이트, (4) 아세틸콜린, (5) GABA (g–aminobutyric acid).

항정신병약물에 부가적인 ACEI 사용에 대한 무작위대조시험에 관한 cochrane 리뷰에서는 주의집중력, 언어기억, 시각기억, 실행기능 영역에서 효과를 보고한 반면, 다른 연구에서는 donepezil 및 rivastigmine의 부가적 요법이 위약대비 효과가 없었다. 저용량에서 니코틴 α4β2 와 α7 수용체 조절효과를 함께 지니는 galantamine의 경우, 언어기억와 처리속도, 주의집중과 언어 및 비언어기억을 유의하게 호전시켰다는 결과도 있다.

글루타메이트와 관련 약물 가운데 글라이신의 부분 작용제인 D–cycloserine, 글라이신의 정전적 작용제인 D–serine은 소수 환자 대상 무작위연구에서 위약대비 인지개선효과를 보였으나, 후속 대규모 연구에서는 위약대비 인지개선효과가 없었다. 최근 glycine transporter inhibitor 약제 BI425809가 개발되어 조현병 환자의 인지기능 호전을 목표로 3상 연구가 진행 중이다. 2상 연구 결과에 의하면 기존 항정신병 약물에 추가했을 때 10, 25 mg을 복용한 군에서 유의미하게 인지기능이 호전되었다. 아직 3상 연구결과가 발표되지 않았으나 만약 3상에서도 유의미한 결과가 나온다면 최초의 조현병 인지 치료제가 될 가능성이 높다.

세로토닌 관련 약물로써 5–HT1A 작용제인 tandospirone을 항정신병약물에 추가한 환자군에서 언어기억과 실행기능이 위약대비 유의하게 호전되었고, 5–HT1A 부분 작용제인 buspirone 병합 요법이 주의집중과 처리속도를 호전시켰다는 보고가 있지만, 소수 환자 대상 연구이며, 위약대비 효과가 없다는 상반된 결과도 존재한다. 안정화 시기에 5–HT 6 수용체 길항제인 dimebon을 항정신병 약물과 병용했을 때 인지증상과 음성증상 호전에 도움이 되었다. 이외에도 mirtazapine, dehydroepiandrosterone (DHEA), pregnenolone (PREG), minocycline, modafinil, intranasal oxytocin 등을 기존 항정신병 약물에 병용했을 때 인지기능에 도움이 되었다는 결과도 있다. 이상에서, 항정신병약물에 부가적인 약물치료 가운데 일관되고 유의미하게 인지증상을 호전시킨다고 결론 내리기에는 아직 연구결과가 불충분하다.

4) 우울증

우울증상은 조현병 환자의 약 17~83%에서 관찰되며, 첫 삽화를 비롯하여 급성기 증상이 호전된 이후까지 조현병의 모든 시기에 나타날 수 있다. 우울증상은 항정신병약물로 인한 불쾌감, 운동불능, 좌불안석증과 같은 약물 부작용이나 조현병의 음성증상과는 구별되는 증상이다. 초기 연구에서는 초발 환자가 급성기에 우울증상을 보이면 약물의 치료 반응이 좋을 것으로 예측할 수 있었고, 정신병적 증상이 호전된 뒤에 우울증상을 보이면 장기적인 예후가 좋지 않음이 시사되었다. 우울증상과 조현병의 관해율이나 회복과의 연관성에 대한 연구는 있었지만, 조현병 환자에서 우울증상의 약물치료에 대한 연구는 매우 부족하다. haloperidol이 위약 대비 우울증상 호전에 효과가 있다는 메타분석 결과가 있으나, D2 수용체의 높은 차단율과 정형 항정신병약물의 고용량 사용은 우울증상과 불쾌감을 유발하고, 악화시킬 수도 있다. 일반적으로, 정형 항정신병약물에 비해 대부분의 비정형 항정신병 약물이 우울증상 호전에 도움이 되며, 비정형 항정신병약물 중에서 주로 quetiapine이 일관되게 우울증상에 대한 효과가 보고되는 반면, risperidone은 효과가 부족하다.

조현병 환자의 우울증상에 대해 항우울제를 추가로 사용하는 것이 널리 사용되는 방법이지만, 이에 대한 근거는 아직 부족하다. 대부분의 연구가 정형 항정신병약물에 삼환계 항우울제를 병합했을 때 우울증상의 호전을 보고하였으며, 소규모 환자를 대상으로 한 연구에서 일부 SSRI나 mirtazpine의 병합이 우울증상에 대한 효과를 보고하였다. 그러나 비정형 항정신병약물에 항우울제를 추가하는 것이나 삼환계 항우울제 이외 새로운 항우울제에 대한 대조시험 결과는 여전히 부족한 실정이다. 항정신병약물의 지속 사용에도 불구하고 우울증상이 주요 우울장애의 진단기준을 충족하거나, 증상이 심해서 임상적으로 중요한 경우, 기능상의 저해를 초래하는 경우에 한하여 항우울제를 추가하는 것이 제한적으로 권장된다.

5) 간헐적 치료와 지속적 치료

유지기 치료를 지속적으로 하는 것 대신에 간헐적으로 하자는 주장도 있다. 지속적인 유지 치료를 할 경우 지연성 운동장애와 같은 부작용이 생길 위험이 있고, 항정신병약물이 음성증상을 악화시킬 가능성이 있다. 특히 안정기에 접어든 환자에게는 장기 복용 시 환자의 순응도가 떨어질 것이라는 이유에서 약물을 천천히 감량한 후 중단하고 정기적으로 관찰하면서 증상이 다시 나타나면 약물 투여를 다시 시작하는 것이 좋다. 그러나 지속적 치료 전략과 간헐적 치료 전략을 비교한 연구들 대부분에서, 간헐적 치료 전략을 사용한 재발률과 입원율이 더 높았다. 최근 cochrane schizophrenia group trials register에서 17개 임상 연구 결과를 분석한 결과를 보면, 간헐적 약물을 복용하는 것이 치료를 받지 않는 것보다 재발을 예방하는 데 도움이 되지만, 지속적으로 복용하는 것보다는 재발 예방 측면에서는 효과가 부족하였다. 따라서 현재 간헐적 치료 전략은 일반적으로 권장되지 않으며, 유지기 치료를 지속하는 것이 금기가 되는 경우에 한해서 사용을 고려할 수 있다.

6) 단일요법과 병합요법

조현병 치료에서 항정신병약물을 병합해서 사용하는 비율은 연구마다 차이가 있지만 20~60% 정도 된다. 국내의 일 대학병원 입원 환자의 퇴원 약물을 분석한 결과 퇴원 환자의 47.3%가 두 가지 이상의 항정신병약물을 처방받았으며, 가장 많이 병합요법에 사용된 약물은 quetiapine이었다. 병합요법은 clozapine 부작용이 있거나, clozapine을 복용해도 양성증상이 충분히 치료되지 않는 치료저항성 조현병 환자를 치료하는 경우, 폭력적인 행동이나 초조감을 보이는 환자에서 약물의 효과를 빠르게 얻을 필요가 있는 경우, 한 가지 약물의 과량 복용으로 인한 부작용을 줄이기 위한 경우 등과 같이 다양한 임상적 배경에서 사용된다. 병합요법의 사용 근거는 선조체의 도파민 D2 수용체 차단율을 증가시켜 임상적 효과를 증가시킬 수 있다는 것이다. 낮은 수용체 점유율을 갖는 clozapine 혹은 quetiapine과 risperidone을 병용하며 기대하는 경우가 이에 해당한다. 또 다른 근거는, 도파민 수용체를 제외한 여러 수용체의 작용을 차단 또는 증진시킨다는 점이다. 예를 들어, risperidone이나 ziprasidone 단독요법은 충분한 D2 혹은 5-HT2 수용체 차단 효과를 갖지만, adrenergic, muscarinic, histaminic 수용체 차단효과는 부족하므로, quetiapine이나 olanzapine을 함께 사용하여 그 효과를 보완할 수 있다. dopamine 부분 효현제 인 aripiprazole은 D2 수용체를 차단하는 다른 항정신병약물에 의해 유발된 고프로락틴 혈증을 호전시킬 수 있다.

임상 현장과 달리, 임상치료 지침들은 항정신병약물의 병합요법의 사용에 대해 소극적인 입장이다. 2012년 World federation of societies of biological psychiatry (WFSBP)의 치료지침은 치료저항성 환자들에게도 단독요법을 권유하고, 병합요법에 대해서는 추가적인 논의가 필요하다고 언급하였다. 영국의 NICE 가이드라인에서는 약물의 교체기간 이외에는 두 가지 항정신병약물을 동시에 사용하지 않을 것을 권고하고 있다. 병합요법을 경계하는 이유는 첫째 병합요법이 단독요법에 비해 추체외로 부작용, 항콜린성 약물 사용의 증가와 관련되어 비정형성을 없애고, 혈중 프로락틴의 증가나 체중증가와 당뇨병의 유병률이 늘어나는 등 각종 부작용을 증가시키기 때문이다. 둘째, 병합요법이 높은 사망률과 연관될 가능성 때문이다. 통상적으로 항정신병 약물 1개 사용이 증가할 때마다 사망률이 2.5배 증가한다. 병합요법과 사망률 사이에 관계가 없다는 상반된 보고도 있지만, 심혈관계 질환 및 대사증후군을 가진 환자들에게 병합요법의 사용은 주의를 요한다. 마지막으로, 병합요법은 항정신병 약물뿐만 아니라 다른 종류의 약물 사용을 늘리는 등 치료비 상승을 야기할 수 있다.

병합요법의 효과적 측면을 평가한 연구 중 신뢰할 수 있는 무작위대조군연구는 수가 많지 않다. 단독요법과 병합요법의 효과를 비교한 메타분석에서는, 질병의 급성 악화기나 clozapine과의 조합일 경우 10주 이상 유지 치료 시 치료유지 면에서 단독요법보다 병합요법이 유리할 수 있다고 보고하였지만, 부작용에 대한 고려가 부족하여 병합요법의 효용성을 인정하기엔 한계가 있다. 또한, 최근 메타 연구에서는 증상이 심한 환자의 경우에는 단독 치료보다는 병합요법이 더 증상 호전에 유리하였다. 종합해 보면 단독요법에 비해 병합요법의 효과가 우수하다는 일관된 결론은 없는 상태로 부작용은 더 많이 보고되기 때문에 조현병 치료에서 병합요법을 일차적 치료로 권장하기는 어렵다. 다만 clozapine과 aripiprazole의 병용과 같은 일부 약제의 조합의 경우 치료효과 및 부작용 감소 면에서 유리하여 고려해 볼 수 있으나, 연구 결과가 많은 편은 아니다.

7) 1세대 항정신병약물(FGA) vs. 2세대 항정신병약물(SGA)

최근에는 정형 항정신병약물에 비해 비정형 항정신병약물을 주로 사용하고 있다. 이런 현상은 비정형 항정신병약물이 부작용이 적고 효과 면에서 우수할 것이라는 임상가들의 예측이 반영된 현상이다. 그러나 대규모 임상 연구에서 조현병의 증상 개선효과가 비정형 항정신병약물이 정형 항정신병약물보다 뚜렷하게 우월하지 않다는 연구결과가 나와서 임상가들을 당황하게 만들고 있다. 그러나, 증상 개선효과와 별개로 치료 중단이나 재발방지 측면에서 비정형 항정신병약물이 정형 항정신병약물보다 우월하다는 결과가 있으며, 음성증상과 인지증상의 개선효과 면에서 비정형 항정신병약물이 정형 항정신병약물보다 우월

PART 03

하다. 다만 기존연구들은 약물용량이나 비교대상으로 선정된 정형 항정신병약물의 종류, 개별약물 간 비교인지 그룹 간 비교인지 등과 같은 연구 디자인이 연구마다 달라서 해석에 주의를 요한다. 부작용의 경우, 추체외로 부작용은 정형 항정신병약물에서 더 흔한 경향이 있지만, 몇몇 비정형 항정신병약물은 정형 항정신병약물보다 심각한 대사 및 심혈관계 부작용을 일으킬 수 있다. 최근 연구에 의하면 효과 및 부작용은 개별 약제 간에 차이가 많았고, Bayesian 방법으로 4가지 비정형 항정신병약물 clozapine, olanzapine, risperidone, aripiprazole의 효과를 비교한 메타분석에서는 clozapine이 가장 효과적이었고, 가장 효과가 낮은 약물은 aripiprazole이었다.

치료저항성 조현병

Treatment resistant schizophrenia

Chapter 18

◐ 이승재 경북대학교 의과대학 정신건강의학교실
◐ 이승환 인제대학교 의과대학 정신건강의학교실

1. 치료저항성의 개념과 역학

치료저항성 조현병treatment-resistant schizophrenia, TRS은 조현병의 약물학적 치료에서 가장 도전적이고 중요한 임상 과제다. 조현병 환자의 상당수는 항정신병 약물에 충분히 반응하지 않는다. 또한 TRS 진단은 종종 간과되며, 기준을 충족하고 나서도 수년이 지나서야 진단이 내려진다. 조현병에 관한 교과서나 잡지에서 자주 언급하는 TRS 유병률의 추정치는 30%이다. 최근 메타분석에 의하면, 조현병 스펙트럼장애 환자에서 TRS의 전체 유병률은 36.7% (95% CI 33.1~40.5)이며, 편향 위험이 낮은 연구들에서의 유병률은 28.4% (95% CI 23.9~33.0)이다. 정신병 삽화를 여러 번 경험한 환자에서의 TRS 유병률은 39.5% (95% CI 32.2~47)로 평균보다 높았으며, 첫 삽화를 경험한 환자의 22% (95% CI 18.4~25.8)가 TRS라는 결과는 특히 주목할 만하다.

TRS는 고정적인 개념이 아니라 치료에 대한 반응을 정의하기에 따라 바뀌는 유동적인 개념이다. Partial response, treatment-resistant, treatment-refractory, no response 등 불충분한 치료반응 또는 치료저항성을 의미하는 용어들도 다양하다. 특히 clozapine에 반응하지 않는 경우 극치료저항성 조현병ultra-treatment-resistant schizophrenia, UTRS 또는 클로자핀 저항성 조현병clozapine-resistant schizophrenia, CRS이라고 한다. 조현병의 정신병리뿐 아니라 직업, 사회 그리고 인지적 기능, 삶의 질 등 다양한 영역의 치료반응을 측정하여 치료저항성을 정의할 수 있다. 또한 치료에 반응을 보이는 시기, 반응의 정도, 손상의 정도 등이 추가로 포함될 수 있다. 실제로 연구의 목적과 치료 종류에 따라 다양한 치료저항성의 기준이 제시되고 발전되어 왔다. 현재 TRS에서 말하는 치료는 뇌 도파민 과잉을 표적으로 한 항정신병제 약물치료를, 그리고 치료 반응에 대한 기준은 양성증상의 호전 실패를 의미한다. 정신사회적 치료의 적용과 음성증상, 사회적 기능 또는 삶의 질과 같은 기능적 평가는 충분히 고려되지 않았다. 증상의 관해remission보다는 회복recovery을 장기치료의 목표로 보는 최근 조현병 치료 경향에서 TRS의 정의는 더 많은 관심을 받고 있다.

초기 TRS는 만성적이거나 좋지 않은 예후를 갖는 일부 조현병 유형을 일컫는 개념적 용어였으며, 난치성 조현병refractory schizophrenia이라는 표현이 주로 사용되었다. 치료저항성이라는 개념이 학술적으로 처음 언급된 것은 1988년 Kane의 연구에서 비롯되었다. 그는 clozapine의 임상적 유용성을 증명하기 위해 치료저항성을 구체적으로 정의하였는데, 그 기준은 적어도 독립된 3번의 치료기간 동안 2개 이상의 약물을 chlorpromazine 등가용량 1,000 mg 이상 사용하였음에도 불구하고 유의미한 호전이 없었던 경우였다. 하지만 일련의 후속 연구에서 chlorpromazine 400 mg/일의 투여로 도파민 수용체의 80~90%가 차단된다고 보고되면서 치료용량과 기간이 완화된 개정 기준modified Kane's criteria이 제시되었다. 또한 미국정신의학회APA, 세계생물정신의학회WFSBP, 영국 국립보건임상연구소 등에서 발표한 치료지침에도 유사한, 그러나 조금씩 상이한 치료저항성에 대한 정의가 포함되었다. 그리고 이런 다양한 의견과 연구 결과를 수렴하여, 정신병 치료반응과 치료저항성treatment response and resistance in psychosis, TRRIP 실무 위원회는 2017년에 치료저항성에 대한 합의기준consensus criteria을 발표했다. 이렇게 TRS를 정확히 정의하려는 노력은 비단 환자 치료뿐만 아니라 TRS의 생물학적 특징을 밝히는 연구의 기준이 되는 만큼 매우 중요하다. [18F]-DOPA 양전자방출단층촬영을 이용해 무반응 환자, 항정신병약물에 적절하게 반응한 환자, 건강한 지원자들을 비교하여 항정신병약물치료저항성의 신경생물학적 원인을 규명하고자 하는 연구에서 항정신병약물에 적절한 치료반응을 보인 환자들보다 치료저항성 조현병 환자들에서 도파민 합성능력이 더 낮았다.

하지만, 치료저항성 조현병 환자들과 건강한 지원자들 간에는 유의한 차이가 없었다. 이 결과는 도파민 수용체를 차단하는 항정신병약물은 도파민 합성능이 증가된 환자들에게 특히 효과적이지만, 상대적으로 도파민 합성능이 정상이거나 낮은 환자에서는 덜 효과적이라는 것을 시사한다. 이러한 관찰을 바탕으로 연구자들은 치료 반응성 조현병은 도파민 시스템의 이상이 두드러지는 반면, 치료저항성 조현병은 도파민 시스템이 아닌 글루타메이트 등 다른 시스템의 이상이 두드러지는 것으로 추정된다.

2. 치료저항성 조현병의 진단

TRS를 진단하기 위해서는 철저한 진료기록 검토와 환자 및 주변인으로부터의 치료 정보 수집이 필수적이다. TRS 진단을 내리기에 앞서 약물의 임상 반응을 저해할 수 있는 요인, 즉 위저항성pseudoresistance을 배제하고 투약이 적절히 이루어졌는지를 확인해야 한다.

1) 조기 진단

TRS 진단을 보다 적극적으로 내릴 것을 권장하는 연구들이 늘고 있다. 다기관 후향적 코호트 연구에 따르면, 질병 경과 후기(조현병 진단 20년 이상)에 clozapine을 시작한 환자가 초기(조현병 진단 9년 이하)에 시작한 환자에 비해 재입원율이 더 높았다(위험 비율 2.94, 95% CI 1.10~8.55). 조현병 또는 조현정동장애 환자 159명을 대상으로 한 또 다른 관찰연구에서도, clozapine 치료로 관해에 도달한 환자는 그렇지 못한 환자에 비해 clozapine을 보다 조기에 시작했으며, 이전에 사용한 항정신병제 수도 적었다. clozapine을 시작한 조현병 환자 633명의 환자가 재입원하기까지 걸린 시간에 영향을 미친 요인을 살펴본 덴마크 국가 데이터베이스 연구에서도 기존에 사용한 항정신병약물의 수가 많을수록, 이전 입원 회수가 많을수록 재입원 시기가 빨랐다.

비록 clozapine 외의 다른 항정신병약물에 반응이 없는 경우 clozapine을 우선 사용하자는 분위기는 많이 조성되었으나, 임상에 그대로 적용하기에는 아직은 쉽지 않다. clozapine의 심각한 부작용과 주기적인 채혈 등으로 타약제에 비해 고려해야 할 것이 많은 것은 사실이다. 그러나 국가별 사용량의 차이가 상당히 큰 점을 보면, 단순히 부작용만이 사용을 꺼리게 되는 이유는 아닌 것으로 보인다. clozapine을 조기에 사용하지 못하는 임상적인 장벽으로 TRS에 대한 정기적이고 적극적인 진단의 부족, clozapine 증량에 따른 심각한 잠재적 부작용을 다루는 데 대한 경험 또는 자신감의 부족, 용량 조정과 혈액 샘플 등 부작용 모니터링하는 팀이나 명확한 체계의 부족 등이 있다. 비clozapine 항정신병약물에 반응을 보이지 않는 환자를 예측할 수 있는 신경영상 생체표지자나 임상 자료만을 이용한 복합점수 등이 전도유망하긴 하나 정확도가 아직은 개별환자에 대한 의사결정을 내릴 만하다고 간주되는 80%를 하회한다.

2) 위저항성(pseudoresistance)

위저항성은 약물에 반응이 없는 경우 외의 다른 이유로 인해 치료에 반응하지 않는 경우를 일컫는다. TRS의 원인이 약역학적pharmacodynamic 요인이라면 위저항성의 원인은 임상적 또는 약동학적pharmacokinetic 요인으로 정리할 수 있다. 임상의가 고려해야 할 위저항성의 이유들은 다음과 같다. 첫째, 오진misdiagnosis의 가능성이다. 둘째, 공존 질환이 존재할 가능성이다. 공존 정신장애(우울증, 강박장애, 불안장애 등), 물질사용장애 및 의학적 상태로 인해 치료가 저해될 수 있다. 셋째, 투약과 관련된 효과에 의해 발생할 수 있다. 항정신병약물의 부작용으로 지속적인 초조나 음성증상을 보일 수 있으며 기능저하와 재발로 이어질 수 있다. 또한 약제 상호작용으로 인해 항정신병약물이 효과를 제대로 발휘하지 못할 수 있다. 항정신병약물의 농도를 줄이는 carbamazepine이 대표적인 예이다. 흡연 또한 cytochrome P450 1A2 (CYP1A2) 효소를 자극해 olanzapine과 clozapine 농도를 줄일 수 있다. 넷째, 불충실한 투약medication nonadherence은 위저항성의 흔한 이유가 됨을 임상의는 항상 명심해야 한다. 실제 잠정적으로 TRS 진단을 받는 환자들의 약물 농도를 검사해 보니, 환자의 35%는 약물농도가 치료농도에 미치지 못했다. 다섯째, 투약의 적절성이다. 약물의 권장 치료 용량 범위 내에서 최대 허용 용량으로 최소 6주를 포함하는 것이 적절한 투여로 간주된다. 끝으로 조현병 치료에서 간과하기 쉬운 비약물학적인 문제들이 정신병적 증상의 악화나 유지에 관여할 수 있다. 따라서 촉발인자나 스트레스 요인을 확인하고 조절하며 지지체계를 확립하고 필요하면 정신사회적 개입을 시행하여 비약물학적인 문제를 최적화하는 것이 필요하다. 인지행동치료, 사회 기술 훈련, 가족 심리교육 개입, 적극적 지역사회 치료 및 위기 개입이 포함된다. 위저항성은 TRS와 대조되는 개념이라기보다는 TRS 진단에 부합되지 않는 요소를 배제하는 전제 조건으로 작용한다. 따라서 TRS 치료 알고리즘에서 위저항성의 감별은 중요한 결정 요인 중 하나임을 명심해야 한다.

3) 진단 기준

TRRIP 실무 위원회에서의 TRS 핵심 진단 기준은 정확한 조현병 진단, 적절한 치료, 해당치료에 대한 무반응이다. 이를 골자로 TRRIP은 최적 기준optimal criteria과 최소 기준minimal criteria 두 가지를 제시한다(표 18-1). 물론 최적 기준을 사용하는 것이

표 18-1. **Consensus Criteria for Assessment and Definition of Treatment–Resistant Schizophreniaa**

Domain and Subdomain	Minimum Requirement	Optimum Requirement
Current Symptoms		
Assessment	Interview using standardized rating scale (e.g., PANSS, BPRS, SANS, SAPS)	Prospective evaluation of treatment using a standardized rating scale
Severity	At least moderate severity	At least moderate severity and < 20% symptom reduction during a prospective trial or observation of ≥ 6 weeks
Duration	≥ 12 weeks	≥ 12 weeks; specify duration of treatment resistance
Subjective distress	Not required	Not required
Functioning	At least moderate functional impairment measured using a validated scale (e.g., SOFAS)	At least moderate functional impairment, measured using a validated scale (e.g., SOFAS)
Adequate treatment		
Assessment of past response	Information to be gathered from patient/carer reports, staff and case notes, pill counts, and dispensing charts	Information to be gathered from patient/carer reports, staff and case notes, pill counts, and dispensing charts
Duration	≥ 6 weeks at a therapeutic dosage; record minimum and mean (SD) duration for each treatment episode	≥ 6 weeks at a therapeutic dosage; record minimum and mean (SD) duration for each treatment episode
Dosage	Equivalent to ≥ 600mg of chlorpromazine per day.b Record minimum and mean (SD) dosage for each drug.	Equivalent to ≥ 600mg of chlorpromazine per day. b Record minimum and mean (SD) dosage for each drug.
Number of antipsychotics	≥ 2 past adequate treatment episodes with different antipsychotic drugs. Specify median number of failed antipsychotic trials.	≥ 2 past treatment episodes with different antipsychotic drugs and at least one utilizing a long–acting injectable antipsychotic (for at least 4 months). Specify median number of failed antipsychotic trials.
Current adherence	≥ 80% of prescribed doses taken. Adherence should be assessed using at least two sources (pill counts, dispensing chart reviews, and patient/carer report). Antipsychotic plasma levels monitored on at least one occasion. Specify methods used to establish adherence.	Same as the minimum criteria, with the addition of through antipsychotic serum levels measured on at least two occasions separated by at least 2 weeks (without prior notification of patient)
Symptom domain	Positive, negative, cognitive	Same as for minimum criteria
Time course	Early onset (within 1 year of treatment onset), medium–term onset (1~5 years after treatment onset), late onset (> 5 years after treatment onset)	Same as for minimum criteria
Ultra–treatment resistant: clozapine	Meets the above criteria for treatment resistance plus failure to respond to adequate clozapine treatment	Same as for minimum criteria

[a]BPRS: Brief Psychiatric Rating Scale, PANSS: Positive and Negative Syndrome Scale, SANS: Scale for Assessment of Negative Symptoms, SAPS: Scale for the Assessment of Positive Symptoms, SOFA: Social and Occupational Functioning Scale. All patients should have a diagnosis of schizophrenia made using established criteria and a clinical review to establish that their symptoms are not primarily due to comorbidity or substance misuse.

[b]Based on established conversion criteria (e.g., 19–22)

PART 03

선호되나, 종단적으로 치료반응을 확인한 표준화된 척도 점수가 없거나, 혈장 농도 검사가 시행되지 않은 경우 등 최적 기준의 적용이 불가능한 경우 최소 기준minimal criteria의 적용도 수용 가능하다.

최소 기준은 환자, 보호자의 보고, 의무기록 등의 종합적인 정보를 통한 단면적 임상평가를 기반으로 하여 다음의 항목을 충족시켜야 한다.

- 진단 – 정신질환의 진단 및 통계 편람, 제5판, 텍스트 개정DSM-5-TR에 의한 조현병 진단
- 증상 심각도 – 표준화된 척도(예: Positive and Negative Syndrome Scale [PANSS] 또는 Brief Psychiatric Rating Scale [BPRS])를 사용하여 평가한 중등도moderate 이상의 중증도
- 기능장애 – 검증된 척도(예: Social and Occupational Functioning Assessment Scale)를 사용하여 측정한 중등도moderate 이상의 장애
- 이전 치료 – 치료 용량(chlorpromazine ≥ 600 mg에 해당)으로 6주 이상 동안 각각 다른 항정신병 약물로 최소 2회 시도(처방받은 약물의 80% 이상 복용)

최적 기준은 최소 기준에 다음이 추가된다.

- 표준화된 척도(예: PANSS 또는 BPRS)를 사용한 증상 심각도의 전향적 평가에서 6주 치료 기간 동안 20% 미만의 증상 감소와 적어도 중등도 정도의 양성증상 심각도 및 기능 장애가 지속됨이 확인된다.
- 두 가지 항정신병제 시도 중 하나는 장기지속형 주사제여야 한다.
- 환자에게 사전에 고지를 하지 않은 상태에서 실시한 적어도 2회 이상 혈중농도 검사에서 순응도가 확인된다.

UTRS 기준은 TRS의 정의에 더해 적절한 clozapine 치료에도 불구하고 치료저항성의 기준을 충족할 경우로 정의된다. 이는 최소 기준과 최적 기준에 동일하게 적용된다. 세부적으로 보면, 혈청 clozapine치가 최적의 치료 역치인 350 ng/mL 이상이어야 한다. 그러나 채혈이 용의하지 않다면 일일 최소 500 mg 이상의 투여를 권한다. 이 용량은 clozapine의 승인된 용량 범위의 중간값에 해당된다. 적절한 치료기간에 대해서는 연구마다 4개월에서 12개월까지 다양하게 권장하고 있으나, TRRIP에서는 최소 3개월 이상으로 사용 기간 기준을 정하였다.

3. 저항성 조현병의 치료

1) clozapine 단독치료

clozapine은 TRS의 약물치료에 있어 1단계 치료제다. TRS에 유일하게 승인된 약물로 다른 약제나 중재에 우선한다. 무작위 통제시험들을 통해 이전 항정신병제에 반응이 좋지 않은 조현병 환자의 치료에 있어 clozapine이 다른 항정신병제에 비해 효능이 더 크다고 밝혀졌고, TRS 환자에서 clozapine의 반응률은 40~50%로 추정되고 있다. TRS에 대한 clozapine 처방은 일반적인 clozapine 처방지침과 다르지 않다. 다만 치료반응이 지연되어 나타날 수 있으므로 임상적 개선이 지속된다고 알려진 24주까지는 적어도 유지해야 하며, 혈장 내 농도가 350 ng/dL 이상을 유지하도록 한다. clozapine 혈중농도가 350 ng/dL 이상이 최적이지만, 일부 환자는 550 ng/dL 이상의 수치가 필요할 수도 있다.

clozapine의 효능을 지지하는 연구들을 구체적으로 살펴보자. 세 가지 이상의 항정신병제에 반응하지 않았던 환자들 중 6주간 haloperidol을 더 투여해도 반응이 없었던 환자들만을 대상으로, 한 군은 clozapine을 하루 900 mg까지, 다른 군에는 chlorpromazine을 하루 1,800 mg까지 투여한 연구에서, BPRS 점수 20% 감소를 '반응'으로 정의했을 때, clozapine군은 30%가 반응을 보였으나 chlorpromazine군은 4%만이 반응을 보였다. 이후 비록 치료저항성 환자군을 대상으로 한 연구는 아니었으나, Clinical Antipsychotic Trials of Intervention Effectiveness II (CATIE II)와 Cost Utility of the Latest Antipsychotic Drugs in Schizophrenia Study 2 (CUTLASS 2) trials의 대규모 다기관 연구에서 clozapine이 다른 2세대 항정신병약물보다 효능 면에서 우위에 있다는 사실이 확증되었다. 한 메타 분석(25개 연구, 2,364명)에서는 clozapine 투여자가 다른 항정신병약물 투여자에 비해 전체 증상에서 더 큰 임상적 개선을 경험했으며(표준화된 평균 차이 −0.29, 95% CI −0.49~−0.09), 단기시험만으로 한정한 분석(8개 연구, 1,218명)에서는 이러한 개선효과는 더욱 두드러졌다(표준화된 평균 차이 −0.39, 95% CI −0.61~−0.17). 또 다른 메타분석(63개 연구, 109,341명)에서 clozapine 치료는 다른 항정신병 치료에 비해 입원 위험(상대 위험 0.82, 95% CI 0.72~0.92; 치료 필요 수number needed to treat, NNT 18, 95% CI 12~40)과 모든 원인에 의한 약물 중단(상대 위험 0.732, 95% CI 0.64~0.84; NNT 8, 95% CI 6~12)이 낮았다. 이러한 우월성은 clozapine을 처방받은 환자의 질병 심각도가 더 높았음에도 관찰되었다. 뿐만 아니라 clozapine은 전반적인 증상 감소(표준화된 평균 차이 −0.3, 95% CI −0.6~−0.03) 및 임상적 전반적 인상 척도 심각도(표준화된 평균 차이 −1.2, 95% CI −2.2~−0.12)에서도 더 나은 결과를 보였다. 또 다른 연구에서는 clozapine 치

료를 지속한 환자는 다른 항정신병 약물로 치료받은 환자에 비해 사망률이 낮은 것으로 관찰되었다(사망률 비율 0.56, 95% CI 0.36~0.85). 핀란드 국가 등록 자료(2,250명) 분석에서는 1년 이상 clozapine을 사용했던 환자의 기존 투여 약물을 분석한 결과, 정신병 관련 입원 위험과 사망 위험이 clozapine이 가장 낮았으며 치료 실패 위험도 aripiprazole 장기지속형주사제 다음으로 clozapine이 낮았다는 결과를 들면서 clozapine이 가장 효과적이고 안전한 치료 선택이라고 했다. 한편 네트워트 메타분석(60개 연구, 6,838명)에서 clozapine과 olanzapine은 다른 항정신병제보다 전반적인 증상을 개선하는 데 더 효과적이었다고 보고하였다(평균 표준화 평균 차이 범위 −0.11~−0.48). olanzapine에 비해 clozapine의 우월성이 입증되지 못한 이유로 연구의 이질성을 들었다.

한편, clozapine이 TRS 치료에서 지나치게 부각되면서 오히려 그 사용이 제한되는 측면이 있다. 지연성 운동이상증 등의 부작용으로 다른 항정신병제를 사용하기 어렵거나 충동성 및 자살 위험이 있을 때도 좋은 선택지가 될 수 있다. 하지만 clozapine은 무과립구증agranulocytosis, 대사장애, 체중증가, 그리고 심장염증 등의 중대한 부작용이 명백히 밝혀진 약물이므로 사용 시 항상 주의해야 한다.

표 18-2. **클로자핀 저항성 조현병 환자에 대한 치료 대책**

일반적인 권고 사항
혈중 클로자핀 농도가 350 mg/mL 이상이 되도록 용량을 올린다.
인지행동치료나 심리사회적 개입을 시도한다.
타 약물을 병용하더라도 클로자핀 용량은 그대로 유지한다.
치료저항성으로 판정되더라도 클로자핀은 끊지 않는다.
양성증상에 저항성을 보일 때
다른 항정신병제(aripiprazole, amisulpride)를 추가한다.
전기경련요법을 병행한다.
음성증상에 저항성을 보일 때
항우울제를 추가한다.
자살사고가 심할 때
기분안정제(lithium, lamotrigine) 또는 항우울제를 추가한다.
전기경련요법을 병행한다.
공격 성향이 가라앉지 않을 때
기분안정제 또는 다른 항정신병제를 추가한다.

Treatment Response and Resistance in Psychosis (TRRIP) 권고사항

2) Clozapine과의 부가요법

TRS 치료에서 clozapine의 우월한 효과에도 불구하고, 최대 50%의 TRS 환자가 clozapine 치료에 반응하지 않는다. 이렇게 clozapine에도 불량한 반응을 보이는 경우를 극치료저항성 또는 클로자핀 저항성 조현병이라 한다. 기존에 투여 중인 clozapine의 효과를 증강시킬 목적으로 전기경련요법ECT이나 다른 항정신병약물을 추가하는 부가요법이 다음 대안이 될 수 있다(표 18-2). 물론 부가요법에 앞서 clozapine을 24주 이상 충분기간 동안, 충분한 용량(clozapine 혈장 농도 350 ng/mL 이상)으로 사용하였는지 확인이 필요하다. 또한, 환자에 따라서는 고용량에 반응하는 경우도 있으므로, clozapine을 증량한 후 경과를 지켜보는 단계가 필요할 수도 있다. 다만, 증량에 따라 심장에 대한 부담과 경련 발작의 위험이 높아지므로 주의해야 한다.

(1) 전기경련치료(ECT) 부가요법

clozapine 저항성 조현병 환자의 경우, 다른 약물을 추가하기에 앞서 전기경련치료 추가를 우선 권장한다. 표준 ECT를 주당 2~3회, 총 12회 실시한다. 부분적인 반응을 보이는 경우, 환자가 견딜 수 있는 범위에서 최대 20회까지 시행해 볼 수 있다. clozapine 저항성 조현병 치료에 대한 메타분석(18개 시험, 1,769명)에서 clozapine과의 ECT 부가요법이 종료 시점에서의 증상 호전(평균 5.3주; 표준화된 평균 차이 −1.44, 95% CI −2.05~−0.84) 및 관해율(23.6% 대 13.3%, 상대 위험도 1.80, 95% CI 1.39~2.35; $p < 0.0001$, NNT 14, 95% CI 6~50) 측면에서 clozapine 단독 투여보다 우수했다. 메타분석에 포함된 한 연구는 39명의 TRS 환자를 clozapine과 ECT 부가요법군 또는 clozapine 단독 투여군으로 무작위배당 후 8주간 치료를 하였다. 결과는 ECT와 clozapine을 함께 받은 환자가 clozapine만 복용한 환자에 비해 반응률이 더 높았다(반응 기준: 정신병 감소 ≥ 40%, 50% vs. 0%). 이후 clozapine 단독 투여군을 대상으로 ECT를 추가하여 유사한 결과를 도출하였다. 그러나 clozapine 저항성 조현병 환자를 대상으로 비록 소규모이지만 모의 ECT로 통제한 두 연구에서는 ECT가 유리하다는 강력한 결과는 재현하지 못했다. ECT에 반응이 좋을 경우 현재 항정신병제 치료와 유지 ECT를 지속한다. 그러나 ECT 부가요법에 반응이 없거나 ECT를 원하지 않는 경우 아래 약물 부가요법을 고려해 볼 수 있다. 아래 약물의 임상 시험은 효능에 대한 증거가 매우 제한적이고, 여러 방법론적 한계가 있으므로 ECT 부가요법이 실행 불가능한 경우에만 사용해야 한다

(2) clozapine 이외의 항정신병제 병합요법

clozapine 치료에도 불구하고 잔여증상이 있는 환자에게 clozapine에 더해 clozapine 이외의 다른 항정신병제를 추가하는 것에 대해서는 여전히 논란이 있다. 약동학적 관점에서 도파민

PART 03

수용체 친화성이 낮은 clozapine에 도파민 수용체 친화성이 높은 aripiprazole, amisulpride, risperidone 등의 항정신병약물을 병합하는 것이 유리할 것이라는 개념에 기반해 이러한 약제들이 병합요법에 주로 사용되었다. 한 메타분석(14건의 무작위시험만 포함, 612명)에서 clozapine에 1세대 또는 2세대 항정신병제를 병합하는 것이 이점이 있는 것으로 나타났다(표준화된 평균 차이 −0.52, 95% CI −0.90∼−0.14). 그러나 연구의 질이 높은 연구들로 제한하자 그 차이는 더 이상 유의하지 않았다. 이러한 결과는 TRS나 UTRS와 관계없이, 일반적으로 clozapine과의 병합치료에서 어떤 약제도 대조군에 비해 증상 감소에 우월한 효과를 보이지 않는다는 소견에 부합한다.

aripiprazole 병합은 부분 D2 효현제라는 독특한 약력학적 특성 때문에 다른 항정신병제보다 더 광범위하게 연구되었다. 초기 무작위통제연구들은 aripiprazole 병합으로 전반적인 정신병적 증상에 있어 유의한 차이를 관찰하지 못하였으며, 다만 음성증상의 호전이나 체중, 허리둘레, 콜레스테롤 수치 같은 대사성 관련 수치들의 호전을 보고하였다. 핀란드 국가 의료 데이터베이스 분석 결과에 따르면, clozapine 치료를 받는 환자들이 aripiprazole을 처방받은 기간 동안 정신병으로 입원할 가능성이 14% 낮았다(위험 비율 0.86, 95% CI 0.79∼0.94). 이러한 병합요법의 유익한 효과는 첫 정신병 삽화 환자에서 특히 두드러졌다(위험 비율 0.78, 95% CI 0.63∼0.96).

risperidone 병합의 경우, 대부분의 이중맹검연구에서 대상자 수가 적다는 점을 감안하더라도, risperidone 병합이 clozapine의 단독 혹은 placebo 병합군에 비해 우수한 효과를 증명하지 못했다. risperidone 병합군도 호전을 보이긴 했으나, clozapine 단독군과 placebo 병합군 모두 호전을 보였다. 이런 결과를 두고 만성 환자들의 경우 placebo효과가 초기 환자보다 더 크다는 의견도 제기되었다. 비정형 항정신병약제가 처음 도입되었을 때, 인지기능 개선효과에 많은 관심이 있었던 바, risperidone 추가가 정신병리는 차이를 보이지 않더라도 인지기능에서는 차이를 보일지를 살펴본 연구도 있었으나, 이 또한 유의한 결과는 없었다. 가장 규모가 크고 잘 관리된 연구에서도 risperidone 병합은 지지되지 않았다.

amisulpride/sulpride 병합의 경우, clozapine에 부분적으로 반응이 있는 조현병 환자군에서 sulpride 병합이 양성 및 음성증상의 유의미한 호전을 보인 연구들이 있다. 여러 사례 보고와 개방형 연구에서도 난치성 조현병에서 clozapine과 amisulpride 병합요법이 우수한 효과를 나타냈다. amisulpride는 dopamine D2/D3 수용체에 선택적으로 작용하는 독특한 약물학적 프로파일을 가지고 있다. clozapine 단독 투여에 부분적인 반응을 보였던 50명의 조현병 환자를 대상으로 clozapine−amisulpride와 clozapine−quetiapine 조합을 비교한 연구에서, amisulpride 병합군이 quetiapine 병합군보다 양성 및 음성증상 모두에서 우월한 효과를 보였다. amisulpride의 도파민 특이적, 변연계 특이적 작용이 치료효과를 강화한 것으로 추정된다. 현재까지의 치료 경험과 연구결과는 근거 수준이 다소 약하지만, 치료저항성 조현병 환자에게 clozapine과 amisulpride/sulpride 병합치료의 치료의 효과를 지지하는 증거도 있다.

(3) 기타 부가요법

위의 모든 치료법에 반응하지 않은 환자에게 항정신병제 외 다른 계열의 약제를 추가해 볼 수 있다. 항우울제(예: fluoxetine, duloxetine, citalopram), 기분 안정제, 항경련제, 글루타메이트 제제proglutamatergic agents, 반복적 경두개자기자극술repetitive transcranial magnetic stimulation, rTMS 또는 경두개직류자극술transcranial direct current stimulation, tDCS 등을 사용할 수 있으나, 그 근거는 미미하다. clozapine 저항성 조현병 환자 1,472명(평균 440 ± 91 mg의 clozapine을 1,168 ± 710일 동안 복용)을 포함한 네트워크 메타분석(35개 연구)에서 위약과 비교하여 23가지 부가요법의 효과를 검토한 결과, 전반적인 증상에 가장 효과적인 것으로 나타난 세 가지 부가요법은 mirtazapine (표준화된 평균 차이 −4.41, 95% CI −5.61∼−3.21), ECT (표준화된 평균 차이 −4.32, 95% CI −5.43∼−3.21), memantine (표준화된 평균 차이 −2.02, 95% CI −3.14∼−0.91)이었다. 연구에 포함된 항정신병제, NMDA 수용체 작용제 또는 항경련제 중 어느 것도 위약보다 우수한 효능을 보이지 않았다.

3) clozapine 외 다른 항정신병제와의 부가요법

clozapine 치료를 받을 수 없거나 거부하는 TRS 환자들을 위해 여러 대안이 시도되어 왔지만, 대부분의 결과는 혼재되어 있거나 방법론적 한계가 있다. 그럼에도 불구하고 이러한 치료법은 이전 치료에 적절하게 반응하지 않았고 임상 상태와 건강 관련 삶의 질이 충분히 나쁜 환자에게, 효능에 대한 매우 제한적인 증거에도 불구하고 치료가 정당하다고 판단될 때 적용된다.

(1) ECT 부가요법

clozapine을 선택하기 어려운 경우 우선 선택해 볼 수 있는 치료로 주 2∼3회, 총 12회의 ECT가 있다. ECT에 부분적인 반응을 보이는 경우 최대 20회까지 시행할 수 있다. 다음은 ECT 부가요법을 지지하는 연구 결과들이다. 첫째, TRS 환자 818명을 포함한 11개의 무작위임상시험에 대한 메타분석에서 비clozapine 항정신병약물에 ECT를 부가했을 때, 비clozapine 항정신병약물 단독치료에 비해 총 증상 개선(표준화 평균 차이 −0.67, 95% CI −0.95∼−0.39)과 치료 반응(상대 위험 1.48, 95% CI 1.24∼1.77)에서 우수한 결과를 보였으며, NNT는 4∼9였다. 둘째, 60명의 TRS 환자를 기존 항정신병제와 ECT (급성 치료 후 24주간 유지) 또는 clozapine 치료군으로 무작위 배정한 개방형 시험에서, 두 집단 모두 PANSS 점수가 개선되었지만, ECT군이 clozapine군에 비해 PANSS 점수가 6주차(9점, $p < 0.001$), 12주차(8점, $p < 0.001$) 및 24주차(6.5점, $p < 0.001$)에 더 큰 개선을 보였다. 그러나 개방형 연구 설계와 적은 대상자 수로 인해 결과의 일반화에는 주의가 필요하다. ECT 부가요법에 좋은 반응을 보인다면 항정신병 약물과 유지 ECT를 지속한다. ECT를 거부하거나 반응하지 않은 환자의 경우, 다른 약물이나 다른 신경자극술을 선택할 수 있지만 그 효능을 뒷받침할 만한 자료는 제한적이다.

(2) 기타 약물 부가요법

비clozapine 항정신병제에 다른 계열의 약물을 추가하는 것의 효능은 명확하지 않다. 381건의 시험에 대한 메타 분석에서 효과 크기와 데이터의 질을 모두 고려할 때, 최상의 균형을 이룬 상위 3가지 비항정신병제 부가요법은 다음과 같다. 첫째, lamotrigine (일반적인 복용량 100~200 mg/일) 추가는 98명의 환자를 포함한 3건의 시험에서 항정신병 약물로 치료한 조현병의 증상을 감소시키는 데 있어 위약보다 우수한 것으로 보고되었다(표준화된 평균 차이 −0.73, 95% CI −1.26~−0.20). 둘째, topiramate (일반적인 복용량 100~400 mg/일) 추가는 651명의 환자를 포함한 13건의 시험에서 비교 대상(위약 부가요법 또는 항정신병제 단독요법)보다 더 큰 증상 감소를 보였다(표준화된 평균 차이 −0.58, 95% CI −0.82~−0.35). 셋째, minocycline (일반적인 복용량 100~200 mg/일) 추가는 548명의 환자를 포함한 8건의 시험에 대한 메타분석에서 항정신병약물을 투여받은 조현병 환자에서 minocycline 투여가 위약과 비교했을 때 총 정신병리의 감소가 더 컸다(표준화된 평균 차이 −0.64, 95% CI −1.02~−0.27).따라서 비clozapine 항정신병제 부가요법으로 ECT에 반응하지 않거나 ECT를 거부하는 경우, 8주간 lamotrigine을 추가해 볼 수 있다. 이후 topiramate와 minocycline을 순차적으로 추가해 볼 수 있다.

(3) 신경자극술(neuromodulation)

다른 약물 전략과 ECT를 선택할 수 없거나 실패한 치료저항성 조현병 치료에 있어, rTMS의 효능에 대한 대부분의 연구는 대부분 단기 연구이며 이 또한 엇갈린 결론을 제시하고 있다. 22개의 무작위 시험에 대한 메타분석(조현병 환자 827명)에서 전두엽 피질에 적용된 rTMS는 항정신병 약물로 이미 치료 중인 조현병 환자의 음성증상을 항정신병약물 단독 치료와 비교하여 더 크게 감소시켰으며, 효과 크기는 0.64 (95% CI 0.32~0.96)였다. 젊은 환자군에서 노인 환자군에 비해 효과 크기가 더 컸다. 한편 30개 시험에 대한 메타분석(조현병 환자 768명)에서 rTMS는 가짜 TMS와 비교하여 환각과 음성증상을 감소시켰지만 일부 양성증상의 악화를 보였다. 또 다른 시험에서는 rTMS에 대한 이점이 나타나지 않았다. rTMS의 부작용에는 자극 부위의 통증, 치료 세션 중 근육 경련, 치료 후 두통과 치통, 드물게 발작이 있다. 뇌전증 환자에게는 rTMS를 권하지 않는다. 조현병의 보조적 치료로 사용된 tDCS는 양성 및 일반증상에서 통계적으로 유의하지는 않으나 감소하는 경향성을 보였다.

4) 인지행동치료 및 정신사회적 중재

일반적으로 정신병에 대한 인지행동치료cognitive-behavioral therapy for psychosis, CBTp와 기타 정신사회적 중재가 조현병 치료에 효과적인 것으로 입증되었지만, TRS에도 효과적인지는 잘 알려지지 않았다. 최근 TRS를 대상으로 한 네트워크 메타분석(52개 무작위대조시험)이 이 분야에서 처음으로 발표되었다. 연구에 포함된 총 20가지 심리적 및 심리사회적 개입 중 CBTp는 전반적인 증상을 개선하는 효능에 있어 가장 강력한 증거(표준화된 평균 차이 −0.22, 95% CI −0.35~−0.09; 35개 시험)를 보였다. 가상현실개입, 통합적 개입, 및 음악치료도 효능을 나타냈으나 연구 수가 적어 증거의 강도는 제한적이다. 이처럼 TRS에 대한 정신사회적 중재의 효과는 많은 연구를 필요로 한다. 아직까지는 TRS 치료 알고리즘의 어디에 위치하는 것이 맞을지 정해진 바도 없다. 별도 제목하에 내용을 제시한 것도 이 때문이다. 치료저항성이 정신사회적 치료에 대한 저항성을 의미하지 않는다는 점을 다시 한번 강조할 필요가 있다. Lim과 Donovan은 TRS 진단이 치료의 끝이 아니라 시작이라고 말했다. clozapine 같은 증거에 기반한 약물치료를 시작하고 추가적인 정신사회적 치료를 탐색해야 하는 출발점이라는 것이다.

4. 결론

많은 환자가 항정신병 약물에 반응하여 정신병적 증상에서 임상적 개선을 보이지만, 상당수는 치료저항성을 보이는 잔여 정신병적 증상을 경험한다. 이렇게 두 가지 이상의 항정신병약물을 적절히 사용하였음에도 불구하고 반응이 불량한 경우를 TRS로 정의하며, 조현병 환자의 약 30~40%는 치료저항성을 보인다. TRS에 대한 다양한 진단기준이 있으나 TRRIP 실무 위원회의 합의 기준이 권장된다. TRS에 대한 진단을 보다 조기에 적극적으로 내리고 치료를 하자는 것이 최근의 추세이다. TRS의 진단에 앞서 치료저항성처럼 보일 수 있는 다른 요인을 배제하는 것이 임상적으로 매우 중요하다. 오진, 공존질환, 비순응, 약제상호작용 등이 대표적인 위저항성 요인이다.

TRS가 판단이 내려지면 1단계치료제인 clozapine 사용을 우선 고려한다. 적정량의 clozapine에도 반응이 없을 경우 clozapine을 증량하며 적어도 24주까지는 유지하도록 권장한다. 고용량의 clozapine을 사용할 경우 서서히 증량해야 하며 심근염, 경련 위험성 등 용량 증가에 따른 치명적인 부작용 발생 위험이 높아지므로 주의를 요한다. clozapine에도 반응을 보이지 않는 경우 ECT나 aripiprazole 같은 다른 항정신병약물을 부가하여 clozapine의 치료효과를 증강시켜 볼 수 있다. 그 외 기분 안정제, 항경련제 또는 항우울제와 같은 다른 약제를 사용해 볼 수 있으나 그 근거는 매우 부족하다. clozapine을 처방할 수 없거나 거부하는 경우, clozapine 이외의 항정신병약물에 ECT 부가요법이 권장된다. ECT가 효과적이지 않으면 lamotrigine 등의 약물을 사용해 볼 수 있다. rTMS를 사용한 TRS치료는 아직 일관된 증거가 부족하다.

조기 정신증 및 기타 조현병 스펙트럼장애

Chapter 19

Early psychosis and other schizophrenia spectrum disorders

◐ 김성완 전남대학교 의과대학 정신건강의학교실
◐ 정영철 전북대학교 의과대학 정신건강의학교실

1. 조기 정신증

1) 서론

조기 정신증early psychosis이란 용어는 다양한 의미로 사용되고 있다(표 19-1). 첫째, 조현병의 초기 단계early phase를 일컫는다. DSM-5 진단기준의 명시자specifier로 첫 삽화에 해당한다. 조금 더 확장하면 조현병의 전체 예후를 결정한다고 알려진 결정적 시기critical period에 해당하는 발병 후 2년에서 5년 이내의 시기에 해당하고, 다른 용어로 최근 발병recent-onset 조현병이라고 부르기도 한다. 둘째, 조현병의 고위험군 상태를 조기정신증으로 부르기도 한다. DSM-5 진단기준으로는 약화된 정신증증후군attenuated psychosis syndrome, APS에 해당하고, 전구기 상태를 포함한다. 셋째, 젊은 나이에 발생하는 조현병을 일컫기도 한다. 조현병은 15~30세 사이에 호발하는 질병이지만 청소년 또는 학령기에 발병하는 경우 조기정신증이라고 부르기도 한다. 넷째, 정신증이라는 용어에서 나타나듯이 아직 조현병으로 진단되지 않은 상태이더라도 조현병으로 진행할 수 있는 상태를 포괄해 조기정신증으로 부르기도 한다. 정신증 고위험군 상태와 다른 점은 고위험군은 아직 정신증의 역치를 넘지 않았지만, 이 경우는 정신증의 역치를 넘은 상태에서 조현병에는 해당하지 않는 상태로 DSM-5 진단기준으로는 조현양상장애나 달리 분류되지 않는 조현병 스펙트럼 장애에 해당하는 젊은 환자를 포함할 수 있다. 이처럼 조기정신증은 다양한 개념으로 사용되고 있는데

표 19-1. 조기 정신증의 개념(concepts of early psychosis)

Category	Examples
Early phase of schizophrenia	- First episode
	- Recent onset (2~5 years post-onset)
Prodromal phase of schizophrenia	- Ultra-high risk or Clinical high risk of psychosis
	- Attenuated psychosis syndrome
Schizophrenia in young patients	- Childhood-onset psychosis
	- Adolescent-onset psychosis
Psychotic disorder not progressing to schizophrenia	- Schizophreniform disorder
	- Other specified schizophrenia spectrum disorders
	- Brief psychotic disorder

위의 첫 번째와 두 번째가 가장 널리 사용되는 개념으로 본 장에서는 이 두 가지 상황의 치료에 대해 주로 다루고자 한다.

2) 정신증 고위험군의 개념

전구기는 어떤 사건의 전조를 의미하는 그리스어인 prodromos로부터 유래한 것으로 임상의학적으로는 어떤 질병의 특징적 양상이 명백하게 나타나기 전의 초기증상과 징후를 가리킨다. 정신의학에서는 일반적으로 명백한 정신증의 시작 전 단계를 말한다. 전구기란 기본적으로 후향적 개념으로 전구증상을 보이는 사람 중 일부는 정신증으로 발전하지 않을 수 있기 때문에 호주에서는 '위험 정신 상태at risk mental state'로, 미국에서는 '임상적 고위험clinical high risk'이란 용어로 사용되고 있다. DSM-5에서는 '약화된 정신증증후군APS'이라는 새로운 진단 체계에 반영되었다. 명칭에서 '위험'이라는 용어가 빠진 것은 추적조사 시 정신증 전환율이 초기에 보고된 것보다 점차 감소하고, 전환 여부에 관계없이 APS가 있는 많은 사람들이 기능 및 삶의 질 저하를 겪고 있다는 점에서 하나의 장애로 봐야 한다는 견해가 반영된 것이다.

조현병의 경우 대략 평균 2~5년의 전구기를 거치는 동안 여러 가지 다양한 증상이 나타날 수 있다. 우울증상, 인지기능 저하(집중력 및 주의력 저하), 또는 사회적 고립이 흔한 전구증상으로 나타난다. 하지만 이러한 증상들은 특이성이 부족하여 정신증으로 발전하는 것을 예측하는 힘이 약하다. 좀 더 예측력이 높은 특징적 증상들로 Cameron은 의심, 멍하거나 혼란스러운 느낌, 기이한 신체 경험을, Chapman은 선택적 주의력과 지각장애를, Moller와 Husby는 자신에 대한 지각장애와 지배 관념에 대한 지나친 몰두를, Huber 등은 비정상적인 신체감각을 포함하는 주관적 결핍을 제안하였지만, 이들 역시 다른 정신질환에서도 발견되기 때문에 특이성이 높은 고유증상으로 보기 어렵다. DSM-III-R에 기술된 9가지 전구증상이 DSM-IV에서 삭제된 것은 이러한 전구증상들의 낮은 타당도 및 특이도를 고려한 결과라 볼 수 있다. 따라서 조현병의 발생 가능성에 대한 예측력을 높이기 위해서는 비특이적인 전구증상 외에 조현병의 발생과 관련이 있는 여러 원인이나 임상적 또는 생물학적 표지자를 함께 활용할 필요가 있다. 여기에는 가족력, 나이, 사회적 계층, 산과적 합병증, 출생 계절, 연성 신경학적 징후, 신경심리학적 이상 소견 등이 있는데 Bromet와 Fennig은 가족력과 사회적 계층을 조현병의 발병과 관련하여 가장 강한 요인으로 제시하였다.

호주 멜버른 대학의 조기 정신증 예방 및 중재 센터Early Psychosis Prevention and Intervention Center, EPPIC에서는 젊은 청년(14~30세)에서 보이는 전구증상에 대한 조기 개입을 위해 1994년에 개인 사정 및 위기 평가Personal Assessment and Crisis Evaluation, PACE 클리닉을 개설하였다. 정신증 발병이 보다 임박한 상태를 초고위험군Ultra-High Risk, UHR으로 정의하였는데, 정신증의 가족력이 있으면서 최근의 기능 수준이 저하된 군, 약화된 정신증군, 1주 이내의 간헐적인 정신증군으로 대별할 수 있다. 정신증상의 강도, 빈도, 기간을 평가하여 이를 진단하는데, 1996년에 '위험 정신상태의 포괄적 평가Comprehensive Assessment of At Risk Mental State, CAARMS'를 개발하여 면담 도구로 사용하고 있다. 미국 예일대학교에서는 정신증 임상적 고위험군 평가 도구로 Structured Interview for Prodromal Symptoms (SIPS)를 개발하여 증상을 평가하고 진단한다. 최근에는 미국 국립보건원NIMH 지원으로 국제적인 정신증 고위험군 코호트 연구를 진행하면서, CARRMS와 SIPS의 평가 방법을 통합한 도구로 2021년에 Positive Symptoms and diagnostic criteria for the CARRMS Harmonized with the SIPS (PSYCHS)를 개발하여 사용 중이다. 이러한 면담도구들을 사용하여 평가한 정신증 고위험군의 추적결과 1년에 22%, 2년에 29% 그리고 3년에 36%가 정신증으로 전환된다고 보고되었다.

정신증 고위험군의 조기 발견 및 개입에 대해 최근 관심이 증가되었는데 그 배경과 중요성은 다음과 같다. 첫째, 초발 조현병의 정신증 미치료기간duration of untreated psychosis, DUP이 짧을수록 치료반응과 예후가 양호하다는 연구 결과들이 많이 발표되면서 자연스럽게 고위험자의 조기개입으로 관심이 확장되었다. 둘째, 조기개입은 고위험군에서 나타날 수 있는 사회적 기능의 감소, 공격적 행동이나 자해, 가족과의 갈등, 개인적 인격 발달 기회의 상실과 같은 여러 정신사회적 독성효과들의 불필요한 경험을 최소화할 수 있다. 셋째, 약화된 정신증적 증상을 보이는 사람들의 신경생물학 연구를 통해 조현병의 발생 과정에 대한 병리적 기전을 밝힐 수 있다. 정신증으로 이행할 위험성이 높은 대상자의 신경심리학적 검사 결과가 일반인과 조현병 환자의 중간에 해당되고, 초고위험군에서 초발 정신증으로 이행 동안 좌내측 측두 용적의 감소된다는 연구결과는 이 시기에 신경생물학적 독성 과정이 일어날 수 있음을 시사하는 것으로 조기개입의 중요성을 지지한다. 이와 같은 배경 및 중요성에 발맞추어 세계 각국에서는 대중매체를 이용해 조기발견 및 치료의 중요성에 대해 적극적으로 홍보하고 정신보건 인력의 교육을 통해 DUP를 줄일 수 있는 협력 체계를 구축하며 전구증상 또는 초기 정신증에 대한 조기개입을 목표로 하는 여러 프로그램과 기관의 개발이 활발히 이루어지고 있다. 대표적인 예로서 미국의 Prevention through Risk Identification, Management and Education (PRIME), OnTrack NY, Hillside Recognition and Prevention (RAP), 독일 쾰른대학교의 FruhEkennungs-und Therapie Zentrum fur Psychische Krisen (FETZ), 노르웨이의 Tidlig Intervensjon Ved Psykoser (TIPS), 스위스의 Swiss Early Psychosis Project (SWEPP), 덴마크의 OPUS 등이 있으며 아시아에서는 홍콩의 Early Assessment Service for Youth (EASY)와 싱가폴의 Early Psychosis Prevention Programme (EPIP) 등이 있다. 한국에서는 전남대학교병원에서 시작하여 전국으로 확산 중인 마인드링크가 있다.

2. 정신증 고위험군의 치료

1) 정신증 고위험군의 약물치료효과

전구증상에 대한 최초의 약물치료적 개입은 Falloon에 의해 이루어졌다. 이 연구에서는 인구 35,000명의 영국 버킹햄 카운티에 있는 가정의들에게 전구증상에 대한 교육을 시행한 후 전구증상이 있는 것으로 의심되는 대상자들을 24시간 운영되는 정신보건팀에게 의뢰될 수 있는 시스템을 구축하고, 조기에 적극적인 약물치료와 정신사회적 중재를 제공하였다. 연구자들은 연구기간 동안 조현병의 연간 발생률(10만 명당 0.75명)이 과거에 비해 감소함을 확인하였고, 이는 전구기에 적극적인 치료가 조현병의 발생을 예방하거나 지연할 수 있음을 나타내는 것이라고 주장하였다. 하지만, 연구 대상자 수가 너무 적고 연구기간 동안 확인되지 못했던 추가 조현병 환자가 있었다는 점을 고려할 때 연구결과에 대해서는 제한적으로 받아들여야 한다. 그럼에도 불구하고 이 연구는 전구증상에 대해 조기 개입을 한 최초의 시도였다는 점과 대부분의 대상자가 치료적 개입에 의해 짧은 시간 안에 완전한 회복을 보일 수 있음을 보고하였다는 점에서 큰 의의를 가지고 있다. 이후 많은 약물치료 연구가 시행되었고 이를 메타분석한 결과들이 보고되었다. 결과를 해석할 때 중요한 관점은 등록 시 기저 증상들의 호전 여부, 정신증으로 이환 예방, 그리고 보다 우수한 치료법의 규명이다.

정신증 고위험군의 증상 조절에 사용된 약물로는 항정신병약물amisulpride, aripiprazole, olanzapine, perospirone, risperidone, ziprasidone, 항우울제, lithium, N−methyl−D−aspartate−receptor (NMDAR) modulators (D−serine, glycine), minocycline, cannabidiol 등이 있다. 정신증으로 이환되지 않더라도 7년의 추적 조사에서 APS증상이 지속되는 사람이 28%, 기분장애가 49%, 불안장애가 35%, 물질사용장애가 29%에서 발생했다는 점에서 알 수 있듯이, 대부분의 대상자들이 임상적으로 유의한 고통과 어려움을 겪고 있기 때문에 정신증 이환 예방효과 여부를 떠나 증상 조절에 여러 약물이 효과적일 수 있다는 것은 의미가 있다. 다만 정신사회적 중재도 약화된 정신증적 증상 감소에 약물치료와 비슷하거나 약간 나은 경향을 보이고, 항정신병약물 사용에 따른 부작용과 낙인을 고려했을 때 항정신병약물을 정신증 고위험군의 1차 치료로 사용해서는 권고하고 있다.

12개월 시점에서의 정신증 전환율에 대한 초기 메타분석에서 다양한 중재법들은 유의한 전환예방효과가 있었다. 그러나 항정신병약물치료로만 국한할 때는 예방효과가 없었다. 하지만 이 결과에 대해서 몇 가지 논의가 필요하다. 첫째는 정신증 전환율이 매우 낮기 때문에 발생하는 낮은 통계 검증력의 문제를 고려해야 한다. 둘째는 APS가 임상적으로 다양한 하위집단으로 구성된 이질집단이라는 점이다. 예를 들어 일시적으로 정신증적 삽화를 충족하는 APS군은 유전적 위험성이 있는 군보다 전환율이 높다. 따라서 동질성이 높은 하위군, 그리고 더 나아가서는 우울증, 불안장애와 같은 동반 정신질환이 없거나 통제된 대상자를 모집하는 것이 중요하다. 셋째, 항정신병약물의 부정적 결과의 경우 12개월에 평가한 연구가 3편이고, 36개월은 1편 밖에 없기 때문에, 항정신병약물이 질병 자체를 바꾸는 효과는 없기 때문에 다른 치료제를 찾아야 함을 시사한다. 저용량의 risperidone (1~2 mg)이나 olanzapine (5~15 mg)으로 시행된 개별 연구에서 정신증 전환은 감소하였으나, 중도 탈락률이 높고 체중 증가와 같은 부작용으로 인해 약물치료를 우선적으로 선택하기는 어려울 것이다. 또한 정신사회적 개입에 비해 이점이 크지 않았다. 임상적으로는 부작용 특성이 양호한 aripiprazole, amisulpride, quetiapine을 소량 사용하는 경향이 있다.

대부분의 가이드라인(표 19-2)은 주의 깊은 평가와 모니터링이 필요하고, 일차적으로는 정신사회적 중재를 권고하고 항정신병약물의 사용은 우선하지 않도록 제시하는데, 특히 정신증 예방목적의 사용은 권고하지 않는다. 그러나 기능 저하와 함께 정신증적 증상이 빠르게 악화되거나, 자타해 위험이 있으며, 정신사회적 중재에 치료 반응이 뚜렷하지 않는 경우 저용량의 항정신병약물을 사용할 수 있음을 제한적으로 권고한다. 이처럼 항정신병약물의 사용을 반대하거나 제한적으로 허용하는 이유는 정신사회적 중재와 비교 시 우수한 효과가 없고, 예방효과의 확인에 실패하였으며, 약물 사용에 따른 부작용이 있기 때문이다. 전임상 연구에서 일부 비정형 항정신병약물의 경우 신경보호작용이 있음이 보고되었지만, 자기공명영상을 이용하여 초발 조현병 환자 211명을 약 7년간 추적 조사한 연구를 통해 뇌용적의 감소를 확인한 것과 항정신병약물을 장기간(haloperidol 27개월, olanzapine 17개월) 원숭이에게 투여했을 때 좌측 측두엽의 회백질 용적 감소 및 신경교세포의 감소 등이 나타났다. 또한 항정신병약물을 일정 기간 사용하고 끊었을 때 1년 시점의 전환율(olanzapine 16.1%, risperidone 19.3%)이 인지치료(5.7%)나 오메가−3(4.8%)의 경우보다 높았다. 이러한 여러 이유 때문에 정신증 고위험군에 대한 항정신병약물의 사용은 신중해야 한다.

2) 보조요법

항정신병약물치료가 우선되지 않는 상황에서 다양한 보조요법에 대한 임상시험이 이루어졌다. 오메가−3 지방산을 12주간 투여한 후 1년 뒤 조사했을 때 4.9%만이 정신증으로 전환되어 위약군(27.5%) 대비 현저한 치료효과를 확인하기도 하였지만, 이후 대규모 국제 임상연구NEURAPRO trial에서는 정신증 예방효과

표 19-2. **정신증 고위험군 치료 권고**

국가	일차 권고	항정신병약물 사용
이탈리아(2023)	인지행동치료	기능저하와 정신사회적 치료효과 부족 시에만 AP 처방
영국 정신약물학회(2020)	증상을 면밀히 관찰하고 모니터링. 인지행동치료	AP 필요시 단기간 저용량 사용하며 치료반응 모니터링 조기중재팀 수반한 전문가에 의해 AP 처방
독일(2019)	인지행동치료	정신증 전환 방지를 위해 AP를 일차적으로 처방하지 않음 인지행동치료가 효과적이지 않을 때 저용량을 일시적으로 사용
캐나다(2017)	인지행동치료, 가족중재, 공존증상 치료	심리적 치료가 효과적이지 않다고 입증되면 저용량 단기간 AP 사용
호주(2016)	인지행동치료, 공존증상 치료, 대인관계 및 직업 영역 개입, 가족 스트레스 관리	명확한 정신증상이 1주 이상 지속되는 경우에만 AP 처방 자타해 위험성이 있으면 1주 이내에 처방 가능
유럽 정신과협회(2015)	인지행동치료	심리적 치료가 효과적이지 않거나 증상이 악화되면 저용량 AP 사용
영국 NICE(2014)	인지행동치료	AP 처방하지 않음

가 나타나지 않았다. 부정적 결과에 대한 이유로는 시험군과 대조군 모두 인지행동 기반 사례관리를 받았고, 항우울제 사용이 허락되었으며, 전체적으로 전환율이 너무 낮은 것 등이 제시되었다. 또한 대조군에서도 식품으로 오메가-3 섭취를 많이 하는 것을 통제하지 못한 점도 영향을 주었을 것이다. 하지만, 추가 세부분석에서 오메가-3 처방 여부와 상관없이 오메가-3 인덱스의 상승이 정신병리 감소와 기능 개선에 효과적이라고 보고되어 불포화지방산의 긍정적 역할을 시사하였다. 오메가-3 지방산 효과의 기전으로는 항염증 및 신경보호효과, 세포막 유동성 증가, 수용체와 결합된 arachidonic acid의 유리 조절, 산화 스트레스를 막는 glutathione 증가, cytokines의 조절을 통한 신경발생neurogenesis, 수초화myelination에 관여, 신경전달물질의 조율 등의 직간접효과로 제시된다.

N-acetylcysteine (NAC)은 진해거담제로 사용되는 약물로 산화 스트레스 및 염증의 감소와 글루타메이트 등 신경전달물질에 영향을 미쳐 정신증 고위험군 및 조기정신증 치료에 사용되기도 한다. 최근 NAC를 정신증 고위험군 대상으로 이중맹검무작위대조임상시험 결과가 발표되었는데, 충분한 피험자가 모집되지 못해(n = 48) 조기 종료되어 통계적 유의성에 이르지 못했지만 NAC는 위약에 비해 수치적으로는 낮은 정신증 전환율을 보여 추가적인 연구 필요성을 제시했다.

3) 비약물학적 중재

정신증 고위험군 대상의 중재 시험에서 비교군 대상으로 위약만을 처방하는 것은 합리적이거나 윤리적이지 않을 수 있어 인지행동치료cognitive behavioral therapy, CBT나 지지 정신치료에 기반한 사례관리를 시행하는 경우가 많다. 이러한 부분이 최근 고위험군 임상시험에서 기존과 달리 정신증 전환율이 낮은 원인일 것으로 추정하기도 한다. CBT는 조현병 치료에 효과적인 근거기반 정신사회적 중재이다. 고위험군을 대상으로 하는 CBT는 전통적인 인지치료 모형에 기반해 진행하거나, 정신증의 핵심 병리인 의심과 인지 편향에 초점을 둔다. 아울러 스트레스 관리와 사회 활동을 돕는 방향으로 이루어지기도 한다. 초기 연구에서는 CBT의 정신증 전환 예방효과에 대해 혼재된 결과를 보였으나, 최근 연구에서는 CBT가 정신증으로의 전환을 낮추고(18개월 46%), 지지치료에 비해 양성증상 개선에 효과적이었다. 가족중재는 조현병 치료에서 중요한 근거기반 정신사회적 중재법이다. 질병에 대한 이해도를 높이는 정신의학적교육psychoeducation, 환자의 가족 간 의사소통 훈련, 문제해결능력 및 스트레스 관리 능력 함양 등으로 구성된다. 이러한 가족에 대한 개입이 고위험군 대상자의 증상 개선에 효과적인 것으로 보고된다.

4) 정신증 고위험군 중재

헌팅턴병, 유방암, 낫적혈구빈혈sickle cell anemia에 대한 유전검사나 선별 프로그램으로 자신의 병적 상태에 대해 알게 되었을 때 환자 자신과 그 가족에겐 매우 큰 영향을 미치게 되어 불안, 우울, 대인관계에서의 긴장 등을 일으키게 되는 것처럼, 조현병의 주요한 증상이 나타나기 전 고위험군에 대한 연구와 치료는 복잡한 여러 문제들을 안고 있다. 따라서, 평가척도의 정확성, 예방적 개입의 필요성과 효과, 환자와 가족의 심리적 상태 등에 대한 포괄적 고려가 필요하다. 정신증 고위험군의 조기발견과 조기치료의 단점인 불안이나 우울 유발, 불필요한 약물치료의 노출 또는 부작용, 차별이나 낙인 등에 대해서도 다루어져야 한다. 고위험군이라는 용어의 낙인을 고려할 때, 정신증의 약한 초기증상이 있다' 또는 '사고지각이 민감한 상태'라는 용어 사용이 제안되기도 한다. 전구기 조현병 환자를 발견하여 조기에 적극적으로 치료함으로써 얻을 수 있는 장점은 조현병 발병의 예방은 물론이고 증상의 신속한 호전, 학업이나 직업 기능 손실의 최소화, 자살시도와 폭력행동의 예방을 포함한다.

정신증의 1년 발생률은 0.032%, 조현병의 1년 발생률은 0.015%이며 지역사회에서 정신증 고위험군에 해당되는 사람은 1.3~8.1%다. 세계보건기구에서 발표한 질병부담보고서에 의하면 정신증은 말기 암이나 사지마비와 같은 정도의 심각도 가중치인 0.7~1.0으로 분류하고 있으며, 정신증의 1년 발생률을 10만 명당 32명으로 한국의 자살률과 거의 비슷하다. 즉, 심각도가 매우 높고, 발병 시 만성 경과를 밟는 중증 질병을 조기에 발견하고 최적의 치료를 제공하여, 어둠에서 밝음으로, 절망에서 희망으로 이끌고자 하는 것이 조기 중재의 동력이며 철학인 것이다. 근거가 누적되고 있는 정신사회적 중재와 필요시 적절한 약물치료를 통한 정신증 고위험군에 대한 중재가 필요하다.

3. 초발 조현병의 치료

1) 초발 조현병 대상 약물치료 원칙

초발 조현병 환자 또는 정신병적 삽화를 처음 겪고 있는 환자에게 항정신병약물을 도입하는 것은 일반의가 아닌 정신건강의학과 전문의에 의해 시작되어야 한다. 처음 치료를 시작하는 환자에게 질병의 특성과 경과 및 치료 유지의 필요성을 교육하는 것이 필요하다. 아울러 정신증상의 발생으로 인한 고통과 정서적 충격을 다루고 완화시켜 줄 필요가 있다. 약물 복용의 이득과 가능한 부작용에 대한 정보를 서비스 이용자인 환자 및 보호자에게 제공한 뒤 함께 상의하여 약물의 종류를 선택하는 것이 좋다. 초기 치료 반응이 좋은 환자가 장기 치료 경과도 좋은 경향이 있다. 하지만 고용량의 약물을 빠르게 증량하여 부작용을 겪게 되면 항정신병약물에 대한 태도가 부정적이 되어 치료 유지가 잘 되지 않을 수 있으므로 주의해야 한다.

초발 조현병 환자에게 항정신병약물을 투여하면 수개월 이내에 70~80% 이상에서 증상의 관해가 나타나는데, 약물 간 효능 차이는 크지 않다. 반면 약물이 작용하는 수용체 종류와 친화도 차이에 따라 부작용 발생의 차이는 크다. 따라서 효능과 내약성을 종합적으로 고려하고, 다양한 부작용 특성과 개인의 특성에 따라 개별화된 처방을 해야 한다. 특히 초발 조현병 환자는 추체외로계증상extrapyramidal symptoms, EPS이나 대사성 부작용이 더 잘 발생하고 약물에 대한 치료반응도 전반적으로 좋으므로, 만성 환자 치료 시 보다 낮은 용량으로 시작하여 서서히 증량하는 것이 좋다. 단, 재발 시 약물 요구량이 더 늘어날 수 있어 순응도가 저하된 초발 조현병 환자에서 장기지속형 주사제 사용을 검토하는 것이 필요하다. 아울러, 증상 조절이 잘 되지 않거나 난치성 조현병 환자에서 불필요한 약물 병합요법을 피하기 위해서는 clozapine의 도입이 지연되지 않아야 한다.

유지치료 시에는 첫 삽화의 급성기 때보다 낮은 용량을 사용하는 것이 필요하다. 항정신병약물의 급성기 조절 및 재발 방지 효과는 용량에 비례해서 커지지 않고 대부분 허가 용량 이내에서 plateau를 이룬다. 재발 방지를 위한 용량-반응 곡선에서는 risperidone 5 mg/일에서 더 이상 거의 증가하지 않는다. 즉, 고용량이 더 큰 재발 방지효과가 있지 않은 반면 부작용은 용량 의존적으로 계속 커질 수 있다. 고용량의 항정신병약물 사용은 EPS뿐만 아니라 2차적 음성증상이나 불쾌감을 일으켜 삶의 질이 저하될 수 있다. 증상 관해가 된 환자에서는 risperidone 2.5 mg/일 및 등가 용량에서 용량-반응 곡선이 평행해져 급성기 때 필요한 통상 용량보다 더 낮은 용량에서도 효과적이다. 즉, 초발 조현병 환자에서 급성기 치료에 높은 용량의 항정신병약물을 사용했다 하더라도 증상 개선 이후에는 더 낮은 용량에서도 재발 방지효과가 있으므로 감량하여 개별 환자에게 적용될 수 있는 최소 유효 용량을 사용하는 것이 좋다. 단, 약물 감량 시에는 질병 경과가 아닌 약물 사용에 따른 수용체 변화로 유발된 도파민 초민감성supersensitivity으로 재발이 발생할 수 있으므로 재발 신호를 살피면서 최대한 서서히 감량해야 한다. 만약 감량 중 재발 신호나 악화가 관찰되면 감량을 멈추거나 일시적인 증량을 하고 충분한 안정 기간을 거쳐 다시 서서히 감량을 시도하는 것이 좋다. 이 과정에서 환자 및 보호자와 감량에 대한 의사 결정을 함께 하는 것이 필요하다. 재발 방지를 하기 위해서는 약물 감량 및 낮은 용량의 유지와 함께 인지행동치료, 가족중재와 같은 정신사회적 중재를 함께 하는 것이 좋다.

2) 조현병 스펙트럼 장애의 첫 번째 삽화 이후 약물 중단

항정신병약물을 중단한 조현병 환자의 80~90% 이상은 재발하는 것으로 알려져 있다. 하지만, 초발 환자에서는 약물 중단 이후 재발 없이 유지되는 비율이 더 높은 편이다. 조현병 스펙트럼장애 중 보다 경미한 경우(예: 달리 명시된 조현병 스펙트럼 및 기타 정신병적 장애)에서는 재발하지 않는 환자의 비율이 더 높다. 하지만, 첫 번째 정신증 삽화 이후 얼마나 오래 약물을 복용해야 하고, 어떻게 중단할 수 있는지에 대한 명확한 지침은 드물다. 이에 대해 최근 아시아 조현병 네트워크에서 초발 조현병 스펙트럼장애 환자의 약물 중단에 대해 제안한 내용을 요약하면 다음과 같다.

① 항정신병약물은 초기 정신병적 삽화 이후 최소 1~3년 동안 유지되어야 한다. 항정신병약물을 중단하고자 하는 경우 환자와 함께 의사 결정을 공유하는 과정이 필요하고, 약물 중단에 대한 위험성과 장점에 대하여 논의하여야 한다. 이를 통해 환자 스스로 재발에 대한 자신의 고유한 특징과 조기 위험신호를 알아차리도록 한다. 환자들은 높은 재발 위험성과 재발의 후유증에 대해 알고 있어야 하

고, 재발을 관리할 수 있는 정신적 준비가 되어 있어야 한다. 또한 의사는 환자에게 재발이 빠르게 발생할 수 있으며, 재발 과정에서 통찰력이 상실되거나 도움을 구하는 행동이 손상될 수 있음을 알려줘야 한다.

② 성공적인 항정신병약물 중단이 가능한 예측인자는 조현병 이외의 정신병적 장애, 양호한 병전 사회직업 기능과 성격 특성, 우수한 사회적 지원, 짧은 정신증 미치료 기간, 인지기능 손상의 부재, 큰 회복탄력성, 자살 또는 위험 행동의 부재이다.

③ 환자들은 항정신병약물을 중단하기 전 6~12개월 동안 증상(양성 및 음성증후군 척도 주요항목에서 2점 이하) 및 기능 회복을 달성해야 한다.

④ 약물은 6~12개월에 걸쳐 점진적으로 감량해야 한다. 이때 정신병적 증상이 약한 형태로라도 다시 나타나는지와 재발을 주의 깊게 모니터링하는 것이 필요하다. 용량은 개별화된 비율로 점진적으로 감량하는 것이 필요하며, 각 감량은 이전 용량의 25%를 넘지 않아야 한다. 중단 전 최종 항정신병약물의 용량은 리스페리돈 1 mg 이하 및 그 등가 용량이어야 한다. 장기지속형 주사제의 경우 최소 용량으로 사용해야 하며 권고 주사 주기를 점진적으로 연장하면서 중단할 수 있다. 예를 들어 아리피프라졸 장기작용 주사제를 월 1회 투여하는 경우 최저 용량인 300 mg이 경구 약물 10~15 mg과 비슷하므로 이에 상응하는 경구 약물로 전환해 점진적으로 감량할 수 있다. 아울러 주사 주기를 한 주씩 늘려가면서 중단하는 것도 고려할 수 있다.

⑤ 도파민 부분 효현제인 아리피프라졸은 도파민 초과민성 정신병을 최소화한다는 점에서 약물중단을 고려할 때 마지막 단계이자 안전한 항정신병약물로 간주될 수 있다. 항정신병약물의 중단 전에 초저용량(또는 가능한 최저 용량)으로 회복 상태를 최소 3~6개월 동안 유지되어야 한다.

⑥ 조기 징후가 나타나거나 재발을 할 경우 항정신병약물의 감량을 멈추는 것이 필요하다. 재발증상이 호전된 후 환자가 완전 회복 기준을 충족하면 다시 훨씬 더 느린 속도로 감량할 수 있다. 감량에 실패하면 직전에 사용하던 최소 유효 용량을 유지하는 것이 좋다.

⑦ 자기 효능감, 질병 관리, 사회적 및 직업적 기능 향상을 목표로 하는 정신사회적 개입은 항정신병약물 중단 과정에서 함께 시행되는 것이 필요하다. 또한 가족 중재를 통해 보호자를 교육하고 재발 방지 역할을 할 수 있도록 하는 것이 좋다. 환자에 대한 사례 관리와 지속적인 지원 및 모니터링은 항정신병약물 중단 후 최소 2년 동안 계속되어야 한다.

⑧ 항정신병약물 중단 후 약화된 증상이 나타나면 정신사회적 중재를 집중적으로 제공하여 해결할 수도 있다. 환자의 새로운 증상을 정확하게 평가한 후 항정신병약물 재도입 여부를 신중히 결정해야 한다. 다시 나타나는 양성 증상이 경미하고, 조정 가능한 유발 요인이 있으며, 위험 행동을 일으키지 않는 경우 단기간 벤조디아제핀이나 항우울제와 같은 다른 약물 사용을 고려할 수 있다. 증상이 개선되지 않거나 악화되는 경우에는 환자와 상의하여 항정신병약물의 재투여에 대한 결정을 조속히 내려야 한다.

4. 기타 조현병 스펙트럼장애의 치료

1) 조현정동장애의 약물치료

조현정동장애에 국한하여 약물의 효과를 검증한 임상 연구는 많지 않다. 미국 식품의약국FDA의 승인을 받은 약물도 제한적인데, paliperidone 서방형 경구제 및 장기지속형 주사제가 승인을 받아 단독 투여 혹은 기분조절제/항우울제와 병용 투여할 수 있다. 실제 임상현장에서는 조현정동장애가 정신병적 증상과 기분증상을 함께 보이는 질병이므로 조현병 치료에 사용되는 다양한 항정신병약물을 단독 또는 기분조절제 및 항우울제와 병용하여 투여한다. 양극성형 조현정동장애에서는 양극성 기분장애에 사용되는 lithium, carbamazepine, valproate, lamotrigine 등을 사용할 수 있다. 급성기에는 충분 용량의 기분조절제를 사용하여 적극적으로 치료하고, 유지기에는 유효 혈중농도의 낮은 범위로 약물 용량을 감량하여 가능한 부작용을 줄이고 순응도를 높이는 것이 좋다. 기분조절제 사용으로 인한 신장, 갑상선, 간, 혈액의 이상과 혈중농도를 모니터링하는 것이 필요하다. 우울증상에 대해서는 선택적 세로토닌 재흡수 억제제와 같은 항우울제를 사용할 수 있다.

2) 망상장애의 약물치료

망상장애의 치료 목적으로 승인된 별도의 약물은 없다. 하지만, 조현병의 망상증상을 조절하는 데 사용되는 약물이 효과적으로 사용되고 있다. 과거에는 pimozide와 같은 1세대 항정신병약물이 신체 망상에 주로 사용되다가 최근에는 risperidone과 olanzapine과 같은 2세대 약물이 널리 사용된다. 부작용이 상대적으로 적은 aripiprazole의 망상장애 치료효과에 대한 논문에서는 약 10 mg/일에서 평균 5.7주에 치료 반응이 나타났다. 망상의 강도나 기간에 따라 다르지만 일반적으로 조현병 환자에서 요구되는 약물 용량보다 낮은 용량에서 반응하는 경우가 많다. 오히려 어려운 점은 병식이 없는 망상의 특성 때문에 많은 환자들이 약물 복용을 거부하는 점이다. 따라서, 망상 자체보다 환자가 느끼는 불면, 불안, 이자극성과 같은 다른 불편함을 개선하기 위해 약을 복용하도록 권고하는 것이 중요하다.

3) 기타 정신병적장애의 약물치료

단기정신병적장애는 1달 이내에 완전히 회복하는 질병이므로, 원칙적으로는 특별한 약물 사용이나 유지가 필요 없다. 하지만, 정신병적 증상이 발생해 병원에 왔을 때 미래 경과를 예측하기 어렵기 때문에 항정신병약물, 벤조디아제핀, 항우울제 등을 일시적으로 사용할 수 있다. 단, 증상이 1달 이내에 완전히 소실되고 단기정신병적장애로 진단한다면 유지치료는 필요하지 않고, 이에 대한 확신이 없다면 수 개월간 소량의 약물을 유지하거나 정신사회적 중재를 제공하는 것이 좋다. 긴 기간의 유지치료가 필요한 상황이 되면 다른 진단을 고려해야 한다.

물질/약물치료로 유발된 정신병적 장애는 기저 원인에 대한 치료가 가장 중요한데, 행동 조절을 목적으로 약물치료가 필요할 수 있다. 항정신병약물, 벤조디아제핀계 약물 등을 행동 조절 목적으로 단기간 사용할 수 있다. 증상이 금단이나 중독의 중단 이후에도 상당 기간(예: 1개월) 계속되면 진단을 원발성 정신병적 장애 중 하나로 바꾸어야 한다. 따라서, 원칙적으로 물질/약물치료로 유발된 정신병적 장애는 급성기 이후 유지 치료의 필요성은 없고, 유지치료를 해야 한다면 진단을 바꾸는 것이 필요하다. 특히 물질/약물이 정신병적 장애 발병의 원인이 아닌 촉발 인자인 경우는 진단과 치료 방법을 달리해야 한다.

긴장증은 스스로 돌볼 수 있는 능력이 손상되어 자해 위험성이 있고 흥분 상태에서 타해 위험성이 있어 면밀한 감독과 입원 필요성을 검토해야 한다. 영양 결핍, 탈진, 자율신경 불균형 등에 대한 개입이 필요하다. 일차적 치료는 기저의 의학적, 약물학적 원인을 찾아서 치료하는 것이다. lorazepam과 같은 벤조디아제핀계 약물이 증상 호전을 가져올 수 있어 우선 사용될 수 있다. 다른 정신병적 증상이 동반되거나 그 일환이라 판단되는 경우 항정신병약물을 사용할 수 있으나, 증상을 오히려 악화시키거나 항정신병약물 악성증후군neuroleptic malignant syndrome을 유발할 수 있어 주의해야 한다. 생명에 위협을 줄 수 있는 상태(영양 결핍이나 욕창)나 치사성 긴장증의 경우 전기충격요법을 고려해야 한다.

달리 명시된 조현병 스펙트럼 및 기타 정신증적 장애other specified Schizophrenia spectrum and Other psychotic disorders, OSSOs의 세부 예로는 지속적 환청, 유의한 기분 삽화가 겹치는 망상, 약화된 정신증증후군attenuated psychosis syndrome, APS, 망상장애가 있는 사람의 파트너의 망상적 증상 등 4가지가 있다. 이 중 지속적 환청, 유의한 기분 삽화가 겹치는 망상은 현재는 증상이 하나만 있지만 나중에 추가로 망상이나 환청이 발생할 경우 조현병으로 악화되는 것이기 때문에 이에 대한 적절한 정신의학적 교육 및 유지약물치료의 중요성을 설명하는 것이 필요하다.

참고문헌 QR코드

전체 참고문헌은 해당 QR코드를 통해 대한정신약물학회 홈페이지에서 다운 받으실 수 있습니다.

PART

4 우울장애의 약물치료

우울장애

Depressive disorders

Chapter 20

◐ **박영민** 뇌맘속에 정신건강의학과의원
◐ **전덕인** 한림대학교 의과대학 정신건강의학교실

1. 주요우울장애의 약물치료

1) 약물치료의 일반 원칙

주요우울장애의 약물치료는 증상 완화, 기능의 회복, 재발 방지를 목표로 한다. 약물치료는 신경전달물질의 균형을 회복시키고 증상을 감소시키는 데 중요한 역할을 한다. 특히 세로토닌, 노르에피네프린, 도파민, 글루타메이트 등의 신경전달물질이 주요우울장애 치료에서 조절 목표가 되기 때문에 대부분의 항우울제는 이들을 조절하여 기분을 안정시키고 우울증상을 완화한다. 치료 초기에 항우울제를 복용하면, 효과가 나타나기까지 시간이 걸리기 때문에, 치료 초기에는 꾸준한 약물 복용과 기다림이 필요하다. 일반적으로 4주에서 6주 사이에 효과가 점차 나타나며, 이는 신경전달물질의 재흡수 억제 또는 분비 조절이 점진적으로 이루어지기 때문이다. 또한, 환자마다 반응 속도와 효과가 다르기 때문에 초기 반응이 미약하더라도 4주에서 8주까지는 유지하여 효과를 확인하는 것이 권장된다. 하지만 최근 연구에서는 초기 반응성이 치료 결과를 좌우하기 때문에 초반에 효과가 부족할 경우 다른 치료법으로의 빠른 교체나 병용 또는 부가요법을 추천한다.

항우울제는 세로토닌, 노르에피네프린, 도파민의 농도를 각각 또는 복합적으로 조절하는 여러 종류가 있다. 선택적 세로토닌 재흡수 억제제SSRIs는 주로 세로토닌의 농도를 증가시켜 기분을 개선시키며, 세로토닌-노르에피네프린 재흡수 억제제SNRIs는 세로토닌과 노르에피네프린 모두의 농도를 조절한다. 노르에피네프린-도파민 재흡수 억제제NDRIs는 주로 도파민과 노르에피네프린의 농도를 증가시키는 데 유용하며, 이 외에도 삼환계 항우울제TCAs와 단가아민 산화효소 억제제MAOIs 등 다양한 약물이 있다. 환자의 증상과 병력, 생활 양식에 따라 약물을 선택하며, 환자 맞춤형 접근을 통해 가장 적합한 항우울제를 찾는 것이 치료의 첫 단계로 중요하다.

항우울제를 복용할 때 자주 발생하는 부작용은 소화기 장애, 체중 증가, 성기능장애 등이 있으며 이러한 부작용은 환자의 약물 순응도에 영향을 미칠 수 있다. 부작용은 항우울제의 종류에 따라 다르게 나타날 수 있기 때문에 이에 대한 관리가 매우 중요하다. 부작용을 최소화하기 위해 초기에는 최소 용량으로 시작하여 점차적으로 증량하며 용량 조절이 필요할 경우 적절히 조절해 나간다. 추가로 미국이나 유럽에서 개발된 약물이 대부분이기 때문에 인종적 차이를 감안하여 추천 용량보다 낮은 용량으로 처방하는 경우가 늘고 있으며 낮은 용량임에도 불구하고 효과를 보이는 환자들도 있다. 치료의 종료는 점진적인 약물 감량을 통해 이루어진다. 주요우울장애는 재발률이 높아 장기적인 유지 요법이 필요한 경우가 많으며, 재발 위험이 높은 환자에게는 유지 요법을 장기간 지속하여 재발을 방지해야 한다.

2) 항우울제의 한계 및 항우울제에 대한 고려 사항

일부 메타분석에서는 경도나 중등도 주요우울장애에서 항우울제의 효과가 위약과 차이가 없었고 심한 우울증의 경우만이 위약과 통계적 차이가 있었는데, 그 점수 차이는 단지 몇 점 차에 불과했다. 또한 STAR*D (Sequenced Treatment Alternatives to Relieve Depression) 연구에서도 우울증의 관해율은 30%대에 불과하였고, 4단계의 치료를 다 거쳐야 겨우 50% 정도의 관해율을 보였다. 그러나 STAR*D 환자들의 이후 경과를 관찰한 후속 연구에서 관해된 피험자마저도 빈번한 재발을 보여주어 항우울제의 한계를 여실히 보여주었다. 또한 주요우울장애에서 항우울제와 위약을 비교한 무작위대조연구들을 출간 여부와 상관없이 분석해보니 항우울제가 위약보다 효능이 높다는 연구가 51%였고, 효능의 차이가 없다는 연구가 49%였다. 반면에 출간된 연구 자료들만 종합하면 항우울제가 위약보다 효능이 높다는 연구가 90%였고 효능의 차이가 없다는 연구가 10%였다. 이러한 차이가 발생하는 이유는 출판 편향publication bias 때문으로, 실패한 연구들은 일반적으로 논문으로 출간되는 경우가 드물기 때문이다. 따라서 논문으로 출간되지 않은 자료들도 확인하는 과정이 필요하다. 이 때문에 요즘은 무작위위약대조군연구를 시작하려면 미리 연구계획을 등록시켜 출판 편향을 줄이려 하고 있다.

'항우울제'라는 용어는 이러한 약물이 모든 우울증상에 만능으로 작용하여 효능을 발휘할 것이라는 착각을 불러일으킬 수 있다. 하지만 실제로는 양극성 우울증에서 항우울제의 효능은 위약과 비슷하며 오히려 조증과 경조증의 위험을 증가시킬 수 있다. 또한, 항우울제의 반응성이 신경증적 우울증, 이차성 우울증, 지속성우울장애에서는 주요우울장애보다 떨어진다. 먼저 신경증적 우울증의 경우 심각도가 경도 혹은 중등도를 가지며 어린 시절의 문제나 심리적 문제가 우울증의 병인이 될 수 있다. 이차성 우울증은 파킨슨병 혹은 치매에서 나타나는 우울증을 예로 들 수 있다. 이런 경우 원인이 되는 질환을 먼저 치료하는 것이 도움이 되며, 항우울제의 효능은 일반적인 우울증보다 떨어진다. 따라서 항우울제가 모든 우울증에 효과가 있을 것이라는 환상을 버려야 한다. 임상가는 우울증 환자를 볼 때 우울을 호소한다고 무조건 항우울제를 처방할 것이 아니라 병력 청취를 통해 항우울제에 효능을 보일지 아닐지를 먼저 판단하여 치료법을 선택하여야 한다.

3) STAR*D 연구의 주요우울장애 치료에 대한 교훈

STAR*D 연구는 주요우울장애 환자를 대상으로 단계적 항우울제 치료의 치료 반응을 심층적으로 분석한 대규모 다단계 임상 시험이다. 이 연구는 제약 회사 지원으로 이루어지는 대부분 약물 연구들과는 달리 미국 국립 정신건강연구소NIMH, 즉 미국 정부의 지원을 받아 진행된 대규모 연구로 혹시라도 발생할 수 있는 편향bias 현상을 차단하였다는 데 큰 의의가 있다. 이 연구는 주요우울장애 환자에 대한 치료 반응성과 재발 방지를 목표로 한 단계적 치료 전략을 개발하고자 했으며, 특히 약물치료에 반응하지 않는 환자를 대상으로 대안적인 치료법의 효과도 탐색하고자 하였다. STAR*D 연구는 4단계로 구성되어 있었고 각 단계는 환자의 치료 반응 여부에 따라 다른 약물들을 추가하거나 다른 약물들로 교체하는 구조로 설계되었다. 1단계는 citalopram을 투여하여 초기 반응을 평가했다. citalopram을 선택한 이유는 SSRI가 우울증 치료에 있어 부작용 빈도가 적고 환자의 내약성이 우수하기 때문에 초기 치료제로 적합하기 때문이다. 1단계에서 citalopram에 반응하지 않거나 충분한 호전을 보이지 않은 환자들은 2단계로 이동하여 다른 치료법으로 교체, 병용, 부가요법을 할 수 있도록 했다. 여기서 사용된 치료법은 bupropion, sertraline, venalafaxine과 같은 항우울제들, buspirone, 인지치료가 포함되었다. 3단계와 4단계에서는 2단계에서의 치료에 반응하지 않은 환자들을 대상으로 nortriptyline, mirtazapine, lithium, T3, tranylcypromine, venlafaxine과 mirtazapine 병용 등을 이용하여 치료하였다.

STAR*D 연구의 주요 발견 중 하나는 항우울제 치료에 대한 관해율이 각 단계에서 점차 감소한다는 점이었다. 1단계에서는 약 50% 정도의 환자가 citalopram에 반응성을 보였으며, 약 30%의 환자가 완전한 관해 상태에 도달했다. 그러나 약물 교체나 병용치료를 제공하는 2단계에서는 관해율이 낮아졌으며, 3단계에서는 이 수치가 더욱 감소하여 최종 단계에서의 관해율은 15% 미만으로 나타났다. 이러한 결과는 주요우울장애 환자들이 항우울제에 반응하는 확률이 초기 치료 단계에서는 높지만, 초기 단계에 반응하지 않은 환자들은 이후 단계에서도 점점 낮은 반응률을 보일 가능성이 크다는 점을 시사한다. 이는 약물치료에 대한 반응성을 예측하고 초기 단계에서 가능한 한 최적의 치료 방안을 제공하는 것이 중요하다는 사실을 보여준다. 또한 주요우울장애 환자에서 항우울제 치료를 통해 관해가 이루어졌다고 하더라도 이들 중 상당수는 재발하였다. 따라서 치료가 종결된 이후에도 지속적인 추적 관리를 통해 증상 재발을 방지하는 것이 필요하며, 장기적인 치료 전략이 주요우울장애 관리에 중요한 요소임을 확인했다. 요약하면 주요우울장애는 만성적인 경과를 가지는 질환이므로 항우울제 치료가 단기적으로 효과적이라 하더라도 재발 방지를 위해 장기적 치료와 관리가 필수적이라는 점을 제시하였다.

STAR*D 연구는 항우울제에 대한 부작용과 내약성에 대한 중요한 정보도 제공했다. 연구에 참여한 환자들 중 상당수는 약물의 부작용으로 인해 치료를 중단하거나 약물 교체를 요구했으며, 이는 우울증 치료에서 약물의 선택이 단순히 효능뿐 아니라 환자의 내약성과 삶의 질을 고려해야 한다는 점을 시사한다. 예를 들어, citalopram을 복용한 환자들 중 일부는 성기능장애, 소화불량, 수면장애 등의 부작용을 호소했으며, 이러한 부작용은 환자의 치료 순응도에 부정적인 영향을 미쳤다. 따라서 STAR*D 연구는 항우울제 선택 시 개개인의 부작용 특성을 고려하여 맞춤형 치료가 이루어져야 한다는 점을 강조했다. STAR*D 연구는 또한 우울증의 치료효과와 관련하여 비약물적 요인의 중요성도 강조했다. 연구에서는 치료에 대한 환자의 기대감, 사회적 지지, 스트레스 수준 등이 치료 반응에 영향을 미칠 수 있다는 점을 발견했다. 이는 약물치료뿐 아니라 심리사회적 요인도 우울증 치료의 성공에 중요한 역할을 한다는 점을 시사하며, 종합적인 치료 접근이 필요하다는 결론으로 이어졌다. 예를 들어, 연구에서는 가족 및 사회적 지지가 높은 환자들이 치료에 더 긍정적으로 반응하는 경향을 보였으며, 이는 정신건강 치료에서 심리사회적 지원이 환자의 치료 결과에 중요한 영향을 미칠 수 있음을 보여준다. 마지막으로 STAR*D 연구는 우울증 치료에서 하나의 고정된 치료 방안이 모든 환자에게 적합하지 않음을 강조하며, 개별화된 맞춤 치료의 필요성을 시사했다. 연구의 네 단계에서 다양한 약물 및 치료법을 제시한 결과, 각 환자들이 각각의 치료 방식에 대한 다른 반응을 보였으며, 이는 우울증이 단일 원인으로 발생하는 질병이 아니라는 점을 시사한다. 또한 치료 실패가 반복될수록 치료에 대한 환자의 반응성이 감소하는 경향이 있으므로 초기 단계에서 효과적인 치료 전략을 신중하게 선택하는 것이 중요하다.

4) 항우울제의 선택 기준

주요우울장애의 초기 항우울제 선택에 있어 가장 중요한 요소는 약물의 임상적 효능이다. 주요우울장애 치료에 사용할 수 있는 항우울제로는 선택적 세로토닌 재흡수 억제제SSRI, 세로토닌 및 노르에피네프린 재흡수 억제제SNRI, 노르에피네프린-도파민 재흡수 억제제NDRI, 노르아드레날린 및 세로토닌 특정 수용체 차단 항우울제NaSSA 등이 있고, 각기 다른 기전을 통해 작용하지만 이들 약물의 전반적인 효능은 크게 차이가 없다. 표 20-1은 항우울제의 종류 및 각각의 기전에 대해 제시하고 있다. 하지만 개인에 따라 특정 항우울제에 더 효과적으로 반응할 수 있기 때문에 약물 선택 시 환자 개인의 특성을 고려하고 파악하는 것이 중요하다.

효능 다음으로 중요한 요소는 항우울제의 부작용이다. 각 항우울제는 기전과 관련된 특징적인 부작용을 가지고 있고, 이러한 부작용이 환자의 기능이나 신체 상태에 부정적인 영향을 줄 가능성을 평가해야 한다. 예를 들어 SSRI는 TCA에 비해 부작용이 비교적 적지만 세로토닌의 강화로 인해 성기능장애를 흔히 유발할 수 있으며, 이는 젊은 환자나 성생활이 중요한 환자에게 부정적인 영향을 줄 수 있다. 반면, SNRI는 SSRI와 비슷한 효과를 보이지만 고혈압을 유발할 수 있어 고혈압 병력이 있는 환자에게는 적합하지 않을 수 있다. 이러한 부작용 프로파일을 환자의 건강 상태와 선호도에 맞춰 신중하게 선택하는 것이 필요하다. 또한 약물의 안전성도 중요하다. 자살 위험이 높은 환자의 경우, 과다복용 시 치명적인 위험을 초래할 수 있는 항우울제는 피하는 것이 좋다. 일부 항우울제는 과량복용 시 심각한 심장독성을 유발할 수 있기 때문에, 자살 위험이 있는 환자에게는 상대적으로 안전한 약물을 우선적으로 고려해야 한다.

환자의 동반 질환과 신체적 병력을 평가하는 것도 중요하다. 불안장애가 동반된 우울증 환자의 경우, 항우울과 항불안 작용이 모두 있는 항우울제를 사용하는 것이 적절할 수 있으며,

표 20-1. **항우울제의 종류**

작용기전에 따른 분류	항우울제	응용 제제
Tricyclic antidepressants (TCA): Serotonin and norepinephrine reuptake inhibition	amitriptyline imipramine trimipramine doxepin nortriptyline amoxapine protriptyline	
Serotonin selective reuptake inhibitors (SSRI)	fluoxetine fluvoxamine citalopram sertraline paroxetine	dispersible (fluoxetine), controlled release (paroxetine), escitalopram
Norepinephrine selective reuptake inhibitors (NRI)	desipramine	
Serotonin and norepinephrine reuptake inhibitors (SNRI)	venlafaxine duloxetine milnacipran	Extended release (venlafaxine) /desvenlafaxine
Serotonin (5-HT2A and 5-HT2C) and norepinephrine (α2) receptor blockade (NaSSA)	mirtazapine	Orally disintegrating
Dopamine and norepinephrine reuptake inhibitors (DNRI)	bupropion	Sustained release, Extended release
Monoamine oxidase inhibitors	selegiline tranylcypromine phenelzine	Transdermal patch (Selegiline)
Serotonin reuptake receptor inhibition with partial agonist activity for 5-HT1A	vilazodone	
Glutamate modulator/HPA axis modulator	tianeptine	
Melatonin receptor agonist/5-HT 2C antagonist	agomelatine	
Serotonin reuptake inhibitor/5-HT1D,3,7 antagonist/5-HT1A agonist/5-HT1B partial agonist	vortioxetine	

PART 04

표 20-2. **임상증상에 따른 항우울제의 맞춤 치료**

부작용 및 동반 질환	추천 항우울제	비고
성기능장애	bupropion, vortioxetine, tianeptine, mirtazapine	낮은 세로토닌 강화효과 및 높은 도파민 강화효과
통증 및 신체증상	duloxetine (통증, 피로), SNRIs (통증), bupropion (피로), SSRIs (피로)	도파민, 노르에피네프린, 세로토닌 관련
졸음	fluoxetine, bupropion, vortioxetine, tianeptine, SNRIs	각성 및 주의력에 효과
체중 증가	bupropion, fluoxetine, tianeptine, milnacipran	체중 중립적 또는 감소 경향
불면	trazodone, mirtazapine, agomelatine, TCA	H1,5HT-2A 수용체 등 차단 관련, M1, M2 수용체 강화 관련
위장관증상 및 식욕 저하	mirtazapine	H1 및 5HT-3 수용체 차단 관련
항콜린성 부작용	sertraline, escitalopram, tianeptine, agomelatine, vortioxetine, SNRIs	항콜린성 활성도가 낮아 구강건조 및 변비와 같은 부작용을 최소화
다약제 복용	escitalopram, sertraline, vortioxetine, desvenlafaxine	약물 간 상호작용 적어 다약제 복용 시 유용
인지 기능 저하	bupropion, vortioxetine, tianeptine, SNRIs	도파민, 노르에피네프린, 아세틸콜린 관련
간기능장애	escitalopram, sertraline, tianeptine	심한 간기능장애 시 용량 조절 필요
신기능장애	sertraline, mirtazapine, vortioxetine	심한 신기능장애 시 용량 조절 필요

SSRI와 SNRI는 이러한 환자에게 흔히 사용된다. 반면에 만성 통증이 동반된 우울증 환자의 경우, 세로토닌과 노르에피네프린의 강화효과가 있는 SNRI가 효과적일 수 있다. 이처럼 동반 질환이 있는 환자에게는 해당 질환의 증상 개선까지 고려하여 약물을 선택하는 것이 이상적이다. 비용과 접근성도 약물 선택에 영향을 미칠 수 있다. 특정 항우울제는 상대적으로 가격이 높아 장기적인 복용에 부담이 될 수 있으며, 환자가 경제적 어려움을 겪을 경우 저렴하고 보험 적용이 가능한 약물을 선택하는 것이 치료의 지속성을 높일 수 있다. 약물의 가격이 낮을수록 환자가 더 오랜 기간 꾸준히 약물을 복용할 가능성이 높아지기 때문에 이 부분도 중요한 선택 기준이 된다. 마지막으로 환자 본인의 선호도 또한 약물 선택에 있어 중요한 요소로 고려된다. 과거에 특정 항우울제를 복용한 경험이 있는 경우, 그 경험에 따라 특정 약물에 대한 선호가 있을 수 있다. 특히 부작용을 경험한 환자의 경우 해당 약물의 복용을 피하고 싶어 하며, 이 경우 환자와 충분히 소통하여 적합한 약물을 선택해야 한다.

초기 항우울제의 선택으로 가장 많이 선호되는 것은 SSRI이다. SSRI는 부작용이 상대적으로 적고 효능도 충분히 입증되어 있어 초기 약물로 선택하기 적합하다. 그러나, 예를 들어 성기능 부작용이 우려되거나 집중력 저하가 동반되는 경우 bupropion과 같은 NDRI가 대안이 된다. 통증과 같은 동반 질환이 있는 경우에는 SNRI를 고려하는 것이 좋다. 식욕 감퇴나 수면장애와 같은 특정 증상을 개선할 필요가 있는 경우 mirtazapine을 선택할 수 있다. 표 20-2는 특정 임상증상과 이에 맞는 항우울제를 제시하고 있다. 이와 같은 요소들을 종합적으로 고려하여 환자의 상태와 병력에 맞춘 약물을 선택하는 것이 주요 우울증 치료의 첫 단계로, 환자의 반응과 상태에 맞는 적절한 치료 계획을 수립하는 것이 치료 성공에 중요한 역할을 한다.

5) 항우울제의 초기 선택

한국형 우울장애 약물치료 알고리듬 2021Korean Medication Algorithm for Depressive Disorder 2021, KMAP-DD 2021은 경도 및 중등도 우울 삽화에서 항우울제 단독 치료를 1차 선택 전략으로 권고하였다. 1차 선택 약물로는 SSRIs, milnacipran을 제외한 SNRIs, mirtazapine, vortioxetine을 권고하였고, 2차 선택 약물로는 milnacipran, agomelatine, bupropion, tianeptine을 권고하였다. 정신병적 양상이 동반되지 않는 중증 우울 삽화에서는 항우울제 단독과 항우울제와 비정형 항정신병약물의 병합요법을 1차 선택 전략으로 권고하였다. 1차 선택 약물은 SSRIs, milnacipran을 제외한 SNRIs, mirtazapine, vortioxetine를 권고하였고 2차 선택 약물은 milnacipran, esketamine, bupropion, agomelatine, TCAs, tianeptine을 권고하였다. 정신병적 양상이 동반된 중증 삽화에서는 1차 선택 항우울제로는 SSRIs, SNRIs, mirtazapine을 권고하였고, 2차 선택 항우울제로는 vortioxetine, milnacipran, esketamine, bupropion, agomelatine, TCAs, tianeptine을 권고하였다. 항우울제와 병용할 항정신병약물은 aripiprazole을 1차 선택으로 권고하였고, quetiapine, olanzapine, risperidone, ziprasidone, amisulpride를 2차 선택으로 권고하였다. 정신병적 증상과 동반될 경우는 aripiprazole, quetiapine, olanzapine을 1차 선택으로, risperidone, paliperidone, blonanserin, ziprasidone, amisulpride, clozapine을 2차 선택으로 권고하였다. 반면에 Canadian Network for Mood and Anxi-

표 20-3. **항우울제의 초기 선택 약물**(Canadian Network for Mood and Anxiety Treatments 2023)

치료 전략	항우울제	일일 치료용량	기전
1차 선택 약제	citalopram	20~40 mg	SSRI
	escitalopram	10~20 mg	SSRI
	fluoxetine	20~60 mg	SSRI
	fluvoxamine	100~300 mg	SSRI
	paroxetine	20~50 mg	SSRI
	sertraline	50~200 mg	SSRI
	desvenlafaxine	50~100 mg	SNRI
	duloxetine	60~120 mg	SNRI
	levomilnacipran*	40~120 mg	SNRI
	venlafaxine-xr	75~225 mg	SNRI
	bupropion	150~450 mg[2]	NDRI
	mirtazapine	30~60 mg	α_2 길항; 5-HT2 길항
	vilazodone*	20~40 mg	SRI; 5-HT1A 효현
	vortioxetine	10~20 mg	SRI; 5-HT1B 효현; 5-HT1D, 5-HT3A, 5-HT7 차단
	agomelatine	25~50 mg	MT1, MT2 효현; 5-HT2 길항
2차 선택 약제	mianserin*	30~90 mg	α_2 길항; 5-HT2 길항
	milnacipran	50~200 mg	SNRI
	amitriptyline	75~300 mg	TCA
	clomipramine	150~300 mg	TCA
	desipramine	100~300 mg	TCA
	doxepin	75~300 mg	TCA
	imipramine	75~300 mg	TCA
	nortriptyline	75~150 mg	TCA
	protriptyline*	15~60 mg	TCA
	trimipramine*	75~300 mg	TCA
	moclobemide	150~450 mg[3]	RIMA
	trazodone	150~400 mg	SRI; 5-HT2 길항
	quetiapine	150~300 mg	DA, 5-HT, α_1 & α_2 antagonist; NRI
	dextromethorphan-bupropion*	45 mg/105 mg ~90 mg/210 mg	NMDA 길항; NDRI, sigma-1 효현
	nefazodone*	300~600 mg	SRI, 5-HT2 길항
	selegiline transdermal*	6~12 mg	MAO-B inhibitor

* 국내에 시판되지 않는 약물

ety Treatments 2023 (CANMAT 2023) 가이드라인은 31개의 항우울제를 1차 및 2차 약물로 권고하였다. 1차 약물로는 citalopram, escitalopram, fluoxetine, fluvoxamine, paroxetine, sertraline, desvenlafaxine, duloxetine, levomilnacipran, venlafaxine-XR, bupropion, mirtazapine, vilazodone, vortioxetine, agomelatine, mianserin, milnacipran이었다. 2차 약물로는 amitriptyline, clomipraminc, desipramine, doxepin, imipramine, nortriptyline, protriptyline, trimipramine, moclobemide, trazodone, quetiapine, dextromethorphan-bupropion, nefazodone, selegiline 패치였다(표 20-3).

6) 항우울제에 비반응, 최소 반응 및 부분 반응을 보일 때 치료 전략

항우울제 치료에서 반응이 없거나 최소한의 반응만 나타나거나 부분적인 반응만 있을 경우의 치료 전략은 단계적으로 접근한다. 첫 번째 단계는 현재 사용 중인 항우울제의 용량을 최대 허용 범위 내에서 점진적으로 증량하는 것이다. 많은 환자가 표준 용량에서 충분한 반응을 보이지 않지만, 용량을 늘리면 효능이 증대될 수 있다. 이때 용량 증량에 따른 부작용과 환자의 전반적인 신체 상태를 고려하며 신중하게 용량을 조절해야 한다. 용량 증량에도 불구하고 반응이 부족하다면, 다른 치료 접근을 고려할 필요가 있다. 두 번째로 고려할 수 있는 방법은 병합요법으로, 단일 항우울제로 충분한 반응이 없을 경우 다른 항우울제를 추가하여 시너지효과를 기대하는 것이다. 이럴 경우 항우울제가 아닌 다른 종류의 약물들을 부가하는 요법도 고려될 수 있다. 이후에도 치료 반응이 나타나지 않거나 최소한의 반응만 있을 경우 교체요법을 시행할 수 있다. 교체요법은 현재 항우울제를 중단하고 다른 항우울제로 전환하는 것으로, 현재 사용 중인 항우울제에 전혀 반응이 없을 때 주로 고려된다. 이러한 세 가지 기법은 각각의 장단점이 있다(표 20-4).

(1) 병합요법(combination therapy)

병합요법은 두 가지 이상의 항우울제를 동시에 사용하는 방법으로 주요우울장애 환자의 치료효과를 높이기 위해 쓰인다. 항우울제 하나만으로 효과가 부족할 때 병합요법을 통해 약물의 시너지효과를 기대할 수 있다. 병합요법의 첫 번째 목표는 약물효과를 강화하는 것이다. 서로 다른 신경전달물질 시스템을 조절하는 두 가지 약물을 함께 사용하면 하나의 약물로는 얻기 어려운 더 강한 항우울효과를 낼 수 있다. 예를 들어 SSRI와 SNRI를 병용하면 세로토닌과 노르에피네프린이라는 두 가지 주요 신경전달물질이 동시에 활성화되면서 우울증증상이 더 효과적으로 완화될 수 있다. 병합요법의 또 다른 목적은 부작용을 줄이는 데 있다. 서로 다른 작용 기전을 가진 약물 조합은 한 가

표 20-4. 주요우울장애 치료에서 병합요법, 증강용법, 교체요법의 비교

치료 유형	정의	장점	단점
병합요법 (combination therapy)	두 가지 이상의 항우울제를 함께 사용하여 치료효과를 극대화하는 방법	시너지효과를 통해 증상 완화 속도를 높이고 치료효과를 극대화할 수 있음	약물 상호작용과 부작용 위험이 증가할 수 있으며, 관리가 어려울 수 있음
부가요법 (augmentation therapy)	항우울제에 다른 약물을 추가하여 항우울효과를 증진시키는 방법	치료저항성 우울증 환자에서 기존 치료의 효과를 강화할 수 있음	추가 약물로 인해 부작용 가능성이 높아질 수 있으며, 일부 약물은 의존성 문제가 있을 수 있음
교체요법 (substitution therapy)	기존 항우울제가 효과적이지 않거나 부작용이 심할 때 다른 항우울제로 전환하는 방법	새로운 약물로 전환하여 부작용을 줄이고 치료 반응을 개선할 수 있음.	금단증상 및 새로운 약물의 적응 문제가 있을 수 있으며, 약물 전환 시 신중한 관리가 필요함

지 약물만 사용할 때보다 부작용을 줄이거나 상쇄할 가능성이 있다. 예를 들어, TCA는 효과가 좋지만 부작용이 많기 때문에 단독으로 고용량 쓰는 것보다는 SSRI와 함께 쓰면 TCA의 용량을 단독보다 낮은 용량으로 쓸 수 있으므로 부작용을 줄이는 데 도움이 될 수 있다. 하지만 병합요법은 약물 간 상호작용을 잘 검토하고 용량 조절을 신중히 해야 하며, 부작용 위험이 올라갈 수도 있어 환자의 상태를 잘 평가하여야 한다. KMAP-DD 2021은 SSRI를 쓰고 있는 경우는 병용 약물로 mirtazapine, SNRIs, bupropion, agomelatine을 1차 선택 약물로 권고하였다. SNRIs를 쓰고 있는 경우는 mirtazapine, SSRIs, vortioxetine, bupropion을 1차 선택 약물로 권고하였다. 반면에 CANMAT 2023 가이드라인은 bupropion, ketamine/esketamine, mirtazapine을 권고하였다.

(2) 부가요법(augmentation therapy)

부가요법은 이미 복용 중인 항우울제에 다른 약물을 추가해 반응을 높이는 방식이다. 주요우울장애 환자 중 약 30%가 항우울제 한 가지로는 충분한 효과를 보지 못하는데, 이때 부가요법이 도움이 될 수 있다. 부가요법에서 오래전부터 사용되는 약물 중 하나는 lithium이다. 원래 양극성장애 치료에 쓰이지만, 치료저항성 우울증에도 효과가 있는 것으로 알려져 있다. lithium은 자살 위험을 낮추고 항우울효과를 높이는 데 기여할 수 있어 특히 우울증이 심하거나 재발이 잦은 환자에게 유용하다. 또한 비정형 항정신병 약물도 부가요법에서 자주 사용된다. 특히 aripiprazole과 quetiapine은 주요우울장애의 부가요법으로 국내외에서 승인을 받았다. 갑상선 호르몬T3도 항우울제에 반응이 없는 일부 환자에게 추가되어 우울증상을 완화하는 데 도움이 될 수 있다. T3는 세포 내 세로토닌 수용체에 영향을 미쳐 항우울효과를 강화하며, 특히 갑상선 기능이 떨어진 환자에게 유용하다. 항불안제와 자극제도 보조요법으로 추가되어 특정 우울증상을 줄이는 데 쓰일 수 있다. 자극제는 주의력 결핍 및 과잉행동 장애 치료에 주로 쓰이는 methylphenidate 혹은 modafinil 같은 약물로, 우울증으로 인한 무기력이나 집중력 저하를 개선하는 데 도움이 될 수 있다. 하지만 자극제도 남용 가능성이 있기 때문에 환자의 상태를 잘 평가한 후 신중하게 결정해야 한다. 부가요법의 경우 KMAP-DD 2021은 aripiprazole, quetiapine을 1차 선택으로 권고하였으며 비정형 항정신병약물과 강화약물을 2차 선택으로 권고하였다. 여기에 포함되는 약물은 olanzapine, risperidone, ziprasidone, blonanserin, amisulpride, paliperidone, buspirone, psychostimulant, T3였다. CANMAT 2023은 부가요법의 경우 aripiprazole, brexpiprazole을 1차 선택으로 권고하였고 olanzapine, quetiapine-XR, risperidone, lithium, cariprazine, modafinil, T3 같은 약물을 2차 선택으로 권고하였다.

(3) 교체요법(substitution therapy or switching)

항우울제 치료 중 다른 항우울제로의 교체는 환자가 초기 항우울제에 충분한 치료 반응을 보이지 않거나 부작용이 심해 치료 지속이 어려울 때 고려한다. 약물 교체는 치료 과정에서 발생하는 다양한 문제를 해결하기 위한 방법으로, 효과를 최적화하고 환자의 부작용을 최소화하기 위해 신중하게 계획해야 한다. 약물 교체를 고려할 때는 환자의 기존 약물에 대한 반응, 부작용 종류, 약물 간의 상호작용 가능성, 그리고 교체 과정에서 발생할 수 있는 금단증상과 새로운 약물의 부작용 가능성 등을 종합적으로 고려한다. 약물 교체의 주요 원인 중 하나는 효능 부족이다. 주요우울장애 환자 중 약 30~40%는 항우울제 첫 회기에서 충분한 효과를 경험하지 못한다. 이런 경우, 용량을 최대치로 증량하거나 교체 전략을 통해 효과적인 치료 반응을 유도할 수 있다. 또 다른 교체 이유는 부작용 문제다. 특정 항우울제가 심한 부작용을 일으켜 환자가 이를 견디기 어려운 경우, 다른 항우울제로 교체하는 것이 필요할 수 있다. 예를 들어, SSRI 사용 중 성기능장애나 위장관 문제가 심각하게 발생할 경우, 다른 항우울제로 교체해 부작용 부담을 줄이는 전략을 사용할 수 있다. 약물 교체는 여러 가지 방법으로 이루어질 수 있으며, 주로 기존 항우울제와 새 항우울제의 특성에 따라 교체 방법을 선택한다. 세 가지 주요한 교체 방식은 점진적 중단과 시작, 직접 교체, 교차적 점진 교체다. 점진적 중단과 시작 방식은 기존 항

우울제의 용량을 서서히 줄이면서 천천히 새로운 항우울제를 투약하는 것이다. 약물 상호작용을 피하면서 금단증상을 최소화하는 데 유리하다. 특히 반감기가 짧고 금단증상이 강한 약물을 사용할 때 이 방식이 적합하다. 직접 교체 방식은 기존 항우울제를 중단한 후 다음 날부터 새로운 항우울제로 바로 전환하는 방법이다. 이 방식은 비교적 빠르게 전환이 필요할 때 사용되며, 기존 약물의 금단증상이 예상되지 않을 경우 유용할 수 있다. 특히 반감기가 긴 약물을 투약 중일 때 금단증상이 적기 때문에 직접 교체가 가능하다. 교차적 점진 교체는 기존 약물의 용량을 점차 줄이면서 동시에 새로운 약물의 용량을 천천히 늘려가는 것이다. 이는 금단증상을 줄이면서 새로운 약물에 대한 적응을 돕는 방법으로, 두 약물의 상호작용을 고려해 용량을 조절할 필요가 있다. 서로 다른 기전의 약물 간 전환 시 유용하게 쓰인다. 약물 교체는 신중한 계획이 필요하며, 여러 사항을 고려해야 한다. 반감기가 짧은 약물의 경우 중단 시 금단증상이 발생할 수 있다. 이러한 증상은 어지럼증, 불안, 두통, 위장장애 등으로 나타날 수 있으며, 급격한 중단보다는 점진적 중단을 통해 금단증상을 줄이는 것이 중요하다. 새로운 약물로 전환할 때 초기 부작용이 나타날 수 있으므로, 환자가 이를 미리 인지하도록 하고 필요한 경우 부작용에 대해 즉각적인 대처를 준비하는 것이 좋다. 두 항우울제를 병용할 때는 약물 간 상호작용을 고려해야 하며, 특히 세로토닌 증후군 같은 위험이 있는 경우 주의가 필요하다. SSRI와 MAOI와 같이 세로토닌 시스템에 모두 영향을 미치는 약물을 동시에 사용할 경우 세로토닌 증후군의 위험이 높아지므로, 반드시 약물 간 휴약기를 설정해 두 약물의 잔여량이 체내에서 상호작용하지 않도록 해야 한다. 또한 환자가 새로운 약물에 대한 기대와 현실적 측면을 잘 이해하도록 설명하는 것도 중요하다. 항우울제 전환 초기에 나타날 수 있는 부작용이나 효과 지연 등을 미리 안내함으로써 환자의 불안감을 줄이고, 적극적인 치료 협조를 이끌어낼 수 있다. 항우울제 치료 중 약물 교체는 우울증 환자에게 최적의 치료효과를 제공하기 위해 고려해야 할 중요한 전략이다. 환자의 상태, 약물 간 상호작용, 금단증상, 부작용 등을 신중히 평가하며 적절한 교체 방식을 선택해야 한다. 이를 통해 환자가 안전하고 효과적으로 우울증 치료를 지속할 수 있도록 돕는 것이 중요하다.

7) 항우울제 중단 증후군 (antidepressant discontinuation syndrome)

항우울제 중단 증후군은 항우울제를 갑자기 중단하거나 감량할 때 발생할 수 있는 다양한 증상들을 포함한다. 이 증후군은 반감기가 짧은 항우울제를 중단할 때 더 자주 나타나지만, 모든 항우울제에서 발생할 가능성이 있다. venlafaxine, paroxetine이 반감기가 짧아 fluoxetine과 같은 반감기가 긴 약물에 비해 중단 증후군의 발생 빈도가 높다. 특히 장기간 복용 후 갑작스럽게 중단할 경우 증상이 심해질 수 있다. 주요 증상으로는 감각 이상, 정신증상, 수면장애, 소화기증상 등이 나타난다. 감각 이상은 흔히 저리거나 전기 충격을 받는 느낌으로 호소하며, 머리나 사지에서 주로 느껴진다. 여기에 현기증이나 어지럼증이 동반되며, 불안정감을 경험할 수 있다. 정신적 변화로는 불안이 상승하거나 우울증이 재발하기도 하며, 때로는 주의력이 감소하기도 한다. 항우울제 중단 증후군은 갑작스러운 항우울제 중단 시 심화되어 환자의 기능의 큰 영향을 줄 수 있다. 수면에도 영향을 미쳐 불면증이나 악몽이 발생하며, 생생한 꿈을 꾸기도 한다. 이러한 수면장애는 피로를 유발하고 일상 기능을 저하시킬 수 있다. 이와 더불어 메스꺼움, 구토, 설사와 같은 소화기증상도 흔히 나타나 식욕 저하를 만들 수 있다. 그 외에 두통, 발한, 열감, 피로감, 근육통도 발생할 수 있다. 항우울제는 주로 세로토닌과 노르에피네프린 등의 신경전달물질 농도를 조절하는데, 갑작스럽게 약물 농도가 낮아지면 뇌가 그 변동에 적응하지 못해 다양한 증상이 발생한다. 반감기가 짧은 항우울제는 약물 농도가 급격히 줄어들기 때문에 이러한 중단 증후군이 더 심하게 나타날 수 있다. 이를 예방하기 위해서는 반드시 점진적으로 용량을 줄이는 방식이 권장된다. 몇 주에서 몇 달에 걸쳐 서서히 용량을 줄여 나가며, 환자가 불편함을 느낄 경우에는 감량 속도를 더 늦추거나 일시적으로 원래 용량으로 되돌아가기도 한다. 감량 중 증상이 발생하면, 증상이 안정될 때까지 반감기가 긴 항우울제로 바꾸어 감량을 시도하는 방법도 있다.

8) 주요우울장애의 임상 아형에 따른 약물치료

KMAP-DD 2021은 아형별로 구체적인 약물치료를 권고하였다. 멜랑꼴리아 양상에서는 SSRIs, SNRIs, mirtazapine, vortioxetine을 권고하였고, 비전형적 아형의 경우는 SSRIs, SNRIs, vortioxetine, bupropion, agomelatine을 권고하였다. 혼합형의 경우는 항우울제와 비정형 항정신병약물이나 항우울제와 기분조절제를 1차 선택으로 권고하였다. 항우울제는 SSRIs, milnacipran을 제외한 SNRIs, bupropion, mirtazapine을 1차 선택 약물로 권고하였다. 비정형 항정신병약물이나 기분조절제의 1차 선택 약물로는 aripiprazole, quetiapine, olanzapine, valproate, lithium을 권고하였다. 불안형의 경우는 항우울제 단독치료 혹은 항우울제와 비정형 항정신병약물 조합을 1차 선택으로 권고하였다. 항우울제는 SSRIs, milnacipran을 제외한 SNRIs, mirtazapine, vortioxetine을 1차 선택 약물로, 비정형 항정신병약물의 1차 선택 약물로는 aripiprazole, quetiapine, olanzapine을 권고하였다. 정신병적 증상이 동반된 경우의 치료 전략으로 항우울제와 비정형 항정신병약물의 조합을 1차 선택으로 권고하였는데, 구체적인 항우울제는 SSRIs, milnacipran을 제외한 SNRIs, mirtazapine을, 비정형 항정신병약물은 aripiprazole, quetiapine, olanzapine을 1차 선택으로 권고하였다.

CANMAT 2023은 멜랑꼴리아, 불안, 비전형적 아형일 때 1차, 2차 선택 약물을 모두 표 20-3에서 제시한 주요우울장애 1차 치료제 중 하나로 선택할 수 있다고 권고하였다. 혼합형의 경우도 1차 선택 약물을 표 20-3에서 제시한 주요우울장애 1차 치료제 중 하나로 선택할 수 있다고 권고하였다. 단 2차 선택 약물로 lurasidone을 권고하였다. 정신병적 증상이 동반된 경우는 항우울제는 표 20-2에서 제시한 주요우울장애 1차 치료제 중 하나와 비정형 항정신병약물 중 하나를 선택하도록 권고하였다. 긴장증 catatonia 아형의 경우 벤조디아제핀과 표 20-3에서 제시한 주요우울장애 1차 치료제 중 하나를 선택하여 이들을 병용하여 사용하라고 권고하였다.

플로리다 우울증 가이드라인에는 혼합형에 대한 권고사항이 포함되었다. 비정형 항정신병약물이나 기분조절제를 고려하되 우선 항우울제 단독요법으로 4~8주간 충분한 용량으로 사용한 후 평가하라고 권고하였다. 항우울제는 SSRIs, SNRIs, bupropion, vortioxetine, mirtazapine을 권고하였다. 만약 치료 반응이 좋지 않으면 다른 항우울제, 비정형 항정신병약물 혹은 기분조절제로 교체하거나 비정형 항정신병약물 또는 기분조절제를 추가하도록 권고하였다.

9) 주요우울장애 치료의 유지치료

주요우울장애MDD의 유지치료는 증상이 호전된 후 재발을 예방하기 위해 시행되는 장기적인 약물치료 전략이다. 주요우울장애는 만성적이고 재발이 잦은 경향이 있어, 초기 치료 후 유지치료를 통해 재발을 예방하는 것이 매우 중요하다. 유지치료의 목표는 환자가 증상 완화 상태를 장기적으로 유지하도록 돕고, 삶의 질을 개선하며, 우울 삽화의 재발로 인한 기능 손상을 최소화하는 것이다. MDD 환자들은 초기 치료 후 증상이 개선되더라도, 재발 위험이 높기 때문에 유지치료가 필요하다. 연구에 따르면, 단일 우울 삽화 후 치료를 중단할 경우 약 50%의 환자가 1년 내에 재발할 가능성이 있다. 재발 위험은 우울 삽화의 횟수가 많을수록 증가하며, 특히 3회 이상의 우울 삽화를 경험한 환자의 경우 재발 확률이 매우 높아진다. 이처럼 높은 재발 위험을 고려할 때, 장기적인 유지치료는 주요우울장애 환자의 증상 관리를 위한 중요한 방법이다(표 20-5).

유지치료의 적절한 기간은 환자의 재발 위험 요인에 따라 달라진다. 일반적으로 첫 우울 삽화를 경험한 환자의 경우, 증상이 완화된 후 최소 6~12개월 동안 유지치료를 시행하는 것이 권장된다. 그러나 재발 위험이 높은 환자, 예를 들어 두 번 이상의 우울 삽화를 경험했거나 가족력이 있는 경우에는 유지치료 기간을 2년 이상 연장하는 것이 좋다. 만성적이거나 반복적인

표 20-5. **항우울제 유지치료에서의 원칙**(Canadian Network for Mood and Anxiety Treatments 2023)

권고사항
증상 완화를 달성한 환자의 경우, 유지 약물치료와/또는 정신치료를 사용하여 재발을 예방할 수 있다.
항우울제로 치료받은 모든 환자는 증상 완화 후 최소 6~12개월간 약물치료를 계속해야 한다.
재발 위험 요인이 있는 환자는 항우울제 치료를 2년 이상 계속해야 한다.
재발성 중증 우울 삽화가 있는 환자는 약물로 상태를 안정화한 후 정신치료를 추가하는 순차적 치료를 통해 재발을 예방할 수 있다.
항우울제 중단을 결정할 때, 가능한 경우 점진적으로 수주 또는 수개월에 걸쳐 감량하며, 마지막 감량 시에는 감량 간격을 늘려야 한다.
4주 이하의 짧은 기간 동안 약물치료를 받은 환자의 경우, 항우울제를 빠르게 감량하거나 2주 이하의 기간 동안 중단할 수 있다.
항우울제 중단 전 또는 중단 과정에서 정신치료를 추가하여 환자가 약물 중단을 잘 수용하도록 도울 수 있다.

우울 삽화를 가진 환자는 평생 유지치료가 필요할 수도 있다. 유지치료에 사용하는 항우울제는 초기 급성기 치료에서 사용한 약물과 동일한 약물을 지속적으로 사용하는 것이 일반적이다. 연구에 따르면, 급성기 치료에서 효과적이었던 약물을 유지치료에서도 사용할 경우 재발 예방효과가 크다. 유지치료에서 항우울제의 용량은 급성기 치료와 동일한 용량을 사용하는 것이 권장되며, 용량을 줄이는 경우 재발 위험이 높아질 수 있다. 따라서 용량을 조절할 때는 신중한 접근이 필요하다. 유지치료를 종료하거나 항우울제를 중단할 때는 점진적인 용량 감소가 필수적이다. 갑작스러운 약물 중단은 금단증상을 유발할 수 있으며, 특히 반감기가 짧은 항우울제의 경우 이러한 증상이 더 두드러질 수 있다. 금단증상은 어지럼증, 두통, 불안, 불면 등으로 나타날 수 있어 환자에게 불편을 줄 수 있으므로, 최소 수주에 걸쳐 서서히 감량하는 것이 좋다. 주요우울장애의 유지치료는 초기 치료 후 증상이 완화된 환자에게 재발을 예방하고 삶의 질을 개선하기 위해 필수적인 과정이다. 환자의 재발 위험 요인을 평가하여 적절한 유지치료 기간과 약물 용량을 결정하여 환자가 장기적으로 안정적인 상태를 유지할 수 있도록 돕는 것이 중요하다.

2. 항우울제의 종류 및 임상적 특징

1) 선택적 세로토닌 재흡수 억제제(SSRIs)

SSRIs는 주요우울장애의 1차 선택으로 가장 많이 사용되는 약제이다. fluoxetine을 시초로 하여 paroxetine, escitalopram, sertraline 등이 출시되었다. SSRIs는 여러 가지 수용체에 작용하는 기존 삼환계 항우울제에 비하여 부작용이 적게 발생하였다. 그러나 SSRIs는 세로토닌 수송체를 차단하여 세포 내로 세로토닌 재흡수를 막음으로써 시냅스 간극 사이의 세로토닌의 농도를 증가시켜 시냅스 후 세로토닌 수용체들 모두에 비선택적으로 작용하기 때문에, 세로토닌 외의 부작용은 적지만 세로토닌 관련한 여러 부작용이 나타날 수 있다. 따라서 SSRIs라고 해서 부작용을 소홀히 관리해서는 안된다. 또한 SSRIs는 주기전은 같지만 약제마다 고유한 약력학이 있기 때문에 같은 약이라고 생각해서는 안된다. 따라서 각각의 SSRIs의 특성을 인지하여 개별 환자의 특성에 따라 맞춤 치료를 할 수 있다. 세로토닌5-HT은 신경세포에서 합성된 후 신경 세포의 시냅스 소포에 저장된다. 이 소포에서 방출된 세로토닌은 시냅스 간극을 통해 다음 신경 세포의 수용체에 결합해 신경 신호를 전달한다. 세로토닌은 시냅스에서 일정 시간 동안 작용 후, 원래 신경세포로 재흡수된다. 이때 '세로토닌 수송체serotonin transporter, SERT'는 세로토닌을 신경세포 내부로 되돌려 흡수함으로써 신경 자극이 너무 과도하거나 지속되지 않도록 조절한다. SSRIs의 주기전은 이러한 세로토닌 수송체를 선택적으로 차단하는 것이다. 세로토닌 재흡수를 억제함으로써 시냅스 간극에 더 많은 세로토닌이 남게 되면서 세로토닌 수용체와의 상호작용이 증가하게 되어 신경 전달이 강화된다. 이로 인해 기분이 개선되고 불안 및 우울증상이 완화되는 효과가 나타나게 된다. 시간이 지나면서 SSRIs가 지속적으로 작용하면 세로토닌 수용체의 민감성이 변화하고, 신경 가소성 및 뇌구조에 장기적인 변화가 발생한다. 특히, 기분 조절에 관여하는 전두엽과 해마와 같은 뇌의 특정 영역에서 세포 생존, 신경 연결망 강화 등 긍정적인 변화를 촉진하여 항우울효과가 강화된다. 이와 같이 SSRIs는 신경전달물질의 농도를 높여 기분을 안정시키고, 장기적으로는 신경 회로에 긍정적인 변화를 일으켜 치료효과를 유지하는 데 기여한다. SSRIs의 종류에는 fluoxetine, paroxetine, escitalopram, sertraline, fluvoxamine이 있다. 이들은 모두 같은 계열의 약물로서 세로토닌 수송체를 차단하는 공통점이 있지만, 약물마다 독특한 차이점을 가지고 있다. 먼저 fluoxetine은 노르에피네프린 재흡수를 억제하고 5-HT2C 수용체를 차단한다. 특히 5-HT2C를 차단하면 전두엽에서 도파민과 노르에피네프린이 증가한다. 따라서 fluoxetine은 다른 SSRIs보다 활성효과activating effect가 더 강할 수 있다. 반면에 paroxetine은 노르에피네프린 재흡수 억제 및 항콜린효과를 가지고 있다. 항콜린효과로 인해 진정효과가 좀 더 나타날 수가 있다. 다만 변비와 같은 부작용이 나타날 수 있다. Sertraline의 경우 세로토닌 외에 도파민 재흡수 억제도 하는 것이 특징이다. 이전 연구에 의하면 도파민 재흡수 억제 정도가 methylphenidate와 유사하였다. 하지만 다른 연구에서는 약한 도파민 재흡수 억제를 보였다. 시그마-1 수용체에도 작용하는데 이에 대해서는 아직까지 잘 알려지지 않았다. fluvoxamine은 세로토닌 재흡수 억제 및 시그마-1 수용체에 강한 친화성을 가지고 있다. 이 약물은 강력한 시그마-1 수용체 친화성으로 인해 인지 기능 향상에도 도움을 준다. escitalopram은 다른 수용체에 대한 작용이 거의 없이 세로토닌만 좀 더 선택적으로 작용하는 약물이다. 따라서 세로토닌 관련된 병리만 치료할 경우 이 약물이 보다 효과적일 수 있다. 우울증의 치료에서 세로토닌 재흡수 억제제의 치료용량은 escitalopram 10~20 mg, fluoxetine 20~60 mg, paroxetine 20~50 mg, sertraline 50~200 mg, fluvoxamine 100~300 mg이다. 하지만 SSRIs는 우울증상의 치료에 대해서 용량 의존적으로 반응성이 증가하지 않는다. 우울증 환자에서 약물투여 후 치료반응을 평가하기까지 2주에서 4주 정도의 기간을 치료용량으로 유지할 것을 대부분의 약물치료 지침에서 권장하고 있으며, 이 기간 이후에 증상의 호전이 어렵다면 교체, 병합요법, 부가요법 등이 권장된다.

2) 세로토닌-노르에피네프린 재흡수 억제제(SNRIs)

SNRIs는 세로토닌과 노르에피네프린의 재흡수를 동시에 억제하여 우울증증상을 완화하는 항우울제 계열이다. SNRIs는 뇌의 기분 조절에 중요한 역할을 하는 두 가지 주요 신경전달물질의 시냅스 간격에서 농도를 높임으로써 우울증 환자의 기분 저하, 에너지 부족, 집중력 저하와 같은 증상을 개선하는 데 도움을 준다. 대표적인 SNRIs 약물로는 venlafaxine, desvenlafaxine, duloxetine, milnacipran이 있다. venlafaxine은 SNRIs 계열 중 가장 널리 사용되는 약물로, 주로 중등도에서 중증 우울증 치료에 효과적이다. venlafaxine은 낮은 용량에서는 주로 세로토닌 재흡수 억제효과가 강하게 나타나지만, 용량이 증가할수록 노르에피네프린 재흡수 억제효과도 동시에 나타난다. 이러한 작용 기전으로 인해 낮은 용량에서는 세로토닌성 항우울제와 유사하게 작용하지만 고용량에서는 노르에피네프린 효과가 더해져 우울증상 완화에 강력한 효과를 발휘할 수 있다. 특히 venlafaxine은 다른 SNRIs에 비해 불안 감소효과가 뛰어나 불안과 우울증을 동반한 환자에게 더욱 적합하다. 이 약물의 또 다른 특징은 일부 환자에게서 체중 증가가 거의 없다는 점으로 이는 장기간 복용 시에도 환자 순응도를 높이는 요소가 된다. 하지만 venlafaxine은 고용량에서 혈압 상승이 일어날 수 있어 주기적인 혈압 측정이 필요하다. 특히 고혈압 환자나 심혈관 질환 위험이 높은 환자에서는 주의가 요구된다. venlafaxine은 복용 중단 시 중단 증후군이 나타날 수 있어 갑작스러운 중단보다는 점진적인 감량을 추천한다. desvenlafaxine은 venlafaxine의 대사체로 venlafaxine과 유사한 작용을 하지만 대사 경로가 간 대사에 크게 의존하지 않아 간 기능이 저하된 환자에게도 비교적 안전하게 사용할 수 있는 약물이다. desvenlafaxine은 하루 한 번 복용으로 안정적인 약물 농도를 유지할 수 있어 복용이 간편하고 일정한 효과를 기대할 수 있다는 장점이 있다. venlafaxine과 마찬가지로 불안 감소효과가 우수하며, 여성의 갱년기 우울증이나 폐경기증상에도 사용될 수 있다는 특징이 있다. 갱년기 우울증에서 나타나는 감정의 기복을 완화하고, 일상 생활로의 복귀를 촉진하는 데 도움이 될 수 있다. 하지만 desvenlafaxine 역시 고용량에서 혈압 상승을 유발할 수 있고 중단 증후군이 나타날 수 있어 주의가 필요하다. 주요 부작용으로는 구역/구토, 식욕 감소, 땀 분비 증가 등이 있고 일부 환자에게는 변비나 졸음이 나타날 수 있다. 이러한 부작용은 대체로 시간이 지나면서 감소하거나 복용량을 조절함으로써 관리할 수 있다. duloxetine은 우울증 치료 외에도 다양한 신경병증성 통증에 효과적이다. 특히 당뇨병성 신경통, 섬유근육통, 만성 요통 같은 만성 통증 치료에 유용한데, 이는 노르에피네프린이 통증 조절에도 중요한 역할을 하기 때문이다. 따라서 duloxetine은 기분 개선뿐만 아니라 통증 감소에도 효과적이어서 우울증과 만성 통증을 동시에 겪고 있는 환자에게 적합한 약물이다 따라서 섬유근육통과 같은 통증을 동반한 질환 혹은 신체화증상과 주요우울장애가 동반된 환자에서도 유리할 수 있다. duloxetine의 약동학적 특징으로 인해 하루 두 번 복용이 필요한 경우가 많으며, 환자 상태에 따라 복용 스케줄이 달라질 수 있다. 주요 부작용으로는 입 마름, 변비, 졸음이 있으며, 일부 환자에게는 체중 감소가 발생할 수 있다. 복용 초기에는 구역/구토가 나타날 수 있지만 몇 주 이내에 완화되거나 없어지는 경우가 많다. duloxetine은 또한 간기능에 영향을 미칠 수 있으므로 간 질환이 있는 환자나 알코올 사용 장애가 있는 환자에게는 주의 깊게 사용 여부를 결정해야 한다. milnacipran은 duloxetine과 마찬가지로 통증을 동반한 우울증 치료에 유용하며, 주로 유럽과 일본에서 우울증 치료에 널리 사용되는 약물이다. milnacipran은 노르에피네프린 재흡수 억제효과가 세로토닌보다 더 강하게 나타나며, 이는 특히 무기력과 에너지 부족이 심한 우울증 환자에게 효과적이다. 에너지를 높이고 집중력을 향상시키는 데 도움을 줄 수 있기 때문에 만성 피로, 동기 저하, 무쾌감증을 동반한 우울증 환자에게 적합하다. milnacipran의 또 다른 장점은 체중 증가가 거의 없다는 점이다. 이는 체중 증가가 큰 부담이 될 수 있는 환자들에게 중요한 요소로 작용할 수 있다. 하지만 milnacipran은 심혈관계 부작용의 위험이 있을 수 있으므로, 심혈관계 문제가 있는 환자에서는 주의가 필요하다. 또한 복용 초기에는 두통, 메스꺼움, 불면증 등의 부작용이 나타날 수 있으나 시간이 지나면서 감소하기도 한다. SNRI 항우울제들은 세로토닌과 노르에피네프린의 재흡수를 억제함으로써 다양한 우울증상과 관련 문제를 개선하는 데 도움이 된다. 요약하면 venlafaxine과 desvenlafaxine은 불안을 동반한 우울증에 특히 효과적이며, 불안과 관련된 과민반응을 줄이는 데 효과적이다. duloxetine과 milnacipran은 통증과 에너지 저하를 수반하는 우울증에 강점이 있어, 신경병증성 통증과 같은 만성 통증을 함께 겪는 환자에게 적합하다. 이러한 약물들은 각기 다른 특성을 지니고 있어 개별 환자의 상태와 필요에 따라 맞춤형 치료 접근이 가능하다. SNRI는 각 약물의 특성과 환자의 상태에 맞게 선택함으로써 우울증 치료에서 보다 다양한 증상 개선과 순응도를 높일 수 있는 잠재력이 크다. 예전에는 대부분 SSRI를 주요우울장애 초기에 사용했지만 최근에는 SNRI도 초기에 쓰는 경우가 증가하고 있다.

(1) desvenlafaxine

desvenlafaxine은 SNRI 계열의 항우울제로 주요우울장애 치료에 널리 사용되고 있다. venlafaxine의 활성 대사체로 개발된 desvenlafaxine은 세로토닌5-HT과 노르에피네프린NE 재흡수를 억제함으로써 항우울효과를 나타낸다. 두 신경전달물질의 농도를 증가시켜 기분을 개선하고 에너지를 높이며, 특히 에너지 부족과 무기력 같은 우울증의 신체적 증상을 완화하는 데 유효하다. desvenlafaxine은 주로 간의 CYP2D6 효소를 통해 대사되는 venlafaxine과 달리 간 대사 과정에 의존하지 않아 약물 대사가 일정하게 유지되는 특징이 있다. 이로 인해 개인 간 대사 변이의 영향을 덜 받아 안정적인 약물 농도를 유지할 수 있으며, 간기능 저하 환자에게도 상대적으로 안전하게 사용할 수 있다. desvenlafaxine은 반감기가 약 11시간으로 하루 한 번 투여로 충분한 효과를 발휘하고, 복용 후 7~10일 내에 안정 상태에 도달한다. desvenlafaxine은 주요우울장애 환자의 우울증상을 유의미하게 개선하며, 특히 에너지 부족, 수면장애, 집중력 저하 등의 신체증상 완화에 효과적이다. 이러한 신체증상의 개선은 주요우울장애 환자들이 일상 생활에서 겪는 기능 저하의 호전에 도움을 준다. 또한 desvenlafaxine은 치료 반응성이 비교적 빠른 편이고 복용 시작 후 1~2주 내에도 효과가 나타날 수 있다. desvenlafaxine의 일반적인 부작용은 구역, 두통, 불면, 발한 증가 등이 있으며, 특히 구역과 발한이 가장 흔하다. 다른 SNRI와 마찬가지로 혈압 상승의 가능성이 있으므로 고혈압이 있는 환자에게는 주의가 필요하다. 그러므로 고용량 사용 시에는 혈압을 주기적으로 측정해야 한다. 성기능장애 또한 보고되지만 비교적 경미하게 나타나는 편이다. 드물게 세로토닌 증후군의 위험이 있으므로, 세로토닌 계열 약물과의 병용 시에는 주의가 필요하다. desvenlafaxine은 보통 50 mg을 1일 1회 투여하는 것이 표준 치료 용량이다. 100 mg과 비교한 연구에서 주요우울장애의 효능면에서 용량 간 차이가 없었다. 50 mg를 초과하는 고용량의 투여가 필요한 경우에는 부작용 위험성이 증가될 수 있으므로 신중한 평가 후 결정한다. 다른 항우울제에서 desvenlafaxine으로 전환할 때는 약물 간의 상호작용을 고려해 점진적인 용량 조절을 권장한다. 치료를 중단할 때는 금단증상을 최소화하기 위해 점진적으로 감량하는 것이 좋다. desvenlafaxine은 간기능에 덜 의존하는 약물 특성으로 인해 간 질환 환자에게 비교적 안전하게 사용할 수 있는 반면 신장기능이 저하된 환자에서는 용량 조절이 필요할 수 있다. 신장 기능이 중등도에서 중증으로 저하된 환자의 경우 용량을 50 mg 이하로 낮추는 것을 권고한다. 또한 고령 환자에서는 약물 대사가 느려질 수 있으므로 부작용 발생 여부를 면밀히 관찰하며 투여해야 한다. desvenlafaxine은 주요우울장애의 신체적 및 정신적 증상 개선에 유효하고 빠른 치료 반응성과 안정적인 약물 대사를 보여준다. 하지만 고혈압 환자나 신기능 저하 환자에서 주의 깊은 관찰이 요구된다. 그럼에도 불구하고 desvenlafaxine은 전반적으로 내약성과 효능이 좋은 효과적인 항우울제로 다양한 주요우울장애 환자의 초기에 선택할 수 있는 약물이며 대부분의 가이드라인에서 1차 선택 약물로 선정되었다.

3) 삼환계 항우울제(TCAs)

TCAs는 주요우울장애를 포함한 우울증 치료에 사용되는 초기 항우울제 계열로 세로토닌과 노르에피네프린의 재흡수를 동시에 억제하여 시냅스 내 농도를 증가시키는 기전을 가진다. 이러한 이중 재흡수 억제효과는 기분 개선에 기여하고 다양한 우울증상에 전반적으로 긍정적인 영향을 미친다. 대표적인 TCAs로는 amitriptyline, nortriptyline, imipramine, clomipramine, desipramine 등이 있다. amitriptyline은 진정효과가 강해 불면증과 함께 나타나는 우울증에 유리하다. nortriptyline은 amitriptyline의 대사체로, 상대적으로 부작용이 덜하며, 중등도 우울증 치료에 적합하다. imipramine은 주요우울장애 외에도 공황장애와 같은 불안장애에 유효하며, 그 구조적 특성으로 인해 다양한 적응증에 사용할 수 있다. clomipramine은 세로토닌 재흡수 억제 작용이 강해 강박장애에도 효과가 있다. desipramine은 노르에피네프린 재흡수 억제 작용이 두드러지며, 기운이 없거나 무기력한 환자에게 적합하다. TCAs는 세로토닌 및 노르에피네프린 외에도 히스타민, 아세틸콜린, 도파민 수용체에 대한 비특이적 결합으로 인해 다양한 부작용을 나타낸다. 가장 흔한 부작용으로는 진정, 체중 증가, 입 마름, 변비, 시야 흐림 등이 있으며, 이로 인해 고령 환자에게는 주의가 필요하다. 특히 TCAs는 항콜린성작용으로 인하여 섬망에 취약할 수 있다. 심혈관계에도 영향을 미쳐 빈맥, 기립성 저혈압, 심전도 이상을 유발할 수 있고, 고용량 사용 시 치명적인 부정맥 위험이 존재한다. 이러한 부작용은 TCAs 사용에 있어 제한 요인으로 작용하고, 심혈관계 위험이 높은 환자나 고령자는 다른 항우울제를 고려하는 것이 바람직하다. TCAs는 반감기가 길어 하루 한 번 복용이 가능하지만, 약물 축적에 따른 독성 위험이 있어 용량 조절에 주의가 필요하다. 치료효과는 보통 2~4주 이내에 나타나며, 급성기 치료가 종료된 후에는 유지치료로서 적절한 용량을 설정하여 재발을 방지한다. 치료를 중단할 때는 점진적인 감량이 필요하다. 갑작스러운 중단 시 금단증상이 나타날 수 있으며, 이러한 증상은 어지럼증, 불안, 두통, 메스꺼움 등으로 나타난다. 특히 반감기가 짧은 TCA에서는 금단증상이 더 두드러지므로 점진적인 감량이 필요하다. TCAs는 다양한 우울증증상에 대해 효과적인 치료 약물이지만 부작용 관리와 안전성 문제로 인해 선택에 신중을 기해야 한다. 특히 고용량 사용 시 독성 위험이 높아 자살 위험이 있는 환자에게는 처방을 피하는 것이 좋다. TCAs는 SSRIs나 SNRIs가 도입되기 이전에 주로 사용된 약물이지만, 현재는 SSRIs나 SNRIs에 반응하지 않는 치료저항성 우울증 환자나 통증 등의 특정 상태나 특정 증상의 완화를 위해 제한적으로 사용되는 등 점점 처방 빈도가 감소하고 있다. TCAs는 전반적으로 우울증 치료에 다른 항우울제와 비교해서 유사한 효능을 보이지만, 부작용의 빈도가 높아 처방을 할 때는 환자의 상태와 약물 특성을 면밀히 평가하는 등 위험도와 이점을 면밀히 평가하여 사용해야 한다.

4) 단가아민 산화효소 억제제(MAOIs)

단가아민 산화효소 억제제MAOIs는 국내에서는 거의 사용되고 있지 않지만 주요우울장애와 치료저항성 우울증에 효과적인 항우울제 계열로, 세로토닌, 노르에피네프린, 도파민 등의 신경전달물질 분해를 억제하여 농도를 높인다. 이를 통해 우울증상을 완화하는데, 특히 치료저항성 환자나 비정형 우울증 환자에서 강한 반응을 보인다. 대표적인 MAOI 약물로는 phenelzine, tranylcypromine, isocarboxazid, selegiline이 있다. phenelzine과 tranylcypromine은 비가역적, 비선택적 MAO 억제제로 작용하며, MAO-A와 MAO-B를 모두 억제해 세로토닌과 노르에피네프린 농도를 높인다. 이로 인해 강력한 항우울효과가 있지만, tyramine이 함유된 음식(예: 숙성 치즈, 소시지, 레드 와인)을 함께 섭취할 경우 고혈압 위기hypertensive crisis가 발생할 위험이 있어 식이 제한이 필수적이다. Isocarboxazid도 유사한 특성을 지닌 비가역적 MAOI로, 만성적이거나 재발성 우울증에서 유효하게 사용될 수 있다. selegiline은 주로 MAO-B를 억제하지만, 고용량에서 MAO-A도 억제하여 항우울효과를 나타낸다. 패치 형태로 피부 부착이 가능해 위장관계 부작용을 줄이고 일정한 약물 농도를 유지하는 데 유리하다. MAOIs의 일반적인 부작용으로는 저혈압, 어지럼증, 체중 증가, 수면장애 등이 있으며, 간독성 위험이 있는 phenelzine과 tranylcypromine의 경우 간기능 모니터링이 필요하다. 세로토닌 계열 약물이나 다른 항우울제와 병용 시 세로토닌 증후군 위험이 높아지므로, 다른 약물로 전환할 때는 반드시 휴약기를 지켜야 한다. MAOIs는 중단 시 금단증상이 나타날 수 있으므로 점진적으로 감량하는 것이 권장된다. 갑작스러운 중단은 불안, 어지럼증, 두통, 무기력감 등 다양한 금단증상을 유발할 수 있어 신중한 계획이 필요하다. MAOIs는 부작용과 식이 제한이라는 한계가 있지만, 다른 항우울제에 반응하지 않는 치료저항성 우울증 환자나 비정형 우울증 환자에게 대안이 될 수 있다. 치료 계획 시 환자의 병력과 생활습관을 고려하여 신중히 선택하고 관리해야 한다.

5) 비정형 항우울제

(1) Mirtazapine (noradrenergic and specific serotonergic antidepressant, NaSSA)

mirtazapine은 주요우울장애의 다양한 증상에 비교적 빠른 효능을 보인다. 특히 우울증의 핵심증상뿐 아니라 불면증이나 식욕 저하와 같은 증상에도 탁월한 효능을 가지고 있다. 단독요법 및 병합요법 모두 사용이 가능하다. 다만 환자에 따라 진정효과가 매우 심하게 나타나기도 하여 약물 처방 시 환자에게 충분히 설명하고 저용량으로 시작하는 것이 추천된다. mirtazapine은 α2-아드레날린 수용체를 차단함으로써 세로토닌 및 노르에피네프린 방출을 촉진하는 독특한 작용 기전을 갖고 있다. α2-아드레날린 수용체는 보통 노르에피네프린과 세로토닌의 방출을 억제하는 역할을 하는데, mirtazapine이 이를 차단함으로써 시냅스 간격 내에서 두 신경전달 물질의 농도가 증가한다. 5-HT2C 수용체에 대한 길항제로 작용하여 아드레날린성 신경계와 도파민 신경계를 활성화시킨다. 또한 5-HT3에 대한 길항작용으로 구역과 구토를 일으키지 않고 오히려 위장관 기능에 도움을 준다. 5-HT2A 수용체에 대한 길항작용은 불안, 불면, 성기능 저하 등의 증상을 호전시킨다. 또한 강력한 H1 수용체 차단효과로 인하여 진정 작용과 더불어 깊은 수면을 가능하게 해주기 때문에 취침 전에 투약하는 것이 일반적이다. 하지만, 이러한 효과는 초기에 두드러지며 약물을 유지할 경우 히스타민 수용체에 대한 효과는 쉽게 적응되어 심한 진정효과가 지속되지 않는 경향이 있다. 또한 히스타민효과는 주로 저용량에서 나타날 수 있다. 환자에게 투약 시 진정 작용에 대해서 잘 설명해 주어야 한다. 식욕 항진과 더불어 체중 증가 그리고 진통효과를 함께 가지고 있어 심한 우울증 삽화에서 뚜렷한 항우울효과를 보일 수 있는 항우울제다. 다양한 기전을 가지고 있기 때문에 다양한 증상을 보이는 환자에게 도움이 된다. 불안이 심하면서 입맛이 없고, 신체증상 및 불면증을 동반한 주요우울장애의 경우 mirtazapine이 효과를 볼 수 있다. 특히, 노인 우울증 환자들은 앞에서 언급한 증상들을 흔히 볼 수 있어 이런 경우 mirtazapine을 사용한다면 도움이 될 수 있다. 다만 개인에 따라 진정 작용의 효과가 매우 차이가 나기 때문에 3.75~7.5 mg의 초기 용량이 필요한 경우도 있다. 또한 mirtazapine은 다른 항우울제의 병합요법으로도 많이 사용된다. KMAP-DD 2021에서 SSRI나 SNRI에 다른 항우울제를 추가하는 경우나 SNRI에서 교체하는 경우 mirtazapine이 제일 선호도가 높았다. mirtazapine은 경구로 투여한 후 빠르게 흡수되며, 간에서 CYP1A2, CYP2D6, CYP3A4 효소에 의해 대사된다. 이 과정에서 생체 내에서 활성을 지니는 몇 가지 대사물이 형성되지만 주요효과는 원래 약물 자체에 의해 나타난다. mirtazapine의 반감기는 대개 20~40시간으로, 하루 한 번 복용하는 것이 일반적이다. 이는 약물의 진정효과를 줄이는 동시에 수면의 질을 개선하는 데 도움을 준다. 반감기가 길어 일관된 혈중농도를 유지할 수 있어 안정적인 치료효과를 제공한다. 도파민 및 노르에피네프린 경로의 활성화로 인해 이 약물은 일부 환자에게 에너지와 동기를 회복시키는 데 효과적일 수 있다. mirtazapine의 주요 부작용으로는 체중 증가와 졸음이 있다. 체중 증가는 5-HT2C 및 H1 수용체에 대한 차단효과로 인해 발생할 수 있으며, 이는 특히 체중이 감소된 환자에게는 긍정적인 면이 될 수 있지만, 체중 증가가 부담스러운 환자에게는 주의가 필요하다. 또한, mirtazapine은 졸음을 유발할 수 있기 때문에 취침 전에 복용하는 것이 권장된다. 추가적인 부작용으로는 입 마름, 변비, 피로감 등이 있다. mirtazapine은 도파민 차단 작용이 없음에도 불구하고 하지불안증후군이 흔히 나타나는 약물 중 하나로, 강력한 히스타민 차단 작용으로 인한 도파민 감소가 원인으로 추정된다.

(2) bupropion (NDRI)

bupropion은 주요우울장애, 계절성 우울증, 금연 치료에 주로 사용되는 노르에피네프린-도파민 재흡수 억제제다. 다른 항우울제가 주로 세로토닌 경로에 영향을 미치는 것과 다르게 bupropion은 노르에피네프린 수송체NET와 도파민 수송체DAT를 억제하여, 신경세포로의 노르에피네프린과 도파민의 재흡수를 줄인다. 이러한 이중 작용은 기분 조절, 주의 집중, 동기 부여, 에너지와 관련된 모노아민의 가용성을 증가시킨다. bupropion은 세로토닌의 재흡수에 직접적인 영향을 미치지 않아 SSRIs 및 SNRIs와 차별화되며, bupropion만의 강점이 된다. 약리학적 기전은 특히 에너지 부족, 동기 저하, 무쾌감증과 같은 증상이 두드러진 주요우울장애 환자에게 도움을 줄 수 있다. bupropion은 주로 간에서 대사되며, CYP2B6 효소가 중요한 역할을 한다. 이 대사 경로를 통해 hydroxybupropion, threohydrobupropion, erythrohydrobupropion 등 세 가지 주요 활성 대사체가 생성된다. 각 대사체는 자체적인 약리적 활성을 지니며, 이는 bupropion의 항우울효과에 기여한다. 특히 hydroxybupropion은 bupropion 자체보다 더 긴 반감기를 가져 지속적인 작용을 가능하게 하며, 항우울효과에 중요한 역할을 할 수 있다. 그러나 bupropion의 노르에피네프린과 도파민 수송체의 억제 강도는 강하지 않은 편이다. 한 연구에 의하면 sertraline의 도파민 수송체 억제 정도가 bupropion보다 강했다. 약물의 반감기는 개인에 따라 다르지만, 일반적으로 12~30시간 사이로 하루 한 번 또는 두 번 복용이 가능하다. bupropion은 단독요법으로 가능하고, 다른 항우울제에 불충분한 반응을 보이는 환자에서 병합요법으로도 효과적이다. 피로, 의욕 저하, 인지 저하, 무쾌감증과 같은 증상은 세로토닌 강화만으로는 잘 반응하지 않는 경우가 많기 때문이다. 또한 bupropion은 성기능 저하, 진정 작용, 체중 증가에 민감한 환자들에게 더 유리하다. 세로토닌 신경원에 큰 영향을 미치지 않기 때문에 장기 복용 시 순응도가 낮아지는 일반적인 원인인 성기능 부작용이 적은 편이다. 가장 흔한 부작용으로는 불면증, 입 마름, 구역 등이 있고 고용량에서는 경련 위험이 증가하는 것으로 알려져 있어 주의가 필요하다. 경련 위험은 섭식장애 환자 및 기존에 경련성 질환을 가진 환자에서 더욱 증가하므로 이들에 대한 신중한 접근과 용량 고려가 중요하다. bupropion은 경련성장애가 있는 환자, 섭식장애 병력이 있는 환자, 또는 알코올이나 벤조디아제핀을 갑자기 중단한 환자에게 처방해서는 안된다. 이러한 조건을 가진 환자에게는 다른 항우울제를 고려해야 하며, 처방 시 신중해야 한다. 자극효과로 인해 불안장애를 가진 환자에게는 불안이 악화될 수 있다.

6) 기타 항우울제

(1) tianeptine (glutamate modulator)

tianeptine은 초기에 serotonin reuptake enhancer로 알려지면서 임상가들에게 치료효과에 대한 의문을 품게 만들었다. 최근까지의 연구결과를 종합하면 tianeptine은 SSRI나 SNRI와는 달리 ketamine과 같은 기전의 NMDA 길항제로서 glutamate modulator로 분류되고, HPA 축을 안정화시키고, 신경재생에 작용한다. 따라서 tianeptine은 기존 항우울제에 반응하지 않는 일부 환자들에게 효과적인 대안이 될 수 있다. 항우울제 중에서도 부작용이 비교적 적어 환자들의 순응도를 높이는 데 기여할 수 있다는 장점이 있다. tianeptine은 SSRI와 달리 성기능장애나 체중 증가와 같은 부작용이 적어 약물 순응도가 높은 편이다. 위장관 부작용 역시 다른 항우울제에 비해 상대적으로 적어 환자들이 장기간 복용하는 데 있어 편리한 약물이다. 또한 신경가소성을 개선하는 독특한 효과가 있다. 이는 우울증에서 관찰되는 신경생물학적 손상, 특히 해마나 전전두엽과 같은 뇌 영역에서의 신경세포 손실을 회복시키는 데 도움을 줄 수 있다. tianeptine은 이러한 신경가소성을 회복시켜 신경세포 손상을 완화시키고 뇌의 구조적 및 기능적 복구를 돕고, 뇌의 연결성을 강화해 줄 수 있다. 이로 인해 기억력이나 집중력 저하 등의 인지기능 저하를 가진 주요우울장애 환자들에게 긍정적인 영향을 줄 수 있다. tianeptine은 불안증상과 우울증상이 함께 나타나는 환자에게도 유용하다. tianeptine은 항불안제와 유사한 효과를 나타내면서도 진정효과 없이 우울 및 불안증상을 동시에 완화시키는 데 도움을 준다. 이로 인해 불안이 동반된 주요우울장애 환자나 외상후스트레스장애와 같은 불안 관련 질환에 대한 보조 치료제로도 쓰일 수 있다. tianeptine은 만성 통증과 같은 신체증상을 동반한 우울증 환자에게도 유용할 수 있다. 주요우울장애 환자들은 종종 두통, 근육통, 만성 피로와 같은 신체증상을 호소하는데, tianeptine은 이러한 신체증상을 완화하는 데에도 효과가 있다고 알려져 있다. 이는 tianeptine이 오피오이드 μ 수용체에 결합하여 중추 신경계의 특정 경로를 조절하여 통증 민감도를 감소시키는 데 기여하기 때문이다. 하지만 이로 인해 tianeptine이 남용되는 경우도 발생하고 있고 오피오이드 중독된 환자들이 대용으로 tianeptine을 고용량 사용하기도 한다. tianeptine은 금단증상도 적어 장기 복용 시에도 중단이 비교적 용이하다. 일부 항우울제는 장기 복용 후 중단 시 심각한 금단증상을 유발할 수 있는데, tianeptine은 이러한 부작용이 상대적으로 적어 치료 중단이 필요한 경우에도 유리하다. tianeptine은 기존 항우울제와는 다른 작용 기전을 가지기 때문이며 다양한 병태생리적 원인을 지닌 우울증 환자들에게 효과적인 치료 대안을 제공한다는 점에서 임상적으로 유용하다.

(2) vortioxetine

vortioxetine은 주요우울장애 치료에 사용되는 다중 작용 항우울제로, 세로토닌 조절에 독특한 기전을 가진 약물이다. vortioxetine은 세로토닌 수송체에 결합해 재흡수를 억제함으로써 세로토닌의 농도를 증가시키고 동시에 세로토닌 수용체에 대한 다양한 작용을 통해 항우울효과를 나타낸다. 이 약물은 5-HT1A 수용체의 효현제, 5-HT1B/D 수용체의 부분효현제, 5-HT3, 5-HT7 수용체의 길항제로 작용하여 단순한 세로토닌 재흡수 억제제와는 차별화된 효과를 보인다. vortioxetine은 특히 인지 기능 개선효과를 가진 것으로 알려져 있다. 이는 세로토닌 수용체의 길항제 혹은 작용제로서의 역할로 인해 이루어지며, 우울증 환자들이 흔히 겪는 주의력 저하, 기억력 저하, 정보처리 속도 감소 등의 인지적 결손을 개선하는 데 도움을 준다. 이러한 인지 기능 개선효과는 다른 항우울제와의 차별화된 임상적 특징으로 주요우울장애 환자의 삶의 질을 높이는 데 기여할 수 있다. vortioxetine의 인지 개선효과는 독립적이라서 우울증상의 개선과는 무관하게 나타날 수 있다. 또한 불안증상에도 효과가 있으며 SSRI에 의한 무감동증상을 개선시키는 데도 효능을 보인다. 5-HT3 수용체 차단으로 인한 전두엽에서의 글루타메이트 상승효과를 통해 아세틸콜린, 도파민, 노르에피네프린과 같은 다양한 신경전달물질들도 상승시킨다. 이에 따라 에너지 저하, 피로, 의욕 저하, 무감동, 감정둔마emotional blunting증상에도 효능을 발휘할 수 있다. 약리학적으로 vortioxetine은 CYP2D6 효소에 의해 주로 대사되고 반감기는 약 66시간으로 긴 편이다. 이로 인해 하루 한 번 복용으로 충분한 효과를 얻을 수 있으며, 꾸준한 약물 농도를 유지하는 데 유리하다. vortioxetine은 시작 용량으로 10 mg을 1일 1회 투여하는 것이 일반적이며 증상과 환자의 반응에 따라 최대 20 mg까지 증량할 수 있다. vortioxetine의 일반적인 부작용으로는 구역/구토, 변비, 구강 건조 등이 있으며 다른 항우울제에 비해 성기능장애의 빈도가 낮은 편이다. 이 약물은 세로토닌 수용체와의 복잡한 상호작용을 가지고 있어 고용량에서 세로토닌 증후군의 위험이 있을 수 있으므로 다른 세로토닌 계열 약물과 병용할 때 주의가 필요하다. 또한 고령 환자나 신장기능이 저하된 환자에게도 비교적 안전하게 사용할 수 있지만 간기능이 저하된 환자에서는 용량 조절이 필요할 수 있다. vortioxetine은 독특한 다중 수용체 작용 기전과 인지 기능 개선효과를 통해 우울증 환자 치료에서 중요한 역할을 할 수 있는 항우울제로 평가된다. 우울증상의 완화뿐만 아니라 인지 기능의 개선을 통해 환자의 전반적인 기능 회복을 돕는 것이 이 약물의 주요 임상적 특징이다.

(3) agomelatine

agomelatine은 멜라토닌 수용체(MT1 및 MT2)의 효현제이자 세로토닌 5-HT2C 수용체 길항제로 작용하는 항우울제이다. 이러한 작용 기전을 통해 우울증상 완화와 함께 수면-각성 주기를 조절하는 효과를 가진다. 특히 수면 문제를 호소하는 주요우울장애 환자들에게 유용하며 다른 항우울제와는 달리 수면 구조를 방해하지 않고 수면의 질을 개선하는 데 도움을 줄 수 있다. 또한 수면위상 지연을 보이는 우울증 환자에게 수면위상을 전진시켜준다. 5-HT2C 수용체 길항효과로 인해 전두엽에서 도파민, 노르에피네프린이 증가된다. 따라서 무감동, 의욕 저하, 피로, 인지 저하를 보이는 주요우울장애 환자에게 도움이 될 수 있다. 그러나 밤에 복용하기 때문에 일부 환자의 경우 agomelatine을 증량할 때 도파민과 노르에프네프린의 항진으로 인해 수면 중 각성이 나타나거나 심계 항진이 나타나 오히려 수면을 방해할 수 있어 유의해야 한다. agomelatine의 주요 특징 중 하나는 빠른 치료효과 발현이다. 일부 연구에 따르면 agomelatine은 투여 후 약 1주 내에 우울증상 개선을 나타낼 수 있고, 이는 초기 치료 반응이 중요한 주요우울장애 환자들에게 유리하다. 또한 agomelatine은 체중 증가와 성기능장애 같은 부작용이 상대적으로 적어 환자들이 보다 수월하게 치료를 지속할 수 있도록 돕는다. 약리학적으로 agomelatine은 간의 CYP1A2 효소를 통해 주로 대사되고 반감기는 약 2시간으로 매우 짧다. 하루 한 번, 저녁 시간에 복용하는 것이 권고되며, 이는 자연스러운 수면 리듬과 맞물려 약물효과를 극대화할 수 있다. 표준 치료 용량은 25 mg이며 필요에 따라 50 mg까지 증량할 수 있다. agomelatine의 일반적인 부작용으로는 두통, 어지럼증, 졸음 등이 있으며, 간 효소 수치에 영향을 줄 수 있기 때문에 치료 전과 치료 중 정기적인 간 기능 검사가 도움이 된다. 간 수치 이상이 발견될 경우 간 수치에 따라 조치를 취해야 한다. 또한 agomelatine은 금단증상의 위험이 거의 없어 치료 중단 시에도 용량 감량을 신중하게 진행해야 하는 다른 항우울제들과 차별화된다. agomelatine은 우울증의 신체적 및 우울, 불안증상을 함께 완화하는 효과가 있으며, 수면장애 개선효과와 적은 부작용으로 인해 특정 주요우울장애 환자군에서 특히 유용한 항우울제로 평가된다. 최근에는 범불안장애도 식약처 승인을 받아 불안증상의 효능도 인정을 받았다.

3. 지속성 우울장애(persistent depressive disorder, PDD)의 약물치료

지속성 우울장애는 만성적인 우울증상이 지속되는 특징을 가지며, 이전 DSM-IV에서 기분저하증dysthymic disorder이 여기에 속한다. 지속성 우울장애는 주요우울장애보다 증상이 경미할 수 있지만, 장기간 동안 만성화되어 일상 기능에 큰 영향을 미치므로 치료가 필요하다. 약물치료는 지속성우울장애의 증상 완화와 삶의 질 향상을 목표로 하며 주로 항우울제와 비정형 항정신병 약물 등이 사용된다. KMAP-DD 2021은 항우울제 단독 치료를 1차 치료로 권고하였고, 항우울제와 비정형 항정신병약물 병용, 2가지 항우울제 병용, 항우울제와 기분조절제 병용, 비정형 항정신병약물 단독 치료를 2차 치료로 권고하였다. 항우울제 중에서는 SSRIs, SNRIs, vortioxetine, mirtazapine을 1차 약물로 권고하였다.

지속성 우울장애의 치료에 대한 여러 연구들을 추출해서 검토한 결과 imipramine, sertraline, paroxetine, minaprine, moclobemide, amineptine, amisulpride와 같은 약물들이 위약보다 우월한 효능을 보였다고 하였다. 지속성 우울장애의 치료는 장기적인 접근이 필요하고 환자의 상태와 약물의 효과, 부작용을 면밀히 관찰하며 치료를 조절해야 한다. 약물 중단 시 금단증상을 예방하기 위해 점진적인 감량이 필수적이다. SSRI나 SNRI는 갑자기 중단하거나 빠르게 감량을 할 경우 불안, 어지럼증, 두통, 감각 이상 등의 금단증상이 나타날 수 있다. 각 약물의 특징을 고려해 환자에게 가장 적합한 치료 약물을 선택하고 장기적인 치료로 환자의 삶의 질과 기능을 개선하는 것을 목표로 해야 한다.

4. 월경전불쾌감장애(premenstrual dysphoric disorder)의 약물치료

월경전불쾌감장애는 월경 전에 발생하는 심한 정서적 및 신체적 증상으로, 때로는 일상 생활 기능을 저해할 정도로 심각하다. 월경전불쾌감장애의 치료는 증상 완화와 재발 방지를 목표로 하며, 선택적 세로토닌 재흡수 억제제, 호르몬 약물, 기타 약물들이 주로 사용된다. KMAP-DD 2021에서는 1차 치료 전략으로 항우울제 단독치료를 권고하였고 항우울제로 fluoxetine, escitalopram, sertraline, paroxetine, desvenlafaxine, venlafaxine을 1차 약물로 권고하였다. 메타분석에서는 황체기 약물 투여와 지속적인 약물 투여 간의 효능 비교에서 유의한 차이가 없었다. SSRI를 증상이 발현되는 순간부터 복용하는 방법도 추천하고 있으나 위약에 비해서 큰 효능의 차이는 나타나지 않았다.

1) SSRIs

SSRIs는 월경전불쾌감장애 치료의 1차 선택 약물로, 빠르고 효과적인 증상 완화를 제공한다. 월경전불쾌감장애에서는 매일 복용하는 방식과 월경 주기에 맞춘 간헐적 복용 방식이 모두 효과적이며 환자의 증상 패턴에 따라 치료 방식이 결정된다. 최근 연구에는 매일 복용하는 방식이 간헐적 복용 방식보다 더 효과가 좋았다. 한 가설에 의하면 SSRIs는 allopregnanolone 합성을 조절한다. allopregnanolone은 프로게스테론의 대사체로 뇌에서 중요한 신경스테로이드 역할을 하는 화합물이며 중추신경계에서 신경 세포의 활동을 조절하는 데 관여한다. 대표적인 SSRI로는 fluoxetine, sertraline, paroxetine 등이 있다. fluoxetine은 하루 10~20 mg으로 시작하고 20 mg로 유지하며 월경 전 2주간 복용하거나 매일 복용할 수 있다. 주요 부작용으로는 구역/구토, 두통, 불면증 등이 있고 중단 증후군이 나타날 수 있어 점진적 감량이 필요하다. sertraline은 하루 50 mg으로 시작하고 100 mg까지 쓸 수 있다. 월경 전기에 증상이 심할 경우 용량을 증가시킬 수 있다. 성기능장애와 같은 부작용 및 중단 증후군이 나타날 수 있어 이를 예방하기 위해 점진적으로 중단한다. paroxetine은 하루 10~20 mg으로 복용한다. 역시 성기능장애가 나타날 수 있다. paroxetine은 반감기가 짧아 항우울제 중단 증후군이 가장 쉽게 발생할 수 있으므로 갑작스러운 중단이나 감량에 주의해야 한다. SSRIs를 증상이 발현되는 순간부터 복용하는 방법도 추천하고 있으나 위약에 비해서 큰 효능의 차이는 나타나지 않았다. SSRIs는 대부분의 환자에서 효과적으로 작용하지만 초기에는 구역/구토나 두통 같은 부작용이 나타날 수 있고 성기능장애도 흔히 보고된다. 그러나 월경전불쾌감장애 환자에서는 비교적 낮은 용량으로도 증상 완화가 가능하기 때문에 부작용을 최소화하며 치료를 유지할 수 있다.

2) SNRIs

월경전불쾌감장애의 약물치료에 있어서 venlafaxine, duloxetine 같은 SNRI는 감정적, 신체적 증상을 동시에 다루는 데 도움이 되는 약물이다. SNRI는 세로토닌과 노르에피네프린의 두 가지 신경전달물질의 농도를 높여 불안과 우울을 조절해주고 짜증이나 과민함을 완화하는 데 도움을 준다. 이 약물은 감정적인 부분뿐 아니라 신체적으로 오는 통증이나 피로 같은 증상도 덜어줄 수 있어서 월경전불쾌감장애의 증상 완화에 효과적이다. venlafaxine의 장점 중 하나는 치료 반응이 빠르다는 것이다. 따라서 월경 주기에 따라 증상이 주기적으로 나타나는 월경전불쾌감장애에서 장점을 가진다. 따라서 증상이 심해지기 며칠 전에 미리 복용을 시작하거나 매일 소량을 유지하면서 효과를 지속시키는 방식으로 복용한다.

3) 호르몬요법

호르몬요법은 월경전불쾌감장애 증상의 원인이 될 수 있는 호르몬 변동을 조절하기 위해 사용된다. 주로 복합 경구피임약과 같은 에스트로겐-프로게스틴 조합이 사용되며 GnRH 작용제도 사용할 수 있다. 복합 경구피임약은 ethinyl estradiol과 drospirenone의 조합이 효과적이며 호르몬 변동을 안정시켜 기분과 신체적 증상을 개선한다. 보통 24일간 복용 후 4일간 휴식하는 방식으로 투여한다. 이는 다른 피임제보다 월경전불쾌감장애 증상에 더 효과적인 것으로 알려져 있다. 그러나 체중 증가, 유방 압통, 두통 등의 부작용이 나타날 수 있고, 일부 환자에서는 기분 변동이 악화될 수 있다. GnRH 작용제는 호르몬 억제 효과를 통해 난소 기능을 일시적으로 억제해 월경전불쾌감장애 증상을 조절한다. leuprolide와 같은 약물이 사용되며, 강력한 호르몬 억제 작용으로 신체 및 정서적 증상을 완화할 수 있지만 골 손실과 같은 부작용이 발생할 수 있어 SSRI나 경구피임약에 반응하지 않는 심한 경우에 사용하는 것이 좋으며 부작용을 면밀히 관찰해야 한다.

4) 기타 약물요법

월경전불쾌감장애 환자 중 일부는 항우울제나 호르몬요법에 만족할 만한 반응을 보이지 않을 수 있고 이러한 경우 다른 약물요법을 고려한다. 벤조디아제핀은 lorazepam이나 alprazolam이 불안과 신체적 긴장 완화에 사용될 수 있다. 단기적으로 효과가 있으나 장기 사용 시 의존성과 금단증상 위험이 있어 주의해야 한다. 진통제 및 비스테로이드성 항염제NSAIDs는 월경전불쾌감장애로 인해 발생하는 신체적 통증과 불편함을 줄이는 데 도움이 된다. 생리통, 두통, 근육통 등이 심한 환자에게 유용하며, 월경 시작 전에 복용하여 증상을 예방할 수 있다. 최근 allopregnanolone 길항제인 sepranolone이 임상 시험 중이다. sepranolone은 주사제로 황체기에 2일에 한 번씩 투여하는 약물로 비교적 내약성이 좋아 기대를 모으고 있다.

PART 04

5. 산후우울증(postpartum depression)의 약물치료

산후우울증의 약물치료는 주로 선택적 세로토닌 재흡수 억제제SSRIs나 세로토닌-노르에피네프린 재흡수 억제제SNRIs로 이루어진다. 일반적으로 SSRIs보다 부작용이 많고 모유 수유 시 주의가 필요하지만 SSRIs에 반응이 없는 경우에는 SNRIs를 고려한다. 또한 nortriptyline과 amitriptyline과 같은 TCAs를 SSRIs와 SNRIs가 효과가 없을 때 대안으로 사용한다. brexanolone은 산후우울증 치료를 위해 개발된 최초의 약물이다. 특히 중증 산후우울증에서 효과적인 치료 약물이다. brexanolone은 GABA 수용체를 조절하여 뇌에서 안정감을 유도하는 신경 스테로이드이며 작용 기전은 GABA-A 수용체에 결합하여 신경 억제효과를 강화하는 방식으로 빠르게 기분을 안정화시키고 우울 증상을 개선한다. 일반적인 항우울제와 달리 brexanolone은 효과가 매우 빠르다. 주로 정맥 주사 형태로 투여된다. 효능 면에서 볼 때 기존 임상 연구들에서 빠른 증상 완화가 관찰되었다. 하지만 병원에서의 모니터링이 필요하고, 고가의 비용 등으로 인해 아직 국내에는 도입이 되지 않았다. zuranolone의 경우 brexanolone과 유사한 기전이지만 경구제제로 개발되었고 2023년 FDA의 승인을 받았다. zuranolone 역시 빠르게 작용하며 중단 이후에도 효과가 지속되는 특징이 있다. 다만 기면 또는 진정효과로 인하여 약물 복용 후 최소 12시간 동안 운전 또는 위험한 활동을 하지 않을 것을 추천한다. KMAP-DD 2021에서는 산후 경도 및 중등도 삽화에서는 항우울제 단독치료와 항우울제와 비정형 항정신병약물 병용을 1차 선택으로 권고하였다. 중증 우울 삽화에서는 항우울제 단독 치료와 비정형 항정신병약물 병용치료를 1차 선택으로 권고하였고 정신병적 양상이 동반된 중증 우울 삽화에서는 항우울제와 비정형 항정신병약물 병용치료만을 1차 선택으로 권고하였다.

치료저항성 우울증

Chapter 21

Treatment resistant depression

◐ 김 원 인제대학교 의과대학 정신건강의학교실
◐ 김문두 제주대학교 의과대학 정신건강의학교실

20세기 말에 항우울제가 우울증의 일차 치료전략이 되었고 21세기에도 새로운 항우울제들이 개발되어 사용할 수 있는 종류가 많아짐에 따라, 우울증 환자들은 자신의 증상과 부작용 특성에 보다 적절한 약물치료를 받을 수 있게 되었다. 그러나 우울증의 약물치료가 여전히 성공적인 것만은 아니다. 적절한 약물치료를 받은 환자 중 적어도 20%는 만족스러운 치료 반응을 보이지 않고, 50% 정도는 우울증이 재발하거나 만성화되는 것을 경험한다.

치료 반응이 좋지 않은 환자들에 대해 난치성 우울증, 저항성 우울증 또는 약물저항성 우울증 등의 여러 용어가 사용되었고 현재는 치료저항성 우울증이라는 용어가 정착되어 널리 사용되고 있다. 하지만 치료저항성 우울증이라는 용어도 그 정의가 명확하지 않고 전문가들의 일치된 의견도 없어서 여러 연구들이 서로 다른 기준을 적용하고 있다. 일반적으로 치료저항성 우울증은 약물학적 분류가 서로 다른 항우울제를 2차례 이상 적절하게 치료받았음에도 불구하고 의미 있는 치료 반응이 없었던 경우를 말한다. 적절한 치료란 적정한 항우울제의 용량과 적정한 치료 기간을 포함하는 개념인데, 이 용량과 기간에 대해서도 여러 연구자들은 조금씩 다른 기준을 적용하고 있다. 그러므로 앞으로의 연구와 치료의 발전을 위해서는 명확한 정의와 기준이 필요하다는 의견이 대두되고 있다.

치료저항성 우울증의 치료 전략은 대체로 일차 치료에 반응이 없을 때 다음 단계에서 할 수 있는 치료 방침을 정하고, 이에 반응이 없을 때 또 다음 단계의 방침을 정하는 방식으로 이루어진다. 그래서 많은 전문가들이 단계적 치료모델staging model을 제시하였고, 국내 전문가들도 우울장애에 대한 약물치료 알고리듬 프로젝트를 통해 이런 치료 지침을 제시하기도 하였다. 그리고 이러한 단계적 모델은 주로 항우울제의 최적화optimization, 교체switching, 병합combination, 다른 종류 약물을 추가하는 부가요법augmentation으로 이루어진다. 하지만 지금까지의 치료저항성 우울증의 치료 개념은 치료 목표를 오로지 증상 감소에만 맞추고 있다는 비판이 많다. 증상 감소 이외에 병전 기능의 회복, 삶의 질 향상, 사회적 관계의 회복 등도 중요한 치료 목표이고, 이것들이 달성되지 못할 경우 우울증증상의 재발과 만성화를 조장할 수 있다는 점에서 이는 타당한 비판인 것 같다. 그러므로 치료저항성 우울증의 치료 전략에는 약물치료뿐 아니라 심리사회적 치료도 함께 고려되어야 한다.

이 장에서는 비교적 많이 사용되는 치료저항성 우울증에 관련된 용어들과 치료저항성 우울증의 단계 모델들을 살펴보고, 각 약물치료 전략의 최신 지견을 자세히 기술한 후 비약물학적 치료 전략과 심리사회적 치료 전략도 간단히 소개하려고 한다.

1. 용어 정의

1) 적절한 치료 시도(adequate treatment trial)

치료저항성 우울증을 정의하기 위해서는 먼저 치료 적절성에 대한 개념을 정리하는 것이 중요하다. 치료 시도가 적절하였는지 검토하고 적절한 치료 시도를 확립하는 것이 치료저항성 우울증 치료의 첫걸음이기 때문이다. 실제로 조사해보면 치료저항성이라고 분류된 환자들 중 적절한 치료를 한 번도 받지 못한 경우도 많이 있다. 적절한 치료 시도란 우울증 약물치료에서 중요한 요소인 효과적인 약물 용량, 충분한 치료 기간, 적절한 경로, 양호한 약물 순응도를 모두 충족시키는 치료 시도를 의미한다. 효과적인 약물 용량이란 일반적으로 이중맹검, 위약대조군 연구에서 효과적이라고 확인된 용량으로, 보통 imipramine 200~300 mg 또는 fluoxetine 20~40 mg과 동등한 효능을 지니는 용량을 뜻한다. 어느 정도의 치료 기간이 충분한가에 대해서는 지금도 논란이 지속되고 있다. 대부분의 임상연구에서는 4주 이상 혹은 6주 이상의 치료를 적절한 치료 기간으로 규정하였다. 이전의 치료 시도가 적절했는지 판단하기 위해서는 항우울제 복용 기간, 항우울제 용량, 환자가 항우울제를 의사의 지시대로 복용했는지에 대하여 정확한 정보를 얻는 것이 매우 중요하다.

2) 치료 반응(response)

어느 정도의 반응이 적정한 치료 반응인지 한 가지 기준으로 규정하기는 어렵다. 보통 임상 연구에서는 전반적 임상 인상clinical global impression, CGI 척도에서 '상당히 호전된much improved' 이상의 점수를 받거나, 우울평가척도에서 어느 정도 이상 점수가 감소된 경우(예를 들어, 해밀턴 우울척도나 Montgomery-Asberg 우울평가척도에서 50% 이상의 점수 감소)를 적정한 치료 반응으로 규정한다. 또한, 치료 후 평가한 우울증상척도가 어느 점수 이하일 경우(예를 들어, Beck 우울척도 점수가 9 이하)로 규정하기도 하고, 이 기준들을 적절히 혼합해서 사용하기도 한다. 그러나 50%라는 증상 감소의 기준도 특별한 근거가 없는 인위적 기준이다. 또한 우울척도 50% 이상 감소로 규정되는 치료 반응 개념에서 가장 큰 문제점은 치료 반응을 달성한 환자들도 우울증상에서 자유롭지 않다는 점이다. 최근 연구들에 따르면 50% 이상 우울척도가 감소한 환자들에서도 잔류증상이 남아있는 경우가 많고, 잔류증상은 우울증의 재발률을 높이고 환자의 직업 기능과 대인관계 능력을 손상시켜 환자의 완전한 복귀를 어렵게 한다. 이러한 이유로 최근에는 우울증 치료의 목표도 치료 반응을 얻는 것에 그치지 않고 관해에 도달할 때까지 치료하는 것으로 바뀌고 있다.

3) 부분적 반응(partial response)

부분적 반응은 치료를 시작했던 초기 상태보다는 호전되었으나, 아직 증상이 계속 남아 있어 치료가 더 필요한 상태를 말한다. 부분적인 치료 반응은 대체로 우울척도 점수가 처음보다 25% 이상 감소되었지만 50% 감소에는 미치지 못할 때로 규정된다. 이는 전반적 임상 인상CGI에서 '최소 정도로 호전된minimally improved' 척도에 해당한다. 이런 경우 현재의 치료 약물을 계속 유지할 수도 있고, 병합/부가요법을 하거나 다른 약물로 치료 약물을 바꿀 수도 있다. 그러나 현재의 약물을 완전히 끊고 다른 약물로 교체하는 것은 현재의 약물로 얻은 부분적 반응마저도 잃을 수 있기 때문에 병합/부가요법이 권장된다.

4) 무반응(nonresponse)

치료저항성 우울증은 그 개념상, 치료에 대한 완전한 무반응과 부분적인 반응 사이에 계속 머물러 있는 것이라 볼 수 있다. 그러나 이에 대한 명확한 정의는 현재 없고, 치료 목표를 어떻게 설정하느냐에 따라 무반응의 개념이 변화된다. 대체로 최소한의 치료 반응도 얻지 못한 상태를 무반응이라고 할 때, 치료 후 평가 시점의 우울척도 점수의 감소가 25% 미만일 경우를 무반응이라 할 수 있다. 그러나 최근에는 우울증의 치료 목표가 치료 반응 또는 관해로 상향 조정되고 있어 이에 도달하지 못하는 것을 치료의 실패, 즉 무반응이라고 규정해야 한다는 주장이 늘고 있다. 이와 같은 이유로 NIMH가 시행한 연구를 포함한 몇몇 연구에서는 관해에 도달하지 못하는 것을 치료의 실패로 규정하였다.

5) 관해(remission)

현재의 우울증 치료는 치료 반응뿐 아니라 완전한 증상의 관해를 목표로 하고 있다. 관해란 우울증상과 잔류증상 모두가 개선되어, 환자가 전혀 우울하지 않던 이전 상태와 같은 수준으로 회복되는 것을 뜻한다. 여러 연구자들은 17항목 해밀턴 우울척도에서 7점을 기준으로 잡고 그 이하로 점수가 떨어지면 관해라고 규정하고 있다. 그러나 7점 이하의 환자에서도 잔류증상이 남아 있다는 보고가 있다. 따라서 관해의 임상적인 개념에서 중요한 것은 우울증상의 호전 측면만이 아니라 환자의 직업 능력, 정신사회 능력이 이전의 정상 수준으로 돌아와야 한다는 점이다. 그러나 임상 연구에서 관해에 도달하는 환자는 25~50% 정도에 그치고 있다. 더욱이 관해란 한 시점에서 측정되는 것이기 때문에 관해 상태가 계속 유지되어 완전한 회복이 되는 환자는 더욱 적을 것으로 추정된다.

2. 치료저항성 우울증의 단계 모델들 (staging models)

앞에서 언급했듯 일반적으로 서로 다른 계통의 항우울제를 이용한 두 번의 적절한 치료에도 치료 반응이 없는 경우가 치료저항성 우울증의 기준으로 가장 많이 사용된다. 그러나 임상 현장에서 치료 전략을 세우기 위해서는 더 자세하고 단계적으로 심화할 수 있는 전략 지침이 필요하다. 이에 Thase와 Rush는 치료저항성 우울증을 여러 단계로 나누어 좀 더 명확하게 규정하자는 제안을 하였다. 이 단계들은 사용한 항우울제의 계통과 숫자에 따라 정해지기 때문에 다양한 치료 경력을 가지고 있는 환자들을 더 확실히 기술할 수 있는 방법이다. 단계 1은 하나의 약물로 적절한 치료 시도를 했을 때 반응이 없는 경우이고, 단계 2는 단계 1의 치료저항성에 더하여 다른 계통의 항우울제로 적절한 치료 시도를 했음에도 반응이 없는 경우로 규정되며, 단계 3은 단계 2에 삼환계 항우울제 치료가 추가된 경우다. Sourey 등의 유럽 단계모델은 두 번의 서로 다른 계통 항우울제를 이용한 적절한 치료에도 치료 반응이 없었던 경우를 치료저항성 우울증이라 규정하고, 적용된 치료 기간에 따라 단계를 나누자고 하였으며, 12개월 이상, 여러 가지의 항우울제와 병합/부가요법에도 반응이 없는 경우를 만성 저항성 우울증chronic resistant depression이라고 하였다. 또한 메사추세츠 종합병원massachusetts general hospital, MGH의 Fava 등은 치료저항성 우울증의 단계를 점수화시킨 단계모델을 제시하였고, 가장 최근에 영국 Maudsley 병원의 Fekadu 등도 여러 측면을 점수화시킨 치료저항성 우울증의 단계모델을 제시하였다. 그러나 관해를 치료 목표로 삼아야 한다는 주장과 함께 한 번의 적절한 치료 시도로 관해에 도달하지 못한 모든 우울증을 치료저항성 우울증으로 규정하자는 주장도 있다.

3. 치료저항성과 관련된 요소들

1) 진단의 정확성과 양극성 우울증의 가능성

우울증 환자에서 첫 번째 치료 시도에 치료 반응이 없는 경우는 우선 정확한 진단에 대한 재평가가 필요하다. 주요우울증 진단이 맞는지, 양극성장애에서의 우울증이 아닌지 환자의 과거력과 가족력을 면밀히 살펴야 한다. 양극성 우울증은 증상 기간도 길고, 항우울제에 대한 치료 반응도 적어서 종종 치료저항성이 있는 주요우울증으로 오진되기 쉬워서, 양극성장애 환자의 약 40%가 처음에는 주요우울증으로 진단된다. 오랫동안 양극성장애 환자는 조증 삽화 기간에 치료의 초점이 맞추어져 왔다. 그러나 양극성장애 환자들은 인생의 전반에 걸쳐 조증 삽화보다 우울증 삽화를 훨씬 오랜 기간 겪으며, 최근에는 제2형 양극성장애의 진단도 많아지면서 양극성 우울증의 진단과 치료에 많은 관심이 기울여지고 있다. 그러므로 우울증증상이 치료에 반응이 없는 경우에는 양극성 우울증의 가능성을 항상 염두에 두는 것이 좋다.

2) 다른 정신과 질환과 동반된 경우

우울증은 여러 다른 정신과 질환과 동반될 수 있고, 이것이 치료 반응에 영향을 미치기 때문에 치료 반응이 없는 경우는 동반질환의 유무를 재검토해야 한다. 특히 우울증은 불안장애와 동반되는 비율이 높은데, 불안장애가 동반되어 있는 경우 환자는 더욱 심한 우울증상을 경험하고 치료에도 반응이 느리며 잔류증상이 남을 가능성이 많다. 반대로 다른 정신과적 질환에 이차적으로 우울증이 이환되었을 경우에도 이에 대한 정확한 진단 없이는 치료에 어려움을 겪을 수 있다. 예를 들어 강박장애 환자들은 쉽게 우울증에 이환되지만, 자신의 증상을 잘 이야기하지 않아 우울증이 진단되지 않는 경우가 있다. 물질 남용 문제도 우울증 치료를 방해하는 한 요인이다. 알코올, 담배를 포함하여 의존성 물질을 남용하는 경우 환자의 치료 순응도가 낮고 항우울제에 대한 반응도 좋지 않다고 알려져 있다. 또한 여러 성격장애도 우울증과 동반되는 경우가 많고 치료 반응을 나쁘게 하므로 성격장애에 대한 적절한 치료적 접근이 함께 이루어져야 한다.

3) 신체질환과 동반된 경우

우울증이 신체질환과 동반되거나 그 질환에 이차적으로 발생한 경우는 그렇지 않은 경우에 비해 치료가 어렵다. 당뇨병, 갑상선 기능저하증, 고혈압, 심장질환, 만성 신부전, 여러 가지 악성종양 그리고 만성 통증 등은 우울증을 일으킬 수 있다. 또한 이러한 질환들이 우울증과 동반되는 경우 항우울제에 대한 반응이 좋지 않은 편이다. 약물 간 상호작용이나 대사 문제도 약물 농도를 변화시킬 수 있으므로 고려해야 한다. 결국 동반질환들을 성공적으로 치료하면서 항우울제 치료를 하는 것이 다른 어떤 치료 전략보다 우선되어야 한다.

4) 인구학적 특징, 가족력

이전 문헌들에서는 여성이 치료저항성 우울증에 빠지기 쉽다고 하였으나, 이는 우울증의 유병률이 여성에게 많기 때문인 것으로 생각되고, 일반적으로 성별에 따라 치료저항성에 차이가 있다는 증거는 없다. 치료저항성 우울증 환자들은 기분장애의 가족력이 있는 경우가 많다. 또한 가족력은 우울증의 조기 발병과도 연관이 있고, 만성 우울증으로 발전할 가능성도 많으며, 양극성 우울증일 가능성도 높다. 임상적인 관점에서 가족 중에 치료에 좋은 반응을 보이는 우울증이 있었던 경우에는 치료 반응이 좋을 가능성이 높고, 가족 중에 치료저항성 우울증이 있는 경우에는 치료저항성 우울증이 될 가능성이 높다.

5) 환자의 치료 순응도

무엇보다도 환자가 의사의 지시대로 약을 복용하지 않는다면, 치료목표를 달성할 가능성은 매우 낮다. 정신과 치료에 대한 환자의 인식, 자신의 병에 대한 태도, 인격장애의 동반 유무 등이 치료 순응도와 연관이 많다.

4. 치료저항성 우울증의 치료 전략

치료저항성 우울증을 치료하기 위한 전략에는 초기 치료의 최적화 및 극대화, 약물 교체, 병합요법 그리고 부가요법 등이 있다. 약물 교체와 병합, 부가요법 중에서 어떤 전략을 먼저 적용해야 하는가에 대해 명확한 지침은 없지만, 초기 치료에 부분적인 반응이 있었을 때에는 병합, 부가요법을 적용하고, 전혀 반응이 없었을 경우에는 약물을 교체하는 것이 일반적이다.

1) 초기 치료의 효과를 극대화하기

치료약물을 바꾸거나 다른 전략을 고려하기 전, 초기 치료의 효과를 극대화하는 것이 치료저항성 우울증에 대한 첫 번째 치료 전략이다. 효과를 극대화하기 위해서는 우선 적절한 치료 기간과 치료용량이 확보되었는지 확인하여 항우울제의 용량을 증량하고, 충분한 치료 기간을 제공하는 것이 중요하다. 그러나 치료약물의 용량을 증가시키기 전에 반드시 환자의 치료 순응도를 검토해야 하고, 문제가 있다면 치료 순응도를 높이기 위한 면담치료를 적용할 수 있다. 또한 동반질환의 유무 등의 진단 문제와 약물 간 상호작용을 재검토해야 한다.

(1) 치료 기간의 연장

치료에 반응이 없을 경우 가장 간단한 전략은 초기의 치료를 그대로 2주 내지 4주 더 연장하는 것이다. 많은 연구들이 치료 기간이 길수록 치료효과 면에서 유리하다는 보고를 하고 있다. 치료 기간이 늘어남으로써 우울 삽화의 자연경과가 호전되는 것을 노릴 수도 있고, 항우울제를 너무 일찍 중단하는 과오를 막을 수도 있다. 또한 인종이나 유전자형, 인격특성 등의 특징에 따라 항우울제에 반응이 느린 환자들도 있다. 재발성 우울증을 연구한 피츠버그 연구진에 따르면 치료 기간을 10주 내지 16주로 유지해야 관해에 이르는 환자들이 있고, 이들 중 3분의 1이 인격장애와 삶의 스트레스가 높은 특성이 있었다. 또한 5-HTT 유전자의 promotor region의 다형성인 5-HTTLPR L/L type이 다른 type에 비해 항우울제에 대한 반응이 빠르다는 연구들은, 환자들에 따라 항우울제에 대한 반응 속도가 다르므로 초기 치료 시도를 연장하는 것이 좋은 전략 중 하나임을 뒷받침한다. 실제로 4주간의 항우울제 치료는 환자에 따라서는 충분치 않은 치료 기간일 수 있기 때문에 치료 기간의 기준을 적어도 6주 이상으로 늘이는 것이 좋고, 특히 fluoxetine은 적어도 8주 이상의 치료 기간을 가지는 것이 바람직하다.

하지만 일반적으로 치료저항성 우울증은 이보다 훨씬 오랜 기간의 치료에도 호전이 없을 때를 지칭하게 되는 경우가 많다. 두 번 이상의 적극적 약물치료에 효과가 없었던 환자들은 다른 치료에도 호전이 어려운 경우가 많다. 그러나 치료저항성 우울증으로 진단된 입원 환자 225명을 대상으로 한 연구에서는 69%의 환자에서 75% 이상의 치료반응을 보였다는 희망적인 결과를 보고하였다. 이 환자들은 고용량 약물치료, 심리치료, 가족치료, 입원환경치료 등 종합적인 치료를 받았으며, 최대 72주까지 입원하였고, 큰 호전을 보이기까지는 평균 40주가 걸렸다. 이 연구는 일부 치료저항성 우울증 환자들에게 장기 입원을 통한 집중 치료가 도움이 될 수 있음을 시사한다. 그러나 장기적인 항우울제 치료에 대해서는 비판적인 보고들도 있다. 장기적인 약물치료가 내성을 유발하고 치료효과를 떨어뜨린다는 주장과 함께 항우울제를 복용하다 중단한 환자가 항우울제를 복용하지 않은 환자들보다 재발률이 높다는 메타분석도 있다.

(2) 약물 용량의 적정화

항우울제의 용량이 부족한 것도 치료 실패의 흔한 원인 중 하나이다. 선택적 세로토닌 재흡수 억제제SSRI가 나오기 전, 삼환계 항우울제TCA와 단가아민 산화효소 억제제MAOI의 용량을 증가시켜 최대 용량으로 유지하는 것이 치료저항성 우울증의 치료에 아주 중요한 전략이었다. SSRI의 사용에 있어서도 일반적인 용량보다 최대 용량으로 치료한 경우 반응이 좋다는 연구들이 있고, 최대 용량 이상의 항우울제로 치료 반응을 보았다는 사례연구들도 있다. 하지만 SSRI는 일반적으로 저용량과 고용량의 효과에 큰 차이가 없다는 의견도 많다. 앞으로 저용량의 항우울제에 효과가 없었던 환자를 대상으로 고용량의 약물효과를 조사하는 연구가 필요하다. TCA는 여러 부작용 때문에 충분한 치료 용량을 확보하지 못하는 경우가 많으므로 주의를 기울여야 한다. TCA 중 nortriptyline은 분명한 치료적 농도 구간therapeutic window이 있어서, 혈중농도 50~150 ng/mL 사이의 구간을 확보하여야 하며 그 이상이나 그 이하의 혈중농도에서는 치료효과가 적다. bupropion, mirtazapine 등의 항우울제는 적정 용량이 SSRI에 비해 유동적이다. bupropion은 시판 전 600 mg/일의 용량으로 연구되었으나, 경련 유발의 부작용 문제 등으로 인하여 지금은 300~450 mg/일로 처방되고 있다.

2) 약물 교체

약물 교체에는 같은 계통의 항우울제로 교체하는 방법과 다른 계통의 항우울제로 교체하는 방법이 있는데, 환자의 이전 치료 경력과 부작용 측면을 고려하여 결정해야 한다. 많은 임상가들은 첫 항우울제로 치료반응이 없는 경우 다른 기전을 지닌 다른 계통의 항우울제로 교체하는 경향이 많고, 이런 방법을 지지하는 메타분석 연구도 있다. 그러나 최근 연구에서는 다른 계통의 항우울제로 교체하는 것이 같은 계통으로 교체하는 것에 비해 더 나은 효과를 보이지 않았다. 그리고 여러 항우울제의 효과를 비교 분석한 연구에서는 각각 모두 다른 계통인 clomipramine, venlafaxine, escitalopram이 다른 약제에 비해 우수한 것으로 나타나 효과와 계통에는 큰 연관이 없었다. 결국 아직까지 약물 교체에 대해서는 연구가 부족하여 근거 중심의 명확한 지침은 없지만, 아래에 주요 연구들을 소개하였다. 현재 대부분의 우울증 환자들은 SSRI로 치료를 시작하기 때문에 SSRI에 대한 연구가 가장 많이 이루어졌다.

(1) SSRI에서 다른 SSRI로 교체

몇몇 연구들은 첫 SSRI에 반응이 없었던 환자들이 교체한 두 번째 SSRI로 효과를 보았다고 보고하였다. 이 연구들에서는 하나의 SSRI에 반응이 없었던 환자들을 다른 SSRI로 교체하여 6주간 치료한 결과 42~76% 정도가 치료반응을 보였지만, 이 연구들은 모두 개방 연구였다는 제한점이 있다.

(2) SSRI에서 TCA로 교체

SSRI가 시판된 이후 TCA의 사용은 급격히 줄어들었지만, SSRI 치료에 반응이 없는 경우 TCA로 교체 투여한 이후에 효과를 보였다는 몇몇 보고들이 있다. 한 연구에서는 paroxetine에 반응이 없었던 15명 중 11명(73%)이 imipramine으로 교체한 뒤 치료반응을 보였다고 했고, sertraline에 반응이 없었던 117명을 대상으로 한 이중맹검연구에서는 imipramine으로 12주간 치료한 결과 52명(47%)이 치료반응을 보였다. TCA로 약물을 교체하는 것이 효과적일 수 있지만, TCA는 심장 기능 이상을 포함한 여러 부작용이 동반될 수 있고, 과다 복용 시 사망의 위험성도 있으므로 주의해야 한다. 또한 SSRI에서 TCA로 갑작스럽게 교체할 경우 약물 상호작용으로 인해 TCA의 혈중농도가 높아질 수 있고, 반감기가 짧은 SSRI는 갑작스러운 중단으로 인해 금단증상이 생길 수 있으므로 용량을 천천히 줄이면서 교체하는 것이 좋다.

(3) SSRI에서 SNRI로 교체

SSRI에 반응이 없는 환자들은 SNRI 계통의 약물로 교체함으로써 치료효과를 거둘 수도 있다. 한 연구에서는 여러 약물에 치료저항을 보인 환자 84명 중 30% 정도가 12주 동안의 venlafaxine 치료에 반응을 보였다고 하였고, SSRI에 반응이 없었던 환자들 중 50% 이상이 venlafaxine으로 교체한 다음에 효과가 있었다고 보고한 연구도 있으며, SSRI에서 duloxetine으로 변경한 후 추가효과가 있었다는 연구도 있다. duloxetine과 milnacipran은 주요우울장애뿐 아니라 섬유근육통과 같은 일부 통증 질환에도 효과가 있다는 연구들도 많아서, 이런 신체증상이 치료저항성과 연관이 있는 환자에게는 효과가 좋을 수 있다.

(4) SSRI에서 NDRI로 교체

SSRI를 bupropion으로 교체 후 추가적인 치료효과가 있었다는 연구가 있지만, 치료저항성 우울증에서의 bupropion의 효과에 대한 근거는 충분하지 않다. 다만 bupropion으로의 교체는 SSRI나 SNRI 복용으로 인해 성기능장애 부작용이 있을 때 이를 줄일 수 있는 좋은 대안이 될 수 있다.

(5) SSRI에서 NaSSA로 교체

mirtazapine으로의 교체에 대한 연구는 많지 않다. 하나의 SSRI에 반응이 없었던 250명의 환자를 대상으로 sertraline으로의 교체와 mirtazapine으로의 교체를 비교한 연구에서는 각각 관해율이 28%, 38%였으나 두 군 사이에 유의한 차이는 없었고, 다만 mirtazapine군에서 치료효과가 더 빨리 나타난다고 하였다. STAR*D 연구의 3단계에서는 두 개 이상의 항우울제 치료에 반응이 없었던 치료저항성 환자에서 mirtazapine과 nortriptyline의 효과를 비교하였는데, 각각 관해율이 12.3%, 19.8%로 역시 유의한 차이가 없었다. 다른 연구에서는 mirtazapine이 venlafaxine에 비해 한 번 치료에 실패한 환자에서의 치료효과가 유의하게 적다고 보고되기도 하였다. 결국 mirtazapine도 치료저항성 우울증에 사용해볼 수 있는 항우울제이지만, 다른 약제와의 효과 차이 등 자세한 사항에 대한 근거는 부족하다.

3) 병합요법(combination)

병합요법은 효과가 확인된 항우울제 두 가지를 함께 사용하는 전략이다. 1980년대 초까지 대표적인 항우울제였던 MAOI와 TCA는 함께 병합할 경우 약물 상호작용으로 인한 치명적인 고혈압의 발생 가능성 때문에 적용하기 어려웠지만, SSRI가 개발되면서 치료저항성 우울증의 치료에 병합요법의 적용이 활발해졌다. 병합요법은 두 가지 이상의 항우울제가 서로 다른 작용으로 뇌의 더 많은 종류의 수용체에서 항우울 효과를 가져올 수 있다는 장점이 있지만 약물 상호작용의 가능성을 고려해야 한다. 병합요법의 원칙에 대한 연구는 많지 않아서 치료 지침이 정립되지는 않았지만, 일반적으로 병합요법을 4주 내지 6주 지속한 후에 그 효능을 평가하고, 병합요법에 효과를 보여 환자의 증상이 관해에 이르면 그 후에도 6~9개월 정도 더 유지한 다음 천천히 하나의 항우울제를 중단하는 것이 일반적인 원칙이다.

(1) SSRI와 NDRI의 병합

다양한 수용체에 작용한다는 점에서 병합요법으로 자주 선택되는 것이 SSRI와 bupropion의 병합요법이다. 이 두 조합은 세로토닌계, 노르에프네프린계 및 도파민계에 모두 작용한다는 장점이 있고 몇몇 개방 연구와 증례보고들은 이 조합이 단독요법보다 우수하다고 보고하였다. 또한 SSRI의 부작용인 성기능장애를 bupropion이 호전시킬 수 있다는 장점이 있다. 하지만 두 조합으로 진전과 공황발작이 유발될 수 있다는 보고들이 있어 주의해야 한다.

(2) SSRI와 NaSSA의 병합

SSRI에 반응이 없었던 환자들에서 SSRI와 mirtazapine의 병합이 도움이 되었다는 개방연구가 있었고, 위약 대비 mirtazapine 병합의 우수한 치료효과를 보고한 이중맹검연구도 있다. 이외에 치료저항성 우울증 대상의 mirtazapine 병합 연구는 없지만, 우울증 치료 초기부터 SSRI와 mirtazapine의 병합요법이 단독요법보다 효과가 좋다는 주장이 있다. mirtazapine은 SSRI로 인한 성기능장애를 호전시킬 수 있으나, 체중 증가와 진정작용이 심하게 나타날 수 있는 것이 이 조합의 가장 큰 약점이다.

(3) SSRI와 TCA의 병합

SSRI와 TCA의 병합은 단독요법보다 항우울효과가 나타나는 시간이 빠르다고 보고한 연구와 desipramine과 fluoxetine을 병합이 단독요법보다 관해율이 더 높았다고 보고한 연구가 있다. 이외에도 몇몇 연구들이 TCA와 SSRI의 병합은 단독 치료보다 효과가 좋다고 보고하였지만, 병합을 하여도 반응률이 낮았다는 보고도 있다. SSRI와 TCA의 병합에서 가장 문제가 되는 것은 cytochrome P450 (CYP) 2D6 효소에 의한 약물 상호작용이다. 이 효소를 억제하는 몇몇 SSRI와 함께 사용할 경우 TCA의 혈중농도가 급격하게 상승할 수 있기 때문에 TCA로 인한 심장독성이 유발될 수 있다. 그러므로 TCA를 적은 용량(25~75 mg)으로 유지하고, 가능하면 혈중농도를 검토하는 것이 필요하다.

(4) SSRI와 NRI의 병합

비교적 노르에피네프린계에만 작용하는 reboxetine은 아직 우리나라에는 시판되지 않았지만 SSRI에 반응이 없었던 환자들이 reboxetine과 병합하여 효과를 보았다는 개방연구들이 있다.

(5) SSRI와 SNRI의 병합

SSRI와 SNRI의 병합효과에 대한 연구들이 부족하다. venlafaxine은 CYP2D6로 대사되기 때문에 이 CYP2D6를 억제하는 여러 SSRI와 병합할 경우 venlafaxine의 혈중농도가 급격히 높아져 세로토닌 증후군, 혈압 상승 및 심한 항콜린성 부작용 등을 유발할 수 있다.

(6) SSRI와 다른 SSRI의 병합

SSRI는 기본적으로 세로토닌 재흡수 억제 작용을 주요 기전으로 가지고 있지만, 약물에 따라 그 특성이 조금씩 다르다. paroxetine과 fluoxetine은 다른 SSRI에 비해 상대적으로 노르에피네프린 재흡수 억제 작용도 강하고, sertraline은 도파민 재흡수 억제 작용이 강하다. 그래서 두 가지의 SSRI를 병합해서 사용하는 것이 단독 치료보다 효과가 좋을 수 있다는 것이 이론적으로 가능하고 몇몇 개방 연구의 보고들도 있다. 그러나 이런 이점을 위해서는 각 신경전달물질에 주요 작용을 가지는 다른 항우울제들을 사용할 수 있기 때문에 SSRI끼리 병합하는 것은 추천되지 않는다. 또한 두 가지 이상의 SSRI 병합요법은 세로토닌계의 부작용을 높여 세로토닌 증후군의 가능성을 높일 수 있기 때문에 주의해야 한다.

4) 부가요법(augmentation)

부가요법은 항우울제에, 일반적인 항우울제가 아닌 약물을 추가하는 것을 말한다. 그동안 많은 약물들이 부가요법에 이용되었다. 이 중에는 이중맹검연구를 통해 그 효과가 이미 알려진 리튬과 갑상선 호르몬이 가장 빈번하게 선택되고, buspirone과 정신자극제psychostimulant도 많이 사용된다. 최근에는 비정형 항정신병약물atypical antipsychotics 중에서도 우울증 치료 효과를 인정받은 약물도 있고, 이에 대한 연구와 임상경험도 늘고 있다. 일반적으로 항우울제에 다른 약물들을 추가한 뒤 항우울효과는 약 3~4주 후에 나타난다고 알려져 있다. 그러므로 부가요법의 효과 유무를 성급하게 결론짓기보다는 충분한 기간을 유지한 뒤 효과를 판단해야 한다. 효과가 있을 때의 일반적인 원칙도 병합요법과 마찬가지로 관해 후 6~9개월을 더 유지하고 서서히 추가 약물을 중단하는 것이다.

(1) 리튬(lithium)

1980년대에 TCA에 반응이 좋지 않은 환자에게 리튬lithium 부가요법이 많이 이용되었다. 여러 연구들도 TCA, MAOI 및 SSRI에 반응이 없는 치료저항성 우울증 환자들에게 리튬을 추가하여 좋은 효과를 거두었다고 보고하였다. 이중맹검연구들을 종합해 보면 리튬 추가는 평균 52%의 반응률을 보였다. 리튬 부가요법의 항우울 기전은 리튬이 세로토닌의 회전turnover을 증가시켜 세로토닌계를 전반적으로 더욱 활성화시키는 것과 이차 전령 물질이나 신경보호작용 등에 의한 것으로 추측되고 있다. 리튬은 보통 600~900 mg/일 정도의 용량이 사용되고 혈중농도는 0.4 mEq/L 이상이 되어야 효과가 있다. 리튬의 일반적인 부작용은 진전, 갑상선 기능저하증, 체중 증가, 신장 독성이고, 혈중농도가 1.2 mEq/L 이상되면 신경 독성으로 인해 섬망까지 발생할 수 있으므로 혈중농도를 정기적으로 검사해야 한다. 리튬은 최근 자살 예방 효과가 있다는 연구보고들이 많이 나오면서 다시 주목을 받고 있고 사용도 늘어나고 있다. 리튬이 우울삽화의 재발을 막고, 공격성과 충동성을 줄임으로써 자살 예방효과가 나타난다는 가설도 제기되었다. 치료저항성 우울증 환자의 일부가 양극성장애일 가능성도 이런 리튬의 자살 예방 효과를 시사한다.

(2) 갑상선 호르몬(thyroid Hormones)

갑상선 호르몬에는 triiodothyronine (T3)와 thyroxine (T4)이 있고, 이 중 T3가 작용이 빠르기 때문에 더 선호된다. 갑상선 호르몬의 항우울효과는 노르에피네프린계의 신경전달을 활성화, 잠재된 갑상선 기능저하의 교정, 세포 내 갑상선 활성의 하향 조절 등의 작용으로 추측되고 있지만 정확한 기전은 알려져 있지 않고, 효과에 대해서도 논란이 있다. TCA에 반응이 없던 환자에서 T3 25~50 μg 정도를 추가하여 좋은 효과를 거두었다는 보고들이 많이 있고, TCA와의 부가요법으로 예전에 널리 사용되었지만, SSRI가 나온 이후 SSRI와의 부가요법에 대한 연구는 활발하지 않았다. 그나마 연구에 사용된 호르몬 제형이나 용량도 다양하여 메타분석을 하기 어렵고, 각 연구들의 결과도 일관되지 않아서 SSRI의 부가요법으로써 갑상선 호르몬의 유용성은 결론내리기 어려운 상태이다. 최근 153명을 대상으로 한 연구에서는 T3를 sertraline에 추가한 것이 sertraline 단독 치료에 비해 우수하지 않았다.

(3) buspirone

buspirone은 5-HT1A 부분 효현 작용을 가지는 항불안약물로 약물 상호작용이 적고 매우 안전하기 때문에 최근 항우울제에 추가하여 많이 사용된다. 그러나 buspirone의 항우울효과는 아직 확실한 결론이 없이 여러 연구들이 각각 다른 결과를 보고하고 있다. 현재 buspirone 추가로 기대할 수 있는 효과는 우울증 환자의 불안증상을 감소시킬 수 있고, SSRI로 인한 성기능장애에 도움이 된다는 것이다.

(4) pindolol

pindolol은 β 차단 효과와 시냅스전 5-HT1A 자가수용체에 길항 작용을 가진 약물로 주로 유럽에서 항우울제에 추가하여 많이 쓰이고 있다. 몇몇 연구들은 7.5 mg/일 정도의 pindolol이 SSRI에 추가되어 항우울효과를 증진시킨다고 보고하였지만, 효과를 얻지 못한 연구들도 있었다. Pindolol 추가의 문제점은 몇몇 환자에서 자극과민성irritability을 증가시킨다는 것이다.

(5) 도파민 활성 약제(dopaminergic agents)

도파민 활성 약제를 추가하는 것도 치료저항성 우울증 치료에 이용될 수 있는 전략 중 하나이다. 이론상 도파민 활성을 높임으로써 항우울효과를 증가시킨다고 볼 수 있는데 몇몇 연구들이 파킨슨병 치료제인 pergolide (0.25~2 mg/일), amantadine (200~400 mg/일) 또는 pramipexole (0.375~0.75 mg/일) 등으로 치료저항성 우울증의 치료에 좋은 효과를 얻었다고 보고하였다. 그러나 이들 대부분이 개방 연구이고 대상 수가 적었기 때문에 도파민 활성 약제의 효능에 대해선 아직 확실한 결론은 없다. 동물 실험에서 도파민 활성 약제는 성기능을 활성화시키기 때문에 이론적으로 SSRI로 인한 성기능장애를 호전시킬 수 있다는 의견이 있지만 확실한 연구 결과는 없다.

(6) 정신자극제(psychostimulants)

정신자극제는 도파민 활성 약제와 마찬가지로 도파민계를 활성화시킴으로써 항우울효과를 가진다는 가설하에 부가요법으로 이용되고 있다. 가장 많이 사용되는 약물은 methylphenidate로 10~40 mg/일의 용량이 사용되고, 최근에는 기면병 치료제인 modafinil도 우울증의 부가요법으로 이용이 늘고 있다. 정신자극제는 특히 노인이나 활동이 거의 없는 우울증 환자에서 우울한 감정을 호전시키고 활동을 증진시키는 효과가 있다고 보고되었다. 그러나 이들 정신자극제 부가요법이 수면 문제나 피로증상의 개선 효과는 있지만 항우울제 단독치료에 비해 유의한 추가 효과를 나타내지 못한 연구가 많다. 최근에는 methylphenidate 서방정이나 modafinil과 비슷한 armodafinil도 우울증 부가요법으로 시험적으로 사용되고 있지만 효과가 아직 검증되지는 않았다. 정신자극제는 환자에게 불안과 과민성을 증가시킬 수 있고 심한 불면증도 유발할 수 있으므로 저녁 시간을 피해 아침 시간에 처방하는 것이 좋다.

(7) 항전간제(anticonvulsant)

양극성장애에 많이 사용되는 valproate, carbamazepine, lamotrigine, gabapentin 그리고 topiramate 등이 치료저항성 우울증의 추가 약물로 사용될 수 있다. 몇몇 항전간제들이 우울증의 부가요법으로 도움이 된다는 사례보고와 연구들이 있었지만 결론을 내리기에 근거가 부족하고, fluoxetine과 병합하여 lamotrigine과 위약을 비교한 이중맹검연구에서는 lamotrigine이 위약과 비교해 별 차이가 없는 것으로 나타났다. 항전간제를 추가하여 얻을 수 있는 장점은 환자의 불안을 줄이는 데에 도움이 된다는 것이지만, 일부 약제의 경우 과다한 진정작용이 나타날 수 있고, 혈중농도를 정기적으로 확인해야 한다.

(8) 비정형 항정신병약물(atypical antipsychotics)

항정신병약물의 경우 이전에는 주로 정신병적 증상을 동반한 우울증과 비전형적 양상을 보이는 우울증에 부가요법으로 사용되었다. 그러나 1990년대에 비정형 항정신병약물이 등장하면서 비교적 적은 부작용을 이점으로 이전보다 우울증에 사용하는 경우가 많아졌고, 여러 비정형 항정신병약물이 부가요법 또는 단독요법으로도 효과가 있다는 보고가 증가하고 있다.

① aripiprazole

aripiprazole은 항우울제에 치료 반응이 좋지 않은 환자에서 추가할 수 있는 약물로 2007년 미국에서 공식 허가되어, 우울증의 부가요법으로 허가된 첫 번째 항정신병약물이다. 이를 뒷받침한 연구는 총 743명을 대상으로 6주간 2개의 위약대조이중맹검연구였다. aripiprazole의 용량은 2~20 mg/일이었고, 위약군

PART 04

에서는 5.8점의 MADRS 점수가 감소한 것에 비해 aripiprazole군은 8.8점의 감소를 보였다. 349명을 대상으로 한 추가 연구에서도 비슷한 결과를 보였다. 이외의 연구에서도 aripiprazole 부가요법은 치료저항성 우울증 환자의 사회적 기능, 삶의 질, 자살생각, 정신운동성 저하, 불면, 일반 신체증상들에도 좋은 효과를 보였다. aripiprazole 부가요법의 부작용은 일반적으로 심하지 않고, 흔한 부작용으로는 좌불안석, 불면, 피로, 시야 흐림, 변비 등이 있다. 국내에서도 항우울제에 추가할 수 있는 약물로 식약처의 허가를 받았다.

② quetiapine

quetiapine은 서방정 제형quetiapine XR이 항우울제에 치료 반응이 좋지 않을 때 추가할 수 있는 약물로 2009년 미국에서 허가되었다. 2개의 위약대조이중맹검연구를 근거로 승인이 되었는데, 총 936명을 quetiapine XR 150 mg/일이나 300 mg/일의 고정 용량으로 6주간 관찰한 결과 항우울제 단독치료에 비해 유의한 효과가 있었다. 이외에도 quetiapine은 우울증에 대해 비교적 많은 연구가 이루어졌는데, 부가요법뿐 아니라 단독치료나 우울증 재발방지 효과에 대한 연구 등 10개가 넘는 위약대조연구에서 quetiapine의 항우울효과를 보고하였다. 이 중 흥미로운 것은 quetiapine를 인지행동치료에 부가요법으로 사용한 연구인데, quetiapine을 인지행동치료에 추가한 그룹이 위약을 추가한 그룹에 비해 우울증 호전 효과가 좋았고, 인지행동치료를 끝까지 참여한 비율도 높았다. quetiapine 부가요법의 부작용은 일반적인 quetiapine의 부작용과 비슷하며 구갈, 졸리움, 피로, 진정작용 등이 있으나 역시 가장 문제가 되는 것은 체중의 증가다. 국내에서는 서방정이 식약처의 허가를 받아 항우울제에 부가요법으로 사용할 수 있다.

③ olanzapine

olanzapine은 항우울제인 fluoxetine과 병합한 제제인 olanzapine–fluoxetine combination (OFC)가 미국에서 치료저항성 우울증의 치료제로 허가를 받아 사용되고 있다. OFC는 치료저항성 우울증이나 양극성 우울증 등 여러 우울증에서 효과적이었지만, olanzapine 단독치료나 fluoxetine 단독치료에 비해 추가적인 효과가 있는지에 대해서는 연구에 따라 조금씩 다른 결과를 보이고 있다. 아직 국내에는 도입되지 않아 사용할 수 없다.

④ risperidone과 paliperidone

risperidone 부가요법에 대해선 지금까지 5개 정도의 위약대조연구가 있었고 대부분 연구에서 risperidone을 추가한 것이 위약에 비해 효과가 좋았다. 가장 최근에 발표된 연구에서는 risperidone의 부가요법이 우울증의 재발방지 기간을 연장하였으며, 97명을 대상으로 4주간 관찰하여 risperidone 추가군이 위약군보다 유의하게 관해율이 높았는데, 평균 risperidone 용량은 1.6 mg/일이었다. paliperidone은 조현정동장애 환자에서의 우울증상에 대한 효과를 보고한 연구들은 있지만, 주요우울장애에 대한 연구는 거의 없다.

⑤ ziprasidone

ziprasidone 부가요법에 대한 이중맹검연구는 아직 없다. 하지만 일부 개방 연구들은 SSRI에 ziprasidone을 추가하여 치료저항성 우울증의 치료반응을 높일 수 있었다고 보고하였다. 부가요법은 아니지만 우울증에 대한 ziprasidone 단독치료의 효과를 조사한 최근 연구는 ziprasidone의 항우울효과가 위약에 비해 우수하지 않았다. 그러므로 ziprasidone 부가요법의 항우울효과에 대해서는 더 많은 연구가 필요하다.

⑥ asenapine

asenapine은 조현병, 양극성장애의 조증과 혼재성 상태에 대한 치료로 승인을 받은 신약으로 몇몇 연구들에서 양극성장애 환자의 우울증상에 대한 좋은 치료 효과를 보고하였다. 또한 약물의 분자 구조와 작용 기전이 mirtazapine과 유사하여 양극성장애 이외의 우울증상 치료효과를 보일 가능성에 대한 기대가 있지만, 주요우울증에 대한 연구는 아직 부족하다.

(9) 이노시톨(inositol)

이노시톨을 항우울제에 추가하는 것이 효과가 있다는 보고들이 초기에 있었으나 최근의 이중맹검, 대조연구에 따르면 SSRI에 이노시톨을 추가하여도 특별한 효과는 거두지 못했다고 보고되었다.

(10) 에스트로겐(estrogen)

여성 호르몬인 에스트로겐은 신경계의 에스트로겐 수용체에 대한 상호작용을 통해 행동에 영향을 준다. 폐경 후 여성에 대한 에스트로겐의 이용이 많아지면서 중년 여성의 치료저항성 우울증에 에스트로겐을 추가하는 전략도 많이 이용되었다. 몇몇 연구들에 따르면 에스트로겐이 단독으로는 항우울제로 쓰기에 효과가 부족하지만, 중년 여성 우울증에 대한 부가요법으로서 항우울제의 효과를 촉진시키고, 반응시간을 단축시킬 수 있고, 폐경 이행기의 여성들에서는 항우울효과가 뚜렷하다는 이중맹검연구도 있다. 그러나 폐경 후 여성을 대상으로 시행된 연구들에서는 에스트로젠의 항우울효과가 유의하지 않다는 보고가 많다. 이에 대해 에스트로젠이 폐경 이행기에는 우울증 치료효과가 어느 정도 있고, 폐경 후에는 효과가 없다고 생각하는 임상가들이 많다. 호르몬에 반응하는 우울증을 따로 진단할 수 있고 이 경우에 에스트로겐을 치료로 이용할 수 있다고 제안한 연구자도 있다.

에스트로겐을 사용에 있어서는 유방암 위험성의 관련성도 고려해야 한다. 폐경 후 에스트로겐 사용이 유방암 발생의 위험성을 높인다는 보고들이 있은 후 에스트로겐 사용에 대해 많은 논란이 제기되었다. 전문가들은 연령이나 유방암 위험도 등에 따라 위험도를 구분하고 고위험군에게는 에스트로겐 치료를 자제하고, 저위험군도 위험성에 대해 설명하고 동의를 얻은 뒤 처방하도록 권고하고 있다. 치료저항성 우울증에서 에스트로겐을 언제, 어떻게 사용해야 한다는 지침은 아직 없다.

(11) DHEA (dehydroepiandrosterone)

DHEA는 부신에서 생성되어 혈류를 통해 순환하는 코르티코스테로이드로서 에스트로겐이나 테스토스테론의 전구물질이며 이들 호르몬보다 혈중농도가 월등히 높은 주요 스테로이드 호르몬이다. 최근 스테로이드 호르몬의 세포 내 작용에 대한 연구가 활발해지고, 몇몇 동물 실험에서 DHEA가 당뇨나 비만 등을 예방한다는 결과를 보고한 후 이 호르몬에 관심이 높아지고 있다. 그러나 DHEA의 인체 내 생리적 효과에 대해서는 아직 정확히 알려지지 않았다. 다만 DHEA와 그 대사물질인 DHEA-S가 중요한 생물학적 작용을 통해 기분을 조절하고 안녕감 well-being sense을 높여준다는 이중맹검연구가 있었다. 한 예비적 연구에서는 90 mg/일의 용량을 항우울제에 추가해 치료저항성 우울증 환자를 치료한 결과 좋은 효과를 보았다고 하였지만, 효과를 검증하기 위해서는 더 많은 연구가 필요하다.

(12) 엽산(folate)과 메티오닌(s-adenosyl-methionine; SAMe)

엽산과 메티오닌은 뇌의 메틸화 과정에 깊이 관여하는 물질로 이전부터 보조적 항우울제로서의 가능성이 보고되었다. SSRI에 반응이 없었던 환자에서 메틸엽산methylfolate은 부가요법 제제로 좋은 효과를 보였고, 한 연구에서는 fluoxetine에 엽산을 0.5 mg/일 정도 추가함으로써 여성 우울증 환자에서 위약을 추가한 것보다 우수한 반응률을 보였다. 메티오닌은 아미노산의 일종으로 항우울제에 추가하면 항우울효과를 높이고 더 빨리 항우울을 유도할 수 있다는 보고들이 있다. SSRI에 저항성이 있는 우울증 환자에게 시행한 개방 연구에서는 메티오닌을 추가한 1주일 후부터 해밀턴 우울척도 점수가 유의하게 감소하였고, 최근 시행된 위약대조군연구에서도 메티오닌이 부가요법은 유의한 효과가 있었다.

(13) 오메가-3 지방산(omega-3 fatty acid)

항우울제에 추가할 수 있는 자연 물질로 엽산과 더불어 오메가-3 지방산도 관심을 받고 있다. 그동안 오메가-3 지방산이 양극성장애 환자의 초기 경과를 호전시키고 우울증에 단독 혹은 부가요법으로 치료 효과가 있다는 보고들이 있었다. 그러나 13개의 이중맹검연구들을 메타분석한 최근 연구에서는 오메가-3 지방산의 항우울효과가 유의하지 않았고, 효과가 있었다고 보고한 기존 연구들에 문제가 있었다고 주장하였다. 따라서, 부가요법으로서의 오메가-3 지방산의 효과는 명확히 결론내리기 어려우므로 환자의 개별 임상적 상황에 따라 임상적 이득/위험성의 관점에서 판단을 해야 할 것이다.

표 21-2. **부가요법의 개요**

SSRI에 부가요법으로 고려될 수 있는 약물	
효과 및 안전성 고려	부가요법 전략
효과가 밝혀진 추가 약제	리튬, 비정형 항정신병약물(aripiprazole, quetiapine)
추천되는 추가 약제	도파민 활성 약제, 정신자극제, 비정형 항정신병약물(olanzapine, risperidone, ziprasidone), 엽산/메틸엽산
시도해 볼 수 있는 추가 약제	항전간제, 메티오닌(SAMe), DHEA, 에스트로겐(estrogen), 오메가-3 지방산
논란이 많은 추가 약제	buspirone, pindolol, 이노시톨(inositol)

5) 케타민(ketamine)

기존 항우울제의 느린 치료 반응 속도와 만족스럽지 못한 관해율 등으로 인해 새로운 항우울제를 개발하려는 노력이 계속되고 있다. 마취제로 많이 쓰이는 케타민은 글루타메이트 수용체인 NMDA 수용체 길항제로 현재 새로운 항우울제 후보 중 가장 관심을 받고 있다. 케타민은 여러 연구에서 매우 빠른 항우울효과를 보이고, 치료저항성 우울증에 대해서도 급성 치료효과가 좋은 것으로 나타났다. 케타민 비강내 흡입제는 현재 치료저항성 우울증에 경구용 항우울제와 병합요법으로 사용하거나 자살 충동이 심한 주요우울증 환자의 치료에 성공적으로 사용되고 있으나 높은 가격과 급성 부작용에 대한 관찰이 필요하다는 제한점이 있다. 현재 치료저항성 우울증에 단독요법으로도 승인받기 위한 절차가 진행 중이다. 케타민 정맥주사제는 아직 시판되지 못하고 연구가 진행 중인데, 임상연구에서 정맥주사제는 투여 후 2시간 내에 위약보다 유의한 치료 효과를 보였다. 하지만 케타민의 항우울효과가 환자에 따라 매우 다르게 나타나고, 항우울효과의 유지 기간도 짧아서 한 번의 정맥주사 후 3일에서 1주일 정도만 효과가 유지된다는 점이 제한점이다. 현재 정맥주사를 반복하여 1달 이상 효과를 유지시키는 연구들이 진행 중이지만, '항우울효과를 어떻게 유지시킬 수 있는가?'는 항우울제로서 케타민의 핵심 과제이다. 케타민의 또 다른 제한점은 안전성 문제이다. 케타민 주사 후 우울증상이 더 심해지거나 일시적인 정신병적 증상이 나타났다는 보고도 있고, 반복 사용 시에 의존성에 대한 논란도 끊이질 않는다. 케타민을 비롯한 새로운 항우울제 개발에 대해서는 앞으로 더 많은 연구가 필요하다.

6) 사이키델릭 약물(psychedelics)

리세르산 디에틸아미드LSD, 실로시빈psilocibin(마법의 송로버섯과 버섯의 향정신성 화합물), N, N-디메틸트립타민DMT 같은 세로토닌성 환각 물질을 일반적으로 사이키델릭 약물이라고 한다. 사이키델릭 약물은 환각성과 의존성에 대한 과도한 우려와 규제로 의학적 연구와 사용이 수십 년간 중단되었으나 최근 조금씩 적절한 사용에 대한 논의와 의학적 연구가 시작되었다. 사이키델릭 약물은 약리학적 수준에서 다양한 효과를 발휘하는데, 5HT2A 수용체를 자극하는 것 외에도 글루타메이트 및 옥시토신, BDNF 생성, 신경 생성 및 항염증 효과를 가지고 있고, 이러한 다양한 효과는 우울증에서 중독에 이르기까지 다양한 질환에 효과가 있을 가능성이 높다. 이에 따라 지금까지 여러 연구들이 시행되었는데, 주로 암환자의 우울증이나 치료저항성 우울증에 대한 메타 분석에서 LSD나 실로시빈이 유의한 항우울효과를 보였고, 해외의 근거 기반 치료 지침서에도 이러한 환자들에서 사이키델릭의 사용에 대한 지침이 조금씩 포함되고 있다.

5. 비약물학적 생물치료

1) 전기경련치료(electro-convulsive therapy, ECT)

전기경련치료는 우울증 치료에서 최소한 항우울제와 동등한 효과를 가지고 있고, 보통 50~70%의 반응률을 보이지만, 치료저항성 우울증에서는 반응률이 더 낮다. 하지만 전기경련치료는 치료저항성 우울증에서 대부분의 항우울제보다 치료효과가 좋다. 또한 단측성 전기경련치료에서 반응이 좋지 않은 경우 양측성 치료로 반응률을 높일 수 있기 때문에 현재에도 전기경련치료는 증상이 매우 심하고 치료가 어려운 우울증 환자에게 적용된다. 전기경련치료가 효과 면에서는 치료저항성 우울증에 좋은 치료법이지만, 성공적인 치료 과정 이후에도 종종 재발하는 경우가 있다는 단점이 있다. 재발을 방지하기 위해선 유지 전기경련치료를 하거나 약물치료와 병합하는 것이 좋다. 또한 전기경련치료에 대한 사회적 편견으로 환자나 보호자의 동의를 받기 어렵다는 점도 전기경련치료의 적용에 있어 큰 걸림돌이다. 전기경련치료에도 치료반응이 없는 환자는 더 이상의 검증된 치료법은 없는 가장 어려운 환자라고 할 수 있다. 이런 경우에는 모든 치료를 잠시 중단하는 휴지기를 가진 후, 지금까지 적용하지 않았던 주요 치료 전략을 시도해 볼 수 있다. 몇몇 연구와 사례보고들에 따르면 어떤 환자들은 전기경련치료가 실패한 후에 항우울제에 대한 반응이 좋아졌는데, 이는 전기경련치료에 의해 시냅스후 수용체의 민감도가 변한 결과라고 추측된다.

2) 미주신경 자극법(vagus nerve stimulation, VNS)

미주신경 자극법으로 치료받은 경련성 질환 환자들에서 기분이 좋아지는 현상이 관찰된 후 우울증에 대해서도 연구가 시작되었다. 미주신경 자극법의 작용은 기분 조절과 연관이 있는 뇌의 청반locus coeruleus과 변연계에 영향을 미치는 것으로 생각된다. VNS에 대한 첫 번째 임상 연구는 이전에 적어도 4번 이상의 항우울제 치료에 반응이 없었던 30명의 치료저항성 우울증 환자를 대상으로 미주신경 자극법을 10주간 매주 한 번씩 시행한 결과, 40%의 환자에서 해밀턴 우울척도 점수가 50% 이상 감소되었고, 17%의 환자들이 관해에 가깝게 호전되었다. 더욱이 반응이 좋았던 환자들은 활동성과 사회 기능 등 전반적인 삶의 질도 향상되었다. 이후에도 몇몇 개방 연구가 위 연구와 비슷한 반응률과 관해율을 보고하였고, 일반적 치료와의 비교 연구에서도 VNS의 추가 효과를 보고하였다. 지금까지 시행된 유일한 이중맹검연구에서는 해밀턴 우울척도 점수는 유의하게 감소하지 않았으나 환자의 자기보고 척도에서는 유의한 증상호전 효과가 있었다. VNS와 함께 뇌심부자극술deep brain stimulation, DBS도 치료저항성 우울증에 대한 연구가 진행 중인 또 하나의 신경자극기법이다. 하지만 치료저항성 우울증(4회 이상의 항우울제 치료에도 반응이 없을 때)에서 시도할 수 있는 치료로 미국 식약처의 승인을 받은 VNS와 달리 DBS는 아직 실험 단계에 머물러 있다. 국내에서는 VNS와 DBS 모두 식약처 허가와 의료보험적용이 되지 않는다.

3) 반복 경두개 자기 자극법(repetitive transcranial magnetic stimulation, rTMS)

반복 경두개 자기 자극법은 1990년대 초기부터 우울증의 치료 가능성에 대한 많은 긍정적 연구결과들이 보고되었고, 일반적으로 왼쪽 전전두엽 부위에 3주 내지 6주 정도 매일 시행하면 우울증 호전 효과가 있음이 밝혀졌다. rTMS는 이전 하나의 항우울제로 만족스러운 치료 효과를 보지 못한 환자에게 적용할 수 있도록 2008년 미국 식약처 승인을 받았고, 다양한 연구들을 통해 rTMS는 30% 정도의 관해율을 나타내어 적어도 1차 치료 다음 단계의 항우울제 치료에서 보이는 관해율과 비슷한 정도의 항우울 효과가 있다고 인정받고 있다. 부작용 측면에서도 두통이나 주관적 불편감 정도의 가벼운 증상만이 흔한 부작용이고, 경련은 1,000명 중 한 명, 30,000회의 치료 중 한 번 정도로 아주 드물게 나타난다. 앞으로 시술의 횟수, 강도, 코일의 모양, 목표 뇌 부위 등에 대한 더 제시한 연구가 필요하지만, 일단 rTMS의 항우울효과는 확실히 밝혀졌고, 현재 만성 통증이나 다른 정신과적 질환에서의 활용에 대한 연구도 활발히 진행 중이다.

4) 자기경련치료(magnetic seizure therapy)

자기경련치료는 경련을 일으키는 자극으로 전기 대신 자기를 쓴다는 점 이외에는 전기경련치료와 같은 효과를 지닌다고 할 수 있다. 최근 자기경련치료는 뇌의 국소 부위에만 경련을 일으킬 수 있고 이론상 전기경련치료의 부작용인 기억장애 없이 치료효과를 거둘 수 있기 때문에 전기경련치료를 대체할 수 있을지에 대한 관심과 연구가 늘어나고 있다. 하지만 명확한 결론을 위해서는 자기경련치료의 치료저항성 우울증에서의 효능과 전기경련치료와의 비교에 대한 연구가 더 필요하다.

6. 심리사회적 치료

여러 가지 심리사회적 요인들이 우울증을 악화시킬 수 있고, 우울증의 약물치료 과정과 효과도 여러 심리사회적 요인들에 의해 영향을 받을 수 있다. 의사와 환자의 치료적 관계, 사회적 지지체계, 생활 스트레스, 신경증적이거나 비관적인 인격 성향들은 분명히 우울증의 치료를 어렵게 만든다. 전통적으로 심리치료는 치료저항성 우울증의 치료에 보조적으로 유용하게 이용되었다. 그러나 전통적인 정신분석적 심리치료의 효과에 대한 연구는 매우 드물고 현재 실정에서 적용시키기가 점점 어려워지고 있다. 이런 어려움을 극복하기 위해 인지행동치료와 같이 우울증 해결에 초점을 맞춘 새로운 심리치료들이 등장하였고, 연구들도 상당히 진행되어 우울증의 여러 심리사회적 요인들을 해결하는 데에 도움이 되고 있다. 현재 우울증에 대해 치료 효과의 근거가 있는 심리사회적 치료로는 인지행동치료, 대인관계치료, 재발방지를 위한 마음챙김기반 인지치료, 변증행동치료, 행동활성화 치료 등이 있다. 이 중에서도 인지행동치료는 다른 치료들의 근간이 되는 치료로서 대부분의 연구가 집중되어 있고, 임상 현장에서의 활용도 가장 활발하다.

치료저항성 우울증에 대한 연구도 대부분 인지행동치료에 대해서 이루어졌는데, 한 종설에서는 6개의 무작위연구 중 하나를 제외한 모든 연구에서 치료저항성 우울증에서의 인지행동치료가 도움이 된다고 보고하였다. 이 중 대규모 연구였던 STAR*D 연구에서도 1차 항우울제치료에 효과가 좋지 않았던 환자의 다음 단계에 적용한 인지행동치료가 다른 항우울제와 비슷한 효과를 보였다. 또한 최근 469명을 대상으로 한 대규모 무작위대조군연구에서도 치료저항성 우울증에서 항우울제에 추가한 인지행동치료는 유의한 추가 효과가 있었다. 몇몇 연구가 심리사회적 치료의 효과를 의심하기도 하였지만, 전반적으로 심리사회적 치료는 우울증에 단독 혹은 추가 효과를 지니고 있고, 치료저항성 우울증에서도 약물치료와 병합할 수 있는 치료로 인정되고 있다. 심리사회적 치료의 이점은 증상 호전뿐 아니라 치료 유지율이나 삶의 질에서도 드러난다.

치료저항성 우울증 환자들의 심리치료를 위한 지침은 다음과 같이 정리할 수 있다. 치료적 관계는 상호 협력적이고 만성 질환에 대처하는 새로운 기술을 습득하는 데에 초점을 맞추어 공감, 이해와 함께 실제적인 문제해결 기술 향상에 집중해야 한다. 또한 치료자는 재활이 중요한 다른 만성 질환의 예를 많이 이용하여 치료저항성 우울증도 재활의 측면에서 대처할 수 있도록 해야 한다. 치료 과정 중에서는 치료자가 낙관적인 관점을 견지하도록 노력하고 환자가 거둘 수 있는 여러 수준의 치료 성공에 대한 이해를 도우며, 단계적이고 달성 가능한 목표부터 설정하여 점차적인 호전을 이룰 수 있도록 한다. 치료저항성 우울증은 쉽게 만성화될 수 있기 때문에 약물치료와 함께 위와 같은 심리치료적 접근과 치료자의 태도가 중요할 것이다.

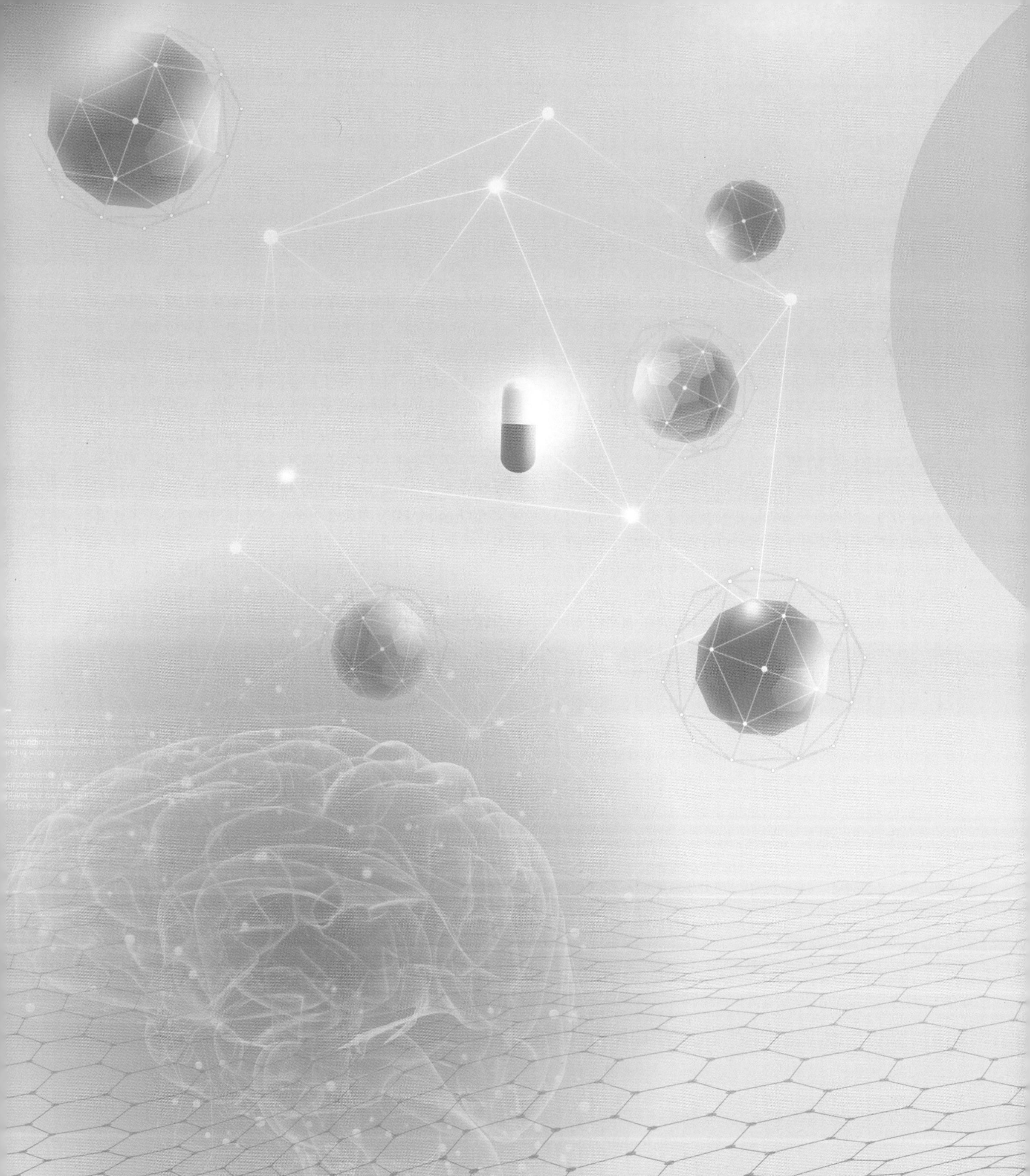

참고문헌 QR코드

전체 참고문헌은 해당 QR코드를 통해 대한정신약물학회 홈페이지에서 다운받으실 수 있습니다.

PART

5 양극성장애의 약물치료

양극성장애: 조증/경조증 삽화 및 혼재성 양상

Pharmacotherapy for bipolar disorder: mania/hypomania and mixed features

Chapter 22

◐ 우영섭 우영섭 박원명 정신건강의학과의원
◐ 박원명 가톨릭대학교 의과대학 정신건강의학교실/우영섭 박원명 정신건강의학과의원

1949년 Cade에 의해 lithium이 '정신병적 흥분'의 치료에 효과적이라는 사실이 밝혀진 이후, lithium은 오랜 경험과 다양한 임상적 근거에 기초하여 양극성장애 치료의 'gold standard' 즉 1차 선택제로서의 확고한 위치를 지켜왔었다. 그러나 급성 조증에 대한 lithium 단독요법의 반응률은 최소 50% 이상으로 그 효능이 분명하지만, '순수' 조증이 아닌 혼재성 혹은 비전형적 양상이 동반된 경우, 또는 2차성 조증의 경우에는 그 반응률이 크게 감소하는 것으로 보고되고 있다. 또한 양극성장애 치료에서는 급성 조증뿐만 아니라 이후의 우울 삽화의 예방을 위한 유지치료가 중요함에도, lithium 단독요법에 의한 삽화 예방 효과는 만족스럽지 못하다. 이런 이유 등으로 지난 30여 년간 양극성장애 급성기 및 유지기 모두에 효과적인 '진정한 기분조절제'를 찾기 위한 많은 노력이 경주되어 왔다. 그 결과 항경련제인 valproate, carbamazepine, 그리고 비정형 항정신병약물인 olanzapine, risperidone, quetiapine, ziprasidone, aripiprazole, asenapine, cariprazine 등이 미국 FDA에서 급성 조증 및 혼재성 삽화(본 장에서는 혼재성 상태/양상/삽화를 혼용한다. DSM-IV의 진단 기준을 적용한 경우에는 '삽화', DSM-5-TR 진단 기준을 적용한 경우에는 '양상'으로 표기하며 DSM 이외의 기준을 적용하였거나 포괄적인 의미를 내포하는 경우 '상태'로 표기한다)의 치료에 승인을 받았으며, 이외에도 다양한 약물들이 임상시험 중에 있다. 새로운 항경련제와 항정신병약물이 조증 삽화 및 혼재성 상태의 치료에 상당한 기여를 하였음에도 불구하고, 아직까지도 25% 이상의 환자들은 한 가지 약물치료로는 관해에 도달하지 못하고 2~3종류 약물의 병합요법이 필요하다.

본 장에서는 현재까지 축적되어 온 근거를 중심으로 양극성장애 조증/경조증 및 혼재성 상태에 효과적인 약물들과 그 사용 전략에 관하여 살펴보고자 한다.

1. lithium

1) lithium의 효능

1954년부터 1971년까지 시행된 4개의 위약대조 교차연구를 고찰한 Goodwin과 Jamison에 의하여 Cade가 관찰하였던 항조증 효과가 입증되었으며, 이후 1970년대와 1980년대에 들어서는 chlorpromazine 혹은 haloperidol과의 무작위배정대조연구randomized controlled trial, RCT를 통하여 lithium의 항조증 효과가 입증되었다. 대부분의 연구에서 lithium의 항조증 효과는 최소한 대조약물과 동등한 것으로 나타났으나, 그 대상자 수가 적은 경우가 많았다. 1980년대 이후 여러 대조약물과 lithium을 비교한 소규모 연구에서도 일관되게 lithium의 항조증 효과는 지지되었다.

lithium은 급성기 조증 삽화에서 위약보다 효과적이다. 다섯 개의 대조연구에서 lithium은 위약보다 우월한 항조증 효과를 나타냈다. 이들 RCT의 반응률을 종합하여 분석한 결과 조증에 대한 lithium 치료의 반응률은 약 70%였으며, 치료 필요 수number needed to treat, NNT는 5~6 정도였다. 현대적 설계를 이용한 연구인 Bowden 등의 자료 및 그 후속 분석에 의하면, 순수한 조증증상이거나 과거 조증 시에 lithium에 반응이 좋았던 경우, 과

거 삽화의 수가 적은 경우, 급속순환성 경과가 아닌 경우, 정신병적증상이 없는 경우, 물질남용이나 공존증상이 동반되지 않은 경우, 그리고 조증 상태의 심각도가 덜 한 경우에 lithium에 대한 반응이 좋았다.

항정신병약물과 lithium을 비교한 초기의 연구에서는 lithium의 항조증 효과를 정형 항정신병약물과 비교하였는데, 그 결과 정형 항정신병약물이 더 효과적이었다. 한 연구에서는 lithium은 chlorpromazine에 비하여 과잉행동이나 초조증상이 심한 환자에서는 효과가 적었으나 lithium 역시 조증증상을 호전시켰고 부작용이 덜하였다. 이 외에 급성기 조증 환자를 대상으로 3주간 lithium, haloperidol, 그리고 두 약물의 병합요법을 비교한 이중맹검double-blind, DB연구에서 haloperidol 혹은 haloperidol과 lithium을 병합하여 복용한 환자들이 lithium만을 복용한 환자에 비하여 유의한 호전을 보였고, lithium과 haloperidol 병합요법은 haloperidol 단독요법과 비슷한 정도의 내약성을 보였다. 그러나 이후의 연구에서는 급성기 조증 입원 환자에서 lithium, haloperidol, risperidone이 유사한 반응률을 나타내어, lithium이 정형 항정신병약물에 비하여 항조증 효과가 부족하지 않았다. 비정형 항정신병약물의 항조증 효과를 입증하기 위하여 lithium을 대조약물로 사용한 연구에서는 대체로 비정형 항정신병약물이 lithium보다 효과는 빠르나 체중 증가 및 기타 대사성 부작용의 위험성이 높았다. 예를 들어, lithium을 대조약물로 사용한 연구에서 olanzapine은 4주간 조증증상을 lithium에 비하여 통계적으로 유의한 정도로 호전시켰으나, 유의하게 심한 체중 증가를 유발하였다.

항경련제와 lithium을 비교한 DB-RCT 결과 carbamazepine과 lithium은 급성기 조증에 유사한 효과를 보였으며, lithium과 valproate를 직접 비교한 연구에서도 두 약물 모두 위약에 비하여 유사한 정도로 우월하였고, 두 약물 모두 3주간 48%의 반응률을 보였다. 12주간 lithium과 valproate를 비교한 개방 RCT에서 역시, 비교적 장기간 연구를 시행하였음에도 두 약물의 효능은 유사하였다. 또한 조증 삽화에서 lithium, valproate, carbamazepine의 효능을 비교한 메타분석 결과, 세 약물 사이에 효능의 차이는 나타나지 않았지만 항경련제의 내약성이 lithium에 비하여 우월하였다. 특히 조증 환자에서 신경학적 이상이 동반된 경우, 항경련제가 lithium에 비하여 효과적일 수 있는데, 뇌파검사에서 이상이 나타난 환자들은 lithium보다는 valproate에 더욱 잘 반응하였다.

이론적으로 lithium은 조증증상과 우울증상 모두에 효과적이기 때문에 혼재성 양상에도 효과적일 것으로 생각할 수 있다. 그러나 실제 연구 결과를 종합하면 혼재성 조증은 lithium에 잘 반응하지 않는다. lithium과 valproate를 비교했을 때 치료 전 우울증상 점수가 높은 경우 valproate가 더욱 효과적이었고, 다른 연구에서도 급성 조증 시기에 우울증상이 동반된 경우 lithium에는 잘 반응하지 않고 valproate에 잘 반응하였다.

2) lithium의 부작용

lithium으로 치료 받는 환자의 35~93%는 부작용을 경험하게 된다. 급성기 치료 시 lithium과 관련되어 흔히 나타나는 부작용으로는 오심, 구토, 진전, 졸음, 체중 증가, 인지적 기능 저하 등이 있다. 전신적 부작용 이외에도 내분비, 피부, 신장, 심혈관계 부작용 등이 나타날 수 있다. lithium의 부작용과 독성은 급성기의 혈중농도 상한선인 1.2 mEg/L 및 유지기의 상한선인 0.8 mEq/L를 넘어서는 혈중농도에서 발생 위험이 커진다. 부작용은 고령 환자들이 젊은 환자들보다 위험하며, 우울한 상태에서 더 잘 발생한다. 부작용을 피하기 위해서는 적은 용량으로 개시하여 서서히 증량하는 전략을 사용하는 것이 좋다. 충분한 혈중농도에 도달할 때까지는 1~2주마다 1회씩 혈중농도를 검사하는 것이 좋고, 그 이후 6개월 간은 2~3개월에 1회, 그리고 그 후에는 적어도 6~12개월에 한 번은 검사할 것을 추천한다. 또한 lithium은 갑상선 기능에 부정적 영향을 줄 수 있고, 신장의 질환을 악화시킬 수 있기 때문에 lithium 사용 시 갑상선과 신장 기능의 정기적 검사는 필수적이다. lithium을 포함한 기분조절제의 부작용과 처치에 대한 자세한 내용은 이 책의 다른 장에서 자세히 제시할 것이다.

2. 항경련제

1) valproate

valproate는 급성기 조증 삽화 및 혼재성 양상에 대하여 위약에 비해 치료 효과가 우월하다. valproate의 항조증 효과에 대한 최초의 연구에서 valproate는 급성기 조증 환자에서 Young Mania Rating Scale (YMRS) 점수를 54% 감소시킨 반면 위약은 YMRS 점수를 5% 감소시켰다. 이후의 연구에서도 valproate군은 혈중농도 150 μg/mL에서 치료 반응률이 48%로, 위약군의 25%보다 유의하게 높았으며, 급속순환 조증 환자에서도 효과적이었다. 한 연구에서는 혈중농도를 85~125 μg/mL로 유지하였을 때 valproate 치료의 반응률은 48%로, 역시 위약의 34%에 비하여 높았으며 두 군간 치료 효능의 차이는 5일째부터 나타났다. 이 연구에서 valproate는 가벼운 조증증상을 가진 환자들 보다 중증의 증상을 가진 환자들이 위약과 비교하여 더욱 큰 효과를 보였다. valproate는 또한 RCT에서 lithium, haloperidol, olanzapine, quetiapine 등과 유사한 효과를 나타냈다. 여러 연구들을 종합하면 valproate의 조증에 대한 치료 반응 NNT는 약 10 정도였다. lithium 부분에서 언급한 바와 같이, 우울증상이 존재하는 조증 삽화에서는 lithium보다 valproate의 치료 효과가 우월하여 혼재성 양상에서의 효과 또한 기대할 수 있다.

valproate와 다양한 항정신병약물의 병합투여에 대해서도 많은 연구들이 시행되었는데, valproate 단독투여에 비하여 항정신병약물 병합투여가 더욱 효과적이었다. 3주간의 이중맹검, 위약대조연구에서는 두 군의 양극성장애 환자를 대상으로 기분조절제lithium or valproate에 risperidone, haloperidol, 혹은 위약을 병합투여하였다. 첫 번째 군은 기분조절제를 적정 용량으로 2주 이상 투여하였으나 계속 조증증상을 보이는 군이었고, 두 번째 군은 조증증상을 보이지만 아직 기분조절제 치료를 받지 않고 있던 군이었다. 첫 번째 군은 risperidone, haloperidol, 혹은 위약 중 하나를 병합하였으며 두 번째 군은 기분조절제와 risperidone, haloperidol, 혹은 위약을 동시에 병합투여 받기 시작하였다. 그 결과 기분조절제와 병합투여를 동시에 시작한 두 번째 군에서는 위약과 항정신병약물 병합투여군 사이에 차이가 나타나지 않았으나, 이미 기분조절제를 투여 받고 있던 중 항정신병약물을 병합투여 받은 첫 번째 군에서는 위약 병합에 비하여 항정신병약물과 기분조절제 병합투여가 유의하게 효과적이었다. 이러한 결과는 병합투여를 초기부터 시행되는 것보다는 단기간이라도 단독요법을 한 이후에 반응을 보이지 않는 경우로 국한하는 것이 나을 것이라는 점을 시사한다. 또한 정형 항정신병약물 단독요법에 비하여 valproate를 정형 항정신병약물에 병합하여 사용하는 경우 항정신병약물을 낮은 용량으로 사용하면서도 더욱 우월한 효능을 보인다.

경조증 삽화는 조증 삽화에 비하여 흔하지만, 경조증에 대한 항조증 약물의 효과를 조사한 연구들은 드물다. YMRS 점수가 10~20점인 경조증 혹은 경한 조증 외래환자를 대상으로 8주간 시행한 DB-RCT에서 valproate는 위약에 비하여 경조증/경도의 조증증상을 유의하게 호전시켰다.

이들 연구들을 종합해보면, 급성 조증에서 valproate 단독요법은 위약보다 우월하며 lithium에 필적하는 효능을 나타냈으며, 정신병적 증상, 우울증상, 급속순환양상, 그리고 다수의 과거 우울 삽화의 유무 여부와 무관하게 valproate는 급성 조증에 광범위한 효능을 보인다. 급성기 조증에 대한 효능은 혈중농도가 50~125 μg/mL로 유지될 때 나타나는데, 특히 치료 용량 범위 중 고농도에 가까운 경우 치료 효과가 더욱 좋다는 일부 근거들도 제시되고 있다. 또한 일부 환자에서 혈중농도를 125 μg/mL 이상으로 높여야 항조증 효과를 얻을 수 있는 경우도 있지만, 혈중농도가 증가할수록 부작용이 심해진다는 측면에서 주의가 필요하다. valproate는 입원 환자의 경우 20~30 mg/kg/일의 용량으로 투여를 시작한다. 일부 연구에서 상기 용량으로 투여하는 경우, 저용량(일일 용량 750 mg)으로 시작하여 점진적으로 증량하는 경우보다 빠른 효과를 얻을 수 있다고 보고하고 있다.

2) carbamazepine

급성기 조증에서 carbamazepine의 효과를 조사한 대조연구에서 carbamazepine 역시 급성기 조증증상을 호전시킨다. 최초의 연구에서는 carbamazepine 일일 용량 600~1,600 mg을 투여하고 혈중농도를 8~12 μg/mL로 유지한 결과 9명의 조증 환자 중 7명이 호전되었다. 과거 carbamazepine을 haloperidol과 병합투여 시 haloperidol 단독군과 차이가 없다는 보고와 lithium 또는 valproate보다 효과가 떨어진다는 보고는 carbamazepine을 1차 치료제로 선택하는 것을 주저하게 하였다. 그러나 이후 연구에서는 일일 용량 800 mg의 carbamazepine (평균 혈중농도 8.9 μg/mL)을 투여한 결과 2주 시점부터 조증증상의 유의한 호전이 나타났고, carbamazepine 투여군의 반응률은 41.5%로 위약의 22.4%에 비하여 유의하게 높아 항조증 효과가 입증되었다. 여러 연구들을 종합한 결과가 보여주는 조증 삽화에서 carbamazepine의 치료 반응 NNT는 5 정도로 양호한 수준이다. 혼재성 양상에 대한 carbamazepine의 효과에 대해서 한 연구에서는 혼재성 삽화 환자에서 항조증 효과는 없이 항우울 효과를 보였다고 하였고, 다른 연구에서는 반대로 혼재성 조증증상에는 효과적이었으나 혼재성 우울증상에는 효과가 없다고 하여, 혼재성 양상에 효과를 기대해 볼 수는 있겠으나 아직 충분한 근거가 있다고는 하기 어렵다.

그리고 carbamazepine의 10-keto 유도체인 oxcarbazepine과 그 대사물인 (es)licarbazepine의 항조증 효과에 대한 연구도 일부 시행되었으나 아직 대상자의 수가 적고, 연구 디자인에 제한이 있기 때문에 그 항조증 효과는 분명하지 않다. 이러한 약물들은 carbamazepine과 유사한 작용 기전을 가지고 있고 내약성이 개선되었다는 점에서 그 효과를 추정하여 조증 및 혼재성 양상에 대한 치료 효과를 기대할 수 있으나, 최근의 메타분석에 의하면 oxcarbazepine과 (es)licarbazepine의 항조증 효과는 위약과 차이가 없었다.

3) 기타 항경련제

항경련제 모두가 양극성장애의 효과적인 치료제는 아니며, 일부만이 양극성장애의 핵심증상에 효과가 있다고 밝혀지고 있다. 또한 양극성장애에 효과가 있는 항경련제들도 그 효능의 범위는 서로 다르다고 생각되고 있다. 표 22-1에서는 기타 항경련제들의 양극성장애 조증 및 혼재성 삽화에 대한 효과를 정리하였다.

(1) lamotrigine

두 개의 소규모 DB-RCT에서 급성 조증 삽화에 대한 효과가 시사되었으나, 대상자의 수가 적고, 이후의 연구에서는 항조증

PART 05

표 22-1. 양극성 조증 삽화에서 기타 항경련제의 이중맹검연구

저자 및 년도	연구설계	대상 수	대조치료	기간	결과
Pande 등, 2000	무작위, 평행	117	GBP + MS vs. PBO + MS	10주	GBP + MS (반응률 37%) = PBO + MS (반응률 47%)
Frye 등, 2000	무작위, 교차	31	GBP vs. LMT, PBO	6주	LMT (반응률 52%) > GBP (반응률 26%) = PBO (반응률 23%)
Berk 등, 1999	무작위, 평행	45	LMT vs. OLZ, LIT	4주	LMT = OLZ = LIT
Anand 등, 1999	무작위, 평행	16	LMT + LIT vs. PBO + LIT	8주	LMT + LIT (반응률 63%) = PBO + LIT (반응률 50%)
Ichim 등, 2000	무작위, 평행	30	LMT vs. LIT	4주	LMT (반응률 53%) = LIT (반응률 60%)
Mishory 등, 2000	무작위, 평행	39	PHN + HAL vs. PBO + HAL	5주	PHN + HAL > PBO + HAL
Kushner 등, 2006	무작위, 평행, 4개 연구 종합 분석	1315	TPM vs. PBO, LIT	3주	TPM (YMRS -5.1~8.2) = PBO (YMRS -6.4~8.4) < LIT (YMRS -12.9~13.8)
Roy Chengappa 등, 2006	무작위, 평행	287	MS+PBO vs. MS+TPM	12주	TPM (YMRS -10.1) = PBO (YMRS -9.6)
Dauphinais 등, 2011	무작위, 평행	104	ZON+MS vs. PBO+MS.	6주	ZON (YMRS -9.5) = PBO (YMRS -9.1)
Zarezadeh 등, 2022	무작위, 평행	104	LVT+QUE vs. PBO+QUE	6주	LVT (YMRS -20.0) > PBO (YMRS -15.1)

GBP; gabapentin, HAL; haloperidol, LIT; lithium, LMT; lamotrigine, LVT; levetiracetam, MS; mood stabilizer, OLZ; olanzapine, PBO; placebo, PHN; phenytoin, QUE; quetiapine, TPM; topiramate, YMRS; Young Mania Rating Scale

효과가 입증되지 않았다. 출판되지 않은 연구에서는 3주와 6주의 연구기간 동안 급성 조증에는 위약과 유의한 차이가 없다고 보고되기도 하여, 급성 조증에 대한 효과는 크게 기대되지 않으며, 메타분석에서도 항조증 효과는 위약과 차이가 없었다. 반면 대규모 DB-RCT를 통해 나타난 바와 같이 양극성 우울증과 급속순환형에는 효과적일 수 있다는 점은 전형적 조증 이외의 양극성장애 치료에 lamotrigine이 유용할 수 있을 가능성을 제시한다. 그러나, 급성 조증을 예방하는 효과는 부족하므로, 중등도 이상 심각도의 조증 병력을 지닌 환자에게는 단독요법으로 사용하기 어렵다. 또한, 피부 발진의 위험성을 낮추기 위하여 저용량으로 투약 개시하고 천천히 증량해야 하는 용법은 급속한 효능 발휘가 요구되는 급성 조증이나 혼재성 양상의 치료에 대한 요구에 부합하기 어려운 면이 있다.

(2) gabapentin

gabapentin은 초기 개방연구에서 항조증 효과가 보고되었으나, 이후 시행된 DB-RCT에서 단독요법 그리고 부가요법으로서 급성 조증 삽화의 치료에 위약보다 우월한 효능을 나타내지 못하였다. 그러나 gabapentin은 사회공포증과 공황장애의 불안 및 약물남용에 유용하고 안전하여 이들 질환이 동반된 양극성장애 환자들에게 시도될 만하다. 200~300 mg으로 개시하여 2~3일마다 200~300 mg씩 증량이 가능하며, 치료적 효능을 얻기 위해서는 1,200~3,000 mg까지 요구될 수 있다. 임상적으로 유의한 약동학적 상호작용이 없기에 다른 약물들과 안전하게 병용할 수 있다.

(3) topiramate

RCT에서 topiramate 단독 및 병합요법은 급성기 조증 삽화 및 혼재성 상태의 치료에 효과적이지 못하였고, 메타분석에서도 항조증 효과는 위약과 차이를 보이지 않았다. 그러나 topiramate는 다른 기분조절제나 항정신병약물과 안전하게 병용될 수 있고 특히 체중 증가의 병력이 있는 환자들에게 유용하며, 또한 공존 알코올 남용, 편두통, 폭식장애를 지닌 환자들에게 유용하다. 25~50 mg으로 개시하여 4~7일마다 25~50 mg씩 증량하며, 100~400 mg을 사용한다. 체중감소, 용량 증가에 따른 인지적 변화, 신석, 급성 협우각 녹내장, 급성 양측 시야 소실 등이 부작용으로 나타날 수 있으며 이러한 부작용들은 투약을 중단하면 곧 회복된다.

(4) 이 외의 항경련제

levetiracetam, zonisamide, tiagabine, retigabine, pregabalin 등의 양극성장애에 대한 치료 효과에 대한 근거는 아직까지는 제한적이다. levetiracetam과 zonisamide는 사례보고와 소규모 개방연구에서 항조증 효과가 보고되었으나, zonisamide의 경우 이중맹검연구에서 위약과 차이를 보이지 않았고, levetiracetam은 한 개의 이중맹검연구에서 조증증상의 호전이 위약과 유의한 차이를 보이기는 하였으나 통계적 분석방법에 따라 위약과 차이가 없는 결과를 보이기도 하였다. tiagabine은 사례보고가 있었으나, 개방연구에서는 항조증 효과가 없었다. phenytoin은 1940년대부터 항경련제로서 사용되어 왔음에도 불구하고 양극성장애의 치료에 있어서는 거의 관심을 받아오지 못한 약물이다. 한 소규모 DB-RCT에서 haloperidol에 부가된 phenytoin은 양극성 조증과 분열정동장애의 조증 치료에 위약보다 BPRS (Brief Psychiatric Rating Scale) 점수 및 CGI (Clinical Global Impression, 이하 CGI) 점수를 유의하게 호전시켰지만, YMRS 점수는 위약과 유의한 차이가 없었다.

3. 항정신병약물

1) 정형 항정신병약물

Klein 등의 연구를 제외하고는 정형 항정신병약물과 위약대조연구는 없다. 이 연구에서 '조증 흥분성'에 대한 효과는 chlorpromazine 치료군이 imipramine이나 위약에 비해 월등하였다. haloperidol이나 chlorpromazine을 이용한 대부분의 연구들은 기분조절제나 비정형 항정신병약물과의 대조연구이다. 대부분의 연구에서 정형 항정신병약물은 급성 조증에 대하여 기분조절제에 필적한 효과를 보인다. 가장 엄격한 대규모 연구로 평가받는 Prien 등의 연구에서 치료 3주 시점에 lithium과 chlorpromazine이 동등한 효과를 나타냈으나, 정신운동초조가 매우 높은 환자에서는 초기에 chlorpromazine이 더 효과적이었다. 조증에 동반된 정신병적 증상도 물론 lithium으로 호전되지만, 심한 조증이나 심한 초조가 동반된 경우는 정형 항정신병약물이 lithium에 비해 빠른 효과를 나타낼 수 있다.

일부 연구자들은 기분조절제는 조증의 모든 증상에 효과적이지만 정형 항정신병약물은 진정효과와 정신운동지연을 일으키는 경향이 있을 뿐 핵심적인 조증증상에는 변화를 일으키지 않는다는 점에서 정형 항정신병약물이 진정으로 항조증 효과를 지니는지에 대해서 의문을 제기한다. 또한 정형 항정신병약물은 신경학적, 신경내분비학적 부작용을 유발할 수 있으며, 조증 치료 후 우울 삽화의 위험성을 증가시킬 수 있어 점차 양극성장애의 치료에 사용이 감소되고 있다.

2) 비정형 항정신병약물

급성기 조증 및 혼재성 삽화의 치료에 미국 FDA 승인을 받은 비정형 항정신병약물로는aripiprazole, asenapine, cariprazine, iloperidone, olanzapine, quetiapine, risperidone, ziprasidone이 있다. 대개의 연구에서 비정형 항정신병약물의 효과는 정신병적 증상이 있는 경우와 없는 경우, 조증 삽화와 혼재성 삽화 사이에 두드러진 차이를 보이지 않았다.

(1) aripiprazole

aripiprazole 일일 용량 15~30 mg 단독투여는 3주 시점에 위약에 비해 우월한 항조증 효과를 보여주었으며, 12주간의 연구에서는 haloperidol, lithium과 최소 동등한 효과를 나타냈다. 여러 연구의 결과를 종합적으로 분석한 이후의 연구에서, aripiprazole의 효과는 조증증상의 심각도, 정신병적 증상의 동반 여부, 급속순환형 여부, 성별, 우울증상의 심각도, 혼재성 삽화 여부 등에 관계없이 위약에 비하여 우월하였다. 단, Fagiolini 등에 의하면 최소한 한 개의 연구에서 위약과 비교한 aripiprazole의 항조증 효과를 입증하는 데 실패하였으나, 그 결과는 공식적으로 발표되지는 않았다. 급성기 조증 삽화에서 aripiprazole과 활성 대조약물을 비교한 연구에서, 12주 시점에서의 반응률은 aripiprazole군이 49.7%로 haloperidol군은 28.4%에 비하여 높았다. aripiprazole을 lithium 및 위약과 비교한 연구에서도 lithium과 aripiprazole 모두 위약에 비해 우월한 효과를 보였고, 전반적인 효과 측면에서는 lithium과 aripiprazole 사이에 유의한 차이는 없었다. 그러나 lithium에 비하여 aripiprazole이 더욱 빠른 효과를 보였다. 메타분석연구에서도 aripiprazole은 위약에 비해 우월한 항조증 효과가 있었다.

조증과 혼재성 삽화에서 aripiprazole과 lithium 혹은 valproate 병합요법의 효능 역시 6주간의 위약 병합군 비교연구에서 입증되었다. 위약 병합군과 비교할 때 YMRS 총점, CGI-BP-S 점수에서 모두 우월하였다. valproate에 aripiprazole을 병합투여한 국내의 연구에서도 급성기 조증 및 혼재성 삽화 환자에서 aripiprazole은 YMRS, Montgomery-Åsberg Depression Rating Scale (MADRS), CGI-BP-S mania, CGI-BP-S overall 점수를 1주 시점부터 유의하게 감소시켰다.

종합하여 볼 때, aripiprazole은 조증 치료 반응 NNT가 5~10 정도로 위약에 비교하여 항조증 효과가 우월하며, 일부 활성 대조약물에 비하여 빠른 항조증 효과를 보이는 것으로 생각된다. aripiprazole에 의한 흔한 부작용으로는 두통, 오심, 구토, 변비, 불면, 졸음 그리고 불안과 좌불안석증 등이며, 체중 증가, prolactin 증가, QTc 연장은 유발하지 않는다.

(2) olanzapine

olanzapine은 양극성장애에서 가장 많이 연구된 항정신병약물 중 하나로 매우 엄격하게 정의된 급성 조증 삽화 치료 약물의 기준을 충족한다. olanzapine은 여러 DB-RCT에서 조증 및 혼재성 삽화, 그리고 동반된 정신병적 양상에 대한 치료 효과가 입증되었고, 메타분석에서도 위약에 비해 우월하였다. 연구결과들을 종합하면 조증에 대한 치료 반응의 NNT는 5 정도로 나타난다. olanzapine은 조증의 핵심증상뿐만 아니라 우울증상에도 효과적이어서 혼재성 양상과 급속순환 환자에서도 효과를 기대할 수 있다. 조증에 대한 다른 활성약물과의 대조연구를 보면 valproate에 비하여 우월하거나 최소한 동등한 효과를 보였으며, lithium, risperidone, haloperidol과도 동등한 효과를 보였다. 병합요법 연구에서 lithium 혹은 valproate 단독요법에 충분한 반응을 보이지 않은 환자에서 olanzapine 병합요법은 위약 병합군에 비해 효과가 유의하게 우월하였다. 다수의 개방연구들은 기분조절제와 병용함으로써 단독투여에 비하여 효과적이며, lithium 등 표준적 약물에 잘 반응하지 않는 혼재성이나 급속순환형 등에 유용함을 시사하고 있다. 정형 항정신병약물들이 비특이적 진정 효과를 통해 항조증 효과를 나타내는 데에 반해, olanzapine을 포함한 비정형 항정신병약물들은 보다 특이적 항조증효과, 즉 기분조절효과를 지니고 있는 것으로 보인다. 한 국내 연구에서도 olanzapine을 비롯한 비정형 항정신병약물을 기분조절제와 병합투여 하였을 때, 유의한 항조증 효과를 보인다고 하였다.

급성기 환자를 대상으로 한 단기 연구에서 olanzapine의 가장 흔한 부작용은 졸음, 변비, 구갈, 식욕 증가, 체중 증가, 그리고 기립성 저혈압 등이었다. olanzapine 치료군은 위약 치료군에 비해 추체외로계증상extrapyramidal symptoms, EPS 발현에 차이가 없었다. 49주간 시행된 장기간 개방연구에서 olanzapine 평균 일일 용량 14 mg을 투여한 결과 지연성 운동장애는 나타나지 않았다.

(3) quetiapine

quetiapine의 항조증 효과는 최대 일일 용량 800 mg까지의 용량을 사용한 여러 연구 및 메타분석연구에서 입증되었다. 단, 한 연구에서는 12주간 quetiapine과 haloperidol의 항조증효과를 비교하였는데, 연구 종료 시점인 84일 시점의 반응률은 haloperidol군에서 70.4% quetiapine군은 61.4%로, 위약군 39.0%에 비하여 유의하게 높았고, quetiapine군의 관해율은 61.4%로 haloperidol군의 63.3%와 유사하며 위약의 38.0%에 비하여 유의하게 높았다. 그러나 21일 시점에서 quetiapine과 haloperidol은 위약에 비하여 유의하게 우월한 항조증 효과를 보였지만 haloperidol이 quetiapine에 비하여 YMRS 점수를 더 감소시켰고, quetiapine 투여군의 반응률은 위약과 유의한 차이가 없었으나 haloperidol 투여군의 반응률은 위약에 비하여 유의하게 우월하여 quetiapine의 항조증효과 발현 속도는 기존의 약물에 비하여 떨어질 가능성을 제시하였다.

기분조절제와 quetiapine 병합요법의 경우, 급성기 조증 환자를 대상으로 lithium 혹은 valproate에 quetiapine과 위약 병합요법을 3주간 비교한 연구에서 YMRS 점수의 감소는 quetiapine 병합군이 위약 병합군에 비하여 우월하였다. 반응률 역시 quetiapine군에서 우월하게 나타났으나 관해율은 위약군과 차이를 보이지 않았다. 다른 6주간의 DB-RCT에서도 lithium 혹은 valproate에 quetiapine 병합요법의 항조증 효과를 급성기 조증 환자에서 위약 병합군과 비교하였으나, 위약군과 유의한 차이를 보이지는 못하였다. 그러나 이 연구의 결과와 상기 3주 연구의 결과를 종합하여 분석한 연구에서는 quetiapine 병합군이 위약 병합군에 비하여 우월한 효과를 보였다. DelBello 등의 연구에서는 다른 DB-RCT와는 달리 조증뿐만 아니라 혼재성 삽화를 포함하였는데, valproate에 quetiapine 병합투여가 valproate와 위약을 함께 투여한 경우에 비하여 유의하게 YMRS 점수를 호전시켰다. 국내에서 시행된 개방연구에서도 4주간 기분조절제에 quetiapine을 병합투여한 결과 조증증상의 유의한 호전을 보였다.

종합적으로 볼 때 항조증 효과는 치료 반응 NNT가 4~6 정도로 분명하고, 우울증상에도 효과적이나 혼재성 양상이나 정신병적 증상, 급속순환형의 치료 효과에 대한 근거는 아직 충분하지 못하다. quetiapine에 의한 흔한 부작용으로는 두통, 구갈, 변비, 체중 증가, 졸음, 그리고 기립성 저혈압과 어지러움 등이 있었다.

(4) risperidone

risperidone은 3~4주간의 급성기 조증 혹은 혼재성 삽화에 대한 단독투여 연구에서 위약에 비해 우월하였고, olanzapine, haloperidol, lithium과 동등한 효과를 보였다. 단독요법 DB-RCT에서 조증증상, 우울증상, 정신병적 증상 모두에 대해 risperidone이 위약에 비해 우월한 효과를 나타냈는데, 항조증 효과는 치료 개시 3일째부터 관찰되어 risperidone의 빠른 효과가 시사되었다. 병합요법에 대한 연구로, lithium 또는 valproate 치료에 risperidone, haloperidol, 그리고 위약을 무작위로 병합투여한 결과 기분조절제에 risperidone이나 haloperidol을 병합한 환자군은 3주에 걸쳐 위약 병합군보다 우월한 효능을 보였다. 다른 연구에서도 기분조절제에 병합요법으로 risperidone과 위약을 비교한 결과 risperidone 병합군에서 반응률이 높았다. 그러나 YMRS 점수의 변화는 위약 병합군과 유의한 차이를 보이지 못하였다. 단독 혹은 부가요법 risperidone의 항조증효과를 입증하기 위하여 시행된 6개의 대조군 연구에 포함된 총 1,343명의 급성기 조증 환자들을 종합하여 분석한 결과, 단독요법 및 기분조절제와의 병합요법 모두에서 risperidone은 위약에 비하여 우월한 효과를 보였으며, haloperidol과는 동등한 효과를 보였다. 여러 연구를 종합하면 조증증상에 대한 치료 반응 NNT는 3~5 정도이다. 국내에서 시행된 개방연구에서도 기분조절제와 risperidone의 병합요법은 급성기 조증 삽화 환자에서 YMRS 점수를 유의하게 감소시켰으며, 이러한 효과는 혼재성 삽화 환자에서도 동등하게 나타났다.

risperidone은 평균 일일 용량 4 mg 이하로 사용할 경우 EPS의 발생률은 낮았으나, 평균 일일 용량 6 mg 이상으로 사용하였을 경우 그 발생률이 증가하였다. 단기 연구에서 EPS 이외에 흔히 관찰된 부작용으로는 혈중 prolactin 농도 증가, 좌불안석증, 졸음, 소화불량 그리고 오심이었다.

(5) ziprasidone

ziprasidone은 3주간 시행된 두 개의 연구에서 평균 일일 용량 120~130 mg을 사용하였을 때 위약에 비하여 우월한 항조증 효과를 나타냈다. Keck 등에 의한 최초의 DB-RCT에서 3주간 급성기 조증 및 혼재성 삽화 환자를 대상으로 ziprasidone (일일 용량 80~160 mg)과 위약의 효능을 비교한 결과, ziprasidone 단독투여는 위약에 비하여 Mania Rating Scale (MRS) 점수를 유의하게 큰 폭으로 감소시켰으며, 이러한 차이는 2일째부터 나타났다. 반응률 역시 3주 시점에서 ziprasidone군에서 50%로 위약군의 35%에 비하여 높았다. Potkin 등의 연구에서도 이전 연구와 유사한 결과를 보여, 급성기 조증 및 혼재성 환자를 대상으로 ziprasidone과 위약을 비교한 결과 MRS 점수의 감소, 반응률, CGI-S 및 CGI-I 점수 모두에서 위약에 비하여 유의하게 우월하였다. ziprasidone의 항조증 효과는 메타분석연구들에서도 유의하였다.

병합요법에 대한 연구에서는 lithium에 ziprasidone을 병합한 결과 4일 시점에서는 MRS, PANSS, HAMD (Hamilton Depression Rating Scale) 점수로 평가한 효과에서 위약에 비하여 우월하였으나, 14일 시점에서는 위약과 차이가 없었고, 3주 시점에서는 PANSS 총점 및 PANSS 양성척도, PANSS 음성척도에서 위약에 비해 우월하였다. 국내의 개방연구에서는 급성기 조증 및 혼재성 삽화 환자를 대상으로 valproate와 ziprasidone을 병합투여한 결과 저용량(일일 용량 80 mg 미만)으로 ziprasidone 투여를 시작한 경우 표준용량(일일 용량 80 mg)으로 투여한 경우에 비하여 효과가 부족하였다. 정리하면, ziprasidone은 조증과 혼재성 상태 환자 모두에서 효과적이며, 정신병적 증상과 조증의 핵심증상에도 효과적으로 치료 반응의 NNT는 6 정도로 나타난다. 그러나 우울증상에 미치는 영향은 불분명하며, 급속순환에 대한 치료 효과의 근거도 부족하다. ziprasidone에 의해 흔히 나타나는 부작용으로는 두통, 졸음, EPS, 좌불안석증, 그리고 어지러움 등이 있으며, 체중이나 혈중 지질 농도에는 영향을 주지 않는다. 일부 연구에서는 임상적으로 유의한 수준은 아니나 QTc 연장이 보고되었다.

(6) 기타 비정형 항정신병약물

asenapine은 세 개의 DB-RCT에서 조증과 혼재성 삽화에 대하여 위약에 비하여 우월한 효과를 보였다. 치료 반응의 NNT는 6-12 정도이며, 흔한 부작용으로는 EPS, 졸음, 어지러움, 피로감, 구갈 및 체중 증가가 있다. cariprazine 또한 2015년 이후 시행된 세 개의 DB-RCT에서 위약에 비하여 조증 및 혼재성 삽화 환자 치료에 우월함을 입증하였으며, NNT는 4~7 정도로 나타났다. iloperidone은 2024년에 미국 FDA에서 조증 및 혼재성 삽화의 치료에 대해 승인받은 약물로, 한 개의 4주간의 DB-RCT에서 위약에 비해 유의한 조증 개선 효과를 보였다. 이 세 약물들은 모두 우울증상을 호전시킨다는 근거는 부족하며, 아직 국내에는 승인을 받지 못한 상태로 추후 국내에 도입이 되면 많은 임상 경험과 활발한 연구가 필요할 것이다.

paliperidone은 조증과 혼재성 삽화 환자를 포함한 두 개의 DB-RCT에서 일일 용량 12 mg 투여군의 경우 위약에 비하여 우월한 항조증 효과를 보였다. 그러나 lithium 혹은 valproate와의 병합투여에 대한 연구에서는 기분조절제 단독투여에 비하여 paliperidone 병합투여가 효과적이지는 못하였다. 또한 최근의 한 메타분석 결과에서는 위약에 비해 유의한 항조증 효과를 보여주지 못하였으며, 아직까지 정신병적 증상, 우울증상이나 급속순환에 대한 효과 역시 불확실하다. paliperidone에 의한 부작용으로는 두통, 졸음, EPS, prolactin 증가 등이 흔하게 나타난다.

lurasidone은 양극성 우울증에서의 효과는 입증되었으나 조증 혹은 경조증에 대한 치료 효과를 시사하는 근거는 없다. 단, 양극성 우울증 환자를 대상으로 시행된 6주간의 DB-RCT에 대한 사후 분석에서는 혼재성 양상군과 혼재성 양상이 없는 군 모두에서 유사한 정도로 유의한 우울증상의 개선을 보고하였다.

clozapine의 경우 DB-RCT는 없지만, 일련의 사례와 개방 시험 결과들은 급성 및 장기간 치료 시 항조증효과 및 유지효과가 있다는 것을 시사한다. 이러한 효과는 순수 조증 삽화나 혼재성 조증, 급속순환, 정신병적 증상의 유무 여부와 무관해 보이며, 기분조절제, 항정신병약물, 그리고 전기경련요법에 치료저항성인 환자들의 증상에 대한 효과도 포함한다. 적어도 세 편 이상의 개방연구에서 clozapine의 급성 조증에 대한 효과가 보고되었다. clozapine은 치료저항성 양극성장애 또는 조현정동장애 환자들의 72%에서 조증증상의 호전, 32%에서 정신병적 증상의 호전을 보였으며, 양극성장애 및 비급속순환형 환자들이 조현정동장애 및 급속순환형 환자들에 비해 정신병적 증상이 더 호전되었다. 치료저항성 정신병적 조증 환자를 대상으로 한 소규모 연구에서는 clozapine 치료군 중 46%가 조증과 정신병적 증상의 50% 이상의 호전을 보였으며, 12주 단독요법을 완료한 모든 환자는 20% 이상의 증상 호전을 보였고 71%는 50% 이상의 증상 호전을 보였다. 이러한 연구 결과를 볼 때 clozapine은 조현병의 경우와 마찬가지로 기존의 약물에 치료저항성인 경우 시도해 볼만하다.

4. 조증 삽화의 약물치료

1) 초기치료

급성기 조증 혹은 혼재성 상태의 치료 시 1차 약물의 선택에 영향을 미치는 요인으로는 과거 치료반응, 조증증상의 중증도, 증상의 종류나 현 삽화의 아형, 유지치료가 필요한 경우 유지치료에 대한 효과 및 내약성 등이 있다. 과거에 좋은 치료반응을 보였던 약물을 선택하는 것은 타당하나 경우에 따라서는 반응성이 떨어질 수도 있음을 주지하고 있어야 한다.

조증 삽화의 초기치료로는 비정형 항정신병약물, lithium 혹은 valproate 단독요법이나 비정형 항정신병약물과 lithium 혹은 valproate 병합요법이 권고된다. 과거에는 주로 단독요법을 우선적으로 선택하고 병합요법은 단독요법의 효과가 부족할 경우에 고려하는 것이 대부분 근거 중심 치료 지침의 권고였으나, 최근에는 단독요법과 병합요법을 같은 수준에서 권고하는 치료 지침들도 있다. 실제로, 2016년 영국에서 발표된 Evidence-Based Guidelines for Treating Bipolar disorder: Recommendations from the British Association for Psychopharmacology (BAP 2016)에서는 조증 삽화의 초기치료에 lithium, valproate, haloperidol, olanzapine, quetiapine, risperidone 단독요법을 권고하였다. 또한 2017년 발표된 The International College of Neuro-Psychopharmacology Treatment Guidelines for Bipolar Disorder in Adults (CINP-BD 2017)에서는 aripiprazole, paliperidone, quetiapine, risperidone, 혹은 valproate을 이용한 단독요법을 권고하였고, 동시에 아직 국내에는 도입되지 않은 asenapine이나 cariprazine의 단독요법 역시 권고하였다. 반면 2018년의 Canadian Network for Mood and Anxiety Treatments Guidelines for the Management of Patients with Bipolar Disorder (이하 CANMAT 2018)에서는 단독요법과 병합요법 모두를 1차 치료로 권고하고 있다. 이때, 단독요법으로는 lithium, quetiapine, valproate, asenapine, aripiprazole, paliperidone, risperidone, cariprazine이 권고되었고, 병합요법으로는 valproate 혹은 lithium에 quetiapine, aripiprazole, risperidone, 혹은 asenapine을 병합하여 투여할 것을 권고하였다. 그리고 2022년 국내에서 발표된 Korean Medication Algorithm for Bipolar Disorder 2022 (KMAP-BP 2022)에서도 CANMAT 2018과 유사하게 기분조절제 혹은 비정형 항정신병약물 단독요법과 이 두 가지의 병합요법 모두를 초기치료 전략으로 권고하였다. KMAP-BP 2022에서는 정신병적 양상을 동반하지 않은 조증과 정신병적 양상을 동반한 조증을 구분하였는데, 정신병적 양상을 동반하지 않은 경우 비정형 항정신병약물 단독요법, 기분조절제 단독요법, 이 두 약물의 병합요법이 1차 선택이었고, 정신병적 양상을 동반한 조증에 대해서는 기분조절제와 비정형 항정신병약물의 병합요법이 최우선치료로, 비정형 항정신병약물 단독요법은 1차 전략으로 권고하였다. KMAP-BP 2022에서 단독요법 시 사용하도록 권고한 약물은, 정신병적 양상을 동반하지 않은 경우에는 lithium, valproate, quetiapine olanzapine, 그리고 aripiprazole이었고, 정신병적 양상을 동반한 경우에는 olanzapine, quetiapine, risperidone, aripiprazole을 권고하였다. 병합요법에서는 lithium 혹은 valproate과 olanzapine, quetiapine, aripiprazole, risperidone의 병합을 권고하였다.

2) 초기치료에 불충분한 반응을 보이는 경우

BAP 2016에서는 초기 단독요법에 불충분한 반응을 보이는 경우에 lithium 혹은 valproate에 항정신병약물을 병합하여 사용할 것을 권고하였으며, 치료저항성인 경우 clozapine의 사용을 권고하였다. CINP-BD 2017에서는 초기치료에 불충분한 반응을 보인 경우 한 차례 더 초기치료에서 권고하였던 약물들 중 다른 약물로 단독요법을 시도해 볼 것을 권고하였고, 이후에도 반응이 충분하지 못하다면 olanzapine, lithium, carbamazepine, haloperidol, 혹은 ziprasidone 단독요법이나 lithium 혹은 valproate에 asenapine, aripiprazole, haloperidol, olanzapine을 병합할 것을 권고하였다. 이 외에도 valproate에 정형 항정신병약물, allopurinol, 혹은 celecoxib을 병합하는 것 또한 고려해 볼 수 있을 것이라고 하였고, 여기에도 반응이 충분하지 못하다면 lithium 혹은 valproate에 quetiapine 혹은 risperidone를 병합하여 사용할 것을 권고하였다. CANMAT 2018에서는 초기치료에서 권고되었으나 사용하지 않았던 lithium, valproate이다 비정형 항정신병약물을 이용한 단독요법 혹은 병합요법을 권고하였는데, 단 비정형 항정신병약물 중 ziprasidone이나 paliperidone은 병합요법에 대한 근거가 부족하여 권고하지 않았다. 여기에도 불충분한 반응을 보이는 경우, 2단계 약물인 olanzapine, carbamazepine, ziprasidone, haloperidol이나 olanzapine과 lithium 혹은 valproate의 병합, 그리고 lithium과 valproate의 병합을 권고하였다. 이후에도 반응이 불충분하다면, CANMAT 2018에서는 chlorpromazine, clonazepam, tamoxifen 단독요법이나 clozapine의 사용을 권고하였으며, 이 외에도 carbamazepine 혹은 oxcarbazepine을 이용한 병합요법, haloperidol 혹은 tamoxifen과 lithium 혹은 valproate의 병합 또한 고려해 볼 수 있도록 권고하였다.

KMAP-BP 2022에서는 이전 단계의 치료에 따라 치료 전략을 구분하여 제시하였는데, 초기 치료로 기분조절제 혹은 비정형 항정신병약물 단독치료를 시행하였으나 불충분한 반응을 보인 경우 기분조절제와 비정형 항정신병약물의 병합요법, 혹은 기존의 기분조절제 혹은 비정형 항정신병약물을 다른 비정형 항정신병약물로 교체할 것을 권고하였고, 만약 정신병적 양상을 동반한 경우에 비정형 항정신병약물 단독치료가 불충분하였다면 비정형 항정신병약물을 한 가지 더 추가하는 것 또한 권고하였다. 초기 치료에서 정신병적 양상을 동반하지 않은 환자에게 기분조절제와 비정형 항정신병약물의 병합요법을 사용하였음에도 불충분한 반응을 보인 경우에는 기존 비정형 항정신병약물이나 기분조절제를 교체하거나 다른 기분조절제 혹은 비정형 항정신병약물을 추가하는 것을 권고하였고, 정신병적 양상을 동반한 조증에서는 다른 비정형 항정신병약물을 추가하거나 기존 비정형 항정신병약물을 다른 비정형 항정신병약물로 교체하는 것을 권고하였는데, 만약 기존의 병합요법에 부분적 반응을 보였다면 다른 기분조절제를 추가하는 것 또한 고려하도록 하였다. 또한 KMAP-BP 2022에서는 이후 단계에서 lithium 혹은 valproate와 두 가지 비정형 항정신병약물의 병합, 그리고 lithium, valproate와 두 가지 비정형 항정신병약물의 병합을 고려하도록 권고하였다.

5. 경조증 삽화의 약물치료

경조증 삽화의 약물치료에 대해 외국의 치료 지침에서는 BAP 2016과 CANMAT 2018에서 조증과 유사하게 치료할 것을 권고하는 등 근거가 부족함을 언급하며, 분명한 권고안을 제시하는 경우는 드물다. KMAP-BP 2022에서는 경조증 삽화에서의 초기 치료로 lithium, valproate, quetiapine, aripiprazole 등을 이용한 기분조절제 혹은 비정형 항정신병약물 단독요법, 그리고 기분조절제와 비정형 항정신병약물 병합요법을 모두 1차 전략으로 권고하였다. 만약 기분조절제 단독치료를 시행하였음에도 치료 효과가 불충분하다면, 비정형 항정신병약물 추가, 혹은 기존 기분조절제를 다른 기분조절제나 비정형 항정신병약물로 교체할 것을 권고하였고, 비정형 항정신병약물 단독치료를 시행하였다면, 부분적 반응이 있는 경우에는 기분조절제를 추가하는 것을 최우선치료로, 다른 비정형 항정신병약물을 추가하는 것을 1차 전략으로 권고하였다. 비정형 항정신병약물에 대한 무반응의 경우, 기존 비정형 항정신병약물을 다른 비정형 항정신병약물이나 기분조절제로 교체하는 것, 혹은 기분조절제의 추가를 권고하였다. 만약 경조증에 대하여 기분조절제와 비정형 항정신병약물 병합요법을 시행하였음에도 불충분한 반응을 보인다면, 비정형 항정신병약물을 다른 비정형 항정신병약물로 교체, 기분조절제를 다른 기분조절제나 비정형 항정신병약물로 교체, 다른 기분조절제나 비정형 항정신병약물 추가를 모두 1차 전략으로 권고하였다.

6. 혼재성 양상의 약물치료

BAP 2016에서는 DSM-IV-TR에 의한 혼재성 양상이 있는 경우에는 asenapine, olanzapine, paliperidone-ER, risperidone, ziprasidone, aripiprazole 등의 비정형 항정신병약물이 단독요법 및 병합요법으로 효과적이라고 하였다. 단, 조증증상이 우세한 경우에 대해서는 메타분석에서 효과가 입증되어 있으나, 혼재성 양상이 동반된 우울 삽화에 대한 치료 효과는 아직 불확실하다고 하였다. CINP-BD 2017에서는 조증 삽화에 대한 치료와 동일한 권고를 하고 있는데, 만약 DSM-IV 진단기준에 의한 혼재성 삽화를 만족한다면 olanzapine과 fluoxetine 병합요법 혹은 ziprasidone 단독요법을 권고하였다. 2018년 World Federation of Societies of Biological Psychiatry에서 발표한 혼재성 상태에 초점을 둔 치료 지침인 WFSBP 2018에서는 혼재성 상태를 혼재성 조증과 혼재성 우울증으로 구분하여 각 상태에 적절한 약물 치료를 제시하였다. 또한 혼재성 상태에서도 각 약물이 우울증상에 효과적인지 혹은 조증증상에 효과적인지도 구분하였다. 여기에서는 혼재성 조증에 대하여 olanzapine 단독요법, olanzapine과 valproate 병합요법이 가장 높은 수준으로 권고되었고, 그 다음으로는 aripiprazole, paliperidone, quetiapine과 기분조절제 병합요법이 권고되었다. 단, olanzapine의 경우 단독요법 시 혼재성 조증의 조증증상에 대해서는 효과적이었으나 우울증상에 대해서는 그 근거가 부족하였고, aripiprazole 단독요법은 조증증상과 우울증상 모두에 비교적 효과가 입증된 것으로 나타났다. olanzapine은 기분조절제와 병합요법 시에는 우울증상과 조증증상 모두에 분명한 효과가 제시되었다. 혼재성 우울증에 대해서는 ziprasidone과 기존에 사용 중인 약물의 병합요법이 가장 우선적으로 권고되었고, olanzapine, carbamazepine, lurasidone과 기존 사용 중인 약물의 병합요법이 그 다음 단계로 권고되었다. 또한 2021년 혼재성 양상에 대하여 별도로 발표된 CANMAT 2021에서는 혼재성 양상이 동반된 조증 삽화에 대한 1차 선택은 없었으며 2차 선택으로 asenapine, cariprazine, aripiprazole 혹은 valproate를 권고하였다. 혼재성 양상이 동반된 우울증 삽화에 대해서도 1차 선택은 없었으며, 2차 선택으로 cariprazine 혹은 lurasidone을 권고하였다.

KMAP-BP 2022에서는 혼재성 조증에서는 기분조절제와 비정형 항정신병약물 병합요법을 최우선치료로, 이 외 비정형 항정신병약물 혹은 기분조절제 단독치료를 1차 선택으로 권고하였고, 혼재성 우울증에서는 기분조절제나 비정형 항정신병약물 단독치료 및 기분조절제, 비정형 항정신병약물, lamotrigine 중 두 가지 약물을 조합하는 것을 권고하였다. 만약 조증과 우울증증상이 비슷한 심각도라면 기분조절제와 비정형 항정신병약물 병합요법 혹은 비정형 항정신병약물 및 기분조절제 단독치료를 우선적으로 권고하였다. 만약 이러한 치료에도 충분한 반응을 보이지 않는 경우에는 혼재성 조증의 경우, 이전 단계에서 기분조절제 단독치료를 하였을 경우에는 비정형 항정신병약물을 추가하는 것이 최우선 치료였고, 이 외에 기분조절제에 다른 기분조절제를 추가하는 것 역시 1차 전략이었다. 비정형 항정신병약물 단독치료를 하였던 경우에는 기분조절제를 추가하거나 다른 비정형 항정신병약물을 추가할 것을 권고하였고, 초기 치료로 기분조절제와 비정형 항정신병약물 병합요법을 하였음에도 불충분한 반응을 보였다면 기분조절제나 비정형 항정신병약물 추가나 기분조절제를 다른 기분조절제나 비정형 항정신병약물로 교체하는 것, 혹은 비정형 항정신병약물을 다른 비정형 항정신병약물로 추가할 것을 권고하였다. 혼재성 우울증에 대하여 기분조절제 단독치료를 하고 있는 상태에서 불충분한 반응일 때, 2단계 치료 전략으로는 비정형 항정신병약물 추가, lamotrigine 추가, 기분조절제 추가를 1차 치료 전략으로 권고하였고, 비정형 항정신병약물 단독치료를 하고 있는 상태에서 불충분한 반응일 때에는 기분조절제, lamotrigine 혹은 비정형 항정신병약물 추가를 권고하였다. 기분조절제와 비정형 항정신병약물 병합요법을 하였던 경우에는 기분조절제, 비정형 항정신병약물 혹은 lamotrigine 추가, 비정형 항정신병약물을 다른 비정형 항정신병약물로 교체, 기분조절제를 다른 기분조절제로 교체를 권고하며, 기분조절제와 lamotrigine 병합요법 후에는 비정형 항정신병약물 추가 및 기분조절제를 비정형 항정신병약물로 교체할 것을 권고하였다. 기분조절제와 항우울제 병합요법에도 불충분한 반응일 때에는 비정형 항정신병약물이나 lamotrigine 추가, 항우울제를 비정형 항정신병약물로 교체할 것을 권고하며, 비정형 항정신병약물과 lamotrigine의 병합요법을 하고 있는 상태에서 불충분한 반응일 때에는 기분조절제나 비정형 항정신병약물 추가 및 비정형 항정신병약물 교체를 권고하였다. 비정형 항정신병약물과 항우울제 병합요법을 하였다면 기분조절제나 lamotrigine를 추가하는 것이, lamotrigine 단독치료를 하였다면 비정형 항정신병약물이나 기분조절제를 추가할 것을 권고하였다. 혼재성 양상에 대해 외국의 진료지침에서는 제한적인 권고 만을 제시하고 있는데, 이는 대부분의 근거들이 조증 환자군을 대상으로 한 연구에 포함된 일부 대상자의 자료를 분석한 결과이거나 2차 분석의 결과로, 아직 충분한 근거가 축적되지 않았기 때문이다.

7. 요약

lithium은 양극성장애 조증 치료의 1차 선택제로서의 위치가 굳건하나, 혼재성 양상이나 정신병적 증상이 동반된 경우, 그리고 급속순환형을 비롯한 일부 유형의 삽화에 대한 효과가 떨어진다. 순수 조증이 아닌 비전형적 양상에는 valproate나 비정형 항정신병약물이 더 유용하게 이용될 수 있다. 급성 조증 치료에 일부 정형 항정신병약물은 비특이적인 진정효과를 통해 기분조절제보다 상대적으로 빠른 시간에 안정화효과를 가져오는 데에 도움이 될 수 있고, 비정형 항정신병약물은 정형 항정신병약물에 비해 조증의 핵심증상에 특이적 효과가 있고 우수한 내약성으로 안전하게 이용될 수 있다. olanzapine, risperidone, quetiapine, aripiprazole, valproate 등이 가장 다수의 근거를 바탕으로 급성 조증에 이용될 수 있으며 olanzapine, quetiapine, aripiprazole, ziprasidone, valproate, carbamazepine 등은 혼재성 양상의 치료에도 효과적이다. levetiracetam, oxcarbazepine, phenytoin, tiagabine, topiramate 그리고 zonisamide 등은 조증 치료제로서 가능성이 일부 시사되고 있으나, 사례보고와 개방연구에 의존하고 있고, 몇몇 연구에서는 효능이 없는 것으로 보고되어 아직까지 조증 치료제로서는 의미가 없거나 미약하다. lamotrigine은 양극성 우울증의 치료와 예방에 효과적이나 조증증상에 대한 효과는 기대하기 어렵다. gabapentin과 pregabalin은 공황장애, 사회공포증, 그리고 범불안장애에 효과적일 수도 있어, 양극성장애의 공존질환 치료에 고려될 수 있다. gabapentin과 topiramate는 알코올 의존성에 효과적이었고, topiramate는 편두통과 비만에 관련된 폭식에 효과적이라는 보고들이 있어, 이러한 문제가 동반된 경우 조증 치료제에 부가적인 사용을 고려할 수 있다.

비정형 항정신병약물을 포함하는 여러 약물학적 치료 방법의 도입은 양극성 조증 및 혼재성 삽화 치료에 있어 선택의 폭을 크게 넓혔다. 이들 약물들은 일반적으로 내약성이 우수하여 비교적 안전하게 사용될 수 있다. 또한 최근의 임상 연구 결과 및 치료 지침들이 시사되었 듯이 대부분의 단독요법에 비해 병합요법은 치료 반응을 향상시킨다. 각기 독립적인 작용 기전을 지닌 다수 약물의 병합요법은 상승 작용을 통해 현재 치료의 결과를 크게 향상시킬 가능성이 있지만, 부작용의 위험 또한 증가시킬 수도 있음을 주지하여야 하며, 약물 상호작용에 대한 이해와 발생할 가능성이 높거나, 위험성이 높은 부작용에 대한 환자 교육이 반드시 필요하다.

양극성장애: 우울 삽화

Pharmacotherapy for bipolar disorder: depressive episode

Chapter 23

◐ **서정석** 중앙대학교 의과대학 정신건강의학교실
◐ **윤보현** 국립나주병원 정신건강의학과

양극성 우울증은 주요우울 삽화의 우울증(단극성 우울증)과 구별하기 위하여 양극성장애의 우울 삽화를 일컫는 용어이다. 단극성 우울증과 양극성 우울증은 삽화 기간, 임상증상, 가족력, 약물치료반응, 특히 항우울제에 대한 치료반응에서 차이를 보이는 등 임상 양상이 다르다. 예를 들면 단극성 우울증의 표준 치료약물인 항우울제 단독치료를 대부분의 국내외 약물치료 지침서에서는 양극성 우울증에서 권장하지 않는다. 그리고 양극성장애의 모든 삽화에 모두 효과적인 이상적인 단일 약제는 거의 없다. 이런 점들이 양극성장애, 특히 우울 삽화의 치료를 어렵고 복잡하게 만들고, 나아가 의료비용의 증가와 생산성 저하, 자살 등 높은 사회경제적 부담을 유발시킨다.

양극성 우울증은 임상적 양상이나 경과가 복잡하며, 양극성장애 환자의 첫 삽화는 주로 주요우울 삽화로 시작하기 때문에 양극성 우울증으로 확진하기까지 오랜 시간이 걸리며 그 치료도 쉽지 않다. 따라서 일관된 치료와 그 효율성을 높이기 위하여 국내외에서 양극성장애 치료 지침서를 2000년대 초반부터 제작하여 주기적으로 개정하고 있다.

이미 본 교과서의 다른 부분에서 비정형 항정신병약물, 그리고 lithium, valproic acid, lamotrigine 등 기분조절제의 특징과 효과에 대하여 살펴보기 때문에 여기서는 국내외 양극성장애 치료 지침서 중에 두 가지 지침서를 중심으로 양극성 우울증의 치료 전략을 살펴보고자 한다. 그중 한 가지는 2002년에 대한정신약물학회와 대한우울조울병학회가 국내 최초로 개발하였고, 이후 매 4년마다 개정돼 2022년에 5번째 개정을 완료한 국내 전문가 합의 지침서인 한국형 양극성장애 약물치료 지침서(Korean Medication Algorithm Project for Bipolar Disorder, 이하 KMAP-BP 2022)이며 다른 한 가지는 근거를 중심으로 제작되었고 이후 꾸준하게 개정되고 있는 Canadian Network for Mood and Anxiety Treatments and International Society for Bipolar Disorders (이하 CANMAT 2018)이다. 이 두 가지 지침서를 선택한 이유는 전문가 합의와 근거가 합쳐지면 근거 확보가 어려운 임상 상황(임신과 출산 상황 등)이나 실제 진료 현장에서 맞닥뜨리게 되는 '근거와 치료 실제와의 간극'을 좁히기에 상호 보완적이라고 판단했기 때문이다. 그 외에 필요한 경우에는 비교적 최근에 발표된 다른 치료 지침서의 내용도 같이 서술하였다.

내용 이해를 돕기 위해 각 지침서의 근거 수준의 정의는 다음과 같다. KMAP-BP 2022에서 1차, 2차, 3차의 선택은 9점 척도로 평가한 각 선택지 마다 평균 점수의 95% 신뢰구간을 계산하여 하한 값이 6.5 이상이면 1차(적절한 치료), 3.5~6.5 미만인 경우에 2차(이차 선택 치료), 3.5 미만인 경우를 3차 전략(부적절한 선택)으로 구분하였다. 평균점수는 얻었지만, 통계적으로 유의성을 확보하지 못한 경우에는 '컨센서스 없음'으로 표시하였다. 최우선치료treatment of choice는 전문가 검토 위원의 50% 이상이 9점으로 평가한 항목을 의미한다.

CAANMAT 2018에서는 근거 수준에 따라 level 1~4로 구분하였고, level 1을 좁은 신뢰 구간을 갖는 메타분석 결과 또는 대상 수 30명 이상의 무작위대조군 또는 이중맹검연구가 반복연구에서 확인되었다는 근거 수준이며, level 2는 level 1보다는 넓은 신뢰구간을 갖지만 메타분석 결과의 근거가 있거나 한 가지 이중맹검무작위연구의 근거를 갖는 경우로 정의하였다. level 3은 30명 미만의 이중맹검대조군연구가 최소 1개가 있는 수준이며, Level 4는 통제되지 않은 연구, 증례 보고, 전문가 의견 등을 통한 가장 약한 근거 수준을 의미한다.

양극성 우울증 치료도 다른 정신 질환과 마찬가지로 약물치료와 함께 개인정신치료, 인지행동치료 등의 정신사회치료를 병행해야 하지만 여기서는 약물치료를 위주로 기술한다.

1. 양극성 우울증의 1단계 약물치료 전략

KMAP-BP 2022에서는 양극성 우울증을 심각도에 따라 경도와 중등도, 정신병적 양상이 없는 심한 우울 삽화, 정신병적 양상을 동반한 심한 우울 삽화로 나누어 1단계 치료 전략을 질문하였다.

경도와 중등도의 우울 삽화에 대한 1차 전략으로 기분조절제, 비정형 항전신병약물, 또는 lamotrigine 단독치료와 기분조절제와 비정형 항정신병약물 병합과 lamotrigine과 비정형 항정신병약물을 1차 치료로 권장하였다. 정신병적 양상을 동반하지 않은 심한 우울증에는 기분조절제와 비정형 항정신병약물 병합, 비정형 항정신병약물과 lamotrigine 병합, 또는 기분조절제와 lamotrigine의 병합요법이 1차 전략이었다. 정신병적 양상을 동반한 심한 우울증에는 기분조절제와 비정형 항정신병약물의 병합요법이 최우선 치료였으며 비정형 항정신병약물과 lamotrigine 병합요법이 1차 치료 전략이었다.

KMAP-BP 이전 지침서와 초기 치료 전략을 비교하면 큰 차이는 없었으며, 이번 조사에서도 급성 양극성 우울 삽화에 대하여 항우울제 단독치료를 권장하지 않았다. 조증 삽화의 약물치료에 비하여 비정형 항정신병약물과 lamotrigine에 대한 선호도가 높은 것이 차이점이다.

CANMAT 2018에서는 급성 양극성 우울 삽화에 대하여 quetiapine 단독치료, lurasidone과 lithium 또는 valproate와의 병합요법을 level 1으로, lithium, lamotrigine 또는 lurasidone 단독치료 및 lamotrigine과 다른 약물과의 병합요법을 level 2로 권고하였다. 추가로 2016년 발표된 영국정신약물학회 지침서(British Association for Psychopharmacology Guidelines, 이하 BAP 2016)에서도 처음 치료받는 양극성 우울 삽화 환자에게 quetiapine, lurasidone 또는 olanzapine 단독요법을 중간 강도(소규모 무작위대조연구나 관찰 연구의 근거가 있는 경우)로 권장하였으며, lamotrigine과 기분조절제의 병합요법을 고강도(대규모 무작위 대조연구 등의 근거가 있는 경우)로 권유하였다. 그러나 양극성 우울증에서 항우울제 사용에 대해서는 근거 부족을 이유로 단극성 우울증에서의 항우울제 효능을 차용하여 양극성장애에서 항우울제를 처방할 때에는 항조증약물과 병합 사용하도록 권장하였으나, 항우울제 단독치료는 권장하지 않았다.

표 23-1. KMAP-BP 2018에서 권고하는 양극성장애 우울 삽화의 치료

임상 양상	1차 전략
경도와 중등도 우울 삽화	MS monotherapy LMT monotherapy AAP monotherapy MS+AAP AAP+LMT
정신병적 양상을 동반하지 않은 심한 우울 삽화	MS+AAP AAP+LMT MS+LMT
정신병적 양상을 동반한 심한 우울 삽화	MS+AAP* AAP+LMT

AAP: atypical antipsychotics, LMT: lamotrigine, MS: mood stabilizer
* treatment of choice

1) 기분조절제

KMAP-BP 2022에서 심한 우울 삽화의 1단계 치료로서 선호하는 기분조절제는 lithium, lamotrigine, valproate이었다. 2018년과 비교하면 심한 우울 삽화에 대하여 다른 약물과 병합요법할 때 최우선 치료였던 lamotrigine의 선호도가 약간 감소하였다.

lithium은 양극성 유지기와 조증 치료에 승인이 된 가장 오래되고 전통적인 기분조절제이지만 미국 FDA 등에서 양극성 우울 삽화 치료 약물로는 승인되지 않았다. 2023년 20,801명, 68개의 약물과 위약 비교한 101개의 연구를 네트워트 분석한 연구에서는 lithium과 carbamazepine은 위약과 대비하여 우울 효과가 명확하지 않은 것으로 보고하였다(카테고리 III). 양극성 우울 삽화에서 lithium의 항우울효과는 quetiapine의 항우울효과에 비하여 약할 수 있으며, 장기간 사용 시 사구체 여과 기능 저하를 일으킬 수 있고 갑상선에도 영향을 줄 수가 있으므로 정기적으로 신장과 갑상선, 그리고 심전도 검사를 해야 한다.

lamotrigine도 양극성 우울 삽화 치료 후 유지치료제로 미국 FDA 허가를 받았으나, 급성 우울 삽화에 대한 허가는 받지 못했다. 그러나 양극성 우울 삽화에 긍정적인 치료 효과가 꾸준하게 보고되고 있다. 4개의 단극성 우울증 대상 연구, 14개의 양극성 우울증 대상 연구 등 총 18개 연구(n = 2,152)를 메타분석한 결과, 11개 연구에서 효과 크기는 작았지만 위약에 비해 우울증상의 유의한 호전을 보였다. 특히 너무 동떨어진 값을 포함한 연구를 제외하고 재분석한 결과 lamotrigine은 위약에 비해 유의하게 높은 치료 반응률을 보였고 치료 필요 수number needed to treat, NNT는 7로 계산되어 유용한 것으로 나타났지만 반면에 부작용 발생에서는 위약군과 차이가 없었다.

또한 lamotrigine 단독치료와 lamotrigine과 기분조절제 또는 항우울제와 병합요법 간에 유의한 치료 반응에도 차이가 없었으며, 단극성과 양극성 우울증을 구분하여 분석한 결과에서도 양군 간에 항우울효과는 동등하게 나타났다. 또한 CANMAT 2018에서도 급성 양극성 우울 삽화에 대한 4개의 lamotrigine 단독치료 연구 결과가 위약과 비교하여 유의한 차이를 보이지 못했지만, 이 4개 연구를 메타분석한 결과 위약과 비교하여 유의한 차이를 보였으며, 4개 연구에서 사용된 용량이 실제 임상 사용량보다 적은 200 mg을 이용했기에 그 효과가 저평가 되었을 가능성과 다른 단기 연구 결과들의 결과를 종합적으로 판단하여 양극성 우울 삽화에 level 2 권고 수준으로 1차 약물로 권장하였다. 2023년 네트워트 분석 연구에서는 lamotrigine을 항우울효과를 olanzapine과 fluoxetine 병합요법, quetiapine, olanzapine, lurasidone, lumateperone, cariprazine과 함께 카테고리 I(위약보다 통계적으로 효과적이고 증거에 대한 신뢰도가 높은 약물)로 권장하였다.

2) 비정형 항정신병약물

KMAP-BP 2022에서 정신병적 양상을 동반한 심한 양극성 우울증의 1단계 치료에서 비정형 항정신병약물로 단독요법 시에는 aripiprazole, quetiapine, olanzapine을, 다른 약물과 병합요법 시에는 aripiprazole, quetiapine, olanzapine, risperidone을 권장하였다. 비정형 항정신병약물을 포함 양극성장애의 모든 삽화에 허가를 받은 약물은 quetiapine이다. 특히 양극성 우울 삽화에 대한 11개 연구(n = 3,488)의 메타분석에서 항우울효과와 조증 전환 예방 모두에 대하여 유의한 효능을 보였다. 2016년에 주요우울장애 치료 지침서로 발간된 CANMAT (CANMAT 2016)에서 quetiapine을 2차 항우울제로 분류를 한 것도 그러한 효과를 반영한 것으로 보인다. 양극성 우울 삽화에 대한 quetiapine의 저용량군(300 mg)과 고용량군(600 mg)의 반응 차이를 메타분석한 결과 증상 호전, 반응률과 관해율 측면에서 차이가 없었으며, 고용량군에서 부작용은 유의하게 많았다. 이는 quetiapine 300 mg이 600 mg에 비하여 양극성 우울 삽화 치료에 적정 용량임을 시사한다. 그러나 CANMAT 2018에서는 olanzapine 또는 aripiprazole 단독치료는 급성 우울 삽화의 1차 치료에 포함하지 않았으며, 추가로 2차 치료에 cariprazine과 olanzapine-fluoxetine complex (OFC)를 권장하였다. 비교적 최근에 발간된 호주-뉴질랜드 양극성장애 치료 지침서에 의하면 급성 우울 삽화 치료에 기분조절제로는 lithium, lamotrigine, valproate를, 비정형항정신병약물로 quetiapine, lurasidone, cariprazine을 권고하였다.

모든 약물이 그러하듯 비정형 항정신병약물을 사용할 때에도 효능과 안정성의 균형을 맞추어야 한다. 1980~2014년에 이루어진 양극성 우울증에 대한 비정형 항정신병약물의 효능 연구를 고찰하여 각 약물에 대한 NNT와 유해 발생 필요 수number needed to harm, NNH를 계산한 연구에서, 반응률 NNT는 olanzapine 단독치료가 11~12, OFC가 4, quetiapine IR 단독치료가 7~8, quetiapine XR 단독치료가 4~5, lurasidone 단독치료가 7이었다. 관해 NNT는 각각 11~12, 4, 5~11, 7, 6~7이었으며, NNH는 각각 24, 8~14, 9, 12, 10으로 보고하였다. 양극성 우울 삽화에 대한 다른 연구에서는 OFC와 quetiapine 단독치료 시의 반응 NNT는 각각 4, 6이지만 OFC의 체중증가 NNH = 6, quetiapine의 진정/졸림 NNH = 5임에 비해, 최근에 양극성 우울증에 미국 FDA의 사용 승인을 받은 lurasidone은 단독치료의 반응 NNT = 5, 다른 약물과의 lurasidone 병합요법의 반응 NNT = 7, 그리고 정좌불능증 NNH = 15(단독치료), 오심 NNH = 16(병합요법)이라고 연구 결과를 보고하면서, 효과와 부작용 모두 고려한 '균형 처방'의 관점에서 보면 현재 개발된 약물 중 lurasidone이 가장 효율적인 약물이라고 주장하였다. 아직 국내에서 cariprazine은 사용을 못하고 있지만, 2024년 8월부터 lurasidone 국내 사용에 허가되었기에 향후 그 효능을 기대해 본다.

3) 항우울제

어떠한 항우울제도 양극성 우울증에 허가된 약물은 없다. 따라서 양극성 우울증 환자에게 항우울제 단독치료는 피해야 하며 항우울제를 사용한다면 기분조절제나 비정형 항정신병약물과 병합요법을 하는 것이 바람직하다.

양극성 우울증에 대한 항우울제의 사용 논란은 오랫동안 지속되어 왔다. 항우울제의 효과 부족, 조증이나 급속 순환으로의 전환 위험성 증가, 자살 위험성 증가 등의 회의적인 주장도 많이 있지만, 반면에 실제로 항우울효과가 있다거나, 예상보다 조증 전환 위험성이 높지 않고, 조기에 항우울제 사용이 이후의 예후에 도움이 된다는 옹호론도 있는 것이 현실이다. 다만 양극성 우울증에 대한 다양한 항우울제의 단독치료 연구가 제대로 이루어지지 못하기 때문에 직접 비교는 어렵지만, 단극성 우울증과 양극성 우울증에 대한 항우울제 단독치료 효과가 동일하지 않다는 것은 예측해 볼 수 있다. 이러한 이유로 인하여 외국의 치료 지침서에서는 항우울제 단독치료를 권장하지는 않으며 다른 기분조절제나 비정형 항정신병약물 또는 lamotrigine과의 병합요법을 권장한다. 또한 BAP 2016에서는 장기간 항우울제 사용시 효능에 대한 근거 부족으로 우울 삽화가 관해가 된 후 12주 이내에 항우울제 중단을 권장하는 것도 항우울제에 대한 조심스러운 입장을 보여준다. 그러나 이러한 항우울제의 사용을 결정할 때, 조증 전환과 같은 항우울제에 의한 부정적 영향에는 항우울제 치료 여부 외에 동반 신체 질환이나 환자의 상태 등 여러가지 요인이 작용할 수 있고, 다양한 항우울제의 종류 및 작용기전에 따라 그 영향이 다르게 나타날 수 있기 때문에 이러한 요인들 및 기대되는 치료효과와 위험성을 종합적으로 고려하여 환자에게 가장 이익이 되는 방향으로 치료계획을 세우는 것이 현재로서 가장 적절한 치료 전략이다.

4) 1단계 치료에 효과가 부족할 때 2단계 치료까지 기다리는 시간

KMAP-BP 2018과 마찬가지로 2022년 조사에서도 1단계 약물치료를 시작한 후 효과를 기다리는 기간은 비정형 항정신병약물, 기분조절제 또는 lamotrigine 단독치료나 병합요법 모두 약

2-4주를 기다리다가 2단계 약물치료 전략을 고려하는 것으로 나타났다.

'초기 호전early improvement'은 주요우울장애 환자에서 항우울제 처방 2주 이내에 20% 이상의 증상 호전으로 정의되며, 6,562명의 주요우울장애 환자에서 2주 이내에 '초기 호전'을 보인 환자가 4주 후에도 90%에서 안정적인 치료 반응과 92%에서 안정적인 관해로 이어진 결과를 근거로 초기 4주간의 치료 반응이 이후의 반응과 관해를 예측할 수 있다는 개념이다. 따라서 치료 초기에 반응이 없으면 과거처럼 기다리기보다는 다음 단계로의 치료 계획을 고려를 빨리 해 볼 수 있다. CANMAT 2016에서는 초기 호전 개념을 도입하여 주요우울장애 환자에게 항우울제를 투여하여 2~4주간 효과가 20% 이하로 부족하면 다음 전략을 고려하도록 권장하면서 약물 교체 대신에 우선 사용하던 약물을 증량하도록 권고하고 있다. CANMAT 2018에서도 주요우울장애의 초기 호전 개념을 양극성 우울증에도 도입하여 소개하고 있다.

2. 양극성 우울증의 2단계 약물치료 전략

KMAP-BP 2022에서도 1단계에서 사용하던 치료가 단독치료 혹은 병합요법인지의 여부에 관계없이 사용하던 치료 전략에 1) 비정형 항정신병약물의 추가나 교체, 2) lamotrigine의 추가나 lamotrigine으로 교체, 3) 정신병적 양상을 동반한 심한 우울증에는 기존의 비정형 항정신병약물에 다른 비정형 항정신병약을 추가하여 2가지 비정형 항정신병약물을 사용할 것을 권장하고 있다.

3. 양극성 우울증의 3단계 약물치료 전략

KMAP-BP 2022에서는 2단계 치료에도 반응이 부적절하면 clozapine 추가 또는 교체, buspirone, 갑상선 호르몬과 정신자극제 추가를 임상 상황에 따라 조심스럽게 고려할 것을 권장하였다. 갑상선 호르몬의 경우 초기 약물치료에 반응이 불충분한 양극성 우울증 환자에게 triiodothyronine (T3)을 추가한 3개의 개방연구, 1개의 비교 연구, 2개의 이중맹검연구 결과를 살펴본 결과 1개의 이중맹검연구를 제외하고 호전율이 56~89%를 보여 항우울제나 lithium과 같은 기분조절제에 추가 사용 시 부가적 이득을 기대할 수 있다. 또한 2008년 Cochrane review에서 우울 증상에 modafinil을 제외한 정신자극제의 위약 대비 유의한 호전 효과가 보고되면서 정신자극제 사용을 치료 전략으로 고려해 볼 수 있겠지만 아직 양극성 우울 삽화 치료에 정식 허가된 약물이 아니라는 점과 조증 전환 여부 등을 주의 깊게 관찰해야 한다. CANMAT 2018에서는 양극성 우울증의 3단계 치료 약물로 modafinil (level 2), N-acetylcysteine (level 2), eicosapentaenoic acid (level 2), pramipexole (level 3, 적어도 한 개 이상의 이중맹검무작위대조연구의 근거가 있는 경우), levothyroxine (level 3), armodafinil (level 4, 대조군이 없는 연구 또는 전문가 합의 등을 근거로 하는 경우) 사용을 권장하였다. 이 외의 내용은 본 교과서에서 치료저항성 우울증에 대한 기술이 다른 곳에서 이루어지기 이 부분을 참고하기 바란다.

4. 전기경련요법 (electroconvulsive therapy, ECT)

ECT는 다양한 정신과 질환의 급성기 치료에 효과적이지만, 특히 양극성 우울증에 효과적이며 단극성 우울증보다 더 빠른 효과를 보이기도 한다. KMAP-BP 2022에서는 ECT는 충분한 약물치료 후에 적용을 고려하는 것이 일반적이나 치료 초기에 증상이 매우 심하거나 자살의 위험이 높거나 신체적 질환이 동반되어 빠른 호전을 기대하는 경우에 약물치료의 단계에 관계없이 언제라도 임상가의 판단에 따라 시행할 수 있도록 권장하였다.

초기의 ECT 연구는 대부분 단극성 우울장애 환자를 대상으로 하였으나 양극성 우울증에서도 그 효과가 입증되고 있다. 500명의 양극성장애 환자에게 ECT를 시행하여 344명(68.8%)이 치료 반응을 보였고, 156명(31.2%)은 반응을 보이지 않았다. 아형별로 반응률을 보면 양극성 우울증에는 68.1%, 혼재성 상태 72.9%, 조증 75%, 강직을 보이는 양극성 환자에서는 80.8%의 반응률을 보였다.

KMAP-BP 2022의 국내 기분장애 전문가 87명 중에서 7명(8.0%)이 1단계 약물치료 후, 21명(24.1%)이 2단계 후에, 59명(67.8%)이 3단계 치료 후에 고려한다고 답했다. 이는 2018년에 비해 ECT를 1, 2단계 약물치료 이후에 고려하는 비율이 늘어난 수치이다.

5. 맺음말

양극성장애 환자는 병을 앓는 전체 기간의 절반가량 증상을 호소하고 그 기간 중 약 2/3를 우울증상, 즉 양극성 우울증으로 고생한다. 그럼에도 불구하고 양극성 우울증은 조증에 비하여 급성기 치료가 매우 까다롭다. 진단도 어렵고, 임상 양상이 매우 복잡하며, 항우울제 사용에 대한 득실 비교가 필요하며, 양극성 우울증에만 효과적인 약물은 아직까지 없기 때문이다.

따라서 양극성 우울증에 더욱 특이적인 약물과 치료 전략이 개발될 때가지 임상의는 환자의 고통을 경감시키고 삶의 질을 향상하기 위하여 현재 사용 가능한 약물을 이용한 다양한 전략으로 효능과 부작용의 득실 비교를 고려한 치료를 해야 할 것이다.

치료저항성 양극성장애의 개념과 치료

Concept and pharmacotherapy of treatment-resistant bipolar disorder

Chapter 24

◐ 유 빈 한림대학교 의과대학 정신건강의학교실

◐ 전덕인 한림대학교 의과대학 정신건강의학교실

◐ 박원명 가톨릭대학교 의과대학 정신건강의학교실/우영섭 박원명 정신건강의학과의원

양극성장애, 특히 치료저항성 양극성장애treatment-resistant bipolar disorder, TRBD는 만성 정신질환으로 환자와 그 가족들의 삶의 질과 환자의 기능에 영향을 준다. 정확한 진단이 빠르게 내려지면, 환자나 가족들에게는 더 좋은 결과로 이어질 수 있다. 양극성장애는 조증, 우울증, 유지치료기와 같이 모든 경과에서 치료에 어려움을 겪을 수 있으며, 그 가운데서 우울 삽화는 특히 치료가 어렵다. 아증후군 수준의 우울증에서는 잔류증상이 있을 경우에 재발의 위험이 더 높아지고, 더 큰 장애와 전반적으로 부정적인 결과로 이어진다. 따라서 궁극적인 치료 목표는 완전한 증상 관해와 회복이어야 하지만, 많은 환자들이 치료에 완전히 반응하지는 않으며, 장기적인 경과는 빈번한 재발과 잔류증상으로 인해 심각한 장애와 기능 저하를 초래하는 경우가 많다.

여러 나라의 정신의학회에서는 양극성장애와 TRBD에 대한 근거기반 약물치료 및 심리치료에 관한 가이드라인을 권장하여 치료자가 최신 근거에 따르며 정보에 기반한 의사 결정을 할 수 있도록 하고 있으며, 치료자는 좋은 임상 기준을 유지할 수 있도록 가이드라인이 치료 현장에서 성실하게 적용하도록 노력해야 한다.

1. 치료저항성의 정의

치료저항성이란 표준 치료를 받았음에도 불구하고 충분한 증상 조절이 어려운 경우를 말한다. 치료저항성을 정의하기 위해서는 세 가지 요소를 고려해야 한다. 정확한 진단, 적절한 치료, 부족한 치료 반응이 그것이다. 치료저항성은 초기 약물 치료에서 반응이 없었던 1차 치료저항성과, 초기에는 좋은 반응을 보였으나 시간이 지나면서 반응이 불충분해지는 2차 치료저항성으로 분류할 수 있다. 정신 질환에서 반응response, 관해remission, 회복recovery, 재발relapse, 재현recurrence(일반적으로는 재발이란 용어를 사용하지만, relapse와 구분을 위해 재현을 사용)의 정의는 여러 관찰 연구에서 사용되어 왔으며, 일반적으로 이러한 정의는 충분한 기간 동안 적절한 용량의 효과적인 치료가 전제 조건이 된다. 치료저항은 '반응response'과 반대 의미로 정의된다. 즉 '치료저항성' 환자는 치료에 반응하지 않는 경우이며, '관해remission'와 반대로 증상이 완화되지 않는 경우를 치료저항성으로 정의할 수 있다. 단극성 우울증에서는 서로 다른 약리학적 계열의 약물로 두 번 이상의 치료 시도에 적절한 용량과 기간 동안 반응하지 않은 경우로 정의된다. 적절한 치료 시도를 부작용 등으로 견디지 못했거나 치료에 순응하지 않은 환자들은 보통 '유사 난치성pseudo-refractory'으로 간주된다.

현재까지 국제조울병학회International Society for Bipolar Disorders, ISBD의 명명법과 정의는 가장 포괄적이고 최신의 것으로, 증상군 접근법Diagnostic and Statistical Manual, DSM 기준과 척도사용 접근법(평가 척도 기준)을 모두 포함하고 있다. 이 정의는 증상 개선을 평가할 때 점수를 이용한 단계(25% 미만, 25~49%, 50~74%, 75~100%)를 사용할 것을 권장하며, 관해를 정의하기

표 24-1. 양극성장애의 반응(response), 관해(remission), 회복(recovery), 저항성(resistance)의 CINP 정의

	삽화	척도 점수	치료기간
반응	급성 조증	YMRS 또는 MRS 점수 < 25%, 25~49%, 50~74%, 75~100% 감소 MADRS 또는 HDRS 점수의 현저한 증가가 없음 MADRS와 HDRS 점수는 6점 미만	8~10주
	급성 양극성 우울증	MADRS 또는 HDRS 점수 < 25%, 25~49%, 50~74%, 75~100% 감소 YMRS 또는 MRS 점수의 현저한 증가가 없음 YMRS 또는 MRS 점수는 5점 미만	10~12주
	유지치료	삽화 횟수의 현저한 변화	1년
관해	급성 조증	YMRS 또는 MRS 점수 5점 미만 MADRS 또는 HDRS 점수의 현저한 증가가 없음 MADRS와 HDRS 점수는 6점 미만	8주
	급성 양극성 우울증	MADRS 또는 HDRS 점수 5점 미만 YMRS 또는 MRS 점수의 현저한 증가가 없음 YMRS 또는 MRS 점수는 5점 미만	8주
	유지치료	새로운 삽화는 매우 드물고 MADRS/HDRS 6점 미만, YMRS/MRS 점수 7점 미만	2~3년?
회복	급성 조증	YMRS/MRS 5점 미만 MADRS/HDRS의 현저한 증가가 없음 MADRS/HDRS 6점 미만	8주
	급성 양극성 우울증	MADRS 또는 HDRS 점수 6점 미만 YMRS 또는 MRS 점수의 현저한 증가가 없음 YMRS 또는 MRS 점수는 5점 미만	8주
	유지치료	새로운 삽화는 없고, MADRS/HDRS 6점 미만, YMRS/MRS 점수 7점 미만	3~5년
저항성	급성 조증	YMRS/MRS 점수의 감소 없음 MADRS/HDRS의 현저한 증가 MADRS/HDRS 6점 초과	8~10주
	급성 양극성 우울증	MADRS 또는 HDRS 점수 감소 없음 YMRS 또는 MRS 점수의 현저한 증가 YMRS 또는 MRS 점수는 5점 초과	10~12주
	유지치료	삽화 빈도의 변화가 없음. MADRS/HDRS 6점 초과, YMRS/MRS 점수 7점 초과	1년

위한 다양한 기준점을 제안한다. 가장 엄격한 기준은 우울증과 조증에서 각각 Hamilton Depression Rating Scale (HDRS)-17과 Montgomery-Åsberg Depression Rating Scale (MADRS)에서 6점 미만, 그리고 Young Mania Rating Scale (YMRS)에서 5점 미만으로 정한 것이다. 이러한 엄격한 기준은 기능적 회복에 실패한 경우에도 아증후군 상태를 포괄할 수 있도록 한다(HDRS 또는 MADRS 7~14점, YMRS 8~14점). 아증후군 상태의 정의는 치료로 인한 감정 전환treatment emergent affective switch 정의에도 활용된다. 우울증 동안 자주 나타나는 양극성장애 관련 비전형적 증상(불안, 공황 발작, 과민성, 절망감, 회피, 인지기능 저하 등)은 이러한 정의에서 제외되어야 한다. 저자들은 '회복'을 최소 8주간 지속되는 관해로 정의했으며, 이는 미국정신의학회American Psychiatric Association의 접근 방식과 유사하다.

2. 치료저항성과 관련된 임상양상

여러 연구에 따르면, 주요 정신 질환은 장기간의 질병 경과 중에 다양한 형태의 진행이 발생하며, 각각의 단계나 과정 중에 치료저항성이 나타날 수 있다는 의견들이 제시되고 있다. 이러한 질병의 경과 진행은 기분 삽화의 빈도와 입원 횟수와 연관이 있지만, 일관된 보고는 아니다. TRBD에서 자주 나타나는 임상적 특징으로는 급속순환(37%), 다른 유형의 순환(32%), 만성 우울증(26%), 혼재성 상태(6%), 불안 등이 있다. 이 외에도 멜랑콜리아, 사회공포증 동반, 현재 자살 위험, 우울 삽화의 심각도, 인지적 어려움, 수면장애 등이 흔한 특징이다. 하지만 일부 연구에서는 이러한 임상적 특징이 반드시 치료저항성과 관련된 표지가 아니라는 결과도 있다.

치료저항성 양극성장애와 비저항성 양극성장애를 구별할 수

있는 다른 특징으로는 여성, 고령, 발병 시 많은 나이, 높은 우울증 가족력, 무직, 높은 평생 스트레스 요인, 의학적 문제, 특정 성격과 기질, 벤조디아제핀의 많은 사용 등이 있다. 또한, 물질 남용과 건강하지 않은 생활 방식이 치료저항성에 기여할 수 있다고 추정되지만, 이에 대한 데이터는 부족하다. lithium 치료 반응 또는 저항성을 예측하는 데 중요하다고 생각되는 임상적 변수들(들뜸, 과대망상, 편집증, 과민성, 망상, 환각 등)은 실제로 lithium 치료 반응을 예측하는 데 효과적이지 않다. 전반적으로 자료의 질이 낮아, 임상적 양상이 치료 반응을 예측하는 데 유용한지는 확실하지 않다. 치료저항성과 관련된 신경생물학적 요인에 관한 연구는 제한적인데, 기분장애의 가족력과 뇌파 이상을 치료저항성의 위험 요인으로 보고 있다. 또한, 신경 염증 기전이 치료저항성으로의 진행을 촉진하는 것으로 보인다.

3. 역학

TRBD의 정확한 유병률은 명확하지 않다. 다만, 상당수의 양극성장애 환자가 기존 치료에 최적의 반응을 보이지는 않는다. 예를 들어 STEP-BD (Systematic Treatment Enhancement Program for Bipolar Disorder) 연구에서는 참가자의 60% 미만이 회복에 이르렀지만, 2년간의 추적 관찰 동안 거의 50%가 증상 재발을 경험하였다. 일반적인 제1형 양극성장애의 12개월 유병률은 미국을 기준으로 0.6, 평균 발병 연령은 18세이며, 제2형 양극성장애의 12개월 유병률은 0.8%(국제적으로 0.3%), 평균 발병 연령은 20대 중반이다. 순환기분장애의 평생 유병률은 0.4~1%이며, 일반적으로 청소년기나 초기 성인기에 시작된다. 치료저항성은 정신장애 환자의 20~60%에서 발생한다. TRBD는 양극성장애 관리에서 큰 도전 과제임을 시사하며, 기존 치료에 충분히 반응하지 않는 환자를 위한 더 효과적인 치료 전략 개발의 필요성이 있다.

4. 동반질환

TRBD으로는 관련된 임상 요인으로 성별(여성 및 고령), 늦은 발병, 우울성장애의 가족력, 실업, 높은 평생 스트레스 요인, 의학적 문제, 동반 불안장애, 벤조디아제핀 사용 빈도 증가 등이 있으며, 자살 위험, 물질 남용, 불안장애, 인지장애, 인격장애 등이 동반질환으로 알려져 있어, 진단 초기부터 관심을 두고 평가해야 한다.

제1형 양극성장애를 가진 사람들의 평생 자살 위험은 매우 높다. 이들 중 30%는 기능저하, 특히 직장에서 많은 문제를 겪는다. 자살 행동은 제2형 양극성장애에서도 매우 흔하다. 제2형 양극성장애의 평생 자살 시도율은 32.4%이고, 제1형 양극성장애는 36.3%에 이른다. 제2형 양극성장애 환자의 15%는 삽화 사이에 상당한 기능 장애를 겪으며, 20%는 회복 없이 바로 다른 기분 삽화로 넘어간다. 인지장애는 제1형과 제2형 양극성장애 모두에서 문제가 된다. 주의력, 언어 학습 및 기억력, 실행 기능, 사회 인지에서의 기능 저하가 자주 발생한다. 양극성장애 환자의 40~60%가 인지 저하를 겪는다. 알코올, 물질 남용, 불안장애는 양극성장애에서 자주 발생하는 동반질환이다. 제1형 양극성장애에서는 주의력결핍과잉행동장애, 충동조절장애 또는 품행장애, 대사증후군 및 편두통과 같은 의학적 질환은 자주 동반된다. 제2형 양극성장애 환자의 14%는 폭식증과 같은 식이장애를 겪는다. 경계성인격장애 환자의 10%는 제1형 양극성장애를, 또 다른 10%는 제2형 양극성장애를 가지고 있다. 이는 경계성인격장애가 양극성장애와 공존할 수 있다는 것을 의미하며, 감별 진단 과정에서 고려해야 한다. 순환기분장애 환자의 15~50%는 제1형 또는 제2형 양극성장애로 발전할 위험이 있다. 물질관련장애와 수면장애는 순환기분장애에서 흔히 동반된다. 순환기분장애를 가진 아동에서는 주의력결핍과잉행동장애가 자주 동반된다.

TRBD에 의해 발생하는 동반질환은 빠르게 평가되어 적절한 치료 계획에 포함되어야 한다. TRBD는 높은 자살 위험을 수반하므로 이에 대해서는 우선적으로 치료해야 한다. 동반 인격장애는 평가되어야 하며, 인격장애에 대한 중재 계획은 TRBD의 주요 치료가 이루어진 뒤에는 시행되어야 한다. 즉, 약물치료가 우선적으로 적용되어야 한다.

5. 감별진단

제1형 양극성장애의 감별진단으로는 주요우울장애, 다른 양극성장애, 불안장애, 불안장애, 물질 또는 약물 유발 양극성장애, 주의력결핍과잉행동장애, 경계성 인격장애와 같은 인격장애가 있다. 제2형 양극성장애와 감별해야 할 질환으로는 주요우울장애, 순환기분장애, 조현병 및 정신병적장애, 불안장애, 물질사용장애, 주의력결핍과잉행동장애, 경계성인격장애와 같은 인격장애, 그리고 다른 양극성장애가 있다. 순환기분장애는 의학적 상태로 인한 양극성장애와 우울장애, 물질 유발 양극성장애 또는 우울장애, 급속순환을 동반한 제1형, 제2형 양극성장애, 그리고 경계성 인격장애와 감별해야 한다. 양극성장애와 TRBD는 인격장애와 공존할 수 있으며, DSM-5-TR을 사용해 진단해야 한다. 치료자로서는 우선적으로 양극성장애와 TRBD를 치료하고, 그 다음으로 인격장애를 치료하는 것이 보통이다. 이때 TRBD의 안정화가 인격장애의 개선으로 이어질 수도 있다. TRBD와 심각한 인격장애와의 중복진단은 매우 어려운 문제를 야기하는데, 심각한 인격장애는 치료적 관계를 포함하여 모든 것을 어렵게 만든다. 이러한 환자들은 타인과 안정적인 관계를 형성하는 데 문제가 있으며, 타인에게 공감을 표현하거나 타인의 권리를 존중하는 데 어려움을 겪는다. 따라서 저항성 우울 및 조증증상, 인지기능장애, 기능 저하 문제를 심각한 인격장애와 함께 치료하는 것은 더욱 어렵다.

타 질환과의 감별진단 이외에 양극성장애의 혼재성 양상은 40%에서 나타나며, 임상 결과가 더 나쁘고, 치료저항성이 더 크며, 공존질환 비율이 높고, 기분 삽화가 더 빈번하고, 자살률이 증가하는 것과 관련이 있다. 또한, 젊은 나이에서 질환이 시작된 노인 양극성장애도 의학적 공존질환과 인지 장애율이 높으며 치료저항성이 자주 발생한다. 그리고 진단되지 않은 양극성장애가 치료저항성 우울증에 기여할 수 있다는 근거도 있다. 이외에도 정신적 트라우마는 중증 양극성장애의 발병 위험 요인으로 보고된다. 감별진단을 위한 정확하고 효과적인 평가를 위해서는 임상심리검사도 도움이 된다. 제1형과 제2형 양극성장애와 순환기분장애는 특정한 진단 기준이 있으며, 정확한 진단을 위해서는 임상심리검사를 활용할 수 있다. 또한, 저항성 양극성장애에서는 뇌파 검사, 자기공명영상이 필요하다. 신체 질환과의 관련성에 대한 평가가 필요하며, 물질-약물 유도성 양극성장애, 의학적 상태로 인한 양극성장애, 특정 양극성장애, 명시되지 않은 양극성장애가 다른 의학적 질환과의 관련으로 발생할 수 있다. 감별 진단은 신중하게 이루어져야 하는데, TRBD와 인격장애의 공존을 고려해야 하며, 40%의 환자가 혼재성 특성을 보인다는 점을 생각해야 한다. 노인 양극성장애는 특정한 범주에 속하며, 치료저항성 우울증은 인식되지 않은 양극성장애와 연관될 수 있다. 마지막으로, 트라우마는 양극성장애의 위험 요인이 될 수 있다.

6. TRBD 근거기반 치료

TRBD 환자의 주 치료는 근거기반 약물치료이다. 제1형 양극성장애의 조증 삽화는 lithium으로 치료할 수 있다. lithium은 19세기 후반부터 사용된 항조증 약물로, 70%의 사례에서 효과를 보이며, 양극성장애의 가장 기본적인 기분조절제이다. 제2형 양극성장애에서는 단독으로 사용되며, 제1형 양극성장애 및 치료저항성 양극성장애에서는 다른 약제와 함께 사용되는 것이 보통이다. lithium의 장기 사용은 신장 및 갑상선 기능 장애를 유발할 수 있어 이를 정기적으로 평가해야 하며, 혈중 lithium 농도도 정기적으로 모니터링해야 한다. 이상적인 lithium 농도는 0.6~1 mEq/L이며, 이는 조증증상을 감소시킨다. lithium 농도가 1~1.2 mEq/L이면 설사, 피로, 졸음과 같은 부작용이 발생하며, 1.5~2 mEq/L에서는 떨림, 집중력 저하, 기억력 손상이 나타난다. lithium 농도가 2 mEq/L을 넘으면 건선, 탈모, 발진, 체중 증가가 발생하고, 2.5 mEq/L 이상에서는 혼란 및 혼수 상태에 이를 수 있다. 유전적 이상을 초래할 수 있으므로 임신 중 lithium 사용은 권하지 않는다.

valproate도 효과적인 기분조절제이다. 이 물질은 간에서 대사되므로, 간에서 대사되는 다른 약물과 함께 복용할 경우에는 간기능이 양호해야 한다. valproate도 임신 중 사용을 권하지 않는다. carbamazepine은 흥분을 줄이는 데 효과적이며, 4 μg/mL 수준으로 유지해야 부작용인 무과립구증과 범혈구감소증을 피할 수 있다. 특히 다약제를 사용하게 되는 치료저항성의 경우에는 약물상호작용의 우려가 높은 carbamazepine은 조심해야 한다. lithium과의 병용은 치료저항성 양극성장애의 경우에 효과적일 수 있으며, topiramate, pregabalin, lamotrigine과 같은 항경련제가 보조제로서 효과적으로 사용될 수 있다.

정형 항정신병약물haloperidol, perphenazine과 비정형 항정신병약물clozapine, olanzapine, risperidone, aripiprazole, quetiapine은 여러 해 동안 양극성장애 치료에 사용되어 왔다. 항정신병약물과 lithium의 병용은 조증 삽화에 대해 더 효과적인 반응을 이끌어내며, 특히 치료저항성 조증 삽화에 효과적이다. 마지막으로, lithium과 clozapine의 병용은 심각한 저항성 사례에서 좋은 선택일 수 있으나, clozapine의 생명을 위협할 수 있는 부작용인 무과립구증, 빈맥, 심장마비 등에 대한 신체 검사가 필요하다. 정형 및 비정형 항정신병약물의 부작용인 대사 증후군, 당뇨병, 신경이완제 악성 증후군은 세심하게 관리되어야 한다. 정형 항정신병약물은 주로 추체외로증상(근긴장이상증, 파킨슨병) 부작용을 유발하며, 이는 기분장애 환자에서 다른 정신병적장애 환자보다 발생률이 더 높다. 이는 양극성장애 감별 진단에서 유용한 기준으로 고려될 수 있다. 항정신병약물의 장기 사용은 대사 증후군의 발생이 높아진다. 대사 증후군은 심혈관 문제, 비만, 삶의 질 저하, 장기적으로는 약물 순응도 저하로 이어질 수 있으므로 지속적인 모니터링이 필요하다. 신경이완제 악성 증후군은 급성으로 침습적이며 생명을 위협할 수 있으며, 20%의 치사율을 보인다.

양극성장애에서 항우울제 치료의 적용은 우울 삽화의 강도와 지속 시간에 따라 달라진다. 항우울제는 몇 가지 범주로 나누어진다. TRBD에서는 선택적 세로토닌 재흡수 억제제selective serotonin reuptake inhibitor, SSRI: fluoxetine, paroxetine, citalopram, sertraline의 사용이 1차 선택으로 간주된다. 6주 이내에 반응이 없는 경우, 적어도 두 가지 SSRI를 교체하여 사용한 후 최종적으로 세로토닌 노르에피네프린 재흡수억제제serotonin norepinephrine reuptake inhibitor, SNRI: venlafaxine, duloxetine를 적용할 수 있다. 반응이 없을 경우, clomipramine과 같은 전통적인 항우울제나 단가아민 산화효소 억제제monoamine oxidase inhibitor, MAOI도 사용할 수 있다. 또한, agomelatine과 같은 항우울제도 대안으로 사용될 수 있다. 항우울제 치료는 기분조절제와 함께, 필요에 따라 항정신병약물을 병용해야 한다. fluoxetine의 용량은 20에서 60 mg, venlafaxine은 150에서 450 mg까지 사용될 수 있다. lamotrigine은 항우울제와 병용하여 저항성 우울증 치료에 사용할 수 있다. 마지막으로, 전기경련치료electro-convulsive therapy, ECT는 저항성이 심한 우울 삽화, 특히 환자가 혼수 상태에 있을 때 적절한 치료 방법이다.

항정신병약물은 제2형 양극성장애에서는 항상 필요하지 않을 수 있지만, 제1형 양극성장애 환자에게는 장기적으로 임상 상태를 안정시키는 데 도움이 된다. 제1형 양극성장애에서 치료 불순응이 발생하면, 장기지속형 주사제를 사용할 수 있다.

TRBD는 최소 두 가지 단일 치료제 또는 적어도 한 가지 단일 치료제를 사용하여 적절한 치료 용량으로 8주 동안 증상 개선에 실패한 경우로 정의된다. 양극성장애 환자, 특히 제1형과 제2형 양극성장애 환자는 인지기능 장애를 겪는 경우가 많다. 제1형 양극성장애 환자는 인지기능 장애의 부담이 더 크며, 양극성장애 환자들은 건강한 사람들에 비해 정신운동지체 및 기억력 저하를 보이는데, 조증기에 있는 환자들은 언어 기억, 시각 기억, 실행기능에서 저하가 더 크며, 이는 경조증, 우울증, 그리고 안정기 양극성 환자와도 비교될 정도이다. 경험적으로 볼 때, TRBD는 적절한 약물치료를 선택하는 데에는 시간이 더 많이 걸린다. 그래서 일상 생활과 삶의 질에 부정적인 영향을 미치는 인지기능 저하로 이어질 수 있다. 진단이 빨리 이루어질수록 적절한 약물치료를 선택할 수 있게 된다. TRBD 환자의 약물 치료가 안정화된 후 근거기반 심리치료가 시행되며, 이러한 전략이 빈번한 입원과 자살 행동 등의 감소와 같은 결과로 이어진다. 이러한 치료 과정은 근거기반 중재에 대한 신뢰를 높이게 된다. 단일 요법이 이상적일 수 있지만, TRBD의 경우에는 실질적으로 매우 어렵다. 반면, 세 가지 이상의 약물을 사용하는 것은 상호작용 및 부작용 증가(심장마비, 신경이완제 악성 증후군, 세로토닌증후군과 같은 생명을 위협할 수 있는 부작용)로 인해 가능한 피하는 것이 권장된다. 예를 들어, lithium과 clozapine의 병용은 자살 충동이 있는 치료저항성 제1형 양극성장애에 매우 좋은 조합이지만, 정기적인 정신과적 추적 진료, 치료적 관계, 가족 환경과의 협력이 함께 이루어져야 한다. lithium의 혈중농도는 0.6에서 1 mEq/L 사이여야 하며, clozapine 농도는 350 n/mL 이상(100~250 mg)이 적절하다. 다약제치료는 TRBD 환자들이 자주 직면하는데, 약제 사용이 많아지다 보면 여러 부작용이 발생하게 되며, 이러한 부작용으로 인해 약물치료에 대한 극도로 낮은 순응도와 치료 중단으로 이어질 수 있다. 근거에 기반하지 않은 심리치료는 체계적이지 않고 목표 지향적이지 않기 때문에 오히려 나쁜 결과를 초래할 수도 있다. 심리치료 목표는 우울증 및 조증-경조증증상의 감소, 인지 기능의 향상, 회복 관점에서 삶의 질과 기능적 결과의 개선이다. 이러한 치료 목표는 근거기반 심리치료에 의해서 달성될 수 있다.

ECT는 경험이 풍부한 정신과 의사가 제공해야 하는 치료이다. ECT는 치료저항성 양극성 우울증 또는 정신병적 특징을 가진 양극성 조증에서, 심각한 약물 부작용이 있거나 심장 문제와 같은 다른 건강 문제가 공존하는 경우에 제공되어야 한다. 예를 들어, 급속순환성 환자 치료는 매우 빠른 기분 변동과 약물동력학의 특성 때문에 매우 어렵다. 경험적으로, 한 달에 두 번 이상의 추적 진료, 인지행동치료cognitive behavior therapy, CBT, 그리고 환자의 사회적 환경과의 체계적인 협력이 필요하다. 또한 ECT는 양극성 우울증에 매우 효과적이다. ECT는 약물치료에서 세 번 실패했을 때나 대부분의 생물학적 치료가 성공하지 못했을 때와 같은 경우에 마지막 단계로 권장된다. ECT는 일반적인 약물치료에 반응하지 않는 모든 양극성장애 환자의 급성 우울 삽화, 혼재성, 조증 삽화에 매우 효과적이다. 특히 섬망 및 긴장성증상을 동반한 심각한 우울 삽화 및 혼재성 삽화의 환자에서 선택적 치료로 고려되어야 한다. 인지기능에 대한 ECT의 효과와 영향에 대해서는 추가 연구가 필요하다. 아직까지는 ECT는 매우 극단적인 경우의 TRBD에서 마지막 해결책으로 고려되어야 한다. TRBD에서 우선적으로 고려할 치료 방법은 안전한 용량의 적절한 약물치료를 지속하면서 장기적인 근거기반 심리치료를 병행하는 것이다.

TRBD와 같은 만성정신질환은 다루는 것은 매우 큰 도전으로 협조적인 치료관계를 형성하는 것이 필요하다. 환자와 가족들과 장기적인 협조가 도움이 된다. 인내, 구조화된 기법, 동기부여 중심 및 회복 중심의 치료 기술은 장기 치료 과정에서 발생할 수 있는 좌절을 관리하는 데 매우 중요하다. TRBD에 대한 장기 치료는 더 큰 책임감과 응집력, 그리고 인지적, 정서적, 행동적 수준, 기능적 결과, 삶의 질과 같은 모든 중요한 수준에서의 단계별 회복을 의미한다.

7. TRBD 급성 조증 치료

기분조절제인 lithium, valproate 또는 carbamazepine에 저항성을 보이는 환자에게 aripiprazole, asenapine, quetiapine을 추가하는 것이 도움이 된다. 그 다음으로는 기분조절제에 haloperidol, olanzapine 또는 phenytoin을 추가하는 것이 권장된다. allopurinol, carbamazepine, clozapine, ECT, levetiracetam, l-thyroxine, oxcarbazepine, pregabalin에 대해서는 아직까지는 결론을 내리기는 어렵다. 이외에 긍정적인 연구결과가 없어서 권장되지 않는 약물로는 donepezil, gabapentin, lamotrigine, lovastatin, paliperidone, ramelteon, risperidone, topiramate, ziprasidone, nifedipine, verapamil이 있다(표 24-1).

이중맹검연구를 통해 lithium과 valproate, 그리고 gabapentin, lamotrigine에 대해서는 TRBD에서 위약그룹보다 더 나은 결과를 보였다. phenytoin과 carbamazepine 또는 oxcarbazepine에 대해서는 긍정적 결과가 있지만 연구 질에 대한 문제가 제기되어 있으며, lovastatin에 대해서는 부정적 결과가 있다. olanzapine, quetiapine, aripiprazole 또는 asenapine은 TRBD에서 효과가 있으나, ziprasidone, topiramate 또는 paliperidone은 효

과가 없었다. lithium과 carbamazepine 조합(lithium 농도 0.7~1.2 mmol/L, carbamazepine 최대 일일 용량 1,600 mg)은 효과적일 수 있으나, risperidone의 효과는 불확실하다. ECT는 chlorpromazine (일일 용량 600 mg)에 부가적으로 시행한 유일한 위약 대조연구에서 효과가 보고되었다. allopurinol (일일 용량 600 mg)과 dipyridamole (일일 용량 200 mg)은 항조증효과를 검증하기 위한 위약 대조연구에서 효능이 확인되었지만, TRBD 에서는 부정적인 결과가 나타났다. valproate에 대한 결과는 여전히 명확한 결론을 내리기 어렵고, folic acid의 valproate에 대한 보조요법 사용, valnoctamide (valproate 전구체)와 risperidone의 조합에 대해서도 그 효과에 대해서 논란이 있다. ramelteon 부가요법과 donepezil에 대한 연구도 부정적인 결과를 보였다.

TRBD 조증 환자에게 olanzapine 일일 용량 5~40 mg 단독요법이 치료반응률이 높으며, 소규모 연구에서는 clozapine를 일일 용량 550 mg까지 투여했을 때 장기 치료반응률이 높다는 보고가 있다. clozapine에 aripiprazole을 추가한 경우, 다른 비정형 항정신병약물에 반응하지 않았던 조증성 정신병 환자에서 긍정적인 결과가 보고되었다. risperidone에 대한 연구 결과는 일관되지 않았다. TRBD의 aripiprazole, clozapine, pregabalin을 추가하는 것이 긍정적인 결과를 보였다. 그러나 cholinesterase 억제제인 galantamine과 donepezil, 그리고 glutamate 수용체 길항제인 memantine에 대한 연구 결과는 부정적이었다. 복합 요법에 대한 메타분석에서는 단독요법에 비해 부작용 발생률이 더 높다는 점이 확인되었다. 한 리뷰에서는 clozapine이 TRBD 조증에서 유용하다는 점을 지지했다.

gabapentin 또는 pregabalin (일일 용량 600~3,600 mg)은 TRBD의 추가 요법에서 효과적이지만, 급속순환 환자에 대해서는 그렇지 않았다. topiramate 일일 용량 100~300 mg의 추가 요법은 효과적이며, 용량에 있어 일일 용량 1,300 mg까지 늘리는 고용량에서 치료반응률이 증가하지 않았다. Levetiracetam (일일 용량 500~1,000 mg)은 추가요법으로서의 효과가 보고되기도 했다. 반면, verapamil (최대 일일 용량 240 mg)과 nifedipine (일일 용량 120 mg)에 대한 결과는 부정적이다. diltiazem에 대해서는 일부 긍정적인 결과가 보고되었으며, lithium 또는 carbamazepine에 L-thyroxine을 추가하는 치료는 일부 반응을 보고하였다.

ECT의 치료 효과에 대한 연구 결과들은 긍정적이며, 단측과 양측 ECT의 효과는 동일했다. 이마 전극을 사용한 ECT는 양측 측두엽 ECT만큼 효과적이었으며, 환자들이 더 잘 견뎠다는 보고도 있었다. TRBD 환자의 치료에서 ECT는 일반적으로 하나의 선택지로 간주된다. TRBD를 포함한 조증 치료에 대한 무작위 대조시험들은 몇 가지 존재하며, 이들 연구는 일관되게 임상적으로 의미 있는 효능을 보고하고 있다. 대부분의 약물 저항성 환자들이 ECT에 반응하는 것으로 나타났다. 양극성장애에서 다른 뇌 자극 요법에 대한 증거는 아직 초기 단계에 있으며, 제한적인 연구 결과만 있다.

8. TRBD 우울증 치료

TRBD 우울증 환자에게 lithium과 lamotrigine의 병용, 또는 modafinil, pramipexole을 추가하는 것이 도움이 되는 전략이며, ketamine도 단기적 효과가 있지만 일시적 해리증상과 혈압 상승의 위험이 수반된다. 이는 잘 통제된 데이터에 의해 확인되었다. L-sulpiride, amitriptyline, bupropion, clozapine, diltiazem, ECT, gabapentin, l-thyroxine, lurasidone, N-acetyl cysteine, 오메가-3 지방산, oxcarbazepine, paroxetine, pramipexole, 수면 박탈, TMS, tranylcypromine, venlafaxine에 대한 데이터는 결론을 내리기 어렵다. agomelatine, aripiprazole, celecoxib, DBS, galantamine, imipramine, inositol, levetiracetam, lisdexamfetamine, memantine, pregnenolone, S-adenosyl-L-methionine, topiramate, ziprasidone은 TRBD의 치료에 권장되지 않는다(표 24-1).

lamotrigine과 D2 길항제인 L-sulpiride, pramipexole, oxcarbazepine은 lithium에 부가요법으로 효과적이나, imipramine, paroxetine과 amitriptyline 부가요법의 효과는 명확하지 않다. imipramine과 venlafaxine은 다른 항우울제에 비해 조증 전환 위험을 증가시킬 수 있으며, 추가적인 항우울효과 역시 기대하기는 어렵다. lamotrigine은 quetiapine 치료에 추가했을 때 결과가 개선되었다는 연구가 있다. lurasidone은 불안을 개선하며, ketamine은 자살 충동을 감소시키는 효과가 있다. 단일 ketamine 주사에 대한 반응은 몇 시간 내에 나타나지만, 그 효과는 3~4일 이상 지속되지 않았다. 반복적인 ketamine 투여에 대한 연구는 양극성장애에서 아직 수행되지 않았다. 추가요법으로서 lurasidone은 성공적이지 않았고, aripiprazole, ziprasidone 부가요법도 효과적이지 않으며, topiramate와 levetiracetam은 우울증을 악화시키거나 자살 위험을 증가시킬 수 있으므로 피해야 한다. imipramine과 venlafaxine은 다른 항우울제에 비해 조증 전환 위험이 더 높아서 가급적 사용하지 않는다. lamotrigine 또는 valproate에 memantine을 추가하는 연구 결과는 부정적이었으며, ketamine을 ECT에 추가한 연구도 효과가 없었다. lithium 또는 valproate에 agomelatine을 추가한 연구 결과 역시 부정적이었다. 반면, modafinil (평균 일일 용량 177 mg)을 부가요법으로 사용한 연구에서는 조증이나 경조증으로의 전환 없이 긍정적인 반응과 관해율이 보고되었다. 하지만 modafinil은 아증후군 수준의 조증 전환을 유발할 수 있다. armodafinil (일일 용량 150 mg)을 추가한 연구는 긍정적인 결과를 보였으나 일관된 것은 아니다. pioglitazone 부가요법은 긍정적인 결과가 보고되었으나 소규모였고, celecoxib (일일 용량 400 mg), pregnenolone (일일 용량 500 mg)의 추가 연구는 부정적이다. L-thyroxine을 추가 요법은 일부 효과가 보고되었으나 연구종료 시에는 부정적인 결과였다. inositol에 대해서는 긍정적 결과가 있으나 소규모이며, N-acetylcysteine (NAC, 1 g 하루 2회)은 일관되지 않은 결과를 보인다. 오메가-3 지방산에 대한 데이터는 일관되지 않고, S-adenosyl-L-methionine에 대한 연구 역시 부정적이었다.

ECT는 치료저항성 양극성 우울증 치료에서 약물 요법보다 더 효과적일 수 있지만, TMS에 대한 연구는 아직 충분하지 않다. 활성 심부 경두개자기자극술transcranial magnetic stimulation, TMS은 위약보다 더 효과적이었으나, 장기 추적 결과에서는 그렇지 않았다. 뇌심부자극술deep brain stimulation, DBS에 대한 연구에서는 일부 반응이 있지만 효과적이라고 하기에는 부족한 결과를 보였다. 수면 박탈 및 기타 비침습적 일주기 관련 중재는 항우울제 반응을 가속화하고 유지하는 데 유용한 보조 치료가 될 수 있다. 광치료에 대한 연구는 엇갈린 결과를 보였다.

여러 리뷰와 메타분석에서 전반적인 결론은, 이용 가능한 확실한 데이터가 매우 부족하고 대부분의 치료 전략이 본질적으로 실험적이라는 것이다. 그럼에도 불구하고 몇 가지 유망한 치료 전략이 존재하는 것으로 보인다. 또한, 병합 혹은 부가요법이 단독요법에 비해 부작용 발생률이 더 높다는 사실도 확인되었다. 기존 연구들은 lamotrigine, risperidone, inositol, lurasidone의 효과가 미미하며, 항우울제의 부가요법도 효과가 증가하지 않는다는 점을 시사한다. TRBD에서 가장 좋은 데이터를 가진 조합은 lithium과 lamotrigine이다. 항우울제에 대한 연구들은 상반된 결론을 제시하고 있으며, galantamine, donepezil, memantine의 유용성에 대해서는 부정적이다. 2세대 항우울제는 증상 개선 효과는 있지만 반응 및 관해율에는 큰 영향을 미치지 않는다는 보고가 있으며, 급성기 치료에서 조증이나 경조증의 위험이 증가하지는 않았지만, 장기적으로는 일부 위험이 있을 수 있다는 점이 지적되고 있다.

9. TRBD 유지치료

lithium에 lamotrigine을 추가하는 것에 대한 데이터는 일관되지 않았고, 안정된 양극성장애 환자에서 신경인지 개선을 목적으로 pramipexole을 추가하는 것은 부정적인 결과를 보였다. 두 개의 연구는 risperidone 장기지속형주사제risperidone long-acting injection, RLAI를 통상적 치료treatment as usual, TAU에 추가하면 재발 시간을 유의미하게 연장할 수 있다고 보고했으며, lithium 또는 valproate에 aripiprazole이나 ziprasidone을 추가하는 것도 같은 결과를 보였다. 그러나 aripiprazole을 lamotrigine에 추가하는 것은 장기적인 결과를 개선하지 못했다.

기분조절제와 항우울제의 병용 치료를 유지하면 반응이 지속될 가능성이 더 높았으나, 급성기 반응이 부분적이었던 환자들은 동일한 치료를 계속하더라도 추가적인 개선은 미미했다. lithium 또는 valproate에 asenapine을 추가하는 것은 최대 52주 동안 잘 견딜 수 있었으나, 통계적으로 유효하지 않았다.

phenytoin과 gabapentin의 추가에 대한 연구가 있으나, 소규모 연구였다. 정신증이 없는 양극성장애 집단에서 clozapine이 유익한 효과를 보일 수 있다는 제안도 있었다. NAC 치료가 유지 기간 동안에 우울증상 개선 효과가 있었지만, 기분 삽화에 대해서는 영향이 없었으며, 제2형 양극성장애의 유지치료에서는 효과가 보고되었다. ramelteon에 대한 데이터는 상반된 결과를 보였으며, valproate를 사용하는 환자에서 memantine은 부정적인 결과를 보였다. 몇몇 연구들은 오메가-3 지방산, chrome, choline, magnesium, tryptophan과 같은 다양한 영양 보충제 또는 이를 약물 요법과 병용하는 것이 양극성장애 치료에 도움이 될 수 있다고 제안하고 있지만, 이러한 데이터의 질은 낮다. clozapine, gabapentin, lamotrigine, levetiracetam, RLAI, 항경련제인 primidone을 추가하는 것이 유용하다는 결과가 있으나, 개방 연구였다. olanzapine, L-thyroxine, NMDA 수용체 길항제인 memantine의 치료 효과도 보고되었다. lithium과 valproate 병합요법은 참가자의 약 3분의 1에서 긍정적인 반응을 보였으나, 다른 연구에서는 lithium과 valproate 병합요법이 단독요법보다 더 우수하다고 결론을 내리지 못했다. carbamazepine과 nimodipine 병합요법에 대해 긍정적인 결과가 일부 있었지만, 칼슘채널 차단제인 verapamil을 추가하는 것은 부정적이었다. 비만 환자의 경우, topiramate나 zonisamide를 추가하는 것이 하나의 옵션이 될 수 있지만, 다른 연구에서는 zonisamide 추가 시 기분 불안정이 관찰되었다. 또한, 유지치료로서 ECT를 18개월 이상 월 1회 간격으로 시행한 경우, 최대 80%의 반응률을 보였다는 보고도 있다.

10. TRBD 급속순환형 치료

급속순환을 겪는 저항성 환자에 대한 데이터는 매우 부족하다. 전반적으로, lithium과 divalproex를 최대 16주 동안 병용한 결과 안정화율은 14%에 불과하며, lamotrigine을 추가해도 추가적인 효과가 없었다. MAOI인 clorgiline (일일 용량 2.5~10.0 mg)을 단독으로 또는 lithium과 병용한 소규모 시험에서는 긍정적인 결과가 보고되었으나, clozapine은 저항성 급속순환 환자에서 효과가 적었다. 반면, lamotrigine 보조 요법은 급속순환 환자와 비급속순환 환자 모두에서 유사한 효과를 보였다. 소규모 교차 이중맹검연구에서는 nimodipine 보조 요법이 긍정적인 결과를 보였다.

부정맥 치료제인 mexiletine (일일 용량 200~1,200 mg)을 추가한 경우 46%의 관해율과 15%의 부분 반응률이 보고되었으며, L-thyroxine은 주로 우울증증상을 개선하는 데 효과가 있었다. 미주신경 자극술은 12개월 동안 평균 38.1%의 전반적인 개선이 있었다. chromium을 추가한 경우 환자의 3분의 1에서 급성 반응이 나타났지만, 이는 우울증에만 해당되었고, 높은 탈락률로 인해 유지치료의 효능을 확인하기는 어려웠다.

11. TRBD 혼재성 치료

divalproex에 저항성을 보이는 혼재성 환자에게 6주간 olanzapine 또는 위약을 추가한 연구에서는 조증과 우울증 모두에서 긍정적인 결과를 보였다. gabapentin (일일 용량 300~2,000 mg)을 보조 요법으로 사용한 개방형 연구에서는 약 50%의 반응률을 보였으나, 이는 주로 우울증상에만 해당되었다. 혼재성 삽화에 대한 ECT의 무작위시험은 없었지만, ECT의 유용성을 평가한 개방 연구에 따르면 환자의 약 40%에서 3분의 2가 반응했고, 30%가 관해에 도달했다. 이러한 반응은 조증과 우울증상 모두에서 나타났다. rTMS에 대한 연구에서는 약 40%의 반응률이 보고되었으며, 반응은 우울증상에만 국한되었다.

12. lithium 중단으로 유발된 TRBD

lithium 중단이 치료저항성을 유발할 가능성에 대한 첫 번째 제안은 Post 등에 의해 제시되었다. 그들은 체계적인 생애 차트 방법론을 사용해 4명의 양극성장애 환자의 생애를 관찰한 연구에서 상당기간(6~15년) lithium 예방 요법으로 효과적으로 치료되던 환자들이 lithium 중단 후 재발을 경험하고 lithium 재투여에는 치료반응이 없어졌다는 것을 발견했다. 여기에서 lithium을 중단한 이유는 명확히 보고되지 않았으며, 이 결과는 lithium 중단의 영향보다는 질병 진행 과정에서 보이는 임상 양상의 변화로 설명할 수도 있다. 사례보고와 일부 리뷰는 이러한 가능성을 지지하지만, 과학적 근거는 아직 부족한 상태이다. 이 문제에 대한 유일한 체계적인 리뷰와 메타분석에서는 관련된 212명의 환자 데이터를 분석했으나, 메타분석 결과는 부정적이었다. 이 연구는 lithium 치료를 중단했다가 재개했을 때 lithium이 지속적으로 투여된 경우보다 덜 효과적이라는 설득력 있는 증거가 없음을 시사했다.

13. 결론

TRBD 환자의 주요 치료는 근거기반 약물치료, ECT, 인지행동치료 및 재활이다. 이러한 치료 전략은 TRBD의 다양한 경과와 치료 상황에서 다양한 전략을 적용할 수 있는 방법이다. 치료저항성에 대한 신경생물학적 기초에 대한 깊은 이해는 향후 치료 발전에 중요한 역할을 할 것이다. 생리학적 보상 기전의 실패, 질병 경과에 따른 신경계 변화, 재발에 따른 교차 민감도 변화, 외상 경험, 물질 남용 등이 저항성 사례를 예방하고 치료의 가능성을 높이는 수정 가능한 임상 요인이 될 수 있다. 그러나 현재 우리의 지식으로는 저항성 사례를 신뢰성 있게 예측하거나 평가할만한 수준에 이르지는 못해 추가적인 연구가 필요하다. ECT는 특정 조건에서 가능할 수 있지만, 모든 TRBD 환자에게 적합한 것은 아니다. 재발 방지를 위한 정신 교육은 치료의 중요한 부분을 차지하며, 마지막으로 TRBD는 장기적인 회복을 위한 재활 치료가 필요하다.

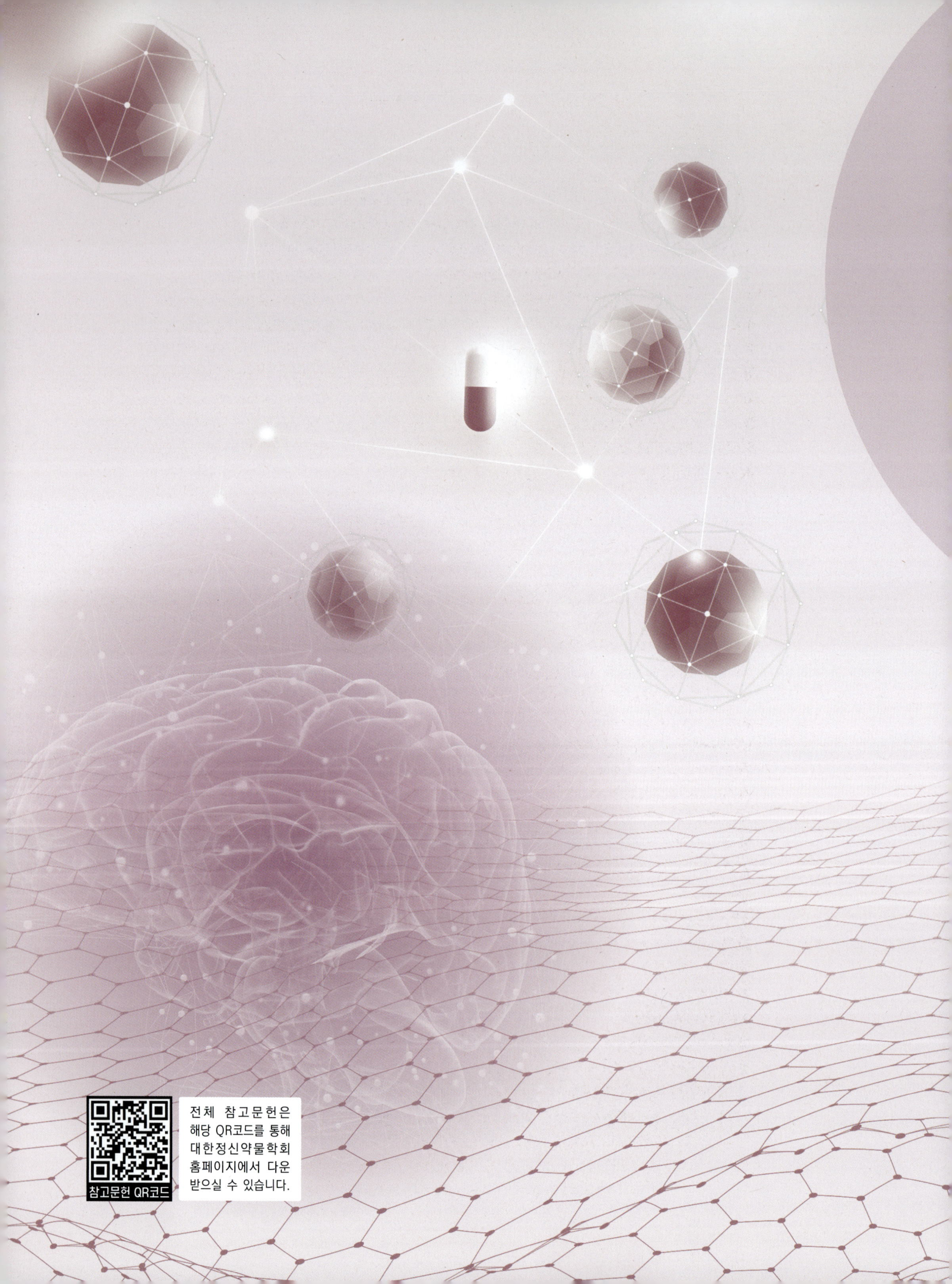

참고문헌 QR코드

전체 참고문헌은 해당 QR코드를 통해 대한정신약물학회 홈페이지에서 다운받으실 수 있습니다.

PART

6 불안, 강박, 외상 및 스트레스 관련장애의 약물치료

공황장애

Panic disorder

Chapter 25

◐ 서준호 연세대학교 원주의과대학 정신건강의학교실
◐ 이경욱 가톨릭대학교 의과대학 정신건강의학교실

공황장애panic disorder는 전 세계적으로 평생유병률이 1.6~2.2%인 흔한 정신질환이다. 2011년 전국 정신질환실태 역학조사에서 공황장애 평생유병률은 0.3%, 1년유병률은 0.2%로 보고되었으나, 건강보험심사평가원 자료에 따르면 2023년 연간 진료환자 기준 10~19세 유병률은 0.14%, 20세 이상 유병률은 0.49%로, 미진단 사례를 고려한 실제 유병률은 더 높을 것으로 추정된다. 일반적으로 여자가 남자보다 2~3배 많으며, 호발 연령은 젊은 성인으로 평균 발병 연령은 25세(20~29세)이나 어떤 나이에도 발병할 수 있다. 위험요인으로는 나이(청장년), 여성, 사회 경제적 자원의 결핍, 흡연, 알코올 문제, 부모의 정신질환, 생애 초기 외상적 사건이나 학대, 불안성 기질, 최근의 이혼이나 이별과 같은 스트레스 사건 등이 있다.

공황장애는 갑작스럽고 극심한 불안발작과 함께 죽음에 이를 것 같은 두려움이 나타나는 것이 특징인 질환이다. 환자들은 공황발작panic attack이 다시 발생할 것에 대한 강한 불안을 느끼는데 이를 예기불안anticipatory anxiety이라고 한다. 또한, 공황발작이 일어날 가능성이 있는 상황이나 공황증상과 유사한 신체증상을 유발하는 일상활동에 대한 회피를 특징적으로 보인다. 공황장애는 자율신경계증상으로 나타나는 신체감각을 파국적이기나 매우 위험한 것으로 잘못 해석하는, 이른바 '공포에 대한 공포'가 특징적이다. 이는 불안과 그로 인한 증상이 신체적, 사회적, 심리적으로 해로운 결과를 초래할 것이라는 믿음, 즉 불안민감성anxiety sensitivity과 중복되는 개념이다. 환자들은 신체감각에 대한 두려움으로 응급실을 자주 찾게 되며, 심장내과, 호흡기내과, 신경과 등에서 반복적인 검사를 받는 경우가 많다. 이는 의료비 증가의 원인이 될 뿐 아니라 정신건강의학과 진료가 지연되는 요인으로 작용하기도 한다.

공황장애는 DSM-III에서 불안신경증anxiety neurosis을 공황장애와 범불안장애로 분리하면서 정식으로 명명되었다. DSM-III에서는 최소 3주 이내에 갑작스럽게 발생하는 공황발작이 최소 3회 이상 일어나고, 12개의 증상 중에서 최소 4개의 증상이 포함될 경우 공황장애를 진단할 수 있었다. 또한, 공황발작이 없는 광장공포증은 공황발작이 있는 광장공포증과 개념적으로 다르다고 보고, 별도의 독립된 진단이 가능하도록 하였다. DSM-5에서는 반복적으로 예상치 못한 공황발작이 최소 한 번 이상 발생하고, 추가적인 공황발작에 대한 지속적인 걱정, 공황발작의 결과에 대한 과도한 걱정, 또는 공황발작과 관련된 부적응적인 행동 변화(예: 직장이나 학교 결근)가 있으면 공황장애를 진단한다. 공황발작은 물질, 약물 또는 의학적 상태로 발생한 것이 아니어야 하며, 다른 정신질환으로 더 잘 설명될 경우 공황장애로 진단되지 않는다. DSM-5에서는 문화적으로 특이적 증상(예: 목 통증, 통곡)을 기술하고 있지만, 이러한 증상은 진단기준에는 포함되지 않는다.

ICD-10에서는 공황장애가 신경증성, 스트레스 관련 및 신체형 장애 그룹 중 기타 불안장애로 분류되었고, 광장공포증은 공포성 불안장애phobic anxiety disorders로 특정 공포증과 사회공포증과 함께 묶였다. 공황장애와 광장공포증은 별개의 진단으로 유지되었으며, 함께 나타날 경우 각각 독립적으로 진단할 수 있지만, 두 장애 간의 경계가 명확히 정의되지 않아 진단적 혼란이 있었다. ICD-11에서는 공황장애와 광장공포증이 불안 및 공포관련장애anxiety and fear-related disorders로 재분류되었으며, 두 장애의 독립적 진단 가능성을 유지하면서도 관계를 보다 명확히 정의하였다. 공황발작이 특정한 광장공포증 상황과 무관하게 자발적으로 발생하면 공황장애로 진단하고, 광장공포증 상황에서 반복적으로 공황발작이 유발되는 경우 광장공포증이 주요 진단이 될 수 있음을 규정하였다. 또한, 광장공포증이 공황발작 없이도 진단될 수 있음을 강조하며, 두 장애 간의 공존 가능성을 반영하여 진단기준을 구체화하였다.

표 25-1. DSM-5 공황장애 진단기준

공황장애
A. 예상하지 못한 반복적 공황발작*
B. 적어도 한 번의 발작이 발생한 이후 1개월 이상 다음 중 한 가지 이상의 조건을 만족 1. 추가적인 공황발작 발생이나 그로 인한 결과(예: 통제력 상실, 심장마비, 미쳐버릴 것 같은 느낌)에 대한 지속적인 걱정 및 불안 2. 발작과 관련된 부적응적 행동 변화(예: 공황발작을 회피하기 위한 행동으로 운동이나, 익숙하지 않은 환경을 피하는 것 등)
C. 이상의 모습이 물질(예: 남용약물, 치료약물)이나 다른 의학적 상태(예: 갑상선기능항진증, 심폐 질환)의 생리적 효과에 의한 것이 아니다.
D. 이상의 모습이 다른 정신장애로 더 잘 설명되지 않는다(예: 공황발작이 사회불안장애에서와 같이 두려운 사회적 상황에만 반응하거나, 특정 공포증에서처럼 특정 대상이나 상황에만 반응하거나, 강박장애에서처럼 강박사고에 반응하거나, 외상후스트레스장애에서처럼 외상 사건을 떠올리게 하는 상황에 반응하거나, 분리불안장애에서처럼 애착 인물과의 분리에만 반응하는 경우가 아님).
* 공황발작은 극심한 공포와 고통이 갑작스럽게 발생하여 수분 이내에 최고조에 이르러야 하며, 그 시간 동안 다음 중 네 가지 이상의 증상이 나타남 1. 심계항진, 가슴 두근거림, 또는 심박수 증가 2. 발한 3. 몸이 떨리거나 후들거림 4. 숨이 가쁘거나 답답한 느낌 5. 질식할 것 같은 느낌 6. 흉통 또는 가슴 불편감 7. 오심 또는 복부 불편감 8. 어지러움, 불안정하거나 멍한 느낌, 쓰러질 것 같은 느낌 9. 춥거나 화끈거리는 느낌 10. 감각이상(둔해지거나 따끔거리는 감각) 11. 비현실감(현실이 아닌 것 같은 느낌) 또는 이인증(자신으로부터 분리된 느낌) 12. 통제력 상실에 대한 두려움 또는 미칠 것 같은 두려움 13. 죽을 것 같은 공포

한편, 공황장애는 미국 국립정신건강연구소NIMH의 연구 영역 기준 Research Domain Criteria (RDoC) 체계에서 부정적 정서가 체계negative valence systems와 관련하여 개념화될 수 있다. 공황장애의 핵심증상인 공황발작(DSM-5 진단기준 A)은 급성 내부 위협자극에 대한 과도한 공포 반응의 대표적 표현형으로 이해되며, 공황발작의 부정적 결과에 대한 지속적 우려, 즉 예기불안(진단기준 B)은 부정적 정서가 체계 내에서 잠재적 위해에 대한 과잉반응으로 해석될 수 있다.

DSM-5의 공황장애의 진단기준은 표 25-1에 기술되어 있다.

1. 생물학적 원인론

공황장애의 생물학적 원인으로는 유전적 요인, 가성질식 알림 가설, 공황유발인자, 신경회로 모델, 신경화학적 이상 등이 알려져 있다.

유전적 요인으로 공황장애가 있는 일차 친족은 다른 정신질환이 있는 일차 친족보다 공황장애 발병 위험이 4~8배 높다. 일란성 쌍생아에서 공황장애의 일치율이 이란성 쌍생아보다 높은 것은 유전적 요인을 시사한다. 공황장애 병인과 연관이 있는 몇몇 특정 유전자 다형성이 밝혀졌는데, NPSR1 유전자의 T-대립유전자는 편도체의 반응성을 증가시키고, HTR1A와 SLC6A2 유전자 변이는 공황증상의 심각도와 연관된다.

가성질식 알림 가설false suffocation alarm theory은 Klein에 의하여 제기되었는데, 이산화탄소에 대한 비정상적인 민감성으로 인해 질식 감시기suffocation monitor가 정상적인 상태에서도 산소가 부족하다는 잘못된 신호를 발생시키고 질식 경고 시스템을 활성화시킴으로써 호흡곤란과 과호흡 등 공황발작을 일으킨다는 이론이다. 공황장애 환자들이 이산화탄소 유발 검사에서 공황증상을 일으키는 결과로 이 가설이 뒷받침되었다. Klein은 이 가설을 확장하여 내인성 아편유사제 조절곤란endogenous opioid dysregulation이 CO_2 감수성을 증가시키고, 어린 시절 부모 상실로 인한 분리불안 및 공황발작을 증가시킨다고 보았다.

호흡기계 공황유발인자로는 이산화탄소, 고삼투압 젖산hyperosmolar sodium lactate, 중탄산염bicarbonate이 있고, 신경화학적 공황유발인자로는 yohimbine, isoproterenol, mCPP (meta-chlorophenylpiperazine), flumazenil, cholecystokinin, caffeine 등이 있다. 이러한 물질들은 호흡기계를 자극하고 산-염기 불균형을 초래하여 공황발작을 유발한다.

뇌영상연구가 발달하면서 신경회로 모델이 제시되었는데, 기능적 뇌영상연구에서 감정생성영역emotion generation area의 과활성화와 감정조절영역emotion regulation area의 기능 이상으로 특징지어지는 공포조절회로fear regulation circuit의 이상이 시사된다. 불안장애에 공통적으로 편도amygdala, 전대상피질anterior cingulate cortex, 해마hippocampus의 변화가 관여하는데, 위협자극에 대한 편도의 과활성화, 해마의 과활성화, 위협자극에 대한 등쪽 전대상피질의 과활성화 등이 일관되게 보고되고 있다. 기능적 뇌연결성 연구에서는 감정을 생성하는 부위인 섬엽insula과 대뇌피질의 조절영역인 내측전전두엽, 앞쪽 전대상피질rostral ACC의 연결성의 저하를 보인다. 이러한 뇌회로의 이상은 편도 및 측두엽의 용적 감소, 내측두엽의 크레아틴 및 인산화크레아틴 대사물의 감소, 편도, 해마, 시상 및 뇌간 당대사의 감소 등과 관련 있다. 보다 공황장애에 특이적인 피질하-피질 네트워크의 변화는 섬엽/해마/편도-시상 경로의 연결성은 증가하고 등쪽내측전전두피질/수도관주위회색질-전대상피질 경로의 연결성은 감소하는 것이다. 많은 연구에서 편도 및 해마 주변부에서 벤조디아제핀 수용체 밀도의 감소가 보고되었는데, 일부에서 5HT1A 수용체의 저하도 보고되었다.

신경화학적 이상 모델은 중추신경계의 노르아드레날린, 세로토닌, GABA 시스템의 이상을 중심으로 공황장애의 병태생리를 설명한다. 세로토닌은 공황발작 억제와 공황장애 병태생리 이해에 중요한 역할을 한다. 첫째, 세로토닌계 항우울제는 시냅스후 세로토닌 수용체의 과활성을 하향조절하여 항공황 효과를 발휘한다. 둘째, 배쪽외측 솔기핵ventrolateral dorsal raphe nuclei, DRVL 및 배쪽외측 수도관주위 회색질ventrolateral periaqueductal gray, VLPAG에 있는 세로토닌 신경원이 등쪽 수도관주위회색질dorsal periaqueductal gray, DPAG이 유발한 공황 반응을 억제한다. 셋째, 상황과 관련된 공포가 편도의 중심핵-DRVL/VLPAG 회로를 활성화시켜 동결반응을 매개하고 회피 행동을 억제하는 데 관여한다. 넷째, DRVL/VLPAG 세로토닌 신경원은 중추 화학수용체로 젖산 나트륨 및 이산화탄소와 같은 공황유발물질에 의해 나타나는 행동적 및 호흡기 반응을 매개한다.

공황장애 환자들에서 중추 노르아드레날린계의 과민성이 보고되었는데, 과민한 청반locus ceruleus과 중추신경계 노르아드레날린 시스템이 공황발작을 유발한다. yohimbine은 선택적 α2 아드레날린성 길항제로 중추와 말초 노르아드레날린 유출을 증가시킨다. yohimbine을 공황장애 환자에 투여했을 때 공황발작이 유발된다. 반면 α2 아드레날린성 작용제인 clonidine은 항불안효과가 있다. GABA는 주요 억제성 신경전달물질로, 공황장애에서는 억제성 GABAergic tone이 감소하며, 이는 공황을 유발하는 뇌궁주위 시상하부perifornical hypothalamus와 DPAG 영역의 과활성화와 연관된다. 벤조디아제핀은 GABA 활성을 증가시켜 항공황 효과를 나타낸다.

각성과 각성 유지에 중요한 역할을 하는 orexin 체계의 과활성화도 공황장애의 병인 가설로 제시되었는데, 공황이 있는 환자들의 뇌척수액 orexin 수치가 증가한다. 시상하부의 등쪽내측 영역과 뇌궁주위 영역에 위치한 orexin 신경세포들이 공황 반응을 유발할 수 있다.

뇌유래신경영양인자brain-derived neurotrophic factor, BDNF는 신경 가소성과 신경 성장에 관여하는 단백질로, GABA 의존적 기전을 통해 항공황효과를 나타낼 수 있다. BDNF 수치가 감소하거나 관련 신호 전달이 저하된 경우 공황장애에서 관찰되는 공포 회로가 과활성될 수 있다.

2. 공황장애의 심리학적 모델

공황장애 환자는 무해한 신체 감각을 위협적인 것으로 잘못 해석하여 불안을 증폭시키고, 이는 신체 각성을 증가시켜 악순환을 형성한다. 초기 공황발작은 특정 신체 감각이나 상황과 연관되어, 이후 이러한 자극이 공황발작과 연관된 신호로 학습되어 학습된 경보로 작용하며, 이는 예기불안과 회피 행동을 유발한다. 회피 행동과 안전행동은 단기적으로 불안을 줄이는 효과가 있지만, 위협 신념에 대한 반증을 방해하여 공황장애를 지속시키는 요인이 될 수 있다. 생물학적 민감성과 환경적 스트레스는 이러한 심리적 과정을 더욱 강화한다. 이와 같은 인지적 왜곡, 조건화, 안전행동, 생물학적 민감성, 환경적 스트레스의 상호작용은 공황발작의 발생과 유지에 기여하며, 이는 공황장애의 인지행동치료 전략인 인지 재구성, 노출치료, 안전행동 감소의 핵심적인 근거가 된다.

3. 공황장애의 치료

공황장애의 치료는 공황발작의 빈도 및 강도를 줄이는 것뿐만 아니라, 예기불안 및 광장공포에 의한 회피를 줄임으로써 증상의 완전한 관해를 통해 병전 기능 상태로 회복하는 것을 목표로 한다.

1) 일반적 접근

공황장애 치료는 환자와의 치료관계 형성, 동반 질환 평가, 기능장애 정도 파악, 환자의 안전 확보, 환자 교육과 같은 다각적인 접근이 필요하다. 이를 통해 환자의 증상을 효과적으로 관리하고 삶의 질을 향상시킬 수 있다.

(1) 치료관계의 형성

공황장애 환자는 증상 자체뿐만 아니라 치료에 대해서도 불안이 높은 상태에서 병원을 방문한다. 특히 치료 초기에는 약물 부작용에 대한 두려움이 크고, 치료가 진행되어 치료자가 광장공포와 관련된 회피 상황에 대한 노출치료를 시도할 경우 저항을 나타낼 수 있다. 따라서 환자의 치료에 대한 선호도와 우려를 신중히 평가하고 이를 바탕으로 환자와 치료관계를 형성하는 것이 매우 중요하다. 치료 초기에 환자가 이해하기 쉬운 언어로 공황장애와 치료 과정에 대해 교육하면 치료순응도를 높이고, 궁극적으로 치료 목표를 달성하는 데 도움이 된다.

(2) 정신과적, 의학적 질환에 대한 평가

일반적으로 공황장애는 다른 정신질환과 흔히 동반되고, 내과적 질환이 공존할 수 있으므로, 환자가 복용하고 있는 다른 약물(향정신성약물, 내외과에서 처방받거나 약국에서 구입한 약물, 다이어트 약물 등)에 대해 파악할 뿐만 아니라, 카페인 같은 공황증상을 유발할 수 있는 물질을 얼마나 많이 자주 복용하는지 파악하고 필요시 조정할 수 있도록 한다. 감별해야 할 의학적 상태로는 심혈관, 호흡기, 신경학적 및 내분비 질환 등이 있다. 심장센터 환자 중 약 1/3에서 공황장애가 있으며, 공황장애 환자의 약 21%에서 심장이상이 발견된다. 과민성대장증후군은 자율신경계증상, 예기불안, 회피행동 등의 측면에서 공황장애와 비슷한데, 공황장애 환자의 약 7~46%에서 발견된다. 갑상선기능항진증, 반응성 저혈당증, 크롬친화세포종pheochromocytoma, 복합부분발작complex partial seizures으로 인하여 드물게 공황증상이 발생할 수 있다.

(3) 기능장애의 심한 정도와 영역의 평가

공황장애는 직업, 학교, 가정생활, 사회적 관계 등 다양한 영역에 부정적인 영향을 미치므로 이러한 영역에 얼마나 심한 기능 제한을 일으키는지 평가할 필요가 있다. 예를 들어, 환자는 광장공포로 인해 대중교통(지하철, 버스)을 피하면서 직장 출근에 어려움을 겪거나, 친구와의 약속을 회피한다. 치료계획은 이러한 기능 장애를 최소화하는 데 목표를 둔다.

(4) 환자의 안전 확보

공황장애 환자는 죽음에 대한 강한 공포를 가지고 있지만, 공황발작증상이 견디기 힘들기 때문에 흔히 자살사고를 경험하게 된다. 메타분석연구에서 공황장애는 자살 사망률을 10배 증가시키는 것으로 알려져 있다. 특히 알코올사용장애, 우울증, 양극성장애 동반 시 주의가 필요한데, 동반 장애를 동시에 치료하면서 필요하다면 환자의 안전을 확보하기 위해 입원치료를 고려해야 한다. 자살사고와 관련된 정신과적 증상(초조, 무망감, 공격성, 충동성, 기분장애, 물질관련장애)에 대해 평가하고, 자살시도의 과거력 및 가족력, 현재 스트레스, 보호요인, 자살사고의 정도, 자살계획 등에 대해 구체적으로 평가할 필요가 있다. 항우울제는 25세 이하의 청소년에게 자살사고와 행동을 증가시킬 수 있으므로 치료 초기에 신중히 관찰해야 한다.

(5) 환자 교육

치료 초기 환자와의 면담에서 공황장애의 증상과 약물치료의 부작용에 대해 교육하는 것이 매우 중요하다. 환자들이 흔히 생각하듯 공황장애증상이 생명을 위협하는 상태가 아니고 불안의 신체적 정신적 반응일 뿐이라고 교육하는 것이 환자를 안심시키는 데 도움이 된다. 병태생리에 대한 신경해부학적 모델 그림을 보여주면서 질환이 생기는 이유와 치료를 통해서 공포회로가 어떻게 안정되는지 의학적 모델로 설명해주는 것이 환자가 질환을 쉽게 받아들일 수 있게 해준다. 또한 약물치료로 증상이 어떤 경과를 거치면서 호전될 것인지, 어떤 약물 부작용이 예상되는지 미리 알려줌으로써 치료순응도를 향상시킬 수 있다. 운동, 수면습관, 카페인, 담배, 술 등 공황장애를 악화시킬 수 있는 물질을 조절하도록 권고한다.

2) 치료방법의 선택

어떤 치료방법을 선택할지는 일반적인 약물치료 원칙과 크게 다르지 않은데, 환자의 선호도, 이전 치료약물의 반응 이력, 공존하는 정신과적 내외과적 질환, 비용, 부작용, 약물 상호작용 등을 고려한다. 다양한 약물치료 및 심리치료 전략이 공황장애 치료에 효과적인데, 선택적 세로토닌 재흡수 억제제selective serotonin reuptake inhibitors, SSRI, 세로토닌 노르에피네프린 재흡수 억제제serotonin -norepinephrine reuptake inhibitors, SNRI, 삼환계 항우울제tricyclic antidepressants, TCA, 벤조디아제핀benzodiazepines, BDZ 또는 인지행동치료가 초기치료로 추천된다. TCA는 약물 부작용의 부담이 크고 BDZ는 약물 의존성과 인지기능저하가 문제가 되므로 대개 2차 치료제로 선택된다. 한편, SSRI 치료 시 첫 주 동안 고역가 BDZ (alprazolam, clonazepam 등) 저용량을 같이 투여하는 것이 도움이 되는데, 환자를 빨리 안정시키고 첫 주 동안 반응률을 높일 수 있으며, SSRI 치료 초기에 나타나는 불안의 악화를 줄이는 데도 도움이 된다.

2018년에 발간된 한국형 공황장애 치료지침서 개정판(그림 25-1)에 따르면 초기치료 전략으로 광장공포증 공존 유무에 관계없이 항우울제+BDZ계 항불안제+인지행동치료의 병용치료가 최우선치료로 추천된다. 국내 정신건강의학과 의사들은 초기 약물치료 전략으로 광장공포증이 공존하는 경우는 항우울제+BDZ계 항불안제 병용치료를 최우선치료로 합의한 반면, 광장공포증이 공존하지 않는 공황장애 단독의 경우에는 최우선치료의 일치도는 없으나 항우울제+BDZ계 항불안제 병용치료와 함께 항우울제 단독치료도 1차 치료로 선택하였다. 유지치료 전략으로는 광장공포증 공존 유무에 관계없이 항우울제+인지행동치료의 병용치료를 최우선치료로 합의하였다. 유지 약물치료 전략으로 광장공포증이 공존하지 않는 경우에는 항우울제 단독치료를 최우선치료로 합의한 반면, 광장공포증이 공존하는 경우에는 최우선치료의 일치도는 없으나 항우울제 단독치료와 함께 항우울제+BDZ계 항불안제 병용치료도 1차 치료로 선택하였다.

공황장애 환자들은 일반적으로 약물 부작용에 민감하기 때문에 SSRI, SNRI, TCA 등의 약물은 보통 표준 시작 용량의 절반 정도 저용량으로 시작하여 수일에 걸쳐 천천히 목표 용량까지 증량한다. 내약성이 확보되면 충분한 용량을 사용하는 것이 치료에서 중요한데, 목표 용량까지 증량하지 않고 저용량을 계속 사용하는 것은 부분적 치료반응 또는 무반응의 중요한 요인이기 때문이다. 정신건강의학과 의사가 약물치료의 부작용에 대해 잘 알고 이를 적절히 조절하는 것이 치료순응도를 높이는 데 기여한다. 각 약물의 부작용에 대해서는 이 장의 후반부에 각각의 약물에 대해 구체적으로 기술된 부분을 참조하면 된다.

약물 간 상호작용도 고려해야 하는데, SSRI 중 fluoxetine, fluvoxamine, paroxetine 같은 약물은 cytochrome P450 시스템

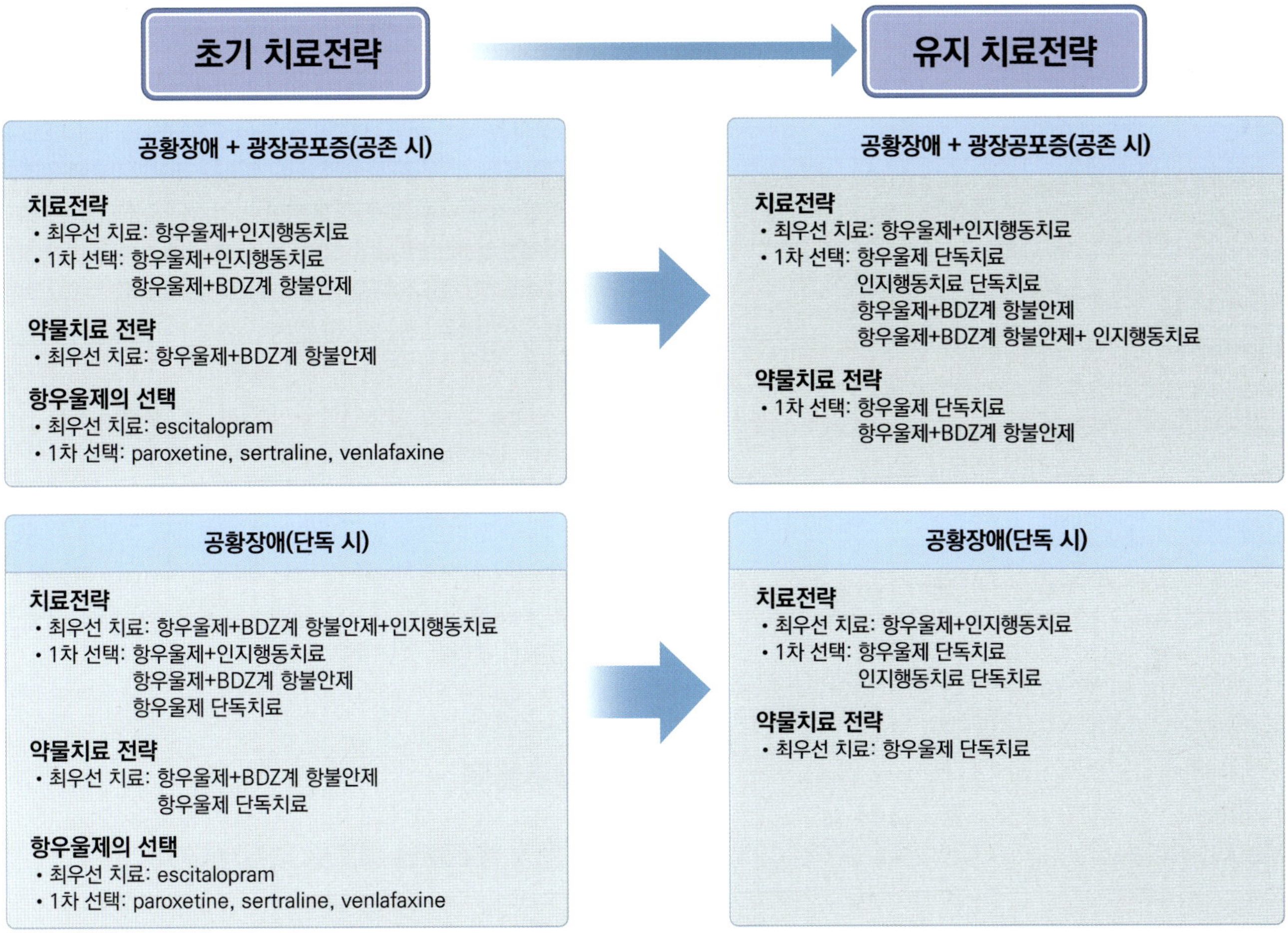

그림 25-1 **한국형 공황장애 치료지침서 개정판(2018)**

을 통하여 대사되므로 다른 약물과 상호작용에 유의한다. 진정작용을 유발하는 약물을 같이 사용할 경우(TCA, BDZ, 또는 pregabalin)에는 졸림, 운동반응 속도의 저하를 유발하므로 운전이나 위험한 기계를 다룰 때 주의하도록 환자를 교육한다.

각 약물의 시작 용량, 치료용량, 부작용, 대사/약물 상호작용 등은 표 25-2에 정리되어 있다.

3) 치료반응의 평가

공황발작의 빈도와 강도, 예기불안의 정도, 광장공포에 의한 회피의 정도, 공황장애증상으로 인한 괴로움의 정도 등을 관찰하면서 치료반응을 평가한다. 치료가 효과적이라면 호전되는 영역 간에 차이는 있을지라도 증상이 점차 나아질 것이다. 우울증이나 다른 불안장애 같은 공존질환에 대해서도 주기적으로 호전 정도를 평가할 필요가 있다. 치료 반응 평가 시 공황장애 심각도 척도-자가보고형Panic Disorder Severity Scale-Self Report, PDSS-SR 또는 공황 및 광장공포증 척도Panic and Agoraphobia Scale, PAS와 같은 표준화된 평가척도를 이용하는 것이 도움이 된다.

약물치료에 대한 반응은 환자마다 큰 차이를 보일 수 있는데, 좋지 않은 치료반응의 예측 요인은 긴 질병 이환기간, 광장공포증증상, 인격장애, 높은 불안민감도, 우울증의 공존, 회피적응 전략 등이 알려져 있다.

4) 치료반응이 불충분할 경우

공황장애증상이 치료에 잘 반응하지 않는 경우 우선 정확한 진단, 치료순응도, 치료용량 및 기간 등을 평가해야 한다. 또한 공황증상에 영향을 주는 공존하는 내과적 질환, 정신과적 질환, 치료동맹, 정신사회적 스트레스 등도 평가해야 한다. 환자들이 커피나 알코올 등을 지속적으로 과다하게 섭취하는 경우도 흔하기 때문에 임상가는 이에 대한 평가도 놓치지 말아야 한다.

4~6주간의 충분한 치료에도 반응이 없거나 불충분한 반응을 보이면 다른 치료전략을 선택하는데, 다른 약물을 추가하거나 인지행동치료를 추가하는 등의 부가 전략이나 다른 약물이

표 25-2. **공황장애에 사용되는 약물별 용량 및 적용**

	시작용량 (mg/일)	치료용량 (mg/일)	부작용
SSRI			
citalopram	10	20~40	초조, 구역, 두통, 피로, 식욕감소, 체중증가, 진전, 발한, QTc지연, 성기능장애, 설사, 변비, 위장관 출혈, 골다공증
escitalopram	5~10	10~20	
fluoxetine	10~20	20~40	
fluvoxamine	25~50	100~300	
paroxetine	10	20~60	
paroxetine CR	12.5	25~50	
sertraline	25~50	100~200	
SNRIs			
duloxetine	20~30	60~120	구역, 입마름, 변비, 식욕감소, 불면, 졸림, 진전, 성기능장애, 고혈압
venlafaxine	37.5	75~225	
TCAs			
imipramine	10~25	75~250	항콜린 부작용, 졸림, 어지러움, 심혈관계 부작용, 체중증가, 구역, 두통, 성기능장애
clomipramine	10~25	75~250	
desipramine	25~50	100~300	
nortriptyline	25	50~150	
NaSSA			
mirtazapine	7.5~15	15~45	졸림, 체중증가, 시야흐림, 식욕증가, 근육통, 피로감
Benzodiazepines			
alprazolam	0.75~1.0	1.5~8	졸림, 피로, 실조증, 어눌한 발음, 기억력장애, 낙상, 골절
lorazepam	1.5~2.0	2~8	
clonazepam	0.5~1.0	1~4	
diazepam	2~5	5~20	
MAOIs			
phenelzine	10	40~90	초조, 불면, 입마름, 두통, 어지러움, 위장장애, 구역
moclobemide	150	300~600	

나 치료법으로 변경하는 변경 전략을 사용할 수 있다. 부분적 반응을 보일 때 첫 번째로 고려할 수 있는 전략은 용량을 증가시키는 것이다. 충분한 용량을 사용하였다면 다른 계열 항우울제로 교체하거나 추가하는 것을 고려하고, 잔류증상이 있을 경우 벤조디아제핀을 항우울제에 추가할 수 있다. 1차 및 2차 선택 약물이 실패한 경우 gabapentin, 2세대 항정신병약물 등을 시도해볼 수 있다.

5) 치료의 유지 및 종료

공황장애는 재발을 잘하는 만성적 경과를 보이는 질환이므로, 증상의 관해가 이루어지고 난 후에도 약 6~12개월 정도 유지치료를 하는 것이 좋다. 유지치료 시에는 급성기치료에서 효과가 있었던 것과 같은 용량을 유지한다. 약물을 중단할 때 불안 증상이 재발하거나, 증상이 심한 경우, 또는 환자의 병력이 장기적인 치료가 필요할 경우에는 12개월 이상을 치료할 수도 있다.

치료를 종결하기 전 증상이 안정된 기간, 정신사회적 스트레스의 유무, 약물치료 중단에 대한 환자의 기대 정도 등을 평가한다. 치료를 종료할 경우에는 수주에서 수개월에 걸쳐서 서서히 약물을 감량하는데, 금단증상을 피할 수 있고, 초기 재발 징후를 확인할 수 있는 장점이 있다. 다만 환자가 임신을 했거나 다른 이유로 빨리 약물을 중단하기를 원한다면 그렇게 할 수도 있다. 환자에게 약물치료를 중단할 때 생길 수 있는 가능한 금단증상 및 공황증상의 재발에 대해서도 교육하고 추가 외래 방문을 통해서 변화가 있는지를 관찰한다.

4. 항우울제

1) 선택적 세로토닌 재흡수 억제제(SSRI)

SSRI에는 fluoxetine, sertraline, paroxetine, fluvoxamine, citalopram 및 escitalopram이 있는데, 공황장애에 효과적이며 부작용이 적어 1차 치료제로 추천된다. 우울증이나 강박증 등의 다른 불안장애에도 효과가 있으므로, 이들 질환과 공존할 때 우선 추천된다. SSRI 간에 효과는 차이가 없으나 부작용, 약물 상호작용 및 반감기에 차이가 있으므로 환자의 증상과 약물의 특성을 고려하여 약을 처방한다. 일부 환자들은 약물 투여 초기에 불안, 초조, 안절부절 못함 등이 오히려 악화될 수 있으므로, 적은 용량으로 시작하는 것이 좋다. SSRI는 공황발작증상은 빠르게 호전시키지만, 예기불안이나 공포증적 회피증상까지 호전시키지는 못할 수도 있다.

SSRI의 흔한 부작용으로는 입마름, 소화불량, 두통, 발한, 설사, 구역, 구토, 성기능장애, 진전, 졸림, 불면, 무력감 등이 나타날 수 있다. 초기 부작용은 일시적으로 대개 1~2주 지속되고 이후 호전된다. 이외에도 추체외로 부작용, 상부 위장관계 출혈, 65세 이상 남성에서 뼈 미네랄 감소, 노인 여성에서 고관절 뼈 소실 및 골절, 25세 이상에서 자살사고의 증가 등의 부작용이 있다.

부작용의 생물학적인 기전이 알려져 있는데 구역 및 구토의 경우 중추신경계의 시상하부, 뇌간이 관여하는 것으로 알려져 있고, 위장관계 통증과 설사는 장내 5HT3 수용체에서의 증가된 세로토닌이 유발할 수 있다. 뇌간의 수면 중추의 증가된 세로토닌은 불면, 수면장애를 일으킬 수 있다. 성기능장애는 다양한 신경경로가 관여하는데, 척수의 5HT2 수용체로의 세로토닌 신경경로가 관여한다. SSRI는 과복용 시에도 치명적이지는 않으며, 심혈관계 부작용은 적다.

SSRI 제제는 다양한 금단증상이 나타날 수 있는데, 현훈, 운동실조, 두통, 안절부절못함, 오심 등이 약물 중단 후 24시간 이내에 시작되며, 이런 부작용은 약물 중단 후 5일째에 가장 심하고 대개는 2주 이내에 사라진다. 반감기가 긴 fluoxetine의 경우에는 금단증상이 적다고 알려져 있다.

2) 세로토닌 노르아드레날린 재흡수 억제제(SNRI)

공황장애 치료에서 venlafaxine의 효능은 이중맹검연구를 통해서 확립되어 있다. SSRI와 마찬가지로 초기 부작용을 줄이기 위해 저용량부터 서서히 증량해야 한다. venlafaxine의 부작용은 SSRI와 유사한데, 구역, 입마름, 변비, 식욕의 감소, 불면, 졸림, 진전 및 성기능장애 등이 있고, 발한은 좀 더 흔하다. 300 mg/일 이상의 고용량에서는 혈압을 정기적으로 관찰해야 한다. SNRI 중 desvenlafaxine은 venlafaxine의 주요 활성 대사체로, venlafaxine과 달리 CYP2D6에 의한 광범위한 대사를 거치지 않아 약물 상호작용 위험이 낮고 구역 부작용 발생률이 더 낮다. 후향적 차트 리뷰 연구에서 효과가 있었지만, 공황장애 치료 효과에 대한 근거 연구는 아직 부족하다.

다른 SNRI인 duloxetine은 공황장애 치료 효과를 지지하는 이중맹검연구는 없지만 개방연구에서 일부 효과가 보고되었다.

SNRI도 갑자기 중단할 경우 SSRI와 유사한 금단증상을 유발할 수 있으므로 서서히 중단하는 것이 좋다.

3) 삼환계 항우울제(TCA)

imipramine은 공황장애에 효과가 있다고 알려진 TCA 중에서 가장 많이 연구된 약물인데, clomipramine, desipramine, nortriptyline 등도 효과가 있다. 노르아드레날린 친화성이 높은 desipramine, maprotiline 등은 세로토닌 친화성이 높은 약물보다 좀 덜 효과적이다.

TCA도 투여 초기 불안을 증가시킬 수 있으므로, 저용량으로 시작한다. 흔한 부작용으로는 항콜린성부작용(입 마름, 변비, 배뇨곤란, 심박수 증가, 시야 흐림), 발한, 수면장애, 기립성 저혈압, 어지러움, 피로, 인지장애, 체중증가, 성기능장애 등이 있다. 급성좁은앞방각녹내장이나 전립선비대증에는 금기이다. 기립성 저혈압으로 인해 노인에서 낙상의 위험이 있으며, 심장전도 이상을 유발할 수 있다. 용량이 증가될수록 부작용이 증가하고, 약물 순응도가 감소할 수 있으므로 부작용에 유의하면서 치료해야 한다. 과복용 시 심장독성으로 인하여 사망할 수 있다.

TCA는 1차 치료제로 선택되는 SSRI나 SNRI보다 부작용이 심하여 공황장애의 1차 치료제로 사용되는 경우는 별로 없고, 1차 치료제에 적절한 치료반응을 보이지 않을 때 2차 선택제로 사용되는 경우가 많다.

4) 기타 항우울제

monoamine oxidase inhibitors (MAOI) phenelzine도 공황장애 치료에 효과가 있다고 보고되었지만, SSRI 등 다른 약물을 투여할 때 세로토닌 증후군의 발생 위험으로 인해 최소 2주간의 간격을 두어야 하고, tyramine이 함유된 음식을 섭취했을 때 고혈압 위기가 발생할 수 있어 공황장애 치료에 1차 선택제는 아니다. 다른 부작용으로는 저혈압, 체중증가, 성기능장애, 감각이상, 간대성 반사, 입마름, 부종, 주간 졸림, 불면 등이 있다.

moclobemide 같은 reversible inhibitors of monoamine oxidase A의 경우 tyramine이 낮은 음식을 지키지 않아도 되어 공황장애 치료에 사용할 수도 있다.

mirtazapine은 몇몇 개방연구 및 적은 수의 환자가 포함된 이중맹검연구에서 공황장애에 효과를 보였다. 흔한 부작용으로는 졸림, 체중증가, 시야흐림, 식욕 증가, 근육통, 피로감 등이 있는데, 성기능 부작용이 적다는 장점이 있지만, 체중증가와 졸림으로 인하여 순응도가 감소할 수 있다.

vortioxetine은 아직 공황장애에 대한 이중맹검연구는 없으나 개방연구에서 효과를 보였다. SSRI나 SNRI와 비교하여 성기능장애나 체중증가가 상대적으로 적으나 구역감, 두통, 어지러움이 있을 수 있다.

reboxetine은 선택적 노르아드레날린 재흡수 억제제NRI로서 히스타민, 콜린성 억제작용이 없다는 것이 특징이다. 몇몇 개방연구 및 적은 수의 환자가 포함된 이중맹검연구에서 공황장애에 효과가 있었다. 흔한 부작용으로는 구역, 빈맥, 변비, 어지러움, 식욕 감소, 시야 흐림, 입마름, 발한, 두통 및 불면 등이 있으며, 성기능장애 및 체중증가가 없다는 것이 특징이다.

tianeptine은 글루타메이트glutamate 시스템 조절과 신경가소성 개선 및 μ-오피오이드 수용체 완전작용제 기전이 있는 항우울제로, 무작위이중맹검연구에서 공황 유발 검사에 대한 취약성을 유의미하게 감소시켰으나, 이후의 임상연구는 불충분하다.

5) 벤조디아제핀

alprazolam, clonazepam, lorazepam, diazepam 등이 공황장애에 효과적이라고 알려져 있다. 벤조디아제핀은 공황장애 치료에 2차 선택제이지만, 빠른 효과를 보이기 때문에 흔히 SSRI에 병용하여 치료 초기 단기간 투여한다. 의존성, 남용 및 금단증상이 흔히 발생하므로 장기 사용은 특별히 주의해야 한다.

공황발작이 발생한 이후에 증상을 줄이기보다는 공황발작을 예방하는 것이 치료의 목표이므로, BDZ는 필요시 투여하기보다 상용 투여하는 것이 좋다. alprazolam의 경우 반감기가 짧기 때문에 하루 3~4회 분복하고, clonazepam은 반감기가 길어 하루 1~2회 분복하는데, 반감기가 길기 때문에 금단증상이 덜 심하여 선호하기도 한다.

흔한 부작용으로는 졸림, 피로, 실조증, 어눌한 발음, 기억장애, 전신쇠약감 등이 있다. 노인 환자에서는 낙상과 골절의 위험이 있고, 인지기능이 저하된 노인 환자의 경우 기억력장애를 악화시킬 수 있으므로 주의해서 사용해야 한다. BDZ를 투여한 초기나 용량을 증가할 때, 운동기능 장애로 인해 사고를 유발할 수 있어, 운전이나 위험한 기계를 다룰 때 주의할 것을 반드시 교육해야 한다. BDZ와 알코올이 상호작용하여 진정 및 호흡기계 억제 효과가 심해질 수 있으므로 가능한 음주를 피하도록 교육한다. 물질사용장애 환자는 BDZ를 남용할 수 있으므로, 약물 복용을 면밀히 확인한다.

BDZ를 4~6주간만 사용해도 약물을 중단했을 때 일시적으로 공황증상이 더 악화되는 신체적 의존증상의 초기 징후들이 나타나며, 6개월 이상 사용할 경우 대부분의 환자에서 신체적 의존이 나타난다. 따라서 공황증상이 호전되면 치료 초기에 BDZ의 용량을 줄이는 것을 고려한다. BDZ를 중단할 때는 특히 천천히 용량을 감량해야 하는데, 금단증상이나 증상의 반동이 흔히 생기기 때문이다. 공황장애 환자에서 2~4개월에 걸쳐 1주에 10%보다 높지 않은 속도로 천천히 감량한다.

6) 기타 약물

그 외 부가적으로 사용될 수 있는 약물로 gabapentin은 심한 공황장애 환자에서 효과가 있었고, bupropion, valproic acid, levetiracetam 등은 개방연구에서 효과를 보였다. propranolol은 공황장애 치료 단독 약물로는 효과가 없으나 두근거림, 떨림, 발한 등의 신체적 증상을 완화하기 위해 항우울제에 부가요법으로 사용할 수 있다. 비정형 항정신병약물 중에서 olanzapine, risperidone, aripiprazole 등의 효과가 일부 보고되었지만, 추체외로증상, 체중증가, 대사증후군 등 부작용으로 인하여 치료저항성 공황장애 환자에 부가요법으로만 고려된다.

7) 새로운 약물 연구 동향

glutamate와 orexin (ORX) 관련 신경전달이 공황장애 치료약물 개발에 주요 목표가 되고 있는데, mGlu II 수용체 작용제와 ORX1R 길항제가 동물실험에서 공황반응을 억제한 바 있다. ORX1R 길항제는 인간 연구에서도 공황증상을 감소시켰고, mGlu II 수용체 작용제의 인간 연구는 아직 불충분하다. cannabidiol은 tetrahydrocannabinol와 달리 정신독성 없이 세로토닌 및 엔도칸나비노이드 시스템에 진정 효과를 줄 수 있어 공황장애 치료제로 연구되고 있다. 그 외 corticotrophin-releasing factor 1 (CRF1) 수용체 길항제는 동물연구에서 항공황효과를 보였고, angiotensin II (A-II) 길항제인 losartan, saralasin도 공황장애 치료에 가능성을 보여주었다.

사회불안장애와 공포증

Social anxiety disorder and phobia

Chapter 26

◐ 정영은 제주대학교 의과대학 정신건강의학교실
◐ 양종철 전북대학교 의과대학 정신건강의학교실

1. 사회불안장애의 약물치료

사회불안장애(사회공포증)는 타인에게 면밀하게 관찰될 수 있는 사회적 상황에 대한 극심한 공포 혹은 불안을 특징으로 한다. 그 예로는 대화하기, 낯선 사람 만나기와 같은 사회적 교류와 타인 앞에 나서거나 관찰되는 행위 등이 포함된다. 진단에 있어 일시적 두려움의 과도한 진단을 최소화하기 위해 18세 미만에만 국한되었던 6개월의 증상 지속 기간이 DSM-5에서는 전 연령으로 확대되었다. 또한 '일반형generalized' 명시자가 삭제되고, '수행형 단독performance only' 명시자를 추가하여 공포나 불안이 대중 앞에서 말하거나 수행하는 것에 국한되는 경우를 세분하였다.

사회불안장애는 10대 중반의 이른 나이에 발병하는 경우가 흔한데 학업 혹은 사회적으로 적극적인 활동이 요구되는 시기에 증상으로 인해 사회적 관계 및 기능 수행 등을 심각하게 저해할 수 있다. 또한 주요우울장애나 알코올사용장애와 같은 동반질환이 많으며 만성적 경과를 보인다. 그러므로, 질환 초기에 증상을 개선시켜 만성화를 예방하고 후유증을 최소화하는 것이 매우 중요하다.

사회불안장애의 치료 목적은 사회적 상황에 대한 극심한 공포와 불안으로 인한 회피 행동을 조절하고 우울증과 같은 다른 동반질환을 치료하여 전반적인 삶의 질을 개선하는 것이다. 사회불안장애는 약물치료와 정신치료가 모두 효과적이며 다양한 치료적 접근이 적용된다. 여러 연구에서 약물치료와 인지행동치료를 병합하는 것이 가장 바람직한 것으로 밝혀졌으나 일부 연구에서는 병합요법의 치료 효과가 어느 한 가지 치료와 비교하여 유의한 차이가 없다는 결과도 있다. 효과적인 치료를 위해서는 환자의 특성 등 임상 상황에 따라 적절한 치료방법을 선택하는 것이 중요하다. 약물치료는 특히 빠른 치료 효과가 요구될 때, 또는 환자가 정신치료를 거부하거나 정신치료 시 과제 수행을 어려워하고 치료반응을 보이지 않는 경우에 주로 적용된다.

약물의 선택 시에는 아형, 공존질환, 과거 치료반응, 부작용의 위험도 등을 고려해야 한다. 사회불안장애 환자의 약물치료 시 초기 치료 평가에는 평균적으로 4~6주의 기간이 소요된다. 치료약물의 최대 효과를 기대하려면 약물에 따라 수개월이 필요한 경우도 있다. 환자들은 약물을 복용하면서 지속적으로 공포 상황에 노출되어야 치료 효과를 확인할 수 있다. 약물치료의 경우 약물 중단 시 재발률이 매우 높기 때문에 최소 12개월 이상의 유지치료를 권장한다. 동반질환이 있거나, 회피성 인격장애가 동반된 경우, 이른 시기에 발병한 경우, 그리고 재발의 과거력이 있는 경우에는 장기적인 약물치료가 요구된다.

사회불안장애의 신경생화학적 연구들에서는 중추신경 내 신경전달물질 중 도파민과 세로토닌과의 연관성을 제시하고 있다. 세로토닌계 약물의 치료 효과는 사회불안장애의 병인이 세로토닌의 역할과 관계가 있다는 강력한 증거가 될 수 있다. 편도체, 전방대상피질, 대뇌섬엽 등에서 세로토닌 수용체의 감소를 보인다는 연구결과는 모노아민 신호체계의 불균형이 관련되어 있다는 가설을 지지한다. 또한 도파민과의 연관성은 환자의 불안이 증가하면 D2 수용체의 결합 능력 감소와 도파민 수송체의 밀도가 감소되는 연구 결과들이 그것을 뒷받침한다.

현재 사회불안장애의 약물치료에는 주로 세로토닌 및 노르에피네프린계 관련 약물을 사용하고, 그 외 벤조디아제핀, beta 수용체 차단제, 글루타메이트 칼슘 통로 차단제 등이 사용된다. 사회불안장애에서 사용하는 각각의 약물군의 특성 및 효능은 다음과 같다.

1) 세로토닌계 관련 약물

사회불안장애 약물치료를 위해서는 세로토닌계 관련 약물, 즉 선택적 세로토닌 재흡수 억제제SSRI와 세로토닌 노르에피네프린 재흡수 억제제SNRI가 주로 사용된다.

먼저 SSRI는 약물의 치료효과 및 안전성, 부작용 등을 고려할 때 가장 선호되는 약물로, 현재 사회불안장애의 치료에서 1차 선택약물로 사용되고 있다. 특히 사회불안장애는 우울장애, 공황장애, 외상후스트레스장애, 강박장애 등과 공존하는 경우가 많아 이들 질환의 치료에도 효과가 입증된 SSRI계열 약물들이 선호된다. SSRI는 환자의 기능 수준을 향상시키고 다른 치료 약제에 비하여 부작용이 적으며 치료 적응증이 광범위하다는 장점을 가진다. paroxetine, sertraline, extended-release fluvoxamine이 미국 FDA로부터 사회불안장애의 치료 적응증을 받았다.

SSRI 계열 약물 중 paroxetine의 치료 효과에 관한 무작위대조연구가 가장 많이 시행되었다. 연구 결과 모두에서 위약에 비해 유의한 효과가 있는 것으로 보고되었으며, 미국, 캐나다 등 다기관 무작위대조연구에 의한 효과적인 치료 용량은 일일 20~50 mg이다. sertraline을 사용한 연구들에서도 유의한 효과가 있는 것으로 나타났으며 사용된 용량은 일일 50~200 mg이다. escitalopram은 사회불안장애의 증상 감소와 재발 예방에 효과적인 것으로 보고되었으며, 일일 5~20 mg의 모든 용량에서 치료 효과가 있는 것으로 나타났다. 특히, paroxetine, sertraline, escitalopram은 12개월 이상의 장기추적관찰 시에도 재발 방지 효과가 보고되었다. 그 외에 fluvoxamine도 무작위대조연구에서 치료 효과를 보였고, fluoxetine의 경우에는 1개의 연구에서는 위약에 비해 우수한 효능을 보고하였으나, 나머지 2개의 연구에서는 위약과 비교하여 효능의 차이를 보이지 않았다.

SNRI의 경우 SSRI와 안전성 및 효과 면에서 비슷하게 사용된다는 점을 근거로 사회불안장애 효과에 대한 무작위대조연구들이 시행되었다. venlafaxine의 치료 효과에 관한 무작위대조연구가 주로 이루어졌고 그 결과 위약보다 우수하고 paroxetine과 동등한 수준의 치료 효과가 보고되었으며, 12개월 이상의 장기추적관찰 시에도 venlafaxine은 재발 방지 효과가 있었다. venlafaxine XR은 미국 FDA 적응증을 받았으며, 용량은 일일 75~225 mg(평균 150 mg/일)이 주로 사용된다. venlafaxine의 활성대사물로 유사한 성상을 가진 desvenlafaxine의 경우에도 무작위대조연구가 시행되었는데, 작은 효과크기이나 위약에 비해 나은 치료 효과가 보고되었다.

그 외, 세로토닌 수용체 부분작용제인 buspirone과 세로토닌 수용체 길항효과를 가진 ondansetron이 사회불안장애의 치료에 효과적이라는 연구도 있다. 삼환계 항우울제로는 imipramine, clomipramine 등에 관한 연구가 있으나 사회불안장애의 치료에 효과적이지 않은 것으로 보고되었다.

2) 노르에피네프린계 관련 약물

사회불안장애 약물치료를 위해서 사용되는 노르에피네프린계 관련 약물로 mirtazapine, beta 수용체 차단제, bupropion 등이 있다. 이 중 mirtazapine은 무작위대조연구에서 위약에 비해 유의한 치료 효과가 보고되었다. atenolol, propranolol 등과 같은 beta 수용체 차단제는 수행 불안performance-related anxiety을 호소하는 환자들에게 '필요시as-needed'로 주로 사용된다. 특정 수행 상황의 30~60분 전에 복용하여 수행 시 나타나는 불안증상을 예방할 수 있다. 그 외 bupropion SR이 사회불안장애 환자에서 효과적이라는 개방 연구가 있다.

3) 벤조디아제핀

벤조디아제핀 중에서 clonazepam, alprazolam, bromazepam의 치료 효과에 관한 연구가 있다. clonazepam은 두 개의 무작위대조연구에서 사회불안장애 치료에 유의한 효과가 있는 것으로 보고되었다. bromazepam의 경우에도 무작위대조연구에서 유의한 치료 효과가 보고되었다. alprazolam의 경우 위약과 비슷한 치료반응을 보였으나, 약물 중단 2개월 후 높은 재발률을 보였다. 벤조디아제핀은 가장 흔한 부작용인 진정작용으로 인해 수행 능력이 저하될 수 있고, 노인에서 인지장애나 낙상 위험이 높다는 단점이 있다. 또한 사회불안장애의 경우 우울증 또는 약물/알코올남용이 동반되는 경우가 많아 불안 경감효과에 비하여 그 이득이 의문시된다. 그러나 사회불안장애의 초기 치료 시, 항우울제의 치료 효과가 늦게 나타나므로 빠른 증상 완화를 위해 단기간 사용될 수 있다.

4) 기타 약물

글루타메이트 칼슘 통로 차단제로 gabapentin과 pregabalin 등의 치료 효과에 관한 무작위대조연구들이 보고되었다. 이들 연구에서 gabapentine은 일일 900~3,600 mg이 사용되어 위약보다 효과적인 것으로 보고되었고, pregabalin의 경우 600 mg/일 사용군에서 위약 또는 일일 150 mg 사용군보다 유의미하게 호전되는 양상을 보였다. 그 외 항경련제로 사용되는 약물 중에 levetiracetam, topiramate, valproic acid의 치료효과 연구도 있다. 최근에는 ketamine 정맥 주사와 위약의 치료효과를 비교한 무작위대조연구가 시행되었고, 그 결과 위약에 비해 우수한 치료 효과를 보였고 첫 2주 만에 빠른 증상 개선이 나타났다.

단가아민산화효소억제제는 현재 국내 임상에서 사용이 제한적이나 사회불안장애의 치료 연구 중 최초로 무작위대조연구를 통하여 치료 효과가 입증된 약물이다. phenelzine에 관한 연구가 가장 많으며 따라서 미국의 경우 단가아민산화효소억제제 중에서도 phenelzine이 사회불안장애 치료의 기준 치료제로 간주되기도 하였다. 그러나 식이 제한low-tyramine diet, 체중증가, 기립성 저혈압, 진정과 같은 흔한 부작용 및 고혈압 위기와 같은 심각한 부작용의 위험이 있어 사용에 많은 제약이 있다. 이후에는 가역적 단가아민산화효소억제제인 moclobemide가 주로 사용되었는데, moclobemide 또한 무작위대조연구를 통해 위약에 비해 사회불안장애의 증상 감소에 유의한 효과가 있는 것으로 나타났다. phenelzine과 moclobemide는 장기 추적 관찰 연구에서 위약에 비해 재발 방지에 우수한 효과를 보였다.

비정형 항정신병약물인 olanzapine, quetiapine, risperidone의 치료 효과에 관한 연구도 있다. 대부분 효과 면에서는 유의한 결과를 나타내었으나 장기적 효과 및 부작용 부분에 관한 연구가 더 필요하다는 의견이 많다.

2. 사회불안장애의 약물치료지침

최근 세계생물정신의학회World Federation of Societies of Biological Psychiatry에서 2023년에 발행한 임상진료지침에 따르면, 사회불안장애 약물치료에서 escitalopram, fluvoxamine, paroxetine, sertraline, venlafaxine이 최우선치료(권고수준 1)로 권장된다. 다음으로, 권고수준 2에 제시한 약물은 pregabalin, phenelzine, citalopram, clonazepam, bromazepam, moclobemide, mirtazapine, gabapentin이 있다.

국내의 실제 임상 상황을 반영한 한국형 사회불안장애 약물치료지침에서는 escitalopram, paroxetine, sertraline, venlafaxine, propranolol을 1차 치료약물로 제시하였다. 2차 치료약물로는 fluoxetine, fluvoxamine, duloxetine, alprazolam, clonazepam이 우선시되며, 그 외 milnacipran, mirtazapine, 삼환계 항우울제imipramine, amitriptyline, 비정형 항정신병약물olanzapine, aripiprazole, risperidone 등을 제시하였다. 또한, 사회불안장애의 치료 전략에 대해서는 1단계는 항우울제SSRI 또는 SNRI 단독치료 혹은 벤조디아제핀이나 beta 수용체 차단제의 단독치료가 제시되었다. 2단계 치료전략은 위 두 계열 약물의 교체나 병합 요법이고, 3단계에서는 비정형 항정신병약물을 추가하는 전략과 항우울제를 한번 더 교체하는 전략이고, 4단계는 3단계에서 병합한 약물을 교체하거나 다른 계열의 3번째 약물의 추가이다. 마지막 5단계 치료전략은 진단에 대한 재평가로 권고하였다.

3. 공포증의 약물치료

1) 광장공포증

광장공포증은 버스, 비행기와 같은 대중교통 이용, 개방된 공간에 있는 것(예: 주차장, 시장, 다리), 밀폐된 장소에 있는 것(예: 영화관, 대형상점), 줄을 서거나 군중 속에 있는 것, 집 밖에 혼자 있는 것과 같은 상황에서 현저한 공포 또는 불안을 느끼고, 광장공포 상황을 적극적으로 회피하려는 반응을 보이는 것을 특징으로 한다. 흔히 공황장애와 동반하여 발생함에 따라 광장공포증을 공황장애의 합병증으로 간주하기도 하나, DSM-5에서는 공황장애 유무와 관계없이 진단한다.

광장공포증의 치료를 위해서는 약물치료와 정신치료를 적절히 병합하는 것이 보편적이다. 공황장애와 동반된 광장공포증의 약물치료는 SSRI와 SNRI 중에서는 venlafaxine을 최우선치료로 사용한다. 환자의 특성과 임상상황에 따라 alprazolam, lorazepam, clonazepam 등의 벤조디아제핀을 사용할 수 있다. 빠른 효과를 보이기 때문에 흔히 SSRI에 병용하여 치료 초기에 단기간 투여한다. 벤조디아제핀은 남용, 의존, 금단증상 등의 부작용에 대한 우려가 있으므로 장기 사용은 특별히 주의하여야 한다.

2) 특정공포증

특정공포증은 특정 대상이나 상황에 대해 극심한 공포와 불안을 보이는 질환이다. 공포 대상이나 상황은 거의 항상 즉각적인 공포 반응을 일으키고 그러한 증상이 심각하여 공황발작으로 이어질 수도 있다. DSM-5에서는 공포 자극을 기준으로 동물형(예: 거미, 곤충, 개), 자연환경형(예: 고공, 폭풍, 물), 혈액-주사-상해형(예: 바늘, 침습적인 의학적 시술), 상황형(예: 비행기, 엘리베이터, 밀폐된 장소), 기타형(예: 질식 혹은 구토를 유발할 수 있는 상황, 시끄러운 소리)으로 분류하고 있다.

특정공포증의 치료를 위해서는 행동치료기법인 노출치료exposure therapy가 가장 많이 연구되어 있고, 최근에는 비행기 상황형, 고공 공포, 동물형 등의 경우 가상현실노출virtual reality exposure이 효과적이다. 행동치료 과정에서 공포 자극과의 대면 시 증상 완화를 돕기 위해 벤조디아제핀이나 β 수용체 차단제인 propranolol을 사용할 수 있다. 공포 대상이나 상황에 대해 심한 예기불안을 가지고 그러한 자극을 피하기 위한 행동으로 인해 일상생활 및 사회적 기능에 심각한 지장을 초래할 때에는 SSRI 혹은 SNRI의 사용이 치료에 도움될 수 있다.

치과 공포dental phobia의 경우 삶의 질에 상당한 지장을 초래할 수 있는데, 그러한 환자를 대상으로 몇몇 무작위대조연구가 시행되었다. 시술 전 midazolam의 투여는 위약 혹은 위약침술placebo acupuncture에 비해 우수한 치료 효과를 보였다. 또, pregabalin의 경우 한 번의 복용에도 효과가 나타나고 alprazolam과 비교 시에도 동등한 치료 효과가 보고되었다.

범불안장애

Generalized anxiety disorder

Chapter 27

◐ 서호석 서호석연세정신건강의학과의원

범불안장애는 과거 anxiety neurosis라는 개념에서 공황장애와 범불안장애로 구분되며 1980년 DSM-III에서 처음으로 generalized anxiety disorder (GAD)라는 진단명으로 소개되었으나, 처음에는 불안의 잔여 진단 정도로 여겨졌다. 또한, 흔히 약물치료가 잘 안 되는 질환, 질환 자체가 애매하고 규정 짓기 힘든 질환, 진단 및 치료에서 하위의 질환으로 여기는 등의 편견과 흔한 신체증상으로 인해 내과 의사나 일반의에게 치료를 받는 경우가 많았으며, 공존질환이 흔히 동반되고, DSM-III 이후에도 진단 체계의 잦은 변화가 있는 등 그동안 정신과 임상 영역에서 진단 및 치료의 어려움과 함께 큰 관심 대상이 아니었다. 그러다가, DSM-IV 발표 이후 진단이 명료해지고 안정되었으며, 최근 여러 약물치료의 장기치료 효과 및 안전성 등이 입증되면서 치료 영역에서의 큰 팽창을 이루어 현재 불안장애 질환 중 매우 활발히 연구가 진행되고 있는 질환이고, 임상적으로 관심이 급격히 증가되고 있다.

미국 National Comorbidity Survey Replication (NCS-R)에 의하면 범불안장애의 평생유병률이 5.7%로 조사되었고, 비교적 일차 의료 기관에서 흔히 발견되는 질환이다. 다른 불안장애처럼 범불안장애도 많은 공존질환을 동반하는데 주요우울장애와의 공존이 약 60%, 다른 어떤 불안장애와는 약 57%, 다른 어떤 물질사용장애와는 약 34% 동반하며, 약 88%의 환자가 평생 하나 이상의 다른 정신장애와 공존하는 것으로 알려져 있다. 따라서 불안장애에서 동반하는 공존질환은 예외exception라기보다는 관례rule처럼 여겨지고 있다. 범불안장애는 주요우울장애와 공존할 때 기능 손상이 더 심하고 더욱 만성적으로 되며, 주요우울장애가 없는 범불안장애 환자일지라도 50%에서 1~2년 내에 주요우울장애로 발전한다. 따라서 범불안장애가 주요우울장애의 선행 질환이라고 말할 수 있으며, 주요우울장애로 아직 발전하지 않은 범불안장애 환자일지라도 적극적 치료가 필요하다.

1. 범불안장애의 진단과 DSM-5

DSM-IV에 의한 범불안장애는 일상 생활의 상황들에 대하여 최소한 6개월 이상의 기간 중 안 그런 날보다 더 많은 날 동안 과도한 불안과 걱정이 나타나고 이런 걱정을 통제하기 어렵고, 또한, 1) 안절부절 못하거나 긴장, 아슬아슬한 느낌, 2) 쉽게 피로해짐, 3) 주의집중 곤란이나 정신이 멍해지는 느낌, 4) 화를 잘 냄, 5) 근육의 긴장, 그리고 6) 수면 장해 등 6가지의 증상들 중 3가지 이상을 동반하며, 이로 인해 정신사회적 기능에 장해를 보이는 등의 진단 기준을 만족할 때 진단을 내리는 것으로 되어있다.

2013년 5월 DSM-5가 발표되기 직전까지 범불안장애가 과도한 걱정worry이 주요 특징임을 반영하여 진단명으로 'generalized worry disorder', 'pathological worry disorder' 혹은 'major worry disorder' 등이 제안되기도 하였다. 또한, DSM-IV에 의한 범불안장애 진단 기준의 신뢰도, 타당도의 문제가 제기되며 진단 기준으로는 기간 기준이 3개월로 축소되고, DSM-IV의 6가지의 진단 기준 증상군 중 우울증이나 외상후스트레스장애와 중복되는 4가지 증상군을 배제하여 1) 안절부절 못하거나 긴장, 아슬아슬한 느낌, 2) 근육의 긴장 등 2가지만으로 국한하고, 불안, 걱정 및 부정적 결과를 초래하는 활동이나 사건에 대해 과도한 회피, 과도한 시간과 노력, 과도한 꾸물거림, 반복되는 확인 등 4가지의 행동들 중 한 가지 이상을 만족하는 기준이 추가 제안되기도 하였다.

그러나, 여러 논란 끝에 결국 DSM-5의 범불안장애 진단 기준은 DSM-IV의 진단 기준에서 별 변화 없이 발표되었다. 하지만, DSM-5가 발표되기 전에 제안되었던 개념과 내용들은 추후 버전 등에서 반영될 수 있으리라고 본다.

2. 범불안장애의 치료 약물

범불안장애의 약물치료는 초기부터 benzodiazepine 계열의 항불안제들과 삼환계 항우울제tricyclic antidepressants 및 azapirone계 약물인 buspirone 등이 효과적으로 사용되어 왔다. 이후 선택적 세로토닌 재흡수 억제제selective serotonin reuptake inhibitor와 세로토닌 노르에피네프린 재흡수 억제제serotonin norepinephrine reuptake inhibitor가 개발되면서 최근에는 이들 약물이 범불안장애의 약물치료에 있어 중요한 위치를 차지하게 되었다. 또한 pregabalin 등의 항경련제, mirtazapine 등의 또 다른 종류의 항우울제, hydroxyzine 등의 항히스타민제, aripiprazole, quetiapine XR과 같은 비정형 항정신병약물 등이 범불안장애의 치료 효과 연구 결과들이 발표되고 있으며, 이에 따라 많은 임상 연구가 진행되고 있다.

이 중에서 현재 미국 FDA에서 범불안장애 치료로 승인된 약물은 paroxetine과 escitalopram 등 2개의 SSRI, venlafaxine XR과 duloxetine 등 2개의 SNRI, alprazolam, lorazepam, diazepam 등 3개의 benzodiazepine계 약물 및 buspirone 1개의 azapirone계 약물이며, pregabalin이 유럽에서 범불안장애 치료 약제로 승인되었다. 그러나 꼭 FDA의 승인이 안 된 약물이라 할지라도 임상에서는 여러 약물들이 범불안장애의 치료로 적용되고 있고 여러 임상 연구가 시도되고 있다.

1) 선택적 세로토닌 재흡수 억제제 (selective serotonin reuptake inhibitor, SSRI)

최근에는 범불안장애의 치료에 SSRI가 1차 치료1st-line treatment 약제로 권유되고 있으며, paroxetine과 escitalopram 등 2개의 SSRI가 범불안장애 치료 약제로 미국 FDA에서 승인되었다. SSRI가 기존의 약물들에 비하여 항불안 효과와 항우울 효과를 동시에 가지고 있으며, 범불안장애의 치료 약제로 효과가 있다는 많은 임상 연구가 진행되고 있다.

범불안장애에 대한 치료 약물로 SSRI 중 paroxetine에 관한 연구가 가장 먼저 시작되었으며, 1일 20~50 mg의 paroxetine이 범불안장애 치료에 효과가 있다고 보고되었다. 최근에는 escitalopram의 범불안장애에 대한 임상 연구가 증가하고 있으며, 1일 10~20 mg의 escitalopram이 범불안장애 치료에 효과가 있다고 보고되고 있다. 또한 escitalopram의 6개월 장기 치료에 대한 효과 및 20 mg의 escitalopram의 76주 유지 치료 시의 재발 방지relapse prevention 효과에 대하여 보고되었다. 그 외에 sertraline의 범불안장애에 대한 치료 효과에 관한 연구 보고도 있다.

2) 세로토닌 노르에피네프린 재흡수 억제제(serotonin norepinephrine reuptake inhibitor, SNRI)

범불안장애의 치료에 SNRI 또한 1차 치료1st-line treatment 약제로 권유되고 있으며, venlafaxine XR과 duloxetine 등 2개의 SNRI가 범불안장애 치료 약제로 미국 FDA에서 승인되었다.

venlafaxine XR은 세로토닌 및 노르아드레날린 재흡수 차단 효과가 있으며, 장단 기간(8~28주)의 위약 또는 다른 항불안제와의 비교 연구에서 venlafaxine XR의 치료 효과가 입증되었다. 치료 용량은 1일 75~225 mg이 추천되고 있으며, 1일 225 mg의 venlafaxine XR이 가장 강력한 효과를 나타낸다는 보고도 있다. 또한 1일 75~225 mg의 venlafaxine XR이 우울증을 동반한 범불안장애 치료에 효과가 있음이 보고되었다. venlafaxine의 대사물질metabolite로 개발된 desvenlafaxine 또한 범불안장애 치료에 효과가 클 것으로 여겨지고 있다.

duloxetine 또한 SNRI로서, 1일 60~120 mg의 duloxetine이 위약 비교 연구에서 범불안장애에 대한 치료 효과가 입증되었고, 유지 치료 시의 재발 방지 효과에 대하여 보고되었다.

3) azapirone계 약물

azapirone계 약물로 buspirone, gepirone, tandospirone 등이 있으며, 이들 약물은 5-HT1A 수용체에 부분 효현제partial agonist로 작용하며 항불안 효과를 나타낸다. 그중 buspirone에 대한 임상 연구가 가장 많으며, 범불안장애 환자들에게서 위약 및 benzodiazepine계 약물과의 비교 연구들은 buspirone이 우수한 효과를 나타내는 것으로 보고되었다. benzodiazepine계 약물과 비교하여 진정, 정신운동장애, 인지기능장애 등이 적고 남용, 의존성 및 금단증상의 위험이 없다는 장점이 있다.

범불안장애에 있어 buspirone의 적절한 사용으로는 1일 15 mg을 2~3회 분복으로 시작하여 이후 최대 1일 30 mg까지 증량하며, 3~4주 동안 1일 최고 60 mg까지 증량한다. buspirone의 치료적 제한점은 치료 효과가 benzodiazepine계 약물보다 서서히 나타나 급성기 불안증상의 호전을 기대하기 어렵다는 것이고, 고용량에서 현훈, 졸림, 구역, 두통, 신경과민, 피로감, 불면, 구갈 등의 부작용이 있을 수 있다.

buspirone은 범불안장애 치료 약제로 미국 FDA에서 승인된 바 있으나, SSRI나 SNRI에 비해 효과가 덜한 것으로 점차 여겨지고 있으며, 2차 치료2nd-line treatment 약제 혹은 보조적인adjunctive 치료 약제로 권고되고 있다.

4) pregabalin (α2δ ligands)

pregabalin은 3-aminomethyl-5-methyl-hexanoic acid의 S-거울상체enantiomer로서, GABA의 구조적 유사물질structural analog이다. 작용 기전은 중추신경계 내 시냅스 전막에 있는 칼슘 이온 통로voltage-gated calcium ion channels의 보조 단위auxiliary subunit인 α2δ 단위와 결합하여 신경 말단에서 칼슘 이온의 유입을 감소시켜 norepinephrine, glutamate, substance P 및 calcitonin 유전자 관련 펩티드와 같은 대뇌 흥분성excitatory 신경전달물질의 방출을 억제하여 항불안 효과를 나타내는 것으로 추정된다. pregabalin은 GABA와 구조적으로 유사함에도 불구하고 GABAA, GABAB 또는 benzodiazepine 수용체 부위에 직접적인 영향을 주지 않는다. 즉, benzodiazepine을 포함한 다른 GABA 관련 약물에서와 같이 억제성inhibitory으로 작용하거나, GABA 전달 체계를 활성화시키거나 GABA의 재흡수 또는 분해 및 GABA transaminase 억제 등에 관여하는 것이 아니라, 시냅스 전 흥분성 전달을 억제하는 역할을 한다.

따라서 이런 약리적 특성으로 인해 pregabalin은 초기 항경련제로 개발되었으나 이후 항불안 효과를 나타내는 것으로 밝혀져 범불안장애 치료 효과에 대한 많은 임상 연구가 시행되었고 pregabalin은 현재 유럽에서 범불안장애 치료 약제로 승인되어 널리 임상에서 사용되고 있다. 하지만, 남용 우려로 인해 2차 치료2nd-line treatment 약제로 권고되고 있다.

범불안장애에 대한 pregabalin의 치료 용량 적정 수준은 1일 150~600 mg로서 이를 1일 2~3번 분복하고, 75 mg으로 시작하여 서서히 증량하는 것이 권장된다.

범불안장애에 대한 치료 약물로서 pregabalin의 효과는 Feltner 등에 의해 가장 먼저 보고되었다. 이는 무작위이중맹검, 위약통제연구로 pregabalin 150 mg/일 또는 600 mg/일 투여와 위약, lorazepam 6 mg/일 투여 간의 효능을 비교하였고, 그 결과 위약과 비교하여 유의한 치료 효과가 보고되었다. 특히 1일 600 mg pregabalin 투여 1주째부터 치료 효과가 나타났으며, 해밀톤 불안 척도Hamilton anxiety rating scale, HAM-A의 정신적psychic, 신체적somatic 소항목 모두에서 유의한 호전을 보였다. 범불안장애 환자를 대상으로 한 pregabalin과 venlafaxine 간의 비교 연구에서 pregabalin군이 venlafaxine군보다 투여 1주 시점부터 유의하게 더 빠른 호전을 보이는 것으로 조사되었다. 65세 이상의 노인 범불안장애 환자에게도 pregabalin에 대한 유의한 유효성 및 안전성이 보고되었으며, 장기치료효과 및 유지치료 시의 재발방지 효과 및 안전성에 대해서도 입증되었다.

5) benzodiazepine계 약물

benzodiazepine계 약물들은 1960년대 소개된 이후 불안 증상 치료에 널리 쓰이고 있으며, 이들의 작용은 GABAA 수용체에 억제성 신경전달물질인 GABA의 강화 작용을 통해 매개된다. benzodiazepine계 약물의 단기 치료효과 및 안전성은 비교적 확립되었으나, benzodiazepine계 약물의 장기 사용은 내성, 의존성, 금단증상 및 운동 실조, 진정 작용 및 인지 기능 저하 등의 부작용으로 인해 제한 요인이 된다. 더 나아가 benzodiazepine계 약물은 물질사용장애 병력이 있을 경우 피해야 하며, benzodiazepine계 약물의 사용은 범불안장애에 흔히 동반되는 우울증에 효과적이지 못하고, 또한 장기 사용은 우울증을 유발할 수 있기 때문에 사용에 주의해야 한다.

비록 alprazolam, lorazepam, diazepam 등 3개의 benzodiazepine계 약물이 초기에 미국 FDA에서 범불안장애의 1차 치료1st-line treatment 약제로 승인되었으나, 범불안장애 치료에 있어 benzodiazepine계 약물은 단기에 국한하여 사용하고, 장기 사용은 피해야 하며, benzodiazepine계 약물치료 후 서서히 감량하여 약물 중단에 따른 부작용을 최소화하여야 한다. 그러나 benzodiazepine계 약물은 여전히 범불안장애의 치료에 널리 사용되고 있다.

6) 기타 약물들

(1) agomelatine

Melatonin (MT1, MT2) 수용체 효현제agonist 및 5-HT2C, 5-HT2B 수용체 길항제antagonist인 agomelatine의 항불안효과와 관계되어 범불안장애 치료효과에 대하여 많은 임상 연구가 진행되었다. 범불안장애에 대한 무작위이중맹검위약대조군연구에서 장단기 치료효과 및 재발 방지에 대한 효과가 입증되었다. 범불안장애 치료 약제로 미국 FDA에서 승인되지 않았으나 호주에서 범불안장애 치료 약제로 승인되었으며, 점차 범불안장애에 대한 1차 치료1st-line treatment 약제로 대두되고 있다.

(2) mirtazapine

Goodnick 등이 범불안장애를 동반한 주요 우울증에서 mirtazapine의 치료 효과를 제기하였고, Gambi 등이 범불안장애 환자에 대한 12주간 30 mg의 고정 용량 개방 연구에서 mirtazapine의 범불안장애 치료 효과를 보고하였다. 이론적으로 mirtazapine의 고유한 항불안 효과를 고려하면 범불안장애에 대한 치료 효과를 추측할 수 있으나 후속적인 통제 임상 연구가 필요하다.

(3) 비정형 항정신병약물(atypical antipsychotics)

범불안장애에 대한 비정형 항정신병약물치료효과 또한 연구가 진행되고 있다. 이 중 특히 quetiapine XR이 현재까지 가장 많이 임상 연구가 진행되고 있으며, 5-HT1A 및 5-HT2C에 대한 부분 효현제partial agonist와 5-HT2A 길항제antagonist의 독특한 작용 기전의 aripiprazole이 항불안효과 또한 최근 범불안장애에 대한 치료 효과가 있을 것으로 제기되고 있다. 이들 비정형 항정신병약물은 SSRI, SNRI 등의 1차, 2차 약물치료에도 불구하고 증상이 심하거나 불응성일 경우 보조적인adjunctive 치료로 제안되고 있다.

(4) 삼환계 항우울제(tricyclic antidepressants, TCA)

SSRI가 개발되기 전 benzodiazepine계 약물의 사용에 대한 우려와 범불안장애에 흔히 동반되는 우울증에 대한 항우울효과를 얻기 위하여 TCA에 대한 치료효과 연구가 시작되었다. 그중에서 imipramine이 위약 및 다른 항불안제와의 비교 연구에서 범불안장애의 치료에 효과적인 것으로 보고되었다. 그러나 TCA는 구갈, 변비 등의 항콜린성 부작용, 기립성 저혈압 등의 심혈관계 부작용, 성기능 저하, 체중 증가 및 과량 복용 시 심장 독성 등의 문제로 현재에는 사용이 제한되고 있다.

(5) Hydroxyzine

항히스타민제인 hydroxyzine 또한 범불안장애 치료 효과에 대해 연구되었다. 4주 위약 대조군 연구에서 효과를 나타내었고, 1일 50 mg의 hydroxyzine 12주 투여 연구에서 bromazepam보다 월등한 효과가 보고되었다. 그러나, 장기 투여 연구가 없고 낮시간 진정 작용으로 인해 사용에 제한적이다.

(6) 향후 치료 효과가 기대되는 약물들

최근에 국내에 우울증 치료제로 소개된 vortioxetine이 항우울효과와 항불안효과를 모두 나타내는 것으로 보아 범불안장애에 대한 치료효과 또한 기대되며, 최근 범불안장애에 대한 여러 임상 연구에서 치료 효과가 입증되고 있다.

Serotonin partial agonist/reuptake inhibitor (SPARI)인 vilazodone 또한 그 독특한 기전으로 인해 항우울효과뿐만이 아니라 항불안효과 및 범불안장애에 대한 치료효과가 기대되고 있다.

3. 범불안장애의 약물치료 원칙 및 치료지침(guidelines)

이렇게 다양한 치료 약물에도 불구하고, 범불안장애 환자의 약 40% 이상에서 5년 이상 증상이 지속되는 등 종종 만성적인 경과를 취하고 광범위한 기능 손상과 삶의 질 저하를 야기하기 때문에 범불안장애 환자의 치료에는 장기적인 치료 목표를 세워야 한다. 또한 적절한 약물치료에도 불구하고 치료 반응은 40%에서 70%까지 매우 다양하게 나타나며, 종종 부적절한 효과와 부작용 및 내약성 문제 등으로 인해 환자들의 장기적 관해를 획득하기가 어려운 경우가 많고, 초기 치료에 반응을 보인다고 할지라도 종종 재발하는 경우가 많다. 이런 치료 불응성 범불안장애 환자들에 대한 치료 전략은 인지행동치료를 포함하여 여러 약물들의 다양한 전략들이 제시되고 있다.

현재까지 범불안장애 치료에 대한 다양한 치료 방법들이 시도되고 있지만, 여전히 실제적인 임상에서 범불안장애 치료는 복잡하고 판단하기 어려운 여러 가지 상황들로 인해 어떠한 치료 결정을 내려야 되는지에 대해서 어려움을 겪고 있다. 따라서 여러 다양한 치료 방법들에 대한 결정들을 정확하고 합리적으로 내리는 것이 치료에 있어 필수적이며, 이를 위해서는 순차적으로 체계화된 치료지침 혹은 치료 알고리듬이 필요하다.

외국에서는 이런 범불안장애 환자 치료에 대한 여러 지침 개발 및 꾸준한 개정이 이어져 오고 있다. 이 중 가장 최근 2023년 발표된 World Federation of Societies of Biological Psychiatry (WFSBP)의 치료지침 요약은 표 27-1과 같다.

우리나라 또한 2009년 국내 최초로 한국형 범불안장애 약물치료 지침서가 개발되었고 관련 논문들이 발표되었으며, 2024년에 '한국형 범불안장애 치료지침서 개정판 2024'가 발표되었고, 관련 논문들이 발표되었다.

1) 1차 치료 약물(1st-line treatment) 및 2차 치료 약물(2nd-line treatment)

외국의 World Federation of Societies of Biological Psychiatry (WFSBP) 및 Canadian Psychiatric Association (CPA), British Association for Psychopharmacology (BAP), Royal Australian and New Zealand College of Psychiatrists (RANZCP)와 국내 한국형 범불안장애 치료지침서 개정판을 토대로 보면 1차 치료 약물1st-line treatment로는 대체로 SSRI와 SNRI가 공통적으로 권고되며, 2차 치료 약물2nd-line treatment로는 agomelatine, pregabalin, vortioxetine, mirtazapine, buspirone, TCA 및 benzodiazepine계 약물이 제시되고 있다. 또한, 비정형 항정신병약물 quetiapine, aripiprazole이 보조적 요법adjunctive therapy으로 제안되고 있다. 재발 방지 및 유지 치료의 기간으로는 최소한 12개월 이상이 권장되고 있다.

2) 한국형 범불안장애 치료지침

범불안장애 환자 치료에 대한 외국의 여러 지침과 국내외 학술 논문을 토대로 하고, 국내 실제 임상 환경을 고려하여 충분한 임상과 연구 경험을 갖춘 국내 불안장애 전문가 65명의 합의를 도출하여 개발된 한국형 범불안장애 치료지침서 개정판이 2024년 발표되었다. 2009년의 한국형 범불안장애 약물치료 지침

표 27-1. Summary of recommendations for the treatment of GAD

Treatment	Recommendation	LOE	RG
Medications			
SSRIS	The SSRIs esitalopram, paroxetine, and sertraline are first-line treatments for GAD	A	1
SNRIs (venlafaxine, duloxetine)	The SNRIs venlafaxine and duloxetine are first-line treatments for GAD	A	1
MT_1/MT_2 agonist/5-HT_{2c} antagonist agomelatine	Results with agomelatine were positive	A	1
TCA imipramine	Imipramine is effective in GAD, but its potential lethality in case of overdose, as well as its lower tolerability, puts it as a second-line option	A	2
Calcium modulator pregabalin	Pregabalin has consistently shown efficacy for GAD, however, it should only be used as a second-line option due to its abuse potential	A	2
SSRI/5-HT_{1A} receptor partial agonist vilazodone	Vilazodone was shown to be effective in double-blind studies, however, comparator studies and long-term studies are lacking	A	2
Benzodiazepines	The benzodiazepines alprazolam, bromazepam, diazepam, and lorazepam may be used in treatment-resistant cases, when the patient does not have a history of substance use disorder. Also, they can be combined with antidepressants in the first couple of weeks of treatment before the onset of efficacy of the antidepressants	A	2
Antihistamine hydroxyzine	Hydroxyzine was effective in placebo and comparator-controlled studies. Long-term studies are lacking	A	3
Antipsychotic quetiapine	Results with quetiapine were positive; however, there are concerns regarding the side effect profile (e.g. metabolic syndrome)	A	3
Tricyclic anxiolytic opipramol	For opipramol, limited positive evidence is available (only one placebo- and comparator-controlled study). Long-term studies are lacking	B	3
SARI trazodone	Trazodone was superior to placebo and as effective as imipramine and diazepam in one RCT. Long-term studies are lacking	B	3
Anticonvulsant valproate	Valproate was shown to be effective in a double-blind placebo-controlled study	B	3
Lavender oil extract	For lavender oil, limited positive evidence is available (only one placebo and comparator-controlled study). Long-term studies are lacking	B	3
Azapirone buspirone	Buspirone was superior to placebo in 7 studies, but 3 studies failed to show a significant difference to placebo. Some comparisons with established anxiolytic drugs showed lesser efficacy. Long-term and relapse prevention studies are lacking	D	4
Serotonergic drug vortioxetine	Vortioxetine was superior to placebo in 2 studies, but 3 studies were negative	B-	2-
Medications for treatment-refractory GAD			
Olanzapine as add-on to fluoxetine	In treatment-refractory GAD patients, olanzapine as add-on to fluoxetine may be used	B	3
Pregabalin as add-on to antidepressants	In treatment-refractory GAD patients, pregabalin may be used as add-on to antidepressants (SSRIs/SNRIs)	B	3
Psychotherapy			
Cognitive behavioural therapy (CBT)	CBT was more effective than waitlist controls but did not show a significant difference to active controls in the meta-analysis	B	2
Intemet interventions based on CBT (ICBT)	iCBT was superior to waitlist in most studies. However, comparisons to active controls are lacking. Intemet interventions are only recommended for bridging the waiting period for face-to-face CBT or as add-on to standard treatments	D	4
Applied relaxation (AR)	AR showed inconsistent data when compared to waitlist psychological placebos, and there is inconsistent evidence whether it is as effective as CBT	B-	2-
Psychodynamic therapy (PdTh)	For PdTh, evidence is lacking that it is more effective than waitlist or psychological placebo controls, and it seems to be less effective than CBT	B-	2-
Intemet psychodynamic therapy	Internet psychodynamic therapy did not differ from a waitlist condition in the only available study	B-	2-
Combination of psychotherapy and medication			
Combination of CBT and medication	Data on the combination of CBT and drug treatment are inconclusive. CBT+ diazepam is more effective than diazepam alone, but not more effective than CBT alone.	D	4
	Adding CBT to venlafaxine treatment was not superior to venlafaxine alone		

RCTs (suppl.), tables in the Supplementary Appendix containing the RCTs on which this decision was based. The colors indicate the recommendation levels (see Table 4, Part I): RG = 1 dark green; RG = 2 light green; RG = 3 yellow; RG = 4 grey; RG = 2 light red.

서는 약물치료 지침에 국한되었던 반면, 2024년 개정판에서는 약물치료뿐만이 아닌 인지행동치료를 비롯한 마인드풀니스 인지치료, 수용전념치료, 역동정신치료 등 다양하고 효과적인 정신치료를 포함한 포괄적인 치료지침서로 개발되었다. 범불안장애의 초기 약물치료 전략을 비롯한 적절한 초기 및 유지 치료에도 치료반응이 불충분한 경우의 치료전략 및 우울장애, 타 불안장애와 알코올 등 물질사용장애가 공존하는 경우의 치료 전략 등 포괄적인 치료지침의 요약은 그림 27-1~3과 같다.

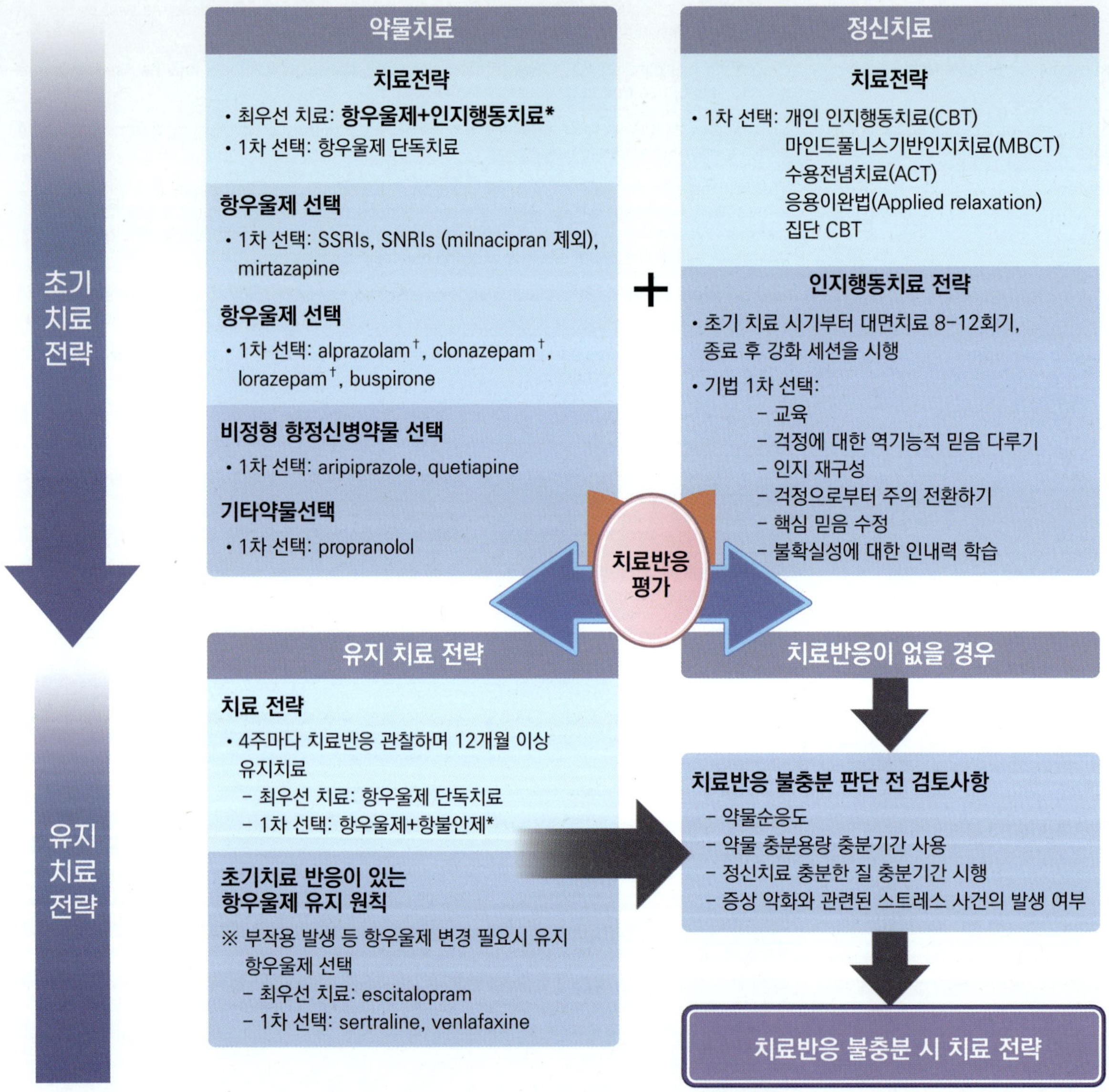

그림 27-1 **초기 치료 및 유지 치료 시 치료 지침 요약 및 흐름도.**

* 항불안제: Benzodiazepine (BZD)계 또는 Azaprone계 BZD계 항불안제 병합할 경우 8주 이하로 사용권고

치료반응 불충분 시 치료 전략

1. 다음 치료전략 선택

기존 약물치료만 시행한 경우

- 1차 선택:
  약물치료 조정 + 정신치료 추가
  약물치료 유지 + 정신치료 추가
  약물치료 조정 + 기타 생물학적 치료† 추가

기존 정신치료만 시행한 경우

- 1차 선택:
  정신치료 유지 + 약물치료 추가
  정신치료 조정 + 약물치료 추가

2-1. 약물치료 조정 전략

기존 치료가 항우울제 단독이었을 때

- 1차 선택: 다른 계열†† 항우울제로 교체
  다른 계열†† 항우울제를 추가
  BZD계 항불안제 추가
  Azapirone계 항불안제 추가
  비정형 항정신병약물 추가

기존 치료가 "항우울제+BZD계 항불안제"였을 때

- 1차 선택: 다른 계열†† 항우울제로 교체
  다른 계열†† 항우울제를 추가
  비정형 항정신병약물 추가

2-2. 정신치료 조정 전략

- **다음 중 아직 시도하지 않은 정신치료 요법을 선택**
  인지행동치료(CBT)
  마인드풀니스 기반 인지치료(MBCT)
  수용 전념치료(ACT)
  응용이완법

다른 계열 항우울제로 교체

SSRI를 사용하고 있을 때

- 최우선 선택: SNRI 계열 약물로 교체
- 1차 선택: NaSSA (mirtazapine) 약물로 교체

SSRI를 사용하고 있을 때

- 1차 선택:
  SSRI 계열 약물로 교체
  NaSSA (mirtazapine) 약물로 교체
  다른 SNRI 계열 약물로 교체

SSRI, SNRI 이외 항우울제를 사용하고 있을 때

- 최우선 선택: SNRI 계열 약물로 교체
- 1차 선택:
  SSRI 계열 약물로 교체
  NaSSA (mirtazapine) 약물로 교체

다른 계열 항우울제를 추가

SSRI를 사용하고 있을 때

- 최우선 선택:
  SNRI 계열 약물을 추가
  NaSSA (mirtazapine) 약물을 추가

SNRI를 사용하고 있을 때

- 1차 선택:
  SSRI 계열 약물을 추가
  NaSSA (mirtazapine) 약물을 추가

SSRI, SNRI 이외 항우울제를 사용하고 있을 때

- 1차 선택:
  SNRI 계열 약물을 추가
  SSRI 계열 약물을 추가
  NaSSA (mirtazapine) 약물을 추가

항우울제 이외 약물을 추가

- 1차 선택:
  Azapirone계 항불안제 추가
  비정형 항정신병약물을 추가
  BZD계 항불안제 추가

그림 27-2 **치료반응 불충분 시 치료 지침 요약 및 흐름도.**

† 기타생물학적치료: FIMS, Biofeedback, tDCS

†† 항우울제 계열: SSRI, SNIRII, NaSSA, NDRI, Melatonergic antidepressant, Serotonin modulator, Glutamate modulator, TCA

공존질환 존재 시 치료 전략

범불안장애 + 우울장애

▼ 치료 전략

- 최우선 치료: **약물치료+정신치료**
- 1차 선택:
  약물치료+정신치료+기타 생물학적치료
  약물 단독치료
  약물치료+기타 생물학적 치료

▼ 약물치료 전략

- 1차 선택:
  항우울제+BZD계 항불안제
  항우울제 단독치료
  항우울제+Azapirone계 항불안제
  항우울제+비정형 항정신병약물

▼ 항우울제 선택

- 최우선 선택: escitalopram
- 1차 선택: desvenlafaxine, sertraline, venlafaxine, paroxetine, duloxetine, fluoxetine, mirtazapine

범불안장애 + 타 불안장애

▼ 치료 전략

- 최우선 치료: **약물치료+정신치료**
- 1차 선택:
  약물치료+정신치료+기타 생물학적치료
  약물 단독치료

▼ 약물치료 전략

- 1차 선택:
  항우울제+BZD계 항불안제
  항우울제+Azapirone계 항불안제
  항우울제+비정형 항정신병약물
  항우울제 단독치료

▼ 항우울제 선택

- 최우선 선택: escitalopram
- 1차 선택: desvenlafaxine, sertraline, venlafaxine, paroxetine, mirtazapine, fluoxetine, duloxetine

범불안장애 + 알코올 등 물질사용장애

▼ 치료 전략

- 최우선 치료: **약물치료+정신치료**
- 1차 선택:
  약물치료+정신치료+기타 생물학적치료
  약물 단독치료

▼ 약물치료 전략

- 1차 선택:
  항우울제+BZD계 항불안제
  항우울제+비정형 항정신병약물
  항우울제+Azapirone계 항불안제

▼ 항우울제 선택

- 최우선 선택: escitalopram
- 1차 선택: sertraline, desvenlafaxine, venlafaxine, duloxetine, paroxetine, mirtazapine, fluoxetine

그림 27-3 **공존질환 존재 시 치료 지침 요약 및 흐름도**

강박관련장애

Obsessive-Compulsive and related disorders

Chapter 28

◐ **노대영** 한림대학교 의과대학 정신건강의학교실
◐ **김찬형** 연세대학교 의과대학 정신건강의학교실

강박장애obsessive-compulsive disorder, OCD는 평생유병률이 1~3%에 이르는 흔한 정신질환이다. 강박장애는 제대로 치료받지 않을 경우, 증상의 경감이 반복되는 만성적인 경과를 보인다. 강박장애환자는 흔히 삶의 질이 떨어지고, 일상생활에 심대한 장애를 겪는다. 조기 진단 및 치료가 예후에 매우 중요하다. 하지만 발병 후 첫 치료까지의 기간이 평균 17년에 달한다는 보고가 있다. 이는 질환에 대해 잘 모르고, 증상을 창피하게 생각하고 숨기는 경우가 많기 때문이다.

강박장애는 비교적 최근까지도 치료가 어려운 정신장애로 간주되어 왔다. 1980년대 이후 선택적 세로토닌 재흡수 억제제SSRI가 사용되면서 강박장애에 효과가 있음이 알려지고 이와 동시에 기존의 행동치료기법이 병행되어 효과가 있다는 점이 소개되면서 강박장애의 치료에 새로운 기대를 갖게 되었다. 현재까지의 강박장애 치료는 크게 나누어 생물학적 치료와 비생물학적 치료로 대별할 수 있다. 비생물학적 치료는 대표적으로 노출 및 반응억제기법exposure and response prevention을 사용하는 행동요법이다. 노출은 강박적인 고통을 유발하는 상황에 환자를 노출시키는 것이며, 반응 억제는 환자에게 강박행동적인 의식ritual을 행하지 않는 방법을 환자에게 훈련하는 치료법이다. 생물학적 치료는 주로 약물치료를 의미하며 최근 개발하기 시작한 정신수술요법을 포함하는 기타 생물학적 치료가 포함된다. 현재까지도 생물학적 치료는 주로 약물치료를 의미하며 따라서 이 장에서는 강박장애의 약물치료에 대한 개괄을 소개한다. 현재 강박장애의 치료에 있어서 약물치료는 선택적 세로토닌 재흡수 억제제SSRI를 포함하는 이른바 세로토닌 재흡수 억제제SRI를 이용한 치료가 주로 사용된다. 즉, 일반적으로 초기 치료는 SRI계 약물 중 하나를 선택하여 시작한다고 볼 수 있다.

1. 강박관련장애 개념의 재정립

강박증의 개념은 DSM 분류 기준에 따라 크게 3~4회 정도 변천 과정을 거쳤다. DSM-I과 DSM-II에서는 강박신경증의 일환으로 신경증neurosis으로 분류되었다. S. Freud의 정신분석적 영향으로 항문기와 오이디푸스 콤플렉스 시기의 갈등이 강박증상으로 표출되고 있다는 개념으로 정신분석으로 이를 치료하는 틀에서 강박증을 신경증으로 분류하였다. DSM-III에서는 불안장애의 범주 내에 강박증상으로 분류함으로써 신경증을 보다 세분화하면서 증상을 기술적descriptive으로 분류하여 진단화하였다. 정신분석적 접근이 아닌 기술적 접근을 통해 강박사고와 강박행동을 주 진단기준으로 확립하였다. 강박증에 대한 연구가 진행되면서 강박증이 전두엽과 피질하 부위를 연결하는 회로에서의 생물학적 이상에 의해 발생하며 강박증 약물치료가 생물학적 이상을 치료하는 증거들이 발견되어 DSM-IV에서의 불안장애 범주 내의 다른 질환과 차별화된다는 점이 부각되었다. 증상에 입각한 진단분류 연구에서도 강박증 내에 수집광hoarding-type은 factor analysis 결과 다른 강박증상군과 별도의 군으로 분류됨이 반복하여 보고되었다. 더욱이 충동성impulsivity을 중심으로 증상을 재분류하면 강박증상은 충동성 질환과 여타 정신과 질환들과 유사한 측면이 많은 결과가 보고되고 있다. 이른바 강박스펙트럼 질환obsessive compulsive spectrum disorder의 스펙트럼상 강박증은 하나라고 볼 수 있다는 개념이다.

이를 종합하면 강박증상은 다른 불안장애군과 차별화 되는 질환이며, 충동성 질환과 유사한 측면이 많다는 것이다. 이에 따라 DSM-5에서는 다음 표 28-1과 같이 강박증을 강박관련장애의 하나로 분류하였다. 이와 같은 분류는 최근 WHO에서 개정된 국제 질병 분류인 ICD-11에서도 거의 동일하게 반영되었다. ICD-11에서는 DSM-5와 마찬가지로 강박관련장애 하위 진

표 28-1. ICD-11과 DSM-5의 강박관련장애의 하위 진단 분류 비교

ICD-11 Obsessive-Compulsive or Related Disorders	DSM-5-TR Obsessive-Compulsive and Related Disorders
6B20 Obsessive-Compulsive Disorder	Obsessive-Compulsive Disorder
6B21 Body Dysmorphic Disorder	Body Dysmorphic Disorder
6B22 Olfactory Reference Disorder	
6B23 Hypochondriasis†	
6B24 Hoarding Disorder	Hoarding Disorder
6B25 Body-Focused Repetitive Behavior Disorders	Tricholtillomania (Hair-Pulling Disorder) Excoriation (Skin Picking) Disorder
6B2Y Other Specified Obsessive-Compulsive or Related Disorders	Obsessive-Compulsive and Related Disorder Due to Another Medical Condition
6B2Z Obsessive-Compulsive or Related Disorders, Unspecified	Other Specified/Unspecified Obsessive-Compulsive and Related Disorder - Olfactory reference disorder (syndrome)
	Substance/Medication-Induced Obsessive-Compulsive and Related Disorders*

비교의 편의를 위해 DSM-5의 진단은 ICD-11의 순서에 따라 배열함

* ICD-11에서 6C4E.72 Obsessive-compulsive or related disorder induced by other specified psychoactive substance는 Disorders due to substance use or addictive behaviors의 하위 진단으로 분류됨

† DSM-5에서 Somatic symptom disorder와 illness anxiety disorder는 Somatic Symptom and Related Disorders의 하위 진단으로 분류됨

단으로 신체추형장애가 포함되었으나, 건강염려증이 포함되고 olfactory reference disorder라는 신규 진단이 추가된 점이 다르다(표 28-1). DSM-5-TR에서는 olfactory reference disorder가 명시되지 않은 강박 및 관련장애의 한 예로 추가되었다. 강박장애는 반복되는 강박증상을 특징으로 하는 강박관련장애로 개념이 확대되고 있다. 이러한 강박장애의 질환 특이성과 하위 강박관련장애의 유사성을 바탕으로 환자를 진단, 평가하고 치료를 계획한다면, 임상적으로 보다 유용할 수 있다.

2. 강박장애의 병태 생리

강박장애는 취약성 요인과 스트레스 요인의 상호작용으로 증상이 유발되거나 악화된다. 유전적으로 취약한 사람이 생애 전반에 걸친 부정적 경험을 겪으면서, 중추신경계의 신경생물학적 변화를 동반한 인지 및 행동 문제가 증상으로 나타난다. 가족연구에 따르면, OCD의 유전적 기여도는 약 35~50%로 추정한다. 강박장애의 핵심 병리 기전 중 하나는 안와전두엽orbitofrontal cortex, 미상핵caudate nucleus, 시상thalamus을 포함하는 cortico-striato-thalamo-cortical (CSTC) 회로의 기능 이상이다. 반복된 사고 및 행동과 관련된 이 회로가 적절하게 작동하지 못할 경우, 강박증상이 악화되고, 증상이 잘 치료되면 이 회로의 기능도 정상화된다. 또한 면역 및 염증 반응도 강박증의 발병과 병태 생리에 영향을 미칠 수 있다. 이와 같은 신경생물학적 병리에 관련된 주요 신경전달물질로는 세로토닌, 도파민 등이 있고, 글루타메이트도 연관되어 있을 가능성이 높다. 강박장애의 약물치료는 주로 이들 신경전달물질의 조절을 목표로 한다.

1) 세로토닌 재흡수 억제제의 도입

강박장애 약물치료의 중요한 기점은 클로미프라민의 강박증상 완화효과를 보여준 초기 임상적 발견에서 시작되었다. 삼환계 항우울제의 구조와 흡사한 3-chloro 유도제로서 clomipramine은 세로토닌 재흡수 억제작용을 가지고 있다. 삼환계 항우울제나 MAO 억제제와 차별화되는 clomipramine의 세로토닌 재흡수 억제작용이 항강박증 치료 효과가 있다는 점이 강박증 약물치료의 시발점이 되는 근거가 되었다. 이를 바탕으로 강박증상의 병태생리로서 유력하게 세로토닌의 연관성이 대두되었다. 이른바 세로토닌 가설은 우울증이 아닌 강박증의 clomipramine 약물치료 반응 임상 경험을 근거로 한 것이다. 현재까지도 강박증 치료선택약물은 강박증상 유발의 세로토닌 가설을 기반으로 하는 세로토닌 재흡수 억제제 serotonin reuptake inhibitor (SRI) 혹은 선택적 세로토닌 재흡수 억제제 selective serotonin reuptake inhibitor (SSRI)가 주를 이룬다. 그러나 SSRI, SRI 치료에 반응이 적거나 부족한 강박증이 상당수 있으며 따라서 이러한 치료에 반응이 없는 환자군에 대한 치료는 세로토닌 가설만으로 부족하다고 볼 수 있다.

clomipramine은 FDA에서 강박장애 치료제로서 처음 허가를 받았다. clomipramine의 대사물인 desmethylclomipramin은 세로토닌과 노르에피네프린 재흡수를 억제한다. 장기적인 치료에서 desmethylclomipramin은 모체인 clomipramine보다 혈중농도가 더 높다. clomipramine의 부작용은 수용체 결합 특성을 통해 예측할 수 있다. clomipramine도 다른 우울증 약물과 마찬가지로 항콜린성 부작용이 흔하게 나타난다. 항히스타민[H1] 작용의 결과로 상당수 환자들이 진정작용과 체중증가를 호소한다. 기립성 저혈압은 α-아드레날린 억제에 의한 것이다. SSRI와 같이 clomipramine에서도 오심과 진전이 발생하며, 불감증이 나타날 수 있다. 특히 Q-T 간격 연장과 간질발작이 보고된다. 하루 250 mg 이상 사용하는 경우 간질의 위험성이 현저히 증가할 수 있다. 이러한 부작용을 고려한다면 clomipramine은 임상의들은 이 약물을 1차 선택약물보다는 2차 약물로 사용하는 추세이다.

1980년 이후 강박장애 환자를 대상으로 항우울제인 SSRIs인 fluvoxamine, paroxetine, sertraline, fluoxetine, 및 citalopram (또는 escitalopram)에 대한 임상 연구가 진행되었다. clomipramine과 달리, 이들 약물은 생체실험에서 세로토닌의 재흡수를 억제하는 선택적 특성이 있다. clomipramine 및 다른 삼환계 약물에 비해서, SSRI는 히스타민이나 아세틸콜린 그리고 α-아드레날린 수용체에 대한 결합이 미약하다. 현재까지 임상에 소개된 모든 SSRI계 약물이 대부분 강박장애에 효과적임이 인정되고 있다. SSRI 약물의 가장 흔한 부작용은 오심과 졸림, 불면, 진전, 그리고 성기능장애 등이나, 과량 투여에 따르는 위험성은 매우 적다.

3. 강박장애 약물치료의 일반적인 특징

세로토닌 재흡수 차단작용이 있는 항우울제 약물은 대부분 강박장애에 효과적이다. 특징을 종합하면, 첫째, 세로토닌의 재흡수를 억제하지 않는 항우울제는 일반적으로 강박장애 치료에 유의한 효과가 없다. 예를 들면, clomipramine이나 fluvoxamine이 desipramine에 비해 강박증상에 대해 보다 효과적이다. 우울증이나 공황장애는 세로토닌 이외의 단가아민에 주로 작용하는 항우울제에도 치료반응을 보이는 반면, 강박장애의 경우는 이들 약물에 대한 치료효과가 거의 없다는 점은 특징적이다. 둘째, 우울증이나 공황장애의 치료에 비해 강박장애 치료의 경우 치료반응이 나타나기까지 걸리는 시간이 더 길고, 치료효과 또한 완만하거나 불충분한 경우가 많다. 치료 유지기간도 우울증에 비해 강박증 치료가 매우 길다는 것을 임상의 사이에서 공통적으로 경험하고 있다. 통상적으로 우울증의 경우 약물치료 후 2~4주에 치료반응이 나타나는 데 반해, 강박장애의 경우는 적어도 6~8주 이상 또는 그 이상의 시간을 요한다. 물론 우울증의 치료반응을 평가하는 척도와 강박장애의 치료반응을 평가하는 척도의 구조가 다른 점도 고려해야 한다. 치료반응을 평가하는 전통적인 기준에 따르면, 대략 40~60%의 강박장애 환자가 SRI를 이용한 치료에 대해 임상적으로 의미 있는 반응을 보이는 것으로 알려져 있다. 마지막으로 강박장애의 경우 우울증의 경우보다 고용량의 약물을 필요로 하는 경우가 많다. 즉, 강박증 약물치료는 우울증의 경우보다 고용량의 항우울제를 장기간 유지해야 하는 특징을 가지고 있다. 이상은 강박장애가 우울증과는 전혀 다른 질환임을 시사하는 근거가 된다.

4. 1차 치료 전략

약물치료의 시작은 먼저 강박장애를 확인하고 진단하는 것이다. 강박장애의 진단과 평가가 정확하지 않다면 이후 치료 또한 부적절할 가능성이 높다. 가령, 강박장애는 흔히 다른 정신장애와 공존되며, 이들 공존질환 여부가 강박장애의 치료와 예후에 많은 영향을 줄 수 있다. 따라서 약물치료의 시작 단계에서 공존 장애에 대한 철저한 평가가 필수적이다.

강박장애의 일차적인 약물치료는 적절한 용량의 SSRI 약물로 10~12주간 치료하는 것이다. SSRI가 갖는 우수한 내약성과 안전성 및 효과의 측면을 고려하면, clomipramine으로 치료를 시작하는 경우가 적다. 처음 약물치료를 시작할 때 SSRI계 약물 중 한 가지를 결정할 때 예상되는 부작용이나 약력학적인 특성을 충분히 고려하여 결정되어야 한다. 각각의 환자에 따라 가장 잘 맞는 특정 약물을 예측하는 것은 중요하지만 반면 어려운 일이다. 특히 치료 초기 단계에서는 약물의 순응도를 높이는 것이 매우 중요하다. 순응도를 높이기 위해서는 환자에 대해 강박장애의 전반적인 특징과 치료에 대해 충분히 교육시키는 것이 중요하며, 치료기관의 명성이나 임상의의 지명도도 순응도에 영향을 줄 수 있다. 강박장애 환자는 심한 고통과 기능장애를 겪어왔음에도 불구하고, 일반적으로 대부분 발병 후 수년이 경과된 이후에야 치료를 받게 된다. 이는 강박증상의 특징 및 관련 동반 질환이나 인격 장애적 특성으로 인해 병원 치료 상황에 늦게 참여하기 때문일 것이다.

1) 용량 조절

SRI의 용량은 외래환자의 경우 매 3~4일마다 점진적으로 증가시킬 수 있으나, 환자에게 부작용의 문제가 있다면, 특히 오심의 경우 더 천천히 증량해야 한다. 입원 환자의 경우는 외래환자보다 신속히 증량할 필요가 있다. fluoxetine, citalopram, paroxetine 그리고 sertraline의 경우 하루 한 번 투여할 수 있다. 약품 사용 설명서에 의하면, clomipramine과 fluvoxamine은 일일

2회 투여가 권장되지만, 대부분의 경우 이러한 약품은 진정효과를 유발하므로 대부분 야간에 1회 투약될 수도 있다. 반면에 fluoxetine은 환자를 활성화시키는 경향이 있어, 수면을 방해하지 않도록 아침에 투약하는 것이 좋다. 만약 환자가 fluvoxamine을 투약받는 동안에 불면증을 호소한다면, 투약 일정을 바꾸어 아침에 투약해야 한다.

앞서 언급한 바와 같이 상당수의 강박장애 환자의 경우는 저용량보다 고용량을 투여한 경우 치료효과가 더 우수한 것으로 나타났다. 미국 정신의학회 가이드라인에서 권고한 약물별 일일 최대 투여 용량은 fluvoxamine 450 mg, fluoxetine 120 mg, sertraline 400 mg, paroxetin 100 mg, 그리고 escitalopram 60 mg였다. 하지만 고용량의 SSRI를 사용하면 위장장애나 성기능장애와 같은 부작용이 발생할 수 있으며, 이는 치료 초기 단계에서 환자의 이탈로 이어질 가능성이 있다. 따라서 최적의 용량 조절은 효과와 부작용 최소화 사이의 균형을 신중히 고려해야 한다.

최종적으로, 적절한 투약 기준은 해당 약물에 따라 다르게 결정되어야 한다. 강박장애 환자에게 clomipramine, fluvoxamine, sertraline 그리고 paroxetine을 사용하는 경우, 각각 최소 치료 용량인 150 mg, 150 mg, 40 mg, 150 mg, 그리고 40 mg으로 최소 8주간 투약하는 것을 포함하여, 10~12주간 치료하는 것이다. 비록, 일일 40 mg의 fluoxetine으로 총 12주의 치료기간 중 10주 치료하는 것이 적절하다고 생각되지만, 이러한 용량에 반응을 보이지 않는 경우에도, 일일 80 mg의 용량에 도달할 때까지는 fluoxetine 저항성이라는 판정을 유보할 필요가 있다.

fluvoxamine을 이용하여, 다수의 기관에서 행해진 8세 이상의 소아와 청소년에 대한 강박장애 치료 연구에 따르면, 이들 연령의 강박장애 환자에게 취침 시 25 mg 용량으로 투약을 시작할 것을 권장한다. 이 용량을 대략 3일간 유지하고, 최대 200 mg까지 3~4일 간격으로 25 mg씩 점진적으로 증량해볼 수 있다. fluvoxamine은 일일 용량이 75 mg 이상이 되면, 취침 시에 많은 용량을 할당하여 하루에 두 차례로 분복하는 편이 좋다. 일반적으로, 노인 환자나 간 기능 장애가 있는 환자에게는 최소한의 용량으로 신중히 투여해야 한다.

citalopram과 escitalopram은 강박장애 치료에 미국 FDA 승인을 받지 못했으나, 다른 SSRI 약물과 비슷한 수준의 효과성을 보였다. citalopram은 고용량에서 심전도와 관련한 심각한 부작용이 보고되어 FDA의 블랙박스 경고를 받았다. 상대적으로 제약이 적은 escitalopram은 약제 간 상호작용이 적고 내약성이 양호한 편으로 20~30 mg 용량에서 강박장애 치료에 사용될 수 있다.

2) 약물의 선택

앞서 초기 약물의 선택은 부작용 양상과 환자 개인의 특성에 따라 결정해야 한다고 기술하였다. 현재 여러 가지 강력한 SRI 약물이 사용되는 상황에서, 임상적으로 중요한 의문 중 하나는 강박장애 치료에 있어서 과연 이들 약물 간에 의미 있는 차이가 있는가 하는 것이다. 다수의 연구기관에서 발표된 결과를 비교분석하면, clomipramine이 fluoxetine, sertraline 그리고 fluvoxamine에 비해 의미 있는 수준으로, 우수한 것으로 나타났다. 그러나 이러한 메타분석은 약물의 효과로 드러나는 차이가 실제로는 대상환자군의 차이에 의한 것일 가능성 등을 포함하여, 여러 가지 문제점을 안고 있다. 초기에 시행된 clomipramine 임상 연구는 당시 clomipramine 이외에는 다른 효과적인 약물이 없는 상황에서 시행된 것이며, 후속 연구에서는 clomipramine을 포함하여 여러 가지 약물이나 치료에 반응을 보이지 않는 많은 환자들이 포함되었기 때문이다. 1990년 후반 clomipramine과 다른 SSRI 약물을 비교하는 몇 편의 임상 연구가 발표되었다. 그러나 이들 연구에서는 clomipramine이 SSRI 약물보다 치료효과가 우수하다는 결과를 얻지 못했다. 최근 네트워크 메타분석에서도 clomipramine과 SSRI 간에 뚜렷한 효과성의 차이를 발견하지 못했다. 부작용을 고려한다면 SSRI 약물이 일반적으로 clomipramine에 비해 치료과정에서 내약성이 높으며, 심각한 부작용과의 연관성이 적다. 결론적으로 현재 강박장애에 사용되는 약물의 경우 평균적으로 어떤 약물이 다른 약물에 비해 치료효과 면에서 우수하다는 증거는 없다. 다만, 고용량 처방이 필요한 특성을 고려하면, 부작용 프로파일에서 상대적으로 유리한 약물 중 하나를 선택하는 것을 권장해 볼 수 있다. escitalopram, sertraline 및 fluoxetine 등이 효과/부작용 측면에서 상대적으로 양호하다는 평가를 받는다.

어린이와 청소년에서 SSRIs에 대한 연구는 상대적으로 적지만, 대규모 무작위위약대조시험에서 fluvoxamine, fluoxetine, sertraline의 안전성과 위약 대비 우수성이 입증되었다. 이후 메타분석에서도 이러한 약물들이 중간에서 높은 효과 크기를 보였다. 그러나 성인과 달리, 어린이와 청소년에서의 SSRIs 약물들은 CBT와 비교했을 때 효과 크기가 작고 부작용 위험이 더 높았다. 대부분의 치료 지침에서는 경도에서 중등도 강박장애를 가진 어린이와 청소년에게 CBT를 먼저 시도해보기를 권장한다. SSRIs는 중증증상을 보이거나 초기 CBT 치료에 반응하지 않는 경우 사용해볼 수 있다.

5. 장기치료의 필요성

강박장애는 일반적으로 만성질환으로 간주되고 있으며 일단 관해된 환자도 재발의 위험이 높다는 점을 고려한다면 장기유지치료는 매우 중요한 문제이다. 우울증의 경우 장기 약물치료에 대한 자료가 많은 데 반해, 강박장애 치료에 있어서는 얼마나 오랫동안 약물치료를 해야 하는지에 관한 통제된 연구가 거의 없다. 몇몇 추적 연구에서는 1~2년 이상 약물을 유지하는 기간에 꾸준히 증상이 호전되었다. 실제 임상에서 대부분의 환자는 일년 이상 약물치료를 받으며, 일부 환자는 거의 무기한 치료를 필요로 하기도 한다. 강박장애에서 급작스러운 약물 중단에 따르는 재발률은 몇몇 연구에 의하면 약 90%에 이를 정도로 높다. 임상에서 보통 행해지듯이, 장기간에 걸친 점진적으로 약물을 감량하는 경우, 재발률이 낮은지에 대해 아직 확실한 연구 결과가 없다. 약물의 급작스럽게 감량하는 대신 새로이 안정적인 수준으로 감량하는 것이 대안이 될 수 있다. 임상 경험과 최근 보고에 의하면, 강박장애 환자는, 초기 반응 용량보다 낮은 용량에서 치료가 성공적으로 유지될 수 있다고 한다. 즉, 증상이 심한 급성기에는 고용량의 투여가 필요하고 증상이 어느 정도 경감된 유지기에는 최소 용량으로 유지할 필요가 있다. 이는 우울증이나 기타 정신질환의 약물치료 원칙과 같다.

clomipramine, 그리고 paroxetine, citalopram, fluvoxamine, 그리고 sertraline과 같은 SSRI 약물을 급작스럽게 중단할 경우 약물중단과 관련된 부작용이 나타날 수 있다. fluoxetine을 갑자기 끊고 난 후 금단증상이 일어난다는 보고가 상대적으로 적은 것은, fluoxetine과 그 대사 산물인 norfluoxetine의 반감기가 길기 때문이다. SSRI 약물과 관련해서 보고된 증상은 일정하지 않지만, 가장 흔한 것은 수일에서 1주 이상 지속되는, 독감 유사 증상, 어지러움, 불면, 뚜렷한 꿈, 이자극성 그리고 두통 등이다. 내과적으로 심각한 부작용은 보고되지 않았으나, 환자들은 종종 심각한 불편감을 호소한다. 투약중단에 따르는 증상을 감소시키기 위해서, fluoxetine을 제외한 모든 SSRI 약물은 점진적으로 감량해야 한다.

6. 2차 치료 전략

앞서 언급한 바와 같이 강박장애 환자에 대한 표준 초기 약물치료는 한 가지의 SSRI계 약물을 선정하여 충분용량을 10~12주 이상 투여하는 것이다. 불행하게도 약 40% 이상의 환자는 표준 초기 약물치료에 만족할 만한 치료효과를 보이지 않는다. 이 경우 다음 단계로 어떤 약물치료 전략을 선택할 것인가를 임상의는 결정해야 한다.

강박장애 환자가 초기 SRI 치료에 반응을 보이지 않는 경우 여러 가지 원인을 생각할 수 있다. 첫째로 초기 약물치료가 적절했는지를 평가해야 된다. 기간이 충분했는지, 용량은 충분했는지를 먼저 확인해야 한다. 약물의 혈장 농도를 측정하고 남은 알약의 개수를 확인하는 등 약물 순응도를 평가하는 것은, 치료가 적절했는지 평가하는 데 도움이 된다. 강박장애 환자는, 그들의 강박증상의 방해를 받는 경우를 제외하고는, 일반적으로 치료에 매우 순응적인 편이다. 임상에서 SRI의 혈장 농도와 강박장애의 치료 반응 간에 직접적인 연관성은 발견되지 않는다. 어쨌든, 본 장의 후반에서 설명되는 바와 같이, 다른 약제와 병합 투여되는 경우, 가능하다면 clomipramine의 혈장 농도를 측정하는 것이 좋다. 일단 치료가 적절했음이 확인된 후에는, 치료저항성의 다른 가능한 원인을 찾아보아야 한다. 약물에 대한 반응이 다르게 나타나는 가능한 이유는 동반질환의 유무, 병태생리적 차이 그리고 치료에 영향을 미칠 수 있는 정신사회적 요인 등이 포함된다. 일반적으로 강박장애 환자에서 다른 정신질환이 동반되면 예후가 더 나쁜 경향이 있다. 분열형 인격장애를 갖는 강박장애 환자는 상대적으로 치료 반응 낮은 것으로 나타난다. 대부분의 연구에 의하면, 일반적으로 SRI 약물에 대한 강박증상의 반응이, 동반된 우울증상의 심각성과는 무관한 것으로 나타났다. 만성 틱장애를 가진 강박장애 환자의 경우 SRI 단독요법으로는 치료 성공률이 낮은 경향이 있다. 일차적 강박적 느림primary obsessive slowness–일상행동에서 보속적인 느림, 병적인 의심 그리고 확인 행동을 특징으로 함–으로 지칭되는 형태의 강박장애 환자는, 치료에 반응이 저조한 것으로 보인다.

약물치료를 진행하기 전에, 다시 한번 감별진단에 유의하여야 한다. 강박성 성격이 약물치료에 반응한다는 증거가 없기 때문에, 강박장애와 강박성 성격장애를 감별 진단하는 것은 특히 중요하다. 비록 전형적이고 단순한 강박장애 환자의 경우에도 SRI 단독 치료에 대한 반응은 다양한 결과를 보일 수 있다. 약물치료에 대한 반응에 있어서, 이와 같이 다양한 반응을 보이는 것은, 강박장애의 병리기전이 이질적일 가능성 때문이다. 여러 임상 보고에 의하면 기저핵의 구조의 손상이 강박증상을 야기할 수 있다고 한다. 현재 어쨌든, 개별 환자가 SRI 치료에 반응을 보일지를 예측하는 데 있어서, 강박장애의 하위 유형을 구분하는 것에 의존할 수는 없다. 뇌손상의 후유증으로 강박증상을 보이는 환자조차도 SRI 치료를 받고 증상이 호전될 수 있다.

1) 치료저항성의 정의

일차 치료에 실패한 환자군을 기술하기 위한 다양한 용어들이 사용되지만, 아직 이에 대해 학자 간에 합의된 바는 없다. 강박장애환자의 25%는 초기 SRI 약물에 전혀 반응하지 않으며, 어떤 치료에도 반응하지 않는 비율도 30~40%에 달한다. 일반적으로 치료저항성treatment-resistant이라는 용어는, 적어도 두 가지 이상의 SSRI 약물을 적정 용량 사용한 경우에도 만족할 만한 반응을 보이지 않았던 환자들에게 적용된다. 치료 불능treatment refractory 혹은 난치성intractable이라는 용어는 보다 심한 수준의 치료저항성treatment-resistance을 의미하며, 행동치료뿐만 아니라 약물병합요법을 포함하여 다양한 강박장애 치료에도 실패하는 경우를 의미한다.

치료 반응 유무에 따라 환자군을 구분하는 것은 결국 치료

반응 여부를 어떤 기준으로 평가하는가에 전적으로 달려 있다. 대부분의 연구에서는, 10항목으로 이루어진 Yale-Brown Obsessive Compulsive Scale (Y-BOCS)을 이용하여 치료반응을 평가한다. 대부분 대단위 약물 시험에서는 Y-BOCS 초기 점수가 25% 이상 감소하는 경우를 치료반응군으로 정의한다. 다수의 기관에서 행해진 clomipramine 연구에서는, Y-BOCS의 35% 감소한 경우를 반응군으로 정의하여 기준을 높이 잡았다. 몇몇 연구에서는 Y-BOCS 기준에 덧붙여, Clinical Global Impression Scale에서 'much' 또는 'very much improved'의 성적을 거둔 경우를 반응군의 요구조건으로 삼았다. 이와 같이 치료반응의 기준으로 기준시점에서의 '변화'만을 고려할 경우, 치료반응군으로 구분된 환자도 임상적으로 심각한 수준의 강박장애 증상을 여전히 갖고 있을 수 있다는 것이다. 예를 들어, 매우 심각한 수준의 증상(초기 Y-BOCS score = 30)을 갖고 치료받기 시작한 환자가 Y-BOCS 점수가 35% 감소했지만 여전히 중등도의 증상(Y-BOCS score = 19.5)을 갖고 있는 경우도 반응군으로 간주될 수 있다. 이 경우는 '부분 반응자partial responder'로 규정되는 것이 가장 좋으며, 'responder'는 종국의 점수가 일정 수준(예: Y-BOCS score = 14) 이하에 이른 환자로 국한되어야 한다.

치료저항성 환자를 포함하여 초기 치료반응이 부족하다고 판단될 경우, 근거 기반 약물치료 전략으로 치료 용량과 기간을 최적화하거나, 다른 약물로 전환, 또는 추가적인 약물을 병합하거나 보완하는 방법 등이 있다. 다만, 약물치료를 변경하기 전에, 충분한 인지행동치료가 병행되었는지 먼저 검토해야 한다.

2) 증량 또는 약물의 교체

SSRI를 투약받는 환자가 부분적인 반응을 보이고, 부작용이 적은 경우, 논리적인 다음 단계의 치료는 권장 최대치로 증량하는 것이다. 다행히도, SSRI 약물은 고용량에서도 일반적으로 안전하다. 이에 반해 clomipramine의 경우는 심전도 등의 내과적 관찰을 하면서 주의하여 증량해야 한다. 이 경우 일반적으로 하루 250 mg 이상은 특별한 경우를 제외하고는 사용하지 않는 것이 좋다. SSRI 약물의 경우 권장량 이상의 고용량을 사용하는 것이 강박증 치료에 특별히 효과가 있다는 통제된 연구는 없었지만, 많은 임상 사례에서 고용량이 효과적이었다는 경험과 보고에 주목할 필요가 있다.

한 가지 SSRI 약물로 적절히 치료한 경우에도 증상의 호전이 없는 경우에 다른 SSRI 약물로 교체하는 것이 좋다는 의견이 많이 있다. 부분적인 호전이 있는 경우에는, 약물 교체보다는 다른 약제와의 병합 방법이 일반적으로 권장된다. 환자가 한 가지 SSRI 약물에 부작용으로 인해 치료를 지속할 수 없다면, 당연히 예상되는 부작용을 근거로 하여 다른 약물로 교체할 것을 권장한다. 종종 특정 환자의 치료에 가장 적합한 약제를 확인하기 위해 2가지 이상의 SSRI 약물을 시도할 필요도 있다.

(1) Clomipramine

약물치료의 첫 단계는 비선택적 SRI 약물인 clomipramine보다 SSRI 약물을 사용하는 것이 보편적이다. clomipramine은 메타연구에서는 효과 면에서 SSRI보다 약간 나았으나, 직접 비교한 연구에서는 차이가 없었다. SSRI가 지닌 우월한 안전성, 내약성을 고려하면, 환자가 이전에 clomipramine으로 잘 치료됐다는 과거력이 없는 경우를 제외하고는, clomipramine으로 치료를 시작하는 것은 적절하지 않다. 그러나 일부 환자의 경우는 분명히 clomipramine에 보다 잘 반응하며, 따라서 어떤 환자가 clomipramine 치료를 받아 본 적도 없이, 치료에 저항을 보인다고 단정할 수는 없다고 주장도 있다. clomipramine 정맥주사는 효과성이 잘 입증된 편이다. 몇몇 개방연구에 의하면, clomipramine 정맥주입이 clomipramine 경구치료에 효과가 부족한 환자에게 효과가 있고, 이중맹검시험에서도 효과는 분명했다. 그러나 치료법의 한계는 제한된 환경에서만 가능하며, 장기적 효과에 대한 데이터가 부족하다는 점이다. 부작용으로는 구강건조, 변비 등의 항콜린성효과, 진정, 체중 증가 등의 항히스타민성효과, 저혈압 등의 항아드레날린효과 등이 있다. 또한, 경련역치 감소 및 심장 부정맥 위험이 증가할 수 있어, 치료 중 정기적으로 임상 경과 및 ECG를 모니터링해야 한다. 저용량(25 mg)으로 시작하고, 독성 예방을 위해 FDA가 권장 최대 용량인 250 mg/일을 초과하지 않도록 해야 한다.

(2) SNRIs

다른 세로토닌 계열 약물인 SNRI 역시 이론적으로 강박증상을 개선할 가능성이 있다. 그러나 현재까지 강박장애 환자 대상 SNRI 연구는 소규모에 그쳤으며, 결과도 일관되지 못했다.

venlafaxine은 SNRIs 중에서 강박장애 환자에서 가장 많이 연구된 약물이다. venlafaxine은 muscarine이나 histamine 또는 noradrenergic 수용체에 결합하지 않고, 세로토닌과 노르에피네프린의 재흡수를 차단한다. Venlafaxine (최대 300~350 mg/일)은 paroxetine 및 clomipramine과의 비교 연구에서 유사한 항강박효과를 보였으나, 부작용은 비슷하거나 더 적었다. SSRI 초기 치료에 반응하지 않은 강박장애 환자를 대상으로 venlafaxine으로 전환한 경우, 더 높은 치료 반응률을 보인 연구 결과도 있었고, venlafaxine으로 전환 후 45%의 증상 개선을 보였다는 관찰연구도 있다. 그러나 고용량 사용이 필요한 강박장애환자에서 부작용 문제를 간과할 수 없기 때문에, 현재로서는 venlafaxine의 1차 약물 사용은 그리 권장되지 않는다.

duloxetine은 SSRI에서 전환한 강박장애 환자에서 증상 개선을 보인 사례들이 있었다. 약물 경험이 없는 환자를 대상으로 한 연구에서는 약 절반이 반응을 보였으나 35%는 중도 탈락했다. 초기 SSRI 치료에 반응하지 않은 환자를 대상으로 한 연구에서는 Duloxetine과 두 번째 SSRI 모두 유사한 반응률과 Y-BOCS 점수 감소를 보였다.

(3) mirtazapine

mirtazapine은 주로 α2-아드레날린 수용체 길항제로 작용하는 비전형 항우울제이다. 또한, 세로토닌 신호 전달에 부수적인 영향을 미치며, 5-HT2A, 5-HT2C, 및 5-HT3 수용체를 차단하는 효과를 가진다. 한 개방형 연구에서는 30명의 성인 환자를 대상으로 mirtazapine 단독요법을 60 mg/일로 조정하여 12주간 투여한 결과, 중등도의 증상 개선이 있었다. 또 다른 연구에서는 49명의 성인 OCD 환자를 대상으로 citalopram (20~80 mg/일) 단독요법과 citalopram에 mirtazapine (15~30 mg/일)을 병용한 요법을 비교했다. 연구 결과, mirtazapine 병용 요법이 초기 치료 반응을 가속화하는 경향을 보였으나, 전체적인 치료효과를 향상시키지는 못했다. 최근 sertraline과의 병합 요법 RCT 결과는 YBOCS 점수 35% 이상의 감소한 비율이 mirtazapine 투여 집단에서는 40.9%였고, 위약 집단에서는 4.34%였다. 연구 데이터가 여전히 제한적이기 때문에, 결론내리기는 이르나, mirtazapine은 일부 강박장애 환자에게는 도움이 될 가능성이 있다.

(4) MAOIs

모노아민 산화효소 억제제MAOIs는 세로토닌, 노르에피네프린, 도파민과 같은 모노아민 신경전달물질의 분해를 억제하여 이들의 가용성을 증가시키는 약물이다. 우울증과 불안장애 치료에서 효과가 입증되었으나, 강박장애 치료에 대한 연구는 드물며, 소규모 샘플과 일관되지 않은 결과를 보였다. 최근 사례 연구에서는 phenelzine 치료에 일부 환자가 반응을 보였으며, 동반 불안장애가 있는 환자들이 더 나은 결과를 보였다. 그러나 MAOIs를 강박장애 치료에 널리 사용하기에는 현재 증거가 부족하다.

3) 병합 또는 부가요법

(1) SRI계 약물과 행동요법

SRI와 노출 및 반응억제 기법을 병용하는 것이 강박장애 치료에서 가장 폭넓게 효과적인 것으로 믿어지고 있지만, 이중맹검위약대조시험의 지지 근거는 부족하다. SRI와 행동치료를 병합하는 것이 각각의 단독 치료보다 우수한지를 증명하는 적절한 연구결과는 충분하지 않다. 이러한 의문을 확인하는 그간의 연구들은 결과 해석의 모호함이나, 방법론상의 한계가 있었다. 최근 연구에서는 행동치료의 병합요법이 SSRI의 치료반응이 충분하지 않은 환자군에서 추가적인 효과가 있고, risperidone 병합요법보다 효과가 더 좋았다. 다른 약물의 병합에 앞서서 치료저항성 환자에 행동요법이 충분히 같이 시행했는지 먼저 검토할 필요가 있다.

(2) SRI와 항정신병약물

항정신병약물은 병합요법을 위한 약제로서 가장 많이 연구된 약물 중 하나이다. 최근 14개의 RCT 연구에 대한 메타분석 결과, 항정신병약물의 부가요법이 유의한 효과가 있었다. 특히 비정형 항정신병약물 중에서 병합요법에 상대적으로 근거가 확보된 약물로 risperidone과 aripiprazole가 있다. 항정신병약물 증강 치료의 효과는 일반적으로 치료 초기 2~4주 이내에 나타나므로 장기간 사용은 권장되지 않는다. 적절한 용량 설정 연구는 부족하지만, 체중증가 대사증후군 등 부작용 위험 때문에 저용량이 권장되며, 높은 용량이 추가적인 효과를 보인다는 증거는 부족하다. 항정신병약물의 장기적인 사용에 따른 위험도 충분히 고려해야 한다.

① 정형 항정신병약물

haloperidol은 강박장애 치료에서 단독요법으로 사용되지는 않으나, 병합요법을 위한 약물로 가장 먼저 연구된 약물 중 하나이다. 일부 환자군, 특히 만성 틱장애를 동반한 강박장애 환자에서 선택적 세로토닌 재흡수 억제제SRI와의 병합 치료가 도움이 될 가능성이 있다. SSRI에 반응하지 않는 성인 강박장애 환자에서 haloperidol 증강 치료는 증상 개선을 보였으며, 일부 연구에서는 과거 틱 병력이 있는 환자에게서 더 높은 반응률(Y-BOCS 점수 ≥ 35% 감소)을 보였다. 그러나 haloperidol은 높은 추체외로증상(예: 떨림, 강직, 이상운동증) 발생률로 인해 내약성이 낮다는 한계가 있다. 이에 따라, haloperidol은 2세대 항정신병약물을 사용할 수 없는 경우나 만성 틱장애와 동반된 강박장애 환자에서 제한적으로 사용이 권장된다.

② 비정형 항정신병약물

risperidone은 강박장애에서 가장 많이 연구된 항정신병약물이다. SSRI 치료에 반응하지 않는 성인 강박장애 환자를 대상으로 한 세 건의 소규모 무작위대조연구에서 risperidone 병합 치료는 증상 개선을 보였다. aripiprazole은 두 개의 소규모 위약대조연구에서 증상 개선을 보였으며, quetiapine과 비교한 연구에서도 aripiprazole이 더 효과적이었다. 소아 및 청소년에서도 제한적인 연구에서 내약성이 양호한 것으로 나타났으나, 추가 연구가 필요하다. 메타 분석 결과, risperidone과 aripiprazole이 병합요법으로 가장 일관된 치료효과를 보였다. 다만 저용량(risperidone: 1~3 mg, aripiprazole: 5~10 mg)을 추천하며, 최소한 8주 이상 유지하기를 권고한다. olanzapine이 강박장애의 병합요법으로 효과가 있다는 결론을 내리기에는 아직 근거가 부족하다. 초기 형태의 비정형 항정신병약물인 clozapine은 12명의 치료저항성 강박장애 환자에서 효과가 없는 것으로 나타났다.

quetiapine의 경우 소수의 개방연구에서 SRI를 투여 받는 강박장애 환자에게 같이 투여한 경우 효과가 있었으나, 다른 연구에서는 효과가 없었으며, 체중 증가가 흔한 부작용으로 나타났다. 비정형 항성신병약물과 SRI의 병합요법에 반응 여부를 추정할 수 있는 임상적 특성은 아직도 확인되어야 할 과제이다. 어쨌든 이러한 반응은 틱이 동반된 환자에게만 국한된 것이 아닌 것으로 보인다.

(3) SRI과 세로토닌 작용에 영향을 미치는 약물의 병합

추가적으로 시도해볼 수 있는 약제 병합의 이론적 근거는 tryptophan, fenfluramine, lithium 또는 buspirone과 같이 세로토닌 작용에 영향을 미치는 약물을 SRI 치료에 첨가하는 것이다. clonazepam, trazodone, pindolol 또는 다른 SRI 약물을 첨가하는 것도 이 장에서 논의될 것이다.

① tryptophan

세로토닌의 아미노산 전구체인 5-Hydroxy tryptophan을 병용 투여하는 것이, clomipramine을 투여받는 강박장애 환자에서 도움이 된다는 보고가 있었다. 이후 소규모 개방형 연구에서 5-HTP는 8주간의 치료 후 강박증상을 일부 개선하는 결과를 보였으나, 현재까지 그 효능에 대한 근거는 제한적이다. tryptophan은 영양제의 형태로 구매가 가능하다.

② fenfluramine

개방 임상연구에서 d,l-fenfluramine (Pondimen) (Hollander 등, 1990)과 dexfenfluramine (Redux)는 SRI 약물에 반응을 보이지 않는 강박장애 환자의 경우 병용 투여하면 유의한 효과가 있다고 보고된 바가 있다. 이들 약물은, 과거 식욕저하약물로서 사용되던 세로토닌 분비 및 재흡수 차단제이다. 1997년 9월, 이들 약물의 제조사Wyeth-Ayerst는 심각한 심장 부작용이 보고된 직후 시장에서 철수했다.

③ lithium

lithium을 병용 투약하는 것은 우울증 환자에서 항우울증 약물의 효과를 강화하는 것으로 확인된 방법이다. lithium이 대뇌의 특정 부위에서 시냅스전 세로토닌 분비를 증강시킴으로써 항우울증 약물에 의해 유발된 세로토닌 신경전달의 증가를 강화한다는 가설이 제시되었다. 이전의 몇몇 긍정적인 보고에도 불구하고, lithium 병용의 효과에 대해서 통제된 연구를 통해 확인되지는 않았다.

④ buspirone

buspirone은 5-HT1A 수용체 부분 효현제로, 범불안장애 치료제로 FDA 승인을 받은 약물이다. 초기 개방연구에서 fluoxetine을 복용 중인 강박장애 환자에게 buspirone을 추가하여 fluoxetine 단독요법보다 나은 강박증상 개선효과를 보였다. 이러한 긍정적인 결과는 이어 실시된 이중맹검실험에서는 확인되지 않았다. 이러한 이유로 현재 buspirone은 강박장애 치료에서 권장되지 않으며, 다만 동반된 불안장애를 가진 일부 환자에게는 도움이 될 수 있다.

⑤ clonazepam

benzodiazepine인 clonazepam은 일반적으로 세로토닌성 약물로 여겨지지 않는다. 그러나 동물 및 인체 실험에 의하면 다른 benzodiazepine과 달리 clonazepam이 세로토닌성 작용이 있다는 증거가 있다. 몇몇 임상가는 SRI 치료에 clonazepam을 추가하면 강박장애증상 개선에 도움이 될 수 있다고 주장하지만, 현재로서는 이를 뒷받침하는 충분한 근거가 부족하며, 장기적인 병합요법에 대한 추가 연구가 필요하다.

⑥ trazodone

약한 세로토닌 재흡수 억제작용과 아울러 항우울증효과를 갖는 trazodone과 그 주요 대사산물인 m-chlorophenylpiperazine은 몇 가지 세로토닌 수용체와 α-adrenaline 수용체를 포함하여, 다양한 신경수용체에 작용한다. 임상에서 소량의 trazodone이 fluoxetine과 같은 SRI 처방에 덧붙여 수면제로서 처방된다. 이러한 약물의 병합이 강박증상에 직접적인 효과가 있는지는 불명확하다.

⑦ pindolol

pindolol은 β-아드레날린 수용체와 5-HT1A 수용체를 차단하는 길항제로, 특히 5-HT1A 수용체의 활성을 억제하여 세로토닌 방출을 증가시킬 가능성이 있다. 이를 통해 강박장애OCD와 우울증 치료에서 선택적 SRIs나 항우울제의 효과를 증강시킬 수 있는 잠재력을 가진다. Artigas 등(1994)은 somatodendritic 5-HT1A 자가수용체를 차단하는 약물이 항우울제의 효과를 강화할 수 있다는 가설을 제안하였으며, 몇몇 연구에서는 pindolol이 presynapse에서 5-HT1A 길항제로 작용하여 치료 반응을 높이기도 했다. 그러나 이러한 효과는 모든 연구에서 일관되게 확인되지 않았다.

현재까지 OCD에서 pindolol 증강효과를 평가한 위약대조연구는 두 건이 보고되었다. 첫 번째 연구는 paroxetine에 반응하지 않는 성인 환자 15명을 대상으로 진행되었으며, pindolol 증강이 위약 대비 OCD증상을 중등도 수준으로 더 감소시킨 것으로 나타났다. 반면, 두 번째 연구는 fluoxetine에 반응하지 않는 성인 환자 16명을 대상으로 했으며, pindolol과 위약 간에 유의미한 차이가 관찰되지 않았다.

이러한 연구 두 가지와 위약 대조군이 없는 이전 두 연구를 포함한 메타분석에서도 pindolol과 위약 간의 차이를 확인하지 못했다. 다만, 이 메타분석은 단 4개의 연구만 포함하고 있어 결론의 일반화에는 한계가 있다.

(4) 5-HT3 receptor antagonists

ondansetron 및 granisetron은 5-HT3 receptor antagonist로 항암제 유발성 구토증상을 억제하는 진토제로 잘 알려져 있으나, 안전한 부작용 프로필과 일부 동물 모델에서 강박 유사 행동을 줄이는 효과로 인해 관심을 받아왔다. ondansetron은 치료저항성 환자를 대상으로 한 몇몇 단일맹검연구 결과 SRI에 부가적으로 1 mg/일 용량으로 사용하였을 때, 64%의 반응률을 보이기도 하였고, 12주간 사용 시, 21명 중 12명이 반응을 보이고 그 중 8명이 약 중지 이후 4주 동안 증상이 다시 나타났다. 이란에서 수행된 연구에서는 성인 환자를 대상으로 fluoxetine (20 mg/일) 또는 fluvoxamine (200 mg/일)에 ondansetron (각각 4 mg/일, 8 mg/일)을 추가하거나 위약과 병합하여 치료했다. 두 연구 모두 ondansetron 보조요법이 위약보다 증상 개선에 효과적이었다. granisetron은 치료저항성이 아닌 강박장애 임상군에서 부가요법 약제로 효과가 있다는 초기 연구 결과들이 있었다. 같은 지역에서 SSRI에 반응하지 않은 환자를 대상으로 한 연구에서, ondansetron과 granisetron 병합 요법이 위약보다 증상을 더 감소시켰으며, ondansetron 그룹의 완화율이 더 높게 나타났다. 모든 연구가 동일한 지역(이란)에서 수행된 점을 고려해 결과 해석에는 주의가 필요하다. 인도의 사례 연구에서는 ondansetron 보조요법을 받은 30명 중 2명만이 반응을 보였고, 80%는 효과 부족으로 복용을 중단했다. 또한, 미국에서 진행된 다기관 연구는 ondansetron의 효능 부족으로 중단되었다. 따라서 5-HT3 길항제를 강박장애 치료제로 권장하려면 더 다양한 인구를 대상으로 한 추가 연구가 필요하다.

(5) 기타 세로토닌 재흡수 억제제

임상에서는, 몇몇 SRI 저항성 강박장애 환자들의 경우 동시에 2가지 SSRI 약물로 치료를 받게 된다. 그러나 이러한 치료 방법은 경험적 또는 이론적 근거가 빈약하다. 한 가지 약물을 고용량 투약하는 것에 비해 SSRI 이중 치료의 장점은, 현재 이들의 약동학적 특성(예: 세로토닌 전달의 억제를 통한 동일한 작용기전)으로는 설명하기는 어렵다. 이중맹검하에서, 단일한 SRI 약제의 고용량 치료를 받는 집단과 대조하는 적절한 연구가 필요하다. 보다 가능한 치료 방법은 SSRI와 clomipramine을 병합하는 것이다. clomipramine과 fluoxetine을 동시 투여하는 것이, 원치 않는 clomipramine의 부작용을 최소화한다는 고무적인 사례 보고도 있다. clomipramine과 fluvoxamine을 병합하는 것은 약물 상호작용의 위험성은 있으나 이론적으로는 부가적인 효과가 있을 가능성이 있어 신중하게 검토될 필요가 있다. cytochrome P4501A2의 강력한 억제제인 fluvoxamine은 clomipramine이 desmethylclomipramine으로 하는 demethylation을 억제하고, 이를 통해 desmethylclomipramine과 clomipramine의 비율을 역전시켜서, 전구체의 농도를 대사산물에 비해 높인다. 정상 상태에서는, 장기간 복용하는 경우 desmethylclomipramine의 혈장농도는 clomipramine에 비해 높아진다. clomipramine은 desmethylclomipramine에 비해 보다 강력한 세로토닌 전달 억제 물질이고, 또한 강박장애의 치료약물로서도 보다 강력한 것으로 생각된다. 어쨌든 약물효과와 간질발작과 심전도 이상과 같은 가능한 위험성에 대한 적절한 연구가 없는 상태에서 clomipramine과 fluvoxamine 병합요법은 보다 중증의 치료저항성 환자의 경우에만 고려해 볼 가치가 있다. 만약 병합치료를 시행하는 경우, clomipramine과 desmethylclomipramine의 농도를 주기적으로 측정해야 하며, clonazepam과 같은 항전 간 약물이 예방적으로 처방되어야 하고, 정기적으로 심전도를 시행해야 한다.

① 세로토닌 재흡수 억제제와 노르에피내프린 재흡수 억제제

일부 연구자들은 clomipramine이 세로토닌과 노르에 피네프린 양자를 이중으로 차단하는 작용이 있기 때문에 강박장애의 치료효과가 있다고 주장했다. 이것이 사실이라면, SSRI와 선택적 노르에피네프린 재흡수 차단제 desipramine의 병합치료가 clomipramine의 효과와 유사한 결과를 얻을 수 있다고 예상할 수 있다. Barr 등(1997)은 10주간 SSRI 단일 처방으로 효과를 보지 못한, fluvoxamine, fluoxetine, sertraline 등으로 치료를 받는 23명의 강박장애 환자에게, 이중맹검의 방법으로 위약이나 desipramine을 추가하는 임상연구를 시행했다. 그러나 두 치료군 사이에 강박증상이나 우울증상에서 중요한 차이는 발견되지 않았다.

4) 새로운 실험적 약물치료

지금까지 소개한 방법 외에도 다양한 대안적인 약물치료가 강박장애에서 시도되어 왔다. 그중에 주목할 만한 치료법을 몇 가지 소개한다.

(1) glutamatergic agents

강박증의 주요 병태생리는 cortico-striato-thalamo-cortical 회로에서 glutamate의 신경전달체계 이상과 연관될 가능성이 있다. 치료저항성 환자에서 SRIs의 반응을 높이도록 glutamate의 신호전달 조절을 목표로 하는 약물 개발이 새롭게 시도되고 있다.

ALS 치료제로 쓰이는 riluzole이 항강박효과에 대해 가장 먼저 연구되었으나, RCT에서 치료효과가 일관되는지 확인되지 않았다. memantine은 현재 치매 환자 치료에 널리 쓰이고 있는 NMDA 수용체 길항제로, 2개의 이중맹검 RCT와 1개의 단일맹검 RCT에서 SRI의 병용 투여제로서 유의한 치료효과를 보였다. 그러나 최근 99명의 성인 환자를 대상으로 한 연구에서는

memantine과 위약 간에 유의미한 차이를 발견하지 못했다. 피로감 등의 부작용도 있기 때문에, 더 큰 규모와 다양한 인구 집단을 대상으로 한 검증이 필요하다.

glutamatergic neurotransmission을 억제하는 항전간제로 lamotrigine와 topiramate가 있다. 특히 lamotrigine은 SRI 약제에 부가적으로 투여했을 때, 몇몇 이중맹검 RCT에서 유의한 효과를 보였다. 여전히 추가적인 RCT 연구가 필요하나, 100~200 mg 정도의 용량 범위에서 정신증이나 기분변화가 있는 환자에서 유용할 수 있다. topiramate 역시 적은 수의 이중맹검연구 결과가 있으나, 결과가 일관되지 못했다. 부작용과 내약성을 고려하면 아직 권장하긴 어렵다.

N-acetylcysteine (NAC)는 cysteine의 전구체이자 glutathione 합성에 관여하며, glutamatergic neurotransmission을 완화시키는 amino acid 복합체로 영양제의 일종으로 시중에 판매되고 있다. 성인 환자 2건과 소아 및 청소년 환자 1건을 포함한 5건의 무작위위약대조연구 중 3건에서 NAC가 위약보다 강박증상을 완화하는 데 유의미한 개선을 보였다. 최근 메타분석에서는 NAC 보조요법이 강박증상에 경도에서 중등도의 효과를 보이며, 위약 대비 부작용 위험은 증가하지 않았다. 일반적인 사용 용량은 대부분 2,000~3,000 mg/일 범위였다. NAC는 처방 없이 구할 수 있고 안전성 프로파일이 양호한 편이라, 특히 소아 및 청소년 환자에서 추가적인 전략이 필요할 때 도움이 될 수 있다.

① ketamine

NMDA 수용체 길항제인 ketamine은 급속한 항우울효과와 장기적인 효능이 있다는 연구 결과로 인해 정신약물학 영역에서 특히 많은 관심을 받고 있다. 초기 연구에서는 ketamine이 강박장애증상에도 유사한 효과를 나타낼 수 있다는 가능성이 제시되었으나, 이후 연구 결과는 일관되지 않았다. 10명의 강박장애 환자를 대상으로 한 연구에서는 1회 ketamine 정맥 주입 후 3일 동안 우울증증상은 개선되었으나 강박장애증상에는 변화가 없었다. 반면, 15명의 환자를 대상으로 한 무작위 교차 시험에서는 ketamine 주입 후 즉각적인 증상 개선이 관찰되었고, 이 중 50%는 1주 후에도 효과가 유지되었다. 이후 연구에서는 비강 내 ketamine과 정맥 주입효과를 연장하기 위해 memantine 또는 인지행동치료CBT를 병용한 시도가 있었다. 그 결과 강박장애 증상 개선의 가능성을 보여주었으나, 효과의 지속성과 통계적 유의성을 입증하기에는 연구 규모와 결과가 제한적이다. 또한, SRI 불응성 강박장애 환자 14명을 대상으로 한 후향적 차트 검토 연구에서, 3명이 반복적인 ketamine 주입(주당 2~3회, 3주간) 후 Y-BOCS 점수가 25% 이상 감소하는 결과를 보였다. 이는 일부 치료저항성 환자에서 ketamine이 도움이 될 가능성을 시사하지만, 제한된 샘플과 상반된 결과로 인해 치료 잠재력을 명확히 평가하기에는 부족하다. 한편, NMDA 수용체 글라이신 부위에 작용하는 부분 길항제 rapastinel (GLYX-13)은 ketamine과 유사한 약리학적 특성을 가지면서도 해리, 어지럼증, 메스꺼움, 구토와 같은 부작용 없이 내약성이 우수한 것으로 나타났다. 그러나 치료 후 초기 3시간 동안 일부 환자에서 증상이 개선되었으나, 이러한 효과는 1주 후에 유지되지 않았다. 지속적인 효과를 확인하기 위해서 추가 연구가 필요하다.

(2) 항염증제

염증과 면역학적 기능 이상이 강박증상에 영향을 미칠 수 있다는 가설은 오랫동안 논의되어 온 주제이다. 1990년대 group A β-hemolytic streptococcus 감염에 직후 발병하여, 신경학적 징후를 동반하고, episodic 경과를 취하는 Sydenham's chorea와 유사한 소아기에 발병한 강박장애의 사례를 기술하기 위해 PANDAS (pediatric autoimmune neuropsychiatric disorder associated with streptococcal infection)라는 용어가 처음 사용되었다. 염증 및 자가면역 과정과 강박장애 간의 연관성은 성인에서도 탐색이 이어졌으며, 최근 강박장애에 관여하는 피질-선조체 회로에서 비정상적인 염증 마커가 확인되었다. 이에 따라 항염증제의 항강박 효과를 검증해보는 시도가 활발히 이어지고 있다.

① minocycline

minocycline은 항염증 및 glutamate 조절 특성을 모두 가진 tetracycline계열 항생제이다. 초기 개방형 연구에서는 유의미한 증상 개선 효과를 볼 수 없었으나, RCT 연구에서는 SRI와 minocycline을 병용한 환자들이 위약군에 비해 강박사고증상이 유의하게 호전되었다. 그러나 강박행동에는 차이가 없었고, 전체적인 효과 크기가 작았기 때문에 추가적인 연구가 필요하다.

② NSAIDs/celecoxib

NSAIDs의 효과는 pediatric acute neuropsychiatric syndrome (PANS) 기준에 부합하는 소아 77명을 대상으로 한 후향적 차트 검토 연구가 있었다. 약 3분의 1의 환자에서 정신과적 증상이 개선되었으며, 가장 흔한 부작용은 경미한 위장관증상이었다. 그러나 NSAIDs의 효과를 평가한 전향적인 통제 연구는 없으므로 결론을 내리기에는 아직 이르다. celecoxib은 COX-2 효소를 억제하는 NSAID로, 관절염 및 기타 염증성 질환 치료제로 흔히 사용된다. 성인 강박장애 환자를 대상으로 한 두 건의 RCT 연구에서는 fluoxetine (20 mg/일) 또는 fluvoxamine (200 mg/일)과 celecoxib (400 mg/일)을 병용한 경우, 위약 대비 강박증상 개선이 유의하게 나타났다. 그러나 낮은 SSRI 용량과 celecoxib 추가 전 충분한 치료 기간이 부족했던 점 때문에 해석에 한계가 있다. 현재 진행 중인 몇 건의 연구 결과들을 지켜볼 필요가 있다.

(3) 항생제

세균 감염과 강박증상 간의 연관성에 대한 근거를 바탕으로,

몇 가지 항생제penicillin, azithromycin, cefdinir의 항강박증 효과를 검증하였다. 그러나 대부분 부정적인 결과를 보였다. 현재까지의 연구 결과로는 항생제의 임상적 유용성은 높다고 보기 어렵다.

5) 비약물 생물학적 치료

다양한 약물치료로 호전을 기대하기 어려운 경우, 난치성 강박장애의 가능성을 고려하여, 비약물적인 치료 방법을 선택해 볼 수 있다. 그중에 대표적인 신경조절neuromodulation은 주요 뇌 영역에 자극을 전달해 특정 신경회로의 활동을 조절하는 치료 기술로, 신경정신과 질환 치료에서 점점 주목받고 있다. 지난 20년간 연구와 기술 발전을 통해 이 방법은 더욱 정교해졌으며, 대부분의 약물치료보다 더 높은 특이성을 제공할 수 있다는 장점이 있다. 특히 신경조절은 자극 강도를 환자의 상태나 치료 목표에 맞게 조절할 수 있어 유연한 '투여'가 가능하다. 또한, 치료가 가역적이어서 중단하면 원래 상태로 돌아갈 수 있기 때문에 부작용의 위험을 줄일 수 있다. 이러한 특성 덕분에 신경조절은 치료저항성 강박장애와 같은 치료가 어려운 질환의 새로운 대안으로 주목받고 있다.

(1) 비침습적 뇌자극술

① ECT

우울증 치료의 우수한 표준 치료 방법으로 여겨지는 전기충격요법ECT은, 치료저항성 환자에 대한 제한적인 성공 보고에도 불구하고, 일반적인 강박장애 환자의 치료에는 안전성에 대한 우려와 효과에 대한 불분명한 연구 결과 때문에 선호되지 않는 방법이다. 몇몇 사례 보고 및 사례 연구에서는 ECT가 심각하고 치료저항성 강박장애 증상을 가진 특정 환자(특히 동반 우울증이 있는 경우)에서 단기적 효과를 보이기도 했다. 그러나 여전히 통제된 연구를 통해 검증되지 못했다. 이런 이유로 미국에서도 임상 실무에서 ECT는 강박증 치료에 거의 사용되지 않는다. ECT는 자살의 위험성이 있는 치료저항성 강박장애 환자의 심한 우울장애 치료에 제한적으로 고려되어야 한다.

② rTMS

경두개뇌자극transcranial magnetic stimulation, TMS은 대뇌 피질 영역에 비침습적인 자기자극으로 신경의 활성도를 조절한다. TMS에서는, 두피에 접촉된 코일로부터 방출되는, 박동적인 고강도의 전자기장이 하부의 대뇌피질에 국소적인 전류를 유발한다. 피질의 신경 활성은 TMS의 주파수에 의해 증가(고주파 자극, 5~20 Hz)되거나 감소(저주파 자극, 0~5 Hz)된다. TMS는 목표한 뇌 회로의 활동을 일시적으로만 변화시키기 때문에 지속적인 효과를 위해 반복적인 경두개자기자극repetitive TMS, rTMS을 사용한다. 최근에는 더 넓은 범위와 더 깊은 뇌 부위에 자기펄스를 전달할 수 있는 고도화된 코일이 개발되었다. 이를 활용한 Deep TMS (dTMS)는 감정 조절과 행동 제어에 관여하는 내측 전전두피질과 오류 모니터링, 동기와 감정을 통합하는 등 강박장애에서 손상된 여러 기능에 중요한 역할을 하는 전측 대상회피질ACC을 포함한 더 깊은 뇌 부위를 자극할 수 있다.

초기 주요 연구에서는 SSRIs나 CBT에 반응하지 않았던 강박장애 환자 99명을 대상으로 6주 동안 매일 고주파 dTMS를 시행하거나 가짜sham dTMS를 비교하였다. dTMS는 내측 전전두피질과 배측 전측 대상회피질 자극을 목표로 하였으며, 각 dTMS 세션 전에 개별화된 증상 유발(예: 오염강박을 지닌 환자에게 더러운 문 손잡이를 떠올리게 하기)을 통해 관련 뇌 회로를 활성화하도록 했다. 그 결과, dTMS 치료를 받은 집단의 반응률(38.1%)이 가짜 dTMS (11.0%)보다 유의미하게 높았으며, 이 효과는 1개월 후 추적 관찰에서도 유지되었다. 이 연구 결과를 기반으로 dTMS는 2018년 8월 미국 FDA 승인을 받아 강박장애 치료에 사용되고 있으며, 현재까지 FDA 승인을 받은 유일한 신경조절기술이다. 이후 진행된 다기관 연구에서는 22개의 커뮤니티 센터에서 모집된 강박장애 환자 219명을 대상으로 dTMS 프로토콜을 시행한 결과, 29회 세션 후 58%의 환자가 Y-BOCS 점수가 최소 30% 감소했다.

초기 대조연구에서 Greenberg 등(1997)은, 우측 prefrontal cortex에한 차례 rTMS를 가하는 것이 강박적 충동의 일과적인 감소를 유발한다고 보고하였다. 몇몇 통제된 연구에서 dorsolateral prefrontal cortex (DLPFC)에 가하는 저주파수 또는 고주파수의 rTMS의 치료효과는 불일치한 결과를 보였다. 반면 supplementary motor area (SMA) 및 orbitofrontal cortex (OFC) 영역의 저주파수 rTMS자극은 유의한 효과가 있을 가능성을 보였다. 그러나 향후 보다 많은 피험자를 대상으로 장기간의 추적 연구 결과가 뒷받침되어야 한다. 그간의 연구에서 dTMS와 rTMS 시행 시, 환자가 심한 불편감을 호소하는 경우는 거의 없었다. 일반적인 부작용으로는 두통, 어지러움, 두피 근육과 신경의 활성화로 인해 야기된 국소적인 통증이 있다. 심한 부작용으로는 청력 손실(이어플러그 사용로 예방 가능)과 경련 가능성 등이 있다.

③ tDCS

경두개 직류전기자극술transcranial direct current stimulation, tDCS 역시 대뇌 피질에 국소적인 전기자극으로 뇌 활성도를 조절하는 비침습적 뇌자극기술이다. 자극 전극의 극성에 따라 활성도가 늘어나거나 줄어드는 기전을 이용한다. tDCS의 항우울효과 및 안전성에 대해서는 상당한 근거가 확보되고 있다. 보조운동영역SMA과 안와전두피질OFC에 적용한 초기 몇몇 개방연구와 일부 무작위대조군연구(D'urso, 2016 #83)에서 강박장애 치료에 활용될 수 있는 가능성을 보였다. 그러나 환자에 맞는 목표 자극 영역과 자극 프로토콜이 아직 확립되지 않아 더 많은 연구가 필요하다.

6) 수술적 치료법

강박장애 환자의 약 10~40%는 근거 기반 치료를 받았음에도 불구하고 여전히 심각한 증상을 보인다. 이러한 난치성 환자를 위한 마지막 치료 수단으로 신경외과적 치료를 고려해볼 수 있다.

(1) 정위 신경절제술

수술적 치료는 강박장애의 병리와 관련된 CSTC 회로의 특정 국소 영역에 병소를 만들어 기능을 변화시키는 방법이다. 현대적인 정위수술 기법은, 이전에 상대적으로 조악했던 신경외과적 방법과는 다르다. 대상절제술cingulotomy이나 전방피각절제술anterior capsulotomy은 50년 이상 치료저항성 강박장애를 치료하는 데 사용된 절제술로, 두 기술 모두 효과가 입증되었다. 193명의 환자를 포함한 10개 연구의 체계적 검토 결과, 이 수술들은 각각의 환자에서 약 25~50%의 유의미한 증상 개선을 이끌어냈다. 환자들은 시술 과정을 잘 견디는 편이었으나, 인지저하나 무관심apathy과 같은 영구적인 부작용도 있었다. cingulotomy의 경우 5.2%, capsulotomy의 경우 21.4%에서 부작용이 보고되었다. 최근에는 두개 절개 없이 감마나이프나 자기공명영상유도를 활용한 초음파 수술법도 시도되고 있다. 강박장애의 신경외과적 치료에 대한 해결되지 않은 몇몇 문제점이 남아 있다. ① 수술의 실제적인 (위약대조) 효과는 무엇인가? ② 어떤 수술법이(예: cingulotomy, capsulotomy, limbic leucotomy) 가장 나은가? ③ 최적의 수술 부위는 어디인가? 그리고 ④ 최적의 수술 대상 환자를 예상할 수 있는가? 현재까지는, 정위적인 신경외과 수술은 수종의 SRI (clomipramine 포함), 노출 및 반응방지요법, 이들의 병합(항정신병 약물의 병합과 인지행동치료), 새로운 항우울증 약물(예: venlafaxine) 등을 이용한, 5년 이상 잘 계획된 적절한 치료에도 반응을 보이지 않았던 중증 강박장애 환자를 위한 최후의 선택 수단으로 여겨야 한다.

(2) DBS

뇌심부뇌자극술deep brain stimulation, DBS은 기존의 capsulotomy나 cingulotomy와 같이 전기적으로 열을 가하여 병소lesion를 만드는 절개 수술에 비해 가역적reversible이고 조절 가능adjustable하다는 점에서 상대적으로 덜 침습적인 장점이 있다. 특히 난치성 강박장애의 DBS적용은 2009년부터 humanitarian device exemption (HDE)으로 미국 FDA의 제한적 허가를 받았다. 강박장애 환자에서는 강박증상과 관련 있다고 여겨지는 배쪽 속 섬유막ventral capsule 또는 배쪽 선조ventral striatum가 주된 목표 자극 부위다. 최근 메타분석에 따르면, DBS의 반응률은 60%이고, 강박증상이 약 45% 정도 경감되었다. 국내에서도 소수의 난치성 강박장애 환자에서 DBS의 장기 치료효과가 보고된 바 있다. DBS는 표준화된 좌표를 기반으로 하지만, 환자 간 해부학적 변이를 반영하지 못하는 한계가 있다. 이를 개선하기 위해 수술 전 섬유 경로 추적법tractography을 활용한 개별화된 타겟팅 기술 등이 새롭게 시도되고 있다. DBS는 다른 신경 절제술에 비해서는 상대적으로 안전하지만, 전극 삽입을 위한 신경외과적 수술에 따른 위험은 불가피하다. 따라서 DBS 역시 난치성 강박장애

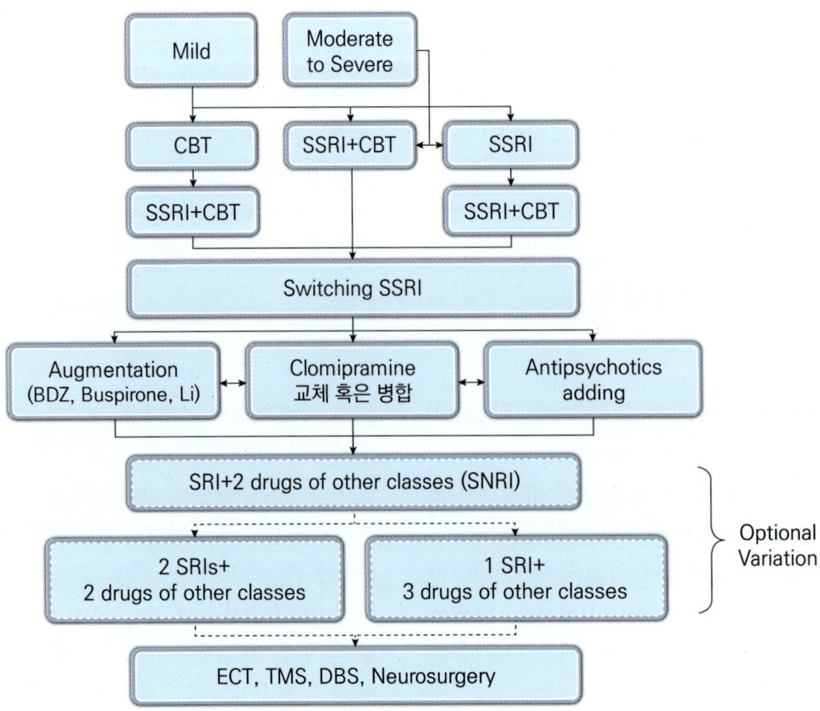

그림 28-1. 한국형 강박장애 치료 알고리듬

환자의 마지막 치료 방법으로 고려해야 한다.

대한정신약물학회에서 개발하여 권장하는 강박장애에 대한 기본 치료 알고리듬의 한국형 모델은 그림 28-1와 같다.

7. 강박관련장애의 약물치료

강박장애 및 관련장애obsessive-compulsive and related disorders, OCRD에 대한 약물치료는 각 질환의 특징과 병태생리에 따라 다르게 적용된다. 다음은 주요 OCRD 질환별 약물치료를 요약하였다.

1) 신체이형장애(body dysmorphic disorder, BDD)

환자는 외모에 대한 과도하고 비현실적인 결함에 집착하며, 거울 보기, 피부 뜯기, 감추기와 같은 반복 행동을 한다. 환자들은 종종 부정적인 평가에 대한 두려움과 사회적 회피를 보이며, 자살위험도 높다. 대뇌의 편도체, 안와전두피질, 그리고 시각 처리 영역의 과활성이 특징적이며, 세로토닌 및 도파민 신경전달 체계에 문제가 나타난다.

강박장애와 마찬가지로 고용량 SSRIs가 1차 약물치료로 권장되며, 약물치료와 병행한 인지행동치료CBT가 효과적이다. 특히, 외모 집착 및 자기혐오와 같은 핵심증상에 초점을 맞춘 치료가 필요하다. 강박장애보다 더 높은 용량의 SSRI와 더 긴 치료 기간이 필요하다는 의견도 있다. venlafaxine, buspirone, risperidone과 같은 약물의 증강 효과가 일부 연구에서 보고되었다. 난치성 BDD의 경우, 경두개자기자극rTMS이나 심부뇌자극술DBS과 같은 신경조절 기법으로 뚜렷한 호전을 보인 사례 보고가 있었다.

2) 저장장애(hoarding disorder, HD)

저장장애 환자들은 물건을 버리지 못하는 행동과 과도한 물건 축적으로 인해 생활 공간이 심각하게 방해받는다. OCD보다는 자아동조적ego-syntonic이고 병식이 부족하여 환자는 증상을 인식하지 못하는 경우가 많다. 전측 대상피질anterior cingulate cortex과 섬엽insula의 기능 이상과 실행 기능 저하가 보고된다. HD의 약물치료로 SSRIs가 사용되지만, 효과는 제한적이다. paroxetine을 사용한 연구에서 저장장애 환자의 일부 증상 개선이 보고되었지만, 강박장애 치료에 비해 반응률이 낮았다. venlafaxine의 긍정적인 초기 연구 결과가 보고되었으나, 대규모 RCT가 부족해 추가적인 검증이 필요하다. 주요 치료는 맞춤형 CBT로, 노출 및 반응 방지ERP와 동기강화 상담motivational interviewing을 포함한다. 병식이 적은 환자의 경우 가족치료나 환경 중재도 치료 계획에 포함될 수 있다.

3) 모발뽑기장애 (hair pulling disroder, trichotillomania)

임상적으로 반복적인 머리카락 뽑기가 특징으로 눈에 띄는 탈모와 기능적 손상이 발생한다. 머리카락을 뽑는 행동이 강박사고가 동반되기보다는 자동적 또는 감각적 유발 요인에 의해 수행되며, 쾌감을 동반하기도 한다. 전두피질-선조체-소뇌 회로의 이상이 관찰되며, 보상 회로의 변화도 병태생리에 기여할 가능성이 있다. 모발 뽑기 장애는 습관 반전 치료habit reversal therapy, HRT를 포함한 CBT가 주요 치료법이다. 강박사고보다는 행동 억제와 감각 조절에 중점을 둔다. 약물치료를 위해 SSRI를 흔히 사용하나, 그 효과는 제한적이다. 글루타메이트 조절제인 NAC는 모발 뽑기 빈도를 유의미하게 감소시키는 것으로 보고되었으며, RCT에서 효과가 입증되었다. olanzapine, clomipramine, 그리고 naltrexone과 같은 약물도 소규모 연구에서 효과를 보였으나, 추가 연구가 필요하다.

4) 피부뜯기장애(excoriation disorder)

환자들은 반복적인 피부 뜯기로 인해 병변이 발생하며, 주로 얼굴, 팔, 손 부위가 영향을 받는다. SRIs가 주요 약물치료로 사용되며, fluoxetine, escitalopram 등이 증상을 개선하는 데 효과적일 수 있다. 발모광에서와 유사하게 NAC가 효과적이라는 RCT 결과도 보고되었다. lamotrigine이 사례 보고와 소규모 연구에서 긍정적인 결과를 보였지만, 피부 부작용 가능성 등의 안전성 우려로 인해 신중하게 사용해야 한다. 행동치료로서 습관 반전 치료와 CBT가 필요하다.

8. 요약

강박장애 약물치료의 주류는 10~12주간의 SRI 치료이다. 대부분의 환자에서 SSRIs 중 한 가지를 선택하여 약물치료를 시작한다. 약물은 일반적인 우울증 치료에서의 사용 용량보다 높은 용량이 보다 효과적일 수 있다. SSRI의 효과를 확인하기 위해서는 충분한 용량으로 대개 12주 이상 약물을 유지할 필요가 있다. 약물의 선택은 약물의 부작용과 개별 환자에 따른 공존질환, 내약성 및 약물 상호작용 등을 고려하여 결정한다. clomipramine은 강박장애 약물치료의 표준으로 남아 있지만, SSRI가 갖는 우수한 내약성과 안전성 그리고 동일한 효과를 고려한다면, 일차 선택약물로서는 적절하지 않다. 강박장애에 대한 약물치료와 행동치료의 진전에도 불구하고, 어떤 환자들은 호전이 적거나 거의 없다. 충분한 용량의 SRI에도 반응하지 않는 환자에 대한 다음 단계 치료는, 다른 SRI나 clomipramine으로 교체하거나, SRI와 다른 기전의 약물 또는 행동치료를 병합하는 방법, 새로운 실험적 약물을 활용하는 접근법이 있다. 난치성 환자로 판단될 경우 TMS나 DBS와 같은 비약물 생물학적 치료를 고려할 수 있다. SRI 병합요법을 위한 약물은 저용량의 비정형 항정신병약물을 먼저 선택해볼 수 있다. 일반적으로 SRI와 행동치료의 병합이 강박장애 치료에 가장 폭넓은 효과적인 치료 방법이다. 신체추형장애와 같은 여러 다른 강박관련장애에서도 SSRIs가 주요 약물로 사용된다. 그러나 저장장애와 모발뽑기장애, 피부뜯기장애에서는 약물치료의 효과가 강박장애보다 제한적이며, NAC와 같은 대체 약물의 유효성이 점차 주목받고 있으나, 더 많은 임상 근거가 필요하다.

외상 및 스트레스 관련장애

Trauma and stress-related disorders

Chapter 29

◐ **김원형** 인하대학교 의과대학 정신건강의학교실
◐ **채정호** 가톨릭대학교 의과대학 정신건강의학교실

1. 외상후스트레스장애(PTSD)의 개요

1) 정의

(1) 역사적 배경

생명체는 지속적으로 스트레스에 노출되며 이에 적응하고 변화한다. 이러한 스트레스 사건들은 다양한 정서 및 행동상의 문제를 가져올 수 있지만 전쟁, 강간, 자연재해, 학대 등과 같이 개인이 감당하기 어려운 정신적 외상 혹은 충격trauma으로 작용하여 병적인 상태에 이르면 외상후스트레스장애posttraumatic stress disorder, PTSD로 지칭하는 질환이 발생할 수 있다. 이처럼 극심한 스트레스 상황에서 병이 발현하는 것은 인류 역사와 함께 해 온 현상이다. 다양한 고대 문헌에 PTSD와 유사한 증상을 보이는 사례가 나타나며, 특히 런던 대화재 사건 이후에는 그 임상 양상이 아주 잘 기술되어 있다. 군인들이 주로 겪었던 향수증상도 이와 유사하고 미국의 남북전쟁에서 보였던 소위 '병사의 심장soldier's heart' 상태, 화재, 철도 사고, 충돌 등의 여러 사고 이후 발생한 증상들도 PTSD와 유사하다. 제1차 세계대전 후의 '포탄 충격shell shock', 2차 세계 대전에서 '전투 신경증combat neuroses' 등도 모두 비슷한 양상으로, 당시에는 특정한 진단 체계로 구분되지 않았지만 다양한 형태로 표현되어 왔다.

우리나라는 급격한 근대화 과정에서 여러 인위적 사건, 사고, 재해 등이 빈발하였다. 이런 사건들에 대한 대응이나 인프라는 아직 부족해, 우리 사회는 PTSD 고위험 사회라고 할 수 있다. 대한민국 정부 수립 이후만 하더라도 한국전쟁, 베트남전 참전 등의 전쟁이 발생하였다. 이와 더불어, 건국 초기의 제주 4.3 사건 등의 대규모 피해가 있었고, 산업화가 급격하게 진행되면서, 마포 와우아파트 붕괴, 대연각호텔 화재, 서울 지하철 공사장 붕괴, 청주 우암아파트 붕괴, 부산 구포역 열차 탈선, 도봉동 LPG 폭발, 성수대교 붕괴, 서울 아현동 도시가스 폭발, 대구 지하철 공사장 폭발, 삼풍백화점 붕괴, 인천 노래방 화재, 부산 냉동창고 화재, 대구 지하철 방화, 청도 버섯공장 화재, 이천 냉동창고 화재 등의 사고뿐만 아니라, 5.18 광주 민주화 운동, 천안함 피격, 연평도 포격 사건, 세월호 침몰 참사, 코로나바이러스-19 대유행, 이태원 압사사고 등 사회적으로 잘 알려진 대형 사고들이 지속적으로 발생하여 왔다. 또한 가정폭력, 교통사고, 및 안전사고 등 PTSD가 유발할 수 있는 외상적 사건이 많이 발생하고 있다.

(2) 미국정신의학계 진단 체계

19세기에 Charcot는 심리적 충격으로 인한 증상을 제시하였고 Da Cost는 '병사의 심장', Janet는 해리와 신경쇠약증상, Freud는 히스테리아 등을 기술했다. 이후 1952년 미국의 정신장애의 진단 및 통계 편람Diagnostic and Statistical Manual for Mental Disorders, DSM-I에서 전투나 재해와 같은 극심한 신체적 요구나 극도의 스트레스에 노출된 상태를 지칭하는 '전반적 스트레스 반응'이라는 용어가 등장하였다. 이후 1968년에 발간된 DSM-II에서는 '기저의 정신장애가 없는 개인에게 일어나는 어떠한 강도의 일과성 장애로 거대한 환경적 스트레스에 대한 급성 반응'을 지칭하는 '일과성 상황장애'라는 개념이 도입되었다. 베트남전 이후 PTSD에 대한 연구가 활발히 이루어졌고, 1980년에 간행된 DSM-III에 이르러 PTSD라는 용어가 최초로 정신의학의 공식 진단 체계에 편입되었다. 당시 DSM-III PTSD는 강간 외상 증후군, 매맞는 아내 증후군, 참전용사 증후군, 학대 아동 증후군 등에서 나타내는 상태들이 포함하였다. 1994년에 간행된 DSM-IV에 이르러서는 다음과 같은 변화가 나타난다. 첫째, DSM-III에서는, 외상적 사건 자체를 "거의 누구에게나 상당한 정도의 고통을 일으킬 수 있는"이라는 전제를 가지고 정의하였

는데, 반드시 이러한 극심한 스트레스 사건이 아니더라도 실제로는 교통사고, 폭행 사건처럼 비교적 가볍고 빈번한 사건들에 의해서도 PTSD가 유발될 수 있다는 것이 알려지면서, DSM-IV에 이르러서는 이 부분이 삭제되었다. 그러나 미국을 제외한 곳에서 국제적으로 통용되고 있는 국제질병분류International Classification for Diseases, ICD에서는 "거의 대부분의 사람들에게 범발적 고통을 야기하는 극도로 두려움을 주거나 파국적인 사건이나 상황"이라는 보수적인 정의를 사용하였다. 두 번째, DSM-IV에서는 외상적 사건을 직접적인 위협이 있었던 것을 넘어서 타인에게 일어난 사건을 목격하는 것도 포함시켰다. 세 번째, 외상적 사건의 정의에 "강렬한 공포, 무력감, 두려움 등의 강한 반응"이 있을 것을 전제하였다. 이와 함께 특징적 군집의 증상을 제시하여 PTSD는 "외상적 사건을 겪은 사람이 적어도 1개월 이상 지속되는 세 가지 군집의 특징적인 증상, 즉 재경험, 회피, 과도 각성 등을 나타내는 불안장애"라는 것으로 정의하였다. 2013년에 개정된 DSM-5에서는 개념 자체의 혁신적인 변화가 있었다. 우선적으로 PTSD가 기존의 '불안장애' 항목에서 독립하여 '트라우마 및 스트레스 요인 관련장애'라는 신설 분류가 만들어졌다. DSM-IV를 기준으로 하면 너무 많은 임상 진단이 내려질 수 있다는 단점을 보완하기 위하여 진단 기준도 상당히 변화하였다. 외상 사건을 보다 구체적이고 질적으로 기술하였고 DSM-IV에서 중요한 진단 기준이었던 '강렬한 공포, 무력감, 두려움 등의 강한 반응' 등 주관적인 요소가 강한 항목은 아예 삭제하였다. 또한 DSM-IV의 세 가지 주 증상 군집에 한 가지를 추가하여 네 가지 증상 군집을 기술하였다. 즉, '회피, 둔감'이라는 군집을 두 가지로 구별해서 '회피' 군집 외에 '지속되는 인지와 기분의 부정적 변화' 군집을 추가하였다. 또한 마지막 군집인 과도 각성 부분에서 자극 과민 행동, 분노 발작, 무분별하고 자기 파괴적 행동 등을 자세하게 기술했다. 특히 6세 이하의 아동에게는 별도의 진단 기준을 마련해 과도한 진단을 방지하려는 노력을 기울이는 등 실제 임상 경험을 통하여 진단 기준을 변화시켰다. 이렇게 PTSD는 인류역사와 그 연원을 같이 하는 질환이기는 하나 다른 질환에 비하여 독립적으로 기술하기 시작한 역사도 오래되지 않았고 진단 분류 체계가 바뀔 때마다 진단 기준이 변화되는 등 아직 정확한 이해도가 높지 못한 상병이라고 할 수 있다.

2) 진단

(1) 진단 기준

① 외상 사건(traumatic events)

PTSD로 진단하기 위해서는 '외상 사건'이 반드시 있어야 한다. 외상 사건은 단순한 스트레스와는 다르게 그 개체의 발달에 변화를 일으킬 정도의 사건, 즉 특정 사건 이후 그 개체의 삶이 달라질 정도의 사건을 의미한다. DSM-5에서는 이러한 외상 사건을 실제 혹은 죽음의 위협, 심한 부상 혹은 성폭행을 경험하는 것이라고 규정한다. 외상 사건의 방식에 대해서 1) 외상 사건을 직접 경험한 경우, 2) 그런 사건이 다른 사람에게 발생한 것을 직접 목격한 경우, 3) 친한 가족이나 친구에게 외상 사건이 발생한 것을 알게 된 경우, 4) 외상 사건에 대해서 혐오적인 사실에 대해서 반복적으로 혹은 심하게 노출되는 경우로 규정하였다. 주관적인 공포나 무력감이 있는 것을 전제로 하였던 DSM-IV과 달리, 객관적인 외상 사건을 겪은 경우에만 진단하는 보수적인 방식으로 변경하였다.

② 특징적 증상

외상 사건을 경험한 사람이 PTSD의 전형적인 4가지 범주의 증상, 즉 1) 외상 사건과 연관된 침습증상(DSM-5 진단 기준상 B 기준증상), 2) 외상 사건 관련 자극의 지속적 회피(C 기준 증상), 3) 외상 사건과 관련되어 인지와 기분의 부정적 변화(D 기준증상), 및 4) 외상 사건과 관련되어 각성과 반응성에 현저한 변화 등의 증상이 있을 때 PTSD를 진단할 수 있다. 이들 핵심 증상 이외에도 기능장애, 스트레스에 대해 견디는 능력의 저하, 공존 질환 상태 등과 같은 다양한 이차적 증상들이 동반될 수 있다.

가. 침습

PTSD의 핵심적인 특징의 하나는 외상 사건에 대한 두려운 반복 경험이 의식 속으로 끊임없이 침입하는 것이다. 이는 외상 사건과 관련된 기억이나 감정이 반복적이고 자의와 상관없이 떠오르는 현상을 말한다. 반복적, 불수의적으로 침습하는 괴로운 기억 출현, 외상 사건과 연관된 괴로운 악몽, 마치 사건이 재현하는 것과 같은 해리 반응, 외상 사건을 상징하거나 유사한 단서에 도출되었을 때 강렬하고 지속되는 고통과 현저한 생리 반응이 나타난다.

나. 회피

침습 사고로 인한 외상 관련 기억의 재경험과 그로 인한 각성은 매우 불쾌하므로 PTSD 환자들은 외상을 떠올리게 하는 모든 것을 피하려는 절박한 노력을 기울인다. 이들은 외상 사건과 관련한 괴로운 기억, 생각, 감정 등을 극도로 회피한다. 또한 외상 사건과 연관되어 그것을 상기시킬 수 있는 사람, 장소, 대화, 활동, 물건, 상황 등의 기억나게 하는 것들을 피하려고 한다.

다. 인지와 기분의 부정적 변화

DSM-5에서 추가된 기준증상으로 자기 자신, 타인, 또는 세상에 대해서 지속적으로 증폭된 부정적인 신념을 가지는 것이다. 외상 사건의 원인이나 결과에 대한 왜곡된 인지, 즉 잘못된 해석을 지속적으로 나타내며 이로 인해 공포, 분노, 죄책감, 수치심 같은 부정적인 정서가 지속된다. 또한, 자신이 주변 사람들과 분리되거나 소외된 것 같은 느낌을 자주 경험하며, 긍정적인 감정을 느끼는 것이 불가능해지는 등의 다양한 부정적인 변화가 발생한다.

라. 각성과 반응성의 과도한 변화

PTSD 환자는 신체적인 각성이 높아지며, 자극에 노출된 후 이에 반응하여 나타나는 각성도 증가하여 작은 스트레스에도 민감하게 반응하는 경향이 있다. 자극 과민 행동과 분노발작, 무절제하거나 자기 파괴적인 행동, 경악 반응의 증가, 집중 곤란, 수면장애 등이 나타난다.

③ 기간

PTSD로 진단을 하기 위하여는 이러한 증상들이 최소 1개월 이상 지속되어야 한다. 만일 외상 사건 이후 병적인 과정이 1개월 내에 사라진다면 이는 급성스트레스장애acute stress disorder로 진단해야 한다. 급성스트레스장애를 구분하는 이유는 아직 많은 증거가 있지는 못하나 1개월 내에 회복되는 경우는 만성으로 문제를 일으키는 경우가 적다는 관찰에 근거한 것이다. DSM-IV에서는 3개월 이내에 증상이 해결되면 급성 PTSD로, 증상이 3개월보다 오래 지속되면 만성 PTSD로 구분하였으나 이러한 구분은 삭제되었다. 대신 외상 사건 이후 최소 6개월 후에 증상이 시작된 경우, 지연성 표현이라고 구분하여 분류한다.

④ 사회적, 직업적 기능의 장애

PTSD 환자들은 과각성으로 인해 정상적인 수면-각성 주기를 유지하기 어려우며, 이로 인해 자신이나 타인에게 공격적인 행동을 보일 수 있다. 또한, 성적性的 충동 조절이 어려워지고, 애정 관계 유지에도 문제가 발생할 수 있다. 또한 여러 자극을 구분해내는 신경생물학적 능력에도 손상을 받아, 주의 집중이 어려우며, 해리나 신체화증상도 나타날 수 있다. 외상과 관련된 자극에 대해 학습된 공포 반응이 생기고, 이로 인해 대인관계에서 신뢰, 희망의 상실, 사회적 회피, 애착관계에 장애가 현저하게 나타날 수 있게 된다.

이러한 증상들은 인간 관계와 직업적 기능에 심각한 영향을 미친다. 감정적 둔마, 내면으로의 침잠, 사람과 사회 상황의 회피, 적의, 충동조절 장애 등으로 인하여 심각한 대인관계의 심각한 장애를 초래한다. 또한, 장기 결근, 피로, 집중력 저하로 인해 직업 수행에도 어려움을 겪게 된다. PTSD 진단은 단순한 증상뿐만 아니라, 이러한 증상들이 사회적, 직업적, 기타 중요한 삶의 영역에서의 임상적으로 유의미한 고통이나 장해를 초래할 때 내려진다.

⑤ 특별 분류

DSM-5에서는 이인화, 비현실화가 주로 나타나는 형태를 해리증상 동반형이라고 별개로 구분한다.

(2) 역학

미국에서의 평생 유병률은 약 8.7%, 1년유병률은 3.5% 수준으로 비교적 빈번하게 발생하는 질환이라고 할 수 있으나 유럽, 아시아, 아프리카, 중남미 지역에서는 대개 0.5~1% 정도로 나타나고 있다. 국내에서 18세 이상 5,511명을 대상으로 이루어진 조사는 평생 유병률이 남자 1.3%, 여자 1.6%, 전체 1.5%로 미국이나 프랑스 등의 서구권 국가에 비하여 낮았다. 일년유병률은 0.3%로 미국, 유럽 등 서구 국가에 비하여 낮았고, 같은 아시아 국가인 중국이나 일본보다는 유병률이 높았다. 이는 국내 조사의 대상 수가 적은 등의 역학 조사 방법의 차이일 수도 있지만 외상적 사건 이후에 발병하는 것에 문화적 차이를 고려해야 하는 것은 분명하다. 미국에서는 남자에서 약 5%, 여자에서 약 10% 수준으로 보고되는 바와 같이 여자에게서 약 2배 이상 많고, 평균 증상 이환 기간도 여자에서 더 길다.

3) 생물학적 병태 생리

PTSD는 다양한 증상을 보이는 만큼, 여러 신경생물학적 계통이 병태 생리와 연관되어 있다. 최근 생물정신의학과 뇌신경과학이 발전하면서 PTSD의 원인에 대한 생물학적인 소견이 다양하게 밝혀지고 있다. 특히 외상 자극에 대하여 생리 반응의 고양, noradrenaline계의 활성 증가, 시상하부-뇌하수체-부신피질hypothalamic-pituitary-adrenal, HPA 축의 민감화, 내인성 opioid계의 조절 이상, serotonin계의 조절 이상, 독성으로 인한 해마hippocampus의 용적 감소, 편도체amygdala 및 대상cingulate 일부의 과잉활동 및 전전두엽 및 브로카Broca 영역을 중심으로 한 두뇌 피질의 활성 저하 등이 가장 특징적인 양상으로 알려지고 있다. 이외에도 신경계의 장기 강화long-term potentiation 과정의 장애, 신경세포 가지의 위축, 신경 재생의 억제, 신경 독성의 증가 등도 PTSD의 발병에 관여하는 과정으로 알려지고 있다.

우선 신경내분비적으로는 HPA 축 기능 이상이 많이 보고되었다. 우울증에서는 부신피질자극호르몬corticotropin releasing hormone, CRH과 cortisol이 모두 증가하지만, PTSD에서는 CRH는 증가하면서도 cortisol은 오히려 저하되는 독특한 양상을 보인다. 특히, HPA 축의 기능을 평가하는 덱사메사손 억제 검사dexamethasone suppression test 시행 시 우울증에서는 특징적인 비억제를 보이는 반면, PTSD에서는 과도 억제 반응이 나타난다. 이는 PTSD 환자들이 cortisol에 대한 부적 되먹임negative feedback이 강화되어 있다는 이론을 뒷받침하는 연구 결과다. 비록 이러한 결과가 항상 일관되지는 않지만, 일반적으로 PTSD의 신경내분비적 변화는 통상적인 스트레스를 받은 경우나 우울증 환자들과는 다르다고 알려져 있다.

신경전달물질계에서는 광범위한 이상 소견을 보인다. norepinephrine을 중심으로 하는 catecholamine계의 과도 활성은 잘 알려진 소견이며 이는 전두엽 기능 손상과 관련된다. 해마의 위축과 관련하여 glutamate계의 이상도 문제가 된다. 또한 스트레스 상황에서는 opioid 길항제인 naloxone의 투여로 역전될 수 있는 진통효과가 나타나고, opioid 계통이 주요 스트레스 반응을 억제하는 조절효과가 있으며, 많은 PTSD 환자들이 opioid 중독에 빠지는 경우가 많다는 소견을 통하여 opioid계도 PTSD의 발병과 연관이 있다고 하였다. 또한 두뇌 활성을 조절하는 역할을 하는 serotonin계의 특성 및 선택적 serotonin 재흡수 억제제 selective serotonin reuptake inhibitors, SSRI가 PTSD 치료에 효과적이라는 점 등에서 serotonin계도 병태 생리에 매우 중요한 역할을 한다고 알려져 있다.

신경인지기능 측면에서도 PTSD 환자들은 감각 처리 과정에 장애가 있으며, 경악 반응의 증강과 같은 과도 각성 양상, P300의 이상 등 신경생리적 이상, 감각 정보 유입에서의 정보 여과의 장애 등을 나타낸다.

두뇌 영상 연구에서는 주로 해마의 위축이 보고되고 있으며 이러한 소견은 흥분성 신경전달물질 계통 및 glucocorticoid 계통과 관련이 있다. 기능적 두뇌 영상 연구에서 가장 확실하게 재현되고 있는 소견은 공포 관련 자극에 대한 편도체의 활성화와 전전두엽의 기능저하라고 할 수 있어서 편도체가 PTSD의 공포 및 회피 관련 증상과 핵심적으로 관련 있는 두뇌 구조이다. 전전두엽은 본래 편도체를 억제함으로써 스트레스 반응에 대하여 조절효과를 나타내는데 이러한 억제 기능에 장애가 생기면서 공포반응이 더 강화된다. 이러한 전전두엽의 기능장애가 외현적 기억의 장애와도 연관이 있는 것으로 생각된다. 또한 전측 대상회는 공포 관련 행동과 관계된 선택적 집중 과정에 영향을 주는 것으로 알려지고 있다. 안와 전두 피질은 소거 및 과잉각성과 연관되며, 감각 연관 및 운동 피질은 외상적 자극에 의하여 재경험을 겪는 것과 관련 있다. 이상을 종합하면 편도체를 경유하는 조건화된 공포 기억이 문제를 일으키고, 이를 음성 되먹임 과정을 통해 억제하여야 하는 전두엽의 기능 저하로 인한 소거 과정의 장애 등으로 공포 반응이 반복적으로 나타나는 것으로 이해할 수 있을 것이다. 아울러 측두엽의 반응성이 증진되고 반복되는 외상적 기억에 점진적으로 민감화된다.

이러한 생물학적 과정을 종합적으로 살펴보면, 외상적 사건은 신경전달물질계, 신경내분비계의 다양한 변화를 초래하며 공포 및 무력감을 겪게 되고 편도, 해마 등의 두뇌 기능상 변화에 따라 외상 기억이 잔류하게 되면서 의도, 계획, 추론, 사고 등의 능력이 떨어지며 과도한 위험 지각, 변화하지 않는다는 부정적 인지 고정, 부정적 기억 반복, 고통과 상처에의 몰입, 미래의 기대 불능, 충동성 증가 등으로 연결되면서 PTSD의 발현 및 지속에 기여한다고 할 수 있다.

2. PTSD의 약물치료

전통적으로 PTSD는 비통상적인 사건에 대한 자연스러운 심리적 반응으로 여겨져 왔기 때문에, 외상 사건의 의미를 파악하는 정신치료적 접근이 중심이 되었고, 약물치료는 중요하지 않다는 인식이 강했다. 그러나 최근 PTSD가 단순한 심리적 반응을 넘어서 두뇌 생리학적 기능 이상을 동반하는 스트레스 관련 정신 생물학적 현상으로 확인되면서 약물치료의 중요성이 점점 강조되고 있다. 그럼에도 불구하고 현 시점에서는 약물치료보다는 안정화, 지속노출치료, 인지치료, 안구운동 탈감작화 및 재처리치료 등의 심리 및 정신치료 방법이 약물치료에 비하여 우월한 효과를 거두고 있다. 비록 모든 PTSD를 완전히 치유하는 약물은 없지만, 다양한 PTSD증상들을 효과적으로 관리할 수 있는 약물들이 있다. 특히 PTSD에서 문제가 생긴다고 알려진 두뇌 내 물질인 norepinephrine, serotonin, dopamine, opioid 등에 영향을 주는 약물들이 유용하다. 따라서 serotonin계 항우울제, lithium 등의 기분 안정제, benzodiazepines, 비정형 항정신병 약물, 교감 신경 억제제, 또는 opioid 길항제 등이 사용된다. 이러한 약물치료의 목적은 PTSD증상을 경감하고, 스트레스에 대한 저항성을 증가시키며, 삶의 질을 향상시키고, PTSD로 인한 장해를 줄이며 우울증과 같은 공존 질환도 함께 치료하는 데 있다.

1) 항우울약물

(1) SSRI

현재 PTSD 치료에서 가장 강력한 증거를 가진 1차 선택 약물로 SSRI 계통의 항우울제가 있다. SSRI는 원래 우울증 치료를 위해 개발되었으나 공황장애, 강박장애 등의 불안장애, 만성 통증, 식이장애, 생리 전 긴장 증후군 등 다양한 상태에서 효과가 입증되었다. 특히 PTSD 환자들은 serotonin 기능에 이상이 있는 경우가 많아, SSRI가 효과적인 것은 자연스럽게 추론할 수 있다. serotonin 감소는 충동성, 공격성, 공포, 슬픔, 우울증 등과 연관이 있으며, SSRI는 serotonin 기능을 증대시켜 불안, 공포 등의 부정적 감정을 완화하고, 충동 조절 능력을 향상시킨다. 여러 SSRI 중에 sertraline과 paroxetine은 대규모 임상 연구로 효과에 대한 충분한 자료를 확보하여 미국 식품의약품안전청에서 PTSD의 치료로 공식 승인받은 대표적인 약물이다.

sertraline을 50~200 mg 복용한 PTSD 환자들을 대상으로 한 12주간의 위약대조이중맹검연구에서 sertraline 투여군은 53%의 반응률을 보여, 32%의 반응률을 보인 위약군보다 우수한 효과를 나타내었다. 회피, 과도 각성증상에 효과가 있었으나, 재경험 증상에는 유의미한 효과를 보이지 않았다. 다른 연구에서 sertraline 치료군은 PTSD 증상의 약 30%가 감소되는 효과가 있었으며, sertraline 사용군의 치료 반응률은 60%로, 대조군의 38%보다 우수한 반응률을 보였다. 200명의 PTSD 환자들을 대상으로 sertraline과 지속노출치료를 비교한 연구에서 10주간 급성기 치료 후 24주간 추적 관찰하였을 때, 면담 평가로 측정한 심각도 호전은 비슷하였으나 PTSD 관해율, 자기 보고에 의한 PTSD 심각도, 우울증, 불안증상, 기능 향상은 지속노출치료가 더 나은 결과를 나타냈다. 비록 영국의 National Institute for Health and Clinical Excellence (NICE)에서는 PTSD 증상의 완화도에 대한 sertraline의 효과가 미흡하다고 하였으나 미국정신의학회와 국방부 재향군인보건국 및 캐나다 정신의학회 등 대부분의 치료 지침서에서 sertraline이 PTSD 치료에 유용하다고 하였다.

또한, 만성 PTSD 환자를 paroxetine 20 mg군, paroxetine 40 mg군, 및 위약군으로 나누어 12주간 투약한 이중맹검무작위대조연구에서 paroxetine 20 mg군과 40 mg군 사이에는 유의미한 차이가 없었지만, 두 군 모두 재경험, 회피/무감각, 과각성 등의 주요 PTSD 증상에서 위약군보다 4주 이후부터 유의미한 개선을 보였다. 특히, 사회적 및 직업적 기능에서도 뚜렷한 호전이 나타났다. 또한, 다른 12주간의 이중맹검연구에서는 20~50 mg의 paroxetine을 복용한 paroxetine군이 위약군에 비해 PTSD 전체 증상이 4주부터 개선되었고, 회피/무감각 및 과각성 증상은 8주 이후부터, 재경험 증상은 12주 이후부터 유의미한 호전을 보였다. 연구 결과, paroxetine은 sertraline보다도 우수한 효과를 보이는 것으로 평가되며, 대부분의 치료 지침서에서 PTSD 치료에 있어 1차 선택약물로 추천된다.

SSRI의 원조 격인 fluoxetine도 PTSD 치료를 위한 다양한 연구가 시행되어 왔다. 비록 12주간의 위약 대조 다기관 연구에서는 PTSD에 대한 뚜렷한 효능이 밝혀지지 않았지만 대부분의 이중맹검연구에서는 위약보다 우수한 효과를 보여주었다.

이외의 다른 SSRI 약물들에 대한 연구가 시행되었다. fluvoxamine, citalopram, escitalopram 등은 비록 연구가 제한적이지만, PTSD 치료에서 효과적이라는 결과를 보고한 바 있다.

SSRI는 PTSD의 대표적인 증상인 사고 재경험, 침습, 사고 관련 상황 회피, 과도 각성 등의 증상에 모두 효과가 있으며, 이로 인해 다른 약물보다 우월한 치료 효과를 나타낸다. 또한, PTSD로 인한 장해, 스트레스 취약성, 삶의 질, 공존 질환 등에 모두 효과가 좋아, 현 시점으로는 가장 좋은 1차적인 선택 약물이라고 할 수 있다. SSRI가 1차 선택 약물로 사용되는 또 다른 이유는 부작용이 대부분 경미하고 안전성이 높다는 점이다. 비록 불면, 설사, 구역, 피로, 식욕 감퇴 등이 부작용이 보고되고 있지만, 일반적으로 심각하지 않은 부작용들이다. 추가적으로 무력감, 사정 이상, 발기 부전, 졸리움, 입마름 등의 증상이 나타날 수 있지만, 대부분 관리 가능하며 치명적인 부작용이 거의 없다는 장점이 있다. 특히 심혈관계 부작용 등 치명적으로 연결될 수 있는 부작용이 거의 없고 전통인 항우울제에 비하여 입마름, 시야 혼탁과 같은 부작용들이 적어 환자들의 약물 순응도가 높고 노인에서도 비교적 안전하게 쓰일 수 있다. PTSD 환자의 높은 자살 위험도를 고려할 때, 과량 복용 시에도 비교적 안전하여 장기적인 치료에도 유리하다. 또한 SSRI는 우울증과 불안장애 치료에도 효과적이기 때문에, PTSD와 공존하는 우울증 및 불안 증상 개선에도 더욱 효과적이라고 할 수 있다.

(2) SNRI, mirtazapine 새로운 항우울제

SSRI는 아니지만 SNRI인 venlafaxine과 duloxetine, mirtazapine도 PTSD의 치료에 유용하게 사용될 수 있다.

serotonin-norepinephrine 재흡수 차단제serotonin and norepinephrine reuptake inhibitors, SNRI인 venlafaxine도 PTSD 치료에서 효과가 있다는 연구가 비교적 많이 이루어졌다. 한 대규모 연구에서 venlafaxine ER 37.5~300 mg를 6개월 동안 투여한 결과, 위약군과 비교했을 때 PTSD의 전체 증상이 호전되었으며, 특히 재경험과 회피 증상에서 유의한 호전이 나타났다. 과도 각성에서는 위약군과 유의한 차이가 없었다. 또 다른 연구에서는 venlafaxine ER 37.5~300 mg, sertraline 20~200 mg, 그리고 위약군을 12주간 비교한 이중맹검대조연구에서 대부분의 PTSD 증상 감소 효과가 sertraline보다 더 우수한 효과를 보였으며 12주간의 관해율에서도 venlafaxine ER 30.2%, sertraline 24.3%, 위약 19.6%로 상대적으로 더 높은 효과를 나타냈다. 또한, venlafaxine이 PTSD 환자의 역경을 극복하는 힘인 리질리언스를 증진시키는 데도 기여할 수 있다는 연구도 있다.

duloxetine은 소규모, 자연 연구에서 PTSD증상을 개선하는데 효과가 있다는 보고가 있었다. 하지만 이 결과를 뒷받침하기 위해서는 장기적인 추적 관찰과 대규모 연구가 필요하다. 또한 다른 SNRI인 milnacipran과 desvenlafaxine에 대해서는 PTSD 치료 효과를 연구가 많지 않아, 이들 약물의 효과를 확인하기 위해서는 추가적인 연구가 필요하다.

mirtazapine은 noradrenaline성 선택적 serotonin성 항우울제noradrenergic and specific serotonergic antidepressant, NaSSA로 알려진 약물로, norepinephrine 신경말단의 α2-자가수용체를 차단함으로써 norepinephrine의 방출을 증가시키고, serotonin 신경말단의 α2-이형수용체를 차단함으로써 serotonin의 방출을 증가시켜 norepinephrine계와 serotonin계에 모두 작용하는 이중 기전을 가진 약물이다. 소규모 이중맹검연구에서 PTSD 환자들에게 mirtazapine을 일일 평균 38.8 mg 투여한 결과, 64.7%의 치료 반응률을 보였으며, 이는 22.2%의 위약 대조군에 비해 우월한 효과를 나타냈다. 국내 연구에서도 mirtazapine은 일일 평균 29 mg를 투여했을 때 유의한 PTSD증상 호전이 관찰되었다. 한 6주간의 무작위개방연구에서는 mirtazapine (일일 평균 34.1 mg)과 sertraline (일일 평균 101.5 mg)을 비교했을 때, mirtazapine군의 치료반응률이 88%로, sertraline군의 69%에 비해 유의하게 우월한 결과를 나타냈다. 또한 국내에서 시행된 비교적 장기간인 24주간 추적 연구에서 mirtazapine을 일일 평균 27.2 mg 투여한 경우, 치료 반응률이 66.6%로 비교적 좋은 효과를 보였다는 보고가 있다.

(3) 삼환계 항우울제(tricyclic antidepressants, TCA) 및 단가아민산화 억제제(monoamine oxidase inhibitors, MAOI)

전통적인 항우울제인 TCA와 norepinephrine이나 serotonin과 같은 단가아민의 대사를 억제하는 MAOI도 PTSD 치료에 효과적으로 사용될 수 있다. 그러나 이 약물들은 오래된 약물임에도 불구하고 PTSD에 대한 체계적인 연구는 많이 이루어지지 않았다. TCA는 serotonin 전달을 촉진하고 α2 adrenergic 수용체 기능을 조절하며, 여러 신경전달물질과 신호 전달 체계에 영향을 미쳐 임상 효과를 나타낸다.

TCA를 PTSD 환자에서 사용한 여러 연구가 있는데, 위약대조이중맹검연구결과 amitriptyline, imipramine 등이 어느 정도 효과가 있는 것으로 나타났다. 일일 200~300 mg의 amitriptyline은 위약에 비해 우울, 불안, 침습 및 회피증상에서 유의한 호전이 있었으나 이러한 호전은 자가보고에서만 나타났고, 관찰자의 객관적인 평가에서는 유의한 차이가 없었다. 또한, 8주 동안 위약대조이중맹검연구를 통해 imipramine과 phenelzine의 효과를 비교 연구에서 평균 225 mg의 imipramine이 위약대조군에 비해서 침습증상을 줄이는 데는 효과가 있었지만, 회피나 우울증상에서는 차이가 없었다. 대부분의 TCA 연구는 오래 전에 행해진 것으로, 현재 시점에서 확실한 결론을 내리기 어렵다. 하지만, 최소한 amitriptyline과 imipramine은 PTSD 치료에 어느 정도 유용할 수 있을 것으로 보인다. 다만, 저혈압, 심장전도장애, 구갈, 혼돈, 배뇨 및 배변 장애와 같은 TCA의 전형적인 부작용들은 환자들의 약물 순응도를 낮추는 주요한 문제이다. 이중맹검연구에서도 탈락률이 높았던 점을 감안할 때, 이러한 부작용 및 안전성 문제에 대해 더욱 주의를 기울여야 할 것이다.

MAOI도 PTSD에서 효과적일 수 있다는 보고들이 있다. phenelzine, imipramine, 및 위약을 8주간 무작위 비교한 연구에서 phenelzine을 복용한 그룹이 가장 치료를 잘 유지했고 44%의 환자에서 PTSD증상이 호전된 반면, imipramine그룹에서는 25%가 호전되었다. 특히 phenelzine은 침습증상에 효과적이었다. MAOI는 TCA에 비해 더 빠르게 작용하며, 더 광범위한 PTSD의 증상에 대해 효과를 미칠 수 있는 것으로 알려져 있다. 하지만, PTSD 핵심증상이나 우울, 불안증상에서 MAOI가 위약에 비해 특별히 우월하지 않았다는 연구도 있다. 이러한 미흡한 효과의 한계외에도 MAOI의 부작용은 이 약물의 사용을 제한하는 주요 이유 중 하나이다. MAOI는 치즈, 고기 등에 많은 성분인 타이라민tyramine의 대사를 막기 때문에 이런 음식을 먹은 상태에서 MAOI를 복용하면 혈압이 급격히 상승하거나 두통, 심지어 뇌출혈과 같은 심각한 부작용을 초래할 수 있다. 특히 한국처럼 김치와 같은 발효 식품을 자주 섭취하는 경우 MAOI 사용이 더욱 어려워진다. 이러한 문제점을 최소화시킨 가역성 MAOI인 moclobemide가 시판되어 국내에서도 사용되기도 했지만, PTSD에 대한 효과는 아직 소수의 개방 연구에서만 입증되었다.

(4) 기타 항우울제

norepinephrine–dopamine 재흡수 차단제인 bupropion은 흡연을 줄이는 효과가 있어 약물 의존성이 높은 PTSD 환자 치료의 한 가지 방법으로 제시되기도 하였다. 그러나 다른 대조 연구에서는 PTSD 치료에 효과가 없다는 결과도 있었다. 일일 50~400 mg의 trazodone은 serotonin 수용체 길항 작용을 하며 그 대사물은 serotonin 효현제로 작용하는 약물로 특히 수면에 문제가 있는 환자나 악몽을 꾸는 환자에서 좋은 선택이 될 수 있다고 하나 대규모 연구는 행해지지 못했다. serotonin 재흡수에도 영향을 주며 해마의 세포의 자발 활동을 증진시키고 기능적 억제 후의 회복을 촉진하며 일부 기억 및 학습에 양호한 영향을 주는 것으로 알려진 tianeptine도 PTSD에 사용한 일부 소규모 연구에서 효과가 있었다고 보고되었으나, 대규모 연구는 아직 진행되지 못했다. 새로운 melatonin성 항우울제인 agomelatine도 기대할 수 있으나 현재로서는 사례 보고 수준에 머물고 있는 수준이다.

2) 기분 안정제 및 항경련제

다양한 기분 안정제들이 PTSD에서 효과적으로 사용될 가능성이 제시되고 있다. 특히 정서적으로 불안정하고, 과민하며, 분노, 충동 조절 장애가 심한 경우에 효과를 거둘 수 있을 것으로 생각된다.

전통적인 기분 안정제인 lithium은 분노, 과각성, 스트레스에 대한 지나친 반응, 과도한 음주 등에 효과가 있다고 알려져 있다. lithium은 serotonin 기능을 항진시키며, dopamine 전달을 조절하고 norepinephrine 분비를 촉진하고 acetylcholine과 gamma aminobutyric acid (GABA) 등의 다양한 신경전달물질에 영향을 주므로 PTSD에 효과를 거둘 가능성이 있으나 단편적인 적용 이외에 많은 연구들이 행해지지는 못했다.

PTSD의 병태생리적 설명 중 하나로, 신경세포가 반복된 자극에 의해 과민화되어 외부 자극과 무관하게 반응을 일으킬 수 있다는 'kindling' 모형이 제시되었다. 이 모형에 따르면, 외상적 사건에 노출되면서 편도체가 kindling 작용에 따라 과민해지고, adrenaline성 반응이 증폭되어 PTSD증상이 발생한다. 따라서 과도한 신경세포의 활성을 안정화시키는 항경련제로 사용되는 다양한 기분안정제들이 치료에 유용할 수 있다.

carbamazepine은 하루 800~1,200 mg 용량으로 충동 조절을 높이고 폭력적인 행동이나 분노표출을 막는 데 효과적이라고 하였고 소규모 개방 연구에서도 70%의 환자에서 증상 호전을 가져올 수 있다는 보고가 있었다.

valproate에 대해서는 일부 문헌에서 PTSD 환자의 과각성, 자극 과민성, 분노 발작을 줄이고 기분을 개선하는 데 도움을 될 수 있다고 보고했다. 그러나 장병 PTSD 환자를 대상으로 한 연구에서는 효과가 없었다.

topiramate는 초기의 개방 연구에서 PTSD증상의 개선 호전 효과가 보고되었으나, 이후 단독 투여 연구 및 부가 연구에서 기대에 미치지 못하는 결과를 나타내었다.

lamotrigine은 25~500 mg 용량으로 투여되었을 때 PTSD 환자의 50%에서 재경험, 회피 같은 증상이 호전되었다고 보고되었다. 특히 이 약물은 인지 기능을 저해하지 않으며, 오히려 인지 기능을 증진시키는 효과가 있다고 하여 기대가 되는 약물이다.

gabapentin처럼 통증에 효과가 있는 항경련제와 특히 불안장애에 효능이 있다고 밝혀진 pregabalin 등은 통증과 불안이 동반되는 PTSD 환자에서 좋은 선택이 될 수 있을 것이나 증례 보고 수준의 연구밖에 행해지지 못하여 향후 더 많은 연구가 필요하다.

요약하면, 기분 안정제들은 PTSD에서 나타나는 현저한 이자극성, 공격성, 폭발적 행동을 가지는 환자들에서 유용할 수 있다. 하지만 이들 약물에 대한 연구는 아직 부족하며, 항우울제와 같은 기존의 검증된 치료법에 부가적으로 사용할 때의 효과에 대한 체계적인 검토가 필요하다.

3) 비정형 항정신병약물

PTSD의 주요증상 중 하나인 재경험 현상의 하나로 지난 외상 사건이 마치 현재에 일어나는 것처럼 강렬하게 재현되는 flashback은 심한 경우에 정신병적 증상으로 보일 수 있으며, 주요 우울증이나 약물 중독과 같은 심각한 정신과적 상태와 함께 나타나면서 정신병적 증상이 출현하는 경우에 항정신병약물이 도움이 될 수 있다. 특히 의심이 많고 피해의식이 강하며 공격적이거나 편집증적인 성향이 있는 환자, 분노가 심하거나 자기 파괴적 행동을 보이는 환자, 그리고 환각적인 flashback이 심한 환자에게 항정신병약물이 특히 유용할 수 있다. 부작용이 많은 전형적 항정신병약물보다는 비정형 항정신병약물이 비교적 안전하게 사용될 수 있어 더 많이 시도된다. 이들 약물이 SSRI 등의 일차성 약물에 부가하여 사용할 때뿐만 아니라 단독 사용 시에도 효과를 거둘 수 있다는 보고가 있다.

olanzapine은 초기의 연구에서는 PTSD 치료에 효과적이지 못하다고 하였으나 이후 정신병적 증상이 있는 경우 및 치료저항성 PTSD에서 좋은 효과를 거둘 수 있다는 연구가 지속되고 있으며 소규모이기는 하지만 이중맹검연구에서도 양호한 결과가 보고되었다.

risperidone은 여러 연구에서 단독 및 부가 요법으로 정신병적 증상 및 PTSD의 증상에 효과적으로 사용될 수 있다는 것이 반복 보고되고 있으며, 최근 olanzapine과 risperidone을 사용했던 연구들을 메타 분석한 결과에 따르면 이들 약물이 PTSD증상, 특히 침습증상 치료에 효과가 있다고 하였다.

quetiapine은 25~800 mg 용량으로 12주간 사용되었을 때, 위약군에 비해 임상가 평정 척도에서 전반적 PTSD증상이 호전되며 특히 재경험과 과각성증상에서 효과가 보고되었다. 또한, 임상가 평정 척도로 측정한 우울과 불안도 호전되었으며, 위약군과 비슷한 부작용을 보였다.

aripiprazole은 한 체계적 문헌 고찰에서 개방연구 및 후향적 연구에서는 효과가 입증되었으나, 위약군과 비교한 연구에서는 효과가 없는 것으로 보고되었다.

비록 소규모 연구이기는 하지만 ziprasidone, clozapine 등도 PTSD에서 유용하다는 보고가 축적되고 있다.

4) 기타 약물

불안, 안절부절, 불면, 과도경계, 과잉 경악반응, 이자극성 등 자율신경계의 흥분증상은 PTSD의 핵심증상으로, 이런 증상들은 adrenaline 흥분 증상과 관련이 있어 adrenaline성 신경계 작용을 억제하는 약물들도 치료제로 고려된다. 소규모 연구이기는 하지만 α2 효현제로 adrenaline 계통을 억제하는 clonidine이 악몽이나 플래시백증상에 효과가 있다는 보고가 있다. α1 수용체 차단제인 prazosin은 악몽과 수면장애 개선에 효과가 있다는 보고들이 있으며, 전반적인 기능과 과각성을 포함한 PTSD 증상 자체를 호전시키는 데 효과적일 수 있다는 연구가 있다. 그러나 군인 PTSD 환자를 대상으로 26주 동안 위약과 비교한 연구에서 PTSD증상이나 수면의 질에서 위약과 유의미한 차이가 없다는 결과도 보고되었다. 국내에서는 prazosin 대신 terazosin이 처방 가능하며, 비슷한 기전을 통해 악몽에 도움이 될 수 있을 것으로 기대된다. β 차단제인 propranolol이 PTSD의 폭발성이나 과도 각성에 효과적이다. 특히 외상적 사건을 당한 직후에 propranolol로 전 처치를 하면 추후에 PTSD가 발병할 확률이 낮아지므로 예방 효과도 거둘 수 있다는 의견도 있다. 총 6주 동안, 매주 시행하는 기억 재활성화 치료 90분 전에 주 1회 propranolol을 복용한 연구에서, PTSD증상 심각도가 위약에 비해 유의미하게 호전된다는 결과가 보고 되었다. propranolol의 이러한 사용은 특히 외상 기억의 처리 과정에서 과도한 각성이나 감정적 반응을 줄이는 데 도움이 될 수 있다.

PTSD 발병에 내인성 opioid계가 관련되어 있다는 점에 주목하여 nalmefene과 naltrexone과 같은 opioid 수용체 길항제가 효과가 있다는 소규모 연구가 있었으나 그 결과는 명확하지 않아 추가적인 연구가 필요하다.

benzodiazepine계열의 항불안제는 수면 장애를 비롯한 일부 증상에 유용할 수 있어 사용되는 경향이 있으나 전체적으로 보아 PTSD의 특이한 증상에 효과적이라는 보고는 없다. 약간의 불안 감소 효과는 있을 수 있지만, PTSD의 핵심증상에는 효과가 없었으며, 탈억제 효과로 인해 분노 발작 등의 부작용이 발생할 수 있다. 게다가 남용 우려와 장기 복용 시 우울증을 유발할 가능성도 있어 가급적이면 피하는 것이 좋다는 의견이 있다.

buspirone은 5-HT1A 효현제로 의존성이 없는 항불안제로 소규모 개방연구와 증례 보고 등에서 PTSD에 대해서 일부 효과적이라는 보고가 있으나 충분한 자료는 없는 실정이다.

5) 향후 기대되는 약물치료

이처럼 다양한 약물들이 PTSD장애의 치료제로 제안되고 있으나 현재까지의 약물치료는 매우 제한적이라고 밖에 할 수 있다. 따라서 향후 PTSD의 생물학적 발병 기전을 더 잘 이해하고 이에 따른 근본적인 치료 약물이 개발되어야 할 것이다. 현 시점으로서는 스트레스 반응의 가장 중심적인 역할을 한다고 알려진 CRH 길항제가 불안, 과도각성, 우울증, 스트레스 불감내(不堪耐) 등에 효과가 있을 것으로 기대되고 있으나 아직 안전상의 문제로 임상적으로 쉽게 사용될 수 있는 약물로 개발되지는 못하였고 다양한 임상적 개발과 적용이 시도되고 있다. 이 외에도 neuropeptide-Y 효현제, dehydroepiandrosterone (DHEA), substance P 길항제, N-methyl-D-asparate (NMDA) 및 비-NMDA 성 글루타민 수용체 조절인자, brain derived neurotrophic factor (BDNF)나 oxytocin 수용체 작동물질 등이 향후 가능한 치료 방법일 것이다. 불면에 대하여 orexin 길항제인 suvorexant 같은 것도 기대되고 있고, 공포 기억을 소거하는 것을 촉진하는 부분 NMDA 효현제인 D-cycloserine도 이론적인 측면에서 사용될 가능성이 있으나 단독치료가 아니라 노출치료 시에 소거를 강화하는 효과를 통해 작용할 수 있다. 매우 실험적이기는 하지만 소위 엑스타시로 알려진 유명한 마약의 주성분인 methylenedioxymethamphetamine (MDMA)를 이용하여 부정적인 감정에 덜 지배당하면서 정서기억을 처리하는 것이 가능하여 MDMA와 함께 정신치료를 하는 것이 효과를 거둘 수 있다는 보고도 있다. 하지만, 2024년 미국 FDA에서 MDMA를 PTSD 치료 승인이 거부하였고, 따라서 더 연구가 필요한 실정이다. 또 cannabinoid 수용체가 외상 기억을 비활성화시키는 역할에 관여한다는 발견에 따라 그동안 참전 군인 등의 PTSD 환자들이 자기 위안 목적으로 사용하던 대마marijuana를 PTSD의 치료에 사용할 수 있을 것이라는 기대가 있으나 아직 사례 경험 수준의 초보적 연구만 진행된 상태라서 결론은 내릴 수는 없으며 fatty acid amide hydrolase (FAAH) 억제제처럼 endocannabionids를 목표로 하는 신약이 기대되고 있다.

현재로서는 심리충격인 트라우마를 직접 해결하는 데에는 인지 및 노출 중심 치료를 중심으로 하는 정신심리적 방법이 더 효과적인데 향후 이러한 과정에 직접 영향을 미치거나 외상 기억에 변화를 줄 수 있는 약물치료 방법이 개발되어야 할 것이다.

6) 물리적 치료

약물을 제외한 두뇌 자극술 등의 물리적 치료 방법도 PTSD에 효과를 거둘 가능성도 있어서 전기경련치료electroconvulsive treatment, ECT 및 경두개 자기자극transcranial magnetic stimulation, TMS, 경두개직류자극transcranial direct current stimulation, tDCS 등도 시도되고 있으나 아직 통상적인 임상 적용에 이르지는 못하고 있다. 이러한 두뇌 자극술은 공포 기억 소거 등을 직접 두뇌 회로를 통하여 이룰 수 있을 가능성이 있어 지속적인 연구가 필요한 분야이다.

3. PTSD의 치료 권고 수준

대한정신약물학회와 대한불안의학회 공동으로 PTSD 약물치료의 국내외 근거를 조사하여 외상후스트레스장애 근거중심의학 지침서를 발간한 바 있다. 이에 따르면 증거수준 1(위약 대조군을 포함한 메타분석 또는 2개 이상의 대조군 연구)에 해당하는 약물인 fluoxetine, paroxetine, sertraline 등의 SSRI들과 증거수준 2(위약 대조군 또는 다른 치료와 비교한 하나 이상의 무작위 대조군 연구)에 해당하는 imipramine, lamotrigine, mirtazapine, phenelzine, prazosin, venlafaxine 등의 단독요법이 권고수준 1(증거수준 1 또는 2의 효과 및 효과나 부작용에 대한 임상적 증거가 있는 경우)로 평가되었다. 그러나 PTSD는 약물치료로 특효 약물이 있는 상태가 아니므로 임상 상태에 따라 다양한 약물이 임상적 판단에 의해서 사용할 수 있을 것이다. 1980년부터 2012년까지의 논문을 통괄한 메타 분석 연구에서도 paroxetine, sertraline, fluoxetine, risperidone, topiramate, 및 venlafaxine 등이 효과적인 것으로 규명되었다.

심리외상에 관한 국제공인학회인 국제트라우마연구학회 International Society for Traumatic Stress Studies (ISTSS)에서 2018년 10월 수정한 국제진료기준에 의하면 치료 방법을 크게 3가지 형태로 구분하여 심리적 치료에서는 강력하게 권장되는 치료로는 심리외상 중심 인지행동치료, 인지처리치료, 인지치료, EMDR, 및 지속노출치료를, 표준 권장치료로는 심리외상중심이 아닌 인지행동치료, 심리외상 중심 집단 인지행동치료, 심리외상 중심 안내화 인터넷 기반 인지행동치료, 내러티브노출치료,

및 현재중심치료를, 대두되는 증거가 있는 치료로 외상 중심 커플치료, 1회기 인지행동치료 트라우마 중심 집단 및 개인치료, 기술 노출 치료, 및 가상현실치료 등을 들었다. 약물치료 중에서는 낮은 효과가 있는 치료로 fluoxetine, paroxetine, sertraline, 및 velanfaxine을 제시하였고, 대두되는 증거가 있는 치료로 quetiapine을 들었다. 흥미있는 것은 비심리적, 비약물학적 치료로 대두되는 증거가 있는 치료로 침, 뉴로피드백, 한약제인 시호계지탕, 신체 경험치료, TMS, 및 요가 등을 제시하였기에 향후 이러한 부분에 대한 집중적인 연구가 필요할 것이다.

대한신경정신의학회 임상진료지침위원회에서는 기존의 외상후스트레스장애 근거중심의학 지침서와 ISTSS 예방 및 치료지침서를 참조하여, 2022년 한국판 외상후스트레스장애 치료 지침서를 발간하였다. 성인의 외상후스트레스장애의 약물치료 중에서 낮은 효과가 있는 치료로 fluoxetine, paroxetine, sertraline, velanfaxine 및 mirtazapine을, 근거 수준이 점차 밝혀지는 치료로 quetiapine, aripiprazole, risperidone을 제시하였다.

이와 같이 PTSD는 정신질환 중에서 병태생리의 생물학적 규명이 비교적 진전된 상태이지만 이러한 기전에 맞춘 약물이 아직 제대로 개발되거나 널리 사용되지 않고 있는 실정이다. 이에 따라 진료실에서는 다양한 증상을 보이는 PTSD 현상에 적합한 치료를 제공하기 위해, 증상 완화와 기능 유지를 목표로 여러 약물과 함께 심리적 혹은 비심리적 개입을 사용하여야 할 것이다.

처방사례 1

L씨는 48세 여자 환자로 1년 전 남편이 운전하는 차를 타고 가다가 트럭에 충돌하는 교통사고를 당하였다. 안면부의 열상을 입고 3주간 신경외과 병원에서 입원치료를 받고 퇴원하였는데, 점점 심해지는 PTSD의 증상을 겪게 되었다. 자꾸 사고 순간이 떠오르고, 길을 걷다가 차 소리만 들어도 놀라서 어쩔 줄을 모르게 되었고, 깜짝깜짝 놀라는 일이 많아지고, 차 타는 것이 너무 두려워 집 밖에 나가지 않고 지내게 되었다. 밤에 악몽이 지속되고 살림도 할 수 없게 되고 무섭고, 우울한 증상이 지속되었으며 "넌 살 가치가 없다", "나가 죽어라"라는 환청이 계속되어, 개인병원 정신과를 거쳐서 정신병원에 입원하여 6개월 이상 입원치료를 하였지만 호전이 없는 상태로 내원하게 되었다. 당시까지 사용하고 있던 기존의 약물의 중단하고 SSRI인 paroxetine을 처방하기 시작하여 40 mg까지 증량하였다. 불면증상이 완화되고, 과도 각성, 침습적 사고 등이 좀 줄기 시작하였다. 빈맥과 과도 각성을 목표증상으로 propranolol을 투여하여 60 mg까지 사용하였으며, 환청과 피해적 사고를 목표로 하여 비정형성 항정신병약물인 olanzapine을 투여하기 시작하여 10 mg로 증량하였다. 현재 외래 치료 중으로 경도의 불안증상은 있으나 살림을 할 수 있고, 차를 타고 다니는 등 일상생활이 가능한 상태로 호전되어 지내고 있다.

처방사례 2

P양은 26세의 대학원생으로 끊임없이 떠오르는 죽음에 대한 상상, 우울감, 무력감 등을 주소로 동네 정신과 의원에서 치료받다가 전원되었다. 외부로 표출되는 증상은 우울증으로 생각되었지만 병력을 자세히 들어보니, 의붓아버지로부터 5세 이후 지속적인 성폭행과 아동기 학대를 받아왔다는 것을 확인할 수 있었다. 밤마다 성적인 능욕을 받아왔고, 어머니도 이에 대하여 어느 정도는 알고 있었던 것 같은데 지켜주지 않았다고 이야기하였다. 좀 커서부터는 아버지로부터 심하게 매질을 당하였고, 말리는 어머니와 함께 맞아 "이러다 죽는가 보다"라는 생각이 들 정도의 공포를 수도 없이 느껴왔다고 했다. 밤에 전혀 잠을 이루지 못하고 아버지가 다가오는 것 같은 환상이 되풀이되고 깜짝깜짝 놀라며, 식은 땀을 흘리는 증상이 계속 되는 상태로 내원하였다. SSRI인 sertraline을 투여하기 시작하여 200 mg까지 증량하였으나 증상의 호전이 별로 없는 상태였다. 빈맥을 목표로 propranolol을 60 mg까지 증량하였으나 현훈이 심해져 30 mg로 감량하였다. 감정적으로 불안정하고 기분 변화가 심한 것을 목표 증상으로 하고 기분안정제 divalprex sodium을 1,000 mg까지 투여하였고 간헐적 환상에 대하여 비정형성 항정신병약물인 olanzapine을 15 mg까지 투여하였으나 낮에 공부를 하지 못할 정도로 진정된다고 하여 quetiapine으로 치환하여 200 mg까지 투여하였다. 처음보다는 나아졌지만 아직도 증상이 있는 상태로 졸업 논문을 준비하며 외래 치료 중이다.

4. PTSD의 치료에 관한 임상적 논란

이제까지 살펴본 것처럼 PTSD의 약물치료에는 매우 다양한 약물이 시도되고 있지만, 이는 동시에 효과적인 치료법이 부족하다는 의미이기도 하다. 따라서 약물 선택 시 각 개인의 다양한 임상 양상을 면밀히 검토하여야 한다.

최근 근거중심의학의 대두로 PTSD에 대한 단계별 치료가 알고리즘 방식으로 제안되고 있지만, PTSD는 너무 단순화된 접근으로 인해 개인차를 고려하지 않을 위험이 있다. 특히 인지치료, 노출치료, 안구운동탈감작 및 재처리 치료 등의 치료가 약물치료보다 더 효과적이었다는 것을 인지해야 한다. 그러나 이런 다양한 치료에도 상당수가 중도에 치료 탈락이 되는 수가 많으며, 일반적인 치료에 대하여 1/3 정도 이상에서 치료저항이 나타나고 있으므로, 현재의 치료법 이상의 새로운 방법을 모색하여야 한다. 그런 측면에서 인지, 정서, 언어, 신체 개입을 통하여 외상의 암묵적 기억과 신경생리학적 영향을 다루고 이야기 중심 서사로 사건을 다루기보다 몸 경험을 사용하는 감각운동치료와 같은 신체 기반 치료를 중심으로 한 비약물학적, 비심리적 접근도 기대를 모으고 있다.

PTSD는 매우 흔한 질환이면서 또 적어도 하나 이상의 다른 장애와 공존하는 경우가 대부분이라고 할 정도로 공존 장애가 많은 질환이므로, 환자를 다면적, 다축적으로 평가하여 가장 적절한 약물을 투여해야 한다.

또 고려해야 할 것은 성별에 따른 차이이다. 이제까지의 많은 연구가 참전 군인들을 대상으로 시행되었으나 일반적으로 여자가 PTSD에 보다 더 취약한 것으로 알려져 있다. 따라서 성별에 따른 차이가 있는지에 대한 향후 연구가 필요하다. 특히 가임기 여성에 대한 약물학적 연구는 불충분하므로 이에 대한 자료도 축적이 필요하다.

문화적 차이도 중요한 고려사항이다. 주로 약물 연구가 미국, 이스라엘 및 몇몇 유럽 국가에서 행해져 왔기에 문화와 인종에 따라서 차이가 있을 수 있다. 국내에서도 참전 군인과 민간인의 PTSD 양상이 다를 수 있어 이에 대한 심층 연구가 필요하다.

외상 사건의 유형과 심각도 또한 중요한 고려 대상이다. 과거 연구는 주로 전쟁 관련 외상에 집중되어 왔지만, 최근에는 민간에서의 외상 사건에 대한 연구도 필요하다. 특히 아동기의 학대 등과 관련된 외상의 치료에 대해서 보다 많은 관심이 필요하다.

또한, PTSD는 만성화되기 쉬운 질병으로 약물에 대한 순응도, 약물의 가격, 가장 적절한 치료 기간 등을 충분히 탐색할 필요가 있다. 일반적으로 외상적 사건 이후 1개월 이내인 급성스트레스장애에서의 치료 여부 및 방법에 대해서도 더 자세한 연구가 필요하다.

어떠한 경우이든 임상가 입장에서는 환자가 경험한 심리적 외상을 잘 인지하고 모든 치료과정에서 그 외상의 영향을 고려하는 소위 트라우마 민감 접근이 제일 중요하다고 할 수 있다. 무엇보다 안전, 신뢰성 및 투명성, 동료 지원, 협업 및 상호성, 권한 및 자율성 강화를 중심으로 하는 접근 속에서 "무엇이 잘못되었나?"라는 방식이 아니라 "당신에게 어떤 일이 일어났는가?"와 같은 측면에서 안정과 지지를 제공하고 스스로 회복할 수 있도록 하는 개입이 반드시 필요하다.

결과적으로, PTSD는 특정 사건 이후에 증상이 나타나는 특징적인 질환으로, 소질과 스트레스라는 정신과적 요인이 강력하게 작용하는 매우 흥미로운 질환이다. 이에 대한 다양한 이해와 적절한 치료는 정신질환 전반을 이해하고 해결하는 데 중요한 단서가 될 수 있을 것이다.

5. 요약

PTSD는 상당히 흔하면서도 만성화될 가능성이 높고 심각한 기능장애를 초래하는 질환이다. 이 질환에 대한 많은 연구가 계속되고 있으나 비교적 현대적인 개념이 등장한 지는 얼마 되지 않아 다양한 임상 양상과 다른 여러 정신과적 질환과의 공존으로 인해 PTSD를 정확하게 진단하고 이해하는 데는 많은 어려움이 있어 왔다. 하지만 최근 PTSD에서 나타나는 임상적 양상에 대한 이해가 깊어지고 있으며, 효과적인 새로운 치료법을 발견하기 위한 연구도 활발히 진행되고 있다. 현재 여러 정신약물학적 제제가 치료에 사용되고 있고, 그 효과가 검증되고 있다. 현재로서는 모든 PTSD를 완치할 수 있는 약물은 없지만, SSRI를 중심으로 한 항우울제가 PTSD 치료에 가장 효과적인 것으로 생각된다. 이 약물은 PTSD의 모든 증상 집단에 다 효과적이며, 특히 동반되는 우울증, 불안장애, 수면장애 등에 효과를 거둘 수 있으므로 특히 유용하다. 다른 serotonin을 증진시키는 새로운 항우울제들도 효과를 거둘 수 있으나 아직 많이 연구가 된 상태는 아니다. TCA와 MAOI 등은 효과적일 가능성은 많지만 부작용이 심한 편이어서 환자들이 장기간 약물을 복용하기가 어려운 단점이 있다. 이 외에도 기분 안정제, 비정형성 항정신병약물, 항adrenaline성 약물 등을 환자의 증상에 맞추어 활용될 수 있다. 소위 트라우마 민감 개입원칙에 따라 약물요법과 다양한 정신치료방법을 적절하게 사용하여야 할 것이다.

물론 PTSD가 약물만으로 완전히 치유가 되는 것은 아니지만 이러한 약물들을 적절하게 사용할 경우 상당히 많은 환자가 증상 완화와 회복을 경험할 수 있다. 최근 PTSD의 병태 생리학적 기전에 대한 이해와 정신 약물학의 발전은 이 심각한 질환의 치료에 큰 희망을 주고 있으며, 앞으로의 연구와 개발이 더 기대된다. 이러한 노력들이 PTSD 환자들에게 보다 효과적인 치료 방법을 제공할 수 있을 것이다.

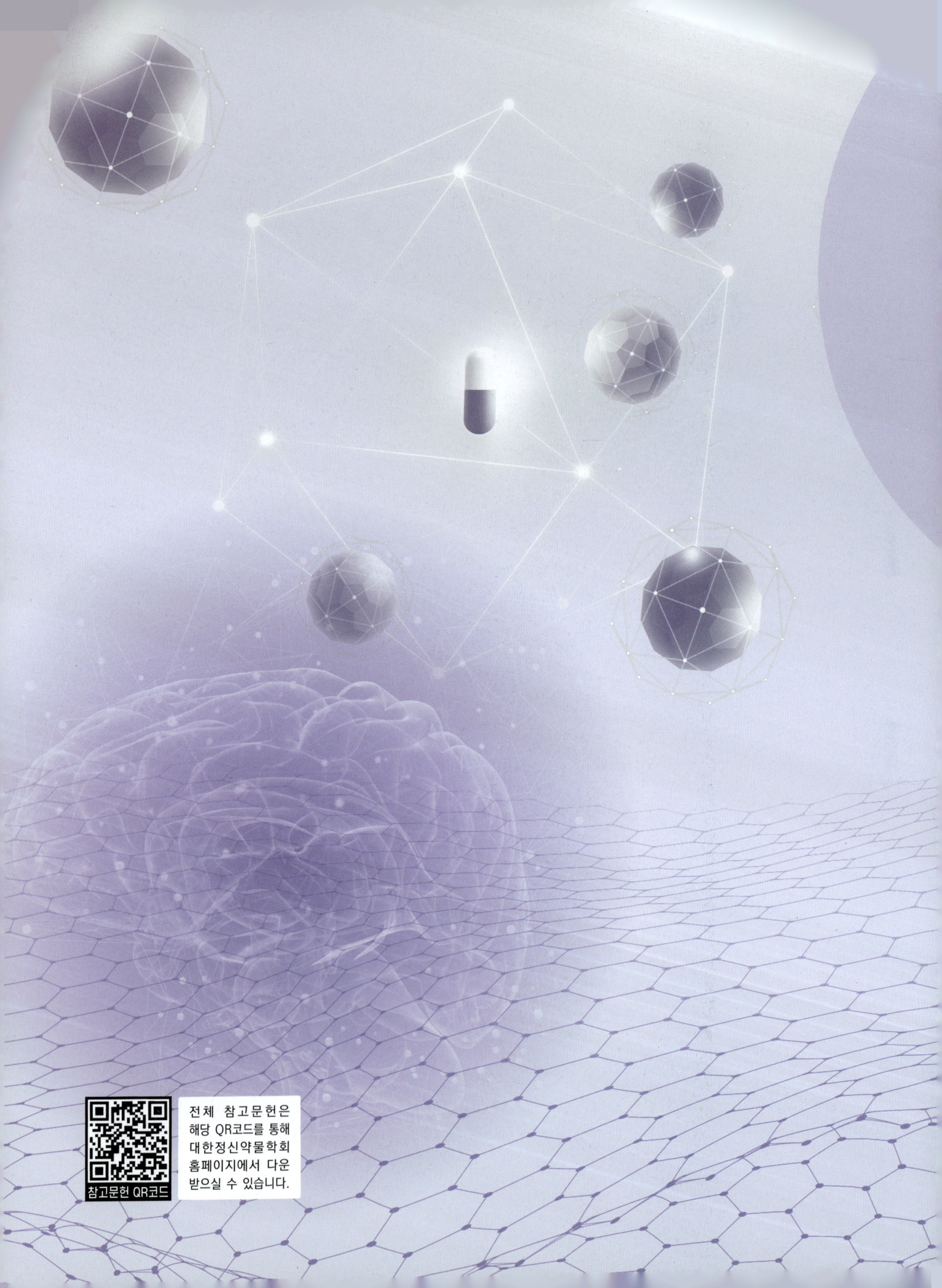

참고문헌 QR코드

전체 참고문헌은 해당 QR코드를 통해 대한정신약물학회 홈페이지에서 다운 받으실 수 있습니다.

PART 7

물질 관련 및 중독 장애의 약물치료

알코올사용장애

Alcohol use disorder

Chapter 30

◐ **정영철** 연세대학교 의과대학 정신건강의학교실
◐ **서정석** 중앙대학교 의과대학 정신건강의학교실

알코올사용장애는 최근 12개월 동안 임상적으로 현저한 손상이나 고통을 일으키는 알코올의 문제적 사용이 지속되는 장애이다. 2013년 발표된 미국 정신질환의 진단 및 통계편람 5판부터는 의존dependence과 남용abuse을 구분하지 않고 사용장애use disorder로 통합하였다. 2016년과 2021년 정신질환실태 역학조사에 따르면, 우리나라 알코올사용장애의 평생유병률은 12.2%에서 11.6%로, 1년유병률은 3.5%에서 2.6%로 약간 감소하는 추세이다. 1년유병률을 기준으로 남성(3.4%)이 여성(1.8%)보다 1.9배 높으며, 18~29세(4.5%)에서 가장 높고 나이가 많아질수록 낮아지는 경향을 보인다. 평생 알코올사용장애를 진단받은 대상자 중에서 정신건강서비스를 이용한 비율은 3.4%이며, 정신건강서비스를 가장 많이 이용하는 우울장애(12.5%)에 비해 상당히 낮다. 알코올사용장애는 만성적인 경과를 보이는 경우가 많으며, 오랫동안 단주abstinence를 유지하더라도 언제든지 다시 재발할 수 있다는 특성을 가지고 있다. 우리나라에서 입원치료를 받은 환자의 70% 이상이 3개월 이내에 재발한다.

알코올사용장애의 약물치료는 크게 두 단계로 나눌 수 있다. 첫 번째 단계는 금단증상을 치료하는 해독detoxification 단계이다. 알코올의 금단증상은 알코올 사용을 중단하거나 감소하고 6~8시간이 경과한 이후부터 손떨림, 발한이나 빈맥 등의 자율신경계 항진, 오심과 구토, 불안과 정신운동초조 등이 나타나면서 시작된다. 12~24시간이 경과하면 경련이 나타날 수 있고, 48~72시간이 경과하면 알코올 금단섬망이 나타날 수 있으며, 적절한 치료를 받지 못하는 경우에는 사망에 이를 수 있다. 4~5일째가 경과하면 급성 금단증상들은 완화가 되기 시작하며, 2주가 경과하면 상당부분 완화가 된다. 하지만, 일부 금단증상들은 2~6개월 동안 만성적으로 지속되기도 한다. 이 시기에는 충분한 수액과 영양 공급이 필수적이며, 해독 단계에서의 일차적인 선택 치료제는 작용시간이 긴 benzodiazepine이다.

알코올사용장애의 두 번째 치료 단계는 단주를 계속 유지하고 재발 방지relapse prevention를 도와주는 재활rehabilitation 단계이다. 재활 단계에서는 단주를 유지하면서 술 없는 새로운 생활방식으로의 변화를 모색한다. 1950년대에 disulfiram이 개발되었지만 1980년대까지만 해도 알코올사용장애에 대한 명확한 의학적 치료 모델은 없었다. 그리하여 많은 알코올중독자들은 혼자 술을 끊으려고 노력을 하거나 Alcoholics Anonymous와 같은 상호자조집단과 12단계 프로그램의 도움을 받았다. 1990년대에 들어와서 naltrexone과 acamprosate가 갈망craving에 대한 치료제로 승인을 받게 되면서부터 비로소 알코올사용장애를 치료하는 의학적 모델이 확립되었다. 특히 인지행동치료, 동기강화치료 등 약물치료와 병행할 수 있는 다양한 심리사회적인 치료모델들이 개발되어 제공되고 있다. 이번 장에서는 재활 단계에서 사용할 수 있는 다양한 약물들에 대해 살펴볼 것이다.

알코올사용장애 약물치료의 치료 효과를 판단하는 전통적인 기준은 단주이다. 알코올사용장애 환자들은 음주에 대한 조절능력을 상실하였기 때문에 단주를 목표로 설정하는 것이 일반적이며, 실제로 단주를 목표로 설정했을 때 약물치료의 치료효과가 더 높다. 하지만 단주 여부만을 유일한 기준으로 삼을 경우에는 치료 효과에 대한 정량적인 평가가 어렵고, 실제 임상에서 동기 수준이 낮은 환자의 참여를 이끌어내는 것이 쉽지 않다. 따라서 또 하나의 기준으로 과음heavy drinking을 함께 평가하는 것이 일반적이다. 미국의 NIAAA에서 과음의 기준은 남자는 하루에 5표준음주잔standard drink 이상, 일주일에 15표준음주잔 이상이다. 여자는 하루에 4표준음주잔 이상, 일주일에 8표준음주잔 이상을 마시는 경우이다(1표준음주잔 = alcohol 14 g). 우리나라 보건복지부에서는 고위험 음주high risk drinking의 기준을 1회 평균 음주량이 남자는 소주 7잔 이상, 여자는 소주 5잔 이상을 주 2회 이상 음주하는 경우이다. 아직 병에 대한 인식이 부족한 환자의 경우, 단주를 치료 목표로 설정하기 힘들다면 과음을 줄이는 것을 목표로 고려할 수 있으며, 이러한 경우에도 약물치료는 임상적으로 도움을 줄 수가 있다.

1. 알코올사용장애 치료에 승인된 약물

현재까지 알코올사용장애의 재발 방지를 위해 미국식품의약국U.S. Food and Drug Administration으로부터 승인을 받은 약물은 3개이다: disulfiram, naltrexone, acamprosate. 세 약물의 약물학적 기전은 다르다. disulfiram은 간 효소에 작용하여 술을 마시면 심한 오심과 구토 등의 혐오반응을 유발함으로써 환자로 하여금 술을 피하도록 하는 혐오치료제이다. 이에 반해, naltrexone과 acamprosate은 뇌의 mesolimbic dopamine pathway에 직간접적으로 작용함으로써 술에 대한 갈망을 억제하는 항갈망제로 분류된다.

1) disulfiram

1951년에 미국식품의약국으로부터 알코올의존 치료제로 승인된 최초의 약물이다. 하지만 치명적인 부작용 때문에 지금은 국내에서 약물을 생산하고 있지 않다.

(1) 약리학적 특성과 기전

알코올은 간에서 두 단계로 대사가 일어난다. 알코올은 먼저 alcohol dehydrogenase에 의해 acetaldehyde로 대사되고, acetaldehyde는 다시 aldehyde dehydrogenase에 의해 acetate으로 대사 된 후에 체외로 배출된다. disulfiram은 이 중에서 두 번째 단계의 대사 효소인 aldehyde dehydrogenase의 활성도를 억제함으로써 알코올의 대사를 방해한다. disulfiram을 복용할 경우, 우리 몸에서 acetaldehyde가 평소보다 10배 더 축적되며, 이로 인해 두통, 오심과 구토, 홍조 등 숙취 때 흔하게 느끼는 불쾌하고 불편한 증상들로 구성된 혐오반응이 나타난다. 소주 한 잔보다 적은 용량의 알코올에 대해서도 혐오반응이 유발될 수 있으며, 소주 2~3잔 정도에 해당되는 50 mg/100 mL (0.05%)에서는 혐오반응이 강하게 나타난다. 알코올 혈중농도 125 mg/100 mL인 경우에는 호흡곤란, 의식의 장애가 나타날 수 있고, 생명이 위험한 상태로 이어질 수도 있다. disulfiram을 복용한 상태에서는 술을 마시면 혐오반응이 바로 나타나며, 1~2시간 동안 지속되기 때문에 환자는 음주를 회피하게 된다. 한편 술과 관련된 자극들에 대해서도 혐오반응들이 연상되는 학습 효과를 기대할 수 있다. 반감기가 60~120시간이기 때문에 disulfiram을 복용하면 몸에서 완전히 배설될 때까지 최소 1~2주가 소요된다.

(2) 치료효과와 용량

disulfiram은 초기 1~2주 동안 250~500 mg을 복용하며, 이후 125~250 mg으로 유지하는 것이 일반적이다. 하지만, 실제 임상에서의 치료효과는 기대만큼 일관되지 않다. 그 이유는 많은 환자들이 혐오 반응을 한두 번 경험한 이후부터는 음주를 자제하는 것이 아니라 오히려 disulfiram을 복용하지 않는 경우가 많기 때문이다. 따라서 disulfiram의 치료 효과를 높이기 위해서는 약물을 정기적으로 복용하겠다는 강한 동기와 복약지도가 반드시 선행되어야 한다.

(3) 부작용과 주의점

disulfiram을 복용하기 전에는 최소 12시간은 술을 마시지 않아야 한다 일단 복용을 시작하면 아주 작은 알코올 용량에도 오심과 구토, 두통, 빈맥, 홍조 등의 혐오반응이 나타날 수 있기 때문에 술뿐만 아니라 알코올 성분이 함유된 약이나 음식도 피해야 한다고 교육해야 한다. disulfiram을 복용하고 나서 2주 동안은 알코올로 인한 혐오반응이 나타날 수 있다. 술을 마시지 않더라도 주의해야 하는 부작용으로는 간염, 시신경염, 피부염, 간염 등이 있으며, 기분 변화mood swing나 정신병적 반응 등이 나타날 수 있다.

2) naltrexone

naltrexone은 처음에는 아편류사용장애 치료제로 1984년에 미국식품의약국의 승인을 먼저 받았다. 그러다가, 1990년대에 진행된 연구들을 통해 알코올사용장애에 대한 치료효과들이 입증되면서 미국식품의약국에 의해 1994년 알코올사용장애 치료제로 승인되었다.

(1) 약리학적 특성과 기전

naltrexone과 그의 활성 대사산물인 6-β-naltrexol은 μ 수용체에 작용하는 경쟁적 대항제competitive antagonist이다. μ 외에 κ, δ 수용체에도 작용하지만 친화도는 훨씬 약하다. naltrexone은 간에서 대사되며, naltrexone과 6-β-naltrexol의 반감기는 각각 4시간 및 13시간이다.

알코올은 복측피개영역ventral tegmental area의 μ 수용체와 결합함으로써 중추신경 아편계를 활성화시키고 중뇌 변연계 경로에서 도파민 분비를 증가시킨다. naltrexone은 이 단계를 차단함으로써 술을 마실 때 느끼는 행복감을 약화시키고, 음주에 대한 조절능력을 잃지 않도록 도와준다. 약을 복용한 상태에서 술을 마시면 불쾌한 혐오반응을 유발하는 disulfiram과는 달리 naltrexone은 술을 마시면 혐오반응이 유발되지는 않는다. 하지만 술로 인한 행복감이 약화됨으로써 과음으로 이어지는 것을 줄인다.

naltrexone은 또한 알코올에 대한 갈망을 약화시킨다. 알코올사용장애 환자는 술과 연관이 있는 자극alcohol-related cue에 노출되면 중뇌변연계 도파민 경로가 활성화가 되면서 갈망을 느낀다. 예를 들어, 환자는 술을 자주 마셨던 단골집을 지나가거나, 술을 주로 마셨던 금요일 저녁이 되거나, 술과 함께 자주 먹었던 음식을 보면 술을 마시고 싶은 강한 갈망감을 느낀다. 이러한 갈망감은 중뇌변연계 도파민 경로의 학습으로 인해 나타나는 현상으로 많은 환자들이 단주를 유지하는 데 어려움을 겪는 가장 큰 이유 중 하나이다. naltrexone은 이러한 갈망감을 억제함으로써 금주를 유도하고 재발을 방지하는 효과가 있다.

(2) 치료효과와 용량

미국의사협회지Journal of American Medical Association에 2014년과 2023년 발표된 종설들에 따르면, naltrexone은 단주 유지와 과음 감소 모두에서 효과가 우수하다. naltrexone은 위약에 비해서 'returning to any drinking'의 위험성을 감소시키고(risk difference −0.05), 'returning to heavy drinking'의 위험성을 감소시킨다(risk difference −0.09). 한편, naltrexone과 acamprosate를 비교한 메타분석에 따르면, naltrexone은 acamprosate에 비해 과음 방지 효과가 더 크다.

naltrexone은 하루에 한 번 25~50 mg을 경구 투여하도록 권장하고 있으며, 필요하다고 판단될 때에는 100 mg까지 증량할 수 있다. 하지만 50 mg 초과 투여로 인한 간세포 손상의 위험이 증가할 수 있으므로 50 mg 초과 투여는 주의를 요한다. 2023년 연구에 따르면 naltrexone 100 mg의 치료 효과는 아직 입증되지 않았으며 근거 강도도 낮다. naltrexone은 술을 끊고 나서 최소 4~7일이 지난 이후부터 투여할 경우에 치료효과가 더 좋다.

naltrexone의 치료효과에 대한 예측인자로서 μ-아편계 수용체 유전자(OPRM1)에 대한 연구가 많은데, 특히 μ-아편계 수용체 유전자 다형성 A118G에서 G 대립유전자를 하나 이상 가지고 있는 경우, naltrexone의 치료효과가 더 좋다. 한국인을 대상으로 실시한 연구에서도 μ-아편계 수용체 유전자의 다형성 A118G에서 G 대립유전자를 하나 이상 가지고 있는 경우, 재발까지 걸리는 시간이 더 늘어났으며, 음주량이 감소하는 등 치료효과가 더 우수하였다. 아시아에서 μ-아편계 수용체 다형성 A118G에서 G 대립유전자를 하나 이상 가지고 있는 경우가 30~50%인 반면 코카시안에서는 20% 이내이기 때문에, naltrexone은 한국을 포함한 아시아인에서 치료 효과가 더 높을 가능성이 있다.

(3) 부작용과 주의점

부작용으로는 두통, 어지러움, 오심, 구토, 식욕저하 등이 나타날 수 있다. 아편류 약물을 제외하고는 주의해야 약물 상호작용은 아직 밝혀진 것은 없다. 아편류 진통제를 복용 중인 환자, 아편류 의존이 의심되는 환자, 급성 간염이나 중증의 간 질환 환자, 신 질환 환자, 18세 미만의 청소년에서는 투여하지 말 것을 권장하며, 활동성 간질환을 가지고 있는 경우에도 투여를 신중히 해야 한다. 임산부 투여 안정성은 C 등급으로 분류된다. 많은 알코올사용장애 환자들은 다양한 알코올성 간 질환이 공존하기 때문에 naltrexone으로 치료를 시작할 때는 우선적으로 간 기능 검사를 실시하고, 추적치료 중에도 주기적으로 검사를 하는 것이 필요하다.

(4) naltrexone depot injection

4주 동안 효과가 지속될 수 있는 naltrexone 근육주사는 미국식품의약국으로부터 2006년에 알코올의존 환자의 치료제로 승인되었다. 그러나 아직 국내에서는 시판되고 있지 않다.

3) acamprosate

acamprosate는 1989년 유럽에서 알코올의존의 치료제로 승인되었고, 이후 2004년 미국식품의약국의 승인을 받았다.

(1) 약리학적 특성과 기전

acamprosate의 정확한 기전은 명확하지 않지만 NMDA 수용체에 대항제로 작용하며, γ-amino-butyric-acidA (GABAA)수용체에 positive allosteric modulator로 작용하는 것으로 생각하고 있다. acamprosate의 반감기는 20~33시간으로, 간에서 대사되지 않고 소변으로 배출되며 생물학적 이용률은 11%이다.

알코올은 중추신경 GABA 수용체에 작용함으로써 GABA의 억제 효과를 증가시킨다. 술을 장기적으로 남용하는 경우에는 GABA 수용체의 down regulation이 일어나는데, 이런 상황에서 음주를 중단하게 되면 GABA 수용체의 탈감작으로 인해 중추신경계가 과도하게 흥분되는 금단증상이 나타나게 된다. 이러한 금단증상들은 대개 4~5일째가 경과하면서부터 서서히 완화되지만, 일부 금단증상들은 약한 강도로 2~6개월 동안 지속된다. acamprosate는 GABA 수용체에 positive allosteric modulator로 작용함으로써 이러한 만성적인 금단증상을 완화시키고 갈망감을 억제하는 것으로 생각하고 있다. 하지만 acamprosate는 알코올 급성 금단증상 치료에는 효과가 없으며, 알코올 급성 금단증상이 남아있는 상태에서 복용할 경우에는 치료 효과가 크게 떨어진다.

알코올 금단증상은 마지막 음주 6~8시간 경과한 이후부터 나타난다. 따라서 알코올사용장애 환자는 전날 밤에 술을 마시고 아침에 일어나면 이미 금단증상을 경험하게 된다. 정상인은 과음한 다음날 숙취 때문에 고생을 하지만, 알코올사용장애 환자는 숙취와 함께 금단증상으로 인해 더 힘들어 한다. 많은 환자는 이러한 금단증상을 해결하기 위해서 아침에 일어나서 바로 술을 마시는데 (일명 해장술) 이는 금단증상에 대한 일종 자가치료self-mediation이다. 즉, 즐거움을 추구하기 위해서 술을 마시는 것이 아니라, 금단증상을 피하기 위해서 술을 마시는 것이다. 금단증상이 만성적으로 지속되는 경우에도 알코올중독 환자들은 불안, 초조, 불면 등의 증상을 완화시키기 위한 목적으로 술에 대한 갈망이 있다. acamprosate는 이러한 갈망을 감소시키는 것으로 생각하고 있다.

(2) 치료효과와 용량

미국의사협회지Journal of American Medical Association에 2014년과 2023년 발표된 종설에 따르면, acamprosate는 단주 유지 효과가 특히 우수하다. acamprosate는 위약에 비해서 'returning to any drinking'의 위험성을 감소시키고(risk difference −0.09), 'returning to heavy drinking'의 위험성도 감소시킨다(risk difference −0.01). naltrexone과 acamprosate를 비교한 2012년 메타분석에 따르면, acamprosate는 naltrexone에 비해 단주 유지효과가 크다.

유럽에 먼저 승인을 받은 acamprosate는 미국에서 진행된 대규모 COMBINE 연구에서는 치료효과를 입증하지 못하였고, 이로 인해 미국에서 승인이 유럽보다 늦어졌다. 여기에는 몇 가지 요인들이 작용했던 것으로 추정하고 있는데, 하나는 연구에 참여했던 대상자들의 음주형태와 심각도의 차이이다. 미국의 알코올사용장애 환자들은 주중보다는 주말에 폭음을 하는 음주 형태를 많이 보이는 반면, 유럽의 환자들은 주중과 주말 구분 없이 매일 술을 마시는 음주 습관을 가지고 있기 때문에 과음을 줄이는 효과가 더 강한 naltrexone의 치료효과가 미국인 환자들에게서 acamprosate보다 우수하게 나타났을 가능성이 있다. 또 하나는 항갈망제 시작 전의 단주 유지 기간이 유럽 대상자보다 미국 대상자가 상대적으로 짧았는데, 이것이 acamprosate의 효과를 약화시켰던 것으로 생각하고 있다. 미국식품의약국은 acamprosate를 치료제로 2004년에 승인하면서 복용을 시작하기 전에 충분한 금주 기간(최소 4~7일)을 갖는 것이 필요하다고 명시하였다. 2003년 우리나라에서 진행되었던 대규모 연구에서도 acamprosate의 치료효과를 입증하지 못하였는데, 이 역시 acamprosate를 사용하기 전에 충분한 금주 기간을 가지지 못했던 것이 영향일 가능성이 높다. 연구에 참여한 환자들 중에서 70%가 술을 끊고 2일 이내에 약물 투여를 시작했었는데, 이들은 약물치료 초기 2주 내에 금주 유지를 실패하고 다시 음주할 위험이 유의하게 높았다.

acamprosate는 acamprosate calcium 제형으로 제작되며, 1정당 333 mg이다. 환자의 체중이 60 kg 이상이면, 아침 점심 저녁 2정씩 1일 3회 총 1,998 mg 경구 투여를 권장하고, 체중이 60 mg 미만인 경우, 아침 2정, 점심과 저녁은 1정씩 1일 3회 1,332 m 경구 투여를 권장하고 있다. 술을 최소 4~7일 끊은 후부터 투여할 것을 권장하며, 급성 금단증상에 대한 해독 치료가 끝난 이후에 투여를 시작하는 것이 원칙이다. 약물치료를 시작하기 전에 2주 이상 금주를 유지한 경우에는 그렇지 않은 경우보다 금주 유지 가능성이 60% 증가한다.

(3) 부작용과 주의점

부작용으로는 두통, 설사, 장에 가스 차는 느낌 등이 나타날 수 있다. 임상적으로 주의를 요하는 약물 상호작용은 아직 밝혀진 것은 없다. 18세 미만의 청소년에서는 투여하지 않도록 권장하여, 간 질환 환자에서는 사용이 가능하지만, 중증 신 부전 환자에서는 금기이다. 칼슘 침착이 생길 수 있으므로 신장결석이 있는 환자에게서는 투여를 신중히 해야 한다. 임부 투여 안정성 C등급으로 분류된다. acamprosate를 처방하기 전에는 신장 기능에 대한 평가가 필요하다.

4) naltrexone과 acamprosate의 병용

naltrexone과 acamprosate의 약리학적 특성과 기전을 고려하였을 때, naltrexone은 술의 긍정적 강화로서 작용하는 도파민과 오피오이계의 보상을 추구하는 음주를 차단하는 효과가 있는 반면 acamprosate는 술의 부정적 강화로 작용하는 glutamate와 GABA 신경계의 부정적 증상을 줄이기 위해 음주하는 양상을 차단하는 효과가 있기 때문에 이론상으로는 상호보완적인 역할을 기대할 수 있다.

naltrexone과 acamprosate를 단독으로 사용했을 때와 두 약물을 병용하였을 때를 비교한 연구들을 살펴보면, 병용군은 위약군에 비해 금주유지효과와 과음방지효과 모두 우수하였다. 그러나 병용군은 naltrexone 단독사용군에 비해 더 우월한 효과를 보이지는 않았으며, acamprosate 단독사용군보다는 더 우월한 효과를 보였다. 이러한 결과 역시 앞에서 기술한 것처럼 미국에서 진행된 연구 대상자들의 특성 및 투약 전 단주 기간의 차이로 인해 acamprosate의 효과가 저평가되었을 가능성이 높다. 하지만 이러한 naltrexone과 acamprosate 병용 요법의 우수성은 이후 진행되었던 대규모 COMBINE연구에서 입증하지 못했다.

naltrexone과 acamprosate를 병용하는 경우에는 naltrexone은 혈중농도에 변화가 없는 반면, acamprosate의 혈중농도가 25% 증가한다. 두 약물을 병용하는 경우 약물 순응도는 단독투여하는 경우와 유의한 차이는 없다. 새로운 부작용은 없지만 기존의 부작용인 설사(13.8%)와 오심(5.6%) 등이 단독 투여하는 경우보다 더 나타날 수 있다.

2. 알코올사용장애 치료제로 고려해볼 수 있는 약물

1) topiramate

topiramate는 1996년 미국 FDA로부터 항경련제와 편두통의 치료제로 승인을 받았다. 아직 알코올사용장애 치료제로 승인을 받지는 못하였다.

topiramate는 monosaccharide D-fructose 유도체로서 GABA (γ-amino-butyric-acid) 수용체를 항진시키고, Na^{+} 채널을 차단함으로써 glutamate 수용체 억제 효과를 가지고 있다. 반감기가 20~24시간이며, 생체 이용률은 약 80%이다. topiramate는 $GABA_A$ 수용체에 작용하여 측좌핵 nucleus accumbens에서의 도파민 활성을 억제하고 술의 보상효과를 감소시키는 것으로 생각하고 있다.

미국의사협회지Journal of American Medical Association에 2023년 발표된 종설에 따르면, topiramate는 음주 날수, 과음 날수, 한 번 마실 때의 음주량 모두 감소시키는 효과가 있으며, 근거 강도는 중증도이다. 주의해야 할 topiramate 부작용 중에 가장 흔한 부작용은 손발 저림과 감각이상, 어지러움, 집중력의 저하, 체중의 감소, 미각의 변화, 가려움증 등이다. 이러한 부작용들은 용량 의존적이기 때문에 용량을 낮추면 대개 완화가 된다. 알코올사용장애에서는 저용량 topiramate의 치료효과를 검증한 연구들이 많다. 항경련제 목적인 경우에는 초기 25 mg부터 시작해서 5~8주에 걸쳐 300~400 mg까지 증량하는 것이 일반적이지만, 알코올사용장애에서는 이보다 낮은 용량인 75~100 mg에서도 음주량이 줄어들고, 우울과 불안, 술에 대한 강박적인 사고의 완화 보고들이 있다.

2) gabapentin

gabapentin은 항경련제와 신경병성 통증neuropathic pain의 치료제로서 1993년 미국 FDA 승인을 받고 임상에서 사용되고 있다. 아직 알코올사용장애 치료제로 승인을 받지는 못하였다.

gabapentin은 GABA 수용체에 직접 작용 대신에 voltage-dependent calcium channels의 α2 δ-1 부위에 결합하여 기능과 수용체에 영향을 미쳐 GABA와 glutamate 활성에 간접적으로 영향을 미치는 것으로 알려져 있다 반감기는 5~7시간이며, 생체 이용률은 30~70%로 용량이 증가할수록 감소한다.

미국의사협회지Journal of American Medical Association에 2023년 발표된 종설에 따르면, gabapentin가 금주 유지 또는 과음 감소 효과를 입증할 만한 증거는 아직 불충분하거나 근거강도가 낮다. gabapentin의 대표적인 부작용은 졸림이며, 복시, 설사, 피로 등이 생길 수 있다. 정신과 영역에서는 불면이나 불안의 치료에서 사용되기도 하며, 알코올 금단증상에 대한 치료제로서 gabapentin의 가능성에 대한 연구 결과들도 긍정적이다. 알코올 금단증상의 일차적 치료제는 benzodiazepine이지만 장기간 사용으로 인한 의존성이 임상적으로 문제가 되는 경우에 gabapentin을 고려할 수 있다. 알코올사용장애 환자를 대상으로 한 진행한 이중맹검위약대조 임상시험에서 알코올금단이 있는 군에서 gabapentin 1,200 mg은 단주도 높이고, 과음도 줄이는 효과를 보였던 반면, 알코올금단이 없는 군에서는 이런 효과는 없었다.

3) baclofen

baclofen은 근육이완제로서 현재 근육 강직의 치료제로 승인되어 임상에서 사용되고 있으며, 알코올사용장애 치료제로 승인을 받지는 못하였다.

baclofen은 $GABA_B$ 수용체 효현제로 작용하며, voltage-dependent calcium channels을 차단함으로써 GABA의 활성을 증가시킨다. 반감기는 2~4시간이며 간을 통해 대사되지 않기 때문에 알코올성 간질환이 동반된 환자에서 사용이 가능하다. baclofen을 하루 30 mg 복용하는 경우, 위약에 비해 금주 가능성을 높이고 금주 누적 기간을 연장시킨다는 결과들이 유럽에서 발표되어 프랑스에서 2014년부터 알코올사용장애 치료제로 한시적 승인을 받았다. 하지만, 미국 연구에서는 치료 효과를 입증하지 못하였다. 미국의사협회지Journal of American Medical Association에 2023년 발표된 종설에 따르면, baclofen은 단주를 유지하는 효과는 있지만 과음을 줄이는 효과는 유의하지 않았다.

4) aripiprazole

aripiprazole은 현재 조현병, 양극성정동장애, 주요우울장애의 치료제로 승인되어 임상에서 사용되고 있으며, 아직 알코올사용장애 치료제로 승인을 받지는 못하였다.

aripiprazole은 도파민 D_2 수용체에 부분 효현제로 작용한다. 이와 함께 세로토닌 $5\text{-}HT1_A$ 수용체와 $5\text{-}HT2_A$ 수용체 길항제로, $5\text{-}HT2_B$ 수용체는 역작용제inverse agonist로 작용한다. 이론적으로 도파민 D_2 수용체 길항 작용을 하는 항정신병약물들은 알코올로 인한 중뇌변연계 도파민 경로의 과도한 활성화를 차단함으로써 음주의 보상효과를 억제할 수 있을 것으로 기대하였지만 아직까지는 알코올사용장애 치료제로 승인된 항정신병 약물은 없다. aripiprazole은 기존의 항정신병약물과는 달리 도파민 D_2 수용체에 부분 효현제로 작용하기 때문에 도파민 체계를 단순히 억제하는 것이 아니라 활성도를 적절하게 조율할 수 있을 것으로 추정할 수 있다. 그러나 현재까지 알코올사용장애에 대한 치료효과는 일관적이지는 않다. 알코올사용장애의 경우, aripiprazole은 고용량보다는 저용량에서 부작용 없이 더 효과적인 보고들이 있다. aripiprazole을 하루 5~15 mg 복용하는 경우 음주량을 감소시키는 한편 환자의 충동성, 불안, 우울 완화에도 도움이 될 수 있다. 하지만, 하루 30 mg 복용하는 경우에서는 정좌불능증, 불면증 등의 부작용으로 인해 중단한 경우가 많았다.

5) nalmefene

2013년 유럽에서 알코올사용장애 치료제로 승인되었지만 아직까지 미국과 한국에서는 승인을 받지 못하였다.

nalmefene은 naltrexone과 유사하게 μ-아편계 수용체의 대항제로 작용한다. 반면 naltrexone과는 다르게 κ-수용체에는 부분효현제로 작용한다. μ-아편계 수용체는 술을 마실 때 느끼는 행복감과 연관이 있는 것으로 잘 알려져 있으며, κ-아편계 수용체는 음주 동기적 측면을 매개하는 것으로 추정하고 있다. nalmefene은 naltrexone보다 반감기가 길고, 생체이용률이 높으며 용량 의존적 간 독성이 없다.

nalmefene은 임상연구에서 부작용으로 인한 중단이 위약보다 높다는 보고들이 있으며, 가장 흔한 부작용은 어지럼증, 오심, 구토, 불면, 두통이다. naltrexone과는 두 가치 측면에서 다르게 치료적으로 접근하고 있다. 첫째 치료의 목표가 다르다. nalmefene은 금주 유지가 목표가 아니라 음주량 감소가 목표이다. nalmefene은 또한 약물을 복용하기 전에 먼저 금주를 유지할 것을 요구하지 않는다. 따라서, 임상에서 술을 끊지 않고 과음을 줄이는 것을 목표로 하는 환자에게 적용할 수 있다. 둘째, nalmefene은 매일 정해진 용량을 정기적으로 복용하는 것이 아니라, 술을 마시고 싶은 갈망감이 느껴지는 고위험 상황에서 필요할 때 복용하는 필요시 복용as-needed 방법을 권고한다. naltrexone도 매일 복용하지 않고 고위험 상황에서 선택적 사용을 할 수도 있지만 일반적으로 매일 정해진 용량을 복용할 것을 권한다.

3. 알코올사용장애와 공존질환의 치료에 고려할 수 있는 약물

1) 우울 및 불안: 세로토닌 재흡수 차단제와 세로토닌 길항제

알코올사용장애는 다양한 정신과 질환들이 동반되는데 특히 우울장애와 불안장애가 가장 흔하고 공존한다. 미국의 국립역학조사에 따르면, 알코올사용장애 치료를 받기 위해 내원한 환자들 중에서 최근 1년 동안 독립된 기분장애이나 불안장애를 가지고 있을 가능성이 각각 40.7%와 33.4%이다.

알코올사용장애에 대한 약물치료가 임상적으로 시작한 1990년대부터 selective serotonin reuptake inhibitors (이하 SSRI)의 치료 효과에 대한 기대는 높았다. 하지만 실제 연구 결과들은 이를 충분히 뒷받침해주지 못하였고, 심지어 SSRI를 복용하고 나서 오히려 음주량이 늘어난다는 보고도 있었다. 이처럼 상반되는 결과들이 보고되는 이유는 알코올과 세로토닌계의 관계가 복합적이기 때문이다. 세로토닌은 중뇌 복측 피개영역에서 $5-HT_{2C}$ 수용체를 통해서 도파민 신호 전달을 억제하는 반면 $5-HT_3$ 수용체를 통해서는 도파민계를 활성화시키는 상반된 작용을 한다. 또한 세로토닌은 extended amygdala의 $5-HT_{2C}$ 수용체를 통해서 알코올 금단으로 인한 부정적 강화를 매개하지만, 반대로 $5HT1_A$ 수용체는 이것을 차단하기도 한다. 따라서 각 개인의 세로토닌계의 유전 다형성에 따라 SSRI의 치료 효과가 달라질 수 있다. 일부 연구에서는 세로토닌 운반체 5-HTTLPR LL형인 경우, SSRI가 오히려 음주와 연관된 우울증상을 악화시키고 술에 대한 갈망감이 커질 수 있다고 보고하였다.

알코올사용장애와 우울증상이 공존하고 있는 경우, SSRI의 항우울효과는 일관되지 않다. 이는 알코올이 항우울효과를 방해하기 때문일 수도 있지만, 알코올사용장애에서 특징적으로 나타나는 보상 결핍reward deficiency 때문일 수도 있다. 술을 장기 복용한 사람들은 중뇌변연계 도파민 경로의 신경적응으로 인해 보상을 느끼는 역치가 상승하여 통상적인 보상에도 점차 둔감해진다. 이로 인해 중독된 물질에 대해서 내성이 생기고, 일상생활에서 경험하는 자연 보상물에 대해서는 흥미와 의욕을 느끼지 못하게 되는데, 이러한 무감동 무의욕 상태는 술을 끊고 나서도 수개월 지속된다. 이처럼 술을 끊고 금주를 유지하는 환자에게는 술에 대한 갈망을 참는 것도 힘들지만, 술 이외에 다른 것에 대해서 흥미도 의욕도 잃어버리는 보상 결핍 상태가 더 힘들 수도 있다. 이러한 경우에는 항우울제의 효과가 제한적일 수 있으며, 환자로 하여금 술을 대체할 수 있는 새로운 자극과 활동에 대한 탐색을 하도록 도와주는 것이 필요하다.

ondansetrone은 세로토닌 $5-HT_3$ 수용체 대항제로서 항암제를 치료하기 전에 오심과 구토를 예방하는 진토제로 승인되어 사용되고 있지만, 알코올사용장애 치료제로서의 가능성에 대한 연구들이 꾸준히 진행되고 있다. 특히 ondansetrone은 세로토닌 운반체 5-HTTLPR LL형인 경우에 음주량을 감소시키는 등 치료 효과가 더 유의미하게 나타났다. 임상적으로 25세 이전에 발병하는 조기발병형과 25세 이후에 발병하는 후기발병형을 비교하였을 때, ondansetrone은 조기발병형에서 치료 효과가 더 좋은 반면에 SSRI는 후기 발병형에서 치료가 효과적이었다. 이런 결과들은 세로토닌계 약물을 사용하는 경우에 알코올사용장애의 아형에 대한 고려가 필요하다는 것을 시사한다.

2) 담배사용장애: varenicline

알코올의존 환자는 일반 인구보다 흡연의 가능성이 3배 더 높고, 담배사용장애 환자는 알코올의존의 가능성이 4배 더 높은 등 알코올사용장애와 담배사용장애의 공존율은 매우 높다. 두 물질은 모두 중뇌변연계 도파민 경로에 작용한다는 공통점이 있다. 임상에서 환자가 술을 끊은 직후에 담배 흡연량이 갑자기 증가하는 모습을 자주 볼 수 있으며, 반대로 담배를 오랫동안 끊은 사람이라 할지라도 유독 술자리에서는 흡연 욕구를 참지 못하고 담배를 피우는 경우에서 볼 수 있듯이 음주와 흡연에 대한 갈망감은 서로 연관된 경우가 많기 때문에 두 물질에 대해서는 통합적인 치료적 접근이 필요하다.

varenicline은 nicotinic acetylcholine 수용체에 작용하는 부분 효현제로, 미국 식품의약국으로부터 2006년 담배사용장애의 치료제로 승인을 받았으며 국내에서 널리 사용하고 있다. 알코올사용장애에 대해서 varenicline은 환자의 흡연량과는 무관하게 치료 효과가 있다는 보고가 있으며, 9개의 무작위배정임상시험들의 메타분석에 따르면 과음을 줄이는 효과는 없었지만 전체 음주량을 감소시키는 효과가 있었다. varenicline은 경도의 알코올사용장애에서는 치료효과가 있지만, 중등도 이상에서는 치료효과가 없다는 연구도 있다. 가장 흔한 부작용은 오심이며, 생생한 꿈, 기분의 변화 등이 나타날 수 있다. varenicline을 복용한 상태에서 과음을 하는 경우, 술에 대한 내성이 약해지고 충동적인 행동이 나타나거나 필름이 끊기는 일시적 기억상실 blackout 등이 생길 수 있다.

4. 요약

항갈망제 약물들이 임상에서 보편적으로 사용한지 벌써 30년이 넘었지만 알코올사용장애 환자들 중에서 약물치료의 도움을 받는 환자들은 여전히 10% 미만이다. 아직도 많은 환자들은 항갈망제 약물에 대한 편견, 예를 들어 benzodiazepine처럼 의존의 위험성이 높다거나, disulfiram처럼 술과 함께 복용하면 혐오반응이 생긴다고 오해하고 항갈망제의 복용을 꺼리는 경우들이 많이 있다. 지난 30년 동안 발표된 임상 연구들은 일관되게 naltrexone과 acamprosate의 치료효과와 안정성을 입증하고 있다. 이러한 효과는 단주유지 또는 과음 감소 모두에서 입증되었다. 알코올사용장애에 대한 naltrexone과 acamprosate의 효과를 더 높이기 위해서는 투약을 바로 시작하기보다는 술을 먼저 끊고 최소한 4~7일이 지난 후에 시작하는 것이 좋다. 만약 금단증상이 있다면 이에 대한 적절한 해독치료가 선행되는 것이 중요하다. 특히, 알코올사용장애는 다양한 정신과적 질환들이 공존하기 때문에 환자의 음주력과 함께 정신병리에 대한 정확한 평가가 병행되어야 하며, 필요하다면 항갈망제와 함께 병용할 수 있는 다양한 약물의 조합에 대한 고려가 필요하다.

담배, 카페인 및 기타 물질관련장애 (진정제/수면제/항불안제, 흡입제, 기타물질 포함)

Tobacco, caffeine, and other substance-related disorders

Chapter 31

◐ 이승엽 가톨릭대학교 의과대학 정신건강의학교실
◐ 노성원 한양대학교 의과대학 정신건강의학교실

1. 서론

물질사용장애는 물질의 반복적인 노출로 인하여 보상회로 등의 신경학적 변화와 이로 인하여 발생되는 갈망과 금단, 그리고 약물사용 관련 부적응적 믿음으로 인하여 자신 스스로에게 신체 및 정신건강에 문제를 발생시키고 대인관계, 사회 및 직업적 손상이 초래됨에도 관련 물질을 지속적으로 사용하는 추구하는 것이다.

따라서 물질사용을 유발하게 하는 갈망과 금단을 감소시켜 약물사용에 대한 생리적인 동기를 감소시키는 것이 물질관련 장애의 약물학적 치료에 중요하다. 생리적 욕구 외에도 사회적 압력이나 정서조절emotion regulation과 문제해결능력problem solving skill에서의 어려움 또한 약물사용에 중요한 동기가 되기 때문에 약물학적 치료 외에도 동반되는 정신적, 사회적 어려움에 대한 고려 및 적절한 개입도 필요하다.

물질사용장애의 정도가 비교적 경하거나, 임신 또는 심한 동반 신체질환 등의 내약성으로 약물학적 치료를 받기 힘든 경우 비약물학적 치료만 적용해 볼 수도 있다. 약물에 비해서는 금연 효과성이 약간 적은 편이나, 상담(OR: 1.44, 95% CI: 1.22–1.70)과 금전적 보상의 보장(OR: 1.46, 95% CI: 1.15–1.85) 또한 금연 성공을 유의하게 높이는 것으로 보고된다.

그러나 갈망과 무력감, 불안, 불면 등의 금단으로 불편함이 심한 경우, 이를 방치하는 것은 물질 사용 재발 위험을 높이기 때문에 약물학적 개입을 반드시 고려해야 하며, 심리사회적 개입에 치료적 반응이 불충분하다면 약물학적 치료를 사용해야 한다.

2. 담배(tobacco use disorder)

예방 사망 원인 1위를 차지하는 물질은 담배이다. 담배는 대표적인 발암물질로 발생되는 모든 암의 40%는 예방할 수 있다고 보고되며 이러한 예방의 약 60% 흡연 중단만으로도 가능하여 예방 사망 원인 1위를 차지하는 물질로, 흡연율의 50% 감축이 약 2억 명의 생명을 구할 수 있을 것으로 세계보건기구 추계하였다.

흡연 후 니코틴은 폐를 통해 흡수되어 20초 내에 뇌에 도달하기에 작용효과가 빠르다. 반면에 니코틴은 간에서 주로 CYP2A6에 의하여 cotinine으로 대사가 매우 빨리 이루어져, 약 2시간의 짧은 반감기를 가진 물질이다. 이러한 약동학적 특성으로 인하여 니코틴은 중독성이 매우 높은 물질이다.

니코틴은 뇌의 니코틴성 아세틸콜린 수용체nicotinic acetylcholine receptor, nAChR에 작용하여 도파민 분비를 간접적으로 일어나게 한다. 리간드 개폐성 이온 통로ligand-gated ion channel인 니코틴성 아세틸콜린 수용체는 α 및 β subunit으로 구성이 되어 있으며, 포유류 뇌에서 니코틴성 아세틸콜린 수용체는 9개의

α subunit (α_2 − α_{10}) 그리고 3개의 β subunit (β_2 − β_4)가 존재한다. 흡연 시 니코틴은 $\alpha_4\beta_2$ 니코틴성 아세틸콜린 수용체에 주로 작용하여 도파민 증가를 일으키는데, $\alpha_4\beta_2$ 수용체에는 다른 α_5, α_6, 또는 β_3 subunit도 혼재될 수 있다. α_5, α_3 그리고 β_4 nAChR subunit을 발현하는 *CHRNA5-CHRNA3-CHRNB54* 유전형을 보유자에서는 니코틴 중독성이 높아질 수 있고, 니코틴을 대사하는 CYP2A6의 변이체로 분해가 느린 경우 니코틴 중독 위험이 낮아질 수 있다고 알려지고 있다.

1) 니코틴 대체요법(nicotine replacement therapy)

니코틴 대체요법은 니코틴 패치를 통한 피부흡수; 구강으로 니코틴 껌이나 니코틴 사탕형Lozenge, 니코틴 스프레이를 이용한 비강흡수로 담배의 주 활성 성분인 니코틴을 체내에 공급하는 것이다. 니코틴 금단증상은 금연 시작 첫 2~3일간 가장 강하고 2~4주 내에 많이 감소한다. 따라서 니코틴 대체요법은 2~3개월간 사용하며, 더 연장되어 사용될 수 있으나 장기간 사용이 금연 성공률을 더 높이진 않는다.

니코틴 패치는 수면 시 탈착하는 16시간 지속형(니코레트)과 계속 붙이는 24시간 지속형(니코스탑 또는 니코틴엘)이 있으며 효과 면에서는 유의한 차이가 없다. 체모가 많은 부위를 피해 매일 1개씩 피부자극을 줄이기 위해서 부착 부위를 변화시키면서 부착한다. 패치가 부착된 부위에 찜질 또는 온열기로 열을 가하면 혈류량 증가로 니코틴 흡수율 증가를 야기할 수 있어 주의해야 한다.

일반적으로 담배를 하루 20개비(1갑) 이상 흡연 했을 시, 하루에 25 mg (16시간 패치) 또는 21 mg (24시간 패치)를 4~6주간 사용 후; 15 mg (16시간 패치) 또는 14 mg (24시간 패치)로 감량하여 2~3주; 그 후 2~3주간 10 mg (16시간 패치) 또는 7 mg (24시간 패치)으로 점차 감량해 나간다.

하루 1갑 미만의 흡연자는 하루에 10 mg (16시간 패치) 또는 14 mg (24시간 패치)를 4~6주간 사용 후; 5 mg (16시간 패치) 또는 7 mg (24시간 패치)로 감량하여 2~3주간 사용한다.

흡연량 및 니코틴 의존도를 고려하여 용량 선택이 이뤄져야 한다. 24시간 지속형 패치에서 21 mg가 14 mg보다 효과가 높았으며, 16시간 지속형 패치 25 mg이 15 mg보다 금연 성공률이 높았다. 또한 4 mg 니코틴 껌이 2 mg보다 의존도가 높은 흡연자에서 유의하게 높은 효과(OR 2.20, 95% CI: 1.85−3.25)를 보였다.

니코틴 껌(2 또는 4 mg; 니코레트껌 또는 니코틴엘껌)과 니코틴 사탕형(국내는 1 mg만; 니코틴엘 로젠즈)은 흡연 욕구가 발생 시 사용한다. 1회에 1개의 껌만을 사용하도록 해야 하며 하루 15개를 초과하면 안 된다. 초기에는 1시간에 한 개 정도로 사용하다 점차 간격을 늘려나가 1개월 후 하루 10개 이하로 사용한다. 껌을 저작해서 향미가 강해지면 치아 바깥의 잇몸에 놔둬서 점막으로 니코틴이 흡수되게 한다. 그러나 향미가 없어지면 저작과 점막에 올려놓는 것을 30분까지 반복한다. 턱 관절장애나 틀니 등으로 껌을 저작하기 어려운 경우 사탕형이 대안이 될 수 있다.

니코틴 비강 스프레이형의 작용시간이 더 빠른 반면 금단 발생도 더 높은 것으로 보고되며 국내에서는 스프레이제품은 시판되지 않고 있다.

패치는 일정하게 체내 니코틴 농도를 유지하게 도와줘서 금단을 상시적으로 줄여주나 최고 혈중농도가 상대적으로 낮아 순간적인 충동 억제에는 덜 효과적일 수 있다. 껌 및 사탕형은 작용시간이 빠르기 때문에 금단에도 작용할 수 있지만 순간적인 흡연 충동에도 효과적일 수 있다. 하지만 특정 형태의 니코틴 대체요법이 다른 형태보다 더 금연 효과가 우월하지 않으며, 전반적인 금연율은 대조군 대비 1.55 OR (95% CI: 1.49−1.61)이다.

그러나 니코틴 대체요법이 단독 형태보다 다른 형태를 조합했을 경우 금연 성공률을 유의하게 증가시킬 수 있다. 예컨대 니코틴 패치 단독보다, 패치+니코틴 사탕 또는 패치+니코틴 껌을 혼용하는 것이 장기적 금연의 RR을 1.27 (95% CI: 1.17~1.37)로 높였다. 형태가 다른 니코틴 제재의 조합의 금연 치료 성공률은 바레니클린 단독요법보다 높은 것으로 보고되어 다른 금연 치료제에 내약성이 좋지 않은 경우 니코틴 패치 + 껌 또는 니코틴 패치 + 사탕형 제품을 고려할 수 있겠다.

니코틴 대체요법 사용형태에 따라 피부 또는 구강 자극이 부작용으로 흔히 보고되나 중단을 요할 정도로 심한 경우는 드물다. 사용 후 오심, 구토, 두통 등이 발생될 경우 니코틴 과용일 수 있어 감량 또는 중단한다. 드물지만 흉통 또는 심계항진을 보고 할 수 있으나 중대한 이상반응은 매우 드물다. 심한 부정맥, 심근경색, 뇌졸중이 있는 경우는 비약물학적 치료가 우선시되며 이는 임산부에서도 마찬가지이다. 그러나 이러한 방법에도 흡연을 중단하기 어렵다면 니코틴 대체요법을 고려할 수 있다. 수유중에도 니코틴 대체요법을 사용할 수 있다. 그 이유는 모유로는 니코틴이 비교적 미량이며 산모의 지속적인 흡연으로 인한 간접흡연의 피해 정도보다는 위험이 낮기 때문이다. 중등도 이상의 간질환 또는 심한 신부전에서는 사용에 주의가 필요하다.

2) 부프로피온(bupropion)

부프로피온은 도파민과 노르에피네프린을 시냅스에서 증가시키는 기전으로 개발된 항우울제이다. 부프로피온으로 우울증을 치료받던 전역 군인들이 뜻밖에 금연이 증가하는 현상을 발견하여 금연 관련 연구가 이어져 1997년 미국 식약청에 의해 금연치료제로 승인되어 사용되고 있다.

도파민과 노르에피네프린 외에도 부프로피온은 니코닌성 아세틸콜린 수용체에 길항하는 특성도 보였는데 α3β2 및 α4β2 수용체에는 더 선택적으로 작용하였다. 이러한 니코닌성 아세틸콜린 수용체 차단 작용은 재발 시 양성강화를 감소에도 기여할 수 있다.

1,182명을 대상으로 한 이중맹검위약대조연구에서 부프로피온의 1년 금연율(30.3%)이 니코틴 대체요법(16.4%)보다 유의하게 높았다. 다른 연구에선 특히 우울증 과거력이 있는 경우, 부프로피온의 금연율(29.8%)이 니코틴 대체요법(18.5%)보다 유의하게 높았다. 금연 이후 식욕항진으로 인한 체중 증가가 흔히 수반될 수 있는데 부프로피온은 이러한 체중증가 억제에도 도움이 될 수 있다.

부프로피온은 금연 예정 1~2주 전부터 복용토록 하는데, 투약 후 첫 6일간은 하루 한 번 150 mg 섭취하고 이후 하루 2회로 총 300 mg으로 증량하여 7~9주간 사용한다.

금연치료 시 부작용은 항우울제로써의 사용과 유사하며 위약 대비 불면, 구강건조가 유의하게 높았다. 안정성 미확립으로 18세 이하 아동·청소년, 임신 및 수유 중인 산모에는 사용하지 않는다. 또한 알코올 또는 벤조디아제핀 급성 금단기, 뇌전증, 뇌종양, 섭식장애, 양극성장애, MAO 억제제를 최근 14일 내 사용력이 있는 환자들에서 부프로피온은 사용 금기이다.

3) 바레니클린(varenicline)

바레니클린은 금연에 효과가 있다고 알려진 식물성 알칼로이드인 cytisine의 유사체이다. 구강을 통한 생체이용률이 낮은 cytisine과 달리 바레니클린은 생체이용률이 매우 높으며 섭취 후 3~4시간 후 최고 혈중농도를 가지며 24시간이 넘는 반감기를 갖고 있다. 바레니클린은 $\alpha_4\beta_2$ 니코닌성 아세틸콜린 수용체에 부분효현제partial agonist로 작용한다. 양성 강화가 충분히 이뤄지기 어려운 (니코틴에 의한 도파민 분비의 절반 이하) 반면에 도파민 감소로 인한 금단유발은 줄여줄 정도로 바레니클린은 앞뒤판핵ventral tegmental nucleus의 도파민 분비를 야기한다. 또한 부분효현제로서 효현제인 니코틴이 들어왔을 때의 수용체에서의 작용을 차단하기 때문에 담배 맛을 떨어트리게 한다.

금연을 시작하기 1~2주 전부터 바레니클린을 복용을 시작한다. 첫 3일 동안은 0.5 mg을 하루 한 번, 이후 4~7일까지는 0.5 mg 하루 두 번 복용을 하고 1주일 후에는 1 mg을 하루 두 번 12주 동안 복용한다. 해당 기간에 금연을 성공하였을 경우, 유지를 위하여 12주 더 연장 복용을 할 수 있다.

바레니클린은 부프로피온 단독이나 비조합형 니코틴 대체요법 단독보다 금연 성공률이 높은 장점이 있다. 부작용은 오심, 이상한 꿈을 꾸거나, 수면장애가 열에 한 명 이상으로 비교적 높은 빈도로 나타난다.

4) 병합요법

대체적으로 단독요법보다는 병합요법이 금연치료 효과가 우수하다. 부프로피온과 니코틴 대체요법의 병합치료가 부프로피온 단독보다 금연율을 유의하게 더 높이진 않는 것으로 보고되었으나, 니코틴 대체요법 단독 또는 바레니클린 단독보다는 금연 성공을 증가시켰다. 또한, 두 약제의 병합이 금연 후 체중증가를 막는 데에는 니코틴 대체요법 단독 또는 부프로피온 단독보다 유의하게 효과가 높았다.

니코틴 대체요법과 바레니클린 병합치료는 부프로피온 단독, 또는 부프로피온과 니코틴 대체요법의 병합과 비교 시 금연에 유의한 차이를 보이지 않았으나, 니코틴 대체요법 단독이나 바레니클린 단독보다는 금연 성공률이 높았다.

부프로피온과 바레니클린 병합치료는 위약과 대비 6배(95% CI: 3.47~10.66) 금연율이 높으며, 금연치료법 중에서 가장 뛰어난 효과를 보였다. 부프로피온과 바레니클린 병합치료는 니코틴 대체요법과 바레니클린 병용보다 금연 성공률이 높았으며, (OR = 1.66, 95% CI: 1.07~2.59) 다른 세 가지 단독요법 – 바레니클린 단독(OR = 2.93, 95% CI: 1.69~5.09), 니코틴 대체요법 단독 [OR = 2.87, (1.65~4.97)], 부프로피온 단독(OR = 2.63, 95% CI: 1.30~5.32)보다 우수한 효과를 보였다.

3. 카페인

카페인1,3,7-trimethylxanthine은 제일 흔히 사용되는 정신활성물질로 아데노신 수용체 A1와 A2에 비선택적으로 작용하는 길항제이다. 장시간 각성 상태는 신경세포 외부에 아데노신의 축적을 야기하며 이는 수면을 유도한다. 이러한 아데노신의 작용을 카페인은 경쟁적으로 방해하여 각성효과를 나타낸다.

카페인은 경구 섭취 시, 99%가 45분 내에 빠르게 흡수되며 30분 내에 혈장 농도가 최고치에 도달한다. 카페인은 cytochrome P450 1A2 (CYP1A2)에 의해서 대사되기에 CYP1A2을 억제하는 fluvoxamine에 의해서 카페인 대사가 방해 되어 카페인 체내 농도를 증가시킬 수 있다. 카페인은 CYP1A2을 유도할 수 있어 이에 위해 대사되는 amitriptyline, clomipramine, imipramine과 같은 삼환성 항우울제와 상호작용이 있을 수 있다.

카페인을 포함하는 물질은 대표적으로 커피(한 잔에 약 70~80 mg 카페인)이며 그 외에도 차(한 잔에 약 35 mg 카페인)나 콜라(한 잔에 약 46 mg 카페인), 초콜릿(약 10 mg)에도 포함이 되며 '에너지드링크'에는 80~100 mg 이상의 카페인이 고농도로 들어있을 수 있다.

장시간 공부하는 학생과 야근하는 직장인에서 많이 이용되고 있다. 우리나라의 경우 1인당 카페인 하루 섭취량은 65.7 mg 이며, 식품의약품안전처의 카페인 최대 일일섭취권고량은 성인

400 mg 이하, 임산부 300 mg 이하, 어린이·청소년은 체중 1 kg당 2.5 mg 이하이다.

일반적으로 하루 400 mg 이하의 카페인은 안전하다고 알려져 있다. 그러나 '에너지 드링크'로 인한 과도한 카페인 섭취가 심혈관문제를 야기할 수 있다는 우려가 있다. 카페인은 심박동 증가 외에도 이뇨작용으로 인하여 빈뇨 및 절박뇨를 야기할 수 있고 신경정신적으로는 불면증 외에도 공황발생이나 두통을 촉발할 수 있어 관련 문제 시 하루 200 mg 이하로 우선적으로 섭취하고, 불편 지속되면 중단하거나 디카페인 음료로 바꿔야 한다.

카페인 섭취 중단 후 12시간에서 하루 사이에 금단이 발생할 수 있으며 2~9일간 지속될 수 있다. 카페인을 섭취하다 끊으면 카페인 집중력 저하, 피로감 두통 등의 금단증상이 발생할 수 있다. 이러한 금단은 비교적 높지 않은 하루 100 mg 정도의 카페인을 정기적으로 섭취했다가 갑자기 중단했을 때에도 나타날 수 있다. 고용량으로 카페인을 평소 섭취했다 감량을 하려고 한다면, 일주일에 1~2잔 정도씩 점진적으로 카페인을 감량하는 게 금단 발생을 경감시킬 수 있겠다. 두통 발생은 약 절반에서 나타날 수 있는 것으로 보고되며 acetaminophen이나 ibuprofen이 경감에 도움이 될 수 있다.

4. 진정제/수면제/항불안제

진정제/수면제/항불안제 계열 약들은 리간드 개폐성 이온 통로인 gamma-aminobutyric acid (GABA)-A 수용체를 통하여 중추신경계에 억제성 작용을 하는 약물들로 진정, 항불안, 항경련, 근육이완 작용을 한다. 장기간 고용량으로 진정제/수면제/항불안제를 사용해오다 갑자기 복약을 중단하면 발작과 섬망이 발생할 수 있다. 이러한 위험을 염두에 두고, 작용시간이 긴 long-acting 약물로 변경하여 서서히 감량해 나가는 것이 치료 원칙이다(표 31-1).

표 31-1. Diazepam 5mg 등가용량(Equivalent dose)

반감기(시간)	약물	용량(mg)
1~3	triazolam	0.25~0.5
2~4	zolpidem	10
4~15	oxazepam	15~30
12~15	alprazolam	0.5
12~16	lorazepam	1
20	bromazepam	3~6
5~30	chlordiazepoxide	10~25
17~49	clobazam	10
18~50	clonazepam	0.5~2.5
30~120	flurazepam	15

예를 들어 alprazolam 2 mg을 하루 사용하던 자에서는 등가인 clonazepam 2 mg(반감기: 18~50시간) 또는 diazepam 20 mg(반감기: 20~80시간)으로 변경해서 점진적으로 감량을 한다.

투여에 따른 약물의 onset이 빠르고 반감기가 짧은 약물들일수록 금단 발생 및 남용 위험이 높아진다. 따라서 alprazolam과 같은 작용시간이 짧은short-acting 약물을 병력상 물질사용장애 발생 우려가 있거나 연극성/반사회성 인격장애와 같이 충동 및 자기조절 능력이 떨어지는 환자에게 투약하는 것은 가급적 피하는 것이 좋다.

작용시간이 짧은 진정제/수면제/항불안제들은 diazepam이나 clonazepam과 같이 작용시간이 긴 약물로 변경하여 2~3달 동안 점진적으로 서서히 감량하는 것이 급격한 중단에 따른 경련 발생이나 금단증상으로 인하여 진정제/수면제/항불안제 사용문제가 재발을 감소시킨다.

외래 환경에서 일주일에 10% 정도로 용량을 감량하고 안전이 확보된 입원 환경에서는 활력징후를 모니터링하면서 일주일에 20% 이상 감량도 가능하다. 감량 과정에서 buspirone의 사용이 진정제/수면제/항불안제 감량으로 인한 불편함을 줄일 수 있는지 연구들이 되었으나 효과는 없는 것으로 나타났다. GABA에 작용하여 교차내성cross tolerance을 가질 것으로 생각되는 valproate, carbamazepine, pregabaline에서 효과가 보고되었고, 삼환계 항우울제인 imipramine (82.6%)도 위약(37.5%) 대비 항불안제 중단을 성공률을 유의하게 증가시켰다.

5. 흡입제(inhalants)

일본 1.5% 중국 4.8%, 유럽 7%의 평생 이용률이 보고되었으며, 낮은 경제적 수준과 혼란스럽고 폭력적인 성장환경이 흡입제 사용 위험과 관련된 것으로 보고된다.

부탄butane, 프로판propane, 톨루엔toluene, 자일렌xylene 등의 유기화합물을 흡입하여 알코올과 유사한 효과가 발생할 수 있다. 흡입제는 용기에서 직접 휘발되는 것을 흡입하는 방법이나 백에 담아 얼굴에 대고 흡입하거나, 입으로 가스를 직접 넣는 방법들이 있다. 흡입제는 폐로 재빨리 흡수되어 뇌에 도달하여 5분 이내 효과가 발생되어 30분이나 그 이상 지속될 수 있다. 섭취 4~10시간 내에는 혈중에서 검출되어질 수 있다.

흡입제는 기본적으로 알코올과 같은 중추 신경계CNS 억제제이나, 에피네프린 방출과 도파민 시스템 활성화를 통해 초기에는 흥분 효과를 나타낼 수 있다. 이러한 초기 흥분 후에는 GABA에 의해 매개되는 중추 신경계 억제 및 진정을 야기하며 운동실조나 구음장애도 일으킨다. 또한 고농도 흡입으로 공포감, 착각, 환각이 야기될 수 있는데 이러한 환각을 경험하는 것을 주 목적으로 흡입제가 사용되기도 한다.

합병증으로는 흡입제 사용 중 인화로 화상, 비강출혈, 기침,

코나 입주변위 발진, 피부염 외에 청력 및 시력 손상, 운동실조증, 치매 등의 신경계적 합병증과 독성 간염, 원위콩팥뇨세관산증distal renal tubular acidosis, 백혈병, 재생불량성 빈혈이 발생될 수 있다. 산전 흡입제 노출은 저체중 및 얼굴기형, 성장지연, 언어 및 학습장애와 연관될 수 있다.

특별히 확립된 약물학적 치료제는 없으나 buspirone 40 mg/일 그리고 lamotrigine 100 mg/일 사용이 갈망을 감소시켰다는 증례보고가 있다. 34명의 남성 흡입제 사용자를 대상으로 방향성 약용식물에서 추출된 필수오일essential oil과 향수를 무작위이중맹검으로 비교한 결과 필수오일이 유의한 효과를 나타냈다. 만성적인 흡입제 사용자는 사용 중단 중에 불안, 불면, 짜증, 발한, 오심, 구토, 빈맥, 불면증, 환각 및 망상을 보일 수 있다. 정신병적 증상이 보일 시, risperidone과 같은 비전형적 항정신병제제를 사용할 수 있다. 휘발성 흡입제와 알코올은 교차 내성을 보이기에, 벤조디아제핀을 금단치료에 이용할 수 있겠으나 정신병적 증상을 보일 시에는 이에 대한 악화 우려로 진정제보다 haloperidol을 사용한다.

비물질관련장애

Non-substance-related disorder

Chapter 32

◐ **최삼욱** 진심정신건강의학과의원
◐ **신영철** 강북삼성병원 정신건강의학과

1. 도박장애(gambling disorder)

온라인을 이용한 도박으로 접근성이 높아지고, 합법뿐만 아니라 불법 도박이 성행하면서 점차 낮은 연령에서 도박 문제가 발생하고 있다. 도박 문제는 개인 및 가족과 사회에 다양한 문제를 초래하고 있어 임상과 공중보건의 문제로 대두되고 있다.

도박장애는 DSM-IV TR까지는 병적도박 pathological gambling으로 명명되었으며 충동조절장애의 하나로 분류되었다. 그런데, 물질중독과 원인, 생물학적 근거, 경과, 임상적 특징 및 치료적 측면에서 유사한 점이 인정되어 DSM-5로 개편되면서 비물질관련장애(행위중독)로 재분류되었으며, 그 병명도 도박장애로 변경되었다. 도박장애의 DSM-5 진단기준은 다음과 같이 구성되어 있다.

- 일상생활에 곤란을 가져올 정도로 도박 행위와 관련된 것들에 집착한다.
- 바라는 흥분을 얻기 위해 도박 액수를 늘리거나 도박의 횟수를 늘리려는 욕구가 강해진다.
- 도박을 줄이거나 중지시키려고 시도할 때 안절부절못하거나 과민하다.
- 도박을 줄이거나 중지하려는 노력이 반복적으로 실패한다.
- 부정적인 기분상태나 문제로부터 도피하려는 수단으로써 도박을 사용한다.
- 도박으로 잃은 금전적 손실을 만회하기 위해 반복적으로 도박을 한다.
- 도박하는 것을 숨기기 위해 가족, 치료자 혹은 가까운 타인들에게 거짓말을 일삼는다.
- 도박으로 인해 중요한 관계가 위태로워지거나 직업적, 교육적 기회 및 출세의 기회를 상실하게 된다.
- 도박으로 생긴 자금 사정의 문제를 완화하기 위해 다른 사람들에게 경제적으로 의존한다.

도박장애의 원인에 대해서 사회환경적 측면뿐 아니라 생물학적 원인에 대한 여러 연구 결과들이 있었는데, 그중에서도 도파민계에 대한 연구가 가장 활발히 진행되었다. 즉, 다른 물질중독과 유사하게 도박장애는 중뇌변연계의 도파민 활성 증가에 따른 비정상적인 욕구와 이를 조절하는 전두엽의 기능 저하에 따른 행동으로 볼 수 있다. 그 밖에도 세로토닌, 노르아드레날린, 오피오이드의 이상이 원인으로 주목되었다.

이러한 생물학적 기전을 바탕으로 도박장애는 다양한 임상 양상으로 나타나고 공존질환이 많기 때문에 오피오이드 길항제, 항우울제 그리고 기분조절제 등이 도박장애의 약물치료에 시도되었다. 2007년 발표된 메타 분석에서 도박장애의 증상을 호전시키는 데 있어서 약물치료의 전반적인 효과 크기effect size는 0.78로 나타나 비교적 큰 효과 크기를 보였다(효과 크기는 Cohen이 제시한 바에 의하면, 0.2는 작음, 0.5는 보통 그리고 0.8은 큰 효과 크기를 나타낸다). 그러나, 2022년 Cochrane review에서는 기존 약물치료 연구 결과는 전반적으로 표본 크기가 작은 점, 참가자 인구 통계의 다양성의 부족, 높은 위약 반응률, 장기적인 종단 정보의 부족 등 한계점을 제시하면서 약물치료의 효과를 제한적으로 설명하였다.

이러한 이유로 아직 도박장애의 치료에 있어서 FDA나 식약청에서 승인받은 약물은 없다. 따라서 도박장애 환자의 약물 치료에서 공존질환, 임상적 유형 그리고 갈망 정도 등을 고려하여 훈련된 임상가가 약물을 선택하는 것이 바람직하며, 임상가가 도박장애 환자에게 약물치료가 유용하다고 판단한 경우에도 약물치료와 함께 병행하여 인지행동치료, 동기강화치료 등의 정신사회적 치료가 함께 시행되어야 한다.

1) 약물치료

(1) 오피오이드 길항제

naltrexone은 알코올사용장애 환자들의 갈망을 줄여주는 것으로 알려져 있어 같은 기전으로 도박장애에도 효과가 있을 것으로 생각되어 왔다. μ-오피오이드 수용체 길항제인 naltrexone은 중추신경계에서 오피오이드 체계에 대한 길항 작용을 통해 보상회로의 도파민을 조절하여 도박장애의 주된 문제인 갈망을 줄여주는 데 도움을 주는 것으로 생각된다.

89명의 도박장애 환자들을 대상으로 12주간(초기 1주는 위약투여)의 이중맹검위약대조연구를 실시한 연구에서 naltrexone군(75%)이 대조군(24%)에 비해 통계적으로 유의미한 호전을 보였다. 이 연구에서 naltrexone을 서서히 증량하여 필요에 따라 최고 250 mg까지 사용하였는데(일 평균 용량, 188 mg), 고용량에도 불구하고 심각한 부작용이 나타나지 않았다. 특징적인 부분은 갈망이 높은 환자에서 치료 반응이 더 높게 나타났다. 이후 naltrexone을 사용하여 18주간 이중맹검위약대조실험을 시행하였다. 이 연구에서는 도박 척도 수치, 갈망, 도박 행동 그리고 정신사회적 기능 영역에서 대조군에 비해 유의하게 호전되었으나, 50 mg, 100 mg 그리고 150 mg의 용량 간 효과의 차이는 나타나지 않아 적은 용량에서도 효과가 있음을 증명하였다.

6개월간 naltrexone 치료를 시행하여 치료 효과가 있었던 환자들은 약물 중단 이후에도 6개월간 치료 효과가 지속되는 결과를 보였다. 또한 이러한 naltrexone의 치료 효과는 알코올사용장애 가족력이 있는 집단에서 더 효과가 있는 것으로 분석되었다.

이와 같이 naltrexone이 도박장애 환자들의 갈망을 줄여주고 도박 생각과 행동을 완화시키는 데 효과가 있는 것으로 나타나 도박장애 치료의 1차 약물로 고려되어야 한다. 그러나 용량에 대해서는 국내 임상적 환경을 고려하여 임상가의 세심한 주의와 판단이 필요하다.

(2) 선택적 세로토닌 재흡수 억제제 (selective serotonin reuptake inhibitor, SSRI)

도박장애가 강박성과 관련되고 SSRI가 강박장애에 효과적이라는 사실로 인해 SSRI가 도박장애에도 효과가 있을 것으로 기대하였다. 또한 뇌의 낮은 세로토닌 농도가 충동적 행동과 연관된 것으로 알려져 SSRI가 도박장애 환자들의 충동적 행동을 감소시킬 것으로 기대하였다.

paroxetine을 사용한 8주간(일 평균 51.7 mg)의 위약대조, 이중맹검연구에서 약물치료군이 대조군에 비해 유의한 효과가 있는 것으로(약물군 61%, 위약군 23%) 나타났다. 그러나 paroxetine을 사용하여 16주간 진행된 다기관 연구에서는 위약군의 높은 양성 반응률로 인해 두 집단에 유의한 효과성 차이(약물군 59%, 위약군 48%)는 관찰할 수 없었다. fluvoxamine의 효과를 검증하기 위한 위약대조, 이중맹검교차시험에서는 8주간의 투약 후(일 평균 195 mg) 위약대조군(16.6%)에 비해 fluvoxamine 사용군(40.6%)에서 유의한 호전을 보였다.

SSRI를 이용한 기존 연구는 이중맹검의연구 수가 부족하고, 대상 환자 수가 적으며, 연구기간이 짧다는 제한점이 있어 추후 이와 관련된 문제를 고려한 대규모 연구가 필요할 것으로 생각된다.

(3) 기분조절제

충동조절장애를 양극성장애의 스펙트럼으로 보는 관점에서 기분조절제가 일부 도박장애 환자들에게 효과가 있을 것으로 생각되어 연구가 진행되었다. 2007년 메타연구에서 도박장애 치료에 기분조절제가 효과가 있는 것으로 분석되었으나, 개별 연구에서는 혼재된 결과를 보였다. 예를 들면, lithium, topiramate를 치료에 사용한 연구 결과가 도박 갈망의 감소에는 긍정적이었으나 도박 행동의 감소에 영향이 없는 등 결과가 확정적이지 않다. 이러한 차이는 도박장애 환자의 아형이나 공존질환 여부가 영향을 준 것으로 보인다.

(4) 기타 약물

이외에도 olanzapine과 같은 비전형 항정신병약물, memantine, acamprosate, N-acetylcysteine 등이 실험적인 연구에 사용되었으나, 효과가 미비한 것으로 나타나 추가적인 연구가 필요할 것으로 보인다.

2) 임상적 적용

도박장애는 다른 중독성 질환처럼 환자가 조기에 치료 동기를 가지고 내원하는 것이 쉽지 않으며, 한 번 시작하면 만성적으로 반복되며 진행하는 경향을 보인다. 따라서 첫 진료 시에는 무비판적이며 공감적인 태도로 치료 동기를 강화하는 것이 중요하며, 도박 행동의 심각성과 함께 가족력, 기질과 성격적 특성, 신경생리적 기능, 공존질환, 재정과 법적 상황, 가족 상황 등을 종합적으로 평가하는 것이 필요하다.

도박장애 환자는 물질사용장애, 우울장애, 불안장애, ADHD, 양극성장애 등이 공존하는 경우가 많다. 따라서 Grant와 Potenza는 도박장애의 임상 치료 지침 pathological gambling: a clinical guide to treatment에서 도박장애 환자의 공존질환을 고려하여 약물을 선택할 것을 권고하고 있다. 즉, 도박장애의 적절한 치료를 위해서는 공존장애에 대한 자세한 평가가 필요하며, naltrexone과 같은 오피오이드 길항제는 주로 알코올사용장애와 같은 물질사용장애에, 우울증과 불안장애가 동반되는 경우는 주로 SSRI를 처방할 것을 권장한다(그림 32-1).

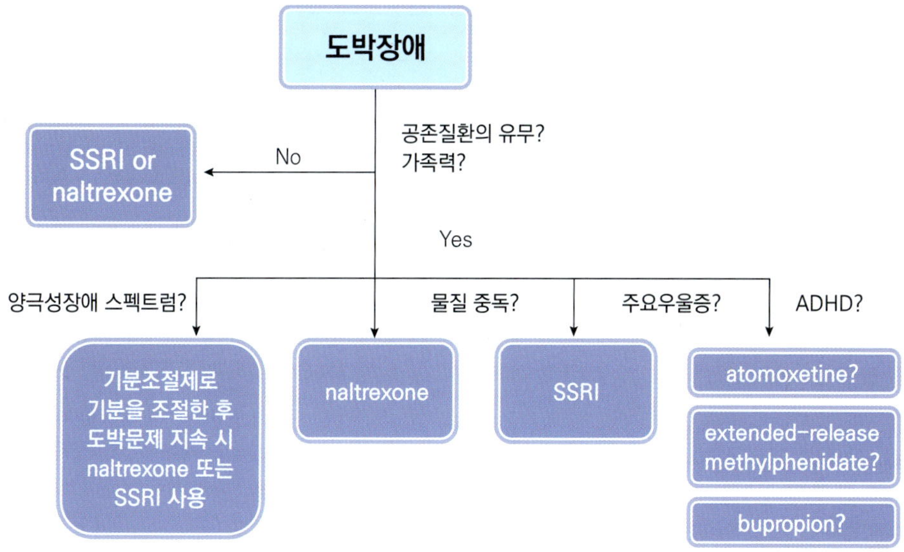

그림 32-1. Proposed treatment algorithm for gambling disorder and co-occurring disorders

저자들도 임상현장에서 공존질환을 고려할 뿐만 아니라 환자와의 면담과 기질성격검사, 신경심리검사 등을 통해 알게 된 임상적 유형을 고려하여 naltrexone과 SSRI를 단독, 또는 병합 투여한다. 도박장애 환자는 기질적으로 감각추구 성향과 충동성이 강하고 갈망이 높은 그룹(자극추구형)과 내향적이며 우울 성향이 높고 사회적응에 어려움을 보이는 유형(현실회피-적응장애형)으로 크게 나눌 수 있다. 자극추구형은 남성에 많고 이들은 대부분 조기에 여러 중독 성향을 보이는 경우가 많다. 이들에게는 주로 naltrexone을 선택하고 초기 25 mg에서 시작하여 서서히 증량 후 일일 50~100 mg 정도를 사용하는데, 보험적용 등의 문제로 증량에 어려움이 있다. 오심과 어지러움 등의 가벼운 부작용이 가끔 있지만 사용하는 데 거의 문제가 없다. 간독성을 확인하는 것이 필요하지만 실제 간독성이 나타나는 경우가 거의 없으며 다른 부작용도 적어 사용에 큰 어려움이 없는 것으로 생각된다. 적응장애형의 경우 주요우울증 혹은 우울증상이 동반되어 있는 경우가 많다. 우울증상이 일시적인 경우 약물을 사용할 필요가 없지만 지속되는 경우 항우울제가 도움이 되는 경우도 많고 주로 SSRI를 사용한다.

최근에는 성인 ADHD 연구가 활발히 진행되면서 도박장애와 ADHD가 공유하는 생물학적 원인에 기인하여 두 질환과 공존율이 높다는 것이 알려지게 되었다. 아직 도박장애 환자를 대상으로 ADHD 치료제를 사용한 연구가 제한적이지만 공유하는 생물학적 원인과 높은 공존율을 고려할 때 ADHD가 동반된 도박장애 환자에 ADHD 치료제를 고려할 수 있다. methylphenidate, atomoxetine 등을 사용할 때 임상가가 약물 사용의 유용성을 판단하여 사용하되 methylphenidate를 사용할 때는 도파민 효현제가 도박 충동을 야기한다는 보고가 있음을 고려하여 사용해야 하지만, 서방형 제제 위주로 사용한 저자의 임상 경험으로는 도박장애 환자의 충동성을 줄이고 회복 과정에 도움이 되는 것으로 보인다(그림 32-1).

약물치료 시 고려하여야 할 중요한 것은 약물 순응도이다. 많은 환자들이 약물치료를 꺼리고 실제 처방을 제대로 복용하지 않는 경향이 있다. 따라서 약물을 처방할 경우 치료자는 반드시 약물치료의 효과와 부작용, 규칙적 복용의 필요성 등에 대해 설명하고 순응도에 관심을 갖는 것이 필요하다. 저자들이 도박클리닉 10년 자료를 분석한 결과 집중적인 인지행동치료와 약물치료를 병행한 집단이 외래 탈락률이 제일 낮았다. 재발이 잦은 만성질환인 도박장애의 지속적인 치료는 약물치료뿐 아니라 반드시 인지행동치료 혹은 동기강화치료 등 정신사회적 치료가 병행되어야 한다.

도박중독의 치료 목표를 수립할 때 단지 도박을 끊는 소위 '단도박'이 치료 목표가 되어서는 안 된다. 도박중독은 단도박 상태에서 더 나아가 재정, 일, 관계 등 삶의 여러 영역에서 잃어버린 건강성을 회복하고 소소한 삶의 재미를 찾지 못한다면 언제든지 재발할 수 있는 병이다. 회복 과정에 많은 시간이 필요하기 때문에 재발이 자주 발생할 수 있다는 점을 이해하고 임상가는 재발 방지를 위한 대처 전략 수립뿐 아니라 재발한 경우에 있어서도 무비판적인 태도로 재발한 원인을 분석하여 사후 대처 방법을 찾고 지속적인 치료의 필요성을 강조하는 것이 필요하다.

2. 인터넷게임장애(internet gaming disorder)

인터넷게임장애는 Goldberg가 '인터넷중독장애internet addiction disorder', Young이 '인터넷중독internet addiction' 용어를 각각 제시한 1990년대 중반부터 최근까지 학자들마다 다른 개념을 가지고 '인터넷의존internet dependence', '인터넷중독장애internet addiction disorder', '문제성인터넷사용problematic internet use', '컴퓨터중독computer addiction' 등으로 명명하였다. 이후에는 인터넷게임장애의 하부 유형으로 온라인 게임의 문제가 임상적 관심의 대상이 되면서 '문제성온라인게임사용problematic online gaming', '인터넷게임중독internet game addiction'으로 구분하는 움직임이 있었고, 일부에서는 '게임 과몰입'으로 순화된 용어를 사용하는 등 그 개념과 구체적인 명칭에 혼란이 있었다. 그러나, 뇌과학적 특성에 대한 연구를 비롯한 관련 임상 연구 결과들이 축적되면서 2013년 DSM-5에 '추가 연구가 필요한 진단적 상태'로 '인터넷게임장애internet gaming disorder'라는 용어와 진단 기준이 제시되었고, 이를 계기로 통일된 개념으로 추가 연구가 진행될 수 있는 바탕이 마련되었다. 2019년에는 세계보건기구WHO에서 '게임사용장애gaming disorder'를 제11차 국제질병표준분류기준The International Statistical Classification of Diseases and Related Health Problems, ICD-11에 포함시켜 중요한 정신 건강의 문제로 공식화하였다.

DSM-5에서 제안한 인터넷게임장애는 게임을 하기 위해 지속적이고 반복적으로 인터넷을 사용하는 행동이 임상적으로 현저한 손상이나 고통을 일으키는 경우를 말하고, 다음과 같은 임상적 증상을 특징으로 한다.

- 이전 게임 내용을 생각하거나 다음 게임 실행에 대해 미리 예상함
- 인터넷 게임이 제지될 경우에 나타나는 금단증상
- 더 오랜 시간 동안 인터넷 게임을 하려는 욕구
- 인터넷 게임 참여를 통제하려는 시도에 실패함
- 인터넷 게임을 제외하고 이전의 취미와 오락 활동에 대한 흥미가 감소함
- 정신사회적 문제에 대해 알고 있음에도 불구하고 과도하게 인터넷 게임을 지속함
- 가족, 치료자 또는 타인에게 인터넷 게임 한 시간을 속임
- 부정적인 기분에서 벗어나거나 이를 완화시키기 위해 인터넷 게임을 함
- 인터넷 게임 참여로 인해 중요한 대인관계, 직업, 학업 또는 진로 기회를 위태롭게 하거나 상실함

진단 시 주의할 점은 인터넷 도박, 성적인 인터넷 사이트, 업무나 전문적 활동을 위한 인터넷 사용, 기분 전환이나 사회적 목적의 인터넷 사용은 DSM-5 진단기준에 제외된다는 점이다.

인터넷게임장애도 다른 중독성 질환과 같이 다양한 공존 질환이 관찰되는데, 기분장애, 범불안장애 및 사회불안장애 등의 불안장애, ADHD, 다른 중독성질환 등이 가장 흔한 공존 질환으로 보고되고 있다.

1) 약물치료의 임상적 적용

인터넷게임장애의 임상증상, 정신병리 및 생물학적 기전에 대한 연구가 보고되기 시작하면서 이에 근거한 약물치료가 시도되고 있다. 인터넷게임장애가 '뇌 보상회로의 교란'과 관련된 행위중독의 하나라는 이론에 근거하여 naltrexone의 효과를 기대할 수 있으며, 또한 강박장애 스펙트럼이라는 가설에 근거하여 SSRI 제제인 eescitalopram의 효과를 관찰할 수 있었다. bupropion을 인터넷게임장애 성인에게 6주간 투여한 후 대조군에 비해 중독 척도, 사용 시간, 기능적 MRI로 평가한 뇌 활성도 변화 등에 호전이 관찰되었다. 또한 ADHD를 진단받은 인터넷게임장애 소년들에게 methylphenidate를 8주간 처방하면서 사전, 사후를 측정한 연구에서 주의력결핍, 인터넷게임 과다 현상, 인지적 능력이 호전되는 연구 결과를 얻어서 인터넷게임장애의 약물치료에 효과가 있을 가능성을 제시하였다. 또 다른 연구로는 인터넷게임장애와 ADHD가 동반된 청소년을 대상으로 methylphenidate와 atomoxetine의 효능을 12주 무작위시험에서 비교하였다. 연구 결과 두 집단 모두에서 인터넷게임장애 심각도와 충동성이 개선되었는데, 두 치료 집단 간에 유의미한 차이는 없었다. 다만 methylphenidate군은 atomoxetine군보다 ADHD 심각도가 더 크게 개선되었고, atomoxetine군은 methylphenidate군보다 우울증 심각도가 더 크게 개선되었다. 두 집단 모두에서 충동성의 변화는 인터넷게임장애 심각도의 변화와 양의 상관관계를 보였는데, 이는 충동성이 인터넷게임장애의 임상적 개선에 중요한 요인일 수 있음을 시사한다.

요약하면, 인터넷게임장애는 개인의 생물학적 요인뿐 아니라 심리적 요인과 사회환경적 요인이 복합적으로 영향을 주어 발생하므로, 치료적 개입도 다면적 차원에서 이루어져야 한다. 임상현장에서는 효과적인 치료를 위해 증상의 심각도, 공존 질환, 기질, 충동성, 신경인지적 특성을 평가하고 적절한 치료 목표를 설정하는 것이 중요하다. 치료 약물은 이러한 정보를 바탕으로 공존 질환을 고려하여 선택하는 것이 도움이 된다. 예를 들어, 우울장애, 불안장애, 강박장애가 동반된 경우에는 SSRI, bupropion 등의 항우울제, ADHD가 동반된 경우에는 methylphenidate나 atomoxetine을 사용해 볼 수 있다. 약물치료는 인지행동치료나 동기강화치료와 같은 정신사회적 치료와 함께 적용되어야 하고, 건강한 디지털 기기 사용을 위한 문화와 교육 측면에서의 접근도 함께 고려되어야 한다. 인터넷게임장애의 약물치료 및 정신사회적 치료의 효과성에 대한 보다 체계화된 종단 연구와 함께 스마트폰, social networking system과 관련된 다양한 중독 현상에 대해서도 보다 체계적인 연구가 필요하다.

3. 성중독(sexual addiction)

성중독은 정신장애 진단 및 통계 편람 DSM-III-R에 도입된 후 경험적 근거 부족으로 인해 DSM-IV에서 제외되었다. 이후 진단명과 진단 기준에 대한 여러 논란이 있다가 문제가 되는 성적 행동을 충동조절의 저하와 강박적인 특성을 고려하여 '강박적 성행동장애compulsive sexual behaviour disorder, CSBD'로 명명하고 제11판 국제질병표준분류 ICD-11의 충동조절장애 영역에 새롭게 등재하였다. 강박적 성행동 장애는 주로 '통제 불능' 성행동을 특징으로 하며, 반복적으로 조절하거나 줄이는 데 실패하고, 하나 이상의 중요한 기능 영역(예: 사회적 직업적, 개인적)에서 부정적인 결과에도 불구하고 지속되는 특징을 보인다. 성행동과 관련하여 심리적 고통을 겪을 수도 있고, 성행동에 다른 사람을 해칠 위험이 있을 수 있다. 그러나 쾌감을 얻거나 고통을 회피하는 목적으로 성적 행동에 집착하고, 이와 관련된 부정적인 결과가 발생함에도 불구하고 성충동과 행동이 조절되지 않고 반복된다는 점에서 행위중독의 하나로 설명하기도 한다. 문제가 되는 성적 행동으로는 음란물 이용과 음란 채팅, 강박적 자위, 성매매, 다수의 성적 파트너 관계가 포함된다. 관음증이나 노출증과 같은 성도착증, 성학대나 성폭력 등은 성중독의 범주에서 제외하는 것이 타당하다는 의견이 많다.

성중독 환자들은 점점 성적 활동이 증가하고, 성적 행동이 줄어들거나 중단된 경우 우울, 불안, 후회, 죄책감 같은 금단증상을 경험한다. 강한 갈망이 성적 활동 이전에 나타나고, 이러한 성적 활동을 조절하기가 어려워진다. 성적 활동에 관련된 여러 생각, 계획 혹은 활동에 많은 시간을 할애하게 되고, 다른 활동에 쏟는 관심과 시간이 줄어들며, 법적 문제, 성병, 부부갈등 등 부정적인 결과가 나타나도 이러한 성적 행동은 지속되는 특징이 있다. 성중독 환자들은 주요우울장애, 사회불안장애 등 여러 불안장애, 강박장애, 중독성장애, ADHD 등의 동반이 흔한 것으로 보고되었다. 현재 DSM-5에서 성중독은 중독장애로 분류되지 않아 임상가들은 '미분류된 충동조절장애'나 '미분류된 성도착장애'로 진단하고 있다.

1) 약물치료의 임상적 적용

치료는 자발적인 경우보다는 공존 질환이나 법적인 문제로 시작되는 경우가 많다. 이때 치료자와 환자의 건강한 관계 형성이 중요하다. 치료 과정은 성적인 관계가 아닌 상황에서 친밀감을 형성할 수 있다는 것을 배우는 좋은 기회가 되며, 치료 목표는 건강한 성적 행동뿐 아니라 수치심과 왜곡된 자아상에서 벗어나 건강한 자아와 관계성을 형성하는 것으로 삼아야 한다.

약물치료에 관한 초기 연구 중 fluoxetine 20~40 mg을 사용한 약명-개방 연구에서 기분 호전과 부적절한 성행동의 감소를 관찰하였고, 이러한 결과는 기분증상의 호전과 무관하였다. 또한 강박적 성행동으로 진단된 남성 동성애자들을 대상으로 12주간 escitalopram 20~60 mg을 사용한 이중맹검연구에서, 위약대조군에 비해 성적 욕구, 자위 빈도, 포르노 사용의 빈도가 유의미하게 감소하는 결과를 보였다. 또한 약명-개방 연구에서 고용량(150~200 mg/일)의 naltrexone이 성도착 환자의 증상을 호전시켰다는 연구 결과가 있다.

SSRI와 methylphenidate 병합요법에 대한 사례 연구 결과도 있었다. 이 연구에서는 성도착장애(n = 14) 또는 성도착관련장애(n = 12)가 있는 26명의 환자(21명은 우울증이 동반되었고 17명은 ADHD가 동반)가 대상으로 포함되었는데, 평균 8.8개월(SD = 11.1개월)의 SSRI 치료 후 강박성 성행동장애증상이 상당히 감소하였고, methylphenidate 증가 후 성행동증상이 다시 유의하게 감소한 것으로 보고되었다. 참가자들은 SSRI와 methylphenidate를 병용하여 평균 9.6개월(SD = 8.2개월) 동안 치료를 받았는데, methylphenidate의 평균 복용량은 40 mg/일(범위 20~100 mg/일)이었다.

SSRI를 사용한 첫 번째 이중맹검위약대조연구에서 12주 동안 citalopram 20~60 mg으로 치료받는 13명의 동성애 또는 양성애 남성군과 위약으로 치료받는 15명의 동성애 또는 양성애 남성군을 비교하였다. 12주간의 치료 후, 위약군과 비교하여 citalopram군에서 성욕, 주당 자위 빈도, 주당 포르노 시청 시간이 유의미하게 감소하는 결과를 보였다.

또 다른 연구에서는 위약과 비교하여 naltrexone과 paroxetine의 내약성과 효능을 비교한 연구 결과가 발표되었다. 이 연구에는 ICD-11 진단 기준에 따라 강박적 성행동장애 CSBD로 진단되고 무작위로 배정된 73명의 이성애자 남성(평균 연령 = 35.7세; SD = 8.1세)을 대상으로 20주 동안 naltrexone (50 mg/d) 또는 paroxetine (20 mg/d) 또는 위약으로 치료받도록 설계되었다. 연구 결과, paroxetine군과 naltrexone군은 모두 20주 차에 위약군에 비해 강박적 성행동증상 빈도가 감소했다고 보고하였다.

요약하면, 임상 현장에서 성중독 환자를 치료할 때는 다른 중독질환처럼 주요우울장애, 불안장애, 사회불안장애, 강박성장애, 중독성장애, ADHD 등 공존 질환을 잘 평가하여 SSRI 혹은 naltrexone 등을 선택하고 치료에 적용해 볼 수 있다. 약물치료와 함께 환자의 임상적 특성과 치료 목표를 고려하여 동기강화치료, 인지행동치료, 12단계 치료, 가족치료 또는 부부치료, 정신치료 등을 함께 적용하는 것이 필요하다.

PART 07

대마, 환각제, 아편계 및 자극제 관련장애

Cannabis, hallucinogen, opioid, and stimulant-related disorders

Chapter 33

◐ 장옥진 인제대학교 의과대학 정신건강의학교실
◐ 천영훈 인천참사랑병원

1. 서론

대마, 환각제, 아편계, 자극제는 인간의 중추신경계에 다양한 방식으로 작용하여 심리적, 신체적 변화를 유발하는 물질로, 반복적 사용은 심각한 의존성과 약물 사용 장애를 초래할 수 있다. 이들 약물은 약리학적 기전과 사용 형태에 따라 뚜렷이 구별되지만, 공통적으로 개인과 사회에 심각한 영향을 미친다.

대마는 세계적으로 가장 널리 사용되는 불법 약물로, 테트라히드로칸나비놀THC이 주요 활성 성분이다. THC는 칸나비노이드 수용체CB1, CB2에 결합하여 이완감과 행복감을 유발하지만, 반복적인 사용은 내성과 의존을 초래하고 금단증상과 재발 위험을 증가시킨다. 금단증상은 불안, 과민성, 불면증 등으로 나타나며, 이러한 증상은 치료 과정에서 가장 큰 도전 과제 중 하나이다. 특히 청소년에서 대마 사용은 신경 발달 과정에 부정적인 영향을 미치며, 장기적인 인지적·정서적 결함과 연관될 수 있다.

환각제는 사용자가 지각적, 정서적, 인지적 변화를 경험하도록 하며, 대표적인 약물로는 LSD, 실로시빈, 메스칼린이 있다. 환각제는 주로 세로토닌 5-HT2A 수용체를 활성화시켜 강렬한 감각적 변화를 유발하지만, 사용 후 후유증성 환각 장애HPPD와 같은 만성적인 부작용을 초래할 수 있다. 최근 연구는 통제된 환경에서 실로시빈을 사용하여 우울증, PTSD, 불안장애 치료에 긍정적인 효과를 나타내며, 환각제의 치료적 잠재성이 새롭게 조명되고 있다.

아편계 약물은 강력한 진통 효과와 더불어 신체적 및 심리적 의존성을 유발한다. 아편계는 μ-오피오이드 수용체를 활성화하여 진정 작용을 제공하지만, 장기적인 사용은 심각한 의존성과 금단증상을 초래한다. 금단증상은 발한, 빈맥, 구토, 불안 등으로 나타나며, 치료의 어려움을 가중시킨다. 아편계사용장애는 전 세계적으로 공중보건 위기를 초래하는 주요 원인 중 하나로, 적절한 치료 전략이 필수적이다.

자극제는 도파민 신경계를 활성화하여 강렬한 행복감과 에너지를 제공하지만, 장기적 사용은 신경계 구조의 변화를 초래하여 심각한 의존성을 유발한다. 자극제사용장애는 현대 사회에서 스트레스 관리, 학업 또는 업무 성과 향상을 위한 목적으로 사용이 시작되는 경우가 많다. 그러나 이는 장기적으로 금단증상, 신경계 손상, 그리고 재발 가능성을 높이는 요인으로 작용한다. 특히, 자극제의 금단증상은 무기력, 우울증, 집중력 저하 등으로 나타나며, 치료와 회복 과정에서 주요 도전 과제가 된다.

대마, 환각제, 아편계, 자극제사용장애는 생물학적, 심리적, 환경적 요인이 복합적으로 작용하는 만성적이고 재발 가능성이 높은 질환으로, 약물치료와 심리치료를 통합한 다학제적 접근이 필요하다. 이 장에서는 각 약물의 병리학적 특성과 효과적인 치료 전략을 논의하고, 이를 통해 약물사용장애로 고통받는 환자의 삶의 질을 향상시키기 위한 방안을 제시하고자 한다.

2. 본론

1) 대마사용장애의 약물치료

대마사용장애cannabis use disorder, CUD는 대마초 남용과 의존으로 인해 발생하며, 사용자의 신체적·정신적 건강에 심각한 영향을 미친다. 대마초는 전 세계적으로 가장 널리 사용되는 불법 약물로, 주성분인 테트라히드로칸나비놀THC이 중추신경계의 칸나비노이드 수용체CB1, CB2에 결합하여 작용한다. THC는 사용자가 이완감, 행복감, 그리고 지각적 변화를 경험하도록 하지만, 장기적인 사용은 내성과 의존을 유발하며, 중단 시 금단증상을 초래할 수 있다.

(1) 대마초의 병리학적 기전

THC는 중추신경계의 칸나비노이드 수용체CB1를 활성화하여 보상 경로에 강력한 영향을 미친다. CB1 수용체는 변연계, 해마, 전두엽, 그리고 기저핵에 주로 분포하며, 학습, 기억, 정서 조절 및 보상 회로와 관련이 있다. THC는 도파민 방출을 증가시켜 사용자가 즐거움을 느끼도록 하지만, 반복적인 THC 노출은 CB1 수용체의 적응적 변화를 유도한다. 이로 인해 수용체의 민감도가 낮아지고 내성이 발달하며, 사용자는 동일한 효과를 얻기 위해 더 높은 용량의 대마초를 사용하게 된다. 장기간 사용은 해마의 신경 활동을 억제하여 기억력 저하와 학습장애를 유발하며, 전두엽의 활동 변화는 주의력 및 의사결정 능력의 저하를 초래할 수 있다. 특히, 청소년기에 대마초를 사용할 경우, 뇌 발달에 중요한 시기에 신경 가소성을 손상시킬 가능성이 높아져 장기적인 인지적 및 정서적 결함을 초래할 위험이 있다.

(2) 금단증상과 중단의 어려움

대마 사용 중단 후 금단증상은 일반적으로 사용 중단 후 24~48시간 이내에 시작되며, 최대 1주에서 2주 동안 지속될 수 있다. 주요 금단증상으로는 불안, 과민성, 불면증, 식욕 감소, 두통, 발한 등이 있다. 이러한 증상은 중추신경계 칸나비노이드 시스템의 불균형과 관련이 있으며, 특히 도파민 및 글루타메이트 신경 전달의 이상으로 인해 증상이 심화될 수 있다. 금단증상은 사용자가 약물 재사용을 유도하는 주요 원인 중 하나이며, 약물치료는 금단증상을 완화하고 환자의 심리적 안정성을 높이는 데 중요한 역할을 한다.

(3) 약물치료 전략

대마사용장애의 약물치료는 금단증상 완화, 약물 갈망 감소, 그리고 재발 방지에 초점을 맞춘다.

① 칸나비노이드 기반 약물

- 나비론(nabilone): 나비론은 합성 THC 유사체로, 금단증상 완화 및 약물 갈망 감소에 효과적이다. 특히 불안, 불면증, 그리고 식욕 감소와 같은 증상을 개선하는 데 유용하다.
- 칸나비디올(CBD): CBD는 비환각성 칸나비노이드로, 중추신경계의 안정성을 높이고 약물 갈망을 줄인다. 또한, 불안과 스트레스를 완화하며, 신경 보호 효과를 제공한다. CBD는 대마초 남용으로 인한 신경 손상을 복구하는 데 중요한 역할을 한다.

② 비칸나비노이드 약물

- 부프로피온: 도파민 및 노르에피네프린 신경계를 조절하여 금단증상과 우울감을 완화한다.
- N-아세틸시스테인(NAC): NAC는 글루타메이트 시스템을 안정화하여 약물 갈망과 금단증상을 줄이고, 중추신경계의 구조적 회복을 지원한다.
- 미르타자핀: 이 약물은 세로토닌과 노르에피네프린 시스템을 조절하여 불안과 불면증을 완화하며, 특히 대마초사용장애로 인한 정서적 문제를 해결하는 데 유용하다.

(4) 심리치료와 통합적 접근

약물치료는 심리치료와 병행될 때 치료 효과가 극대화된다.

- 인지행동치료(CBT): CBT는 환자가 대마초 사용을 유발하는 촉발 요인을 분석하고 이를 대처하는 기술을 학습하도록 돕는다. 또한, 약물 사용과 관련된 부정적인 행동 패턴을 수정하고, 환자가 긍정적인 대처 전략을 개발하도록 지원한다.
- 동기강화치료(MET): MET는 환자가 자신의 약물 사용 문제를 인식하고, 치료 과정에 참여하도록 동기를 부여하는 데 효과적이다.
- 마인드풀니스 기반 치료: 스트레스 관리와 감정 조절을 위한 마인드풀니스 기반 치료는 대마사용장애 환자의 심리적 안정성을 높이는 데 유용하다.

(5) 신경조절 기술

신경조절 기술은 기존 약물치료에 반응하지 않는 환자들에게 새로운 가능성을 제공한다.

- 경두개 자기 자극법(rTMS): rTMS는 칸나비노이드 시스템과 관련된 중추신경계 신경망을 재조정하여 금단증상과 약물 갈망을 감소시키는 데 효과적이다. 이 기술은 대마사용장애 환자에서 임상적으로 긍정적인 결과를 보여주었다.
- 전기 경두개 자극(tDCS): tDCS는 대뇌 전두엽 피질의 활동을 조절하여 충동성과 약물 갈망을 억제한다. 이는 특히 약물 재발 위험이 높은 환자들에게 유용하다.

(6) 장기적 치료와 재발 방지

대마사용장애는 만성적이고 재발 가능성이 높은 특성을 가지므로, 장기적인 치료와 관리가 필수적이다.

- 지속적 심리 상담: 환자의 심리적 상태를 정기적으로 모니터링하고, 필요에 따라 치료 전략을 조정하는 것이 중요하다.
- 사회적 지원 프로그램: 가족 및 지역사회 기반의 지원은 환자의 심리적 안정성과 재활 성공률을 높이는 데 기여한다.
- 약물치료 유지: 약물치료는 단기적인 효과에 그치지 않고, 재발 방지와 장기적인 회복을 위한 중요한 기반을 제공한다.

2) 환각제사용장애의 약물치료

환각제사용장애는 LSD, 실로시빈, 메스칼린, 디메틸트립타민DMT 등의 환각제를 사용하는 동안 또는 사용 후에 나타나는 신체적, 정신적 문제를 포함한다. 환각제는 주로 세로토닌 5-HT2A 수용체를 활성화하여 지각적, 정서적, 인지적 변화를 유발하며, 이러한 효과는 종종 환각, 감각 왜곡, 또는 초월적인 경험으로 이어진다. 그러나 이러한 약물은 남용 시 급성 정신병적 증상, 지속적인 후유증성 환각 장애HPPD, 그리고 심리적 불안정을 유발할 가능성이 있다.

(1) 환각제의 신경생리학적 작용

환각제는 세로토닌 신경계와 뇌 네트워크의 기본 구조를 변경하는 방식으로 작용한다. 이 약물은 주로 뇌의 피질 영역에 위치한 5-HT2A 수용체를 활성화하여 신경 네트워크 간 연결성을 증가시킨다. 이러한 작용은 뇌의 기본 신경 네트워크default mode network, DMN의 비활성화를 유도하며, 이는 사용자가 자신에 대한 자각ego을 감소시키고, 보다 통합된 감각적 경험을 하게 한다. 환각제의 신경생리학적 효과는 긍정적 측면과 부정적 측면으로 나뉜다. 긍정적인 측면으로는 환각제 사용이 정서적 해소, 심리적 통찰, 그리고 강렬한 행복감을 유발할 수 있다는 점이 있다. 그러나 이러한 효과는 남용 시 불안, 공황, 정신적 혼란을 초래할 수 있으며, 특히 신경 발달이 진행 중인 젊은 성인에서는 심각한 심리적 불안정성을 유발할 수 있다.

(2) 환각제사용장애의 급성 증상 치료

환각제 사용 중 발생하는 급성 정신증상은 약물의 주요 부작용 중 하나로, 심리적 안정성을 크게 손상시킨다.

- 급성 불안 및 공황 상태: 환각제 사용 후 일부 사용자는 심한 공포감, 정서적 고통, 그리고 현실감 상실을 경험할 수 있다. 이러한 급성 상태는 주로 벤조디아제핀 계열 약물을 사용하여 관리된다.
- 디아제팜: 중추신경계를 억제하여 과도한 신경 활동을 안정화시킨다.
- 로라제팜: 신속하게 공황 상태를 완화하며, 급성 증상 관리에서 효과적이다.
- 급성 정신병적 증상: 환각제는 정신병적 증상을 유발할 가능성이 있으며, 이는 비정상적인 지각과 사고장애로 나타난다. 이러한 증상은 항정신병 약물을 통해 관리할 수 있다.
- 할로페리돌: 도파민 수용체를 차단하여 정신병적 증상을 완화한다.
- 올란자핀: 보다 넓은 작용 스펙트럼을 가지며, 환각 및 망상을 완화하는 데 사용된다.

(3) 지속적 후유증성 환각장애(HPPD) 치료

HPPD는 환각제 사용 후에도 지속적으로 나타나는 시각적 잔상, 감각 왜곡, 불안, 그리고 정서적 불안을 포함한다. HPPD는 환각제의 장기적 부작용 중 하나로, 환자의 일상생활에 심각한 영향을 미칠 수 있다.

① HPPD의 병리학적 기전

HPPD는 뇌의 감각 처리 네트워크에서의 비정상적인 신경 활동과 관련이 있는 것으로 보인다. 이는 시각 피질과 변연계의 상호작용에 이상이 발생하여, 정상적인 자극 처리와 억제가 손상된 결과로 나타난다.

② HPPD 치료를 위한 약물치료 전략

- 항우울제: SSRI (선택적 세로토닌 재흡수억제제)는 불안과 우울을 완화하며, 환자의 심리적 안정을 돕는다.
- 항정신병약물: 환각적 잔상 및 감각 왜곡을 줄이기 위해 사용된다.
- 진정제: 불안 및 과민성을 줄이는 데 효과적이며, HPPD의 증상을 완화한다.

(4) 실로시빈 기반 치료의 잠재성

최근 연구는 실로시빈과 같은 환각제 기반 약물이 통제된 환경에서 사용될 경우, 특정 정신 건강 상태에 긍정적인 효과를 미칠 수 있음을 보여주고 있다.

- 우울증 및 PTSD 치료: 실로시빈은 통제된 환경에서 우울증 및 PTSD 치료에서 뇌의 연결성을 개선하고, 정서적 안정과 치료적 통찰을 촉진한다.
- 통증 관리: 만성 통증을 겪는 환자에서 실로시빈은 통증 지각을 감소시키는 효과를 보인다.
- 통제된 사용의 중요성: 실로시빈은 신경가소성을 증가시켜 환자가 부정적인 심리적 상태를 극복하도록 돕는 데 유용하지만, 통제되지 않은 사용은 부작용을 유발할 수 있다.

(5) 심리사회적 치료와 재활 프로그램

환각제사용장애는 약물치료와 심리치료의 통합적 접근을 필요로 한다.

- 인지행동치료(CBT): 환자가 환각제 사용을 유발하는 촉발 요인을 식별하고, 이를 대처하는 기술을 학습하도록 돕는다.
- 동기강화치료(MET): 환자의 치료 동기를 강화하고, 장기적인 재활 성공 가능성을 높인다.
- 집단 치료: 집단 치료는 사회적 지원을 제공하며, 환자가 자신의 경험을 공유하고 공감받을 수 있는 기회를 제공한다.

3) 아편계사용장애의 약물치료

아편계사용장애는 전 세계적으로 가장 심각한 공중보건 문제 중 하나로, 아편계 약물의 강력한 진통 효과와 함께 남용 가능성 때문에 의존성과 중독의 위험이 매우 높다. 아편계 약물에는 의료적으로 사용되는 약물(모르핀, 펜타닐)과 불법 약물(헤로인 등)이 포함되며, 이 약물들은 모두 중추신경계의 μ-오피오이드 수용체를 활성화하여 진통과 행복감을 유발한다. 그러나 장기적 사용은 내성과 의존성을 초래하며, 금단증상은 극심한 신체적, 정신적 고통을 유발해 환자의 치료를 어렵게 만든다.

(1) 아편계사용장애의 병리학적 기전

아편계 약물은 중추신경계와 말초신경계의 오피오이드 수용체μ, κ, δ에 작용한다. 특히 μ-오피오이드 수용체는 보상 회로와 통증 조절에 관여하며, 아편계 약물은 이 수용체를 활성화하여 도파민 분비를 증가시킨다. 이는 사용자가 약물을 반복적으로 찾게 되는 주요 원인이다. 장기적 사용은 신경 적응neuroadaptation을 초래하여 내성과 의존성을 유발한다. 내성은 약물의 효과가 감소하여 더 높은 용량이 필요해지는 상태를 말하며, 이는 수용체의 민감도가 감소하거나 수용체의 수가 줄어드는 다운레귤레이션으로 설명된다. 의존성은 약물 중단 시 금단증상이 나타나는 상태로, 금단증상은 자율신경계 과활동(발한, 빈맥 등)과 심리적 불안감을 포함한다.

(2) 금단증상과 해독 치료

금단증상은 아편계 약물 중단 후 몇 시간 이내에 시작되며, 일반적으로 48~72시간 내에 가장 심각한 상태에 이른다. 주요 금단증상으로는 불안, 초조, 근육통, 발한, 복통, 설사, 구토, 발열 등이 있으며, 이는 사용자의 재발 가능성을 높이는 주요 원인이다.

해독 치료는 금단증상을 완화하고 안전한 약물 중단을 지원하는 데 초점을 맞춘다.

- 클로니딘: 자율신경계 과활동을 억제하여 발한, 빈맥, 초조 등의 증상을 완화한다. 이는 금단증상의 신체적 불편을 줄이는 데 매우 유용하다.
- 루프라졸린: 최근 연구에서 금단증상을 보다 효과적으로 억제할 수 있는 새로운 약물로 주목받고 있다.

(3) 유지 치료와 재발 방지

아편계사용장애는 만성적이고 재발 가능성이 높은 질환이므로, 해독 치료 후 유지 치료가 필수적이다. 유지 치료는 금단증상을 예방하고 약물 갈망을 줄이며, 환자가 정상적인 생활을 유지할 수 있도록 돕는다.

① 메타돈 치료

메타돈은 완전 μ-오피오이드 수용체 작용제로, 금단증상과 약물 갈망을 완화하며, 약물 대체 요법으로 널리 사용된다.

메타돈은 장기간에 걸쳐 천천히 감소시키며 투여할 수 있어, 환자가 점진적으로 약물 의존에서 벗어날 수 있도록 돕는다. 그러나 메타돈도 의존성을 유발할 수 있으므로, 적절한 의료적 감독이 필요하다.

② 부프레노르핀 치료

부프레노르핀은 부분 μ-오피오이드 수용체 작용제로, 메타돈과 유사한 효과를 제공하지만, 안전성이 더 높아 초기 치료 단계에서 선호된다. 부프레노르핀은 약물 과다복용 위험이 낮고, 유지 치료에서 효과적인 결과를 보인다. 부프레노르핀/날록손 복합 제형은 약물 남용 가능성을 줄이는 데 기여한다.

③ 날트렉손 치료

날트렉손은 μ-오피오이드 수용체 길항제로, 아편계 약물의 효과를 차단하여 환자의 재발을 방지한다. 날트렉손은 해독 치료 후 사용되며, 약물 사용의 심리적 보상을 차단하여 환자가 약물을 찾는 동기를 감소시킨다. 그러나 금단증상이 완전히 해결된 상태에서만 투여가 가능하다.

(4) 면역요법과 신경 보호제

① 아편 백신

아편계 백신은 약물이 혈액 내 항체와 결합하도록 유도하여, 약물이 뇌에 도달하는 것을 차단한다. 이는 약물의 생리적 효과를 차단함으로써 남용 가능성을 줄이는 데 유망한 접근법으로 평가받고 있다.

② 항염증제 및 항산화제

아편계약물사용은 중추신경계에 산화적 스트레스를 유발하여 신경 손상을 초래할 수 있다. 항염증제와 항산화제는 이러한 신경 손상을 복구하고, 뇌 기능 회복을 촉진하는 데 유용하다. 예를 들어, N-아세틸시스테인은 신경 보호 효과를 제공하며,

아편계사용장애 환자의 장기적 회복을 지원한다.

(5) 심리사회적 치료와 다학제적 접근

약물치료는 심리사회적 치료와 병행될 때 치료 효과가 극대화된다.

- 인지행동치료(CBT): 환자가 약물 사용을 유발하는 촉발 요인을 식별하고 이를 관리하는 기술을 학습하도록 돕는다.
- 동기강화치료(MET): 환자의 치료 참여를 유도하고, 재발 방지를 위한 내적 동기를 강화한다.
- 사회적 지원: 가족과 지역사회의 지원은 환자의 심리적 안정과 치료 지속성을 높이는 데 중요한 역할을 한다.

4) 자극제관련장애의 약물치료

자극제사용장애stimulant use disorder, SUD는 암페타민, 메틸페니데이트, 코카인, 메스암페타민 등의 자극제 약물을 장기간 사용함으로써 발생하는 의존성과 관련된 문제를 포함한다. 자극제는 중추신경계를 자극하여 도파민과 노르에피네프린 방출을 증가시키며, 이로 인해 강렬한 행복감과 에너지를 제공한다. 그러나 반복적이고 장기적인 사용은 뇌 보상 시스템과 신경 구조에 변화를 초래하여 의존성과 금단증상을 유발한다.

(1) 자극제의 작용 기전

자극제는 도파민 수송체DAT와 노르에피네프린 수송체NET를 차단하거나 역전시키는 방식으로 작용하여 도파민과 노르에피네프린 농도를 시냅스에서 증가시킨다. 코카인은 주로 도파민 재흡수를 억제하며, 메스암페타민은 도파민 방출을 직접적으로 촉진한다. 이러한 작용은 강력한 보상 효과를 유발하여 약물 사용에 대한 심리적 의존성을 강화한다. 자극제 사용의 반복은 도파민 신경 전달 체계에 변화를 초래하여 사용자가 더 높은 용량을 필요로 하게 되는 내성과, 약물 중단 시 무기력, 우울감, 피로 등 금단증상을 경험하는 의존성을 유발한다.

(2) 금단증상 관리

자극제 사용을 중단하면 환자는 금단증상으로 인해 약물을 재사용할 가능성이 높아진다. 주요 금단증상으로는 극심한 피로, 무기력, 우울감, 불안, 집중력 저하 등이 포함된다. 이는 중추신경계의 도파민 결핍 상태로 인해 발생한다. 금단증상 관리에서는 신경전달물질의 균형을 회복하고, 심리적 안정을 제공하는 약물이 사용된다.

- 모다피닐: 모다피닐은 자극제 사용 장애의 금단증상을 완화하고, 피로와 집중력 저하를 개선하는 데 효과적이다.
- 부프로피온: 부프로피온은 도파민 및 노르에피네프린 수송체를 조절하여 금단증상 완화와 약물 갈망 억제에 유용하다.
- 미르타자핀: 자극제 사용으로 인한 불면증과 불안을 완화하며, 심리적 안정성을 높이는 데 도움을 준다.

(3) 약물 갈망 억제 및 유지 치료

약물 갈망은 자극제사용장애의 주요 치료 도전 과제 중 하나이다. 약물 갈망은 중추신경계의 과도한 도파민 활동과 관련이 있으며, 이를 억제하기 위한 약물치료가 필수적이다.

- 토피라메이트: 토피라메이트는 글루타메이트 억제와 γ-아미노부티르산(GABA) 활성화를 통해 약물 갈망을 억제한다. 이는 특히 메스암페타민 의존 환자에서 긍정적인 결과를 보였다.
- SSRI와 SNRI: 선택적 세로토닌 재흡수 억제제(SSRI)와 세로토닌-노르에피네프린 재흡수 억제제(SNRI)는 자극제 사용으로 인한 우울증과 불안을 완화하며, 재발 방지에 기여한다.

(4) 신경조절 치료

자극제사용장애에서 신경조절 치료는 기존 약물치료를 보완하는 효과적인 방법으로 주목받고 있다.

- 경두개 자기 자극법(rTMS): rTMS는 전두엽 피질의 도파민 신경망을 조절하여 약물 갈망을 억제하고, 재발을 방지하는 데 효과적이다.
- 전기 경두개 자극(tDCS): tDCS는 중추신경계의 충동 조절과 보상 처리에 관여하는 전두엽 활동을 개선하여 약물 의존성을 줄인다.

(5) 심리치료와 통합적 관리

심리치료는 약물치료와 병행될 때 치료 효과가 극대화된다.

- 인지행동치료(CBT): CBT는 자극제 사용을 유발하는 촉발 요인을 분석하고, 환자가 이를 대처하는 기술을 학습하도록 돕는다.
- 동기강화치료(MET): MET는 환자의 내적 동기를 강화하여 치료 지속성을 높이고, 재발 가능성을 줄인다.
- 사회적 지원: 가족과 지역사회 기반의 지원은 환자의 심리적 안정성을 높이고, 재활 성공률을 향상시키는 데 중요한 역할을 한다.

(6) 재발 방지를 위한 장기적 전략

자극제사용장애는 만성적이고 재발 가능성이 높은 질환이므로, 치료 이후에도 지속적인 관리가 필수적이다.

- 장기적 심리 상담: 정기적인 심리 상담은 환자의 심리적 상태를 모니터링하고, 재발 위험을 줄이는 데 기여한다.
- 재활 프로그램: 직업 재활 및 사회적 통합을 지원하는 프로그램은 환자의 회복 과정에서 중요한 역할을 한다.

- 약물치료 유지: 약물치료는 단기적인 증상 관리뿐만 아니라, 장기적인 재발 방지와 삶의 질 향상을 위한 필수 요소이다.

3. 결론 및 향후 연구에 대한 제언

대마, 환각제, 아편계, 자극제와 같은 약물사용장애는 생물학적, 심리적, 사회적 요인이 복합적으로 작용하는 만성적이고 재발 가능성이 높은 질환이다. 이러한 약물사용장애는 약물의 생리학적 특성과 사용자의 개별적 특성, 환경적 요인에 따라 복잡한 양상으로 나타나며, 효과적인 치료를 위해 다학제적 접근이 필수적이다. 본 논의에서 각 약물 사용 장애의 약물치료 및 심리치료 방법을 다루었으며, 이는 기존 치료의 효과를 높이고 재발을 방지하기 위한 기반을 제공한다.

1) 약물치료의 중요성과 현재 한계

대마사용장애에서는 칸나비노이드 기반 약물과 비칸나비노이드 약물이 금단증상과 약물 갈망을 완화하는 데 중요한 역할을 한다. 그러나 기존 약물은 치료 초기 단계에서 주로 금단증상 완화에 초점을 맞추고 있어, 장기적인 재발 방지 효과는 제한적이다. 환각제사용장애에서는 급성 증상 관리와 지속적 후유증성 환각 장애HPPD의 치료가 중요하며, 실로시빈과 같은 약물의 치료적 잠재성이 새롭게 조명되고 있다. 그러나 이들 약물의 안전성과 효과를 입증하기 위한 대규모 임상 연구가 부족하다. 아편계사용장애의 경우 메타돈, 부프레노르핀, 날트렉손과 같은 약물이 주요 치료제로 사용되고 있지만, 이러한 약물들도 재발 방지를 위한 환자의 장기적인 동기 부여를 보장하기에는 한계가 있다. 자극제사용장애는 현재 약물치료 선택지가 제한적이며, 심리치료 중심의 개입이 주를 이루고 있다.

2) 향후 연구에 대한 제언

(1) 약물의 개인 맞춤형 치료 개발

향후 연구는 약물사용장애 치료에서 개인 맞춤형 접근을 강조할 필요가 있다. 유전자 분석과 신경 영상 기술을 활용하여 각 환자의 약물 반응성을 예측하고, 적절한 약물 및 용량을 설계하는 연구가 진행되어야 한다. 특히 대마사용장애의 경우, 칸나비노이드 수용체의 개인별 발현 차이를 고려한 맞춤형 약물 개발이 필요하다.

(2) 신경조절 기술의 확대

경두개 자기 자극법rTMS 및 전기 경두개 자극tDCS과 같은 신경조절 기술은 약물치료와 병행하여 금단증상 완화와 약물 갈망 억제에 긍정적인 영향을 미칠 수 있다. 이들 기술의 효능을 입증하기 위한 임상 시험이 더욱 확대되어야 하며, 특히 만성적 재발 위험이 높은 환자들에게 적용 가능한 표준 프로토콜이 개발될 필요가 있다.

(3) 실로시빈 및 환각제 기반 치료의 임상 연구

최근 실로시빈을 활용한 정신 건강 치료의 가능성이 대두되고 있다. 실로시빈은 우울증, PTSD, 불안장애 치료에서 긍정적인 결과를 보이고 있으나, 장기적인 안전성과 효능에 대한 연구는 아직 부족하다. 향후 연구에서는 실로시빈과 같은 약물이 통제된 환경에서 어떻게 안전하게 사용될 수 있는지, 그리고 이들이 약물사용장애의 치료에 있어 어떤 시너지 효과를 낼 수 있는지에 대한 심도 있는 탐구가 필요하다.

(4) 사회적 요인과 심리적 개입 강화

약물사용장애는 단순히 생물학적 기전만으로 설명될 수 없으며, 사회적 환경과 심리적 요인이 중요한 역할을 한다. 따라서 사회적 요인의 영향을 체계적으로 분석하고, 이를 치료 과정에 통합하는 연구가 요구된다. 또한, 심리치료 프로그램, 가족 기반 개입, 그리고 지역사회 지원을 통해 환자의 회복 과정을 지원하는 모델이 개발되어야 한다.

(5) 예방 프로그램 강화

약물사용장애를 예방하기 위한 전략은 치료만큼이나 중요하다. 특히 청소년과 같은 고위험군을 대상으로 한 예방 교육과 사회적 프로그램이 필요하며, 이와 관련된 연구와 평가가 이루어져야 한다. 예방 프로그램은 단순히 약물의 유해성을 경고하는 데 그치지 않고, 스트레스 관리 및 건강한 대처 방안을 제시하는 방향으로 설계되어야 한다.

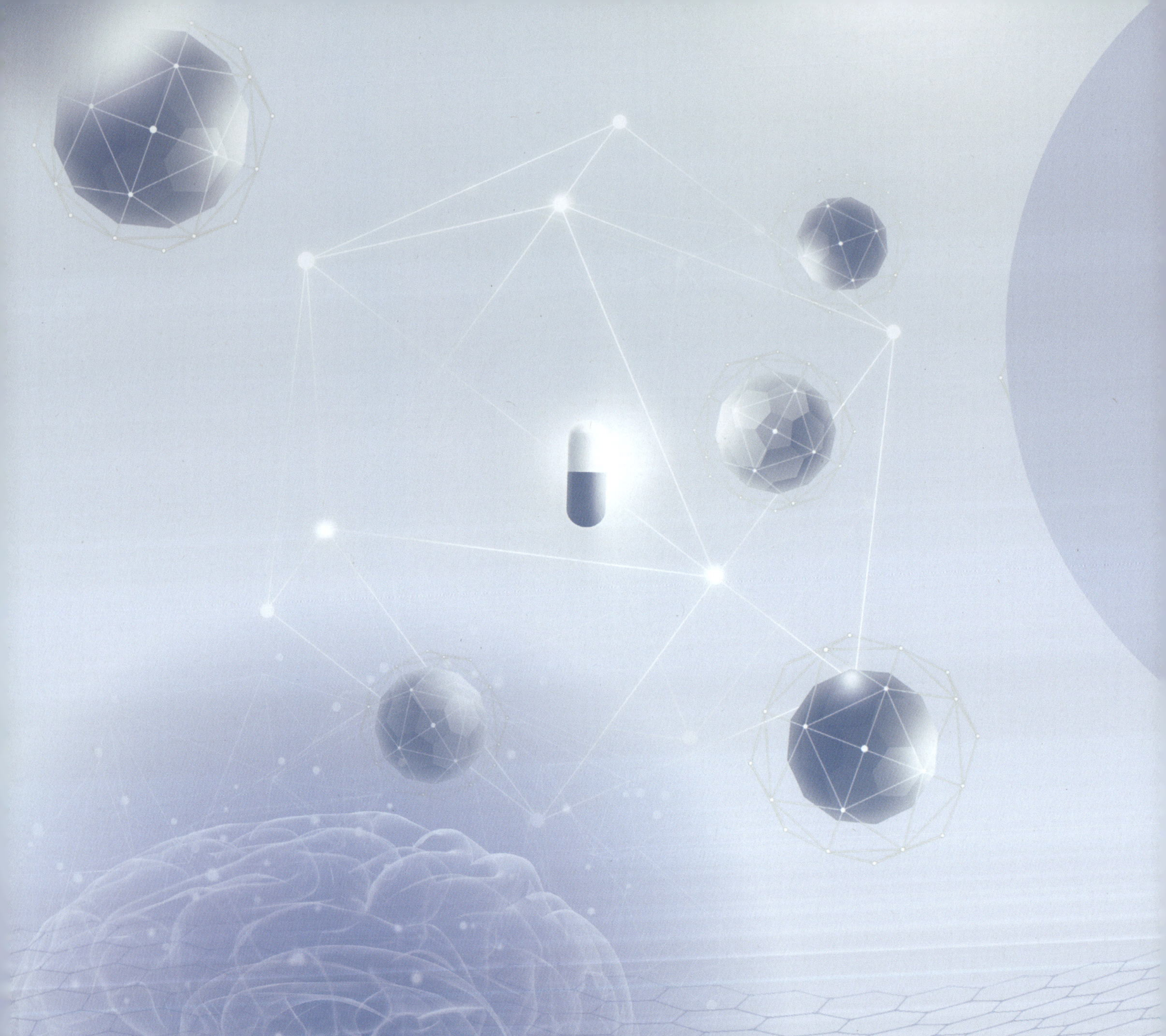

참고문헌 QR코드

전체 참고문헌은 해당 QR코드를 통해 대한정신약물학회 홈페이지에서 다운받으실 수 있습니다.

PART

8 신체증상 및 관련장애의 약물치료

신체증상 및 관련장애

Somatic symptom and related disorders

Chapter 34

◐ 홍정완 익산병원 정신건강의학과
◐ 이상열 원광대학교 의과대학 정신건강의학교실

신체화somatization는 심리적 문제를 신체증상으로 표현하는 것으로 정의한다. 언어적 의사소통이 불가능한 유아기의 일반적인 의사소통 형태인 신체화는 언어가 발달하면서 그 자리를 언어적 표현으로 대체한다. 신체화는 생물학적, 인지적, 정신 역동적, 문화적 요인이 그 출현과 유지에 깊은 관계가 있는 mind-body relationship의 대표적인 질환이다. 신체적 질병으로 설명할 수 없는 신체화 증상은 인류가 시작된 이래로 존재해왔다. 정신장애의 진단 및 통계 편람, 제5판Statistical Manual of Mental Disorders, 5th ed., DSM-5에서는 신체증상 및 관련장애somatic symptom and related disorders라 명명하였고, 정신건강의학과 이외의 타과 영역에서는 특발성 신체 증상idiopathic physical symptoms, IPS, 기능적 신체 증후군functional somatic syndrome, FSS, 의학적으로 설명할 수 없는 신체 증상medically unexplained physical symptoms, MUPS, painful physical symptoms (PSS), psychosomatic symptoms 등의 다양한 명칭으로 부르고 있다.

신체화 증상은 일차 진료의사를 방문하는 환자의 1/3 이상에서 흔히 호소하는 주 증상들이며, 정신건강의학과, 신경과, 소화기 내과, 순환기 내과, 류마티스 내과 의사들이 자주 만나게 되는 증상이다. 신체증상장애 환자들은 증상에 대한 검사 결과 특별한 이상 소견이 없기 때문에 지속적으로 검사를 요구하며 여러 의사들을 방문함으로써 많은 의료비용을 소모할 뿐 아니라 주요 정신장애와 유사한 기능 손상의 원인이 되기도 한다. 신체증상장애 환자에 대한 정신사회적 요인의 원인만 강조하는 경우, 환자에게는 적절한 치료가 제공되지 못하여 고통과 불만족을 주고 의사에게는 신체증상장애 환자가 고민스러운 환자로 인식된다. 몇몇 의사들은 신체증상장애 환자들을 경멸 섞인 단어들로 조롱하기도 하고, 환자들이 증상을 꾸며 낸다고 생각하기도 한다.

DSM-5의 신체증상 및 관련장애에는 신체증상장애, 질병불안장애, 전환장애, 기타 의학적 상태에 영향을 미치는 심리적 요인, 인위성장애, 달리 명시된 신체증상 및 관련장애, 그리고 명시되지 않는 신체증상 및 관련장애의 진단들이 포함된다. 이 중 가장 주요한 진단인 신체증상장애는 신체 증상에 대한 의학적 이상소견의 증거가 없다는 것에 집중하기보다는 고통스러운 신체증상들과 이러한 증상에 수반하는 비정상적인 사고, 느낌, 행동들을 중심으로 진단할 것을 강조한다. 일반 인구 중 신체증상장애 유병률은 5~7%이며, 20~25%의 환자들은 만성화되는 경향이 있다.

신체증상장애는 삶의 질 저하와 능력 상실을 초래하며 의료서비스 비용을 증가시킨다. 일반적으로 신체화 증상들은 기질적 병태생리로 설명할 수 없어, 그 원인이 정신사회적 스트레스에서 기인하였다고 추정되어왔다. 이러한 원인론적 설명에 맞추어 치료법도 인지행동치료, 마음챙김 명상치료 등의 정신사회적 방법을 사용하였다. 그러나 이러한 방법 중 어느 것도 그 자체만으로는 충분하지 않으며 여러 요소를 동시에 고려하여야 한다. 신체증상장애 환자를 치료하는 치료자는 한 가지 방법의 치료를 고집하기보다는 환자 개개인에게 잘 맞추어진 다양한 치료적 접근을 시도하는 것이 필요하며, 항우울제 등을 포함한 정신약물치료 또한 환자의 증상 호전 및 삶의 질을 개선할 수 있다는 다양한 연구 결과들도 있다.

이번 장에서는 정신약물치료법이 비교적 잘 연구된 신체증상장애에 대한 다양한 약물치료 방법을 소개하고자 한다.

1. 신체증상장애의 생물학적 발병 기전

시상하부-뇌하수체-부신 축hypothalamo pituitary adrenal axis, HPA은 스트레스 반응에 중요한 역할을 한다. 우울증에서 HPA

축이 더 활성화될 수 있지만, 신체화에는 코티솔저하증hypocortisolism이 있는 것으로 나타났다. 장기간의 스트레스 노출과 조절 T세포의 과도한 축적은 이러한 환자에서 HPA 축의 소진을 초래한다는 주장이 있다. 우울증과 통증은 유사한 생물학적 경로를 사용하며, 통증 경로의 주요 신경전달물질은 세로토닌과 노르아드레날린인 것으로 알려져 있다. 신체형장애에서 통증 점수와 5-hydroxy indol acetic acid (5-HIAA) 및 tryptophan 수치 사이에 음의 상관관계가 보고되었다. 스트레스와 염증 과정의 영향으로 인해 tryptophan 분해에 중요한 역할을 하는 효소의 활성이 증가하고, 신경보호효과neuroprotective effect가 있는 것으로 알려진 kyurenic acid의 감소 외에도 신경독성 효과neurotoxic effect가 있는 것으로 알려진 kynurenine 및 quinolinic acid 물질의 증가가 있다. 신체화 환자에서 혈장 tryptophan 수치가 낮고 kynurenine/kynurenic acid와 kynurenine/tryptophane 비율이 높다고 보고되었다.

진염증 과정proinflammatory processes은 신체화장애의 질병 행동, 비특이적 신체 증상의 증가 및 통증 자극에 대한 민감성에 중요한 역할을 할 수 있다고 주장되었다. 장기간 동안 스트레스에 노출된 개인의 전염증성 활성화와 전방 대상피질anterior cingulate cortex 활동 사이의 상관관계가 관찰되었다. 또한 주의력과 감정 사이의 다리 역할을 하는 전방 대상피질anterior cingulate cortex의 활동이 증가하면 원치 않는 자극과 신체 감각에 대한 민감도가 증가한다는 주장도 있다. 메타 분석 연구에 따르면, 신체화장애 환자에서 전운동 및 보조 운동 피질premotor and supplementary motor cortexes, 내측 전두엽 피질medial frontal gyrus, 전방 대상피질anterior cingulate cortex, insula 및 후방 대상피질posterior cingulate cortex의 5가지 신경 영역과 관련된 차이가 두드러졌다. 최근의 체계적 문헌고찰 연구에 따르면, 구조적 신경영상 연구의 결과를 바탕으로 신체형장애에 대한 명확한 결론에 도달하는 것은 어려운 것으로 보인다. 그럼에도 불구하고 인지 조절, 감정 조절 및 처리, 스트레스 및 신체-내장 지각과 관련된 뇌 네트워크에 변화가 있는 것으로 나타났다.

2. 신체증상장애에서 정신약물치료의 효과와 근거

약물치료는 환자의 고통과 증상의 심각도를 감소시키는 효과적인 방법이다. 비록 정신치료가 더욱 권장되고 있기는 하지만 약물치료는 신체증상장애 환자를 치료하는 임상 현장에서 가장 흔히 사용되는 치료 중재 방법이다. 신체증상장애 환자들 대부분은 불안장애와 우울장애를 동시에 가지고 있는 경우가 있으나, 공존하는 불안 및 우울장애의 부적절한 치료는 신체화 증상이 지속되는 요인이 된다. 때로는 신체화 증상이 기저의 불안 혹은 우울장애 자체의 신체적 표현일 수 있다.

선택적 세로토닌 재흡수 차단제selective serotonin reuptake inhibitor, SSRI와 세로토닌과 노르에피네프린 재흡수 차단제serotonin and norepinephrine reuptake inhibitor, SNRI는 모두 말초와 중추에서 신체증상장애에서 흔히 나타나는 신체증상의 지각이나 통증 지각을 감소시킨다. 졸리움과 식욕항진 같은 항우울제의 부작용은 수면장애와 식욕의 저하가 있는 환자에게 치료적 도움이 될 수 있다. 삼환계 항우울제tricyclic antidepressants, TCA, SSRI, SNRI, 항정신병약물 등이 신체증상장애에 통상적으로 사용되는 정신약물들이다.

여러 정신약물 중에서도 항우울제가 신체증상장애에 가장 많이 사용되고 있다. 신체증상장애에서 항우울제는 다양한 장점이 있다. 첫째, 항우울제는 원인에 상관없이 통증에 대한 진통효과가 있다. 둘째, 신체화 증상은 기저의 불안과 우울장애의 신체 증상일 수 있다. 다양한 정신장애 특히 항우울제에 반응하는 우울증에서 신체증상의 유병률이 높다. 또한 항우울제는 불안장애의 진단기준에 부합하지 않는다 할지라도 불안증상에 효과가 있다. 셋째, 신체화 증상은 자극에 대한 강화된 지각이고 항우울제가 중추와 말초 기전을 통하여 이에 대한 효과가 있다는 증거들이 있다.

3. 신체증상장애에서 정신약물치료의 방해 요인

신체증상장애에서 정신약물치료가 유용할 수 있으나, 정신약물치료를 시도하는 데 방해요인들이 있다. 첫째, 명백한 증거가 없음에도 불구하고 정신사회적 원인론이 과도하게 강조되고 있다. 임상 현장에서 신체화 증상의 원인을 정신사회적 원인으로 섣불리 추정하여 환자에게 설명하나 환자는 받아들이지 못하는 경우가 많다. 때로는 의사와 환자 사이에서 신체화 증상의 원인에 대하여 누가 옳은지 서로 논쟁하는 일도 나타나게 된다. 둘째, 정신치료를 모든 환자에게 제공하는 데 어려움이 많음에도 불구하고 신체증상장애에서 정신치료의 효과가 과도하게 강조되고 있다. 모든 신체증상장애 환자에게 정신치료가 제공될 수 없으며, 비용과 제한된 접근성 또한 고려되어야 한다. 정신약물치료는 신체증상장애에서 정신치료의 경쟁자가 아니며 다른 치료 방법으로서 인식되어야 한다. 셋째, 신체증상장애의 개념이 명료하지 못하고 기능적 신체 증후군과 경계가 모호하기 때문에, 신체증상장애 환자들이 정신건강의학과에서 적절히 치료받지 못하고 타과 의사 및 일차 진료의들의 부적절한 치료를 장기간 받고 있을 수 있다. 이런 경우 환자들은 신체증상장애에 대한 적절한 이해 없이 단순히 신체화 증상에 따른 어떤 특정 약물을 장기간 복용하고 있을 가능성이 있다. 예를 들면, 소화불량을 호소하며 소화제를 수개월 이상 복용하고 있거나, 원인 모를 통증으로 진통제를 지속적으로 복용하고 있을 수 있다. 그러다가 신체화 증상의 호전이 없는 경우 정신사회적 원인이 있을 수 있음을 강조하며 정신건강의학과 의사에게 의뢰할 수 있다. 이렇게 타과에서 의뢰된 신체증상장애 환자들을 치료하는 정신건강의학과 의사들도 정신사회적 원인만을 고려하여 정신약물치료를 시도하지 않으려 할 수 있다. 넷째, 정신건강의학과 의사를 포함한 전문가들 사이에서도 신체증상장애에 대한 정신약물을 포함한 의료적 모델을 적용하는 것에 대한 비합리적인 두려움이 있을 수 있다. 신체증상장애 환자에 대한 정신약물치료는 기존의 정신치료 등의 비약물적 치료를 시도한 이후에 마지막으로 시도하는 것으로 인식하고 있다. 다섯째, 신체증상장애 환자에 대한 정신약물치료의 효과에 대한 확신이 없고 부작용만 고려하는 경우가 많다. 또한 신체증상장애 환자들은 질병의 특성상 약물 부작용에 대해 매우 민감하여, 환자들은 정신약물치료의 가벼운 부작용을 질병의 증상으로 오인할 수 있다. 이러한 여러 가지 이유 때문에 신체증상장애에서 정신약물치료에 대한 과학적 증거들은 한정적이다.

1) 항우울제

항우울제는 신체증상 및 관련장애 치료에 가장 널리 사용되는 약물들이다. 그러나 그 작용 기전은 명확히 밝혀진 것이 없다. 신체증상장애를 호소하는 환자들에서 세로토닌(이하 5-HT)과 노르에피네프린(이하 NE) 활성을 조절하는 전전두엽에서 이상소견이 발견된다는 보고가 있고, 5-HT와 NE이 inhibitory descending pain pathway를 통해 진통효과를 나타낸다는 보고들이 있다. 항우울제는 이러한 기전들을 통하여 중추 및 말초신경계의 통증 조절에 관여하는 것으로 알려져 있다. 또한 항우울제들은 우울증, 불안장애 등의 공존 정신질환의 증상을 조절하여 신체증상장애를 호전시킨다는 보고도 있다. 이외에도 항우울제들이 염증작용을 촉진하는 pro-inflammatory cytokine의 발현을 줄여 신체화 증상을 조절한다는 보고도 있다.

신체증상 및 관련장애에서 정신약물치료 효과에 대한 연구는 주로 SSRI, SNRI에 대한 연구들 이 많았다. 개방 연구로는 nefazodone과 fluvoxamine의 효과에 대한 연구가 있다. 신체증상장애 환자에서 nefazodone 300 mg을 하루에 두 번 투여한 후 의미 있는 효과를 보였다는 연구 및 fluvoxamine 300 mg이 29명의 신체증상장애 환자에서 효과적이었다는 연구도 있었으나 연구 기간이 8주로 단기간이었고 연구 대상도 30명 미만의 소규모여서 일반화하기는 어려운 연구들이었다. 위약 비교 연구로는 TCA의 한 종류인 opipramol, SNRI인 venlafaxine, SSRI인 escitalopram과 fluoxetine이 신체증상장애에서 위약보다 효과가 있었다.

그러나 메타 분석에서는 이러한 항우울제의 효과가 명확히 드러나지 않는 한계가 있다. Cochrane review에 의하면 TCA는 신체화 증상의 정도 및 강도에 위약보다 효과적이지 못했고, 동반된 우울, 불안 등의 증상에도 효과가 없었으며, 삶의 질에도 영향을 미치지 못한 것으로 밝혀졌다. 새로운 항우울제인 SNRI, SSRI 등도 동반 우울증상과 삶의 질 향상에 위약보다 효과적이었으나, 신체화 증상의 강도 및 정도에는 효과가 적었다고 보고하였다.

2) 항경련제

항경련제는 일반적으로 통증에서 많이 사용되고 있으나 신체증상장애에서 유용성에 대한 연구는 극히 적다. topiramate가 신체증상장애에서 효과가 있다는 개방형 연구가 있다. 항경련제의 작용기전도 명확히 밝혀진 것은 없다. Neuropathic pain에 효과가 있다고 알려진 gabapentin과 pregabalin은 Ca+ channel 차단과 GABAnergic neurotransmission 조절을 통해 통증을 조절하는 것으로 알려져 있다.

3) 항정신병약물

신체증상장애에서 항정신병약물의 사용은 항정신병약물의 진통효과 때문이다. 항정신병약물의 진통효과는 opioid mechanism, serotonin 길항 작용 또는 alpa2 아드레날린 수용체 활성을 통해서 이루어질 것으로 추정되나 그 기전은 명확히 밝혀지지 않았다.

74명의 신체증상장애 환자에 대한 이중맹검위약대조교차연구에서 levosulpiride는 위약에 비하여 4주째부터 유의미한 신체화 증상의 호전을 보고하였다. 그러나 피험자 수가 적고 단기 연구이므로 일반화에 제한점이 있다.

4) 기타약물

실제 임상 현장에서는 항우울제, 항정신병약물, 항경련제 이외에도 베타 차단제, 벤조디아제핀, NSAID 등의 다양한 약물들이 사용되고 있으며, 이러한 약물들에 대한 체계적인 연구가 필요하다.

4. 정신약물치료의 차원적 접근

신체증상 및 관련장애에 관한 분류적 접근 방식은 한계가 있다. DSM-5에서는 감정, 인지 및 행동의 구성 요소들을 신체증상장애의 진단기준으로 통합하여 환자를 더욱 종합적이고 정확하게 진단할 수 있도록 하였다. 그러나 대부분의 의사들은 이러한 차원적 방식의 진단보다는 분류적 방식의 진단에 익숙하고, 치료적 접근 또한 분류적 방식을 사용하려 하는 경향이 있다. 즉 우울증에는 항우울제를 사용하는 것과 같이 특정 진단에는 특정 약물이 효과적일 것이라는 분류적 방식의 정신약물치료를 고집하려 한다. 신체증상 및 관련장애는 그 원인과 병태생리가 명확히 밝혀진 것이 없고, 환자가 호소하는 증상들도 매우 다양하다. 이러한 신체증상장애 환자들을 한두 개의 특정 약물만으로 치료하려는 접근 방식은 효율적이지 못하다.

신체증상 및 관련장애를 가진 환자들이 호소하는 증상들은 불안/공포, 슬픔/의기소침, 분노/공격성, 집착, 무감각, 충동성, 현실 왜곡, 사고의 혼란, 신체화, 각성 등의 다양한 차원으로 분류할 수 있고 정신약물학적 치료도 환자 개개인이 호소하는 각 차원적 증상에 맞추어 접근하는 것이 옳다는 주장도 있다. 같은 신체증상장애로 진단받은 환자들이라 하더라도 각 개인이 가진 정신병리와 서로 다른 증상의 차원을 고려하여 항우울제, 항불안제, 항경련제, 항정신병약물 등 다양한 정신약물을 적용한다면 환자의 증상호전 및 삶의 질 향상에 도움이 될 것이다.

5. 결론

신체화 증상은 매우 흔하며 심각한 기능 장애를 초래한다. 신체화 증상의 병리학적 증거가 없기 때문에 신체증상장애 환자들은 꾀병을 부리는 것으로 취급받기 쉽다. 현재의 정신약물치료법 중 신체증상 및 관련 장애의 치료에 효과적인 치료법으로 밝혀진 것은 없으나 항우울제가 가장 많이 사용되는 약물이다. 이외에도 항경련제, 항정신병약물 등이 사용되는 경우도 있으나 그 효과에 관한 체계적인 연구는 부족한 상황이다. 신체화 증상을 호소하는 환자들에게는 환자 개개인의 정신병리 및 주된 호소 증상에 맞는 개별화된 치료법을 제공하는 것도 하나의 대안이 될 수 있다.

통증장애

Pain disorder

Chapter 35

◐ **김선미** 중앙대학교 의과대학 정신건강의학교실
◐ **정종현** 가톨릭대학교 의과대학 정신건강의학교실

1. 개요

통증장애의 치료는 한 분야의 전문 의술만으로 다루기 어렵기 때문에 임상의들에게 도전이 되는 분야이다. 만성통증이 우울장애나 불안장애와 같은 정신질환과 함께 시기적으로나 증상의 심각도 측면에서 밀접한 연관을 가지고 동반되는 경우에는, 만성통증이 없는 정신질환의 치료법에 준한 개입을 우선적으로 시도해볼 수 있다. 하지만, 통증이 있는 경우 동반된 정신질환의 진단을 간과하게 되는 경우가 많고, 정신질환이 인식되면 오히려 통증 자체에 대한 충분한 치료가 이루어지지 않는 경우도 흔하므로 주의가 필요하다.

통증장애의 약물치료에서 가장 강조되는 몇 가지 원칙은 다음과 같다. 우선, 우울장애와 동반된 만성통증이면서 항우울제 약물치료에 좋은 치료반응을 보이는 경우, 항우울제의 최대치료 용량까지 사용한다. 진통제는 일반적으로 대부분의 통증장애 환자에게 도움이 되지 않으며, 만성통증에서 마약성 진통제는 사용하지 않는 것이 원칙이다. 또한, 장기간의 통증 치료를 받는 환자들에게서 물질사용장애가 자주 발생한다는 것에 주의한다. benzodiazepine 등의 항불안제는 통증장애에서 뚜렷한 효과가 없는 경우가 많으며, 오남용 및 부작용의 위험이 있으므로 사용하지 않는 것이 원칙이다.

이와 같은 기본적인 원칙을 바탕으로, 통증장애 치료를 위하여 다양한 약물치료를 시도해 볼 수 있다. 약물치료방법의 선택은 효과, 부작용, 공존질환, 타 약제와의 상호작용, 사용 편의성, 비용 및 환자의 선호도 등을 종합적으로 고려하여, 개개인에 맞게 이루어져야 한다. 이 장에서는 통증장애의 치료 약물의 종류와 약물치료 시 정신의학적으로 고려해야 할 사항들을 정리해보고자 한다.

2. 보조진통제

진통제는 일반적으로 대부분의 통증장애 환자에게 도움이 되지 않는 것으로 알려져 있으므로, 통증장애에서는 비마약성 진통제나 마약성진통제보다 보조진통제를 먼저 고려해볼 수 있다. 보조진통제에는 항우울제, 항경련제, benzodiazepine, 정신자극제, lithium, N-Methyl-D-Aspartate (NMDA) 수용체 길항제 및 근이완제 등이 포함된다. 보조진통제 중에서는 항우울제와 항경련제가 가장 많이 이용되며, 통증의 강도에 관계없이 어느 단계에서도 쓰일 수 있다. 통증장애 환자는 기존에 타과 진료 시 처방받은 진통제를 이미 복용하고 있는 경우도 많은데, 보조진통제를 병용하는 경우 기존 진통제의 용량을 줄여주면서 상승작용에 의해 이전과 동등하거나 더 큰 진통효과를 얻을 수 있다.

1) 항우울제

항우울제는 우울증이 없는 환자의 통증 치료에도 자주 사용된다. 항우울제는 신경병증(예: 포진 후 신경통, 당뇨병성 신경병증 및 뇌졸중 후 통증), 두통(긴장형두통, 편두통), 구강안면통증, 섬유근육통 및 기능성 위장 장애와 관련된 통증을 치료하는 데 유용할 수 있다. 삼환계 항우울제tricyclic antidepressants, TCA는 선택적세로토닌재흡수억제제selective serotonin reuptake inhibitors, SSRI와 동등하거나 더 큰 효과를 보이는 것으로 나타났다. 세로토닌노르에피네프린재흡수억제제serotonin and norepinephrine reuptake inhibitors, SNRI는 SSRI보다 진통 효과가 우수하면서도 부작용 측면에서는 TCA보다 안전하기 때문에 통증장애 치료약물에서 점차 가장 선호되고 있다.

표 35-1. 보조진통제의 종류 및 특성

분류	적용	처방 시 고려할 점
항우울제	당뇨병성 신경병증, 포진 후 신경통, 비정형 안면 통증, 만성 비암성 통증, 두통(긴장형두통, 편두통), 섬유근육통, 기능성 위장장애, 동반된 우울과 불안, 마약성 진통제와 병용 시 진통 효과 상승	SNRI는 SSRI보다 진통 효과가 우수하면서도 부작용 측면에서는 TCA보다 안전하기 때문에 통증장애 치료약물에서 가장 선호됨 TCA 처방 시 고혈압, 기립성 저혈압 및 부정맥 등의 심혈관계 부작용, 낙상, 과량 투여 시의 잠재적 치사율 등에 주의
항경련제	신경병증성 통증, 중추성 통증, 환상지 통증, 편두통, 암성 신경병증통증에 마약성 진통제와 병합투여	gabapentin과 pregabalin이 신경병증성 통증의 치료에 대한 강력한 근거 보유. 중추신경계 부작용(두통, 졸림, 어지러움)이 흔하여 저용량으로 시작하여 점차 증량. 약물상호작용에 주의
benzodiazepine	섬유근육통 등 근육경련과 연관된 통증, 환상지 통증, 하지불안증후군, 긴장형 두통, 삼차신경통 및 신경병증성 통증에 단기적 사용	장기간 사용시 의존성, 과도한 진정, 보행 불안정 및 기억 손상 등의 부작용
정신자극제	마약성 진통제의 효과를 증가, 마약성 진통제 사용 시 나타날 수 있는 진정작용, 불쾌감 및 인지기능 저하 감소 효과	남용/의존 위험성, 과자극, 식욕억제, 불면 등의 부작용
lithium	만성군발두통의 예방치료	삽화군발두통에는 비효과적. 대체제로서 칼슘통로차단제가 일차선택제
NMDA 수용체 길항제	ketamine: 마약성 진통제 불응성 통증 및 암성 신경병증통증	ketamine 부작용: 악몽, 환각, 섬망, 혈압상승, 맥박증가, 안구진탕, 구역, 구토, 침 분비 과다
근이완제	근육의 긴장 또는 손상으로 발생하는 급성통증 통증장애에서 근이완제의 장기 사용에 대한 유용성은 불분명. 단, 섬유근육통 환자에서 cyclobenzaprine 치료가 효과적이었다는 연구 결과	carisoprodol과 methocarbamol의 남용 가능성에 주의. baclofen 사용 중 정신병적 우울증 부작용 보고. 갑작스러운 baclofen 중단 시 섬망 발생 가능

SNRI: serotonin and norepinephrine reuptake inhibitors, SSRI: selective serotonin reuptake inhibitors, TCA: tricyclic antidepressants, NMDA: N-Methyl-D-Aspartate.

항우울제가 항우울 작용을 통해 통증을 감소시키는가, 아니면 독립적이고 직접적인 진통 작용을 갖는가에 대해서는 논란이 있었지만, 우울증이 없는 환자에서 항우울제의 진통 작용은 항우울효과와는 무관하게 독립적으로 나타난다는 주장이 받아들여지고 있다. 항우울제의 통증 완화 효과는 지속적으로 연구되고 있으며, 척추위supraspinal, 척추 및 말초의 여러 신경 경로가 복합적으로 관여하는 것으로 보인다. 특히 SNRI나 TCA와 같은 약물이 세로토닌과 노르에프네프린 경로를 통한 하행성 통증억제 시스템을 강화시켜주는 것이 진통효과의 주요 기전으로 여겨진다. 또한, 일부 항우울제는 마약성 진통제와 동시에 투여될 때, 그 진통 효과를 증가시킬 수 있다. 특히, 우울하지 않은 만성통증 환자에서 항우울제의 진통효과가 항우울효과에 비하여 더 빨리, 그리고 훨씬 낮은 용량에서 달성된다는 것이 입증되었다. 따라서, 우울증 유무와 관계없이 통증장애 환자에게 항우울제를 사용할 수 있다.

항우울제 종류를 선택할 때, 환자의 공존질환을 고려한다. 심장차단heart block, 부정맥, 또는 중증 심장 질환의 존재 시에는 TCA는 금기이다. 신기능 저하가 있는 경우에는 venlafaxine의 용량을 줄여야 하며, 기능 저하가 심각하다면 이 약제의 사용은 금기이다. 간 질환을 동반한 환자에서는 TCA가 뇌병증encephalopathy의 위험을 악화시킬 수 있음에 주의한다.

(1) 삼환계 항우울제(tricyclic antidepressants, TCA)

TCA는 여러 가지 항우울제 중 가장 오랜 기간 여러 종류의 통증을 치료하는 데 이용되어 왔다. 축적된 임상경험과 저렴한 비용이 TCA의 장점이라고 볼 수 있다. 연구 결과로 예를 들자면, 당뇨병성 신경병증과 대상포진 후 신경통과 관련된 통증의 치료에 대한 TCA와 항경련제의 효과를 비교한 무작위대조연구에서, TCA와 항경련제 모두 1/3의 환자에서 50% 이상의 통증 완화 효과를 보였다. 최근의 메타분석 연구에서도, TCA는 SNRI와 pregabalin 및 gabapentin 등의 항경련제와 함께 신경병증성 통증의 일차선택제로 권고된 바 있다.

보통 통증에 대한 TCA 효과를 검증하기 위한 여러 임상시험에서 사용된 TCA의 투여량은 통상적인 우울증 치료 용량보다 적었다(amitriptyline 25~100 mg 혹은 타 약제의 경우 동등한 용량). 그러나 일부 전문가들은 부작용에 주의하기만 한다면, TCA를 보다 더 높은 용량으로 투여하는 경우 몇몇 환자에서는 더 큰 치료적 이득을 볼 수 있다고 주장한다.

최상의 치료 효과를 얻기 위해서는 질병 초기부터 서둘러 치료를 시작해야 한다. 예를 들어, 대상포진 발진이 나타난 지 3개월 이내에 amitriptyline 치료를 시작한 경우, 추후 대상포진 후 신경통의 발생률이 감소한다는 연구 결과가 있다. 말초 및 중추 신경계의 주요 병태생리작용이 이미 시작된 후 TCA 약물을 투여할 경우, 진통효과가 제한적이거나 지연될 수 있다. 치료는 저용량으로 시작하여 3~7일의 간격으로 점차적으로 증량하는 것이 좋다. 통증 완화 효과가 부족한 경우, 부작용이 수반되지 않는 한 투여량을 점차 늘린다.

하지만 TCA의 심혈관계 및 항콜린성 부작용에 주의하여 투약해야 한다. TCA 투약 시 고혈압, 기립성 저혈압 및 부정맥 등의 심혈관계 부작용, 노인 환자에서의 낙상, 과량 투여 시의 잠재적 치사율 등의 부작용이 나타날 수 있다.

(2) 세로토닌노르에피네프린재흡수억제제(serotonin and norepinephrine reuptake inhibitors, SNRI)

SNRI에 속하는 venlafaxine과 duloxetine은 항우울제 중 우수한 진통효과를 가지며, TCA에 비하여 부작용이 적다는 이점이 있다. venlafaxine과 duloxetine은 동반된 우울증이 있는 경우와 없는 경우 모두에서 신경병증 및 섬유근육통의 통증완화에 효과가 있는 것으로 나타났다.

duloxetine은 당뇨병성 신경병증, 섬유근육통, 만성 근골격 통증의 치료에 대하여 미국 식품의약국FDA의 승인을 받았다. 국내에서 duloxetine은 당뇨병성 말초신경통증, 섬유근육통, 비스테로이드성 소염진통제NSAIDs에 반응이 적절하지 않은 골관절염 통증의 치료에 대한 적응증에 식약처 허가를 받았다. duloxetine은 20 mg/day의 저용량에서도 노르에피네프린 및 세로토닌에 대하여 동시에 영향을 미치는 것으로 나타났다. 이에 반해, venlafaxine은 저용량에서는 세로토닌에 대한 영향이 우세하며, 통증완화 효과를 얻으려면 통상적인 항우울 치료용량 수준의 투약이 필요하다. 당뇨병성 신경병증 환자를 대상으로 한 무작위대조연구에서 6주간의 venlafaxine 치료가 위약보다 우수한 통증 조절효과가 있었다. 이외의 통증장애에 대해서도 venlafaxine이 유용할 수 있지만, 아직 통증과 관련하여 미국 FDA 및 한국 식약처에 의한 적응증은 없는 상태이다.

그 외 milnacipran도 SNRI에 속하는데, 최근의 메타분석 연구에 따르면 milnacipran이 섬유근육통으로 인한 통증 치료에 일부 효과적이었다. 즉, 메타분석 결과, 30% 이상의 통증완화 효과를 본 환자들이 위약군에서는 약 30% 정도인데 비해, milnacipran 사용군에서는 약 40%였던 것으로 나타났다. milnacipran은 미국 FDA와 한국 식약처로부터 섬유근육통 치료에 승인을 받은 바 있다.

SNRI의 부작용으로는 오심, 구강건조, 신경과민, 변비, 졸음 등이 있다.

(3) 선택적세로토닌재흡수억제제 (selective serotonin reuptake inhibitors, SSRI)

SSRI를 통증장애 치료에 사용할 수 있다고 권고하는 문헌들이 있지만, 그 효과에 대해서는 TCA나 SNRI보다 하위에 있다고 보는 견해가 받아들여지고 있다. SSRI의 효과를 TCA와 간접적으로 비교한 메타분석 연구 결과, 통증을 포함한 신체화 증상에 대한 SSRI의 완화효과는 TCA에 비하여 낮은 것으로 나타났다. 제한적이긴 하지만, SSRI의 진통 효과를 긍정적으로 보고한 기존 연구들이 있다. 즉, 기존 연구에서 paroxetine과 citalopram이 당뇨병성 신경병증의 증상을 경감시키는데 효과적이고, fluoxetine은 섬유근육통에 유용하다고 보고하였다. 하지만, 신경병증 및 섬유근육통과 관련된 통증 완화에 대한 SSRI의 효능을 평가한 임상시험의 결과들은 서로 상충되는 경우가 많으며, TCA 혹은 SNRI와 같이 일관적으로 유의한 진통 효과를 보이지는 않는다.

2) 항경련제

항경련제는 1960년대부터 편두통뿐만 아니라 삼차신경통 및 환상지 통증 등 신경병증성 통증에서 효능을 입증해왔으며, 항우울제와 함께 통증장애 치료를 위한 가장 중요한 약물 중 하나로 여겨져 왔다. 그중 gabapentin과 pregabalin이 진통 효과에 대한 가장 강력한 학술적, 이론적 근거를 가지고 있다.

gabapentin은 미국 FDA에서 포진 후 신경통 치료에 대한 승인을 받았고, 한국 식약처에서 신경병증성 통증으로 적응증을 받았다. 이 두 가지 약물을 'gabapentinoids' 약물이라고 일컫는데, 뇌 여러 부위 및 척수의 표재성 배면각superficial dorsal horn에서 칼슘 통로의 α2δ-subunit 단백질에 선택적으로 결합하여, 신경전달을 조절한다. 이로 인해 통증을 일으키는 흥분성 신경전달물질의 방출이 억제되면서 진통효과를 얻게 된다. 그 외에도 항경련제의 진통효과는 다양한 기전을 갖는 것으로 여겨진다. 예를 들어, carbamazepine, lamotrigine 및 oxcarbazepine은 전압-의존성 나트륨 통로의 억제를 통하여, 일차성 구심성 섬유의 말초신경전달을 지연시키고, 중추신경계에 전달되는 통증 정보를 약화시키는 효과가 있는 것으로 여겨진다.

pregabalin은 신경병증성 통증, 포진 후 신경통, 섬유근육통, 당뇨병성 말초신경병증에 미국 FDA 승인을 받았으며, 국내에서는 신경병증성 통증 및 섬유근육통에 적응증을 받았다. 'gabapentinoids' 약물은 섬유근육통 환자에서 일부 효과를 보이지만, 주로 신경병증성 통증에 유효한 것으로 알려져 있으며, 비신경병증성 만성 통증 환자에게는 효과가 제한적인 것으로 보고되고 있다.

carbamazepine은 삼차신경통 치료에 대하여 미국 FDA와 한국 식약처 허가를 받았다. topiramate는 편두통의 예방치료에 미국 FDA와 한국 식약처 허가를 받았다. sodium valproate는 편두통의 예방치료에 미국 FDA 승인을 받았지만, 아직 국내 식약처 승인은 받지 않은 상태이다. levetiracetam은 만성 신경병증성 통증에는 효과가 없으나 sumatriptan과 병합요법 시 삼차신경통에 유용할 수 있다. 또한 편두통 예방 시 sodium valproate의 효과와 동등하며 두통의 빈도와 심각도를 감소시킨다고 알려져 있다. 그 외에도 lamotrigine, oxcarbazepine 및 tiagabine 등과 같은 항경련제들은 아직 진통 효과에 대한 근거가 충분히 축적되지는 않았지만 보조진통제로서의 가능성을 지니며, 일부 오래된 항경련제보다 더 큰 내약성을 지닌다는 장점이 있다.

항경련제와 항우울제는 작용기전이 서로 다르기 때문에, 항우울제를 충분히 사용했음에도 불구하고 지속적인 통증이 있거나 항우울제 사용이 불가능한 환자에게 항경련제가 실용적인 대안이 될 수 있다. 혹은, 작용기전이 상호보완이 가능하다는 점을 이용하여 항우울제와 항경련제의 병용요법 또한 시도할 수 있다. 병용요법 시 항우울제나 항경련제 중 한 가지 약제를 혹은 두 약제 모두를 보다 낮은 용량을 사용해도 효과를 보는 경우가 있어, 부작용을 유발하는 투여량을 피할 수 있다는 장점도 있다. 한편, 항경련제는 기분안정 효과가 있어 통증을 동반한 양극성장애 환자에게 이상적일 수 있다.

대부분의 타 정신약물과 마찬가지로 항경련제의 투여 용량은 저용량으로 시작해서 점진적으로 증가시켜야 하며, 부작용 및 이상반응이 있는지 모니터링해야 한다. 통증치료에 쓰이는 용량은 항경련 효과를 위해 일반적으로 사용하는 용량과 유사하다.

특정 내과적 공존질환을 가진 경우, 항경련제의 사용이 제한될 수 있다. 신장기능의 저하가 있는 경우 carbamazepine, oxcarbazepine, gabapentin, pregabalin 및 topiramate의 용량을 줄여야 하며, 증상이 심각하면 이들 약물의 사용은 금기이다. 간 질환이 있는 환자에서는 carbamazepine, oxcarbazepine 및 lamotrigine의 용량을 줄여야 한다.

항경련제의 공통적인 부작용으로는 진정작용, 피로, 위장장애 및 운동성 부작용(예: 진전, 운동실조 및 안구진탕 등) 등이 있다. levetiracetam은 진정, 허약감, 감정기복 악화 및 정신병 유사증상을 나타낼 수 있다. carbamazepine과 lamotrigine 사용 시 피발진과 Stevens-Johnson 증후군이 발생할 수 있으므로 주의한다. 항경련제는 alcohol, benzodiazepine, 혹은 barbiturate와 병용할 때 진정효과를 가중시킬 수 있다. carbamazepine, oxcarbazepine, phenytoin 및 topiramate는 피임약의 효능을 감소시켜 원치 않는 임신의 위험을 높일 수 있다. 또한 임신 중 carbamazepine, valproate 및 phenytoin의 사용은 태아기형을 일으킬 수 있다.

항경련제 중 gabapentin과 pregabalin은 아편계사용장애 환자 등 약물 남용 고위험군에서 남용 및 의존 가능성이 있다는 보고가 증가하고 있다. 따라서 이러한 약물 처방 시 과거 약물 관련 병력을 신중하게 평가하고, 오용의 징후를 면밀히 관찰하는 것이 중요하다.

3) 항불안제

(1) benzodiazepine

benzodiazepine의 단기 사용은 섬유근육통 등 근육경련과 연관된 통증, 환상지 통증, 하지불안증후군, 긴장형두통, 삼차신경통 및 신경병증성 통증 등의 완화에 사용되어 왔다..

하지만 장기간의 benzodiazepine 사용은 역효과를 나을 수 있다. 미국에서 3차 의료기관의 통증 클리닉에 의뢰된 만성통증 환자에 대한 연구를 시행한 결과, 장기간의 benzodiazepine 사용은 낮은 활동 수준, 높은 외래진료 이용률 및 높은 일상생활 기능장애의 예측 인자였다. 또한, GABA 수용체 시스템을 통해 작용하는 benzodiazepine은 세로토닌 신경전달물질 방출에 영향을 주어 opioid의 진통작용을 약화시킬 수 있다. 또한 장기간의 benzodiazepine 사용은 의존성, 과도한 진정, 보행 불안정 및 기억 손상 등의 부작용이 있기 때문에 주의해야 한다.

(2) buspirone

buspirone은 통증에 동반되는 불안을 치료하는 데 유용할 수 있다. 하지만, buspirone의 직접적인 통증 완화 효과는 입증되지 않았다.

4) 정신자극제

통증 관리에서 정신자극제의 사용은 다른 진통제의 효과 증대 및 부작용 완화라는 크게 두 가지의 목적을 가진다. 그 작용기전은 불분명하지만, 마약성 진통제의 효과를 증가시키기 위해 dextroamphetamine, methylphenidate 등의 정신자극제가 사용되어왔다. 일부 환자에서는 SSRI의 보조제로 amphetamine을 사용하는 경우 통증 조절에 도움이 된다는 연구 결과도 있다. 또한, 정신자극제는 마약성 진통제 사용 시 나타날 수 있는 진정작용, 불쾌감 및 인지기능 저하 등의 부작용을 감소시키기 위해 사용된다.

그러나 정신자극제는 과자극(예: 불안, 불면증), 식욕억제, 착란 및 편집증 등의 부작용이 있으므로 사용에 주의해야 한다. 과다 투여 시 부정맥, 발작, 환각, 정신착란 및 사망이 발생할 수 있으므로, 투여량을 신중하게 모니터링해야 한다. 정신자극제 처방 금기대상으로는 녹내장, 잘 조절되지 않는 고혈압, 부정맥 및 심혈관 질환, 식욕 부진, 경련장애 및 갑상선기능항진증 등이 포함된다. 남용의 위험성이 있기 때문에, 물질사용장애 병력이 있는 환자에게 처방할 때는 주의해야 한다.

5) lithium

lithium은 만성군발두통chronic cluster headache (이틀에 1번에서 하루 8번 사이의 군발발작 빈도, 12개월 내 지속적 관해기가 1개월 미만인 군발두통)의 예방치료에 사용되어왔는데, 군발두통에 대하여 이 약물의 효과가 어떻게 나타나는지 그 작용기전은 거의 알려지지 않았다. 그러나 lithium은 삽화군발두통episodic cluster headache(관해기가 1개월 이상인 군발두통)의 예방에는 효과적이지 못하다고 알려져 있으며, 칼슘통로차단제(예: verapamil)가 삽화 및 만성군발두통의 예방치료에서 일차선택약이다.

6) N-Methyl-D-Aspartate (NMDA) 수용체 길항제

작용기전이 아직 완전히 밝혀지지는 않았고, 효과에 대해서도 아직 논란의 여지가 있지만, dextromethorphan, ketamine, memantine, amantadine 등과 같은 NMDA 수용체 길항제가 신경병증, 만성 환상지 통증, 섬유근육통 및 척수 손상과 관련된 통증을 포함하는 만성통증을 완화시킨다는 몇몇 연구 결과들이 있다.

그중 NMDA 수용체의 비경쟁적 길항제인 ketamine은 수술, 검사 및 외과적 처치 시의 전신마취 용도로 승인을 받은 약물이지만, 통증 치료에도 널리 쓰여왔다. ketamine은 수술 및 외상 후의 통증을 줄이고, 마약성 진통제 사용량을 감소시킨다고 알려져 있다. 그리고 마약성 진통제 내성, 급성 통각과민증acute hyperalgesia 및 신경병증성 통증 치료에서 사용되어 왔다. 또한 암성 통증 및 비암성 통증 모두에서 만성통증 관리에 쓰인다. 국내에서 국립암센터가 발행한 암성통증관리지침 권고안 6판에 따르면, ketamine을 마약성 진통제 불응성 통증 및 암성 신경병증성 통증에 투여할 것을 권고하고 있다. ketamine의 부작용으로는 악몽, 환각, 섬망, 혈압상승, 맥박증가, 안구진탕, 구역, 구토 및 침 분비 과다 등이 있다. 그 외 다른 NMDA 길항제들도 진정 작용, 구강 건조, 두통 및 변비 등의 부작용이 있다.

7) 근이완제

일반적으로 근이완제(진경제)는 허리 통증과 같이 근육의 긴장 또는 손상으로 발생하는 급성통증에 사용된다. 이 계통으로 분류되는 약물들로는 대표적 근이완제인 dantrolene, GABA B 작용제인 baclofen, GABA A 작용제인 diazepam, α2 adrenergic 작용제인 tizanidine, 그리고 여러 시냅스의 반사 작용을 억제하는 것으로 여겨지는 carisoprodol, cyclobenzaprine, methocarbamol, orphenadrine 등의 중추신경 작용제들이 있다. 대부분의 근이완제는 경련(baclofen, dantrolene 및 tizanidine) 또는 근골격계 질환에 수반하는 동통성 연축의 완화(carisoprodol, chlorzoxazone, cyclobenzaprine, metaxalone, methocarbamol 및 orphenadrine)를 위한 치료제이다. 동통성 근골격계 질환에는 요배통증(허리, 등 통증), 경견완증후군(목, 어깨, 팔 증후군), 견관절(어깨관절)주위염, 변형성 척추증 등의 질환이 포함된다.

현재까지 대부분의 근이완제에 대한 임상연구는 만성통증보다는 급성통증의 치료에 초점을 맞춰왔고, 통증장애에서 근이완제의 장기 사용에 대한 유용성은 불분명하다. 이 중 cyclobenzaprine은 근골격계 질환에서 가장 잘 연구된 근이완제인데, 섬유근육통 환자에서 cyclobenzaprine 치료가 효과적이었다는 메타분석 연구 결과가 있다.

현재까지의 연구에서는 여러 근이완제들 간 효과, 이상반응, 안전성, 그리고 의존성에 차이가 없다고 보고되었다. 다만, carisoprodol과 methocarbamol은 남용 가능성이 있을 수 있으며, 이들 근이완제의 갑작스러운 중단은 복부 경련, 불면, 오심, 두통 및 불안 등의 금단증상을 유발할 수 있다. 또한 baclofen 사용 중 정신병적 우울증과 같은 심각한 부작용이 보고되었으며, 갑자기 baclofen을 중단할 경우 섬망이 발생할 수도 있으므로 주의한다. 여러 근이완제들의 공통적인 부작용으로는 진정과 항콜린성 효과가 있다. 알코올, 진정수면제, benzodiazepine 또는 barbiturates와 같은 다른 약제와 병용하면 진정작용이 가중될 수 있다. 또한, 근이완제를 TCA와 병용투여하면 항콜린성 독성을 증가시킬 수 있으며, 특히 cyclobenzaprine과 TCA 병용 시에는 더욱 유의해야 한다. cyclobenzaprine과 모노아민산화효소억제제(monoamine oxidase inhibitors, MAO억제제)의 조합은 고열을 포함한 독성 반응을 일으킬 수 있다.

8) 비정형 항정신병약물

통증에 대한 비정형 항정신병약물의 치료 효과에 관한 연구는 아직 불충분하다. 최근의 체계적 검토 연구에 따르면, olanzapine과 quetiapine의 진통 작용에 대한 기존 연구가 11개와 6개로 가장 많았다. 그중 olanzapine은 섬유근육통과 두통/편두통에서 아직은 예비적이긴 하지만 비교적 일관된 효능을 보였다. quetiapine 관련 여러 연구에서는 그 진통효과를 입증하지 못했거나 연구 설계가 미흡하였다.

3. 비마약성 진통제

1) 비스테로이드성 소염진통제 (nonsteroidal anti-inflammatory drug, NSAID)

NSAID는 경도에서 중등도의 급성 및 만성 통증과 만성 염증 관리를 위해 광범위하게 사용되고 있다. aspirin를 포함한 NSAID는 프로스타글란딘prostaglandin의 생성 억제를 통하여 작용하며, 프로스타글란딘은 주로 생리작용을 담당하는 cyclo-oxygenase-1 (COX-1)과 염증반응을 매개하는 cyclooxygen-ase-2 (COX-2) 효소로 생성된다. NSAID는 이들 효소에 대한 선택성에 따라 비선택적 NSAID와 COX-2 선택적 NSAID (COX-2 길항제)로 구분된다. NSAID는 항염증, 진통 및 해열의 3가지 약리학적 효과를 가지며, 비선택적 NSAID와 COX-2 길항제의 소염 및 진통효과는 비슷하다.

비선택적 NSAID의 가장 큰 문제점은 COX-1의 억제로 인하여 위장관계에 미치는 위궤양 및 위출혈 등의 부작용이며, COX-2 길항제는 비선택적 NSAID에 비하여 위장관계 부작용이 덜한 장점이 있다. 하지만 COX-2 길항제에서 심혈관계 위험성이 높은 것으로 보고되고 있는데, COX-2 길항제의 선택성의 정도에 따라 차이가 있다. 또한 COX-2 길항제의 장기적인 사용 또한 위장관 출혈 및 천공 등 심각한 위장관계 부작용을 초래한다. 위궤양, 신기능 저하, 천식 등이 있는 환자나 혈액응고장애 및 혈소판 감소증 등 출혈 경향성이 큰 환자에서는 기존 질환을 악화시킬 수 있으므로 NSAID 사용을 피한다.

2) acetaminophen

acetaminophen의 정확한 작용기전은 분명하지 않지만 프로스타글란딘 합성의 약한 억제제로 생각된다. acetaminophen은 NSAID와 유사한 진통 및 해열 효과를 나타내지만, 특정 항염증효과는 없다. acetaminophen은 NSAID보다 약간 약한 진통제로 볼 수 있으며, 보다 유리한 안전성 프로파일과 저렴한 비용으로 인해 일차선택약으로 널리 쓰인다. 단, acetaminophen 복용량이 일일 최대 용량 4,000 mg을 초과할 경우 간 손상을 일으킬 수 있으므로 주의한다. 또한, nefazodone, chlorzoxazon 및 alcohol과 같이 간독성의 위험성을 증가시킬 수 있는 다른 약물과 함께 투약하거나, 알코올사용장애 혹은 간질환 환자에게 투약할 경우 주의를 요한다.

3) tramadol

tramadol은 약물이 가지는 약한 아편계 작용 기전 때문에 문헌에 따라 비마약성 진통제로 분류되기도 하고, 마약성 진통제로 분류되기도 한다. tramadol은 경증부터 중등도의 급성 및 만성 통증의 치료에 유용하며, 두 가지 약리학적 기전을 가지고 있다는 점에서 독특한 약물이다. 즉, tramadol은 약한 아편계 작용제이자 노르에피네프린과 세로토닌의 재흡수억제제라는 두 가지 기전을 가진다. tramadol을 사용할 때 주의해야 할 경우는 경련(특히 경련장애 환자에서 주의), 두부 외상, 알코올 금단, 세로토닌 증후군이 포함되며, 특히 세로토닌성 항우울제 또는 MAO억제제와 병용 투여 시 유의한다. 신체적 의존성은 비교적 약하지만, 약물 중단 시 tramadol 갈망의 정신적 의존증상을 보고할 수 있으므로, 특히 기존에 약물사용장애 혹은 알코올사용장애의 과거력이 있는 환자의 경우 주의한다.

4. 마약성 진통제(opioid analgesics, opioids)

1) 효과

마약성 진통제는 중등도 이상의 급성 통증 및 암성 통증 치료에 주로 권장되며, 중등도에서 중증의 비암성 통증의 관리에도 점점 더 많이 사용되고 있다. 이들 약제는 mu, kappa 혹은 delta opioid 수용체를 자극하여, 말초신경계 및 중추신경계에서 통증 전달을 억제한다.

만성통증에서 마약성 진통제 처방에 관한 미국의 Centers for Disease Control and Prevention (CDC) 진료지침의 내용을 살펴보면 다음과 같다. 우선, 가장 중요한 점은 만성통증 치료를 위해서는 비마약성 진통제 치료를 선호한다는 것이다. 마약성 진통제는 환자의 통증과 기능에 대한 이득이 위험을 능가할 것으로 기대되는 경우에 제한하여 사용해야 한다. 마약성 진통제를 시작하기 전에 임상의는 환자와 함께 치료 목표를 수립하고, 이득이 위험보다 크지 않은 경우 어떻게 마약성 진통제를 중단해야 하는지도 고려해야 한다. 마약성 진통제를 사용하는 경우, 임상의는 최소 유효 복용량을 처방하고, 하루 50 mg morphine milligram 당량(equivalents, Eq) 이상으로 투약량을 늘릴 것을 고려할 때는 그 이득과 위험을 신중히 재평가해야 한다. 또한 가능한 한 마약성 진통제와 benzodiazepine을 병용하는 것을 피해야 한다. 임상의는 3개월에 한번 이상의 빈도로 환자와 마약성 진통제 치료를 지속할 때의 이득과 위험을 검토하고, 고위험 조합이나 용량에 대해 약물 처방 내역을 검토해야 한다. 아편계사용장애 환자의 경우, buprenorphine이나 methadone을 이용한 약물보조요법과 같은 근거기반의 치료를 제공해야 한다.

만성 비암성 통증에 대한 마약성 진통제 효과에 대한 메타분석 연구 결과에 따르면, 위약과 비교했을 때 마약성 진통제는 통증에 대해서는 중등도의 효과크기를 보였고, 기능적 결과에 대해서는 경도의 효과크기를 보였다. 마약성 진통제와 다른 진통제의 효과를 비교한 8개의 임상연구를 따로 분석한 결과, 마약성 진통제는 비마약성 진통제와 비교했을 때 진통 효과에 유의한 차이가 없었으며, 그 차이가 미미하긴 했지만 기능적 결과는 비마약성 진통제에 비하여 통계적으로 유의하게 더 나빴다.

2) 부작용 및 약물상호작용

만성통증에 대한 마약성 진통제 치료의 부작용으로 오심, 변비, 졸음, 어지럼증, 구토 등이 보고된 바 있다. 성선기능저하증, 발기부전, 무월경과 같은 내분비 이상 또한 생길 수 있다. 일부 환자에서는 마약성 진통제에 의해 유발된 통각과민증이 발생할 수 있으며, 이는 통각억제-통각촉진 시스템 간의 균형이 마약성 진통제 노출 후에 깨지면서 통증에 대한 취약성이 높아지는 현상이다.

마약성 진통제와 다른 정신신경계 약물이 동시에 투여되는 경우, 약물상호작용에 주의하여야 한다. benzodiazepine, 삼환계 항우울제, 또는 기타 진정수면제와 병용투여 시 과도한 진정이 나타날 수 있어, 병용투여 약물의 조정이 필요할 수 있다. carbamazepine이나 phenytoin과 마약성 진통제를 병용 투여하는 경우, 마약성 진통제 대사를 증가시켜 진통 효과가 감소할 수 있으며, 금단 증상을 유발하는 경우도 있다. venlafaxine이나 mirtazapine과 같은 일부 항우울제는 마약성 진통제와 동시에 투여될 때 그 진통 효과를 증가시킬 수 있다고 알려져 있지만, paroxetine은 codeine이 morphine으로 전환되는 과정의 대사를 방해하여, 진통 효과를 감소시킬 수 있다. meperidine과 MAO 억제제를 함께 투여하면 세로토닌 증후군을 유발하여 치명적일 수 있으므로 주의해야 한다.

3) 의존성

임상의들은 중독에 대한 우려로 인하여 통증을 보다 덜 적극적으로 관리하게 될 수 있다. 하지만 말기질환 환자의 통증관리 시에는 중독에 대하여 지나치게 우려할 필요는 없다. 급성 통증이나 암성 통증 치료 중에 마약성 진통제에 대한 중독이 발생하는 경우는 거의 없으며, 물질사용장애의 과거력이나 가족력이 없는 환자, 기존의 정신병리가 없는 환자에서는 특히 드물다고 알려져 있다.

하지만, 만성 비암성 통증에 대한 장기간의 마약성 진통제 치료를 할 때는 중독에 대한 우려가 커진다. 정신건강의학과 의사는 타과로부터 아편계사용장애 환자의 치료에 대한 자문을 의뢰받는 경우가 종종 있다. 물질사용장애는 환자가 마약성 진통제 복용을 통하여 심리적 안정을 얻으려 하는 등, 통증 조절 이외의 효과를 얻고자 할 때 의심할 수 있다. 진통제에 중독된 환자는 약물 복용량에 대한 통제력을 상실하고, 약물로 인하여 일상생활기능 및 대인관계에 문제가 있음에도 불구하고 약물을 강박적으로 사용하게 된다. 만성통증 환자에서 아편계사용장애가 동반될 위험요인으로는 젊은 연령, 남성, 과거의 알코올 또는 코카인 남용, 이전의 약물관련 범죄 경력, 기존의 정신질환, 다발성 통증 및 교통사고 후의 통증 등이 있다.

만성통증 환자에서 마약성 진통제 치료를 시작하거나 용량을 증량할 때, 서면 동의서를 작성하는 것이 도움이 될 수 있다. 마약성 진통제 치료의 위험과 이익에 대한 정보를 제공하고, 약물 처방 중에 지켜야 할 사항들을 설명한 뒤 환자의 서명을 받는다. 중요한 합의 사항들은 약물 투약 빈도를 지킬 것, 처방전 분실 또는 도난 시에는 재처방이 불가능하다는 것, 안전한 보관 의무를 다할 것, 단일 의료진에게서만 마약성 진통제의 처방을 받을 것, 소변검사를 통한 모니터링에 응할 것, 모니터링 방문일을 준수할 것 등이다.

4) 용량 조절 및 약물 중단

임상의는 마약성 진통제를 복용하는 통증 환자의 일부 행동들을 약물사용장애의 신호로 오인할 수 있다. 장기간의 마약성 진통제 치료를 받는 환자에게 내성이 생길 수 있지만 내성이 있다고 해서 모두 의존성을 의미하는 것은 아니다. 이전에 효과가 있었던 진통제가 시간이 지남에 따라 효과가 없어질 수 있으며, 그런 경우에는 기존 약물의 용량을 증량하거나, 다른 약물을 추가해야 할 수 있다. 마약성 진통제 전환opioid rotation은 마약성 진통제를 순차적으로 바꾸어 가며 사용하는 것을 말하며, 내성이 생겼을 때 다시 적절한 진통 효과를 얻는 데 도움이 될 수 있다. 그러나, 완전한 작용제full agonists를 투여 받고 있는 환자에서 작용제-길항제agonist-antagonist로 전환하는 것은 통증을 악화시킬 수 있으므로 피해야 한다. 항우울제, NMDA수용체 길항제, 또는 칼슘통로차단제와 같은 보조적 약물의 병용투여 또한 통증 완화에 도움이 될 수 있다.

환자가 기존의 통증치료가 갑자기 효과가 없어졌다고 보고할 때는 새로운 상해 또는 질병, 병의 진행 및 마약성 진통제의 대사를 촉진시키는 병용약물의 추가 등을 고려해야 한다.

여러 가지 마약성 진통제를 시도했지만 만성통증에 효과적이지 않은 경우, 약물을 차차 감량하여 중단하는 것을 고려해야 한다. 감량은 대개 10일에 걸쳐 이루어질 수 있지만 알맞은 감량 주기는 복용약물의 종류, 용량 및 치료기간에 따라 다르다.

참고문헌 QR코드

전체 참고문헌은 해당 QR코드를 통해 대한정신약물학회 홈페이지에서 다운받으실 수 있습니다.

PART

9

수면-각성장애의 약물치료

불면증

Insomnia

Chapter 36

◐ 전홍준 건국대학교 의과대학 정신건강의학교실
◐ 강승걸 가천대학교 의과대학 정신건강의학교실

1. 서론

국제수면장애진단분류 3판International Classification of Sleep Disorders, Third Edition, ICSD-3에서 정의하는 불면증은 잠들기 어렵거나 수면을 유지하기 어렵고 불면증상이 주간 기능의 저하를 유발하는 것이다. 또한 불면이 환경이나 수면의 기회부족 때문이 아니어야 한다. ICSD-3와 정신질환의 진단 및 통계 편람 5판Diagnostic and Statistical Manual of Mental Disorders, DSM-5에서 정의하는 만성불면장애chronic insomnia disorder 또는 불면장애insomnia disorder는 3개월 이상 불면증상이 지속되고 주3회 이상 불면증상을 경험할 때 진단된다.

불면증상은 많은 사람들이 경험하는 흔한 증상이다. 단기 불면증상은 인구의 30~50%가, 만성 불면증은 인구의 5~10%가 경험한다. 한국에서 이루어진 불면증에 대한 역학연구에 의하면 주2회 이상 불면증을 경험하는 사람이 14.9%에 달한다. 일반적으로 불면증은 남성보다는 여성에서 흔하고, 연령이 증가할수록 더 흔하게 관찰된다. 불면증은 만성화되는 경우가 흔한데, 불면증의 자연 경과에 대한 연구를 보면, 약 70%의 환자가 1년 동안 지속적 증상을 보였고, 약 46%가 3여 년에 걸쳐 지속적인 증상을 보인 것으로 나타났다.

이렇게 만성화된 불면증은 여러 가지 기능, 건강, 삶의 질 문제를 가져온다. 증상으로 인한 결석, 조퇴, 교통사고 등이 보고되었고 우울증을 포함한 정신질환의 발생, 자살의 위험성증가와 연관되어 있다. 또한 심장질환과 연관되어 사회경제적 비용을 발생시키기도 한다.

불면증의 가장 근원적이고 효과적인 치료는 인지행동치료지만 전문적 식견을 갖춘 치료자와 상대적으로 많은 치료비용과 시간투자를 필요로 한다. 특히 한국의 의료수가 체계 등의 문제로 우리나라에서 불면증에 대한 인지행동치료를 시행하는 것은 여러 가지 어려움을 가진다. 최근 불면증 인지행동치료가 디지털치료제로 개발되어 시판되었으나 아직 소수의 환자들에게만 사용되고 있다. 이러한 이유로 실제 임상에서는 수면제가 널리 처방되고 있으며 수면제 처방량은 점차 증가하고 있다. 때로는 수면제 외의 다른 약물들도 불면증상에 흔히 처방되고 있다. 이 장에서는 만성불면증에 대한 적절한 약물치료에 참고가 될 내용들을 기술할 것이다.

2. 불면증의 치료원칙

불면증의 핵심 증상은 잠들기 어려움, 수면유지의 곤란, 새벽에 일찍 깨는 것이다. 만성 불면증의 원인은 매우 다양하여 그에 따라 치료도 달라지고 개별화되어야 한다. 불면증의 원인 중 대략 50% 정도는 다른 정신질환과 연관된 것으로 보고되며 가장 흔한 문제는 기분장애나 불안장애이다. 수면무호흡증이나 하지불안증후군 등의 특정한 수면장애가 원인이거나 동반되는 경우도 흔하다. 통증이나 야간빈뇨 등의 신체적인 문제와 약물로 인해 유발되는 불면도 원인을 평가할 때 고려되어야 한다.

불면증의 원인이 정신질환인 경우는 정신질환에 대한 치료도 함께 해야 한다. 특정수면장애 때문인 것으로 의심되는 경우에는 수면다원검사를 고려하고 불면증 외의 다른 수면장애가 진단되는 경우에는 그에 대한 치료도 동시에 해야 한다. 또한 특별한 다른 원인이 없이 일차성 불면증으로 밝혀지고 수면과 불면에 대한 왜곡된 인지양상과 잘못된 수면습관이 주된 이유가 되는 경우에는 인지행동치료가 주된 치료가 되어야 한다. 임상에서는 한 가지 원인으로 불면이 생기는 경우보다는 여러 가지 원인이 복합된 불면증이 많기 때문에 이에 대한 고려와 개별화된 치료적 접근이 필요하다.

따라서, 불면증의 약물치료에 앞서 불면증상의 원인평가를 위한 병력조사와 불면의 양상, 수면스케줄, 교대근무여부, 수면 환경 등의 수면력 조사가 중요하다. 또한 수면각성리듬과 수면습관을 파악하고 교정하기 위해 1~2주간의 수면일기를 작성하도록 하는 것이 중요하다.

약물치료보다 앞서 또는 약물치료와 동시에 수면위생교육과 불면증 인지행동치료의 시행을 고려해야 한다는 것은 불면증 환자의 치료에 있어 시종일관 견지해야 할 원칙이다. 인지행동치료의 요소 중 가장 중요한 것은 수면시간제한치료와 자극조절치료 기법이며 그 외 수면과 불면에 대한 불합리한 믿음과 태도를 교정하는 인지적 교정도 매우 중요하다.

불면증의 약물치료를 시도할 때에는 불면의 양상, 불면증 치료의 목적, 과거 약물치료반응, 환자가 선호하는 약물, 약물의 가격과 사용가능 여부, 환자가 동반하고 있는 정신질환, 수면장애, 내과질환, 약물의 부작용, 약물상호작용, 약물사용에 금기가 되는 상황 등을 고려해야 한다. 또한 약물치료에 앞서서 나음의 사항을 반드시 환자들에게 교육시켜야 한다: 치료의 목표와 예상되는 경과, 약물의 잠재적 부작용과 약물상호작용, 불면증과 약물치료로 인한 안전사고에 대한 주의, 다른 치료방법(인지행동치료 등)의 필요성, 약물중단 시 발생할 수 있는 반동성 불면증 등.

2008년 미국수면학회가 발표한 약물치료의 방침은 다음과 같다. 치료 초기에는 약물의 효과, 부작용, 향후 약물치료의 필요성 등을 평가하기 위해서 가능하면 규칙적인 추적관찰을 하는 것이 바람직하다. 효과적인 최저용량을 투여하고 환자의 증상이 허락한다면 약물을 점차 감량하여 중단하는 것이 바람직하다. 약물의 감량과 중단은 불면증 인지행동치료를 동시에 할 때 촉진될 수 있다. 심한 난치성 불면증, 객관적인 수면부족이 있는 불면증, 또는 만성적인 다른 동반질환이 있는 경우에는 수면제의 장기 사용의 적응증이 될 수 있다. 장기적 수면제 치료 중이더라도 가능한 상황이라면 언제나 환자에게 적절한 인지행동치료가 시도되어야 한다. 수면제를 장기 처방하는 경우에 지속적 경과관찰, 약물의 효과와 부작용에 대한 지속적 평가, 동반되는 질환의 새로운 발생이나 악화에 대한 평가 등이 이루어져야 한다. 장기적 수면제 치료의 경우에 매일 밤 투여, 간헐적 투여(예: 1주일에 2~3일 밤), 또는 필요시에 복용의 방식으로 투여될 수 있다. 미국수면학회는 2017년 불면증 약물치료에 대한 진료지침을 개정하여 발표하였는데, 약물치료가 필요한 경우 약물 선택에 있어 근거, 약물의 약동학적 특성, 이점과 위험에 대한 평가, 과거 치료 기록 등 환자별 요인에 따라 결정되어야 한다고 권고하고 있다. 2019년 대한신경정신의학회에서 발표한 불면증 임상진료지침에서는 대부분의 진료지침이 수면제를 단기간 사용할 것을 권고하고 있으나 실제 임상에서는 수면제를 장기적으로 복용하는 것이 불가피한 경우가 많기 때문에 수면제 장기 복용 시의 이익 대비 위험을 평가할 뿐 아니라 주기적인 재평가를 통하여 수면제를 유지하는 것이 적절하고 꼭 필요한지를 평가하는 것이 필요하다고 강조하였다.

수면목적으로 사용되는 약물처방의 현황에 대해서는 몇 가지 연구가 이루어졌다. 미국에서 불면증에 처방되는 수면제 처방의 빈도는 20년 동안(1970~1990년) 3.5%에서 2.5%로 감소되었다. 벤조디아제핀에 대한 내성과 의존성의 우려 때문에 미국에서는 1987~1996년의 기간 동안 미국식품의약청에서 승인 받지 않았으나 진정작용을 가지는 trazodone과 같은 항우울제의 처방이 점차 증가하는 추세가 있었다. 보다 최근인 1999년에서 2010년 사이에 미국에서 이루어진 National Health and Nutrition Examination Survey (NHANES) data에 따르면 zolpidem이 불면에 가장 흔히 처방되는 약물(인구의 1.23%)이었고 그 다음으로는 trazodone (0.97%), benzodiazepines (0.4%), quetiapine (0.32%), 그리고 doxepin이었다. 그러나, 이 연구결과들은 2005년 미국 National Sleep Foundation 조사에서 인구의 7%가 1달에 수회 이상 수면을 위해서 약물을 사용한다고 답한 결과를 감안했을 실제 수면제를 사용하는 인구수가 과소평가된 것으로 보인다. 2011년부터 2015년 동안의 수면제 처방에 대해 조사한 국내 연구에 따르면 모든 종류의 수면제 처방이 유의미하게 증가하였으며, 특히 벤조디아제핀 수용체 작용제가 가장 많이 증가했고, 불면증을 진단받은 환자 사이에서는 그중 졸피뎀이 가장 자주 처방된 약물로 나타났다. 성별로 나누어 보면 여성에서, 그리고 나이가 들수록 수면제 처방이 더 흔했다.

임상에서 흔히 사용되는 수면제 또는 수면제 대용으로 사용되는 약물의 종류는 다음과 같다. 1) benzodiazepine 수용체 작용제non-benzodiazepines and benzodiazepines, 2) melatonin과 melatonin 수용체 작용제, 3) 진정효과가 있는 항우울제, 4) 진정효과가 있는 항정신병약물, 5) orexin 길항제, 6) 항경련제, 7) 항히스타민제. 이 장에서는 수면목적으로 사용되는 각 약물들을 소개하되 한국에서 처방이 가능한 약물들을 중심으로 기술할 것이다.

3. benzodiazepine 수용체 작용제

이 계열은 일반적으로 불면증에 대한 1차 수면제로 사용되는 약물들이다. 이 계열에 포함되는 약물들로는 benzodiazepine의 화학적 구조를 가지는 약물들과 이 구조를 가지지 않는 non-benzodiazepines으로 나누어진다. benzodiazepines으로는 triazolam, lorazepam, clonazepam, diazepam, temazepam, estazolam, quazepam 등이 있다. non-benzodiazepine은 흔히 Z drug이라고 불리우는 약물들로 zolpidem, zaleplon, zopiclone, eszopiclone이 대표적이다. 약물의 반감기와 대사물metabolite에 따라서 약물의 작용시간이 달라서 triazolam이나 zolpidem같은 약은 건강한 성인에 대해서 4~7시간의 효과를, flurazepam은 24시간 이상의 작용시간을 보인다.

모든 benzodiazepine 수용체 작용제는 gamma–aminobutyric acid A ($GABA_A$) 수용복합체의 inotropic benzodiazepine 수용체에 결합하여 GABA의 알로스테릭조절자allosteric modulator로 작용한다. GABA는 중추신경계에서 가장 흔한 억제성 신경전달물질로 $GABA_A$의 수용복합체는 α, β, γ, δ, ρ의 5가지 소단위로 구성되어 있다. benzodiazepine은 GABAA 수용복합체의 chloride 이온 채널을 열리게 하고 채널의 세포내 유입을 증가시켜 신경세포를 과분극시키고 억제하게 된다. benzodiazepine 수용체 효현제는 $GABA_A$ 수용복합체에 위치한 4가지 benzodiazepine 수용체 아형α1, α2, α3, α5에 대해 유사한 정도의 친화력을 가지는 데 반해 zolpidem은 α1 아형에 더 높은 친화력을 보인다.

Z drug 중 한국에서 시판되는 약물로는 zolpidem, eszopiclone과 zaleplon이 있다. 이 중 가장 대표적인 약물인 zolpidem은 즉각 방출 제형과 서방정이 있다. zolpidem은 imidazopyridine 화합물로 즉각 방출 제형의 경우 보통 5 mg로 투여를 시작하고 효과가 부족한 경우 10 mg까지 증량한다. 최대농도까지 도달하는 데 걸리는 시간인 T_{max} (1.6시간)와 반감기(2.5시간)가 짧다. 따라서 입면장애를 호소하는 불면증 환자에 효과가 좋고 다음날까지 졸음이 오는 부작용은 적다. cytochrome P 450 (CYP 450)으로 대사되며 benzodiazepine 수용체 1형의 α1 소단위에 선택적으로 작용한다. 이 때문에 zolpidem은 수면효과를 가지고 기억상실, 낙상의 위험성 증가 부작용을 가지지만 항불안효과, 근육이완 효과, 호흡억제 효과는 적다.

zolpidem의 수면유지효과를 증강시키기 위해서 개발된 약물인 서방형extended release, CR은 약물이 이중막으로 구성되어, 외부 코팅막은 zolpidem 즉각 방출 제형처럼 즉시 분비되어 입면에 효과가 있고 내부막은 3시간 이후 붕해되어 약물의 치료농도를 유지하고 수면을 유지시킨다. T_{max}는 1.5시간이고 반감기는 2.8시간으로 초기 용량으로 6.25 mg를 사용하며 효과가 부족한 경우에는 12.5 mg까지 사용할 수 있다.

zolpidem 즉각 방출 제형과 서방형 모두 취침전에 복용하는 것이 통상의 용법이고 수면 중 각성시에 수면제를 사용하는 것은 미국식품의약청의 공인을 받거나 충분히 연구되지 않았으나 zolpidem 2.5 mg는 기상예정시간이 4시간 정도 더 남았을 경우에는 수면을 다시 유도하는 데 사용되기도 한다.

eszopiclone은 pyrazolopyrimidine 계열의 수면제로, 보통 1 mg에서 시작하며, 효과가 부족할 경우 2 mg에서 3 mg까지 증량할 수 있다. 반감기는 약 6시간에서 7시간 정도로 수면 개시 및 유지에 효과적이며, 최대 농도(T_{max})에 도달하는 시간은 약 1시간이다. CYP 450 효소에 의해 대사되며, 벤조디아제핀 수용체의 α1 소단위뿐 아니라 α2 및 α3 소단위에도 작용하여 수면 유도와 진정 효과를 제공한다. 주요 부작용으로는 입안의 쓴맛이 보고된다. 이외에도 두통, 졸음, 어지러움 등의 부작용을 가진다.

zaleplon역시 pyrazolopyrimidine 계열의 수면제로, 보통 5 mg에서 10 mg 용량으로 시작한다. 반감기는 약 1시간 정도로 매우 짧아 주로 입면 장애에 적합하며, 최대 농도(T_{max})에 도달하는 시간은 1시간 이내로 빠르다. 주로 벤조디아제핀 수용체의 α1 소단위에 선택적으로 작용하여 진정 및 수면 유도 효과를 제공하지만 항불안, 근육 이완, 호흡 억제 효과는 거의 없다.

미국식품의약청이 불면증에 승인한 benzodiazepine인 temazepam, triazolam, quazepam, estazolam, flurazepam중에 한국에서 사용이 가능한 약물은 triazolam과 flurazepam이다.

triazolam은 노인에게는 0.125~0.25 mg, 65세 미만에서는 0.125~0.5 mg 사용될 수 있으며 반감기가 2.5시간으로 짧다. 작용시간이 짧은 편으로 입면장애를 주로 호소하는 불면증에 사용될 수 있다. 그러나, 최근 미국수면학회에서 발표한 불면증 약물치료 가이드라인에 의하면 수면잠재기sleep latency를 감소시키고 주관적인 수면의 질을 향상시키는 데는 효과가 있지만 총수면시간의 증가나 입면 후 각성시간wake after sleep onset, WASO의 감소에는 효과가 없는 것으로 나타났으며 치료적 이득과 위험성 benefit vs. harm 평가에서 치료적 이득과 위험성이 유사한 수준으로 평가되었다.

flurazepam은 15~30 mg가 사용될 수 있으며 T_{max}는 1.5~4.5시간, 반감기는 40~120시간에 달한다. 약물치료 가이드라인에 따르면 불면증에 대해 일관성 있는 효과를 보이지 못했다. 긴 반감기로 인해 수면유지에는 효과가 있을 수 있지만 다음날 아침까지 졸음 등의 부작용이 있을 수 있다.

미국식약청의 승인을 받지는 못하였지만 임상에서 수면제로 흔히 사용되는 benzodiazepine으로는 lorazepam, alprazolam, clonazepam, diazepam이 있다. lorazepam은 65세 미만에서 0.5~2 mg 정도, 65세 이상에서는 0.5~1 mg 정도가 사용되며 0.7~1시간의 T_{max}와 10~20시간의 반감기를 가진다. alprazolam은 0.5~1 mg 정도가 불면에 사용되며 0.6~1.4시간의 T_{max}와 6~20시간의 반감기를 가진다. clonazepam은 0.25~1 mg의 용량이 불면에 사용되며 1~2.5시간의 T_{max}와 20~40시간의 반감기를 가진다. diazepam은 2~10 mg 정도가 불면에 사용되며 30~100시간의 반감기를 가진다. clonazepam과 diazepam은 긴 반감기로 인해 주간에 부작용을 가져올 수 있으므로 불안, 렘수면행동장애, 하지불안증후군 등의 증상을 동반하지 않은 단순불면증에는 추천되지 않는다.

benzodiazepine은 단기적으로는 불면증에 효과가 좋다. 주관적 수면개선효과와 수면다원검사상 수면효율과 수면시간의 증가, 수면잠재기의 감소를 보였다. 수면상태 오지각sleep state misperception 증상에도 효과가 있다. 그러나, 서파수면과 렘수면 감소 등의 수면구조 변화를 유발한다. 또한 수면뇌파에서 수면방추파sleep spindle의 증가를 유발한다.

benzodiazepine 수용체 작용제를 포함한 수면제들의 공통적인 부작용은 주간졸음이며 반감기가 긴 약물일수록 이 문제가 더 심하다. 약물을 사용하기 전 가능성이 있는 부작용에 대해서 환자에게 충분한 설명이 되어야 한다. 졸음으로 인한 운동실조, 기계조작 실수로 인한 교통사고 등의 사고, 인지기능감퇴, 섬망, 근육이완으로 인한 낙상 등의 부작용이 발생할 수 있다. 호흡을 억제하는 부작용이 있을 수 있으므로 호흡기질환, 만성폐쇄성폐질환, 수면무호흡증이 의심되는 경우에는 주의해서 사용해야 한다. 술이나 다른 중추신경계 억제 약물과 같이 복용하는 경우에는 위험성이 증가하므로 더욱 주의해야 한다. 수면무호흡증과 호흡억제의 부작용은 Z drug이 benzodiazepines보다 덜하다. benzodiazepines과 Z drug 모두 약물 복용 이후 전진성 기억상실anterograde amnesia을 보이거나 수면 중 식사행동 등의 이상행동을 보이는 경우가 있으므로 주의해야 한다.

benzodiazepine 수용체 작용제의 사용에서 가장 문제가 되는 것은 의존성, 내성, 남용 등의 문제이다. 환자나 약물에 따라 다르지만1개월 이상 사용하는 경우에는 상당수의 환자에서 내성이 발생할 수 있다. 따라서, benzodiazepine 수용체 작용제의 처방 시 약물의 이득과 위험성을 정기적으로 평가하는 것이 좋다. 중단하여야 하는 경우라면 점차적으로 의사의 지시에 따라서 서서히 점감해야 한다. 장기간 사용해왔던 사람이라면 2주마다 원래 용량의 25%씩 줄여나가며 인지행동치료를 병합하여 사용하는 것이 필요하다. 그러나 이 방법을 사용하는 경우에도 2년 뒤 경과관찰에서 약물을 다시 복용하게 되는 사람이 1/3 정도 되었다. 장기적으로 복용하던 환자에서 약물을 갑자기 중단하는 경우에 다양한 문제가 생길 수 있다. 반동성 불면증, 금단증상, 재발 등의 문제가 생길 수 있다. 반동성 불면증은 약물의 중단 이후 투약 이전보다 불면증이 더 심해지는 것을 의미하고 금단증상은 이전에는 없던 불안, 기분변화, 다양한 신체증상, 오심, 진전 등이 나타나는 것이다. 재발은 약물을 중단하면서 불면증이 다시 발생하는 것이다. 이러한 문제들을 최소화하기 위해서 약물의 감량은 서서히 하여야 한다. 통상 반동성 불면증이나 금단증상은 약효가 빨리 발생하는 속효성 benzodiazepines에서 더욱 심하다.

4. melatonin과 melatonin 수용체 작용제

멜라토닌은 송과샘pineal gland에서 생산되는 호르몬으로 어둠속에 있을 때 분비된다. 멜라토닌은 경구로 복용 시 수면을 촉진시키는 효과와 일주기리듬을 조절하는 효과가 있다. 임상적으로는 수면유도에 사용될 수 있고 알츠하이머 치매와 신경발달장애 소아들에게 안전하게 사용되었다는 보고가 있다. 멜라토닌은 주로MT1과 MT2 수용체에 결합하여 작용한다. 미국에서는 처방 없이 일반의약품over the counter, OTC으로 구입할 수 있지만 한국에서는 불가하다. 멜라토닌은 0.5시간의 T_{max}와 대략 1시간 정도의 반감기를 가진다. 심각한 부작용은 보고된 바 없으나 가장 흔하게 보고되는 부작용은 다음날 졸음과 두통이다. 멜라토닌은 벤조디아제핀계 수면제보다 의존성과 남용우려가 적다는 장점이 있다. 어떤 문헌에서는 고용량의 멜라토닌을 사용했을 때 정자형성과 배란을 가역적으로 억제한다는 보고가 있어 임신을 계획 중인 경우에는 복용하지 않는 것이 좋다는 권고가 있다. 주간의 졸음과 반응시간 증가도 보고된 바 있다.

서방형prolonged-release melatonin은 한국에서는 55세 이상의 수면유지장애가 있는 불면증에 승인되어 있다. 2 mg 제형으로 신체내 멜라토닌 분비 방식과 유사하게 8시간에서 10시간 동안 서서히 방출되도록 만든 약제이다. 수면의 유지에 효과적이고 의존성 등의 부작용이 적은 편이다.

ramelteon은 MT1과 MT2 수용체 작용제로 미국식약청의 승인을 받아 사용되고 있는 약으로 8 mg 제형이 출시되었다. 한국에는 도입되지 않았다.

5. 진정효과가 있는 항우울제

주로 antihistaminergic, anticholinergic, serotonergic과 adrenergic antagonistic effect가 가지는 진정효과를 활용하는 것이다. 대개 불면증에는 우울증에서 사용되는 용량보다는 저용량으로 사용되게 된다. 단순 불면증보다는 우울증이나 불안장애가 동반된 경우, 보다 적합하게 사용될 수 있다. 항우울제가 불면증 치료에 널리 사용되는 이유는 1) 항우울제가 benzodiazepine 수용체 효현제보다 의존성이 덜 발생할 것으로 예상되고 2) 항우울제는 투여기간 등의 제한이 benzodiazepine등의 향정신성의약품보다 덜하고 3) 불면증에는 흔히 우울증이 동반될 것이라는 생각 때문인 것으로 보인다.

doxepin은 삼환계항우울제로 개발되었으나 미국식약청에서 불면증 치료제로 승인받았고 한국에서도 수면제로 시판되고 있는 약물이다. 3 mg과 6 mg 제형이 사용되고 있으며 이 용량에서의 약리학적인 효과는 주로 H1 histamine 수용체를 차단하는 것이다. 입면과 수면유지에 효과가 있다고 보고되나 수면유지 효과가 보다 우수하다. amitriptyline은 불면증 치료제로 공인받지는 못하였으나 통증을 동반하는 불면증 환자에 효과적으로 사용될 수 있다. 용량은 10~50 mg 정도 사용해볼 수 있다. 두 가지 약 모두 1.5~6시간의 T_{max}와 대략 10~50시간의 반감기를 가진다. amitriptyline과 doxepin이 수면구조에 미치는 영향은 REM 수면의 비율이 감소하고 위상성 렘 활동phasic REM activity

과 REM 수면 잠재기가 증가한다. 용량증가에 따라 항콜린성 부작용(구갈, 발한증가, 변비, 요저류 등)들이 발생할 수 있다. 간혹 협우각 녹내장과 같은 부작용이 발생할 수도 있다. α1 길항과 연관된 부작용들은 기립성저혈압과 연관된 어지럼, 실신, 낙상 등이 있을 수 있다. 수면제로 인증된 doxepin의 용량(6 mg 이하)에서는 부작용 빈도가 낮지만 졸음과 두통이 흔한 편이다. 치료용량 이상을 사용했을 때 삼환계항우울제는 심전도의 이상(예: QRS 기간과 PR 간격과 QT간격의 연장 등)을 통해 심혈관계 부작용을 보일 수 있다.

trazodone은 사환계 항우울제다. 불면증 치료효과에 대한 잘 통제된 연구근거는 제한되어 있지만 미국 성인의 대략 1%가 사용하는 수면제일 정도로 흔히 처방되는 약물이다. 국내 연구에 따르면 수면-진정제 계열의 약물 중 zolpidem, lorazepam, diazepam, flunitrazepam, alprazolam에 이어 6번째로 흔히 처방되는 약물로 조사되었는데, lorazepam, diazepam, flunitrazepam, alprazolam 등이 진정 및 항불안효과를 목적으로 사용되는 경우가 많은 것을 고려하면 국내에서도 역시 매우 흔하게 처방되고 있는 약제임에 틀림없다. 최근 미국수면학회에서 출판한 불면증 약물치료 지침에서는 치료효과에 대한 통제된 연구의 부족과 잠재적 부작용을 고려할 때 약물로 인한 위험이 이익보다 더 클 수 있다고 보고했으며 불면증의 치료에 권고하지는 않았다. 하지만 유럽수면학회 및 국내 진료지침에서는 비록 권고수준은 낮지만 단기간의 불면증, 특히 수면유지장애가 있는 경우 사용할 수 있다고 제안하였다. 불면증에 통상 사용되는 용량은 25~100 mg이다. 부작용은 기상 시 졸음, 기립성저혈압, 드물게는 음경 지속발기증이 있다. T_{max}는 1~2시간이고 5~9시간의 반감기를 가진다. serotonin 재흡수 수송체의 억제제로 작용하며 5-HT1A, 5-HT1C, 5-HT2 수용체를 억제한다. 총수면시간, 수면잠재기, 입면 후 각성시간, 주관적 수면의 질 모두에 효과를 보인다. TCA와는 달리 trazodone은 REM수면의 양에 큰 영향을 미치지 않는다. 또한 3, 4단계 NREM 수면의 증가가 나타난다. 장기간 사용 시 수면에 대한 효과는 출판된 바 없지만 수주간 사용 후 중단 시 반동성 불면증은 보고되었다.

mirtazapine은 주요우울장애에 미국식약청의 승인을 받은 약으로 7.5~45 mg의 용량이 우울증에 사용된다. 불면증에 주로 사용되는 용량은 7.5~30 mg이다. 그러나 mirtazapine의 진정효과는 용량이 증가함에 따라서 adrenergic effect의 증가로 인해 감소하는 경향이 있다. 이 약물의 항우울, 수면유발, 부작용이 발생되는 기전은 adrenergic (alpha1 and alpha2), serotonergic (5-HT2 and 5-HT3), histaminergic (H1) 수용체들의 길항작용이다. T_{max}는 0.25~2시간이고 반감기는 대략 20~40시간이다. 불면증 환자에 대한 효과는 위약대조연구에서 시험되지 못하였다. 불면에 대한 효과의 근거는 우울증 환자와 정상수면자를 대상으로 fluoxetine과 비교한 개방형 임상시험open-label study에서 입면과 수면유지에 대한 효과로부터 나왔다. 그러나, mirtazapine의 S-isomer인 S-mirtazapine은 선택적 H1 길항작용으로 일차성 불면증 환자들에 대해 4개의 위약-대조군 연구에서 수면유지와 입면에 대한 효과를 입증했다. mirtazapine은 우울증이 있는 불면증 환자에 적합하게 처방할 수 있는 약이지만, 약물이 유발하는 식욕과 체중증가, 구갈, 변비 등의 부작용을 고려해야 한다. 또한 다음날의 주간졸음도 고려해야 한다.

6. 진정효과가 있는 항정신병약물

많은 2세대 항정신병약물second-generation antipsychotics은 진정효과를 가지고 있으며 이 효과는 심한 우울증, 양극성장애, 정신병적 장애를 가지고 있는 환자들의 불면증에 유용하게 사용될 수 있다. 이에 해당되는 약물로는 olanzapine과 quetiapine이다. 수면에 사용되는 용량은 quetiapine은 25~200 mg, olanzapine은 2.5~20 mg이다. 이 약물들은 통상 dopamine, histamine (H1), serotonin, muscarinic cholinergic, adrenergic (alpha1) 수용체를 길항하는 작용을 한다. olanzapine은 20~54시간의 반감기를 가지고 있으며 T_{max}는 4~6시간이다. 입면에는 큰 효과를 보일 것으로 생각되지 않지만 수면시간을 연장시키는데 도움이 될 수 있다. quetiapine은 7시간의 반감기를 가지고 있으며 TMAX는 1~2시간이다. 약동학적인 측면에서 보면 입면과 수면유지에 모두 효과를 가질 수 있다. 두 가지 약 모두 건강한 정상적 수면을 취하는 소규모의 피험자들을 대상으로 한 연구에서 수면을 향상시키는 것으로 보였다. 또한 조현병, 조증, 양극성장애 우울증, 단극성 우울증 환자들을 대상으로 한 공개임상시험과 위약-대조연구에서 수면을 향상시키는 결과를 보였다. 이 항정신병약물들의 부작용으로는 기립성저혈압, 어지럼, 구갈, 변비, 시야혼탁, 요저류, 식욕증가, 체중증가, 졸음 등이다. 또한, 심근경색이나 심장전도장애, 폐쇄각녹내장, 감소된 위장운동, 요저류, 저혈압 등의 경우에는 주의해서 사용되어야 한다. 비록 2세대 항정신병약물에서 드물게 발생하기는 하지만 도파민 수용체를 차단하기 때문에 parkinsonism, 급성 근긴장 반응, 좌불안석증, 지연성운동장애 등의 추체외로계부작용이 발생할 수 있다. olanzapine 또한 인지기능감퇴, 혈당불내성, 치매 환자 중 사망률 증가와 연관된 결과를 보여왔다. 의존성은 benzodiazepine 수용체 작용제에 비해서 적은 편이다. 유럽수면학회 진료지침에서는 근거부족을 이유로 항정신병약물을 단순 불면증의 치료에 사용하지 말 것을 권고하고 있으므로, 만약 항정신병약물의 적응증이 있는 질환을 동반하지 않는 단순불면증의 치료목적으로 사용할 때는 환자에게 불면증에 승인받지 않은 약물임과 잠재적 부작용에 대한 충분한 설명이 이루어져야 한다.

7. orexin 길항제

orexin antagonist는 불면증 치료에 사용되는 약물로, orexin 신경 전달 물질의 작용을 차단하여 각성 상태를 억제하고 수면을 유도한다. 주로 대표적인 약물로는 suvorexant와 lemborexant가 있다.

suvorexant는 DORA (dual orexin receptor antagonist)로, 10 mg에서 시작해 20 mg까지 증량할 수 있다. 반감기는 약 12시간에서 19시간으로 길기 때문에 수면 유도와 유지에 효과적이다. 약물 복용 후 T_{max}까지 도달하는 데 걸리는 시간은 약 2시간이며, CYP 3A4 효소로 대사된다. 주요 부작용으로는 다음 날 졸음이 지속될 수 있는 점이 있으며, 특히 고령자나 간 기능이 약한 환자에서 주의가 필요하다.

lemborexant는 suvorexant와 마찬가지로 DORA로 작용하며, 5 mg에서 시작해 10 mg까지 증량할 수 있다. 반감기는 약 17시간에서 19시간으로, 수년 유지에 효과적이다. T_{max}는 약 1시간에서 3시간으로, CYP 3A4 효소에 의해 대사된다. 역시 주요 부작용으로는 졸음과 어지럼증이 보고된다.

orexin antagonist는 벤조디아제핀이나 Z drug와는 달리 중추신경계의 각성 시스템을 차단하여 수면을 유도하기 때문에 근육이완이나 항불안효과는 거의 없다. suvorexant와 lemborexant는 각각 2014년과 2019년 불면증의 치료로 FDA에서 승인을 받았으나 아직 국내에는 도입되지 않았다. 2017년에 발표된 미국 수면학회 진료지침에서는 suvorexant를 수면유지 문제를 겪는 불면증 환자에게 사용할 수 있다고 기술되어 있으나 권고수준은 약하다고 명시하였으며 이는 처방하는 임상의사가 이익과 위험을 잘 판단하여 사용해야 한다는 것을 의미한다. 좀 더 최근인 2023년에 발표된 유럽 수면학회 진료지침은 orexin antagonists를 불면증 치료에서 3개월까지 사용할 수 있다고 발표하였으며 이는 벤조디아제핀 수용체 호현제들에 대한 권고사항인 4주 이내의 단기간 사용보다 긴 것이다. 다만 3개월 이상의 장기간의 사용에 대해서는 장점과 단점이 모두 고려되어야 한다고 명시하였다. 아직 두 약물 모두 국내에서는 처방할 수 없다.

8. 항경련제

gabapentin과 pregabalin은 구조적으로 GABA와 유사한 물질로 alpha2-delta subunit of N-type voltage-gated calcium channels에 작용하며 glutamate와 norepinephrine의 유리를 감소시킨다. 두 약 모두 뇌전증과 신경병성 통증에 미국식약청의 승인을 받은 약이다. pregabalin은 또한 섬유근육통에 승인을 받았다. 이 약제들은 불면증, 주기적사지운동장애, 하지불안증후군, 양극성장애에 효과가 있는 것으로 보인다. gabapentin은 5~9시간의 반감기를 가지고 있으며 T_{max}는 3~3.5시간으로 불면증의 치료에 사용되는 용량은 통상 100~900 mg이다. gabapentin은 상대적으로 느린 흡수속도 때문에 수면잠재기 단축에는 강력한 효과를 보이지 못한다. pregabalin은 보다 빨리 흡수되어 T_{max}는 1시간이고 4.5~7시간의 반감기를 가지고 있다. 두 가지 약제 모두 신장에서 배설된다. 두 가지 약제 모두 일차성 불면증에 대해 위약과 비교한 통제된 연구에서 효과가 입증되지는 않았다. 가장 흔한 gabapentin의 부작용은 졸음, 어지러움, 운동실조, 복시이다. pregabalin의 가장 흔한 부작용은 졸음, 어지럼, 구갈, 인지기능감퇴, 식욕증가이다. 두 가지 약 모두 승인받은 적응증인 통증이나 부분경련partial seizure이 있는 환자의 불면증에서 고려될 수 있다. 또한 하지불안증이나 주기적사지운동장애가 있는 불면증에서 유용하게 사용될 수 있다.

9. 항히스타민제

이 계열의 약물로 흔히 사용되는 것이 diphenhydramine과 doxylamine이다. 주로 알러지 치료제로 개발되고 시판되었고 일반의약품으로 불면증의 치료제로 사용되고 있다.

diphenhydramine은 일반적으로 25~50 mg가 불면증의 치료에 사용된다. H1 길항작용이 가장 큰 효과이고 muscarinic cholinergic 길항작용이 그 다음 중요한 효과이다. 이 약물의 T_{max}는 2~2.5시간이고 반감기는 5~11시간이다. 입면보다는 수면유지에 보다 일관된 효과를 보인다. 가장 중요한 부작용은 졸음, 어지러움, 정신운동장애, 인지기능감퇴, 구갈, 시야혼탁, 변비, 요저류, 체중증가 등이 있다. 알러지 증상이나 호흡기감염과 함께 동반된 수면장애때 유용하게 사용될 수 있다. 약물의 이익과 위험은 거의 유사한 것으로 되어있다.

doxylamine은 diphenhydramine과 유사한 특성을 가진다. 일반적으로 25~50 mg가 사용되고 T_{max}는 1.5~2.5시간이고 반감기는 10~12시간이다. 부작용은 diphenhydramine과 거의 유사하다. 마찬가지로 알러지증상이나 호흡기감염과 동반된 불면증의 치료에 유용하게 사용될 수 있다.

10. 결론

불면증은 다양한 원인들의 조합으로 발생하며 개인마다 치료가 개별화되어야 한다. 만성불면증의 일차선택치료는 인지행동치료이지만 임상적 현실에서 적절하게 이루어지지 못하는 것이 사실이다. 불면증에 대해서 한국에서 승인되어 사용 가능한 약물은 zolpidem, triazolam, flurazepam, 서방형 melatonin 등이 있다. 불면증에 대한 승인을 받지 않았으나 졸음을 유발하는 항우울제와 항정신병약물들이 자주 사용되는데, 부작용을 유발할 수 있어 적절한 치료였는지에 대한 문제가 제기될 소지가 있다. 따라서 졸음을 유발하는 항우울제와 항정신병약물들은 단순불면증보다는 우울증, 조울증, 정신병적 장애 등의 수면문제에 사용하는 것이 바람직하다. 불면증에 대한 수면제치료에 앞서 약물의 부작용과 약물치료의 한계점 등에 대해 환자에게 미리 설명되어야 하며 가급적 약물의 사용은 최소화하고 부작용에 대해서 지속적으로 관찰하는 것이 좋다. 수면제는 의존성과 내성이 있으므로 불면증 약물치료에 있어서 약물의 용량이나 가짓수가 늘어나는 것에 대해 경계심을 가져야 한다. 또한, 금단증상 등을 고려하여 약물을 감량할 때에는 서서히 하는 것이 안전하고 현실적이다. 장기간 약물치료를 하는 경우에도 불면증 치료의 인지행동치료적 접근과 수면위생에 대한 강조를 병행하는 것이 불면증 치료에 대한 이해와 만족도를 높이고 약물을 최소화할 수 있는 방법이다.

과다수면장애 및 기타 수면장애

Chapter 37

Hypersomnia and other sleep disorders

◐ 정석훈 울산대학교 의과대학 정신건강의학교실
◐ 홍승철 가톨릭대학교 의과대학 정신건강의학교실

1. 기면병과 과다수면장애

기면병은 과도한 주간졸림증을 호소하는 가장 대표적인 질환으로, 1) 과도한 주간졸림증excessive daytime sleepiness, 2) 탈력발작cataplexy, 3) 수면마비sleep paralysis, 4) 입면시환각hypnagogic hallucination, 5) 야간수면장애nocturnal sleep disturbance 등 다섯 가지 증상을 보이는 것이 특징이다. 미국과 서구권에서는 0.02~0.05%, 일본에서는 0.16~0.18%, 한국에서는 0.011~0.034% 정도로 유병률이 보고된, 비교적 흔하지 않은 희귀질환이다. 발생 원인으로는 하이포크레틴hypocretin/오렉신orexin의 저하가 주로 거론된다. 하이포크레틴/오렉신은 시상하부에서 분비되는 각성 유지 신경펩타이드인데, 기면병 환자의 뇌척수액에서 하이포크레틴/오렉신 농도가 저하되어 있고, 시상하부에서도 이를 분비하는 세포가 정상인에 비해 뚜렷하게 소실되어 있는 결과를 바탕으로 한다. 또한, 하이포크레틴/오렉신 세포의 파괴에 자가면역이 역할을 하는 것으로 알려졌는데, 인종 간 차이는 있으나 기면병 특이 유전자로 human leukocyte antigen (HLA) DQB1*0602가 약 90%에서 관찰되고 antistreptolysin O (ASO) 항체가 증가되었다는 결과를 그 근거로 한다. 특히 H1N1 신종플루 때 백신 접종 이후 기면병이 증가한 것이 보고되면서, 기면병 발생과 자가면역과의 관련성이 널리 알려지게 되었다. 기면병은 뇌손상으로 인해 2차적으로도 발생할 수 있는데, 시상하부 및 하이포크레틴/오렉신 신경계 부위의 뇌출혈 및 손상으로 발생하는 것으로 추측된다. 다만 임상에서는 뚜렷한 뇌손상이 관찰되지 않음에도 불구하고 과도한 주간졸음증이 발생하는 사례도 있다.

1) 임상양상

내원 시 주로 호소하는 증상은 과도한 주간졸음증이다. 기면병이 청소년기에 호발하다 보니 수업시간에 자주 조는 것이 문제가 되어 내원하는 경우가 흔하다. 밤에 잠을 충분히 잤는데도 불구하고 낮에 심한 졸음을 호소하고, 일상생활을 하는 도중 갑자기 잠에 빠져들기도 한다. 단조롭고 지루한 일을 할 때 더 심해지고, 운전이나 대화, 식사 중에 잠에 빠져들기도 한다. 주간졸림증으로 인해 집중력 및 사고력, 기억력이 저하되고 일상생활이나 업무 수행에 큰 지장을 받는다. 또한, 웃거나 화가 날 때 전신 근육의 힘이 갑자기 빠지거나, 턱 근육에 힘이 빠져 입이 벌어지거나, 의식 소실 없이 갑자기 쓰러지는 등의 탈력발작cataplexy을 70~75%에서 경험한다. 뇌전증에서 발생하는 경련과는 달리 의식 소실이 없고 각성 상태와 기억은 유지가 되며, 보통 수초에서 수분 내로 짧은 시간 동안만 지속되고 완전하게 회복하는 것이 특징이다. 수면마비는 잠들 무렵 의식은 깨어 있지만 전신 근육에 힘이 빠져 몸을 움직일 수 없는 상태를 말하며, 흔히 '가위 눌린다'라고 표현되는 증상이다. 보통 수분 정도 지속되다 회복된다. 입면시환각은 잠이 들 무렵 환각을 경험하는 것을 말하며 수면마비와 동반되는 경향이 있다. 또한, 기면병 환자들은 밤에도 자주 깨곤 하는데, 그러다 보니 깊은 잠을 잘 못자게 되어 주간졸림증을 더 악화시키기도 한다.

2) 진단

임상적으로는, 과도한 주간졸림증과 뚜렷한 탈력발작을 호소하는 경우라면 비교적 쉽게 진단할 수 있다. 다만, 약 30% 정도에서 탈력발작이 동반되지 않기 때문에 수면다원검사 및 수면잠

표 37-1. 기면병의 DSM-5-TR 진단기준

A. 억누를 수 없는 수면 욕구. 깜박 잠이 드는 것, 또는 낮잠이 하루에 반복적으로 나타난다. 이런 양상은 3개월 동안 적어도 일주일에 3회 이상 발생한다.
B. 다음 중 한 가지 이상이 나타난다.
  1. (a)나 (b)로 정의되는 탈력발작이 1개월에 수차례 발생함
    a. 장기간 유병된 환자의 경우, 웃음이나 농담에 의해 유발되는 짧은 (수 초에 서 수 분) 삽화의 의식이 있는 상태에서 양측 근육긴장의 갑작스러운 소실
    b. 아동이나 발병 6개월 이내의 환자의 경우, 분명한 감정 계기 없이 혀를 내밀거나 근육긴장저하를 동반한 얼굴을 찡그리거나 턱이 쳐지는 삽화
  2. 뇌척수액(CSF) 하이포크레틴(hypocretin-1) 면역반응성 수치를 이용하여 측정된 하이포크레틴 결핍증(동일한 검사에서 측정된 정상 수치의 1/3 이하 또는 110 pg/mL 이하). 하이포크레틴-1의 낮은 CSF 수치는 급성 뇌손상, 염증, 감염으로 인한 경우에는 관찰되지 않음
  3. 야간 수면다원검사에서 급속안구운동(REM) 수면 잠복기가 15분 이내로 나타나거나, 또는 수면 잠복기 반복 검사에서 평균 수면 잠복기가 8분 이내로 나타나고, 2회 이상의 수면 개시 REM수면이 나타남

복기반복검사multiple sleep latency test (MSLT) 검사를 통해 확진한다. 국제수면장애진단분류 3판 International Classification of Sleep Disorders, ICSD-3 에서는 탈력발작 유무에 따라 제1형 기면병(탈락발작이 동반된 기면병)과 제2형 기면병(탈력발작이 동반되지 않는 기면병)으로 분류한다. 기면병의 확진은 야간에 시행한 수면다원검사에서 주간졸림증을 설명할 만한 다른 수면장애가 관찰되지 않으면서, MSLT 검사에서 평균 수면잠복기가 8분 이내이며 2회 이상의 수면 개시 REMsleep-onset REM period, SOREMP 이 관찰되는 경우에 내려진다. 침습적이기는 하나 뇌척수액 검사에서 하이포크레틴/오렉신의 농도가 저하 소견이 진단에 도움이 된다(표 37-1). 또한 HLA 항원 분석도 도움이 될 수 있다.

(1)주간졸림증을 유발하는 질환들

① 과다수면장애(idiopathic hypersomnia)

7시간 이상 수면을 취하는데도 불구하고 낮동안 과도하게 졸음이 오는데, 기면병을 포함하여 다른 수면장애로 과도한 주간졸림증이 설명되지 않는 경우를 말한다. 주간졸림증으로 인하여 사회적, 직업적 기능에 문제가 되는 경우가 많다. 보통 15~21세 사이에 증상이 시작되며, 발생하면 비교적 오랜기간 지속되는 경향이 있다. 기면병 치료에 사용하는 중추신경자극제가 치료에 도움이 된다.

② Kleine-Levin syndrome

심각한 주간졸림증이 주기적으로 발생하였다가 호전되었다가 하는 것을 반복하는 증후군이다. 국제수면장애진단분류 3판에 의하면, 2일에서 길게는 5주 간 주간졸림증이 지속되고, 이러한 현상이 일 년에 한번 이상 적어도 18개월에 한 번씩은 재발할 때 진단한다. 주간졸림증이 있는 시기에는 16-20시간동안 내리 잠만 자는데, 식사하거나 화장실 갈 때만 겨우 일어난다. 깨우면 일어날 수는 있으나 짜증을 내는 경향이 있다. 삽화 기간 동안에는 심한 주간졸림증과 함께 인지장애, 섭식장애, 우울감, 과다성욕증, 환각 등이 동반될 수 있으나, 삽화와 삽화 사이에는 정상적인 모습을 보인다. 보통 청소년기에 발생하며 긴 시간이 지나면서 점차로 호전되는 경우도 있다. 리튬이나 발프로산이 치료효과가 있다고 알려져 있다.

3) 치료

(1) 주간졸림증에 대한 치료

기면병의 치료는 주간졸림증에 대한 치료와 탈력발작에 대한 치료로 이뤄진다. 주간졸림증에 대한 치료는 중추신경자극제를 비롯한 여러 가지 약물을 사용하는 약물요법과 수면각성 주기를 조절하고 시간이 될 때 잠을 자 두는 등의 행동요법으로 이뤄진다. 탈력발작에 대한 치료는 REM수면을 감소시키는 약물들이 주로 사용된다.

① modafinil/armodafinil

modafinil은 기면병의 주간졸림증을 해결하기 위하여 처방되는 대표적인 약제이다. 아직까지 주 작용기전은 명확하게 알려져 있지 않으나, tuberomamillary nucleus나 lateral hypothelamus의 신경에 작용하여 히스타민이나 오렉신 분비를 증가시키는 것으로 보고 있다. 특히 도파민 전달체에 작용하여 도파민의 재흡수를 차단하는 것이 기전의 하나로 예측되고 있다. armodafinil은 madafinil의 R-거울상이성질체로, 반감기가 3~4시간 정도인 modafinil에 비해 10~15시간 정도의 긴 반감기를 갖는다. 반감기가 짧은 modafinil은 하루 두 번 복용해야 하는 경우가 있는 반면, armodafinil은 하루 한 번만 복용해도 된다는 장점이 있다. modafinil은 임상적으로 아침 공복에 복용 시 가장 효과가 극대화되는 것으로 알려져 있는데 100~400 mg의 용량으로 조절하며 사용된다 만약 400 mg 사용에도 주간졸림증이 개선되지 않는 경우 600 mg까지도 사용하기도 한다. 다만 국내에서는 200 mg까지 급여가 인정된다. armodafinil의 경우 아침 1회 150~250 mg에서 사용된다. 두통이나 오심 등의 부작용이 있을 수 있으나 2~3주간 사용하면 호전되기도 한다.

② methylphenidate/amphetamine

amphetamine은 phenethylamine계의 약물로 내인성 카테콜아민과 유사한 양상을 갖는 화합물이며, methylphenidate는 amphetamine과 유사한 형태의 piperidine 유도체이다. amphetamine이 보통 도파민 전달체에 작용하여 도파민 농도를 증가시

키고 도파민 재흡수를 차단시키는 것과 달리, methylphenidate는 일종의 도파민-노르에피네프린 재흡수 차단제NDRI와 유사한 양상의 작용을 한다. 국내에서는 amphetamine이 사용되고 있지 않으나 methylphenidate의 경우 일일 20 mg (5~60 mg) 정도에서 사용 가능하다. 반감기가 2~4시간으로 짧은 편이어서 낮졸림증 해결을 위하여 하루 2~3회 복용하게 되는 경우도 잦다. 식욕 저하, 오심, 두통, 불면증, 정신증 등의 부작용이 발생할 수 있다. methylphenidate는 주의력결핍과잉행동장애에 주로 사용되는데, 한국의 경우 국가적 정책에 따라 성인에서 기면병에 사용하는 것을 허용하지 않고 있다.

③ sodium oxybate (γ-hydroxybutyrate; GHB)

아직 국내에는 출시되지 않았으나 GHB는 저녁에 복용하는 시럽 형태의 제제로, 주간의 졸림증과 탈력발작을 동시에 해결하기 위해 사용되는 약물이다. 또한 야간에 수면효율을 증가시켜주고 서파수면을 증가시키는 것으로 알려져 있다. 오심, 두통, 불면증 등의 부작용이 발생할 수 있는데, 그 외에도 외국에서는 약을 잘못된 방법으로 사용하여 사회적 문제가 되기도 했다.

④ pitolisant

히스타민은 주로 각성에 관여하는 신경전달물질로, H1 수용체가 각성에 관여하기 때문에, 이에 대한 길항제는 수면유도에 도움이 된다. pitolisant는 H3 수용체 역작용제inverse agonist로서 억제성 자가수용체inhibitory autoreceptor에 작용하여 각성을 유지하는 데 도움이 된다. 1주차에는 1일 10 mg으로 시작하며, 2주차에는 20 mg, 3주차에는 1일 40 mg 범위 내에서 증량한다. 불면증, 두통, 오심, 불안, 어지럼증 등의 부작용이 보고되었다.

(2) 탈력발작에 대한 치료

항우울제의 아드레날린계 억제작용이 탈력발작을 호전시키는 데 도움이 된다는 연구가 많이 있다. clomipramine이나 imipramine과 같은 삼환계 항우울제부터 SSRI 계열 항우울제들도 탈력발작 조절에 도움이 된다. 특히 SNRI 계열 항우울제들 중에서 venlafaxine의 효과는 잘 알려져 있다. 다만 각 항우울제들마다 부작용과 야간의 수면의 질 자체에 대한 작용이 다를 수 있으므로, 탈력발작 호전뿐 아니라 야간 수면에 영향을 미치지는 않는지 고려하여 선택할 필요가 있다. GHB도 주간 졸림증 호전과 함께 탈력발작 호전에 도움이 되는 것으로 알려져 있다. 또한 현재 기면병에서 부족한 하이포크레틴/오렉신 수치를 보충하는 작용제hypocretin/orexin agonist가 개발되고 있다.

2. 일주기리듬 수면각성장애

불면장애나 과다수면장애를 진단하기 전 수면각성 리듬, 즉 잠을 자고 깨는 패턴이 어떠한가에 대한 평가를 반드시 해야 한다. 수면-각성 패턴에 따라 아직 잠이 오지 않을 상황을 불면증으로 오인하거나, 잠을 자야 할 상황을 주간졸림증으로 오인할 수 있기 때문이다. 예를 들면, 우울증을 앓고 있거나 늦게까지 일을 해야 하는 경우에는 늦게 잠을 자기 때문에 기상 시간도 늦어지는데, 그러다가 결국 늦게 자고 늦게 일어나는 현상이 나타난다. 반대로 노인의 경우 일찍 잠자리에 누워서 잠을 청하는 경우가 흔한데, 그러다 보면 새벽에 잠이 깨게 되어 일찍 자고 일찍 일어나는 현상이 나타난다. 이를 단순한 불면증으로 오인하게 되면 약물치료를 지속적으로 시행하여도 효과가 나타나지 않는다. 일주기리듬 수면각성장애 중 뒤처진 수면위상형의 유병률은 청소년기에 7~16% 정도로 알려져 있다. 앞당겨진 수면위상형의 경우 40~64세의 중년 나이에서 1% 정도의 유병률이 보고된 바 있다. 사회 환경적 요소들이 발병에 많은 관여를 하는데, 일주기 리듬 관련 유전자들의 변이도 역할을 하는 것으로 보인다.

1) 임상양상

(1) 뒤처진 수면위상형(delayed sleep phase type)

뒤처진 수면위상형은 과거 수면위상지연증후군이라 불렸던 형태로, 수면-각성 주기가 일반적으로 기대되는 시간대에 비해 지연(대개 2시간 정도 이상)되어 있고 이로 인한 불면과 낮졸림증이 발생하는 경우를 말한다. 늦게까지 잠을 잤기 때문에 밤에 잠이 잘 오지 않는데, 이를 불면증으로 오인하는 경우가 잦다. 늦게 일을 시작하고 새벽에 일이 끝나는 근무 혹은 학업 패턴에 의하여 영향받을 수도 있고, 우울증이나 성격장애와 같은 정신질환에 동반되어 나타날 수 있다.

(2) 앞당겨진 수면위상형(advanced sleep phase type)

과거 수면위상전진증후군이라 불리웠던 형태로, 수면-각성 주기가 일반적으로 기대되는 시간대에 비해 앞당겨진(대개 2시간 이상) 경우를 말한다. 보통 일찍 잠자리에 들기 때문에 이른 새벽에 잠이 깨는 경향이 있는데, 이를 이른 아침 불면증으로 오인하는 경우가 많다. 대개 성인기 후기에 발병하고 나이가 들수록 유병률이 증가하는 경향이 있다.

2) 진단

진단은 주로 병력청취와 연속된 여러 날의 수면-각성 주기를 수면일지나 활동기록계actigraphy 등을 이용하여 평가한 것을 바탕으로 이뤄진다(표 37-2).

표 37-2. **일주기리듬 수면각성장애의 DSM-5-TR 진단기준**

A. 일차적으로 일주기리듬의 변화 또는 내인성 일주기리듬과 개인의 물리적 환경 또는 사회적, 직업적 일정에 의해 요구되는 수면-각성 일정 사이의 조정 불량으로 인한 수면 교란이 지속되거나 반복되는 양상이 있다.
B. 수면 방해는 과도한 졸림 또는 불면, 또는 2가지 모두 초래한다.
C. 수면 교란은 사회적, 직업적, 또는 다른 중요한 기능 영역에서 임상적으로 현저한 고통이나 손상을 초래한다.

다음 중 하나를 명시할 것:

G47.21 뒤처진 수면위상형: 수면 개시 및 각성 시간이 지연되어 있는 양상으로, 원하는 시간이나 통상적으로 받아들여지는 이른 시간에 잠들고 깨어날 수 없다.

G47.22 앞당겨진 수면위상형: 기대되는 시간이나 통상적으로 받아들여지는 늦은 시간까지 깨어있거나 잠들어 있을 수 없으며 일찍 자고 일찍 일어나는 양상이다.

G47.23 불규칙한 수면-각성형: 일시적으로 와해된 수면-각성 양상으로, 잠들어 있고 깨어 있는 기간이 24시간에 걸쳐 다양하다.

G47.24 비24시간 수면-각성형: 수면-각성 주기의 양상이 24시간 환경에 일치하지 않고, 일관된 일일 이동(대개 더 늦은 시간으로)이 있다.

G47.26 교대근무형: 교대근무(통상적이지 않은 근무 시간을 요하는)와 연관되는 주요 수면 시간 동안의 불면 그리고/또는 보통 각성 시간 동안의 과도한 졸림(우발성 수면 포함)이 있다.

3) 치료

일주기리듬 수면각성장애의 치료는 일반적으로 기대되는 수면-각성주기 시간대로 환자의 수면-각성 주기를 맞춰주는 것이다. 예를 들어, 평균 7~8시간 정도의 수면시간을 가정하면, 11시경 잠을 자고 아침 6시경 일어나는 것으로 수면-각성주기를 맞춰볼 수 있다. 뒤처진 수면위상형의 경우, 아침 기상 시간을 오전 7시 정도로 20~30분씩 천천히 당겨서 맞춰준다. 반대로, 앞당겨진 수면위상형의 경우에는, 너무 이른 시간부터 잠을 자는 것을 피하고 취침 시작 시간을 11시 정도로 천천히 뒤로 늦춰서 맞춰준다. 이러한 시간치료요법chronotherapy을 시행할 때에는 광치료와 멜라토닌을 병행하는 것도 도움이 된다.

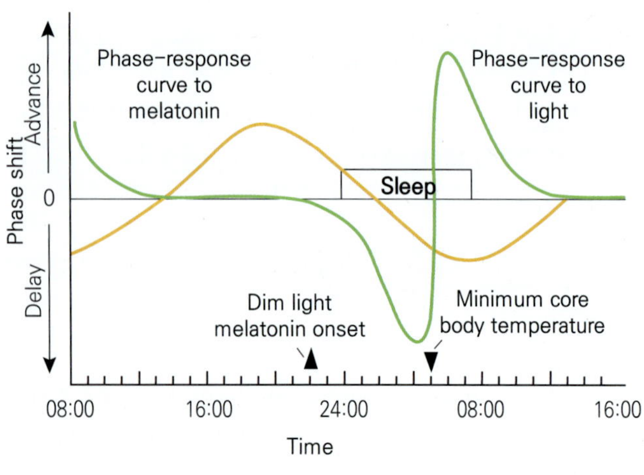

그림 37-1. **빛과 멜라토닌의 위상반응곡선**

하루는 24시간을 주기로 돌아간다. 그러나 상시각교차핵suprachiasmatic nucleus에 의하여 조절이 되는 우리 몸의 생체리듬은 하루 24시간보다는 조금 더 긴 24.2~4시간에 맞춰져 있다. 즉, 24시간 주기로 생활하는 환경에 우리 몸의 생체리듬을 맞추기 위한 조정작업entrainment이 필요하며, 이 작업에 도움이 되는 것zeitgeber이 빛이다. 빛은 인간의 눈을 통하여 상시각교차핵을 자극하고, 이를 통해 생체 내의 일주기리듬을 만들어낸다.

빛의 위상반응곡선에 의하면, 체온의 최저점이 되는 시점(보통 새벽 4시경) 이전에 빛을 쬐게 되면 수면위상이 뒤처지게 되고, 체온 최저점이 되는 시점 이후에 빛을 쬐게 되면 수면위상이 앞당겨지게 된다. 멜라토닌의 위상반응곡선에 의하면, 7시 기상하는 것을 기준으로 할 때 보통 새벽 1시부터 오후 1시까지는 수면 위상이 뒤처지는 반응이 나타나게 되고, 오후 1시부터 새벽 1시까지는 수면 위상이 앞당겨지는 반응이 나타나게 된다(그림 37-1).

① 뒤처진 수면위상형

수면위상이 뒤로 늦춰져 있기 때문에 이를 당기기 위하여, 잠들기 전 멜라토닌을 투여하고 아침 기상 시간 이후 광치료를 시행하면서 아침기상 시간을 목표 시간이 될 때까지 앞으로 당겨준다. 광치료는 보통 2,500~10,000 lux의 빛을 쬐도록 하는데, 가시광선의 전 파장을 포함하는 bright light도 도움이 되나, 460~480 nm대의 푸른 빛 파장만으로도 효과가 있다. 멜라토닌은 잠들기 5시간 전 5 mg을 4~6주 투여하였을 때, 수면 개시 시간이 1.3시간 당겨지고 아침 기상 시간이 2시간 당겨졌다는 보고가 있다.

② 앞당겨진 수면위상형

수면위상이 앞으로 당겨져 있기 때문에 이를 뒤로 늦추기 위하여 저녁 7~9시경 광치료를 실시하면서 취침시간을 목표시간이 될 때까지 뒤로 늦춰준다. 광치료를 실시하면 수면주기가 뒤로 늦춰지고 수면유지도 잘 되는 것으로 알려져 있다. 멜라토닌의 경우 위상반응곡선에 따르면 아침 기상 시 투여하면 도움될 것으로 예측은 되나, 실제로 잘 적용하지는 않는다.

③ 교대근무형

교대근무형의 치료는 2교대, 3교대 등 교대근무의 형태가 어떠한가에 따라 치료가 달라지며 개별 근무형태에 맞는 치료전략을 수립하는 것이 필요하다. 기본적으로 교대근무는 수면-각성 주기를 저해하는 근무형태이므로, 근무 형태를 유지하면서 불면증을 해결하는 것은 생각보다 쉽지 않다. 전체적인 큰 원칙은,

근무시간에는 조명을 밝게 하고 근무가 아닌 시간에는 밝은 조명을 피하며, 시차에 따라 주간 졸리움이 심하거나 야간에 불면증이 심할 때에는 적절하게 각성제 혹은 수면제를 사용하며, 주위 가족이나 친구, 직장 동료들의 지지와 이해가 필요하다.

3. 하지불안증후군과 주기적사지운동증

하지불안증후군은 다리에 불편하고 불쾌한 느낌이 있어 다리를 자꾸 움직이고 싶은 충동이 생기고, 다리를 움직이면 증상이 호전되는데, 증상이 누워 있거나 휴식 중 특히 밤에 더욱 심해지는 질환을 말한다. 대체로 5~10% 정도의 유병률이 보고되고 있으며 나이가 들수록 유병률이 증가한다. 하지불안증후군 환자의 70%가 잠이 쉽게 들지 않는다는 호소를 하고 잠이 겨우 들어도 다시 깨는 경우가 많다. 주기적사지운동증은 수면을 취하는 동안 다리를 툭 터는 행동이 반복되는 질환으로, 수면 유지 장애의 한 원인이 될 수 있는 질환이다. 하지불안증후군 환자의 약 70~80%가 주기적사지운동증을 경험하는 반면, 주기적사지운동증 환자의 약 20%만이 하지불안증을 경험한다.

하지불안증후군의 발생은 유전적 요인, 철분 대사과정 이상, 도파민 기능 이상 등이 그 원인으로 제기되고 있다. 기본적으로 도파민 농도의 저하가 하지불안증후군 발생에 기여를 하는 것으로 알려져 있는데, 항정신병약물과 같은 도파민 길항제가 하지불안증후군을 악화시키고, 도파민 작용제가 하지불안증후군의 증상을 호전시킨다. 도파민 생성과정에 중요한 역할을 하는 효소가 tyrosine hydroxylase인데, 철이 co-factor로 작용한다. 즉, 철분 결핍은 도파민 생성과정에 영향을 미쳐 하지불안증후군 발생에 영향을 줄 수 있다. 실제, 뇌 속의 철분 농도가 하지불안증후군의 발생기전에 중요한 역할을 하는 것으로 받아들여지고 있는데 Blood Brain Barrier (BBB)의 혈관내피세포가 철분의 저장고로서 기능한다는 보고가 있어 BBB의 기능이상이 뇌 속 철분 농도 이상과 연관이 있는 것으로 보인다. 유전적 소인도 연관이 있는 것으로 보고되고 있는데, 조기 발생한 하지불안증후군의 60%에서 가족력이 있는 것으로 보고되고 있다. MEIS1, BTBD9, PTPRD, MAP2K5/LBXCOR1 등의 유전자가 거론되고 있다.

이차성으로 하지불안증후군이 발생할 수도 있는데, 도파민 농도를 저하시킬 수 있는 항정신병약물이나 항우울제의 사용, 철분결핍을 일으킬 수 있는 빈혈, 출혈, 임신 및 출산 등이 그 원인이 될 수 있다. 혈액투석을 실시하는 신장기능 저하 환자들에게서도 요독증에 의하여 이차적으로 하지불안증후군이 나타날 수 있는데, 신장이식을 한 이후에 호전되는 경향을 보인다.

1) 임상양상

하지불안증후군 환자의 경우, 밤에 잠자리에 누우면 다리 안쪽 장딴지 부근에 벌레가 기어가는 불쾌한 기분이 들거나 전기가 흐르는 것 같고, 뭔가가 당기는 듯한 느낌이 드는 등 제대로 설명하기 어려운 불쾌한 감각을 호소하게 된다. 감각은 주로 하지에 양측성으로 발생하나, 팔이나 어깨 등에 발생하기도 한다. 주로 야간에 잠을 자려고 누울 때 증상이 발생하지만, 주간에도 오랫동안 앉아있거나 누워있을 때 나타나기도 한다. 불쾌한 기분 때문에 자꾸 다리를 주무르거나 움직이고 싶은 충동이 발생한다. 그 결과 잠이 쉽게 들지 않고 깊은 잠을 자지 못하고 중간에 자주 깨는 경향을 보인다.

주기적사지운동증은 자는 동안 하지 근육의 주기적인 경축이 일어난다. 보통 다리를 차는 것 같은 양상으로 발생하고, 4~90초 간격으로 나타난다. 증상이 심한 경우는 하지 움직임으로 인하여 각성이 되어 잠이 깨기도 하지만, 보통은 증상이 있다는 것을 잘 인식하지 못하는 경우가 많다.

2) 진단

하지불안증후군의 진단은 병력청취로 이뤄진다. 일반적으로 수면다원검사를 기본적 검사로 시행하지는 않는다. 다만, 하지불안증후군의 70~80%가 주기적사지운동증을 동반하기 때문에 수면다원검사에서 주기적사지운동증이 관찰되는 것으로 하지불안증후군의 진단을 뒷받침하는 소견으로 활용하기도 한다(표 37-3).

표 37-3. 하지불안증후군의 DSM-5 진단기준

A. 대개 다리에 불편하고 불쾌한 감각을 동반하거나 이에 대한 반응으로 나타나는 다리를 움직이고 싶은 충동이 다음 항목 모두를 충족한다.
  1. 다리를 움직이고 싶은 충동이 쉬고 있거나 활동을 하지 않는 동안에 시작되거나 악화됨
  2. 다리를 움직이고 싶은 충동이 움직임에 의해 부분적으로 또는 완전히 완화됨
  3. 다리를 움직이고 싶은 충동이 낮보다 저녁이나 밤에 악화되거나 저녁이나 밤에만 발생함

B. 진단기준 A의 증상이 일주일에 적어도 3회 이상 발생하고, 3개월 이상 지속됨

C. 진단기준 A의 증상이 사회적, 직업적, 교육적, 학업적, 행동적 또는 다른 중요한 기능 영역에서 현저한 고통이나 손상을 동반한다.

D. 진단기준 A의 증상이 다른 정신질환이나 의학적 상태(예: 관절염, 하지부종, 말초허혈, 하지경련)로 인한 것이 아니며, 행동 문제(예: 자세 불편감, 습관적으로 발을 구르는 것)로 더 잘 설명되지 않는다.

E. 증상이 남용약물이나 치료약물의 생리적 효과로 인한 것이 아니다(예: 좌불안석).

PART 09

3) 치료

하지불안증후군과 주기적사지운동증의 발생기전이 유사하기 때문에 치료의 원칙도 비슷하다. 주로 ropinirole과 pramipexole 등 비-ergot 계열 도파민 작용제를 가장 흔하게 사용한다. ropinirole이 간대사를 거치는 반면 pramipexole은 신장을 통해 배설되므로, 환자의 내과적 상태에 따라 선택할 필요가 있다. 보통 ropinirole은 0.25 mg에서 시작하여 1 mg 정도까지, pramipexole은 0.125 mg에서 시작하여 0.75 mg까지 사용하지만, 임상에서는 환자 증상에 따라 증량하기도 한다. Ergot 계열의 pergolide나 cabergoline 등은 일차적으로 권유되지 않는다. 도파민 제제를 장기간 사용 시 하지불안증후군의 증상이 더 이른 시간에 발생하고 증상이 심해지는 강화효과augmentation가 발생할 수 있어 주의를 요한다.

하지불안증후군의 증상과 동반하여 야간에 불면증상이 심한 경우에는 벤조디아제핀도 사용해 볼 수 있고, 주로 clonazepam이 사용된다. gabapentin이나 pregabalin과 같은 항경련제에 반응하는 경우도 있어 사용해 볼 수 있다. 증상이 심한 경우에는 아편양제제도 사용해 볼 수 있다. 특히 도파민 작용제 사용 이후 강화효과가 발생한 경우에 항경련제나 아편양 제제가 도움이 된다. 철 결핍에 의하여 이차성으로 하지불안증후군이 발생할 수 있기 때문에 치료 전 혈중 ferritin 농도를 재는 것이 좋으며, 혈중 ferritin 농도가 75 μg/L 이하로 저하된 경우에는 경구 혹은 정주로 철분 투여를 하는 것이 도움이 된다.

4. 호흡관련 수면장애

호흡관련 수면장애는 폐쇄성 수면무호흡 저호흡, 중추성 수면무호흡증, 수면관련 환기저하로 분류되어 있다. 수면무호흡증은 잠을 자는 동안 호흡이 멈추거나 얕아지는 것을 특징으로 하는 질환이다. 코로 들이쉰 숨이 폐까지 전달이 될 때, 수면 중에 상기도 내의 구조물들이 폐쇄되면서 호흡이 제대로 전달되지 않게 된다. 상기도는 콧구멍에서 시작하여 비인구를 거쳐, 혀뿌리가 있는 구강 인두와 하인두를 거쳐 하기도로 연결되는데, 상기도에서 주로 코, 연구개, 혀 뒷부분에서 기도의 폐쇄가 일어나게 된다. 낮 동안에는 주변 근육 조직들의 긴장도가 잘 유지되기 때문에 쉽게 폐쇄가 일어나지 않지만, 밤에 잠을 자는 동안에는 근육 긴장도가 감소하면서 흡기 시 음압이 걸리면서 쉽게 폐쇄가 일어난다. 이로 인하여 산소포화도가 저하되고 쉽게 각성이 되어 자주 깨게 되기도 한다. 밤 동안 숙면을 못 취하게 됨으로 인하여 주간 졸리움을 호소하고 만성적으로 피로감을 느끼게 될 수 있다. 유병률은 성인 남성의 3~7%, 성인 여성의 2~5% 정도이며, 나이가 들수록 높아지는 경향을 보인다.

위험인자로는 비만, 남성, 고령, 등이 있는데, 체중이 늘면 상기도 주변을 둘러싸고 있는 조직에 지방이 침착하게 되면서 기도를 좁게 하고 쉽게 막히게 만든다. 남성이 수면무호흡증이 더 흔하게 관찰되는데, 여성의 경우 여성호르몬이 근육의 탄력성을 유지시켜 주기 때문에 수면무호흡증의 유병률이 상대적으로 낮다. 다만 폐경기 이후에는 여성호르몬의 분비가 줄어들면서 코골이, 수면무호흡증의 발생이 증가하는 경향이 있다. 나이가 들면서 근육의 탄력성이 더 저하되는데, 상기도 주변 근육들의 근력이 약해지면서 작은 음압에도 쉽게 기도가 폐쇄되는 경향을 보인다.

1) 임상양상

코골이나 수면무호흡증은 낮졸림증을 유발하여 작업이나 운전 시 사고의 위험성을 높인다. 게다가 중간에 잠을 자주 깨고 숙면을 취하기 어렵기 때문에 야뇨증이 발생하거나 꿈을 자주 꾸게 되고, 집중력이 저하되어 업무나 일상 생활에 지장을 주고 성욕감소 등으로 가정생활에 지장을 주기도 한다. 건강에도 악영향을 미치는데, 잠을 자는 동안 산소공급이 저해되면서 혈관내피세포의 평활근 이완작용이 저해되고, 혈압 및 맥박수 증가가 발생하여 심혈관계 합병증 및 뇌혈관 질환의 발생률을 높인다. 또한 반복적으로 산소포화도가 낮아지고 각성상태가 자주 발생하게 되면서 잠을 깊게 잘 자지 못해 낮 동안 심하게 졸리기도 한다. 소아의 경우에는 수면부족으로 인하여 집중력 저하를 유발하여 주의력결핍과잉행동장애ADHD와 유사한 증상이 나타나기도 한다.

2) 진단

수면무호흡증의 진단은 수면다원검사로 이뤄진다. 수면다원검사를 통해 코골이, 호흡운동, 동맥산소포화농도 등을 측정하여, 자는 동안 호흡이 완전히 멈추는 무호흡 혹은 호흡이 저하되는 저호흡이 최소 10초 이상 되는 이벤트가 시간당 몇 회가 있었는지를 나타내는 수면무호흡 저호흡 지수apnea-hypopnea index, AHI를 기준으로 심각도를 평가한다. 통상적으로 AHI 〈 5를 정상으로 보고, 5~15까지는 경도, 15~30까지는 중등도, 30 이상은 고도로 평가한다. 폐쇄성 수면무호흡증은 상기도의 공기 흐름이 막히지만, 복부와 흉부에 숨을 쉬고자 하는 노력이 나타나는 것이 특징이다. 이에 반해 중추성 수면무호흡증은 상기도의 공기 흐름이 막힐 때 복부와 흉부 역시 숨을 쉬고자 하는 노력이 관찰되지 않는 것으로 감별할 수 있는데, 주로 심장질환이나 중추신경계 질환과 연관되어 나타난다. 각각에 따라 치료 전

표 37-4. **폐쇄성 수면무호흡 저호흡의 DSM-5 진단기준**

A. (1) 또는 (2) 중 하나 이상이 있다.
(1) 수면다원 검사에서 수면 시간당 적어도 5회 이상 폐쇄성 무호흡이나 저호흡이 있고 다음 중 한 가지 이상의 수면 증상이 있음
a. 야간 호흡장애: 코골이, 거친 콧숨/헐떡임, 또는 수면 중 호흡 정지
b. 충분한 수면을 취했음에도 주간 졸림, 피로감, 또는 개운하지 않은 수면으로, 다른 정신질환(수면장애 포함)으로 더 잘 설명되지 않으며 다른 의학적 상태로 인한 것이 아님
(2) 동반된 증상과 관계없이 수면다원 검사에서 확인된 수면 시간당 15회 이상 폐쇄성 무호흡 그리고/또는 저호흡

현재의 심각도를 명시할 것:
경도: 무호흡 저호흡 지수가 15 이내다.
중등도: 무호흡 저호흡 지수가 15~30이다.
고도: 무호흡 저호흡 지수가 30을 초과한다.

략이 달라질 수 있기 때문에 AHI를 통한 심각도 평가뿐 아니라 폐쇄성인지 혹은 중추성인지 평가하는 것 또한 매우 중요하다(표 37-4).

3) 치료

수면무호흡증의 치료는 수술적 요법이나, 구강 내 장치, 지속적 상기도 양압술continuous positive airway pressure, CPAP을 주로 적용한다. 다만, 비만한 경우에는 체중을 줄이는 노력이 필요하고, 똑바로 자는 경우 무호흡이 더 심해질 수 있어 옆으로 누워 자는 것이 권장된다. 수술의 경우 구개수 구개인두 성형술uvulo-palato-pharyngoplasty, UPPP, 이설근 전진술genioglossus advancement, 설골근절개거상술hyoid myotomy/suspension, 양악/상하악전진술bimaxillary/maxillomandibular advancement 등의 기법을 사용한다. 무호흡 증상이 심한 경우에는 수술적 요법도 고려할 수 있으나 CPAP이 좀 더 효과적이다. CPAP은 보통 중등도 이상의 수면무호흡증에 적용하게 되는데, CPAP를 적용하기 전 수면다원 검사를 시행하면서 CPAP의 적정 압력을 찾는 것이 중요하다. 치료효과는 좋은 편이나 높은 순응도를 유지하는 데 어려움이 있을 수 있다. 그 외에 구강내 장치를 사용해 볼 수도 있는데, 연구개를 들어 올려주는 연구개 거상장치, 혀를 전방으로 당겨주는 혀 유지장치, 하악을 전방으로 위치시켜 주는 아래 턱 전방이동 장치 등의 형태가 있다.

수면무호흡증의 치료에서 약물치료의 효과는 아직까지는 제한적이다. 렘수면 때 근육긴장도가 저하되기 때문에 무호흡이 심해지는 경향이 있는데, 렘수면 때만 무호흡이 발생하는 형태라면 렘수면을 감소시키는 SSRI 등의 약물을 처방해 보는 방법이 있다. 중추성 무호흡증의 경우 호흡중추에 작용하여 호흡 노력을 증가시키는 약으로 theophylline과 acetazolamide를 활용해 볼 수도 있다. 수면무호흡증에 대한 치료를 하는데도 불구하고 주간졸림증이 심한 경우에는 modafinil를 사용하여 주간졸림증을 줄이는 방법도 사용해 볼 수 있다.

5. 사건 수면

사건수면은 렘사건수면과 비렘사건수면으로 크게 나눌 수 있다. 수면보행증이나 야경증 등은 비렘사건수면에 해당하며, 악몽장애나 렘수면행동장애 등은 렘사건수면에 해당한다.

1) 비렘사건수면

수면보행증은 수면 동안 갑자기 일어나서 걸어다니는 행동을 반복하는 것이고, 야경증은 자다가 소리를 지르고 울면서 깨는 행동을 반복하는 것이다. 두 경우 모두 개인은 깊은 잠을 자고 있는 상태이므로, 다른 사람이 말을 거는 노력에 대해 반응하지 않는다. 주로 서파 수면 시기에 관찰되기 때문에 수면 중 첫 1/3 시점에서 많이 발생한다. 보통은 자신의 행동에 대해 기억하지 못하거나 부분적으로만 기억한다. 수면보행증이나 야경증은 주로 소아에서 발생하며 사춘기 이후 급격히 줄어든다. 건강한 소아의 약 15~30%에서 한 번 이상의 비렘사건수면을 경험하며 약 3~4%에서 반복적인 증상을 경험한다. 사춘기 이후에는 드물기는 하지만 약 1% 정도에서 한 번 이상의 비렘사건수면을 경험한다.

진단분류체계에 따라 차이가 있으나 수면관련식이장애sleep-related eating disorder나 수면섹스장애는 수면보행증으로 분류되기도 한다. 수면관련식이장애의 경우에는 DSM-5-TR에서는 수면보행증형의 한 부분으로 분류가 되어 있으나 국제수면장애진단분류 3판에서는 비렘사건수면에서 수면보행증과는 별개의 독립된 질환으로 분류되어 있다. 수면관련식이장애는 의도치 않게 밤에 음식을 먹거나 부적절한 물질을 섭취하는 행위가 반복되는 것으로, 본인은 전혀 기억하지 못하거나 부분적으로만 기억을 하며 주로 아침에 음식 먹은 흔적을 발견하게 된다. 수면섹스장애 역시 의도하지 않게 수면 중 성적인 행동을 반복하는 것으로 매우 드물기는 하지만, 여성보다는 남성에게서 흔하고 경우에 따라 심각한 법적인 문제가 초래되기도 한다. 수면관련식이장애가 특발성으로 발생할 수는 있으나 대부분 수면무호흡증과 같은 다른 수면장애 혹은 수면제와 같은 약물에 의하여 발생하기 때문에 정확한 유병률은 잘 알려져 있지 않다.

(1) 치료

소아에서의 사건수면은 성장하면서 호전되는 경향이 있기 때문에, 약물치료보다는 환경적인 요소들을 해결하는 것을 우선으로 한다. 많은 경우 수면호흡장애가 동반되어 각성의 역치를

낮춘다는 보고도 있다. 깊은 잠을 자는 동안 각성을 유발할 수 있는 환경들이 원인으로 될 수 있기 때문에, 온도나 습도를 조절하여 쾌적한 침실 환경이 조성하고 같은 방에서 많은 가족들이 같이 자는 것을 피한다. 또한 수면보행 중 다칠 수 있는 위험들을 미리 제거해 두는 것도 중요하다. 증상이 심하고 너무 잦다면 약물치료를 고려해 볼 수 있는데, clonazepam과 같은 벤조디아제핀을 사용해 보거나 imipramine과 같은 삼환계 항우울제를 사용해 볼 수 있다. 수면관련식이장애의 경우 원인이 되는 요인을 제거해 주면 호전되는 경우가 대부분이다. 그러나 특발성인 경우에는 pramipexole이나 topiramate 등이 효과가 있다는 보고가 있다.

2) 렘사건수면

(1) 렘수면행동장애

렘수면행동장애는 렘수면 때 꿈과 관련된 과격한 행동을 보이는 등 심한 잠꼬대를 하는 특징으로 하는 질환으로, 꿈을 꾸면서 싸우거나 쫓기거나 공격당하는 등의 행동을 그대로 하기 때문에 침대에서 떨어지거나 다치기도 한다. 렘수면 시기에는 근육긴장도가 소실되는 것이 특징인데, 렘수면 동안 소실되어야 할 근육긴장도가 소실되지 않으면 꿈 내용과 관련된 행동을 그대로 하게 되는 것이다. 남성에서 흔하게 나타나며 주로 50세 이후에 발병한다. 유병률은 약 0.5% 정도로 알려져 있다. 특발성으로 나타나는 것으로 알려져 있으나 파킨슨병, 루이소체 치매와 같은 신경과적 질환과 동반되어 나타나는 경우도 흔하다.특히 렘수면행동장애를 오랜 기간 추적관찰을 하면 파킨슨병으로 전환되는 경우가 있어, 렘수면장애가 특발성 질환 인지에 대한 논란이 제기되고 있다.

① 임상양상

잠을 자면서 꿈 꾸는 내용과 관련된 행동을 그대로 하기 때문에, 고함을 지르거나, 울거나, 소리 치는 등의 잠꼬대와 함께, 주먹질을 하거나, 발길질을 하거나, 침대에서 뛰어내리는 등의 위험한 행동이 동반된다. 환자는 벽을 치거나 침대에서 굴러 떨어져서 다치기도 하며, 옆에서 같이 자는 사람을 다치게 하기도 한다.

② 진단

진단은 주로 병력 청취로도 가능하나, 비렘사건수면과의 감별을 위하여 수면다원검사를 시행하는 것이 필요하다(표 37-5).

표 37-5. 급속안구운동수면 행동장애의 DSM-5-TR 진단기준

A. 발성 및 복합 운동 행동과 관련된 수면 중 각성의 반복적인 삽화
B. 이러한 행동들은 REM수면 중 발생하므로 보통 적어도 수면 개시 후 90분 이후에 발생하며, 후반부에 빈번하고, 낮잠 중에는 드물게 발생한다.
C. 이러한 삽화로부터 깨어날 때, 개인은 완전히 깨어나고 명료하며, 혼돈되거나 지남력을 상실하지 않는다.
D. 다음 중 하나를 만족한다.
  1. 수면다원 검사 기록상 무긴장증이 없는 REM 수면
  2. REM수면 행동장애를 시사하는 과거력 및 확정된 시누클레인에 의한 신경퇴행성 질환의 진단(예: 파킨슨병, 다계통 위축증)
E. 이러한 행동들은 사회적, 직업적, 또는 다른 중요한 기능 영역에서 임상적으로 현저한 고통이나 손상을 초래한다(자신 또는 침대를 같이 쓰는 사람에게 해를 끼치는 것을 포함한다).
F. 장애는 물질(예: 남용약물, 치료약물)의 생리적 효과나 다른 의학적 상태로 인한 것이 아니다.
G. 공존하는 정신질환 및 의학적 장애가 이 삽화를 설명할 수 없다.

렘수면행동장애가 발생한 후 약 10년 기간 동안 30%의 환자가 파킨슨병으로 이환되었다는 보고가 있고, 파킨슨병 환자의 30%가 렘수면행동장애를 동시에 갖고 있는 것으로 보고된다. 즉, 비렘사건수면과 렘수면행동장애는 경과와 예후가 전혀 다르기 때문에, 장기적인 경과 및 예후를 판단하기 위해서도 수면다원검사를 실시해 보는 것이 필요하다.

③ 치료

수면 중 꿈꾸는 것과 관련한 행동 때문에 침대에서 떨어지거나 벽을 치거나 같이 자는 사람을 다치게 할 위험이 있기 때문에, 위험을 예방하는 것이 가장 중요하다. 높은 침대를 피하는 것이 좋고, 침대를 창문 옆에 두지 않아야 한다. 앞으로 튀어나와 있는 화장대나 거울, 날카로운 물건 등 부딪히거나 다칠 수 있는 물건들을 두지 않는 것이 좋다.

약물로는 clonazepam이 가장 많이 사용된다. 보통 0.25~2 mg 정도로 사용하며, 87~90%에서 반응을 보인다. 작용기전은 렘수면 동안의 근육긴장도를 감소시킨다기보다는 꿈과 관련된 난폭한 행동 자체를 억제시키는 것으로 보인다. 낙상이나 기억력 장애 등의 부작용을 주의해야 한다. 멜라토닌도 3~15 mg 정도에서 사용되기도 한다. 작용기전은 렘수면 동안 증가된 근육긴장도를 약 50% 정도 회복하는 것으로 알려져 있다. 그런 이유로 멜라토닌과 clonazepam을 병합하여 사용하기도 한다. pramipexole과 같은 도파민 작용제도 사용해 볼 수 있다.

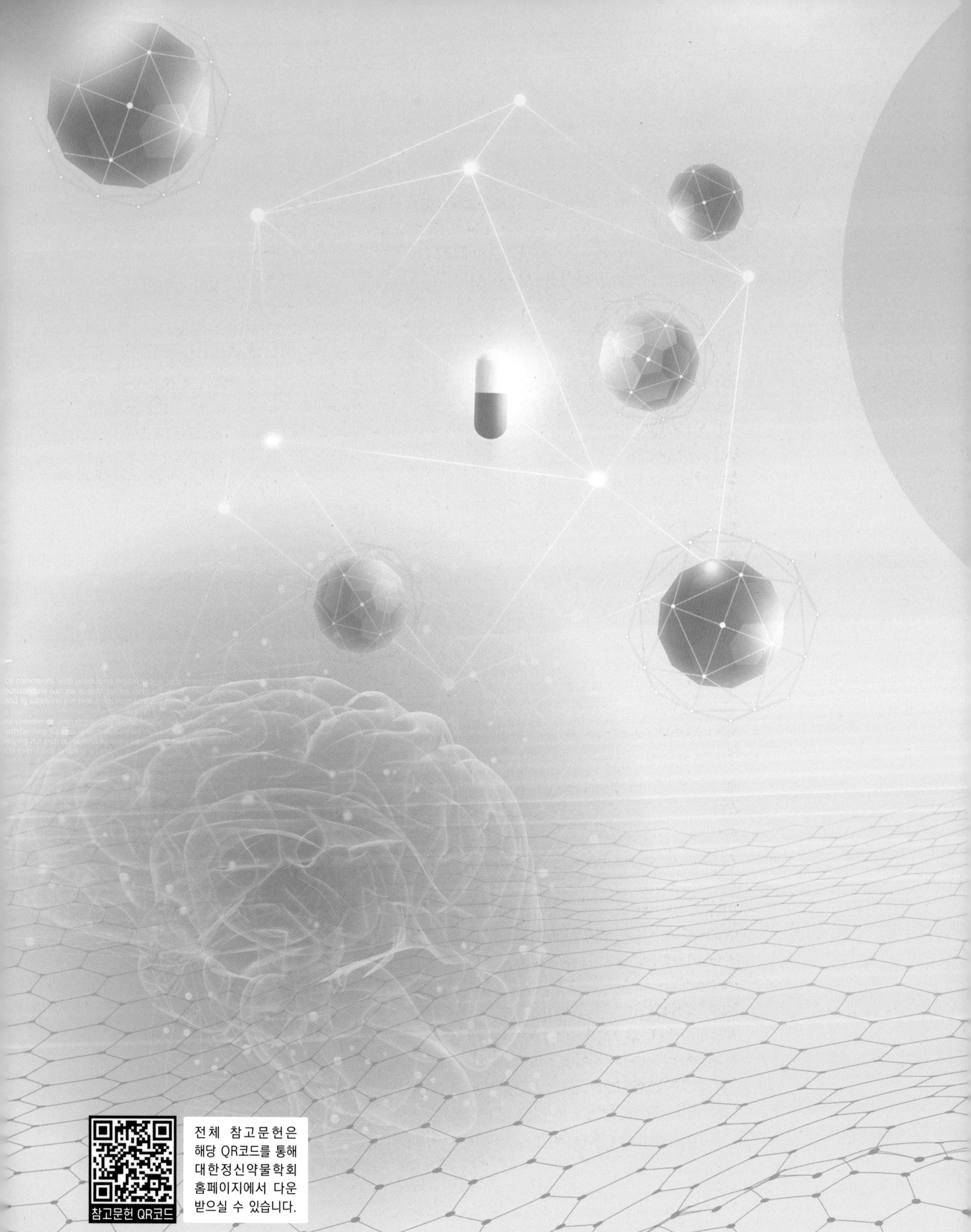

참고문헌 QR코드

전체 참고문헌은 해당 QR코드를 통해 대한정신약물학회 홈페이지에서 다운받으실 수 있습니다.

PART

10 다양한 상황에서의 약물치료

섭식장애

Eating disorder

Chapter 38

◐ 김율리 인제대학교 의과대학 정신건강의학교실

1. 개론

1) 섭식장애

DSM-5 의 급식 및 섭식장애 분야에는 이식증pica, 회피제한적 섭식장애avoidant/restrictive food intake disorder, 신경성 식욕부진증anorexia nervosa, 신경성 폭식증bulimia nervosa, 폭식장애binge eating disorder, 잔류범주로서 특정 섭식장애 진단에 충분히 부합하지 않는 경우에 적용하는 역치하 섭식장애subthreshold eating disorders, 제거장애purging disorder 및 야간섭취증후군night eating syndrome 등이 있다. 신경성 식욕부진증은 자아동조적 식사제한으로 초래된 정상의 85% 미만의 체중이 특징이며, 식사제한과 과운동이 특징인 제한형과 폭식 및 구토가 특징인 폭식구토형으로 구분할 수 있다. 신경성 폭식증에서의 식사행태는 식사제한의 반복, 이로 인한 폭식, 체중증가를 막기 위한 보상행동으로써 구토와 하제/이뇨제 남용 등이다. 폭식장애의 특징은 보상 행동이 동반되지 않는 폭식 삽화로 설명된다. DSM-5에서 신경성 폭식증은 제거형을 지칭하며 비제거형은 폭식장애로 분류한다.

2) 섭식장애의 치료

섭식장애 치료는 약물치료뿐만 아니라 영양 상담, 정신심리치료 그리고 의학적 합병증까지 다루어야 하는 복잡한 과정이다. 섭식장애는 정신 병리와 내과적 이상이 공존하는 것이 특징이다. 신경성 식욕부진증 치료의 주된 목표로는 체중증가, 체중증가를 위한 집중치료 후 체중 감소 방지, 섭식행동의 변화, 관련 정신병리(예: 신체상에 대한 집착)의 감소, 우울, 강박장애, 관련 의학적 상태(예: 성선축의 방해, 불임, 골다공증)의 치료 등이 포함된다. 신경성 폭식증 치료의 주된 목표는 폭식 멈추기, 보상 행동(예: 구토, 하제와 이뇨제의 남용) 중단, 관련 정신병리의 감소, 관련 의학적 상태의 치료를 포함한다. 폭식장애의 치료의 주된 목표는 폭식 멈추기, 관련 정신 병리의 감소, 비만을 동반한 경우 이에 대한 치료이다.

본 장에서는 세계 생물정신의학회 연방World Federation of Societies of Biological Psychiatry, WFSBP에서 발표한 섭식장애 약물치료의 지침과 이후 업데이트된 약물학적 연구결과들을 토대로 설명하겠다. WFSBP 지침에서 섭식장애의 치료는 영양상담, 정신심리치료, 의학적 합병증 치료가 필요함을 전제로 하며, 약물치료의 가능성을 제시하였다. 각 치료 지침의 권고등급과 근거 수준은 표 38-1, 표 38-2에 기재되어 있다.

표 38-1. 근거수준의 등급

A – 통제 연구에서 모든 근거를 만족
B – 통제 연구에서 제한된 근거를 만족
C – 비통제 연구나 사례 보고/전문가 의견에서 근거가 있음
D – 일치되지 않는 결과
E – 반대의 근거
F – 근거의 부족

표 38-2. 권고수준의 등급

1 – 근거수준 A 및 위험대비 이득 좋음
2 – 근거수준 A 및 위험대비 이득 중간
3 – 근거수준 B
4 – 근거수준 C
5 – 근거수준 D

3) 섭식장애의 공존 질환

섭식장애 환자에서는 광범위한 타 정신질환의 공존이 흔하다. 우울증, 알코올 의존 그리고 많은 불안장애의 공존율이 높으며 급성기뿐 아니라 평생의 공존율도 높다. 대인관계 민감성, 외로움과 고립 등도 흔하다. 신경성 식욕부진증이 있는 경우에는 우울, 아스퍼거 증후군asperger's syndrome, 자폐장애autism spectrum disorder를 보이기 쉽고, 강박장애를 포함한 불안장애로 고통받는 것으로 나타났다.

4) 섭식장애의 정신약물치료

섭식장애 및 공존하는 광범위한 정신질환과 정신병리가 섭식행동에 미치는 영향에 대한 치료약물로써 항우울제, 항정신병약물, 항경련제, 항히스타민제, 및 그리고 다른 약물학적 화합물을 포함한 많은 정신약물들이 연구되었다.

(1) 항우울제

항우울제의 주 작용 기전은 세로토닌 그리고/또는 노르에피네프린 시스템에서 작용하는 것으로 생각된다. 중추 세로토닌의 기능 이상은 식욕, 정서 그리고 충동 제어의 조절 이상에 영향을 줄 수 있다 . 신경성 식욕부진증과 신경성 폭식증에서의 정신병리는 세로토닌 및 다른 단가아민의 기능 이상과 관련되며, 심지어 회복 후에도 이 신경전달물질에 관련된 기능이 방해받는다.

(2) 항정신병약물

신경성 식욕부진증의 인지적 경직과 높은 불안도라는 특성으로 인해 항정신병약물이 치료에서 고려되어 왔다. 섭식장애에서 항정신병약물의 주요 작용 부위는 비전형적 항정신병약물의 도파민 시스템과 부가적인 세로토닌 작용으로 생각된다.

(3) 항경련제

항경련제의 신경안정 효과는 섭식장애의 치료에 이득이 될 수 있다. 예를 들어, 항경련제인 topiramate는 대뇌 여러 부위에 작용한다(예: 나트륨, 칼슘, 칼륨 통로; GABA 및 글루타메이트 수용체; carbonic anhydrase 억제).

(4) 항히스타민제

히스타민은 식욕과 에너지 대사를 조절하는 신경전달물질이다. 신경계와 관련된 히스타민은 뇌실결핵paraventricular nucleus과 복내측 시상하부ventromedial hypothalamus에서 histamine-1 수용체를 통해 음식 섭취를 억제한다.

2. 각론

1) 신경성 식욕부진증의 약물치료

(1) 진단

신경성 식욕부진증은 최소한의 정상 체중을 유지하기 거부하는 것으로 정의된다. 두 가지의 아형이 있는데 폭식구토형과 제한형이다. 미국의 국가유병률 조사에 따르면 신경성 식욕부진증의 평생 유병률은 여성에서 0.9%, 남성에서 0.3%로 높지 않지만 , 모든 정신장애 중 치사율이 가장 높다.

(2) 항우울제 치료

신경성 식욕부진증을 항우울제로 치료하는 근거는 (1) 신경성 식욕부진증의 병태생리에서 세로토닌과 노르에피네프린 시스템의 기능장애가 추정되며, (2) 공존 질환으로 불안장애, 강박장애, 우울증이 흔하기 때문이다.

① 삼환계 항우울제

신경성 식욕부진증 환자 25명을 대상으로 amitryptiline으로 5주간의 이중맹검실험 결과 체중 증가 효과가 유의하지 않았다. 결론적으로, 삼환계 항우울제amitryptiline, clomipramine는 신경성 식욕부진증 환자의 치료에 체중 회복에 대한 명확한 근거가 없다.

② 세로토닌 관련 약물

가. citalopram

신경성 식욕부진증 환자 26명을 대상으로 약물치료를 하면서 대조군 26명에게는 투약을 하지 않는 개방적 무작위연구 결과, 약물군과 비약물군 간 체질량지수의 변화에는 차이가 없었으나, 약물군에서 우울증, 강박증상, 충동성, 분노 특성에서 개선이 있었다.

나. fluoxetine

신경성 식욕부진증 환자 35명을 대상으로 한 이중맹검위약대조군 비교 연구는 효과가 있을 경우에만 약물을 유지하는 방법을 사용하였다. fluoxetine 복용 유지 환자들에서 재발률이 감소하였고 체중 증가와 거식 증상이 더 많이 호전되었다. 반면 Walsh 등이 진행한 1년간의 이중맹검위약대조군 연구는 fluoxetine이 신경성 식욕부진증 환자에게 효과가 있다는 것을 입증하지 못하였다.

결론적으로, 신경성 식욕부진증에서 SSRI (sertraline, citalopram, fluoxetine)의 사용은 섭식장애병리 자체를 개선하는 측면은 확실한 근거가 없지만, 공존한 정신병리를 개선하는 효과가 있다.

③ 기타 항우울제

가. Mirtazapine

만성 신경성 식욕부진증 성인환자를 대상으로 mirtazapine의 효과를 9개월간 추적관찰한 결과 체중 유지와 기분 개선이 있었다. mirtazapine은 특히 나이가 많고, 만성화된 신경성 식욕부진증 환자에서 우울증이 동반되어 있을 때 효과적이었다.

(3) 항정신병약물 치료

① 정형 항정신병약물

일반적으로 신경성 식욕부진증에서 정형 항정신병약물haloperidol, sulpiride, pimozide을 사용하기에는 근거가 부족하다.

② 비정형 항정신병약물

가. olanzapine

지금까지 olanzapine을 사용한 무작위대조임상시험은 2005년 이래 7개의 연구결과가 발표되었다. 그 외 개방적 또는 후향적 연구들이 다수 시행되었는데 신경성 식욕부진증 환자에서 체중증가 및 정신병리 호전의 가능성이 제시되었다. 신경성 식욕부진증 환자들을 대상으로 olanzapine을 이용해 3개월간 이중맹검위약대조실험을 시행한 결과(첫 1개월 2.5 mg, 이후 2 개월간 5 mg 유지), olanzapine군과 위약군 간 체중 증가에 차이는 없었지만, 폭식-구토 양상을 보이는 군에서 체질량지수와 일부 정신병리가 호전됐다. 또 다른 이중맹검위약통제연구에서는 olanzapine군은 체중증가율이 유의하게 높았고, 강박 사고(강박 행동은 아님)도 유의하게 감소했다. 장기투여 시 발생 가능 부작용에 대한 연구가 필요할 수 있다. 신경성 식욕부진증에서 olanzapine을 고려한다면 반드시 행동치료와 병행해서 사용해야 한다.

나. risperidone

일부 사례 연구에서 risperidone이 신경성 식욕부진증에서 유용할 수 있다고 보고했지만, 이후 다른 연구에서는 효과가 없었다.

다. quetiapine

신경성 식욕부진증 환자들을 대상으로 저용량 quetiapine (100~400 mg/일)과 기존의 치료방법을 비교하는 개방적 무작위 대조군 연구에서 저용량 quetiapine을 사용한 군에서 심리적, 신체적 호전을 보였다. 반면, 이중맹검위약대조군연구에서는 유의한 효과를 보이지 않았다.

라. amisulpride

단일맹검무작위연구를 통해 신경성 식욕부진증 환자의 치료에서 amisulpride (12명), clomipramine (13명), fluoxetine (10명)의 효과를 비교한 연구에서 3개월간 치료 후 amisulpride그룹과 fluoxetine 그룹에서 체중이 증가했으며, 이 두 그룹 간 차이가 없었다.

마 aripiprazole

후향적 연구에서 aripiprazole이 신경성 식욕부진증의 체중증가에 긍정적일 가능성을 보고했으나, 아직 무작위대조군연구 결과는 없다.

(4) 기타

① 항히스타민제

가. cyphroheptadine (CYP)

81명의 여성 환자를 4그룹으로 나눈 무작위위약통제실험에서 cyproheptatine 12~32 mg을 사용했을 때 체중감소가 심한 신경성 식욕부진증 그룹과 기존 외래치료에 실패한 환자 그룹에서만 체중증가가 있었다. 또 다른 연구에서 72명의 신경성 식욕부진증 환자를 대상으로 amitryptiline (최고용량 160 mg)과 cyproheptatine (최고용량 32 mg)을 비교한 이중맹검위약대조연구에서 cyproheptadine 군에서만 유의한 체중증가가 있었는데 제한형 신경성 식욕부진증에서만 체중증가가 있었고 폭식구토형에서는 효과가 없었다. 우울증상은 두 군 모두 반응을 보였다. 단, 항히스타민의 H1-차단 작용은 졸음, 대사증후군, QT 간격 연장 등의 부작용을 초래할 수 있다.

② 위장관 운동 촉진제

가. cisapride

12명의 신경성 식욕부진증 환자에게 cisapride 정맥주사를 시행한 결과, 위배출 시간이 단축되었다. 뒤이어 또 다른 이중맹검위약통제시험에서 cisapride는 체중증가와 관련 없었다. 또 다른 연구도 cisapride와 체중증가 간의 연관성을 확인하지 못했으며, 위배출시간의 차이도 발견하지 못했다. 따라서 신경성 식욕부진증 환자에게 cisapride를 사용하는 것은 근거가 없다. cisapride는 삼환계 항우울제나 항정신병약물와 연관하여 QT 간격을 증가시킬 위험이 높다.

나. metoclopramide

위 배출 촉진에 있어 metoclopramide는 급성기 효과가 있는 것으로 보인다. 위장운동촉진제는 위 배출을 촉진할 수 있지만, 신경성 식욕부진증에서 체중 회복과는 명확한 연관이 없다.

③ Zinc

이중맹검위약통제시험에서 청소년기 신경성 식욕부진증 환자는 아연 결핍의 위험이 있고, 아연 보충(50 mg elemental zinc/일) 후에는 치료에 잘 반응하는 것으로 나타났다. Birmingham과 Gritzner는 모든 신경성 식욕부진증 환자들에게 2개월간 필수적으로 저용량인 하루 14 mg의 아연을 경구투여 해

PART 10

야 한다고 결론을 내렸다. 아연이 결핍되어 있을 때 음식 섭취를 자극하는 neuropeptide Y에 대한 저항이 생기기 때문이다.

④ lithium

신경성 식욕부진증 환자 16명에게 lithium을 사용한 위약 통제 연구에서 4주차부터 체중증가의 차이가 나타났지만(차이 3.9 kg), 소수의 실험군과 짧은 기간으로 인해 해석에 한계가 있다.

⑤ naltrexone

자가중독모델에서는 신경성 식욕부진증과 신경성 폭식증 모두 opioid와 연관된 중독과 관련됨을 주장한다. 19명의 신경성 폭식증 또는 신경성 식욕부진증 환자를 대상으로 크로스오버 디자인으로 이중맹검위약통제시험을 시행하였고, 하루에 두 번, 각 100 mg의 naltrexone 복용을 6주간 지속하여 치료 기간 동안 약물 농도가 완전히 빠지지 않도록 하였다. 폭식 및 구토 행동은 신경성 폭식증과 신경성 식욕부진증 그룹 모두 감소하였지만, 6주 동안 신경성 식욕부진증 환자의 일부에서는 체중 회복이 없었다.

⑥ 성장호르몬(growth hormone)

신경성 식욕부진증 환자 15명에게 재조합 인간 성장 호르몬 rhGH으로 4주간 맹검위약통제예비연구를 시행한 결과 약물 투여군과 위약군에서 체중 회복의 차이는 통계적으로 유의하지 않았다.

⑦ oxytocin

옥시토신은 동물연구에서 애착과의 관련이 입증되었으며, 인간 대상의 연구에서 신뢰, 정서지각, 부정적 주의편향의 감소 등의 효과가 있었다. 신경성 식욕부진증 환자를 대상으로 oxytocin 투여 군에서 음식자극에 대한 주의편향의 감소가 있었으며, 무작위대조군임상시험에서 음식 염려 감소, 인지적 경직 완화 효과가 있었다. 이는 영양재활 시 oxytocin 투여가 이득이 될 수 있음을 시사하나, 효과가 미약하고 체중증가의 임상적 효과는 유의하지 않았다.

⑧ D-cycloserine

신경성 식욕부진증 환자들을 대상으로 노출치료 개입을 하면서 D-cycloserine을 투여한 연구에서 대조군과 비교하여 칼로리 섭취가 유의하게 증가하지는 않았다.

⑨ 비위관 영양공급(nasogastric tube feeding)

신경성 식욕부진증을 치료하는 데 비위관 식이 요법의 효과를 평가하기 위한 맹검시험에서 대조군에 비해 비위관 치료군에서 체중증가가 39% 높게 나타났다. 퇴원 이후 무병기간 또한 비위관 치료군에서 길었다. 그러나 1년 후 재발에는 차이가 없었다. 비위관 식이와 경구 식이를 병행하는 것이 경구식이 단독에 비해 효과적이었다.

2) 신경성 폭식증(bulimia nervosa)

(1) 진단

신경성 폭식증은 자가 유발 구토, 하제 또는 이뇨제 남용, 금식 혹은 과활동 등의 부적절한 보상 행동에 뒤 이은 반복적인 폭식 삽화가 특징이다.

(2) 항우울제 치료

신경성 폭식증을 항우울제로 치료하는 근거는 세로토닌과 노르에피네프린 시스템의 역기능과 불안장애, 강박관련장애, 우울증이 동반질환으로 나타나기 때문이다.

① 삼환계 항우울제

imipramine과 구조화된 집단심리치료로 4그룹을 나누어 시행한 12주 비교연구에서(즉, 위약, imipramine, 집단심리치료+위약, 집단심리치료+imipramine) imipramine은 위약에 비해 섭식행동을 유효하게 호전시키지 못했지만, 우울증상 및 불안증상을 감소시켰다. desipramine을 사용하여 3 그룹 통제 시험을 진행하였을 때(즉, desipramine, 약물치료와 인지행동치료 복합치료, 인지행동치료 단독), 16주 차에 인지행동치료 그룹과 복합치료를 한 그룹에서는 약물치료 그룹에 비해 우세한 효과를 보였다. 이에 약물치료와 인지행동치료의 병행을 신경성 폭식증 일차치료로 추천했다.

② 선택적 세로토닌 재흡수 억제제

가. fluoxetine

76명의 신경성 폭식증 환자를 3그룹(fluoxetine, 개인인지행동치료, 복합치료)으로 나누어 16주 이상 치료를 진행하였다. 복합치료그룹에서 약물치료그룹에 비해 특정 영역에서 우세한 효과를 보였으나, 개인 인지행동치료 단독그룹에 비해 우세하지 않았다. 또 다른 이중무작위대조연구에서는 층화 분석(우울 vs. 비우울)을 시행하였다. fluoxetine 60 mg이 우울증상 유무에 관계없이 신경성 폭식증의 치료에 효과적이었다(즉, 폭식과 구토 삽화의 감소를 보임).

22명의 난치성 신경성 폭식증 환자에게 심리치료(인지행동치료 또는 대인관계 정신치료)를 병행하여 위약 통제 시험을 시행하였다. fluoxetine 그룹에서 폭식과 구토의 빈도가 감소하였고, 따라서 fluoxetine이 적절한 심리치료에 반응이 없는 신경성 폭식증 환자에게 유용한 도움이 될 것이라고 결론을 내렸다. 인지행동치료와 fluoxetine을 이용한 3그룹 연구결과(인지행동치료, fluoxetine과 인지행동치료 복합, fluoxetine) 복합 치료군이 인지행동치료 군에 비해 더 효과가 있지는 않았다.

52주간의 무작위위약통제시험에서는 급성기 치료에 반응이 있던 사람들에서 지속적인 fluoxetine 치료를 통해 결과적으로 호전을 보였고 재발 가능성이 낮아질 수 있다고 했다. 청소년 신경성 폭식증 환자를 대상으로 fluoxetine 60 mg으로 8주간 개방연구를 시행한 결과, 내약성이 양호하였으며, 청소년 그룹에서 효과적인 치료방법이 될 수 있다고 했다.

나. fluvoxamine

72명의 신경성 폭식증 환자를 대상으로 한 이중맹검위약통제시험에서 fluvoxamine은 폭식 행동의 재발을 막는 데 효과가 있었다. 또 다른 연구에서는 267명의 신경성 폭식증 환자를 3그룹으로 나누어서 1년간 시행한 이중맹검위약통제시험에서(8주 단기간 fluvoxamine 치료에 뒤이어 44주 위약 투약 그룹, 52주 전기간 fluvoxamine 투약 그룹, 위약 그룹) 단기간, 장기간 fluvoxamine 치료 그룹 모두 심리치료를 통해 얻을 수 있는 이점에 도달하지 못했다.

다. sertraline

20명의 여성 신경성 폭식증 환자에게 sertraline 100 mg/일로 12주간 무작위위약통제시험을 시행하였을 때 위약군에 비해 sertraline 그룹에서 폭식 위기와 구토 삽화가 감소했다.

라. citalopram

citalopram과 flutamide (androgen 길항제)을 4그룹으로 나누어서 시행한 이중맹검위약통제예비연구(즉, flutamide, citalopram, citalopram + flutamide, 위약)에서 폭식은 flutamide 그룹에서 유의하게 감소하였지만, citalopram 단독그룹에서는 효과가 없었다. 신경성 폭식증 환자에서 citalopram 대 fluoxetine의 단일맹검무작위대조군연구에서 두 약물 간 유의한 효과차이는 없었다.

③ 가역적 모노아민산화효소 억제제(RIMA)

가. moclobemide

정상 체중의 신경성 폭식증 여성 52명을 대상으로 6주간의 위약통제이중맹검연구를 시행하여 moclobemide 600 mg의 효과와 내약성을 확인하였을 때 moclobemide와 위약 사이에서 식이와 관련한 태도, 행동 관련 지표에 의미 있는 차이는 없었다.

나. phenelzine

62명의 신경성 폭식증 여성을 대상으로 phenelzine을 사용하여 위약통제이중맹검연구를 시행하였다. phenelzine은 위약과 비교하여 일반적인 정신과적 증상, 섭식태도, 주관적 및 객관적 우울감 감소에 우위를 보였다. 폭식 행위 감소 경향을 보이기도 했다. 그러나 부작용이 많아서 12명의 환자가 중도 탈락했다.

다. isocarboxazid

18명의 신경성 폭식증 여성을 대상으로 시행한 위약통제이중맹검연구에서 isocarboxazid군에서 폭식과 구토 행위가 유의미하게 감소하였다.

라. brofaromine

36명의 여성을 대상으로 brofaromine을 사용하여 8주간의 위약통제이중맹검연구에서 brofaromine은 위약에 비해 이점이 발견되지 않았다.

④ 기타계열 항우울제

가. duloxetine

duloxetine을 사용하여 신경성 폭식증 환자의 폭식 및 보상 행위가 관해에 이른 증례를 보고하였다.

나. bupropion

81명의 신경성 폭식증 환자를 대상으로 bupropion을 사용하여 위약통제이중맹검연구를 시행하였다. 폭식과 보상 행동이 유의하게 감소했으나 4명이 bupropion 치료 중 대발작을 보였다. 이로 인해 신경성 폭식증 치료에서 bupropion 사용은 금기contraindication이다.

다. trazodone

46명의 신경성 폭식증 여성을 대상으로 trazodone을 사용한 위약통제이중맹검연구에서 trazodone은 폭식과 구토의 빈도 감소에서 위약에 대해 우위성을 보였다. trazodone의 부작용은 유의하지 않았다.

라. mianserin

50명의 여성을 대상으로 mianserin을 사용하여 8주간의 위약통제이중맹검연구에서 mianserin 군에서 섭식 병리 및 일반정신병리 모두 위약에 비해 유의한 호전은 없었다.

(3) 항경련제

① topiramate

신경성 폭식증 환자 69명을 대상으로 10주일간 topiramate를 사용하는 무작위위약통제이중맹검연구에서 폭식과 보상 행위가 유의하게 감소했다. 또 다른 연구에서는 60명의 신경성 폭식증 환자를 대상으로 topiramate (n = 30)혹은 위약(n = 30)을 사용하여 10주일간 위약통제이중맹검연구를 시행하였을 때 폭식과 보상 행위 빈도에 유의한 감소가 있었으며, 체중과 건강 측면이 호전되어 삶의 질이 증진되었다. 일부 환자가 졸음, 어지러움, 두통, 마비를 보고했지만 정신증적 증상이나 심각한 부작용은 없었다.

(4) 기타 약물 치료

① D-fenfluramine

신경성 폭식증 환자 43명을 대상으로 8주간 D-fenfluramine을 사용한 위약통제 연구에서 단기 정신치료와 비교해 약물의 부가적 효과를 입증하지 못하였다.

② ondansetron

신경성 폭식증 환자 26명을 대상으로 5-HT3 길항제인 ondansetron을 4주간 4 mg/일 사용하는 무작위위약통제이중맹검연구를 시행하였다. 위약과 비교하여 ondansetron은 폭식/구토 빈도의 감소 효과가 있었으며 섭식병리행동의 정상화(폭식행위에 소비하는 시간, 섭식병리행동 삽화의 수)에 효과가 있었다. 이 약은 심각한 부작용의 잠재적 위험으로 인해 사용에 유의해야 한다.

③ lithium

신경성 폭식증 여성 91명을 대상으로 lithium을 사용하여 무작위위약통제이중맹검연구를 시행하였다. 8주간의 연구에서 위약과 비교하여 폭식 삽화의 호전에 유의한 차이를 보이지 않았다.

④ naltrexone

항우울제-저항성 신경성 폭식증 환자 10명을 대상으로 naltrexone 300 mg을 사용한 개방 연구에서 7명에서 75%의 폭식증상이 감소하였다. 저자들은 naltrexone이 치료불응성 신경성 폭식증에 효과 있음으로 결론지었다. 두 번째 연구에서 16명의 폭식 환자를 대상으로 naltrexone의 표준 용량(50~100 mg/일)과 고용량(200~300 mg/일)의 효과를 비교하였고, 고용량 치료만이 성공 가능성이 있음을 보여주었다. Marrazzi 등의 자가 중독이론auto-addiction model은 신경성 식욕부진증과 신경성 폭식증의 opioid 관련 중독 가설을 제시한다. 그들은 19명의 신경성 식욕부진증 혹은 신경성 폭식증 환자를 대상으로 6주간 naltrexone 100 mg를 하루 두 번 복용하는 위약통제이중맹검연구를 시행하였다. 신경성 식욕부진증과 신경성 폭식증 환자군 모두 폭식과 보상 행동이 감소하였다.

⑤ methylphenidate

정서불안정성 성격장애를 동반한 치료불응성 신경성 폭식증 환자의 2사례에서 두 환자 모두 methylpenidate를 하루 20 mg 까지 복용한 4일째가 지나면서 폭식과 보상 행위가 감소하였고 그 효과는 10주에서 12주까지 지속되었다. 그러나 이 약물은 잠재적 위험성으로 인해 치료로 추천되지 않는다.

⑥ aripiprazole

신경성 폭식증 환자 3명을 대상으로 4개월 이상 aripiprazole로 치료한 사례에서 결과는 긍정적이었으나, 통제연구 결과가 필요하다.

⑦ oxytocin

동물연구에서 옥시토신이 음식 섭취 및 대사를 조절하는 기능이 밝혀졌다. 신경성 폭식증 환자에서 비강용 옥시토신이 섭취열량을 줄이고 정서인식을 증가시키는 것으로 나타났다. 신경성 폭식증에서 옥시토신의 임상적 유용성을 확립하기 위해서는 통제된 전향적 연구가 필요하다.

⑧ 광치료(light therapy)

신경성 폭식증 여성을 17명을 대상으로 밝은 백색광(하루 30분씩 10,000 lux 노출)과 희미한 적색광(하루 30분씩 500 lux 노출)을 사용하여 교차 연구를 시행하였다. 연구자들은 증상에 계절성 패턴이 있는 신경성 폭식증에서 밝은 백색광이 정동과 섭식장애 모두에 효과적인 단기치료가 될 수 있을 것으로 결론지었다.

(5) 약물학적 치료와 정신심리치료의 병합

정신심리치료에 fluoxetine을 추가한 경우 부가적인 이점이 없었으며, 이는 정신심리치료와 약물치료를 병행한 군에서는 천장 효과가 있는 것으로 보인다. 이러한 결과는 D-fenfluramine과 lithium의 경우에도 마찬가지였다.

3) 폭식장애(binge eating disorder, BED)

(1) 진단

폭식장애는 반복적인 폭식 삽화에 동반한 곤란감, 조절상실, 자기혐오, 우울, 죄책감 등이 특징이다. 상당수의 폭식장애 환자들은 중증도의 비만(40 이상의 체질량 지수)과 연관된다.

(2) 치료

① lisdexamphetamine.

2015년에 lisdexamphetamine (LDX) (Vyvanse)는 FDA로부터 폭식장애의 치료제 적응증을 받은 최초의 약물이 되었다. 255명을 대상으로 LDX 70 mg/일, 50 mg/일, 30 mg/일과 위약의 효과를 비교한 무작위임상대조군 연구에서 LDX군에서 폭식 삽화 빈도 감소, 폭식 삽화 중단(70 mg/일에서 50%, 50 mg/일에서 42%, 위약에서 21%)이 위약에 비해 유의한 차이가 있었다. 위약과 비교하여 30 mg/일은 전반적 임상 양상이 유의하게 향상되었다. 대규모의 52주간의 개방연구에서 70 mg/일, 50 mg/일의 안전성을 평가하였을 때 84.5% 환자들이 부작용을 경험하였으나, 대다수는 경하였으며(구갈, 두통, 불면, 상기도염) 9%만이 치료를 중단하였다. 또한 임상적으로는 차이가 없었으나 통계적으로는 혈압 및 맥박의 상승이 있었다. 연구자들은 LDX은 주의력결핍 과잉행동장애에서와 마찬가지로 폭식장애에서도 안전하고 내약성이 있다고 결론을 내렸다. 그러나 장기복용 시는 심박수, 혈압, 심혈관계 건강지표에 대한 면밀한 모니터링이 필요하다. 현재 국내에서는 승인되지 않았다.

② 항우울제

항우울제 치료의 근거는 폭식장애는 세로토닌과 노르에피네프린 체계에 기능장애가 온다는 점과 불안장애 및 우울증과 정신병리적 측면을 공유하는 부분이 있다는 점이다. 신경성 폭식증에서 항우울제의 효과와 유사하게 항우울제는 폭식장애에서 폭식 삽화를 감소시키는 것으로 보인다. SSRI (fluoxetine, citalopram, sertraline, fluvoxamine)나 SNRI (우울을 동반한 경우 duloxetine)는 서로 비견할 만한 효과가 있고 내약성이 좋다. 그러나 대부분의 항우울제는 폭식장애 환자들의 체중감소에는 거의 효과가 없는 것으로 보인다.

③ 항경련제

가. topiramate

폭식장애 환자 61명을 대상으로 14주간의 무작위위약통제연구에서 topiramate는 폭식 빈도, 체중/체질량 지수, 질환의 전반적 심각도, 폭식강박 증상에 효과가 있었다. 9명이 중도 탈락하였으며, 그중 6명은 topiramate의 부작용 때문이었다. 두통과 마비가 가장 흔한 부작용이었다. 43명의 폭식장애 환자를 대상으로 이중맹검위약통제연구를 시행한 후 42주간 추적 관찰한 연구에서 topiramate는 폭식 빈도, 체중 감소와 관련 있었다. 68%의 환자가 중도 탈락하였으며, 프로토콜 비순응(n = 17), 부작용(n = 14)이 이유였다. 가장 흔한 부작용은 마비, 구갈, 두통, 미각 이상, 인지기능의 문제였다. 부작용 때문에 약 복용을 중단한 환자들은 다른 환자들보다 고용량의 topiramate를 복용하고 있었다. 부작용을 피하기 위해서는 topiramate를 점진적으로 증량하는 것을 권장한다. 73명의 폭식장애 환자를 대상으로 무작위위약통제이중맹검연구를 시행하였을 때 topiramate와 인지행동치료의 병합은 체중 감소와 관련이 있었다. 이차적인 결과는 우울척도 감소, 폭식행위의 경감 등이었으나 폭식 빈도는 감소하지 않았다. 모두 17명이 중도 탈락하였다. topiramate 치료군 중 1명은 부작용으로 연구 진행을 철회하였다. 관련된 부작용은 마비, 미각 이상, 불면이었다. topiramate군 195명, 위약군 199명을 대상으로 16주간의 위약통제 연구에서 일별, 주별 폭식과 주별 폭식 삽화, 체중/체질량 지수가 감소했다. 30%가 중도 탈락하였다. topiramate 군의 16%가 부작용으로 중단하였다. 마비, 상기 호흡기 감염, 졸음, 오심이 가장 흔한 부작용이었다.

나. zonisamaide

60명의 환자를 대상으로 zonisamide를 사용하여 16주간의 무작위위약통제이중맹검연구에서 폭식 삽화의 빈도(p = .021), 체중 (p < 0.01), 체질량 지수(p = .001), 전반적 질환 심각도 점수(p < .001), 폭식강박(p < .001), 섭식병리(p < .001)가 감소했다. Ricca 등은 개인 인지행동치료에 zonisamide를 병용하는 것이 폭식장애 환자의 치료를 개선시킬 수 있으며, 체중과 폭식 삽화를 감소시킨다고 보고하였다. 이러한 결과는 치료 종료 후 1년 추적 시에도 유지되었다.

④ 체중조절제

가. orlistat

89명의 환자를 대상으로 24주간 무작위이중맹검연구에서 orlistat는 체중 감소, 섭식병리의 감소 효과가 있었다. 50명의 환자를 대상으로 orlistat 치료와 자가 인지행동치료를 시행하여 12주간 연구에서 orlistat는 체중 감소, 폭식 관해에 효과가 있었다. 50명의 환자를 대상으로 orlistat과 자가인지행동치료를 비교하였을 때 orlistat 은 폭식의 빠른 관해와 관련 있었으며 5%에서는 체중이 감소하였다. orlistat은 일반적으로 부작용이 유의하지 않았으며, 2명만이 부작용으로 중도 탈락하였다. 3개의 개방연구 및 1개의 무작위통제연구에서 orlistat가 폭식장애와 관련된 소아 비만에 이점이 있다고 보고했다. 1개의 무작위통제연구에서는 반대의 결과였다.

나. D-fenfluramine

28명의 환자를 대상으로 8주간 이중맹검위약통제연구에서 D-fenfluramine은 주당 폭식 행위의 감소에 효과가 있었으나 두통(25% vs. 8%)과 설사(17% vs. 8%)가 D-fenluramine군에서 더 흔했다. 1명의 환자는 치료 시작 2일 뒤부터 발적을 보였으나 3개월 후에는 관찰되지 않았다.

다. liraglutide

glucagon-like peptide-1 (GLP-1)는 음식섭취에 반응해서 소장에서 분비되는 호르몬으로 식욕억제, 음식의 위장배출 지연을 유발한다. 이러한 포만효과는 폭식장애에 적용될 수 있다. 44명의 폭식증상을 동반한 비만환자를 liraglutide와 위약 그룹에 무작위 배정한 비교 연구결과 liraglutide군에서 폭식 빈도 감소와 체중과 체질량지수의 감소가 있었다.

⑤ 기타

가. naltrexone

비만인 폭식장애 환자 88명과 정상 체중의 신경성 폭식증 환자 60명을 대상으로 naltrexone (100~150 mg/일)과 imipramine (150 mg/일)을 사용하여 8주간 위약통제이중맹검연구에서 naltrexone은 폭식증 환자들의 폭식 지속 시간에, imipramine은

PART 10

비만인 폭식장애 사람들의 폭식 지속 시간에 유의미한 감소를 보였다. 연구자들은 naltrexone과 imipramine이 폭식 행위의 치료에 유용할 것으로 결론지었다.

⑥ 약물치료와 정신심리치료의 조합

섭식장애에 대한 약물임상연구 설계에서 정신심리치료는 기저치료로써 약물과 병행한다. fluoxetine과 정신심리치료 병용은 정신심리치료 단독에 비해 우월하지 않았다. 정신심리치료 없는 fluoxetine 단독치료는 위약에 비해 우월했다. 정신심리치료 없는 sertraline 단독 치료는 위약에 비해 우월했다. atomoxetine도 같은 결과였다. topiramate는 정신심리치료와 병용하였을 때 체중 감소에서 우위성을 보였다. orlistat는 2개의 무작위통제연구에서 정신심리치료와 병용하였을 때 효과를 보였다.

4) 회피제한적 섭식장애(ARFID)

(1) 진단

회피제한적 섭식장애avoidant restrictive food intake disorder, ARFID는 체형과 체중 또는 의도적인 체중 감량에 집착하는 것을 특징으로 하는 급식 및 섭식장애이다. ARFID는 어느 연령층에서도 발병할 수 있지만, 성인보다는 아동에서 더 많이 진단된다.

(2) 치료

ARFID의 약물치료의 근거는 제한적이다. 아동 청소년 ARFID 환자들을 대상으로 olanzapine, mirtazapine and buspirone을 부가치료로 사용한 연구결과를 일반화하기는 어렵다. 식욕증진과 불안감소효과에 대한 근거가 있으나 이를 확증하기 위해서는 무작위대조군 결과가 필요하다.

5) 섭식장애의 약물치료 요약

(1) 신경성 식욕부진증

clomipramine과 amitriptyline은 체중 증가측면에서는 위약에 비해 유의한 결과를 보지 못했다. 위약에 비해 우울증상의 호전이 있었다(근거수준 E). Citalopram의 맹검대조시험에서는 위약에 비해 체중증가의 효과가 없었고, 우울증상의 호전이 있었다. 맹검통제시험에서는 fluoxetine이 위약군에 비해 체중증가의 유의한 효과가 없었다. 심리치료가 포함된 체중회복 프로그램에 참여한 신경성 식욕부진증 환자에서 재발 방지 관련하여 fluoxetine은 유의한 효과가 없었다. 강박적인 증상은 낮아졌다(근거수준 E). 항우울제 치료는 신경성 식욕부진증 환자에서 체중회복에는 부가적 도움을 주지 못하는 것으로 보이지만, 우울증상과 강박증상에 효과가 있다. 결론적으로 항우울제는 우울증이나 강박장애가 동반된 신경성 식욕부진증에서 사용될 수 있지만 신경성 식욕부진증 병리전반에 대해 일반적이지는 않다.

sulpiride와 pimozide의 맹검통제시험에서는 위약에 비해 효과가 없었다(근거수준 E). olanzapine은 신경성 식욕부진증 환자에서 체중회복률을 높이고 체중회복 시기를 줄이는 데 효과적인 것으로 보인다(근거수준 B). 신경성 식욕부진증에서 olanzapine을 고려한다면 반드시 행동치료와 병행해서 사용해야 한다. 사례연구와 후향적 연구에 기초할 때 risperidone, quetiapine, amisulpride, aripiprazole의 유망한 효과를 보기 위한 연구에서는 근거가 부족하다(근거수준 C).

cyproheptadine은 체중증가에 관한 사후분석을 통해 위약과 비교하여 아주 조금의 효과가 있는 것으로 보인다. 항히스타민에서 체중증가의 효과가 있을 수 있지만, 맹검통제연구를 통한 뚜렷한 근거가 없는 상태이다(근거수준 F). cisapride의 위배출시간단축 효과는 연구 간 모순된다. 한 연구에서는 위배출시간단축 효과가 없는 것으로 밝혔고, 한 연구에서는 위배출시간 단축에서 효과가 있는 것처럼 보였기 때문이다. 체중 증가에 관해서는 두 연구 모두 효과가 없는 것으로 나타났다(근거수준 E). 아연 맹검통제연구결과 위약에 비해 체중증가, 우울증, 불안증에 효과가 있는 것으로 나왔다(근거수준 B). 맹검통제연구에서는 lithium이 위약에 비해 효과가 없는 것으로 나왔다. 맹검통제연구에서는 naltrexone이 위약에 비해 폭식이나 구토에서 효과가 있는 것으로 나왔다. 맹검통제연구에서는 성장호르몬이 위약에 비해 효과가 없는 것으로 나왔다. oxytocin은 한 무작위대조군임상시험에서 섭식병리 감소 효과가 있었다.

결론적으로, 신경성 식욕부진증의 치료에 있어 근거수준 A에 해당하는 치료는 없지만, 근거수준 B의 아연 보충과, 근거수준 C에 해당하는 비위관 영양치료가 있다. 위장관 촉진제의 사용이 위배출 시간을 촉진시키는 근거가 있지만 모든 신경성 식욕부진증 환자에 대한 통상적 치료방법은 아니다. 신경성 식욕부진증의 동반 정신질환과 섭식장애의 일부 정신병리 측면에서는 항우울제의 사용이 득이 될 수 있다. 신경성 식욕부진증에서 비정형 항정신병약물의 사용 특히 olanzapine은 체중증가에 이득이 되는 것으로 보이나 행동, 심리치료 없는 단독치료로 권유되지는 않는다.

영국의 근거중심치료지침인 NICE 가이드라인은 약물치료를 신경성 식욕부진증 치료에 있어 단독 치료가 아니라, 공존하는 정신과적 문제 및 신체적 문제를 치료하기 위해 병행하는 방법으로 추천한다. 호주와 뉴질랜드의 신경성 식욕부진증 치료 가이드라인에서는 신경성 식욕부진증의 치료로서 다각적(가족치료, 인지행동치료, 영양 상담 등 포함) 접근을 권장한다. 이 가이드라인에서 신경성 식욕부진증의 약물치료에서 항우울제는 공존정신병리를 가진 신경성 식욕부진증 환자의 치료에 도움이 될 수 있고, olanzapine은 과활동의 완화에 유용하다는 결론을 냈다. 약물의 장기적 부작용을 고려해야 하며, 특히 소아에서 부작용 발생이 성인보다 더 흔하다.

(2) 신경성 폭식증

폭식행위를 감소시키는 효과에 대한 imipramine의 무작위통제연구에서(근거수준 A, 권고수준 2) amitryptiline은 위약과 비교하여 우위성을 입증하지 못했으며, 우울함을 보이는 하위 군에서만 위약 군과 의미 있게 차이가 있었다(근거수준 D). 무작위통제연구에서 desipramine은 폭식 행위 감소 효과가 있었다(근거수준 A, 권고수준 2). citalopram은 위약과 비교하여 효과가 없었다(근거수준 E). fluoxetine은 무작위통제연구에서 위약과 비교하여 폭식 행위에 효과가 있었다(근거수준 A, 권고수준 1). fluvoxamine은 무작위통제연구 3건 가운데 2건에서 위약과 비교하여 폭식 행위에 효과가 있었다(근거수준 B, 권고수준 2). sertraline은 1건의 무작위통제연구에서 위약과 비교하여 폭식 행위에 효과를 보였다(근거수준 B). 선택적 세로토닌 재흡수 억제제로 신경성 폭식증에서 항 폭식antibulimic 효과를 얻기 위해서는 항우울 효과를 위한 경우보다 많은 용량이 필요하다.

가역적 MAO 억제제인 moclobemide는 무작위통제연구에서 신경성 폭식증에 효과를 보이지 않았다(근거수준 E). phenelzine은 무작위통제연구에서 위약과 비교하여 폭식 행위에 효과가 있었다. phenelzine 치료 시에는 티로신 무함유 식이를 유지하지 못할 경우 심각한 부작용이 있을 수 있어, 폭식 행위에 대한 효과가 입증되었지만 추천하지 않는다(근거수준 A, 권고 안함). isocarboxazide는 무작위통제연구에서 위약에 비해 효과를 보였다(근거수준 B). brofaromine은 신경성 폭식증에서 일반적인 효과를 보이지 않았지만, 체중 감소와는 관련이 있었다. reboxetine은 신경성 폭식증에 대한 효과를 제시한 개방연구 1건만이 있었다(근거수준 C1). duloxetine의 경우도 같았다. bupropion은 무작위 통제 연구에서 신경성 폭식증에서 정신병리와 행동 측면에서 위약에 비해 효과를 보였으나 간질발작의 위험으로 금기이다. mianserin은 무작위통제연구에서 신경성 폭식증에 대한 효과를 입증하지 못했다. topiramate는 무작위통제연구에서 신경성 폭식증의 정신병리, 행동 측면에서의 효과를 입증했다. 신경성 폭식증에서의 topiramate는 근거수준 A이며, 위험 대비 중간 정도의 효과가 있었다.

D-fenfluaramine은 정신치료에 비해 나은 효과가 없었다. lithium은 신경성 폭식증에 효과가 없었다. odansetron은 1건의 무작위통제연구에서 위약에 비해 신경성 폭식증 행동에 효과를 보였다. 근서수준 B 등급이었지만, 잠재적 심각한 부작용 때문에 사용에 주의를 요한다. naltrexone은 신경성 폭식증에 대해 일치된 결과를 보이지 않았다(근거수준 D). methylphenidate와 baclofen은 무작위통제연구가 없다. 광치료는 무작위통제연구에서 신경성 폭식증의 정신 병리 측면에 효과가 있는 것으로 입증되었다(근거수준 A).

표 38-3. 신경성 폭식증의 약물치료

계열	약물	반응	
		폭식 삽화	증상소멸 (%)
삼환계 항우울제	amitriptyline	0	보고 없음
	imipramine	++	보고 없음
	desipramine	++	14.5
선택적세로토닌재흡수억제제	fluoxetine	++	17.9
	fluvoxamine	++	보고 없음
	citalopram	0	보고 없음
MAO 억제제	brofaromine	±	31.5
	moclobemide	0	0.0
5-HT2 길항제	trazodone	++	10.0
기타 항우울제	bupropion[a]	++	30.0
항경련제	topiramate	++	22.6
기타약물	ondansetron	++	보고 없음
	lithium	0	17.0
	flutamide	++	보고 없음

[a] Bupropion은 경련의 위험으로 인해 신경성폭식증에서 사용금기

결론적으로, 신경성 식욕부진증과는 달리 신경성 폭식증에서 항우울제를 이용한 약물학적 치료는 일차선택치료이며, 특히 인지행동치료를 적용할 수 없는 경우에 그러하다. 연구들은 대부분이 6개월 미만인 상대적으로 단기간 진행된 것으로, 이러한 치료의 장기간 효과에 대한 정보는 충분하지 못하다.

표 38-3에 신경성 폭식증의 약물학적 치료를 요약하였다.

(3) 폭식장애

폭식장애에 대한 무작위통제연구에서(2개의 imipramine, 1개의 desipramine 연구, 4개의 LDX), 위약에 비해 폭식빈도가 유의하게 감소했다. LDX는 내약성과 효과가 입증되어 FDA에서 폭식장애 치료제로 승인받은 최초의 약물이 되었다.

imipramine은 근거수준 A, 위험대비 이득 중간 정도, 권고수준 2였다. citalopram/escitalopram은 폭식장애에 대해 위약 대비 효과를 보인 2개의 무작위통제연구가 있었다(근거수준 A, 권고수준 1). fluvoxamine은 폭식장애와 관련하여 1개의 좋은 결과, 3개의 좋지 않은 결과가 있었다(근거수준 D). fluoxetine은 폭식장애에서의 효과에 대해 논쟁이 있다. 2개의 연구에서는 체중이 감소했으나 다른 2개의 연구는 그렇지 않았다. 2개의 연구에서는 우울증상이 감소했으나, 다른 2개의 연구는 그렇지 않았다(근거수준 D). sertraline은 폭식장애의 정신 병리와 행동 측면에서 위약보다 효과가 있다는 무작위통제연구가 있었다(근거수

준 A, 권고수준 1). 폭식장애에서 atomoxetine이 효과가 있다는 1개의 무작위통제연구가 있었다(근거수준 B). venlafaxin은 폭식장애에서 효과가 있을 수 있다는 증례만이 있었다(근거수준 C).

reboxetine이 폭식장애에서 위약보다 효과가 있을 수 있다는 개방 연구가 있다(근거수준 C). topiramate가 폭식장애에서 위약보다 효과가 있다는 무작위통제연구가 있다(근거수준 A, 위험대비 이득 중간, 권고수준 2). zonisamide가 폭식장애에서 정신 병리, 체중, 행동 측면에서 위약보다 효과가 있다는 무작위통제연구가 있다(근거수준 B). baclofen이 폭식 빈도의 감소에 도움이 될 수 있다는 개방 연구가 있다(근거수준 C). orlistat는 폭식장애의 체중 감소에 위약보다 효과적이라는 무작위통제연구가 있다(근거수준 A, 위험대비 이득 낮음). D-fenfluramine이 폭식장애에서 폭식 감소에 위약보다 효과가 있다는 무작위통제연구가 있다(근거수준 B). naltrexone이 폭식장애에서 폭식 지속 시간의 감소에 위약보다 효과가 있다는 무작위통제연구가 있다(근거수준 B). 폭식장애의 약물 치료에 관한 연구들은 상대적으로 단기간 진행된 것으로(대부분 6개월 이하), 이러한 약물치료의 장기적인 효과에 대해서는 정보가 충분하지 않다.

폭식장애의 약물치료를 요약하면 표 38-4와 같다.

표 38-4. 폭식장애의 약물치료

계열	약물	반응	
		폭식 삽화	체중감소
삼환계 항우울제	imipramine	++	±
	desipramine	++	±
선택적세로토닌재흡수억제제	citalopram	++	+
	escitalopram	++	+
	fluvoxamine	++	+
	sertraline	++	+
노르에프네프린계	atomoxatine	++	+
	venlafaxine	++	+
	duloxetine	++	+
항경련제	topiramate	++	++++
	zonisamide	++	++++
정신자극제	lisdexamfetamine	++++	+++
기타	orlistat	±	++
	baclofen	+	−

[a] 적합한 연구방법으로 수행되지 못했음

성인 주의력결핍 과잉행동장애

Chapter 39

Adult attention deficit-hyperactivity disorder

◐ 성형모 순천향대학교 의과대학 정신건강의학교실

세계보건기구WHO는 성인 주의력결핍 과잉행동장애(이하 ADHD)의 유병률을 전 세계적으로 평균 2.8%로 보고하고 있고, 소득에 따른 국가 간 차이가 있는 것으로 확인하였다. 국내 성인 ADHD의 유병률을 조사한 연구는 없지만, 건강검진 시 작성된 약 18,000명의 ASRS (adult ADHD rating scale, WHO) 결과를 분석한 연구를 통해 추정된 국내 성인 ADHD의 유병률은 2.4%였다. 성인기 ADHD와 소아청소년기 ADHD 유병률에 있어 확인되는 차이점은 소아청소년기에는 ADHD가 여성에 비해 남성에서 4배 이상 높게 나타나지만, 성인기의 남녀 비율은 거의 비슷하게 나타난다는 점이다. 대부분의 성인 ADHD는 소아청소년기 ADHD가 성인기까지 지속되면서 진단이 되는데, 소아청소년 ADHD 환자의 15% 정도는 성인기에서도 ADHD의 진단이 가능한 정도의 증상과 기능저하가 지속된다고 한다. 또한 소아청소년 ADHD 환자의 60% 정도는 진단이 가능한 정도는 아니지만 일부 ADHD 증상이 성인기에도 지속되며, 70%가량은 기능적인 측면에서의 저하가 나타난다고 한다. 최근 성인 ADHD의 역학 연구들이 발표되면서 성인기에 발병하여 진단이 되는 만발성late-onset 혹은 성인기 발병adult onset ADHD가 존재하는가에 대한 논란은 되었지만, 여전히 대부분의 전문가들은 ADHD를 발병과 진단 시점이 다를 뿐 거의 대부분의 경우 소아청소년기에 발병하여 성인기까지 지속되는 신경발달학적 질환으로 보고 있다. 다른 역학적 특징으로는 소아청소년기 ADHD의 증상이 심각할수록 성인기까지 지속되는 위험성이 커지고, ADHD 치료를 받지 않았거나, 품행장애conduct disorder가 있었던 경우, 주요우울장애가 병발한 경우, 그리고 부모가 정신질환을 가진 경우에 소아청소년기의 ADHD가 성인기까지 지속되는 위험도가 커지는 것으로 알려져 있다. 이에 반해 지능IQ, 사회경제적 상태, 부모의 교육수준, 부모–자녀 관계 등은 ADHD의 증상이 지속되는 것과는 관련이 없었다.

소아청소년기 ADHD와 비교하였을 때, 성인 ADHD에서 보이는 기능의 저하는 소아청소년기에 나타나는 기능의 저하보다 훨씬 더 많은 분야에서 나타나게 되고, 훨씬 더 심각한 결과를 가져오게 된다. 유급이나 자퇴와 같은 학업과 관련된 영역 이외에도 잦은 이직과 저임금 직업 등의 직업영역에서의 문제, 높은 이혼율과 대인관계에서의 문제와 같은 사회생활에서의 문제, 과속과 난폭운전 같은 법적인 문제 등이 일반 인구에 비해 훨씬 빈번하게 나타나며, 정신질환의 공존유병률도 매우 높은 것으로 나타났다. 뿐만 아니라, 이런 이유들로 인해 삶의 질이 나빠지고, 사고로 인한 조기사망이 증가하게 되며, 자살의 위험성도 증가한다. 특히, 공존 질환의 경우 성인 ADHD 환자의 87%는 한 가지 이상의 다른 정신질환을 가지며, 56%는 2가지 이상의 다른 정신질환이 공존한다는 보고도 있다. 2022년도 이전까지의 연구들을 분석하여 최근 발표된 체계적 고찰에서는 성인 ADHD에서 특히 기분장애가 높은 공존질환으로 나타났는데, 우울장애가 15.4~39.7%, 양극성장애는 7.4~80%로 확인되었다. 또한 불안장애의 경우 3.9~84%, 물질사용장애 10.0~82.9%, 성격장애 21.9~65.9로 나타났고, 성인 ADHD가 없는 집단에 비해 성인 ADHD군에서 다른 정신질환의 공존 유병률이 2배 이상 높다는 것을 보여 준다. 따라서, 성인 ADHD의 진단에 있어 이런 공존 질환들에 대한 신중한 고려와 평가가 반드시 필요하며, 특히 치료적 측면에서는 공존 질환과 성인 ADHD의 증상으로 인한 기능의 저하, 심각도 등을 반드시 고려하여야 한다. 이런 과정을 통해 어떤 질환을 먼저 치료할 것인지 결정하고, 치료의 우선 순위를 정하는 것이 치료의 초기단계에서부터 이루어지고 이후의 치료 방향이 결정되어야 한다.

성인 ADHD의 치료에 있어 가장 중요한 원칙은 통합적 치료

multimodal treatment지만, 이 장에서는 성인 ADHD의 약물치료와 관련된 내용에 한하여 기술하고자 한다. 최근까지 발표된 성인 ADHD의 치료 가이드라인에 나타난 약물치료의 대략적인 원칙들을 먼저 알아보고, 각 약물들의 특성과 치료 효과, 안정성, 공존질환이 있는 경우의 치료 등을 포함하여 성인 ADHD의 약물치료에 있어 고려해야 할 사항들에 대해 기술할 것이다.

1. 성인 ADHD의 약물치료 지침

과거 성인 ADHD의 치료에 대해 치료지침은 미국 소아청소년 정신건강의학회나 영국의 NICE 가이드라인에서 소아청소년 ADHD의 치료를 주로 다루면서 추가적으로 언급이 되는 정도였다. 2003년 유럽 18개국 40여 명의 전문가들이 모여 'The European Network Adult ADHD'를 만들고, 2010년에는 성인 ADHD만을 다룬 최초의 치료지침을 전문가 합의의 양식으로 'European consensus statement on diagnosis and treatment of adult ADHD'를 발표하였고, 이후 2019년도 첫 번째 개정판이 발표되었다. 이 치료 지침에서는 성인 ADHD의 약물치료와 관련하여 성인 ADHD로 진단되는 경우에는 반드시 적극적인 치료가 필요하고, 약물치료가 일차적으로 고려되어야 하며, 장기지속형 정신자극제를 일차 약제로 선택하여야 한다는 점을 강조하고 있다. 또한, 공존질환이 있는 경우 ADHD와의 경중을 따져 우선적으로 치료해야 할 질환을 정하거나 혹은 둘 질환을 동시에 치료하도록 권고하였는데, 특히 물질사용장애가 동반된 경우 특히 주의를 요한다는 점을 강조하고 있다. 성인 ADHD에 대한 관심과 임상적 필요성이 증가되면서 영국의 NICE guideline, 캐나다의 Canadian ADHD guideline, 미국의 소아청소년정신의학회AACAP와 미국소아과학회AAP의 ADHD 진단 및 치료 가이드라인 등에는 성인 ADHD에 관한 내용들이 이전에 비해 보다 자세히 기술되었다. 성인 ADHD만을 다룬 가이드라인은 Royal College of Psychiatrists에서 2017년도에 발표한 가이드라인이 있고, 제시된 자료와 내용들이 많은 부분들이 이후에 발표된 NICE 가이드라인 등에 포함되기도 하였다. 가장 최근에 발표된 NICE guideline, Canadian ADHD guideline 등에서 제시된 성인 ADHD의 약물치료의 내용을 종합해보면, 성인 ADHD의 치료에서는 정신사회적 치료와 같은 비약물적 치료보다 약물치료를 우선 시행하여야 하며, 약물치료 시 약제의 선택은 오남용의 위험이 적은 Lisdexamphetamine (LDX)이나 장기지속형 mixed amphetamine salt (MAS), 장기지속형 methylphenidate (MPH)를 일차 약제로 사용하도록 권고한다. 첫 번째 약제를 사용한 후 일정기간(NICE 가이드라인의 경우 6주) 이후 효과가 없다면 서로 다른 계열의 일차 약제로 변경하고, 이후에도 효과가 부족하다면 이차 약제로 atomoxetine (ATX)을 선택할 수 있다. 단기지속형의 amphetamine (AMP)과 MPH는 오남용의 위험이 높고, 하루 2~3번 이상 복용해야 하므로 순응도를 감소시킬 수 있고, 체내 약물농도의 변화가 커서peak/valley effects 부작용의 우려가 높아 가능하면 사용하지 않도록 권고하고 있다. 17개의 RCT 연구를 메타분석한 결과를 보면 정신자극제 및 비정신자극제의 사용은 소아청소년 및 성인 환자 모두에서 ADHD의 증상을 완화시킬 뿐 아니라, 직업기능, 사회적 관계 등을 포함한 다양한 측면에서 환자의 삶의 질을 향상시키는 것이 확인이 되었다. 약제 간의 효과를 비교한 대규모 메타분석에서는 정신자극제가 비정신자극제에 비해 효과가 우수한 것으로 나타났다. 성인 ADHD 환자들의 약물치료에 대한 순응도adherence는 대략 52~87%인 것으로 보고되고 있지만, 장기 치료 시 치료를 중단하는 비율은 소아청소년에 비해 성인에서 더 높은 것으로 나타났다.

2. 대표적인 성인 ADHD 치료 약물

1) amphetamine (AMP) derivatives

amphetamine (AMP)제제는 성인 ADHD에서도 치료효과가 입증되어 있는 대표적인 약제이지만, 오남용의 위험성이 높은 단기지속형(혹은 속붕형) 제제는 치료제로서의 사용이 권유되지 않거나 이차 선택 이후의 약제로 분류되고, 남용의 위험성이 상대적으로 낮은 장기지속형의 혼합 암페타민염mixed amphetamine salt, MAS과 전구약물prodrug인 lisdexamphetamine (LDX)가 일차 선택 약제로 사용된다. 영국의 NICE 가이드라인에서는 LDX를 일차 약제로 선택한 경우, 충분한 용량을 6주간 사용한 후에도 한 가지 영역 이상에서 기능의 저하가 있다면 MPH로 변경할 것을 권유하고 있고, LDX에 치료반응을 보이지만 내약성이 문제가 되는 경우에 dextroamphetamine (d-AMP)으로 바꾸는 것을 권고하고 있다. 캐나다와 미국의 ADHD 치료가이드라인에서는 장기지속형 MAS와 LDX를 장기지속형 MPH와 함께 일차 선택 약물로 제시하고 있다. 메타분석 등을 통해 정신자극제가 비정신자극제에 비해 성인 ADHD에서 효과가 더 우수한 것으로 나타났지만, 정신자극제 사이에는 차이가 없었다. AMP제제만을 비교하였을 때도 세 가지 AMP 제제 모두 성인 ADHD의 증상 개선에는 효과가 있고, 약제 간의 효과 차이는 없는 것으로 나타났으며, 단기지속형과 장기지속형 사이에도 차이는 없는 것으로 나타났다. 다만, 내약성은 MAS만이 위약대비 우수한 것으로 나타났다.

성인에게 있어 주목할 만한 부작용으로는 심혈관계 부작용을 들 수 있는데, 혈압 및 심박동수의 상승이 대표적이다. 성인을 대상으로 장기지속형 MAS를 사용한 24개월 개방연구에서 임상적 의미나 중요성과는 별개로 수축기 혈압이 평균 1.3 mmHg, 이완기 혈압이 평균 2.3 mmHg, 심박동수는 평균 2.1회

증가하였으며, QTc interval도 평균 7.2 msec 증가하는 것으로 나타났고, 이러한 변화의 정도는 모두 통계적으로 유의한 수준이었다.

2) Methylphenidate (MPH)

소아청소년기와 마찬가지로 성인 ADHD에 대한 MPH의 효과는 수많은 RCT 연구 및 메타분석 등을 통해 확인이 되었고 이미 오래 전부터 임상에서 사용되어왔다. 모든 MPH제제가 성인 ADHD의 단기 및 장기 치료에 효과가 있는 것으로 확인되었지만, 부작용과 오남용의 위험성, 복용 편리성과 내약성, 환자의 만족도 등의 측면에서 장기지속형 MPH제제가 더 우수한 것으로 나타났다. 이런 연구결과들을 바탕으로 소아청소년 ADHD의 치료에서와 마찬가지로, 모든 성인 ADHD 치료 가이드라인에서 장기지속형 MPH제제가 일차 약제로 권고되고 있고, 중·단기지속형 제제는 성인 ADHD치료의 이차 혹은 이후의 선택 약제로 분류된다. 다만, 단기지속형 제제의 경우 장기지속형 제제를 사용하던 중 약효의 지속시간을 좀 더 늘릴 필요가 있을 때 장기지속형 제제에 추가해서 사용하는 경우나 하루 수시간 동안의 짧은 기간 동안만 약효의 유지가 필요할 때 등 상황에 따라 제한적으로 사용하는 것이 권고되고 있다.

성인 ADHD에서 MPH의 치료반응률은 연구에 따라 25~78%로 다양하게 보고되고 있고, 증상개선의 효과 및 치료반응률, 실행기능 및 인지기능의 개선 정도는 사용 약물의 용량에 비례하여 증가한다. 하지만, 용량의 증가에 비례하여 부작용의 위험성도 증가하기 때문에, 성인 ADHD 치료 가이드라인에서는 MPH의 적정용량optima dose은 부작용과 효과를 비교하여 견딜 수 있는 최대용량maximum effective tolerated dose으로 규정하기도 하고, 최고용량을 체중 등을 고려하여 제한하거나 MPH-OROS 기준 108 mg 등으로 제한하기도 한다.

정신자극제에서 공통적으로 나타나는 부작용인 통계적으로 유의한 정도의 혈압 상승과 심박동수의 증가가 있는 것으로 보고되고 있어, 그 정도가 임상적으로는 의미 있는 수준이 아니고 MPH-OROS와 같은 장기지속형 제제의 경우 대체로 안전한 것으로 확인되고 있지만, 심혈관계 부작용에 대한 꾸준한 모니터링은 필요하다.

3) atomoxetine (ATX)

atomoxetine은 성인 ADHD의 치료제로 미국 FDA의 승인을 받은 최초의 비정신자극제non-stimulator이다. 소아청소년 ADHD의 치료 가이드라인과는 달리 NICE 가이드라인과 캐나다 CADDRA 가이드라인에서 ATX는 성인 ADHD 치료의 이차 선택 약제로 제시되고 있다. NICE 가이드라인에 따르면 일차 선택 약물인 LDX과 장기지속형 MPH를 적정 용량으로 각각 6주 이상 사용하였음에도 불구하고 증상의 호전이 충분하지 않은 경우에 ATX를 사용하도록 권고하고 있다. 다른 ADHD 치료제에 비해 ATX가 가지는 장점은 정신자극제들에 비해 상대적으로 부작용이 덜하다는 점과 동반질환이 있는 경우 특히 유용하게 사용될 수 있다는 것이다. 성인 ADHD에 흔히 병발되는 공존질환인 사회불안장애와 범불안장애, 물질사용장애, 주요우울장애가 동반된 경우 ATX가 ADHD 증상뿐 아니라, 공존질환도 개선시킨다는 것이 다양한 연구들을 통해 확인되었다. 소아청소년 ADHD에서 틱장애의 과거력이나 증상이 있는 경우, 불안증상이 동반된 경우, 알코올사용장애가 동반된 경우 등에서 정신자극제에 비해 효과적이었다는 사실은 성인 ADHD에서도 동일하게 적용될 수 있을 것이라 추정해볼 수 있다. 부작용의 측면에서도 ATX는 상당히 안전한 약물이다. 하지만, 심혈관계 부작용에 대한 정기적인 모니터링이 필요한데, Royal College of Psychiatrists에서 발간된 성인 ADHD의 치료 가이드라인에서는 구체적으로 체중과 혈압, 심박동수를 약물 사용 전과 약물 용량을 변경한 후 측정을 하고, 장기적으로는 3개월마다 모니터링하도록 권고하고 있으며, QTc interval을 증가시킬 수 있는 약물과 병용할 때는 심실성 부정맥의 위험이 높아지기 때문에 더욱 주의를 요한다는 점도 강조하고 있다.

4) viloxazine (VLX)

처음에는 항우울제로 개발되었던 약물로 ATX과 같은 노르에프네프린 재흡수 차단제norepinephrine reuptake inhibitor로 분류된다. ATX에 이어 두 번째로 승인된 비정신자극제로, 서방형제제인 extended release form이 2021년도과 2022년도에 각각 소아청소년 ADHD 및 성인 ADHD 치료제로 미국 FDA의 승인을 받았다. 소아청소년 ADHD에 적용된 연구들은 비교적 많은 반면, 성인 ADHD를 대상으로 한 임상연구는 제한적이어서 임상 3상 연구를 제외하면 성인 ADHD에서의 치료효과를 분석하여 발표된 RCT 연구는 아직 없다. 성인 ADHD에 대한 치료효과를 확인하기 위한 정신자극제와의 직접적인 비교연구는 없지만 위약 대조군 연구 등에 나타난 효과 크기effect size는 정신자극제에 비해 많이 낮았고, 현재까지의 연구 결과를 종합하면 대체로 치료효과는 ATX와 비슷한 정도일 것으로 기대된다. 성인 ADHD 환자 15명을 대상으로 ATX와 VLX를 직접 비교한 연구에서는 VLX가 ATX에 비해 집중력 및 충동/과잉행동 증상 모두에서 더 좋은 효과를 보였고, 투약 1주 이후부터 뚜렷한 효과를 보여 ATX에 비해 효과 발현 시간이 월등하게 빠른 것으로 나타났다. 상대적으로 부작용이 적은 것으로 알려져 있지만, 성인 ADHD환자를 대상으로 한 임상 3상 연구에서 가장 흔해 보고된 부작용은 불면, 오심, 피로, 식욕저하, 입마름, 두통 등이 었고, 위약과 VLX 사용군에서 나타난 내약성은 위약군과 비슷한 정도였고, 모든 원인들에 대한 탈락률은 위약과 VLX군 각각 4.9%와 8.9%였다. 임상 3상연구를 확장하여 진행된 2년간의 추적 연구에서는 약물 부작용으로 인한 투약 중단율은 17.3%였다. 하지만, 70% 정도의 환자들이 1년 이내에 약물사용을 중단한 것으로 나타났다는 점은 임상적으로 약물을 사용할 때 염두에 둘 필요가 있을 것 같다.

5) 항우울제

성인 ADHD의 치료에 있어 항우울제의 효과는 ADHD증상의 개선뿐 아니라, 성인 ADHD에서 불안장애 및 우울장애의 공존 유병률이 아주 높게 나타난다는 점에서 임상적으로도 중요한 위치를 차지한다. 특히, 도파민-노르에피네프린 재흡수차단제인 bupropion은 메타분석을 통해 성인 ADHD의 치료에 효과가 있고, 부작용과 내약성의 측면에서도 우수한 것으로 나타났다. 다른 항우울제에 비해 bupropion을 성인 ADHD에 사용한 연구들은 비교적 많이 있지만, 대부분의 연구가 12주 이하의 단기간의 연구들이어서 장기 사용에 따른 효과가 아직 입증되지는 못하였고, 이런 이유로 인해 대부분의 성인 ADHD 치료 가이드라인에는 약물사용장애가 동반된 경우가 아니라면 1차 혹은 2차 약제로 추천되지는 않는다. 다른 항우울제들을 이용한 연구들을 보면 desipramine, paroxetine, moclobemide, venlafaxine, Vortioxetine 등의 항우울제들 모두 증상 개선에 대한 효과와 부작용, 내약성의 측면에서 유용성이 입증되지 않았다.

6) 기타 개발 중인 약물들

소아청소년 ADHD에서 효과적으로 사용 중인 비정신자극제인 guanfacine은 최근 서방형 약제가 성인 ADHD에 효과적일 수 있다는 일부 연구가 있지만 여전히 성인 ADHD에서는 효과가 명확하게 입증되지 못한 상태다. modafinil은 정신자극제와는 다른 기전으로 집중력과 각성 수준을 높이는 것으로 알려져 있지만, 성인 ADHD 환자를 대상으로 진행된 RCT 연구에서 성인 ADHD에서 증상을 개선시키는 효과를 입증하지 못했다. 이외에도 최근 개발 중이거나 임상연구 단계에 있는 ADHD 치료제들 중 연구를 통해 성인 ADHD에 대한 효과가 확인되고 있는 약물들로는 centanafadine (serotonin, norepinephrine, dopamine reuptake inhibitor), dasotaline (dopamine, norepinephrine transporter inhibitor), mazinol (serononin, norepinephrine, dopamine reuptake inhibitor/weak dopamine releasing agent), metadoxine (selective 5-HT2b antagonist), Sativex (cannabinoid), solriamfetol (dopamine/norepinephrine reuptake inhibitor), L-methylforate supplementation 등이 있다.

3. 성인 ADHD의 약물치료 시 주의해야 할 사항

1) 동반질환이 있는 경우의 치료

앞서 언급한 바와 같이 성인 ADHD는 높은 공존질환 유병률을 보이고 있고, 공존 질환이 있는 경우 치료 초기부터 적절한 치료방향을 설정하는 것이 필요하다. 대부분의 치료 가이드라인에서 권고하고 있듯이 ADHD와 공존질환의 경중을 따져 치료의 우선 순위를 정해야 한다. 치료의 우선 순위에 있어 일반적으로는 현재 증상이 있는 알코올과 물질사용장애, 중증의 기분장애, 중증의 불안장애, 그리고 ADHD의 순서로 우선 순위를 정하는 것이 추천되지만, 임상현장에서 환자와 증상, 기능의 정도에 따라 치료의 순위를 정하거나 동시에 치료하는 것이 더욱 중요하다.

공존질환들 중에는 물질사용장애가 가장 대표적이다. ADHD와 약물사용장애가 공존하는 경우에는 치료 시 약물치료와 정신치료를 같이 사용하는 것을 원칙으로 해야 하며, 약물치료에는 남용 가능성이 낮은 장기지속형 MPH, 장기지속형 APM제제, ATX를 사용할 수 있다. 약물치료의 용량은 대부분 ADHD의 치료 상용량을 사용하지만, 일부 환자에서는 상용량보다 훨씬 고용량으로 사용해야 하는 경우도 있고, 약물치료 시 오남용abuse and diversion을 방지하기 위해 더욱 주의를 기울여야 한다.

불안장애가 병발되어 있는 성인 ADHD의 약물치료에는 ATX가 효과적으로 사용될 수 있다. 몇몇 RCT와 open trial을 통해 ADHD와 사회불안장애, 범불안장애가 동반된 경우 ATX의 단독투여가 ADHD의 증상 개선뿐 아니라 불안증상도 개선시키는 것으로 나타났다. 임상적으로 보다 적용가능한 방법으로는 병합요법을 생각할 수 있는데, SSRI나 SNRI에 부분적인 반응을 보인 범불안장애-ADHD 환자에서 복합 암페타민제제MAS의 부가요법과 atomoxetine 부가요법이 효과적이라는 개방연구도 있다.

성인 ADHD와 기분장애가 병발된 경우 대개는 기분장애 치료가 우선되는 경우가 많지만, 임상에서는 현재 병발된 질환의 심각도를 고려하여 우선 순위를 정해야 한다. 예를 들어, ADHD와 중증의 주요 우울 삽화가 병발된 경우에는 주요 우울장애의 치료가 우선이 되지만, 만성적인 경증의 우울증과 병발된 경우에는 ADHD의 치료가 우선시될 수 있을 것이다. MPH나 ATX의 사용에 따른 조증이나 경조증으로의 전환이 보고되기도 하였기 때문에 양극성장애에 사용할 경우 주의가 필요하며, ADHD 증상개선 외에 기분증상을 효과적으로 개선시키지는 못하는 것으로 보인다. bupropion을 이용한 6주간의 개방연구에서 ADHD증상뿐 아니라 조증 및 우울증상의 개선에 효과가 있다는 보고가 있기도 하지만, 다른 항우울제들의 경우 어떤 결론을 내리기에는 연구가 부족한 실정이다.

2) 심혈관계 위험성의 증가

대조군 포함 약 24만 명을 대상으로 추적 관찰한 연구에서 급성 심혈관 질환의 발생에서는 차이가 없었지만, ADHD 약물을 기준 용량(MPH 30 mg/day, ATX 80 mg/day, LDA 15 mg/day) 이상 사용한 군에서 10년간 뇌졸중 위험성과 심부전의 위험성이 각각 2.1%, 1.2%로 약물 비사용군에 비해 발생위험성이 각각 1.2배와 1.7배 높게 나타났다. 소아청소년기를 포함하여 장기간 ADHD 약물을 사용하는 경우 초기 성인기 이후의 심혈관계 부작용의 증가에 대해 주의를 기울여야 한다. 또한, 성인을 포함한 전연령의 ADHD 환자(평균 17.4세) 약 150,000명을 대상으로 조사한 연구에 따르면 ADHD 치료제를 복용한 환자의 2년 사망위험성2yr motality risk을 낮추는 것으로 나타났는데, 이는 사고위험성의 감소와 관련되어 외부요인으로 인한 사망위험성이 감소하는 것으로 확인이 되었으며, 질병과 같은 자연적 사망과 관련된 위험성의 변화는 없었다.

3) 과잉진단 및 과잉진료의 우려

최근 수년간 발표된 세계 여러 나라의 역학 연구들에서 나타난 공통된 특징은 최근 10년 정도의 기간 동안 성인 ADHD의 진단율이 높아지고 있다는 점이다. 대부분의 연구들에서는 예상되는 유병률에 비해 ADHD를 치료받고 있는 성인환자들의 비율이 매우 낮아 underdiagnosis의 가능성이 높다는 주장을 하고 있다. 심사평가원의 자료를 통해 최근 확인된 국내 연구결과에 의하면 국내 성인 중 ADHD로 진단된 환자가 2008년에는 10만 명당 7.1명에서 2018년에는 71.9명으로 10배 이상 급증한 것으로 나타났다. 하지만, 최근 이와 관련한 과잉진단 및 치료제의 과잉처방과 관련된 위험성을 주장하는 전문가들도 늘어나고 있다. 실제로 미국의 경우에도 2010년대 이후 20, 30대 이상의 모든 연령층에서 정신자극제의 처방량이 급격히 증가되고 있고, 전문가들 사이에서는 정신자극제의 오남용이나 향후 약물사용장애의 증가를 우려하는 연구와 전문가들의 주장이 대두되고 있고, 대규모의 관련 워크샵 등을 통해 공공의료와 의학교육, 전공의 수련과정 등 다양한 측면에서 관련 위험성을 최대한 줄이고자 하는 노력들이 최근 나타나고 있다.

4. 요약

지난 수십 년간의 ADHD에 관한 연구 결과들이 축적되면서 소아청소년기 ADHD가 성인기까지 이어질 수 있고, 성인이 된 후에도 다양한 생활의 영역에서 기능저하가 초래된다는 것을 알게 되었다. 성인 ADHD에 대한 관심이 증가되면서 임상적, 학문적으로 많은 발전을 보이고 있지만, 성인 ADHD의 정신병리와 관련된 다양성heterogeneity, 신경생물학적 기전, 진단과 관련된 다양한 문제들, 치료와 관련된 가이드라인이나 근거의 부족 등 여전히 많은 부분에서 더 많은 연구와 발전이 필요한 것 같다. 따라서, 임상에서 성인 ADHD의 진단과 치료는 여전히 매우 복잡하고 어려운 과정이다. 성인 ADHD의 약물치료는 최근 NICE 가이드라인과 CADDRA 가이드라인을 중심으로 근거중심의 치료 가이드라인이 발표되었다. 공통적으로 오남용의 위험성이 낮은 장기지속형 정신자극제psychostimulants가 일차 선택 약제로 권고되고 있고, 비정신자극제non-psychostimulant로는 유일하게 atomoxetine이 이차 선택 약물로 권고되고 있다. 최근 미국 FDA에 승인되어 치료 가이드라인에는 포함되지 않은 viloxazine 역시 특성과 효과가 유사한 atomoxetine과 함께 이차 선택 약재로 사용될 수 있을 것 같다. 다만, 단기지속형 정신자극제의 경우 남용의 위험성과 부작용 때문에 아주 제한적으로 사용하기를 권고하고 있다.

성인 ADHD의 진단과 치료에 있어 중요한 문제들 중 하나는 다양한 공존질환이 존재한다는 점이다. 성인 ADHD 환자의 87%가 다른 정신질환을 함께 가지고 있다는 연구결과에서 알 수 있듯이, 성인 ADHD의 치료에 있어 어떤 공존 질환이 있는지, 어느 것이 더 심각한지 등의 문제는 성인 ADHD의 치료에 있어 가장 먼저 평가되고 결정되어야 하는 중요한 문제다. 하지만, 물질사용장애를 제외하면 관련 연구들이 매우 부족한 실정으로, 공존질환에서의 ADHD 치료제의 역할이나, 공존질환의 치료제가 성인 ADHD에 미치는 영향 등에 대한 체계적인 연구가 필요하며, 이는 성인 ADHD의 치료뿐 아니라 병발된 정신질환의 치료와 예후에도 아주 중요한 문제가 될 것이다. 더불어, ADHD는 아주 오랜 기간 동안 지속되는 만성적인 정신병리라는 것과 소아기부터 성인기까지 꾸준히 치료되고 조절되어야 하는 정신질환이라는 것을 염두에 두어야 할 것이다.

성격장애

Personality disorder

Chapter 40

◐ **송민규** 성모공감정신건강의학과의원
◐ **임은성** 신세계효병원 정신건강의학과
◐ **남범우** 평안정신건강의학과의원

연구 대상 선정의 어려움과 진단의 부정확성, 평가 방법의 다양성 등의 이유로 임상적 연구를 통한 성격장애의 약물치료를 추천하기는 어려운 것이 현실이다. 성격장애는 다른 여러 정신질환과 동반되어 있고, 이러한 동반질환이 치료 도중 호전되면 기존 성격장애의 호전과 구별할 수 없고, 핵심 증상에 대한 평가 또한 혼란을 가중시킬 것이기에 연구결과에 대한 신뢰도는 낮을 것이다. 성격장애의 기본적인 증상이나, 대인관계의 저하 정도, 사회기능수준의 정도를 측정하는 것 또한 어려운 것이 현실이다. 단기간의 치료로 성격장애 증상의 변화로 인해 정확한 진단이 어려울 수 있지만, 진단과 치료에 관계없이 환자는 정체성의 문제 및 직업, 사회적 적응에 장애를 보인다. 이러한 어려움에도 불구하고 성격장애에 대한 적절한 치료지침은 꼭 필요하다. 성격장애, 특히 경계성 성격장애는 안정화될 때까지 시간이 오래 걸리고, 예후가 좋지 못하다는 통념이 있으나, 자살시도 등의 위험한 행동이나 공격적 폭발성 등은 치료로 호전될 수 있다. 이러한 호전은 개인, 보건서비스, 사회 전반에 걸쳐 긍정적으로 작용한다. 이러한 호전에도 불구하고 대인관계와 사회적 적응의 어려움은 계속될 수 있으며 정체성 문제 또한 남아있을 수 있다. 결과적으로 환자들은 자신의 삶에 대해 비관적인 생각에 빠져들고, 교육이나 취직 등 사회적 기능이 떨어진 상태에서 삶에 어려움을 겪게 된다. 중증의 성격장애일수록, 특히 반사회적이나 경계성 성격장애와 같이 자신이나 타인에게 해를 입힐 가능성이 높은 환자에서 이러한 어려움은 더 두드러진다. 이러한 측면에서 적절한 치료법의 기준은 장애의 핵심증상의 호전뿐만 아니라 장기간의 사회적응에도 효과적이어야 할 것이나, 현재 이러한 장기간의 치료방법은 거의 없다. 성격장애 치료를 평가할 때 더 어려운 점은 연구가 주로 경계성과 반사회적 인격 장애에 집중되어 있으며, 결과 또한 그들에게 편향되어 있다는 것이다.

대부분의 연구 논문들은 정신장애의 진단 및 통계편람DSM 진단 기준에 맞춰 기술되었으며, 각 성격장애를 상호 유사성과 계층적 심각도, 적응의 실패 및 치료의 난이도에 따라 3개의 군으로 구분하였다. A군은 기괴하고 편협된, 사회적으로 혐오적인 유형으로 치료하기가 가장 어려운 타입이다. B군은 감정적이고 행동조절에 장애가 있는 유형으로 사회적응에 가장 어려운 타입이며, 치료에 있어서는 다양한 결과를 보인다. C군은 불안감과 신경증을 특징으로 하며, 세 가지의 군 중 사회적응이 가장 양호하며, 치료의 예후 또한 가장 나은 편이다.

1. 치료적 접근

성격장애의 주된 치료는 정신치료를 포함한 정신사회적 치료와 약물치료이다. 정신 사회적 치료는 경계성 성격장애를 포함한 성격장애들의 주된 치료방법이다. 전통적인 치료법인 정신사회적 치료는 인격과 관련된 질병이 유전적 소인과 발달과정에서 겪는 부정적 사건들이 복잡한 상호작용으로 발생하여, 개인적 사회적 관계에서의 어려움을 주요 증상으로 한다는 것에 근거하고 있다. 치료의 범위는 행동요법부터 전통적인 정신분석적 정신치료에 이르기까지 광범위하다. 치료의 대상도 입원환자 및 외래환자를 포함하여 다양한 시간과 포괄적인 범위에서 적용된다. 개인정신치료와 집단치료 등 다른 포맷의 치료에서 어느 것이 더 추천된다는 근거는 없다. 다만, 영국의 NICE (UK National

Institute for Health and Care Excellence) 가이드라인에 따르면 집단치료와 개인치료의 적절한 혼용이 가장 효과적이라고 제시하였다. 성격장애의 심각도, 정신치료의 빈도 및 치료기간에 따른 예후의 차이 또한 명확한 연관성은 밝혀지지 않았다.

성격장애에서 약물치료를 하는 근거는 성격장애의 행동장애가 중추신경에서의 신경화학적 이상과 연관되어 있기 때문이다. 임상적 경험에 근거한 DSM-III의 축 II의 분류는 약물치료에 근거를 제시하지 못하였고, 이에 여러 연구자들은 정신병리에 근거한 구분을 제시하기 시작하였다. 이 중 Siever와 Davis에 의해 제시되고 Soloff에 의해 발전된 알고리듬이 가장 설득력 있게 보고되었다. 이 알고리듬에서는 성격장애를 4개의 축(정서적 불안정성, 불안-억제, 인지-지각 불일치, 충동 공격성)으로 나누고 각 성격장애를 증상에 따른 분류나 진단 보다는 4개의 축에 따른 분류를 하여 인지-지각 불일치에는 소량의 항정신약물을, 정서적인 조절곤란deregulation, 통제 곤란discontrol 등은 선택적 세로토닌 재흡수 억제제SSRI나 MAO 억제제MAOI를, 정서적 불안정성에는 기분안정제lithium, carbamazepine, valproate를, 충동적 행동에는 SSRI를 선택해야 한다고 주장하였다. 이 연구는 타당성이 있는 분류이나, 이에 대한 연구가 거의 없어 근거는 미약하다. 그럼에도 불구하고, 이러한 분류체계는 성격장애에 대한 약물치료를 이해하고 권고사항을 개발하는 데 큰 틀을 마련하였다. 불행하게도 이 알고리듬은 모든 성격장애를 구분하는 도구로써 개발되었으나, 실제 임상에서는 거의 경계성 성격장애에만 적용되었다.

요약하자면, 많은 연구자들이 모든 성격장애가 약물치료에 반응이 있을 것으로 추측하고 있으나, 성격장애 이외의 다른 성격장애에 대해서는 연구가 미비하여 약물치료를 언급하기에는 시기상조이다. 대부분의 성격장애에 대한 약물치료의 연구가 부실하다. Duggan 등은 성격장애의 임상연구의 평균 참가자가 22.4명, 대조군이 19.3명으로 연구 숫자가 매우 부족하고, 치료기간이 평균 13.2주로 연구기간이 짧으며, 결과를 도출하는 방법이 59가지나 되는 등 성격장애의 약물치료 연구가 매우 부실함을 지적하였다.

2. 성격장애의 진단적 측면

DSM-IV에서 성격장애들은 축 2에 서술하며 이들은 정신치료 이외의 방법은 별로 효과적이지 못한 것으로 정의되었다. 즉 약물치료에 효과가 없는 지속적이고 만성적인 인격 상태로 묘사되었다. 다만 축 1에 동반 질환이 있을 경우 약물치료를 하는 경향이 많았다. DSM-5에서는 다축진단체계를 채택하지 않아 추후 성격장애의 약물치료에 영향을 미칠 수 있을 것으로 본다.

DSM-IV, DSM-5, ICD-10에서 분류되었던 성격장애의 개별적인 진단기준은 상호 이질적이고, 진단적 범주가 겹치는 문제 때문에 진단과 치료에 상당한 문제를 보였다. 또한 DSM과 ICD의 진단분류의 차이로 인해 연구 및 진단적 접근에 차이를 보였다. 이에 국제 질병분류 11판International Classification of Diseases 11th edition, ICD-11에서는 성격장애의 진단적 방향을 획기적으로 변화시켰다. 우선 과거의 분류적 접근보다는 경도, 중등도, 중증 등 임상적 심각도를 위주로 범주적 접근이 가능하도록 하였다. 각 심각도에 negative affectivity, detachment, disinhibition, dissociality, anankastia 등 5개의 분류를 추가할 수 있도록 하였는데, 이는 DSM-5의 Section III에 수록된 Alternative DSM-5 Model for Personality Disorders와 상당한 유사성을 갖는다(표 40-1). DSM-5의 alternative model에서는 negative affectivity, detachment, antagonism, disinhibition, psychoticism의 5개의 domain으로 구분을 하였다. 추후 진단변화에 따른 부가적인 연구가 활발히 진행될 것으로 생각된다.

표 40-1. DSM-5와 ICD-11의 성격장애 비교

성격장애		DSM-5 Domains	ICD-11 Domains
A군	편집성	detachment negative affectivity antagonism	detachment negative affectivity dissociality
	분열형	psychoticism detachment –	[schizotypal disorder] detachment (anankastia)
	분열성	detachment low negative affectivity	detachment low negative affectivity
B군	경계성	negative affectivity disinhibition psychoticism	negative affectivity disinhibition –
	자기애성	antagonism	dissociality
	히스테리성	disinhibition negative affectivity low detachment antagonism	disinhibition negative affectivity low detachment dissociality
	반사회성	antagonism disinhibition low negative affectivity	dissociality disinhibition low negative affectivity
C군	회피성	negative affectivity detachment low antagonism	negative affectivity detachment low dissociality
	의존성	negative affectivity low antagonism	negative affectivity low dissociality
	강박성	– low disinhibition negative affectivity	anankastia low disinhibition negative affectivity

3. 동반질환

동반질환은 그나마 적은 성격장애의 약물치료 연구를 해석하는 데 중요하다. 하나의 성격장애로 진단된 사람이 다른 성격장애의 진단을 다른 하나 이상 충족하는 경우가 흔하게 발생한다. 또한 많은 환자들이 우울증, 불안장애, 알코올 및 약물사용장애 등을 동반하고 있으나, 대부분의 연구에서 이러한 질환에 대한 상세한 결과 보고는 없는 상태이다. 성격장애 증상의 호전은 동반된 우울증상이나 불안증상의 호전도 야기할 것이다. 우울증과 경계성 성격장애의 동반율은 매우 높은 편이며, 성격장애가 동반된 우울증 환자에서의 항우울제의 반응은 성격장애가 동반되지 않았을 때보다 떨어진다.

4. 치료의 목표

성격장애의 치료 목표는 명확한 편이다. 경계성 성격장애의 정신사회적 치료는 생명을 위협하는 증상을 줄이고 고통스러운 정신상태에 대한 조절을 목표로 하는 데 반해, 약물치료는 정신병리적 측면에 입각하여 정서적 불안정성이나 인지-지각 불일치 등 특정 부분에만 초점을 맞춘다. 일부 정신사회적 치료에서 실제적인 문제만을 대상으로 하는 경우가 있으나, 다른 정신건강 전문가들은 위험하거나 폭력적인 행동 등의 급성증상을 관리한다.

초기 목표는 급성 증상의 경감이지만, 궁극적인 치료의 목표는 인격의 전반적인 구조의 변화 및 호전이다. 초점에 맞춘 치료이든, 내용에 맞추든, 치료의 형태문제이든 치료의 목표는 동일하다.

5. A군 성격장애

분열성, 분열형, 편집성 성격장애 등 A군 성격장애는 사회적 혐오, 친밀한 인간관계 형성의 실패, 무관심이 특징적이다. 이들은 자아 인식능력과 공감능력의 저하를 보인다. 이들은 (분열형 성격장애를 제외하고는) 외로움을 느끼거나, 다른 사람과 경쟁이나 시기심을 보이지 않기 때문에(큰 문제를 일으키는 정신 증상이 아니기 때문에) 정신과 의사들은 A군 성격장애의 연구나 치료에 별로 노력을 기울이지 않는다. 잘 설계된 연구 결과가 없기에 치료적 권고사항도 없는 것이 현실이다.

분열형 성격장애는 다른 A군 성격장애보다 사회적 혐오가 좀 더 극단적인 행동화 양상(마술적 사고, 투시력 등)을 보이며 현실감각이 더 떨어져 있어 ICD-11에서는 성격장애보다는 조현병에 가깝게 분류되어 있다. 실제 분열형 성격장애 환자들에서는 조현병과 유사하게 작업기억working memory, 실행능력executive function을 포함한 전반적인 인지기능의 퇴행양상을 보이고, 정서적 교감능력의 저하를 보이기도 한다.

1) A군 성격장애의 약물치료

개념적으로는 분열형 성격장애, 특히 정신증적 증상을 보이는 경우 항정신병약물이 효과적일 것으로 인식되고 있다. 분열형 성격장애에 대한 비정형 항정신병약물의 open-label study에서 증상의 심각도가 호전되었다는 결과가 있으나, 이의 이득과 손실에 대해서는 알려진 바가 없다. 분열형 성격장애 환자에서 나타날 수 있는 자해행동이나 우울감에 대해 항우울제를 사용한 개방형 연구가 있으나 효과가 신뢰할 만한 수준이 아니었다. 분열형 인격장애에서 동반되는 인지기능 저하 증상에 대해 도파민 D1, D2 수용체의 효현제인 pergolide를 사용한 경우와 노르에피네프린 α2A 수용체 작용제인 guanfacine을 사용한 경우 인지기능의 호전이 있다는 연구 결과가 있다. 분열성 및 편집성 성격장애에 관한 약물치료에 대한 연구는 거의 없는 상태이다.

6. B군 성격장애

경계성, 반사회성, 히스테리성, 자기애성 성격장애 등 B군 성격장애는 연극적, 감정적, 변덕스러운 성격적 특징을 갖는다. 연구는 대체로 경계성 성격장애와 반사회성 성격장애에 초점이 맞춰져 있다.

1) 경계성 성격장애의 약물치료

American Psychiatric Association guideline에서는 증상 목표 정신약물학을 중요한 부가적 치료법으로 제시한다. Siever와 Davis가 제시한 이 치료법에 따르면 정서적 불안정성에는 SSRI나 MAO 억제제를 사용하고, 충동적 공격성에는 SSRI나 기분조절제를, 인지-지각 불일치에는 소량의 항정신병약물을 사용하도록 권고하고 있다. 반면에 영국의 NICE guideline에 따르면 위기상황을 제외하고는 약물치료는 되도록 피하도록 권고하고 있고, 약물치료를 하더라도 1주 이내로 사용을 권고한다. WFSBP (The World Federation of Societies of Biological Psychiatry) 가이드라인에서는 인지-지각 불일치에 항정신병약물이 효과적이며, 정서조절장애에 SSRI와 기분조절제가 효과가 있으며, 충동적 공격성에는 항정신병약물과 기분조절제가 효과가 있다는 언급을 하였다. Second Cochrane review에서는 SSRI가 효과가 있다는 증거는 없으며, 단지 기분조절제가 정서조절장애와 충동적 공격성에 효과가 있고, 항정신병약물이 인지-지각 불일

PART 10

치 증상과 정서조절장애 증상에 효과적이라고 하였다. 최근에 발표된 호주의 NHMRC (National Health and Medical Research Council) 가이드라인에서는 모든 약물치료가 경계성 성격장애의 임상경과를 호전시킨다는 증거가 없으며, 따라서 경계성 성격장애에 약물치료 단독이나 최우선 치료는 의미가 없다고 하였다.

(1) 삼환계 항우울제(tricyclic antidepressants, TCAs)

경계성 성격장애borderline personality disorder, BPD 환자는 충동성, 자해행동, 자살시도 등의 증상이 세로토닌의 조절 장해로 인한 뇌척수액 내의 낮은 세로토닌 농도와 연관이 있다. 이러한 이유로 삼환계 항우울제를 사용한 연구가 이루어졌으나 효과가 없는 것으로 나타났다. 특히 amitryptiline을 사용하였을 때 역설적으로 자살시도가 증가하고, 정신증적 증상이 악화되었으며, 약물의 항콜린성 부작용으로 인해 인지기능의 저하를 보이는 등의 문제점이 관찰되었다.

(2) 모노아민산화효소 억제제 (monoamine oxidase inhibitor, MAOI)

MAOI는 비정형 우울증에 효과가 있는 것으로 알려져 있어, 경계성 성격장애에서도 효과를 보일 수 있을 것이라는 생각에서 연구되었다. tranylcypromine과 phenelzine 등의 약물이 적대감, 불안감 등 경계성 성격장애 증상을 호전시켰으나, 고혈압성 발증이나 세로토닌 증후군 등의 부작용이 문제가 되어 사용은 제한적이다.

(3) 선택적 세로토닌 재흡수 억제제 (selective serotonin receptor inhibitor, SSRI)

SSRI는 강력한 효과뿐만 아니라 부작용 측면에서도 장점을 가져 경계성 성격장애 환자에게 가장 많이 사용되는 약물이다. fluoxetine, paroxetine 등이 충동성, 공격성, 과민성, 화냄 등의 증상에 효과적이었으나, 만성적 공허함이나, 자기 비하, 신체적 통증 등의 증상을 감소시키지는 못하는 것으로 나타났다. fluvoxamine은 감정기복을 줄이나, 다른 증상에는 효과가 없는 것으로 나타나는 등 약물마다 차이가 있어, 추후 지속적인 연구가 필요하다.

(4) 비정형 항정신병약물

Cochrane review에서 소량의 haloperidol이 내재된 화를 감소시키고, flupenthixol이 자살시도를 감소시킨다는 언급이 있었으나, 정형 항정신병약물은 부작용으로 인해 추천되지는 않는다. olanzapine은 내재된 화와 불안감을 감소시키고, 예민한 대인관계를 호전시키며, 피해망상 등 정신증적 증상을 호전시키는 것으로 나타났으나, 우울증을 호전시키지는 못하였다. 하지만 최근의 대규모 무작위대조군연구에서는 이러한 효과가 확인되지 못하였고, haloperidol과의 비교 연구에서도 차이를 보이지 않았다.

aripiprazole은 독특한 작용기전을 가지며, 추체외로 증후군 및 대사증후군 등의 부작용 측면에서도 장점을 보여 최근 들어 경계성 성격장애 환자에게 사용이 늘어나고 있으며, 효과 측면에서도 불안감과 공격성, 자해행동의 감소, 정신증적 증상의 감소, 우울증의 호전을 보이는 것으로 나타났다.

(5) 기분조절제

경계성 성격장애 환자는 정서적 불안정성을 특징으로 하며, 양극성장애와 자주 공존하여, 양극성 스펙트럼 장애로 분류하기도 한다. 증상 위주의 정신약물치료의 필요성 측면에서 기분조절제는 상당히 유용하게 사용되고 있다.

lithium은 감정의 기복을 줄여주는 역할을 할 수 있으나, 경계성 성격장애 환자의 자기 파괴적 행동, 자살사고로 인해 과량 복용 시 심각한 부작용을 초래할 수 있어 사용이 제한적이다. carbamazepine은 편차가 큰 연구 결과들로 인하여 효과에 있어 논란의 여지가 있다. valproate는 경계성 성격장애 환자의 증상을 호전시킨다는 연구 결과가 있으나, 인지기능 저하, 대사증후군 등의 부작용에서 자유로울 수 없으며, 약물 중단 비율이 높은 것으로 나타났다. lamotrigine 및 topiramate가 경계성 성격장애 환자의 전반적인 증상을 호전시키는 것으로 나타났으나, 약물 부작용을 주의해야 할 것이다.

요약하면, NICE, NHMRC, Cochrane review에서는 약물치료에 부정적인 견해를 보였으며, APA, WFSBP 등 몇몇 연구에서는 비정형 항정신병약물aripiprazole, olanzapine과 기분조절제topiramate, lamotrigine, valproate가 경계성 성격장애의 증상을 약간 호전시킬 수 있다고 하였다. 제안된 대부분의 약물들이 장기적인 치료에서는 부작용의 우려가 있으나, 정신사회적 치료는 부작용의 위험성이 없다는 점을 간과해서는 안된다.

임상연구의 뒷받침이 없더라도 현실적으로는 경계성 성격장애에 대부분 약물치료가 이루어지고 있다. Zanarini 등에 의하면 경계성 성격장애의 78%에 달하는 환자가 6년 중 75% 이상의 기간 동안 약물치료를 받았으며, 이 중 37%는 세 가지 이상의 약물을 처방받았다고 하였다. 환자에게 약물을 처방할 때는 효과가 있다고 가이드라인에서 제시한 약물을 주의 깊게 사용해야 할 것이다. NICE 가이드라인에서는 만약 경계성 성격장애 환자가 동반질환이 없을 경우에는 약물치료를 하지 말 것을 권유하고 있다.

2) 반사회성 성격장애의 약물치료

반사회성 성격장애에 관련된 몇 개의 유용한 논문이 있으나, 사이코패스와 진단기준 및 개념을 다르게 하여 서로 분리하였거나, 사회의 환자들보다는 제소자를 대상으로 하였으며, 성격장애의 인격 변화보다는 행동과 증상에 초점이 맞춰져 있다. 반사회성 인격장에는 사회에서 격리되거나, 스스로 치료에 대한 생각을 갖기 힘들기 때문에 제소자를 대상으로 한 연구가 많다. 제소자를 대상으로 한 연구에서 lithium이 규칙의 위반을 줄였다는 보고가 있으며, phenytoin은 긴장도를 낮추고 공격성과 충동성을 감소시켰다는 보고가 있다. 몇몇 반사회성 성격장애를 동반한 다른 성격장애(주로 경계성 성격장애)에 대한 연구가 있으나 반사회성 성격장애만을 독립적으로 보고한 것이 아니어서 참고할 만한 연구는 거의 없는 것이 현실이다.

NICE 가이드라인에 따르면 반사회성 성격장애에 일반적인 약물치료는 추천되지 않으며, 다른 정신질환과 동반되었을 때에 사용할 수 있다고 하였다. Khalifa 등에 따르면 8개의 반사회성 성격장애 메타 연구에서 약물사용이 추천되지 않는다고 결론지었다.

7. C군 성격장애

C군 성격장애의 약물치료와 관련한 무작위대조연구는 많지 않다. 다만 WFSBP 가이드라인에서 사회공포증 증상이 있을 경우 항우울제가 위약보다 효과가 좋다는 보고가 있어 회피성 성격장애에 항우울제가 효과가 있을 수 있다는 추론이 가능하다. 의존성 성격장애의 경우 그 특성상 불안을 동반하는 경우가 많기 때문에 SSRI와 SNRI 약물들이 도움이 될 것으로 제시되고 있다. 강박성 성격 특성 환자를 대상으로 12주 기간 동안 24명을 대상으로 한 무작위대조연구에서, fluvoxamine이 위약에 비해 증상을 호전시켰다. 항정신병약물과 기분조절제가 강박성 성격 특성 환자에서 반응을 보인 사례 보고 및 소규모 open-label 연구가 있다. 현재까지 SSRI가 강박성 성격장애에서 가장 일반적으로 사용되는 약물이지만 높은 수준의 근거는 부족하다. 이 분야에 대한 향후 연구가 필요하다.

8. 결론

성격장애 환자에 대해 최근의 임상적인 치료법으로 증상 위주의 약물치료와 정신치료를 통합하여 치료하고자 하는 움직임이 정신약물학의 발전과 함께 경계성 성격장애를 중심으로 시작되었으나, 현재까지는 연구가 다소 부족한 상황이다. 하지만 지금까지의 연구 결과들을 미루어 추론해 볼 때 다음의 몇 가지 일반적인 결론이 가능하다.

1. 정신사회적 치료에 부가적으로 약물치료를 할 것
2. 특별한 목표 증상에 제한적으로 사용할 것
3. 목표증상이 소실되면 약물치료를 중단할 것

현재까지 밝혀지지 않은 성격장애의 정신사회적, 생물학적 발달과정의 이해를 위해 앞으로 더욱 효과적인 정신치료와 약물치료의 개발이 이루어지고, 정신치료와 약물치료의 상호작용에 대한 연구가 진행되어야 할 것이다.

신체질환이 동반된 경우의 약물치료

Chapter 41

Psychopharmacology in patients with medical disorders

◐ **고영훈** 고려대학교 의과대학 정신건강의학교실
◐ **이상열** 원광대학교 의과대학 정신건강의학교실

신체질환이 동반된 환자에서 정신약물을 사용하는 경우 위험과 이점을 면밀히 살펴보아야 한다. 기저의 건강 상태, 신체질환의 치료를 위해 사용된 타 약물과의 상호 작용, 신체질환에 따른 약동학의 변화 등을 충분히 고려해야 하며, 간, 신장, 심장의 장애와 위장 기능의 손상으로 인하여 발생하는 약물 부작용 감수성의 변화도 주의 깊게 평가해야 한다. 이 장에서는 신체질환이 동반된 환자에서의 정신약물학 원칙과 약동학 및 약력학적 약물상호작용을 이해하고, 다양한 의학적 상태에서 정신약물을 적절히 사용하기 위해 필요한 사항을 살펴보고자 한다.

1. 신체질환에서 정신약물학의 원칙

환자의 의학적 문제, 검사실 및 영상 검사 결과를 가능한 자세히 검토한다. 또한, 정신약물 및 기타 약물, 처방전 없이 구입할 수 있는 약물, 한약 및 보충제 등 모든 입원 및 외래 약물을 검토하고, 이러한 약제를 실제로 복용하고 있는지를 확인한다. 특히, 항콜린성 약물, 아편유사제, benzodiazepine과 같이 정신 상태의 변화를 유발할 수 있는 약물은 반드시 확인해야 한다.

약물 투약 시에는 하루 한 번 투약이 가능한 반감기가 긴 약제를 선택하는 것이 좋다. 다약제의 복용을 피해야 하며, 증상의 치료를 위해 새로운 약물을 추가하는 것보다는 복용량을 줄이거나 약물 중단을 먼저 고려한다. 또한 정신약물에 대한 과거 반응을 확인하고, 원하는 효과를 얻기 위해 필요한 최소 용량의 약물을 사용한다. 필요시에 복용하는 약물은 최소화하며, 꼭 필요한 경우에는 복용량과 사용 빈도를 모니터링해야 한다. 투약 변경 시 동시에 여러 약제를 변경하면 효능이나 약물 유해 반응을 판단하는 데 어려움이 있을 수 있으므로, 한 번에 하나의 약물을 추가하거나 중단하는 것이 바람직하다.

환자들에게는 약물의 잠재적인 부작용, 약효 발생 시기, 시간에 따른 내약성의 변화 등에 대해서 설명해준다. 많은 정신약물은 약효 발생에 상당한 시간이 필요한 반면, 부작용은 투약 즉시 발생하는 경우가 많다. 따라서 이러한 시간적 관련성에 대해 이해하지 못하는 경우 약물 순응도가 떨어진다. 약물의 혈청 농도의 측정이 가능한 경우에는 이를 이용하여 약물의 독성과 순응도를 확인하는 것이 도움이 된다. 또한 순응도에 영향을 미칠 수 있는 환자의 심리적, 재정적 배경을 이해하는 것도 중요하다.

2. 신체질환자의 약동학 및 약력학

치료 효과와 부작용 등의 약물 반응은 약동학과 약력학의 영향을 받는다. 신체질환이 있는 환자에서 간, 신장, 심장, 위장 기능의 장애는 정신약물의 흡수, 대사, 분포 및 배설을 변화시킬 수 있다.

약물이 체순환으로 전달되는 정도인 생체이용률은 약물 투여 경로에 따라 차이를 보이는데, 정맥이나 동맥을 통한 투여 시에는 생체이용률이 100%에 이르고, 다른 경로에서는 상당히 낮은 생체이용률을 보인다. 약물의 흡수는 장의 표면적, pH, 점막의 손상 여부와 기능, 국소 혈류, 약물의 화학적 성질 등에 의해 영향을 받는다. 특히 경구 투여 약물은 음식, pH, 킬레이트 약물, 장내 세균총 변화, 질병, 위장 또는 소장 기능에 영향을 미치는 다른 약물에 의해 영향을 받는다. 일례로 ziprasidone과

lurasidone 등의 약물은 음식과 함께 복용 시에 생체이용률이 증가한다.

처음통과대사first-pass metabolism는 간장과 간문맥을 통해 장내에서 체순환으로 약물을 전달하는 과정이다. 여기에는 두 가지의 과정이 관여하여 약물의 통과를 제한한다. 한 가지는 P-glycoprotein (P-gp) 유출 운반 펌프efflux transport pump로 많은 약물들을 장 내로 역전달하여 흡수를 제한한다. 또 다른 과정은 장벽에 위치한 시토크롬 P450 3A4 (CYP3A4) 효소로서 장벽에서의 대사를 통해 약물의 생체이용률을 감소시킨다. 따라서 설하 혹은 경피 투여 약물의 경우에는 처음통과대사의 영향을 피하며, 근육 주사의 흡수는 근육량과 조직의 관류량에 의존한다. paroxetine, sertraline, trifluoperazine, verapamil 등과 양성자 펌프 억제제는 P-gp 억제제로 작용하며, P-gp는 장내에서의 흡수를 억제하므로 이를 억제하는 약물은 다른 약물의 생체이용률을 증가시킨다.

심장, 간, 신장에 장해가 있는 경우 약물의 분포에 영향을 주는 혈청 pH, 혈류, 단백질 결합, 지질용해도, 이온화 등도 변화된다. 정신약물과 같은 친지질성 약물은 신체의 지방에 주로 자리잡게 되므로 혈장 내 농도는 상당히 낮으나 분포 용적은 크다. 반대로 lithium, oxazepam, valproate와 같은 친수성 약물은 주로 순환기계나 수분이 높은 기관에 분포하므로 혈장 내 농도는 높고 분포 용적은 작아지게 된다. 따라서 질환으로 인하여 조직이나 기관으로의 관류량이 변화되는 경우 약물의 분포에도 변화가 생긴다. 일례로 울혈심부전, 간경화, 신증후군에서 흔히 나타나는 부종은 세포간질 내에서 세포외액의 용적을 증가시키므로 친수성 약물의 분포 용적도 증가된다. 비만이나 노화와 같이 지방이 증가하는 경우에는 친지질성 약물의 분포 용적이 커진다.

대부분의 약물은 정도의 차이는 있지만 혈장 단백질인 알부민과 α-1-산당단백질과 결합한다. valproic acid, barbiturate와 같은 산성 약물은 대부분 알부민과 결합하고, phenothiazine, amphetamines, benzodiazepine, 삼환계 항우울제tricyclic antidepressant, TCA와 같은 염기성 약물은 글로불린과 결합한다. 혈장 내의 약물은 혈장 단백질과 결합하지 않은 유리형과 단백질 결합형으로 존재하는 데, 유리형의 약물만이 약물학적으로 활성을 가지므로 혈장 단백질의 농도와 혈장 단백질과 결합하는 다른 약물의 농도에 따라 약물 효과는 차이를 보이게 된다. 혈장 단백질에 차이를 보이는 신체질환은 표 41-1에서 확인할 수 있다.

정신약물의 대부분은 간 대사에 의해 제거되고, 일부는 신장 청소에 의해 제거된다. 약물의 간 대사는 간 질환 시에 영향을 받는다. 간경화와 같은 질환에서는 간으로의 약물 전달 속도에 영향을 줄 수 있는 간 혈류가 감소하며, 효소의 대사 능력이 감소되어 약물의 대사와 제거가 약화된다. 한편 약물의 신장 청소는 신부전증 등의 질환에서 영향을 받을 수 있으므로, 이 경우에는 낮은 용량으로 시작하고 천천히 증량하면서 용량의 조절이 필요하다.

표 41-1. 혈장 단백질의 농도를 변화시키는 질환

	감소	증가
알부민	간경화 급성 췌장염 수술 세균성 폐렴 신장염/신증후군/신부전 알코올중독 영양결핍 임신 조절되지 않는 당뇨 패혈증 화상/외상	갑상샘저하증
α-1-산당단백질	간염/간경화 요독증 임신 췌장암	급성 심근경색 급성 신장염/신부전 뇌전증 뇌졸중 류마티스관절염 암 염증성장질환 외상 전신홍반루푸스 화상

간에서의 약물 대사는 두 단계로 나뉜다. 1단계는 산화, 환원, 가수 분해가 포함된다. 이 과정은 약물의 수용성을 증가시키며, 화학적으로 활성화되고 잠재적으로는 유독한 대사 산물을 생성할 수 있다. 시토크롬 P450 효소는 1단계 대사에 관여하는 주요 효소이다. 이 효소는 50개의 동형으로 이루어져 있으며, 그중 6개가 약물 대사의 90%를 차지하고, CYP3A4와 CYP2D6 두 효소가 가장 중요하다. 2단계는 글루쿠로니드화, 아세틸화, 황산화가 포함되며, UGT (uridine glucuronosyltransferases)가 주요 역할을 한다. 간에서의 약물 대사는 간 효소까지의 약물 전달 속도나 간 효소의 능력에 따라 제한된다. 심각한 심혈관계 질환, 만성 폐 질환, 간경화 등에서는 간 혈류의 감소가 나타나며, 울혈심부전, 신장 질환, 간 질환 등은 간 효소의 기능을 저하시킨다.

3. 약물상호작용

대부분의 약물상호작용은 경미하거나 인식할 수 없기 때문에 흔히 간과된다. 그러나 치료 지수therapeutic index, TI가 좁은 약물을 사용하거나, 심각한 약물 부작용이 있는 경우, 혹은 치료 효과가 없을 때는 약물상호작용에 대한 고려가 필요하다. 타

표 41-2. **약동학적 상호작용이 적은 정신약물**

대부분의 항정신병약물
추체외로 증상 치료제
benztropine, biperiden, trihexyphenidyl
인지기능개선제
donepezil, galantamine, memantine, rivastigmine
정신자극제
amphetamine, dextroamphetamine, methamphetamine, methylphenidate
항우울제
세로토닌재흡수억제제 citalopram, escitalopram, sertraline (일 200 mg 이상에서 CYP2D6 억제)
세로토닌-노르에피네프린재흡수억제제 desvenlafaxine, venlafaxine
삼환계 항우울제 amitriptyline, clomipramine, desipramine, doxepin imipramine, maprotiline, nortriptyline
기타 항우울제 amoxapine, mirtazapine, trazodone, vortioxetine
항불안제와 진정수면제
대부분의 benzodiazepine
기타 진정수면제 buspirone, eszopiclone, zaleplon, zolpidem, zopiclone

표 41-3. **주요 시토크롬 P450 효소의 억제제 및 유도제**

효소	억제제	유도제
CYP1A2	cimetidine, ciprofloxacin, fluvoxamine	phenytoin, rifampin
CYP2C9	fluconazole, fluoxetine, cimetidine	carbamazepine, rifampin
CYP2D6	bupropion, duloxetine, fluoxetine, cimetidine, diphenhydramine, haloperidol, paroxetine, quinidine, sertraline, terbinafine	
CYP3A4	azole antifungals (fluconazole, itraconazole, ketoconazole, voriconazole), cimetidine, ciprofloxacin, fluoxetine, fluvoxamine, macrolides (erythromycin, clarithromycin), protease inhibitors (indinavir, ritonavir, saquinavir), valproic acid	carbamazepine, modafinil, phenobarbital, phenytoin, rifabutin, rifampicin, St. John 's wort

약물을 복용 중인 환자에서는 약물상호작용이 적은 정신약물을 우선적으로 선택하는 것이 바람직하다(표 41-2).

대사 변화에 관여하는 약동학적 약물상호작용은 대사 유도와 대사 억제의 형태로 나타나는데, 전자는 약물 농도를 감소시키고 후자는 약물 농도를 증가시킨다. P450의 강력한 억제제로는 fluoxetine (2D6, 2C9), paroxetine (2D6,2B6), fluvoxamine (1A2, 2C19), sertraline (2D6), bupropion (2D6), haloperidol (2D6), cimetidine (모든 cyp450), ciprofloxacin (1A2), fluconazole (2C9), ketoconazole (3A4), erythromycin (3A4), isoniazid (2C19), diltiazem (3A4), 자몽 주스(1A2, 3A4), omeprazole (2C19), protease inhibitor (3A4), quinidine (2D6), diphenhydramine (2D6), valproic acid (2C9), ritonavir (2C9, 2C19, 2D6, 3A4)가 있다. P450의 강력한 유도제로는 rifampin, carbamazepine, phenobarbital, phenytoin, St. John 's Wort 등이며, 만성 흡연도 약물 대사를 증가시킨다. 일례로 ethinyl estradiol을 함유한 피임약을 복용하는 여성에서 3A4 유도제인 carbamazepine을 투약하는 경우 estradiol의 농도 감소로 인하여 피임이 실패할 수 있다. 또 다른 예로 risperidone을 투약하는 환자에게 2D6 억제제인 fluoxetine이나 paroxetine을 투여하게 되면 risperidone의 혈중농도의 증가로 인하여 추체외로 부작용의 위험성이 증가하게 된다(표 41-3).

약력학적 약물상호작용은 약물의 작용 위치에서 나타나는 약물상호작용이며, 이로 인하여 약물의 효과가 부가되거나 상쇄되는 결과를 가져올 수 있고 약동학적 약물상호작용에 비해서는 비교적 예상이 쉬운 편이다. 대표적으로 단가아민산화효소억제제monoamine oxidase inhibitor, MAOI와 선택적세로토닌재흡수억제제serotonin selective reuptake inhibiter, SSRI를 동시 투약하는 경우 세로토닌증후군의 발생 위험성이 높아진다. 또, TCA와 benztropine을 동시에 투약하는 경우 항콜린성 독성이 증가되고 인지기능의 저하가 생긴다. diphenhydramine, loperamide, olanzapine, paroxetine도 항콜린성 작용을 갖는 약제이다. 약력학적 상호작용은 치료적인 목적으로 이용되기도 하는데 만성 통증 환자에서 아편유사제와 amphetamine, methylphenidate 같은 정신자극제를 병용하는 경우 아편유사제의 진정 작용을 줄일 수 있다.

경구 약물 복용을 거부하거나 메스꺼움, 구토, 경구 섭취 제한, 흡입의 위험, 삼키기 어려움, 구강이나 상악 수술 후, 위 또는 장의 기능 이상이나 수술적 절제로 인해 생리학적으로 장 흡수가 불가능한 상태 등 정신약물의 경구 투여가 불가능한 경우가 있다. 이러한 상황에서는 정신약물을 투여하기 위해 대체 경로가 필요하다. 정맥 내, 근육 내, 설하, 직장과 같은 대체 경로를 사용하면 처음통과대사를 우회하게 되어 약물의 생체 이용률이 크게 증가한다. 정맥이나 근육 등의 비경구적 경로는 불안, 초조가 심한 환자를 진정시키기 위해 사용된다. 하지만 근육 위축이 심한 환자나 조직 관류가 떨어지는 심부전 환자 같은 경우에는 근육 주사는 피해야 한다. haloperidol의 정맥 투여는 생체 이용률이 40% 향상되고 추체외로 부작용이 적지만 QTc 연장의 위험이 증가하고, 용량이 높아지면 torsade de pointes (TDP)이라고 불리는 치명적인 다형성 심실 빈맥성 부정맥이 발생할 수 있으므로 심장의 모니터링이 필요하다. 심한 초조나 불안을 보이는 환자에서 lorazepam을 정맥 주사로 사용할 수 있지만 호흡 저하를 확인해야 한다. 비경구 경로로 사용할 수 있는 유일한 기분안정제는 valproate이다. 저장형depot 항정신병약물도 근육 내로 투여되는데 이들의 속도 제한에는 피하 지방의 양이 관여한다.

노인 환자는 약물의 흡수, 대사, 제거 속도가 느리고 약물의 분포는 간, 신장, 심장 기능의 영향을 받을 수 있다. 또한 약물 부작용에도 민감하므로, 저용량에서 정신약물을 시작하고 부작용을 모니터링하면서 천천히 복용량을 조절해야 한다. 또한 낙상의 위험을 줄이기 위해 TCA나 benztropine과 같은 항콜린성 약물은 피해야 한다.

4. 만성질환에서의 정신약물학

1) 간 질환

간 질환은 약물사용장애가 동반된 환자에서 많이 발생한다. 간은 단백질 및 응고 인자의 합성을 비롯하여, 약물 및 기타 물질의 대사 등 여러 가지 생리학적 과정을 담당한다. 간 기능의 이상은 비정상적인 혈액 응고, 복수, 정맥류 출혈, 근육 소모, 피로감, 성격 변화, 정신운동장애, 기분 증상, 기억력 장애나 집중력 및 반응 시간을 포함한 인지 장애를 유발하고, 심한 경우 혼수 상태까지 유발할 수 있다. 말기 간 질환 환자의 정신증상은 기저의 간 질환뿐 아니라 말기 질환 치료의 스트레스에 의해서도 나타난다.

간 질환은 흡수에서 대사, 분포, 제거에 이르는 약동학 전반에 영향을 줄 수 있다. 또한 약물 농도와 활성 지속 시간에 영향을 줄 수 있으며 부작용의 위험을 증가시킬 수 있다. 간경화에서 혈장 단백질의 합성이 변화하면 약물의 단백질 결합에 영향을 미쳐서 유리된 상태의 활성 약물 농도가 올라갈 수 있다. 간효소의 합성이 감소하고 간으로의 혈류가 감소하기 때문에 약물의 대사와 제거에도 장해가 있다. 대부분의 정신약물은 지용성이므로 광범위한 1단계 간 대사를 거치게 되며, 신장 청소에 의존하는 약물은 lithium, gabapentin, topiramate 등 소수에 불과하다. 간세동이portal triad 내의 중심부에 위치한 1단계 효소(시토크롬 P450 동종 효소군)는 간경화의 영향을 주로 받는 반면, 2단계 대사는 간경화에서 비교적 보존된다. 따라서, 간경화 환자에서는 2단계 경로를 주로 사용하는 lorazepam, temazepam, oxazepam 등의 약물을 선택하는 것이 좋다. 하지만 진정수면제는 간성 뇌병증을 촉발할 수 있으므로 간 기능 장애에서는 주의해서 사용해야 한다.

간 질환 환자에서는 약물 독성 및 부작용을 예방하기 위해 정신약물의 사용에 신중해야 한다. nefazodone, duloxetine, valproic acid, carbamazepine 등의 약물은 간 독성을 가지므로 간 질환 환자에서는 상대적으로 금기이거나 극도의 주의하에 사용해야 한다. 투약이 꼭 필요한 경우에는 치료 첫 6개월 동안은 정기적으로 간기능 검사를 해야 한다.

약물 투약에 따른 아미노전달효소의 경미한 상승은 흔히 나타나며, 일반적으로는 임상적 의미가 높지 않지만 기저 수준에 비해 2~3배의 AST/ALT 수치의 상승은 주의를 요한다. 간부전으로 인하여 혈소판이 적은 상태에서 저혈소판증을 유발할 수 있는 valproic acid와 같은 약물을 사용하는 경우 출혈의 위험을 높일 수 있다. TCA 및 저역가 항정신병약물과 같이 항콜린성 효과를 갖는 약물은 장 운동의 저하와 중추신경계에 대한 영향으로 간경화 환자의 간성 뇌병증을 악화시킬 수 있다. 간성 뇌병증과 관련된 정신병적 증상과 초조에는 저용량의 haloperidol이 흔히 사용된다. lithium 역시 모니터링이 필요한 정신약물로서 신장으로 배출되는 데 복수가 동반된 간 질환 환자는 체액의 변동이 심하기 때문에 혈중농도가 변동될 수 있다.

간 질환 환자의 정신약물의 투여 시 초기에는 약제 용량을 줄이고, 간에서 대사되는 약물은 천천히 복용량을 결정하며, 광범위한 TI를 갖는 약물을 선택하고, 수시로 부작용을 모니터링해야 한다.

2) 위장관계 질환

위장관계 질환의 통증은 통증에 대한 민감도를 줄여주는 trazodone, TCA, SSRI, SNRI (serotonin norepinephrine reuptake inhibitor) 등의 약제가 도움이 된다. 하지만 장 마비나 변비가 있는 환자에서는 항콜린성 정신약물은 피해야 한다. 항우울제는 염증성 장 질환에서 기분장애를 치료할 때 재발률, 스테로이드 사용 및 내시경 검사 빈도를 감소시키며, TCA는 과민성대장증후군의 증상을 조절하는 데 효과적이다. SSRI의 위장관계 부작용은 투약 시작 시에 흔하며, 위의 운동성이 증가되거나 설사가 있는 환자에서는 피하는 것이 좋다. SSRI 치료를 받는 경우에서 출혈시간의 지연, 얼룩출혈ecchymosis, 자반증, 코피, 위장관이나 비뇨생식기의 출혈, 수술 후의 출혈, 두개 내 출혈 등의 발생이 보고되고 있다. 이 과정에는 세로토닌이 중요한 역할을 한다. 혈소판은 혈관 손상에 반응하여 세로토닌을 방출하며, 세로토닌은 인접한 혈소판의 수용체에 결합하여 혈소판 응집에 기여한다. SSRI는 혈소판에서 세로토닌 운반체의 활성을 약 90% 억제한다. 따라서 혈소판의 세로토닌 감소는 비정상적인 출혈의 위험을 증가시킬 수 있다. 비정상적인 출혈의 위험은 항우울제에 의한 세로토닌 재흡수 억제의 정도와 관련이 있다. 세로토닌 재흡수 억제 정도가 높은 항우울제의 경우 억제 정도가 낮은 항우울제에 비해 출혈 위험이 2.6배였다. 노년, 위장 장애의 병력, 비스테로이드항염증제nonsteroidal anti-inflammatory drug, NSAID의 병용이 SSRI에 의한 상부 위장관 출혈의 위험 요인이다. 위산이 증가하거나 위궤양이 있는 경우에도 SSRI의 사용은 출혈의 위험성을 높인다. 상부 위장관 출혈이나 소화성 궤양의 과거력이 있는 환자, NSAID, 경구 항응고제, 항혈소판제 또는 코르티코스테로이드를 복용하는 환자에게 SSRI 사용 시에는 제산제를 추가하면 출혈의 위험을 줄일 수 있다.

3) 신장 및 비뇨기계 질환

질환으로 분류하기 어려운 준임상적 우울증은 말기 신장 질환의 25%에서 나타나며, 주요우울증은 말기 신장 질환 환자의 5~22%에서 나타난다. 불안, 물질사용장애, 섬망, 치매 또한 이들 환자에서 흔한 정신의학적 상태이다. 대부분의 정신약물은 말기 신장 질환이나 신부전증 환자에서 내약성이 좋으며 효과적이다. 말기 신장 질환은 약물의 약동학에 영향을 미칠 수 있으므로, 대부분의 정신약물은 상용량의 2/3를 투여할 것을 권장한다.

말기 신장 질환에서 과다한 요소urea의 생성은 위를 알칼리화하고 가스트린의 농도를 변화시켜 약물 흡수에 영향을 미친다. 악액질cachectic 환자는 체액과 체질량이 적으며 분포 용적도 작아서 약물의 농도가 높아진다. 복수와 부종이 있는 환자는 큰 분포 용적을 가지게 되어 약물의 초기 투여량이 더 필요할 수 있다. 신부전이 있는 환자는 종종 알부민의 양이 감소한다. 또한 혈장 단백질 결합 부위에 대해 경쟁하는 물질의 농도도 증가하여, valproic acid와 같이 혈장 단백질에 결합하는 약물의 경우 유리분율free fraction이 증가된다. 따라서 단백 결합이 큰 약물일수록 신부전 시에 필요한 용량은 낮아진다. 약리적으로 활성인 대사 산물도 신부전증 환자에서 정체되어 부작용을 일으킬 수 있다.

말기 신장 질환에서 fluoxetine과 sertraline의 배출은 변하지 않으나, paroxetine의 혈장 농도는 증가되므로 1/2의 초기 용량이 권장된다. venlafaxine과 mirtazapine은 활성 대사 산물을 가지고 있으며, 청소율은 신장 질환에서 50% 감소한다. bupropion에는 신장을 통해 배설되는 활성 대사 산물이 있으므로, 이들 환자에서 경련을 일으킬 수 있다. 말기 신장 질환자에서는 수산화된 대사산물이 현저하게 증가하고 이는 TCA 부작용의 원인이 된다. TCA 중에는 nortriptyline이 신장 질환에서 선호되는데, 혈중농도가 임상적 효과와 상관성을 보이고, 신장 질환자에서도 치료적정농도가 건강한 사람과 같다는 장점이 있기 때문이다.

haloperidol은 1% 미만이 소변으로 배설되므로 사용하기에 비교적 안전하다. risperidone과 그 대사 산물인 9-hydroxy risperidone의 청소율은 신부전증에서 60% 감소한다. 말기 신장 질환에서는 전해질의 변화로 인하여 부정맥의 위험이 높기 때문에 thioridazine과 ziprasidone과 같이 QTc를 연장시키는 항정신병 약물은 주의해야 한다. benzodiazepine은 주로 간에서 대사되므로 용량을 줄일 필요는 없으며, lorazepam과 oxazepam은 활성 대사산물이 존재하지 않기 때문에 말기 신장 질환자에서 선호된다. 하지만, 말기 신장 질환에서 lorazepam의 반감기는 4배까지 연장될 수 있으므로 일상 용량보다는 적게 투여하는 것이 좋다. lithium 농도는 이뇨제 치료를 받는 환자에서는 정기적으로 모니터해야 하지만 furosemide와 amiloride는 리튬 배출에 영향이 적은 것으로 알려져 있다. 급성 신부전에서 lithium은 금기이지만 투석 중인 만성 신부전 환자에서는 사용할 수 있다. lithium은 완전히 투석되기 때문에 혈액 투석 후에는 1회의 경구 투여량(300~600 mg)을 투여할 수 있다. lithium의 농도는 투석 시에 즉시 저장된 조직으로부터 재분포되기 때문에 투석 이후 적어도 2~3시간이 경과한 이후 측정해야 한다.

정신약물에 의한 신장 및 비뇨기계 부작용은 저나트륨혈증, 고나트륨혈증, 신장병증, 소변정체, 성기능장애 등이 있다(표 41-4). 정신의학에서 관심을 두어야 할 저나트륨혈증의 원인은 SIADH (syndrome of inappropriate release of antidiuretic hormone)와 심인성 다음증이다. 요 농도를 통해 두 질환을 구분할

표 41-4. 정신약물에 의한 신장 및 비뇨기계 부작용

약물	신장 및 비뇨기계 부작용
기분조절제	
lithium	신장기원 요붕증, 고나트륨혈증
carbamazepine, oxcarbazepine	SIADH, 심인성 다음증, 저나트륨혈증
lamotrigine	빈뇨
항우울제	
SSRI, SNRI	성기능장애, SIADH, 심인성 다음증, 저나트륨혈증
duloxetine, milnacipran	소변정체
TCA	배뇨지연, 소변정체, SIADH, 심인성 다음증, 저나트륨혈증
esketamine	빈뇨
항정신병약물	SIADH, 심인성 다음증, 저나트륨혈증
저역가 정형 항정신병약물	배뇨지연, 소변정체
항콜린성약물	
benztropine, trihexyphenidyl	배뇨지연, 소변정체

SSRI, selective serotonin reuptake inhibitor; SNRI, serotonin norepinephrine reuptake inhibitor; TCA, tricyclic antidepressant; SIADH, syndrome of inappropriate release of antidiuretic hormone

수 있으며, 농도가 높은 경우 SIADH를 의심할 수 있다. 저나트륨혈증은 oxcarbazepine에서 가장 흔하게 나타나며 특히 노인에서 많이 발생하고, 항우울제에서는 SSRI와 SNRI에서 TCA보다 흔하게 발생한다. 고나트륨혈증은 탈수가 가장 흔한 원인이며 정신약물에서는 lithium이 신장기원 요붕증을 통해 고나트륨혈증을 유발할 수 있다. 많은 정신 약물이 배뇨장애의 원인이 되며 대부분 항콜린성과 관련되어 있다. 항정신병약물은 요실금의 원인이 될 수 있으며 빈뇨, 절박뇨 등의 하부 요로 증상을 유발할 수 있고 치료 기간 동안 지속되기도 한다. SSRI와 SNRI는 30~70%에서 극치감, 사정, 성욕 등의 성기능에서 장애를 유발할 수 있지만, bupropion과 mirtazapine은 안전하게 사용할 수 있다. 항우울제에 의한 성기능장애는 용량의 감량, 약제 변경을 통해 조절할 수 있으나, 아주 드물게 약물 중단 후에도 성기능장애가 지속되는 경우도 있다. 항정신병약물과 TCA도 고프로락틴혈증에 의한 성기능장애가 발생할 수 있다.

4) 심혈관계 질환

우울증은 심혈관계 질환에서 흔하며 나쁜 예후의 독립적인 요인이다. 허혈성 심장 질환 환자에서 우울증은 심혈관계 질환의 이환율과 사망률의 위험을 약 3~4배 높인다. 따라서, 우울증 환자는 심혈관 질환이 발생할 가능성이 높으며 일반 인구보다 사망률이 높아지는데, 우울증이 심할수록 사망률 및 기타 심혈관계 질환의 발생 위험도 높아진다. 관상동맥질환 환자의 31~45%는 임상적으로 의미 있는 우울증상을 보이고, 이들 환자의 15~20%는 주요우울장애의 진단 기준을 충족한다. 우울증은 개인의 건강 상태 변화와 관련이 있으며 심혈관 질환의 발병과 진행에도 영향을 미칠 수 있다. 즉, 의학적 치료에 대한 낮은 순응도, 흡연 및 고혈압과 같은 심혈관 질환의 위험 요인의 증가, 신경계의 생리학적 변화, 심전도의 장애, 전신적 그리고 국소적 염증과 과도한 혈액 응고 등의 변화와 관련성을 보인다.

대부분의 환자에서 심장 질환은 그 자체가 약물의 흡수, 분포, 대사, 제거에 영향을 미치지 않지만 간울혈, 복수, 말초 부종 등과 동반된 울혈심부전, 저심장박출과 동반된 좌울혈심부전, 이뇨제의 영향 등으로 약동학적 변화가 발생할 수 있다. 우울혈심부전은 중심정맥압의 증가로 간정맥과 장벽으로부터의 혈류 흐름을 제한하여 장벽의 부종을 유발하고 이는 약물 흡수를 감소시킨다. 또한 간울혈에 의한 간경화는 혈장 알부민의 농도를 낮추고 상대적으로 복수와 α1-당단백질이 증가하여 약물의 분포와 유리 약물 농도가 변화된다. 좌심부전은 심박출량을 감소시켜서 간 및 신장 동맥의 혈류를 줄인다. 간 혈류의 감소는 약물 대사에 영향을 미쳐 특히 산화와 환원 등의 1차 간대사를 제한한다. 따라서 심박출량이 감소하는 경우 대부분의 정신약물은 감량이 필요하다. 심한 좌심부전에서는 저혈압과 신장 혈류의 감소로 신장 기능의 장해가 발생한다. 이 경우 lithium을 비롯하여 gabapentin, pregabalin, paliperidone, memantine과 같이 신장에서 주로 제거되는 약물은 크레아티닌청소율에 따라 용량을 조절해야 한다.

일반적으로 정신약물은 빈맥, 기립저혈압, 전도장애 및 부정맥 등의 심혈관 질환을 유발할 수 있다. SSRI는 심 질환자에서 안전하게 사용할 수 있는 항우울제이다. 특히 sertraline은 심근경색 후의 재발성 우울증 환자에서 안전하고 효과적이며, 심각한 심질환(사망, 심근경색, 울혈심부전, 뇌졸중, 재발성 협심증)의 발병을 감소시킨다. 반면 citalopram은 용량 의존적인 QT 연장을 보이므로 주의해서 사용하여야 하며, 40 mg 이상의 투약은 피하고 노인에서는 20 mg까지만 권장된다. TCA와 낮은 역가의 항정신병약물은 α-1 수용체 차단으로 인하여 체위저혈압을 유발하고 실신과 낙상의 위험성을 증가시킨다. TCA는 QTc 연장, 체위저혈압, 항콜린성 효과 및 전도 지연과 같은 심장 독성을 가지므로 심근경색 후의 투약은 피해야 한다. 하지만 nortriptyline의 경우에는 울혈심부전 환자에서 기립저혈압의 원인이 되는 심박출률의 변화에 거의 영향을 미치지 않기 때문에 안전하게 사용할 수 있다. venlafaxine은 높은 용량에서 고혈압의 원인이 될 수 있고, duloxetine은 심각한 심혈관계 질환을 유발하지는 않지만 고혈압이 부작용으로 보고되기도 하였다. trazodone은 기립저혈압, 용량 의존적인 QTc 연장, 심실부정맥이 발생할 수 있다.

lithium은 심전도 T파 형태를 변화시키며, 특히 비특이적 T파의 평편화가 흔히 나타난다. lithium은 독성 농도뿐 아니라 치료 농도에서도 동방결절의 기능장애 또는 동방차단, 방실 전도장애를 유발하며, 심실의 흥분성을 높이거나 조기 심실 수축을 유발하거나 악화시킨다. lithium 농도는 연장된 QTc와 상관 관계를 보이며, lithium에 의한 심장 합병증은 연령에 따라 증가하게 된다. 따라서, 염분 제한과 이뇨제 치료를 받고 있는 울혈심부전 환자에서는 lithium을 주의해서 사용해야 한다.

methylphenidate는 신체질환 환자, 말기 환자, 고령자에서 비교적 내약성이 높다. 약 5~30%의 환자가 methylphenidate에 대해 부작용을 경험하지만 대개 경미하며 약물 중단으로 해결된다. 가장 흔한 부작용은 초조 또는 불안, 동방결절성 빈맥 또는 심계항진, 섬망, 불면 등이다. 노년층에서는 methylphenidate 복용 중 혈압의 변화가 생길 수 있다. 부정맥은 드물지만 발생하더라도 약물 중단과 함께 회복된다.

정형 및 비정형 항정신병약물은 갑작스러운 심장사의 위험을 가지고 있으며, 이는 용량에 의존적이다. 이는 심전도의 문제와 관련된 것으로 추정되는데, 항정신병약물을 포함한 대부분의 정신약물은 심장 재분극을 지연시키고 QTc를 연장시킬 수 있다. 드문 경우이지만 QTc의 연장은 TDP와 같은 부정맥으로 이어질 수 있다. TDP의 증상은 전형적으로 현기증, 경련, 실신으로 나타나며, 심실세동이나 갑작스러운 심장사를 일으킬 수 있

표 41-5. 주요 항정신병약물의 시토크롬 P450 대사

	CYP1A2	CYP2D6	CYP3A4
정형 항정신병약물			
chlorpromazine	+	- (억제제)	-
fluphenazine	+	- (억제제)	-
haloperidol	+	- (억제제)	+
perphenazine	-	- (억제제)	-
pimozide	+	- (억제제)	+
thioridazine	+	+	-
비정형 항정신병약물			
amisulpride	-	-	-
aripiprazole	-	+	+
asenapine	+	- (억제제)	-
clozapine	+	+	+
olanzapine	+	+	-
paliperidone	-	-	-
quetiapine	-	+	+
risperidone	-	+	+
ziprasidone	-	-	+

다. 항정신병약물 중에는 thioridazine과 ziprasidone이 QTc 연장 위험이 가장 크다. 또한 높은 용량의 haloperidol 정맥 주사는 임상적으로는 상당히 위험하므로 적극적인 모니터링이 필요하다. quetiapine, risperidone, olanzapine, clozapine 등도 QTc 연장 위험이 높으므로, 이들 약물의 혈중농도를 변화시키는 약제를 병용하는 경우 주의하여 사용해야 한다(표 41-5). clozapine에 의한 심근염은 노출된 환자의 0.015~8.5%에서 발생하고, 사망률은 21~64%이며 용량 의존적으로 보이지는 않는다. 염증 발생의 기전은 명확하지 않지만 면역 과민 반응으로 추정된다. 증상을 유발하는 용량의 중위값은 250 mg으로 보고되고 있으며, 치료 첫 12주에 가장 흔히 발생한다. 호흡곤란, 흉통, 인플루엔자유사 증상, 권태감, 발열, 빈맥, 저혈압 등이 흔한 증상이다.

대부분의 삼환계 및 사환계 항우울제, citalopram, fluoxetine, paroxetine, venlafaxine, lithium 등도 QTc 연장의 위험성이 있다. 65세 이상, 여성(남성보다 QTc 간격이 길고 약물 유발성 TDP의 위험이 2배), 기존 심혈관 질환, 선천성 Q-T간격연장증후군, 서맥(동서맥, 2도 및 3도 방실 차단), 전해질 불균형(저칼륨혈증, 저마그네슘혈증) 등이 약물에 의한 QTc 연장의 위험 요인이다. 또한 기저에 연장된 QTc도 약물에 의한 QT 연장과 치명적인 부정맥의 위험 인자이다. QTc는 개인 내의 변이가 커서, 24 시간 동안 76~102 ms까지 다양하게 나타난다. 정상인의 평균 QTc는 약 400 ms이지만, 여성의 경우 460 ms, 남성의 경우 450 ms까지 정상으로 판단하며, 500 ms 이상인 경우는 TDP 발병의 주요 위험 요인으로 간주된다. 과량 투여, 빠른 약물 주입, 타 약물에 의한 약물 대사의 억제, 신장 또는 간 부전으로 인한 약물 제거의 감소 등도 QTc를 연장시킬 수 있다. QT 간격을 연장시키는 약물은 심장의 포타슘 채널에 결합하고, 그 결과 심근세포에서의 포타슘 배출을 막아 재분극 상태를 연장시킨다.

정신약물의 투여 시에는 심혈관계 부작용에 대한 개개인의 위험 요인을 신중하게 고려해야 한다. 위험을 줄이기 위해서 고위험군 환자에서 치료 전 QTc에 대한 EKG 검사를 시행하고, 대사에 영향을 주는 타 약제를 복용 중인 경우 천천히 증량하며, 고위험 환자 및 QTc를 연장시키는 약물을 복용하는 환자에서는 정기적으로 EKG를 모니터링한다. 또한 구토, 설사, 이뇨제 투여, 섭식장애가 있는 환자에서 QTc가 현저하게 연장된 경우 혈청 포타슘과 전해질 변화를 모니터링하며, 치료가 필요한 경우에는 황산 마그네슘을 투여한다. 특히 QTc가 500 ms보다 길면 정신약물 치료를 중단하며, QTc가 정상 상태로 돌아올 때까지 초조 등의 증상에 대해서는 benzodiazepine이나 항경련제로 대체하는 것을 고려한다.

5) 신경학적 질환

뇌혈관 질환이 있는 환자는 정신약물의 중추신경계 부작용에 민감하다. TCA와 저역가의 정형 항정신병약물과 같이 체위 저혈압을 유발하는 정신약물은 실신의 삽화가 있는 환자에서 피해야 한다. SSRI는 뇌졸중 후의 우울증에서 선호되는데, 뇌졸중 후 환자에서 SSRI 사용은 언어적, 시각적 기억 기능을 포함한 전반적인 인지 기능을 호전시키고, 신체장애에 따른 의존성, 신경학적 장애, 불안 및 우울 등을 감소시킨다. 하지만 SSRI는 항응고제와 함께 투여하는 경우 뇌 출혈의 위험성을 증가시킬 수 있다. 모든 항정신병약물은 노인성 치매 환자에서 사용하는 경우 뇌졸중의 위험이 증가하므로 주의해서 사용해야 한다.

뇌전증 환자의 우울증 유병률은 일반 인구 집단에서는 20~30%, 간질 클리닉에서는 50~55%이며 자살의 위험도 4~5배 높다. 모든 항우울제와 항정신병약물은 경련 역치를 낮추는 것으로 알려져 있으며, 용량 의존적인 양상을 보인다. 경련의 발병률이 일반 인구에서는 0.07~0.09%이나 치료 용량으로 정신약물을 복용하고 있는 집단에서는 약 0.1~1.5%이다. 특히 과다 복용 시 경련 위험은 4~30%로 증가한다. 경련의 위험 요인에는 유전적으로 낮은 경련 역치, 경련의 병력, 뇌 손상, 노년 및 약물 청소 감소 등이 있다. 약물에 따른 위험 요인으로는 고용량, 빠른 약물의 증량, 갑작스러운 약물 중단 등이 포함된다. 경련의 위험을 줄이려면 복잡한 약물 조합을 피하면서 천천히 증량하고 저용량으로 약물을 투여하는 것이 필요하다. 경련의 위험이 높은 정신약물에는 항우울제로 bupropion, maprotiline, clomipramine, 항정신병약물로 chlorpromazine, clozapine이 있다. phenelzine, tranylcypromine, fluoxetine, paroxetine, sertraline, trazadone, venlafaxine은 경련의 위험성이 낮은 항우울제이며, fluphenazine, haloperidol, pimozide, risperidone은 경련 위험이 낮은 항정신병 약물이다.

파킨슨병의 신경정신의학적 증상으로는 우울증, 불안, 무감동, 피로, 인지장애 등이 있으며, 도파민 제제 등의 치료 약물에 의해서도 망상, 환각, 조증, 충동적 행동, 초조 등의 증상이 발생할 수 있다. 우울증상은 파킨슨병 환자의 30~40%에서 나타나고 40%의 환자는 불안 증상을 갖고 있다. 대부분의 항우울제는 이들의 우울증과 불안증상에 효과적이고 내약성도 좋은 것으로 보고되고 있다. 하지만 SSRI는 selegiline과 같이 파킨슨병 치료에 사용되는 MAOI와의 상호 작용을 통해 세로토닌증후군의 발생 위험을 증가시킨다. benzodiazepine은 낙상 위험을 증가시키고 인지, 자율신경, 수면 등의 문제를 악화시킬 수 있으므로 조심스럽게 사용해야 한다.

무감동과 피로는 파킨슨병 환자에서 일반적인 증상이다. 이들 환자의 17~70%에서 무감동을 보이며, 피로의 유병률은 약 32~58%로 운동증상이 발병하기 전에 시작될 수 있고, 시간이 경과함에 따라 심해질 수 있다. 이들 증상의 치료에는 도파민 작용제, 정신자극제 및 modafinil 등이 사용되지만 효능에 대한 근거는 아직 부족하다. 정신병적 증상도 파킨슨병 환자에서 빈번히 발생하며, 기분 및 행동증상이 동반되기도 한다. 정형 항정신병약물은 운동증상을 현저히 악화시키므로, 파킨슨병 환자에서는 사용하지 않는 것이 좋다. clozapine은 파킨슨 증상의 악화 없이 정신병적 증상의 치료에 효과적이어서 50 mg 이하의 낮은 복용량에서도 파킨슨 증상을 악화시키지 않으며 약물 유발성 정신병적 증상을 개선시킨다. quetiapine도 파킨슨병의 정신병적 증상의 치료에 자주 사용되고 있다. quetiapine은 위약 대조군 연구에서 일관된 결과를 보여주지는 못했지만, 여러 개방적 임상시험에서는 효능이 확인되었고, clozapine과의 비교 연구에서도 유사한 효능이 나타났다. 반면 olanzapine은 파킨슨 증상을 악화시키는 것으로 보고되고 있다.

6) 내분비계 질환 및 대사증후군

당뇨는 정신질환과 높은 관련성을 보이며, 일반 인구에 비해 1.5~2배 높은 우울과 불안을 보인다. catecholamine의 증가는 혈당을 높이며 인슐린의 분비와 민감도를 감소시킨다. 반대로 세로토닌의 활성은 인슐린의 민감도를 높이고 혈당을 감소시킨다. 따라서 SSRI는 당대사에 미세한 영향을 미치기 때문에 당뇨병 환자에서는 선호된다. 특히 fluoxetine은 2형 당뇨병 환자에서 체중 감소와 공복혈당 및 중성지방을 낮추는 효과가 있어 선호된다. duloxetine, venlafaxine 등의 SNRI는 우울증과 당뇨병성 신경병증 통증에 모두 도움이 된다. TCA는 신경병증 통증에 도움이 되지만, 항콜린성 부작용, 체위저혈압, 성기능장애 등의 문제가 생길 수 있다. 비정형 항정신병약물을 사용하는 경우에는 체중 증가, 포도당불내성, 2형 당뇨병, 당뇨병 케톤산증, 고지질혈증 등의 발생 위험을 고려해야 한다. 대사증후군의 경우 TCA, valproic acid, lithium 등의 약물이 관련되어 있지만, 항정신병약물은 대부분 영향을 미치며 관련 유병률은 30~50% 정도로 추정된다. 대사증후군의 진단 기준은 표 41-6에 제시되어 있다. 항정신병약물에 의한 체중 증가는 약물의 H2 수용체와 5-HT2C 수용체의 차단에 의해 발생하게 되는데 치료 초기 1년 동안 clozapine은 6~12 kg, olanzapine은 3~12 kg, quetiapine은 24 kg, risperidone은 2~3 kg의 체중 증가가 나타난다. 따라서, 항정신병약물의 투약이 필요한 경우 체중변화에 대해 월 1회의 정기적인 모니터링이 필요하다. 따라서, 당뇨병 환자에서는 clozapine과 olanzapine은 피해야 하며, ziprasidone과 aripiprazole이 권장된다. 체중 증가가 심각한 경우 metformin, topiramate, zonisamide 등을 보조적으로 투약해볼 수 있다.

항이뇨호르몬antidiuretic hormone, ADH은 콩팥 단위nephron의 먼쪽세관distal tubule 및 집합관collecting duct에서 수분을 보유하도록 한다. SIADH는 뇌하수체 후엽에서 ADH가 지속적으로 분비되거나 신장에서 ADH의 작용이 과활성되는 경우 발생한다. 이 경우 소변을 희석하는 신장의 능력이 손상되어 섭취한 물과 농축된 소변의 배설이 감소하게 된다. 따라서, 수분 섭취를 제한하지 않으면 혈청 저장성hypotonicity과 저나트륨혈증이 발생할 수 있다. SIADH의 일반적인 증상은 쇠약, 기면, 두통, 식욕 부진, 체중 증가 등이며, 심한 경우에는 혼란, 경련, 혼수, 사망을 초래한다. 초기 증상은 모호하고 비특이적이며, 정신의학적 증상과 유사한 경우도 있다. SIADH는 lithium을 제외한 모든 종류의 정신약물에서 보고되고 있다. 정신약물을 사용하면서 발생하는 SIADH와 저나트륨혈증에 대한 위험 요인으로 thiazide 이뇨제, 여성, 고령, 낮은 BMI, 약물 치료 초기, 다중 약물요법, CYP3A4 상호작용, 기저의 저나트륨혈증 및 고칼륨혈증 등이 있다. SSRI와 관련된 SIADH나 저나트륨혈증은 다수의 보고가 있으며, 발생률은 0.5에서 32%까지 다양하다. 기존의 증례 보고들을 종합해보면 fluoxetine은 약 75%, paroxetine은 약 12%, sertraline 및 fluvoxamine은 약 11%에서 관련되어 있었다. 저나트륨혈증 발병 시기의 중위값은 13일(3~120일)이었고, 대부분에서 65세 이상의 환자가 포함되어 있었다. 따라서, 노인 환자에서 SSRI 치료를 시작할 때 첫 4주 동안에는 저나트륨혈증의 가능성에 대해 면밀히 모니터링해야 한다. SIADH 발생 시에는 문제가 되는 약물을 중단하고, 수분 섭취를 제한하며, 심한 경우에는 염화나트륨을 보충한다. 항우울제나 항정신병약물을 계속 사용해야 하는 경우에는 약리적 특성이 다른 약물을 선택해야 하며, 혈청 나트륨 수치도 면밀히 모니터링해야 한다. SIADH를 유발한 약물을 계속 사용해야 한다면, demeclocycline을 투약할 수 있다.

lithium은 흔히 갑상샘종, 갑상샘저하증, 만성 자가면역갑상샘염 등 갑상샘 기능에 이상을 가져오는 정신약물이다. 준임상적 갑상샘저하증이 25%의 환자에서 나타날 수 있으며, 10~20%는 갑상샘저하증이 발생한다. 그러나 갑상샘저하증은 치료가 가능한 상태이기 때문에 지속적인 lithium의 사용이 금기가 되는 것은 아니다.

7) 호흡기계 질환

만성폐쇄성폐 질환chronic obstructive lung disease, COPD에서 불안의 유병률은 10~55%에 이른다. 심한 COPD 환자에서 우울 증상의 유병률은 대조군보다 2.5배 높다.

대부분의 호흡기계 질환에서는 약동학의 영향이 크지 않지만, 낭성섬유증이 있거나 흡연을 하는 환자에서는 약물상호작용을 고려할 필요가 있다. 낭성섬유증에서는 세포막 이온 전달자의 기능에 변화가 생기기 때문에 약물의 흡수가 느리고, 간에서는 산화 대사가 증가하는 양상을 보인다. 하지만 영향을 받는 효소는 CYP1A2와 CYP2C8에 국한된다. 또한 Lithium의 혈중농도의 변화에 대한 보고들이 있기 때문에 초기에 소량으로 시작하고 독성 예방을 위해서 주의 깊은 모니터링이 요구된다. 낭성섬유증의 치료제인 elexacaftor/tezacaftor/ivacaftor (Tricafta)의 경우 risperidone의 혈중농도를 증가시키므로 주의 깊게 모니터해야 한다. 흡연은 약동학과 약력학에 모두 영향을 미치게 된다. 흡연은 CYP1A2에 의한 대사를 촉진시키는데, 이 경우 영향을 받는 정신약물로는 clozapine, olanzapine, duloxetine 등이 있다. 따라서 흡연자에게 이들 약물의 투약 시에는 용량이 적절한지를 고려하여야 한다. 흡연의 중단 시에도 CYP1A2가 정상화될 때까지는 증량이 유지될 필요가 있다.

SSRI와 SNRI 등의 항우울제는 COPD 환자의 우울과 불안을 치료하기 위한 최우선 약제이다. esketamine도 진정 효과가 있으며, 알려진 호흡기계 부작용은 없다. benzodiazepine은 저산소증에 대한 환기 반응을 크게 감소시킬 수 있으며, 호흡예비력에 제한이 있는 환자에서 호흡부전을 일으킬 수 있다. 심한 기관지염, 심한 제한성 폐 질환, 수면무호흡증도 benzodiazepine의 부작용에 취약하다. 하지만 모든 COPD 환자에서 benzodiazepine의 사용이 제한을 받는 것은 아니다. 불안 역시 호흡의 효율을 저하시키기 때문에 benzodiazepine이 천식이나 폐기종 환자의 일부에서 호흡 상태를 실질적으로 향상시킬 수 있다. 일반적으로 중간 지속성 benzodiazepine인 oxazepam, temazepam, lorazepam은 호흡 억제 효과가 거의 없어서 COPD 환자의 항불안제로 사용이 가능하다. 단기 지속성인 triazolam과 zolpidem은 주간 고탄산혈증을 보이지 않는 경도에서 중등도의 COPD 환자에서 안전하게 사용할 수 있다. SSRI와 SNRI는 선택적 β2 작용제인 terbutaline, metaproterenol, albuterol, isoetarine 등과는 안전하게 사용할 수 있다. albuterol의 경우 QT 연장 효과가 있으므로 QT를 연장시키는 TCA나 항정신병약물은 피하는 것이 좋다. theophylline의 경우 alprazolam을 비롯한 benzodiazepine의 농도를 떨어뜨려 진정 혹은 수면 효과를 저하시키며, lithium 배출도 저해할 수 있다. 항콜린성 부작용을 갖는 TCA, 저역가 항정신병제는 atropine, ipratropium, tiotropium과 같은 항콜린성 기관지확장제의 효과를 증가시킨다.

소량의 항정신병약물은 COPD의 급성 불안 치료에 있어 안전한 대안이지만, 사용하기 전에 잠재적인 신경학적 부작용이나 심혈관계 부작용을 고려해야 한다. buspirone도 호흡 억제를 일으키지 않으므로 수면무호흡증이나 폐 질환 환자에서 안전하게 사용할 수 있다.

표 41-6. **대사증후군의 IDF 진단 기준**

중심부 비만(허리둘레 남성 ≥ 90 cm, 여성 ≥ 80 cm)과 다음 4 요인들 중 2개 이상이 동반되는 경우	
높은 중성지방	≥ 150 mg/dL 혹은 지질 이상에 대해 치료 중인 경우
낮은 HDL 콜레스테롤	< 40 mg/dL (남성), < 50 mg/dL (여성) 혹은 지질 이상에 대해 치료 중인 경우
혈압의 증가	수축기 혈압 ≥ 130 mmHg 또는 이완기 혈압 ≥ 85 mmHg 혹은 고혈압을 진단받고 치료 중인 경우
공복 혈당의 증가	≥ 100 mg/dL 혹은 2형 당뇨병으로 진단받은 경우

IDF, international diabetes federation

5. 특수한 임상 상황에서의 정신약물학

1) 수술 전후의 정신약물

전신마취 수술 전에 정신약물을 언제 중단할 것인가는 복잡하지만 중요한 주제이다. 예약된 수술을 위해 입원한 환자의 43%가 정신약물을 투약하고 있으며, 그중 35%는 항우울제, 34%는 benzodiazepine, 19%는 여러 종류의 약물을 복용하고 있고, 11%는 항정신병약물과 lithium등을 투약하고 있다. 수술 전까지 정신약물을 복용하는 경우 마취제와의 상호작용, 혈류역학의 변화(고혈압이나 저혈압), 진정이나 장 마비 등의 수술 후 합병증의 발생 위험이 증가하게 된다. 정신약물을 중단하는 경우에도 치료 효과의 저하, 정신질환의 악화, 금단증상 등이 발생할 수 있다. 정신약물의 중단 여부는 환자 개인의 상태에 따라 결정하게 되지만, 일반적으로 lithium, MAOI, TCA, clozapine은 수술 전에 중단하고 SSRI는 유지하게 된다. SSRI는 수술

PART 10

표 41-7. 정신약물의 혈액학적 부작용

부작용	SSRI	TCA	Other AD	TAP	AAP	BDZ or AED
무과립구증	citalopram fluvoxamine	amitriptyline clomipramine desipramine imipramine nortriptyline	mirtazapine	chlorpromazine fluphenazine haloperidol loxapine thioridazine	amisulpride clozapine risperidone olanzapine quetiapine ziprasidone	carbamazepine chlordiazepoxide diazepam
빈혈	citalopram escitalopram sertraline		mirtazapine nefazodone trazodone venlafaxine	chlorpromazine	clozapine risperidone	carbamazepine chlordiazepoxide clonazepam diazepam lamotrigine valproate
중성구감소증	citalopram	amitriptyline clomipramine desipramine imipramine nortriptyline	milnacipran mirtazapine nefazodone trazodone venlafaxine	chlorpromazine haloperidol fluphenazine thioridazine	amisulpride aripiprazole clozapine olanzapine paliperidone quetiapine risperidone ziprasidone	clonazepam diazepam lorazepam valproate
호산구증		amitriptyline desipramine imipramine nortriptyline		chlorpromazine	clozapine	Carbamazepine clonazepam
혈소판감소증	citalopram escitalopram sertraline	amitriptyline clomipramine desipramine imipramine nortriptyline	milnacipran mirtazapine	chlorpromazine fluphenazine loxapine thioridazine	aripiprazole clozapine olanzapine paliperidone quetiapine risperidone	Carbamazepine chlordiazepoxide clonazepam diazepam lamotrigine Valproate
혈소판 응집 저하	citalopram escitalopram fluoxetine fluvoxamine paroxetine sertraline		desvenlafaxine venlafaxine			chlordiazepoxide diazepam

SSRI, selective serotonin reuptake inhibitor; TCA, tricyclic antidepressant; AD, antidepressant; TAP, typical antipsychotics; AAP, atypical antipsychotics; BDZ, benzodiazepine; AED, antiepileptic drug.

전후의 출혈 위험성을 높일 수 있지만, 출혈 위험성이 높은 응고병이나 혈소판감소증을 제외한 환자에서 사용하는 경우에는 출혈량이 임상적으로 큰 차이가 없다. 따라서 정신약물의 투약 여부는 환자 개개인에 따른 위험과 이득을 고려하여 결정하는 것이 좋으며, 일반적으로는 약물의 투약 유지에 따른 이득이 중단에 따른 위험보다는 우위에 있는 경우가 많다(표 41-7).

성인에서 수술 전 불안에 대해서는 benzodiazepine이 효과적이다. 수술 전날 저녁에 diazepam이나 clorazepate를 경구 투여하거나 수술 15분 전 midazolam을 정맥 주사함으로써 수술 전 불안을 완화시킬 수 있다. 다른 약물로는 melatonin, gabapentin, mirtazapine을 시도해 볼 수 있다. 심각한 신체적 손상이나 주요 수술을 받은 경우, 중환자실 치료를 받는 경우에는 외상후 스트레스 증상이나 외상후스트레스장애posttraumatic stress disorder, PTSD가 발생할 수 있다. 신체 손상 후 지연되어 나타나거나 중환자실에서 경험하게 되는 PTSD의 경우에는 일반적으로 SSRI가 우선 사용된다. 수술과 관련된 PTSD의 예방을 위해 어떤 정신약물이 효과적이라고 단정지을 만한 연구는 아직 부족하다. 하지만 일부 연구들에서 수술 중의 ketamine 투여나 신체 외상 후의 고용량 morphine 혹은 hydrocortisone의 투여는 수술 후 PTSD의 발생 위험을 낮출 수 있음을 보고하고 있다.

흡입마취제로 사용되는 enflurane, halothane, isoflurane, methoxyflurane, desflurane 등을 진정수면제와 함께 사용하는 경우에는 과도한 진정과 호흡 억제의 위험이 있으며, TCA, MAOI, 항정신병약물과 같이 α1 차단 정신약물과 투여하면 혈압 저하가 발생할 수 있다. halothane의 경우 bupropion이나 SNRI, TCA, 정신자극제와 같이 사용하게 되면 부정맥의 위험성이 있다. TCA, SNRI, bupropion과 opioid는 청색반과 아편유사제 신경원의 활성을 통해 nitrous oxide의 마취 효과를 증가시킬 수 있다. lithium과 carbamazepine은 신경근차단제에 대한 저항을 높이거나, 이들 약제의 효과를 연장시킬 수 있으며, 항정신병약물은 수술 중에 저체온증을 유발할 수 있다. dexmedetomidine의 경우 호흡 억제 효과가 크지 않기 때문에 주로 중환자실에서 진정제로 사용된다. dexmedetomidine은 CYP2D6의 기질이자 억제제이므로 지속적으로 주입하는 경우 일부 정신약물과 약동학적 상호작용을 보이지만 단기간의 투약 시에는 두드러지지 않는다.

2) 감염성 질환

급성 감염은 CYP와 UGT의 하향 조절을 유도하고 결과적으로 약물의 대사, 분비를 억제하여 약물 독성이 나타날 수 있다. 이러한 효과는 인터페론, 인터루킨-1과 6, 종양괴사인자 등의 시토카인이 매개가 된다. 특히 CYP1A2와 CYP3A4의 억제가 임상적으로 중요하며 이와 관련된 정신약물의 투약에 주의해야 한다.

항생제와 정신약물의 병용 시에는 약동학적 상호작용이 흔히 나타난다. macrolide, fluoroquinolone, azole계의 항진균제, 항레트로바이러스제 등은 CYP를 억제하지만, 항결핵제인 rifampin은 CYP3A4를 유도한다. isoniazid, linezolid는 MAO-A의 활성을 억제하며, erythromycin과 ketoconazole은 QT를 연장시키는 정신약물과 병용하는 경우 심실부정맥이 발생할 수 있다. 특히 linezolid는 SSRI, SNRI와 병용하는 경우 세로토닌증후군을 유발하는 것으로 보고되고 있으므로, linezolid투약 시에는 세로토닌증후군 발생 가능성을 염두에 두어야 한다. 또한 정신자극제 등의 교감신경자극제와 linezolid를 병용하는 경우에 고혈압의 위험성이 높아진다.

Azole계 항진균제itraconazole, ketoconazole, macrolide (erythromycin, clarithromycin), cyclosporine은 주로 CYP3A4를 억제하는 약물이다. 이들 약물의 경우 CYP3A4에서 대사되는 carbamazepine, doxepine, amitriptyline, alprazolam, triazolam, diazepam, pimozide 등의 혈중농도를 두드러지게 증가시킨다. 특히 doxepine, amitriptyline, pimozide등의 혈중농도 증가는 QTc 연장과 부정맥을 유발할 수 있다. 항진균제인 terbinafine은 CYP2D6의 억제제로 TCA와 phenothiazine 등의 정신약물과 사용하는 경우 부정맥의 위험이 있다.

HIV 바이러스 감염자에서는 항경련제인 carbamazepine, phenytoin, phenobarbital 등의 사용에 주의해야 한다. protease inhibitor에 의해 항경련제의 대사가 억제되어 항경련제의 약물 독성이 나타날 뿐 아니라 역으로 항경련제가 protease inhibitor의 대사를 촉진시켜 바이러스 치료 실패를 가져올 수 있다. ritonavir, saquinavir, indinavir의 투약은 발기부전 치료제인 sildenafil의 혈중농도를 증가시켜 심각한 심혈관계 질환을 유발할 수 있다. 또한 ritonavir는 MDMA, methamphetamine과 병용하는 경우 치명적이다.

3) 장기 이식

장기 이식 환자에서 절대 금기가 되는 정신약물은 없지만 약물 선택에 있어서는 주의를 기울여야 한다. 장기 이식 대기 환자들은 대부분 약물 부작용에 민감하다. 요독증, 저산소증, 간성뇌병증 등으로 인하여 정신운동지체나 인지기능 손상이 있는 환자는 mirtazapine, paroxetine, benzodiazepine과 같이 진정작용이 큰 약물에 대한 내약성이 저하된다. 장기 부전이 생기면 흡수, 분포, 대사, 배설 등의 전반적인 약동학에서 변화가 발생하게 되므로 용량의 조절도 필수적이다. 장기 이식 후에는 면역억제제나 항생제들의 약물과도 상호작용을 고려해야 한다.

항우울제는 장기 부전에 따른 오심, 식욕부진, 수면장애 등의 증상 치료에 도움이 될 뿐 아니라 장기 이식 후에 발생할 수 있는 약물에 의한 이차적 정신 증상의 치료에도 효과적이다. SSRI는 장기 이식 환자에서 일차 선택 항우울제이지만 출혈 위험성이 높은 환자에서는 주의해서 사용해야 한다. citalopram과 escitalopram은 약물상호작용이 가장 적은 SSRI이므로 안전하게 사용할 수 있지만, fluvoxamine은 여러CYP 억제제로 작용하므로 장기 이식 환자에서는 피하는 것이 좋다.

paroxetine과 mirtazapine은 식욕 증가와 체중 증가가 필요한 경우 사용할 수 있으며, 특히 mirtazapine은 약물상호작용이 적다는 장점이 있다. 하지만 mirtazapine은 무과립구증, 중성구감소증 등이 발생할 수 있어 면역억제제를 사용하는 환자에서 주의가 필요하다(표 41-7). trazodone의 진정 작용은 불면에 효과적이지만 정신운동지체와 인지기능 저하를 보이는 말기 장기 부전 환자와 면역억제제를 투약하는 환자에서는 내약성이 떨어진다. TCA는 부작용으로 인하여 장기 이식 환자에서는 이차 약제로 선택하는 것이 좋으며, 심각한 부작용이 적은 nortriptyline이

표 41-8. 면역억제제와 정신약물의 CYP3A4 작용 효과

면역억제제		정신약물	
억제	유도	억제	유도
corticosteroid (고용량) cyclosporin everolimus	corticosteroid (저용량)	fluvoxamine nefazodone fluoxetine valproic acid	carbamazepine oxcarbazepine phenytoin modafinil St. john's wort

선호된다.

불안 증상의 치료를 위해 benzodiazepine이 도움이 되지만 진정 작용과 호흡 억제, 인지 손상을 악화시킬 수 있다. 간 이식 환자에서는 lorazepam, oxazepam, temazepam이 유용하다. buspirone과 항정신병약물도 불안증상의 조절에 도움이 되지만, buspirone은 CYP3A4 억제제인 면역억제제의 영향을 받으며 항정신병약물은 QTc 연장의 위험성이 있다. olanzapine과 quetiapine은 QTc 연장의 위험이 낮고 진정 작용으로 인하여 흔히 사용된다. 진정 작용이 필요하지 않은 경우에는 aripiprazole을 선택할 수 있다.

면역억제제와 타 약물의 약물상호작용은 흔히 발생하고, 대부분의 면역억제제는 심각한 독성과 좁은 TI를 가지고 있으므로 면역억제제를 투약하는 환자에서는 신중한 정신약물의 선택이 필요하다. 대부분의 면역억제제는 CYP3A4에 의해 대사가 되므로 CYP3A4 억제제나 유도제에 의해 약물 농도가 변화하게 되면 독성이 생기거나 면역 억제 효과의 저하가 나타난다(표 41-8). glucocorticoid는 저용량에서는 CYP3A4의 대사를 유도하지만 고용량에서는 억제하는 역할을 하므로 quetiapine과 같은 정신약물의 혈중농도를 변화시킬 수 있다. SSRI로는 fluvoxamine, sertraline, paroxetine이 CYP3A4의 억제 작용이 있으므로 면역억제제의 혈중농도를 높일 수 있으므로 주의하여 사용하여야 한다. carbamazepine, oxcarbazepine, phenytoin, modafinil, St. john's wort 등은 CYP3A4 유도제로 대부분의 면역억제제의 대사를 증가시켜 혈중농도의 저하를 유발함으로써 이식거부의 위험이 높아진다. 면역억제제 투약 시 흔히 나타나는 위장관계 증상은 SSRI, SNRI의 부작용과 감별해야 하며, 체중 증가, 고지질증 등의 대사 관련 부작용이 발생하는 경우에도 정신약물의 영향을 고려해야 한다.

4) 통증

급성기 통증은 대부분 수술, 외상, 만성 질환의 악화 등에 의해 발생하고 특히 근골격계의 문제가 주된 원인이 되며, 대개 NSAID, acetaminophen, 아편유사제 등의 약물로 치료한다. 하지만 만성 통증의 경우에는 기질적인 원인에 부가하여 다양한 사회심리학적 요인이 관여하기 때문에 정신약물의 투여를 포함한 다양한 정신의학적인 치료가 도움이 된다. 만성 통증은 통증수용기 통증과 신경병성 통증으로 구분된다. 통증수용기 통증은 조직의 손상이나 염증으로 인하여 통증수용기가 감작되어 발생하며, 신경병성 통증으로는 대상포진 후 신경통, 당뇨병성 통증, 삼차신경통, 복합부위통증증후군, 뇌졸중후 통증, 척추손상에 의한 통증들이 있다.

만성 통증의 치료에는 TCA, SSRI, SNRI, 항경련제, 아편유사제가 사용되며, benzodiazepine은 통증에 동반되는 불면, 불안의 치료에 사용된다. 항정신병 약물은 보조 치료약물로 사용되며 통증과 동반되는 정신증상에 도움이 되지만 진통 효과는 명확하지 않다. 진통제와 정신약물은 주로 CYP 억제와 유도에 따른 약동학적 상호작용을 주로 고려해야 한다. 많은 아편유사제들이 CYP2D6에 의해 대사되므로 fluoxetine, paroxetine, moclobemide, bupropion 등에 의해 대사가 억제된다. aspirin을 제외한 NSAID는 lithium의 배출을 억제하여 lithium의 독성을 발현시킬 수 있다. valproate는 글루쿠로니드화를 억제하여 lamotrigine의 혈중농도를 7배까지 증가시키므로, lamotrigine용량을 최소 50% 이상 감량하지 않으면 부작용이 발생할 수 있다. meperidine, fentanyl, tramadol, methadone, dextromethorphan, propoxyphene 등의 약제는 세로토닌의 재흡수를 억제하여, MAOI나 SSRI와 병용 시에 세로토닌증후군이 발생할 수 있다. 따라서 세로토닌 재흡수의 성상을 가진 MAOI, TCA, SSRI, SNRI 등의 약물을 사용할 때는 morphine, codeine, oxycodone, buprenorphine이 선호된다. 아편유사제는 TCA를 포함한 항아세틸콜린성 약제와 사용 시에 변비가 발생하거나 악화될 수 있다. methadone은 QTc 연장의 부작용이 있어서 fluvoxamine, fluoxetine, nefazodone 등의 CYP3A4 억제제나 QT를 연장시키는 TCA, 항정신병약물과 병용 시에는 주의해야 한다.

공격성과 난폭행동

Aggression and violent behavior

Chapter 42

◐ 박성용 계요병원 정신건강의학과
◐ 손인기 계요병원 정신건강의학과

공격성aggression은 누군가에게 해를 끼칠 의도가 있는 행동이다. 이 의도의 유추로 우발적 손상과 공격성을 구분할 수 있다. 난폭violence은 협의로 인간에게만 적용되며, 인간이 인간에게 행한 공격 행동이다. 충동성impulsivity은 결과에 대한 고려 없이 행동하는 경향으로 정의되며, 결과에 대해 잘못된 예측을 하는 판단력 손상과는 다르다. 정신질환자의 난폭한 범죄행동은 다음과 같은 역학적 특징을 갖는다. 우선 거의 대부분의 환자는 난폭한 범죄를 하지 않는다. 둘째, 난폭한 범죄를 하는 경우 보통 낯선 사람이 아니라 가족과 같은 본인에게 중요한 사람에게 한다. 셋째, 적절한 치료를 받으면 그 가능성은 현저히 줄어든다. 마지막으로 흔히 동반이환 되는 알코올 남용을 줄이는 것이 중요하다.

난폭행동의 유병률은 질환에 따라 다양하다. Epidemiologic Catchment Area study (ECA)에서는 정신질환이 없는 집단에서 난폭행동의 유병률이 2%라면, 조현병에서는 8%였고, 물질남용이 동반된 경우에는 30%까지 증가한다고 보고하였다. 다른 지역사회 기반 연구에서도 물질사용이 동반되지 않는 경우에는 정신질환에서 난폭행동의 유병률은 17.9%로 비정신질환 집단과 차이가 없지만, 물질사용이 동반된 경우에는 73%로 증가한다.

난폭행동에 대한 개입은 그 방법에 따라 언어, 신체적 강박physical restraint, 화학적 강박chemical restraint, 특이적 약물치료로 나뉜다. 화학적 강박은 단지 환자의 행동을 조절하거나 환자의 움직임을 제한하는 데 목적이 있는 반면, 특이적 약물치료는 환자 상태 혹은 질병에 대한 평가 및 이에 따른 치료 계획의 일환으로 투약하는 경우이다. 최근 들어 특이적 약물치료의 개념이 넓어지면서 상황에 따라서 같은 약물이라 하더라도 특이적 약물치료로 평가될 수도 있고, 화학적 강박으로 정의될 수도 있다. 예를 들어 중독 상태인지 정신병적 상태인지를 구분하기 위한 짧은 시간의 평가 후에 투약하는 경우도 특이적 약물치료로 보는 경향이 있다. 치료 단계에 따라 응급 개입을 요하는 급성 위기 단계, 통상적 관리 단계, 만성 및 반응하지 않는 환자 관리 단계로 나눌 수 있다. 급성 위기단계는 수분에서 30분 사이에 본인 혹은 타인에게 해를 끼칠 것으로 판단되는 경우이다. 통상적 관리 단계는 급성위기 단계가 지난 후 약물치료가 시작되는 단계이다. 이 단계가 시작되기 전에 진단이 확립되어야 한다. 일단 약물치료가 시작되면 치료 용량을 적절한 기간 동안 유지하는 것이 중요하다. 이 기간 동안 난폭행동에 대한 측정과 모니터가 필요하며, 이를 기반하여 약물치료의 중단 여부를 결정할 수 있다.

1. 공격성의 종류

공격성은 여러 가지 특성이 혼재해 있다. 가장 지지받는 이론은 공격성을 충동적-감정적impulsive-emotional 공격성과 통제적-수단적controlled-instrumental 공격성으로 나누는 방법이다. 충동적-감정적 공격성은 위협, 약 올림, 모욕에 대한 반응으로 사전에 별다른 고려 없이 갑자기 일어나며, 분노한 상태에서 매우 충동적이고 감정적으로 발생하는 행동이다. 통제적-수단적 공격성은 특정의 목적을 얻고자 비교적 감정의 표출 없이 공격성을 표현하는 것으로서, 미리 계획되고, 조정하려는 목적으로 이루어진다. 그렇지만 실제 폭력적이고 공격적인 행동을 관찰해보면 두 가지 특성이 모두 나타날 수 있다. 예를 들면 충동적인 공격성이 예기치 않게 발생한 이후 지속적으로 분노나 적대적 감정을 유발하게 된다. 어떤 경우에는 높은 자존감이나 엄포를 하는 것으로 공격성을 통제할 수도 있지만, 적대적 감정을 해소하기 위해 미리 계획한 공격적 행동을 보일 수 있다. 이러한 관점에서 공격성을 반응적reactive 공격성과 능동적proactive 공격성으로 나누기도 한다. 이는 각각의 공격성이 같이 존재할 수 있으며 서로 간에 영향을 미친다는 의미를 내포하고 있다.

한편, 정신과 병동에서 발생한 난폭행동에는 크게 세 가지 요인이 관여한다. 첫째, 환청, 망상 및 정신병적 오해와 같은 정신병적 증상과 관련된 요인이다. 예로, 피해 망상에 의한 공격행동이 있다. 둘째는, 난폭행동을 한 이유를 대지 못하거나, 행동에 대해 자세히 기술하지 못하거나, 심지어는 난폭행동을 했다는 사실조차 기억하지 못하는 경우이다. 예로, 난폭한 행동을 한 것은 인정하나, 무슨 일이 일어났는지 정확히 기억하지 못하는 경우이다. 이 환자는 단지 아침 내내 특별한 이유 없이 불안해서 왔다갔다하다 자신 혹은 타인을 해칠 것 같은 충동이나 생각에 몰두하였던 기억밖에 나지 않는다고 하면서 환청은 절대로 아니었다고 주장하였다. 이 환자에서는 후회가 관찰되었다. 셋째는 계획성-후회 요인이다. 이 경우 계획된 경우가 많고, 후회가 없는 정신병질적psychopathic 요인과 후회가 많지만, 계획되지 않은 충동적 요인으로 대별된다. 정신병질적 요인의 예는 전날 뺨을 한 대 맞은 후, 비록 사과를 받고, 이를 받아들이는 듯하지만, 이에 대한 복수로 다음날 그 환자를 불러내서 턱을 두 대 때린 후, 잘못을 시인하지 않는 경우이다. 충동적 요인의 예로 병실 모임에서 웃으면서 껌을 질겅질겅 씹었다면서, 화를 내고 모임이 끝난 후 상대를 밀어 쓰러뜨린 경우를 들 수 있다.

우선 분명한 정신병적 증상에 의한 경우는 약물치료반응이 양호하므로 이를 찾아내는 것이 매우 중요하다. 둘째의 경우는 현저한 정신병적 증상을 분명히 보이지는 않지만, 혼돈confusion, 혼란disorganization과 관련되어 있고, 피해자의 행동을 오해해서 난폭한 행동을 하는 것으로 보인다. 이 경우는 인지 부작용이 적은 비정형적 항정신병약물이 도움이 될 것이다. 셋째, 충동성에 의한 경우는 다양한 형태를 나타내는데, 실제로 계획성 유무를 평가하기보다 후회의 유무로 판단하는 것이 더 정확하다. 대부분의 경우 환경적 유발인자가 관련되지만, 그 유발인자를 분명히 찾기란 쉽지 않다. 마지막으로 정신병질적 요소는 계획되어 있고, 후회가 없는 것이 특징이나 이를 숨기는 경우가 있어 주의해야 하며 치료하기가 가장 힘들다.

2. 충동적-감정적 공격성의 신경생물학

공격성과 난폭행동은 생물학적, 심리적, 사회적 요인들의 복합적 작용의 결과이다. 충동적이고 감정적인 공격성은 정서조절의 실패, 부정적 감정에 대한 낮은 역치, 결과를 예측하지 않고 행동하는 경향이 복합된 결과일 수 있다.

신경해부학적 측면에서 이러한 과정에 중요한 역할을 담당하고 있는 구조물은 편도체, 변연계, 전두엽이다. 우선 편도체는 공격성이 높은 사람에서 그 크기가 감소되어 있다는 비교적 일관된 결과를 보였다. 또한 이러한 구조적 변화와 관련된 기능 변화에 대한 PET 연구에서는 충동성과 공격성이 주된 특성인 증후군들에서 편도핵의 활성증가를 보고하였다. 다음으로 공격성에 관여하는 구조물인 변연계-전두엽은 과거 안와전두피질orbitofrontal cortex-전대상피질anterior cingulate cortex 회로에 대한 구조적 변화 및 기능 변화에 초점을 맞춰왔다. 하지만 이는 분류된 공격성을 모두 설명하는 데 한계가 있었다. 최근에는 편도체와 배측전전두피질ventral prefrontal cortex 회로에 주목하고 있다. 이 부위는 공격성과 관련하여 비교적 일관된 연구 결과를 보이고 있으며 특히, 세로토닌 시스템과 연관되어 공격성을 설명하는 데 지지를 받고 있다.

신경화학적인 측면에서 현재까지 가장 많이 연구된 것은 세로토닌 시스템이다. 공격성이 높은 환자에서 세로토닌의 주요 대사물질인 5-HIAA의 뇌척수액내 농도와 공격성 사이에 음의 상관관계가 일관되게 나타났다. 세로토닌 시스템과 관련된 공격성은 트립토판 수산화효소-2Tryptophan hydroxylase-2, 세로토닌 수송체5-HT transporter, 5-HTT, 모노아민 산화효소 Amonoamine oxidase A, 수용체receptor 등의 유전자 이상 등이 관여되어 있으며, 그 외에도 도파민, 스테로이드 호르몬, 남성호르몬, 바소프레신vasopressin의 이상이 공격성과 연관되어 있다는 보고가 있다. 또한 앞서 언급한 편도체에서는 GABA가 주로 작용을 하는 구조물이다. 결국 세로토닌, 도파민, GABA와 같은 신경전달물질들이 공격성과 충동성과 연관되었다고 생각되며, 약물치료도 이에 근거하는 경향이 있다. 공격성과 충동성은 행동의 개시와 활성화에 중요한 도파민과 이 행동들을 억제 조절하는 세로토닌 사이의 균형의 상실일 수도 있고, 각성을 유지하는데 중요한 자극성 아미노산 신경전달물질(글루타메이트)과 억제성 아미노산 신경전달물질GABA 사이의 균형의 상실이 관여될 수도 있다.

3. 치료에 대한 함의

신경생물학적 소견은 치료약물 선택에서 있어 몇 가지 실마리를 제공하지만, 분명하게 확립되어 있지 않으며, 심리사회적 요인 역시 주요 소인predisposition인 것으로 알려져 있다. 따라서 공격성에 대한 특정 약물이 아직 없는 상황에서 치료 방침을 결정하기 위해 몇 가지를 고려해야 한다. 공격행동의 종류가 충동적-감정적인 것인지 아니면 조절적-수단적인 것인지, 일반 의학 상태 또는 물질 중독, 금단에 의한 것인지, DSM I 축 진단에 의한 것인지, 인격장애에 의한 것인지, 급성적인지, 만성적인지, 과도한 자극에 의한 것인지, 환경적 맥락(법적 문제, 대인관계, 경제적 문제), 개인적 맥락(성격 요소, 갈등) 등에 의한 것인지에 대해 고려한 후 정신사회적 요소와 약물치료 전략을 모두 구사해야 할 것이다.

4. 급성 위기 단계에서의 치료

급성 상태를 성공적으로 조절하기 위해서는 조기에 잠재적 위기 상황을 발견하고 대처하는 것이 중요하다. 초기에 환경적인 개입과 비약물적 치료를 우선적으로 고려해야 하지만 진정작용sedation effect이나 안정작용calming effect이 있는 약제를 즉각적으로 사용하는 것이 필수적이다. 또한 물질사용이 흔한 동반질환이고 공격성과 난폭행동에 대한 원인이라는 점을 반드시 고려해야 한다.

1) 화학적 강박

급성 위기 단계에서 신체적 강박을 실시한 후 환자가 안정을 찾게 되면, 일반적으로 주사제는 투여하지 않는다. 이러한 약물 처치의 목적은 안정효과calmness를 빠르게 유도하여 신체적 강박의 후유증과 강박 시간을 줄이는 것이다.

약물을 선택하는 데 있어 고려할 요소로는 효과, 병용요법combination treatment 여부, 작용 개시 시간, 투여경로, 용량 및 투여 빈도, 환자의 선호 등이다. benzodiazepine은 이런 상황에서 자주 사용되며, 특히 알코올이나 진정제 금단 증상의 가능성이 높을 때 선호되는 약물이다. 대표적으로 lorazepam을 근주하는 경우가 흔하다. 호흡마비의 가능성을 주의해야 하며, 내성과 의존의 가능성 때문에 장기간 지속 사용은 권장하지 않는다. 비정형항정신병약물은 정형항정신병약물에 비해 추체외로계 부작용이 적으나, 현재까지도 정형항정신병약물이 난폭행동을 조절하기 위한 주요 약물로 간주되고 있다.

일반적으로 전문가들이 가장 선호하는 투약은 haloperidol 및 lorazepam을 병용 근주하는 것이다. 정형항정신병약물과 lorazepam의 병용치료 효과는 무작위이중맹검연구에서 입증되었다. haloperidol과 lorazepam을 병용 근주한 집단은 단독 근주한 집단에 비교하여 더 빠른 진정작용이 관찰되었지만, 부작용에서는 의미있는 차이가 없었다. haloperidol의 경우 2~5 mg을 선호하며, lorazepam의 경우 최소 0.5 mg, 최대 2 mg을 1회 용량으로 추천한다. haloperidol과 lorazepam을 병용 근주할 경우 잠이 들기까지 걸리는 시간은 평균 45분(표준편차 25분)이다. 투여 경로는 가능한 한 경구 투여를 먼저 고려해야 하는데, 이는 덜 침투적이며, 장기 투약 시 순응도를 높일 수 있기 때문이다. 그러나 작용의 신속성 및 흡수의 확실성 측면에서 근주가 더 선호된다. 정형항정신병약물들 간에 효능과 부작용의 차이가 있다. 예로서, chlorpromazine과 haloperidol을 비교한 연구에서 chlorpromazine을 근주하는 것은 haloperidol과 달리 추가적인 투약이 필요 없었지만, 심각한 저혈압이나 status epilepticus의 위험성이 있다. 비정형항정신병약물도 난폭한 행동을 조절하기 위해서 사용될 수 있다. 단기작용 근주 제형(ziprasidone, olanzapine과 aripiprazole)이 시판되고 있으며 각각의 effect size는 haloperidol이나 lorazepam과 유사하다. 미국 FDA는 조현병의 난폭행동에 세 약제의 근주 제형을 승인하였고, 양극성장애의 난폭행동에 대해서는 olanzapine과 aripiprazole의 근주 사용을 승인하였다. 난폭행동에 대한 ziprasidone 근주 연구는 조현병, 조현정동장애와 양극성장애를 대상으로 하였다. 이 연구에서 20 mg에서 적절한 효과를 보였다. ziprasidone에 대한 자연추적 연구 역시 효능을 입증하였다. 조현병과 양극성장애의 난폭행동에 대해서 olanzapine 근주의 효능 역시 입증되었다. 통상 10 mg이 추천되지만, 노인이나 쇠약한 환자의 경우에는 2.5 mg이나 5 mg으로 용량을 낮춘다. 근주 후 어지러움을 느낀다면 누워 있는 상태에서 관찰하면서 기립성 저혈압이나 서맥, 저환기hypoventilation 여부를 관찰해야 한다. 일반적으로 olanzapine 근주와 benzodiazepine 정주나 근주의 병용은 권장되지 않는다. aripiprazole 근주의 경우도 조현병과 양극성장애에서 난폭행동에 대한 효능이 입증되었다. 9.75 mg이 권장되며, lorazepam과 병용 투여 시 기립성 저혈압과 진정의 위험성이 증가한다. loxapine은 1세대 항정신병약물이지만, 비정형성 때문에 흡입 제형이 개발되었다. 흡입 제형 loxapine은 키트 작동 시 순간적으로 고온상태가 되면서 loxapine이 기화되고, 이렇게 기화된 형태로 흡입될 수 있도록 개발되었다. 1초 안에 1에서 3.5 마이크론의 에어로솔 입자가 호흡기로 흡입된다. 이 제형은 조현병과 양극성장애에서 효능이 입증되었고, 근주를 할 때와 동등한 효과를 보인다. 흡입 제형은 협조적이지 않은 환자에서는 권장되지 않지만, 빠른 효과 때문에 주사제에 대한 대안이 될 수 있다. 비경구 용법으로 사용할 수 있는 비정형항정신병약물을 표 42-1에 정리하였다.

비정형정신병 약물의 경구 제형 역시 사용될 수 있지만, 근주를 하는 경우보다 작용 시간이 길기 때문에 경구붕해 제형과 액상 제형이 더 적절할 수 있다. 조현병, 조현정동장애, 정신병적 양상이 동반된 조증, 급성 편집반응이나 망상장애에 대한 연구에서 risperidone 액상 제형과 lorazepam의 경구 병용 투여는 haloperidol과 lorazepam 근주와 동등한 효과를 보였다. 조현병, 조현정동장애, 조현양장애, 양극성장애에 대한 olanzapine의 이중맹검연구에서 olanzapine 20~40 mg 경구 투여와 olanzapine 10 mg와 4 mg의 lorazepam 경구 병용 투여를 비교하였다. 두 집단 모두 초조agitation가 감소하였으나, 첫 24시간 동안에는 고용량 집단에서 더 효과적으로 감소하였다. 조현병, 양극성장애와 조현정동형장애 대한 평가자 맹검연구에서 olanzapine 근주, olanzapine 경구붕해제와 risperidone 액상제제 사이에 차이가 없었다. 급성정신증 상태를 대상으로 한 연구에서 72시간 동안 초조agitation의 감소 정도는 2세대 항정신병약물risperidone, olanzapine, quetiapine과 haloperidol 사이에 차이가 없었다.

표 42-1. 공격성과 난폭행동에 대해서 사용할 수 있는 비경구 비정형항정신병약물

약물	용법	용량	주의사항
aripiprazole	근주	9.75 mg	benzodiazepine과 병용 시 주의(기립성 저혈압과 진정 증가)
olanzapine	근주	10 mg (노인 2.5~5 mg)	기립성 저혈압(근주 후 누워 있는 상태에서 관찰) benzodiazepine과 병용은 권장하지 않음
ziprasidone	근주	20 mg	신기능 저하 시 주의 QT간격 연장 위험성
loxapine	흡입	10 mg	기관지경련의 위험성(사전에 천식 등 호흡기 질환에 대한 점검 필요)

2) 원인 및 진단에 따른 치료

급성위기 단계에서는 진단보다는 증상이나 증상의 심각도를 고려하여 대처하지만, 각 환자의 상태에 특이적인 치료적 개입을 하는 것이 바람직하다. 초기에 가장 중요한 단계는 임상 상황이 일반적 의학적 상태나 물질과 연관된 질환에 의한 것은 아닌지를 감별하는 것이다.

(1) 일반 의학적 상태

환자가 혼돈 상태로 일반 의학적 상태가 의심되면, 우선적으로 활력 증후를 측정하고, 보호자에게서 병력을 청취하며, 가능한 한 환자에게 말을 하고, 시진visual inspection을 한다. 응급의학과에 자문을 내고, 혈중 산소농도, 혈당, 및 약물 선별검사를 시행한다. 환자의 자해 혹은 타해를 방지하기 위해 즉각적인 개입이 요한다고 판단이 되는 경우 신체적 강박을 우선적으로 고려하며, 투약을 할 경우에는 전형적 항정신병약물(정형항정신병약물), benzodiazepine계 약물, 혹은 이 둘을 병용 투여하는 것을 선호한다. 가장 중요한 것은 일반 의학적 원인에 대한 치료이다.

(2) 물질 중독

물질 중독이 의심되는 환자를 볼 때 특히 치료자의 안전에 유의해야 한다. 언뜻 보기에 멍해 보이고, 난폭해 보이지 않는 환자가 갑자기 난폭한 행동을 하곤 하기(하는 것으로 보일 수 있기) 때문이다. 물질 중독의 경우 물질 자체가 충동성 및 공격성을 증가시킬 뿐만 아니라, 물질 중독에 이환된 환자들의 일반적 성향이 충동적이란 점도 함께 고려해야 한다. 물질 중독의 경우 먼저 활력 증후를 측정하고, 환자에게 가능한 한 말을 하고, 시진을 하며, 보호자에게 병력을 청취하고 약물 선별검사를 시행한다. 다음으로 투약을 우선적으로 고려한다. 신체적 강박 역시 권유되기는 하나, 구토 및 이에 따른 기도 폐쇄를 주의해야 한다. 이는 일반 의학적 상태에 의한 섬망에서 신체적 강박이 우선시되고, 투약이 혼돈을 증가시킬 가능성을 고려하는 것과 대비된다. 투약할 경우 benzodiazepine계 약물이 우선적으로 고려된다. 이는 자극제stimulant를 남용한 경우 추체외로계 증상이 더 잘 발생한다고 알려져 있고, cocaine toxicity에서는 경련을 유발할 수 있으며, hallucinogen에서는 항콜린성 효과가 있기 때문에 추체외로계 증상 등으로 항콜린약물을 투여할 가능성이 있는 항정신병약물의 처방을 가능한 피하려 하기 때문이다.

3) 치료 반응이 없을 경우의 처치

일반적으로 투여 후 45~60분이 경과하여도 환자가 안정되지 않으면, 추가 투여를 고려하게 된다. 처음에 benzodiazepine계 약물 혹은 항정신병 약물만 단독 투여한 경우에는 1~2회 정도 동일 약물을 단독 투여하기도 하고, 두 약물을 병용 투여하기도 한다. 처음부터 두 약물을 병용 투여한 경우에는 2~3회 정도 더 병용 투여한 후 교체 투여를 고려한다.

5. 만성 및 비반응성 환자에 대한 투약

장기치료의 목적은 장래에 발생할 수 있는 초조agitation나 공격성의 빈도와 강도를 감소시키는 것이다. 이를 위해서는 기저 질환을 발견하는 것이 중요하다. 즉, 정신증에 대해서는 항정신병약물이 처방되어야 하고, 양극성장애에 대해서는 기분안정제, 우울증에 대해서는 항우울약물이 처방되어야 한다. 또한 중요한 것은 동반이환된 질환이나 환경적 스트레스를 발견하여 적절한 대처를 하는 것이다. 실제 임상에서는 약물치료만으로 난폭한 행동을 감소시키기에는 충분하지 못한 경우가 많아서 환경적 개입이나 비약물적 치료가 필요가 한 경우가 대부분이다. 그러나 이 장에서는 약물치료에 국한하겠다.

항정신병약물의 경우 단기간의 투여는 크게 문제되지 않으나, 장기 투여의 경우 적응증을 좁혀야 한다. 조현병이나 조증에서 장기 투약이 가능하다. 조현병의 경우 치료에 대한 반응은 양호하나, 순응도의 문제로 인해, 폭력행동과 입원이 반복되는 경우와 순응도와 무관하게 지속적으로 폭력행동을 보이는 경우를 구분하는 것이 중요하다. 정신증과 연관된 난폭행동에 대해서는 정신증에 효과적인 항정신병 약물을 처방하는 것이 필수적이다. 그러나 공격적 행동 자체에 대한 효능은 항정신병약물 중에서도 clozapine이 주목할 만하다. 조현병의 여러 증상을 치료하는 clozapine의 효능은 다른 항정신병약물보다 우수하다는 것은 여러 메타분석이 지지한다. 특히, 만성적인 공격성만을 고려했을 때도 다른 약물보다 우수한 것으로 알려져 있다. 조현병과 조현정동장애 환자 중 최초 치료에 불충분한 반응을 보였던 경우를 대상으로 한 무작위이중맹검대조군연구에서 clozapine은 haloperidol이나 risperidone 보다 PANSS hostility item 점수 감소 정도에서 더 우수하였다. 적대감에 대한 이러한 효과는 clozapine의 다른 증상 척도에 대한 효과 및 진정작용의 효과와 독립적인 것으로 보인다. 이 연구에서 risperidone과 olanzapine은 haloperidol보다 우수하지 않았다. 난폭행동을 보였던 조현병 환자를 대상으로 한 이중맹검연구에서 clozapine 투여 군에서 MOAS (Modified Overt Aggression Scale) 척도 중 physical aggression 점수와 overall aggression 점수가 olanzapine 투여군과 haloperidol 투여군보다 더 많은 감소를 보였다. olanzapine은 aggressive incidents의 빈도와 심각도의 감소가 haloperidol보다 더 컸다. 같은 연구에서 세 집단 간에 PANSS 척도상 변화는 차이가 없었다. 다른 항정신병 약물들에 대한 메타분석 연구들에서도 amisulpiride, olanzapine과 risperidone은 이점이 있지만, 항적대감 효과antihostility effect가 clozapine의 경우처럼 명백하지는 않는 것으로 보인다. Clinical antipsychotic trials of intervention effectiveness (CATIE) 연구에서 6개월간 투약을 완료한 집단은 공격성이 16%에서 9%로 감소하였지만, 약물들 간에 차이는 없었고, perphenazine이 quetiapine보다 더 많은 감소를 보였다. 약물순응도가 좋지 않은 것이 공격적 행동의 중요 요인이다. 이런 이유 때문에 데포 제형 혹은 장기지속형 주사제long acting injectable, LAI의 항정신병약물이 조현병에서 도움이 될 수 있다. 먼저 난폭한 조현병 환자를 대상으로 경구 zuxlopenthixol과 데포 제형을 비교한 무작위대조군연구에서 1년의 추적 기간 동안 난폭행동은 낮은 치료 순응도와 심한 양성 증상과 비례하여 많았고, 데포 제형으로 치료한 집단에서 난폭행동이 적었다. 투여방법 자체보다는 치료에 대한 비순응이 난폭한 행동의 예측인자였다. 조증 삽화 시에 이자극성과 적개심의 감소 효과에 대한 무작위위약대조연구에서 valproate가 lithium보다 우수한 결과를 보였다. 정신지체의 경우 정신병적 증상이 동반되어 있지 않는 한 항정신병약물의 장기 투여는 바람직하지 않다. 둘째, 조현병, 조현정동장애 환자의 공격성을 감소에 대한 장기지속형 주사제의 효과 연구가 이루어지고 있다. 영국에서 난폭행동을 보이는 입원 환자 159명을 대상으로 평균 65주간 Risperidone-LAI를 투여하였다. 그 결과 36% 환자에게서 임상적 호전을 보였다고 하며, 이후 LAI를 중단한 118명의 환자 25%에서 자, 타해 행동이 감소됨을 보고하였다. 또한 paliperidone-LAI, olanzapine-LAI의 경우 비록 대상 환자수는 적지만 약 50~80%의 환자에서 난폭행동이 감소했다는 결과를 보고하였다. 622명의 조현병으로 진단된 입원환자를 대상으로 aripiprazole lauroxil-LAI를 투여한 전향적 연구에서 위약군에 비하여 초조agitation, 적대감hostility이 유의미하게 감소하였고, 고용량을 사용할수록 난폭행동이 감소한다고 보고하였다. 하지만 데포 제형 및 장기지속형 주사제의 난폭행동, 초조, 적대감 등을 감소시키는 효과에도 불구하고 여러 가지 단점이 존재한다. 이러한 제형의 약물은 그 효과를 나타내기 위한 시간이 필요하기 때문에 경구제제의 사용이 필요할 수 있으며, 한 번 투여한 후 용량을 유연하게 조절하기가 어렵다. 따라서 약물의 부작용에 대처하기 쉽지 않으며 주사제로 인한 통증 등 주사 자체 부작용도 고려해야 한다. 난폭한 환자에서 장기지속형 주사제의 효과에 대한 논란은 지속되고 있으나 전향적, 후향적 연구와 증례보고 등 경험적인 증거들을 통해 그 효과를 지지하고 있다.

항정신병약물 외의 약물을 항정신병약물에 병용하는 강화전략은 임상에서 흔히 사용되는 방법이지만, 결과는 다양하다. 공격성에 대한 효과가 있다고 입증된 약물을 공격성이나 난폭행동이 문제인 환자들을 대상으로 하여 무작위대조군연구를 했을 때 그 효과가 입증되지 못하는 경우가 종종 있다. benzodiazepine계 약물의 경우 대체로 폭력행동에 대해 장기간 투여하는 것은 바람직하지 않다. 탈억제 및 혼돈을 유발할 수 있기 때문이다. 성격장애에서 난폭행동을 하는 환자에 benzodiazepine계 약물의 장기간 투여는 주의해야 한다. 남용의 우려와 함께 약물 금단 자체가 공격성, 이자극성을 유발할 수 있으므로 문제가 더 복잡해질 수 있기 때문이다. 조현병에 대한 연구에서도 clonazepam을 부가용법으로 사용하였을 때 추가적이 이득이 없었다.

간헐적 폭발 장애를 보이는 환자에 대한 fluoxetine를 이용한 무작위이중맹검위약대조연구에서 fluoxetine집단은 MOAS척도 중 aggression과 irritability 점수가 지속적으로 감소하였고, CGI 점수에서도 위약 대조군보다 우수하였다. 이 효과는 항우울이나 항불안효과는 독립적인 것으로 보인다. fluoxetine은 성격장애환자에게서 우울증상의 개선과는 독립적으로 충동적인 행동을 감소시켰다. 난폭한 조현병환자를 대상으로 하여 citalopram의 부가용법을 조사한 이중맹검위약대조교차연구에서 공격적 행동의 빈도가 감소함을 보고하였다.

충동적인 성격장애 환자를 대상으로 한 연구에서 valproate 같은 기분 안정제가 도움이 되었다. valproate의 경우 경계성성격장애에 대한 연구와 폭발성 분노를 보이는 소아청소년에 대한 이중맹검연구에서 효과가 입증되었다. 그러나 조현병을 대상으로 valproate를 병용하는 연구에서는 적개심이나 충동성에서 추가적인 이득이 없었으며, 치매환자를 대상으로 위약대조군과 비교한 연구에서는 공격적 행동에 의미 있는 차이가 없었다. carbamazepine의 경우 복합 부분 발작이든, 전신 발작이든 경련환자가 난폭한 행동을 보일 때 효과적이며, 초조agitation를 보이는 치매환자에 대한 무작위위약대조연구에서 위약보다 우수하였다. 또한 이 약은 이상뇌파의 동반 유무와 무관하게 정신분열증 환자의 폭력행동, 육안적 뇌 손상을 동반하지 않은 환자, 혹은 정신지체 환자에서의 삽화적 폭력 행동에 도움된다는 보고가 있다. phenytoin은 일부 연구에서 6주간 시험한 결과 공격적 행위의 빈도가 71% 감소하였다. 이어 16주간의 더 긴 시험에서는 빈도가 더 낮아 각각 41%와 57% 감소했는데, 이는 페니토인이 충동적 공격제로서 시간이 지남에 따라 효과가 감소하는 경향을 보인다.

lithium은 정신병적 증상 없이 충동성과 공격성을 보이는 죄수를 대상으로 한 연구에서는 난폭한 행동의 빈도를 감소시켰으며, 양극성장애, 정신지체 성인 및 품행장애 문제를 보이는 청소년에서 효과를 보인다. 이때 용량은 조증을 치료할 때와 같은 혈중농도를 유지해야 한다. 반면에 입원한 조현병 환자를 대상으로 한 연구에서는 추가적인 이득이 없었다.

베타차단제의 경우 주로 기질성 정신장애 환자와 다른 약물에 반응이 없는 환자에 대한 보고가 대부분이다. 외상 후 뇌 손상 환자에서 격정 및 난폭행동 모두에 효과적이며, 이는 엄밀한 검토 결과에서도 지지되는 소견이다. 외상 후 초기에 보이는 격정이나 후기에 보이는 격정 모두에 효과적이다. 보통 투약 2~6주 이내에 반응을 보인다. 따라서 6주가 경과하여도 반응이 없다면, 감량 후 다른 약으로 교체해야 한다. 다른 이중맹검위약대조군연구에서도 조현병의 공격성을 감소시킨다는 보고가 있었다. 항정신병약물과 병용투여 시 말초에서 정좌불능증, 불안 등을 감소시키는 것이 항공격성 효과의 한 기전일 가능성이 보고되기도 하였다. 또한 베타차단제는 항정신병약물, 특히 thioridazine의 혈중농도가 수배까지 증가할 수 있으므로 주의를 요한다. 전기경련치료electroconvulsive therapy의 경우 1차 치료로 이용되지는 않으나 약물치료에 반응이 없는 조현병, 기분장애 환자에게 보조적 치료로 사용된다. 메타분석 연구에서 초조함과 공격성을 보이는 조현병 환자에서 전기경련치료 단독요법에 비해 항정신병약물과 병용하면 전체 PANNS 점수의 호전과 흥분 하위 점수가 더 호전된다고 보고되었다. 하지만 전기경련치료 병용요법은 항정신병약물 단독요법에 비해 두통, 기억장애 등의 부작용 위험이 크기 때문에 주의해야 한다.

6. 요약

동물실험 결과 공격성은 충동적-감정적 공격성과 통제적-수단적 공격성으로 나뉜다. 이 공격성에 대한 구성은 대체로 인간에서도 적용되나, 실제 임상 관찰 결과를 보면 정신병적 오해, 망상, 환청과 관련된 경우, 정신병적 혼란과 관련된 경우, 충동성과 관련된 경우, 그리고 정신병질적인 경우를 고려해야 한다. 여기서 충동성과 관련된 경우 후회가 있는지 여부가 중요한 가늠자가 된다. 이 공격성과 난폭행동은 생물학적, 심리적, 사회적 요인들의 복합적 작용의 결과이다. 세로토닌, 노르에피네프린, 도파민과 GABA와 같은 신경전달물질들이 공격성 및 충동성과 연관되었다고 생각되며, 약물치료도 이에 근거하는 경향이 있다.

급성 상태인 경우 통상 증상에 초점을 맞추어 대처하지만, 특이적인 치료적 개입을 하는 것이 바람직하다. 초기에 가장 중요한 단계는 일반적 의학적 상태나 물질과 연관된 질환에 의한 것은 아닌지를 감별하는 것이다. 특히, 물질사용이 흔한 동반이환 질환이라는 점을 반드시 고려해야 한다. 장기치료의 목적은 장래에 발생할 수 있는 초조agitation나 공격성의 빈도와 강도를 감소시키는 것이다. 이를 위해서는 기저 질환을 발견하는 것이 중요하다. 즉, 정신증에 대해서는 항정신병약물이 처방되어야 하고, 양극성장애에 대해서는 기분안정제, 우울증에 대해서는 항우울약물이 처방되어야 한다. 또한 중요한 것은 동반이환된 질환이나 환경적 스트레스를 발견하여 적절한 대처를 하는 것이다. 실제 임상에서는 약물치료만으로 난폭한 행동을 감소시키기에는 충분하지 못한 경우가 많아서 환경적 개입이나 비약물적 치료가 필요한 경우가 대부분이다.

외상성 뇌손상

Traumatic brain injury

Chapter 43

◐ **윤성훈** 원광대학교 의과대학 정신건강의학교실
◐ **이상열** 원광대학교 의과대학 정신건강의학교실

1. 서론

외상성 뇌손상traumatic brain injury은 갑작스러운 부상으로 인해 뇌에 급성 손상 및 신경 퇴행 위험성 증가 등의 장기적인 결과를 초래하는 질환이다. 전 세계적으로 매년 6,900만 명이 외상성 뇌손상을 새로 진단받고 있으며, 우리나라에서의 중등도 이상 외상성 뇌손상의 발생률은 인구 10만 명당 476명으로 모든 일반적인 신경과적 질환 중 발병률이 가장 높은 질환에 속한다. 외상성 뇌손상 의 증상은 수상 이후 며칠에서 수주 이상 지속될 수 있는 어지러움, 두통, 기억상실증 등이 있고, 심각한 손상은 장기적으로 인지 결함 및 정신증상으로 나타날 수 있다. 또한 최근의 근거에 따르면, 외상성 뇌손상은 알츠하이머 병, 파킨슨 병, 만성 외상성 뇌병증 등의 신경퇴행성 질환의 유병률을 증가시킨다. 외상성 뇌손상은 일반적으로 환자의 사고 후 의식 수준, 의식 손실의 기간, 외상 후 기억 상실의 존재 유무에 따라 경증, 중등도, 중증 외상성 뇌손상으로 분류하는데, 전체 환자 중 85%가량이 경증 외상성 뇌손상으로 분류된다. 경증 외상성 뇌손상은 정의에 따라 다르지만, 세계보건기구의 정의에 따르면 뇌기능의 급성 장애를 유발하는 외상으로 인해 발생하며, 의식을 잃은 시간이 30분 미만으로 신경영상학적 검사에서 특이사항이 보이지 않는 것이 특징이다.

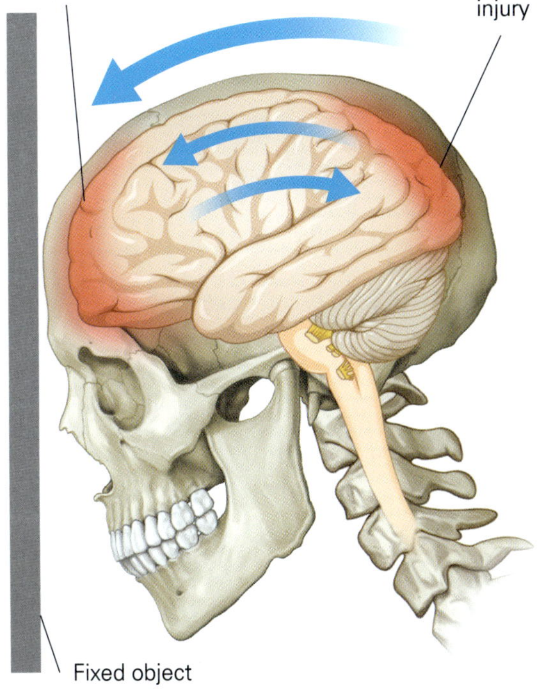

그림 43-1. **충격-맞충격 손상의 기전**

2. 외상성 뇌손상의 신경생물학적 기전

외상성 뇌손상의 1차 손상은 낙상, 스포츠 외상, 교통사고, 폭력 등의 외상 직후 세포와 조직에 미치는 기계적인 손상으로 인해 발생한다. 기계적 손상에 직접적인 영향을 받아 혈관과 세포의 손상이 발생하고, 이로 인한 뇌의 손상을 충격 손상coup injury이라고 한다. 직접적인 손상이 발생한 부위의 반대 부위에서는 충격으로 인한 뇌의 반발력으로 인하여 두개골과 부딪히면서 손상이 발생하는데, 이를 맞충격 손상contrecoup injury라고 한다(그림 43-1).

이후 혈관-뇌 장벽blood-brain barrier, BBB의 손상이 수초에서 수분 이내에 발생하고, 염증, 허혈 및 부종 이 발생하면 수분 이내 2차 손상이 발생한다. 세포의 흥분성 독성, 미토콘드리아의

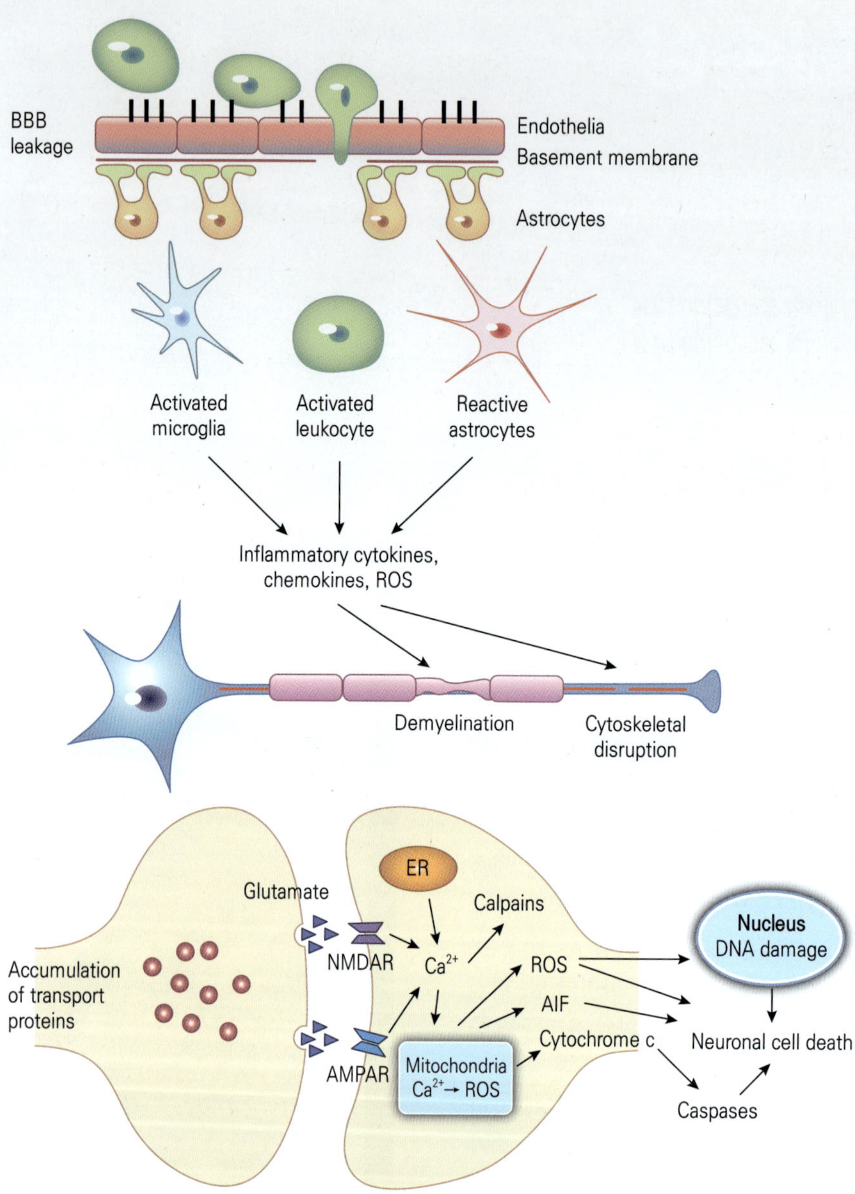

그림 43-2. **도식화한 외상성 뇌손상의 신경생물학적 기전(Permission from Frontiers)**

기능장애, 산화 스트레스, 신경 염증, 축삭 퇴행, 세포 사멸 등이 2차 손상에 기여하게 된다. 외상성 뇌손상으로 인한 뇌-혈관 장벽의 손상은 글루타메이트를 포함한 신경전달물질의 과도한 방출을 초래하게 된다. 이러한 과도한 글루타메이트의 방출은 NMDA, AMPA 수용체를 통해 Ca^{2+}와 Na^{+}이 세포 내로 유입되어 이온 항상성을 변경시키게 되고, 이는 세포 사멸을 일으키게 하는데, 이를 흥분성 독성이라고 한다. 한편 상 직후 외상으로 인한 전단력과 신축력의 전달 역시 MDA 수용체 활성화를 통해 흥분성 독성을 촉진하게 된다. 이 과정에서 세포 내 미토콘드리아에 Ca^{2+}가 과도하게 유입되게 되면, 활성산소의 생성 및 미토콘드리아 막의 탈분극, ATP합성 억제가 발생하게 되는데, 활성산소의 생성은 미토콘드리아의 막 손상을 유발하게 되고 한편으로는 뇌 혈류에 악영향을 미쳐 면역 억제와 뇌 가소성 손상을 유발한다. 또한 외상 후 24시간 이내에 IL-6, IL-1β, TNF-α와 같은 염증 매개체를 방출하게 되는데, 이러한 사이토카인의 장기적인 방출은 뇌-혈관 장벽의 손상을 유발하여 뇌 부종과 신경학적 결함을 유발하게 된다. 또한 장기적인 측면에서, 대식세포는 미세아교세포를 통해 성상세포의 방출을 증가시켜 세포손상을 일으킨다. 성상세포의 과도한 방출은 축삭의 재생을 감소시키고, 뉴런의 기능적 연결을 저해하여 주의력 저하, 기억력 저하 및 전두엽 기능의 저하와 같은 인지기능의 문제를 유발한다 (그림 43-2).

3. 외상성 뇌손상 후 정신과적 증상

외상성 뇌손상의 장기적인 결과로 전두엽, 측두엽, 그리고 피질하 회로의 손상이 발생하여 세로토닌, 도파민, 노르에프네프린, GABA와 같은 신경전달물질의 만성적인 결핍이 발생하게 되고, 이에 대한 부적응적인 보상으로 인하여 정신과적 증상이 나타난다. 가장 흔한 증상으로는 우울, 불안, 불면 등이 있으며, 그 외에도 공격적인 행동, 충동성, 무감동증, 신체화 증상 등이 있다. 외상 후 1년 이내에 우울장애 및 불안장애 등의 정신질환의 유병률은 18.3~60.8%로 다양하였는데, 대부분은 우울장애 혹은 불안장애의 진단기준을 만족하였다. 특히 공황장애, 사회공포증, 광장공포증 등의 발병률이 높았는데, 일반인구에 비하여 2배 정도 높은 발병률을 보였고, 이는 외상 후 5년이 지나면 일반인구와 비슷한 정도로 감소하였다. 외상후스트레스장애 또한 외상성 뇌 손상 이후 6개월 이내에 19.2%의 경증 외상성 뇌손상 환자에서 발생하여 일반 대조군의 9.8% 에 비해 약 2배 정도 높게 발생하였다. 또한 이러한 우울, 불안 등의 요인을 통제하고 나서도, 외상성 뇌손상은 자살과 연관성을 보이는데, 일반인구에 비하여 1.9배 높은 자살률을 보였다. 이러한 증상의 동반이환을 예측할 수 있는 강력한 위험 요소 중 한 가지는 사고 이전 정신질환의 진단 여부로, 이러한 환자에게서는 특히 외상성 뇌손상 발병 이후 정신 질환의 진단 및 악화 가능성에 대해 임상의가 주의를 기울일 필요가 있다.

4. 외상성 뇌손상의 정신약물학적 치료

외상성 뇌손상의 치료는 크게 급성기 치료와 급성기 이후 신경정신의학적 증상에 대한 치료로 나눌 수 있다. 급성기 치료에는 삼투압을 저하시키는 고삼투압제, 혈전 색전증을 예방하기 위한 항혈전제, 외상 후 경련을 예방하기 위한 항경련제 등이 있다. 외상성 뇌손상의 치료에서, 신경정신약물의 무작위대조군 임상실험은 거의 없고, 각 연구들의 집단의 이질성, 작은 모집단, 다양한 진단 기준 등으로 인해 일관된 결과를 보이지 않고 있다. 외상성 뇌손상에서 정신과적 증상의 약물학적 치료는 중요한데, 이러한 증상의 성공적인 치료가 다른 영역의 기능을 회복시키는데 영향을 미치게 때문이다. 한 코호트 연구에서는, 우울증상의 치료가 공격성 및 과민성을 감소시켰을 뿐 아니라, 지속적인 항우울제 치료가 불안 및 약물의존에 대한 위험성이 감소시키는 것을 확인하였다. 또한 외상성 뇌손상 환자들을 대상으로 사고 2주 후 신경심리 검사를 통해 분류를 하였을 때, 인지기능의 손상 및 정신과적 증상을 가지고 있는 환자들은 그렇지 않은 환자에 비해서 사고 6개월 이후의 삶의 질이 떨어지기도 하였다. 따라서 비교적 빠른 정신과적 개입 및 인지기능에 대한 개입은 사고 이후 환자의 삶의 질을 개선시키는 데에 중요한 역할을 할 수 있기에 정신약물학적 치료는 중요한 역할을 한다. 외상성 뇌손상의 신경정신약물학적 치료의 일반원칙에 대해서는 표 43-1에 기술되어 있다.

표 43-1. 외상성 뇌손상의 정신과적 평가 및 정신약물학적 치료 원칙

치료 전 평가
외상성 뇌손상 환자에서 정신과적 문제에 대해 필수적으로 검사 및 관심이 필요하다.
환자의 병전 기능을 고려하여 환자 및 보호자와 함께 현실적인 증상 조절 및 치료의 기능 목표를 정한다.
환자의 선호도를 반영하고 의사결정을 공유하는 것이 치료의 순응도를 극대화하고 자기효능감을 회복하도록 도와줄 수 있다.
이전 정신과 병력이 있는 환자에게 이전에 효과적이었던 약물을 우선적으로 고려한다.
순응도가 낮은 환자라면, 부작용이 있는 약제는 피하는 것이 좋다.
약물사용장애의 과거력이 있는 환자에서 오용, 남용 가능성이 있는 약물(예: 벤조디아제핀, 메틸페니데이트)을 처방할 때 주의해야 한다.
약물치료 원칙
가능한 한 적은 수의 약물로 치료한다.
가능한 한 강력한 항콜린성 약물을 피해야 한다.
대부분의 향정신성 약물은 일반적인 시작 용량의 절반에서 시작해서, 가능한 천천히 증량한다.
약물이 효과가 있을 때까지 충분한 시간이 필요함을 설명하고, 증상이 자연적으로 치료될 수 있는 가능성에 대해서 설명한다.
인지, 주의력, 발작, 두통 및 신체 균형의 변화를 면밀히 모니터링해야 한다.
외상성 뇌손상의 증상으로 오인될 수 있는 약물 부작용(예: 무감동증, 정좌불능증 낙상, 인지기능 저하)을 주의해야 한다.
오용 가능성이 있는 약물(예: 벤조디아제핀, 메틸페니데이트)을 사용할 때는 주기적으로 감량 시도를 해야 한다.
잠재적인 약물 간 상호작용을 확인한다.
약을 바꿀 때는 한 번에 한 가지 약제만 변경한다.

1) 우울, 불안의 정신약물학적 치료

(1) 선택적 세로토닌 재흡수 차단제 (selective serotonin reuptake inhibitor, SSRI)

외상성 뇌손상 이후 우울 증상의 치료에 있어 SSRI는 가장 많은 연구가 진행된 약물이다. 특히 sertraline과 escitalopram 등은 뇌전증의 경련 역치에 큰 영향을 미치지 않는 것으로 알려져 있어 외상성 뇌손상에서 안전한 약물로 평가되고 있다. SSRI 중 sertraline은 가장 많은 연구가 진행이 되었는데, 외상 후 기간이 평균 1년 이내인 환자를 대상으로 25~200 mg의 sertraline

PART 10

을 사용한 무작위대조군임상실험과, 외상 후 평균 기간이 17.7년인 동일 용량의 sertraline을 사용한 무작위대조군임상실험에서 모두 우울척도점수의 유의미한 감소를 확인하였으나, 위약과의 유의미한 차이는 없었다. 이러한 결과와는 상반되게, 50 mg 이하의 낮은 용량의 sertraline을 사용한 연구에서는 위약군에 비하여 PHQ-9 우울 증상 점수가 유의미한 개선을 보였다. 또한 4주간 methylphenidate와 sertraline, 위약군을 비교한 이중맹검 무작위대조군실험에서도, 위약에 비하여 sertraline이 우울증상에 우월한 효과를 보였다. 다른 연구에서는, 외상성 뇌손상 이후 3~4주 내에 sertraline 25~100 mg의 용량을 사용하여 우울증상 예방 효과를 평가하였는데, 24주간의 개입 이후 위약군의 우울증 발병 위험은 sertraline 개입군의 4배로, 외상성 뇌손상의 만성단계에서 우울증 치료의 효과가 부족할 수 있다는 결과와는 대조적으로 저용량의 sertraline이 외상성 뇌손상 이후 우울증 예방에 효과적임을 확인하였다. escitalopram은 다른 약제들에 비교하여 가장 큰 폭의 우울증상의 점수를 감소시켰는데, 12주간 10~20 mg의 escitalopram을 복용한 환자군이 대조군에 비하여 유의미한 우울증의 증상 호전을 보였다. 그러나 메타분석에서는 항우울제의 효과가 명확히 들어나지 않았는데, 이는 연구에서 외상성 뇌손상 환자의 증상의 심각도를 분류하지 않아 이질성이 영향을 미친 것으로 보인다. 특히 경증 외상성 뇌손상 환자는 일반 우울증 인구와 비슷한 특성을 보일 가능성이 높기 때문에, 중등도 혹은 중증의 외상성 뇌손상에 비교하여 더욱 항우울제 효과가 클 가능성을 제시하였다.

(2) Methylphenidate

메틸페니데이트 또한 외상성 뇌손상 이후 우울증상의 치료에 연구가 진행이 되었다. 두 가지 연구에서 개입 전 후 대조군에 비하여 유의미한 우울증상 개선을 보였는데, 가장 최근 연구에서는 메틸페니데이트를 5 mg으로 시작하여 20 mg까지 증량하여 30주간 이중맹검무작위위약대조군연구를 수행하였고 위약대조군에 비하여 통계적으로 유의미한 우울증상의 감소를 보였다. 다만 자극제에 대한 연구는 아직까지 많지 않기 때문에, 추후 더 큰 규모의 연구가 필요하다.

(3) 기타 약물

오래된 연구이지만, 소규모 연구에서 삼환계 항우울제인 amitriptyline과 MAO-A 억제제인 moclobemide는 외상성 뇌손상 이후 우울증의 증상 호전에 유의미한 효과를 보였다. 특히 삼환계 항우울제는 동반된 불면, 신경병적 통증 등에 도움이 될 수 있다. 그러나 삼환계 항우울제와 MAO-A 억제제는 인지 속도의 저하 등과 연관이 있을 수 있어 환자에게 사용을 고려할 때 주의해야 한다.

2) 불안 및 외상후스트레스장애의 정신약물학적 치료

불안증상에 대한 약물학적 치료에 대한 근거는 비교적 제한되어 있는데, 오직 한 가지 무작위위약대조군실험만이 citalopram에 대한 불안증상 개선을 평가하였고, citalopram은 위약에 비하여 유의미한 증상 개선을 보이지 못하였다. 그럼에도 불구하고, SSRI는 외상성 뇌손상 환자에서 비교적 안전하기 때문에 불안증상의 치료제로 권고된다. 벤조디아제핀 계열의 약제는 약제의 부작용으로 인한 공격성 및 초조를 증가시킬 수 있어 장기간의 사용은 권장되지 않는다.

외상후스트레스장애는 외상성 뇌손상 환자에게서 흔히 동반되는 질환이지만, 이를 치료하기 위한 약물에 대한 연구는 부족하다. 그러나 외상 후 스트레스 장애의 1차 치료 약물로 SSRI가 권장되는 점 및 sertraline 등의 약제가 외상성 뇌손상에서 많은 연구가 되어있는 점을 고려한다면, sertraline과 escitalopram을 외상성 뇌손상 이후 외상후스트레스장애의 치료에 잠재력이 있을 것으로 생각된다. 한편 quetiapine은 항각성효과로 경증 외상성 뇌손상 이후 외상후스트레스장애를 앓고 있는 재향군인들을 대상으로 한 연구에서 인지 기능의 향상과 증상의 개선을 보였다.

3) 과민성, 공격성, 초조 등의 정신약물학적 치료

외상성 뇌손상 이후 과민성과 공격성, 초조 등의 증상은 정신과적 증상과 동반되어서 나타나기도 하고, 독립적으로 나타나기도 한다. 따라서 우울증, 조증, 외상후스트레스장애 등과 같이 과민성 및 공격성을 나타낼 수 있는 질환을 감별하고 치료하는 것이 중요하다. 또한 앞서 언급한 대로, 벤조디아제핀 계열 약제는 공격성 및 초조 등을 역설적으로 증가시킬 수 있어 사용에 주의가 필요하다.

(1) amantadine

amantadine은 외상성 뇌손상 환자의 과민성, 공격성 및 초조 등을 치료하기 위하여 가장 널리 연구된 약물이다. 급성기 외상성 뇌손상 환자를 대상으로 한 무작위위약대조군실험에서는 amantadine은 공격성 및 과민성 등에 유의미한 효과를 보이지는 않았으나, 외상 6개월 이후 중등도, 중증의 만성 외상성 뇌손상 환자를 대상으로 수행한 연구에서는 위약군에 비하여 amantadine을 복용한 군에서 유의미한 공격성의 감소를 보였다. 급성기의 외상성 뇌손상 환자에서는 오히려 amantadine이 초조 증상을 악화시킬 수 있다는 연구결과를 참고하였을 때, amantadine은 만성 외상성 뇌손상 환자의 과민성 및 공격성 치료를 위해 신중하게 고려될 필요가 있다.

(2) propranolol

기분증상이나 정신병적 증상 없이 과민성, 공격성 및 초조 증상을 보일 때 propranolol은 무작위위약대조군실험을 근거로 사용할 수 있는 치료법이다. amantadine에서와는 반대로, 급성 및 아급성 외상성 뇌손상 환자에서 propranolol을 통한 치료는 증상에 유의미한 감소를 보였지만, 외상 후 1년 이상이 지난 환자군에서는 베타 차단제가 유의미한 증상 조절을 하지 못하였다. 증상이 크게 감소한 연구에서는 그렇지 않은 연구에 비하여 더 많은 용량(60~420 mg/일 vs. 60~180 mg/일)을 사용하였다는 점에서, 충분한 용량의 사용이 필요할 수 있다는 사실을 확인할 수 있다. 허나 420 mg까지 증량한 연구에서는 약에 대한 내약성이 좋았지만, 520 mg까지 증량한 연구에서는 환자가 서맥 혹은 저혈압을 호소하였기 때문에 용량 조절에 유의해야 한다.

(3) 항경련제

항경련제는 많은 질환에서 공격성 및 초조를 조절하기 위해 사용하는 약물 중 하나이다. 그중 valproic acid는 한 이중맹검 연구에서 알코올 사용 장애가 동반된 외상성 뇌손상 환자에서 보호자가 평가한 공격성의 감소를 보였다. 통제된 연구가 진행되지는 않았으나, 사례연구에서 역시 valproic acid가 공격성과 초조를 감소시켰다. 또한 valproic acid는 외상성 뇌손상에서 공격성뿐 아니라 조직 손상의 치유에도 효과가 있다는 보고들이 있어, 과민성 및 공격성 등을 보이는 환자에게서 사용할 수 있는 치료법이다. 그와 반대로 carbamazepine은 무작위대조군위약실험에서, 위약군에 비하여 통계적으로 유의미한 차이를 보이지 않았고, 오히려 과수면 및 어지러움 등의 부작용이 높았기 때문에 사용에 주의가 필요하다.

(4) 항정신병약물

항정신병약물에 대한 무작위위약대조군실험은 없었지만, 외상성 뇌손상 환자에서 특히 olanzapine, quetiapine 등은 대조군에 비하여 과민성 및 공격성, 초조 등의 증상에 효과가 있었다. quetiapine의 경우 6주간의 연구에서 25~300 mg/일을 사용한 뒤 외상성 뇌손상 환자의 공격성이 개선이 되었고 내약성도 우수하였다. 문헌의 근거에 따르면 급성기의 행동조절장애 및 외상 후 기억상실증 등에서 비정형 항정신병 약물은 효과적이지만, 장기간 사용 시 환자의 인지기능 및 재활치료의 참여 정도에 영향을 미칠 수 있어 주의를 요한다. 또한 haloperidol을 포함한 정형 항정신병 약물은 인지기능의 회복을 방해하고 외상 후 기억상실증을 연장시킬 수 있어 주의가 필요하다.

5. 결론

여러 종류의 신경정신약물학적 제제들은 외상성 뇌손상에 동반된 정신질환에 대한 치료에 연구되어 왔지만, 아직까지는 근거가 부족한 상황이다. 가장 강력한 근거를 가지고 있는 것은 우울 및 불안 등에 대한 치료로 sertraline을 사용하는 것과 과민성, 공격성 및 초조 등에 amantadine 혹은 propranolol을 사용하는 것이다. 기타 약물들은 연구 결과에 일관성이 없는데, 이는 연구 대상이 환자들의 외상성 뇌손상의 정도가 다양해 이질성을 가지고 있기 때문이다. 대부분의 증상에 비 외상성 뇌손상 환자의 치료에서 사용되는 약제들이 사용될 수 있지만, 외상 후 인지기능 회복에 영향을 줄 수 있으므로 주의가 필요하다.

비만

Obesity

Chapter 44

◐ 우영섭 우영섭 박원명 정신건강의학과의원

비만에는 유전적, 환경적 요인을 포함한 다양한 요인들이 복합적으로 작용하며, 일반적으로 체질량지수body mass index, BMI가 기준 이상인 경우를 의미한다. 세계보건기구World Health Organization, WHO에서는 성인의 경우 저체중(BMI < 18.5 kg/m²), 정상 체중(18.5 kg/m² ≤ BMI < 25 kg/m²), 과체중(25 kg/m² ≤ BMI < 30 kg/m²), 비만(30 kg/m²≤ BMI < 35 kg/m²), 고도 비만(35 kg/m² ≤ BMI < 40 kg/m²), 초고도 비만(BMI ≥ 40 kg/m²)으로 구분하였다. 그러나 이는 주로 유럽계 인종을 대상으로 한 것으로 이들의 경우 BMI가 체지방의 비율을 잘 반영하지만, 아시아계의 경우에는 BMI 대비 체지방 비율이 다른 인종에 비해 높게 나타나 BMI가 낮은 경우에도 당뇨병이나 고혈압의 위험성이 높다. 이에 따라 WHO에서는 아시아계의 경우, 정상 체중을 18.5 kg/m² ≤ BMI < 23 kg/m², 과체중을 23 kg/m² ≤ BMI < 25 kg/m², 비만을 25 kg/m² ≤ BMI < 30 kg/m²로, 고도 비만을 BMI ≥ 30 kg/m²으로 제시하여, 국내의 경우 일반적으로 이 기준을 따르고 있다.

비만은 전 세계적으로 증가하고 있는 건강 문제로 WHO에 의하면 1975년 이후 비만의 유병률은 3배 가까이 증가하여, 2016년에는 전 세계 성인 중 39%가 과체중 이상, 13%가 비만이라고 하였으며, 소아와 청소년의 비만율은 여성의 경우 1975년 0.7%에서 2016년 5.6%로, 남성의 경우 1975년 0.9%에서 2016년 7.8%로 증가하였다. 국내의 자료를 이용한 연구에서도 성인의 비만 유병률은 1998년 26%에서 2011년 31%로 증가하였으며, 최근 조사 결과에 의하면 비만 유병률은 여성에서는 2013년 25.1%와 2022년 25.7%로 큰 차이가 없었으나 남성에서는 2013년 37.7%에서 2022년 47.7%로 크게 증가하였다.

비만은 고혈압, 2형 당뇨병, 심혈관 질환, 특정 암의 발생, 관절염 등 신체적 질환의 위험성을 증가시켜 수명을 단축시킬 뿐만 아니라, 여러 정신질환과도 관련된다. 비만과 정신질환은 만성적이라는 공통점을 가지며, 아직 그 기전은 분명하지 않으나 비만과 정신질환은 단순한 공존을 넘어서 상호작용하는 것으로 여겨진다. 실제로 정신질환 환자에서 비만의 유병률은 정상 대조군에 비하여 2~3배 높으며, 비만 환자에서 정신질환의 유병률은 최대 70%까지 보고되어 역시 정상 체중 대조군에 비하여 크게 높다. 특히 비만과 연관되는 정신질환으로는 기분장애, 주의력결핍 과잉행동장애, 식이장애, 조현병 등이 있으며 정신질환 치료에 사용되는 약물의 부작용 또한 관련될 것으로 생각된다.

비만의 치료에는 신체적 활동의 증가나 식습관의 개선 등 생활 습관 교정과 행동 중재가 1차적 치료 방법으로 권고된다. 당연히 이러한 방법을 통하여 체중 감소를 이룰 수 있겠지만, 실제 많은 환자에서는 이러한 노력을 지속하지 못하고 그 결과 신체적, 정신적 건강을 개선할 수 있는 장기적 체중 감소를 유지하지 못하는 경우가 빈번하다. 이러한 경우, 항비만 약물 치료를 통하여 체중 감소를 유발하고, 이와 동시에 비만과 관련된 대사성 문제의 개선을 기대할 수 있다. 그러나 일부 항비만 약물의 경우 정신과적 부작용의 위험성이 있어 사용에 주의가 필요하다. 이에 본 장에서는 항비만 약물 치료의 원칙과 국내외에서 사용 가능한 항비만 약물들의 기전, 유효성과 안전성을 정리하여 제시하고자 한다.

1. 항비만 약물 치료의 원칙

항비만 약물 치료 시 중요한 원칙은 비약물적 치료를 시도한 후 충분한 체중 감소가 나타나지 않는 경우에 한하여 생활 습관 교정에 부가적으로 사용하여야 한다는 것이다. 약물 치료는 생활 습관 교정에 대한 순응도를 증가시킬 수 있고, 환자들의 신체적 활동을 조금 더 쉽게 할 수 있다. 약물 치료는 일반적으로 비약물적 치료에 의해 임상적으로 의미 있는 체중 감소(3개월간 5%의 감소)가 나타나지 않거나 체중 감소가 유지되지 않으며,

표 44-1. 국내에서 사용 가능한 항비만 약물

약물명	미국 FDA 승인 연도	국내 상품명
단기적 사용(12주 이내)		
phentermine	1959	노브제, 디에타민, 레디펜, 레티스, 로우칼, 로페트, 메타맥스, 비엠진, 비터펜, 슬레민, 씬스펜, 아디펙스, 아트민, 웰트민, 케이터민, 틴틴, 판베시, 페니민, 페딘, 페스틴, 펜더, 펜민, 펜키니, 펜타인, 펜타젠, 펜타지아, 펜터라민, 펜터미, 펜터민, 펜트민, 푸리민, 피티엠, 휴터민
diethylpropion	1959	디피온, 레노씬, 레피온, 암페몬, 에닝, 에피온, 엠피온, 웰피온, 염산디에칠프로피온, 테누아트, 테뉴에이트
phendimetrazine	1959	다이트린, 디에트, 라이트진, 아드펜, 아트라진, 엔슬림, 페닝, 페티노, 펜디라, 펜디라진, 펜디멘, 펜디민, 펜디세미, 펜디씬, 펜디에뜨, 펜디, 펜디진, 펜디펜, 펜슬림, 펜타씬, 펜트라, 펜틴, 펜홀드, 푸링세미, 푸링
Mazindol	1973	마자놀, 사노렉스
장기적 사용		
orlistat	1999	락슈미, 리피다운, 올리다운, 올리엣, 제니칼, 제로다운, 제로엑스, 제로팻
phentermine/topiramate ER	2012	큐시미아
naltrexone/bupropion SR	2014	콘트라브
liraglutide	2014	삭센다

BMI가 비만 기준에 해당하는 경우, 혹은 과체중이면서 2형 당뇨병, 고혈압, 이상지질혈증 등 합병증이 동반된 경우에 고려할 수 있다. 국내에서 사용 가능한 항비만 약물은 표 44-1에 제시하였다. 약물 치료를 시행하였음에도 3개월 내에 5~10%의 체중 감량이 나타나지 않거나 동반 질환이 개선되지 않으면 약물의 변경이나 중단을 고려해야 한다. 일반적으로 항비만 약물의 효과는 약물을 중단하면 사라지고, 약물에 의한 체중 감량 효과는 약물 투여 6~9개월 후에 최대에 도달하며 그 이후에는 더 이상 체중 감소 효과는 잘 나타나지 않는다.

항비만 약물의 효과는 약물을 복용 중인 동안에만 유지되기 때문에, 장기적 투여가 필요한 경우가 흔하며, 따라서 부작용에 대하여 반드시 주의해야 한다. 실제로 과거 항비만 약물로 승인된 후 수년 내에 부작용이 발견되어 사용이 불가능해진 약물이 있었다. fenfluramine과 dexfenfluramine은 amphetamine계 약물로 중추신경계 serotonin을 증가시킨다. 이들은 각각 1973년과 1996년에 미국 FDA에서 항비만 약물로 승인되었으나, 심장 판막 질환이나 폐동맥 고혈압의 위험성 때문에 1997년 승인이 취소되었다. 또한 serotonin–norepinephrine reuptake inhibitor인 sibutramine은 심혈관 질환의 위험성으로 2010년에, endocannabinoid receptor blocker인 rimonabant는 우울증과 자살 위험성으로 인하여 2009년에 사용이 중단되었고, lorcaserin의 경우 2020년 암 발병률을 높이는 것으로 나타나 사용이 중단되었다.

항비만 약물에 대한 연구에서, 대부분의 경우 기분장애를 포함한 정신질환을 동반한 환자들은 제외되기 때문에 항비만 약물이 정신질환에 미치는 영향이나 정신질환 치료에 사용되는 약물과의 상호작용에 대한 분명한 근거는 부족하다. 그러나 rimonabant의 예와 같이 일부 항비만 약물은 정신과적 부작용을 유발할 수 있다는 점은 분명하다. 특히 교감신경작용제 계열의 약물은 빈맥이나 혈압 상승과 같은 심혈관계 부작용뿐만 아니라 기분 변화, 정신병적 증상, 불면, 불안, 초조 등의 정신적 부작용, 남용 위험성 등이 문제가 될 수 있다.

2. amphetamine계 약물(sympathomimetics)

중추신경계에 자극 효과를 보이는 amphetamine이나 amphetamine계(phentermine, diethylpropion, phendimetrazine 등) 항비만 약물들은 음식 섭취량을 감소시켜 체중 감소 효과를 나타내는 것이 주된 작용 기전이다. 이러한 약물은 중추신경계에서 dopamine과 noradrenaline 분비를 증가시킨다. phendimetrazine은 국내에는 도입되지 않은 phenmetrazine의 전구 약물pro-drug로, 체내에서 phendimetrazine의 methyl기가 분리되면 phenmetrazine이 되어 효과를 나타낸다. 이때 일부만이 phenmetrazine으로 활성화되기 때문에 phendimetrazine은 phenmetrazine에 비해 남용 위험성이 낮다. phendimetrazine을 1일 용량 210 mg 투여한 경우, 32주간 7%의 체중 감소 효과가 있다는 보고가 있었으나, 이 연구에는 위약군이 포함되지 않아 해석에 주의가 필요하다. diethylpropion은 12주 이내로 사용하도록 되어 있으며, 최근의 메타분석에 의하면 1일 75 mg의 diethylpropion은 위약과 비교했을 때 6개월 미만에서는 1.3 kg, 6개월 이상에서는 6.5 kg의 체중 감소 효과가 있었다. phentermine 또한 12주 이내 사용으로 제한되어 있으며, 주로 norepinephrine 분비를 증가시킨다. 1일 30~37.5 mg의 용량으로 사용하는데, 12주간 위약 대비 4~8 kg 정도의 체중 감소 효과를 나타낸다.

미국에서는 이러한 약물이 1950~60년대에 널리 사용되었으나 이후 심혈관 질환이나 남용의 위험성으로 인하여 사용이 감소하였다. 또한 sympathomimetics 계열의 약물은 불면, 불안, 자극과민성, 조증, 정신병적 증상 등의 부작용과도 관련되어 있으며, 200개 이상의 연구에 대한 대규모 메타분석 결과,

amphetamine계 약물은 통계적으로 유의한 수준이지만 경미한 수준의 체중 감소 효과만을 보였다. 실제로 European Medicines Agency에서는 2000년대 이후 편익 비율risk-benefit ratio을 고려하여 phentermine, diethylpropion, mazindol과 같은 약물의 판매 중단을 권유하였다. 그러나 법적 분쟁에서 phentermine과 diethylpropion의 제조사가 승소하였고, 이러한 안전성에 대한 우려에도 불구하고 phentermine은 아직도 널리 사용되고 있다. 6개의 단기 연구에 대한 메타분석 결과, phentermine을 복용한 환자 중 지속 투여군에서는 24%, 간헐적 투여군에서는 27%가 불면, 자극 과민성, 불안 등의 중추신경계 자극 증상을 보였다. 이 외의 diethylpropion, phendimetrazine 등도 이와 유사한 부작용을 나타낸다. 이에 따라 여러 위험성과 이득을 비교하여 amphetamine계 약물의 사용은 대개 12주 이내의 단기간으로 제한된다.

3. liraglutide

liraglutide는 glucagon-like peptide 1 (GLP-1) 수용체 작용제로, 2형 당뇨병 치료제로 사용되던 중 체중 감소 효과가 발견되었다. liraglutide는 hypothalamus와 뇌의 기타 부위에 작용하여 식욕을 억제하고, 이와 동시에 미주 신경계에 작용하여 음식 섭취를 억제하고 위장 운동을 저하시키며 포만감을 증가시켜 체중 감소 효과를 나타내는 것으로 생각되고 있다. liraglutide는 당뇨병 치료제로는 1일 0.6~1.8 mg 용량으로 사용되지만, 항비만 효과를 위해서는 1일 3 mg을 피하 투여한다. 처음 1주일간은 1일 0.6 mg을 사용하고, 이후 1주 간격으로 0.6 mg씩 증량하여 1일 용량 3 mg까지 증량한다. liraglutide는 BMI 30 이상, 혹은 BMI 27 이상이면서 고지혈증 혹은 고혈압을 동반하고 당뇨병이 없는 환자를 대상으로 시행된 미국 FDA 승인을 위한 연구에서 치료 1년 후 약 6.5%의 체중 감소 효과를 보였는데, 위약군에서는 1.6% 체중 감소만이 있었다. 5% 이상의 체중 감소는 56%, 10% 이상 체중 감소는 28%에서 나타나 위약군의 23%와 8%에 비하여 우월하였다. 당뇨병 전단계, 당뇨병, 고혈압, 고지혈증 등이 동반된 과체중 혹은 비만 환자를 대상으로 시행된 다른 연구에서도 liraglutide는 6~8%의 체중 감소 효과를 보였고, 위약에 비해 5%의 추가적인 체중 감소를 나타냈다. liraglutide는 혈당, 지질, 혈압과 같은 대사성 위험요인 또한 개선시킨다. 최근의 메타분석에 의하면 liraglutide는 1년간 위약에 비해 약 5.24 kg의 체중을 감소시켰으며, 5% 이상의 체중 감소는 61.6%에서 나타나 위약에 대한 교차비는 5.09 (95% CI = 4.07~6.37), 10% 이상 체중 감소는 31.8%에서 나타났고, 위약에 대한 교차비는 4.36 (95% CI = 3.61~5.26)이었다. 지속적 투여에도 적절한 체중 감소 효과가 없다면 투여 중단을 고려해야 하는데, 미국 FDA에서는 16주간 투여 후에도 체중이 4% 이상 감소하지 않는 경우, 유럽의 EMA에서는 12주간 투여에도 5% 이상 체중이 감소하지 않는 경우 투여를 중단할 것을 권유한다.

liraglutide에 의한 흔한 부작용으로는 오심, 설사, 변비가 있으며 이러한 위장관계 부작용으로 인한 치료 중단이 가장 흔하다. 오심은 약 40%에서, 설사는 21%, 변비는 19%에서 보고되었고, 이 외에 구토(16%), 두통(14%) 등도 흔하다. 메타분석 결과 부작용으로 인한 연구 중단은 10%에서 나타나, 위약에 비교한 연구 중단의 교차비는 2.82 (95% CI = 2.10~3.77)로 나타났다. 한 연구에서는 liraglutide 투여군 중 6.3%가 심각한 위해사례serious adverse event, SAE에 해당하였는데, 특히 급성 담낭염이나 담석증의 위험성이 있었으나 이것이 체중 감소 때문인지 혹은 약물 자체의 부작용인지는 불분명하다.

liraglutide를 포함한 GLP-1 수용체 작용제는 인슐린 저항성, 염증반응, 신경가소성, 시상하부-뇌하수체-부신축 등을 조절하는 기전으로 볼 때 정신증상에 영향을 미칠 가능성이 있지만, 아직 분명하지는 않다. 한 무작위배정연구에서는 6개월간 2형 당뇨병 환자에게 liraglutide를 투여한 결과 통계적으로 유의하지 않은 정도의 우울증상 감소가 있었으며, 소규모 개방연구에서는 liraglutide 투여가 유의한 우울증상 개선효과를 보였다고 보고하기도 하였다. 이 외에도 정신적 부작용 측면에서, 3,384명의 3상 연구 대상 환자 중 6명 (0.2%)이 자살 사고를 보고 하였고 이 중 한 명은 자살 시도를 했는데, 1,941명의 위약군에서는 자살 사고가 보고되지 않았다. 또한 liraglutide 투여군 중 2.4%가 불면, 2.0%가 불안을 보고하였는데, 위약군에서는 각각 1.7%와 1.6%가 이러한 부작용을 보였다. 최근 일부 연구에서 GLP-1 수용체 작용제와 자해 및 자살 사고와의 관련성을 보고한 후 유럽과 미국의 의약품 안전 관련 기관에서는 GLP-1 수용체 작용제와 자살 위험성의 연관성에 대해 조사하고 있는데, 아직까지 그 인과관계는 분명하지 않으며, 오히려 일부 연구에서는 자살 위험성을 감소시킬 수 있다는 결과도 보고되고 있다.

4. naltrexone/bupropion SR

bupropion은 noradrenaline과 dopamine 재흡수 차단제로 항우울제 및 금연 치료제로, naltrexone은 opioid 수용체 길항제로 opioid나 alcohol 사용장애 치료에 사용되며, 두 약물의 복합제인 naltrexone/bupropion SR (NB)는 체중 감소에 대한 상승 작용을 통해 내장 지방의 감소를 포함한 항비만 효과를 보인다. 이 두 약물은 모두 식욕 억제 효과를 보이는데, 두 약물의 복합제는 hypothalamus의 melanocortin system을 통한 항상성 기전과 mesolimbic dopaminergic reward system을 통한 비항상성 기전 모두에 작용한다. NB는 hypothalamus에서 POMC 뉴런의 발화를 증가시키고, 그 결과 α-MSH가 분비되어 MC4R에 결합하여 식욕을 억제하고 에너지 소비를 증가시킨다. α-MSH의 분비와 동시에 POMC 뉴런은 μ-opioid 수용체 길항제인 β-endorphin을 분비한다. 이는 음성 되먹임 기전을 통해 α-MSH의 추가적 분비를 억제하는데, naltrexone은 μ-opioid 수용체를 차단하여 β-endorphin에 의한 음성 되먹임을 차단하여 POMC의 활성이 지속되게 하는 기전을 통해 체중 감소를 유발한다. 또한 동물 실험에서 NB와 naltrexone, bupropion 각각을 ventral tegmental area에 투여하여 비교한 결과 NB는 개별 약물에 비해 더욱 음식 섭취를 억제하는 효과를 보여, 음식에 대한 보상 기전을 상승적으로 억제하는 것으로 나타났다. 또한 뇌 영상 연구에서는 NB가 음식과 관련된 자극에 의한 hypothalamus의 활성화를 억제하고, 동시에 뇌의 억제성 조절 기전anterior cingulate, 내면 인식superior frontal, superior parietal, insula, 그리고 기억hippocampus을 담당하는 부위를 활성화하였는데, 이는 음식 자극, 기억, 자기 조절 측면에서 피질의 활성도를 조절하여 체중 감소 효과를 보일 가능성을 시사한다.

NB의 기본적인 제형은 naltrexone 8 mg과 bupropion 90 mg이 복합된 것인데, 8/90 mg을 1일 1회 경구 투여하는 것으로 시작하여, 1주일 간격으로 8/90 mg을 1일 2회, 8/90 mg 2정을 아침에 투여하고 8/90 mg 1정을 저녁에, 그리고 1일 2회 8/90 mg 2정을 투여하는 식으로 증량한다.

naltrexone/bupropion SR의 체중 감소 효과는 COR-I, COR-II, COR-BMOD, COR-Diabetes라고 명명된 연구에서 보고되었다. 비만 혹은 대사성 이상을 동반한 과체중 환자를 대상으로 식사 조절 및 운동 요법과 동시에 투여한 NB 32/360 mg (NB32)과 NB 15/360 mg (NB16), 그리고 위약을 3주의 증량 기간을 포함하여 56주간 비교한 COR-I 연구에서, 1년 시점의 체중 감소 정도는 NB16 투여군 5.0%, NB32 투여군 6.1%, 위약군 1.3%로 나타나 NB16과 NB32 모두 위약에 비해 우월하였다. 또한 5% 이상의 체중 감소가 나타난 환자의 비율은 NB16 투여군 39%, NB32 투여군 48%로 위약군의 16%와 유의한 차이를 보였다. NB32와 위약의 효과를 비교한 COR-II에서도 NB32 투여군은 28주(체중 6.5% 감소)와 56주(체중 6.4% 감소) 시점에 위약군에 비하여 유의하게 체중이 감소하였고, 5% 이상의 체중 감소는 28주 시점에 NB32 투여군 중 56%와 위약군 18%, 56주 시점에 NB32 투여군 중 51%와 위약군 17%에서 나타나 유의한 차이를 보였다. 2형 당뇨를 동반한 비만 혹은 과체중 환자에서 NB32와 위약의 효과를 56주간 비교한 COR-Diabetes 연구에서도 5% 이상 체중 감소가 NB32 투여군에서 45%로 위약군의 19%보다 우월하였고, 당화혈색소 감소도 NB32 투여군에서 위약군에 비하여 유의하게 개선되었다. 또한 COR 연구들 결과 NB 투여군에서는 체중뿐만 아니라 허리둘레, 혈중 지질, 혈압 등 여러 심혈관 질환 관련 지표들도 개선되었다. 이 연구들을 종합한 메타분석에서 1년간 위약에 비해 4.95 kg의 체중 감소 효과가 있었으며, 5% 이상 체중 감소를 보인 환자의 비율은 52.9%로 위약 대비 교차비는 3.90 (95% CI = 2.91~5.22), 10% 이상 체중 감소를 보인 비율은 29.3%로 위약 대비 교차비가 4.11 (95% CI = 2.80~6.05)였다. 단, 미국 FDA에서는 12주간 치료, 유럽 EMA에서는 16주간 치료에도 5% 이상 체중 감소가 나타나지 않으면 치료 중단을 권유한다.

여러 연구들을 종합하면 가장 흔한 부작용은 오심(33%)이었으며, 변비(19%), 두통(18%), 구토(11%), 어지러움(10%), 불면(9%) 등도 흔하였다. 메타분석 결과 부작용으로 인한 연구 중단 비율은 24%였으며, 위약에 비교한 연구 중단 교차비는 2.60 (95% CI = 2.15~3.14)였다. naltrexone/bupropion SR은 맥박과 혈압을 높일 수 있으므로 조절되지 않는 고혈압에는 사용해서는 안 되며, 뇌전증, 섭식장애, 알코올이나 benzodiazepine, barbiturate, 항경련제 금단 시, 2주 내 MAOI 사용 시에는 금기이다. 정신과적 부작용으로는 불면, 불안, 자극과민성 등이 흔하다. 3상 연구에서 불면은 9.2%, 불안은 4.2%, 자극과민성은 2.6%에서 나타났으며, 이는 위약군의 5.9%, 2.8%, 1.8%보다 빈번하였다. 또한 다른 연구에서도 정신과적 부작용으로 인한 치료 중단율이 3.1%로 위약군의 0.9%에 비하여 높았다. 비록 bupropion이 다른 항우울제에 비하여 조증을 유발할 위험성이 낮지만, bupropion 단독 투여가 조증과 정신병적 증상을 유발하였다는 증례 보고가 있었다. 반면 우울증과 비만이 동반된 환자에서는 우울 증상과 체중이 동시에 호전된다는 결과도 보고된 바 있어, 조증 전환의 위험성에 주의하며 비만이나 체중 증가로 고통받는 우울증 환자에서 도움이 될 가능성이 있다.

5. orlistat

orlistat은 1999년 미국에서 출시되어 현재까지 사용 중으로, 장기간에 걸쳐 안전성이 입증된 약물이다. orlistat은 가역적 위장관계 lipase 억제제로 섭취한 중성 지방이 지방산으로 분해되는 과정을 억제하여 위장관으로 흡수되는 과정을 차단한다. 이에 따라 섭취한 지방 중 약 30%를 배출시켜 항비만 효과를 나타내고, 항비만 약물 중 유일하게 식욕에 영향을 주지 않는다. 배설되는 지방의 양은 약 25~30 g 정도로 200~250 kcal의 에너지를 감소시킨다. lipase는 식사 후에 분비되기 때문에, orlistat은 매 식사 사이 혹은 식사 후 1시간 이내에 복용해야 한다.

16개의 무작위배정대조연구를 종합한 메타분석 결과, orlistat은 1년간 위약에 비하여 2.6 kg의 체중을 감소시켰으며, 5% 이상의 체중 감소 효과를 나타낸 환자는 59.1%, 위약 대비 교차비는 2.69 (95% CI = 2.36~3.07), 10% 이상의 체중 감소 효과는 환자 중 31.3%에서 나타났고 교차비는 2.41 (95% CI = 2.08~2.78)이었다. orlistat은 체중 감소뿐만 아니라 LDL cholesterol, 공복혈당, 수축기 및 이완기 혈압 등 또한 감소시켜 심혈관 질환의 위험성을 낮춘다.

orlistat은 위장관계 내에서만 작용하기 때문에 부작용 또한 위장관계에 국한되며, 부작용은 특히 지방이 많은 음식을 섭취하였을 경우, 그리고 복용 초기(4주 이내)에 심하며, 설사, 변 실금, 기름진 분비물, 지방변, 가스 배출, 절박성 대변 등이 흔하다. orlistat은 이러한 부작용 때문에 환자의 내약성이 높지 않다는 제한점이 있다. 메타분석에서는 orlistat 투여군에서 부작용으로 인한 연구 중단율은 8.2%였으며, 위약에 비교한 연구 중단의 교차비는 1.84 (95% CI = 1.55~2.18)이었다. orlistat은 담즙정체cholestasis 혹은 만성적 흡수장애 환자에서는 금기이다. orlistat은 간에서 대사되지 않고 신장으로 배설되지 않아 약물 상호작용으로 인한 문제는 없을 것으로 예상된다. 하지만 그 기전은 불확실하나 간기능 부전의 증례도 보고된 바 있는데, 이에 따라 미국 FDA에서 조사를 시행한 결과 10년간 4천여만 명 중 13례의 심한 간 손상이 발견되어 그 위험성은 높지 않았다. 또한 orlistat 복용 시 비타민 A, D, E, K 등 지용성 비타민 부족이 나타날 수 있다. 비록 근거를 가지고 권장하는 수준은 아니지만, 지용성 비타민이 들어있는 종합 비타민을 복용하는 것이 도움이 될 수 있으며, 이런 경우 orlistat 복용 최소 2시간 전 또는 복용 최소 2시간 후에 복용해야 한다. 정신과적으로는 orlistat 투여 후 1년간 4.7%의 환자가 불안을 보고하여 위약군의 2.9%에 비하여 다소 높은 비율이었고, 2년 차에는 orlistat 군에서 2.8%, 위약군에서는 2.1%였다. 우울감은 2년 차에만 보고되었는데, orlistat 투여군 중 3.4%, 위약군 중 2.5%에서 나타났다. 반면 개방 연구에서는 비만 환자에서 orlistat 투여가 우울증상을 개선시킬 수 있다는 보고도 있었다.

6. phentermine/topiramate ER

phentermine/topiramate의 복합제PHEN/TPM는 속효성immediate release phentermine과 서방형extended release topiramate로 구성되는데, 항상성 기전phentermine과 비항상성 기전topiramate 모두를 조절하는 최초의 항비만 복합제이다. phentermine은 hypothalamus arcuate nucleus의 POMC 뉴런을 활성화하여 식욕을 억제하고, topiramate는 voltage-gated ion channel의 기능을 조절하고 GABA-A 수용체의 활성도를 증가시키며 AMPA/kainite glutamate 수용체를 억제하여 식욕을 저하시킨다. PHEN/TPM은 phentermine 3.75 mg과 topiramate 23 mg 복합제(3.75/23 mg)을 1일 1회 2주간 투여한 후 7.5/46 mg의 유지 용량으로 증량한다. 12주간 유지 후 체중이 3% 이상 감소하지 않으면 약물을 중단하거나 혹은 2주간 1일 용량 11.25/69 mg으로 증량하여 투여한 후 15/92 mg으로 증량할 수 있다.

비만 혹은 과체중과 대사성 질환을 동반한 환자들을 대상으로 7.5/46 mg, 15/92 mg, 그리고 위약을 투여하여 56주간 비교한 3상 연구인 CONQUER연구에서는 위약의 1.4 kg 감소에 비하여 7.5/46 mg 군 8.1 kg, 15/92 mg군 10.2 kg의 체중 감소를 보여 유의한 차이를 나타냈으며, 5% 이상 체중 감소를 보인 환자의 비율에서도 위약군의 21%에 비해 7.5/46 mg군에서 62%, 15/92 mg군에서 70%로 우월하였다. 10% 이상 체중이 감소한 비율 역시 위약군에서는 7%, 7.5/46 mg군에서는 37%, 15/92 mg 군에서는 48%로 유의한 차이가 있었다. CONQUER 연구를 108주까지 연장한 SEQUEL 연구에서는 위약군에서 기저시점 대비 1.8% (2.1 kg)의 체중 감소가 있었으나, 7.5/46 mg군에서는 PHEN/TPM 투여를 시작한 기저시점에 비하여 9.3% (9.6 kg), 15/92 mg군에서는 10.7% (10.9 kg)의 체중 감소를 보여 체중 감소 효과가 유지되었다. 이 외에도 PHEN/TPM 투여는 혈압, 혈중 지질, 당화혈색소 등 대사 지표를 개선시켰고, 위약군에 비해 당뇨병의 발병 위험성 또한 저하시켰다. 메타분석 결과 1년간 투여 시 위약에 비하여 8.8 kg의 체중 감소 효과가 있었으며, 5% 이상 체중 감소는 68.9%, 10% 이상 체중 감소는 47.5%의 환자에서 나타났다. 위약에 비교한 5% 이상 체중 감소의 교차비는 9.10 (95% CI = 7.68~10.78), 10% 이상 체중 감소의 교차비는 11.34 (95% CI = 9.10~14.13)으로 높게 나타났다. 그러나 만약 3개월간 7.5 mg/46 mg을 투여하였음에도 3% 이상 체중 감소가 나타나지 않으면 미국 FDA에서는 약물을 중단하거나 증량할 것이 권유한다. 약물 중단 시에는 7.5 mg/46 mg의 경우 단계적 감량 없이 치료 중단이 가능하지만, 15 mg/92 mg을 사용하였음에도 5% 이상 체중 감소가 없으면 1주일 이상 격일로 복용하며 중단할 것을 권유한다.

PHEN/TPM 사용과 관련하여 흔한 부작용은 감각이상(20%), 구갈(19%), 변비(16%), 상기도 감염(14%), 두통(11%), 비인두염(9%), 미각이상(9%), 불면(9%), 어지러움(9%) 등이었다. 메타분석 결과에서는 PHEN/TPM 투여군 중 18.5%가 부작용으로 인하여 연구를 중단하였고, 위약에 비교한 연구 중단의 교차비는 2.32 (95% CI = 1.86~2.89)였다. phentermine이 교감 신경계를 활성화할 수 있기 때문에 심혈관 질환의 과거력이 있는 경우 권고되지 않으며, topiramate는 대사성 산증과 관련될 수 있어 역시 주의가 필요하다. 녹내장, 갑상선 항진증, 2주 내 MAOI 사용하였던 경우 등에는 금기이다. 3상 연구에서 phentermine/topiramate ER 투여군에서는 불면(11.1%), 우울 혹은 기분 증상(7.6%), 불안(7.9%) 등이 위약군에 비하여 빈번하였다. 하지만 topiramate의 경우 일부 연구에서 항우울 효과가 보고되었다는 점에서 정신과적 치료에도 도움이 될 수 있다.

7. 항정신병약물 유발 체중 증가에 대한 약물 치료

비만 및 과체중 자체가 정신질환과 관련성이 높지만, 이 외에 정신약물 치료로 인하여 체중 증가 및 과체중 혹은 비만이 유발될 수 있다. clozapine, olanzapine 등의 비정형 항정신병약물,

mirtazapine, paroxetine과 같은 항우울제, valproate나 lithium과 같은 기분조절제가 흔히 체중 증가와 관련된다. 이 중 대표적인 비정형 항정신병약물에 의한 체중 증가에 대처하기 위한 약물 치료의 효과에 대해서는 위에 언급한 항비만 약물뿐만 아니라 fluoxetine, metformin, nizatidine, famotidine 등 체중 감소 효과가 기대되는 약물들을 이용하여 많은 연구들이 시행되었다. 한 메타분석 결과, 이러한 약물 중 항정신병약물에 의한 체중이나 BMI 증가를 호전시키는 효과가 있는 약물은 metformin (−2.94 kg, 95% CI = −4.89∼−0.99), reboxetine (−1.90 kg, 95% CI = −3.07∼−0.72), topiramate (−2.52kg, 95% CI = −4.87∼−0.16)이었고, dextroamphetamine, famotidine, fluoxetine, rosiglitazone은 체중 감소 효과가 유의하지 않았으며, amantadine (−2.27 kg, 95% CI = −4.77∼0.23), nizatidine (−2.07 kg, 95% CI = −4.58∼0.45), orlistat (−1.69, 95% CI = −3.69∼0.31)은 체중 감소 효과를 기대할 수 있으나 통계적으로 유의한 수준에는 미치지 못하였다. metformin은 또한 허리 둘레를 유의하게 감소시켰고, 항정신병약물에 의하여 7% 이상의 유의한 체중 증가를 예방하는 효과에 대한 치료 필요 수number needed to treat, NNT도 3으로 매우 효과적이었다. 항정신병약물에 의한 체중 증가 예방 효과는 reboxetine에서 NNT 3, fluvoxamine에서 NNT 5로 위약에 비해 효과적이었으며, amantadine, famotidine, fluoxetine은 체중 증가 예방 효과는 위약과 차이를 보이지 않았다. 다른 메타분석에서는 기존 약물에 추가적으로 metformin (−3.17 kg, 95% CI = −4.44∼1.90), aripiprazole (−2.13 kg, 95% CI = −2.87∼−1.39), reboxetine (−1.90 kg, 95% CI = −3.07∼−0.72), topiramate (−5.20, 95% CI = −9.55∼−0.84)를 사용할 때 항정신병약물에 의한 체중 증가를 호전시킬 수 있었으며, amantadine (−2.27 kg, 95% CI = −4.76∼0.23), nizatidine (−2.03 kg, 95% CI = −4.53∼0.47)은 통계적으로 유의한 수준에 미치지 못하였고, atomoxetine, famotidine, fluoxetine, orlistat, rosiglitazone은 체중 감소 효과가 없었다. 최근의 메타분석 결과를 살펴보면, 2021년의 메타분석에서는 topiramate, zonisamide, GLP−1 수용체 작용제, nizatidine, metformin이 유의한 체중 감소 효과를 보인 반면 amantadine, aripiprazole, atomoxetine, famotidine, fluoxetine, fluvoxamine, melatonin, naltrexone, orlistat, ranitidine, reboxetine 등은 유의한 체중 감소 효과가 없었다. 조현병 환자에서 항정신병약물에 의한 체중 증가를 예방하는 효과에 대한 2022년의 메타분석에서는 metformin, H2 길항제, 단가아민 조절제(reboxetine과 fluoxetine)가 유의한 효과를 보였고 topiramate는 효과적이지 않았다.

8. 개발 중이거나 아직 국내에 도입되지 않은 항비만 약물

GLP−1 수용체 작용제인 semaglutide와 GLP−1 수용체 및 glucose−dependent insulinotropic polypeptide (GIP) 수용체에 대한 작용제인 tirzepatide는 미국에서는 비만 치료제로 승인되었으나 아직 국내에서는 사용되지 않고 있다. 이 중 semaglutide는 국내 품목허가를 받은 상태이나 출시는 되지 않은 상태로 곧 국내에서도 사용이 가능할 것으로 보인다. semaglutide는 liraglutide와 GLP−1 수용체 작용제라는 기전은 동일하나, 반감기가 길어 주 1회 주사 투여가 가능하며 30주간 투여한 결과 평균 체중이 5.8 kg 감소하여 liraglutide 투여군의 1.9 kg 감소와 유의한 차이를 보였고, 기저시점 대비 5% 이상 체중이 감소한 비율이 semaglutide 56%와 liraglutide 18%로, 10% 이상 체중 감소는 각각 19%와 4%로 나타나 semaglutide가 liraglutide에 비해 우월하였다. 메타분석 결과 위약에 비하여 체중이 11.4% 더 많이 감소하였다. semaglutide의 흔한 이상반응은 구역, 설사, 구토, 변비 등 경도−중등도의 위장관계 장애였으며 이 외 두통, 피로감 등도 10% 이상 보고되었다. tirzepatide는 메타분석에서 위약에 비해 12.4% 우월한 체중 감소 효과를 보였고, 다른 연구에서는 tirzepatide 15 mg 투여 시 90% 이상의 연구대상자가 5% 이상의 체중 감소를 보였다. tirzepatide 사용 시 이상반응은 용량 의존적으로 나타나는데, 구역 및 설사가 약 20% 정도로, 변비, 구토가 약 10∼15% 정도로 보고되었다.

이 외에 최근 비만 치료제로 GLP, GIP 등과 관련된 영양소 자극 호르몬 기반 약물nutrient-stimulated hormone-based medications의 복합제가 개발되고 있다. 예를 들면 semaglutide와 장기 작용성 amylin 유사체인 cagrilintide 복합제는 20주간의 1상 연구에서 기저 시점 대비 17%의 체중을 감소시켰고, semaglutide 단독 투여는 10%의 체중 감소 효과를 보였다. glucagon/GLP−1 수용체 작용제인 survodutide는 46주간 시행된 2상 연구에서 15%의 체중 감소를 보여, 위약군의 3%에 비하여 우월하였다. 또한 GIP/GLP−1/glucagon 수용체에 대한 3중 작용제인 retatrutide는 24주간의 2상 연구에서 평균 24%의 체중 감소 효과를 보였고, 위약은 2% 체중 감소 효과를 보였다. 그리고 경구 투여 GLP−1 수용체 작용제인 orfoglipron은 36주간의 2상 연구에서 15%, 위약은 2%의 체중 감소 효과를 보였다.

bupropion/zonisamide 복합제는 bupropion과 항경련제인 zonisamide의 복합제로, 두 약물 모두 각각 체중 감소 효과를 기대할 수 있다. 이 두 가지 약물을 복합함으로써 zonisamide에 의해 나타날 수 있는 우울증이나 진정과 같은 부작용을 bupropion을 통하여 극복할 수 있을 것으로 기대한다. 24주간의 2상 연구에서 bupropion 360 mg과 zonisamide 360 mg의 복합제는 9.2%의 체중 감소를 보여, 위약의 0.4%, 그리고 bupropion 단독

투여의 6.6%와 zonisamide 단독 투여의 3.6%에 비하여 우월한 효과를 나타냈으며, 현재 3상 연구가 진행 중이다.

cetilistat은 위와 췌장의 lipase 억제제로 일본에서는 비만 치료제로 승인되어 사용 중이나 이 외의 국가에서는 아직 연구가 진행 중이다. 작용 기전은 orlistat과 유사하나 2상 연구 결과 cetilistat은 orlistat에 비해 안전성이 우수하였다. 2형 당뇨병이 동반된 비만 환자를 대상으로 한 연구에서 12주간 cetilistat과 orlistat을 비교하였는데, 위약군에서는 2.9 kg의 체중 감소가 있었고, orlistat 120 mg 투여군에서는 3.8 kg, cetilistat 투여군에서는 용량에 따라 3.9~4.3 kg의 체중 감소가 있었다. 안전성 측면에서는 orlistat 투여군 중 22%가 소화기계 부작용을 보고하였는데, cetilistat 투여군에서는 9~14%만이 이를 보고하였고, 소화기계 부작용으로 인한 연구 중단율은 orlistat 투여군에서 12%, cetilistat 투여군에서 2.5~5%였다.

미국에서는 단일유전자 증후군에 의한 비만 환자를 대상으로 setmelanotide와 metreleptin이 허가를 받아 사용 중이다. setmelanotide는 MC4R에 선택적인 작용제로, 동물 연구에서 8주간 투여 시 음식 섭취를 감소시키고 에너지 소모를 증가시켜 체중 감소 효과를 보였다. metreleptin은 leptin 유사체로 선천성 leptin 결핍 또는 선천성/후전성 지방이영양증 환자의 비만 치료를 위해 사용되며, 한 소규모 연구에서 체중 감소 효과가 보고되기도 하였다. 그러나 이 약물들은 아직 일반적인 비만 환자에 대한 연구 결과는 충분하지 않다.

tesofensine은 norepinephrine, dopamine, serotonin의 비선택적 재흡수 억제제로 당초 알츠하이머병이나 파킨슨병의 치료제로 개발되었으나 이에 대한 효과는 없었다. 그러나 이후 용량 의존적인 체중 감소 효과가 발견되었는데, 14주의 치료로 5% 이상 체중 감소를 보인 환자의 비율이 32%였다. tesofensine은 동물 연구에서 16일간 투여로 음식 섭취를 49% 감소시키고, 체중은 14% 감소시켰다. 이에 24주간 비만 환자를 대상으로 시행된 2상 연구에서 tesofensine은 용량에 따라 체중을 5~11% 감소시켰다. 이후 시행된 3상 연구에서도 약 10%의 체중 감소 효과를 나타냈다. 그러나 일부 연구에서 심장 박동의 증가, 그리고 우울한 기분이 6%로 빈번하게 보고되는 등의 문제로 아직 안전성과 효능에 대한 추가적 연구가 필요하다.

이 외에도 에너지 소비와 섭식 행동을 조절하는 oxytocin, 식욕을 억제하는 NPY 수용체 5형NPY5R 길항제인 velneperit와 cannabinoid 수용체 1CB1R 길항제인 AM251 및 AM4113, ghrelin O-acyltransferase 억제제 등의 항비만 효과가 연구되고 있다.

9. 결론

비만 치료에 있어 가장 중요한 방법은 식사 조절, 운동, 행동요법 등으로 약물 치료가 이를 대신할 수 없다. 따라서 비만 치료 약물은 생활습관 개선에 부가적으로 적용되어야 한다. 약물치료가 필요한 대상자를 잘 선별하여 적절한 약물 치료를 시행한다면 도움이 될 수 있지만, 각 약물의 안전성과 효과를 숙지한 상태에서 사용하여야 할 것이다. amphetamine계 약물은 반드시 단기간 사용에 국한되어야 하며, 장기적으로 약물 치료가 필요한 경우, 안전성이 입증된 항비만 약물을 사용하여야 한다. 장기간 사용이 가능한 약물을 이용한 치료로 1년간 약 5~10%, 3~9 kg 정도의 체중 감소를 기대할 수 있으며, 5% 이상 체중 감소는 약 50~60% 정도의 환자에서 기대할 수 있다. 그러나 항비만 약물을 선택할 때에는 이러한 효과와 더불어 부작용 측면을 주의 깊게 고려해야 할 것이며, 특히 정신과 환자에서는 정신질환을 포함한 동반 질환에 미치는 영향과 약물 상호작용 등 또한 주의해야 할 것이다.

여성생애주기와 관련된 약물치료

Pharmacotherapy across the female life cycle

Chapter 45

◐ 강한고은비 국립나주병원 정신건강의학과
◐ 서호석 서호석연세정신건강의학과의원

1. 서론

여성은 약물 흡수, 대사 및 배설 속도가 느리기 때문에 혈장 내 약물 농도가 높아져 부작용 위험이 증가한다. 또한 에스트로겐은 도파민 민감도를 증가시키기 때문에 비슷한 혈청 수준에서 여성은 남성에 비해 도파민 수용체 점유율이 더 높다. 현재 치료 가이드라인은 주로 남성을 대상으로 한 연구를 기반으로 하고 있기 때문에 여성은 기본적으로 과잉 치료를 받을 가능성이 높다. 일반적으로 성호르몬 수치가 높은 시기(예: 배란기 및 임신기)에는 약물 과다 복용의 위험이 증가하는 반면, 호르몬 수치가 낮은 시기(예: 생리 및 폐경기)에는 더 많은 용량이 필요할 수 있다. 장과 간에 많은 cytochrome P450 (CYP) 효소는 에스트로겐의 영향을 받기 때문에 가임기 여성의 경우 대사 활동이 높아지거나CYP3A4, CYP2D6 낮아질 수 있다CYP1A2, CYP2C19. 이러한 성별 차이는 약물요법의 효능과 내약성에 상당한 영향을 미칠 수 있다.

임신과 수유 동안의 모성 정신질환을 치료하는 데 있어서 다양하고 복잡한 의학적인 문제를 접하게 된다. 임상의는 환자가 임신하면서 새로운 정신질환이 발병하는 경우, 기존의 정신질환이 임신하면서 악화되는 경우, 정신약물치료 중 우연히 임신하게 된 경우, 정신질환의 병력이 있거나 현재 향정신성 약물을 복용 중인 여성이나 산후 정신질환이 생길 가능성이 큰 여성에 대한 예방적 치료 계획에 대한 자문을 받게 되는 등 임신과 수유와 관계된 임상적 상황에 흔히 직면하게 된다. 이때 임상의는 임신 중인 환자의 정신질환을 치료하는 문제뿐만 아니라 모성 정신질환 또는 약물치료가 태아에 미치는 영향도 함께 고려해야만 하는 다소 복잡한 문제에 직면하게 된다.

임신 중인 여성이 정신약물에 노출되었을 때 태아에 미치는 위험에 대한 평가에는 반드시 다음과 같은 경우를 고려해야만 한다. 첫째, 산과적 합병증과 발생학적 기형의 기본적인 빈도, 둘째, 배아와 태아 발달의 시간적 경과, 셋째, 비정신과적 약물에 노출될 잠재적인 위험, 넷째, 모성정신질환이 치료되지 않았을 경우와 관련된 잠재적인 위험성 등이다.

2013년 5월 발표된 DSM-5에서 우울증을 포함한 기분장애의 명시자specifier으로 기존 DSM-IV의 '산후 발병'에서 '주산기 발병'으로 변경되었다. 기분 삽화가 산후기뿐만 아니라 임신 중에도 흔히 발병하며, 50%의 산후 주요우울 삽화의 발병이 실제로 분만 전에 일어나기 때문에 최근에는 '주산기'라는 개념과 용어가 더 많이 쓰인다. 주산기 주요우울 삽화를 보이는 산모는 종종 더 심한 불안증상과 공황발작이 나타나며, 임신 중 기분 및 불안증상을 겪거나 '산후 우울감'을 경험한 산모들에게서 산후 주요우울 삽화의 위험이 높아진다. 또한 주산기 정신질환에 이환된 산모는 산모 본인의 고통과 기능저하뿐만 아니라 자녀의 성장 발달과 정신건강에 악영향을 끼치고, 가족관계, 특히 배우자와의 관계문제를 야기하며, 이 시기에 관리가 제대로 되지 않을 경우 재발의 위험이 높아진다. 이러한 이유로 주산기 산모의 정신건강 문제에 대한 관심과 중요성이 더욱 대두되고 있다.

본 장에서는 여성생애주기와 관련하여 피임, 임신과 수유 시, 폐경 시 고려해야 할 사항, 임신 시 약동학/약력학의 변화, 각 향정신성 약물이 임신과 수유에 미치는 영향을 알아보고 정신질환에 기초를 둔 정신약물학적 치료지침에 대해 검토해보고자 한다.

2. 임신과 수유 시 치료에서 고려할 요소

임신과 수유 동안의 임상적 치료는 임신 기간에 약물치료에 대한 안전성과 정신질환이 치료되지 않았을 때의 모친과 태아에게 미칠 수 있는 잠재적인 위험성이라는 두 가지 요소 모두를 고려해야만 한다. 두통, 구역, 불면, 국소 감염 등의 가벼운 질환의 경우 약물에 대한 제한된 안전성 자료만을 가지고 다양한 약물로 치료를 한다. 그러나 정신질환이 있는 여성의 경우 일차 의료진, 산부인과 의사, 정신건강의학과 의사, 그리고 가족들로부터 임신과 수유 동안 정신과 약물을 중단하도록 권고 받는 경향이 있다. 이러한 권고는 모성 정신질환으로 인하여 생길 수 있는 잠재적으로 유해한 산과적 영향에 대한 불충분한 지식과 향정신성 약물에 대한 빈약한 임신 안전성 자료에 근거해서 행해진다. 그러나 주산기 정신질환의 치료지침에는 모성 정신질환에 의한 영향과 약물치료가 태아에게 미치는 영향 중에서 어느 요소가 더 유해한 영향을 미치는지에 대한 상대적 안정성에 근거한 의학적 평가가 반영되어야 한다.

현재 임신했거나 또는 임신했을 가능성이 있는 정신질환 여성에 대한 위험-이득 평가를 할 때, 임상의사는 정신질환의 치료뿐만 아니라 질병 자체가 태아에게 영향을 미칠 수 있다는 사실을 먼저 이야기해야만 한다. 임신 또는 모유 수유 중인 환자에게 정신과 약물을 중단하도록 조언할 때에는 태아에게 약물이 이미 노출되었을 가능성을 배제하지 말아야 한다. 치료에 따른 세밀한 위험과 이익 평가를 위해서는 태아에게 영향을 주는 기전을 이해할 필요가 있다. 주산기 정신질환에서 태아 또는 신생아 노출은 직접적 혹은 간접적으로 일어날 수 있다. 직접 노출은 생물학적 또는 약물학적 물질이 태아와 직접 접촉이 되는 것을 뜻한다. 모든 향정신성 약물은 태반을 통과하여 태아에 영향을 주게 되고, 대부분은 양수 내에 존재하게 되며, 모유로 분비가 된다. 간접 노출은 아이의 환경에 그와 같은 물질의 영향이 전해지는 것이다. 질병 자체나 치료에 의한 간접적인 노출의 영향은 분명하게 드러나지 않는 경향이 있다. 모성 정신질환이 자녀에 미치는 간접적인 영향에는 부실한 산전관리, 불충분한 영양 상태, 알코올이나 흡연의 증가, 모자 애착관계 형성의 부족 등이 있다. 향정신성 약물에 의한 간접적인 노출에는 약물치료와 관련되어 나타나는 졸림과 식욕 변화 등의 부작용들이 있다.

태아와 신생아 시기에 약물에 노출되었을 경우에 생기는 위험에는 약물에 의한 급성 영향과 발생학적 영향으로 나뉠 수 있다. 급성 영향은 대개 약물 노출 시에 즉각적으로 나타나는 유해한 증거가 있으며, 어떤 특정한 발생학적 시기에 약물 노출이 일어나는가에 따라 영향을 받지 않는다. 예를 들면 약물 독성, 약물 금단, 약물 상호작용 등이다. 발생학적 영향들은 약물의 노출이 일어나는 특정 발생학적 시기에 따라 달라지며, 이후에는 자주 명백하게 나타나지는 않는다. 이들 영향은 체성 기형발생somatic teratogenesis과 뇌 발달상의 변화를 주어 행동, 인지기능, 감정조절 등에 영향 미치는 신경행동학적 기형발생neurobehavioral teratogenesis을 포함하고 있다. 체성 기형 발생의 감수성 시기는 발생기 중 배아기에 한정되나, 중추신경계의 발달은 출산 후에도 계속되기 때문에, 태아와 모유 수유 중인 영아는 신경행동학적 기형발생의 위험에 노출될 수 있다. 향정신성 약물의 노출 위험은 비약물적 치료를 사용함으로써 피할 수 있다. 비약물적 치료는 대인정신치료, 인지행동치료, 수면박탈, 그리고 전기경련치료 등이 있으며, 임신 기간 중에 적용될 수 있다.

1) 임신 및 수유 라벨링 규칙

미국의 식품의약품안전처Food and Drug Administration, FDA에서는 임신 시 약물 복용에 의한 태아 기형 유발 가능성에 따라 5단계로 나누어 구분했었다(표 45-1). 그러나 지나치게 단순화된 분류로 인해 같은 카테고리 약물 사이에도 위험성의 차이가 있을 수 있고, 반대로 동물실험 유무에 따라 Category B와 C로 분류될 수 있지만 Thalidomide사례에서 알 수 있듯 동물실험결과가 사람에게는 무의미할 수 있다. 또한 약물에 노출된 임신 주수를 고려하지 않은 점, 약물 정보의 업데이트가 느리다는 점 등 임상 적용상의 한계를 지닌다. 이에 FDA는 1979년부터 사용해 온 A, B, C, D 및 X 위험 카테고리를 점진적으로 폐기하고, 향후 임신과 수유 중 약물 사용 시 가능한 위험 데이터를 명확히 제공하는 새로운 라벨링 시스템pregnancy and lactation labeling final rule, PLLR을 도입하여 2015년 6월 30일부터 본격 시행되고 있으며 2020년 7월부터는 종전의 임부 카테고리는 더 이상 사용하지 않고 PLLR을 적용하고 있다. 따라서 2001년 6월 30일 이후에 승인된 의약품의 경우, 임부 카테고리는 임신 및 수유 중 처방약 또는 생물학적 제제 사용의 위험성에 대한 서술형 요약으로 대체한다.

PLLR의 목표는 임상의가 임신 중 치료의 이점과 위험을 비교하여 환자에게 이 정보를 명확하고 의미 있는 방식으로 제공할 수 있도록 돕는 것이다. 위험성 여부에 대해 '예' 또는 '아니요'의 답이 아닌, 데이터를 근거로 한 개인별 임상 해석을 필요로 한다. 이는 약물치료가 필요한 임산부가 데이터를 근거로 의사와 상담을 통해 최종 결정을 내릴 수 있도록 돕자는 취지다. 8.1항 임신부, 8.2항 수유부, 8.3항 가임기 여성과 남성 정보로 구성되어 있으며 각각 임신 주수와 약물 노출시기를 고려하여 약물 사용 가능 여부 판단근거, 수유부 및 영아의 노출에 대한 부작용 여부와 수유가능 기간에 대한 정보, 임신테스트 및 피임 필요여부를 구체적인 기간과 함께 정보를 제공한다(표 45-2). 그러나 최근 PLLR 관련 연구에서 응답자의 절반 미만(46%)만이 임부 카테고리 폐지 및 PLLR로 변경된 것을 알고 있었고 대부분의 응답자(68%)는 PLLR의 예시를 읽고 서술형 요약이 너무 길다고 응답하여 새로운 라벨링 시스템에 대한 교육과 홍보가 필

표 45-1. 미국 식품의약국(Food and Drug Administration, FDA)의 임부 카테고리

Category	Interpretation
A	Controlled studies show no risk : Adequate, well-controlled studies in pregnant women have failed to show risk to the fetus.
B	No evidence of risk in humans : Either animal findings show risk but human findings do not or, if no adequate human studies have been done, animal findings are negative.
C	Risk cannot be ruled out : Human studies are lacking, and animal studies are either positive for fetal risk or lacking as well. However, potential benefits may justify the potential risk.
D	Positive evidence of risk : Investigation or postmarketing data show risk to the fetus. Nevertheless, potential benefits may outweigh risk.
E	Contraindicated in pregnancy : Studies in animals or humans, or investigational or postmarketing reports, have shown fetal risk that clearly outweighs any possible benefit to the patient.

*2020년 7월 폐지

표 45-2. 임신 및 수유 라벨링 규칙

구분	하위항목	세부사항
8.1 Pregnancy	– Pregnancy Exposure Registry	임신 중 약물 복용 경험에 대한 내용과 수집기관 정보
	– Risk Summary* (필수 항목)	입증된 약물 위해성 정보 (임상시험*, 동물실험*, 노출된 임신 주수, 약동학 정보 등)
	– Clinical Considerations	산모, 태아에 대한 질병관련 임상적 영향, 임신·출산 전후 용량조절, 산모 및 태아에서 나타날 수 있는 이상반응
	– Data	근거 임상시험 및 동물실험 등의 자료
8.2 Lactation	– Risk Summary* (필수 항목)	약물의 전신 흡수, 모유로 이행 여부 및 농도*, 아기에 대한 영향*, 모유 분비 감소/증가에 대한 영향*, 위험 대비 유익성
	– Clinical Considerations	모유 수유 중 약물 노출을 최소화하는 방법, 부작용을 모니터링하거나 완화시키는 방법
	– Data	근거 임상시험 및 동물실험 등의 자료
8.3 Females and Males of Reproductive Potential	– Pregnancy Testing	약물 복용 전·도중·이후에 임신 테스트가 필요한지 여부
	– Contraception	약을 먹기 전·도중·이후에 피임의 필요성, 효과적인 피임법 등의 정보
	– Infertility	약물의 임신능에 대한 영향, 남성의 정자생성에 대한 영향 등의 정보

요하다. 이 장에서는 약물의 과거 FDA 임부 카테고리를 유지하여 설명을 하고 있으며 자세한 사항과 FDA PLLR 정보는 DailyMed (https://dailymed.nlm.nih.gov/dailymed/index.cfm)에서 확인할 수 있다.

2) Relative Infant Dose

수유 시 약물 사용의 위험도를 직관적으로 판단하는 근거로 삼기 위하여 Hale이 Relative Infant Dose (RID)를 제안하였다. RID는 영아가 모유를 통해 섭취하는 약물의 절대량mg/kg/day을 모체가 복용한 약물량mg/kg/day으로 나누어 도출한 백분율 값으로, 임상현장에서 수유모에게 약물을 처방할 때 영아가 노출될 약물의 용량을 가늠할 수 있는 편리한 수치이다. Bennett 등에 따르면 정상 만삭 출생 영아를 대상으로 수유할 경우, 약물의 RID가 10% 이하인 경우 비교적 안전한 수준probably safe으로 가늠한다.

3) 모유 수유 위험도 분류

Hale은 수유 시 약물 사용의 위험도를 L1~L5 등급으로 나누어 서적과 모바일 애플리케이션을 통해 발표하고 있다. Hale의 모유 수유 위험도 분류 위험도 등급 기준은 다음과 같다.

- L1. 가장 안전하다(safest) : 많은 수의 수유모가 복용했던 약물로 영아에서 어떤 부작용 증가도 관찰되지 않았다.

수유모의 대조연구에서 영아에 대한 위험성이 입증되지 않았고 수유하는 영아에게 해가 될 가능성이 희박하다. 또는 약물이 영아에서 경구 흡수되지 않는다.

- L2. 안전하다(safer):제한된 수의 수유모에서 연구가 이루어진 약물로 영아에서 부작용 증가가 나타나지 않았다. 그리고/또는 수유모에서 이 약물을 사용함으로써 위험이 나타난다는 증거가 희박하다.
- L3. 비교적 안전하다(moderately safe):수유모에서 이루어진 대조연구는 없으나 수유아에게 뜻밖의 영향을 미칠 위험성이 있다. 또는 대조연구에서 최소한의 위협적이지 않은 부작용만을 보였다. 잠재적 이익이 영아에 대한 잠재적 위험을 정당화할 때에만 약물을 투여해야 한다(연구된 자료가 없는 신약은 얼마나 안전한가와 관계없이 자동으로 이 등급으로 분류된다).
- L4. 위험할 수 있다(possibly hazardous):수유아 또는 모유생산에 위험을 미친다는 증거가 있으나, 영아에 대한 위험성에도 불구하고 수유모에게 약물을 사용하는 것이 유익하다고 받아들여지는 경우이다(예:생명을 위협하는 상황에서 약물이 필요한 경우 또는 중증질환에서 보다 안전한 약물을 쓸 수 없거나 효과가 없는 경우).
- L5. 위험하다(hazardous):수유모 연구에서 경험에 근거한 유의하고 기록으로 증명된 영아에 대한 위험성이 입증되었다. 또는 영아에게 중요한 손상을 일으킬 수 있는 위험이 높은 약물이다. 수유모에서 이 약물을 사용할 때의 위험성이 모유 수유로 얻을 수 있는 이익보다 분명히 크다. 모유 수유하는 여성에게 금기되는 약물이다.

3. 어머니의 정신과적 질환이 태아에 미치는 영향

출산 전 모성 우울증은 태아 성장을 느리게 할 수 있고, 머리둘레가 작게 하며, 조산과 다른 산과적 합병증의 위험을 증가시키고, 영아에서의 장기적인 행동변화를 촉진시키게 된다. 우울한 임신부들은 알코올 남용을 하기 쉽고, 자살시도를 하고, 산전 관리를 게을리하고, 부적절한 영양섭취를 하게 되어, 태아에게 중대한 위험을 초래하게 한다. 임신 동안의 모성 우울증은 태아의 신경생물학적 변화를 유발한다. 예를 들어 임신 3기 우울증 산모에서 코르티솔과 카테콜아민의 혈장농도가 상승하는데, 이는 분만 후 24시간 후에 요중 코르티솔과 카테콜아민의 농도와 관련이 있다. 출산 후 모성우울증은 또한 영아 발달에 나쁜 영향을 미친다. 우울증이 있는 어머니의 자녀들은 생후 3개월째에 얼굴 표정, 고개 돌리기, 울기 등이 우울증이 없는 어머니의 아이들보다 덜 발달되어 있고, 좀 더 예민한 경향이 있다. 우울증 어머니의 아이들은 성장하면서 감정조절이 무력해지고, 6개월만에 뚜렷한 운동 발달의 감소를 보이며, 우울증이 없는 어머니의 아이에 비해 통합된 상호작용이 부족하다고 한다. 또한 학령 전기부터 낮은 자존감, 공포와 불안의 증가, 증가된 공격성, 그리고 불안정하고 분열된 애착행동이 우울증이 있는 어머니의 자녀에서 자주 나타난다고 한다. 따라서 우울증이 있는 어머니의 자녀들은 결국 정서적 불안정서, 자살행동, 행동장애를 좀 더 경험하게 되고, 정신과적 치료를 필요로 하게 된다.

우울증 이외에 다른 모성 정신질환이 영아와 신생아 발달에 끼치는 영향은 잘 연구되어 있지 않다. 비록 연구가 부족하기는 하지만, 양극성장애의 조증 삽화의 특징인 부족한 판단력과 분별없는 행동이 소아 발달에 많은 지장을 주는 것은 분명해 보인다. 조현병 여성은 임신 동안 물질남용의 비율이 높으며 피임, 임신, 자녀 양육에 대해 보이는 괴이한 사고는 때로 주산기 경과를 복잡하게 할 수 있다. 주산기 동안 치료받지 않은 정신분열증의 경우 어머니와 아이 모두를 황폐화시키는 결과를 초래할 수 있다. 어머니의 자해, 영아 살해, 그리고 임신의 부정 및 이에 따른 육아 거부 등의 사례가 있다. 더불어 확증할 만한 최근의 연구들은 없지만, 조현병 어머니에게서 태어난 아이들은 산과적 합병증을 좀 더 경험하게 되는 것 같다고 보고되고 있다. 모성 조현병은 또한 높은 비율의 주산기 사망과도 연관되어 있다. 더욱이 조현병을 가진 어머니의 경우 자주 정도를 벗어난 육아 형태를 가지고 있어, 자녀들의 회피적인 행동을 증가시키는 경향이 있는 것 같다.

불안장애가 산과적인 결과에 미치는 영향은 분명하지 않다. 동물연구에 의하면, 특정한 생물학적 행동의 이상은 산전 스트레스에 의해 유발되고 성인이 될 때까지 지속될 수 있다고 한다. 예를 들어 태아기에 스트레스를 받은 쥐는 성인기에 우울증 양상의 행동, 새로운 상황에서의 불안행동, 그리고 스트레스에 대해 과도한 감정적 반응 등을 지속적으로 보인다고 한다. 산전에 스트레스를 받은 영장류의 경우도 감소된 탐색행동을 보인다고 한다. 이 같은 행동 변화들은 지속되는 신경생물학적 변화와 동반된다. 특히 산전에 스트레스를 받은 동물들은 hypothalamic-pituitary-adrenal축 기능에 다양한 변화를 보인다.

4. 임신과 수유 시의 약동학 및 약력학

임신이나 수유 동안 정신과 약물을 사용하기로 결정하였다면, 최소 유효 용량을 복용하는 것이 중요하다. 임상의들은 보통 환자가 임신하였을 때 태아의 노출을 줄이려는 의도로 정신과 약물의 용량을 줄이지만, 무분별한 용량 감소는 또한 환자의 재발 가능성을 높이게 된다. 부적절한 용량은 태아에게 약물뿐만 아니라 모성질환에 의한 유해한 영향 모두를 경험하게 한다.

임신과 수유 동안의 정신약물치료의 목표는 첫째로 임상적 관해에 도달함으로써 아이에서 모성질환에 의한 유해한 영향을 배제하고, 둘째로, 향정신성 약물에의 태아 노출을 최소화하는 것이다. 용량 조절이 임신 동안의 약물의 치료효과를 유지하는 데 있어 필요하다는 것은 잘 알려져 있다. 일례로 임신 말기에는 치료농도를 유지하기 위해서는 초기보다 약 1.6배의 삼환계 항우울제TCA의 용량 증가가 필요할 수 있다. 그러나 임신 동안 모든 약물을 같은 형태로 용량조절을 하는 것은 아니다. 예를 들어 항경련제와 항우울제를 비교할 때, lamotrigine과 valproate의 혈장 내 농도가 임신이 진행함에 따라 꾸준하게 감소를 보이나, carbamazepine 농도는 좀 더 적은 변화를 보인다.

약물의 흡수, 분포, 대사, 제거는 임신에 의해 영향을 받는다. 일반적으로 임신 동안 경구투여된 약물의 흡수가 증가된다. 임신 시 위와 장의 운동성이 감소되어 경구투여 약제의 위장관 내 통과 시간이 증가되어 장 점막을 통한 약물의 흡수가 증가된다. 또한 소화조직으로의 혈류 증가는 흡수 속도의 증가를 가져온다. 약물의 분포 또한 임신 동안 변화가 있다. 혈장 내와 세포 외 수분량 모두 증가한다. 게다가 임신 중의 체지방의 증가는 높은 지방친화성 화합물로 구성된 향정신성 약물의 분포 용적을 좀 더 균일하게 증가시킨다. 증가된 분포 용적에 의한 농도의 희석 효과는 알부민과 같은 순환 혈장단백질의 농도 감소에 의해 상쇄된다. 그러나 일부 혈장단백질의농도는 임신 동안 상대적으로 변하지 않거나(예: α1-acid glycoprotein) 또는 증가하게 된다(예: sex hormone binding globulin).

임신 동안의 약물대사의 속도 또한 여러 기전에 의해 영향을 받는다. 첫째, 약물의 조직 운반은 임신 중 50% 증가된 심박출량에 의해 증가하지만, 증가된 심박출량의 일부는 간과 자궁 그리고 다른 장기로 운반된다. 둘째, 임신은 다양한 간과 간외 효소 활성의 다양한 변화와 관련된다. 간의 cytochrome P450 3A4 효소의 활성은 임신 동안 증가되나, cytochrome P450 1A2의 활성은 감소된다. cytochrome P450 2D6 활성은 약리 유전학적으로 2D6의 대사 감소가 있는 사람을 제외한 모든 여성에서 임신 동안 증가한다. 많은 cytochrome P450 효소들은 태반조직에도 존재하고, 태반내 효소의 활성은 간내 활성보다 매우 낮은 경향이 있다. 그리고 임신 동안의 약물 제거는 신장 혈류와 사구체 여과 속도의 증가에 영향을 받게 된다. 즉, 임신의 약동학적인 변화는 이와 같이 다양한 변수에 의해 좌우된다고 할 수 있다.

주산기 동안의 용량조절은 또한 향정신성 약물의 약력학적 변화에 의해 영향을 받을 수 있지만, 약력학에 대한 임신의 생리적 효과에 대해서는 거의 알려진 것이 없다. 산후 우울증이 방사성 표지된 imipramine과 paroxetine에 대한 platelet serotonin transporter의 결합 친화력의 변화와 관련 있다는 보고는 주산기 동안의 약력학적 변화가 일어날 수 있다는 가능성을 제시한다. 태아의 향정신성 약물 노출의 정도는 임신 동안 투여되는 약물이 있을 때 또 다른 주요한 고려 사항이다. 태아에 대한 향정신성 약물 노출은 약물의 태반 통과에 의하여 진행되고, 모든 향정신성 약물들은 태반을 통과한다고 추정된다. 태반전달의 속도는 세 가지 타입으로 구분될 수 있다.

① Type I-complete transfer: type I 약물의 농도는 빠르게 모체와 태아 구획 사이에 평형이 이루어진다.
② Type II-excessive transfer: 태아 농도가 모체 농도보다 높다.
③ Type III-incomplete transfer: 태아 농도가 모체 농도보다 낮다.

향정신성 약물의 태반 여과의 증거가 없음에도 불구하고, SSRI 항우울제 사이에는 태반전달 속도에 현저한 차이가 있다. 태반전달의 주요 기전은 단순 확산이며, 그 속도는 특정 약물의 생리화학적 특성에 의존한다. 약물의 태반전달 속도의 주요한 결정인자는 분자량, 지방 용해도, 이온화 정도, 그리고 단백질 결합이다. 그러나 태아에서 약물의 혈장내 농도가 향정신성 약물의 태아 노출을 예측할 수 있는 결정적인 측정방법은 아니며, 더 중요한 측정수치인 태아 뇌 농도의 중요성과 필요성을 간과할 수 있다. 태아의 생리 상태는 높은 심박출량을 포함하여, 증가된 혈액-뇌 관문blood-brain barrier 투과도, 낮은 혈장단백질 농도와 혈장단백질 결합 친화도, 그리고 낮은 간 효소 활성도로 인해 정신과 약물의 혈장내 농도를 통해서 예측한 것보다 태아 뇌신경계 농도가 높게 나타날 수 있다. 수유 중인 정신과 약물을 투여 받는 어머니로부터 신생아에 대한 약물 노출을 최소화하려고 할 때 이러한 고려가 필요하다. 출생 후 신생아는 비교적 낮은 간 효소 활성을 포함하여 독특한 생리적 특성을 보여준다. 영아에서의 간 성숙 속도는 다양하고, 미숙아에서는 좀 더 늦어진다. 간내 glucuronidation과 산화작용 모두, 처음 출생 시에는 성인의 20% 정도 수준으로 미성숙한 상태이다. 또한 신장에서의 사구체 여과와 세뇨관 분비의 속도는 비교적 신생아에서는 낮은데 각각 성인보다 30~40%와 20~30% 정도 낮게 나타난다. 그러므로 정신과 약물에의 노출이 예상한 것보다 모유수유 중인 신생아에게 높을 가능성이 있다. 약물은 대부분 비이온화된, 비결합 분획의 수동 확산에 의해 모유에 들어가기 때문에, 어머니의 혈장과 모유 간의 pH 경사도gradient가 모유로 분비되는 약물의 양을 결정하는 중요한 역할을 하게 된다. 모유의 낮은 pH가 약물의 분자 구조를 변화시킬 수 있고, 모성 순환계로의 재확산을 막게 된다. 수유를 통한 신생아 약물 노출의 정도를 예측하기 위해서는 분포 경사도distribution gradient와 시간 경사도time gradient 두 가지 모두를 고려할 필요가 있다. 첫째, 사람 모유에서의 약물농도의 분포 경사도는 단일 수유 과정 동안 존재한다. 대개 향정신성 약물은 높은 지방 친화도를 보이기 때문에 지방이 풍부한 hindmilk에 높은 농도로 존재한다. 따라서 초기에 나오는 모유인 foremilk와 후기에 나오는 hindmilk의 모유-혈장 간의 비가 크게 다를 수 있다. 또한 정신과 약물의 모유로의 분비에는 투약에 따른 시간 경사도가 존재한다. 모유로의 정신과 약물 분비의 시간 경과는 대부분 이들 약물의 위장관 흡수 양상과 일치하고, 따라서 대개 약동학적으로 예측될 수 있다. 예를 들어 sertraline의 최고 모유 농도는 마지막 투약 이후 약 8시간째에 나타나는 데 반해, 최저점은 다음 투약의 바로 직전에 나타난다.

5. 임신 기간 중 정신약물치료 지침

1) 기존의 정신질환이 산모나 태아의 건강한 출산에 미칠 수 있는 위협 정도와 약물치료 개입으로 인한 상대적 위험과 비교 평가하여 치료 방식이 결정되어야 한다. 환자와 의사는 태아의 약물 노출에 대한 위험과 치료받지 않은 정신질환의 잠재적 위험에 대하여 서로 충분히 논의하여야 한다. 절대적 위험을 측정하는 것은 불가능하지만, 현재까지의 가능한 자료를 근거로 하여 임신 중 정신과 약물사용 여부에 대한 적절한 결정을 하고 세심한 치료 계획을 세우는 것이 필요하다.
2) 임신 시 치료적 결정은 각 환자의 특징에 따른 평가에 기초하는 것이 필요하다. 환자의 병력은 환자의 예후를 추측할 수 있는 가장 좋은 예측인자이다. 가장 중요한 요소 중의 하나는 환자가 약물치료를 받지 않고 있는 동안의 기능수준이다. 기능수준의 평가를 위해서는 과거 정신과 입원 경력(입원은 일반적으로 심각한 수준의 기능장애를 시사함), 자살력, 자기파괴적 사고나 행동, 가정, 학교, 직장에서 주어진 책임을 수행할 수 있는 능력 등을 세심히 살펴보아야 한다. 과거 임신이나 분만 동안에 증상이나 기능장애의 병력은 기분장애 환자에게 특히 중요하다.
3) 주산기 약물치료의 목표는 증상의 소실을 위한 충분한 치료이다. 부분적 치료는 오히려 어머니와 태아에게 질환과 약물의 노출 기간을 연장시킬 수 있다. 가능한 한 최소한의 효과적인 약물 용량을 사용하는 것이 필요하다. 임신 초반기 특히 임신 1기에는 응급의 경우가 아니라면 가능한 한 향정신성 약물을 쓰지 않는 것도 고려해 볼 수 있다. 임신 중반이나 후반에라도 불가피한 경우에는 최저 용량을 사용하거나 가능한 한 약물 대체요법을 고려하도록 한다. 그러나 약물치료에 대한 극단적인 회피, 중단 또는 불완전한 치료로 증상이 악화되면 오히려 고용량의 정신약물을 장기간 사용해야 되는 경우를 고려해야 한다. 또한 임신 중 약물 요구량이 증가할 수 있음을 염두에 두어야 한다. 임신 후기에는 약물 용적 분포가 변하기 때문에 용량조절이 필요할 수 있다. 분만 후 신생아 금단증상과 모성의 독성 가능성을 최소화하기 위해 부작용과 혈중 약물 농도에 대한 철저한 감시가 필요하다.
4) 향정신성 약물을 대체하거나 보완할 수 있는 정신치료, 인지행동요법, 전기경련치료 그리고 입원치료 등을 적극적으로 사용한다. 비약물적 치료는 약물치료의 필요를 감소시키거나 대체할 수 있다.
5) 환자나 보호자와 약물치료의 이점, 위험성, 불확실성, 대체치료의 효과 및 제한점 등에 대해 충분히 토의하여야 하며, 치료방법 선택에 대한 서면 동의서를 받아야 한다.
6) 정신과 의사는 필요시 투약과 가능한 약물 상호작용에 대해 신생아 전문의 또는 산부인과 전문의와 상의하는 것이 좋다. 간장 성숙이 지연되는 경우 향정신성약물의 대사에 영향을 주어 다른 약물의 혈중농도를 변화시킬 가능성이 있다.
7) 약물을 선택할 때 목표는 약효를 극대화시켜서 어머니의 정신질환이 자녀에게 미치는 영향을 최소화하는 것이다. 따라서 가장 중요한 요소는 치료 병력이다. 과거 특별한 약물에 효과가 있었다면 가능하면 임신과 수유기에 새로운 약물을 시도하는 것을 피해야 한다. 과거 주산기에 사용한 약물이 있었다면 이를 다시 사용하는 것이 새로운 약을 시도함으로써 아기가 더 다양한 약물에 노출되고 어머니의 질병이 더욱 악화되는 위험을 낮출 수 있다.
8) 주산기 약물사용에 대한 많은 자료와 연구가 있었던 약물을 선택하는 것이 좋다. 주산기 시기에 새로운 약물을 사용하는 것은 권장되지 않는다. 가능하면 주산기 사용에 논란이 있는 약물은 사용을 자제함으로써 향후 가능성 있는 법적 문제를 최소화할 수 있다. 그리고 일부 약물에 대해 논란이 있기는 하지만 가능하면 낮은 FDA 위험도의 약물을 사용하는 것이 바람직하다.
9) 약물의 대사물이 없거나 적은 약을 선택하는 것이 좋다. 약물의 대사물은 대부분 반감기가 길고 태아의 혈중농도가 높게 나오는 경향이 있다. 또한 약물의 부작용과 약물 상호작용이 적은 약이 선호된다. 저혈압이나 항콜린성 부작용이 적은 약물이 권장된다.

6. 임신과 수유 시의 향정신성 약물

임신과 수유 시에 향정신성 약물의 사용은 아직까지 논란이 많고 가까운 장래에 결론이 나기는 어렵겠지만, 지금까지 논의되고 있는 내용을 각 약물에 따라 정리해보고자 한다.

1) 항우울제

최근의 보고에 의하면 임신 여성의 6.6%가 임신 중 어느 시점에 항우울제를 처방 받는다고 한다. 이렇게 항우울제는 다양한 정신질환에 흔하게 처방되고 있으며 항우울제의 임신 중, 수유 시의 약물사용 위험 등급을 표 45-3, 표 45-4에 제시하였다.

(1) 선택적 세로토닌 재흡수 억제제 (selective serotonin reuptake inhibitor, SSRI)

SSRI계 항우울제의 생식기능에 대한 안전성 자료, 임신 및 수유 시의 약물요법에 대한 자료가 급속히 축적되면서 많은 연구가 이루어졌으며, SSRI가 임신과 수유 시 우울증 치료에 1차 선택약물로 대두되고 있다.

태아기 SSRI 노출이 아동의 신경행동학적 발달에 미치는 효과에 대한 최초의 연구 보고는 Nulman 등에 의해 발표되었다. 자궁 내에서 fluoxetine에 노출된 아동 55명, TCA에 노출된 아동 80명, 항우울제에 노출된 적이 없는 아동 84명을 전향적으로 추적 조사하여 16개월에서 7세 사이의 아동들의 전반적 IQ, 언어 발달, 체질, 기분, 활동력 그리고 행동에 대한 광범위한 신경발달 정도를 조사하였다. 이 연구에서 세 그룹의 아동들 사이에 신경 발달정도의 유의한 차이는 없었으며, 전반적 IQ와 언어 발달은 모든 그룹에서 거의 동일하게 나타났다. 결론적으로 태아기에 fluoxetine과 TCA의 노출이 입학 전 아동과 저학년 아동에게 미치는 명백한 신경행동학적 유해한 효과는 없다고 보고되었다. Oberlander 등의 연구에서도 태아기에 SSRI의 노출이 아동에게 미치는 신경행동학적 유해한 효과는 없다고 보고하였다.

그러나 SSRI 중 paroxetine이 임신 1기에 노출되었을 때 태아에 기형을 유발하는 물질로 보고되었고, 선천성 심방 세동의 발생률이 1.5~2배 증가한다는 것이 대규모 역학연구들을 통해 보고되었다. 이들 연구에는 항우울제에 노출된 12,000명의 산모가 참여하였고, 그중 paroxetine에 노출된 경우는 1,600명이었다. paroxetine에 노출된 경우 전체 심혈관계 기형이 초래된 신생아의 비율은 다른 항우울제에 비해 0.5~1% 높았으며 대부분은 심방중격결손이나 심실중격결손과 같이 가장 흔한 선천성 심장기형이었다. 이를 근거로 다른 SSRI와는 달리 paroxetine은 FDA 약물 투여 위험 등급이 C 등급에서 D 등급으로 변경되었다. 또한 미국 산부인과학회는 임신중이거나 임신을 계획하는 여성의 경우에는 paroxetine의 투여를 피하고, 임신 초기에 노출되었던 경우에는 태아 심초음파를 실시할 것을 권고하였다. 또 다른 대규모 역학 연구들도 paroxetine과 SSRI의 기형 유발 가능성에 대한 보고를 하였다. 9,622명의 선천성 기형아군과 4,092명의 정상 대조군을 대상으로 조사한 연구에서 임신 1기에 항우울제에 노출된 경우는 각각 2.4%와 2.1%로 차이가 없었고, 선천성 기형의 발생빈도에서도 유의한 차이가 발견되지는 않았지만 무뇌증, 배꼽 탈장, 두개골 유합증의 발생이 2~3배가량 증가하였다. 이러한 주요 기형의 발생은 1,000명당 2명 정도였으며 대부분은 paroxetine과 관련된 것이었다. 한편 9,849명의 기형아와 5,860명의 대조군을 분석한 연구에서는 이러한 주요 기형의 위험은 관찰되지 않았지만, paroxetine의 임신 1기 노출은 심장우측 유출지역 이상cardiac right outflow tract abnormalities과 관련되어 있고, sertraline은 심장중격결손 및 배꼽 탈장과 관련이 있는 것으로 조사되었다. 대규모의 역학연구들을 통한 주요 기형의 절대위험도는 0.2% 정도로 매우 낮고 SSRI는 주요한 기형 유발물질이 아니라는 결론이 도출되었다.

한편 1975년부터 2009년까지 보고된 15개의 전향적 연구를 분석한 연구에서 항우울제가 자연유산과 관련이 되어 있을 가능성을 언급하고 있으며, 임신 중 paroxetine의 사용이 자연유산의 가능성을 1.7배 높인다고 조사되었다. 그러나 대략 유산율이 증가된 것은 임신 기간 중 우울증을 경험한 여성들에서 조산이 증가되는 현상과 밀접하게 관련되어 있는 것으로 여겨진다. 따라서 항우울제 노출보다 산모질환에 의한 영향을 반영하는 것으로 사료된다.

이 외에도 SSRI는 저출생, 미숙아 등과 관련이 있는 것으로 보인다. 임신 중 SSRI 사용과 관련되어 나타나는 신생아의 증상은 두 가지 형태로 구분된다. 하나는 신생아행동증후군으로 임신 3기에 SSRI 노출되는 경우 약 1/4에서 발견된다. 대규모 코호트 연구를 통해 SSRI (대부분은 fluoxetine과 paroxetine)에 노출될 경우 신생아 행동증후군 발생의 상대 위험도는 3.0으로 계산되므로 임상가는 이에 대한 관심을 가질 필요가 있겠다. 이 증후군은 안절부절jitteriness이나 몸떨림shivering, 근긴장도 증가, 수유 및 소화장애, 자극과민성이나 불안, 호흡곤란 등을 흔하게 나타내는데, 보통은 2일 이내에 자연 치유되는 경한 증후군으로 대증적인 치료가 필요하다. 또한 0.3%의 발현 빈도로 드물기는 하지만 경련, 이상고열hyperpyrexia, 과도한 체중감소 등이 동반되어 기관 삽관이 필요한 경우도 있을 수 있는데, 이런 증상들은 성인에서 관찰되는 SSRI 독성증상이나 금단증상과 유사한 것으로 사료된다. 또 다른 SSRI와 관련된 신생아 증후군은 드물지만 폐혈관 저항의 증가와 좌우 단락화right-to-left shunting, 고도의 저산소증을 특징으로 하는 신생아 폐동맥 고혈압 지속증이다. 사망률이 20%에 이르고, 생존자는 장기간의 유병 상태를 지속하게 된다. 폐고혈압이 있는 377명의 신생아와 이환되지 않은 386명의 신생아를 비교한 연구에서 임신 20주 이후에 SSRI에 노출된 경우 폐고혈압의 발생이 6배 정도 증가하며, 노출된 신생아에서의 발생률은 약 1%(1,000명당 6~12명)에 달한다고 보고되었다. 그러므로 임신 중 SSRI 사용 여부를 결정하는 데에는 치료 중단으로 인한 우울증의 재발 가능성을 고려하여 환자 개개인에 맞게 고려하여야 할 것이다.

수유 시에 SSRI들은 모두 RID가 낮고 심각한 유해 사례의 보고가 없어 모유 수유 위험도 등급 L2로 분류된다. fluoxetine은 임산부에서의 연구결과가 가장 많다는 측면에서 임신 중 선택될 수 있는 SSRI 중 하나이다. 그러나 수유기의 경우에는 SSRI 중 모유를 통해 영아로 전달되는 비율이 가장 높고(RID 1.6~14.6%) 수유아에서 급성통증과 예민성, 발작 등의 부작용이 보고된 바 있으므로 가능하다면 다른 SSRI로 대체를 고려한다. 그러나 fluoxetine이 수유 중 금기되어야 할 어떤 증거가 발견된 바는 없으므로, 환자에게 유일하게 효과적인 약물이라면 처방이나 수유를 포기할 필요는 없다. sertraline은 수유모에서

PART 10

비교적 광범위하게 연구된 약물로, 모유로의 전달률이 낮고, 특히 혈소판 내 5-HT 농도 변화 측정 결과 수유모가 세로토닌 재흡수 억제 효과가 충분히 일어날 정도의 용량을 복용하였을 때에도 영아에서는 해당 효과가 거의 일어나지 않는다는 연구결과가 보고되어 수유모에서 보다 선호될 수 있는 약물이다. paroxetine은 RID가 낮고 영아 혈장농도가 매우 낮거나 검출되지 않았으며 예상치 못한 유해사례가 보고된 바는 없다. 다만 임신 중 약물사용 위험도가 SSRI 중 유일하게 FDA의 D 등급인 약물이어서 산전부터 산후까지 유지치료가 필요한 경우에는 선택되기 어려울 수 있으나, 수유기에 새로 시작하거나 교체약물로 선

표 45-3. 항우울제

generic name	trade name	daily dose (mg/day)[a]	risk category[b]	American Academy of Pediatrics rating[c]
selective serotonin reuptake inhibitors				
citalopram	Celexa	20~60	C	unknown, but of concern
escitalopram	Lexapro	5~20	C	N/A
fluoxetine	Prozac	20~60	C	unknown, but of concern
fluvoxamine	Luvox	50~300	C	unknown, but of concern
paroxetine	Paxil	20~50	D	unknown, but of concern
sertraline	Zoloft	50~200	C	unknown, but of concern
tricyclic antidepressants				
amitriptyline	Elavil, Endep	150~300	D	unknown, but of concern
amoxapine	Asendin	150~400	C_m	unknown, but of concern
clomipramine	Anafranil	150~250	C_m	unknown, but of concern[d]
desipramine	Norpramin	150~300	C	unknown, but of concern
doxepin	Sinequan, Adapin	150~300	C	unknown, but of concern
Imipramine	Tofranil	150~300	D	unknown, but of concern
maprotiline	Ludiomil	140~225	B_m	N/A
nortriptyline	Pamelor, Aventyl	75~150	D	N/A
protriptyline	Vivactil	15~60	C	N/A
monoamine oxidase inhibitors				
isocarboxazid	Marplan	30~60	C	N/A
phenelzine	Nardil	45~90	C	N/A
tranylcypromine	Parnate	30~60	C	N/A
other antidepressants				
bupropion	Wellbutrin	150~450	C	unknown, but of concern
duloxetine	Cymbalta	30~90	C	N/A
mirtazapine	Remeron	15~45	C	N/A
nefazodone	Serzone	300~600	C	N/A
trazodone	Desyrel	200~300	C	unknown, but of concern
venlafaxine[e]	Effexor	150~375	C	N/A
milnacipran	Ixel	30~200	C	N/A

Note. N/A = not available.

a dosing strategies adapted from Schatzberg and Cole 1991; Kaplan and Sadock 1993; and, for newer medications, the manufacturers' package inserts.

b risk category adapted from Briggs et al. 2005 and/or Physicians' Desk Reference 2007; "m" subscript indicates data taken from the manufacturer's package insert.

c American Academy of Pediatrics 2001.

d original committee report 1994 listed as "compatible", and a correction was later published.

e not listed in Briggs et al. 1994. Risk category taken from Physicians' Desk Reference (1992, 1993, 1994, and 1996 editions)

표 45-4. 모유수유 중 항우울제의 안정성 및 약동학 매개변수

drug	risk	RID(%)	$T_{1/2}$	T_{max}	comments
amytriptyline	L2	1.9~2.8	31~46	2~4	low enough to undetectable in infants
imipramine	L2	0.1~4.4	8~16	1~2	limited data, but no adverse effects reported
fluoxetine	L2	1.6~14.6	24~72	1.5~12	reports of sleepiness, colic, irritability and seizures no means contraindicated in many thousands women
fluvoxamine	L2	0.3~1.4	15.6	3~8	low enough to undetectable in infants limited data, but no adverse effects reported
sertraline	L2	0.4~2.2	26	7~8	extensively studied, preferred antidepressant in lactating women no change in blood platelet 5~HT level in 14 infants
paroxetine	L2	1.2~2.8	21	5~8	minimal to no effect on breastfed infants
escitalopram	L2	5.2~7.9	27~32	5	limited data, but no adverse effects reported
venlafaxine	L3	6.8~8.1	5	2.25	low to moderate exposure no adverse effects reported
duloxetine	L3	0.1~1.1	12	6	limited data, but no adverse effects reported
mirtazapine	L3	1.6~6.3	20~40	2	no adverse effects reported, but need to observe sedation
bupropion	L3	0.2~2.0	8~24	2	minimal to no effects on breastfed infants one case of possible seizure in 6~month~old infant three cases of suppressed mothers' milk supply

risk: Dr. Hale's lactation risk category, RID: relative infant dose, T1/2: adult elimination half-life (hours), Tmax: time to peak plasma level (hours)

택되기에는 무리가 없다. escitalopram과 citalopram은 두 가지 약물 모두 10% 이하의 RID를 가지고 있으며 보고된 유해사례가 없다. escitalopram은 citalopram의 50% 정도의 용량으로 같은 효과를 내므로 모체에 처방되는 약물의 절대량이 더 적다는 면에서 citalopram에 비해 선호된다.

(2) 세로토닌 노르에피네프린 재흡수 억제제 (serotonin norepinephrine reuptake inhibitor, SNRI)

동물연구 및 인체연구에서 venlafaxine은 신체의 기형을 일으키는 주요한 약제는 아닌 것으로 알려졌지만, SSRI와 마찬가지로 자연유산이나 저체중, 미숙아, 신생아 세로토닌 증후군, 신생아 행동증후군, 호흡곤란과 같은 독성을 드물게 유발할 수 있다. 또한 신생아 폐동맥 고혈압 지속의 가능성도 있지만 아직은 확인이 필요한 상태이다. 임신 1기에 venlafaxine에 노출된 10명의 산모에 대한 연구에서는 추적이 가능했던 4명에서 모두 기형은 발견되지 않았다.

또한 venlafaxine에 노출된 150명의 산모와 SSRI에 노출된 150명의 산모 및 대조군 150명에 대한 비교연구에서 자연유산, 인공유산, 출생 시 재태 연령, 정상 출산, 출생 시 체중, 주요 기형발생에 있어 각 군 간의 차이가 없었다. 발생된 주요 기형은 venlafaxine군에서 요도 하열, 신경관 결손 등의 2건, SSRI군에서 심실중격결손, 유문 협착, 결손 뇌량 등 3건 및 대조 군에서 선천성 심장기형 한 건이 보고되었다. 이러한 결과는 임신 중 venlafaxine에 노출되는 것이 주요 선천성 기형의 발생을 증가시키지 않는다는 것을 시사한다. 한편 최근 Broy 등의 연구는 venafaxine이 자연유산을 유발시킬 수 있는 가능성이 2배 정도 높다고 보고하였다.

duloxetine에 대한 연구는 부족하지만, 그 약물작용이 venlafaxine이나 SSRI와 비슷하기 때문에 이들이 일으키는 자연유산, 저체중, 미숙아, 신생아 세로토닌 증후군, 신생아 행동증후군, 호흡곤란과 같은 독성을 드물게 유발할 수 있을 것으로 사료되며 추후 연구 자료의 축적이 필요하다.

수유기 동안 venlafaxine에 노출된 영아들의 경우에는 그들의 수유모보다 venlafaxine의 활성 대사물인 O-desmethylvenlafaxine의 혈장농도가 높게 나왔다. 이는 아마도 혈장단백질에 잘 결합하지 않는 venlafaxine의 물리 화학적 특성 때문일 것으로 사료되며, 이로 인해 L3 등급으로 분류되어 있다. 또한 duloxetine은 자료가 부족하여 L3 등급으로 분류되어 있어 현재 시점에서 이들이 TCA나 SSRI에 비해 수유모에서 더 선호될 근거는 없다.

desvenlafaxine은 FDA 약물 투여위험 등급 분류상 C 등급이며, 수유 시 안전성 등급은 L3등급으로 분류된다.

milnacipran은 FDA 약물 투여위험 등급 분류상 C 등급이며 수유부를 대상으로 한 대조군 연구는 시행되지 않았으나 동물연구에서 분비가 확인되어 수유 시 복용하는 것을 권장하지 않는다.

(3) 삼환계 항우울제(tricyclic antidepressant, TCA)

TCA는 1963년 이후부터 광범위하게 사용되어 임신 및 수유와 관련되어 축적된 연구보고가 있다. TCA의 노출과 선천성 기형 간의 연관성에 대해서는 명확히 밝혀진 것은 없다. TCA에의 노출이 사지의 기형과 연관이 있다는 초창기 보고들이 있지만, Altshuler 등이 300,000명 이상의 출생 아기들에 대한 14개의 연구를 대상으로 메타분석을 실시한 바에 의하면, 선천성 기형의 발생률은 임신 1기에 TCA에 노출된 414명의 영아 중에서 단지 3.1%였다. European Network of Teratology Information Services의 자료들도 TCA에 노출된 후 기형의 비율은 이와 비슷했다. 이러한 비율은 정상적인 경우의 기형 발생률인 2~4%와 차이가 없다. 더구나 Nulman 등에 의한 연구에서 임신 동안 TCA에 노출된 적이 있는 80명의 아동이 연구에 포함되었고, 산전에 이들 약물에 노출되는 것이 신경행동학적 부작용과 연관이 있다는 어떤 증거도 발견하지 못했다. TCA 노출의 급성 효과가 태아와 신생아 건강에 미치는 영향에 대해 보고된 자료는 거의 없다. 태아에서 빠른 호흡, 청색증, 흥분성, 과도한 긴장, 간헐성 경련 및 발작과 같은 다양한 신생아 증상들에 대한 증례보고가 있을 뿐이다. 소규모의 전향적 연구에서 분만과 출산 동안 합병증이 증가한다는 증거는 없었지만, TCA에 노출된 신생아에서 일시적인 금단증상은 보고되었다. Wisner 등의 nortriptyline에 대한 임신 동안 용량조절에 관한 약력학적 연구는 임신 말기에는 충분한 임상적인 효과를 얻기 위한 혈중 약물농도를 유지하기 위해서 평상시보다 1.6배 더 높은 용량을 사용해야 된다고 보고하고 있다.

수유 시에 TCA는 RID가 높지 않고 심각한 유해사례의 보고가 없어 모유 수유 위험도 등급 L2로 분류된다. 다만 수유기에 doxepin에 노출된 수유아에게서 호흡부전이 발생한 사례가 있어 doxepin의 사용은 권유되지 않는다. 그러나 비록 임신 중 혹은 수유 시에 TCA 사용이 비교적 안전하다고는 하나 TCA 약물 자체가 가지고 있는 진정, 항콜린성 작용 등의 부작용 특성으로 인해 SSRI보다 선호되지는 않으며 점차 임상에서의 사용이 줄어들고 있는 실정이다.

(4) 모노아민 산화효소 억제제 (monoamine oxidase inhibitor, MAOI)

비록 MAOI가 40년 전에 소개되었지만 임신과 수유 중의 사용에 대한 임상적 자료는 제한적이다. 현재까지 사용 중인 MAOI는 대부분 FDA의 C 등급 약물이지만 몇몇 전향적 연구에서 산전 tranylcypromine의 노출이 태아 기형의 위험성을 증가시키는 데 연관이 있다고 보고하였다. 또한 동물 대상 연구에서도 태아기에 MAOI에 노출되는 것이 태아 기형을 일으킬 가능성이 있다고 보고되고 있다. 임신과 수유 중의 MAOI의 사용은 고혈압성 발작을 일으킬 위험이 있어서, 일반적으로 식이제한과 임신 또는 진통과 분만 중에 흔히 사용되는 pseudoephedrine, meperidine과 같은 약물의 사용을 엄격히 제한하는 것이 필요하다. 이러한 제한은 brofaromine과 moclobemide 같은 소위 가역적 MAOI에서는 부분적으로 제외될 수 있다. 그러나 MAOI도 TCA와 마찬가지로 여러 임상 적용의 어려움으로 인해 SSRI보다 선호되지는 않으며 점차 임상에서의 사용이 줄어들고 있는 실정이다.

(5) 기타 항우울제

bupropion이 한때 동물 및 사람에게 낮은 위험도를 보이는 것으로 인해 Briggs 등의 Reference Guide to Fetal and Neonatal Risk에서 B 등급으로 분류되기도 하였으나, 현재 FDA의 C 등급으로 분류되고 있다. 초기의 후향적 연구에서는 28명의 bupropion 노출 임산부 중 3.6%에서 혈관기형이 있는 태아를 출산하였다고 하여 기형유발의 가능성이 제기되었다. 그러나 임신 1기에 bupropion에 노출된 1,213명, 임신 2기 이후에 bupropion에 노출된 1,049명, 기타 항우울제에 노출된 4,743명을 비교한 Cole 등의 대규모 전향적 연구에서는 임신 초기의 bupropion 노출이 기형을 유발할 가능성을 찾지 못하였다. 또한 임신 중 항우울제에 노출된 928명(이 중 bupropion은 113명)과 나이, 흡연력, 음주력을 맞춘 928명의 대조군을 대상으로 한 Einarson 등의 코호트 연구에서도 대조군에 비해 임신 초기 bupropion 노출이 주요 기형을 유발하지 않았다고 조사되었다. 한편 임신 중 buproion 사용이 자녀의 ADHD와 유의한 연관이 있다는 조사도 있었다. 38,074명의 가족 중 431명(1.13%)의 자녀에서 ADHD가 진단되었거나 치료를 받아 매우 높은 연관성을 보였으나, 이외에도 남아, 부모의 ADHD 병력, 모친의 양극성장애, 정신병적 장애, 우울증도 연관을 보이고 있었다. 또한 임신 중 bupropion 노출과 ADHD의 연관성은 임신 2기 이후의 노출만이 유의했고, 흡연력도 연관성을 보이는 등 많은 혼란 인자로 인해 임신 전후 bupropion을 복용하는 것이 자녀의 ADHD 위험성을 높인다고 단정 지을 수는 없다. 수유 시에 bupropion은 신생아 발작 등의 예상치 못한 부작용의 가능성 등으로 인해 L3 등급으로 분류되어 있어 현재 시점에서 TCA나 SSRI에 비해 수유모에서 더 선호될 근거는 없다.

mirtazapine과 관련된 자료는 제한되어 있지만, 최소한 흔하게 발생하는 주요 기형에 대한 위험성은 적은 것으로 알려지고 있다. 임신 1기에 항우울제 노출과 주요 기형발생과의 연관성을 알아보기 위한 Einarson 등 코호트 연구에서 항우울제 노출군에서는 2.5%의 주요 기형이 발생하였고, 대조군에서는 2.6%가 발생하였으며, mirtazapine 노출군에서 발생한 2건의 주요 기형은 기관연골 연화증과 방광요관 역류였다. 수유 시에 mirtazapine 또한 예상치 못한 부작용의 가능성 등으로 인해 L3 등급으로 분류되어 있어 현재 시섬에서 TCA나 SSRI에 비해 수유모에서 더 선호될 근거는 없다.

vortioxetine에 대한 연구는 부족하지만, 현재 FDA 약물 투여 위험 등급상 C 등급으로 분류되며, 수유 시 vortioxetine 투여에 대한 연구가 아직 없어 현재로서는 수유 시 다른 대체약물이 권고된다.

임신 중의 항우울제 사용은 치료 중단에 따른 재발 가능성을 고려하여 개별 환자에 맞게 선택되어야 한다. 비록 항우울제가 태아에게 미치는 영향이 비교적 안전한 것으로 생각되지만, 주요 기형의 발생 가능성 및 신생아 증후군 등의 위험도를 고려하여야 하며, 특히 임신 1기에 노출된 경우에는 심초음파를 포함하는 산전 검사를 정기적으로 하는 것이 바람직할 것이다.

2) 기분조절제

널리 사용되는 기분조절제mood stabilizers 중에서 인체 기형유발 물질로 구분되는 lithium, valproate, carbamazepine은 FDA 약물 투여 위험 등급 분류상 D 등급이며, 이외에 lamotrigine과 topiramate 등은 C 등급으로 분류된다(표 45-5). 수유 시 안전성 등급은 lithium과 lamotrigine이 L3 등급이며, valproate와 carbamazepine은 L2 등급이다(표 45-6).

lithium, valproate, carbamazepine은 기형유발 가능성이 크기 때문에 가급적 임신 중에는 피하는 것이 안전하다. 기분조절제가 반드시 필요한 경우에는 lamotrigine이나 topiramate가 비교적 안전하며, 엽산의 병용 투여도 기분조절제 투여에 따른 신경관 결손의 가능성을 낮출 수 있다. 수유 시에는 기분조절제 치료 시 꼭 필요한 경우가 아니라면 lithium이나 lamotrigine보다는 valproate 혹은 carbamazepine을 선택하는 것이 안전성 면에서 유리하다.

(1) lithium

lithium은 가급적 임신 중에는 피하는 것이 권고되며, 특히 기관 형성기인 임신 1기에는 중단하는 것이 좋은데, 이는 심혈관의 선천성 기형의 빈도를 높일 수 있기 때문이다. lithium은 태반을 자유롭게 통과하며, 산모 및 제대 혈중농도가 평형을 이루며 양수 내 농도는 제대 혈중농도보다 높게 조사된다. 임신 중 특히 임신 1기에 lithium에 노출된 경우 가장 관심 있게 보고되는 내용은 엡스타인 기형이 포함되는 심혈관계 기형이다. 엡스타인 기형은 우심방 비대 및 심장기능부전 등에 의해 호흡곤란, 피로, 청색증, 심부전 등의 증상이 나타나며 심방중격결손, 동맥관 등이 흔히 동반되는 희귀한 질환이다. 그러나 Warkany는 최근 100년 동안 보고된 증례는 총 300건에 지나지 않고, 대부분의 증례는 lithium과 관련 없는 경우이므로 lithium과 엡스타인 기형의 연관성은 크지 않다고 주장하기도 하였다. 영아를 출산한 1,325,563명을 대상으로 한 최근의 코호트 연구 결과에 따르면 lithium에 노출된 영아 663명 중 16명(2.41%), lithium에 노출되지 않은 영아 1,322,955명 중 15,251명(1.15%)명에서 심장 기형이 나타났다. lithium에 노출된 영아의 심장이상에 대해 조정된 위험비는 노출되지 않은 영아에 비해 1.65 (95% CI, 1.02~2.68)였고 하루 복용량이 600 mg 이하인 경우 위험비는 1.11 (95% CI, 0.46~2.64), 601~900 mg의 경우1.60 (95% CI, 0.67~3.80), 900 mg 이상인 경우 3.22 (95% CI, 1.47~7.02)였다. 즉 임신 첫 3개월에 산모가 lithium에 노출될 경우 출생 100명당 1건의 심장기형 위험이 추가로 증가하며. 이러한 연관성은 용

표 45-5. **기분조절제와 항경련제**

generic name	trade name	daily dosage (mg/day)[a]	risk category[b]	American Academy of Pediatrics rating[c]
carbamazepine	tegretol	400~1,600	D	compatible
clonazepam	klonopin	0.5~10	C	N/A
gabapentin	neurontin	900~1,800	C	N/A
lamotrigine	lamictal	300~500	C	unknown, but of concern
levetiracetam	keppra	500~3,000	C	N/A
lithium carbonate	eskalith, lithobid, lithonate	900~2,100	D	contraindicated
oxcarbazepine	trileptal	600~1,200	C	unknown, but of concern
tiagabine	gabatril	160~320	C	N/A
topiramate	topamax	200~800	C	unknown, but of concern
valproate	depakote (divalproex sodium)	750~1,500	D	compatible

Note. N/A = not available.

a dosing strategies adapted from Schatzberg and Cole 1991; Kaplan and Sadock 1993; and for newer medications, the manufacturers' package inserts.

b risk category adapted from Briggs et al. 2005 and/or Physicians' Desk Reference 2007; "m" subscript indicates data taken from the manufacturer's package insert.

c American Academy of Pediatrics 2001.

표 45-6. 모유 수유 중 항조증 약물의 안전성 및 약동학 매개변수

Drug	Risk	RID (%)	$T_{½}$	T_{max}	Comments
Lithium	L3	12~30.1	17-24	2~4	Exposure is high, reported some lithium toxicity effect in a breastfed infant Not an absolute contraindication under close monitoring
Carbamazepine	L2	3.8~5.9	18~54	4~5	One case of elevated live enzyme (GGT)
Valproic acid	L2	1.4~1.7	14	1~4	Infant may need monitoring for liver enzyme and platelet changes
Lamotrigine	L3	0.3~1.4	15.6	3~8	Exposure is high (23~50% of maternal level) One case of severe apnea in 16-day-old breastfed infant

risk: Dr. Hale's lactation risk category, RID: relative infant dose, T1/2: adult elimination half-life (hours), Tmax: time to peak plasma level (hours)

량에 따라 달라진다.

임신 중 lithium을 사용하는 경우 산전 초음파 및 태아 심초음파를 통한 세심한 관찰이 필요하다. 이 외에 태아에게 흔히 보고되는 lithium 독성에는 청색증, 근긴장 저하증, 서맥, 갑상선기능저하 및 갑상선종, 심방세동, 간비대, 심전도이상T-wave inversion, 심비대, 위장관 출혈, 요붕증, 양수과다증, 경련 등이 있다. 신생아의 경우 lithium 반감기는 68~96시간으로 성인의 반감기인 10~20시간에 비해 지연되어 있으므로, 이들 lithium 독성증상은 신생아의 신배설에 맞추어 대개 출생 1~2주 내에 소실되나, 2개월 이상 지속된 요붕증의 사례도 보고되었다. 또한 산모에서는 임신 중에는 lithium의 신배설이 증가되어 있고, 이는 출산 후 빠르게 회복되기 때문에 임신 전 및 임신 중, 출산 후의 lithium 혈중농도에 대한 세심한 관찰이 필요하다.

lithium은 수유 중 정신약물치료에서 있어 가장 주의해야 할 약물이다. lithium의 RID는 12~30.1%로 안전성 기준인 10%를 상회하며 영아 혈장농도가 모체 혈장농도의 30~40%에 이르는 것으로 보고되고 있다. 더욱이 영아 혈장 lithium 농도 0.6 mEq/L에서 영아가 늘어지고 심전도상 inverted T wave가 나타나는 lithium 독성증상을 나타낸 사례가 있다는 점, 영아에서는 수분공급 상태에 따라 lithium 농도가 급격하게 변한다는 점에서 특히 주의를 기울여야 할 약물이다. 그러나 영아의 혈중 lithium 농도를 측정할 수 있으므로 면밀한 관찰이 수반된다면 수유 중 금기시할 필요가 없다는 의견이 받아들여지면서 현재 모유수유 위험도는 L4에서 L3등급으로 조정되었다.

(2) valproate

valproate는 착상 후 17일부터 30일 사이에 노출될 경우 1~2%에서 신경관 결손을 유발할 수 있으므로 임신 초기에는 투약을 중단하는 것이 권고된다. valproate는 쉽게 태반을 통과하며 총 valproate의 산모 혈중농도에 대한 제대 혈중농도는 1.4~2.4 정도인 반면 단백질과 결합하지 않은 valproate의 산모 혈중농도에 대한 제대 혈중농도는 0.82로 측정된다. 태아에 valproate가 축적되는 기전으로는 산모 혈액 내 유리지방산 농도의 증가와 태아 혈청에서의 단백질결합 능력의 증가로 인해 산모 혈액 내의 valproate가 태아 쪽으로 이동했기 때문인 것으로 생각된다. 임신 중에valproate와 관련된 보고들은 주요 선천성 기형 및 미세 선천성 기형, 자궁 내 성장지연, 고빌리루빈증, 치사성 간독성, 단기 고혈당증, 혈전응고장애, 신생아 금단증상 등이다.

기형유발 가능성이 보고되기 이전까지는 임신 중 valproate와 carbamzepine의 사용이 권고되었는데, 이는 phenytoin의 위험성이 훨씬 더 컸기 때문이었다. 첫 번째 확정적 보고는 1980년에 Dalens 등에 의해 제기되었다. 산모는 임신 기간 내내 1일 용량 1,000 mg의 valproate를 복용하였고, 안면기형 및 심장기형, 사지기형이 동반된 성장 지체아를 출산하였고, 신생아는 출산 19일에 사망하였다. 이후 이와 관련된 많은 보고들이 있었고, 가장 심각한 선천성 기형은 신경관 결손이었다. 임신 중 valproate에 노출된 환자에서 신경관 결손의 발생 위험성은 1~2%이며, 이는 가족력이 있는 환자에서의 위험성과 같다. 또한 임신 1기에 valproate에 단독 노출된 1,565명의 pooled data는 118명에서 주요 선천성 기형이 발생하였고, 선천성 기형을 보인 14명은 가족적 발생 가능성에 비해 더 흔한 빈도였으며, valproate가 임신 1기에 노출될 경우, 그렇지 않은 경우에 비해 이분척추의 발생 가능성은 12.7배, 심방중격결손은 2.5배, 구개열은 5.2배, 요도하열은 4.8배, 두개골 유합증은 6.8배 증가하는 것으로 보고하였다. 이러한 연구결과들은 임신 1기에 valproate 사용이 선천성 기형의 유발과 깊은 연관이 있음을 시사한다. 이들 선천성 기형들의 특징을 정리하자면 ① 신경관 결손, ② 두개 및 안면부 이상, ③ 사지 이상, ④ 비뇨기계 이상, ⑤ 정신운동 발달지연으로 볼 수 있으므로 기관 형성기에 valproate에 노출된 임산부는 자세한 산전 검사가 필요할 것이다.

수유 시 valproate는 L2 등급 약물로 RID가 10% 이하이며 영아의 혈장에서 검출되는 약물농도가 낮아 수유 중 사용하기에 안전한 기분조절제로 받아들여지고 있다. 한편, 수유 시 valproate의 경우 혈소판 감소성 자반병과 빈혈 1례가 보고된 바 있

어 성인에서와 마찬가지로 이 약물에 노출된 영아에서 혈소판 수치를 확인해볼 필요가 있다.

(3) carbamazepine

임신 중의 carbamazepine 사용은 신경관 결손, 심혈관계 및 비뇨기관계 결손, 구개열 등의 발생 가능성을 높일 수 있으며, 두개안면부 결손이나 손톱 형성저하증, 발달지연 등의 태아carbamazepine 증후군을 유발할 수 있으므로 사용에 신중을 기하는 것이 좋다. 동물실험에서는 늑골 결함, 구개열, 내반슬, 대안구증 등의 기형을 유발하는 것으로 알려져 있다. carbamazepine은 태반을 통과하며, 태아의 간이나 신장에 가장 높은 농도로 분포하고, 태아조직의 농도는 산모 혈중 농도의 대략 50~80% 정도이다. 임신 초기 carbamazepine에 노출된 72명의 환자에 대한 전향적 추적 연구결과, 54건의 출산이 이루어졌고, 자연유산 7건, 치료적 유산 5건, 추적 실패가 6건이었다. 1일 용량 200~1,200 mg의 carbamazepine이 임신 기간 중 사용되었다. 이들 신생아의 10%에서 요천추 수막류, 다발성 심실중격결손, 간접적 탈장, 구개수열 등의 주요 기형이 발생하였고, 대조군에서는 7%에서 주요 기형이 발생하였다. 두 개의 미세 기형을 갖는 경우는 노출군과 대조군 간의 차이가 없었지만, 3개 이상의 미세 기형을 갖는 경우는 노출군에서 많았다(38% vs. 65%).

수유 시 carbamazepine은 L2 등급 약물로 RID가 10% 이하이며 영아의 혈장에서 검출되는 약물농도가 낮아 수유 중 사용하기에 안전한 기분조절제로 받아들여지고 있다. 한편, 수유 시 carbamazepine의 경우 간효소 수치 상승의 사례가 보고된 바 있어 성인에서와 마찬가지로 이 약물에 노출된 영아에서 간효소 수치를 확인해볼 필요가 있다.

(4) lamotrigine

동물연구에서 lamotrigine은 모성독성 및 태아독성(발달지연, 행동결함, 사망)을 나타냈으나 기형의 발생은 없었다고 보고된다. 그러나 최근 임신 1기에 lamotrigine에 노출될 경우 구개열의 발생 빈도가 증가한다는 보고가 있었으나 예비연구의 수준이므로 추가적인 연구가 필요할 것으로 보인다. 또한 lamotrigine과 관련된 주요 기형의 증가는 valproate와의 병합요법인 경우 증가하는 경향을 보이므로 임신 중의 병합 사용에는 주의를 기울여야 한다.

수유 시 lamotrigine은 L3 등급 약물로 RID가 9.2~18.3%이며 영아의 약물 혈장농도가 모체의 23~50%에 이르는 등 높은 전달률을 보인다. 대부분의 연구에서 예상치 못한 부작용의 보고는 없었으나, 850 mg의 lamotrigine을 복용한 산모의 생후 16일 된 수유아에서 심각한 무호흡 증상이 일어났다는 사례 보고가 있었다. 수유모에서 기분조절제 치료 시 꼭 필요한 경우가 아니라면 lamotrigine보다는 valproate 혹은 carbamazepine을 선택하는 것이 안전성 면에서 유리하다.

(5) topiramate

topiramate도 동물연구에서는 독성을 보였고, 태반을 자유롭게 통과하기 때문에 제대혈과 모성 혈중농도는 거의 비슷한 것으로 보고된다. topiramate는 에폭시드 대사물을 생산하지 않으므로 carbamazepine이나 valproate와는 달리 임신 중 사용 시 위험성이 다소 낮을 것으로 사료된다. topiramate에 노출된 35명의 산모에 대한 조사에서는 주요 선천성 기형이 2명(7.1%)에서 발생하였는데, 1명에서 구개열이 나타났고 다른 1명에서는 요도하열이 관찰되었다. 그러나 임신 1기에 노출된 산모를 대상으로 한 추후의 연구에서는 선천성 기형이 발생하지 않았다는 보고도 있으므로 임신 중 topiramate 사용 시에는 산모의 치료 이익과 태아의 위험성을 비교해보아야 한다.

3) 항정신병약물

미국 산부인과학회는 임신 중의 정신병적 상태는 일반적으로 약물 중단에 의한 재발 가능성이 높기 때문에 치료를 지속할 것을 권고하고 있다. 40년 이상의 사용례를 조사하였을 때 정형 항정신병약물에서 심각한 태아이상이나 모성 후유증의 증거는 관찰되지 않았다. 한편 비정형 항정신병약물의 경우 아직까지 충분한 자료가 없기 때문에 통상적인 사용은 주의를 요한다. 그러므로 임신 중인 환자에서 정형 혹은 비정형 항정신병약물의 사용은 반드시 산모와 태아 모두에 발생할 수 있는, 약물로 인한 위험 가능성과 치료를 하지 않았을 때의 위험성에 대하여 충분히 고려해야 할 것이다(표 45-7).

수유 시 항정신병약물의 사용은 해당 약물을 사용하는 환자의 특성상 연구 자료가 전반적으로 부족한 편이며, 수유 시의 약물사용 위험 등급을 표 45-8에 제시하였다.

(1) 비정형 항정신병약물

① clozapine

clozapine은 dibenzapines계 비정형 항정신병약물로서 현재까지 FDA 승인된 모든 항정신병약물 중 유일하게 FDA 약물 투여 위험 등급 분류상 B 등급으로 분류된다. 동물연구에서는 최대 치료용량의 2~4배 수준에서 수정 능력이나 태아 위험의 증거는 밝혀지지 않았다. 사람에 대한 최초의 보고는 치료 저항성을 보이는 만성 미분화 조현병 환자에 대한 보고이며, 이 환자는 임신 전부터 임신 기간 내내 clozapine을 복용하였으나 임신 말기에 3,689 g의 정상아를 출산하였다. 또한 산모 및 제대 혈중농도와 양수내 clozapine 농도에 대한 조사에서 산모는 임신 전부터 재태 23주까지 1일 용량 100 mg의 clozapine을 복용하였고, 이후 1일 용량 50 mg으로 감량하여 임신 말기까지 유지하였다. 환자의 임신 동안 혈중 clozapine 농도는 38~55 ng/mL(1일 용량 100 mg)과 14.1~-15.4 ng/mL(1일 용량 50 mg)이었고, 출생 시

표 45-7. **항정신병약물**

generic name	trade name	daily dosage (mg/day)[a]	risk category[b]	American Academy of Pediatrics rating[c]
first – generation antipsychotics				
chlorpromazine	thorazine	200~800	C	unknown, but of concern
fluphenazine	prolixin	5~10	C	N/A
haloperidol	haldol	5~10	C_m	unknown, but of concern
loxapine	loxitane	20~80	C	N/A
mesoridazine	serentil	100~400	C	unknown, but of concern
molindone	moban	20~80	C	N/A
perphenazine	trilafon	8~32	C	unknown, but of concern
pimozide[d]	orap	1~10	C	N/A
thioridazine	mellaril	200~600	C	N/A
thiothixene	navane	10~40	C	N/A
trifluoperazine	stelazine	10~40	C	unknown, but of concern
second – generation antipsychotics				
aripiprazole	abilify	10~30	C_m	N/A
clozapine	clozaril	100~800	B_m	unknown, but of concern
olanzapine	zyprexa	5~20	C_m	N/A
paliperidone	invega	3~12	C_m	N/A
quetiapine	seroquel	25~800	C	unknown, but of concern
risperidone[d]	risperdal	1~16	C	N/A
ziprasidone	geodon	40~160	C	unknown, but of concern
medications for side effects				
amantadine	symmetrel	100~400	C_m	N/A
benztropine	cogentin	0.5~6.0	C	N/A
diphenhydramine	benadryl	25~150	B_m	N/A
propranolol	inderal	20~120	C_m	compatible
trihexyphenidyl	artane	2~15	C	N/A

Note. N/A = not available.
a dosing strategies adapted from Schatzberg and Cole 1991; Kaplan and Sadock 1993; and for newer medications, the manufacturers' package inserts.
b risk category adapted from Briggs et al. 2005 and/or Physicians' Desk Reference 2007; "m" subscript indicates data taken from the manufacturer's package insert.
c American Academy of Pediatrics 2001.
d not listed in Briggs et al. 1994. risk category taken from Physicians' Desk Reference (1992, 1993, 1994, and 1996 editions).

혈중농도는 14.1 ng/mL, 제대혈 농도는 27 ng/mL 양수내 농도는 11.6 ng/mL으로 조사되었다. 환자는 재태 41주에 정상아를 분만하였고, 신생아는 생후 6개월까지 정신운동계의 이상을 보이지 않았다. 한편 임신 기간 내내 1일 용량 200~300 mg의 clozapine과 1일 용량 7.5~12.5 mg의 lorazepam을 병용 투여한 임산부의 경우도 정상아를 출산했다고 보고되었고, 출생 시 신생아는 경도 이완소아증후군을 보였으나 출생 5일 후에 증상의 소실이 관찰되었다. 이 증상의 경우 clozapine 단독치료에서는 보고되지 않기 때문에 lorazepam에 의한 것으로 생각된다. 즉, clozapine은 현재까지 동물 및 인체에서 태아기형을 유발한다는 증거가 없으며, 치료 저항성을 보이는 고도의 증상을 가지고 있는 환자에게 일반적으로 투여된다고 보았을 때, 산모에 대한 치료 이익이 알려지지 않은 태아의 위험 가능성보다는 높다고 할 것이다.

표 45-8. 모유 수유 중 항정신병 약물의 안전성 및 약동학 매개변수

drug	risk	RID (%)	$T_{1/2}$	T_{max}	description
chlorpromazine	L3	0.3	30	1~2	long term use may be risky: long half life, sedating increased rate of SIDS with phenothiazines
perphenazine	L3	0.1	8~20	1~3	no adverse effects reported increased rate of SIDS with phenothiazines
haloperidol	L3	0.2~12	12~38	2~6	minimal to significant drug level in milk no adverse effects reported, but need to observe sedation and weakness
sulpiride	L2	2.7~20.7	6~8	2~6	small dose was useful in promoting initiation of lactation no adverse effects in two studies
olanzapine	L2	0.3~2.2	21~54	5~8	most extensively studied antipsychotics for breastfeeding no untoward adverse effect
quetiapine	L2	0.07~0.1	6	1.5	drug level in milk rapidly fell to almost predose levels by 2hrs
ziprasidone	L2	0.1~1.2	7	4~5	undetectable in milk no untoward adverse effect
clozapine	L3	1.4	8~12	2.5	high Milk/Plasma ratio (2.8~4.3), sedating no adverse effects reported, but use with great caution
risperidone	L3	2.8~9.1	3~20	3~17	increase milk production paliperidone: lower oral bioavailability than risperidone (90% vs. 28%)
aripiprazole	L3	1.0	75	3~5	several cases of somnolence

risk: Dr. Hale's lactation risk category, RID: relative infant dose, T1/2: adult elimination half-life (hours), Tmax: time to peak plasma level (hours), SIDS: sudden infant death syndrome

수유 시 clozapine은 모유/혈장농도비가 2.8~4.3으로 높게 측정된다. 영아에서 특이 부작용이 보고된 바는 없으나 연구사례 축적이 부족하고, 발생률은 낮지만 심각한 부작용인 무과립혈구증 등이 일어난다는 점에서 수유 시 사용에 유의할 필요가 있다.

② olanzapine

dibenzapines계 비정형 항정신병약물에 포함되는 olanzapine은 FDA 약물 투여 위험 등급 분류상 C 등급으로 분류된다. olanzapine의 경우 동물연구에서는 최대 사용 용량의 9~30배에 해당하는 고용량에서도 기형발생의 증거는 없지만, 용량 의존적으로 태아 저체중 등의 독성이 관찰되었다. olazapine은 태반을 통과하며 만삭에 산모에서 [14C]-olanzapine을 이용한 태반통과 실험에서 4시간 동안 14%가 태아조직으로 통과된 것으로 조사되었는데, 10 mg 투여 시 약물의 혈중최고농도는 양쪽 모두에서 같았다. 또한 태반조직에서 oxidative metabolite는 관찰되지 않았고, glucuronide metabolite는 태반을 통과하였지만, olanzapine보다는 통과 속도가 느린 것으로 조사되었다. 한편 olanzapine의 인체 노출에 대한 연구결과는 23명의 임산부에서의 추적 결과 자연유산은 13%, 사산은 5%, 조산은 5%로 조사되어, 정상 대조군에서의 발생 빈도와 차이가 없었고, 동시에 진행된 후향적 연구에서도 분명한 태아이상은 발견되지 않았다. 또한 18명의 임산부에 대한 또 다른 조사에서도 비슷한 결과가 관찰되어 olanzapine이 임신기에 비교적 안전하게 사용될 수 있다고 제안하였다. 그러나 안전성에 대한 결론을 내리기에는 자료가 비교적 제한적이므로, 임상가들은 각각 환자 증례에 따라 모두 개별적인 고려를 해야 한다.

비정형 항정신병약물 중 가장 많은 연구결과가 존재하는 약물은 olanzapine으로 모유 수유 위험도가 L2 등급이며 RID는 0.3~2.2%이고 영아 혈장농도는 검출되지 않을 정도로 낮았다. 13사례에서 예기치 못한 부작용이 발생된 바 없었으며, 최근의 대조군 연구에서 olanzapine을 복용 중인 환자의 수유아와 비수유아 간에 부작용 발생의 유의한 차이는 없었다.

③ quetiapine

dibenzapines계 비정형 항정신병약물에 포함되는 quetiapine은 FDA 약물 투여 위험 등급 분류상 C 등급으로 분류된다. quetiapine을 임신 중인 동물에 노출시켰을 때 주요 기형이 유발되지는 않았으나, 수부 및 족부에 미세 연부조직 기형이 관찰되었고, 고용량에서는 저체중이 발생하였다. 한편 인체 노출의 경우 체계적인 조사는 없었으나 몇몇 증례보고가 있었다. 38세의 편집형 조현병 환자(1일 용량 300 mg), 33세의 정신증 환자(1일

용량 200 mg), 33세의 정신병적 양상을 보이는 고도의 주요우울장애 환자(1일 용량 400 mg의 quetiapine과 1일 용량 200 mg의 fluvoxamine), 26세의 심한 통증을 동반한 치료 저항성 우울증 환자(1일 용량 400 mg의 quetiapine, 1일 용량 40 mg의 fluoxetine, 1일 용량 60 mg의 oxycodone) 등에서 임신 중 quetiapine에 노출되었으나 기형 발생이 없는 건강한 태아를 출생하였다는 보고들이 있어 비교적 안전한 사용이 가능한 것으로 생각되지만 임신 중 사용의 안전성에 대한 결론을 내리기에는 아직 자료가 부족하다고 할 수 있다.

수유 시 quetiapine은 모유 수유 위험도가 L2 등급으로서 RID가 0.07~0.1%로 매우 낮고 최대 혈장 약물농도 도달시간(1.5시간)과 반감기(6시간)가 짧아 수유 중인 환자에 사용하기에 유리한 약동학적 특성을 가진다. 1일 200 mg을 복용 중인 환자 1례에서 수유아의 약물 혈장농도가 미미했고, 다른 1례의 사례연구에서 관찰된 부작용이 없었다. 그러나 사례수가 충분치 않으므로 진정을 비롯하여 수유아의 상태를 관찰할 필요성이 있다.

④ benzisoxazoles 계열 약물

benzisoxazoles 계열에 포함되는 iloperidone, paliperidone, risperidone, ziprasidone은 FDA 약물 투여 위험 등급 분류상 C등급으로 분류된다. iloperidone의 경우 인체에서 임신과 관련된 이상보고는 없지만, 동물실험에서는 고용량에서 조기 자궁 내 사망, 사산, 조산, 저체중, 골형성 저하, 미세골격 이상 등이 보고되었다.

paliperidone은 인체에서 임신과 관련 이상보고는 없으며, 최대 치료용량의 8배를 사용한 동물실험에서도 태아의 이상은 발견되지 않았다.

risperidone이 태반을 통과하는지 여부는 알려지지 않았지만, 분자량은 태반을 통과할 수 있는 정도이므로 배아 및 태아에 영향을 미칠 가능성이 있다. 대규모 시판 후 연구에서 10건의 임신 예가 포함되었고, 이 중 3건은 대기 출산하였고 나머지는 정상 분만을 하였는데, 모두 기형발생은 없었다고 보고하였다. 반면 동물연구에서는 치료용량의 1.5배를 사용했을 때, 사산율이 증가하였다. 수유 시 risperidone은 2명의 수유아에서 혈장내 약물농도가 검출되지 않을 정도로 낮다는 보고가 있었다. 비정형 항정신병약물 중 도파민 친화성이 높은 편으로 2명의 수유모에서 유즙 분비 과다 사례가 보고된 바 있으므로 이 점에 유의한다.

ziprasidone은 인체에서 임신과 관련된 위험보고는 없었으나, 동물실험에서는 저체중 및 골화지연이 관찰되었고, 고용량에서는 심실중격결손 및 심혈관 기형에 대한 보고가 있었다. 수유 시 ziprasidone은 모유 수유 위험도가 L2등급으로서 1일 160 mg을 복용 중인 환자의 모유에서 약물 이 검출되지 않을 정도로 낮았으며, 2례에서 약물 관련 증상이 보고된 바 없었다.

⑤ aripiprazole

quinolinones계의 비정형 항정신병약물인 aripiprazole은 C등급으로 분류된다. 동물연구에서는 저체중, 성선발달지연, 골격계의 골화지연이 관찰되며, 기관 형성기에 고용량(최대 치료용량의 11배)의 aripiprazole에 노출된 경우 모체의 음식 섭취가 제한되고 유산이 증가하였다고 하였다.

인체에 대한 세 가지 보고가 있는데, 첫 번째 보고는 3년간 편집형 조현병을 앓고 있는 22세의 여성으로 임신 1년 전에 모든 향정신성 약물을 중단한 상태였다. 임신 29주에 1일 용량 10 mg의 aripiprazole을 다시 시작하였고, 15 mg까지 증량하다 자연 분만 6일 전에 중단하였다. 환자는 임신 37주에 2.6 kg의 남아를 출산하였고, 출생 1분 및 5분 Apgar score는 각각 9점, 10점이었고, 생후 6개월까지 추적관찰에서 이상소견이 발견되지 않았다. 두 번째 증례는 1일 용량 15 mg의 aripiprazole을 복용하는 27세 조현병 여성으로 임신 첫 8주간 약물을 중단하였다. 재발로 인하여 임신 20주에 10 mg의 aripiprazole을 다시 시작하여 출산까지 유지하였다. 출산 말기에 태아는 빈맥이 동반된 태아가사 상태를 보였고, 제왕절개를 통하여 3.25 kg의 정상 상태로 출생하였으며, 출생 6개월까지 정상 상태를 유지하였다. 세 번째 증례는 24세의 분열정동장애 환자로 1일 용량 20 mg의 aripiprazole을 임신할 때까지 복용하다가 태아에 대한 우려로 중단하였고, 간헐적으로 사용하던 마리화나는 임신 2주 전에 중단하였다. 임신 8주에 심도의 재발소견으로 다시 aripiprazole을 시작하여 계속 투여하였다. 임신 40주에 3.24 kg의 정상 남아를 출산하였고, 출생 1분 및 5분 Apgar score는 모두 9점이었고, 생후 1년까지의 추적관찰에서 이상소견이 발견되지 않았다.

수유 시 aripiprazole의 경우 모유 수유 위험도가 현재 L3 등급으로서 수유아에서 졸리움이 몇몇 사례에서 보고되었으며, 수유 시 사용에 유의할 필요가 있다.

이상의 연구결과들은 임신 중 비정형 항정신병약물의 사용이 비교적 안전하다는 것을 시사한다. 그러나 임상가는 실제의 적용에서는 반드시 산모와 태아 모두에 발생할 수 있는, 약물 투여 및 중단에 따른 위험성을 모든 환자에 개별적으로 고려해야 할 것이다. 또한 비정형 항정신병약물을 복용하는 환자에서 적절한 엽산 섭취가 어렵거나 비만이 있는 경우에는 신경관 결손의 예방을 위하여 1일 용량 4 mg의 엽산 투여가 권장된다.

(2) 정형 항정신병약물

비정형 항정신병약물 및 대부분의 다른 향정신성 약물과는 반대로, 정형 항정신병약물은 폭넓은 주산기 안전성에 대한 자료를 가지고 있다. 더욱이 임신과 관련된 구토증의 치료를 위한 phenothiazine의 빈번한 사용은 임신 시에 정신과 질환과 항정신병약물의 효과를 구분하는 네 도움이 되고 있다. chlorpromazine, haloperidol, 그리고 perphenazine에 대한 매우 세밀한 연구조사가 있었지만, 이들 약제와 주요한 선천성 기형 간에 상관

관계는 밝혀지지 않았다.

임신 입덧 시에 haloperidol을 복용한 100명의 여성을 대상으로 한 연구는 임신 기간, 태아 생존율, 출생 체중에 대한 haloperidol의 유해한 영향은 발견되지 않았다고 보고했다. 입덧 시 phenothiazine으로 치료를 받은 20,000명의 여성을 대상으로 한 광범위한 전향적 연구에서 산모의 나이, 약물, 그리고 노출됐을 때의 임신 연령을 보정했을 경우에도 신생아 생존율 및 심각한 기형 발생률에서 대조군과 유의한 차이가 발견되지 않았다. Rumeau–Rouquette 등은 출생 전 aliphatic side chain을 가진 phenothiazine의 복용과 주요한 선천적 기형이 상당한 상관관계가 있었지만, piperazine 혹은 piperidine 계열의 약물은 그렇지 않음을 보고하였다. Milkovich와 Van den Berg는 기존 자료의 재분석을 통해서 임신 4~10주 사이에 phenothiazine에 노출되는 것이 유의하게 기형의 위험을 증가시킴을 보고하였다. 비록 임신 시에 여성들이 상대적으로 낮은 농도의 항정신병약물을 사용하였지만, 임신 동안 정형 항정신병약물에 노출된 203명의 아이들에 대한 임상적 신경행동 연구결과는 정형 항정신병약물의 노출이 4세의 IQ에 유해한 영향을 미치지 않았음을 보여주었다. 그러나 일부 실험실 동물 연구에서는 정형 항정신병약물에 노출된 자녀들에서 학습과 기억에 지속적 장애가 있음이 보고되었다. 정형 항정신병약물의 기형 발생 가능성 외에 신경이완제 악성증후군과 추체외로계 증상과 같은 독성이 태아와 소아에서 일어날 가능성도 있다. 즉, 근긴장도의 증가, 먹이찾기rooting 및 건반사의 증가가 수개월 동안 지속되어 나타날 수 있다.

수유 시 정형 항정신병약물에 대해 살펴보면, chlorpromazine과 perphenazine이 RID가 1% 이하로 모유 전달률은 매우 낮으나 phenothiazine 계열 약물에서 영아 급사 증후군의 보고가 늘어나고 있어 가능하다면 사용을 피하는 것이 좋다. 특히 chlorpromazine의 경우 반감기가 길고 영아 혈장농도가 낮을 때에도 진정작용이 나타난 예가 있어 더욱 유의할 필요가 있다. haloperidol은 RID가 0.2~12%로 약물의 모유 전달 정도가 다양하게 나타났다. 영아에서 진정 등의 특별한 부작용이 보고된 바는 없으나 모유 내 약물농도가 일정치 않게 관찰되므로 사용에 주의할 필요가 있다. sulpiride는 소량(50 mg)으로 모유량이 부족한 산모에서 수유를 증진시키는 약물로도 사용되었다. 약물 용량에 비례해 모유량이 계속 증가하지는 않으며, 상기 목적으로 사용 시 영아에서 보고된 부작용은 없으나 항정신병 효과를 나타낼 정도의 고용량에서의 연구결과는 부족하다.

(3) 부작용에 사용되는 약물

태아와 유아에서 추체외로 증후군 치료에 사용되는 약물(예: diphenhydramine, benztropine, amantadine) 노출의 영향에 대한 연구도 행해졌다. Collaborative Perinatal Project의 결과는 이들 중 diphenhydramine에 임신 1기 동안 노출되는 것이 기형발생과 관련이 있음을 보여주었다. 다른 한 연구는 590명의 대조군과 비교해서 599명의 구열이 있는 아동들에서 diphenhydramine 노출이 유의하게 더 많았다고 보고하였다. benztropine과 amantadine의 기형발생 가능성에 대한 임상적 연구는 없지만, 실험실 동물연구에서는 amantadine이 선천적 기형의 위험을 높이는 것으로 보고되었다. 그 외 임신 동안 benztropine에 노출된 후 신생아에서 나타나는 장폐색 등의 주산기 독성이나 진전, 설사 등의 diphenhydramine 금단증상이 보고되었다. benztropine과 같은 항콜린성 약물은 주산기 위험과 관련성이 높기 때문에 이들 약물의 사용은 가능하면 피해야 한다. 따라서 추체외로 증후군을 치료하기 위한 약물의 필요성을 극소화하기 위해서 주산기에 정형 항정신병약물의 용량은 최소화해야 한다.

4) 항불안제 및 수면제

대부분의 benzodiazepine계 항불안제 및 수면제는 FDA 약물 투여 위험 등급에서 D 등급으로 분류되며, buspirone은 B 등급, zolpidem은 C 등급이다. triazolam과 flurazepam 등은 X 등급으로 분류되므로 임신 중에는 복용을 중단하는 것이 권고된다(표 45-9).

수유 시 benzodiazepine계 약물은 영아에 흡수될 경우 진정, 성장장애failure to thrive를 일으킬 수 있어 수유모에 처방 시 주의해야 할 약물이다. 그럼에도 불안증상은 환자들이 주관적으로 견디기 힘들어하는 증상으로 benzodiazepine계 약물 처방이 요구되는 경우가 많다. 모든 benzodiazepine계 약물의 모유 수유 위험도 등급은 동등하게 L3이나 영아로의 전달을 최소화하기 위해 alprazolam이나 lorazepam 같은 반감기가 짧은 약물을 최대한 단기간 사용하는 것을 원칙으로 한다. 증상이 있을 시 1회 복용하게 하면서 최고 농도 도달 시간을 고려하여 복용 후 빠른 시간 내 수유하거나 유축하는 방법을 환자에게 권유해줄 수 있다. 환자에게는 영아가 과도하게 수면하지 않는지, 충분히 먹고 그에 적절하게 몸무게가 늘어나는지 관찰하도록 설명한다(표 45-10).

(1) benzodiazepine계 약물

임신 중 benzodiazepine계 약물의 경우 사용 용량이 많거나 장기간 사용하게 되면 태아에게 약물의 축적이 일어날 수 있다. 결과적으로 출생 후 태아 독성을 나타내게 되어 영아 저긴장 증후군과 신생아 금단증후군을 일으킬 수 있다. 영아 저긴장 증후군은 저긴장증, 저체온, 기면, 호흡력의 저하 및 수유장애 등이 나타나며, 금단증후군으로는 초조, 과긴장증, 반사항진, 미진, 수면무호흡증, 설사/구토 등의 증상이 출산 직후 발생할 수 있으므로 출산에 임박해서 benzodiazepine계 약물을 감량하는 것이 태아 독성을 피할 수 있는 좋은 방법이 될 수 있다.

표 45-9. **항불안제와 수면제**

generic name	trade name	daily dosage (mg/day)[a]	risk category[b]	American Academy of Pediatrics rating[c]
benzodiazepines				
alprazolam	xanax	0.5~6.0	D_m	unknown, but of concern
chlordiazepoxide	librium	15~100	D	N/A
clonazepam	klonopin	0.5~10	D	N/A
clorazepate	tranxene	7.5~60	D	N/A
diazepam	valium	2~60	D	unknown, but of concern
estazolam[d]	prosom	1~2	X	N/A
flurazepam	dalmane	15~30	X_m	N/A
halazepamd	paxipam	60~160	N/A	N/A
lorazepam	ativan	2~6	D_m	unknown, but of concern
oxazepam	serax	30~120	D	N/A
prazepam[d]	centrax	20~60	D	unknown, but of concern
quazepam[d]	doral	7.5~30	X_m	unknown, but of concern
temazepam	restoril	15~30	X_m	unknown, but of concern
triazolam	halcion	0.125~0.25	X_m	N/A
nonbenzodiazepines				
buspirone[d]	buspar	20~30	B_m	N/A
chloral hydrate	noctec	500~1,500	C_m	compatible
eszopiclone	lunesta	2~6	C	N/A
ramelteon	rozerem	8	C	N/A
zaleplon	sonata	5~20	C	unknown, but of concern
zolpidem tartrate[d]	ambien	5~10	C	N/A

note. n/a = not available.
a dosing strategies adapted from schatzberg and cole 1991; kaplan and sadock 1993; and for newer medications, the manufacturers' package inserts.
b risk category adapted from briggs et al. 2005 and/or physicians' desk reference 2007; "m" subscript indicates data taken from the manufacturer's package insert.
c american academy of pediatrics 2001.
d not listed in briggs et al. 1994. risk category taken from physicians' desk reference (1992, 1993, 1994, and 1996 editions).

임신 중의 alprazolam 사용이 태아의 주요 기형을 유발한다는 증거는 없으나, 많은 수의 환자가 추적 실패(24.2%)하였으므로 해석에 유의하여야 한다. 한편 출산에 임박할 무렵까지 사용하는 경우에는 신생아 금단증상이 나타날 수 있다. 임신 후반기 alprazolam에 장기 노출과 관련된 신경행동학적 증상에 대한 보고는 아직까지는 없지만, 가능성은 있을 수 있으므로 이에 대한 고려도 필요할 것이다.

동물연구에서 clonazepam은 토끼에서만 구개열, 사지결손과 같은 기형이 유발되었지만 다른 동물에서는 기형이 유발되지 않았다. 임신 초기에 clonazepam에 노출된 29명의 산모를 조사한 결과는 선천성 기형이나 금단증상은 없었지만 음낭수종과 제대혈관 이상의 미세기형이 관찰되었다. 한편 임신 초기 clonazepam에 단독 노출된 43명의 산모를 조사한 연구에서는 1건(3.0%)의 출산에서 주요 기형이 발생하였고, 안면변형, teratology of Fallot 및 성장제한 등이 동시에 발생하였다. 이와 함께 태아 독성이 보고되기는 하였지만 기형유발이나 태아 독성의 발생률을 정확히 확인할 수 없는 정도이므로 추가 연구가 필요한 상태이다. 현재까지의 결과로는 임신 중 clonazepam의 사용은 피하는 것이 안전할 것으로 생각되나, clonazepam이 필요한 경우에는 임신을 이유로 중단할 필요는 없을 것으로 보인다.

diazepam을 포함하는 benzodiazepine계 약물이 인간의 배아나 태아에 영향을 주는지에 대해서는 아직까지도 논란이 많은

표 45-10. 모유 수유 중 benzodiazepine과 zolpidem의 안전성 및 약동학 매개 변수

drug	risk	RID (%)	$T_{1/2}$	T_{max}	description
triazolam	L3	no data	1.5~5.5	0.5~2	no human data
midazolam	L2	0.004~0.6	2~5	20~50 (mins)	level in milk was undetectable by 4 hours post dose in 22 women
alprazolam	L3	8.5	12~15	1~2	level in milk was clinically insignificant in 8 women taking a single dose of 0.5mg withdrawal symptoms were reported in infant after long-term use
lorazepam	L3	2.6~2.9	12	2	level in milk was clinically insignificant in 2 case studies
clonazepam	L3	2.8	18~50	1~4	level in milk was undetectable in 10 of 11 women receiving 0.25~2mg daily
diazepam	L3	7.1	43	1~2	level in milk was low some reports of lethargy, sedation, and poor suckling in infants
flurazepam	L3	no data	47~100	0.5~1	no human data
zolpidem	L3	4.7~19.1	2.5~5	1.6	rapid clearance from milk; undetectable by 4~5 hours post dose

risk: Dr. Hale's lactation risk category, RID: relative infant dose, T1/2: adult elimination half-life(hours), Tmax: time to peak plasma level(hours)

실정이다. 일부 연구에서는 여러 종류의 선천성기형을 보고하였으나 다른 연구에서는 이러한 관계가 관찰되지 않는다고 하였다. 여기에는 알코올이나 흡연과 같이 benzodiazepine계 약물과 동시에 노출될 경우 독성이 증가할 수 있는 물질에 대하여 산모가 노출 사실을 부정하는 경우도 많으므로 연구결과의 해석에 신중해야 할 것이다. 또한 diazepam이 기형을 유발한다면 그 위험성은 낮을 것으로 사료된다. 임신 기간 내내 복용하는 경우에는 태아에게 금단증상이 나타날 수 있으며, 이는 출산에 임박해서 사용할 경우 더 분명하게 용량 의존적으로 발생한다. 결과적으로 산모가 diazepam을 필요로 하는 상태인 경우에는 가급적 낮은 용량을 사용하는 것이 안전하며, 갑작스러운 중단은 피하는 것이 바람직하다.

lorazepam은 임신 1기와 3기에 노출될 경우 태아에 영향을 미칠 수 있다. 항문폐쇄anal atresia가 임신 초기 lorazepam 노출과 관련이 있다는 보고가 있으며, 출산에 임박해서 사용하는 경우에는 신생아 독성의 가능성도 있다.

triazolam은 임신 중의 투여가 기형유발 위험성이 최소한의 한도를 넘어간다는 연구결과를 바탕으로 FDA 약물투여 위험 등급에서 X 등급으로 분류되었다. 임신 1기에 triazolam에 노출된 100명 이상의 산모에 대한 추적연구에서는 5명에서 주요 기형발생이 확인되었다. 기형은 다지증과 구개수열, 난공원 불완전 폐쇄, 골반내 이소성 신장, 심실중격결손, 폐동맥 협착증과 수두증이 동반된 심실중격결손 등으로 확인되었다. 그러나 이 연구는 중도 탈락이 많았고, 기형의 종류가 다양하여 triazolam과의 인과성을 확인하기는 어려울 것으로 보인다.

X 등급으로 분류되는 flurazepam 또한 초기 연구에서 태아에 미치는 영향이 최소한을 초과하는 것으로 보고되었다. 또한 신생아에서 금단성 경련이 발생하였다는 보고가 있었는데 이들 연구들은 자료의 질 문제와 clomipramine을 병용 투여하는 경우였으므로 직접적인 flurazepam과의 관련성을 확정하기에는 어려움이 있을 것으로 생각한다.

(2) non-benzodiazepine계 약물

buspirone의 임신 중 사용과 관련된 연구는 아직까지 제한적이다. 임신 1기에 buspirone을 복용한 16명의 산모를 대상으로 한 연구에서는 2건의 인공유산, 1건의 자궁내 사망, 12건의 정상 분만과 함께 유전적 질환인 낭포성 섬유증을 보인 태아가 출생하였다고 보고하였으나, 설문조사였던 관계로 미세기형이나 신경행동학적 증상에 대한 체계적인 조사는 시행할 수 없었다. 5HT1A partial agonist인 항불안제 buspirone은 FDA 약물 투여 위험 등급에서 B 등급이므로 대부분 D 등급인 benzodiazepine계 항불안제의 대안으로 임신 중 사용할 수 있으나 치료효과가 benzodiazepine계 약물보다 서서히 나타나 급성기 불안 증상의 호전을 기대하기 어렵다는 것이 제한점이다.

non-benzodiazepine계 수면제인 zolpidem은 C 등급으로 분류되며, 현재까지 선천성 기형발생의 보고는 없었다. 임신 1기에 zolpidem에 노출된 18명의 산모에 대한 설문조사는 2건의 자연유산, 6건의 인공유산, 11건의 정상분만이었다. 그러나 zolpidem의 배아나 태아에 미치는 영향에 대한 결론을 내리기에는 충분한 결과로 볼 수는 없으므로 추가적인 관찰이 필요할 것이다.

7. 임신 중 정신과 질환에 따른 치료전략

1) 정신증

임신 전부터 오랜 기간 항정신병약물을 사용하고 있었던 환자인 경우에는 저용량의 항정신병약물을 사용할 수 있다. 소량의 유지용량을 오랜 기간 사용한 만성 정신증 환자가 갑자기 항정신병약물을 중단했을 때 심한 정신증 증상의 발현으로 증상을 치료하기 위해서 더 많은 용량의 약물이 투여될 수 있다. 따라서 만성 정신증의 임신 환자를 항정신병약물로 유지하는 것은 잠재적인 재발 후에 고용량 약물로 다시 치료하는 것을 피함으로써 전반적인 산전 약물 노출을 줄일 수 있는 이점이 있다.

임신 중 정신증의 새로운 발병은 임신하지 않은 환자에서 행해지는 것과 비교하여 더욱 적극적인 감별진단이 필요하다. 임산부 정신 상태의 변화를 단지 임신한 후에 이차적으로 생기는 반응성 증세로 가볍게 취급해서는 안 된다. 가능한 한 즉시 입원하여 모든 필요한 진단검사를 통해서 뇌종양, 감염 등의 다른 기질적 원인을 배제하여야 한다.

현재까지 보고된 문헌에서 임신 중 고역가의 항정신병약물이 상대적으로 안전하다고 보고되고 있으나, 이러한 약물의 사용은 가능한 한 최소화하여야 한다. 출산 시에 항정신병약물에 노출된 경우, 신생아의 추체외로증상이 보고되었으나 진통이나 분만 직전에 항정신병약물을 중단해야 할 필요는 없다. 급히 약물을 중단하는 경우에 재발 위험이 높아지고, 출산 후 재발이 출산 몇 주 내에 일어날 수 있기 때문이다. 수유는 피하는 것이 좋다.

2) 우울증

임신 중 주요우울증의 가장 적절한 치료 방식은 기존 장애의 심한 정도에 달려 있다. 임신 동안 생긴 경한 우울증에는 약물치료 대신 비약물치료만으로도 적절한 치료가 가능할 수 있다. 이러한 경우에는 항우울제를 투여하기 보다는 인지치료나 대인관계치료가 도움이 될 수 있다. 비약물적 치료는 항우울제 복용 중에 임신을 원하는 경도나 중등도 우울 삽화가 있는 환자에게 적절하다. 약물을 줄이거나 끊는 것이 이러한 환자에게는 도움을 줄 수 있다. 약물치료적 개입은 중등도에서 중증의 우울증이 있는 임신부에게 적절하다. 이러한 환자는 대개 식욕저하, 자살사고가 있거나 정신증의 증상을 가지고 있다. 우울증 환자의 약물치료는 가능한 한 최소 용량을 쓰는 것이 바람직하며 자살사고, 식욕 감퇴, 수면장애 등의 산모나 태아의 건강을 위협하는 증상이 심할 때에 사용해야 한다. 항우울제 중단과 관련하여 반복적인 주요우울증의 과거력을 가진 환자도 임신 시 항우울제를 계속 투여하는 것이 필요하다. 정신증 증상이 있는 환자는 전기경련치료나 입원치료를 적극적으로 고려해야 한다.

3) 양극성장애

가장 적절한 치료방법의 선택은 각 환자의 증상의 심각도에 따라 달라진다. 양극성장애의 과거력이 있는 여성이 기분조절제로 유지요법을 하고 있는 동안에 임신을 원한다면 사전에 임신계획을 세우고 환자의 병력에 대한 세밀한 평가를 통해 치료방침을 정해야 한다. 가족계획에 참여시키고 임신을 원하는 경우 적절히 도와주어야 한다. 한 번의 조증 삽화 후 완전 관해된 상태로 오랜 기간 안정적으로 유지되는 경우나 II형 양극성장애를 가진 여성에서는 임신 전에 약을 줄이거나 끊을 수 있다. 이때 기분조절제를 서서히 감량하면서 중단해야 하는 것이 재발방지에 도움이 된다. 잦은 조증이나 양극성장애의 우울증 삽화의 과거력을 가진 양극성장애 환자의 치료는 몇 가지 선택할 대안이 있다. 한 가지 방법은 임신 전에 기분조절제를 서서히 감량하면서 끊는 방법이며, 다른 하나는 임신이 확인될 때까지 약물사용을 지속하는 방법이다. 자궁–태반 혈액순환이 임신 후 2주까지는 형성되지 않아 태아에 약물이 노출될 위험이 적기 때문에 후자의 방법이 제안되었다. 가정용 임신진단 시약을 손쉽게 사용할 수 있고 임신 후 10일 정도에 임신 여부를 비교적 신속히 알 수 있기 때문에 약물을 신속하게 중단할 수 있다. 이 방법의 장점은 태아에 대한 약물 노출을 최소화하면서 임신 때까지 기분조절제에 의한 재발방지 효과를 극대화할 수 있다는 점이다. 그러나 임신 확인 시 약물을 갑작스럽게 중단해야 되므로 재발의 위험성을 높일 수 있다는 단점이 있다. 나이가 들어 임신을 원하는 여성인 경우에는 임신하기까지 걸리는 시간을 젊은 환자보다 더 예측하기 어렵기 때문에 임신을 확인할 때까지 기분조절제를 유지하는 것이 현명한 방법이다.

대부분의 잦은 심한 기분 삽화, 정신증 증세, 자살사고 등의 심한 양극성장애 병력을 가진 여성은 임신 전과 임신 중 기분조절제를 유지하는 것이 권장된다. 이러한 환자들이 약물을 중단하는 것은 임상 증상의 극심한 악화를 가져올 가능성이 크며 태아와 산모 모두에게 매우 위험할 수 있다. 따라서 기분조절제의 사용과 관계된 위험의 정도와 증상의 재발 위험성 및 재발 시 약물 투여의 증가로 인한 위험성에 대한 비교 설명과 함께 치료방법 선택에 대한 동의를 받는 것이 필요하다.

심한 양극성장애 환자는 입원이 필요하며 전기경련치료와 항정신병약물이나 clonazepam과 같은 부가약물의 사용이 필요할 수도 있다. 양극성장애의 과거력을 가진 환자에서 주산기의 재발률이 높기 때문에 출산 선후로 재빌 예방을 위한 약물치료가 중요하다.

4) 불안장애

공황장애 약물을 복용하면서 임신을 원하는 공황장애 환자는 약물을 서서히 감량하도록 권고되어야 한다. 급하게 공황장애 약물을 중단하는 것은 재발의 위험성 때문에 권장되지 않는다. 인지행동치료을 비롯한 비약물적 요법들은 약물을 중단하는 환자들에게 좋은 치료적 대안이 될 수 있으며 재발 시점을 늦출 수 있다.

약물의 감량 기간에 증상이 다시 생긴다면 SSRI나 benzodiazepine계 약물을 다시 시작하는 것이 필요하다. 임신 첫 3개월에 benzodiazepine계 약물의 사용과 관련하여 구개열의 위험이 있으므로 SSRI의 사용이 바람직하다. alprazolam이 공황장애에 흔히 쓰이는 benzodiazepine계 약물인데, 이 약물의 선천성 기형 유병률에 관한 체계적인 연구보고가 아직 부족한 실정이다. 흔히 임신 동안 alprazolam을 대체하기 위한 약물로는 clonazepam이 선호된다. clonazepam은 alprazolam에 비해 비교적 긴 반감기를 가지고 있어 불안증상의 반동 현상이 훨씬 적게 나타난다.

Sullivan 등은 불안 초조의 증상이 너무 심해서 임신 초기이지만 항불안제를 써야 하는 임산부에게 clonazepam은 선천성 기형의 유발 가능성이 적다고 보고하였다.

강박장애 치료 시 임신 첫 3개월 동안 인지행동치료가 약물치료의 대안으로 고려되어야 한다. 임신 시 강박장애 약물치료에는 SSRI가 임신 첫 3개월 동안이나 특히 그 이후에 우선 고려할 수 있는 약물이다. SSRI가 많은 검증이 이루어졌으므로 1차 선택약물로 권장되지만 가능한 한 최소 용량으로 사용하여야 된다. 과거 치료력상 clomipramine이 효과적이었다면 사용될 수도 있다. clomipramine의 기형발생의 위험은 높지 않은 것으로 알려져 있다. 그러나 이 약물은 기립성 저혈압이나 신생아 간질을 일으켰다는 보고가 있으므로 이의 사용은 임신 중에는 가능하면 피하는 것이 좋다. 임신 3기에 환자가 benzodiazepine계 약물을 복용하였다면 신생아에서 금단증상이 나타날 수 있기 때문에 임신 말기에 서서히 감량하여야 한다. 신생아 금단증상으로는 이자극성, 진전, 설사, 구토, 과다긴장성 등의 증세가 나타날 수 있다. 수유 중 benzodiazepine계 약물의 사용은 되도록 피해야 한다. 그러나 불안증상이 심하여 처방해야 할 경우 모유수유의 중단을 권유하거나 영아로의 전달을 최소화하기 위해 alprazolam이나 lorazepam 같은 반감기가 짧은 약물을 최대한 단기간 사용하는 것을 원칙으로 한다.

8. 위험-이득 평가 시 고려해야 할 사항

임신과 관련되어 밝혀진 사실은 다음과 같다. 첫째, 모든 임신 중 15%는 사산이고 7~15%는 조산이다. 사산이 아닌 태아 중 2~4%는 심한 기형을 가지고 태어나며, 12% 정도는 경한 기형을 가지고 있다. 그리고 모든 여성의 60% 이상은 적어도 한 가지 약물을 임신 중 복용한다는 사실이다. 둘째, 대부분의 여성은 임신 5~8주에 임신 사실을 알게 되는데, 이 시기는 향정신성 약물과 관계된 태아 기형의 위험 시기가 이미 지난 때이다. 그리고 임신은 정신질환을 예방하는 효과가 없다고 한다. 반면에 다음과 같은 사항은 확실한 단계는 아니지만 많은 자료가 가능성을 제시하고 있는 사항으로 임신과 관련되어 참조할 내용이다. 첫째, 주요우울증은 주산기 동안 발병률이 타 시기와 비교해서 비슷하다. 강박장애는 임신 기간에 시작하거나 악화될 수 있다. 정신증의 발병은 임신 기간 중 다양하다. 임신 기간 중 항정신병약물 용량을 낮추어야 한다는 보고는 아직까지 제한적이다. 둘째, 향정신성 약물의 태아 기형의 위험도는 역사적으로 과장된 경향이 있다. 모성의 정신질환이 치료되지 않으면 산과적 결과나 태아 발달에 부정적 영향을 줄 수 있다는 사실이다. 자궁 내에서 향정신성 약물에 노출되었을 때 장기간의 신경행동학적 영향은 아직 밝혀지지 않았다.

다음은 수유와 관련되어 밝혀진 사실이다. 첫째, 모든 여성의 60% 이상은 모유 수유를 계획하고 있으며 모든 육아 여성의 5~17%는 수유 동안 약물을 복용하고 있다는 사실이다. 그리고 육아 여성의 12~20%는 흡연가라고 한다. 둘째, 모유 수유는 영아에게 좋은 방식으로 대부분의 전문기관에서 지지하고 있다는 사실이다. 셋째, 산후기는 정신질환의 발생이나 재발에 매우 취약한 시기이다. 그리고 지금까지 조사된 모든 향정신성 약물은 모유로 분비된다고 한다. 반면에 다음과 같은 사항은 확실한 단계는 아니지만 많은 자료가 가능성을 제시하고 있는 사항으로 수유와 관련되어 참조해야 한다. 첫째, 치료되지 않은 모성정신질환은 모자 간 애착 형성과 영아 발달에 부정적 영향을 끼친다. 둘째, 영아에 대한 향정신성 약물의 부정적인 영향은 아직까지 사례보고 수준이며 제한적이다. 셋째, 양육 영아의 향정신성 약물의 농도는 어머니의 상용 용량보다 적으며 태아기 노출보다 적다고 한다. 넷째, 향정신성약물이 모유로 분비될 때 특정한 개별적인 시간 경과를 보이기 때문에 모유 수유를 지속하는 데 있어서 영아 노출을 최소화할 수 있는 여지가 있다. 마지막으로 모유 수유 시 향정신성 약물의 영아 노출로 인한 신경행동학적인 장기적 영향은 아직까지 밝혀지지 않았다.

9. 피임과 정신약물치료

모든 가임기 여성의 경우, 치료계획의 일환으로 피임의 필요성과 피임 방법을 논의하여야 한다. 부적절한 피임 방법을 사용하거나 피임을 하지 않았을 계획하지 않은 임신을 할 수 있으며 잘 조절되지 않는 질환이 있거나 기형유발약물에 노출될 가능성이 있는 경우 임신의 후유증이 심각할 수 있다. 따라서 계획하지 않은 임신을 예방하는 것을 강조해야 하며, 의학적 상태에 맞는 효과적인 피임법을 선택해야 한다.

피임법에는 크게 호르몬 피임법(progestin 주사, 복합호르몬 피임약, progestin 단일제제 등)과 비호르몬 피임법(장기지속형 가역적 피임법)이 있다.

호르몬 피임법은 우울장애가 있는 여성에게 2016년 CDC United States Medical Eligibility Criteria (USMEC) 카테고리 1 단계에 해당하여 특별한 제한 없이 사용할 수 있으며 양극성장애 여성에서도 비교적 안전하게 사용할 수 있다. 다만 모든 환자는 부작용과 지속 여부를 평가하기 위해 경과관찰이 필요하다.

호르몬 피임약은 간 cytochrome P450 시스템에 의해 대사되므로 정신질환치료에 사용하는 약물과 상호작용을 일으킬 수 있다. SSRI는 특정 간 효소를 억제하지만 약동학 연구에 따르면 피임약의 대사경로인 CYP3A4에는 영향을 미치지 않았다.

TCA와 bupropion은 호르몬 피임약과 상호작용할 수 있다. TCA는 호르몬 피임법을 하며 복용할 경우 독성 위험이 증가할 수 있고 경구피임약과 함께 bupropion을 사용할 때 혈청농도가 감소하였다. SNRI와 MAO와 같은 다른 항우울제의 경우 임상적 의사결정에 참고할 수 있는 연구 결과가 아직 없다.

아쉽게도 정신질환을 알고 있는 여성의 피임법을 조사한 연구는 거의 없다. 기분장애가 있는 여성과 항우울제 및 비정형 항정신병 약물을 사용하는 여성에 대한 호르몬 피임의 안정성을 뒷받침하는 일부 데이터만 존재한다. 정신질환이 있는 여성에서 가장 많이 연구된 피임법은 경구피임약이지만 환자의 우선순위와 선호도에 따라 다른 방법도 고려할 수 있다. 장기 지속형 가역적 피임법implant, LNG IUD, copper IUD은 효과가 높으며 미국 산부인과 학회와 미국 소아과학회에서는 성인과 청소년 모두의 1차 피임법으로 이 방법을 권장한다.

10. 폐경과 정신약물치료

여성은 난소의 난포 활동과 관련 에스트로겐 생산능력을 상실하며 자연스럽게 폐경을 경험한다. 폐경의 임상적인 기준은 월경을 하는 여성이 12개월 동안 월경이 중단되는 것이다. 에스트로겐은 CYP효소, p-당단백질의 활성, 위산 생성, 위와 결장 비움, 도파민 및 세로토닌 수송 등 많은 메커니즘에 영향을 준다. 폐경이 되면 약동학 및 약력학 메커니즘에 의해 약물의 생체이용률이 감소하여 약효가 감소할 수 있다. 최근 핀란드 코호트 연구에서 일반적으로 처방되는 항정신병 약물을 사용하는 조현병 스펙트럼장애 여성에서 폐경 후 재입원이 증가하는 것을 확인하였다.

imipramine은 남성보다 여성에서 더 잘 흡수된다. 주요 대사효소인 CYP2C19는 에스트로겐에 의해 억제되며 동일한 용량으로 투여할 경우 여성의 혈중농도가 훨씬 높을 수 있다. 폐경 후에는 CYP2C19 억제가 중단되고 동일한 용량으로 imipramine의 생체 이용률이 감소하여 우울증 재발 위험이 증가한다.

11. 결론

성호르몬은 약물의 약동학 및 약력학 메커니즘에 많은 영향을 미친다. 여성의 경우 임신 및 폐경기 등 삶의 여러 단계에 걸쳐 치료약물 모니터링과 개인 맞춤형 처방이 필요하다.

계획하지 않은 임신을 예방하기 위해 모든 가임기 여성의 경우, 치료계획의 일환으로 피임의 필요성을 교육하고 피임 방법을 논의하여야 한다

위험-이득 평가를 통해서 어머니와 영아 모두가 치료받지 않은 질병 상태가 초래할 나쁜 결과, 그리고 특정 발달 시기에 정신과 약물에 노출된 아이에 있을 수 있는 불리한 효과 등을 비교 검토해서 치료방침을 결정해야 한다. 어머니와 아이 모두 치료받지 않았을 때의 위험에 대해 환자와 함께 의논하고 동의하는 것 또한 중요하다.

약물 선택에서 가장 중요한 사항은 치료 병력이다. 만일 환자가 특정 약물에 긍정적인 반응을 보인 기록이 있다면, 새로운 약물은 임신 또는 수유 중에는 시작하지 말아야 한다. 만일 환자가 특정 약물을 임신 이전에 복용했고 효과가 있었다면, 그 약물을 계속 사용하거나 다시 사용하는 것이 더 바람직하다. 약물은 임신 안전성이 뛰어난 약물, 낮은 FDA 위험군에 속하는 약물, 대사물이 적은 약물, 부작용과 약물 상호작용이 거의 없는 약물이 선호된다.

정신과 의사가 잠재적인 약물 상호작용에 대해 마취과, 산부인과, 소아과 의사 모두와 함께 토론하는 것이 권장된다. 임신과 수유 동안의 치료 목표는 증상 소실이다. 최소한의 유효 용량이 치료 동안 유지되어야 하며, 임상의는 필요로 하는 용량이 임신 동안 변할 수 있다는 것을 잊지 말아야 한다. 잠재적인 신생아 금단증상과 출산 후의 모체 독성을 최소화하기 위해 부작용과 혈장농도의 주의 깊은 관찰을 필요로 한다.

자살 및 자해의 약물치료

Chapter 46

Pharmacotherapy of suicide and self-injury

◐ **김혜원** 한림대학교 의과대학 정신건강의학교실
◐ **전홍진** 성균관대학교 의과대학 정신건강의학교실
◐ **민성호** 연세대학교 원주의과대학 정신건강의학교실

1. 자살 및 자해의 현황

자살suicide은 심각한 보건 문제이다. 국내에서는 2023년 한 해 동안 13,978명이 자살로 사망하였으며, 자살률은 인구 10만 명당 27.3명으로 집계되는데, 이는 OECD (Organization for Economic Cooperation and Development) 회원국 가운데 가장 높은 수준이다. 자살률은 전년 대비 8.5% 증가하고, 2018년 이후 가장 높은 상태로, 암, 심장질환, 폐렴, 뇌혈관질환에 이어 사망원인 중 5위를 차지하고 있다. 연령대별 자살률을 보면 80대 이상에서 10만 명당 59.4명, 70대에서 39.0명으로 외국에 비해서 노인 자살률이 매우 높은 특징을 보인다. 자살의 주된 동기는 정신적 어려움, 경제적 어려움, 육체적 어려움이 자살의 주요 동기로 파악되고 있으며, 자살의 수단으로는 목맴, 가스 중독, 추락이 가장 높은 비중을 차지한다. 국내 자료에 의하면 15.2%가 자살을 생각한 적이 있으며, 3.2%가 평생 한번 이상의 자살을 시도한 적이 있으며, 1.1%는 2회 이상의 자살을 시도했다(그림 46-1).

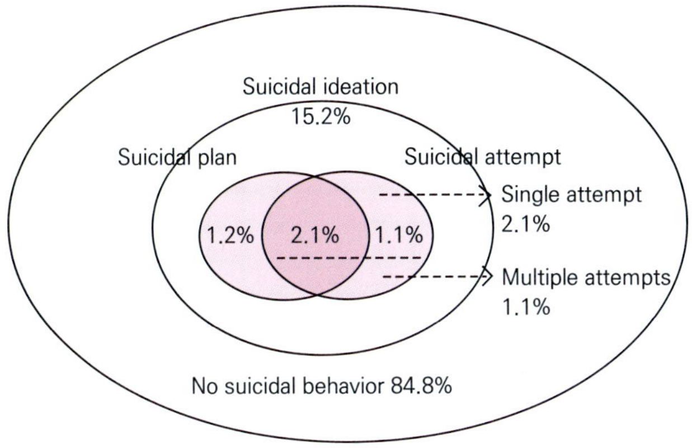

그림 46-1. **자살생각, 계획, 시도의 분포**

비자살성 자해non-suicidal self-injury, NSSI는 DSM-5 제5판 '추가 연구 조건'에 포함되어 '자살 의도 없이 자신의 신체 표면을 고의적으로 손상시키는 것'으로 정의되며, 절단, 화상, 때리기, 긁기, 머리카락 잡아당기기와 같은 행동 패턴들이 포함된다. 비자살성 자해의 목적은 사회적, 문화적 차이에 따라 다를 수 있으나, 주류 견해는 부정적 감정을 조절하기 위한 행동으로 받아들여지고 있다. 비자살성 자해의 유병률은 청소년에서는 17.2%, 젊은 성인에서는 13.4%, 성인에서는 5.5%로 보고되어 있다.

국내 자해 및 자살 시도의 현황은 중앙응급의료센터의 국가 응급진료정보망 자료를 통해 파악할 수 있는데, 2019년 기준으로 1년간 전국의 지역응급의료센터급 이상의 응급실로 내원한 자해·자살 시도의 건수는 36,336건으로, 여자가 남자에 비해 1.35배 더 많았다. 최근 5년간 자해·자살 시도 건수는 지속해서 증가하고 있으며, 연령대별로 보았을 때, 20대(24.0%)가 가장 많고, 40대(16.8%), 30대(15.7%) 순으로 높았다.

자살의 위험은 다양한 생물학적, 임상적, 심리학적, 사회적, 문화적, 환경적 요인의 상호작용의 영향을 받는 것으로 알려져 있으며, 흔히 어릴 때부터 가지고 있었던 원위요인distal factor과 자살 전에 나타난 근위요인proximal factor의 영향을 받는 것으로 본다. 원위요인 중으로는 유전적 소인, 가족력, 어린 시절의 역경, 세로토닌, 시상하부-뇌하수체 축의 신경생물학적 장애가 포함되어 있고, 근위요인에는 최근의 자살 행동, 우울증 등 정신질환과 심한 통증을 동반한 신체질환이 포함되어 있다(표 46-1). 이처럼 자살에는 생물정신사회적인 영향이 크게 작용하는데, 자살 전뿐 아니라 오랜 기간 동안 진행된 신경생물학적 장애, 어린 시절의 트라우마, 성격적인 문제, 유전적인 문제 등 복합적인

표 46-1. **자살의 위험요인**

원위요인(distal factor)
- 유전적 소인
- 후성 유전학적 변화
- 성격적인 특성(예: 충동성, 공격성)
- 태아 성장 및 출생 전후의 환경의 제한
- 어린 시절에 경험한 트라우마 사건
- 신경생물학적 장애
  (예: 세로토닌 기능장애, 시상하부-뇌하수체 축의 과다활성)

근위요인(proximal factor)
- 최근의 자살 행동
- 정신질환(특히, 우울증)
- 신체질환(특히, 심한 통증을 동반)
- 정신사회적 위기상황(예: 사회 경제적 수준이 급격히 추락하는 경우)
- 자살에 이를 수 있는 수단을 쉽게 얻을 수 있는 경우(예: 번개탄, 농약)
- 자살 모델에 노출, 베르테르 효과(예: 연예인 자살에 대한 상세한 보도)

표 46-2. **정신건강 및 공공보건에서 자살예방의 근거중심적 전략**

강력한 근거
- 건강관리적 접근
  - 우울증의 치료(약물치료와 정신치료)
  - 지속적인 돌봄
- 공공보건적 접근
  - 자살에 이를 수 있는 수단에 대한 접근 차단
  - 학교-기반으로 한 보편적인 예방

추가 연구 필요
- 건강관리적 접근
  - 일차진료의에 대한 교육
  - 일차진료에서의 선별
- 공공보건적 접근
  - 게이트키퍼 교육
  - 미디어에 대한 교육
  - 인터넷기반의 중재
  - 전화상담서비스

요인이 작용하게 된다.

미국국립정신보건원National Institute of Mental Health, NIMH에 의하면 우울증을 포함한 정신질환이 자살의 중요한 위험인자이며, 자살자 가운데 90% 이상에서 이를 나타낸다고 하였다. 특히 "자살이나 자살행동은 스트레스에 의한 정상적인 반응이 아니다."라고 명시하고 있다. 자살은 세로토닌을 포함하여 신경전달물질neurotransmitter이라고 불리는 뇌 내 화학물질의 변화와 관련이 있으며, 세로토닌의 저하는 우울증, 충동조절장애, 자살기도자, 자살사망자의 뇌에서 관찰된다고 하였다.

유럽의 근거중심 국가자살예방대책본부Evidence-based National Suicide Prevention Taskforce in Europe, EESPP는 유럽 17개국의 29명의 자살예방전문가에 의해서 만들어진 위원회에서 회의를 하고 기존의 문헌을 검토해서 의견을 정리해 발표하였다(표 46-2). 여기에서 EESPP는 우울증의 약물 및 정신치료가 자살예방에 있어 강력한 근거를 가지고 있다고 하였다. 국가자살예방의 원칙에서 자살예방계획은 일반 정신건강증진 계획과는 분리해서 독립적으로 재원을 마련해야 하지만, 서로 조화롭게 운영되어야 한다고 명시하였다.

2. 자살사고와 자살행동에 대한 약물치료

최근의 자살행동에 대한 치료는 동반된 정신질환을 치료하는 것뿐만 아니라, 자살사고 및 행동에 특화된 치료가 중요한 접근으로 이루어지고 있다. 자살예방을 위한 치료는 정신사회적 측면과 약물학적 측면으로 구성되어 있다(표 46-3). 또한, 전기경련치료electroconvulsive therapy, ECT가 심한 우울증, 조증, 정신병에서 자살충동을 빠르게 감소시키는 것으로 보고되었지만, 전기충격에 대한 두려움, 시술에 대한 근거 없는 편견, 법적인 규제, 전신마취를 적용해야 하는 어려움, 전문인력의 필요 등으로 인해서 자살위험이 있는 경우에 쉽게 사용하기에 어려움이 있다. 약물치료는 이에 비해서 적용하기가 쉽지만 자살위험을 감소시키는 것으로 입증된 약물은 lithium, clozapine, ketamine, SSRI 등 소수의 약물에 그치고 있다.

표 46-3. **자살 생각 및 자살행동에 대한 개입**

심리사회적 치료
- 인지행동치료
- 변증법적 행동치료
- 수용 및 헌신치료
- 대인관계 심리치료
- 자살시도 단기 중재 프로그램

약물학적 치료
- lithium
- ketamine
- selective serotonin reuptake inhibitors
- buprenorphine

1) Lithium

lithium은 자살을 억제하기 위해 가장 오랫동안 사용되어 왔으며, 자살과 자해를 예방하는 효과가 있다는 사실이 지난 수십 년 동안 보고되어 왔다. 양극성장애 및 단극성 우울증에서 lithium이 자살의 위험을 낮추는 효과의 교차비odds ratio는 위약과

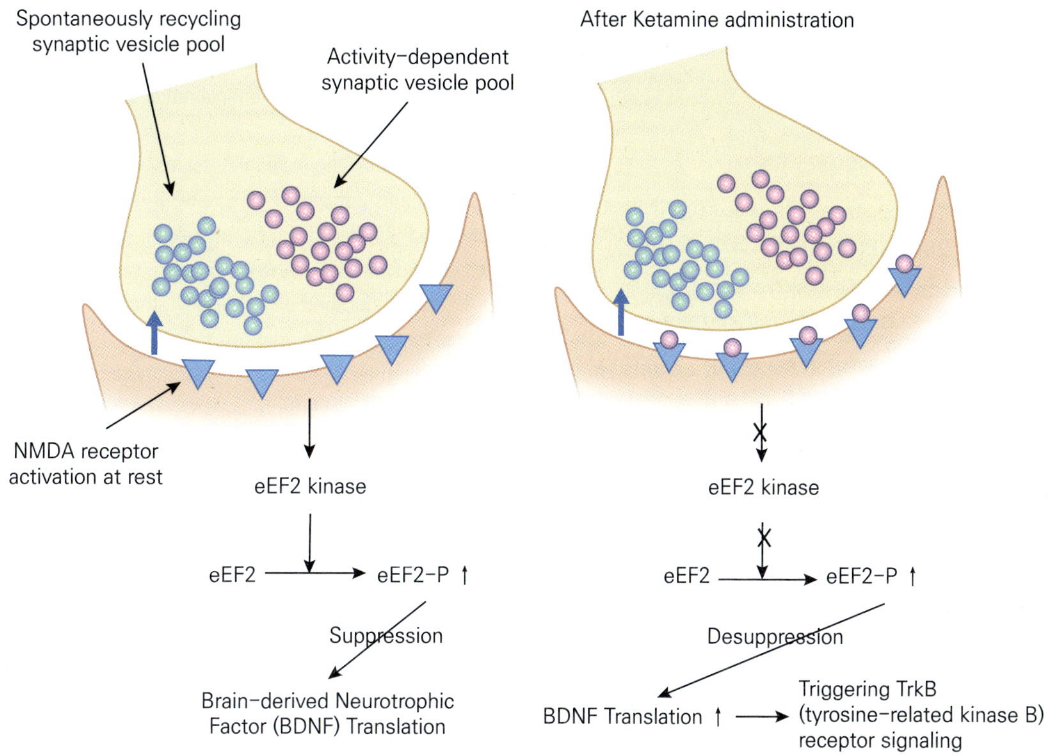

그림 46-2. Action of Ketamine on Glutamatergic Signaling at Rest and the Regulation of BDNF Translation에 대한 모델

비교해서 0.13 (95% CI 0.03~0.66)으로 나타났다. 영국에서 전자의무기록을 이용한 연구에서 6,671명의 양극성장애 환자를 대상으로 lithium, valproate, olanzapine, quetiapine을 비교했을 때 lithium이 다른 약물에 비해서 자살과 자해의 위험을 유의하게 낮추는 것으로 보고되었다. 양극성장애 환자에서 lithium을 갑자기 중단하는 경우에 자살사망의 위험성이 9배 정도 증가하였다. lithium이 치료저항성 우울증treatment-resistant depression에서도 자살의 위험을 낮춘다는 임상연구가 있다. 반면 몇몇 무작위대조군시험에서는 위약이나 다른 기분조절제와 비교하였을 때, 자살예방에 대한 효과가 크지 않다는 보고도 있다. 과다 복용할 때에 나타날 수 있는 lithium의 독성을 고려하였을 때, lithium을 투여받는 환자에 대한 모니터링을 강화하는 것 또한 자살예방을 위해 중요할 수 있겠다.

2) Clozapine

clozapine은 미국 FDA가 자살행동을 예방하기 위해 승인한 최초의 약물이다. clozapine은 조현병 약물로, 조현병 환자의 평생 자살사망률은 약 10%이고, 약 50%의 환자가 자살을 시도했다. 2년에 걸친 무작위전향적연구인 InterSePT (International Suicide Prevention Trial)에서 980명의 조현병과 조현정동장애 환자를 연구했을 때, 자살위험이 있는 조현병과 조현정동장애 환자에서 clozapine을 사용한 경우에 olanzapine을 사용한 경우보다 자살위험이 유의하게 감소하고, 적게 입원하고, 항우울제를 덜 사용하는 것으로 밝혀졌다. 비교적 최근의 메타연구에서는 clozapine을 지속적으로 복용하면 자살뿐만 아니라 다른 사망원인도 감소하는 것으로 나타났는데, 이 효과는 clozapine을 사용하는 환자들에 대한 면밀한 모니터링이 영향을 준 것으로 설명할 수 있다. 하지만 clozapine은 조현병 환자에서 자살예방을 위한 활용도가 낮은데 이는 clozapine 사용할 때에 발생할 수 있는 호중구감소증과 무과립구증의 위험으로 인한 모니터링의 필요성이 영향을 줄 것으로 보인다.

3) 케타민(ketamine)과 에스케타민(esketamine)

ketamine은 ionotropic glutamatergic NMDAR (N-methyl-D-aspartate receptor) antagonist로 비교적 새로운 작용기전을 가져 최근 십 수년간 항자살약물로 많은 관심을 받아왔다. 주로 기분장애가 있는 사람들을 대상으로 한 연구에서 ketamine은 기분증상의 개선과 무관하게 자살사고를 감소시키는 것으로 나타났다. ketamine의 항자살효과는 뇌유래신경영양물질brain-derived neurotrophic factor, BDNF을 빠르게 합성하는 것과 관련이 있는 것으로 동물모델에서 밝혀졌다(그림 46-2). 이것은 ketamine이 NMDAR을 차단해서 eukaryotic elongation factor 2 (eEF2)을 비활성화시키는데 eEF2 kinase 차단이 빠른 항우울, 항자살 효과를 가져오는 것에 기인한다.

esketamine은 ketamine의 거울상이성질체enantiomer로, glutamate NMDA 수용체에 대한 결합력이 ketamine의 약 4배에 달하는 것으로 보고되었다. esketamine은 현재 비강에 분무하는 형태로 개발되어 임상에서 사용되기 시작하였는데, ketamine과 유사하게 주요우울증 환자에 대한 항우울효과와 항자살효과가 있는 것으로 밝혀졌다. 미국 FDA에서 'breakthrough therapy'로 지정되었고, 주요우울증 환자 대상으로 이중맹검무작위위약대조군임상시험에서 자살위험이 높은 주요우울장애 환자에게 투여했을 때, 4시간 후의 자살사고가 위약군보다 감소했다. 다만, 24시간 및 25일 후에는 의미있는 차이가 발견되지 않았다. 하지만 최근의 메타연구에 의하면 esketamine이나 ketamine이 치료저항성 우울증 환자에서 자살사고를 줄이지 못한다는 결과를 보고하기도 하였다. 또한 ketamine이나 esketamine은 양극성장애 환자에서는 자살생각을 유의하게 감소시키지 못하는 것으로 나타났다.

esketamine의 투여 중에 나타난 부작용 중 가장 흔한 것은 구역질, 어지러움, 해리증상, 유쾌하지 않은 맛, 두통으로 보고되었다. 또한 ketamine이 의존성을 일으킬 가능성이 있지만, 최근 연구에 의하면 알코올사용장애 환자에서 재발률을 감소시키는 데 도움이 된다는 보고도 있다. ketamine에 대한 이와 같은 우려에도 불구하고 자살에 의한 개인, 가족, 국가적인 손실과 트라우마는 매우 심각하다. 자살시도 및 자살사망은 주요우울증과 밀접하게 관련되어 있으며, 자살사망자의 10~20배에 달하는 자살시도가 매년 발생하고 있다. 때문에 ketamine이 자살의 가장 중요한 원인인 우울증에서 효과가 있다는 사실은 향후 정신의학의 임상에서 매우 중요한 발전을 가져올 수 있을 것으로 기대된다.

4) 선택적 세로토닌 재흡수 억제제 (selective serotonin reuptake inhibitors, SSRIs)

우울증 연구의 2차 분석을 통해 항우울제가 자살행동에서 세로토닌의 기능장애의 중요성이 부각되어 왔다. 자살생각에 대해 세로토닌 및 노르에피네프린 항우울제의 효과를 비교하였을 때, 다수의 연구에서 세로토닌 약물이 더 선호됨을 보였다. 이중맹검무작위대조연구에서, paroxetine이 bupropion보다 자살생각을 줄이는데 더 효과적이었다. 하지만 항우울제가 자살위험성을 증가시키는지 또는 감소시키는지에 대해서 지난 10년이 넘는 동안 많은 논란이 있었다. 미국 식품의약품안전청US Food and Drug Administration, FDA에서는 2006년 12월 13일부터 372개의 이중맹검무작위연구double-blind randomized placebo controlled trials, RCT에 포함된 99,839명을 대상으로 항우울제가 자살위험을 증가시키는지 평가하고 메타분석연구를 진행하였다. 연구에서 항우울제와 관련된 자살위험은 연령과 관계가 있었는데, 특히 25세 미만의 청년에서 자살위험과 자살행동이 위약에 비해서 유의하게 증가하였다. 반대로 25~64세 사이에는 중립적이지만 자살생각에 도움이 될 수도 있을 것으로 분석하였고, 65세 이상에서는 자살위험과 자살행동의 위험을 감소시키는 데 도움이 될 수 있는 것으로 나타났다.

표 46-3. 미국 식품의약품안전청의 항우울제와 자살경향성에 대한 경고 문구

Suicidality and Antidepressant Drugs: The U.S. Food and Drug Administration (FDA)

Antidepressants increased the risk compared to placebo of suicidal thinking and behavior (suicidality) <u>in children, adolescents, and young adults</u> in short-term studies of major depressive disorder (MDD) and other psychiatric disorders. Anyone considering the use of [Insert established name] or any other antidepressant in a child, adolescent, or young adult must balance this risk with the clinical need. Short-term studies did not show an increase in the risk of suicidality with antidepressants compared to placebo in adults beyond age 24; there was a reduction in risk with antidepressants compared to placebo in adults aged 65 and older. Depression and certain other psychiatric disorders are themselves associated with increases in the risk of suicide. <u>Patients of all ages</u> who are started on antidepressant therapy should be monitored appropriately and observed closely for clinical worsening, suicidality, or unusual changes in behavior. Families and caregivers should be advised of the need for close observation and communication with the prescriber.

FDA에서는 2007년 5월 2일부터 항우울제를 사용할 경우에 25세 미만에서 자살위험을 증가시킬 수 있다는 경고블랙박스를 포함하도록 하였다(표 46-3). 또한, 항우울제 사용 시에 모든 연령의 환자에서 자살위험에 대해서 평가 및 관찰이 필요하고, 가족들에게도 자살위험에 대해 설명하고 관찰의 필요성을 권고해야 한다는 내용을 포함하였다. FDA는 소아청소년에 대한 항우울제 사용을 다시 분석하여 자살생각, 자살행동, 또는 자살시도가 새로운 항우울제에서 4%로 위약보다 2% 더 높게 발생한다고 하였다.

하지만 이후 기분장애 환자의 항우울제 사용에 대한 대규모 추적관찰 연구에서 항우울제가 자살 시도와 사망을 20% 정도 감소시킬 수 있다는 보고가 나오고, 선역군인에 대한 대규모 우울증 연구에서 선택적 세로토닌 재흡수 차단제selective serotonin reuptake inhibitor, SSRI가 모든 연령에서 자살시도위험을 낮추는 것으로 나타났다. 대규모 관찰연구에서 자살위험은 항우울제를 사용하는 환자에서 감소하며, 항우울제를 더 사용하는 지역에서 자살률이 오히려 낮음을 보고하였다. 따라서, 항우울제가 소아청소년을 비롯한 전 연령의 우울증에서 자살위험을 낮추는데 도움이 될 수 있지만, 주기적인 추적관찰과 자살위험의 평가가 필요하다.

3. 자해에 대한 약물치료

자해의 약물치료에 대해서 연구가 충분치 않다. 자해 사고 및 행동self-injurious thoughts and behaviors, SITB에 항정신병 약물과 citalopram, ketamine이 다른 약물보다 좋은 치료 효과를 나타냈다. 정신자극제psychostimulant와 정형 항정신병약물typical antypsychotics은 오히려 위험을 증가시키는 효과를 일으킬 수도 있다. 전체적으로 약물치료는 자해에 치료 효과가 크지 않았다.

4. 결론

자살suicide은 2023년 현재 우리나라에서 사망 원인의 5위를 차지하고 있고, 최근 자살사망률이 다시 증가하고 있는 추세를 보이고 있어 매우 중요한 사회적 문제이다. 자살은 우울증과 밀접한 관련이 있고, 자살시도 환자에 대한 응급실 연구에서도 주요우울증이 가장 흔한 동반질환으로 나타났다. 하지만 자살은 약물치료만으로 예방할 수 없으며, 반드시 환자가 가진 자살생각과 동반된 우울감에 대한 깊이 있는 이해, 신뢰를 바탕으로 한 의사-환자관계, 가족에 대한 설명과 협력, 정신치료적 접근 등 다양한 측면에서 치료해야 한다. 정신치료가 자살시도를 효과적으로 감소시키는데 도움이 된다는 보고가 있다.

항우울제는 FDA에서 25세 미만에서의 사용이 자살위험을 증가시킨다고 블랙박스로 경고하고 있지만 도움이 된다는 보고도 있다. 항우울제가 우울증에서 자살위험을 낮추는 데 도움이 될 수 있지만, 주기적인 추적관찰과 자살위험도 평가가 필요하다. clozapine은 난치성 조현병 환자에서 lithium은 양극성장애 환자에서 자살을 예방하는 데 효과가 있다고 일관되게 보고되었다. ketamine 또는 esketamine은 주요우울증 환자에서 빠른 항우울효과와 자살생각을 감소시키는 효과로 주목을 받고 있다. 향후 이에 대한 지속적인 연구가 필요하다. 자살 예방은 정신의학에서 중요한 미충족 수요unmet need이다. 이에 대한 약물 및 다양한 치료에 대한 근거 중심적evidence-based 연구가 더 필요하다.

신경정신약물의 주요 부작용 관리

Management of major side effects of neuropsychopharmacology

Chapter 47

◐ 문은수 부산대학교 의과대학 정신건강의학교실
◐ 권영준 순천향대학교 의과대학 정신건강의학교실

1. 신경정신약물의 부작용 분류

신경정신약물은 도파민, 아세틸콜린, 아드레날린, 히스타민, 세로토닌 등의 다양한 신경전달물질의 수용체에 작용하는 특성들을 가지고 있다. 이 약물들은 각 수용체에 작용하여 치료효과 이외에 부작용을 일으킬 수 있다. 따라서 신경정신약물은 약동학적 특성에 따라 부작용을 분류해 볼 수 있다(표 47-1). 또한 신경정신약물이 작용하는 인체부위에 따라 다른 부작용이 발생하므로 인체기능에 따라 부작용을 분류해 볼 수 있다(표 47-2).

표 47-1. 신경정신약물의 약동학적 특성과 관련된 부작용 종류

부작용 기전	관련 부작용
항도파민성	추체외로증상: 파킨슨 유사증상(pseudoparkinsonism), 급성 근긴장(acute dystonia), 정좌불능(akathisia), 지연성 운동장애(tardive dyskinesia), 항정신병약물/신경이완제 악성증후군(neuroleptic malignant syndrome) 내분비이상: 고프로락틴혈증(hyperprolactinemia), 유즙분비(galactorrhea), 생리불순, 무월경, 성욕저하
항콜린성	입마름, 코막힘, 안구건조, 시야흐림(blurred vision), 협우각 녹내장(narrow angle glaucoma), 변비, 장폐색(ileus), 배뇨곤란(urinary retention), 지루(delayed ejaculation), 역행성사정(retrograde ejaculation), 졸림, 빈맥, 집중력저하, 기억력저하, 혼동
항아드레날린성	기립성 저혈압, 어지러움, 반사 빈맥(reflex tachycardia), 졸림
항히스타민성	졸림, 체중증가
세로토닌성	정좌불능, 초조, 불안, 설사, 두통, 불면, 졸음, 오심, 구토, 성기능장애

표 47-2. 인체기능에 따른 신경정신약물의 부작용 종류

인체기능	관련 부작용
소화기계	위장관계 부작용, 간기능저하, 담즙정체성 황달, 췌장염
심혈관계	기립성 저혈압, 혈압 상승, 부정맥 발생, QT 간격연장
호흡기계	기관지 분비물 감소, 천식악화
혈액계	백혈구증가증, 백혈구감소증, 호중구감소증, 무과립구증, 혈소판감소증, 범혈구감소증
신장계	신기능 저하, 물중독, 항이뇨호르몬분비이상증후군
내분비대사계	갑상선기능저하, 고프로락틴혈증, 체중증가, 혈당증가, 이상지질혈증, 대사 증후군
비뇨생식기계	배뇨곤란, 성기능장애, 다낭성 난포 증후군
피부계	발진, 여드름, 탈모, 광과민성 피부, 피부색소침착
안과계	시야흐림, 복시, 협우각 녹내장, 망막색소침착, 눈부심
신경계	이상운동증, 떨림, 경련, 두통, 어지럼증
정신계	불안, 무감동 증후군, 자살충동, 수면변화, 식이변화, 기억력저하

2. 신경정신약물의 약동학적 특성과 관련된 주요 부작용

1) 항도파민성 부작용

항도파민성 부작용인 추체외로증상은 도파민 수용체 길항효과를 가진 항정신병약물이 nigrostriatal 도파민 신경회로에 작용하여 발생하게 된다. 추체외로증상에는 파킨슨 유사증상, 급성 근긴장, 정좌불능, 지연성 운동장애, 악성증후군이 있다. 추체외로증상은 정형 항정신병약물에 의해 흔히 발생하였으나 도파민 길항효과 외에 세로토닌 길항효과를 가진 비정형 항정신병약물에서는 추체외로증상의 발생이 감소하였다. 추체외로증상의 빈도는 약물종류와 용량 등의 치료상황에 따라 다를 수 있으나 정형 항정신병약물 데포 제제를 사용할 때는 추체외로증상이 약 1/3에서 발생하였고, 비정형 항정신병약물인 olanzapine의 경우에는 약 8%였다. 비정형 항정신병약물 중에서는 risperidone이나 amisulpride와 같은 약물들이 olanzapine보다 추체외로증상 발생빈도가 높다.

(1) 파킨슨 유사증상(pseudoparkinsonism)

파킨슨 유사증상은 마치 파킨슨병이 있는 것과 같이 근육강직muscle rigidity이 오거나 떨림tremor, 운동완서bradykinesia, 보행장애, 가속보행festinating gait, 무표정, 침흘림 등이 나타나는 것을 말한다. 이러한 부작용은 대개 치료 시작 후 1주 이내에 발생한다. 노인 환자들에게 이러한 부작용이 나타나게 되면 자신이 파킨슨씨병이 온 것이 아닌가 걱정하여 신경과 진료를 받기도 한다. 그러므로 부작용 발생 유무를 세심하게 관찰해주고, 부작용이 발생하더라도 조절가능한 것임을 미리 교육하고 안심시켜 주는 것이 필요하다. 부작용이 나타나게 되면 약의 용량을 감량하거나 이러한 부작용이 적은 약물로 교체해볼 수 있다. 또한 benztropine과 trihexyphenidyl과 같은 항콜린성 제제를 사용하여 부작용을 경감시킬 수 있다. 항콜린성 제제의 용량을 많이 사용해야 하는 경우에는 항콜린성 부작용의 발생 가능성도 주의 깊게 살펴야 한다. 때로는 도파민의 분비를 증가시키는 amantadine이나 도파민 작용제인 bromocriptine이 사용되기도 한다.

(2) 급성 근긴장(acute dystonia)

급성 근긴장은 갑자기 근육긴장도가 증가되는 현상이 나타나는 것을 말한다. 급성 근긴장은 약물투여 후 수시간에서 수일 이내에 발생하는 경우가 많으며, 치료 1주 이후에는 드문 편이다. 급성 근긴장은 시간이 지날수록 감소하는 경향이 있으므로 부작용이 심하지 않은 경우에는 경과를 지켜볼 수 있다. 급성 근긴장은 나타나는 근육의 부위에 따라 다양하게 나타날 수 있다. 눈 주위 근육일 경우에는 눈을 치켜 뜨게 되는 현상(안구운동발작oculogyric crisis)이 생길 수 있고, 혀 근육일 경우에는 발음이 어눌해지거나 삼키는 것이 어려워질 수 있으며, 목 근육일 경우에는 목이 돌아가는 느낌이 있을 수 있고, 허리 근육에 발생하여 몸이 뒤로 젖혀지는 후궁반장opisthotonus이 나타날 수 있다. 후두에 급성 근긴장이 발생하게 되면 후두 경련laryngeal spasm을 일으켜 호흡이 어려워져 응급처치가 필요할 수도 한다. 또한 침대 생활을 계속 해야 하는 환자들의 경우에는 삼킴곤란으로 인해 흡인성 폐렴으로 이어지는 경우가 있으므로 주의가 필요하다. 급성 근긴장 부작용이 나타나면, 환자들과 가족들은 놀라서 응급실을 찾게 된다. 이러한 부작용은 환자를 매우 두렵게 하여 약물순응도를 떨어뜨릴 수 있으므로 임상가의 세심한 관심이 필요하다. 안구운동발작이나 후궁반장은 비정형 항정신병약물을 사용하게 되면서 많이 감소하였다. 또한 발생한다고 하더라도 발음이 어눌해지거나 삼키는 것이 어려워지는 비교적 경한 형태로 나타나는 경우가 많다. 급성 근긴장이 발생하면, 벤조디아제핀 계열의 lorazepam과 diazepam을 사용해볼 수 있다. 벤조디아제핀 계열의 약물을 주사제제로 사용할 경우에는 호흡억제respiratory depression가 발생할 수 있으므로 활력징후를 자주 확인하여야 한다. 그 외에도 benztropine과 trihexyphenidyl과 같은 항콜린성 제제를 사용하여 부작용을 경감시킬 수 있다.

(3) 정좌불능(akathisia)

정좌불능은 안절부절 못하며 한 곳에 가만히 앉아있지 못하거나 누워있지 못하는 증상을 말한다. 앉아있으면 의자를 흔들거나, 앉았다 일어났다 반복하기도 한다. 증상이 심할 경우에는 죽고 싶을 정도라고 표현하는 경우도 있으며, 때로는 이러한 증상으로 인해 환자들이 공격적으로 변하기도 한다. 정좌불능은 남자보다는 여성에서 더 흔히 나타난다. 그리고 다리 부위에 발생하는 경우가 많으나 팔에도 이러한 증상이 있을 수 있다. 이러한 부작용은 약물치료 시작 이후 수 시간이나 수 일 이내에 발생하는 경우가 많다. 정좌불능은 마치 불안anxiety이나 초조상태agitation와 비슷해 보일 수 있다. 또한 정좌불능이 생겨서 그로 인해 환자들이 불안해하기도 한다. 불안, 초조상태와 정좌불능을 혼동하는 경우에는 부작용을 일으킨 약물을 오히려 증량하여 정좌불능이 더 심해지게 만들기도 한다. 정좌불능은 환자에게 고통과 불편감을 줄 수 있으므로 약물순응도에 부정적인 영향을 준다. 따라서 이러한 부작용의 발생유무를 세심하게 관찰하고 적극적으로 조절해 줄 필요가 있다. 정좌불능이 발생한 경우에는 베타 차단제인 propranolol을 우선적으로 사용한다. 베타 차단제가 효과가 없으면, 벤조디아제핀 계열의 약물이나 항콜린성제제, amantadine, clonidine을 사용해 볼 수 있다. 이러한 치료 이후에도 부작용이 지속되면, 약물감량이나 약물교체를 시도할 필요가 있다.

(4) 지연성 운동장애(tardive dyskinesia)

지연성 운동장애는 약물을 사용한 이후 오랜 시간이 지난 이후에 반복적이고 불수의적인 운동이상이 나타나는 경우를 말한다. 주로 혀나 입 또는 턱과 같이 얼굴에 나타나는 경우가 많으며, 혀를 돌리거나 날름거리며, 볼을 부풀리거나 입술을 오므리기도 하고, 입맛을 다시기도 한다. 껌을 씹는 듯한 모습을 보이기도 하며, 턱을 좌우로 움직이거나, 눈을 깜박이거나 얼굴을 찡그리기도 한다. 손이나 발을 움직이거나 몸을 흔들거나 몸이 뒤틀리는 증상이 있기도 한다. 지연성 운동장애는 정형 항정신병약물로 1년 치료 시 4~8%에서 발생하며, 이후 약물치료 기간이 길어질수록 발생률이 증가한다. 정형 항정신병약물에서는 장기간 약물을 복용하는 환자의 약 20%에서 발생하였다. 비정형 항정신병약물은 정형 항정신병약물에 비해 약 10배 감소하였으며, 비정형 항정신병약물인 olanzapine에서는 약 3%에서 지연성 운동장애가 발생하였다. 지연성 운동장애는 약물을 중단하면 호전될 수도 있지만, 비가역적으로 지속되는 경우가 있다. 가능한 한 부작용이 발생하는 초기에 발견하여 약물을 조절해주는 것이 중요하다. 지연성 운동장애의 위험인자로는 추체외로증상의 존재, 항정신병약물의 장기사용과 고용량 사용 외에도 노인, 여성, 뇌손상 환자, 당뇨 환자, 기분장애 환자 등이다. 지연성 운동장애가 발생하면, 우선 해당 약물의 용량을 줄이거나 약물을 중단하는 것이 좋다. 그러나 항정신병약물을 갑자기 끊었을 때 오히려 악화되는 경우도 있고, 항파킨슨 약물을 사용하였을 때 증상이 악화되는 경우도 있으므로 주의할 필요가 있다. 또한 지연성 운동장애의 발생률이 낮은 clozapine 등의 항정신병약물로 교체해 볼 수 있다. 그 외에도 벤조디아제핀 계열의 약물과 항콜린성 약물이 시도되기도 하며, vitamin E와 같은 항산화효과가 있는 약물을 투여해보기도 한다. 최근에는 vesicular monoamine transporter 2 (VMAT2) 억제제 valbenazeine을 지연성 운동장애 치료에 시도하고 있다.

(5) 항정신병약물/신경이완제 악성증후군 (neuroleptic malignant syndrome, NMS)

NMS는 추체외로증상이 아주 심할 때에 나타나는 부작용이다. 심한 근육강직 외에도 자율신경계가 불안정해져서 체온조절이 되지 않고 혈압이 불안정해지며, 땀을 많이 흘리고 호흡도 빨라진다. 의식수준도 변할 수 있어 섬망이나 혼수상태가 되기도 한다. 혈액학적 검사상 백혈구수가 증가하고, 근육강직으로 인해 근육이 손상되어 creatinine phosphokinase (CPK)가 증가하며, myoglobinuria가 생겨 급성 신부전이 올 수 있다. NMS는 발생빈도가 흔하지는 않지만, 발생하게 될 경우 치명적일 수 있다. 시기적으로는 약물치료 후 4주 이내에 일어나는 경우가 많다. NMS는 항정신병약물로 치료받는 환자의 약 1%에서 발생하였고, 최근에는 비정형 항정신병약물을 주로 사용하면서 빈도가 약 0.1%로 많이 줄었다. NMS의 위험인자로는 고역가 약물사용, 고용량 사용, 약물용량의 빠른 증량, 근육 주사, 탈수, 영양결핍, 알코올 급성 중독, lithium 병용사용, 항콜린성제제 병용사용, 산후 시기, 기분장애, 기질성뇌질환 등으로 알려져 있다. NMS는 빨리 알아차리는 것이 가장 중요하며, 적절한 응급치료가 빨리 적용되느냐가 중요한 예후인자이다. NMS를 발견 즉시, 원인약물을 중단하고, 수액을 공급하며, 체온을 조절하고, 전해질 이상과 산-염기 불균형을 교정해야 한다. 그리고, 심장기능, 호흡기능, 신장기능에 이상 유무를 관찰해야 한다. 벤조디아제핀 계열의 약물과 항콜린성제제가 catatonia와 추체외로 증상을 조절하는 데 도움이 될 수 있다. 경우에 따라서는 고용량의 벤조디아제핀계 약물을 정맥주사로 사용하는 것이 필요하나 이 경우에는 호흡억제의 위험성을 주의해야 한다. 이후에도 부작용이 조절되지 않을 때에는 도파민의 분비를 증가시키는 amantadine이나 도파민 작용제인 bromocriptine이 사용되기도 한다. 40도 이상의 고열이 있고, 부작용이 아주 심한 경우에는 근육강직을 치료하기 위해서 dantrolene과 같은 근육이완제를 2~3 mg/kg로 정맥주사로 사용하기도 한다. NMS가 회복된 이후에는 기존에 사용하던 항정신병 약물보다는 다른 약물로 교체하는 것이 좋다. 다른 약물에 효과가 없어서 기존의 약물을 다시 사용할 수밖에 없는 경우라면, 용량 조절에 매우 신경을 써야 한다. 그리고 교정가능한 위험요소를 제거하여 이러한 부작용이 다시 발생하지 않도록 주의해야 한다.

(6) 고프로락틴 혈증(hyperprolactinemia)

프로락틴의 분비는 도파민에 의해 억제되고, 세로토닌에 의해 촉진된다. 따라서 도파민 수용체 차단제는 프로락틴의 분비를 증가시킬 수 있다. 프로락틴의 증가는 여성의 경우 무월경, 월경불순, 유즙분비galactorrhea, 유방확대, 성기능저하를 유발할 수 있으며, 남성의 경우에도 유방비대나 성욕저하 또는 발기부전, 성기능저하를 일으킬 수 있다. 프로락틴 증가가 장기적으로 지속될 경우 여성호르몬이 감소할 수 있고, 나아가 골다공증을 일으킬 위험성이 증가하게 된다. 프로락틴의 증가는 동일한 약물용량을 사용하더라도 남성 보다 여성에서 흔하다. 정형 항정신병약물을 복용하는 여성 환자의 약 20%에서 월경주기의 변화가 있으며, 전반적으로는 비정형 항정신병약물에 비해 정형 항정신병약물에서 흔하다. 그러나 비정형 항정신병약물 중에서도 risperidone이나 amisulpiride는 정형 항정신병약물보다 오히려 프로락틴 증가가 많다. 약물치료 중에 프로락틴이 증가하는 경우 원인이 되는 약물을 감량하거나 프로락틴이 증가하는 부작용이 적은 약물로 교체해야 한다. 감량이나 교체가 어려운 경우에는 aripiprazole과 같이 프로락틴이 증가하는 부작용이 적은 약제를 병용해서 투여해 볼 수 있다. 경우에 따라서 도파민 작용제인 bromocriptine을 사용해 볼 수 있다. bromocriptine을 사용할 때에는 정신병적 증상의 악화 가능성이 있으므로 사용에 주의를 요한다.

2) 항콜린성 부작용

항콜린성 부작용은 주로 무스카린성 수용체 차단의 결과로 일어난다. 항콜린성 작용에 의해 발생하는 부작용으로는 입마름, 코막힘, 안구건조, 시야흐림, 협우각 녹내장, 변비, 장폐색, 배뇨곤란, 지루, 역행성사정, 졸림, 빈맥 등이 있다. 항콜린성 부작용이 중추신경에게 작용할 경우에는 건망증이나 집중력저하가 일어날 수 있다. 심한 경우에는 섬망이 발생할 수 있으며 고열이나 혼수 상태가 올 수도 있다. 입마름은 가역적이며, 약물중단 시 회복되나 입마름 증상에 잘 대처하지 못하면, 구취나 충치, 구강 캔디다증, 구내감염 등으로 이어질 수 있어 주의를 요한다. 입마름을 호소하는 환자에게는 당분이 없는 껌이나 과자를 사용하게 하거나 구강 윤활제를 권고할 수 있다. 안과적으로는 시야가 흐려지거나 복시가 발생할 수 있다. 일반적으로는 수주 내에 내성이 생기지만 불편감이 지속되는 경우도 있다. 이 경우 인공눈물을 사용하거나 pilocarpine과 같은 콜린성 안약을 사용할 수 있다. 항콜린성 안과적 부작용은 보통 크게 문제가 되지 않지만, 협우각 녹내장이 있는 경우에는 이를 악화시킬 수 있으므로 이 경우에는 매우 주의를 해야 한다. 항콜린성 부작용이 소화기관에 영향을 미칠 경우에는 변비가 생길 수 있다. 변비가 만성화되는 경우에는 분변 매복fecal impaction이나 장폐색이 있을 수 있으므로 변비가 만성화 되지 않도록 적절한 조치를 취해야 한다. 변비가 발생하면, 섬유질과 수분을 충분히 섭취하도록 교육하고, 필요한 경우 연화제나 섬유질 변비약을 사용할 수 있다. 항콜린성 작용은 비뇨기 계통에서는 배뇨곤란을 일으킬 수 있는데, 노인이나 전립선비대증이 있는 경우에는 특히 심할 수 있다. 배뇨곤란이 있을 때에는 bethanechol과 같은 콜린성 약물을 사용할 수 있다. 배뇨곤란이 지속하게 되면 하부 비뇨기 감염이 발생할 수 있으므로 소변검사를 주기적으로 할 필요가 있다.

3) 항히스타민성 부작용

항히스타민성 부작용이 중추신경에 작용할 때에는 졸림을 유발할 수 있다. 항히스타민성 부작용은 때로는 환자를 진정시키고 수면을 돕는 이점이 있으므로 치료목적으로 활용하기도 한다. 하지만 아침에 일어나기 힘들 수 있고, 주간졸음을 유발하며, 집중력이나 정신운동기능을 저하시키므로 이러한 부작용이 장기간 지속될 때에는 치료순응도를 떨어뜨리는 요인이 되기도 한다. 대부분의 경우 수 주일 이내에 내성이 생기지만, 지속되는 경우도 있다. 항정신병약물이나 항우울제에 속하는 많은 약물들이 항히스타민성 작용을 가지고 있다. 항정신병약물 중에서는 olanzapine, clozapine, ziprasidone, risperidone, quetiapine 등이 항히스타민성 작용이 강하다. 항우울제 중에서는 삼환계 항우울제tricyclic antidepressant, TCA에 속하는 trimipramine, amitriptyline, doxepine 등과 mirtazapine과 trazodone이 항히스타민성 작용으로 인한 진정효과가 있으며, 이러한 약물들은 항히스타민성 진정효과를 이용하여 불면증 치료에 사용되기도 한다. 또다른 항히스타민성 부작용으로는 체중증가가 있다. 항히스타민성 작용을 가진 약물은 시상하부에 작용하여 식욕을 증가시켜 체중증가를 일으킨다. 따라서 체중증가가 문제되는 환자에서는 사용에 주의가 필요하다.

4) 항아드레날린성 부작용

항아드레날린성 약물에 의해서 기립성저혈압이나 어지럼증, 졸림, 고혈압성 위기hypertensive crisis 등의 부작용이 발생할 수 있다. 기립성 저혈압은 앉았다 일어서는 것과 같은 체위 변화 시 3분 이내에 수축기 혈압이 20 mmHg 또는 이완기 혈압이 10 mmHg 이상 낮아질 경우를 말한다. 알파 아드레날린성 수용체 차단 효과가 있는 신경정신약물을 사용할 경우에는 기립성 저혈압이 유발될 수 있다. 저역가 항정신병약물이 알파 아드레날린성 수용체 차단효과가 높은 경우가 많다. 그 외에도 risperidone 등과 같은 약물에서 기립성 저혈압이 자주 보고된다. TCA 계열의 항우울제에서도 알파 아드레날린성 수용체 차단효과가 높은 경우가 많으므로 주의를 요한다. 알파 수용체 차단제는 말초혈관을 확장시키기 때문에 체위변화 시에 혈압을 유지할 수 없어 저혈압이 발생하게 된다. 기립성 저혈압이 생기면, 환자들은 일어설 때 어지럽다고 느끼거나 현기증을 느끼며 실신할 수도 있다. 특히 노인 환자에서는 기립성 저혈압으로 인해 신체균형을 잃고 넘어져 대퇴골두 골절이 발생하는 경우가 있을 수 있으므로 주의가 필요하다. 기립성 저혈압은 노인 환자, 여자 환자, 혈압강하제를 사용하고 있는 경우, 심혈관계 질환이 있는 환자에서 흔하다. 기립성 저혈압이 발생할 위험성이 높은 환자에서나 기립성 저혈압을 일으킬 수 있는 약물을 처방할 경우에는 세심한 설명이 필요하며, 소량의 약물을 우선 처방하여 기립성 저혈압 유무를 확인한 후에 서서히 용량을 증가시키는 것이 좋다. 기립성 저혈압은 보통 일시적이며, 체위변동을 서서히 하면 예방도 가능하다. 따라서 환자에게 이러한 점을 충분히 설명해줄 필요가 있다. 기립성 저혈압이 발생한 경우에는 환자를 옆으로 눕게 하고, 다리를 머리보다 높은 위치에 두게 하는 것이 좋다.

반대로 일부 신경정신약물들은 혈압을 상승시킬 수 있다. 아드레날린 재흡수 차단 효과가 있는 약물의 경우에는 말초에서 아드레날린을 증가시켜 혈압을 상승시킬 수 있다. venlafaxine, duloxetine 등의 약물을 사용할 경우에 혈압이 상승할 수 있으므로 주의가 필요하다. 각성에 관여하는 아드레날린의 길항효과 때문에 졸림 현상이 발생할 수 있다. 각성이 필요한 일을 하는 경우에는 항아드레날린성 약물 사용에 주의가 필요하다. 고혈압성 위기는 최근에는 잘 보고되지는 않지만 과거에 모노아민산화효소 억제제monoamine oxidase inhibitor, MAO-I를 사용하던 환자에서 발생했던 부작용이다. MAO-I를 복용하는 환자에서 티라민이 많이 함유된 음식을 섭취할 때는 아드레날린이 급격하게 증가하여 고혈압성 위기가 올 수 있다. 심한 고혈압으로 인해 때로는 사망에 이르는 경우가 있었으므로, 최근에는 MAO-I를 잘 사용하지 않는다.

5) 세로토닌성 부작용

세로토닌 신경전달의 과항진으로 인해 발생하는 일련의 증상들을 세로토닌 증후군이라고 한다. 세로토닌 증후군을 증상의 경중에 따라서 구분해 보면, 증상이 경할 때에는 정좌불능으로 시작해서 점차 떨림 증상이 발생하고, 의식이 혼탁해지며, 일시적인 근육경련이 유발되다가 점차 지속적인 근육경련으로 진행하게 된다. 더 심해지면 근육경직과 고열이 발생하면서 생명이 위험할 수 있다. 세로토닌 증후군의 증상들은 크게 정신기능의 변화, 자율신경계의 기능변화, 신경학적 증상들의 세 부분으로 나누어진다. 정신기능의 변화는 초조상태, 신경질적 반응, 불면 등으로 나타나며, 심해질수록 혼동, 기분 고양감, 반혼수 또는 혼수 상태로 이어질 수 있다. 자율신경계의 기능변화는 빈맥, 과다호흡, 호흡곤란, 설사, 불안정한 혈압 등으로 나타나며, 심해질수록 고열, 발한 증상들이 발생하게 된다. 신경학적 증상은 협응운동의 장애, 산동mydriasis, 정좌불능으로 나타나며, 심해질수록 근육경련, 떨림, 오한, 근육경직, 반사항진hyperreflexia이 일어날 수 있다. 세로토닌 증후군은 다른 임상적 상태에서도 유사한 증상들이 관찰될 수 있으므로 감별이 필요하다. 감별이 필요한 진단으로는 NMS, 감염, 헤르페스성 뇌증, 열사병, 심근괴사, 아드레날린성/항콜린성 약물 독성, 항콜린성 증후군, 진전섬망delirium tremens, 의학적 질환에 의한 섬망들이 있다.

세로토닌 증후군은 다양한 기전으로 일어날 수 있다. 첫째로는 L-trptophan과 같은 세로토닌의 전구물질이 과도하게 증가하여 세로토닌의 생성이 증가하는 경우이다. 둘째로는 암페타민과 같은 약제로 인해 세로토닌의 분비가 증가하는 경우이다. 셋째는 MAO-I에 의해서 세로토닌 대사가 억제되어 시냅스 내의 세로토닌이 증가하는 경우이다. 넷째로는 선택적 세로토닌 재흡수 억제제selective serotonin reuptake inhibitor, SSRI나 세로토닌 아드레날린 재흡수 억제제serotonin norepinephrine reuptake inhibitor, SNRI 및 TCA 계열의 항우울제에 의해 시냅스 내로 분비된 세로토닌의 재흡수가 차단되어 시냅스 내의 세로토닌이 증가하는 경우이다. 다섯째는 세로토닌 작용제에 의해 시냅스 후 신경세포들이 직접적으로 자극되는 경우이며, 이러한 기전을 가진 약물들이 과도하게 사용되거나 동시에 사용되게 될 때에 세로토닌 증후군이 발생할 수 있다. 세로토닌 증후군은 일차적으로 세로토닌 관련 약제들의 과다 사용으로 인해 일어나지만, 환자들에 따라 세로토닌 증후군의 발생 위험성이 다를 수 있다. 세로토닌 대사와 관련된 유전적인 차이가 존재할 수 있고, 심혈관질환이나 간질환, 그리고 장기간의 흡연과 관련된 폐질환 환자에서 세로토닌 대사의 장애가 발생할 수 있기 때문이다.

세로토닌 계열의 약물을 처방할 때 세로토닌 증후군의 발생 가능성에 대해서 임상적으로 특히 주의해야하는 경우들이 있다. 첫째, 세로토닌 계열의 약물을 복합적으로 이미 사용하고 있는 경우, 둘째, tramadol과 같은 진통제를 쓰고 있는 경우, 셋째, 마약을 사용하고 있을 가능성이 있거나 마약성 진통제를 사용하고 있는 경우, 넷째, 그람양성균에 의한 감염을 치료하기 위해 linezolid 항생제를 사용하고 있는 경우, 다섯째, 기침을 억제하기 위한 감기약인 dextromethorphan을 사용하고 있는 경우, 여섯째, 항진균제인 fluconazole을 사용하고 있는 경우이다. 세로토닌 증후군이 발생한 증례보고들은 대부분 이러한 특수한 상황일 때가 많다. 하지만, 경우에 따라서는 소량의 세로토닌 재흡수 차단제 단독 사용이나 한 번의 사용만으로도 세로토닌 증후군이 발생하는 경우가 있으므로 유전적인 취약성이나 개인의 일반의학적 상태를 고려해서 세로토닌 증후군의 잠재적 발생 가능성을 염두해두는 것이 필요하다.

세로토닌 증후군이 발생하게 되면, 일차적으로 세로토닌 관련 약제들을 중단할 필요가 있다. 그리고 증상들을 조절하고 완화시키기 위한 대증적인 치료를 시행해야 한다. 세로토닌 증후군의 치료를 위해 cyproheptadin, lorazepam, serotonin 차단제, nitroglycerin, chlorpromazine, olanzapine 등이 시도되기도 하였다. 이 중에서는 cyproheptadin이 가장 많이 시도되었으며, 세로토닌 증후군이 중등도 이상일 때는 이 약제를 사용하는 것이 좋다. cyproheptadin을 사용할 경우에는 초기 용량을 12 mg으로 하고 증상이 지속되는지를 관찰하고, 호전이 없을 시에는 2시간 간격으로 2 mg씩 증량하여 적절한 용량을 찾아야 한다. 환자가 안정이 되면, 6시간 간격으로 8 mg을 유지하는 것이 좋다. 초조상태나 떨림이 심한 경우에는 증상 조절 목적으로 lorazepam을 쓸 수 있다.

3. 인체기능에 따른 신경정신약물의 주요 부작용

1) 소화기계 부작용

신경정신약물의 사용으로 인해 위장관계 부작용, 간기능 저하, 담즙울체성 황달, 췌장염 등이 있을 수 있다. 세로토닌성 신경정신약물은 대부분 위장관계 부작용을 가지고 있는데, 이는 세로토닌 수용체가 위장관에 많이 분포하고 있기 때문이다. 오심, 구토, 설사, 식욕저하, 소화불량 등은 비교적 흔하다. 그러나 이러한 부작용은 시간이 지나면 해소되는 경우가 많다. 하지만, 환자들은 위장관계 부작용이 불편할 수 있고, 소화계통에 치명적인 문제를 일으키는 것이 아닌지 걱정하여 약물을 중단하기도 한다. 따라서 약물 사용 전에 이러한 문제를 미리 교육하고 안심시키는 것이 필요하다.

일부 신경정신약물은 간기능 저하를 일으킬 수 있다. nefazodone, pemoline, tacrine은 간독성으로 인해 더 이상 사용하지 않고 있다. carbamazepine이나 valproate 및 naltrexone도 간독성이 있으므로 간질환이 있는 경우에는 피하는 것이 좋으며, 간독성 유무를 주기적으로 평가하는 것이 필요하다. 그 외에 항우울제와 항정신병약물들은 간독성의 빈도는 낮지만 주기적으로 간기능 저하를 관찰할 필요가 있다. 평소 간질환이 있거나 알코올 남용하거나 acetaminophen을 복용하고 있는 환자에서는 특별히 주의해야 한다. 또한 대부분의 약물이 간으로 대사되기 때문에 간기능이 저하된 환자에서는 이러한 약물들을 처방해야 하는 경우에는 약물용량을 적절하게 감량할 필요도 있다. 신경정신약물에 의한 간독성은 담즙울체성 황달cholestatic jaundice로 나타나기도 한다. 이러한 부작용이 생기면, 열이 나거나 복통, 오한을 동반할 수 있다. chlorpromazine이나 haloperidol을 사용하는 환자에서 담즙울체성 황달이 발생하기도 하였으며, 이러한 부작용이 발생하면, 해당 약물을 중단해야 한다.

또한 신경정신약물은 췌장염을 유발할 수 있다. valproate, olanzapine, risperidone, quetiapine, aripiprazole, ziprasidone과 같은 약물들은 드물게 췌장염을 일으킬 수 있으므로 이러한 약물을 사용할 때에는 췌장염의 발생가능성을 관찰해야 한다. 평소 췌장염이 있는 환자에서는 이러한 약물들의 사용을 피하는 것이 좋다. 알코올 남용의 병력이 있거나 당뇨 환자, 담관결석환자, 췌장염을 일으키는 약물들과 병용할 때는 특별히 주의해야 한다.

2) 심혈관계 부작용

신경정신약물에 의해 발생할 수 있는 심혈관계 부작용으로는 기립성 저혈압, 혈압 상승, 부정맥, QT 간격연장 등이 있다. 기립성 저혈압을 보상하기 위해 빈맥이 발생할 수 있고, 항콜린성 작용이 강한 약제에 의해서 빈맥이 발생할 수 있다. 이러한 경우 발생하는 빈맥은 대체로 일시적이고 임상적으로 크게 문제되지 않는 경우가 많다. 그러나 QT 간격연장이나 PR 간격연장, ST 분절 오목, T파의 이상, T파 둔화, QRS 증가, torsade de pointes와 같은 부정맥이 발생하게 되면 잠재적으로 위험할 수 있으므로 주의해야 한다.

QT 간격은 정상적으로 남자에서 430 msec 이내, 여자에서 450 msec 이내이며, 남자에서 450 msec을 넘거나 여자에서 470 msec를 넘으면 QT 간격연장으로 본다. QT 간격이 500 msec 이상 경우에는 심장전도의 이상이나 급사의 위험성이 높다. QT 간격연장은 thioridazine, haloperidol, pimozide, ziprasidone, zotepine, quetiapine, olanzapine, risperidone, clozapine, citalopram, escitalopram 등의 약물에서 발생할 수 있다. 일반적으로는 QT 간격연장이 보고된 약물이라 할지라도 신체적으로 건강한 환자에서는 큰 문제가 되지 않을 수 있지만, 심장전도에 이상이 있을 수 있는 환자에서는 사용에 주의가 필요하다. 특히, torsade de pointes의 위험이 있는 환자에서는 사용에 특별한 주의를 요한다. Torsade de pointes의 위험인자로는 서맥, 저칼륨증, 저마그네슘증, 심부전증, 선천성 QT 간격연장 증후군congenital prolonged QT syndrome 등이다. torsade de pointes는 심실세동으로 전환될 될 수 있으므로 잠재적으로 위험하다. 이러한 위험인자를 가진 환자들에서 QT 간격연장의 가능성이 있는 약물을 사용해야만 하는 경우에는 약물 사용 전에 심전도 검사를 통해 QT 간격을 측정하고, 심장전도에 이상을 초래할 수 있는 전해질의 변화를 확인할 필요가 있다. 심장전도에 이상이 없는 경우라 할지라도 약물 사용 중에 QT 간격연장이 확인된 경우에는 사용하는 약물을 다른 약으로 교체하는 것이 좋다.

3) 호흡기계 부작용

신경정신약물 사용으로 인해 호흡기에 발생하는 부작용은 적은 편이다. 항콜린성제제를 사용할 경우에 기관지 분비물을 감소시킬 수 있다. 또한 천식이 있는 경우에 propranolol과 같은 베타 차단제를 쓰게 되면 천식이 악화될 수 있다. 따라서 천식 환자에서 베타 차단제는 금기약물이므로 베타 차단제를 사용하기 전에 천식의 병력을 잘 확인해야 한다.

4) 혈액계 부작용

신경정신약물은 백혈구증가증, 백혈구감소증, 호중구감소증, 무과립구증, 혈소판감소증, 범혈구감소증을 유발할 수 있다. 백혈구증가증은 lithium을 사용할 경우에 나타날 수 있다. 이 경우 lithium을 감량하면 대부분 회복되는 것으로 알려져 있다. 항정신병약물을 사용하는 경우에도 백혈구증가증이 일어날 수 있다. 백혈구증가증이 발생하면, 일차적으로 감염이나 혈액질환의 가능성을 평가해야 한다. 약물에 의해 발생한 백혈구증가증이 지속될 경우에는 해당 약제를 변경하는 것이 바람직하다.

백혈구감소증이나 호중구감소증, 무과립구증, 혈소판감소증, 범혈구감소증은 대체로 약물 투여 이후 12주 이내에 발생한다. 무과립구증은 감염이나 패혈증과같은 합병증이 없으면, 약물중단 이후 대체로 회복되지만, 무과립구증이 발생하였을 때 2차적인 감염에 의하여 합병증이 발생하면 사망에 이르는 경우가 있으므로 매우 주의를 요한다. 따라서 혈구 감소가 있는 경우 발열, 인후통 등과 같이 감염과 관련된 증상이 없는지 주의 깊게 살펴야 한다. clozapine, chlorpromazine, carbamazepine, lamotrigine, mirtazapine, risperidone, valproate 등을 사용할 때는 혈소판감소증이나 백혈구감소증, 호중구감소증, 무과립구증, 범혈구감소증이 발생할 수 있으므로 주기적인 혈액검사를 통해 이를 확인해야 한다. 또한 이들 약제들을 서로 병용하는 경우에는 특별한 주의가 필요하다. 특히, clozapine을 사용하는 환자에서는 혈액학적 부작용의 빈도가 상대적으로 높으며, clozapine을 사용하는 환자에서 무과립구증이 연간 1.3%로 발생한다. 따라서 clozapine을 사용할 경우, 무과립구증에 대한 주의가 필요하며, 정기적으로 CBC (complete blood count) 검사와 호중구수 검사를 시행해야 한다. 검사 당시 백혈구수가 3,500/mm^3 이내이거나 혈액학적 질환이 있거나 과거 clozapine으로 인한 무과립구증(절대호중구수 500/mm^3 이내)이 있었을 경우에는 clozapine을 사용하지 말아야 한다. clozapine을 사용할 때에는 첫 6개월간 혈액학적 부작용이 발생하기 쉽기 때문에 매주 정기적으로 CBC를 확인해야 한다. 무과립구증이 발생하지 않으면, 6개월 이후부터는 2주마다 한 번씩 CBC 검사 기간을 늘릴 수 있다. clozapine 으로 치료하는 중에 인후통이나 발열 등의 감염의 징후가 있다면, 즉각적으로 의사의 진료를 받도록 해야 한다. 백혈구수가 2,000/mm^3 이내이거나 호중구수가 1,000/mm^3 이내일 때에는 clozapine 투여를 중단하고, 감염유무를 확인하고, 골수검사를 고려해야 한다. 백혈구수가 2,000~3,000/mm^{3}이거나 호중구수가 1,000~1,500/mm^{3}인 경우에는 clozapine 투여를 중단하고, 감염유무를 확인해야 한다. 백혈구수가 3,000/mm^3 이상이거나 호중구수가 1,500/mm^3 이상으로 회복되면 clozapine을 다시 사용할 수 있지만, CBC 검사는 백혈구수가 3500/mm^3 이상이 될 때까지 주 2회로 시행하도록 한다. 그리고, 고열이나 인후통과 같은 감염이 의심되는 증상이 있을 경우에는 전문적인 내과진료를 받게 해야 한다. 적절한 항생제의 투여와 G-CSF (granulocyte colony-stimulating factor) 또는 GM-CSF (granulocyte-macrophage colony-stimulating factor) 계열의 조혈성장인자를 사용하여 치료할 수 있다.

5) 신장계 부작용

신경정신약물은 신기능 저하나 물중독 및 항이뇨호르몬분비이상증후군syndrome of antidiuretic hormone secretion, SIADH을 유발할 수 있다. 특히, lithium은 다뇨나 신성 요붕증을 일으킬 수 있다. lithium으로 인한 다뇨 현상은 대부분 가역적인 경우가 많다. lithium으로 인해 다뇨가 발생하는 기전은 크게 2가지로 볼 수 있다. 첫째, lithium은 신장세관에서 항이뇨호르몬antidiuretic hormone, vasopresin 길항작용을 통해 수분의 재흡수를 방해하므로 다뇨를 일으킬 수 있다. 둘째, lithium에 의해 vasopressin 저항성 신성 요붕증이 발생하여 소변의 뇨농축력이 저하되어 다뇨가 발생할 수 있다. 이와 같이 다뇨가 심하게 발생하면, 탈수나 전해질 불균형을 일으킬 수 있고, 갈증을 호소하거나 다음polydipsia이 발생할 수 있다. 이때 적절하게 수분 섭취를 하지 못하게 되면, lithium의 혈중농도가 증가하여 lithium 독성을 일으킬 수 있으므로 주의가 필요하다. 또한 lithium은 장기간 사용하였을 때에 신장기능이 저하될 수 있다. lithium은 간질섬유화interstitial fibrosis를 동반한 관손상tubular damage을 일으킬 수 있으며, 이러한 변화로 인해 사구체여과율glomerular filtraiton rate, GFR이 감소하고, creatinine이 증가할 수 있다. 이러한 손상이 심할 경우에는 만성신부전으로 발전할 수 있고, 투석을 요하게 될 수 있으므로 정기적으로 확인하여 이러한 신기능의 이상이 발생하기 전에 예방하는 것이 필요하다. lithium을 사용한 기간이나 누적 용량이 신독성과 관련이 있을 것이라는 주장이 있었으나 장기간 안정적으로 lithium을 사용한 환자에서는 사용기간과 누적 용량은 관련성이 없다고 밝혀졌다. 그러나 고령이나 lithium 사용 전에 GFR이 높았던 경우, 신장기능을 저하시킬 수 있는 내과적 질환이 있거나 신장질환이 있는 경우, 신장독성이 있는 약물을 동시에 사용하는 경우, lithium 독성의 경험이 있는 경우와 같이 위험인자가 있는 경우에는 lithium 사용에 주의를 요한다. 신기능의 이상은 GFR, eGFR (estimated GFR), BUN (Blood Urea Nitrogen)/Cr (Serum Creatinine), Cr 등과 같은 혈액검사를 통해 확인할 수 있다.

항우울제나 항정신병약물, carbamazepine 등의 신경정신약물을 사용할 때에 SIADH가 발생할 수 있다. SIADH는 일반적으로 시상하부의 이상이나 도파민 기능 항진, 항이뇨호르몬 분비이상, 아편계 이상 등이 원인이 될 수 있으며, 약물에 의해서도 발생할 수 있다. 또한 정신증상이나 약물로 인해 다음(polydipsia) 증상으로 시작하여 SIADH로 이어지는 경우도 있다. 따라서 다음 증상을 보일 경우에는 소변검사에서 요비중을 확인함으로써 물의 과량섭취 정도를 확인하고, 저나트륨혈증 여부를 평가할 필요가 있다. SIADH가 발생하면, 오심, 구토, 두통, 진전, 기면 증상을 보이다가 점점 진행하면, 운동실조, 혼동, 경련, 혼수 등의 증상이 발생할 수 있으며, 드물게는 사망하는 경우도 있다. SIADH는 예방과 조기발견이 중요하다. SIADH가 발견되면, 경련을 예방하기 위해 항경련제를 투여할 필요가 있으며, 수분 제한을 통해 전해질의 이상을 서서히 교정하는 것이 중요하다. SIADH로 인해 발생한 저나트륨혈증은 갑자기 교정하게 될 때에 연수마비, 사지마비, 사망에 이를 수 있으므로 매우 주의를 요한다.

6) 내분비대사계 부작용

약물치료 시 갑상선기능저하, 부갑상선기능항진, 고프로락틴혈증, 체중증가, 혈당증가, 이상지질혈증, 대사 증후군이 발생할 수 있다. 신경정신약물 중에서 lithium은 갑상선기능저하를 유발할 수 있다. lithium이 갑상선에 미치는 영향은 일시적인 경우가 많고, 약물을 중단하면 대부분 회복한다. 갑상선 종대는 약 5%에서 발견되고, 갑상선 기능저하증은 약 20%에서 발견된다. 또한 lithium 사용 시에 4주 이내에 약 50%에서 칼슘이 증가하고 부갑상선 호르몬이 증가할 수 있다. 이러한 변화가 지속될 경우에는 부갑상선 종양으로 발전하는 경우가 있으므로 주의가 필요하다.

항정신병약물은 체중증가를 일으킬 수 있다. 정형 항정신병약물에 비해 비정형 항정신병약물의 사용이 늘어나면서 체중증가의 부작용이 증가하였다. 비정형 항정신병약물 중에서 clozapine, olanzapine은 체중증가의 위험성이 높았고, aripiprazole, ziprasidone은 체중증가의 위험성이 낮았으며, risperidone과 quetiapine은 중간 정도의 위험성을 가지고 있다. 체중증가는 약물의 용량과는 크게 상관이 없으며, 1년 이내에 증가의 폭이 크고 그 이후에는 유지되는 경향을 보인다. 장기적인 체중증가와 관련된 인자로는 치료 전 BMI가 낮거나 치료 초기에 식욕증가나 체중증가의 폭이 큰 경우이며, 초발 치료 환자일 경우이다. 항정신병약물이 체중증가를 일으키는 기전은 명확하지는 않으나 5-HT2C와 H1가 관련되어 있을 것으로 추정한다. 약물로 인한 체중증가는 대사관련 질환을 유발하는 위험인자이기 때문에 적극적으로 조절하는 것이 중요하다. 또한 최근에는 체형에 대한 사회적인 시선을 의식하는 경우가 많기 때문에 약간의 체중증가도 약물순응도에 부정적인 영향을 줄 수 있다. 물론, 정신병적 증상이 심하여 증상조절이 시급한 경우에는 체중조절보다는 증상조절이 우선시 될 수밖에 없다. 그러나 정신병적 증상이 조절된다면, 생활습관 교정과 인지행동치료를 적극적으로 시도할 필요가 있다. 증상이 충분히 관해되어 감량이 가능한 경우라면 해당 약물을 감량해 볼 수 있다. 감량이 어렵다면, 체중증가가 적은 항정신병약물로 교체하거나 체중 감량 효과가 있는 다른 항정신병 약물을 병용해서 투여해볼 수 있다. 경우에 따라서는 체중감소에 일부 효과가 있는 metformin이나 topiramate를 사용할 수 있고, liraglutide와 같은 글루카곤 유사펩타이드-1glucagon-like peptide-1, GLP-1 작용제도 사용할 수 있다.

신경정신약물은 혈당증가나 이상지질혈증을 유발할 수 있다. 특히 비정형 항정신병약물을 사용할 경우에 혈당증가나 이상지질혈증이 흔히 발생한다. 비정형 항정신병약물을 복용한 환자의 약 16%에서 당뇨가 발생하였다. 특히, olanzapine이나 clozapine은 혈당을 증가시키는 약물로 알려져 있다. 따라서 이러한 약물을 사용할 경우에는 공복 시 혈당을 확인할 필요가 있다. olazapine이나 clozapine은 총콜레스테롤을 증가시키거나 중성지방을 증가시킬 수 있다. 혈당증가나 이상지질혈증은 대사증후군으로 이어질 수 있으며, 심혈관질환을 일으킬 위험성을 증가시킨다. 따라서 약물로 인한 혈당증가나 이상지질혈증을 조기에 적극적으로 대처하는 것이 중요하다.

대사증후군은 체중증가로 인한 복부비만 외에 고콜레스테롤혈증과 당뇨, 고혈압 등의 대사성 질환이 함께 나타나는 경우를 정의한 것이다. 미국 국립 콜레스테롤 교육 프로그램national cholesterol education program, NCEP에서는 대사 증후군 진단에 중요한 기준을 다음과 같이 제시하였다. 첫째, 복부둘레가 남자의 경우 102 cm 이상(40인치 이상)이고 여자의 경우 88 cm 이상(35인치 이상)이며, 둘째로 혈청 triglyceride가 150 mg/dL이며, 셋째, 혈청 고밀도콜레스테롤HDL이 남자의 경우 40 mg/dL 미만, 여자의 경우 50 mg/dL 미만이며, 넷째는 혈압이 130/80 mmHg 이상이며, 다섯째는 공복 혈당이 110 mg/dL 이상일 경우이다. 이 중에서 3가지 이상을 만족할 때 대사 증후군으로 진단할 수 있다. 체중증가나 혈당증가 및 이상지질혈증을 유발하는 약물들은 대사증후군을 일으킬 가능성이 높다. 즉, 체중증가의 위험성이 높은 clozapine, olanzapine, valproate와 같은 약물들이 대사 증후군의 위험성도 높다. 이러한 약제를 변경하거나 감량하는 것이 가능한 상태라면 약물 조절이 필요하며, 약제 조절이 어려운 상태라면 대사 증후군에 대한 전문적인 치료를 받도록 하는 것이 좋다. 대사 증후군이 진단되기 이전이거나 심하지 않는 상태라면, 적극적인 체중조절과 신체활동 증가를 권유하여 대사 증후군이 발생하거나 악화되지 않도록 해야 한다.

7) 비뇨생식기계 부작용

(1) 성기능 저하

일부 신경정신약물은 성욕감퇴, 발기부전증, 발기지속증, 사정지연, 극치감 저해 등의 성기능 저하를 일으킬 수 있다. 대부분의 경우 이러한 부작용은 약물 중단 시 회복되는 가역적인 특성을 지닌다. 하지만 성기능 저하는 약물순응도에 부정적인 영향을 끼치므로 이러한 문제에 대한 관심과 주의가 필요하다. 신경정신약물의 사용은 세로토닌과 아드레날린 및 도파민과 같은 신경전달물질의 변화를 통해 성기능 저하를 일으킬 수 있다. 도파민은 성욕유발이나 발기 및 극치감과 관련이 있다. 아드레날린도 성기능과 관련이 있다. 알파 아드레날린성 수용체 차단으로 발기가 일어나며, 사정ejaculation 또한 알파 아드레날린성 수용체에 의해 매개된다. 세로토닌은 사정 억제와 관련이 있다. 그 외에도 항콜린, 항히스타민, 자율신경계의 변화들이 성기능 부작용과 관련이 있을 수 있다.

성욕감퇴와 발기부전은 항정신병약물을 복용할 때 발생할 수 있다. 도파민 길항제가 성욕감퇴을 일으킬 수 있다. 한편, trazodone은 알파 수용체를 차단하는 속성이 있어 발기지속증을 일으킬 수 있다. SSRI는 사정지연을 일으킬 수 있다. 이러한 특성을 사용하여 SSRI를 조루의 치료제로 활용하기도 한다. 그러나 SSRI는 역행성 사정을 일으키기도 하고, 쾌감을 감소시키는 측면이 있어 불편해하기도 한다. 세로토닌, 도파민, 아드레날린, 이 세 가지 신경전달물질들이 성기능에 미치는 영향을 고려해보면 항우울제가 성기능에 미치는 영향을 가늠해볼 수 있다. 항우울제 중에서는 SSRI가 성기능 저하가 가장 심하고, SNRI에서는 그 빈도가 SSRI에 비해서 다소 감소하며, 도파민-아드레날린 재흡수 차단제dopamine norepinephrine reuptake inhibitor, DNRI는 성기능 저하가 가장 적다.

신경정신약물로 인해 성기능 저하가 발생했을 경우에는 다음과 같은 방법으로 중재해 볼 수 있다. 첫째, 성기능 저하가 약물 사용 초기에 있다가 사라지는 경우도 있으므로 일정 기간 관찰해 보는 것이다. 약물로 인해 성기능 저하가 있다고 하더라도 약물을 중단하면 대부분 회복되기 때문에 치료가 시급한 정신질환의 급성기에는 성기능 저하보다는 치료효과에 무게를 두는 것이 더 중요할 수 있다. 둘째, 사용하는 항우울제를 감량해 볼 수 있다. 특히, 해당 약물이 치료효과가 좋았고, 증상이 어느 정도 회복되어 감량이 가능한 경우라면 이 방법을 사용해 볼 수 있을 것이다. 셋째, 성기능 저하가 적은 약물을 교체해 볼 수 있다. SSRI로 인한 성기능 저하라면, 항우울제 중에서 성기능 저하의 부작용이 적은 bupropion, mirtazapine, trazodone으로 교체해 볼 수 있다. 하지만, 약물교체 시에 치료효과가 보장되는 것은 아니므로 환자의 상태에 대한 의사의 판단이 중요하다. 넷째, 환자의 성생활 일과를 감안해서 약물 복용을 일시적으로 쉬어 보는 복약휴일drug holiday을 가져보는 것도 가능하다. 예를 들면, 일주일 중에서 목요일부터 일요일 점심까지 약을 중단해 보는 것이다. 이 방법은 치료효과가 상대적으로 감소할 수 있기 때문에 재발의 위험성이 높은 경우에는 사용하기 어렵다. 또한 복용하는 약물중단 시 중단 증후군discontinuation syndrome이 발생하게 되면 이 방법을 사용하기 어렵다. 다섯째, 성교 시간을 적절하게 조절하는 것이다. 반감기가 길지 않은 경우에는 약의 약력학적 특성을 이용하여 약을 복용하기 전에 성교를 가지게 하는 방법을 시도해 볼 수 있다. 여섯째, 원인이 될 수 있는 신경전달물질에 대한 작용이 반대되는 성향의 약antidote을 사용하는 것이다. 예를 들어, SSRI에 의한 성기능 저하가 있는 환자에게 5-HT1A 작용제인 buspirone과 같은 약물을 고용량으로 사용해 볼 수 있다. 또한 도파민 길항제에 의한 성기능 저하의 경우에는 도파민 분비를 촉진시키는 amantadine이나 bromocriptine, cabergoline, bethanechol 등을 시도할 수 있다. 일곱째, 성기능을 도울 수 있는 약물을 사용한다. 즉, 발기부전이 문제될 경우에는 발기를 도울 수 있는 sildenafil과 같은 phophodiesterase type 5 inhibitors 계열의 약물이나 알파 아드레날린성 수용체 길항제인 trazodone, yohimbin 등을 시도할 수 있다. 여덟째, 약물 선택 초기부터 성기능 저하가 적은 약을 미리 선택하는 것이다. 성기능 저하를 우려하는 환자에게는 이 방법이 가장 좋을 것이다. 성기능 저하를 중재하는 데 있어서 가장 중요한 것은 환자의 질병치료에 방해가 되지 않아야 한다는 점이다. 성기능 저하의 원인을 평가하여 신경정신약물이 원인이 된다고 판단되면, 치료가 방해되지 않는 범위 내에서 환자의 선호도와 약물 순응도를 고려하고, 임상가의 경험을 잘 활용하여 성기능 저하를 중재할 필요가 있다.

(2) 다낭성 난포 증후군(polycystic ovary syndrome)

다낭성 난포 증후군은 초음파검사에서 지름이 2~9 mm에 해당하는 난포가 12개 이상 존재하는 다낭성 난포가 확인되고, 고안드로젠혈증hyperandrogenism과 대사증후군metabolic syndrome을 동반한 경우를 말한다. 다낭성 난포 증후군이 있는 여성 환자는 생리불순이나 무월경이 생길 수 있고, 여드름이 생기며, 털이 많이 나거나 머리가 빠지게 된다. 내분비적인 검사에서는 황체형성 호르몬luteinizing hormone, LH이 증가하고, 황체형성호르몬/난포자극호르몬luteinizing hormone/follicle-stimulation hormone 비율이 증가하며, 고안드로젠혈증hyperandrogenism을 보이며, 이상지질혈증dyslipidemia과 고인슐린혈증hyperinsulinemia을 보인다.

우울장애, 양극성장애, 사회공포장애, 식이장애, 신체이형성장애와 같은 정신질환에서 다낭성 난포 증후군의 발생빈도가 다소 높다. 다낭성 난포 증후군이 이러한 정신질환과 병태생리학적으로 관련이 있는지, 사용하는 약물로 인한 것인지에 대해서는 아직 불분명하다. 하지만, valproate는 다낭성 난포 증후군을 유발할 수 있는 것으로 여겨지고 있다. 다낭성 난포 증후군이 발생하게 되면, 다음과 같은 방법으로 중재해볼 수 있다. 첫째, valproate를 대신할 약제가 있다면 valproate를 중단하는 것이 좋다. 둘째, 중단이 어렵다면 valproate의 용량을 최대한 감량하는 것이다. 마지막으로는 valproate를 중단하거나 감량하기 어려운 상황이라면, 다낭성 난포 증후군을 치료하면서 valproate를 유지하는 것이다. 일반적으로 다낭성 난포 증후군을 치료하기 위해서는 체중감량과 운동과 같이 생활습관을 변화시키는 것이 필요하며, 대사증후군과 고안드로젠혈증을 치료하기 위한 약물들을 사용한다.

8) 피부계 부작용

신경정신약물치료 시 약발진, 여드름, 탈모, 광과민성 피부, 피부색소침착이 발생할 수 있다. 약물치료 시 발생하는 약발진은 경하게는 양성 발진benign rash으로 일과성으로 호전되는 경우가 많다. 하지만, 약발진은 스티븐스-존슨 증후군Stevens-Johnson syndrome이나 독성표피괴사용해toxic epidermal necrolysis로 진행할 수 있으므로 매우 주의를 요한다. 특히 lamotrigine과 carbamazepine과 같은 약물은 심각한 피부과적 부작용이 발생할 위험성이 높으므로 사용 시 주의가 필요하다. 약발진은 약물 용량과는 무관하다고 알려져 있으며, 약물사용 초기부터 나타날 수 있다. 신경정신약물에 의해 여드름이나 건선이 발생할 수도 있는데, lithum과 같은 약제에서 발생할 수 있다. 이러한 부작용이 심할 때에는 약제를 변경하거나 용량을 감량하거나 피부과 치료를 함께 병행하는 것이 좋다. valproate를 사용하는 여성 환자에서는 다낭성 난포 증후군으로 인한 여드름이 발생할 수 있다. 신경정신약물에 의해 탈모가 발생하는 경우도 있다. valproate는 탈모를 일으킬 수 있다. valproate를 사용하는 여성 환자에서는 다낭성 난포 증후군으로 인하여 탈모가 발생할 수도 있다. 또한 lithium이나 carbamazepine을 사용할 경우에도 모발이 가늘어지거나 빠지는 경우가 있다. 약물로 인해 탈모가 발생하면, 약제변경이 가능할 경우에는 다른 약물로 교체해주는 것이 좋다. 그러나 증상조절에 어려움이 있어 약제변경이 어려운 경우나 탈모가 심하지 않는 경우에는 아연이나 셀레늄과 같은 미네랄을 복용하도록 해볼 수 있다. 미네랄의 복용으로 호전되지 않고, 약을 교체하기 어려운 경우라면, 피부과에서 전문적인 탈모치료를 받도록 해야 한다. 약물에 의한 광과민성 부작용도 발생할 수 있다. chlorpromazine은 약복용 시에 광과민성 부작용이 나타날 수 있으며, 장기간 햇빛에 노출될 경우 광과민성에 의한 화상이 생기기도 한다. 광과민성 부작용이 의심될 경우에는 외출 시 자외선 차단제를 충분히 바르는 것이 좋고, 햇빛을 가릴 수 있는 옷이나 모자, 선글라스를 사용하는 것이 필요하다. chlorpromazine을 오랜 기간 복용한 환자에게서는 피부 색소침착에 의한 피부변색이 일어날 수 있다. 피부 색소침착은 일종의 chlorpromazine에 대한 염증성 반응과 유사한 것으로, chlorpromazine에 자외선이 작용하여 보라색이나 푸른색을 띤 라디칼free radical이 발생하고 이것을 제거하기 위해 멜라닌 색소가 증가하게 되면서 일어나는 것으로 본다. 이러한 현상이 일어나는 환자들은 자외선 노출을 피하거나 자외선 차단제를 충분히 바르는 것이 중요하다.

9) 안과계 부작용

약물치료 시 시야흐림, 복시, 협우각 녹내장, 눈부심, 망막색소침착이 발생할 수 있다. 시야흐림이나 복시, 협우각 녹내장 등은 항콜린성 작용을 가진 약제들에 의해 발생할 수 있는 부작용이다. 신경정신약물 복용 이후 햇빛을 볼 때에 눈부심이 심하여 사물을 볼 수 없을 정도로 광과민성이 생기는 경우가 있다. 이때에는 약제를 변경하는 것이 좋다. 망막색소침착은 아주 드문 부작용이지만 정형 항정신병약물인 thioridazine과 chlorpromazine에서 발생하였다. thioridazine의 경우는 800 mg 이상 사용한 경우에 발생할 가능성이 있어 약물판매가 중지되었다. chlorpromazine은 thioridazine에 비해서는 드물지만, 소량으로 처방한 경우에서도 망막색소침착이 발생한 경우가 있다. 따라서 chlorpromazine을 지속적으로 사용해야 하는 환자는 정기적으로 안과검진을 받는 것이 좋다. 망막색소침착은 주변부에서 시작되어 점점 중앙으로 진행된다. 초기에는 주변부 시야의 손실이 일어나고 야맹증상이 생기며, 점차 진행하면 결과적으로 시력을 잃게 된다. 따라서 망막색소침착이 초기에 발견이 되면, 해당 약물을 중단시켜 대부분의 경우 시력을 유지할 수 있다. 그러나 일부 경우에는 약물 중단 이후에도 여전히 시력소실이 점차 진행하는 경우도 있다.

10) 신경계 부작용

신경정신약물은 이상운동증, 떨림, 경련, 두통, 어지럼증 등을 유발할 수 있다. 이상운동증은 주로 항정신병약물에 의한 추체외로증상과 관련된 경우가 많다. 또한 lithium과 valproate, carbamazepine, lamotrigine 등도 손떨림이나 입술떨림 등을 유발할 수 있다. 손가락을 뻗게 해보면 손가락이 떨리는 정도와 양상으로 약물에 의한 부작용 유무를 확인해볼 수 있다. 이러한 떨림은 용량의존적인 경우가 많기 때문에 떨림이 발생할 경우에는 약물의 용량을 감량해볼 수 있다. 또한 약력학적인 측면에서 혈중농도를 일정하게 하기 위해 분복하게도 하고, 낮 동안에 상대적으로 혈중농도가 낮아지도록 취침 전에 약을 복용하게도 한다. 또한 베타차단제인 propranolol을 10~40 mg tid로 사용해볼 수도 있다. 도파민 길항제도 근긴장도를 증가시켜 떨림을 일부 유발할 수 있기 때문에 도파민 길항제에 의해 근긴장도가 증가한 것이 원인이라면, 추체외로증상의 조절과 유사하게 항콜린성 제제를 사용해 볼 수 있다.

일부 신경정신약물은 경련의 역치를 낮추어 경련이 발생할 수 있으므로 주의가 필요하다. chlorpromazine, fluphenazine, haloperidol, molindone, pimozide, trifluoperazine과 같은 정형 항정신병약물이 경련의 역치를 낮출 위험성이 있으며, 그 중에서 chlorpromazine이 경련의 위험성이 가장 높다. 비정형 항정신병약물은 정형 항정신병약물에 비해 전반적으로 경련의 위험성이 더 높다. 비정형 항정신병약물 중에서도 clozapine, olanzapine, qeutiapine이 경련의 위험성이 높으며, 그중에서도 clozapine이 가장 위험성이 높다. clozapine의 경우에는 경련의 발생이 용량의존적인 것으로 알려져 있다. clozapine의 용량이 300 mg 이하에서는 1%, 300~600 mg에서는 2.7%, 600 mg 이상에서는 4.4%에서 경련이 발생하였다. 항우울제도 모든 항우울제 계열들이 경련의 위험성을 증가시킬 수 있다. SSRI 계열의 항우울제들보다도 TCA 계열의 항우울제들과 SNRI 계열의 항우울제들, 그리고 SARI 계열의 항우울제가 상대적으로 경련의 위험성이 높은 편이며, 특히, trazodone, lofepramine, venlafaxine이 경련 위험성이 높다. 또한 항우울제를 병용할 경우에 경련의 위험성이 증가하므로 항우울제의 병합사용은 주의가 필요하다. 그리고, 항우울제를 과량 사용하는 경우에는 경련의 위험성이 증가한다. 특히, bupropion 같은 약물은 450 mg 이상 고용량에서 경련의 위험이 높으므로 450 mg 이내에서 사용될 것이 권장된다. 신경정신약물로 인한 경련의 위험인자로는 고용량을 사용하는 경우, 용량을 빨리 증가시키는 경우, 기질성 뇌 손상이 있는 경우, 알코올이나 약물의 금단증상이 있는 경우, 뇌파에서 이상이 발견되는 경우이다. 약물로 인해 경련이 발생했을 경우에는 증상이 안정되어 감량이 가능하다면 약물을 감량하는 것이 좋다. 임상적으로 감량이 어려운 상황이라면, 경련 유발이 적은 다른 약물로 교체하는 것이 좋다. 감량이나 교체가 모두 어렵다면, 항경련제나 경련을 억제하는 효과가 있는 벤조디아제핀 계열의 약물을 병용하는 것을 고려할 수 있다.

11) 정신계 부작용

신경정신약물이 때로는 정신과적 부작용을 일으킬 수 있다. 신경정신약물로 인한 정신과적 부작용으로는 불안, 무감동 증후군, 자살충동, 수면변화, 식이변화, 기억력저하 등이 있을 수 있다. 항우울제는 불안장애의 치료에 사용되지만, 치료 초기에는 불안증상을 오히려 유발하는 경우가 있다. 항우울제를 사용하는 초기에는 세로토닌 재흡수 차단의 효과로 시냅스 내에서 증가한 세로토닌이 불안과 관련된 5-HT2C 수용체에 작용하기 때문으로 추정한다. 대부분 일시적인 경우가 많으며, 항우울제를 지속적으로 유지하면 불안이 감소하는 경향이 있으므로 경과를 관찰할 필요가 있다. 또는 소량의 항우울제를 초기에 사용하여 서서히 증가시키는 것도 도움이 된다.

또한 우울증 환자에서 SSRI를 사용할 경우에 무감동, 무관심, 의욕저하와 같은 일부 우울증상이 악화되는 경우가 있는데, 이를 무감동 증후군apathy syndrome이라 한다. 무감동 증후군은 3개월 이상 항우울제로 치료하여 우울증상이 회복된 환자의 8~40%에서 나타나며, 이를 잔존 우울증상으로 보는 견해가 있다. 하지만, SSRI의 용량을 감소시키거나 중단하게 될 때에 오히려 호전되는 점을 고려할 때 SSRI에 의한 부작용을 보기도 한다. 무감동 증후군은 SSRI에 의해 증가한 세로토닌이 5-HT2C 수용체를 통해 전두엽에서 아드레날린과 도파민을 감소시키는 것과 관련이 있다. 무감동 증후군이 발생하면 사용하는 SSRI를 SNRI나 DNRI로 교체하는 것이 일반적으로 추천된다.

항우울제는 일부 환자에서 자살충동을 유발할 수 있다. 양극성 우울장애를 항우울제로 치료하는 과정에서 혼재형 상태가 유발되는 것이 자살충동과 관련이 있을 수 있다. 미국 FDA는 항우울제를 청소년환자에서 사용할 때에 자살충동이 증가할 위험이 있다고 경고하고 있다. 청소년 환자에서 자살충동이 오히려 증가하는 것은 청소년기의 특성으로 보기도 하고, 청소년기에 발병하는 우울증이 양극성 우울증인 경우가 많기 때문인 것으로 보는 견해도 있다. 반면에 항우울제는 자살률을 줄인다는 근거도 있다. 항우울제가 모든 환자에서 자살충동을 증가시킨다고 보기는 어려우며, 적절하게 사용되면 자살률을 감소시키는데 도움이 될 수 있다. 따라서, 양극성 우울장애 환자에서는 항우울제를 사용할 때에 자살충동을 증가시킬 수 있다는 점을 고려하여 정확한 진단하에 사용되어야 하며, 정신건강의학과 의사에 의해 자살충동의 변화를 주의 깊게 관찰하면서 사용하는 것이 바람직하다.

신경정신약물은 불면이나 졸림과 같은 수면변화를 유발하기도 한다. 불면의 경우에는 주로 주의력결핍과잉행동장애 치료제인 정신자극제를 사용할 경우에 발생하며, 항우울제와 같은 경우에도 불면이나 졸림이 부작용으로 나타난다. 반면에 항히스타민성 작용이 강한 항우울제의 경우에는 주로 졸리는 성향이 강하다. 항정신병약물의 경우에도 불면이나 졸림 현상이 있으며, 약물의 약동학적 특성에 따라 약간의 차이를 보인다. 따라서, 정신자극제의 경우는 수면에 방해가 된다면 반감기가 짧은 약물로의 교체가 필요하며, 복용시간을 조절하는 것이 필요하다. 항우울제도 자신의 생체리듬을 고려하여 적절한 시간에 복용하도록 해야 한다. 즉, 아침에 복용하였을 경우 졸린다면, 저녁에 복용하도록 하고, 저녁에 복용하였을 경우 불면이 생긴다면, 아침에 복용하도록 조절해야 한다.

신경정신약물은 식욕감소나 식욕증가에 의한 식이변화를 일으키기도 한다. 주의력결핍과잉행동장애 치료제인 정신자극제를 사용할 경우에는 식욕감소가 발생하며, fluoxetine도 식욕감소가 일어날 수 있다. 반면에 valproate, lithium과 같은 기분조절제나 clozapine, olanzapine 등과 같은 비정형 항정신병약물은 식욕을 증가시킨다. 이러한 약물들은 식욕조절 중추인 시상하부의 궁상핵arcuate nucleus에 작용하여 식욕촉진 신경군agouti-related protein neurons, AGRP neurons과 식욕억제 신경군pro-opiomelanocortin neurons, POMC neurons의 불균형을 초래하여 식욕변화를 일으킬 수 있다. 한편, zolpidem과 같은 수면제와 triazolam과 같은 벤조디아제핀 계열의 약물 복용 후 폭식을 하는 증상이 생길 수 있다. 이러한 현상은 주로 잠이 든 이후에 발생하는 사건수면과 관련되기도 하며, 이럴 경우 자신이 폭식한 것을 기억하지 못한다. 수면관련 식이장애가 발생할 경우, zolpidem이나 triazolam의 사용을 피하거나 감량하는 것이 좋으며, 중단이나 감량이 어려운 경우에는 clonazepam으로 교체할 수 있다. clonazepam으로 조절이 안될 경우에는 topiramate, levo-dopa, pramipexole, bupropion, fluoxetine 등을 시도해 볼 수 있다.

신경정신약물은 기억력을 저하시키거나 기억상실을 일으킬 수 있다. flunitrazepam, midazolam 등의 벤조디아제핀 계열의 약물들이 흔히 전향적 기억상실anterograde amnesia을 유발할 수 있다. 이러한 부작용은 약제를 과량복용하거나 술과 함께 복용할 경우에 발생할 위험성이 높다. 약물에 의한 전향적 기억상실은 때로는 내시경이나 침습적인 검사 시에 치료적으로 이용되기도 한다. 하지만, 이러한 부작용이 범죄에 이용되는 경우도 있으므로 약물처방 시 주의할 필요가 있다. 벤조디아제핀 계열의 약물부작용은 환자들에게 두려움을 줄 수 있으므로 약물 처방 시에는 이에 대한 충분한 약물교육과 복약지도를 통해 이러한 부작용을 최소화해야 한다. 약물치료 중에 전향적 기억상실이 자주 발생할 경우에는 벤조디아제핀 계열의 약물사용을 가능한 줄이거나 다른 약물로 교체하는 것이 좋다.

또한 벤조디아제핀 계열 약물의 장기복용은 치매의 위험성을 증가시킨다는 주장이 있다. 벤조디아제핀 계열의 약물 장기사용이 치매의 원인이 되는지를 명확하게 규명하기 위해서는 더 많은 연구결과가 필요하다. 현재로서는 벤조디아제핀 계열 약물의 장기사용의 안정성이 확보되지 않았으므로 불필요한 벤조디아제핀 계열의 약물사용을 줄이는 것이 좋으며, 꼭 필요한 경우에는 기억력 저하 유무를 정기적으로 평가하면서 주의깊게 사용할 필요가 있다.

항정신병약물의 복용이 인지기능 저하를 일으키는 것이 아닌가 하는 주장도 있다. 조현병 환자와 보호자는 이러한 이유로 약물치료를 꺼리기도 한다. 정형 항정신병약물은 인지과제 수행 시 반응시간을 느리게 하고, 운동기능과 관련이 있는 인지과제의 수행능력을 저하시켜 결과적으로 인지기능에 부정적인 영향을 미칠 수 있다. 또한 정형 항정신병약물이 가진 항히스타민 작용이나 항콜린성 작용 또는 추체외로 부작용 조절을 위해 사용하는 항콜린성 약물의 영향으로 인해 학습능력이나 기억력이 손상받을 수 있다. 그러나 조현병이 제대로 치료되지 못하면 질병으로 인해 인지기능의 저하를 일으킬 수 있으므로 항정신병약물의 사용이 질병으로 인한 인지기능 손상을 예방할 가능성도 있다. 하지만, 조현병 환자를 실제 치료한 연구들에서는 perphenazine을 제외한 대부분의 정형 항정신병약물이 인지기능을 향상시키지는 못하였고, 인지기능 저하가 발생하는 경우가 많았다. 반면에 비정형 항정신병약물은 그 효과가 크지는 않지만 대부분의 경우 인지기능을 향상시킬 수 있었다. 이는 비정형 항정신병약물의 처방으로 인해 추체외로증상 치료를 위한 항콜린성 약물처방을 감소시킬 수 있었기 때문에 인지기능이 향상되었을 가능성이 있다. 또한 비정형 항정신병약물이 가진 5-HT2 길항작용은 전두엽의 실행기능을 향상시켜 인지기능을 개선시킬 수도 있다. 한편, 알츠하이머 치매 환자에서는 비정형 항정신병약물이 인지기능을 악화시킬 수 있다. 조현병 환자와는 달리 치매환자에서 비정형 항정신병약물이 인지기능에 부정적인 이유에 대해서는 아직 불분명하다. 비정형 항정신병약물이 치매의 병태생리를 직접적으로 호전시킬 수 없을 가능성이 높고, 치매 환자의 경우 항정신병약물의 부작용에 보다 취약하기 때문일 수 있다. 또한 치매환자의 경우에 비정형 항정신병약물이 대사관련 지표를 악화시킬 수 있으므로 뇌혈관질환을 유발 또는 악화시켜 인지기능에 부정적인 영향을 미칠 가능성이 있다.

기분조절제를 복용하는 환자에서도 주의력 감소, 기억력 감소, 실행기능 저하 등의 인지기능 저하가 있을 수 있다. 또한 lithium이나 valproate 및 carbamazepine은 혈중농도가 높아지게 되면 인지기능 저하의 부작용이 발생할 수 있다. 따라서 적절한 치료범위 이내로 조절되도록 주기적인 혈중농도검사를 통한 약물용량 조절이 중요하다. 양극성장애도 조현병과 유사하게 적절하게 치료되지 못하였을 경우에 질병으로 인하여 인지기능이 저하될 수 있다. 기분조절제의 적절한 치료는 질병악화에 따른 뇌기능을 회복시키고, 인지기능의 손상을 최소화할 수 있다. 환자나 보호자가 기분조절제로 인해 인지기능이 저하될 것을 우려하게 되면 약물순응도에 부정적인 영향을 끼친다. 그러므로 환자나 보호자가 질병에 의한 영향과 약제에 의한 영향을 혼동하지 않도록 치료과정에서 질병이나 약제가 인지기능에 미치는 영향에 대하여 환자와 가족에게 충분히 교육하는 것이 필요하다.

4. 약물 부작용 선별검사

약물 부작용은 주기적인 혈액검사, 소변검사를 통해서 초기에 확인할 수 있다. 약물 부작용은 빨리 발견되면 대부분 적절하게 해결될 수 있으므로 적절한 주기로 선별검사를 시행할 필요가 있다. 또한 환자가 일반의학적인 문제를 가지고 있을 경우에는 사용할 약제 선택이 달라질 수 있으므로, 모든 약물치료 시작 전에는 반드시 활력징후 측정vital sign check, 심전도검사, 혈액검사나 소변검사, 영상학적 검사 등을 통해서 의학적인 상태를 확인해야 한다. 일반적으로 심전도검사electrocardiogram, ECG, 전혈구수 검사complete blood count, CBC, 간기능 검사liver function test, LFT, 신장기능 검사renal function test, RFT, 갑상선기능 검사thyroid function test, TFT, 전해질 검사electrolytes test, 췌장염 검사amylase/lipase test, 공복 시 혈당 검사fasting blood sugar, FBS, 지질 검사lipid profile, 임신 소변검사urine human chorionic gonadotropin, urine hCG, 소변검사urine analysis, UA 등을 시행한다.

사용할 약제에 따라서 약물 부작용 선별검사의 종류나 횟수는 달라질 수 있다. lithium을 사용할 경우에는 ECG, CBC, urine hCG, TFT, RFT, 혈중농도검사therapeutic drug monitoring, TDM를 시행할 필요가 있다. 그리고, lithium의 혈중농도는 약물을 조정하는 경우에는 자주 재확인될 필요가 있고, lithium 농도에 영향을 수 있는 의학적인 상태의 변화 시에 다시 확인되어야 한다. lithium을 복용하는 환자의 의학적인 상태는 특별히 정기적으로 점검할 필요가 있으며, 안정적으로 치료받고 있는 환자라 할지라도 최소 6개월에 한 번은 전반적인 의학적인 상태가 확인되어야 한다. 특히, RFT나 TFT는 더 자주 확인될 필요가 있다. RFT는 처음 6개월 동안에는 2~3개월 주기로 확인될 필요가 있고, TFT는 처음 6개월 동안에는 1~2번 시행해야 한다.

valproate를 사용할 경우에는 CBC, LFT, Amylase/Lipase 검사, urine hCG, TDM을 시행할 필요가 있다. 또한 여성환자에서 valproate를 장기간 복용하는 경우에는 다낭성 난포 증후군PCOS의 가능성을 평가할 필요가 있다. valproate를 지속적으로 복용하는 환자에서는 최소 6개월마다 CBC나 LFT를 시행하여 부작용 유무를 확인할 필요가 있다. 또한 valproate는 혈장내 단백질에 결합하는 비율이 높은 약물이므로 혈액내 알부민의 농도에 따라 혈중농도가 변할 수 있다. 따라서 알부민의 변화를 주기적으로 확인하고, 신체적인 상태의 변화 시에 valproate의 혈중농도를 확인하여 적절한 혈중농도를 유지할 수 있도록 주의해야 한다.

carbamazepine을 사용할 경우에도 CBC, LFT, RFT, Amylase/Lipase 검사, 전해질 검사, urine hCG, TDM을 시행할 필요가 있다. 대부분의 부작용들이 carbamazepine을 사용한 지 3~6개월 이내에 발생하므로 초기 6개월 이내에는 혈액학적 검사들을 자주 시행할 필요가 있다. CBC나 LFT는 초기 2개월 이내에는 2주에 한번 시행해야 한다. CBC 검사에서 백혈구의 개수와 혈소판의 수치를 주의깊게 살펴야 하며, 간기능을 확인할 때에는 LDH, AST, ALT, bilirubin, alkaline phosphatase를 확인해야 한다. 초기 혈액학적 검사 결과가 이상이 없다고 할지라도 CBC나 LFT 검사는 최소 3개월에 한 번씩 시행될 필요가 있다. 부작용을 의심할 만한 증상이 있는 경우에는 더 자주 시행될 필요가 있다.

정형 항정신병약물을 사용할 경우에는 고프로락틴혈증의 가능성을 잘 확인해야 한다. 고프로락틴혈증이 오랫동안 지속된 경우에는 골밀도검사를 통해 골다공증의 가능성을 확인할 필요가 있다. 또한 심장전도이상 유무를 주기적으로 평가할 필요가 있다. 비정형 항정신병약물을 사용할 경우에는 특별히 대사 증후군의 위험성을 잘 확인해야 한다. 비정형 항정신병약물을 사용하기 전에 대사 증후군이나 당뇨, 고지혈증 등의 대사관련질환의 과거력이나 가족력을 확인한다. 체중과 체질량지수body mass index, BMI, 허리둘레waist circumference, WC를 확인하고, 혈압을 측정한다. 공복 시 혈당과 HbA1c를 확인하고, 지질 검사lipid profile를 시행한다.

TCA 계열의 항우울제를 사용할 경우에는 심장질환의 가능성을 잘 평가하여야 한다. ECG를 시행하여 심장전도 기능에 이상이 없는지를 확인할 필요가 있다. QT 간격 지연의 가능성이 있는 것으로 보고된 약물을 사용해야 하는 경우에는 약물 사용 전에 심전도 검사를 통해 QT 간격을 측정하고, 심장전도에 이상을 초래할 수 있는 전해질의 변화를 확인할 필요가 있다. 또한 MAO-I나 TCA 및 SNRI 계열의 항우울제를 사용할 경우에는 혈압변화를 자주 확인할 필요가 있다.

표 47-5. 약물 종류에 따른 약물 부작용 선별검사

약물 종류	주요 검사
모든 약물	ECG, CBC, LFT, RFT, TFT, 전해질 검사, Amylase/Lipase 검사, FBS, Lipid profile, urine hCG, UA
Typical antipsychotics	Prolactin level test, ECG, LFT
Atypical antipsychotics	Weight, BMI, WC, FBS, HbA1c, Lipid profile
Antidepressants	BP, ECG, LFT, 전해질 검사
Mood stabilizers	ECG, CBC, urine hCG, TFT, RFT, Amylase/Lipase 검사, 전해질 검사, TDM

ECG, Electrocardiogram; CBC, Complete Blood Count; LFT, Liver Function Test; RFT, Renal Function Test; TFT, Thyroid Function Test; FBS, Fasting Blood Sugar; urine hCG, urine human Chorionic Gonadotropin; UA, Urine Analysis; BMI, Body Mass Index; WC, Waist Circumference; HbA1c, Hemoglobin A1c; TDM, Therapeutic Drug Monitoring

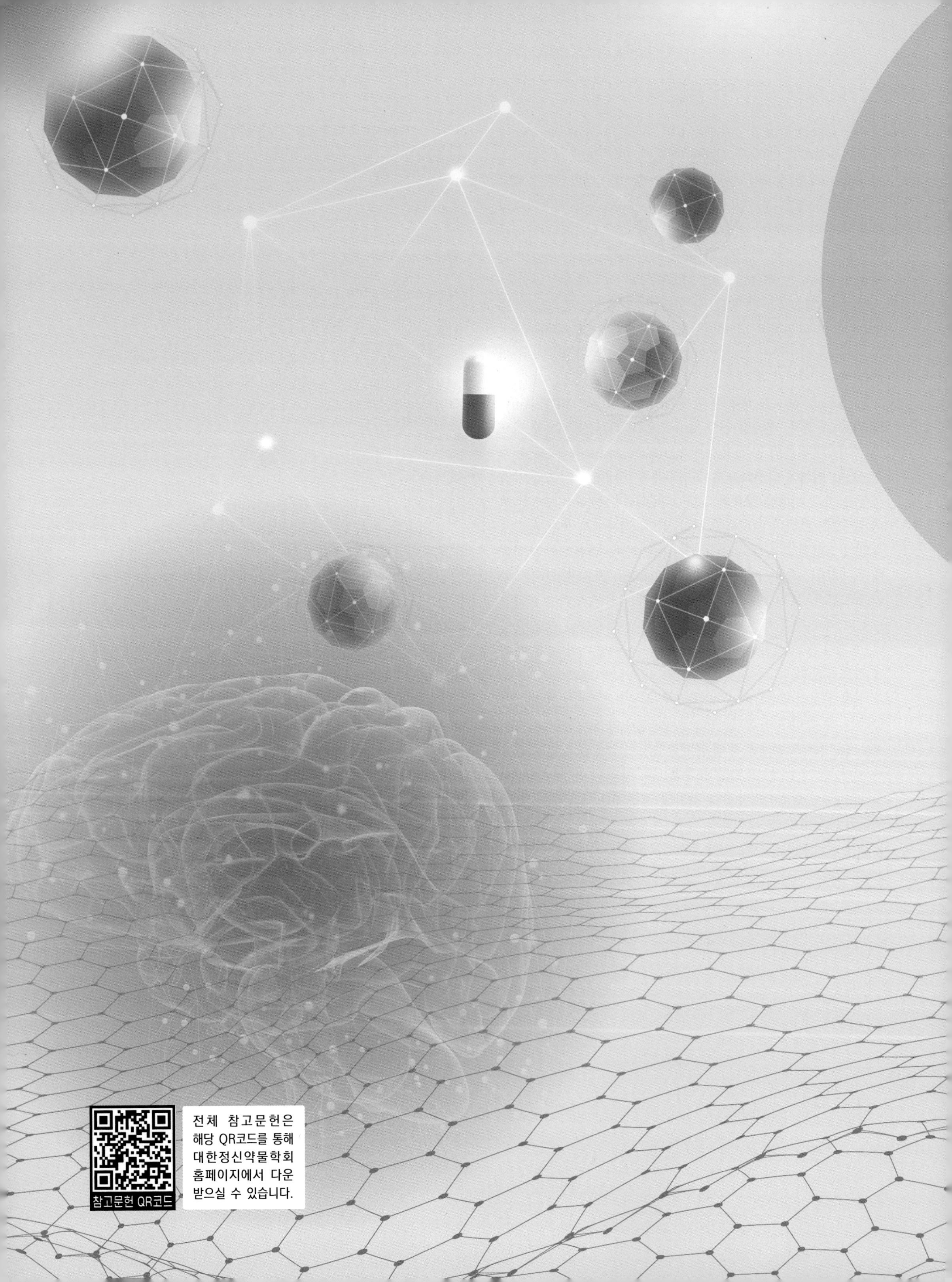

참고문헌 QR코드

전체 참고문헌은 해당 QR코드를 통해 대한정신약물학회 홈페이지에서 다운받으실 수 있습니다.

PART

11 소아청소년기 정신장애의 약물치료

소아청소년기 약물치료의 기본 원칙

Basic principles of pharmacotherapy in children and adolescents

Chapter 48

◐ 심세훈 순천향대학교 의과대학 정신건강의학교실
◐ 반건호 제이팍 마음병원

1. 소아청소년 정신약물치료의 역사와 흐름

소아청소년에게 사용하는 정신약물은 대부분 성인에서 임상경과를 거친 뒤 선택되는 것이 대부분이지만, 일부 약물은 소아에서 먼저 투여하기 시작하였다. 오늘날 주의력결핍과잉행동장애attention deficit hyperactivity disorder, ADHD의 주 치료제 중 하나인 암페타민계 약물은 독일에 거주하던 루마니아 화학자 Lazăr Edeleanu가 1887년에 합성하였고, 독일에서 유학한 일본인 화학자 Nagayoshi Nagai는 1893년 methamphetamine을 추출하였다. 이들 합성물은 별 관심을 받지 못하다가 1930년대 benzedrine이라는 기관지 확장제로 천식이나 감기 환자들에게 사용되었다. 이후 미국 로드아일랜드 주에 위치한 Emma Pendleton Bradley Home (현재는 Bradley Hospital)의 의료 부장으로 재직하던 Charles Bradley가 기뇌조영술pneumoencephalography 후에 두통이 있는 아이들을 치료하기 위해 benzedrine을 투여하였다. 그는 두통이 뇌척수액 손실로 인한 것이라고 여겼다. 따라서 두통을 치료하기 위해서는 맥락총에서 뇌척수액 생산을 촉진시키면 될 것이라고 생각하여 당시 사용되고 있던 가장 강력한 정신자극제인benzedrine을 투여하였다. benzedrine 투여 후 두통은 그다지 호전되지 않았으나, 일부 소아에서 학교생활에 큰 변화가 있었고 학습효과도 눈에 띄게 좋아졌다. 아이들은 이 약을 'arithmetic pills'로 불렀다. 아이들의 행동 변화를 감지한 Bradley는 그의 병원에서 행동문제를 보이는 30명의 소아에게 benzedrine을 투여하였고, 그 결과 benzedrine을 투여한 소아 중 반 정도가 학교 생활이 호전되었고, 일과 수행에 있어 훨씬 빠르고 정확하게 집중할 수 있게 되었다. 하지만 당시에는 행동문제 치료에 정신분석이나 심리요법이 주류를 이루고 있었으므로 안타깝게도 이러한 약물 효과는 20여 년이 흐른 뒤 재조명되었다. Bradley의 논문과 같은 잡지, 같은 호에 게재된 Molitch와 Eccles의 연구에서는 33명의 남자아이에게 benzedrine 투여 후 지능지수의 변화를 보고하였고, 이는 소아 정신건강의학과 최초의 대조군 통제연구다.

ADHD에서 대표 치료약물인 methylphenidate 역시 오래전 합성된 약물이다. 1944년 Ciba사의 화학자인 Leandro Panizzon이 합성하였고, 1954년부터 Ritalin®이라는 이름으로 판매되기 시작하였다. Ritalin®이라는 이름은 Panizzon의 아내의 애칭인 Rita에서 따왔다. 평소 저혈압을 앓고 있던 아내가 테니스 시합 도중 저혈압으로 쓰러질 것을 우려하여 시합 전 자극제로 이 약을 사용하였다. 시판 당시 만성피로, 기면증, 우울증, 그와 관련된 정신증상 등에 효과가 있는 것으로 알려졌다. 그러나 점차 과잉행동이나 주의산만 증상에 효과가 있음이 알려지면서 이러한 증상을 보이는 소아들에게 사용되기 시작하였다. methylphenidate 성분인 Ritalin®이 처음으로 의약품으로 승인된 것은 1957년이었다. 정신과 최초의 항정신병약물인 chlorpromazine이 1950년 12월 11일 합성된 것에 비하면 오히려 소아정신약물의 개발이 훨씬 앞서갔음을 알 수 있다. 하지만 당시에는 소아정신장애에 대한 진단 분류 체계가 확립되지 못하였으므로 임상적·경험적 약물사용에 대한 근거 중심적 자료 축적이 이루어지지 못하였다. 이와 같이 ADHD 등 특정 질환에서는 소아청소년 고유의 약물 연구가 성인보다 선도적이지만, 소아정신질환에서의 약물 사용은 대부분 성인에서의 연구결과 및 기준에 맞추어 준용하고 있다.

2. 소아청소년 정신약물치료의 특성

소아정신장애의 약물치료는 상당히 제한적이기는 하지만 그 역할은 점차 늘고 있다. 그러나 모든 부모가 원래 자기 자녀에게 약물을 사용하는 경우에 불안해한다. 의사가 약물 효과에 대해 확신하고 있다고 해도 약물치료를 권할 때는 부모의 불안을 감안해야 한다. 약물치료 이외의 다른 치료를 시도하면서 그 효과를 기다려 보는 것도 나쁘지 않다. 약물을 사용할 경우 부작용에 대해 예의주시해야 하며, 최소 기간 동안 사용하고 약물중독이나 의존 가능성이 없음을 알려주어야 한다. 부모가 읽어볼 수 있도록 약물에 대한 설명서를 준비해 두는 것도 부모들이 약물치료를 결정하는 데 도움이 된다. 약물치료를 성공적으로 진행하기 위해 다음과 같은 원칙이 도움이 된다.

1) 소아청소년은 발달과정에 있다.

발달과정이 진행되고 있으므로 아동은 정신약물에 대한 반응이 성인과 달리 다양하게 나타난다. 성인에 비해 약물 대사 및 배설 속도가 성인보다 빠르므로 약물 반감기도 짧다. 신체면적에서 간이 차지하는 비율이 높고 사구체 여과율도 성인에 비해 효율이 높기 때문이다. 약력학적 차이 때문에 임상에서는 일부 약물의 경우 적절한 혈중 치료농도에 도달하기 위해 체중에 맞춘 투여 약물 용량을 성인보다 높게 책정하기도 한다.

2) 진단체계의 한계 및 다양한 공존장애를 고려해야 한다.

소아기의 정신장애는 다양한 요인에 의해 발생한다. 따라서 단일 질환보다는 몇 가지 장애가 공존하는 경우가 많다. 이는 약물치료 효과 및 반응이 나타나는 데 영향을 미친다. 자폐스펙트럼장애 아동에서 나타나는 과잉행동과 충동성에 대한 치료효과를 예로 들 수 있다. ADHD에서 치료효과가 좋은 중추신경자극제를 자폐스펙트럼장애 환아에게 사용한다면, 효과가 예상보다 낮고 부작용이 생길 확률은 높아질 수 있다. 다양한 원인 때문에 임상 반응에 차이가 생길 수 있으므로, 대규모 연구를 통해 치료에 제대로 반응하는 집단과 그렇지 않은 집단을 분류하고 각 집단의 예측인자를 찾아내야 하는 이유이다.

3) 다양한 정보제공자를 통해 치료 목표를 정해야 한다.

즉, 치료 개시 전 치료 목표를 분명히 하고 치료 전후 증상 평가를 위한 준비가 필요하다. 여러 증상 또는 질환이 공존할 수 있으므로 약물치료로 개선해야 할 목표 설정이 확실해야 치료효과도 높아진다. 소아 정신건강의학과에서 가장 어려운 일 중의 하나가 바로 다양한 경로를 통한 정확한 정보 수집이다. 환아나 부모는 물론, 교사와 다른 관련자들에게서 정보를 취합한다. 행동측정척도, 아동의 자기보고형 설문, 임상가 평가척도를 활용한다. 교사와 부모가 평정하는 행동측정척도를 통해 건강한 아동과 환아를 비교할 수 있다. 임상가 평정척도는 특히 치료 전후 증상 심각도를 평가한다. 행동측정척도나 다른 평가도구들이 유용하기는 하나, 환아와 부모에 대한 임상가의 면담과 직접 관찰을 대신할 수는 없다. 모든 가능한 정보를 취합하고 분석함으로써 최우선적으로 해결해야 할 목표 증상을 정하고, 가장 적절한 약물과 기타 치료기법을 선택한다. 아동의 보호자와 임상가 사이에 이러한 치료방법에 대한 동의와 합의점을 찾아냄으로써 향후 치료 만족도와 협조를 이끌어낼 수 있다.

4) 약물치료효과를 극대화하고 부작용 발생 가능성을 최소화하기 위해 지속적 점검을 요한다.

임상에서 활용 가능한 새로운 약물의 증가로 소아 영역에서도 새로운 약물사용이 늘고 있으나, 발달 경과에 미치는 영향은 확립되지 못한 경우가 있으므로 예상치 못한 효과에 대해 지속적 평가가 필요하다. 약물 민감도, 특이성, 효율성에 대한 관심이 늘고 있으며, 이를 위해 개방형 질문, 약물 맞춤형 설문, 신체 각 계통의 세밀한 검토 등 세 가지 접근법이 제시되고 있다. 경험 많은 임상가가 신체 각 계통의 세밀한 검토를 시행한다면 약물 부작용을 찾아내는 데 가장 유리할 것이다. 단, 민감성은 높아지지만, 위양성 반응률이 높아질 수도 있고, 소요 시간이 늘어나는 만큼 비용 발생도 높아지므로 접근도의 특이성은 낮아진다. 개방형 질문법은 환아나 보호자가 치료 시작 전 또는 치료 종료 후 발생하는 모든 문제와 관심 사항을 보고할 수 있으므로 특이성은 높아질 수 있으나, 임상적 전문성이 없으므로 민감도는 낮을 것으로 예상된다. 따라서 실제 임상에서는 개방형 질문지를 우선 사용하고, 약물 맞춤형 설문을 보조적으로 이용하는 것이 일반적이다. 임상가는 혈압, 맥박, 체중 등을 확인하고 신경학적 검사, 심전도 등 신체적 평가를 진행한다.

5) 보호자의 역할과 약물사용의 의미를 정립한다.

소아 정신건강의학과 특성상 보호자와의 치료 동맹 수립은 약물치료는 물론 전반적 치료를 성공적으로 수행하기 위한 필수 조건이다. 치료 개시 전 사용 약물은 물론 보조치료에 대해 소아 및 보호자에게 설명한다. 실제 치료 과정에서 가장 중요한 동반자는 바로 소아와 그 가족이기 때문이다. 치료 여부를 결정하고 나면 향후 치료계획, 부작용, 목표 증상 개선 정도 예측치, 효과 개시 시점 등을 알려준다. 그렇게 함으로써 약물치료에 대한 비현실적 기대를 예방할 수 있다. 우리나라 ADHD가 있는 소아청소년의 경우 약물치료 개시 후 6개월 이내에 약 40% 정도가 치료를 중단하였다. 낮은 치료 유지율은 치료 개시 전 준비가 충분치 않았을 가능성을 시사한다. 약물에 따라서는 예상 가능한 부작용에 대한 치료약물을 미리 계획하고 필요시 사용하도록 처방할 수도 있다. 예를 들어 haloperidol 사용 시 근긴장이상 발생에 대비하여 benztropine을 사용하는 것 등이다. 청소년에 비해 소아는 약물 순응도가 부모에 의해 결정될 확률이 높다. 부모가 치료계획 결정에 참여하지 못한다면 치료 유지에 걸림돌이 될 수 있다. 약물을 복용하는 의미에 대해 아동은 물론 가족이 충분히 납득할 수 있어야 한다. 일부 아동은 정신과 약물을 복용하게 되면 자신이 완전히 '미친 아이' 내지는 '이상한 아이'가 되는 것으로 받아들여서 치료를 거부할 수 있다. 이러한 우려를 치료 전에 충분히 다뤄준다. 치료 전에 잘 다루어 준 경우에도 치료 과정에서 다시 문제가 불거질 수 있다.

6) 정신약물과 다른 치료기법을 병용한다.

치료자에 따라서는 약물치료 전에 놀이치료, 인지행동치료, 사회성 훈련 등 다른 치료를 먼저 시행하고, 그 효과 정도에 따라 약물치료를 개시하도록 권하기도 한다. 소아에서 ADHD 치료가 필요한 아동에서 두 차례 이상의 임상가 면담과 다양한 심리평가 과정을 거친 경우에도 약 23%가 약물치료 개시 전 치료에서 탈락하였다. 장기치료가 필요한 질병의 경우 치료 개시를 위해 더 충분한 준비가 필요하다. 약물치료가 효과적이라고 해도 다양한 치료기법 중 하나일 뿐이다. 병합치료가 유익할 수 있으나, 문제는 임상가가 모든 치료에 정통할 수 없고, 다양한 기법을 적용하는 것도 현실적으로 쉽지 않다는 점이다.

7) 임상치료지침 결정 시 근거중심 및 경험 정보가 필요하다.

소아정신약물치료 관련 자료가 늘어나고 있으나 오히려 임상가에게 압박으로 작용하는 경우도 있다. 세로토닌 재흡수 차단 작용이 있는 항우울제 사용 시 청소년에서 자살사고가 증가한다는 보고 이후 해당 약물사용이 감소하였고, 이후 청소년 자살률이 늘어났던 적도 있다. 이러한 압박과 혼란을 피하기 위해 국제 공조를 통해 소아청소년에게 처방 가능한 약물의 순위를 정해 놓은 자료에 따르면, A급 약물은 무작위대조군연구에서 일관되게 긍정적 결과를 보이며, 임상적으로 지지도가 우수한 약물이다. B급 약물은 소규모 집단 연구에서 긍정적 결과를 보이거나 무작위대조군연구에서는 결과가 일치하지 않지만 긍정적 결과를 보이는 경우로, 임상적 지지도가 양호한 약물이다. C급은 개방형 연구와 사례보고를 통해 지지 받고 있는 약물이 이에 해당된다. A급 약물로는 ADHD에 사용되는 중추신경자극제, atomoxetine, clonidine, 강박신경증과 소아기 불안장애에 처방하는 fluvoxamine, 강박증에 쓰는 sertraline, 우울증에 사용하는 fluoxetine, 틱장애에 사용하는 risperidone, haloperidol, pimozide, 자폐증에 사용하는 risperidone 등이다. B급은 틱장애에 쓰는 clonidine, ADHD에 사용하는 guanfacine, 공격성 및 품행장애에 사용하는 lithium 등이다.

3. 약역학과 약동학

약물 대사에 관한 한 아이는 '작은 어른'이 아니다. 이는 약물 용량, 치료효과, 안정성에 대한 아동과 성인의 생리적 차이 때문이다. 약역학은 체내 조직과 체액 내 약물 농도가 시간이 지나면서 변하는 생물학적 과정을 다루는 학문이다. 일반적으로 약물의 효과와 부작용은 목표 기관에서 약물이 얼마나 지속되는지에 따라 결정된다. 약물의 흡수, 분포, 대사, 배설 과정 동안 일어나는 변화는 목표 조직에 약물이 전달되는 데 영향을 미친다. 약역학 측면에서 볼 때, 소아청소년과 성인 사이에는 흡수 및 배설 과정은 크게 차이가 없는 것으로 알려져 있으며, 분포와 대사 측면에서 차이가 있다. 연령과 발달과정에 의한 영향보다는 연령과 관계없는 유전적 영향이 더 크기는 하지만 일부 소아청소년에게 독특한 약력학적 특성도 있다. 미숙아, 신생아, 걸음마기 아동, 소아, 청소년은 각각 약물 분포 형태 면에서 동일한 집단이 아니다. 생식샘호르몬 분비가 혈장 약물농도에 강력하게 영향을 미치는 신생아기와 사춘기 단계에서 특히 극적인 차이가 있을 수 있다.

1) 흡수

위장관계 기능은 10~12세까지는 충분히 성숙되지 못한 상태이므로 경구투약 시 성인과 아동의 차이가 생길 수 있다. 소아청소년에서 정신약물의 흡수는 위장관에 머무는 시간이 성인에 비해 상대적으로 짧고 위의 산성도가 다소 낮지만, 실제 임상적으로는 별 차이가 없는 것으로 알려져 있다.

2) 분포

정신약물이 대부분 지용성이므로 체내 지방 축적률에 따라 약물 분포가 달라질 수 있다. 태아기에는 지방조직이 전체 몸무게의 5% 정도를 차지하며, 출생 시 12~16%에 이르고 출생 후 12개월 동안은 점차 증가하다가 사춘기 이전까지는 점차 감소한다. 사춘기에는 다시 점차 증가한다. 따라서 지방조직의 양적 분포 면에서는 발달시기에 따라 약물 분포에 차이가 생길 수 있다. 세포외 체액의 부피도 약물 분포에 영향을 미칠 수 있다. 투여 약물의 혈중 내 농도plasma concentration, Cp는 투여 약물의 용량amount of drug absorbed, D과 체내에서 분포하는 용량volume of distribution, Vd의 비율, 즉, Cp = D/Vd로 정의한다. 신생아기에는 수분이 체중의 75%를 차지하며, 세포외 수분 비율이 40% 정도된다. 성인이 되면 전체 수분은 전체 체중의40%, 세포외 수분 비율은 20% 정도에 달한다. 따라서 동량의 약물을 투여하는 경우 소아에서 성인보다 약물농도가 낮을 수 있으나, 소아기에는 체중보다는 체표면적이 세포외 수분 함량을 더 정확하게 반영하는 점과 대사 효율성 증가 등을 함께 고려해야 한다.

3) 대사

lithium 등 일부 약물을 제외하면 정신약물 대부분이 간에서 대사과정을 거치므로 간의 크기와 대사효소 활성도에 따라 대사 속도가 달라진다. 간의 무게보다는 전체 몸무게에 비하여 간이 차지하는 비율이 약물의 대사율과 관련된다. 간은 생후 두 살 무렵 성인에 비해 40~50% 더 크고, 6세경에는 30% 정도 더 크다. 주요 약물 대사 효소계인 microsome계는 신생아기에 이미 존재하지만 그 활성도는 성인의 20~70% 수준이며, 성장과 발육에 따라 점차 약물 대사능이 커진다. 소아기의 약물 대사는 보다 활발하여 성인의 2배에 이르고 사춘기에 도달할 때까지 대사율이 점차 감소하여 청소년 초기 대사율은 성인의 1.5배 정도이므로, 성인에 비하여 혈중농도가 낮게 유지된다. 소아에 투여되는 정신약물들은 특히 cytochrome P450 2D6 (CYP2D6) 효소의 유전적 특성에 의한 영향을 받는다. 이는 CYP2D6 효소의 유전적 다형성 때문이며 개인은 물론 인종별로 차이가 있다. 기능적 차이에 따라 poor2D6 metabolizer, intermediate metabolizer, extensive 또는 normal metabolizer, ultra−extensive metabolizer로 분류한다. 이러한 유형을 미리 알고 대처해야 약물로 인한 부작용을 최소화할 수 있다. fluoxetine 대사와 관련된 CYP 2D6유전자 다형성 이상으로 사망한 최초의 소아 사례에서 교훈을 찾을 수 있다. ADHD, 강박증, 뚜렛병 등 중복장애에 대해 methylphenidate, clonidine, fluoxetine을 사용하던 9세 남아가 중첩성 간질로 사망하였다. 부검에서 CYP2D6poor metabolizer로 인한 fluoxetine 만성 중독이 사망 원인으로 밝혀졌다. poor metabolizer는 약물의 대사가 extensive metabolizer에 비하여 저하되어 있어 투여 용량을 낮게 조절해야 하며, 반면에 ultra−extensive metabolizer는 보다 많은 용량을 투여해야 한다. 특히 유전자형 검사를 통해 ultra−extensive metabolizer를 구분해내지 못하면 오랜 기간 통상적 약물 용량을 쓰더라도 효과를 경험하기 어렵다. 한편, ADHD 치료제인 atomoxetine도 CYP2D6 계열 분해 약물이므로 poor metabolizer는 atomoxetine의 혈중농도를 높이고 강한 진정효과 등 원치 않는 반응을 보일 수 있다. 하지만 그러한 부작용을 견뎌 내기만 한다면 혈중농도가 높게 유지되어 유리할 수도 있다.

4) 배설

대사과정을 거친 약물은 주로 신장을 통해 배설되므로 신장 기능의 성숙 정도에 따라 약물 효과에 차이가 생긴다. 출생 시 신기능은 성인의 20~40% 정도이며, 사구체 여과율은 생후 1~3세에 성인과 비슷해진다. 세뇨관 기능은 출생 시 사구체 여과기능보다 덜 발달되어 있으며, 3년 후에는 성인과 비슷해진다. 약역학이 신체가 약물에 어떻게 작용하는가에 관한 학문이라면, 약동학은 약물이 신체에 어떻게 작용하는가에 대한 학문이다. 즉, 약동학은 목표 부위에서 약물의 생화학적 및 생리적 효과에 관한 것이다. 따라서 중추신경계 및 신경전달물질 전달체계의 발달과정과 관련이 있을 것으로 알려져 있다. 예를 들어 성인 우울증에 유용한 삼환계 항우울제가 소아청소년 우울증에서는 효과가 덜하다. 연령에 따른 신경전달물질계의 성숙도 차이 때문이다. 기분, 생각, 행동조절에 중요한 역할을 담당하는 중추신경계의 세로토닌과 카테콜아민 회로는 20대 이후에 성인기 수준에 도달한다.

4. 소아 정신약물치료의 실제

정신약물치료는 정신증상을 줄여가면서 기능 개선을 목표로 약물을 사용하는 것이다. 약물치료는 다양한 치료기법의 일부로 활용될 때 더 나은 효과를 거둘 수 있다. 약물이 즉각적으로 효과를 나타내기 어려운 경우라면 비약물 보조치료를 병행한다. 각 분야 전문가들과 치료 목표와 기법을 공유하는 소통 체계를 구축해야 한다. 치료 개시 전에 환아 부모 혹은 가족이 치료에 충분히 참여할 수 있도록 교육하고 안내한다. 가급적 치료 동의서 내지는 이에 준하는 내용을 병록지에 기록한다. 치료 시작 전 기본 평가를 시행한다. 목표 증상 및 진단을 평가할 수 있는 각종 심리평가 도구를 활용한다. 투여 약물이 결정되면 필요에 따라 약물 특성과 관련된 이학적 검사를 진행한다. 이러한 자료는 치료가 진행되는 동안, 그리고 치료 종결 시 비교 자료

표 48-1. **소아청소년 정신장애 사용 약물 : 적응증 및 연령 기준**

약물	국내 적응증	미국 식품의약국 기준	비고
ADHD 치료제			
methylphenidate	ADHD (2016년 9월 1일부로 19세 성인도 건강보험 적용)	6세 이상	일부 제형에 따라 18세까지만 건강보험 적용 가능
dextroamphetamine	ADHD	3세 이상	국내 미도입
atomoxetine	ADHD (2016년 9월 1일부로 19세 이상 성인도 건강보험 적용)	6세 이상	
clonidine	ADHD (2013년 7월 이후)	6세 미만 안전성 및 유효성 미확립	건강보험 적용 연령 6~17세
SSRIs			
fluoxetine	우울증	8세 이상	국내 동일 연령 적용
	강박증	7세 이상	
escitalopram	우울증	12세 이상	
fluvoxamine	강박증	8세 이상	
sertraline	강박증	6세 이상	
Classical antidepressants			
amitriptyline	우울증	12세 이하 안전성 및 유효성 미확립	
imipramine	유뇨증	6세 이상	
clomipramine	강박증	10세 이상	
trazodone	우울증	6세 이상	건강보험 기준: 소아에서의 안전성과 효과가 확립되지 않음
Typical antipsychotics			
pimozide	조현병	뚜렛장애, 12세 이상	건강보험은 뚜렛장애 적응증 미승인
chlorpromazine	조현병	조현병 급성 간헐성 포르피린층 양극성장애, 조증	6개월 미만 영아에게 안전성과 유효성이 확립되지 않았음
haloperidol	조현병	3세 미만 안전성 및 유효성 미확립	
perphenazine	조현병	12세 미만 소아 사용을 권장하지 않음	
atypical antipsychotics			
risperidone	자폐증의 이자극성, 공격성, 자해 행동 등	5~16세	
	조현병	13세 이상	
	양극성장애 1형(조증, 혼재성)	10세 이상	
danzapine	조현병	13세 이상	
	양극성장애 1형(조증, 혼재성)	13세 이상	
aripiprazole	조현병	13세 이상	
	양극성장애 1형(조증, 혼재성)	10세 이상	
	자폐증의 이자극성	6세 이상	
	뚜렛병	소아 안전성 미성립	6~18세 국내 사용 승인
quetiapine	조현병	13세 이상	
	양극성장애 1형(조증)	10세 이상	

〈계속〉

약물	국내 적응증	미국 식품의약국 기준	비고
palperidone	조현병	만 12세 미만 안전성과 유효성 미확립 18세 미만 조현성 정동장애 환자에 있어서 이 약의 안전성과 유효성 연구 없음	
clozapine	조현병	만 18세 미만 안전성 및 유효성 미확립	
lurasidone	조현병	13세 이상	13세 이상 국내 사용 승인
	양극성장애 1형(우울)	10세 이상	10세 이상 국내 사용 승인
Benzodiazepine			
alprazolam		18세 이하 안전성 미확립	
lorazepam		12세 이하 안전성 미확립(주사제 경우 18세 이하 안전성 미확인)	
diazepam	신경증 정신지체장애 간질치료보조제	6개월 이상 소아 안전성 유효성 확립	
bupropion		소아에게 안전성 미확립	
기타			
propranolol		소아에게 안전성 미확립	
desmopressin	일차성 야뇨증	6세 미만 아동 안정성 및 유효성 미확립	건강보험 5세 이상
lithium	양극성장애	양극성장애 12세 미만 안동 안전성 및 유효성 미확립	
guanfacine	뚜렛병 ADHD	12세 미만 아동 안전성 및 유효성 미확립	국내 미도입

로 활용할 수 있다. 약물 투여는 소량으로 시작함으로써 예상되는 부작용을 최소화하고 순응도를 최대화한다. 적정 용량에 이를 때까지 서서히 증량한다. 치료용량은 개인에 따라 다를 수 있으며, 반응이 기대에 미치지 못한다면 대개 적정 치료용량에 이르지 못한 경우가 많다. 항우울제 중 일부는 약물 효과가 나타나는 데 시간이 오래 걸릴 수 있다. 다양한 증상 때문에 한 가지 이상의 약물을 쓰게 되는 경우가 있는데, 이런 경우일수록 목표 증상과 치료 목표를 명확하게 구분한다. 어떤 증상을 먼저 조절할 것인지 우선순위를 정하는 것도 중요하다. 복합약제 투여 시 하나씩 적정 용량을 맞춰 나간다. 약물 상호작용에 대해서도 점검한다. 비용 대비 효과도 고려 대상이다. 호전되는 가능성이 어느 정도인지, 예상되는 정도는 어떤지, 부작용이 발생한다면 가능성과 심각성은 어느 정도인지 근거를 가지고 있어야 한다. 투약기간이 길어져서 청소년기, 성인기로 이어질 경우도 대비해야 한다. 우리나라 식품의약품안전처는 대개 미국 식품의약국 약품사용 연령 기준을 준용하는 편이며, 일부 약품의 경우 건강보험심사평가원 기준을 따른다. 소아청소년에게 실제 사용할 수 있는 정신약물은 상당히 제한된 편이다(표 48-1). 예를 들면 ADHD 관련 약물의 경우 건강보험 적용이 더욱 제한적이다. 비중추신경자극제인 atomoxetine은 2009년 건강보험 적용이 시작되었으며, 성인 ADHD 환자의 경우 2013년부터 19세 이전 ADHD로 진단 및 약물치료 경력이 있는 성인에 한하여 19세 이후 치료약물의 건강보험 적용을 승인하였다. 2016년 9월부터는 일부 ADHD 약물치료제의 성인에 대한 건강보험 적용을 승인하였다.

5. 국내 소아청소년 정신약물치료 연구 현황 및 향후 연구 방향

1980년 소아 정신건강의학과 전임의 수련 프로그램 시작과 1983년 대한소아청소년정신의학회 창립으로 국내 소아 정신건강의학과 진료와 연구가 활성화되기 시작하였으나, 초기에는 약물치료보다는 정신분석적 놀이치료와 심리사회적 접근이 주를 이루었다. 1962년부터 1998년까지 국내에서 인간을 대상으로 하고 약물을 투여한 후 약물 효과나 부작용, 혹은 생물학적 상태를 평가한 논문 212편을 분석한 결과, 소아청소년 정신의학과 관련된 연구는 5편뿐이었다. 이후에는 우수한 국내 생물학 및 약물 관련 논문의 해외 SCI (E)급 잡지 투고가 늘기 시작하여 국내에서 시행된 뚜렛병 소아청소년 대상의 aripiprazole 투여 연구결과가 해외 학술지에 게재되었고, 그 자료를 토대로 세계 최초로 국내에서 aripiprazole의 뚜렛병 소아청소년에 대해 적응증을 승인 받았다. 약물학 연구를 포함한 신경생물학 관련 연구는 계속 활성화되고 있다. 한 예로 대한소아청소년정신의학회에서 2007년에 이어 2017년 개정 발표한 ADHD 치료권고안 약물치료 종설에도 우리나라 연구 자료가 과거 2편에서 17편으로 대폭 늘었다.

국내 기분장애 연구자들의 약물치료 연구 과정에서 소아청소년 관련 치료 지침을 제작하였다. 국내 우울증 치료 전문가들의 의견을 수렴expert consensus한 한국형 우울장애 약물치료 알고리즘Korean Medication Algorithm Project for Depressive Disorder, KMAP-DD은 2002년에 처음 발표하였다. 이후로 소아·청소년 주요우울장애의 약물치료 부문은 KMAP-DD 2012부터 조사되었으며, KMAP-DD 2017에서는 DSM-5에 새로 포함된 파괴적 기분조절부전장애disruptive mood dysregulation disorder, DMDD의 치료 전략이 추가되었다. KMAP-DD 2021은 새로 추가된 소아와 청소년의 구분 및 DMDD의 기분조절제 사용에서 남성과 여성을 구분한 치료 전략과 개정된 결과를 발표하였다. 한국형 양극성장애 약물치료 알고리즘 프로젝트Korean Medication Algorithm Project for Bipolar Disorder, KMAP-BP는 2001년에 최초로 진행되어, 2002년에 KMAP-BP 2002가 처음 발표되었고, 2014년 3차로 개정된 KMAP-BP 2014에 소아/청소년 부문이 처음으로 제시되었다. KMAP-BP 2022에는 2018년에 추가된 양극성 장애에 대한 고위험군(예: 가족력)의 우울 삽화 시 초기 치료에서 기분조절제, 비정형 항정신병약물, 항우울제의 선택 등 각각 3가지 설문을 포함하여 총 23개의 상황에서의 치료전략 및 약물 선택에 관한 내용을 포함하였다. 이 지침서는 소아/청소년 양극성 장애에서 정신약물치료 선택에 있어 국내 정신건강의학과 전문의 중 대한소아청소년정신의학회에서 소아청소년 정신건강의학과 분과 전문의로 인정한 전문가의 의견 수렴 및 결과 분석을 통해 소아/청소년 양극성장애 약물 치료전략을 제시하였다.

소아에서의 생물학 및 약물 관련 자료가 충분치 못한 이유 중 하나로 연구비 지원의 부족을 들 수 있다. 미국의 경우도 1990년대 중반까지 미국 국립정신보건연구원 이외에는 소아약물 관련 연구비를 확보하기 어려웠다. 소아약물의 시장성도 문제였으나 소아를 대상으로 하는 연구의 경우 임상연구윤리기준이 매우 까다롭기 때문이다. 우리나라의 소아정신약물에 대한 국가 차원의 대규모 지원사업은 한국보건산업진흥원에서 2012년부터 ADHD와 자폐스펙트럼장애의 원인에 대한 규명 및 치료 약물 개발을 위한 장기 다기관 연구를 지원하면서 시작되었다. 앞으로 다른 소아정신장애에 대해서도 국가 차원의 연구지원이 절실하다.

소아정신약물 연구는 생물학 연구기법의 발전과 더불어 빠르게 진화하고 있다. CYP 2D6 등 유전자 아형 연구가 활발해지면서 정신약물유전학에 대한 관심도 늘고 있다. 정신약물 유전학 검사는 '적절한 약물'을 '적절한 질병'에 '적절한 용량'으로 처방할 수 있는 개인별 맞춤 처방을 가능케 할 것이며, 약물분해효소 유전자 감별을 통해 불필요한 부작용으로부터 소아를 보호할 수 있을 것이다. 약물 투여 개시 전 이러한 유전자형 검사는 매우 유용한 임상 자료가 될 것이나 소아별, 사용 약물별 유전자형 감별에 드는 비용이 문제이다. 향후 지속 연구를 통해 검사 비용을 실용화하는 방법을 찾아내기를 기대한다. 개인별 맞춤 처방과 더불어, 약물 부작용으로부터 환아를 보호할 수 있도록 안전한 약물사용을 위한 정기적인 치료약물 감시therapeutic drug monitoring, TDM 장치가 필요하다. 그 밖에 뇌영상연구 및 시냅스 수준에서의 발병기전 및 원인 규명에 대한 연구를 통해 근본적 치유를 위한 치료제 개발도 진행되고 있다. 임상의사로서 이러한 연구와 임상 실제를 연결하는 노력이 필요하다.

6. 결론

소아청소년 정신약물치료는 비교적 오랜 역사에도 불구하고 여러 가지 제한 요소 때문에 발전 속도가 느린 편이다. ADHD 등 일부 질환을 제외하고는 대부분 성인 약물연구결과에 의존하는 수준이었으나, 최근 연구기법의 발전과 새로운 약물 도입에 힘입어 소아청소년 대상의 연구가 늘고 있다. 국내 소아청소년정신 약물학 역시 초기 단계이기는 하지만 이러한 취약성 덕분에 우리나라가 선도적 역할을 할 수 있는 기회가 되기도 한다. 세계 최초로 뚜렛병 소아청소년에 대한 aripiprazole 사용 승인이 좋은 본보기이다.

소아의 경우 성인에 비해 체내 약물 저장 비율이 낮고 대사가 빠르기 때문에 높은 용량을 사용할 수 있지만, 체중 및 체격이 성인에 비해 작으므로 시작 용량은 낮을수록 좋고, 증량 속도도 천천히 하는 것이 바람직하다. 소아에 비해 청소년은 약물 사용이나 치료에 대한 순응도가 낮으므로 약물치료 전에 충분한 의사-환자 관계 형성이 필요하다. 약물치료 이전에 비약물치료를 선행 혹은 병행하는 것이 약물치료의 효과를 극대화하고 순응도를 높이는 데 도움이 된다. 소아청소년 약물치료 시 가장 중요한 동반자가 부모 또는 가족임을 기억해야 한다. 소아청소년에 대한 정신약물치료는 근거 중심적 연구결과가 충분하지 않기 때문에 진단 과정과 치료 과정에서 임상가의 경험과 판단이 여전히 중요한 분야이다.

주의력결핍과잉행동장애

Attention deficit hyperactivity disorder

Chapter 49

◐ 이소영 순천향대학교 의과대학 정신건강의학교실

주의력결핍과잉행동장애attention deficit hyperactivity disorder, ADHD는 부주의, 과잉행동 및 충동성과 여러 상황에서 기능 장애를 나타내는 학령기 아동과 청소년에서 가장 흔히 발생하는 질환이다. 그간 아동 및 청소년기 유병률은 약 5%로 알려져 왔으나, 우리나라 건강보험심사평가원 자료에서 2018년까지 최근 10년간 1.4배 급격하게 증가하였고, 2022년도 미국 National Survey of Children's Health에서도 10.5%로 높아지고 있다.

ADHD의 발병 원인에 대해서는 아직까지 명확하게 밝혀지지 않았으나, 유전과 환경 요인들의 상호작용으로 인해 뇌의 기능, 구조, 발달 변화가 나타나는 신경발달장애로 약 60%에서 다른 정신, 행동 및 발달장애가 동반한다. 이 질환으로 인한 정신사회적 영향은 전 생애에 거쳐 나타나고 만성 질환, 사고 등의 건강 관련 예후도 좋지 않다. 그러므로 ADHD 진단은 전문가에 의해 정밀하게 이루어져야 하며, 특히 공존하는 다른 정신건강의학적 질환을 면밀하게 함께 평가하여야 한다.

ADHD치료는 핵심 증상을 호전시키는 것뿐 아니라 발달 과정에서 나타나는 공존질환의 경과에 대해서도 적절하게 개입하고 여러 영역에서의 기능과 환자와 가족의 생활을 전체적으로 향상하는 것을 목적으로 하는 장기간에 걸친 과정이다. 우리나라 주의력결핍과잉행동장애 한국형 치료 권고안IV에서 ADHD 치료 계획은 증상과 기능에 대하여 종합적으로 평가한 후 실시하도록 권고하고 있는데, 구체적으로 환자와 가족에게 병에 대한 정보와 다양한 치료적 접근에 대한 내용을 포함하는 정신의학적 교육을 시행하고, 약물치료 외에 효과가 검증된 부모교육 및 인지행동치료, 특수교육적 행동치료를 병행하도록 제시하고 있다. 학령기 이전의 ADHD 아동의 경우 교육과 부모 훈련 혹은 교사 훈련이 권장되고, 일반적으로 약물치료는 권유되지 않는다. 6~18세 ADHD 아동과 청소년의 경우 대부분의 치료 가이드라인에서 단계별 개입을 권장하고 있다. 초기 단계는 포괄적이면서 맞춤형 개입으로 교육, 부모 훈련, 교사 훈련 및 다른 정신사회적 개입을 하면서 약물치료를 시작할 수 있다. 일부 가이드라인에서는 심각도에 따라 약물치료를 권유하기도 하여 증상이 경하고 일상생활 기능의 문제가 두드러지지 않는 경우는 일차적으로 비약물치료를 고려하도록 하고 있다.

1. 주의력결핍과잉행동장애의 약물치료

ADHD 치료제는 주의지속시간과 집중력을 증진시키며 과잉행동과 충동성을 감소시키는 데 상당히 효과적이며 내약성과 안전성에 대해 신뢰할 만한 것으로 평가되고 있다. 대표적으로 미국 국립정신건강연구소National Institute of Mental Health, NIMH에서 ADHD 아동과 청소년들을 대상으로 수행한 Multomodal Treatment of ADHD (MTA) study에서 약물치료에 더해 사회심리적 치료를 병행한 군과 약물치료만 시행한 군 사이에 의미 있는 효과 차이가 나타나지 않아 약물치료만으로도 효과적인 것으로 밝혀졌다.

여러 가이드라인에서 1차 선택약물로 중추신경자극제인 methylphenidate와 amphetamine제시하고 있다. 이 중 methylphenidate는 도파민과 노르에피네프린 수송체 억제 기능과 세로토닌 1A 수용체 효현 기능, 소포성 모노아민 운반수송vesicular monoamine transporter 2, VMAT2의 재배치를 통해 전전두엽 활성도의 효율을 향상시켜 ADHD 환자들의 주의력 기전과 실행기능을 돕는다.

2차 선택약물은 노르에피네프린 재흡수 차단제인 atomoxetine과 알파 아드레날린 작용제α2-adrenergic agonist인 clonidine, guanfacine 등의 비중추신경자극제가 있다. atomoxetine은 노르에피네프린의 재흡수를 억제하여 시냅스 틈에서 노르에피네프린의 농도를 높이고 전전두엽에서 도파민을 증가시키는 기전을 가진다. 이들 약제는 중추신경자극제에 치료 효과가 없거나 부

표 49-1. 식품의약품안전처 승인 국내 시판 중인 주의력결핍과잉행동장애 약물

일반명	상품명	성상(mg)	지속 시간(hours)
methyphenidate	Concerta OROS®	18, 27, 36, 54	12
	Medikinet Retard®	5, 10, 20, 30, 40	8
	Penid®, Perospin®	5, 10	3~5
atomoxetine	Atomoxin®, Atomoxetine®	10, 18, 25, 40, 60, 80	10~12
clonidine	Kapvay ER®	0.1	10~12

작용이 발생했을 때와 중추신경자극제 사용으로 인해 증상이 악화될 가능성이 있는 공존질환이 있을 때 선택한다.

그 외 bupropion, tricyclic antidepressant을 비롯한 여러 약제들이 학술적 근거에 기반해 허가 외 약품off-label medication 방식으로 사용되고 있다.

현재 우리나라 식품의약품안전처에서 ADHD에 사용이 승인된 약제는 표 49-1과 같다.

국내 ADHD 치료제 도입 과정은 1970년대 속방형 methylphenidate와 pemoline을 시작으로 2003년 지속형 methylphenidate, 2007년 atomoxetine, 2013년 지속형 clonidine이 승인되어 사용되고 있다. 여기서 pemoline의 경우 간독성 문제로 현재는 국내 생산이 중단되었고, 암페타민 계열의 dextro-amphetamine의 경우 메스암페타민과 같은 마약류와는 구분되는 ADHD치료제이나 우리나라에서는 아직까지 사용 승인이 되지 않고 있다. 그간 사용되던 Metadate CD®, Bisphentine®, Strattera®는 국내 공급이 중단된 상태이다.

1) 중추신경자극제

중추신경자극제는 ADHD 치료에서 우선적으로 선택하는 약물이며, 그 효과와 안정성은 수많은 연구들을 통해 확립되었다. 부주의, 과잉행동, 충동성과 같은 핵심 증상뿐 아니라 교우 및 가족 관계와 사회적 기능 개선 효과에 대한 근거 또한 분명하다. 중추신경자극제의 치료 효과는 약 70% 정도로 매우 높은 편이다.

우리나라 식품의약품안전처의 승인을 받아 국내에서 사용이 가능한 중추신경자극제는 methylphenidate로 이는 6세 이상의 소아 및 청소년의 ADHD 치료에 가장 흔히 사용되는 약제이다. methylphenidate는 효과 지속 시간에 따라 속방형 immediate-release (IR)과 지속형 extended-release (ER) 제제로 출시되고 있어 연령, 체중, 증상의 정도 등에 따라 적절한 제형을 선택하도록 한다.

초기 용량은 가장 낮은 용량으로 시작하여 ADHD 증상의 호전 여부와 부작용의 심각도 여부를 일주일 간격으로 평가하여 증량하는 것이 원칙이다. 일반적으로 용량이 증가할수록 효과가 커지므로 ADHD 증상이 남아 있는 경우 최대 용량인 2.0 mg/kg/day까지 증량하는 과정에서 증상 개선에 효과가 있으면서 부작용이 적은 유지 용량을 결정한다. 중추신경자극제의 효과는 빠르게 나타나는데, 평가를 위해 부모는 물론 교사의 의견도 참조하도록 한다. 다만 약물의 효과는 중추신경계 기능의 개인적 차이로 인해 동일한 증상과 연령, 신체적 조건에도 불구하고 복용 반응도에 상당한 차이가 나타날 수 있고, 공존하는 다른 정신과적 질환에 따라 차이가 있다는 점을 염두에 두어야 한다.

(1) 속방형 methylphenidate

속방형 methylphenidate의 효과 지속 시간은 3~5시간으로 아침, 점심 하루 2회 혹은 오후까지 3회 복용하며, 1주 간격으로 5~10 mg씩 증량하여 일일 최대 60 mg까지 투여 가능하다. 투여 시간은 식사 전이나 후에 한다. 알약을 삼키지 못하는 아동에서 분말 형태로 제공할 수 있다. 단점으로는 약을 2~3번에 거쳐 분복해야 하므로 번거롭고 효과가 떨어질 때 증상 변화가 두드러지게 나타날 수 있다.

(2) 서방형 methylphenidate

약물이 서서히 방출되는 서방형 methylphenidate는 속방형 제형의 단점을 보완하기 위해 개발되었다. Medikinet Retard®는 속방형과 서방형 methylphenidate가 5:5 비율로 섞여 있는 제재로, 빠른 효과가 나타나고 복용 후 3~4시간 뒤에 두 번째 최고 농도에 도달하며 효과가 8시간 동안 지속된다. 초기 용량은 5~10 mg이고 매주 5~10 mg씩 증량하여 1일 최대 60 mg까지 투여 가능하다. 보통 1회 복용하나, 아침과 점심 2회 복용도 가능하다. 약은 분할하지 않고 복용하는 것을 권장하나, 필요한 경우에 캡슐을 열고 내용물을 유동식에 뿌려서 복용하는 것이 가능하다. Concerta OROS®는 삼투압 원리를 이용하여 약물의 흡수 속도를 조절하는 osmotic controlled-release oral delivery system (OROS) 기술을 사용하여 개발된 약물로 복용 후 1~2시간 만에 최고 농도에 올라가고 이후 methylphenidate 성분을 서서히 방출하여 효과가 약 12시간까지 지속된다. 초기 용량은 18 mg이고 1~3주 간격으로 증량하여 1일 최대 72 mg까지 증량 가능하다. 분할하지 않고 아침 식전 혹은 직후에 한 번 복용한다.

우리나라에서 ADHD를 처음으로 진단 후 가장 많이 처방된 약물은 소아 청소년 ADHD를 대상으로 한 최근 조사에서 OROS 제형과 ER 제형이었다.

(3) 약물 부작용

ADHD 치료제들은 일반적으로 내약성이 우수하고 심각한 부작용이 드문 안전한 약물들이며 대부분 치료 초기에 일시적으로 경미하게 나타나다가 호전되는 편이다. 정상적인 치료 과정 중에도 약물 부작용의 출현을 완전히 회피하기는 어렵다는 점을 염두에 두고 약물 치료 중에 부작용의 발생 및 악화에 대하여 주의 깊게 관찰하여야 한다. 약물 부작용은 치료 순응도에 큰 영향을 미치고 나아가 질병의 예후를 좌우하므로 치료를 시작하기 전에 환자와 부모에게 약물 부작용에 대해 충분히 설명하고 교육하는 것이 필요하다.

중추신경자극제의 가장 흔한 두 가지 부작용은 식욕 부진과 불면이고, 그 밖에 두통, 오심, 구토, 복통, 자극 과민성과 감정 불안정성 등이 있다. 중증의 고혈압이나 심장질환이 있는 경우 조심해서 사용하여야 하며, 특히 경련장애 환자에서 경련 역치가 저하될 수 있으므로 신중히 결정해야 한다.

① 식욕 부진과 성장

식욕 부진은 중추신경자극제 부작용 중 가장 흔한 부작용이다. 이는 약물 혈중 농도와 연관되어 나타나므로 약물의 효과가 나타나는 시간 동안에는 섭식이 줄었다가 효과가 떨어지는 시간대에 한꺼번에 많이 먹는 변화가 있을 수 있다. 또는 하루 동안 전체적인 식사량이 줄고 체중이 감소되기도 한다.

따라서 약물을 처방하기 전과 3~6개월 마다 체중과 키를 주기적으로 측정하여 아동 청소년의 표준치와 비교해본다. 이때 체중 감소를 보이는 경우 식사 후에 약물을 복용하거나 속효성 제형으로 바꾸어 중간에 섭식량을 늘릴 수 있다. 또한 약물 복용 이전이나 늦은 저녁에 영양가 높은 고칼로리의 음식으로 보충하도록 한다.

우리나라에서 methylphenidate 치료 중인 아동들을 대상으로 성장 관련 생화학적 지표를 분석한 결과 대조군과 유의한 차이가 없었다. 문헌고찰에서도 methylphenidate 치료가 키와 몸무게의 성장 지연에 영향을 주나 이 영향은 시간에 따라 줄어들고 최종 성인기 인기 신장에는 영향을 미치지 않는 것으로 나타났다.

그럼에도 아동에 따라 키 성장 지연이 뚜렷하다면 약물 용량을 감량하거나 약물 휴일 또는 atomoxetine 등으로 변경한다.

② 불면

ADHD 아동 청소년의 경우 약물치료 이전부터 수면 문제를 보이는 경우가 흔하며, 수면 습관 혹은 다른 동반질환 때문에 잠들기가 어려울 수 있다. 따라서 약물 치료 과정에서 수면 양상에 대해 상세히 알아보는 것이 필요하다.

약물 부작용으로써 불면증은 늦은 시간대에 약물을 복용할 때 나타나는데 이런 경우 약물을 더 이른 시간에 복용하거나 작용 시간이 더 짧은 중추신경자극제나 atomoxetine으로 교체하는 것이 도움이 된다.

③ 자극과민성과 감정 불안정성

중추신경자극제를 복용하면서 자극과민성이나 공격성 혹은 감정 불안정성이 나타날 수 있다. 감정 조절의 어려움이나 충동성 등 ADHD 자체와 관련된 문제일 가능성을 염두에 두면서 이러한 증상들이 특히 약물 농도가 높은 시간대에 나타나는지를 확인하여야 한다. 만약 약물 부작용으로서 나타나는 문제라고 여겨진다면 약물을 감량하거나 다른 약물로 변경해본다. 여기서 약물 효과가 떨어지는 늦은 오후나 저녁 시간대에 특히 이러한 증상들이 반복해서 나타난다면 이는 중추신경자극제 농도가 낮아지면서 발생하는 반동 현상일 수 있으므로 이 경우는 작용 시간이 더 긴 methylphenidate로 바꾸거나 늦은 오후에 속방형 methylphenidate를 추가로 투여하는 것이 도움이 된다.

④ 심혈관계 영향

중추신경자극제 치료로 혈압과 심박수가 상승한다는 보고들이 있어 왔다. 그러나 MTA 추적 연구에서 중추신경자극제 치료가 고혈압의 위험성을 증가시키지는 않는 것으로 보고하였고, 또한 급성 심정지, 심근경색, 뇌졸중과 같은 심각한 심혈관계 질환의 위험성을 높이지 않는다고 하였다.

따라서 methylphenidate 약물 치료를 시작하기 전에 심전도 검사를 할 필요까지는 없고, 실신, 어지러움, 부정맥과 같은 심장 질환 관련 증상과 심장질환이나 돌연사의 가족력을 확인하면 된다.

⑤ 기타

혈압이나 심박수 증가가 나타날 수 있으므로 특히 비만 아동 청소년에서 유의하여야 하며, 드물지만 환각, 환청 등의 정신과적 증상이 나타날 수 있다.

2) 비중추신경자극제

(1) atomoxetine

① 개요

atomoxetine은 대표적인 비중추신경자극제로 아동 청소년 ADHD 치료 시 ADHD의 핵심증상의 호전과 자존감, 삶의 질, 사회 및 가족 관계 등 전반적인 기능 향상에 도움이 된다.

1일 1회 투여로 하루 종일 효과가 지속되나, 부작용이 나타나는 경우 1일 2회 분복도 가능하며 하루 중 아무 때나 복용해도 된다. 초기 용량은 0.5 mg/kg/day로 시작하여 1주일 간격으로 치료 용량인 1.2 mg/kg/day까지 서서히 증량하며, 1.4 mg/kg/day 혹은 일일 100 mg까지 사용할 수 있다. 단, 중추신경자극제와는 달리 atomoxetine의 효과는 점진적으로 나타나므로 효과를 판단하기까지 최대 8주까지는 기다려본다. 대규모 이중맹검위약비교연구에서 methylphenidate의 효과 크기effect size가 1.0일 때 atomoxetine의 효과 크기는 0.7 정도로 다소 낮은 편이었다.

atomoxetine은 수면이나 불안과 틱을 악화시키지 않으므로 중추신경자극제 치료로 인해 식욕 부진이나 불면이 심하게 나타나는 경우에 권장되며, 중추신경자극제를 적정 용량으로 6주 이상 사용하여도 증상 호전이 충분히 호전되지 않는 경우에 시도할 수 있다. 또한 atomoxetine은 약물 남용의 위험성이 적고, 심혈관 부작용에 대해 더 안전하다.

② 약물 부작용

atomoxetine은 부작용 측면에서 비교적 안전한 약물이나, 흔히 나타나는 부작용에는 소화 불량, 복통, 오심, 식욕 감소, 두통, 불면, 어지러움, 구강 건조 등이 있다. 이 중 식욕 감소와 오심은 주로 치료 초기에 나타나며 시간이 지나면 약화되거나 용량을 조절하면 호전된다. 성장 관련 연구에서 최종적인 성인기 키에 대한 영향은 크지 않은 것으로 보고되었으나, 체중과 키를 정기적으로 측정하는 것이 바람직하다. 일부에서 낮에 졸림을 호소하기도 한다. 불안, 흥분, 조증과 같은 증상이 나타날 수 있으며, 치료 초기에 위약에 비해 자살사고 발생이 더 많았던 것으로 인해 블랙박스 경고를 명시하게 되어 있다. 그 밖에 atomoxetine은 혈압과 맥박이 약간 증가시킬 수 있으므로 혈압과 심박수를 정기적으로 확인하는 것이 좋다. 단, 심한 고혈압이나 심혈관계 질환이 있는 경우에는 사용하지 않도록 한다. 드물게 간독성이 보고된 바 있으나, 대부분 약물을 끊은 이후 간기능이 정상화되었다.

(2) 노르아드레날린 수용체 효현제

① 개요

알파 2 노르아드레날린 수용체 효현제는 뇌간에 위치한 수용체를 자극하여 노르아드레날린 작용을 조절한다. clonidine과 guanfacine이 ADHD 치료제로 승인되었고, 국내에서는 서방형 clonidine이 사용되고 있다. clonidine은 단독 혹은 중추신경자극제와의 병합요법으로 ADHD 증상을 감소시키며, 1차 선택 약물에 효과가 없거나 methylphenidate 또는 atomoxetine 치료 시 틱, 불면, 감정 기복, 문제 행동을 보이는 경우에 유용한 제3의 치료제이다.

초기 용량은 0.1 mg로 시작하는 데 진정 작용이 있을 수 있으므로 처음 2~4주 동안에는 자기 전에 복용하도록 한다. 이후 서서히 증량하여 0.2 mg을 1일 2회 분복하는 것이 권장된다. 일반적으로 0.1~0.4 mg/일의 용량을 복용하며, 효과가 점진적으로 나타나기 때문에 최소 6주간의 관찰이 필요하다.

증상 감소에 대한 효과 크기는 중추신경자극제보다 적고 atomoxetine과 비슷하다. 증상별로 살펴봤을 때 과잉행동과 충동조절에는 효과적이나 부주의 증상에 대해서는 상대적으로 도움이 되지 않는다는 주장도 있다.

② 약물 부작용

clonidine의 가장 흔한 부작용은 졸림과 피곤이다. 그 밖에 입 마름, 어지러움, 위약감 등이 나타날 수 있다. 임상적으로 문제가 되는 범주는 아니나 혈압과 맥박수를 낮출 수 있으므로 정기적으로 혈압과 심박수를 측정하는 것이 좋다. clonidine은 규칙적으로 복용하도록 각별한 주의를 주어야 하는데, 이는 갑자기 약물 복용을 중단했을 때 반동 고혈압의 위험이 있기 때문이다. 또한 과용량 복용 시 저혈압의 위험이 있어 유의해야 한다.

3) 기타 약물

이밖에 bupropion과 imipramine과 같은 삼환계 항우울제, modafinil과 비정형 항정신병약물이 허가 외 처방으로 사용되고 있다. 이들 약제들은 다른 치료제에 효과가 없거나 약물 부작용이 있어 사용하기 어려운 경우에 처방 가능하다. 또한 약물 남용의 가능성이 있거나 틱장애가 있을 경우 선택 가능하다.

bupropion은 도파민과 노르아드레날린 모두에 작용하며 여러 연구에서 ADHD 치료에 효과가 입증되었고 초기 용량은 3 mg/kg/일(100~150 mg)로 시작하여 6 mg/kg/일(300 mg)까지 증량할 수 있다. 이는 methylphenidate보다 부작용이 덜하고 의존성의 위험이 거의 없다는 장점이 있어 임상에서 개인에 따라 사용을 고려해볼 수 있다. 부작용으로는 경도의 불면, 식욕 감퇴, 초조 혹은 과민함, 졸림, 불면, 오심, 두통과 틱 악화 등이 나타날 수 있다. 또한 경련장애의 위험이 있는 경우와 식이장애의 위험성이 있는 경우에는 권장되지 않는다.

modafinil은 기면증 치료제로 연구에서 ADHD 아동 청소년에서 증상을 유의미하게 감소시키는 것으로 보고되었다. 부작용으로 두통, 불안, 과민함, 불면 등이 있고 심한 피부발진이 나타날 수 있다.

ADHD 아동과 청소년에서 항정신병약물의 사용 또한 증가하고 있다. 아직까지는 우선적으로 선택되는 약물은 아니고 중추신경자극제로 인해 증상이 악화되거나 다른 약물로 핵심 증상이나 문제 행동이 조절되지 않을 때 고려해볼 수 있다.

4) 병합치료

ADHD에서 병합치료에 대해서는 아직까지 근거가 부족하며, 병합치료의 경우 약물 부작용이 더 흔히 초래되므로 단독 치료가 우선시된다. 그런데도 임상에서 병합치료를 고려하게 되는 가장 흔한 이유는 단독 치료에 효과가 부족하거나 부작용 때문에 적절한 용량을 복용하지 못하는 경우이다. 치료제의 효과 시간이 짧은 경우도 해당된다.

ADHD와 다른 정신건강의학적 질환이 동반되는 경우 단독 치료에 효과가 부족한 경우가 흔하다. 따라서 공존질환이 있는 ADHD 아동 청소년에서 병합치료를 고려하게 된다.

병합 방법 중 methylphenidate와 clonidine 병합치료가 가장 많이 보고되었는데, methylphenidate 치료에 ADHD 잔존 증상이 있을 때 clonidine을 추가하면 효과적이나 투여할 때 신중을 가해야 한다.

중추신경자극제와 atomoxetine 병합치료도 제시되었다. 이 병합치료로 ADHD 증상과 실행기능 개선이 보고되었고, 최근에 우리나라 ADHD 아동들에서 methylphenidate와 atomoxetine 병합치료의 상대적인 효과와 안전성이 보고되었다. 그 외 중추신경자극제와 항정신병약물인 risperidone 병합치료에 대한 근거가 있고, 그 외에 중추신경자극제와 quetiapine 병합치료, atomoxetine과 olanzapine 병합치료 등이 있다.

2. 동반질환이 있는 주의력결핍과잉행동장애의 약물치료

ADHD 아동 청소년의 반수 이상에서 적어도 하나 이상의 정신건강의학적 공존질환이 진단되며 동반질환이 두 개 이상인 경우도 1/4에 이른다. 이 경우 치료 과정은 더 복잡하고 환자의 기능 장애도 심하며 보호자의 부담도 커진다.

대부분의 치료 가이드라인에서 ADHD와 동반질환의 경중을 비교하여 치료의 우선순위를 정하고 순차적 또는 동시적 치료를 적용하도록 제시하고 있다. 약물치료의 부작용 측면에서 동반질환이 있는 ADHD 아동 청소년과 동반질환이 없는 경우와 크게 다르지 않으나, 가급적 효과적이면서 낮은 용량으로 내약성을 확보하기 위해 개개인에 맞춘 처방이 필요하다.

1) 틱장애

틱장애는 ADHD와 흔히 동반되며 ADHD 아동의 20~30%에서 틱장애가 함께 나타난다. 틱 증상이 매우 심한 경우를 제외하고는 틱 자체보다는 ADHD 관련 증상들이 환자의 기능에 장애를 일으킨다. 틱장애를 동반하는 ADHD 아동과 청소년에서 1차 치료제는 중추신경자극제이다. 틱이 동반되거나 중추신경자극제에 의해 악화되는 틱이 있는 경우 중추신경자극제와 clonidine을 병합하거나 clonidine 단독 치료했을 때 틱과 ADHD 증상 개선에 모두 효과적이다. atomoxetine 또한 좋은 선택지이다. clonidine과 atomoxetine은 경한 틱 증상을 완화시키는 효과도 있다.

methylphenidate가 틱 유발 혹은 악화와 관련이 있을 수 있다는 논란이 있어 왔으나, 최근 연구에서 대부분의 중추신경자극제 처방이 틱을 악화시키지는 않는 것으로 보고하였다. 만약 중추신경자극제를 복용하기 시작한 후 틱이 나타나면 약물을 일시적으로 감량하거나 보류하고 호전되면 다시 증량 혹은 재시도할 수 있다. 치료 과정 중에 틱이 악화된다면 risperidone과 같은 틱 치료제를 추가할 수 있다.

2) 불안장애

ADHD는 정서 조절의 어려움이나 이자극성과 관련되며, 불안이나 우울과 같은 내면화 문제와 연관된다. ADHD 진단을 받은 아동의 25~50%가 한 가지 이상의 불안장애가 동반되는데, 분리불안장애나 사회불안장애, 그 밖에 우울장애와 강박장애 등이 자주 나타난다.

경도의 불안장애를 동반한 ADHD에서 1차 치료제는 중추신경자극제이다. 이는 중추신경자극제 치료로 ADHD 증상이 완화되면 불안이 감소하고 기능도 향상되기 때문이다. 불안장애를 동반하는 ADHD 환자의 메타분석 결과, 중추신경자극제의 조기 치료가 기능적인 예후에 매우 강력한 보호 효과가 확인되었다.

atomoxetine 또한 ADHD 아동에서 불안이나 우울이 완화시켰고, 불안장애가 동반된 ADHD 환자에서 ADHD 증상과 함께 불안장애 증상도 호전되었다. 일부 연구에서 atomoxetine이 methylphenidate에 비해 불안감 감소에 더 효과적으로 보고하고 있어 불안장애를 동반한 ADHD 환아에서 좋은 선택 약물이다.

경도 이상 중등도 수준의 불안 장애가 동반된 ADHD의 경우 atomoxetine을 1차 선택제 혹은 2차 선택제로 사용할 수 있다. 중등도 이상 심한 불안장애나 기분장애의 경우 fluoxetine과 같은 선택적 세로토닌 재흡수 차단제를 methylphenidate 혹은 atomoxetine에 병합치료할 수 있다. 이 경우 안정성은 인정되나 그 효과는 아직까지 불확실하다. 강박장애의 경우 중추신경자극제가 강박증상을 악화시킬 수 있기 때문에 조심해야 한다. bupropion은 ADHD와 우울증이 공존하는 청소년들에서도 ADHD와 우울증 증상 모두에서 치료 효과를 나타내었다.

여기서 methylphenidate는 불안, 이자극성 등 감정 관련 증상을 악화시킬 수 있으므로 중증의 불안, 긴장, 흥분 환자에게는 투여하지 않도록 한다. 그러나, 불안장애가 동반된 ADHD

환자에서 methylphenidate 투여가 금기는 아니므로 이득이 위험보다 크다면 신중하게 투여하도록 한다. 불안이나 우울 증상이 ADHD 치료제의 부작용으로 나타나는지를 조사한 최근 메타 분석에서 의미 있는 영향은 아닌 것으로 나타났다. 그런데도 ADHD 약물치료를 받는 아동과 청소년에서 감정 변화나 감정 장애가 부작용으로 나타날 수 있다는 점은 간과하지 않도록 한다.

3) 적대적 반항장애

ADHD 아동의 60%가 적대적 반항장애 또는 품행장애와 관련된다. 적대적 반항장애가 동반된 ADHD 아동에서의 치료원칙은 두 질환을 동시에 치료하는 것이며 약물치료와 행동치료를 함께 제공하는 것이 효과적이다.

약물치료로는 ADHD의 핵심증상에 대한 중추신경자극제를 사용하는 것이 ADHD와 적대적 반항장애가 동반된 아동에서도 1차 치료제로 쓰인다. 중추신경자극제는 반항적 행동, 품행 문제, 공격성에 치료 효과 크기가 중간에서 큰 편에 속하고, 부주의, 과잉행동, 충동성에도 효과적이다. atomoxetine 또한 이들 아동과 청소년들에게서 문제행동과 공격성을 완화시킨다는 근거는 있으나 치료 효과 크기는 중간 이하이다. clonidine의 경우 치료 효과에 대한 근거가 부족하다

일부 연구에서 mthylphenidate 단독 투여보다 risperidone을 병합하였을 때 ADHD 핵심증상은 물론 반항 및 공격적 행동 개선에 더 도움이 되었다. 지속적으로 공격적인 경우 methylphenidate에 divalproex를 병합하면 공격성이 줄어들기도 하였다.

4) 자폐스펙트럼장애

자폐스펙트럼장애와 ADHD의 동시이환율은 약 21%이며, 이 두 질환이 함께 있는 경우 실행 기능과 적응행동의 손상이 더 심하고 정신사회적 스트레스가 커지며 불안, 감각 통합, 수면 장애 등의 다른 문제들도 겹치게 나타나는 경우가 흔하다.

자폐스펙트럼장애와 ADHD가 동반할 때 1차 치료는 정신교육, 부모 교육, 학교 기반 개입 등의 정신사회적 개입이다. 그리고 이들 치료 효과가 충분하지 않을 때 보조적인 개념으로 약물치료를 실시한다. 충동성과 과잉행동 증상을 완화시키거나 이자극성, 감정 가변성, 공격성 또는 수면장애 등의 증상에 도움이 될 수 있다. 약물치료는 일반적으로 자폐스펙트럼장애와 ADHD가 단독으로 있을 때와 다르지 않다. 다만, 이들은 의사소통이 어려우므로 짜증과 같은 비특이적인 반응을 나타낼 수 있으므로 약물의 효과와 부작용의 출현에 대해 세심한 관찰이 필요하다.

자폐스펙트럼장애와 ADHD가 동반된 아동과 청소년에서 중추신경자극제는 과잉행동과 충동성 개선에 도움을 주나, ADHD가 단독으로 있는 경우보다 치료 효과 크기가 약 0.5로 낮은 편이다. atomoxetine 또한 ADHD 증상을 호전시키는데, 고찰에서 치료 효과 크기가 0.46~1.0까지 나타났다. 다만, 중추신경자극제와 atomoxetine 모두 감정민감성을 유발할 수 있으므로 유의해야 한다. 이자극성과 공격성과 같은 증상에 대해 이들 아동 청소년에서 비정형 항정신병약물을 사용할 수 있다.

3. 약물치료의 유지

ADHD는 만성질환으로 치료 유지가 매우 중요하다. 그러나 우리나라 조사에서 6~14세 ADHD 아동의 첫 6개월의 유지율persistence이 약 59%, 36개월의 유지율이 23%에 불과하였다.

환자가 약물을 처방한 양과 시기, 방법에 따라 복용하는 정도를 의미하는 치료 순응도adherence를 치료 개시 1년 이후에 조사한 최근 고찰에서 23%로 매우 낮게 나타났고, 이는 지난 30년간 크게 개선되지 않은 것이다.

치료 유지율과 순응도 증가와 관련된 요인에는 약물치료를 어린 나이에 시작하고 서방형 제형을 사용하며 ADHD 전문가가 치료한 경우가 해당된다. 반면, 낮은 치료 유지율과 순응도와 관련된 아동 요인으로 나이가 들어서 진단되거나, 지능이 낮거나 적대적 반항장애가 동시 이환된 경우 및 사회적 고립이나 낙인 등이 포함된다. 부모 및 가정 요인으로 ADHD 가족력, 부모-자녀 갈등, 부족한 부모 지지, 가정 내 심각한 행동 및 낮은 사회경제적 계층 등이 포함된다. 또한 부모가 ADHD가 장애가 아니라고 믿거나 사회적 낙인이나 약물 부작용에 대해 우려하고 의료체계에 대해 불신하는 경우도 포함된다. 그 밖에 약물 부작용이 나타나거나 효과가 부족한 경우, 약물을 여러 회 분복하는 경우와 비용 등에 대한 부담도 관련이 있다.

따라서 치료 유지율을 높이기 위해 부모와 가족, 아동과 청소년 모두에게 약물과 부작용에 관한 정확한 정보를 제공하고 아동의 발달 단계와 특성에 따라 맞춤형 약물치료가 요구된다. 특별히 앞서 언급한 치료 유지를 저해할 가능성이 있는 경우에는 부모가 아동의 약물치료를 지지할 수 있도록 치료자의 추가적인 관심이 요구되며 신뢰를 바탕으로 한 환자-치료자 관계를 구축하여 성공적으로 치료를 이끌어가는 것이 중요하다.

4. 요약

ADHD는 현상학적으로 상당히 이질적인 신경발달학적 질환으로 성인기까지 이어지는 만성적인 경과를 갖는다. 기본적으로 치료는 아동과 청소년의 증상과 동반 질환 및 기능을 종합적으로 평가한 후에 실시하며, 치료 목표는 증상과 기능의 향상이다. 아동과 청소년의 경우 보호자가 치료 여부를 결정하게 되므로 조기 치료와 치료 유지에 있어 환자뿐 아니라 가족의 질환에 대한 이해와 협조가 중요하다. 따라서 병에 대한 정보와 다양한 치료적 접근에 대한 내용을 포함하는 정신의학적 교육을 시행하고, 효과가 검증된 부모교육 및 인지행동치료, 특수교육적 행동치료 등을 병행하는 것을 권장한다.

국내에서 사용하고 있는 대표적인 ADHD 치료제인 methylphenidate와 atomoxetine의 효과 크기가 큰 편이고, 안정성과 내약성이 확립된 약제들이다. 1차 치료제의 효과가 없거나 부작용으로 인해 약물 교체가 필요한 경우 다른 약제나 clonidine으로 교체하거나 병합요법을 실시한다. 약물치료 중에 치료제와 관련된 부작용의 발생 및 악화에 대하여 주의 깊게 관찰하고 대처하도록 한다. 동반질환이 있는 경우 약물치료의 효과와 부작용을 평가할 때 동반 이환의 영향을 고려하여야 한다. 불안장애, 우울장애, 대인관계 문제, 행동 문제 등이 동반되는 경우 약물치료 외 비약물치료를 병행하도록 한다.

자폐스펙트럼장애

Autism spectrum disorder

Chapter 50

◐ 양찬모 원광대학교 의과대학 정신건강의학교실
◐ 유희정 서울대학교 의과대학 정신건강의학교실

1. 자폐스펙트럼장애의 개요

자폐스펙트럼장애는 어린 시절부터 시작되는 신경발달장애로, 사회적 의사소통과 사회적 상호교류의 지속적인 장애와, 한정되고 반복적이고 상동적인 행동, 관심 및 활동이 주된 특징이다. 의사소통과 상호교류의 장애는 사회정서적 상호 교환성의 결핍, 사회적 상호작용에 사용되는 비언어적 의사소통 행동의 결함, 부모가 아닌 사람과 발달 연령에 맞는 적절한 관계를 형성하지 못하는 것 등을 의미한다. 반복적·상동적 행동의 특성에는 상동화되고 반복적인 움직임, 같은 상태를 고집하거나, 일상적인 루틴을 유지하려고 하는 것, 변화에 저항하는 것, 제한적이고 고정된 관심사, 감각 자극에 대한 지나치게 높거나 낮은 반응성, 감각 자극에 대한 과도한 관심 등을 포함한다. 자폐스펙트럼장애는 2세 전후에 진단이 가능하며, 이후 평생 지속되면서 아동 발달의 가장 기본적인 영역의 많은 부분에 이상을 초래한다. 그 결과 아동의 독립적인 발달, 교육, 가족의 삶의 질에 미치는 영향이 큰 장애이다. 또한 그 양상이 매우 다양하고, 사람마다 장애 영역의 증상이 행동으로 나타나는 형태가 모두 다르므로 '스펙트럼'이라는 개념을 도입하여 설명하고 있다. 지능 영역에서도 대체로 50% 정도에서는 정상지능을 가지며, 20%는 경계선 지능을, 나머지 30% 정도에서 지적장애를 동반하므로, 이것이 그 다양성을 더 증가시키는 경향이 있다. 미국 질병관리본부의 통계에 의하면 자폐스펙트럼장애는 최근 40년간 지속적으로 증가하는 추세로, 2016년에 발표된 최근 유병률은 36명당 1명 정도이고, 세계 보건기구WHO의 추정치는 100명당 1명이다. 자폐스펙트럼장애의 세계적인 유병률이 공식적으로 발표된 적은 없지만, 발생 빈도 그리고 점차적인 증가 추세는 모든 인종과 사회 경제적 계층에 걸쳐 공통적인 것으로 보인다. 국내에서 국민건강보험공단 자료를 바탕으로 분석한 연구에 따르면 2008년에 자폐스펙트럼장애의 유병률이 100,000명당 5.04명, 2015년에 10.97명으로 확인되었고 남성 및 여성 모두 총 환자 수와 유병률이 2008년에서 2015년 사이에 증가하는 경향이 있었다. 이는 진단 기준의 변경, 자폐스펙트럼장애에 대한 인식 증가, 사례 확인의 개선, 조기 행동 중재 및 자폐스펙트럼 아동을 위한 개별화된 교육 프로그램과 같은 서비스 접근성의 증가에 기인한 것으로 보인다. 남자가 여자에 비해 4~5배 많으며, 이는 유병률과 관련 없이 모든 역학 연구에서 공통적으로 나타나는 현상이다.

2. 자폐스펙트럼장애의 생물학적 원인론

1) 유전적 원인

유전적 요인은 자폐스펙트럼장애의 가장 강력한 원인 가운데 하나로 유전율heritability index은 80% 정도로 알려져 있다. 노르딕 3개국에서 시행된 총 22,156명의 자폐스펙트럼장애를 포함한 연구에서는 자폐스펙트럼장애 특성의 유전적 요인에 의한 변동을 평균 81% (95% Confidence interval, 74~85%)로 추정했다. 쌍생아 간 일치율은 일란성에서는 60~70%, 이란성에서는 10% 전후이며, 1차 친척에서의 발생 위험도는 20배 이상 증가한다. 형제간 일치율은 5~30%로 다양한데, 자폐스펙트럼장애를 진단받은 아동의 어린 형제들 664명을 생후 36개월간 추적한 대규모 전향적 연구에서는 18.6%의 형제에서 자폐장애가 발병한 것으로 보고되었다. 자폐스펙트럼장애는 다수 유전자의 변이가 동시에 작용하여 발생하는 복합 유전질환complex trait이다. 유전자 간의 상호작용뿐 아니라 유전적, 후성유전, 그리고 환경인자가 상호작용한 결과로 나타나는 것으로 생각된다. 자폐스펙트럼장애는 이미 알려져 있는 유전 증후군의 표현형으로도 나타날 수 있다. 실제로 모든 자폐스펙트럼장애의 10% 정도가 이에 속하며, 전형적으로 형태학적 이상이나 기형을 동반하는 것이 특징이다. 원인을 알 수 없는 idiopathic 자폐스펙트럼장애에 대비되는 의미로 이를 자폐 증후군syndromic autism이라고 한다. 대표적인 예로는 취약 X 염색체 증후군, 레트 증후군, 결절성 경화증, 신경섬 유종증, 치료되지 않은 페닐케톤뇨증, 엔젤만/프레더 윌리 Angelman/Prader-Willi 증후군, 코넬리아 드 랑즈Cornelia de Lange 증후군 등이 있다.

자폐스펙트럼장애와 같이 복잡 형질을 갖는 질환의 경우 기능적으로 의미 있는, 흔한 다형성functional common polymorphism이 질병에 대한 취약성이나 내성을 결정한다는 가설이 있다. 이를 common variants common disease 가설이라고 한다. 즉, 질병에 대한 취약성을 높이는 유전자를 갖고 있는 개체가 직접적으로, 또는 간접적으로 환경에 의한 질병 발생 역치를 낮추는 방식으로 작용하여 질병을 일으킨다는 것이다. 이런 가설을 뒷받침하는 근거는, 일반 인구에서 자폐적인 형질의 유전율이 매우 높다는 점, 그리고 자폐스펙트럼장애가 다양한 신경발달장애의 연장선상 중에 양적으로 더 심각한 쪽에 위치한다는 점 등이다. 각각의 흔한 변이common variants의 영향력은 약하지만, 이들의 총합이 자폐스펙트럼장애 발생에 기여하는 역할은 대체로 40~60% 이상일 것으로 본다. 흔한 변이와 대비되는, 다수의 드문 돌연변이rare mutation들도 자폐스펙트럼장애의 유전적 원인으로 보고되었으며, 이런 변이가 발생에 기여하는 정도는 5~15% 정도로 생각한다. 2018년 8월 현재 대표적인 자폐스펙트럼장애 유전자 데이터베이스인 Simons Foundation Autism Research Institute, SFARI에는 총 1,000여 개의 유전자가 자폐스펙트럼장애 관련 유전자로 등록되어 있다. 이 가운데 120여 개는 단일 유전자 변이로 자폐스펙트럼장애를 일으키는 syndrome 유전자이며, 약 25개가 여러 차례의 연구에서 자주 재현되는, 관련성이 가장 높은 유전자로 분류되어 있다. Willsey의 연구에서는 자폐스펙트럼장애와 가장 강하게 통계적으로 연결된 10개의 유전자를 조사했으며, 태아기 중반 전전두엽 발달에 해당하는 시점에서 종뇌(대뇌 반구로 주로 구성된 전뇌의 일부)에 발현됨을 확인하였다.

즉, 자폐스펙트럼장애의 발병에는 다수의 복합적인 유전자가 관여하며, 유전자 변이로부터 출발하여, 유전자 간의 상호작용을, 환경과 유전자의 상호작용, 후성유전체변이 등 다양하고 복잡한 상호 작용의 결과로 보는 것이 더 적합하다는 관점이다.

2) 뇌영상과 뇌신경회로

자폐스펙트럼장애를 가진 아동에서 뇌신경 회로neural circuitry에 대한 종적 연구들은 사회적 정보의 처리 문제가 자폐스펙트럼장애의 기본 결함 중의 하나이며, 이것이 유전적으로도 의미 있는 내적 표현형일 것으로 추정한다. 사회적 지각과 관련되는 소위 사회적 뇌social brain의 구조와 기능에 대한 연구들이 많이 이루어졌다. 이 중에 복측 후두측두피질ventral occipitotemporal cortex 내에 있는 외측 방추형이랑lateral fusiform gyrus은 방추형 얼굴 영역fusiform face area이라 불리는 부위를 포함하고 있는데, 이 부위는 특히 얼굴 자극의 인식과 구별에 중요한 역할을 하는 것으로 알려졌다. 변연계에 위치하고 있는 편도는 다른 뇌피질 또는 피질하 구조들과 밀접하게 연결되어 있는데, 얼굴 표정을 통해 타인의 감정을 인지하거나 정서를 조절하는 데 중요한 역할을 하는 것으로 생각된다. 안와전두피질orbital frontal cortex은 사회적 강화 및 보상 과정과 관련되어 있다는 근거들이 많다. 편도는 측두엽의 외측 표면에 있는 위관자고랑superior temporal sulcus과 연결되어 있다. 특히 우반구의 후측 위관자고랑은 생물학적 운동을 지각하고 해석함으로써 타인의 행동, 의도, 심리적 상태와 성향 등을 해석하는 데 중심기능을 하는 부위로 생각되고 있다. 한 동물모델 연구에서 소뇌의 우측 다리 1right crus 1과 후방 벌레엽posterior vermis이 내측전전두엽엽medial prefrontal cortex과 연결되어 있으며 특히 우측 다리 1right crus 1이 사회적 행동을, 후방 벌레엽posterior vermis이 반복적 행동을 조절하는 데 중요한 역할을 한다는 것을 발견하였다. 자폐스펙트럼장애를 가진 사람에서도 유사한 소뇌-전두엽 피질 연결의 기능적 손상이 발견되었으며 이는 이 회로가 자폐스펙트럼장애의 중요한 신경 기전일 수 있음을 시사한다.

3) 흥분성-억제성 불균형

자폐스펙트럼장애에 대한 생물학적 연구의 비교적 초기 단계에서, 특정 신경전달물질의 이상에 대한 탐색이 많이 이루어졌다. 뇌에서 흥분성 신경과 억제성 신경의 불균형excitatory-inhibitory imbalance을 시사하는 연구들이 많이 있는데, 이는 glutamatergic system의 항진과 gamma-aminobutyric acid-ergic (GABAergic) system의 억제에 기인하는 것으로 생각된다. 한 동물모델 연구에서 GABA-A 수용체의 β3 subunit의 돌연변이를 가진 쥐 모델이 자폐의 핵심 증상인 사회적 상호작용의 감소와 반복적 행동 증가를 보였다. 그러나 GABA 시스템의 기능장애가 어떻게 자폐의 증상을 초래하는지에 대한 구체적인 기전은 아직 명확하지 않으며, 이를 규명하기 위해서는 추가 연구가 필요할 것으로 생각된다. 시냅스의 형성과 발달, 그리고 조절에 있어 GABA/glutamate의 불균형과 관련된 생물학적 연구들은 이후에 이들 신경전달물질과 관련되는 유전자의 연관 연구를 촉발하기도 하였으며, 동물 모델과 실험적 약물 개발에도 중요한 가설적 근거를 제공하고 있다.

4) 환경적 요인

자폐스펙트럼장애에서 최근 수십 년간에 걸쳐 자폐스펙트럼장애의 유병률이 갑자기 증가되었다는 점, 유전자가 일치하는 일란성 쌍생아 일치율이 100%가 아니라는 점들로 인해 자폐스펙트럼장애에 환경적 요인이 기여할 가능성에 대한 관심이 높아졌다. 그동안 연구되어 온 환경 요인들은 태내 감염, 주산기 감염, 조산이나 저체중아, 출생 시 호흡기 부전 등의 산전-주산기 관련 위험 요인, 고연령 임신, 아버지의 많은 나이, 자동차 등과 관련된 대기 오염 물질, 유기인산염organophosphates, 중금속 등 다양하다. 한 연구에서는 자폐스펙트럼장애 특성의 환경적 요인에 의한 변동을 14~22%로 추정하였다. 또 다른 메타분석 연구에서는 임신 중 고혈압(odd ratio, 1.4 [95% CI, 1.2~1.5]), 임신 전 또는 임신 중 과체중(relative risk, 1.3 [95% CI, 1.2~1.4]), 자간증(relative risk, 1.3 [95% confidence interval, 1.2~1.5]), 35세 이상의 산모 연령(relative risk, 1.3 [95% confidence interval, 1.2~1.5])과 같은 산모 요인이 자녀의 자폐스펙트럼장애 비율 증가와 관련이 있음을 확인했다. 또한 코호트 및 사례-대조 연구에서 고령의 아버지(아버지 연령이 10년 증가할 때마다 자녀의 자폐스펙트럼장애 진단이 21% 증가), 임신 중 약물 사용, 임신 간 짧은 기간(<12개월) 및 긴 기간(>72개월)이 자녀의 자폐스펙트럼장애 진단 위험 증가와 관련이 있음을 보고했다. 1990년대 후반부터 시작하여 홍역-볼거리-풍진measles-mumps-rubella, MMR 예방접종이 자폐스펙트럼장애를 유발한다는 주장이 있어서 한때 공중보건의 심각한 문제로 확대되었으나 이후 수행된 대규모 역학 연구에서 MMR 예방접종과 자폐스펙트럼장애는 관련이 없는 것으로 밝혀졌다.

3. 자폐스펙트럼장애 치료의 원칙

자폐스펙트럼장애의 치료는 가능한 조기에 발견하여 시작하는 것을 권하는데, 이는 치료가 지연될수록 뇌 기능의 저하가 더 심해질 수 있기 때문이다. 치료는 평생에 걸쳐 이루어져야 하며, 생애 주기에 따라 장기간에 걸친 치료와 교육 계획을 세우는 것이 필요하다. 기능수준을 높이고 발달을 촉진시키기 위한 사회심리적 치료와 증상 완화를 돕기 위한 약물치료를 적절히 적용하여야 한다. 뚜렷한 목표를 가지고 잘 계획된 약물치료는 사회심리적 치료와 교육적인 개입을 더 효과적으로 할 수 있게 도울 수 있다. 자폐스펙트럼장애에 대한 사회심리적 치료에는 전 발달 영역에 걸친 포괄적 개입과 특정 기능의 향상에 중점을 둔 개입이 있다. 자폐스펙트럼장애에 대한 포괄적 개입은 사회적 의사소통의 결핍, 언어 발달의 지연과 화용의 문제, 놀이기술의 결여, 제한된 관심 범위 및 강박적 반복 행동, 부적응적 기능과 행동문제를 모두 포함한다. 특정 기술의 향상을 목표로 하는 치료에는 사회기술훈련, 의사소통기술 훈련과 언어치료, 불안증상을 호전시키기 위한 인지행동치료 등이 있다. 아동의 특성에 맞는 특수교육적 개입도 꼭 필요하다. 부모에 대한 교육과 지지를 반드시 치료에 포함해야 한다.

4. 자폐스펙트럼장애의 공존 질환

자폐스펙트럼장애가 복잡한 원인과 증상을 가진 발달질환인 만큼, 공존질환 또한 흔하고 다양하다. 대체로 자폐스펙트럼장애인의 70~95%에서 적어도 한 가지 이상의 공존 질환을 갖고 있으며, 60%에서는 두 가지 이상의 다른 정신과적 질환을 동반하고 있다고 보고하고 있다. 그중 가장 흔한 것으로는 우울장애 등 기분장애, 불안장애, 주의력결핍 과잉행동장애, 강박장애, 도전적 반항장애, 틱장애, 그리고 자해와 공격성 등을 주된 문제로 하는 자극과민성irritability 등이 있다. 그 밖에도 전반적인 발달지연, 지적장애, 학습장애, 언어장애 등 신경발달장애들, 까다로운 식성과 특정 음식에 대한 극단적인 선호 및 거부 등 식이의 문제, 만성 변비와 위식도역류, 소화불량, 복통, 설사 등 위장관장애, 수면장애와 같은 생리적 기능장애가 흔하며, 유전증후군이나 염색체 질환, 뇌전증 등 의학적·신경학적 질환 등에도 주의를 기울여 자폐스펙트럼장애 진단으로 이어질 수 있도록 하여야 한다.

자폐스펙트럼장애에서 공존질환에 특별히 관심을 가져야 하는 이유는, 이런 공존질환들이 자폐스펙트럼장애인의 삶의 질에 미치는 영향이 크고, 의사소통이나 사회적 상호작용의 문제와 같은 장애의 핵심증상을 악화시켜 기능의 저하를 초래하며, 부적응적인 행동을 증가시켜 핵심 증상의 치료 과정을 어렵게 하기 때문이다. 특히 현재 자폐스펙트럼장애의 약물치료는 주로 공존질환의 치료에 효과가 알려졌으므로, 공존질환의 특성과 치료 원칙을 이해하는 것은 약물치료를 계획하고 유지, 조정해 나가는데도 매우 중요하다. 중요한 공존질환들의 임상적 특성은 다음과 같다.

1) 주의력결핍 과잉행동장애ADHD

자폐스펙트럼장애에서 주의집중력의 결핍과 과잉행동, 충동성, 그리고 광범위한 실행기능의 장애는 매우 흔한 현상임에도 불구하고, DSM-IV-TR에서는 자폐스펙트럼장애와 주의력결핍 과잉행동장애를 공식적으로 함께 진단하지 못했으나, DSM-5TM에서는 두 가지 질환의 진단기준을 모두 만족할 경우에는 두 가지 진단을 모두 내리는 것이 가능하게 되었다. 자폐스펙트럼장애를 가진 아동의 41~78%에서 주의력결핍 과잉행동장애를 동반하는 것으로 알려졌으며, 자폐스펙트럼장애가 없는 사람들에 비해 있는 사람들에게 다른 신경발달장애(주의력결핍/과잉행동장애 및 지적장애 등)가 더 자주 동반된다(ADHD: 28% vs. 7%, 지적장애: 23% vs. 0.7%). 이를 동반하는 경우 학습능력이 좋지 않고, 또래 관계의 질도 더 나쁘며, 부모와의 의사소통 문제가 일어나고, 치료가 더 어렵다.

2) 불안장애

불안은 자폐스펙트럼장애를 가진 아동과 청소년에서 가장 흔하게 볼 수 있는 동반 증상 가운데 하나이다. 불안증상은 자폐스펙트럼장애의 핵심증상인 사회적 상호작용의 결함과 서로 양방향으로 영향을 미친다. 즉, 사회적 불안이 있는 사람들의 경우 사회적인 상황을 회피하고, 또래들과의 상호작용을 어색하게 만들며, 그 결과 사회적인 고립을 더 심해지게 만들기도 한다. 자폐스펙트럼장애에서 불안 장애의 동반율은 11~84%로 보고되고 있으며, 종류는 단순공포증, 범불안장애, 분리불안장애, 사회공포증, 그리고 강박증 등으로 다양하다.

3) 우울장애와 자살

자폐스펙트럼장애에서 우울증상은 상당히 흔한 것으로 알려져 있으나, 환자들이 가진 특유의 증상, 즉 의사소통의 어려움, 제한된 얼굴 표정, 비언어적 의사소통의 문제들로 인하여 우울장애에서 보이는 저하된 기분이나 무관심, 슬픈 정동과 같은 전형적인 기분증상을 정확히 평가하고 진단하기 어려운 경우가 많다. 많은 고기능 자폐스펙트럼 환자들은 우울증상을 상당히 잘 설명할 수 있으며, 기능이 저하된 환자들의 경우에는 갑자기 기능수준이 저하되거나, 사회적 회피 또는 부적응 행동이 증가할 경우 우울증의 병발 가능성을 염두에 두어야 한다. 다른 일반적인 우울장애와 마찬가지로 우울증의 가족력이 있거나, 중요한 상실의 경험, 보호자가 바뀌는 것, 환경의 변화 등이 중요한 유발 요인이 된다. 특히 사회적인 관계에서 경험하는 거절, 소외, 반복되는 관계의 실패, 실직, 학대와 폭력 등이 중요한 위험요인이 되는 경우가 많다. 또한 아동청소년과 성인에서 연령이 증가하면 공존하는 기분장애 및 관련행동(우울증 및 자살 충동 등)이 삶의 질 저하와 사망률 증가에 크게 기여할 수 있다. 그리고 고기능 자폐스펙트럼장애에서 이런 스트레스 사건들과 우울증은 모두 자살의 위험요인이 되는 경우가 많으므로 임상적으로 주의를 기울이고 적극적으로 치료해야 한다.

4) 행동문제와 자극과민성

자폐스펙트럼장애에서 행동문제는 반복적인 행동, 비기능적인 집착, 강박 등으로 인해 유발되는 경우도 있고, 주의력결핍 과잉행동장애의 일부인 과잉행동, 충동성에 의해 나타나기도 하며, 비특이적인 자극과민성으로 인한 경우도 있다. 자극과민성은 사람에 대한 공격행동, 사물의 파괴 등으로 나타나는 충동적 공격성, 심한 떼쓰기temper tantrums, 그리고 자해행동을 의미한다. 대체로 자폐스펙트럼장애를 가진 사람의 약 30% 정도에서 중등도에서 중증의 자극과민성을 보인다고 보고되었다. 자극과민성은 독립적인 일상생활과 교육, 치료, 환자의 안전 및 가족의 삶의 질에 미치는 영향이 크기 때문에 임상적으로 중요하며, 약물치료의 주된 표적 증상 가운데 하나이다. 이상행동척도aberrant behavior checklist, ABC로 주로 측정하는데, 이는 자폐스펙트럼장애의 약물 연구에서 일차 효과 판정 척도로 가장 많이 쓰이는 도구 가운데 하나로, 자극과민성 하위영역의 점수ABC-I로 이 증상을 양적으로 쉽게 평가할 수 있다. ABC에는 자극과민성 이외에도 상동행동, 무기력/사회적 위축, 상동행동, 과잉행동/비순응, 부적절한 언어의 하위척도가 있다.

5) 틱장애 및 투렛장애

틱은 자폐스펙트럼장애에 흔히 동반되는 운동증상 가운데 하나로, 공존율에 대한 체계적인 연구가 많지 않지만, 자폐스펙트럼장애의 10~25%에서 만성 틱장애와 뚜렛장애가 동반되며, 뚜렛장애를 가진 사람들 가운데 6~11%가 자폐스펙트럼장애를 갖고 있는 것으로 보고되고 있다.

6) 수면장애

자폐스펙트럼장애의 50~80%에서 수면장애를 함께 가지고 있다고 알려져 있다. 원인으로는 멜라토닌 생성 시스템의 이상, 환경 자극에 대한 감각적인 예민함, 수면 주기의 지연, REM 수면장애, 불안이나 우울 등의 공존증상, 낮에 있었던 일에 대한 집착과 반추, 입면장애, 일주기 이상, 수면으로 인해 촉발되는 뇌전증 등 다양한 요인들이 있는 것으로 생각된다.

5. 자폐스펙트럼장애에서 약물치료의 원칙

자폐스펙트럼장애에서 약물치료의 목표는 개인의 기능과 삶의 질을 향상시키는 것이다. 자폐스펙트럼장애의 핵심 증상에 대해 유효성을 입증한 약물은 없다. 따라서 아직은 약물치료를 통해 사회적 상호작용이나 의사소통, 제한된 관심 등 핵심증상을 향상시키기보다는 공존증상의 개선이 치료의 주된 목표가 되고 있는 실정이다. 하지만 자폐스펙트럼장애에서 약물치료는 교육이나 비약물적인 치료에 참여할 수 있는 능력과 효율을 향상시켜주며, 심한 증상의 조절을 통해 제한이 덜한 환경에서 생활하도록 도울 수 있다. 증상의 평가 기술이 개선되고 체계적인 근거 연구를 거친 약물들이 많아짐에 따라, 점점 더 많은 수의 환자들이 약물치료를 받고 있는 것으로 나타나고 있다. 연구에 따라 편차가 크지만, 대체로 32~58% 정도의 환자들이 약물치료를 받고 있다고 보고되고 있다. 나이가 많아질수록 약물치료를 받는 비율은 더 높아지며, 적지 않은 수에서(5.4~54%) 두 가지 이상의 약물을 동시에 사용하는 것으로 알려졌다.

자폐스펙트럼장애에서 약물치료를 결정하기 위해서는, 첫째 약물치료의 표적이 되는 증상 또는 공존증상을 명확히 인지하고 평가해야 하며, 증상의 현재 상태, 그리고 약물치료를 통한 개선 목표와 한계 등을 환자 본인 그리고/ 또는 부모에게 충분히 전달해야 한다. 둘째, 자폐스펙트럼장애에서 적지 않은 수가 뇌전증을 동반하고 있으며, 유전자 증후군이나 염색체 이상에 의한 다른 신체장애를 동반하는 경우가 많으므로, 약물치료를 결정하기 전에 기저의 신체적인 상태를 면밀히 살펴야 한다. 셋째, 심한 행동장애와 적응능력의 개선을 위해서는 약물치료 단독보다는 부모 교육과 결합했을 때 더 효과적임을 인지해야 한다.

넷째, 환자의 의사소통 능력이 충분하지 않을 때, 특히 의미 있는 언어가 없는 경우에는 보호자의 보고에 의해 효과와 부작용을 판단해야 한다. 특히 이런 경우 보호자에 대한 교육이 더 중요하며, 환자의 일상 적응 능력이나 치료에의 참여 정도를 판단하기 위해 교육이나 비약물학적 치료를 담당하는 전문가와의 의사소통도 도움이 된다. 다섯째, 부작용이 비전형적인 경우가 많다.

6. 증상에 기반한 약물 적용의 실제

1) 주의력결핍 과잉행동장애

자폐스펙트럼장애에 동반되는 주의력결핍 과잉행동장애 증상의 치료에 대해서는 자폐스펙트럼장애가 없는 경우와 동일한 치료 가이드라인을 따를 것을 권유하고 있다. 일반적인 주의력결핍 과잉행동장애의 치료에서와 마찬가지로 이 경우에도 역시 정신자극제가 효과적이므로, 이를 일차 치료제로 선택할 것을 권유한다. 만약 정신자극제에 효과가 없을 경우 이차로 선택할 수 있는 약물은 노르에피네프린 재흡수 억제제인 atomoxetine 또는 α2-adrenergic agonist인 clonidine 또는 guanfacine이다. 2차 선택약물에 반응하지 않을 때, 특히 과잉행동, 자극과민성, 공격성, 초조가 동반되어 있을 때 세 번째로 비정형 항정신병약물을 선택할 수 있다.

(1) methylphenidate

methylphenidate의 효과와 부작용이 자폐스펙트럼장애 동반 여부에 따라 차이가 있을지에 대해서는 아직 연구마다 다소 비일관적인 편이다. 하지만 주의력결핍 과잉행동장애를 단독으로 가진 군에 비해 자폐스펙트럼장애를 동반한 군에서 치료 반응성이 낮고 부작용이 더 많다는 근거들이 상당히 있다. 예를 들어 총 72명의 소아, 청소년을 대상으로 methylphenidate의 효과를 검증했던 Research Unit on Pediatric Psychopharmacology (RUPP) 연구에서는 약 50%의 대상자가 약물에 반응했지만, 이는 다른 연구에서 주의력결핍 과잉행동장애만을 가진 아동들 대상으로 했을 때 70~80%에서 약물에 반응한 것에 비해 다소 낮은 비율이었다. 이 연구에 참여했던 대상자들은 0.5 mg/kg의 비교적 낮은 용량에도 불구하고 18%에서 약을 중단하였는데, 자폐스펙트럼장애 없이 주의력결핍 과잉행동장애만 단독으로 갖고 있는 대상자들의 중단율이 1.4%였던 것에 비해 현저히 높은 비율이었다. 이들은 자극과민성, 식욕부진, 수면장애, 감정 폭발 등을 나타내고 있다. 자폐스펙트럼장애와 주의력결핍 과잉행동장애를 동반한 환자들은 주의력결핍 과잉행동장애만 진단된 환자들에 비해 정신자극제를 사용할 경우 초조함과 억제력 저하 등의 행동을 경험할 가능성이 더 높았다. 그리고 고용량에서는 사회적 위축 등 비자폐스펙트럼장애 대상자들과 비슷한 부작용 프로파일을 보였으나 빈도 면에서 좀 더 높은 것으로 나타났다.

4개의 무작위배정연구를 분석한 메타분석 연구에서는 자폐스펙트럼장애를 가진 25세 미만 환자들에서 methylphenidate가 주의력결핍 과잉행동장애 증상에 효과적이었다(효과크기 0.6). 최근의 가장 포괄적인 분석에 의하면 자폐스펙트럼장애를 가진 5~13세 아동에서 0.43~0.60 mg/kg의 methylphenidate를 투여했을 때 부모와 교사가 ABC로 평정한 과잉행동이 유의미하게 감소한 반면, 교사가 Swanson, Nolan and Pelham, Fourth Version Questionnaire를 통해 측정한 부주의 증상에서는 통계적으로는 유의한 감소세를 보였으나 임상적 연관성을 찾기 어려웠고, 충동성의 개선에 대해서는 근거가 부족하였다. methylphenidate가 자폐스펙트럼장애의 핵심증상을 악화시키거나 사회적 상호작용, 상동행동 등에 도움이 된다는 근거는 없었다.

자폐스펙트럼장애는 매우 넓은 스펙트럼을 갖고 있으므로, methylphenidate의 효과와 부작용에 차이를 보이는 하위군이 있거나 영향을 미치는 요인들이 있을 것인지의 여부도 관심의 대상이다. 대체로 인지기능이 높은 군에서 내약성이 더 높으며, 지적장애가 동반되어 있거나 공격성이 심한 경우에는 효과가 부족하다. methylphenidate의 효과는 DRD1, DRD4, ADRA2A, SLC6A3, SLC6A4, COMT 등 도파민, 카테콜아민 관련 유전자형에 따라 다르게 나타난다는 보고도 있다. 즉, 자폐스펙트럼장애에서 methylphenidate의 효과는 개인이 가진 증상의 특성, 인지기능 수준, 유전형 등에 따라 차이가 클 가능성이 크므로, 개인이 가진 다양한 특성을 고려하여 약을 선택하고 증상의 변화를 잘 관찰해야 한다.

요약하면 자폐스펙트럼장애와 병발된 주의력결핍 과잉행동장애에서 methylphenidate는 효과적이기는 하나 자폐스펙트럼장애가 동반되지 않은 경우에 비해 그 효과 크기가 다소 작고 비일관적인 경향이 있다. 자폐스펙트럼장애가 동반되었을 때 부작용이 더 빈번하고 심하게 나타난다는 보고들이 있으나 이에 대해서는 더 많은 연구가 필요한 상태이며, 자폐스펙트럼장애가 있는 사람들에게 특이적인 부작용이 있는지에 대해서도 아직 잘 알지 못하는 상태이다.

(2) atomoxetine

atomoxetine은 비정신자극제이며 선택적 노르에피네프린 재흡수 억제제norepinephrine reuptake inhibitor로, 주의력결핍 과잉행동장애에 효과가 입증된 약물 중 하나이다. 2021년 4개의 RCT를 분석한 메타분석 연구에 따르면 자폐스펙트럼장애를 가진 25세 미만 환자들에서 atomoxetine이 주의력결핍 과잉행동장애 증상에 효과적이라고 보고하였다(효과크기 0.5). atomoxetine의 가장 흔한 부작용은 오심, 피로, 수면장애 등이다. 총 128명의 비교적 대규모의 아동과 청소년을 대상으로 수행된 한 연구에서는 atomoxetine 단독으로 사용한 군과 atomoxetine과 부모 훈련을 결합한 군 모두에서 위약에 비해 주의력결핍 과잉행동증상과 비순응 행동을 감소시켰다. 치료 기간을 24주간으로 연장했을 때 부모 훈련을 결합한 군에서 약물 단독치료군보다 반응률이 더 높고 필요한 용량은 더 낮았는데, 이는 자폐스펙트럼장애의 주의력결핍 과잉행동증상의 치료에서 비약물적 개입이 치료의 효율을 높일 수 있다는 것을 강조하는 것이다.

atomoxetine은 자폐스펙트럼장애에서 보이는 주의력결핍 과잉행동장애 증상에 대해 methylphenidate와 유사한 효과를 보이면서 부작용은 오히려 더 적을 가능성이 있기는 하지만, 아직 더 많은 연구가 필요한 상태이다.

(3) 기타 약물

α2-adrenergic agonist인 clonidine은 소규모의 이중맹검무작위대조연구에서 자폐스펙트럼장애에 동반된 과잉행동과 자극과민성, 그리고 불안증상에 효과가 있음이 보고되었다. 또 다른 α2-adrenergic agonist인 guanfacine은 clonidine보다 더 긴 반감기를 갖고 있고, 저혈압이나 진정효과가 덜한 것으로 알려져 있다. methylphenidate에 반응하지 않거나 부작용 때문에 복용할 수 없는 자폐스펙트럼장애 아동, 청소년에서 약 48%의 반응률을 보였고, 심각한 부작용은 거의 없었던 것으로 보고되었다. 62명의 자폐스펙트럼장애 환자 대상 무작위배정연구에서, extended-release guanfacine은 전체 주의력결핍 과잉행동장애 증상에 대해 1.2의 효과크기를 보였다. 즉, α2- adrenergic agonist들은 자폐스펙트럼장애에서 보이는 과잉 행동이나 부주의 증상에 대해 비교적 안전하게 사용할 수 있는 대안적인 약물로 제안할 수 있겠다.

2) 불안과 강박증상

자폐스펙트럼장애에서 불안장애에 국한하여 치료효과를 검증한 연구는 거의 없고, 주로 동반된 불안과 강박증상에 대한 연구들이 보고되었다. 선택적 세로토닌 재흡수 억제제SSRI 계열의 항우울제들은 대체로 아동에서는 증상을 크게 호전시키지 못한 반면, 성인에서는 강박사고와 행동 등의 증상에 효과를 보고하였다. 하지만 연구의 수가 적고 크기도 대체로 소규모이기 때문에, 근거 수준은 충분하지 않은 편이다. 146명의 아동 및 청소년을 대상으로 16주간 시행한 무작위배정연구에서 fluoxetine은 강박 사고와 행동에 효과가 있었으나 교란변수와 높은 탈락률로 제한적으로 해석된다. 7개의 무작위대조시험을 분석한 519명 대상 메타분석에서는 선택적 세로토닌 재흡수 억제제가 자폐스펙트럼장애의 제한적 반복적 행동 감소에 효과가 없었다.

오래전 연구이기는 하지만, 삼환계 항우울제이면서 비선택적 세로토닌 재흡수 억제 제인 clomipramine은 10~12주간에 걸친 이중맹검무작위대조실험에서 강박증상 및 과잉행동에 대해 위약 또는 desipramine에 비해 의미 있게 우수한 효과를 보였다. 하지만 삼환계 항우울제의 일반적인 부작용, 즉 QT 연장, 빈맥, 경련 등 부작용도 보고되어 널리 사용되지는 않고 있다. 강박증상에 대해서는 risperidone도 시도되었고 좋은 효과를 보고하기도 했으나, 대부분의 연구 대상자들이 심한 자극과민성도 동반하고 있었기 때문에 이것이 강박증상 또는 불안에 특이적인 효과인지는 불분명하다.

3) 우울과 기분증상

SSRI를 비롯하여 다른 항우울제들이 자폐스펙트럼장애에 동반된 우울증상 치료에 흔히 처방되고 있으며 어느 정도의 효과가 있다고 생각되고 있으나 체계적인 연구는 의외로 별로 없는 편이다. 자폐스펙트럼장애에 동반된 양극성장애 증상에 대한 기분조절제 효과에 대한 연구도 상당히 제한적이다. 즉, 항우울제나 기분조절제의 효과가 자폐스펙트럼장애의 동반 여부에 따라 차이가 있는지에 대해서는 아직 분명하게 알지 못한다. 부작용에 있어서는 일반적인 우울증 환자들에 비해 자폐스펙트럼장애를 가진 환자에서 에너지의 상승, 충동성, 집중력 저하, 과잉행동, 상동행동, 불면 등의 부작용에 더 민감했다는 보고들이 있으므로, 부작용의 출현 여부에 더 주의를 기울여야 한다.

4) 행동문제와 자극과민성

파탄적 행동문제와 자극과민성은 자폐스펙트럼장애에서 약물치료의 대상이 되는 대표적인 증상이며, 약물치료의 효과와 부작용에 대한 지침이 비교적 잘 확립되어 있는 편이다. 약물치료를 고려하기 위해서는 우선 의학적·신체적 문제를 배제해야 하고, 다른 정신과 증상들도 감별해야 한다. 특히 자극과민성은 불안이나 기분장애를 동반하는 경우에 더 흔하므로, 감별진단 측면에서도 이를 고려해야 하고, 동반되는 증상을 함께 치료하는 것이 중요하다. 그 다음으로는 행동문제가 환경적·심리적 요인에서 기인하는 것인지를 평가하는 것이 중요하다. 즉, 타인의 주의를 끌거나, 원하는 것을 얻기 위한 의사소통 방식으로 사용되는 것, 원하지 않는 상황을 피하는 방식, 자기 자극 등의 동기를 가진 행동인지를 평가한 후, 분명한 요인이 있다고 판단될 때는 행동요법 등 비약물적 치료를 우선 시도한다. 그런 동기가 분명하지 않거나, 행동치료적인 개입에도 불구하고 심한 행동문제와 자극과민성이 지속될 경우 약물 치료를 시도할 수 있는데, 이런 경우에도 가능한 한 소량을 필요한 기간만 사용할 수 있어야 하고, 약물 효과와 부작용에 대한 정기적인 평가가 이루어져야 한다. 다학제 간 협력과 의사소통을 통해 약물의 용량이나 투여 기간을 줄일 수 있다. 의사소통 기술, 적응 훈련, 부모 교육 등을 함께 시행해야 더 효과적이며, 특히 부모 훈련의 역할이 강조되고 있다. 행동문제와 자극과민성에 대해 가장 보편적으로 사용되는 약물은 비정형 항정신병약물이며, 그중 risperidone과 aripiprazole에 관한 연구가 가장 많이 이루어졌다. 두 약물은 미국 식품의약품국FDA으로부터 자폐스펙트럼장애의 자극과민성의 치료에 대해 승인되었다. 다른 항정신병약물들과 관련된 연구들은 별로 발표된 바가 없고, 따라서 다른 항정신병약물들의 치료 근거는 매우 제한적이다.

(1) risperidone

risperidone은 자폐스펙트럼장애에 동반된 행동문제의 치료에 대하여 가장 오래전부터 연구되어 온 약물이다. 아동, 청소년을 대상으로 한 대표적인 다기관 연구들에서 보고한 자극과민성 증상의 감소 정도는 ABC–I 척도를 기준으로 59~64%였다. 이후 학령전기부터 성인에 이르기까지 다양한 연령의 환자들을 대상으로 한 10개 이상의 이중맹검무작위대조시험에서 risperidone은 일관되게 자극 과민성에 유의미한 효과가 있으며, 효과크기도 상당히 큰 것으로 보고되었다(효과크기 0.7~1.2). 6개의 RCT를 포함한 메타분석에서는 risperidone이 자극과민성 및 공격성에 효과(효과크기 1.1)가 있다고 보고하였다. 모든 연구에 공통적이지는 않지만, 자극과민성 외에도 상동행동, 부적절한 말, 사회적 위축, 감각–운동 행동, 정서적 관계, 감각 반응 및 강박행동에서 중등도의 효과를 보인 연구들도 있다. 2021년 시행된 aripiprazole과 risperidone을 포함한 메타분석에서는 비정형 항정신병 약물이 전반적인 기능과 향상에서 낮은 수준의 효과크기를 보였으며 제한적 반복적 행동에 대해 위약과 비교하여 중간 수준의 효과크기를 나타냈다. 또한 사회적 의사소통 및 상호 작용의 개선에 중간 수준의 효과크기를 보고하였다. 용량은 개인차가 다양하나, 하루에 1.25~1.75 mg의 고용량에서 저용량에 비해 유의하게 더 나은 효과를 보였다는 연구가 있으며, 전형적으로는 하루 1.2~2.3 mg 정도를 사용한다. 무작위대조시험들의 이질성heterogeneity은 중간 정도 수준인 것으로 생각된다 (I2=40%). 가장 흔하게 보고되는 부작용은 체중증가, 식욕증가, 피로, 졸음과 진정, 변비, 유뇨증, 입마름 등이다. risperidone은 6개월 이상 장기간 투여한 경우에도 심각한 부작용을 많이 보이지는 않지만, 식욕 및 체중의 증가, 경도의 졸음, 타액과다 분비, 도파민의 차단에 따른 고프로락틴혈증 등이 지속될 수 있다.

자폐스펙트럼장애가 만성 경과를 가진 질환인 만큼 장기간의 투여에서도 효과가 유지될 것인지, 그리고 우려할 만한 부작용은 없는지가 임상에서의 관심사 중 하나이다. 처음 RUPP Autism 네트워크의 risperidone 연구에 참여했던 아동들을 평균 21.4개월(범위 7~38개월)에 걸쳐 자연경과를 추적 조사한 연구가 보고되었다. 처음 연구에 참여했던 101명 가운데 84명의 아동과 청소년을 분석한 결과 53%에서 risperidone을 유지하고 있었고, 이들은 risperidone 투여 전에 비해 자폐스펙트럼장애의 핵심증상과 비적응적 행동, 바인랜드 적응행동척도vineland adaptive behavior scale, VABS로 측정한 사회성 기술 등에서 의미 있는 호전을 보였다. 부작용 측면에서는 risperidone 투여군에서 유뇨증, 식욕 과다, 체중증가 등의 부작용이 더 많았다. 특히 risperidone 투여 기간 중의 체중과 체질량 지수의 증가가 인구집단 평균에서 각각 0.43, 0.39 standard score unit만큼 증가되어 있었다. 그 외에 혈액학 및 생화학적 지표, 요기능 검사, 심전도 등 심혈관계 지표에서는 의미 있는 변화가 없었으며, 이는 다른 연구들과도 유사한 결과들이다. 아동, 청소년에게 risperidone을 장기 투여할 경우 가장 주의를 기울여야 하는 부작용은 체중 및 체질량 지수의 증가, 이에 따른 인슐린 저항성 증가, 대사증후군의 위험 증가이다.

2021년 시행된 메타 분석에서는 risperidone의 장기적인 사용이 자폐스펙트럼장애의 임상증상을 감소시키는 데 필수적임을 강조하였다. 그러나 약물치료가 행동문제를 현저히 줄이는 것은 사실이지만, 비약물적 치료를 병행하는 것의 이점 또한 강조되고 있다. 기능이 낮거나 나이가 어리다면 부모에 대한 훈련이, 고기능이면서 나이가 많은 대상자에서는 인지행동적 접근이 유용한 것으로 예상한다. RUPP 네트워크에서 수행한 대표적인 다기관 무작위배정시험에서 4~13세의 심각한 행동문제를 가진 전반적 발달장애 아동 124명을 risperidone 단독 투여군과 14주간의 구조화된 부모 훈련을 결합한 군으로 나누어 비교하였는데, 부모 훈련을 병합한 군에서 총 risperidone의 용량이 더 적었고

(2.26 mg/day; 0.071 mg/kg vs. 1.98 mg/day; 0.066 mg/kg) VABS에서 연령을 보정한 사회성 기술과 의사소통 능력이 의미 있게 증가하였으며, 비순응지표noncompliance index는 의미 있게 감소하였다. 부모뿐 아니라 환자 본인을 대상으로 강화 계획을 포함한 집중적인 행동치료 접근을 병행했을 때 치료 효과를 증대할 수 있다는 보고도 있다. 하지만 이 주제의 중요성에도 불구하고, 이에 대해 조사한 대규모의 연구들은 아직 많지 않으며, 향후 더 검증되어야 할 것으로 생각되고 있다.

risperidone의 활성 대사물질인 paliperidone은 많은 연구가 되어 있지는 않지만, 개방형 연구에서 역시 자극과민성을 호전시키는 것으로 나타났다.

(2) aripiprazole

aripiprazole은 비교적 최근에 개발되었지만, 많이 연구되고 또한 점차 많이 사용하고 있는 약물이다. 총 8주간의 단기간 투여 방식으로 시행된 무작위대조시험randomized controlled trial, RCT들에서 공통적으로 자극과민성과 과잉행동에 만족스러운 효과를 나타냈고, 상동행동, 부적절한 말, 그리고 강박증상에도 일부 효과를 보인 것으로 나타났다. 체계적 메타분석에서 효과크기는 0.64~0.78이었고, 연구들의 이질성heterogeneity은 risperidone보다 다소 높은 수준이다(I2=72%). 다만 ABC-I를 개별 항목별로 비교했을 때 자해에 대해서는 의미 있는 효과를 보이지 않아, 자극과민성 가운데 자해증상에 대한 효과는 아직 불분명한 상태이다. 대체로 5~15 mg의 용량을 사용하는 경우가 가장 많으며, 고정된 용량을 사용하는 것보다는 유연하게 조절하는 것이 더 효과가 크다는 견해들이 있다. 2개의 RCT에서 aripiprazole은 전반적인 증상의 심각도, 제한적 반복적 행동에서 중간 수준의 효과 크기를 보였으며, 부적절한 언어 및 행동 문제에도 효과가 있었지만 사회적 의사소통 및 기능에 대해서는 위약대비 차이가 없었다. 5개의 RCT를 포함한 메타분석에서 aripiprazole의 자극과민성 및 공격성의 감소에 효과(효과크기 1.2)있음이 확인되었다.

부작용으로 가장 흔한 것은 졸음과 진정, 피로, 식욕증가이며, 구역, 구토 등을 보이는 아동들도 있었다. 단기간 투약했을 때 8주간에 걸쳐 1.3~2 kg의 체중증가를 보고하고 있다(위약군 평균 1.13 kg, d = 3.1). aripiprazole 연구들에서는 혈중 프로락틴의 증가는 나타나지 않았으며, 일부 아동들에서는 오히려 저하된 경향을 보였다. 즉, aripiprazole은 risperidone의 투여에 의한 고프로락틴혈증이 문제가 된 경우 대안이 될 수 있다고 하겠다. 모든 무작위대조시험에서 임상적으로 의미 있는 안전성의 문제는 보고되지 않았다.

조금 더 장기간 투여했을 경우에도 자극과민성에 대한 효과는 aripiprazole이 유지되는 것으로 보이며, 안정성이나 내약성 면에서 대체로 양호한 것으로 생각된다. 하지만 52주간의 장기 투여 연구에 따르면 약 10% 정도의 아동들이 부작용으로 인해 약을 중단하였고, 이는 주로 체중증가와 공격적 행동 때문이었다. 특히 30%에서 HDL 콜레스테롤의 변화를 보였고, 7%에서 LDL 콜레스테롤 5%에서는 총콜레스테롤과 트리글리세라이드, 2%에서는 혈당치의 변화를 보였다. aripiprazole은 olanzapine이나 clozapine, 그리고 risperidone과 비교할 때도 체중증가나 대사성 증후군의 위험은 상대적으로 적은 편이지만, 자폐스펙트럼장애가 장기간 지속되는 문제이며 아동의 성장, 청소년기 변화 등에 따라 증량이 필요한 경우가 많이 있으므로, 임상가는 체중과 대사성 증후군 문제에 대해 관심을 두고, 약물이 불필요하게 고용량, 장기간 투여되고 있지는 않은지를 주의 깊게 살펴야 한다. 이를 위해서는 약물 투여 기간 동안 아동과 보호자를 모두 정기적으로 진찰하는 것이 매우 중요하겠다.

(3) risperidone과 aripiprazole의 비교

risperidone과 aripiprazole은 증상 개선 측면에서 유사한 수준의 효과크기를 나타내는 것으로 보인다. 두 약물을 비교한 체계적 고찰에 의하면 자폐 증상의 심각도, 제한되고 반복적인 행동, 언어 및 행동 문제에서 차이가 없다며 낮거나 중등도의 근거 수준을 보고하였다. 부작용 측면에서는 risperidone과 aripiprazole간 체중 증가에 유의미한 차이는 없었으나, risperidone은 프로락틴 수치를 증가시킬 수 있는 반면 aripiprazole은 프로락틴 수치를 감소시킬 수 있었다. 식욕증가, 침흘림은 aripiprazole이 약간 적었고 주간 졸림증은 risperidone이 다소 적었지만, 통계적인 유의성은 없었다. 즉, 두 약물 중에서 어떤 약물을 선택할 때 표준 일차 약물을 일괄적으로 결정하기보다는 아동의 개인별 특성에 맞게 이루어지는 것이 바람직하다.

(4) naltrexone

naltrexone은 오피오이드 수용체 항진제로 알코올 및 오피오이드 의존에 흔히 사용되는 약물이다. 자폐스펙트럼장애에서 내인성 오피오이드의 기능부전에 의해 보상과 긍정적 강화에 대한 이상반응과 충동성이 유발된다는 가설에 의해 naltrexone을 시도하고 있으며, 실제로 몇몇 연구들에서는 자해와 과잉행동의 의미 있는 감소를 보고하였다. 다른 약물에 반응하지 않는 자해에 대해 임상적으로 사용 가능한 약물이나, 개인 및 아형에 따라 반응성의 차이가 있는 것으로 생각된다. 따라서 자폐스펙트럼장애에서 나타나는 자해에 대해서는 비정형 항정신병약물을 우선 사용하고, 반응이 없는 경우 naltrexone을 고려해 볼 수 있다.

5) 수면장애

melatonin은 자폐스펙트럼장애에 동반된 수면장애에 가장 많이 쓰이는 약이다. 일부는 낮은 melatonin 수치가 자폐 아동의 일주기 리듬에 영향을 미친다고 제안하였다. melatonin은 소아, 청소년 중에서도 특별한 부작용 없이 대체로 안전하게 사용할 수 있으며, 총 수면시간을 늘이고, 수면 개시까지의 시간을 감소시킨다. 자폐스펙트럼장애를 가진 125명의 아동 및 청소년을 대상으로 한 무작위임상시험에서, 장기 방출 melatonin은 위약과 비교하여 수면 시간을 32분 증가시키고(효과 크기 0.4), 수면 시작 지연 시간을 25분 단축시켰다(효과 크기 0.5). 행동적 및 환경적 수면 개입이 제한적인 반응을 보인 경우 일반적으로 잘 견디며 부작용 발생률이 낮은 melatonin 사용을 권장할 수 있겠다. 반면 수면 중 각성이나 조기 각성을 줄이는 효과는 제한적이다. 인지행동치료와 melatonin을 결합했을 때 melatonin 단독으로 사용할 때보다 수면 개선 효과가 더 우수한 것으로 보고되었다.

7. 핵심증상 치료약물의 개발과 연구 현황

자폐스펙트럼장애의 핵심증상인 사회적 의사소통, 사회적 상호작용, 제한된 관심사와 반복행동을 효과적으로 치료할 수 있는 약물은 아직 없다. 하지만 자폐스펙트럼장애의 생물학적·유전적 원인론에 대한 연구가 진행되면서, 발생 기전에 근거하여 몇 가지 공통적인 치료제 타깃 경로들이 발굴되었고, 사람을 대상으로 자폐스펙트럼장애의 핵심증상 치료에 효과를 기대하는 약물들에 대한 몇 가지 임상시험을 시도하고 있는 중이다. 새로 개발되거나 시험 단계에 있는 약제들은 크게 시냅스에서의 신경전달조절제(GABA/glutamate 시스템 조절제, NMDA 수용체 길항제, dopamine D2 수용체 길항제, 세로토닌 수용체 작용 약물), vasopressin 길항제, oxytocin 유도체 등이다. 특히 결절성 경화증이나 취약 X 염색체 증후군fragile X syndrome과 같이 드문 유전 증후군에 의해 발생한, 비교적 균질한 환자 군에 대한 연구들이 활발한 편이다. 하지만 아직 3상 이상의 임상시험에 진입하여 널리 상용화된 핵심증상 치료약물들은 많지 않다. 아래 약물들은 원인적 가설을 토대로 자폐스펙트럼장애에 적용하여 어느 정도 임상적으로 의미 있는 결과를 보인 약물들이다.

1) 글루타메이트(glutamate) 관련 약물

glutamate는 신경 가소성과 인지기능의 유지에 중요한 역할을 한다고 생각되는 신경전달물질이다. 자폐스펙트럼장애의 발생에서 glutamate가 중요한 역할을 할 것이라는 가설은 동물 모델, 유전연구결과, 사후 뇌 연구결과 등에서 꾸준히 검증되어 왔으며, 이를 근거로 glutamate 관련 약물들이 핵심증상의 치료제로 시도되었다.

(1) N-methyl-D-aspartate (NMDA) 수용체 관련 약물

NMDA 수용체의 부분항진제인 D−Cycloserine은 소규모의 무작위대조시험에서 자폐스펙트럼장애환자에서 무기력과 사회적 위축에서 효과가 보고되었다. 사회기술훈련을 받는 아동들에게 D−cycloserine을 함께 투여한 군에서 훈련의 효과를 약간 더 잘 유지시킨다는 연구도 있다. 하지만 대규모의 이중맹검무작위대조시험에서 일반적인 효과가 확인되지는 않았으므로 약물의 효과는 한계가 있는 것으로 보인다. 또 다른 약물은 NMDA 수용체 길항제인 amantadine으로, 한 무작위대조시험에서 임상가가 평가한 전반적인 상태에서는 호전을 보였으나 다른 평정척도에서는 위약에 비해 의미 있는 변화를 보이지 않았다. 한 체계적 고찰에서 NMDA 수용체 길항제가 자폐스펙트럼장애의 핵심 증상과 자극과민성에 효과가 없음이 보고되었다. 다만 현재로서는 근거가 충분하지 않아 많은 후속 연구가 필요하다.

(2) memantine

최근 10여 년간에 걸쳐 알츠하이머병에 의한 치매 치료에 사용되어 온 memantine이 자폐스펙트럼장애의 가능성 있는 핵심증상 치료제로서 관심을 받았다. memantine은 비경쟁적 NMDA 수용체 길항제로, 전임상연구에서는 신경 연접부 glutamate 수준이 높으면 이를 차단하고, 낮을 경우에는 그 반대로 작용하는 독특한 기전을 가진 약이다. 몇 편의 소규모 개방형 연구에서 상동행동, 사회적 위축, 주의력결핍, 자극과민성, 과잉행동 등의 행동증상뿐 아니라 수용성·표현성 언어와 사회적 상호작용에 대해서도 호전을 보였다는 보고들이 있었다. 하지만 이후에 121명의 6~12세 아동을 대상으로 시행한 대규모의 무작위배정대조군통제개방연구가 효과 부족으로 조기에 종료된 바 있어서, 이 약이 핵심증상 치료에 광범위하게 쓰이기는 어려울 것으로 생각된다. 다만 임상적으로 의미 있는 부작용은 별로 보고되지 않았다. 2022년 Cochrane 리뷰에 의하면 memantine이 자폐스펙트럼장애의 핵심 증상에는 효과가 없었으나, 두 건의 연구만 포함되었고 아직 근거 수준이 부족한 상태로 더 많은 연구를 필요로 한다. 그 외에 NMDA 수용체에 작용하면서 동시에 metabotropic glutamate 수용체, mGluR 길항제인 acamprosate와 NMDA 수용체 조절제인 N−acetylcysteine이 사용 가능한 약물로 제시되고 있으나, 아직 근거 수준은 미약한 상태이다.

(3) mGluR5 수용체 길항제

취약 X 염색체 증후군을 가진 사람들에서 mGluR5 수용체가 많아져 있다는 관찰결과와 mGluR5 수용체 길항제가 동물 모델에서 자폐스펙트럼장애 관련 증상을 호전시킨 연구결과를 근거로 mGluR5 길항제인 AFQ056을 사람에게 투여한 소규모 연구가 시행되었고, 일부 환자에서 의사소통과 사회적 위축을 호전시켰다는 보고도 있었으나 대규모 연구에서 재현되지 않았으므로, 그 결과는 다소 부정적인 쪽이다.

2) GABA 관련 약물

(1) GABA 길항제

GABAgamma-aminobutyric acid는 glutamate와 밀접한 관계에 있다. arbaclofen (STX209)은 GABA를 활성화시키고 glutamate를 억제하는 기능을 갖고 있으므로, 자폐스펙트럼장애의 유력한 발병기전 가설 중 하나인 흥분성/억제성 신경전달의 균형을 회복하는 데 도움이 될 수 있을 것이라는 추론에 근거하여 임상시험이 시행되었다. FMR 유전자의 돌연변이를 가진 취약 X 염색체 증후군 환자 및 자폐스펙트럼장애 환자를 대상으로 한 연구에서 사회적 회피와 무기력에 효과가 있을 가능성을 시사하였다. 최근의 대규모 2상 무작위대조시험에서는 ABC-사회적 위축 하위점수에서는 유의미한 차이가 없었고, VABS에서 사회화와 의사소통 하위점수에서 의미 있는 호전을 보였다. 하지만 이를 임상에 적용하기까지는 아직 근거 수준이 부족한 상태로 더 많은 연구를 필요로 한다.

(2) bumetanide

bumetanide는 NKCC1 chloride pump 억제제로, GABA성 억제를 증가시키는 기능을 갖고 있는 이뇨제이다. 최근 자폐스펙트럼장애 소아, 청소년을 대상으로 한 두 개의 2상 임상연구에서 사회적 반응성 척도social responsiveness scale, 소아기 자폐스펙트럼장애 척도childhood autism rating scale 등으로 측정한 자폐스펙트럼장애의 핵심증상과 얼굴 표정으로부터 감정을 지각하는 능력을 호전시켰다고 보고하였다. 부작용으로는 저칼륨혈증, 다뇨증, 식욕부진, 탈수 등이 있어 주의를 요한다. 그러나 최근의 이중맹검위약대조 2상 시험에서는 중증 지적 장애가 없는 자폐스펙트럼 아동에서 핵심증상에 대해 유의미한 효과가 없다는 보고가 있었다. 현재 두 개의 3상 임상시험이 진행 중이며, 향후 대규모의 임상 연구를 필요로 하는 상태이다.

3) 콜린성 제제

아세틸콜린은 대뇌피질과 변연계로 가는 기저 전뇌 투사basal forebrain projection를 통해 주의집중, 새로운 것에 대한 추구, 기억을 조절하는 것으로 알려져 있다. 실제로 콜린성 제제cholinergic agents는 알츠하이머병에 의한 치매치료에 사용되고 있으며, 이 중 donepezil, tacrine, rivastigmine, galantamine과 같은 몇 가지 acetylcholinesterase inhibitor들이 자폐스펙트럼장애의 증상 개선에 시도되었다. 이 중 galantamine은 몇 편의 소규모 개방연구와 무작위대조시험에서 자극과민성과 사회적 위축에 효과를 보였다. 하지만 연구 설계나 치료효과 면에서 아직 임상에 직접 적용할 만한 수준은 아니며, 향후 후속 연구들이 필요한 상태이다.

4) oxytocin

oxytocin은 뇌하수체 후엽에서 분비되는 신경펩타이드로, 감정의 발달과 사회적인 관계 맺기 행동에 관여하는 것으로 알려져 있다. oxytocin 수용체 유전자에 대한 연관 연구 및 동물 모델 연구를 통해 oxytocin이 자폐스펙트럼장애의 발생에 관련될 것이라는 가설이 많은 지지를 얻고 있다. 다양한 생물학적 이론에 근거하여 oxytocin을 환자들에게 투여하기 시작하였고, 현재까지 핵심증상에 대한 치료제로 가장 많이 시도된 약이라고 할 수 있다. 하지만 쥐 모델에서 oxytocin을 투여했을 때 사회적 행동의 극적인 변화를 보이는 것과는 달리, 자폐스펙트럼장애 환자를 대상으로 한 연구들은 대체로 작은 규모일 뿐 아니라 그 근거가 일관되지는 않은 편이다. 즉, 소아, 청소년, 그리고 성인을 대상으로 한 일부 연구에서 상동행동이나 사회적 인지, 얼굴 변별, 삶의 질 등이 향상되었다고 보고된 정도이다. 하지만 최근에는 자폐스펙트럼장애를 가진 아동들에서 사회적 판단을 내리는 과제를 부여하고 기능적 자기공명영상을 촬영했을 때 oxytocin의 투여 후 편도와 전전두엽피질의 활성을 높인다는 보고도 있어서, 사회적 인지에 관련한 뇌기능 개선에 기여할 가능성도 시사하고 있다. 또한 자폐스펙트럼장애를 가진 어린 아동들에게 비강 내 oxytocin을 사용했을 때 보호자가 평정한 사회성 반응성 척도가 의미 있게 증가하였다는 보고가 있었다. 한편 성인 남성을 대상으로 한 대규모 임상시험에서는 비강 내 oxytocin이 반복적 행동에 효과적이었던 반면 다른 사회적 행동들을 의미 있게 증가시키지는 못하였다. 다만 임상적으로 중대한 부작용은 별로 없는 것으로 생각된다. 성인과 아동 모두를 포함한 다층모형 메타분석에서는 oxytocin이 사회적 증상에 전반적으로 유의한 효과를 보이는 것으로 나타났다. 그러나 자폐스펙트럼장애를 가진 290명의 아동 및 청소년을 포함한 무작위대조시험에서는 위약과 비교하여 oxytocin이 사회적 의사소통 개선에 효과가 없는 것으로 나타났다. 즉, 다른 약물들과 마찬가지로 oxytocin은 향후 자폐스펙트럼장애에서 사회적 인지와 상호작용과 같은 핵심증상을 호전시키는 후보 약물로서 가능성은 있으나, 효과를 보이는 군의 특성, 용량, 기간 등에 대해 좀 더 많은 연구를 요한다.

5) 기존의 치료 약물

자폐스펙트럼장애에서 반복행동이나 변화에 대한 저항은 때로 강박적인 특성을 함께 갖고 있으므로, 이를 치료하기 위한 목적으로 escitalopram, fluoxetine, fluvoxamine 등의 SSRI가 시도되었으나, 아동을 대상으로 하는 무작위대조시험에서 위약에 비해 큰 차이가 없었고, 성인에서는 일부 변화를 보였으나, 대상자 수가 적고 변화의 정도가 크지 않으므로 일반화하기에는 한계가 있는 상태이다. risperidone의 경우 주로 RUPP 연구에서 수집된 자료의 분석 결과 반복행동과 ABC-I의 상동행동, 무기력/사회적 위축 하위점수들을 중간 정도 효과크기로 감소시킨다는 보고들이 있었다(Cohen's d=0.55~0.8). aripiprazole의 경우에도 risperidone과 마찬가지로 두 개의 무작위대조시험에서 얻은 자료들의 분석 결과 ABC의 상동행동 하위점수, 그중에서도 반복적인 손, 몸, 또는 머리의 움직임 항목에서 의미 있는 호전을 보였다. 하지만 두 가지 약물에 대한 연구들은 모두 심한 자극 과민성을 동반한 아동들만을 대상으로 했기 때문에 그 결과를 일반화시키기는 어렵고, 오히려 효과를 입증하지 못한 다른 연구들도 상당히 있다. 요약하면 이들 약물은 일부 행동 증상 이외에 모든 반복적 행동 및 제한된 관심사 영역에 포함된 행동을 전반적으로 개선시키는 데는 분명한 한계가 있다.

8. 보안대체요법과 임상가의 역할

자폐스펙트럼장애는 난치성 발달장애이면서 어린 시절부터 만성적으로 지속되는 문제이므로, 보완대체 의학의 영역에서도 많은 종류의 검증되지 않은 치료들이 시행되고 있다. 최근 많이 화제가 되고 있는 치료는 secretin 주사요법, 비타민 B6-마그네슘 등의 비타민/미네랄 투여, 오메가 3 지방산, gluten-free/casein-free 식이요법, 프로바이오틱스, 브로콜리 추출물sulforaphane, 한약과 침, 고압산소 치료, 중금속 킬레이팅 제제, 반복적 경두개자기자극술이 나 뉴로피드백과 같은 신경조절요법 등이다. 이 가운데는 secretin 주사요법과 같이 무작위대조시험을 통해 효과가 없음이 이미 검증된 치료도 있고, 아직 연구 시작 단계에 있는 요법들도 있다. 또한 아동, 비타민이나 프로바이오틱스, 기타 건강보조식품처럼 소아청소년에게 별다른 심각한 부작용이나 해가 없는 것도 있고, 킬레이팅 제제처럼 사망 사례가 발표될 만큼 심각한 부작용이 우려되는 것도 있다. 일부 보충제(N-acetylcysteine 및 sulforaphane)는 무작위임상시험연구에서 정서적 및 행동적 증상에 대한 유효성을 입증하였다. 하지만 이들 중 어떤 것도 아직 체계적인 분석을 통해 자폐스펙트럼장애의 증상에 대해 효과가 검증된 것은 없으며 자폐스펙트럼장애의 핵심증상에 대한 어떤 보충제 사용을 지지하지 않는다. 임상가의 역할은 현재 가족들이 받고 있는 보완대체요법에 대해 터놓고 이야기하고 의논할 수 있도록 열린 태도를 취하고, 각각 요법들의 한계와 부작용, 우려되는 위험에 대해 가족에게 바르게 교육하는 것이다.

기분장애 및 불안장애

Mood disorder and anxiety disorder

Chapter 51

◐ 김승곤 조선대학교 의과대학 정신건강의학교실
◐ 심세훈 순천향대학교 의과대학 정신건강의학교실

1. 양극성 관련장애

1) 정의

양극성장애는 제I형 양극성장애와 제II형 양극성장애, 순환성장애cyclothymia 등의 다양한 아형이 포함된다. DSM (Diagnostic and Statistical Manual of Mental Disorders)-5에 따르면, 조증 삽화는 비정상적이고 지속적으로 증가된 과민한 기분 그리고, 목표지향적 활동이 적어도 1주일 이상 지속되어야 하고(입원이 필요하면 기간과 상관없음), 경조증 삽화에서는 최소 4일 기간을 요구한다. 소아청소년 양극성장애는 성인과는 달리 정신병적 증상이 흔히 보이고 기분, 에너지 수준, 행동에 있어서 유동성이 심해 지속적이지 못하고 변덕스럽다. 또한, 자극과민성irritability, 호전성belligerence, 폭발성 및 혼재성 기분이 유쾌성 기분euphoria보다 흔하다. 한편, 진단기준에서 요구하는 것보다 삽화 기간이나 증상의 수가 부족하기 때문에 제I형 양극성장애 대신에 달리 분류되지 않는 양극성장애로 진단되는 경우가 흔하다.

2) 역학

소아청소년의 양극성장애 진단에 대한 어려움과 논란으로 인해 청소년의 양극성장애 실제 유병률은 명확하지 않으나, 국외의 매타분석에 따르면, 소아의 양극성장애의 실제 유병률이 국가별로 차이가 없으며, 후기 청소년기에 증가하여 1~2%의 비율을 보인다. 그러나, 달리 분류되지 않는 양극성장애 또는 부분 증상만 가지고 있는 경우는 연구에 따라 유병률이 다양하게 나타나며, 미국에서는 6%까지 높은 유병률을 보이기도 한다. 국내 청소년을 대상으로 한국형 기분장애 설문지Korean version of Mood Disorder Questionnaire를 이용한 양극성장애 선별검사에서 2,000명의 대상자 중 104명(5.2%)이 양극성 범주 장애로 선별되었다. 소아청소년을 대상으로 한 국내 연구는 부족하여 조기 발병 양극성장애에 대해 체계적인 선별이 필요하다.

3) 원인

양극성장애는 유전 요인이 많은 정신질환 중 하나이고, 조기 발병의 경우 더욱 그렇다. 부모가 양극성장애인 경우 자녀들은 건강 대조군 자녀에 비해 감정기복, 불안, 주의력 결핍, 과각성, 우울, 신체증상, 학교 문제가 많았으며 이는 삽화적 양상으로 나타났다. 주요우울장애 소아청소년이 I형 양극성장애의 가족력이 있으면 50%, 가족력이 없으면 10%로 양극성장애 발생 가능성이 높다. 정신 분석 이론에서는 조증을 우울증에 대한 방어작용으로서, 학파에 따라 조증의 다행감을 우울증상의 보상작용이거나 무의식적으로 자기적인 열망을 충족시키는 과정으로 설명하기도 한다.

4) 진단

양극성장애가 의심되는 소아청소년을 평가할 때, 성인에 대한 진단 기준과 권장사항을 준수하되, 정기적으로 부모나 보호자를 참여시키고 소아청소년의 교육적 및 사회적 기능을 고려해야 한다. 소아 양극성장애의 과잉 진단과 과잉 치료를 우려하지만 여전히 청소년기의 양극성장애는 치료율이 낮고, 이에 따라 자살률이 증가하고 동반질환을 나타나는 경우가 많다. 치료가 지연되면 성인기에 나쁜 예후를 초래하기 때문에 소아청소년 양극성장애에서 과잉 진료만큼 과소 평가의 위험성도 유의해야 한다. Kiddie Schedule for Affective Disorders and Schizophrenia와 같은 반구조화된 면접도구가 소아청소년에서 양극성장애 진단 시 신뢰도 및 타당도가 높다.

5) 약물치료

(1) 일반적 원칙

소아청소년 양극성장애 환자의 일반적인 치료는 성인 양극성장애의 치료에 준한다. 다만, 소아청소년의 경우, 성인에 비해 공존질환과 약물의 내약성을 특히 더 고려해야 한다. 주의력결핍활동과잉장애ADHD가 성인에 비해 흔히 공존하고, 기분조절제 치료이후에도 좋아지지 않기 때문에, ADHD 치료를 동시에 또는 이후 치료가 필요할 수 있다. 그런 경우, 가능한 기분조절제를 투여하여 기분문제가 안정된 상태에서 ADHD 치료 약물을 도입하는 것이 좋다. 한편, 소아청소년은 양극성장애의 1차 치료제로 고려되는 항정신병 약물의 대사성 부작용이 성인에 비해 민감하기 때문에, 식단, 물질사용, 흡연 및 신체적 활동을 포함한 생활관리가 심리학적 또는 약물학적 개입과 함께 실행되어야 한다. 상기 이러한 특징 때문에, 다중약물을 처방 시, 기분증상, 전반적 기능, 신체적 건강을 포함한 여러 요인들을 고려하여 신중하게 접근하여야 한다.

(2) 양극성 조증/혼재성 삽화의 급성기 치료

국외지침서에 따르면, lithium, risperidone, aripiprazole, asenapine, 그리고 quetiapine이 1차 치료제로 추천된다. risperidone은 비만하지 않은 청소년, ADHD를 동반한 청소년에게 lithium보다 선호된다. 안정성과 내약성의 우려로 olanzapine과 ziprasidone은 2차 치료제로 추천된다. quetiapine 부가치료는 2차 치료제로 역시 고려된다. divalproex는 1차나 2차 치료제에 반응하지 않는 소아청소년에게 3차 치료제로 고려된다. 한편, 국내 한국형 양극성장애 약물치료 알고리즘 2022: 소아/청소년 부분의 청소년 양극성 조증 삽화의 치료의 경우, 기분조절제와 비정형 항정신병약물의 병합치료가 최우선 치료로, 기분조절제 단독치료 또는 비정형 항정신병약물 단독치료가 1차 치료, 두 개의 기분조절제 병합치료가 2차 전략, 다른 전략은 3차 전략으로 선택되거나 또는 합의가 없었다. 기분조절제 선택은 lithium과 valproate가 1차 약물, carbamazepine은 2차 약물로 선택되었다. 비정형 항정신병약물에서는 aripiprazole, quetiapine, risperidone이 1차 약물, olanzapine, ziprasidone이 2차 약물로 선택되었지만, 다른 항정신병 약물은 3차 약물 또는 합의가 없었다(표 51-1).

표 51-1. 청소년 양극성 조증삽화에 대한 초기 약물치료 전략

	1st-line	2nd-line
initial strategy	MS+AAP*	MS+MS†
	AAP monotherapy	TAP monotherapy†
	MS monotherapy	
selection of MS	lithium	carbamazepine
	valprate	lamotrigine†
selection of AAP	aripiprazole	olnzapine
	quetiapine	ziprasidone
	risperidone	

*: treatment of choice, †: non-consensus. MS: mood stabilizer
AAP: atypical antipsychotics, TAP: typical antipsychotics

① 항정신병약물

미국 식품의약국FDA은 risperidone, aripiprazole, 그리고 senapine은 10세 이상의 조증 및 혼재성 삽화의 치료제로, quetiapine은 10세 이상의 조증 삽화 치료제로, 그리고, olanzapine은 13세 이상의 조증 및 혼재성 삽화의 치료제로 승인하였다.

소아청소년 양극성장애 이중맹검연구에서 10~17세 소아청소년 조증 또는 혼재성 삽화의 급성치료로 risperidone 0.5~2.5 mg/d 투여로 효과가 있었으며, 급성 조증 또는 혼재성 삽화를 보이는 청소년에게 olanzapine 2.5~20 mg/d 투여 시 3주 후 유의한 효과가 있었으나, 유의미한 체중 증가, 프로락틴, 공복 혈당, 공복 총 콜레스테롤, 요산, 간 효소 등도 증가하였다. 10~17세 소아청소년의 이중맹검연구에서 quetiapine 400~600 mg/d으로 소아청소년 양극성장애의 급성 조증 치료에 효과가 있었다. 10~17세 소아청소년 1형 양극성장애에 대한 이중맹검연구에서 aripiprazole 10~30 mg/d 투여로 조증과 혼재성 삽화의 급성기 치료에 유의한 효과가 있었다. aripiprazole은 일반적으로 체중증가 또는 유의미한 부작용이 없어서 순응도가 다른 항정신병 약물에 비해 순응도가 좋다.

10~17세 소아청소년 조증 또는 혼재성 삽화의 3주간의 이중맹검연구에서 asenapine이 위약군에 비해 유의미한 조증 증상의 호전을 보였으며, 이러한 호전은 부가적으로 50주까지 유지되었다. 전반적으로 약물에 대한 순응도는 나쁘지 않았지만, 연구 대상자의 15%가 부작용(예: 졸음, 어지러움, 두통, 추체외로증상 등)으로 약물을 중단하였다.

② 기분조절제

lithium은 12세 이상의 청소년에게 조증 삽화의 치료와 재발 방지에 FDA에서 승인된 유일한 기분조절제이다. 조증 삽화를 가진 소아청소년 7~17세 연령을 대상으로 한 이중맹검연구에서, lithium은 위약군에 비해 유의미한 조증증상이 호전되었고, 또한 유의미한 체중증가나 부작용이 없었다. divalproex sodium이나 carbamazepine은 조증 삽화 치료에 2세대 항정신병 약물만

큼 효과적이지 않고, oxcarbazepine, topiramate는 양극성장애 조증 및 혼재성 삽화에 치료 효과가 없었다.

③ 병합치료

조증 삽화의 심각도나 또는 공존질환의 존재로 인해 단일 약물제제로 부분반응을 보이는 경우, 병합및 부가요법을 고려해 볼 수 있다. risperidone과 함께 lithium 또는 divalproex sodium 병합치료, lithium에 risperidone 부가치료, 기존 항조증 약물에 quetiapine 부가치료가 부분 반응을 보이는 조증 삽화 치료에 효과적이었다.

(3) 양극성장애 우울 삽화의 급성기 치료

국외지침서에 따르면, lurasidone이 1차 치료제로 추천되는 유일한 약물이고, lithium과 lamotrigine이 2차 약제로 추천된다. olanzapine–fluoxetine과 quetiapine은 3차 약물로 추천된다. 항우울제를 사용 시에는 주의 깊게 사용해야 하며, 반드시 기분조절제와 병합해서 사용해야 한다. 한편, 국내 한국형 양극성장애 약물치료 알고리즘 2022: 소아/청소년 부분의 청소년 양극성장애 우울 삽화의 치료의 경우, 비정형 항정신병약물의 단독 치료, 기분조절제 단독치료, 기분조절제와 비전형 항정신병약물의 병합치료가 1차 전략으로, lamotrigine 단독치료, 기분조절제와 항우울제 병합치료, 비정형 항정신병약물과 항우울제 병합치료, 기분조절제와 lamotrigine 병합치료, 비정형 항정신병약물과 lamotrigine 병합치료, 기분조절제와 비정형 항정신병약물과 항우울제 병합치료가 2차 전략으로 선택되었다. 다른 치료 전략은 3차 약물로 선택되거나 또는 합의가 없었다. 기분조절제 중에서는 lithium과 valproate가 1차 약물로, lamotrigine과 carbamazepine이 2차 약물로 선택되었다. 비정형 항정신병약물 중에서는 aripiprazole이 최우선치료, risperidone과 quetiapine이 1차 약물, olanzapine이 2차 약물로 선택되었다. 항우울제의 경우, 1차로 선택된 약물은 없었고, escitalopram, fluoxetine, sertraline, 그리고 bupropion이 2차 약물로, 다른 항우울제는 합의가 없거나 3차 약물로 선택되었다.

lurasidone이 최근에 10세 이상의 소아청소년 양극성 우울 삽화에 FDA로부터 승인되었다. 10~17세 소아청소년 양극성 우울 삽화를 대상으로 한 이중맹검연구에서 20~80 mg/d 투여로, 위약군에 비해 우울증상의 호전과 더불어 유의미한 불안 감소, 삶의 질의 향상을 보였으며, 대사부작용은 미미했다. 또한, lurasidone이 다른 비정향 항정신병약물보다 인지적 측면과 혼재성 특성을 보이는 양극성 우울 삽화의 치료에 더 효과적이었다는 연구결과도 있다.

양극성장애 우울 삽화 소아청소년의 경우, 우울장애기준을 충족하거나 또는 우울장애기준에 미치지 못하는 역치하 우울증상과 함께 상당한 시간을 보내며, 이는 심리사회적 기능을 심각하게 저해하고, 자살 위험성을 증가시킨다. 그러나, 양극성장애 우울 삽화 소아청소년에 대한 연구는 대상자가 적은 무작위대조시험randomized controlled trial, RCT과 개방적인 연구들로서 연구가 미미하다. 양극성장애 우울 삽화 소아청소년을 치료 시, 최우선적으로 lurasidone 다음으로 lithium, lamotrigine을 고려해 볼 수 있다. 반응이 부분적인 경우, 이러한 약물들과 함께, 비정형 항정신병 약물, 선택적 세로토닌 재흡수 억제제SSRI, 또는 bupropion의 병합요법이 필요할 수 있다. 덧붙여, 경증부터 중등도의 우울증의 청소년의 경우, 심리사회적 치료적 개입이 매우 중요하다.

2. 우울장애

1) 정의

DSM-5는 우울한 기분 또는 과민한 기분, 흥미나 즐거움의 상실, 체중 및 식욕 변화, 수면 변화, 정신 운동성 초조나 지체, 피로나 활력 상실, 무가치함, 죄책감, 집중력 감소, 우유부단함, 자살 사고 등의 우울한 증상이 2주 이상 지속되고 이러한 증상으로 인해 기능장애를 야기하는 경우를 주요우울장애로 정의하고 있으며, 그 외에 지속적 우울장애persistent depressive disorder, 생리 전 불쾌기분장애premenstrual dysphoric disorder, 파괴적 기분조절이상장애disruptive mood dysregulation disorder, DMDD와 같은 새로운 우울장애 진단기준을 추가했다. 특히 DMDD는 심한 지속적인 분노발작과 분노발작 사이에는 짜증과 분노의 기분을 거의 하루 종일 특징으로 하며, 6~18세 소아청소년에게 진단된다.

2) 역학

National Comorbidity Survey (NCS)에 따르면, 사춘기 전 아이들의 우울장애의 시점 유병률은 1~2%였으며, 청소년의 경우 평생유병률은 11%, 12개월 유병률은 7.5%였다. 기분장애는 청소년기기가 되면, 남자에 비해 여자가 3배 정도 유병률이 높아진다. 사춘기 시작 이후, 여자가 남자에 비해 우울증의 유병률이 높은 것은, 여자가 남자에 비해 상대적으로 불안장애가 많이 동반되고, 반추의 경향이 높고, 대인관계 스트레스 민감도가 높아져, 이 모든 것이 여자가 우울증에 더 취약하게 만든다.

3) 원인

소아청소년 우울장애에서 이란성 쌍생아보다 일란성 쌍생아에서 일치율이 더 높았고 가족 연구에서는 1차 친족에서 우울장애 발생 위험도가 2~4배 더 높았고 이로써 유전적인 요인이 중요시된다. 5~17세의 670명 쌍생아 연구를 보면 소아에서 청소년기로 발달하면서 우울증상의 유전적 영향이 증가했다. 세로토닌 수송체 유전자의 저활성 대립 유전자를 갖는 우울장애나 불안장애 청소년이 고활성 대립 유전자를 갖는 청소년에 비해 기능성자기공명영상 검사에서 편도의 활성이 과도하게 증가하였다.

4) 진단

소아청소년에서 우울증상이 확인되면 성인과 같이 DSM-5의 진단 기준을 사용하지만, 소아청소년은 성인과 달리 우울한 기분이 아닌 자극과민성이 주 증상이 될 수 있다. 소아청소년 우울장애의 진단과정에서는 자해나 타해에 대한 평가가 포함되어야 하고 우울장애와 연관된 부정적 사건이나 환경에 대해서도 조사하며 가족력 및 지지체계에 대한 평가도 함께 한다. 소아청소년 우울장애의 경우, 다른 질환에 대한 공존질환도 살펴봐야 한다. 특히, 불안은 기분장애의 빈번한 선행인자이며, 역시 우울과 동시에 동반할 수 있다. 적대적반항장애를 흔히 동반하는 ADHD 및 행실장애와 우울장애의 연관성에 있어서도, 적대적반항장애가 궁극적으로 우울증의 강력한 인자가 된다. 마지막으로, 알코올, 흡연, 마리화나와 같은 물질사용이 빈번히 흔히 우울증과 동반되고, 우울증에 선행해서 우울증을 초래한다.

5) 약물치료

(1) 일반적 원칙

현재 청소년 우울증 치료에 잘 확립된 근거중심의 치료는 인지행동치료, 대인관계치료, 그리고 약물치료이다. 사춘기 전 아이들에 대한 근거 있는 약물치료에 대해서는 연구가 잘 되어 있지 않다. 소아청소년 우울장애의 치료는 약물 치료뿐만 아니라 인지행동치료, 대인관계치료, 지지적 접근과 함께 가족과 학교에 대한 개입 등이 포함되어야 한다. 치료 종류를 결정하기 위해서는 우울장애의 정도, 공존질환 유무, 정신사회적 장애의 정도 등을 고려하여야 한다. 소아청소년기에는 모든 치료에 있어 위약 효과가 높이 보고되고 있기 때문에 단기간이거나 복잡하지 않은 우울장애, 자살사고나 정신병적 증상을 보이지 않는 경우, 경도의 정신사회적 장애를 보이는 경우에는 먼저 약물치료를 도입하기 보다는 교육이나 지지적 접근, 사례 관리로 접근하는 것이 좋다.

(2) 약물치료 알고리즘

소아청소년 주요우울장애에 대한 텍사스 약물치료 알고리즘에 따르면 1차 치료로 치료 효과가 밝혀진 SSRI 약물 중 단일약물fluoxetine, escitalopram, citalopram, sertraline로 시작하여 최소 4주 치료를 하고 8~10주까지 반응이 충분치 않으면 2차로 SSRI 계열 다른 약물로 치료한다. 약물 교체 후 충분한 치료 반응이 없으면 3차로 lithium, bupropion, mirtazapine 등을 병합치료 하거나 SSRI 계열 이외의 약물(venlafaxine, bupropion, mirtazapine, duloxetine)을 투여한다. 한편, 한국형 우울장애 약물치료 알고리즘에 따르면, 소아청소년 주요우울장애의 중증 삽화에서 청소년에서 정신병적 증상이 없는 경우, fluoxetine, escitalopram을 최우선 치료로, 1차 약물로 sertraline을 권고한다. 정신병적 증상이 있는 경우, escitalopram을 최우선 치료로, fluoxetine과 sertraline을 1차 약물로 권고한다. 항정신병 약물을 병용 시, 소아에서는 aripiprazole을 최우선 치료로 권고하며, 1차약물로 risperidone, quetiapine이었으며, 청소년에게는 aripiprazole을 최우선 치료로, 1차 약물로는 risperidone을 권고한다(표 51-2).

표 51-2. 청소년 주요우울장애에 대한 초기 약물치료 전략

clinical presentation	1st-line	2nd-line
mild to moderate	AD monotherapy	AD+AAP
		AAP monotherapy
		AD+MS
		AD+AD†
severe non-psychotic	AD monotherapy	AAP monotherapy
	AD+AAP	AD+MS
		AD+AD†
severe psychotic	AD+AAP*	AAP monotherapy
		AD+MS
		AD monotherapy†
		AD+AD†

*: treatment of choice, †: non-consensus. AD: antidepressant, AAP: atypical antipsychotics, MS: mood stabilizer 양찬모 등의 논문에서 인용함.

(3) 선택적 세로토닌 재흡수 억제제(SSRI)

SSRIs 중 fluoxetine과 escitalopram이 미국 FDA에서 소아와 청소년 우울장애 치료에 승인되었다. 항우울제에 대한 코크란 메타 분석은 약물-위약 차이는 fluoxetine에서 가장 크고, escitalopram과 sertraline도 위약보다 유의하게 우수하였지만, 다른 SSRI, venlafaxine 및 mirtazapine은 위약보다 유의하게 우수하지 않았다. 네트워크 메타분석으로는 fluoxetine이 다른 항우울제에 비해 위약과 효과적 차이가 가장 큰 것으로 나타났다. Treatment of Adolescent Depression (TADS)의 fluoxetine군과 위약군의 이중맹검연구에 따르면, 12주 후 유의미한 호전이 fluoxetine군에서 61%, 위약군이 35%였으며, fluoxetine 단독 약물

치료가 인지행동치료보다 효과적이었으며, fluoxetine과 인지행동치료 병합치료가 단독 치료군에 비해 가장 반응이 좋았다.

한편, escitalopram, sertraline, 그리고 venlafaxine의 소아청소년 항우울효과는 경한 호전을 보였으며, 청소년을 대상으로는 좀 더 효과가 있었다. paroxetine은 청소년 우울증치료에 있어서 위약군에 비해 우월하지 않아 소아청소년군에서는 추천되지 않는다.

최근의 Treatment of SSRI–Resistant Depression in Adolescents (TORDIA) 재분석에 따르면, 인지행동치료를 받지 않는 군에서는 SSRIs가 venlafaxine ER에 비해 우울증상 호전이 더 크고, 빨랐으나, 인지행동치료가 개입된 군에서는 SSRIs와 venlafaxine ER가 우울과 불안 호전에 있어서 유사한 호전을 보였다.

(4) 세로토닌 노르에피네프린 재흡수 억제제(SNRI)

desvenlafaxine, levomilnacipram, 그리고 duloxetine를 포함한 SNRIs는 소아청소년 우울장애를 대상으로 위약군에 비해 좋은 효과를 입증하지 못했다. 소아청소년 우울장애에 대한 venlafaxine과 위약대조연구에서 유의한 효과 차이는 없었지만 7~11세 소아에서는 평균 80.4 mg/day 적은 용량으로는 효과가 없었고 평균 109.2 mg/day 복용한 12~17세의 우울장애 청소년에서 효과는 좋았다. duloxetine의 7~17세 주요우우울장애 소아청소년의 32주 개방형 연구에서 60 mg/day 이상의 용량이 필요했고 Clinical Global Impressions–Severity (CGI–S) 점수에서 유의미한 호전을 보였다. 7~18세 주요우울장애 소아청소년을 대상으로 한 SNRIs의 RCT만을 포함한 메타분석에서 SNRIs는 치료 반응에 대해서 유의하게 효과적이지는 않았지만, 관해에 있어서는 위약보다 유의하게 효과적이었다. 하지만, 부작용에 의한 탈락률은 SNRIs가 위약보다 높았으며, 자살 관련 위험도는 유의한 차이가 없지만, SNRIs는 소아청소년에서 유의한 효과는 입증하지 못하고 부작용도 있었다. 현시점에서, SNRIs는 소아청소년 우울장애 치료에 1차 또는 2차 치료제는 아니다.

(5) 기타 항우울제

삼환계 항우울제TCA는 위약군에 비해 심장독성, 다른 약물과의 상호작용 등 중대한 부작용이 많고, 이점이 없기 때문에 소아청소년 우울장애 치료에 추천되지 않는다.

bupropion은 ADHD 동반 또는 동반하지 않은 우울장애 청소년의 소규모 개방형 연구에서 효과가 있었지만, 아직 RCT 연구는 없다.

6) 치료저항 우울증

근거중심의 치료(예를 들어 한 종류의 SSRI)를 충분한 용량 및 충분한 기간을 통해 치료했음에도 불구하고, 우울증이 지속되었을 때 치료저항 우울증이라고 정의할 수 있다. 치료 저항 우울증을 보이면, 기존 SSRI에서 다른 계열의 항우울제로 바꾸는 것보다 다른 SSRI로 바꾸는 것이 좋다. 그리고, 전기경련치료도 치료저항성 우울증을 가지는 일부 소아청소년에게 도움이 될 수 있다. 마지막으로, ketamine 주입도 치료저항성 우울 치료에 유용한 전략이 될 수 있지만, 아직 RCT연구는 없다.

TORDIA는 임상가가 하나의 SSRI로 적절한 치료를 하였을 때 반응을 보이지 않았을 때, 다음 단계의 전략을 결정하기 위해 설계된 연구이다. TORDIA에서, 334명 청소년이 다른 SSRI로, venlafaxine으로, 다른 SSRI와 CBT로, 마지막으로, venlafaxine과 CBT로 할당되었다. 12주 후 약물에 CBT를 추가한 병용치료군이 단일 약물치료군보다 월등한 호전을 보였으며, SSRI와 CBT군 그리고 venlafaxine과 CBT군 비교에서 venlafaxine 군에서 약물 부작용이 더 심했으며, 우울증의 호전 정도는 유사했다. 종합해 보면, 치료저항 우울증의 경우, 다른 SSRI로 변경과 더불어 CBT를 추가하는 것이 효과적이라고 볼 수 있다.

7) 약물 부작용과 상호작용

소아청소년에서 항우울제 도입 시, 자살사고 증가의 위험성의 모니터링 필요성에 대해 환자와 그들의 부모와 언급하는 것도 중요하다. FDA는 항우울제로 치료받은 소아청소년군과 위약군으로 치료받은 군을 비교하는 메타분석 결과 자살사고 또는 행위 위험도가 각각 4%, 2%였음을 보고하였다. 하지만, 자살시도자는 극히 적었고, 실제 자살자는 없었다. 한편, 2007년 추후 메타분석 결과, 주요우울장애로 항우울제를 받는 청소년군과 위약군 사이에 자살사고 증가율이 통계적으로 유의미한 차이를 보이지 않았다. 항우울제 도입 이후, 자살사고 또는 자살관련 행위가 일어난다면, 첫 4주 내에 흔히 생기며, 약물 도입 전에 이미 자살사고가 있거나, 비 자살사고 자해 병력, 물질 남용 병력, 가족 갈등인 심한 경우, 기존 항우울제 치료에 반응을 보이지 않았던 군에서 좀 더 흔히 일어난다. 결론적으로, 항우울제를 사용하는 소아청소년에서 자살 사고 모니터링 필요성과 더불어, 우울증을 치료하지 않았을 때 위험도까지 포함해서 환자나 그들의 부모와 상의하는 것 역시 중요하다.

메타분석에 따르면, 항우울제로 치료받은 소아청소년군에서 위약군에 비해 적개심과 공격성이 두 배 높다고 보고하고 있고, 위약군에 비해 조증의 발생률이 치료군에서 10%, 위약군에서 0.5%로 매우 높았는데, 14세 이하군에서 특히 조증 발생률이 높았다. 덧붙여, 항우울제는 수면장애, 오심 및 위장관 불편감, 정좌불능증, 불안, 두통, 세로토닌 증후군(다른 세로토닌 제제로 쓸 때), 그리고 타박상bruising이 생길 수 있다. 타박상은 임상적으로 중요하지는 않지만, 응고인자 질환을 가지고 있거나, 또는 수술을 앞두고 있는 환자에게 생길 수 있어 항우울제 사용 시 주의해야 한다. 하지만, 이러한 부작용은 1~2주 내 경감되거나 또는 약물용량을 감량하면 호전이 된다.

임상가는 소아청소년의 우울증 치료에 1차 약물인 SSRIs의 간대사와 관련하여 다른 약물과의 상호작용에 대해 인식하고 있어야 한다. 예를 들어, CYP2D6 inhibitor인 fluoxetine은 CYP2D6으로 대사되는 다른 약물(예: atomoxetine)과 사용 시 피하거나 매우 주의 깊게 사용해야 한다. 또한, SSRIs를 복용 중인 환자가, tramadol이나 sumatriptan같은 다른 세로토닌 제제 약물을 함께 복용할 때 세로토닌 증후군의 위험성이 높기 때문에 주의를 해야 한다.

3. 불안장애

1) 정의

불안anxiety은 미래에 일어날 수도 있다는 실제 또는 상상의 위협에 대한 정서적, 인지적, 그리고 생리적 반응이며, 공포fear는 실제 위협을 직면했을 때 일어나는 반응이다. 불안과 공포는 정상적으로 적응적인 방식으로 나타날 수 있는 감정이다. 많은 소아기 불안들은 발달학적으로 정상적인 경우가 많으며, 불안을 사회문화적인 관점뿐만 아니라, 아이의 연령적인 측면을 고려하여 판단하는 것이 중요하다. 예를 들어, 분리불안이나, 낯선 이 불안은 발달할적으로 8개월이면 나타나고, 만 2세가 되면 증상은 완화된다. 유사하게, 학령전기 아이들은 어둠과 괴물들을 정상적으로 두려워한다. 발달학적이고 정상적으로 나타나는 불안은 시간이 지나면, 사라지고 기능에 손상을 주지 않아, 불안장애와 구별된다. 불안 반응이 너무나 심각해서, 심리적 고통 또는 기능에 장애(예를 들어, 학교 수행 정도, 가족 및 또래 관계 등)를 주었을 때, 불안을 임상적 장애로 본다. 불안장애는 소아기에 가장 흔한 정신질환이다. DSM-51는 DSM-IV에서 불안장애에 속했던 강박장애와 외상후스트레스장애가 강박관련장애와 외상과 스트레스관련장애로 편성되면서, 불안장애에는 분리불안장애, 선택적 함구증, 사회불안장애(사회공포증), 공황장애, 광장공포증, 범불안장애가 있다.

2) 역학

National Comorbidity Survey Replication Adolescent Supplement (NCSA)의 연구에 따르면, 불안장애는 12개월 유병률 25%, 평생유병률 32%로 가장 흔한 정신장애이다. 한편, 청소년의 각각의 불안장애에 대한 12개월 유병률 및 평생유병률은 특정공포증 16%, 20%, 사회불안장애 8%, 9%, 분리불안장애 2%, 8%, 광장공포증 2%, 3%, 공황장애 2%, 2%, 그리고 범불안장애 1%, 2%였다.

National Comorbidity Survey-Replication (NCSR)에 따르면, 불안장애의 평균 발병연령은 11세였고, 사회공포장애, 특정공포증, 그리고 분리불안장애는 대부분 성인기 전에 시작되었으며, 공황장애 및 범불안장애는 대부분 후기청소년기 또는 성인기가 돼서야 증상이 나타나는 경우가 많았다.

3) 약물치료

치료의 주된 목표는 환자가 과도한 불안을 어떻게 다루어야 하고, 대응하는 것을 배우는 것이다. 불안장애가 공존질환이 흔하다는 것을 고려할 때, 먼저 불안장애를 우선적으로 치료한다. 이러한 방식으로 환자는 불안이 다루어질 수 있다는 것을 알아가고, 학습된 기술을 공존하는 기타 문제에 적용시킬 수 있다.

소아청소년기 불안장애의 치료는 인지행동치료와 SSRIs 약물치료이다. 인지행동치료는 경하거나 중증의 불안 증상을 갖는 소아청소년에게 1차 전략이다. 약물은 급성 또는 중증 또는 그 이상의 심각한 증상을 갖거나, 그리고 인지행동치료에 부분반응을 보일 때 고려될 수 있다.

소아청소년 불안장애를 치료하는데, 가장 효과적인 약물은 SSRIs이다. 미국 소아청소년 정신과 협회에서 승인한 근거 기반 가이드라인에도 6~18세 소아청소년 불안장애를 치료하는 약물로서 SSRI를 권고하고 있다. SNRIs는 사회불안장애, 범불안장애, 분리불안장애 또는 공황장애의 치료에 고려할 수 있다. SSRIs 와 SNRIs는 불안 증상 및 전반적 기능의 호전 그리고 관해에 도달하는데 도움을 준다. 현재, 모든 SSRIs, SNRIS가 범불안장애, 사회불안장애, 분리불안장애의 치료에 효과가 있지만, 현재 FDA에 escitalopram과 duloxetine 두 개의 약물만이 소아청소년 불안장애 중 범불안장애에 승인되었다.

인지행동치료 또는 SSRI들의 단일 치료요법은 치료 반응이 낮고, 재발률이 높다. 따라서, 중증 또는 심한 불안장애를 보이는 소아청소년의 경우, 병합치료가 전반적 기능의 호전, 치료 반응, 그리고 증상의 관해를 위해 효과적이다.

(1) 범불안장애

① escitalopram

최근 범불안장애 소아청소년을 대상으로 escitalopram과 위약군의 두 건의 이중맹검연구가 진행되었다. 첫 번째 연구는 범불안장애 12~17세의 소아청소년 26명을 escitalopram 15~20 mg/day 용량으로 8주 동안 치료하였을 때, 위약군에 비해 Pediatric Anxiety Rating Scale (PARS) 점수와 CGI점수의 유의미한 점수 변화가 있었으며, 활력징후 및 QTc 변화 그리고 그 외 부작용은 위약군과 유사하였다. 두 번째 연구는 범불안장애 7~17세 소아청소년 138명을 10~20 mg/day 용량으로 8주 동안 치료하였을 때, 위약군에 비해 PARS 점수와 범불안장애 심각도 점수가 위약군에 비해 유의미한 점수 변화가 있었으며, 약물부작용에 대한 탈락률은 위약군과 비교해 차이점이 없었으며, QTc 증가는 보이지 않았다. escitalopram은 범불안장애 청소년에게 불안증상을 감소시키고, 부작용도 위약군에 비해 차이가 없는 것으로 여겨진다.

② sertraline

소아청소년 범불안장애 5~17세 22명의 9주간 sertraline과 위약대조군 연구에서, sertraline 50 mg/day 고정용량으로 치료했을 때, Hamilton Anxiety Rating Scale (HARS)점수와 CGI 점수가 sertraline군에서 위약군에 비해 유의미한 호전을 보였고, 두 군의 부작용의 차이는 없었다. 덧붙여, 공존 우울증상의 심한 정도를 조정하고 관찰했을 때 불안에 대해서는 매우 유의한 치료효과가 있었지만, 우울증상에 대해서는 나타나지 않았다.

③ fluoxetine

14명의 범불안장애 소아청소년을 대상으로 유동 용량 fluoxetine (5~40 mg/day) 또는 인지행동치료 연구에서 불안증상의 호전을 보였고 fluoxetine과 인지행동치료 병합치료 후 '분노 얼굴에 대한 반응'에서 우측 ventrolateral prefrontal cortex (VLPFC)의 활성이 증가되는데, 이는 불안증상의 호전과 연관되고 VLPFC가 편도체와 같은 뇌 부위 불안 관련 신경학적 원인에 대한 효과적인 반응을 촉진한다. 그 외 범불안장애 또는 과잉불안장애(범불안장애의 DSM-III-R 진단)와 같은 혼합불안장애 소아청소년 연구에서 fluoxetine에 대한 효과를 검증했다.

④ duloxetine

범불안장애 7~17세 소아청소년을 대상으로 한 RCT연구에서, duloxetine (30~120 mg/day)은 위약군에 비해 PARS 점수, Children's Global Assessment Scale을 포함한 기능적인 측면, 그리고, CGI에서 유의미한 호전을 보였다. duloxetine은 체중감소 및 심박수의 증가와 연관이 있었고, 그 외 자살사고와 같은 응급상황이나 탈락률에서는 위약군과 duloxetine 사이에 차이가 없었다.

⑤ venlafaxine

venlafaxine은 6~17세 범불안장애 소아청소년(n = 323)의 8주간의 위약대조 연구에서, 모든 환자가 venlafaxine ER이 37.5 mg/day로 시작하였고 최고 용량은 체중이 25~39 kg인 소아청소년에서 112.5 mg/day, 40 kg 이상 소아청소년에게는 225 mg/day까지 투여했다. 동일한 방법으로 시행한 두 연구 중 첫 번째 연구에서만 venlafaxine ER이 HARS나 PARS 등의 효과 측정지표에서 위약보다 우세한 호전을 보였고 두 번째 연구는 유의한 차이가 없었다. 두 연구의 결과를 합한 분석에서는 venlafaxine ER이 위약에 비해 유의하게 불안증상을 호전시켰고 반응률도 높았다. venlafaxine 복용 소아청소년은 위약에서 보다 무력증, 통증, 식욕부진, 졸음, 체중감소 등을 더 많이 호소했다.

⑥ buspirone

세로토닌 1A 작용제인 buspirone의 범불안장애 소아청소년(6~17세)을 대상으로 하는 두 개의 RCT 연구 결과의 분석결과, 위약군과 비교해 유의미한 효과를 보이지 않았다. 이 연구들에서 buspirone의 탈락률은 SSRIs와 SNRIs의 탈락률과 비슷했다. 가장 흔한 부작용은 성인 연구와 일치하게 경한 어지러움이었다.

한편, 2개의 개방연구에서는 치료 효과를 보였다. buspirone을 유동용량(15~30 mg)으로 6주간 투여한 연구에서 과잉불안장애를 보이는 청소년에서 불안이 유의미하게 호전되었으며, 이후 연구한 불안을 느끼는 13명의 소아와 12명의 청소년들에서 4주간의 buspirone을 치료했을 때 불안의 호전을 보고하였다. 두 개방연구에서 buspirone은 몇 명의 환자들이 진정, 오심, 복통, 그리고 두통을 호소했지만, 대체적으로 유의미한 부작용 없이 안전하였다.

(2) 사회불안장애(사회공포증)

① fluoxetine

7~17세 사회불안장애 소아청소년을 대상으로 비약물치료, fluoxetine (10~40 mg/day), 위약을 이용한 RCT 연구에서 fluoxetine과 비약물치료는 사회불안장애에 효과적일 뿐만 아니라 사회적 기술을 향상시켜 부가적인 도움을 준다. 일부에서는 설사와 같은 부작용이 나타났지만 심각한 부작용은 없었다.

② paroxetine

322명 사회불안장애 소아청소년의 paroxetine의 16주 다기관 이중맹검위약대조연구에서 이전 관찰치 적용 분석법[LOCF]에서 CGI-I 점수는 위약보다 더 높은 반응성을 보였다. paroxetine은 일반적으로 내성이 좋지만 불면, 식욕저하, 구토 등이 가장 흔한 부작용이었고 4명의 paroxetine 투약 환자에서 자살사고 등을 보였다. 투약을 중단할 때 구역, 구토, 어지럼증 등의 SSRI 금단 증상은 paroxetine 투약 환자에서 위약보다 두 배 많이 발생했다.

③ venlafaxine ER

293명의 8~17세 사회불안장애 소아청소년 외래환자를 대상으로 시행한 venlafaxine ER의 RCT 연구에서 venlafaxine ER는 37.5 mg/일로 시작하여 16주간 증량하였다. 25~33 kg 소아청소년은 112.5 mg/day, 34~49 kg 소아청소년은 150 mg/day, 50 kg 이상에서는 225 mg/day을 최고용량으로 증량했다. venlafaxine ER 복용한 소아청소년은 위약보다 사회불안증상의 더 큰 감소를 보였다. 하지만, 무력증, 통증, 식욕부진, 졸림, 체중감소 등의 부작용이 위약보다 많이 나타났으며, 3명의 venlafaxine ER 투약 환자에서 자살사고 등이 나타났다.

④ sertraline

14명의 10~17세 사회불안장애 소아청소년에서 8주간 개방형 sertraline (평균 용량, 123 ± 37 mg/day) 치료 연구에서 CGI-I 점수 분석으로 36% (5/14)가 반응을 보였고 29% (4/14)는 부분 반응을 나타냈다. 반응은 6주경에 발생했다. sertraline은 전반적으로 안전하고 탈억제 행동, 조증, 자살사고와 같은 부작용은 나타나지 않았다. 경한 정도의 구역, 설사, 두통 등이 가장 흔한 부작용이었다.

⑤ escitalopram

20명의 사회불안장애 소아청소년을 대상으로 12주간의 escitalopram 개방 연구에서 CGI-I 등의 효과 측정지표에서 호전을 보였고 삶의 질 측정에서도 개선되었고 전반적으로 안전했다.

(3) 공황장애

12명 공황장애 소아청소년(평균연령, 14.5 ± 3.4)을 대상으로 몇몇 SSRIs (fluoxetine, sertraline, and paroxetine)가 6개월간 개방형으로 평가되었다. 공황장애 소아청소년의 75%에서 매우 호전을 보였고 전반적으로 안전하였다. 이 연구에서 67%가 벤조다이아제핀clonazepam, lorazepam 부가요법으로 사용되었는데, SSRI의 임상적 반응을 기다리면서 벤조다이아제핀을 함께 투약하는 것은 심한 공황장애 소아청소년에게 도움이 될 수 있다.

(4) 혼합불안장애

소아불안장애에 대한 대부분의 임상연구는 'pediatric anxiety triad'라고 불리는 범불안장애, 사회불안장애, 그리고 분리불안장애에 집중되어 왔다. 이 질환들은 서로 공존되는 경우가 많고, 약물치료에 유사한 반응을 보인다.

① fluvoxamine

범불안장애, 사회불안장애, 그리고 분리불안장애를 갖는 소아청소년(n = 128)을 대상으로 한 fluvoxamine의 이중맹검위약대조군연구에서, fluvoxamine 300 mg/day (평균 용량 2.9 kg ± 1.3 mg/kg)까지 증량하였을 때, 종결 당시 PARS 점수에서 유의한 차이가 확인되었다. 덧붙여, fluvoxamine군에서 복부불편감과 증가된 과잉행동 외에 유의미한 부작용은 없었다. 이 연구를 개방형으로 6개월간 연장한 연구에서, fluvoxamine 반응군의 94%는 반응상태를 유지하였고, 반응이 없었던 군의 71%는 fluoxetine에 반응을 보였다.

② fluoxetine

혼합불안장애 소아청소년을 대상으로 두 개의 개방연구와 한 건의 RCT가 진행되었다. 첫 번째 개방연구는 정신치료에 반응을 하지 않는 혼합불안장애(범불안장애 또는 분리불안장애) 청소년을 대상에게 10개월까지 fluoxetine 유동 용량으로 치료하였을 때, 81%에서 중등도 이상의 호전을 보였고, 좋은 내성을 보였다. 이후, 정신치료에 반응이 없는 16명의 9~18세 외래 환자가 유동 용량 fluoxetine으로(최고 용량; 소아에서 40 mg/day, 청소년에서 80 mg/day, 평균용량; 0.7 mg/kg) 개방형으로 투여되었을 때, 10명의 분리불안장애 소아청소년 모두, 사회불안장애 10명 중 8명, 특정 공포증 6명 중 4명, 공황장애 5명 중 3명, 범불안장애 7명 중 1명에서 임상적 호전이 나타났다. fluoxetine는 좋은 내성을 나타냈고 가장 흔한 부작용은 졸림, 수면장애, 식욕저하, 구역, 복통 등이었다. 이 연구에서 약물에 의한 자살성은 발생하지 않았고 결론적으로 fluoxetine이 분리불안장애와 사회불안장애에 효과적이었다. 단일 불안장애를 갖는 소아청소년은 복합 불안장애를 갖는 경우보다 소량의 fluoxetine (0.49 ± 0.14 vs 0.80 ± 0.28 mg/kg)로도 반응하였다.

7~17세 범불안장애, 분리불안장애, 그리고 사회불안장애 소아청소년을 대상으로 fluoxetine의 효과와 안정성을 평가하는 12주 무작위위약대조연구에서 fluoxetine을 10 mg/일로 시작했고 1주 후에 20 mg/일로 증량하였을 때, 소아청소년의 76%가 치료를 완수하여 위약과 차이가 없었다. fluoxetine 투여 소아청소년은 위약에 비해 PARS, CGI-I, CGI-S, CGAS 등에서 유의한 호전이 있었고 CGI-I 척도에 의한 반응률이 fluoxetine 군에서 위약군보다 유의하게 높았다.

③ sertraline과 인지행동치료

The Child/Adolescent Anxiety Multimodal Study (CAMS)에서, 범불안장애, 사회불안장애, 분리불안장애를 갖는 7~17세 소아청소년을 대상으로 한 12주 연구에서, sertraline군(25~200 mg/day)이 위약군, 인지행동치료군 그리고 병합치료군(sertraline + 인지행동치료)과 각각 비교하였다. sertraline군은 위약군 임상호전에 있어 우월했으며, 병합치료군이 sertraline과 위약군에 비해 우월했다. CGI 점수의 변화는 병합군에서 80.7%, 인지행동치료군에서 59.7%, 그리고 sertraline군에서는 54.9% 호전을 보였다. 부작용 측면에서 sertraline군은 위약군과 유사했다.

④ atomoxetine

atomoxetine이 혼합불안장애(범불안장애, 분리불안장애 사회불안장애)와 ADHD를 갖는 8~17세 소아청소년을 대상으로 위약대조군 실험이 진행되었다. atomoxetine은 첫 3일 동안 0.8 mg/kg/day을 시작으로 1.2 mg/kg/day를 치료 목표 용량으로, 최대 1.8 mg/kg/day까지 증량하였고, 치료는 12주간 지속하였다. 위약군에 비해 atomoxetine군에서 PARS 점수의 유의미한 호전과 ADHD 증상에도 호전을 보였다.

틱장애, 강박관련장애 및 배설장애

Tic disorder, obsessive-compulsive related disorders and elimination disorders

Chapter 52

◐ 이문수 고려대학교 의과대학 정신건강의학교실

1. 틱장애

1) 임상양상

틱은 불수의적으로, 갑작스럽게 발생하며 빠르게, 짧게 반복하는 리듬이 없는nonrhythmic 근육의 움직임이나 발성을 말한다. 모든 짧게 발생하는 근육 운동이 다 틱은 아니다. 틱과 감별해야 하는 운동 장애로는 motor stereotypy, compulsion, paroxysmal dyskinesias, seizure, myoclonus, dystonia, hyperekplexia, functional movement disorder, cataplexy/narcolepsy 등이 있다. 이 중에서 제일 임상적으로 중요한 틱과 상동증stereotypy과의 감별에 대해서 표 52-1에 기술하였다.

표 52-1. **틱과 상동증의 감별진단**

특징	틱	상동증(stereotypy)
유형	다양하다	고정되어 있고, 동일하며 예측 가능하다
통상적인 발생 연령	늦다(5~7세)	빠르다(2세 미만)
리듬	갑작스럽고, 빠르고, 목적이 없다	리듬이 있다
지속기간	간헐적이고, 갑작스럽고, 짧다	간헐적이고, 반복되고, 더 지속적이다
전조 충동 (premonitory urge)	있다	없다
유발인자	흥분, 스트레스	흥분, 스트레스, 욕구를 느낄 때
억제가능성	잠시 가능하다	흔히 즐기는 듯하며, 외부로부터의 주의 분산시에 가능하다. 의식적인 노력에 의해서는 거의 가능하지 않다.
치료	일차적으로 항정신병약물	거의 약물에 반응하지 않는다.

틱장애는 1885년 Georges Gilles de la Tourette이 처음 기술하였다. DSM-5에서 틱장애는 뚜렛장애, 지속성(만성) 운동 또는 음성 틱장애, 잠정적 틱장애, 달리 명시된 틱장애, 명시되지 않는 틱장애로 분류한다. 대표적인 틱장애로는 뚜렛장애, 지속성(만성) 운동 또는 음성 틱장애 및 잠정적 틱장애 3가지를 들 수 있다. 뚜렛장애는 다양한 운동 틱과 음성 틱이 악화와 호전을 반복하면서 1년 이상 지속되고 18세 이전에 발병한다. 지속성 틱장애는 운동 틱 또는 음성 틱이 1년 이상 지속되고, 발병연령이 18세 이전이면서 뚜렛장애의 진단기준을 만족하지 않는 경우이다. 잠정적 틱장애는 기존의 DSM-IV-TR까지는 일과성 틱장애라고 분류하였던 것을 이제는 이름을 바꾸어서 부르게 되었는데, 운동 틱 또는 음성 틱이 적어도 12개월 이내로 지속되는 장애이다. 틱 증상은 소아에서 매우 흔한 행동증상으로, 잠정적 틱장애는 이 중에서도 가장 흔한 틱장애로 2.99%의 유병률을 보이며 뚜렛장애의 경우 유병률은 0.77%로, 남아에서 더 흔해서 1.06%, 여아에서는 0.25%로 보고된다. 틱 행동은 연령이 증가함에 따라서 감소하여서, 학령전기 아동에서는 22.3%, 초등학생들에서는 7.8%, 청소년기에는 3.4% 수준으로 줄어들며, 성인에서 뚜렛장애의 유병률은 0.05% 정도로 감소한다.

공존 질환을 갖는 경우는 예외라기보다는 일반적이라고 볼 수 있어서, 약 90%의 뚜렛장애 환자들이 하나 이상의 정신과 공존질환을 갖는다. 공존 질환을 가질 가능성은 틱의 심각도가 증가할 수록, 조기에 발병할수록, 가족력이 있을수록 높아진다. 주의력결핍 과잉행동장애attention deficit hyperactivity disorder, ADHD, 강박장애, 학습장애, 기분장애, 불안장애 등 다양한 정신병리를 동반하며, 그중 ADHD와 강박장애가 가장 흔하다. ADHD가 동반되는 대부분의 경우 주의력 문제, 학업 부진, 충동성과 같은 증상이 틱 자체보다 환아와 가족에게 더 많이 문제가 된다 대개 주의력 결핍 과잉행동 문제는 틱장애보다 먼저 발생하며, 지속적인 경과를 밟는 것으로 알려져 있다. 뚜렛장애 또는 ADHD 한 가지만을 갖는 환아에 비하여 두 질환을 모두 가진 경우에 치료적 예후가 좋지 않다. 뚜렛장애 환자의 40~70%에서 강박증상을 나타내며, 틱 증상과 강박 증상은 유전적, 신경생물학적, 임상적으로 연관성이 많다. 또한, 틱과 강박행동이 뒤섞이는 경우 의도적인 행동인지 틱인지 구분하기가 애매한 경우가 있을 수 있다. 두 가지 질환이 함께 있는 경우에는 강박 증상의 조절이 보다 더 어려우며, 장기간의 경과를 보인다.

특정 환경에서 다양한 틱 증상들의 정도 변화를 가져오게 된다. 공포, 기쁨, 또는 긴장과 같은 정서적 상태는 흔히들 틱 증상이 증가하게 만든다. 학기가 시작되었거나 또래와 갈등을 빚는 경우, 공부가 어렵거나 피로한 경우, 다른 신체 질병(예: 열감기, 알레르기성 비염 등)이 있는 경우, 부모의 이혼 등과 같은 가정 내 불화가 있을 때에도 악화될 수 있으며, 일시적으로는 지나친 흥분 때문(예: 게임, TV)에 악화되기도 한다. 단순한 스트레스 상황에서는 잠시 악화되지만 발달 단계에서 겪는 불안과 갈등(예: 이별불안이 해결되지 않은 아동이 학교에서 따돌림을 당하여 학교 가는 것이 힘든 상황)처럼 비교적 긴 시간 지속되는 스트레스에 대해서는 지속적으로 악화된 소견을 보이기도 한다. 거꾸로 주의를 분산시키거나 고도의 집중을 요구하는 작업 및 음주, 정신적-신체적인 이완상태 등은 틱 증상을 감소시킨다. 수면 중에도 틱은 빈도, 강도 및 복잡성은 감소하지만 나타날 수는 있다. 틱이 다양한 양상으로 나타날 수 있기 때문에, 틱을 다른 운동 장애들과 감별진단하는 것은 중요하다. 또한 틱 증상은 전형적으로 자연경과상 악화와 완화를 반복하는 경향이 있어서 자연경과와 치료반응을 구별하기가 쉽지 않다. 따라서 틱 증상의 추이에 너무 민감하게 반응하여 약물 용량을 조절하는 것은 주의할 필요가 있다.

2) 신경생물학

틱장애와 뚜렛장애에서 나타나는 틱 증상은 유전적 요인 과 환경적 요인(사회심리적 스트레스 등)이 상호작용하여 대뇌의 대뇌피질-선조체-시상-피질 회로cortico-striatal-thalamo-cortical cir-

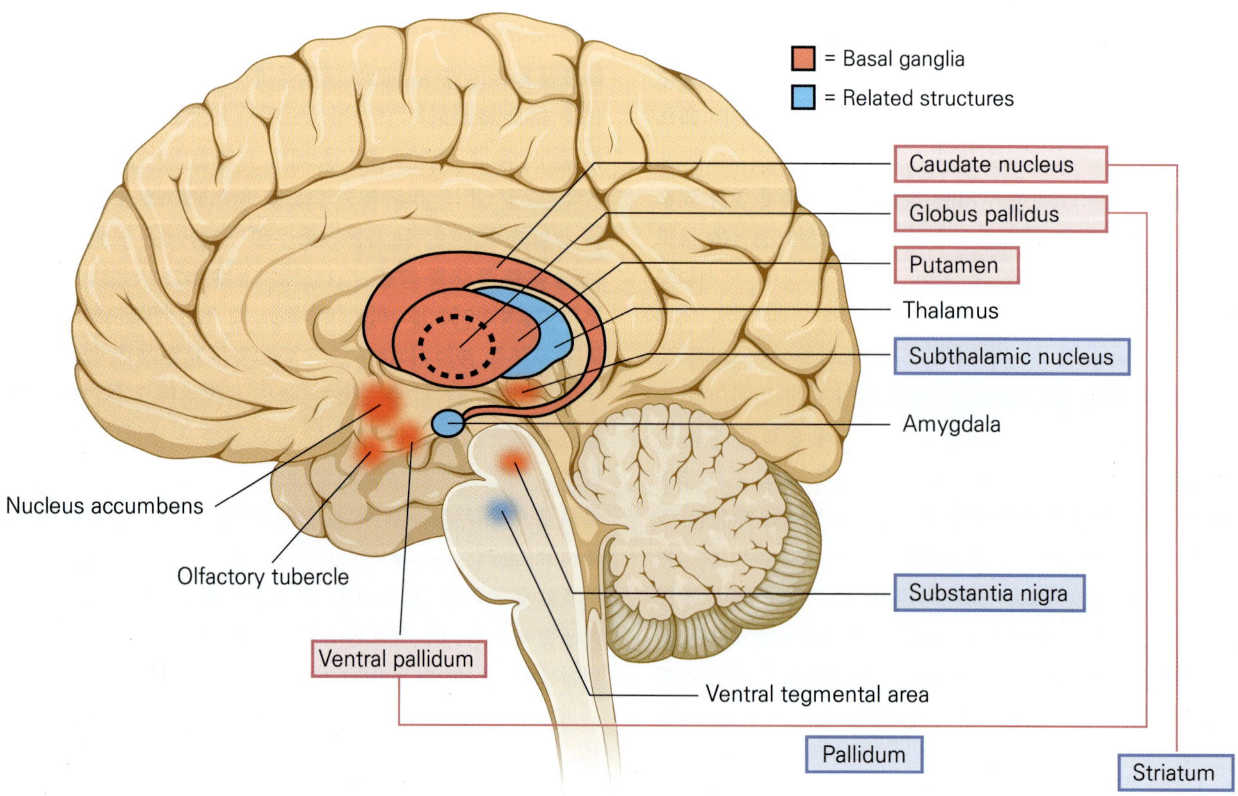

그림 52-1. 기저핵과 관련 구조물들의 구성

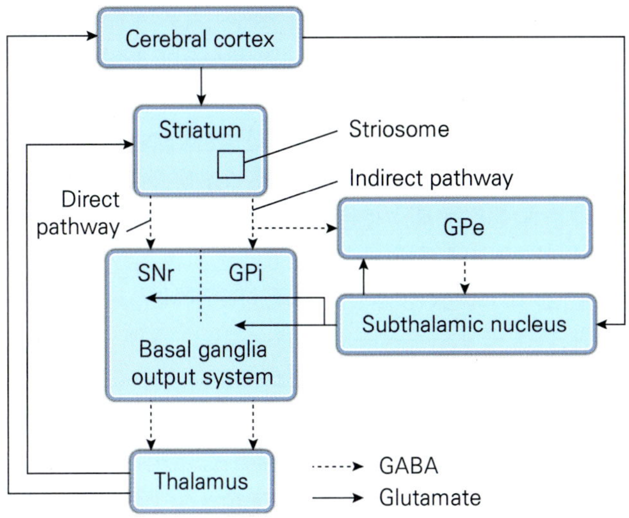

그림 52-2. **기저핵의 주된 연결 관계의 흐름도**

cuit, CSTC의 기능 이상을 유발하여 발생하는 것으로 알려졌다. CSTC는 피질과 불필요하거나 지나친 동작을 차단하는, 즉 브레이크 역할의 선조체striatum와 감각 정보를 여과하는, 즉 필터 역할의 시상thalamus을 통과하는 회로이다. 최근에는 틱의 병태생리에서 복잡하지만 이중 선조체가 속하는 기저핵basal ganglia의 중요성이 더더욱 강조되고 있다. 기저핵은 해부학적으로는 상대적으로 큰 선조체, 담창구globus pallidus를 포함하는 창백핵pallidum, 흑질substantia nigra 그리고 시상하핵subthalamic nucleus의 4가지 구조로 구성된다(그림 52-1). 선조체 내의 구조는 복잡한데, 인간의 경우 다수의 80%에 달하는 세포는 중간크기 가시신경세포medium spiny neurons, MSN로, 대뇌 피질로부터 흥분성 글루타메이트glutamate성 신호를 받으며, 선조체 외부의 담창구와 흑질로 억제성 GABA성 신호를 내보낸다. 이외에 상대적으로 소수에 속하는 선조체의 신경세포로 MSN들의 활성을 조절하는 역할을 하는 콜린성 tonically active neuron (TAN)과 GABA성 parvalbumin-positive fast-spiking interneuron (FSN)들이 있다. 대뇌피질이 활성화되면, 대뇌피질로부터의 흥분성 자극이 선조체의 억제성 MSN들을 활성화시키게 되고, 억제성 신호가 담창구와 흑질로 전달되며, 여기에서 기저핵 외부의 시상으로 전달되는 억제성 신호를 감소시켜서, 결과적으로 탈억제가 일어나며, 시상으로부터의 흥분성 신호가 증가한다. 이는 전조 충동premonitory urge을 느끼게 하고, 순차적으로 운동을 주관하는 상위 운동 신경세포upper motor neuron를 활성화시켜서 운동이 발생하게 하여 틱을 유발한다. 이 과정에서, MSN들의 활성을 조절하는 TAN과 FSN들이 감소하여, MSN에 대한 억제력이 저하되면, 대뇌피질의 자극들이 좀 더 쉽게 MSN들을 활성화를 시키게 되고, 따라서 틱의 악화로 이어지게 된다(그림 52-2). 이러한 회로의 이상은 정서와 주의력에도 영향을 미치므로 틱증상 등의 운동 증상뿐 아니라 불안과 부주의를 함께 유발할 수 있다. 틱 증상은 기저핵, 시상 및 전두엽을 포함하는 피질 및 피질하 영역들의 이상과 관련이 있다. CSTC는 피질로부터 피질하 구조들로 정보를 전달하며 이는 다시 피질의 특정 뇌 영역들로 전달된다. 또한, 틱 현상이 다양하게 나타나고, 공존병리도 흔하다는 사실은 뚜렛 장애에서 하나 이상의 다양한 신경전달물질들이 관여할 가능성을 말해준다. 뚜렛장애에서 관여하는 것으로 알려진 신경전달물질로는 노르아드레날린, 글루타메이트, 오피오이드, 아세틸콜린, GABA, 세토로닌 등이 있으나, 가장 핵심적인 역할을 하는 것은 도파민이다.

(1) 도파민계

도파민은 피질-피질하 신경전달에 중요한 영향을 미친다. 틱장애의 신경생화학적 기전으로 D2 도파민 수용체의 활성도 및 민감도의 증가가 가장 유력한 가설인데, 이를 뒷받침하는 증거로는 첫째, D2 차단효과를 나타내는 haloperidol, pimozide, tiapride, risperidone 등의 약물이 틱 증상을 억제하고, 둘째, 도파민의 합성을 감소시키는 tetrabenazine 역시 틱 증상 억제효과를 나타낸다는 점, 셋째, 중추성 도파민 활동을 증진시키는 L-dopa와 중추신경 자극제에 의하여 틱 증상이 증가하며, 넷째, 선조체에 있는 D2 수용체의 결합력이나 D2 전달체의 친화력의 증감에 따라 틱 증상의 심각도가 변화한다는 점들이 있다.

틱은 흔히는 도파민계 신경전달물질 시스템의 균형 이상 또는 과활동의 장애로 본다.

도파민계의 중요한 기능 중의 하나는 신호에 대한 보상이다. 만약 틱을 하는 것이 충동을 해소해주고, 이것이 환자가 좀 더 기분이 좋게 느끼게 만들어준다면 이는 결국 보상이 될 것이고, 이러한 보상 행동은 반복될 것이다. 반복되면서 일종의 습관을 형성하게 되어서, 결과적으로 틱을 충동을 해소하기 위한 행동을 하게 만드는 보상을 주는 도파민 신호로부터 발생하는 일종의 습관이라고 볼 수 있다. 그러나 어린 아동들에서는 이러한 전조 충동이 흔하지 않기 때문에 이러한 습관 형성 이론에 대한 반론들도 존재한다. 최근에는 도파민의 긴장-위상성tonic-phasic 분비 차원으로도 보고 있다. 위상성 도파민은 축삭 말단에서 시냅스 틈새로 극파-의존적spike-dependent으로 일어나는 도파민의 분비를 말한다. 도파민은 활동 전위의 결과로 관련성이 있는 외부 자극이 주어질 때 분비되는데, 시냅스 후 도파민 수용체들을 자극하게 된다. 반면에 긴장성 도파민은 더욱 꾸준하게 저농도로 존재하는 세포 외의 도파민을 뜻한다. 틱장애에서는 basal ganlia에서의 긴장성 도파민 및 위상성 도파민의 분비가 증가되어 있으며 이것이 각기 틱이 발생할 가능성 및 틱을 지속적 학습하게 할 경향성을 각기 높이는 것으로 보고하고 있다. 최근에는 도파민 수용체 중에서도 세분화하여 기존의 도파민 2 수용체 차단에 의한 효과를 나타내던 항정신병약물에 추가하여 새롭게 도파민 1 수용체 차단에 의한 효과를 나타내는 약물도 임상에서 효과를 보이는 것으로 보고되고 있다.

(2) 노르아드레날린계

노르아드레날린 활성경로는 도파민의 경로에 직접적으로 영향을 주기 때문에 틱증상과 관련성이 높다. 노르아드레날린계는 청반locus ceruleus에서 다양하게 전전두엽 및 다른 피질부위로 분포한다. 노르아드레날린의 분비를 감소시키는 효과를 나타내는 α2-아드레날린성 작용제인 clonidine이 틱 증상을 유의하게 줄여주는 것에서 노르아드레날린계가 틱의 병태생리에 관여할 것으로 생각되기 시작하였다. α2-아드레날린성 작용제인 clonidine과 guanfacine은 둘 다, 이중맹검 또는 개방성 연구에서 틱의 심각도를 줄이고, ADHD 증상들도 호전시키는 것으로 확인되었다. 이들은 틱 증상 자체를 억제하기보다 틱 증상에 영향을 끼치는 스트레스 및 정서적 반응에 관여하여 틱을 감소시키는 것으로 알려져 있다.

(3) 세로토닌계

배후 솔기dorsal raphe에서의 세로토닌 상행섬유는 뚜렛장애와 강박장애 모두에서 역할을 할 것으로 생각된다. 뚜렛장애 환자의 사후 뇌연구가 기저핵 및 배후 솔기로부터 투사 섬유를 받는 몇몇 뇌영역의 세로토닌 및 그 대사물인 트립토판과 5-hydroxy-indoleacetic acid이 감소되어 있음을 보고하였으나, 더욱 최근의 사후 뇌연구에서는 전두엽 및 후두엽 영역에서 세로토닌 수용체의 상대적 농도에 차이가 없었다고도 하였다. 한편 SSRI들이 다른 형태의 강박장애에 비하여, 틱과 틱-관련 강박장애를 치료하는데 효과가 떨어지는 것은 분명해 보인다.

(4) 기타

도파민, 노르아드레날린 및 세로토닌과 같은 생체 아민biogenic amine으로 구분되는 히스타민의 경우에도 뚜렛장애에서 중요한 역할을 하는 것으로 보고되고 있다. 선조체는 시상하부에서 위치한 히스타민성 신경세포들로부터 구심성 조절modulatory afferents을 받는데, 히스타민은 선조체의 MSN을 탈분극시킬 수 있어서, 대뇌 피질로부터 흥분성 glutamate성 신호를 MSN이 받아들이는 것을 억제하고, 따라서 결과적으로 틱을 유발하는 경로를 억제하게 된다.

이외에도 가장 중요한 흥분성 신경전달물질인 아미노산 글루타메이트, 주된 억제성 신경전달물질인 GABA, 아세틸콜린, 내인성 카나비노이드endocannabinoid 및 코르티코이드corticoid 등 다양한 신경전달물질들이 관여하는 것으로 알려져서 복잡성을 더하고 있으며, 이는 뚜렛장애에서 더욱 다양한 정신약물학적 치료의 가능성을 열어주고 있다.

3) 틱장애의 일반적인 치료 원칙

틱의 증상과 예후, 경과에 대한 교육이 필요하며, 학령기 아동의 경우 학교에서의 적응에 대한 것까지 치료 계획에 함께 포함을 시켜야 한다. 교육이 치료의 시작점이 되며, 틱장애는 평생까지 가지는 않더라도 흔히 만성적이어서 지속적 관리가 중요하다. 많은 틱장애들은 약물 처방 없이도 성공적으로 관리가 가능하다. 틱이 정도가 중등도 이상이면서 기능적 손상을 가져오거나, 약물에 반응을 보일 공존 질환들이 함께 존재할 때에는 약물학적 치료를 사용하게 된다.

4) 약물치료

틱증상의 가장 효과적인 치료방법은 약물치료이다. 그러나 약물을 투여 받는 환자들의 대부분이 소아청소년 연령 층이므로 약물을 투여함에 있어 신경발달학적 측면에서 몇 가지 고려할 점들이 있다. 특히 모든 틱장애 환자가 약물치료가 필요한 것은 아니며, 틱이 아동청소년의 일상 생활에 큰 영향을 미치지 않는 경우도 많다.

약물치료의 적응증은 다음과 같다. 첫째, 틱 증상으로 인하여 주관적인 불편감이 있는 경우이다. 심한 운동 틱으로 인하여 근육이나 관절의 통증이나 손상이 동반되는 경우를 들 수 있다. 둘째, 틱이 자존감의 저하를 야기하거나 '이상한 행동을 하는 아이'라는 낙인이 찍히거나 주변 아이들, 보호자 및 학교선생님과의 관계 등에서 지속적인 사회적 문제가 발생하는 경우이다. 셋째, 틱 증상이 빈번하여 주의집중이 어려운 경우 등, 기능에 영향을 미치는 경우도 약물치료의 적응증이 된다.

틱장애에서 약물치료의 지속기간도 중요한 임상적인 문제이다. 틱장애에서 장기간 약물투여를 지속하였을 때 틱 증상의 변화, 틱장애의 자연경과에 약물이 미치는 영향 등에 대한 결론은 아직 확립되지 않았다. 하지만 청소년 후기와 성인기에 도달하면 대부분의 환자에서 틱 증상이 완화된다는 점을 염두에 두어야 한다. 자발적으로 틱 증상이 관해되는 비율이 높다는 것을 감안하면, 약물 중단이 필요한지 여부를 확인하기 위하여 후기 청소년기에 들어서면 약물의 감량이 필요할 수 있다. 또한 많은 환자에서 소아기 동안에도 틱 증상이 상당한 수준으로 완화될 수 있고, 틱이 악화되는 경우라도 스트레스와 관련되어 틱 증상의 정도가 다소 악화 또는 완화되는 수준인 경우가 많다. 통상적으로 일반 최적의 용량에 도달한 후에는, 약물은 중단을 고려하기 전에 적어도 일년 간은 규칙적으로 복용하는 것이 필요하다.

뚜렛장애에 대하여 다양한 약물들이 사용할 수 있는 근거가 확립되어 있다. 그러나, 많은 경우 약물들은 off-label로 처방이 흔히 이루어진다. 즉, 틱에 대해서 승인이 된 약물들이 실제 추천 권고안과는 달라지는 경우가 많이 있다. 약물처방의 목적은 초대의 효용성과 최소의 부작용 사이에서 최고의 균형점을 찾는 것이다. 약물치료로 틱이 완전히 사라지기를 기대하지는 않으며 증상들이 경감되는 정도를 목표로 하게 된다.

약물치료를 시작하기 이전에는 다음의 평가가 이루어져야 한다: 혈액 및 간기능 검사, 프로락틴 혈중 농도검사, 심전도, 기본적인 신체 검사 및 신경학적 검사. 이러한 검사들은 약물 처방 전의 기본적인 수치를 확인하고, 연장된 QT간격과 같은 심장학적 금기 사항 여부의 확인을 통한 배제 및 약물 처방에 문제가 될 수 있는 다른 신체 질환이나 잠재적인 금기 조건들을 배제하기 위하여 필요하다. 추가적으로, 틱장애나 다른 공존 질환들 중에서 어떠한 것이 가장 큰 문제를 유발하고 있는지를 평가하는 것이 중요하다. 예를 들어, 틱장애에서 공존하는 ADHD를 치료하는 것이 결과적으로는 틱만을 조절하는 것을 목표로 약물을 쓰는 것 없이도, 전반적인 임상 증상의 호전을 통해서 틱을 억제하는 효과가 클 수 있다. 일반적으로 약물은 천천히 증량해야 하며 정기적으로 효과와 내약성이 평가되어야 한다. 항정신병 약물들은 통상적으로 양극성 장애나 다른 정신증에 사용하는 것보다는 훨씬 더 낮은 용량을 사용하게 되지만, 그럼에도 불구하고 주의 깊은 위험/이익 평가 및 부작용에 대한 감시가 필요하다. 최근에 총 4,077명의 참여자를 포함하는 60개의 연구를 대상으로 네트워크 메타분석을 수행하여 발표된 결과에 따르면 위약과 비교하여 haloperidol, risperidone, aripiprazole, quetiapine, olanzapine 및 ziprasidone이 유의하게 틱 증상을 호전시키는 것으로 나타났다.

(1) 정형 항정신병약물

정형 항정신병약물 중에서는 haloperidol과 pimozide가 가장 많이 연구되었다. 이 약물들은 시냅스 후 D 억제제로서 흑질에서 선조체에 이르는 경로에서 도파민성 유입을 감소시킨다. 약물의 부작용, 약물의 중단 및 급작스러운 감량에 따른 반동증상을 감안하여, 낮은 용량을 투여하기 시작하여 서서히 증량하는 것이 좋다. 투여용량을 급격하게 증량하거나 틱 증상의 변화에 따라 증량 또는 감량을 지속하는 것은 바람직하지 않다. 틱장애의 치료목표가 증상의 소멸이 아닌 생활의 적응이 유지되는 상태에 이르도록 틱 증상을 완화시키는 것이라는 점을 고려해야 하며, 가능한 최소 용량을 유지하도록 주의한다.

haloperidol은 비정형 항정신병약물이 개발되기 이전까지 뚜렛장애 치료에 가장 흔히 사용되던 약물이다. 일차적으로 이러한 정형 항정신병약물들의 틱장애에 대한 효능성 결과들은 주로 성인들을 대상으로 한 연구에서 나온 것이기는 하지만, 효과가 입증되었다. haloperidol은 무작위통제임상연구들에서 효과가 입증되었다. 그러나, 대략 84%에 달하는 환자들이 부작용을 경험하고, 대략 1/3에 달하는 환자들이 추체외로 부작용을 경험한다고 한다. haloperidol의 초기 일일 투여용량 0.25~0.5 mg을 저녁에 한 번, 5~7일 정도 투여한 후에 증량이 필요하면 0.25~0.5 mg씩 증량하여 투여한다. 계속 증량이 필요한 경우 5~7일마다 0.25~0.5 mg씩 증량하여 0.75~2.5 mg을 상용량으로 투여한다.

pimozide의 틱장애 치료효과에 대해서도 여러 체계적 연구들이 발표되었으며, 위약대조 연구의 결과들을 고찰한 최근의 코크란 리뷰에서도 pimozide의 틱 증상 조절 효과가 확인되었다. haloperidol과 pimozide의 두 약물들에 대한 위약-통제 교차 연구에 따르면, pimozide가 틱의 전체 횟수를 줄이는 데에 좀 더 효과적이었으며 haloperidol에 비하여 내약성이 좋았다고 보고하였다. haloperidol을 고용량으로 투여할 때 추체외로 증상, 진정작용, 우울증 등의 부작용이 pimozide에 비해 보다 흔하게 나타난다. 드물지만 심각한 신경이완제 악성 증후군의 위험성을 고려해야 하는데, 이러한 부작용은 주로 높은 도파민 억제 역가와 관련이 있다. 한편 pimozide는 심전도에서 QT간격을 연장시키므로 투여 전후, 유지용량에 도달하기 위해 약물을 증량할 때, 그리고 매년 정기적인 심전도 검사가 필요하다. 약물상호작용 측면에서 주로 cytochrome P450 3A4에 의하여 대사되기 때문에, 이 효소를 억제하는 성분들 - erythromycin, ketoconazole, 자몽주스의 furanocoumarin -을 병용할 경우 혈중 농도가 증가하므로 주의를 요한다. 일부 cytochrome의 유전적 다형성을 나타내는 환자들이 pimozide의 상용량에서 독성반응을 나타낸 증례들이 보고된 바 있다. pimozide의 경우, 학령전기 소아에서는 일일 용량 0.5 mg, 학령기 소아에서는 1 mg으로 투여하기 시작하고, 증량이 필요하면 3~4주에 걸쳐 5~7일마다 0.5~1 mg씩 증량하여 2~4 mg을 상용량으로 분복하여 투여한다.

(2) 비정형 항정신병약물

기존 임상 연구들에서의 근거들은 여전히 정형 항정신병약물인 haloperidol과 pimozide 쪽에 많기는 하지만, 점차 이 약물들은 이제 비정형 항정신병약물들로 대체되어 가는 추세이다. 비정형 항정신병약물은 D2 수용체와 5-HT 수용체 양쪽 모두에 친화성을 지닌 약제이다. 이 약물들은 지연성 운동장애의 발생 위험이 낮다. 비정형 항정신병약물은 일반적으로 정형 약물에 비해 추체외로 부작용은 적으나, 대사성 변화나 고프로락틴혈증 등의 부작용에는 여전히 유의해야 한다. 현재 가장 많이 연구되었으며 가장 확실한 근거를 가지고 있는 비정형 항정신병약물은 risperidone과 aripiprazole이다.

① risperidone

risperidone은 틱장애의 치료에 있어 가장 많이 연구된 비정형 항정신병약물로, D2 수용체와 5-HT2 수용체에 대한 친화력이 높다. 이중맹검위약대조연구에서, 위약 사용군에서 틱증상이 7% 감소한 것에 비해 risperidone을 사용한 군에서는 32%의 감소를 나타냈으며, 추체외로 부작용은 없었던 반면, 체중증가는 평균 2.8 kg로 유의하게 높았다. 추가로 risperidone을 pimozide와, risperidone을 clonidine과 비교한 연구들에서는 각기 유사한 치료효과를 보였다. risperidone의 초기 투여 용량은 일일 0.5 mg이며, 필요한 경우 임상효과와 부작용을 관찰하면서 5~7일마다

0.5 mg씩 증량하여 1~3 mg을 일일상용량으로 투여한다.

② aripiprazole

aripiprazole은 D2 수용체에 높은 친화력을 갖고, 억제 효과를 가지며 5-HT1A 수용체에는 부분 작용제로, 동시에 5-HT2A 수용체에는 강력한 길항제로 작용하여, 소위 '도파민-세로토닌계 안정제'라는 독특한 기전을 가지고 있다. 국내에서 뚜렛장애 및 만성 틱장애 환아 61명을 대상으로 다기관, 위약대조, 이중맹검연구를 시행하여 aripiprazole의 치료효과를 입증하였다. 본 연구는 틱 증상을 가진 환아를 대상으로 aripiprazole을 투여한 최초의 체계적인 무작위통제임상연구이다. 10주간 aripiprazole 2~20 mg (최종 평균 일일용량 11 mg)을 일일 용량으로 투여한 결과, 위약 대조군에 비교하여 보다 유의한 틱 증상의 감소가 있었다. 부작용 면에서도 경미한 수준의 오심과 두통이 위약 군에 비하여 다소 많은 정도로서 소아청소년 환자들에게 안전한 치료제로 알려졌다. aripiprazole의 효과는 이후 다수의 개방 연구 및 사례 보고에서도 관찰되었으며, 대부분의 정형 및 비정형 항정신병 약물에 비하여 체중증가 및 졸림 등의 부작용과 프로락틴에의 영향이 적다는 것이 장점이다. 가장 흔한 부작용은 오심과 진정작용이며 몇몇 연구에서 체중증가가 보고된 바 있으나, 체질량지수나 지질의 변화까지는 관찰되지 않았다.

③ olanzapine

olanzapine의 효과는 다수의 증례 보고와 개방 연구에서 보고된 바 있다. olanzapine은 D2 도파민 수용체보다 세로토닌 5-HT2 수용체에 대한 활성이 더 높으며, 이에 따라 추체외로 증상이 적다. 또한 olanzapine은 결절누두로tuberoinfundibular pathway에서 도파민 차단 효과를 갖지 않는 것으로 보이는데, 이는 정형 항정신병약물이나 risperidone에 비하여 고프로락틴혈증의 발생이 더 적은 것과 관련이 있을 것으로 생각된다. 가장 흔히 보고되는 부작용은 진정 작용과 식욕 증가 및 이에 따른 체중증가이다. 다른 비정형 약물도 체중증가를 일으키지만, 특히 olanzapine은 clozapine과 함께 체중증가를 두드러지게 일으키며, 6주 혹은 8주간의 연구 기간 동안 평균 4~5 kg 정도의 체중증가가 관찰되었다. 당 및 지질 대사의 이상 또한 보인다고 알려져 있다. 따라서, 틱 증상을 감소시키기는 하지만, 이러한 부작용들 때문에 olanzapine은 틱장애에서 첫 번째 선택으로 고려되어서는 안된다.

④ quetiapine

quetiapine은 도파민 D2 수용체보다 5-HT2 수용체에 대한 친화력이 더 높은 약제이다. 보고된 네트워크 메타 분석 결과에 따르면, quetiapine은 haloperidol에 비교하여 틱 증상의 호전 측면에서 유의하게 우월한 것으로 나타났다. 가장 흔한 quetiapine의 부작용은 졸리움이다. 하지만 다른 적응증으로 quetiapine을 사용한 다수의 소아 및 성인 연구들에서 체중증가 등의 대사성 부작용의 위험성이 보고된 바 있으므로 이에 대한 정기적인 관찰이 필요하다. 일일 25~50 mg으로 시작하며, 점진적으로 증량하여 2차례로 나누어 복용하면서 하루 최대 600 mg까지 증량하는 것으로 연구에서는 보고하고 있다.

⑤ ziprasidone

ziprasidone은 체중증가 부작용에 대해 새로운 대안이 될 수 있을 것으로 기대되었으나, 아직 연구가 많지 않다. 28명의 소아청소년 환자를 대상으로 한 개의 무작위이중맹검연구에서 일일 5 mg으로 시작하여 유연하게 최대 40 mg까지 약물을 사용하였는데, 일일 평균 상용량 28.2 mg에서 위약에 비해 효과적으로 틱 증상을 감소시켰다. 부작용으로는 일 적인 진정작용이 가장 흔했고, 임상적으로 유의한 추체외로 증상, 좌불안석증 또는 지연성 이상운동증tardive dyskinesia은 나타나지 않았다. 성인을 대상으로 한 연구 결과는 아직 보고된 바 없다. 그러나 연구결과가 적어서 아직 추가적인 연구가 필요하다.

⑥ ecopipam

기존의 약물들이 모두 도파민 2 수용체를 표적으로 하는 것과 달리 새롭게 도파민 1 수용체를 차단하는 약물이다. 최근에 2상 임상시험까지 완료되었으며, 2023년 3월부터 3상 임상시험이 시작된 상태이다. 이 약물은 현재까지 위약 대비 유의하게 운동성 및 음성틱을 감소시킨 것으로 보고되고 있으며 향후 새로운 계열의 약물로 사용될 가능성을 보이고 있다.

(3) α 2 작용제

clonidine과 guanfacine은 α2 아드레날린성 작용제로, ADHD가 동반된 틱장애 아동, 청소년에서 사용되기도 한다. clonidine은 뇌간의 시냅스전 α2 autoreceptor에 결합하는 α2 작용제로 기능하여, 교감신경계의 활성도를 줄이고 대신 부교감신경계의 활성도를 높인다. guanfacine은 청반의 노르아드레날린 활성억제 효과는 clonidine보다 훨씬 약하여 졸림과 항고혈압 작용이 적은 반면, 전전두엽의 post-synaptic α2A receptor를 자극하여 전전두엽의 기능을 활성화하는 효과를 나타낸다. 진정작용과 저혈압이 발생해서 종종 충분한 틱 조절을 위해 필요한 용량에 도달하지 못하는 경우가 있다. clonidine과 guanfacine의 틱 억제 효과는 항정신병 약물들보다는 작은 것은 확실해 보인다. 또한, 이 약물들은 순수한 틱장애보다는 ADHD를 공존 질환으로 갖는 틱장애에서 더 효과가 큰 것으로 생각되며, 최근의 메타분석에서는 틱 감소효과는 공존 질환으로 ADHD를 갖는 아동에서는 보였지만, 공존질환으로 ADHD가 없는 군에서는 보이지 않았다고 하였다. 따라서 ADHD가 있는 틱장애 환아들에서 효과를 기대하고 투약을 하여 볼 수 있다.

① clonidine

clonidine은 국내에서도 이제 사용이 가능하다. clonidine의 효과에 대한 연구 결과는 혼재된 양상이나, 무작위대조군연구들에서 유의미하게 틱증상이 감소하는 결과를 보였다. 부작용으로는 진정작용, 입마름, 두통, 짜증 등이 보고된 바 있으며, 혈압 및 맥박은 약물 시작 시와 용량 조절 시에, 그리고 정기적으로 확인해야 한다. 몇몇 가이드라인에서는 약물 시작 시와 후속 경과관찰 시 심전도 검사를 추천하기도 한다. 초기용량은 일일 0.05 mg으로 시작하며, 주간의 피로, 진정, 어지러움 및 졸리움을 피하기 위해 취침전에 시작한다. 증량이 필요한 경우 0.025~0.05 mg씩 3~4일 간격으로 증량하여 상용량 0.15~0.3 mg을 일일 3~4회 분복하여 투여한다. 반감기가 약 6시간으로 짧기 때문에 하루 2번에서 더 많은 횟수의 투여가 필요할 수 있으며, 최대 용량은 하루 0.3~0.4 mg을 넘지 않도록 한다.

② guanfacine

무작위대조군이중맹검 연구에서, guanfacine은 뚜렛장애와 ADHD가 같이 있는 아동에서 틱장애 호전 효과가 있었으나, 뚜렛장애 아동을 대상으로 한 또 다른 이중맹검연구에서는 위약에 비하여 유의미한 효과를 보이지 않았다. 한편 성인에서의 데이터는 아직 보고된 바 없다. 부작용은 항정신병약물에 비해 상대적으로 적은 편이나, 가장 흔한 부작용은 졸림, 진정작용, 두통, 피로, 어지러움, 짜증, 상복부 통증 및 오심이다. clonidine에 비하여 진정과 저혈압 문제도 덜 발생하는 편이나, 이 두 약물들을 직접적으로 비교한 연구가 없어서 내약성이 clonidine보다 낫다고 확실히 말하기는 어렵다. 용량은 취침 시에 0.5 mg으로 시작해서, 5~7일 간격으로 0.5 mg씩 증량하여 최대 4 mg까지 하루 한 번이나 두 번으로 나누어서 투여한다. clonidine에 비하여 guanfacine은 더 긴 지속 효과를 갖기 때문에 하루에 분복의 횟수를 더 줄여볼 수 있다. 그러나, 현재 국내에는 수입되고 있지 않다.

(4) botulinum

botulinum 독소 주사는 전신에 효과를 나타내는 것이 아니라, 주사 부위에 해부학적인 국소 효과를 나타내므로 주사하지 않은 부위의 틱 증상은 호전되지 않는다. botulinum 독소 주사는 일시적으로 신경근육 전달을 차단해서, 통증까지 가져오는 국소 부위, 특히 목의 근육 틱을 치료하는 데에 아주 효과적이다. 부작용으로 근력 약화, 전조 충동의 증가, 주사 받은 근육들에서 인접 부위로의 틱의 전파가 있을 수 있다. 다양한 근육군들에 다량의 botulinum 독소를 장기간 사용하는 개별화된 치료도 통제되지 않은 관찰 연구에서 효과적이었다는 보고가 있다. 약 10~15%의 뚜렛장애 환자들에서 때로는 추가적인 치료로 도움이 된다고 추정하기도 한다.

2. 강박관련장애

1) 임상양상

강박장애의 평생 유병률은 1~3%에 달한다. 환자들 중의 1/3에서 절반에서는 강박증상이 사춘기 이전에 시작한다. 소아청소년에서의 강박장애의 유병률은 1~2% 정도로 보고된다. 소아기 강박장애는 3:2의 남녀비를 보이며, 특히 어린 나이일수록 남아에서 더욱 많이 발견된다. 소아기 강박장애의 호발 연령은 7.5~12.5세(평균 10.5 ± 2.5세)이나 질병의 진단은 12~15.2세(평균 13.2세)경에 이루어지는데, 평균적으로 발병 후 2.5년이 지나서야 진단이 이루어짐을 알 수 있다. 또한 최근의 영국에서의 대규모 연구를 보면, 시점 유병률은 0.25% 정도인데, 거의 90%의 사례들은 인지되지 않고 치료받지 않는 것으로 조사되었다. 강박장애의 발생에서는 2개의 정점을 이루는 시기가 있는데, 첫 번째 시기는 청소년기 이전의 아동기이며 이후에 다시 초기 성인기(평균 연령 21세)에 두 번째 시기가 있다. 아동기의 강박증이 만일 성인기까지 다 지속이 된다면, 성인기에는 축적되어서 점차 더 높은 강박장애 빈도를 보이겠지만, 실제 임상에서는 아동기의 강박장애가 상당수에서 시간이 흐르면서 임상양상이 경감되어서 그렇지는 않다. 소아청소년 강박장애의 예후에 대한 연구는 제한적이다. 일부 연구에서 유발 심리사회적 스트레스 인자들이 때로는 극적인 강박장애의 발병을 보고하지만, 대부분의 PANDAS와 관련이 없는 강박장애는 뚜렷한 유발인자를 찾기 힘들며 완만한 발병경과를 보인다.

DSM-5에서 강박장애는 분류상 불안장애로부터 분리되어 강박관련장애obsessive compulsive and related disorder, OCRD라는 새로운 분류에 포함되었다. OCRD에는 신체이형장애body dysmorphic disorder, 발모장애trichotillomania, 저장장애hoarding disorder, 피부벗기기장애excoriation disorder 등이 포함되며, 이들의 상호 연관성에 대한 보고가 증가하고 있다. 소아의 강박장애는 원인, 증상 및 치료에 있어 성인의 강박장애와 연속선상에 있으나, 임상적 양상에 있어 몇 가지 특징이 있다. 병과 증상에 대한 병식이 제한적이라는 점, 증상의 양상이 발달상 연관이 있는 주제를 따르며 변화한다는 점 등이 그러하다. 나이가 어릴수록 강박증상은 흔히 숨겨져 있거나 잘 표현되지 않을 수 있으며, 아동은 명확한 강박사고 없이 강박행동을 보일 수 있다. 또한 흔히 나타나는 씻기나 확인하기 등의 일반적인 의례 행동 외에 눈 깜박거리기, 숨 쉬기와 같은 의례 행동을 보이기도 한다. 대부분의 아이들은 다수의 강박사고와 강박행동을 보이며, 부모의 죽음과 같은 가족의 재앙적 사건에 대한 두려움을 중심으로 강박증상이 생기는 경우가 흔하다. 강박증상들은 시간이 지나면서 악화와 호전의 경과를 변화해 가면서 보이고, 대다수의 환자들에서는 시간이 지남에 따라서 증상들의 내용도 변화한다.

오염, 성적인 내용, 신체 관련, 과도한 양심의 가책 혹은 죄책감과 관련된 강박사고, 씻기, 반복하기, 확인하기, 정리/배치하기와 관련된 강박행동이 가장 흔하다. 조기 발병 사례에서 주관적인 감각적 현상sensory phenomena이 강박행동에 선행하거나 강박행동과 동반하여 경험하는 경우가 많다. 이러한 신체적 감각들로는 국소 부위의 촉각 및 근골격계의 감각, (촉각, 시각 및 청각 자극들에 대한) just-right 지각들을 포함하는 정신적 감각들, 그리고 불완전함 (또는 정확성에 대한 욕구) 등이 있다. 진단에 있어 학령기 이전에 정상적으로 나타나는 의례 행동ritual과 강박증상을 구별해야 하는데, 반복적인 의례 행동은 2~4세 사이에 가장 흔하며 이 연령 전후로 그 빈도가 감소한다. 즉, 이 시기의 반복적인 행동은 불안이나 공포대상에 대하여 방어적인 것으로 심리적 안정감을 유지하려는 의도를 나타내는 것이며, 적응기능의 장애를 야기하지 않기에 점차 발달해 가면서 그 빈도가 감소한다. 그러나 의례 행동이 5~6세를 지나면서 감소하지 않고 비적응적인 양상을 나타내면서 감각-지각상의 'just-right' 현상으로 나타날 경우 강박장애로 진행될 가능성이 높다.

(1) 공존질환

소아의 강박장애는 많은 정신병리를 동반하며, 임상 상황이 아닌 역학연구에서도 공존율이 50% 이상이다. 발병 나이가 어릴수록 ADHD, 분리 불안장애, 특정공포증, 광장공포증 및 다수의 불안장애 등이 동반될 위험이 높다. 기분장애 및 정신병적 장애는 나이가 증가할수록 더 흔하다. 틱장애는 강박장애와 관련성이 높아 같은 유전형의 서로 다른 표현형이라고 주장하기도 한다. 많은 공존질환은 강박장애의 치료적 경과를 악화시킬 수 있다.

(2) Pediatric autoimmune neuropsychiatric disorders associated with streptococcal infections (PANDAS)

Sydenham은 Sydenham chorea 환자에서 감염성 질환을 앓은 이후에 강박증상과 틱증상을 나타내는 환자들을 보고하였으며, 이들은 Group A β-hemolytic streptococcus (GABHS)의 감염 후에 강박증상을 보였다. 이를 GABHS 감염과 관련한 신경정신 질환으로 PANDAS라고 한다. 미국 국립 정신건강연구원에서는 PANDAS의 진단을 위한 5가지 기준을 제시하였다. 첫째, 강박장애가 동반되거나/동반되지 않은 틱장애, 둘째, 사춘기 이전의 발병으로 평균 발병 연령이 7.4세라는 연구가 있었다. 셋째, 갑작스럽게 발병한 이후 재발과 관해를 반복하는 임상경과로 24~48시간 내에 증상이 악화된다. 넷째, 다른 신경정신과적 증상들과의 관련성으로 가장 흔한 공존병리로는 분리불안, 학교문제 및 과잉행동들이 있으며, 기타 수면문제나 빈뇨증상 및 정서적 불안정성도 흔히 보인다. 다섯째, GABHS 감염과 시간적인 연관성이다. GABHS 감염에 대한 면역 반응이 기저핵에서의 교차반응과 염증 소견으로 이어져 강박장애, 틱, 과잉행동 등의 신경학적 행동증상이 나타난다. 한편 GABHS가 틱이나 강박장애를 악화시킬 수 있는 다양한 비특이적 생리학적 인자 중 하나일 뿐이라고 주장하는 반대 의견도 있다. 현재로서는 역학연구 및 전문가들의 임상적 경험에 의해, 강박장애 및 뚜렛장애 아동 중 소수에서는 발병과 임상 양상의 악화가 GABHS와 연관이 있을 것으로 생각된다.

추가적인 감염에 대비해서 예방적으로 항생제를 쓰는 것이 유의하게 증상을 호전시킨다. 또한 다양한 감염 및 자가면역 질환을 치료하기 위해 사용하는 immunoglobulin 정맥주사intravenous immunoglobulin, IVIG는 수천의 공여자의 혈장에서의 항체들을 모아서 투여하는 것인데 효과를 보이는 정확한 기전은 불분명하나, cytokine 항체들의 존재가 효과에 중요할 것으로 보인다. 이는 Sydenham's chorea에서 효과가 입증된 방법이다. 최근에 중등도 내지 위중한 정도의 PANDAS기준을 만족하는 강박장애가 있는 아동들에게, 초기에 페니실린을 처방하고 이후에 이중맹검으로 IVIG 또는 위약을 투여한 연구에서 IVIG가 향상을 보였으나, 위약군과 통계적으로 유의한 차이를 보이지는 못하였다. 연구자들은 이 결과에 대해서 초기에 항생제를 투약한 것이 아마 위약군에서도 호전을 보인 이유로 보인다고 하였다. 그러나 PANDAS의 치료에 서 표준 치료법이 아직 제시되고 있지 않으므로 자가면역 치료 외에도 항강박 효과나 틱 억제 효과를 지닌 약물을 투여하여도 무방하다.

(3) 예후

많은 아동들은 완전히 관해를 보이거나 시간이 지남에 따라서 임상적으로 역치하 수준으로 호전을 보인다. 강박장애 발병연령이 어릴수록, 강박장애의 경과가 길수록, 입원 치료를 받을 정도일때, 그리고 특정 형태의 아형 - 성적, 종교적, 또는 저장강박 등 - 들은 증상이 지속할 가능성에 대한 예측인자가 된다. 재미있는 것은 처음 진단시의 심각도는 지속 가능성에 대한 예측인자가 되지 않았다는 점이다. 145명을 9년간 추적관찰한 연구에서 추적 관찰시에 가장 흔한 질환들은 범불안장애(25%), 우울장애(16%), 틱장애(16%) 순이었다. 대략 2/3는 강박장애와 관련해서는 아주 많이 또는 많이 호전되었다고 평가하였으나, 거의 절반인 49%에서는 자신들이 추가 치료가 필요하다고 하였다. 특히 조기에 치료를 받을 때에 좋은 치료결과를 보인다고 한다. 장기간의 예후는 처음에 생각되었던 것보다는 좋은 것으로 보이지만, 그럼에도 불구하고 이러한 소견들은 소아청소년의 강박장애는 만성적이거나 재발과 관해를 반복하는 질환으로 장기간의 치료를 필요로 할 수 있음을 보여준다.

약물의 유지요법 후 재발에 관한 체계적인 연구는 제한적이다. 몇몇 예비 연구에서 재발과 가장 관련 깊은 요인이 공존질환의 유무임이 밝혀졌다. 공존질환이 없는 경우의 재발률은 32%인 데 반하여, 1개의 공존질환이 동반되면 46%, 2개의 공존질환인 경우 그 재발률이 56%로 증가하는 것으로 보고되었다.

2) 신경생물학

소아 강박장애에서 신경생물학은 성인의 그것과 크게 다르지 않으며, 신경영상학적 연구에서 CSTC와의 관련성이 강조되었다. 기능적 뇌영상 연구들은 orbitofrontal cortex, anterior cingulate 및 선조체가 강박장애 환자들에서 과활성을 보이고, 치료 후에는 이러한 과활성이 감소하는 것을 보였다. CSTC가 강박장애에 관여하는 만큼, 신경심리학적 수행능력에서 일부가 영향을 받을 것으로 보이며, 아직 정교하게 특징이 밝혀진 것은 아니지만, 시공간 수행능력 및 처리 속도에서의 결함은 흔하게 나타난다. 세로토닌계가 강박장애의 병태생리에 관련된 것으로 보이며, 많은 연구들이 세로토닌계 약물들의 사용 이후에 증상들의 감소를 보고한다.

3) 비약물학적 치료 – 인지행동치료

성인에서의 치료 권고안과 유사하게, 소아청소년에서의 강박장애의 치료는 인지행동치료, 약물치료 및 심리교육psychoeducation이다. 선택적 세로토닌 재흡수 억제제selective serotonin reuptake inhibitor, SSRI와 인지행동치료는 체계적으로 연구가 되었고 또 경험적으로도 치료에서 유용함을 보여주고 있다. 인지행동치료는 소아청소년기의 강박장애에서 효용성이 입증된 유일한 심리학적 치료기법이다. 가능한 한, 경도와 중등도 정도의 소아 강박장애의 일차적 치료는 인지행동치료이며, 더 심한 경우나 인지행동치료가 여건상 가능하지 않을 때에는 인지행동치료와 약물치료를 병합하게 된다. 다수의 체계적인 연구에서 인지행동치료의 효용성과 효과가 보고되었다. 인지행동치료에 대한 무작위 대조 연구들의 메타분석 결과, 약물치료에 비해서 정확도가 떨어지고 그 안에 이질적인 여러 치료가 함께 있다는 약점에도 불구하고, 인지행동치료의 효과 크기가 1.45로 나타났다. 효과 있는 인지행동치료기법은 노출, 반응 방지response prevention 및 인지 재구조화cognitive restructuring이다. 인지 재구조화는 환아들이 생각들과 믿음들의 행동에 대한 영향(ritual들과 회피), 강박사고와 ritual 간의 기능적 관계를 이해하고, 증상을 경감시키면서 이러한 것들의 영향을 누그러뜨리기 위한 전략들을 세우도록 돕는다. 행동학적 모델들은 강박 사고와 강박 행동 간의 관계에 기초하여, 이들 간의 연관성 및 이들에 의한 스트레스를 줄이려는 목적으로 노출과 반응 방지 기법을 사용한다.

나이가 어릴수록 가족을 함께 인지행동치료에 참여시켜야 한다. 중등도 이상으로 중증의 심각도를 보이는 환자들에서는 약물치료가 동반되는 것이 바람직하다. Children's Yale–Brown Obsessive Compulsive Scale (CY-BOCS) 점수가 23점 이상이거나 Clinical Global Impression Severity Scale에서 marked impairment에서 severe impairment 수준인 경우 약물치료를 고려해야 한다. 또한 인지행동치료의 성공 적인 진행을 방해할 수 있는 상황에서도 약물치료를 조기에 고려할 수 있는데, 예를 들어 우울증, 여러 불안장애, 행동장애 등이 동반된 경우 인지행동치료에 대한 순응도를 떨어뜨릴 수 있다.

4) 약물치료

소아 강박장애의 1차 치료약제는 성인에서와 마찬가지로 SSRI이다. 중등도에서 중증의 강박장애에 대한 치료의 선택으로 인지행동치료와 약물의 병합요법이 추천된다. 소아청소년에서의 강박장애 치료 연구The Pediatric OCD Treatment Study, POTS에서는 5년간 3곳에서 위약, sertraline, 인지행동 치료 및 인지행동치료와 sertraline의 병합요법의 치료 결과를 연구하였으며 병합요법이 인지행동 치료나 sertraline 단독 요법보다는 더 효과가 있다고 결론을 내렸다. 병합치료, 인지행동치료 단독 및 sertraline 단독 요법의 효과 크기는 각기 1.4, 0.97, 0.67이었다. SSRI가 강박장애가 있는 소아, 청소년 및 성인들에서 첫 번째 선택 약물이 된다. clomipramine은 세로토닌성 삼환계 약물로 강박장애의 치료에 효과가 있다고 입증된 첫 번째 약물이었으나, 입증된 효과에도 불구하고 부작용들 – 위장관계, 자율신경계, 간 및 특히 심장 전도 문제들 – 때문에, 특히 소아청소년에서는 그 유용성이 제한적이다. 예를 들어 clomipramine을 처방하는 것은 처방 시작 시와 경과 관찰 시에 심전도 평가를 필요로 한다. clomipramine의 부작용은 입 마름, 진정작용, 어지러움, 변비 등으로 비교적 흔하다. clomipramine 사용 전 기저의 의학적 상태를 평가해야 하는데, 특히 청진, 맥박 및 혈압의 확인, 그리고 심전도 촬영이 일반적으로 요구된다. 미국 식품의약국은, PR 구간이 200 ms보다 긴 경우, QRS 구간이 기저 측정치보다 30% 이상 길어지거나 120 ms를 넘는 경우, 수축기 혈압이 140 혹은 이완기 혈압이 90을 넘는 경우, 휴식 상태에서 맥박이 130회/분을 넘는 경우를 clomipramine 사용에 부적절한 심전도 결과로 권고하고 있으며, QTc 연장(〉 450 ms)이 있는 경우는 심실성 부정맥증의 위험을 높이므로 clomipramine의 사용을 금한다. 일반적으로 clomipramine은 부작용으로 인하여 아동에서 일차적 치료 약물로 사용하지 않는다.

잘 디자인된 임상 연구들에서 SSRI인 fluoxetine, sertraline 및 fluvoxamine의 안정성과 효용성을 입증하였다. 현재까지 미국 식품의약국에서 소아에까지 강박장애의 사용을 승인한 약물은 clomipramine, fluoxetine, sertraline 및 fluvoxamine의 4종이다. 그러나, 그 이외에도 paroxetine, 국내에서는 단종된 citalopram 및 escitalopram 등도 강박장애가 있는 소아청소년에서의 효과를 보인 바 있다. 소아청소년에서 무작위통제연구들을 모아서 메타분석을 한 결과를 보면, 효과 크기는 0.46으로, 위약과 비교하여 통계적으로 유의한 차이를 보였다. SSRI는 비교적

표 52-2. **강박장애가 있는 소아청소년들에서 사용되는 약물들**

Antidepressants
Fluoxetine (Level 1)
Clomipramine (Level 1)
Citalopram (Level 2)
Fluvoxamine (Level 2)
Paroxetine (Level 2)
Sertraline (Level 2)
Antipsychotics
Adjunctive aripiprazole (Level 3)
Other
Riluzole (Level 4)

Level 1: Meta-analysis or at least 2 randomized controlled trials (RCTs) that included a placebo condition, Level 2: At least 1 RCT with placebo or active comparison condition, Level 3: Uncontrolled trial with at least 10 subjects, Level 4: Anecdotal reports or expert opinion

안전하게 사용할 수 있다. 주요한 부작용은 불면증, 초조, 진전 등의 중추신경계 부작용과 오심, 소화불량 등의 위장관계 부작용이다. 소아 환자에서 가장 유의해야 할 부작용은 조증으로의 전환으로, 이는 불안이 감소한 후 뒤늦게 나타날 수 있다. 사춘기 전 아동은 청소년과 젊은 성인에 비하여 항우울제 사용 시 조증 상태로의 전환의 확률이 더 높았다. 미국 내에서는 모든 항우울제에서 자살에 대한 black box warning이 있으나, 소아를 대상으로 한 무작위대조군연구에서 자살이 보고된 사례는 한 건도 없었다. 소아 강박증 연구들을 종합한 연구 결과, 자살 사고 혹은 행동은 증가되어 있지 않았다.

약물은 부작용의 위험성을 줄이기 위해서 소량으로 시작한다. 약물의 투여 용량은 성인과 비교하여 결코 적지 않다. clomipramine의 경우 최대 일일 용량이 200 mg 또는 3 mg/kg에 달하며, sertraline의 평균 일일 투여량은 178 mg, fluvoxamine은 165 mg, paroxetine은 32 mg이다. SSRI를 3주 이상 증량 투여하여 임상적 호전이 나타나면, 최대 유지 용량을 적어도 10~12주 이상 지속적으로 투여하는 것이 좋다. 강박장애가 있는 소아청소년에서의 최적의 치료 유지기간은 아직 알려져 있지 않다. 대부분의 연구자들은 강박증상이 소실되거나 유의하게 감소하여 안정된 상태에 다다른 이후에도 적어도 12개월은 유지를 할 것을 권하고 있으며, 이후 아주 점진적으로 감량을 해 볼 수 있다. 두세 차례 이상 중등도 이상의 심각도로 재발 시에는 수년 이상의 더욱 장기적인 치료를 고려해야 한다.

표 52-2에 소아청소년 강박증에서 사용되는 각 약물들과 그 근거 수준 정도를 함께 제시하였다.

(1) 공존질환을 가진 경우

경미한 틱 증상을 동반한 경우 틱 증상에 대한 약물치료가 따로 필요하지 않은 경우가 많으나, 불안과 강박증상에 대한 SSRI 치료 자체가 틱 증상을 감소시키는 경우도 많다. 틱 증상이 심할 경우 강박장애에 대한 약물과 더불어 항정신병 약물이나 α2 작용제를 병용 투여할 수 있으나, SSRI와 약물 간 상호작용이 많기 때문에 부작용을 잘 관찰해야 하며, 특히 clonidine이나 guanfacine을 투여할 경우, 심혈관계 부작용을 조심해야 한다. ADHD를 동반한 경우 중추신경자극제를 투여할 수 있으나, 중추신경자극제가 몇몇 아동에서는 불안과 강박사고를 증가시키는 경우가 있으므로 강박장애 치료가 안정화된 후에 ADHD를 다루는 것이 좋다. 때로는 집중력의 문제가 강박증상에 의한 것일 수 있으며, 반항적 행동 또한 불안이 감소하면서 호전되는 경우도 있다. 소아 강박장애와 조울증이 동반된 경우, SSRI가 조증 증상을 악화시킬 수 있기에 가장 어려운 치료적 과제 중 하나이다. 일반적으로 강박장애를 다루기 전에 기분의 안정화를 우선적으로 다루는 것이 필요하다. 정신병적 증상을 가진 경우에는 소아청소년의 강박장애의 증상과 초기 정신병의 증상으로의 강박증상을 감별해야 한다. 두 경우의 강박증상 모두 병식이 상대적으로 결여되어 있고, 인지적 미성숙으로 인한 사고장애를 동반할 수 있기 때문이다. SSRI와 항정신병약물을 투여하는 것이 좋으며, risperidone이 가장 효과적인 약제로 알려져 있다. 정신과적 공존질환의 유무는 치료 반응에 영향을 미친다. 소아청소년 환자에서 SSRI에 대한 치료 반응률이 공존질환에 따라 차이가 있었는데, 강박장애만 있는 환자들에서 치료 반응률이 75%였던 것과 비교하여, ADHD가 동반된 경우 56%, 틱장애가 동반된 경우 53%, 적대적 반항 성장애가 동반되면 39%로 떨어지는 것으로 보고되었다.

(2) 치료에 반응을 보이지 않는 경우

약 40~60%의 환자들이 반응을 보이므로, 상당수가 반응을 보이지 않는다. 또한 많은 연구들이 공존 정신의학적 질환이 있는 소아청소년들을 연구에서 배제하기 때문에, 이러한 공존질환이 있으면서 반응을 보이지 않는, 그러나 임상에서는 흔한 경우에 대한 근거 기반 치료 연구결과는 부족한 실정이다. SSRI가 효과적이기는 하지만 거의 절반의 환자들은 적절한 기간동안 치료를 받고 또 최대의 추천 용량이나 견딜 수 있는 최대용량까지 사용하였음에도 불구하고, 반응을 보이지 않거나, 유의한 잔여 증상들을 보인다. 이 경우에는 다음과 같은 방법들을 시도하여 볼 수 있다.

첫 번째 전략은 다른 SSRI로 교체하는 것이다. SSRI에 부분적인 반응을 보이는 성인들에서는 항정신병 약물과 clomipramine이 병합 요법으로 사용되어 왔다. 이러한 약물학적 중재 기법은 아직 소아청소년에서는 추가적인 연구가 필요하다. 틱장

표 52-3. **강박장애 치료에 대한 권고안들의 요약**

TYPE	RECOMMENDED TREATMENT
Mild (CYBOCS score: 16~19)	CBT alone (single or group, minimum 10 sessions)
Moderate (CYBOCS score: 20~29)	CBT alone or combined with an SSRI (minimum 10-week trial)
Severe (CYBOCS score: 30~40)	CBT+SSRI (minimum 10-week trial)
Remission (CYBOCS total score less than 10)	• Maintenance CBT (booster sessions for a minimum of 12 months) • Maintenance of SSRI at an optimal dose for a minimum of 12 months
Partial response (35% to 50% decrease in CYBOCS score after achieving the optimal tolerated dose of SSRI for a minimum of 10 weeks)	• Switch to another SSRI • Augment with CBT (if not administered already) • Augment with atypical antipsychotic (E.g. risperidone, quetiapine, aripiprazole or haloperidol) • Augment with clomipramine (ECG monitoring)
Non-response (less than 35% symptom remission)	• Review diagnosis, comorbidities, compliance and family accommodation • Switch to another SSRI • Augment with CBT (if not administered already) • Augment with atypical antipsychotic (e.g., risperidone, quetiapine, aripiprazole or haloperidol) • Augment with clomipramine (ECG monitoring) • Treat comorbid disorders concurrently

CBT: cognitive behavior treatment provided by a competent clinician trained in this form of treatment in sessions lasting at least 60 minutes; CYBOCS: Children's Yale-Brown Obsessive-Compulsive Scale scores, SSRI: selective serotonin reuptake inhibitor

애가 있거나 병식이 부족한 경우에는 항정신병 약물을 시도해 볼 수 있다. 임상 연구들에서는 aripiprazole, haloperidol, risperidone 및 quetiapine이 효과적일 수 있다고 한다. 소아에서는 olanzapine은 안전성의 문제와 대사 증후군의 위험 때문에 피해야 한다. 항정신병 약물의 병합요법에 대해서는 진정, 불쾌기분, 체중 증가 및 추체외로 증상들과 같은 부작용의 가능성들에 대한 우려가 있다. 기타 병합 요법으로 사용할 수 있는 약물들에는 정신자극제, gabapentin, sumatriptan, pindolol, inositol, opiates, St. John's wort, N-acetylcysteine, memantine 및 riluzole과 같이 다양하게 결과가 나오고 있지만 이들을 통상적으로 사용하도록 권고 수준에 이르기 위해서는 추가적인 근거가 필요하다. 또다른 치료 전략은 ADHD, 틱, 우울증이나 품행장애와 같은 다른 공존 질환들의 존재를 확인하는 것이다. 공존질환의 존재는 더 심한 증상 및 더 큰 보호자의 스트레스, 그리고 더 빈약한 치료 반응들과 관련이 있다. 이러한 상황에서는 공존질환들을 같이 치료하는 것을 고려해야 한다. 약물들을 인지행동치료와 함께 병합하는 것도 항상 생각해야 하는 치료 방법이다.

표 52-3에 강박장애에 대한 각 단계별 치료 권고안을 제시하였다.

3. 배설장애

1) 유뇨증

(1) 임상양상

DSM-5에서 유뇨증은 소변을 못 가릴 만한 신체적 질환이 없는 상태에서 반복적으로 불수의적이거나 고의로 옷이나 침대에 배뇨를 보는 것으로, 최소한 3개월 동안 일주일에 2번 이상 유뇨 증세가 있으며, 소아의 발달연령이 최소한 5세 이상이어야 한다. 유뇨증의 증상은 낮이나 밤에 옷이나 침대에 소변을 보며, 이는 불수의적이지만 의도적일 수 있어서 참지 못하고 배뇨하기도 한다. 또한 빈뇨, 요실금, 긴박뇨urinary urgency 등이 동반될 수 있다. 유뇨증의 빈도는 나이가 증가하면서 감소하는데, 2세경에 80%, 4세에는 35%, 5세에 이르면 6~9% 정도로 감소하여, 매년 그 유병률은 15%씩 감소하는 것으로 알려져 있다. 그러나 청소년 중 1~1.5%가 유뇨증을 나타낼 수 있으며, 성인도 1%에서 유뇨증이 나타난다. 유뇨증 환아의 20% 정도에서 이차적인 정신과적 문제가 수반되는 우울증이 생기거나 자신감이 결여되어 있다. 대부분의 성숙과 발달을 거치면서 저절로 호전되는 수가 많으나 1% 정도에서 성인기까지 지속된다. 배뇨훈련bladder or toilet training은 보통 1세 6개월과 2세 사이에 시작하며, 배뇨기능은 점진적으로 발달한다. 유뇨증의 원인은 명확하지 않으나 유전적 요인, 신경계의 미성숙, 방광근 수축의 기능장애, 심리사회적 스트레스, 부적절한 배뇨훈련들이 원인으로 제안된다. 유전적 요인이 높은 편인데, 유뇨증 환아의 부모형제 중에서 유뇨증이 비교적 많으며, 일란성 및 이란성 쌍생아에서의 일치율도 높다. 유뇨증 환자에서 항이뇨호르몬antidiuretic hormone, ADH의 야간 중 분비가 주간에 비하여 상대적으로 감소되어 있다는 보고가 있다. 즉 야간 중에 ADH의 분비 감소로 소변의 농도가 감소됨으로써 야간 중에 배뇨량이 증가하는 소견이 유뇨 증상과 관련성이 깊음을 시사하는 것이다. 일반적으로 유뇨증은 신경계의 성숙 및 발달의 지연에 한 것으로 보는 견해가 지배적으로, 유뇨증은 정신지체나 전반적 발달장애 또는 여러 발달지연 아동에서 보다 흔하다. 1차성 유뇨증은 출생 후 현재까지 소변 가리기가 이루어지지 않은 채 계속 증상이 나타나는 경우이고, 2차성 유뇨증은 적어도 1년 이상의 기간을 소변을 잘 가려오던 아동이 다시 소변을 가리지 못하게 되는 경우를 말하는데, 일차성이 이차성보다는 더 흔하다. 밤에만 나타나는 야간형이 낮에만 나타나는 주간형보다 2~3배 정도 더 흔하며, 남아에서 여아보다 1.5~2배 정도 더 흔하다.

(2) 비약물학적 치료

치료를 위한 일반적인 원칙으로는 다음과 같은 것들이 있다. 진단을 위한 나이는 최소한 5세는 되어야 하며, 치료를 소변 조절능력을 갖추는 것 즉 증상에 초점을 맞추어야 한다. 따라서, 일차적인 정신치료는 효과적이지 않다. 공존질환은 별로도 다루어져야 한다. 유분증 및 변비가 있을 때에는 이 질환들이 우선적으로 다루어져야 한다. 먼저 주간의 유뇨증상을 치료한다. 일차성 및 이차성 유뇨증의 치료방법은 기본적으로 같다. 부모에게 유뇨증에 대한 적절한 교육이 우선되어야 한다. 적절한 수분 섭취에 대한 교육과 부적절한 배뇨 패턴이 다루어 져야 하며, 보상 기법을 시도한다. 긍정적 보상은 유뇨 여부에 따라서가 아니며, 적절한 양으로 수분 섭취 조절, 자기 전 화장실 다녀오기 등의 약속된 행동을 했을 때 제공된다. 만약 수분 섭취 조절과 적절한 배뇨훈련 및 보상기법의 사용에도 반응이 없는 경우, 일차적 치료로 벨 알람 요법이 권장된다. 벨알람 요법은 가장 효과적이며 또한 지속적인 치료효과를 갖는다. 만약 이러한 경보요법이 적절하게 시도한다면 약물은 이차적 치료 기법이다. 약물치료는 치료를 받는 동안은 효과가 우수하나 약물 투여를 중단한 후에 효과가 지속되지 않을 수 있다.

(3) 약물치료

약물치료는 유뇨증 아동에서 반드시 선택해야 할 치료법은 아니다. 약물치료의 적응증으로는 벨 경보요법을 시도하려고 하지 않는 경우, 아이가 동기가 부족할 때, 가족들이 벨 경보요법을 시행하기에 부담이 큰 경우(집안일 과중, 다른 돌봐야 되는 영유아가 있는 경우 등), 학교 외부 활동 등으로 단기간에 조절이 필요할 때 등이 있다.

합성 항이뇨호르몬인 desmopressin (DDAVP)을 사용할 수 있다. DDAVP은 유뇨증의 일차적인 치료제로서, 일일 사용량은 0.2~0.4 mg이며, imipramine을 투여할 경우에 나타날 수 있는 기면증, 변비, 어지럼, 심혈관계 부작용 등이 드물기 때문에 내약성과 안전성이 비교적 우수하다. 치료효과는 우수하여 70%에서 효과를 보이며, 30%는 완전히 반응을 보이고 40%는 일부 반응을 보이며 30%가 반응하지 않는 것으로 나타난다. 그러나, 약물 중단 시 효과는 지속되지 않았다. 0.4 mg까지 사용을 해서도 효과를 보이지 않는다면 반응을 보이지 않는다고 판단하고 약물 투여를 중단한다. 가장 극적이면서 드문 부작용으로 저나트륨혈증 및 수분 중독이 있어서 이 경우에는 집중 치료를 요한다. 삼환계 항우울제인 imipramine은 유뇨증에 오래전부터 사용되어 온 약물로, 기전은 명확히 알려져 있지 않았으나 중추성으로 수면의 구조를 변화시키거나 우울증을 치료하는 효과, 혹은 말초성 항콜린 작용에 의한 효과가 아닌가 추정된다. imipramine은 40~60%에서 효과적이나, 약물 중단 시에 그 효과는 유지되지 않았다. 보통 저녁에 10~25 mg 정도(1 mg/kg의 용량 이하)이면 흔히 충분하며, 만약 고용량이 필요하면, 하루 3번으로 분복을 하도록 하고 최대 3 mg/kg까지 천천히 증량해 볼 수 있다. 과용량 복용 시 나타날 수 있는 심혈관계 및 간 독성에 대해 설명되어야 한다. 치료 용량에서도 심부정맥이 발생할 수 있기 때문에, 약물 투약 전과 후에 치료 중에는 심전도가 필요하며 심한 치료 저항성의 경우에 후순위로 사용한다.

유뇨증은 자연적으로 호전될 가능성이 높기 때문에 치료 도중 최소한 6개월이 경과하면 약물투여를 중단하여 보는 것이 바람직하며, 이때 소량씩 매우 서서히 감량하여야 재발을 줄일 수 있다. 약물 투여를 중단한 후 재발할 경우 벨 알람 요법 등의 행동치료를 함께 병용하면 재발률을 크게 줄일 수 있다.

2) 유분증

(1) 임상양상

유분증은 만 4세 이상에서 대변을 못 가릴 만한 신체적 질환이 없는데도 적당한 장소가 아닌 곳이나 옷에 대변을 묻히는 것을 말한다. 조기의 배변 훈련은 영유아기에 빨리 배변 절제를 할 수 있게 하지만, 그럼에도 불구하고 4세경의 유분증의 발생에는 영향을 미치지 못한다고 한다. 어머니의 우울과 불안 및 발달 지연과 까다로운 기질이 선행한 후에 유분증이 뒤따를 수 있다는 보고가 있다. 유전적 인자가 어느 정도 역할을 해서 일란성 쌍둥이에서의 일치율은 70%에 달하나, 이란성 쌍둥이에서는 18%로 감소하고, 부모 한 명이 병력이 있었을 때는 26%, 두 명이 병력이 있었을 때는 46%에서 발생하며, 특히 아버지가 병력이 있었을 때는 40%, 어머니가 병력이 있었을 때는 19%에서 발생한다. 유분증의 유형은 정체성 유형functional constipation과 비정체성 유형functional non-retentive fecal incontinence, FNRFI으로 구분이 가능하다. 정체성 유형은 변비와 관련이 있으며 주기적으로 며칠 동안 대변을 장내에 정체시키다가 고통스럽게 배출을 하면서 변을 보는 것을 두려워하게 되고 악순환으로 변비가 더욱 악화된다. 이 때 대변 덩어리가 커지면서 항문 입구를 막고 주변으로 대변의 수분 성분이 흘러나오는 현상을 초래하게 된다. 비정체성 유형은 변비와의 관련이 없이 정신적 혹은 신체적 이유로 배변 조절을 하지 못하는 것이다. 역학 연구가 워낙 드물지만, 10~16% 아동들 중에서 2%가 유분증을 보이고 이들 중에서 18%가 비정체성 유형인 것으로 보고된 바가 있다.

(2) 비약물학적 치료

배설장애의 치료에서는 증상 자체의 조절 외에도 성격 및 환경의 조절 등과 같은 전반적인 치료적 접근을 요한다. 아동에게는 저하된 자존심과 관련한 안심과 격려가 필요하며. 이 과정에서 바람직한 행동과 협조가 이루어질 때 충분한 보상을 하는 행동수정요법이 효과가 있으며, 가족들에게도 전반적인 대장 기능에 대한 교육이 필요하다. 유분증에서는 유뇨증의 경우보다는 기질적 원인에 의한 경우보다는 심리적 요인이 작용하는 경우가 많아서 필요하다면 정신치료나 놀이치료를 통해서 이러한 내면의 심리적 갈등을 해소하는 것이 도움이 된다.

(3) 약물치료

무작위, 통제 연구들에 따르면 변비와 관련되지 않은 FNRFI에서는 경구 하제의 투여는 의미가 없다. 이는 오히려 변을 너무 묽게 만들어서 유분증상의 빈도가 늘어날 수도 있다. FNRFI에서 효과가 있다고 일부 증례에서 보고되는 것으로는 opiate 수용체 작용제인 loperamide가 있다. 이는 장 연동운동을 줄이고, 내부 항문 괄약근의 긴장도를 높이는 기능을 한다. 처방을 할 때에는 변비를 예방하기 위한 주의가 필요하다. 일부에서는 항우울제인 imipramine도 효과가 있다고 하는데 이는 항콜린성 작용을 갖고 있다. 그러나 심혈관계 부작용의 우려로일상적으로 처방해서는 안되며 처방 시에는 주의를 요한다.

변비와 관련된 경우에는 배변훈련과 함께 하제를 사용하여 처음에 대변에 의한 막힘을 제거하고 이후에는 유지치료를 하도록 한다. 일단 관장을 해서 박힌 대변 덩어리를 제거한 후에는 더 적은 용량으로 유지치료를 한다. 다시 분변의 재축적을 막기 위해서 최소 6개월에서 2년에 달하는 기간 동안의 장기간의 유지 치료가 필요하다. 하루 3번 식사 후에 배변훈련을 하고, 경구용 하제를 준다. 표준이 되는 가장 효과적인 하제는 polyethylene glycol (PEG)이다. 초기 용량은 하루에 0.4 g/kg을 2번에 나누어서 시작하며, 변이 굳으면 용량을 늘리고 변이 묽으면 용량을 줄인다. 치료적 용량은 하루 0.2~1.4 g/kg 범위이다. 기타 lactulose도 사용할 수 있다. 액상형 lactulose는 일일 1~3 mg/kg의 용량을 1~3회에 걸쳐 복용한다.

참고문헌 QR코드

전체 참고문헌은 해당 QR코드를 통해 대한정신약물학회 홈페이지에서 다운받으실 수 있습니다.

PART

12 노년기 정신장애의 약물치료

노년기 약물치료의 기본원칙

Chapter 53

Basic principles of psychopharmacology in geriatric psychiatry

◐ 왕성민 가톨릭대학교 의과대학 정신건강의학교실
◐ 임현국 가톨릭대학교 의과대학 정신건강의학교실

1. 서론

우리나라의 노인 인구는 빠르게 증가하고 있다. 2023년 기준, 65세 이상 고령 인구는 전체 인구의 18.4%를 차지하며, 이는 약 950만 명에 해당된다. 이러한 증가 추세는 지속되어, 2025년에는 고령 인구 비중이 20.6%에 도달하여 우리나라는 초고령사회에 진입할 것으로 예상된다. 2023년에는 70대 이상 인구가 20대 인구를 넘어섰으며, 이러한 고령화 추세는 저출산과 기대수명 연장 등의 요인으로 인해 가속화되고 있어 2050년에는 고령 인구 비중이 40%를 넘어설 것으로 예상된다. 최근 국내 연구에 따르면, 장기요양 등급을 받은 노인의 약 79.2%가 중추신경계용 약물을 복용하고 있으며, 요양원 등 시설에 거주하는 노인의 경우 그 비율이 86.8%에 달하는 것으로 확인되었다. 노인들은 다양한 신체적 및 정신적 변화로 인해 정신작용약물 복용 시 여러 부작용을 경험할 가능성이 높다. 특히, 변비, 섬망, 인지기능장애 등의 항콜린성 부작용과 졸림 등의 항히스타민성 부작용, 기립성 저혈압 등의 항아드레날린성 부작용 등이 흔하게 발생한다. 이러한 부작용은 약물의 효과와 환자의 순응도를 저하시킬 뿐 아니라, 낙상 및 골절과 같은 심각한 사고로 이어질 수 있어 약물 처방 시 세심한 주의가 필요하다. 따라서 노인들에게 정신작용약물을 투여할 경우, 정상적인 노화 과정과 연관된 약동학pharmacokinetic 및 약력학적pharmacodynamic 변화를 함께 고려하여 처방을 해야 한다. 아울러 노인이 되면서 겪게 되는 여러 가지 신체적인 질환 및 이와 연관된 기타 약물과 정신작용약물과의 약물 상호작용을 항상 고려하여야 한다.

또한 노인 환자의 90% 이상에서 한 가지 이상의 약물을 복용하므로 약물 상호작용과 약동학, 약력학적 변화의 관찰은 필수적이라고 할 수 있다. 이를 통해 노인에서 수반되는 약물 부작용을 최소화하고 최대의 약효를 올림으로써 개개인의 신체적 변화에 따른 최적의 치료를 극대화할 수 있을 것이다. 하지만 노화와 연관된 신체 변화의 경우, 개인차가 항상 존재하고 있으므로 정신작용약물의 선택 및 치료 전략의 수립 시에는 단순한 나이에 따른 변화 외에도 개인에 따른 다양한 이학적 검사, 병력 청취에 기반 한 치료전략을 세워야 한다. 또한 알츠하이머병과 같은 인지기능장애 환자에서는 항정신병약제의 사망률과의 연관성이나, 벤조디아제핀계 약물의 장기 사용과 치매 위험도와의 연관성 등 약물 자체의 위험 또한 고려해야 한다. 이처럼 노인 정신장애의 증상에 대한 약물치료 계획의 수립에는 다양한 요소들을 함께 고려해야 하는 복합적인 전략이 필요하다고 할 수 있다. 따라서 본 장에서는 노화에 의한 변화와 노인의 정신질환에서 살펴보아야 할 약물학적 특성과 아울러 약물치료의 기본적인 전략수립에 관하여 살펴보고자 한다.

2. 노화와 연관된 약동학적 변화

노인 환자에게 정신작용약물을 사용하는 것은 중요하며, 이는 삶의 질을 유지하거나 향상시키는 데 필요할 수 있다. 노화에 따른 약물역학 및 약물동력학의 특정 변화를 올바르게 이해하면 약물 상호작용과 다약제 복용polypharmacy의 빈도를 줄이는 데 도움이 된다. 노화에 따른 신체적인 변화, 특히 위장관기능 변화, 체중 변화, 수분량 변화, 간 및 신장 대사기능의 변화 등은 정신작용약물의 흡수, 분포, 대사, 배설에 있어 다양한 약동학적 변화를 일으키게 된다. 이 중 흡수 과정의 변화는 임상적으로 큰 문제가 되지는 않으나, 연령에 따른 변화 폭이 큰 분포, 대사, 배설의 과정은 노인에서 흔히 사용되는 정신작용약물의 효과와 이상반응을 예측하는 중요한 지표이다. 하지만 노화에 따른 장기기능의 변화는 개인차가 심하여 같은 연령대의 노인이라도 약동학적 차이는 상당히 존재하여, 연령에 따른 객관적인 약동학적 변화를 예측하는 것에는 어려움이 있다. 따라서 노인 환자에 있어 정신작용약물의 투여 시 정확한 이학적 검사 및 병력 청취를 통한 질병상태, 수분섭취상태, 영양상태, 심박출량이나 소변량 등에 대한 충분한 고려를 통하여 개인의 약동학적 변화에 대해 고려하는 것이 성공적인 약물치료를 위하여 무엇보다 중요하다.

약동학적 상호작용은 약물의 생체이용률에 간접적으로[예: 시토크롬 P450 (CYP) 효소의 유도 또는 억제를 통해] 또는 직접적으로 영향을 미친다. 노화에 따른 약동학적 변화에는 위장관과 혈액뇌장벽을 통한 흡수의 변화, 약물 분포의 변화, 단백질 결합의 변화, 신장을 통한 배설의 변화, 그리고 생체변환 CYP의 변화가 포함된다(표 53-1).

1) 흡수

정상 노화 과정에서는 약물의 흡수가 일어나는 위장관기능의 변화가 수반되나, 이로 인하여 구강 투여 약물의 최대 농도까지 발현되는 시간time to peak plasma drug concentration, Tmax이나, 혈액 내 약물 최대 농도highest concentration of a drug in the blood, Cmax 등은 영향을 받지 않는 것으로 알려져 있다. 이처럼 노화로 인한 위장관 운동 변화가 약의 흡수에 영향을 미치지 않지만 그 반대의 현상, 즉 약물로 인하여 위장관 운동은 영향을 받게 된다. 예를 들면 저역가 항정신병약제의 경우, 위장관 운동을 저해하여 변비 그리고 소화불량 등의 증상을 일으키게 된다. 특히 치매환자와 같이 본인의 증상을 명확하게 표현하지 못하는 환자의 경우 이러한 현상은 더 중요하다. 알츠하이머병 환자의 경우 변비는 매우 빈번하게 발생하게 되며, 이로 인한 초조 및 공격성 등이 발생하게 된다. 이때 이러한 증상을 제어하기 위해 저역가 항정신병약제를 투여한다면, 위장관 운동은 악화되어 계속적으로 변비가 발생하고 다시 초조증상이 발생하는 악순환이 생기게 된다.

2) 분포

통상적으로 약물의 분포는 노화에 따라 임상적으로 영향을 많이 받는다고 알려져 있다. 약물이 전신 순환을 하게 되면, 약물은 조직에 분포하게 되며 이를 통해 약의 효과가 발생한다. 약물이 체내에 흡수되면 혈장 내 단백질에 결합된 것과 유리된 것의 평형 상태를 이루게 된다. 노화와 관련된 변화에는 체지방량 증가, 체내수분감소, 장기관류organ perfusion 감소, 혈청 알부민 농도감소, 근육량 감소, 그리고 알파-1 글라이코 단백질 증가가 포함된다.

체지방의 증가는 지용성 정신작용약물의 분포 증가를 일으키게 된다. 따라서 지용성 약물의 경우 분포가 증가하면서 제거가 지연되고, 약물의 작용 시간이 늘어나게 된다. 예를 들면 삼환계 항우울제의 경우, 증가된 체지방으로 인하여 노인에게서 부작용 및 독성 효과가 더 빈번하게 발생할 수 있다. 따라서, 지용성이 매우 높은 약물인 diazepam의 반감기는 노인에서 크레아티닌 청소율creatinine clearance에 변화가 없더라도 두 배로 길어질 수 있다. lorazepam은 지용성이 아니며 노인에서 반감기가 연장되지 않는다. 이와는 반대로 수용성 약제의 경우 노화와 연관된 체내 수분량으로 인해 체내 약물 분포가 감소하게 된다. 따라서 수용성 약제는 목표 혈중농도에 도달하기 위해 필요한 약 용량이 줄어들 수 있다. 또한 노화와 연관된 단백질 감소로 인하여 체내 알부민에 잘 결합되는 약물의 경우 유리 약물 농도가 많이 증가하게 되어 노인의 경우 약물의 포화가 더 빠르게 일어나게 되어 부작용 및 독성 작용이 쉽게 일어나게 된다. 또한, 혈장 알부민 농도가 낮아진 경우, 단백질 결합률이 높은 약물(예: warfarin, valproic acid)의 자유 약물 농도가 증가하여 약물의 효과가 증대되거나 독성이 나타날 가능성이 있다. 노인 환자의 약물치료 시 이러한 분포의 변화를 고려하여 적절한 약물용량조절과 모니터링이 필요하다.

3) 대사 및 배설

간에서의 약물 청소율은 약물대사에 관여하는 효소의 활성도와 간 혈류량에 의해 결정된다. 노인에서는 대사효소에 의한 약물의 대사와 간 혈류량에 의한 약물의 제거가 다소 저하되어 있다. 이러한 변화는 여러 약물의 간 고유의 대사능력에 영향을 미쳐 간 청소율의 감소 및 제거 반감기의 증가를 유발한다.

노인에서의 약동학적 변화 중 가장 두드러진 특징은 신장 배설능력의 감소이다. 연령과 관련된 신장 배설의 변화는 개인별로 다르게 나타날 수 있다. 신장 관류, 세포의 수, 그리고 사구체 여과율glomerular filtration rat, GFR은 나이가 들면서 점진적으로 감

표 53-1. 노화와 연관된 신체기관의 기능 변화와 연관된 약동학적 변화

기관	기능 변화	약동학적 결과
순환기	혈장 알부민 농도의 감소 및 알파-1-산당 단백의 증가	약물의 유리 용량의 증가
소화기계	장기와 혈액 순환 감소	약 흡수 속도의 감소
신장	사구체여과율 감소	활성 대사물의 신장 제거의 감소
간	간 크기 감소 및 간 혈액 순환 감소	간 대사 감소
근육	체지방량 감소와 지방세포 증가	지용성 약물의 신체 분포 변화 및 이와 연관된 약물 반감기 증가

소한다. GFR은 매년 최대 1 mL/min씩 감소하며, 50세 이후에는 세뇨관 기능이 매년 1%씩 저하된다. 이러한 변화로 인해 많은 약물들의 반감기가 상당히 길어지게 되므로 약물독성이 발생하지 않도록 하기 위해서는 약물의 용량이나 투여 횟수를 줄여야 한다. 또한, 노인환자에서는 약물의 혈중농도를 더 자주 확인하는 것이 중요하며, 대사되는 경로가 다양한 약물이 더 안전할 수 있다.

3. 노화와 연관된 약력학적 변화

약력학이란 약물 투여 후 인체에서 실제로 약물 반응이 생기는 현상 및 그 효과와 연관된 특성을 말한다. 일반적으로 신체적 차이에 따라 약의 효과는 개개인마다 다르며, 그 부작용의 양상도 차이가 있다. 이처럼 약물의 약력학적 특징에는 약물의 효과를 중재하는 데 필요한 생물학적 기전뿐만 아니라 부작용에 대한 약리학적 작용까지 포함된다. 따라서 amitriptyline과 같은 삼환계항우울제 약물을 투여 시, 약효는 세로토닌과 노르에피네프린 재흡수 억제와 연관이 있고, 기립성 저혈압과 같은 부작용은 amitriptyline의 알파 아드레날린 수용체의 차단과 연관이 있다. 표 53-2는 노인이 되면서 발생하는 주요 신경전달물질 체계와 연관된 약력학적 변화를 나타낸 것이다.

1) 도파민 체계

정상 노화에서 도파민 신경전달물질 체계의 경우 도파민 D2 수용체의 감소를 선조체에서 보인다. 정상 노인에서 이러한 감소는 운동장애와 연관되어 있다. 만약 도파민 세포 소실이 흑질에서 일정한 역치 이상이 되면 파킨슨 증상이 나타나게 된다.

표 53-2. **노화와 함께 발생되는 주요 약력학적 변화**

도파민 체계
↓선조체의 도파민 D2 수용체
콜린 체계
↓콜린아세틸전환효소
↓콜린세포 수의 감소
아드레날린 체계
↓베타 효현제에 대한 cAMP 생산
↓베타 아드레날린 수용체
↓베타 아드레날린 수용체 감수성
↓알파 2 아드레날린 수용체 반응성
GABA 체계
↓benzodiazepine에 의한 정신운동
↑GABA에 대한 시냅스후 수용체

파킨슨병에서는 이러한 세포의 소실이 연령의 증가와 함께 나타나게 되는 것이다. 도파민 D2 수용체의 소실은 약물 투여 시 추체외로증상 혹은 지연성 운동장애의 증가를 설명해준다고 볼 수 있다. 따라서 노인들에게는 항정신병약물에 대한 민감도가 증가하므로, 일반 성인에 비해 적은 용량을 사용하는 것이 좋다. 또한 치매 환자의 배회, 망상, 폭력 등의 행동장애를 위해 투여하는 것은 사망률을 1.6~1.7배 정도 증가시키므로 가급적 자제하는 것이 바람직하다.

2) 콜린 체계

정상 노화 시에는 콜린 세포의 감소와 아울러 아세틸콜린을 합성하는 콜린아세틸전환효소choline acetyltransferase 활동 감소가 발생하게 된다. 대뇌피질, 해마, 마이너트 기저핵nucleus basalis of Meynert에서의 콜린 세포의 감소와 콜린 체계의 활동성 감소는 기억력을 포함한 인지기능의 감소 및 알츠하이머병과 연관되어 있다. 이러한 알츠하이머병에서의 콜린 가설은 현재 사용되고 있는 donepezil, rivastigmine, 그리고 galantamine과 약제의 기본적 약리학적 근간이다. 또한 정상 노화 과정에서의 콜린 체계의 감소는 항콜린성 약물 투여 시 발생되는 섬망 현상의 주요 병리학적 요인으로 작용하고 있다.

노인은 항콜린성 부작용에 더 민감하기 때문에 항콜린작용이 있는 약물은 여러 문제를 일으킬 수 있다. 항파킨슨제, 삼환계 항우울제, 혹은 신경이완제(예: olanzapine 및 quetiapine)는 중추 항콜린증후군이나 섬망을 유발할 수 있다. 내과에서 사용되는 약물, 예를 들어 cortisol, dimenhydrinate와 같은 항구토제, 그리고 칼슘 길항제도 항콜린작용을 가질 수 있으며 비뇨기계 약물 또한 이러한 작용을 할 수 있다.

3) 아드레날린 체계

정상 노화와 연관된 노르아드레날린 체계 변화는 주로 베타 아드레날린 수용체 변화와 연관되어 있다. 베타 아드레날린 수용체 반응의 생물학적 표지자인 cyclic adenosine monophosphate (cAMP)의 농도는 정상 노화 시 감소된다. 아울러 노화에 따라 clonidine에 대한 알파 2 아드레날린 수용체의 반응성은 감소한다. 알파 2 아드레날린 수용체의 경우 시냅스전에 위치하고 있어, 자극 시 음성 되먹임negative feedback 현상을 일으켜 시냅스전 뉴런에서 노르에피네프린 방출이 감소된다. 따라서 노인에서는 알파 2 아드레날린 수용체의 반응성이 떨어짐에 따라 시냅스전 뉴런의 방출이 증가하여, 고혈압이 많아지게 된다. 정신과적 영역에서는 흔히 불안장애, 항정신병으로 인한 초조, 또는 금단현상의 치료를 위해 베타차단제인 propranolol이나, 알파 2

아드레날린 효현제인 clonidine을 흔히 사용하게 되며, 노인의 경우 젊은 성인에 비해 반응성이 떨어지게 된다.

4) GABA 체계

노년기 환자의 불안 및 진정을 위해서 benzodiazepine계 약제는 가장 많이 사용된다. 특히 젊은 성인에 비해 단기작용 benzodiazepine의 투여는 노인에 있어 정신운동 활성의 감소 및 과다 진정 등의 부작용을 보인다. 이러한 현상은 흔히 약동학적 측면, 즉 약물 혹은 그 대사물질의 단순한 혈장농도 차이만으로는 설명되지 않는다. 따라서 노인 환자에 있어 benzodiazepine의 투여 시에는 약력학적인 측면도 반드시 고려해야 한다. benzodiazepine계 약물과 연관된 약리학적 기전은 완전하게 설명되고 있지 않으나, 증가된γ-aminobutyric acid (GABA) 농도와 연관된 세포의 시냅스후 효과의 증가와 chloride ion channel의 증가된 세포 투과도와 연관이 있는 것으로 알려져 있다.

표 53-3. 시토크롬 P450 효소에 의해 대사되는 정신작용약물

CYP	약물			항우울제 길항제	기타 길항제		효현제
1A2	amitriptyline clomipramine clozapine cyclobenzaprine duloxetine estinyl estradiol fluvoxamine	haloperidol imipramine mexiletine mirtazapine olanzapine ondansetron pentazocine	tacrine tizanidine verapamil warfarin zileuton zolmitriptan	fluvoxamine amiodarone paroxetine*	cimetidine fluoroquinolones methoxsalen mibefradil ticlopidine		inhaled smoke insulin modafinil nafcillin omeprazole phenobarbital rifampicin
2B6	bupropion cyclophosphamide	efavirenz ifosfamide	methadone		thiotepa ticlopidine		phenobarbital rifampicin
2C8	amodiaquine cerivastatin	paclitaxel repaglinide	torsemide		gemfibrozil glitazones	montelukast	rifampicin
2C9	amitriptyline celecoxib diclotenac fluoxetine fluvastatin glipizide glyburide	meloxicam nateglinide phenytoin piroxicam irbesartan losartan	rosiglitazone tamoxifen tolbutamide torsemide sertraline warfarin	fluoxetine* fluvoxamine	amiodarone fluconazole fluvastatin isoniazid lovastatin phenylbutazone probenecid	sulfamethoxazole phenobarbital sulfaphenazole teniposide ticlopidine trimethoprim zafirlukast	rifampicin secobarbital
2C19	2C19 amitriptyline carisoprodol citalopram clomipramine cyclophosphamide diazepam	escitalopram fluoxetine hexobarbital imipramine indomethacin	lansoprazole mephenytoin phenytoin primidone sertraline	fluoxetine* fluvoxamine	chloramphenicol cimetidine felbamate indomethacin ketoconazole lansoprazole	modafinil omeprazole oxcarbazepine ticlopidine topiramate	carbamazepine norethindrone predisone rifampicin
2D6	amitriptyline amphetamine aripiprazole atomoxetine carvedilol chlorpheniramine chlorpromazine citalopram clomipramine desipramine duloxetine encainide	escitalopram flecainide fluoxetine fluvoxamine haloperidol metoclopramide metoprolol mexiletine mirtazapine nortriptyline olanzapine ondansetron	paroxetine perphenazine phenothiazines propatenone risperidone sertraline tamoxifen thioridazine timolol tramadol TCAs venlafaxine	bupropion citalopram* duloxetine fluoxetine fluvoxamine paroxetine	amiodarone celecoxib chlorpheniramine levomepromazine chlorpromazine cimetidine clemastine clomipramine cocaine diphenhydramine doxepin doxorubicin halofantrine	haloperidol hydroxyzine methadone mibefradil moclobemide quinidine ritonavir terbinafine thioridazine ticlopidine tripelennamine	dexamethasone rifampicin
2E1	chlorzoxazone dapsone enflurane halothane	isoflurane isoniazid sevoflurane venlafaxine			disulfiram		isoniazid

〈계속〉

CYP	약물			항우울제 길항제	기타 길항제		효현제
3A 4/5/7	alfentanil alprazolam amitriptyline amlodipine aripiprazole astemizole atorvastatin benzodiazepines buspirone cafergot carbamazepine cerivastatin chlorpheniramine cisapride citalopram clarithromycin Clomipramine clozapine cocaine cyclosporine dapsone diazepam dihydropyridine calcium channel blockers diltiazem docetaxel doxycycline eplerenone	ergotamine escitalopram ethinyl estradiol ethosuximide etoposide felodipine fentanyl finasteride fluconazole fluoxetine haloperidol HIV protease inhibitors hydrocortisone ifosfamide imatinib mesylate imipramine irinotecan isradipine itraconazole lidocaine loratadine lovastatin methadone midazolam mirtazapine nefazodone	omeprazole ondansetron paclitaxel paroxetine pimozide progesterone quetiapine reboxetine risperidone salmeterol sertraline sildenafil simvastatin sirolimus tacrolimus tamoxifen telithromycin terfenadine testosterone trazodone triazolam venlafaxine verapamill vincristine zaleplon ziprasidone zolpidem	fluvoxamine amiodarone nefazodone	aprepitant chloramphenicol cimetidine ciprofloxacin clarithromycin diethyl- dithiocarbamate diltiazem erythromycin	HIV protease inhibitors itraconazole ketoconazole macrolide antibiotics mibefradil mifepristone nefazodone norfloxacin	barbiturates carbamazepine efavirenz glucocorticoids modafinil nevirapine phenobarbital phenytoin pioglitazone rifabutin

CYP = Cytochrome P450 enzyme

4. 약물상호작용

대부분의 노인들은 연령의 증가에 따라 다양한 신체적 정신적 문제를 겪게 되며, 이와 연관된 다양한 종류의 약물을 복용하게 되어 결국 다약제 복용polypharmacy의 위험에 노출되어 있다. 복용하는 약물이 많아질수록 약물 상호작용 및 원치 않는 부작용의 위험이 커진다. 더불어, 나이에 따른 약동학 및 약력학의 변화도 이러한 위험을 더욱 증가시킨다. 따라서 약물 간 상호작용의 이해는 효과를 극대화하고 부작용을 최소화하는 최적의 치료를 위해 필수적이라 할 수 있다. 많은 수의 정신작용약제의 경우 CYP 효소군(CYP 1A2, CYP 2B6, CYP 2C9, CYP 2C19, CYP 2D6, CYP 3A4)에 의해 대사되고 있다(표 53-3). 노화에 따른 CYP 효소군의 변화는 잘 알려지지 않았으나, 노화가 각각의 CYP 효소에 미치는 효과는 일정하지 않은 것으로 보고되고 있다. 예를 들면 CYP 2D6은 노화에 따라 변화하지 않는 것으로 알려져 있으나, CYP 2C19나 CYP 3A4의 경우 연령에 따라 그 활성도가 감소하는 것으로 알려져 있다. 앞서 언급한 대로 복합 약제 복용에 따라 흔히 복용하는 약물들 사이에서 경쟁적 또는 비경쟁적으로 중요한 약물상호작용이 일어날 수 있다. 따라서 특정 효소를 효현하거나 길항하는 약물을 숙지하는 것은 약물 상호작용에 의한 부작용을 최소화할 수 있을 것이다.

5. 노인 약물치료의 일반적 지침

연령이 증가함에 따라 약동학과 약력학도 함께 변화하기 때문에 대부분의 약물은 고령일수록 더 낮은 용량으로 투여되어야 한다. 더욱이 유전적 소인과 체질에 따른 개인의 차이는 약물의 치료효과와 부작용을 예측하기 어렵게 만들 수 있다. 따라서 노인의 정신약물치료에서는 '낮은 용량으로 시작하고 서서히 증량start low–go slow' 원칙을 명심해야 한다. 또한 약동학적 측면에서 노인은 성인보다 치료에 대한 반응이 늦게 나타날 수 있다. 예를 들어 우울증의 경우 성인에서는 치료반응이 나타나기까지 4주 정도의 기간이 소요되는 반면, 노인에서는 6주에서 8주의 기간이 필요할 수 있다. 이처럼 노인의 정신질환에 대한 약물치료 시에는 신체변화와 연관된 다양한 변수가 존재하므로, 약물을 선택할 때에는 다음의 몇 가지 사항을 고려해야 한다.

첫째, 이전의 내외과적, 정신과적 치료반응을 고려한다. 따라서 병력청취 시 이전 치료의 반응 정도, 부작용의 종류와 정도, 그리고 약에 대한 내성 등을 주의 깊게 청취해야 한다. 둘째, 환자의 유전적 성향에 따른 약물반응을 고려한다. 만일 가족 중 한 사람이 정신과약물을 투여 받았다면 그 치료반응을 알아보는 것이 좋다. 이렇게 하면 어떤 약물이 환자에게 적합한지에 관한 대략의 예측을 할 수 있다. 셋째, 환자가 현재 복용하고 있는 다른 약물을 고려한다. 따라서 병력청취 시 향후 환자에게 복용 중인 약물을 모두 가져오도록 권유하고, 그 약물들을 모으는데 가족의 협조를 구하는 것이 도움이 될 것이다. 특히 한약을 복용하고 있는지도 꼭 물어볼 필요가 있다. 넷째, 효과적이며 부작용을 최소화할 수 있는 병합투여를 고려한다. 일반적으로 노인들은 한 가지 약물에 부분적으로 반응을 하거나 전혀 반응하지 않을 수 있다. 이러한 경우 질환이나 상태에 따라 몇 가지 치료제를 병합투여하면 더 좋은 효과를 얻을 수 있다. 따라서 의사는 효과적인 병합치료 방법을 모색하고 병합투여 시 발생할 수 있는 문제들에 관해 숙지하고 있어야 한다. 다섯째, 순응도를 고려해야 한다. 노화와 연관된 신체변화, 생리적변화, 약동학, 약력학 및 약물상호작용을 고려한다고 하더라도 환자의 약물 순응도가 떨어져, 약을 복용하지 않는다면 약의 효과를 기대할 수 없다. 약물순응도를 높이기 위한 방법으로는 약의 복용 횟수를 1회에서 2회로 제한하거나, 복약에 대한 필요성에 대한 지속적 교육, 보호자의 교육 및 약품을 담는 용기나 도구 등을 이용한 순응도 증가도 고려할 수 있다. 이를 통해 노인 환자의 정신질환에 관한 약물 선택 시 최적의 효과를 낼 수 있는 약을 선택할 수 있을 뿐 아니라, 약으로 인한 부작용을 최소화함으로써 약물에 대한 최상의 치료반응을 이끌 수 있을 것이다. 아울러 약물의 투여와 연관된 노인의 삶의 질까지 고려할 수 있어야 할 것이다.

신경인지장애

Neurocognitive disorder

Chapter 54

◐ 엄유현 가톨릭대학교 의과대학 정신건강의학교실
◐ 이강수 차의과학대학교 의과대학 정신건강의학교실

1. 서론

치매는 뇌의 신경세포가 손상되어 기억력, 판단력, 지남력, 언어능력, 시공간능력 등의 인지기능이 저하되고 이에 따라 일상생활수행능력 및 사회생활 전반에 걸쳐 장애가 생기는 임상 증후군을 일컫는다. 치매의 유병률은 다소의 차이는 있지만 65세 이상에서 약 5~7%이고 80세 이상에서는 약 30~40%에 이른다고 보고되었다. 치매를 일으키는 원인 질환으로는 약 80가지 이상의 질환이 보고되고 있지만 알츠하이머병, 혈관성 치매, 루이소체치매가 3대 주요 치매로 일컬어지고 있으며, 그 외 전두엽 치매 및 알코올성 치매 등이 주요 원인 질환으로 부각되고 있다.

퇴행성 신경계 질환의 일종인 알츠하이머병의 일반적인 양상은 서서히 진행하는 경과를 밟으며, 혈관성 치매는 이와는 달리 급작스러운 발병을 보이고 때로는 계단식의 악화를 나타내는 것이 특징적이다. 반면 루이소체치매는 증상의 변동이 많으며, 추체외로증상 및 환각, 망상 등의 지각 및 사고장애의 정신병적 증상을 보이는 것이 특징적이다. 치매의 전반적인 증상 및 경과는 초기의 기억장애에서 시작하여 중기에는 행동·정신장애가 두드러지며 말기에는 신체장애가 동반되는 양상을 나타낸다. 치매에서 보통 발병에서 사망에 이르는 평균 기간은 8~10년으로 알려져 있으나, 신체적 합병증의 적절한 관리 시 15~20년까지도 늘어나는 것으로 보고되고 있다. 치매의 치료는 약물치료와 정신사회적 치료로 크게 두 가지로 대별되며 그중 대표적인 약물치료는 인지기능의 호전과 다양한 문제행동의 치료로 나누어진다. 정신사회적치료는 인지기능의 저하 및 다양한 문제행동의 출현으로 인한 환자 및 가족의 정신적 및 사회적 문제들을 이해하고 돕는 데 있다. 최근 약물치료의 발전으로 인지기능을 호전시키는 약물뿐만 아니라, 알츠하이머병의 주요 병리기전 중 하나인 아밀로이드 축적을 직접 표적으로 하는 단일항체 치료제가 개발되며 치매치료의 새로운 지평을 열어가고 있다. 특히, FDA 승인을 받은 lecanemab을 포함한 아밀로이드 단일항체는 알츠하이머병 치매의 진행을 억제하는 효과가 보고되어 주목받고 있다. 치매의 약물치료를 현재까지 보고된 근거를 중심으로 일반적인 약물치료 원칙과 함께 알츠하이머치매, 혈관성 치매, 루이소체치매를 중심으로 살펴보면 다음과 같다.

2. 일반적 약물치료 원칙

치매의 치료원칙은 만성적으로 진행되는 대부분의 질환과 마찬가지로 일관성 있고 지속적으로 또 효율적으로 대처하는 것이 가장 중요하다. 인지장애의 치료와 행동심리증상의 치료가 가장 중요하지만 환자의 일상생활 기능을 유지시켜주는 것과 아울러 가족들의 부담을 덜어줄 수 있는 치료, 그 외 법적인 문제와 윤리적인 측면도 동시에 치료 대상에 포함되어야 한다. 즉 치매의 치료원칙은 의학적 모델에 입각하여 개개인의 특성을 고려하여 이루어져야 한다는 것이다. 첫째, 약물치료를 통한 증상의 완화 및 병의 급속한 진행의 억제, 둘째, 지속적이고 일관성 있는 치료 및 대처, 셋째, 환자 및 가족의 정신적 치료와 사회적인 지지체계 강화 등 통합적인 접근이 필요하다.

치매치료는 임상적으로 기억력 감퇴의 증상이나 증후가 있거나 신경인지기능 검사상 객관적인 인지기능의 약화소견을 보인다면 바로 시작할 수 있다. 그러나 치료시작 전 원인적인 진단이 이루어져야 한다. 실제로 치매가 의심되는 환자를 대할 때 임상의사는 첫째, 이 환자의 기능장애는 정말로 치매인가 질문하여 다른 종류의 질병과 감별진단해야 하며, 둘째, 치매의 원인이 무엇인가 하는 원인진단, 셋째, 치매 과정이 가역적으로 호전될 수 있는 성질인가를 질문하는 세 단계의 진단적 노력을 수행하여야 한다. 치매의 진단은 기본적으로 환자 및 보호자의 정확한 병력 청취를 통한 병의 증세, 병의 경과는 물론 이학적, 신경학적검사, 신경인지기능검사 및 뇌영상검사 등의 체계적인 방법을 통하여 이루어져야 한다.

많은 약물들이 치료제로서 시도되었으나 아직까지 효과가 뚜렷이 입증된 약물은 없다. 치매의 대표적인 인지장애의 증상이 주로 대뇌기저부의 콜린성 신경의 손상에 의해 기인된 것이라는 가설과 함께 여러 가지 기전을 갖는 콜린성 약물들이 개발되었다. 대표적인 것은 콜린에스테라제 억제제로 초기 및 중기의 알츠하이머치매 환자에서 약 25~40%의 범위에서 인지기능의 호전을 보였으나, 고도의 치매 경우는 치료 효과가 떨어지므로 치료의 시기가 무엇보다도 중요한 것으로 인식되고 있다. 항치매약물은 치매환자의 인지기능저하를 예방하고 회복시키며 아울러 일상생활기능을 증진시키는 모든 약물을 칭한다. 대표적으로는 콜린에스테라제억제제cholinesterase inhibitor인 tacrine, donepezil, rivastigmine, galantamine 등이 여기에 속한다. 그 외에 뇌혈관개선제, nootropics, 여성호르몬, 각종 비타민 등도 인지기능 저하를 치료할 수 있는 기전을 가진 약물로 제시되고 있다. 또한 사고장애, 지각장애, 공격성 등 행동심리증상의 치료제로는 과거에는 haloperidol 등 정형 항정신병약물을 사용했지만, 최근에는 비정형 항정신병약물인 risperidone, olanzapine, quetiapine의 소량 사용이 권장되고 있다. 치매환자에서 보이는 우울증 등 정동장애의 치료에는 세로토닌 재흡수를 차단시키는 sertraline, escitalopram 등의 항우울제가 비교적 폭넓게 사용되고 있다. 기억장애, 언어장애, 인식장애 및 실행장애를 주소로 하는 인지기능장애와 공격적 행동, 배회, 환각, 망상, 우울 등을 주 증상으로 하는 행동심리증상의 치료의 두 가지로 나누어 볼 수 있다. 치매의 약물치료는 초기, 중기까지 유지되어야 하나 고도로 인지기능이 손상되어 호전을 기대하기 어려운 말기에는 중단할 수 있다. 반면, 행동심리증상을 개선시키기 위해 사용하는 항정신병약물, 항불안제, 항우울제, 및 수면제 등은 환자의 상태에 따라 조절 내지는 중단할 수 있다. 대표적인 치매의 유형인 알츠하이머치매, 혈관성 치매 및 루이소체치매의 약물치료를 구체적으로 살펴보면 다음과 같다.

3. 알츠하이머치매

알츠하이머치매에서 대뇌의 일차적인 병변은 신피질 choline 전달의 기시부인 Meynert 기저신경절의 신경세포들의 퇴행성 변화이며 이로 인해 피질의 choline계 활성이 감소된다. 신경병리학적으로 볼 때, 육안으로 관찰할 수 있는 소견으로 대뇌피질 위축, 뇌이랑의 확장, 그리고 뇌실 확장이 관찰된다. 현미경의 소견으로는 대뇌의 전반적인 신경원 소실, 신경원 섬유층neurofibrillary tangles, 노인성 반점senile plaques, 과립공포변성granulovacuolar degeneration, 아밀로이드성 혈관증amyloid angiopathy 등을 관찰할 수 있다. 일반적으로 해마와 편도를 포함한 내측 측두엽에서 가장 심한 병리학적 변화를 관찰할 수 있다. 최근의 분자생물학적 연구에 따르면 β-아밀로이드단백질과 아밀로이드 전구단백질amyloid precursor protein 이 병적으로 과다 축적된다고 한다. 지금까지 밝혀진 유전자 이상으로는 상염색체 19, 21, 14, 1이며, 현재 유전자 이상과 관련되어 APP (Aβ), ApoE 및 presenilin (PS-1, PS-2)에 관한 연구가 활발히 진행되고 있다. 또한 기억에 관련된 신경전달물질로는 아세틸콜린 및 글루타메이트가 관여함이 보고되었다.

알츠하이머치매의 약물치료는 상기의 병태생리에 근거하여 발전하여 왔으며, 1993년 미국 FDA에서 최초로 tacrine이 알츠하이머치매의 치료제로 공인을 받은 이후 약물치료는 새로운 가능성을 열어가고 있다. 알츠하이머치매의 약물치료를 인지기능 개선제와 비인지기능 개선제로 구분하여 살펴보면 다음과 같다.

1) 인지기능 개선제

1993년 최초로 미국 FDA에서 승인된 tacrine은 제1세대 콜린에스테라아제억제제로 알츠하이머치매 환자에서 약 20~25%의 인지기능이 호전을 보였으나 부작용으로 간의 독성을 나타낸다고 보고되어 사용이 중단되었다. 그 후 제2세대 콜린에스테라아제억제제로 알려진 donepezil이 1996년에 미국 FDA에서 승인이 되었고, 2000년에는 rivastigmine이 승인되었다. 2001년에는 galantamine이 유럽 및 미국 FDA에서 승인되어 현재 임상에서 사용되고 있다. galatamine은 콜린에스테라아제 억제 기전뿐만 아니라 니코틴 수용체에도 작용하는 이중 작용을 지니고 있는 것으로 보고되고 있다. 2003년에 memantine이 미국 FDA에서 승인되어 중증 및 고도의 치매 환자에서 사용되고 있다. 이후 2021년 6월 미국 FDA에서 아밀로이드 단일 항체로는 최초로 aducanumab을 조건부 승인하였고, 2023년에는 lecanemab이 경증 알츠하이머치매 환자에서 미국 FDA 승인을 받고 2024년 국내 식약처 승인을 받은 상황이다.

(1) 콜린성 약물

알츠하이머병 치매에서 콜린계가 중요한 역할을 한다는 증거로는 중추에 작용하는 항콜린계 약물이나 중추콜린계의 손상은 집중력과 기억력의 장애를 일으킨다는 점이다. 대표적인 콜린에스테라제 억제제는 콜린 신경전달을 증진시키는 치료로서, 가역적인 콜린에스테라제억제제를 투여함으로써 아세틸콜린의 불활성화를 막고 수용체에 대한 자극을 연장시키는 것이다. 또한 콜린성 신경의 두 수용체인 니코틴nicotinic receptor계와 무스카린muscarine receptor계는 서로 연합하여 학습과 기억에 관여한다고 보고되었다. 콜린에스테라제억제제는 공통적으로 다음과 같은 약물학적 및 임상적 특성이 있다. 첫째, 콜린성 위장관 이상반응의 빈도는 약물 증량속도와 밀접한 관련이 있다. 그러므로 자주 약물을 증량해야 하는 콜린에스테라제억제제들에서 더 많은 콜린성 위장관 이상반응이 발생한다. 둘째, 말초에서의 아세트콜린에스테라제acetylcholinesterase, AChE 억제작용은 위장관 증상을 유발하고 중추에서의 AChE 억제작용은 오심, 구토, 체중 감소, 수면 장애를 유발한다. 대부분의 이상반응은 일시적으로 발생했다가 시간이 경과하면서 곧 소실된다. 이상반응이 심각하면 약물용량을 감소시키거나 다른 약물로 교체하거나 병용약물 투여를 고려할 수 있다. 하지만 대부분의 이상반응은 병용약물 투여로 호전되지 않는다. 셋째, 약물 투여 6개월 이후에는 알츠하이머병의 퇴행성 경과를 완화하는 효과가 현저히 감소하거나 소실된다. 하지만 일부 환자에서는 수 년간 약물 효과가 지속되기도 한다. 넷째, 필요하면 약물을 즉시 중단할 수 있다. 하지만 약물을 중단하면 기억력 저하가 현저하게 악화된다. 약물 중단 후 발생한 저하는 재투여하거나 다른 콜린에스테라제억제제를 투여해도 이전 수준으로 회복되지 않는다. 저용량에서 6개월 이내만 사용하다가 중단한 경우에는 미사용의 경우와 유의한 차이가 없다. 다른 콜린에스테라제억제제로 교체하려고 할 때에는 기존 약물을 서서히 감량하면서 교체할 약물을 서서히 증량해야 한다. 기존 약물 중단 후 체내에서 약물이 완전히 배출될 때 기능적 저하가 유발될 수 있기 때문에 cross-titration하는 것이 바람직하다.

donepezil hydrochloride는 작용시간이 긴 가역적 piperidine계 콜린에스테라제억제제이다. tacrine과 달리 간 독성이 없다. donepezil 투여 시 가장 흔히 보고되는 콜린성 이상반응은 오심, 설사, 불면, 구토, 근육통, 피로 및 식욕부진이다. 오히려 주의를 기울여야 할 이상반응은 위산분비 과다, 체중 감소, 현훈, 근육통 및 근육량 감소와 드물게 발생하는 실신 및 경련이다. 약물 투여 6개월 이후에 체중 감소와 식욕부진이 심각한 수준이면 약물투여를 중단하거나 교체할 필요가 있다. 불면증이 있으면 약물을 아침에 투여하는 것이 좋다. 이후에도 불면증이 지속되면 trazodone이나 반감기가 짧은 진정제를 단기간 사용할 수 있다. donepezil을 과량 복용하게 되면 오심, 구토, 타액분비 과다, 저혈압, 서맥, 경련, 근육 약화 등이 발생할 수 있다. 그러므로 식욕부진, 악액질 및 저체중인 환자에서는 경과를 면밀히 관찰해야 할 필요가 있다. 자기 전에 5 mg 혹은 10 mg 투여한다. 처음 5 mg 투여하고 4~6주 경과 후에 10 mg으로 증량하는 것이 약물이상반응을 줄여준다. donepezil의 위장관에서의 흡수는 음식 섭취의 영향을 받지 않는다. donepezil이 기억력이나 행동 증상을 호전시키고 진행경과를 억제하는 효과가 있다고 일부 인정되지만 뇌의 퇴행성 변화를 중단시키거나 회복시킬 수는 없다. 효과 판정은 약물 투여 6주 후까지 기다린 후에 하는 것이 바람직하다. 효과가 없으면 증량하거나 다른 콜린에스테라제억제제로 교체 투여하거나 보조약물을 병용투여한다. 한편으로는 알츠하이머병 이외의 질환, 예를 들면 우울증 등이 있을 가능성을 검토해야 한다. 중등도 혹은 고도 알츠하이머병 환자에게는 memantine을 donepezil과 병용투여할 수 있다.

galantamine은 가역적, 경쟁적으로 작용하는 콜린에스테라제억제제로 현재는 합성제제로 개발되었지만 원래는 수선화 구근에서 추출한 생약물질이었다. 흔한 이상반응으로는 오심, 설사, 구토를 들 수 있다. 일일 16~24 mg으로 투여할 때 약 15%에서 오심을 경험한다. 고용량을 일시에 투여하거나 급속히 증량하는 경우 오심을 경험하는 빈도가 증가하게 된다. 식욕저하와 체중감소는 약 10%에서 경험하게 된다. 약물 투여 6개월 후에 평가하여 식욕저하와 체중감소가 심각하다고 판단되면 약물중단을 고려할 수 있다. 이 외에 두통, 현훈, 피로, 우울증 등도 발생한다. 드물지만 실신과 경련이 발생하기도 한다. galantamine을 과량 복용하게 되면 오심, 구토, 타액분비 과다, 과도한 발한, 저혈압, 순환부전, 서맥, 경련, 근육 약화 등이 발생할 수 있다. galantamine 시작 용량은 일일 8 mg으로 일일 2회 4 mg으로 투여하고 매 4주일마다 8 mg씩 증량하여 가능한 최대용량까지 증량한다. 통상적으로 최대용량은 일일 24 mg이지만 일일 32 mg으로 투여할 수도 있다. 하루 한 번만 복용할 수 있도록 작용시간이 연장된 galantamine PRC (Prolonged Release Capsule)는 8 mg, 16 mg, 24 mg의 세 가지 용량의 정제가 시판되고 있다. galantamine PRC는 시작 용량은 일일 1회 8 mg으로 투여하고, 매 4주일마다 8 mg씩 증량하여 가능한 최대용량까지 증량한다. 통상적으로 최대용량은 일일 1회 24 mg이다.

rivastigmine은 가성-비가역적 선택적 콜린에스테라제억제제이다. 흔한 이상반응으로는 오심, 설사, 구토, 식욕 저하, 체중 감소, 소화장애, 위산 분비 증가를 들 수 있다. 이 외에 두통, 현훈, 피로, 쇠약, 과다발한 등도 발생하며 드물지만 실신과 경련이 발생하기도 한다. rivastigmine을 과량복용하게 되면 오심, 구토, 타액분비 과다, 과도한 발한, 저혈압, 순환부전, 서맥, 경련, 근육 약화 등이 발생할 수 있으며 호흡근이 심하게 약화되면 사망할 수도 있다. rivastigmine을 중단하였다가 재투여할 때에도 처음의 지침을 지켜 증량하지 않으면 위장관 이상반응을 경험한다. 시작 용량은 일일 3 mg으로 일일 2회 1.5 mg으로 투여하고 매 2주일마다 3 mg씩 증량하여 가능한 최대용량까지 증량한다. 통상적으로 최대용량은 일일 12 mg이다. 오심은 같은 용량으로 유지하고 있을 때보다는 증량할 때 더욱 빈번하게 발생한다. rivastigmine을 빨리 증량하려고 시도하면 위장관 이상반응을 경험할 가능성이 훨씬 높아진다.

현재 임상에서 폭넓게 사용 중에 있는 콜린에스테라제억제제를 작용기전에 따라 요약하면 표 54-1, 2와 같다.

표 54-1. 콜린에스테라제 억제제의 임상약물학

	Donepezil	Galantamine	Rivastigmine
Type of compound	Piperidine-based	Phenanthrene alkaloid	Carbamate
Mechanism of action	AchE inhibitor	AchE inhibitor Nicotinic AchR modulator	AchE inhibitor BuchE inhibitor
Receptor binding	Non-competitive reversible	Competitive reversible Allosteric modulation	Pseudo irreversible
Selectivity	AchE >> BuchE	AchE >> BuchE	AchE=BuchE
Absorption affected by food	No	Yes	Yes
Plasma half life	70 hours	6~8 hours	1.5 hours
Plasma protein binding	High (95%)	Minimal (0~20%)	Low (40%)
Dosing	5 or 10 mg QD	8 or 12 mg BID	1.5~6 mg BID
Tolerability	Well tolerable, but may cause sleep disturbance	Well tolerable	Well tolerable, but may cause GI trouble, weight loss
Metabolism	CYP450 2D6/3A4 Glucuronidation	Multiple pathways; low drug interactions	Independent of CYP450 system

(2) 글루타메이트성 약물

글루타메이트는 신경세포에 대한 중요한 흥분성 신경 전달물질로 학습과 기억에 중대한 역할을 하는 것으로 알려져 왔다. 그러나 한편으로 글루타메이트는 NMDA와 non-NMDA 수용체를 통한 신경 독성 작용도 갖고 있으며 중추신경계의 몇몇 퇴행성 질환의 원인이 되기 때문에 글루타메이트에 작용하는 약물치료는 복잡한 수용체 기능을 고려한 뒤에 이루어져야 할 것이다. 현재는 NMDA 수용체의 길항제인 memantine이 중등도 이상의 치매에서 글루타메이트에 의한 세포독성을 막는 효과를 위해 사용되고 있다.

memantine은 N-methyl-D-aspartate (NMDA) receptor의 길항제로 흥분성 아미노산으로 인한 신경독성을 차단하지만 학습과 기억에 필요한 수준의 glutamate의 생리적 작용을 방해하지는 않는다. 중등도 및 고도 알츠하이머병에 대한 적응증을 획득하였다. 빈도가 높은 이상반응으로는 현기증, 변비, 혼돈, 두통이 있다. memantine은 일일 2회 투여해야 한다. 시작 용량은 첫 일주일간은 일일 1회 5 mg으로 아침 5 mg을 투여하고, 둘째 주일은 10 mg으로 증량하여 일일 2회 5 mg, 셋째 주일은 아침 10 mg, 자기 전 5 mg, 넷째 주일 이후는 일일 2회 10 mg으로 유지한다. 통상적인 유지 용량은 일일 20 mg (일일 2회 10 mg 투여)이다. 보통 약물은 알약 형태이지만 연하곤란이 있는 환자를 위하여 액상으로 된 약물도 보급되어 있다.

(3) 아밀로이드 단일항체 치료제

아밀로이드 단일 항체 치료제는 알츠하이머병의 주요 병리기전 중 하나인 뇌 아밀로이드 축적을 표적으로 하여, 신경세포 손상 및 치매의 진행을 억제하기 위해 개발된 신약 군이다. 이 치료제들은 아밀로이드 플라크를 줄이고, 질병 진행 속도를 늦출 가능성으로 인해 새로운 치매 치료법으로 주목받고 있다. 대표적인 약물로는 aducanumab, lecanemab, donanemab 등이 있으며, 이들은 각국에서 단계별로 임상시험을 거쳐 승인을 받았다. 미국 FDA와 식약처 승인을 모두 받은 lecanemab에 대해서 우선 기술하고 이후 섹션에서 기타 주목받고 있는 아밀로이드 단일항체 치료제의 동향에 대해 추가 기술하도록 하겠다.

lecanemab은 아밀로이드 단백질을 표적으로 하는 또 다른 단일 항체 치료제이며, 인지기능 저하 속도를 억제하는 효과를 기대할 수 있다. 임상 3상 시험인 CLARITY AD 연구에서는 lecanemab이 알츠하이머병 초기 환자에서 아밀로이드 플라크를 제거하고, 인지기능의 저하 속도를 위약군 대비 27% 늦춘 것으로 나타났다. 이 결과는 lecanemab이 인지기능에 일부 긍정적인 영향을 미친다는 점에서 큰 의의를 가진다. 이러한 결과에 따라 FDA는 lecanemab을 2023년 완전 승인했으며, 2024년 우리나라 식품의약품안전처도 이를 승인하였다. 국내 승인으로 인해 한국에서도 알츠하이머병의 초기 단계 환자에게 lecanemab이 새로운 치료 옵션으로 제공될 수 있게 되었다. lecanemab의 적응증은 뇌 아밀로이드 생체표지자 양성(뇌 아밀로이드 PET 또는 뇌척수액 검사)이 확인된 알츠하이머병에 의한 경도인지장애와 경도 알츠하이머치매 환자(MMSE 22-30점)이다. 덧붙여 아밀로이드 관련 영상 이상amyloid-related imaging abnormalities, ARIA 위험도 가늠을 위해 아포지질단백 유전형 검사를 실시하도록 권고하고 있다. 대한치매학회 권고안에 따르면 알츠하이머병 이외의 내과적, 신경과적, 정신과적 원인으로 인해 현저한 인지장애가 유발된 경우, 뇌 MRI를 찍을 수 없는 경우, 뇌 MRI상 다음 중 하나라도 있을 경우: 미세출혈(최대직경 10 mmg 이하로 정의) 5개

표 54-2. **국내 치매치료약물의 임상 가이드라인**

	Donepezil	Donepezil patch	Galantamine	Rivastigmine Patch	Rivastigmine	Memantine
효능 및 효과	• donepezil 3, 5,10 mg, • 알츠하이머병 치매 • donepezil 23 mg • 중등도, 중증 알츠하이머병 치매	• 경도, 중등도 알츠하이머병 치매	• 경도, 중등도 알츠하이머병 치매	1. 경도, 중등도 알츠하이머병 치매 또는 파킨슨 치매 2. 중증 알츠하이머병 치매	1. 경도, 중등도 알츠하이머병 치매 2. 경도, 중등도 파킨슨 치매	• 중등도, 중증 알츠하이머병 치매
용법 및 용량	• donepezil 3, 5, 10 mg • 1일 1회 5 mg씩 취침전 투여 • 이상반응의 빈도가 증량 속도에 의해 영향을 받을 수 있으므로, 4~6주간은 5 mg 용량을 투여. 임상적 반응을 평가한 후 10 mg까지 증량. 저체중인 85세 이상 여성은 이상반응 모니터링이 필요 • donepezil 23 mg • 1일 1회 저녁 취침 직전에 음식과 상관없이 투여 • 분할, 분쇄하거나 씹어서는 안된다. • 최소 3개월 동안 10 mg을 1일 1회 복용한 환자에게 23 mg을 투여	• 1매(87.5 mg/25 cm^2)를 1주 2회(3일과 4일 간격을 교대로) 취침 전 등에 부착하여 투여를 시작하며, 4~6주간은 1매(87.5 mg/25 cm^2)를 투여하도록 한다. 이 기간 동안의 이상반응에 대한 주의 깊은 모니터링과 임상적 반응을 평가한 후 1매(175 mg/50 cm^2) 1주 2회 투여로 증량할 수 있다. • 5 mg 경구약: 패취 87.5 mg/25 cm^2 • 10 mg 경구약: 175 mg/50 cm^2	• 1일 1회 아침식사 직후 투여. 씹거나 분쇄하지 말고 적당량의 물과 함께 그대로 삼켜서 복용한다. 이 약을 투여하는 동안 적절한 수분 섭취를 하도록 한다. • 처음 4주 동안 1일 1회 8 mg 투여 • 이후, 1일 1회 16 mg을 최소 4주 이상 투여 • 임상적 유익성 및 내약성 등을 평가하여 최대 1일 24 mg까지 증량	1. 1일 1회 5 mg 시작. 최소 4주 투여 후 내약성이 좋다면 권장 유효 용량인 10 mg 증량 • 인지기능의 저하를 보일 경우 6개월 이상 투여하였고, 내약성을 보인 경우 15 mg 증량 2. 1일 1회 유효용량인 15 mg까지 증량 • 위장관계 이상반응및/또는 추체외로계 증상의 악화가 관찰되는 경우, 투여를 일시 중단 • 6 mg 경구약: 패취 5 mg • 6~12 mg 경구약: 패취 10 mg • 1일 1회 1매씩 등의 상부 또는 하부, 팔의 상부 깨끗하고 상처 없는 건조한 부위에 부착 • 패취는 과다한 햇빛, 사우나, 일광욕 등에 장시간 노출되어서는 안된다. • 패취를 잘라 사용하지 않는다.	• 1일 2회 아침, 저녁 식사와 함께 경구투여 1. 초기용량은 1일 3 mg 이며 각 환자별로 2주 이상의 간격을 두고 최고 내성용량 혹은 최대 권장용량인 1일 12 mg으로 증량. 목표용량 범위는 1일 6~12 mg • 1회 1.5 mg을 1일 2회 최소 2주 동안 투여 후 내약성이 좋으면 3 mg씩 1일 2회로 증량. 1회 4.5 mg을 1일 2회 투여하고 내약성이 좋다면 최소 2주 투여 후 1회 6 mg을 1일 2회로 증량 2. 파킨슨 치매 환자도 같은 용법을 따른다.	• 반드시 알츠하이머 치매의 진단 및 치료 경험이 있는 의사에 의해 시작되어야 하며, 보호자가 환자의 약물 복용을 주기적으로 확인할 수 있는 경우에 한해 시작 • 음식물의 섭취와 상관없이 복용 • 첫째 주: 1일 5 mg • 둘째 주: 1일 10 mg (5 mg씩 1일 2회) • 셋째 주: 1일 15 mg (아침에 10 mg, 저녁에 5 mg) • 넷째 주: 1일 20 mg (10 mg씩 1일 2회) • 권장 유지용량은 1일 20 mg(10 mg씩 1일 2회, 또는 20 mg씩 1회)

이상, 최대직경 10 mm 초과 뇌출혈macrohemorrahge 1개 이상, 표재철침착증 1개 영역 이상, 혈관성 부종 1개 영역 이상, 열공경색 3개 이상 또는 주요 혈관 영역을 포함한 뇌졸중, Fazeka 3점의 심한 피질하백질변성 소견, 아밀로이드베타 관련 혈관염amyloid beta related angiitis이나 뇌 아밀로이드 혈관병증cerebral amyloid angiopathy, MRI상 알츠하이머병이 아닌 원인에 의한 치매를 시사하는 소견, 최근 12개월 이내에 뇌졸중 또는 일과성 허혈 발작 또는 이런 병력이 있는 경우, 정신적 질환으로 인해 lecanemab 투여에 위험이나 지장이 있다고 판단되는 경우, lecanemab에 심각한 과민증이 있거나 면역질환, 조절되지 않는 출혈성 질환, 항응고제(와파린, 헤파린, 다비가트란, 에독사반등)를 복약 중인 경우, 불안정한 의학적 상태로 인해 lecanemab 치료 과정에 영향이 예측되는 경우 치료 시 주의를 요한다고 권고하고 있다. lecanemab의 권장 용량은 10 mg/kg로, 2주에 1회 정맥으로 1시간에 걸쳐 투여하도록 되어 있다.

lecanemab 투약에 따른 대표적인 이상반응으로는 약물 주입 관련 이상반응으로 발열, 두통, 오한, 메스꺼움 구토, 복부 불편감 등이 있다. 또한 lecanemab 투여에 따른 대표적인 ARIA (amyloid-related imaging abnormalities)가 있다. ARIA는 ARIA-E (amyloid-related imaging abnormalities - Edema)와 ARIA-H (amyloid-related imaging abnormalities - Hemosiderin)로 분류되며 ARIA-E는 뇌의 부종이나 염증으로 보이는 부분이 감지될 때를 의미하며 일반적으로 무증상이거나 경미한 증상을 나타내지만 드물게 두통, 혼돈, 시각장애 같은 신경학적 증상으로 나타나기도 한다. ARIA-H는 미세 출혈 또는 혈철소 침착과 관련된 영상 이상을 의미한다. MRI에서 뇌에 작은 출혈이나 혈철소가 축적된 흔적을 볼 수 있을 때 사용한다. 이는 뇌의 미세혈관 출혈 위험이 높아지는 상태를 나타내며, 주로 아포지질단백 E4 (APOE4) 변이를 가지는 환자에서 더 빈번하게 나타난다고 알려져 있다. 두 가지 ARIA 모두 무증상이거나 경미한 증상을 동반하지만, 고위험 환자에서는 중대한 신경학적 합병증을 유발할 수 있다. 환자 및 보호자에게는 ARIA를 시사하는 증상에 대해 충분히 사전 설명을 진행하고, 의심증상이 발생할 경우 즉시 의료기관에 연락할 수 있도록 안내한다. 심각한 ARIA가 발생할 경우 치료를 즉시 중단하고 ARIA-E의 경우 고용량 글루코코르티코이드 치료, 뇌전증이 발생했을 경우 적절한 모니터링과 치료를 필요로 할 수 있다.

ARIA 발생 모니터링을 위해 5차, 7차, 14차 주입 전 MRI 촬영을 권장하며, 특히 APOE4 보유자나 이전 MRI에서 증상 유무와 관계없이 ARIA가 확인된 환자들에게는 52주차(26차 주입 전) MRI 촬영을 권장한다. CLARITY AD 연구에서는 ARIA-E가 초기 주입 시 발생하는 경향이 있었고, 대부분의 사례(71%)가 9주 및 13주에 촬영한 첫 번째 또는 두 번째 MRI에서 확인되었다. 81%는 방사선 검출 후 4개월 이내에 자연적으로 해소되었다.

알츠하이머병 환자가 lecanemab 치료 적응증에 해당된다면, 치료의 잠재적 이점과 위험성을 충분히 환자, 보호자에게 설명할 수 있어야 한다. 환자와 보호자, 가족은 ARIA 발생 가능성과 그로 인한 부작용, 주사 반응 가능성, 월 2회 정맥 주입 필요성, 그리고 치료 첫해 동안 ARIA 안전 관리를 위해 최소 3~4회 MRI 검사가 필요하다는 점을 숙지해야 한다. 치료를 희망하는 환자에게는 APOE 유전자형 검사와 대뇌 아밀로이드 병리 확인(아밀로이드 PET 또는 뇌척수액 검사), 최근 12개월 이내의 MRI 검사로 혈관 또는 기타 병리가 없는지 확인하는 절차가 필요하다고 설명한다. 초기 알츠하이머병 환자는 인지 기능이 비교적 보존되어 있어 치료의 이점, 위험성 및 관리 요건을 논의할 수 있지만, 상황적 불확실성이 큰 경우 어려움을 겪을 수 있음을 상담 시 고려해야 한다. lecanemab과 같은 disease-modifying therapy (DMT)의 기대 목표는 기존의 치료제와 다르다. 콜린에스테라제억제제 및 memantine 같은 인지 기능 개선제는 일시적으로 기능을 개선하거나 인지저하를 지연시킬 수 있으나, 질병의 진행속도를 늦추지는 못한다. 반면, lecanemab의 목표는 질병 진행 및 인지저하를 늦추는 것이며, 인지나 기능개선은 기대하지 않는다.

2) 비인지기능 개선제

비인지기능 개선제란 치매로 인한 대표적인 증상인 행동심리증상behavioral and psychological symptoms, BPSD의 치료약물을 말한다. 비인지기능에 사용되는 약물치료는 첫째, 항정신병약물/정형 항정신병약물/비정형 항정신병약물, 둘째, 항우울제/trazodone/선택적세로토닌재흡수억제제/삼환계항우울제, 셋째, 벤조디아체핀 및 넷째, 항경련제 등을 증상 및 양상에 따라 다음과 같이 다양하게 사용될 수 있다.

(1) 행동심리증상의 치료

알츠하이머치매에서 정신병적증상의 이환율은 30~40%이며, 중등도 이상 말기로 갈수록 더 높아지는데, 대개 피해망상과 환청이 흔하고 이로 인한 언어적 혹은 신체적 공격성, 초조, 비협조, 흥분, 파괴적 행동이 나타날 수 있다. 이러한 다양한 정신이상증상 및 문제행동은 치매의 인지기능을 악화시키며 질병을 빠르게 진행시킬 수 있기 때문에 적절한 치료가 필요하다. 아울러 치매환자는 복잡한 환경에 적응하기 어려워 더욱 많은 문제행동을 일으키므로 되도록 안전하고 단순한 환경에서 생활할 수 있도록 환경을 조성하고, 청각과 시각에 대한 정규적인 검사를 실시해 감각기능의 저하로 인한 문제행동을 예방해야 한다. 또한 문제행동이 나타나면 우선 원인에 대해 생각해보고 언제, 어디서, 어떻게 행동하는지 자세히 관찰한 후 비약물적인 대처방법을 우선적으로 적용해야 하며, 이로써 호전이 없을 때 약물치료를 고려한다. 이러한 행동심리증상에 사용할 수 있는 약물은 첫째, 항정신병약물로 기존에는 haloperidol이 사용됐지만, 최근에는 비정형 항정신병약물로 알려진 risperidone, olanzapine, quetiapine의 사용이 권장되고 있다. risperidone의 초기용량은 일일 0.5 mg, 유지용량은 일일 1~2 mg이며, olanzapine의 초기용량은 일일 2.5 mg, 유지용량은 일일 5~7.5 mg으로 제시된다. 수면장애가 동반될 경우는 zolpidem 5~10 mg이 사용될 수 있다. 심한 흥분시는 haloperidol 및 lorazepam 근육주사가 권장될 수 있다. 둘째, 치매 환자에서 보이는 초조, 과잉행동, 공격적 행동이 양극성장애의 조증기에 보이는 행동증상과 유사한 면이 있어 항조증약물을 시도해 볼만한데, carbamazepine이나 sodium valproate가 효과가 있었다는 임상 보고도 있다. 최근에는 미국에서 처음으로 알츠하이머환자에서의 초조증상에 일일 2~3 mg의 brexiprazole이 승인을 받았다. 알츠하이머치매 환자의 초조증상에 대한 brexiprazole의 효능과 안정성을 평가한 12주간의 이중맹검위약대조 임상시험에서 brexiprazole 2 mg 또는 3 mg 복용 환자는 위약에 비해 초조증상이 유의미하게 개선되었다. Cohen-Mansfield Agitation Inventory 점수에서 brexiprazole 그룹이 위약 그룹보다 평균 5.32점 더 개선되었으며, 이는 통계적으로 유의미한 차이를 보였다. 또한 부작용 발생률은 낮았고, 주요 부작용 중 치료와 관련된 사건은 드물었다.

(2) 정동장애의 치료

치매 환자에서 흥미 저하, 사고나 집중력의 저하, 무감동증, 정신운동지연, 수면장애 등의 증상이 흔한데 이런 우울증 증상이 인지기능을 더 악화시킨다. 치매환자에서 동반된 우울증은 삼환계항우울제, 단가아민산화효소 억제제, 전기경련요법에 반응을 보였다고 보고되었다. 삼환계 항우울제는 인지기능 호전과 우울한 기분, 일상 활동력을 증가시킨다는 보고가 있다. 현재 선택적 세로토닌 재흡수 억제제가 주로 우울증상에 효과가 있었다고 보고되었으며 최근에 개발된 venlafaxine은 노인 우울증 환자에서 항콜린성 부작용이나 저혈압을 유발시키지 않아 비교적 안전하다고 보고되었다.

3) 약물사용의 선택 및 평가

일반적으로 콜린에스테라제억제제의 약물사용의 지침은 표 54-3과 같다. 즉 치매약물의 적합한 선택은 부작용 없이 안전하게 효율적인 증상의 완화를 기하는 데 목적이 있다. 즉 기억, 언어, 인식 및 실행장애를 포함하는 인지기능장애와 공격적 행동, 배회, 환각, 망상 등을 포함하는 행동심리증상의 치료에 중점이 주어진다.

인지기능면에서 기존의 콜린에스테라아제억제제 치료에 반응하지 않을 경우, 다른 종류의 콜린에스테라아제억제제로 바꾸어 사용할 수 있다. 인지기능 개선제는 초기, 중기, 중·고도까지 유지되어야 한다. 단, 심각한 고도 인지기능장애로 호전을 기대하기 어려울 경우는 약물사용을 중단할 수 있다. 반면 비인지기능 개선제로 사용된 항정신병약물, 항불안제 및 항우울제, 수면제 등은 환자의 상태에 따라 임상의가 조절하거나 중단할 수 있다.

치료반응의 평가에서 초기의 추적관리는 약물의 안전성을 확인하기 위하여 특히 중요하다. 항치매약물은 약물치료 후 약 1~2주에서 4주까지의 기간에 추적관리를 해야 하며, 특히 약물의 부작용을 조심스럽고 주의 깊게 살펴보아야 한다. 임상적 효과의 추적관리는 6~8주에서 시작되어 분기별로 실시한다. 일반적으로 인지기능의 추적평가는 MMSE 및 ADAS-Cog, 행동증상의 추적평가는 Neuropsychiatric Inventory (NPI), 일상생활기능의 평가에는 Activities of Daily Living (ADL) 평가도구를 사용한다. 인지기능 개선제로 사용되는 콜린에스테라아제억제제의 부작용으로는 구토, 설사, 어지럼증이 나타날 수 있다. 임상적으로 약 10%에서 약물의 부작용이 보고되고 있다. 항정신병약물 사용 시에는 추체외로증상 등의 부작용에 유의하여야 한다. 일반적으로 치매약물의 초기시작용량은 인지기능장애에 donepezil이 일일 5 mg이 사용되며, rivastigmine이 6 mg, galantamine은 8 mg의 범위에서 일일 2회 사용된다. 또한 비인지기능장애의 대표적인 증상인 행동, 정신증상의 치료에 사용할 수 있는 비전형 항정신병약물 중에서 risperidone의 초기용량은 일일 0.5 mg이며, olanzapine은 일일 2.5 mg이 제시된다. 또한 유지용량은 인지기능장애에 donepezil이 일일 5~10 mg이 사용되며, rivastigmine이 9~12 mg, galantamine은 16~24 mg의 범위에서 사용된다. 또한 비인지 기능장애의 대표적인 증상인 행동, 정신증상의 치료에 사용할 수 있는 risperidone은 일일 1.0~2.0 mg이며, olanzapine은 일일 5.0~7.5 mg로 제시된다.

4) 약물치료의 전망

현재까지 다양한 기전과 새로운 접근법을 통해 효과적이고 안전한 치료제를 개발하고 있다. 치료제 개발 기전은 주로 아밀로이드베타Aβ, 타우 단백질, 염증 조절제, 그리고 그 외 표적을 중심으로 이루어지고 있다.

(1) 아밀로이드베타(Aβ) 표적 기전

알츠하이머병의 병리학적 특징 중 하나인 아밀로이드베타Aβ 플라크 축적은 신경세포 사멸을 유도하여 인지기능 저하를 초래한다. 아밀로이드 표적치료는 플라크의 생성을 억제하거나 응집을 방지하고, 플라크 제거를 촉진하는 접근으로 나뉜다.

Aβ 생성 억제제는 알츠하이머병에서 뇌에 축적되는 Aβ 플라크의 형성을 차단하기 위해 연구된 약물로, 특히 β-secretase와 γ-secretase 억제제가 주목받고 있다. β-secretase는 amyloid precursor protein (APP)을 절단하여 Aβ를 생성하는 주요 효소로, 이를 차단하면 Aβ 생성이 감소될 수 있다. 대표적인 β-secretase 억제제로는 elenbecestat가 있으며, 이는 인지기능 보존을 목표로 개발되었다. 그러나 3상 임상시험에서 elenbecestat는 인지기능 악화와 뇌의 위축 문제 등이 발견되어, 치료의 위험성이 이득을 초과하는 것으로 판단되어 임상이 중단되었다.

표 54-3. **콜린에스테라제억제제의 치료지침**

Prescription only for patients with	1. Probable Alzheimer (by McKhann Criteria) 2. Duration > 6 months 3. Mini-mental state examination 10~24
Three phase evaluation of response	1. Early (2 weeks) for side effects 2. Later (3 months) for cognitive state 3. Continued every 6 months for disease
Stop treatment if	1. There is early or poor tolerance or compliance 2. There is continued deterioration at pretreatment rate after 3~6 months 3. There is accelerating deterioration after maintenance 4. Drug-free period suggests drug is no longer helping

PART 12

이는 β-secretase 억제제의 타겟 특이성 부족으로 인해 다른 생리적 기능에 부작용을 일으킬 가능성을 시사한다. 또한 γ-secretase는 APP에서 Aβ 절단을 촉진하는 또 다른 효소로, γ-secretase 억제제를 통해 Aβ 형성을 억제하려는 접근이 시도되었다. γ-secretase 억제제 중 하나인 semagacestat는 초기 임상에서 가능성을 보였으나, 3상 임상시험 결과 환자들의 인지기능 악화와 위장관 부작용, 피부암 위험 증가 등의 심각한 부작용이 나타났다. 이와 같은 문제는 γ-secretase가 Notch와 같은 다양한 중요한 생리적 경로에 관여하기 때문으로 분석되었으며, 이는 γ-secretase 억제제를 통한 Aβ 생성 억제가 부작용을 최소화하면서 효과를 발휘하기 어려운 점을 보여준다.

Aβ 응집 억제 및 제거 촉진제는 알츠하이머병 치료에서 중요한 역할을 한다. 특히, 이 접근법은 뇌에 축적된 아밀로이드 플라크의 형성을 억제하거나 이미 형성된 플라크를 제거하여 신경독성을 줄이는 것을 목표로 한다. aducanumab은 미국 식품의약국FDA이 2021년 알츠하이머병 치료제로 조건부 승인한 첫 아밀로이드 단일 항체 치료제이다. 이 약물은 알츠하이머병 환자의 뇌에서 아밀로이드 플라크를 줄이는 것을 목표로 개발되었다. 임상 3상 시험에서, aducanumab은 뇌의 아밀로이드 축적을 감소시키는 효과가 있었지만, 인지 기능 개선에 대한 명확한 증거가 부족해 논란이 있었다. 이로 인해 FDA는 조건부로 aducanumab을 승인하였으며, 그 후 효과에 대한 추가 연구를 요구했다. 유럽의약품청EMA에서는 이에 대해 승인하지 않았다. 미국 외의 많은 국가에서도 aducanumab의 임상적 유용성에 대한 논의가 계속되고 있다. 이후 2024년 1월 aducanumab 낮은 시장 수용성, 보험 보장 문제 등으로 인해 개발 및 판매를 중단하였다.

lecanemab은 아밀로이드 베타의 중간 응집체인 올리고머와 섬유 응집체에 강력하게 결합하여 플라크 축적을 줄이고, 이를 통해 초기 알츠하이머병 환자에서 뇌의 아밀로이드 부하 감소 및 인지기능 저하 속도를 늦추는 것으로 보고되었다. 2023년에는 미국 식품의약국FDA과 한국 식품의약품안전처로부터 초기 알츠하이머병 환자에 대한 사용이 승인되었으며, 임상 시험에서 확실한 플라크 제거 효과와 인지기능 저하 지연 효과가 입증되었다.

donanemab 역시 Aβ 단백질을 목표로 한 단일 항체 치료제로, 알츠하이머병 진행 억제 효과를 기대할 수 있다. 주요 임상시험인 TRAILBLAZER-ALZ 연구에서 donanemab은 아밀로이드 플라크를 줄이고 인지기능 저하 속도를 늦추는 경향을 보였다. FDA는 donanemab에 대한 심사를 진행 중이며, 여러 국가에서 추가적인 임상시험 결과를 바탕으로 승인을 검토하고 있다.

반면, gantenerumab은 비슷한 기전을 목표로 개발된 항체 치료제이나 임상 시험에서 기대에 미치지 못한 결과를 보였다. gantenerumab은 초기 알츠하이머 환자를 대상으로 플라크 제거 및 인지기능 개선을 평가하기 위해 여러 임상시험이 진행되었으나, 임상 결과 플라크 제거 효과가 제한적이었고 인지기능 개선에 있어서도 뚜렷한 결과를 보여주지 못했다. 이에 따라 gantenerumab의 임상시험은 중단되었으며, 이는 Aβ 축적을 직접 타겟으로 하는 치료제가 반드시 임상적으로 유의미한 인지기능 개선을 보장하는 것은 아님을 시사한다. 이러한 사례는 Aβ 응집 억제제가 병리학적 기전을 완화하는 데는 효과가 있을 수 있지만, 인지적 혜택을 충분히 제공하기 위해서는 추가적인 기전의 이해와 개선이 필요함을 보여준다.

이들 단일 항체 치료제는 알츠하이머병 환자들의 삶의 질 향상에 기여할 가능성이 있으나, 사용 중 부작용인 뇌부종, 출혈 등의 위험이 있을 수 있어 지속적인 모니터링과 연구가 필요하다. 아밀로이드 단일 항체 치료제는 알츠하이머병 치료에 새로운 가능성을 열었으나, 임상 효과의 장기적인 유용성과 안전성에 대한 연구가 추가적으로 요구된다.

(2) 타우 단백질 표적 기전

알츠하이머병 진행의 또 다른 주요 병리적 요인은 타우 단백질의 응집과 축적이다. 타우 단백질은 신경세포 내 구조적 지지를 제공하며, 비정상적인 축적은 신경세포의 구조적 손상과 인지 기능 저하를 초래한다. 타우 단백질 응집을 억제하거나 이를 제거하는 약물들이 개발되고 있다.

타우 단백질 응집 억제제와 관련하여, TRx0237 (LMTX)은 타우 응집을 억제하는 약물로서 특히 관심을 모으고 있다. 타우 단백질은 정상적으로 신경세포 구조를 지지하는 역할을 하지만, 알츠하이머병과 같은 신경퇴행성질환에서는 비정상적으로 응집하여 신경섬유엉킴을 형성한다. 이 과정은 신경세포의 기능장애와 세포사멸을 초래하여 인지기능을 저하시킨다. TRx0237 (LMTX)은 타우 단백질의 병리적 응집을 억제함으로써 이러한 신경섬유엉킴을 줄이고 신경세포보호를 목표로 한다. 초기 임상시험에서 TRx0237 단독요법은 안전성이 입증되었으며, 일부 인지기능 개선 효과가 보고되었으나, 장기적인 효과와 안전성에 대한 추가 검증이 필요한 상황이다. 특히, 이 약물의 효과는 다양한 환자군에서 일관되게 나타나는지에 대한 연구가 요구되며, 이에 따라 현재 진행 중인 추가 임상시험이 그 중요성을 더하고 있다.

또한, 타우 단백질을 타겟으로 한 항체 치료제들도 활발히 개발 중이다. bepranemab과 e2814는 타우 축적을 억제하기 위해 설계된 항체로, 신경세포 내부에서 타우 단백질의 병리적 축적을 방해함으로써 질병진행을 늦추고 인지기능을 보호하려는 목적을 가진다. 이들 항체는 신경세포 내 타우 응집의 초기 단계에서 타우 축적을 방해하고, 이를 통해 신경세포 간의 정상적인 신호 전달을 유지하는 데 기여할 수 있다. bepranemab과 e2814은 현재 임상시험에서 안전성과 효능을 평가 중이며, 특히 AD와 같은 신경퇴행성 질환에서 타우 축적 억제에 효과가 있는지를 확인하고 있다. 이들 타우 항체는 타우 병리의 진행을 늦출 가능성이 있지만, 장기적 효과와 최적의 투여 방안에 대한 연구가 추가적으로 필요하다.

타우 단백질 응집을 막기 위한 백신 접근법도 주목할 만하다. aadvac1은 타우 단백질의 병리적 응집을 억제하는 백신으로, 면역 체계를 자극하여 타우 응집체를 제거하는 것을 목표로 한다. aadvac1은 초기 임상연구에서 안전성이 입증되었으며, 알츠하이머병과 같은 타우 병리 관련 질환에서의 가능성을 제시하고 있다. 그러나 이 백신의 임상적 효과에 대한 추가 연구가 진행 중이다. 타우 백신은 체내 면역 반응을 통해 타우 축적을 감소시키고, 이를 통해 신경세포 보호와 인지기능 개선을 기대할 수 있지만, 장기적 면역 반응의 안정성과 타우 병리 억제의 일관된 효과를 확인하기 위한 추가 연구가 필요하다.

요약하자면, 타우 단백질을 표적으로 하는 치료제들은 현재 다양한 접근법을 통해 개발되고 있으며, 각각의 기전은 타우 축적과 병리적 응집을 억제하여 알츠하이머병의 진행을 늦추는 데 기여할 가능성을 제시한다. 그러나 이러한 치료제들의 장기적 안전성과 효능을 검증하기 위한 지속적인 연구가 필수적이며, 다양한 환자군에서의 일관된 효과를 확인하기 위한 대규모 임상시험이 요구된다.

(3) 염증 억제 기전

염증은 알츠하이머병 병리에서 중요한 역할을 하는 요소로, 특히 미세아교세포microglia의 활성화는 신경세포 손상을 가속화하는 주요 기전 중 하나로 알려져 있다. 미세아교세포는 뇌 내에서 면역세포 역할을 하며 외부 병원체나 손상에 반응하지만, 알츠하이머병에서는 이 세포들이 Aβ 및 타우 단백질과 반응해 과도한 염증반응을 유발하게 된다. 이러한 염증반응은 신경세포 주변에서 발생하여 신경세포손상을 가속화하고, 결과적으로 인지기능 저하를 초래하게 된다. 최근 연구에 따르면 염증반응을 조절하는 것이 알츠하이머병 진행을 늦추거나 병리적 손상을 줄일 가능성을 보여주며, 염증 기전을 표적으로 하는 다양한 치료제가 개발되고 있다.

ALZT-OP1은 이러한 염증성 미세아교세포 반응을 억제하는 대표적인 약물로, cromolyn과 ibuprofen을 결합하여 염증을 조절하고 Aβ 응집을 억제하는 이중 효과를 목표로 한다. 이 약물은 염증반응을 완화시켜 신경세포보호 효과를 증진하고자 설계되었다. ALZT-OP1은 현재 3상 임상시험 단계에 있으며, 안전성과 효능이 평가 중이다. 연구초기에 이 약물은 미세아교세포의 염증반응을 억제하여 알츠하이머병의 병리적 진행을 늦출 수 있다는 가설을 바탕으로 개발되었으며, 특히 알츠하이머병 환자의 중기 또는 말기단계에서 치료적 잠재력을 보여줄 것으로 기대되고 있다.

또한, ne3107은 염증을 억제하는 신경보호 기능을 갖춘 약물로, 알츠하이머병 환자의 인지기능 저하 속도를 늦출 가능성이 있는 것으로 보고되었다. 이 약물은 염증반응을 줄임으로써 신경세포손상을 억제하고, 인지기능 보존에 긍정적 영향을 미칠 수 있도록 설계되었다. 특히 ne3107은 염증반응과 관련된 다양한 신호 경로를 조절하여 염증을 억제하는데, 이는 알츠하이머병 환자에서 중추신경계 염증반응을 감소시켜 병의 진행을 늦출 수 있는 가능성을 제시하고 있다. 초기연구 결과, ne3107은 알츠하이머병 환자에서 안전하게 사용될 수 있을 뿐만 아니라 인지기능 유지에도 효과가 있는 것으로 평가되고 있다.

TREM2 활성화 항체가 알츠하이머병 치료에서 주목받는 접근법 중 하나이다. TREM2 활성화 항체인 AL002는 TREM2 수용체를 활성화함으로써 미세아교세포의 기능을 향상시키고, Aβ 플라크 형성을 억제하여 염증반응을 줄이는 효과를 기대한다. TREM2는 뇌 내 미세아교세포의 염증조절과 지질 축적 제거에 중요한 역할을 하며, 이러한 기능을 통해 알츠하이머병과 관련된 신경손상을 예방할 수 있다. TREM2 활성화 기전은 알츠하이머병의 염증성 병리와 밀접한 연관이 있는 것으로 밝혀졌으며, 염증조절을 통한 새로운 치료전략으로 연구되고 있다. 미세아교세포의 염증 반응이 알츠하이머병의 진행을 가속화하는 주요 원인으로 작용하는 만큼, TREM2 활성화 기전을 활용한 접근법은 알츠하이머병 진행을 늦추는 데 중요한 임상적 가치를 지닌다.

타이로신 키나제 억제제인 masitinib이 알츠하이머병 치료에서 그 가능성을 탐색하고 있다. masitinib은 미세아교세포와 비만세포의 염증반응을 억제하고, 이를 통해 신경세포 손상과 시냅스 손상을 방지하는 역할을 한다. 타이로신키나제 억제제는 염증과 관련된 신호경로를 차단함으로써 신경보호 효과를 발휘하는데, 이는 특히 알츠하이머병의 중기와 말기 환자에서 염증성 손상이 심각해지는 것을 방지하는 데 기여할 수 있다. 현재 masitinib은 3상 임상시험을 통해 안전성과 효능을 평가 중이며, 임상적으로 효과가 입증된다면 알츠하이머병 환자의 신경보호와 인지기능 보존에 큰 기여를 할 수 있을 것으로 기대된다. 이 약물은 특히 중추신경계 염증억제를 목표로 하여 알츠하이머병의 병리적 진행을 늦출 수 있는 중요한 치료 옵션으로 평가된다.

염증을 표적으로 하는 이러한 신약들은 특히 병의 진행단계에 맞춘 다양한 신경보호 효과를 통해 알츠하이머병의 진행을 억제할 수 있는 가능성을 지니고 있다. 염증 억제제들은 초기단계부터 알츠하이머병 진행을 늦추는 데 기여할 수 있으며, 염증반응과 신경퇴행 사이의 연결 고리를 차단하여 신경세포 보호 효과를 나타낼 수 있다. 특히, 이들 약물은 염증성 손상이 뇌에서 빠르게 발생하는 중기 또는 말기 알츠하이머병 환자에게서 더욱 큰 효과를 발휘할 것으로 기대되고 있다.

따라서 염증기전을 조절하는 치료제는 알츠하이머병 환자에게 다중 기전을 통해 신경 보호를 제공할 수 있는 가능성을 보여준다. 염증성 미세아교세포 반응을 억제하는 약물과 다양한 염증 억제제는 신경세포의 기능 유지 및 병리 진행 속도 지연에 중요한 역할을 할 수 있다. 이와 같이 염증기전을 조절하는 치료제는 기존의 Aβ 및 타우 표적 치료제와 차별화된 접근법으로,

알츠하이머병 환자의 맞춤형 치료 옵션으로서 큰 가능성을 제시한다.

(4) 유전자 치료

알츠하이머병에 대한 유전자 치료는 기존의 증상 완화 중심 접근법을 넘어, 병의 근본 원인을 다루는 혁신적인 치료 방법으로 주목받고 있다. 알츠하이머병의 병리적 특징으로는 Aβ와 타우 단백질의 축적, 만성적인 신경염증, 그리고 APOE, APP, PSEN1 유전자 변이 등이 있으며, 이러한 요소들은 모두 질병의 진행과 관련이 깊다. 유전자 치료는 이러한 병리적 기전을 조절하거나 변형하여 질병 진행을 지연하거나 억제할 가능성을 갖고 있다. Aβ와 타우 단백질 축적을 억제하기 위한 유전자 치료 접근은 이들의 생성과 응집을 조절하는 유전자를 타깃으로 한다. 이를 위해 특정 유전자 발현을 억제하거나 조절하는 방식의 유전자 편집 기법이 적용되고 있으며, 특히 RNA 간섭 및 크리스퍼CRISPR 기반 유전자 편집 기술이 활용되고 있다.

유전자 치료에 사용되는 벡터는 아데노 연관 바이러스adeno-associated virus, AAV와 렌티바이러스lentivirus 벡터와 같은 바이러스 기반 벡터가 주로 이용된다. 특히 AAV 벡터는 병원성이 낮고 특정 세포에만 유전자를 전달할 수 있는 특성으로 인해 알츠하이머병 치료에서 유망한 도구로 주목받고 있다. AAV 벡터는 특정 유전자나 RNA를 신경세포에 전달하여, Aβ와 타우 단백질 축적을 감소시키거나 신경세포를 보호하는 방향으로 작용할 수 있다. 렌티바이러스 벡터는 보다 큰 유전자 구성을 전달할 수 있어, 복잡한 유전자 조작을 통한 치료에 적합한 것으로 평가된다. 이러한 벡터를 통해 APOE, APP, PSEN1 등의 유전자에 변형을 가해 질병 위험을 줄이거나, 병의 진행속도를 늦추려는 연구가 진행 중이다. 이 외에도 염증조절과 신경세포 보호를 목표로 하는 유전자 치료 접근도 활발히 연구되고 있다.

하지만 유전자 치료는 여전히 해결해야 할 도전 과제가 많다. 알츠하이머병과 같은 뇌질환의 특성상 유전자 전달의 효율성과 안전성이 임상 적용의 핵심 문제로 지적되고 있다. 안정적인 유전자 전달을 위해서는 벡터의 표적 세포 선택성과 전달 효율을 높이고, 치료의 장기적 안전성을 확보해야 한다. 또한, 유전자 치료는 높은 비용과 규제 문제로 인해 접근성이 제한적일 수 있다. 환자들에게 안전하고 지속 가능한 치료를 제공하기 위해, 향후 연구는 유전자 전달 기술의 개선과 함께 치료 효과의 장기적 유지에 초점을 맞춰야 한다. 성공적으로 개발된다면, 알츠하이머병뿐 아니라 파킨슨병 등 다양한 신경퇴행성 질환에 대한 근본적 치료 옵션으로 자리잡을 가능성이 높아, 유전자 치료는 뇌질환 치료의 새로운 패러다임으로 부상할 것으로 기대된다.

(5) 기타 기전

재사용 약물들이 알츠하이머병 치료에서 새로운 역할을 검토 받고 있다. 예를 들어, nilvadipine은 혈압 강하제로 개발된 약물로, 뇌 혈류를 개선하여 Aβ 생성 감소와 인지기능 개선을 목표로 연구되고 있다. 이 약물은 혈관 건강을 유지하고 뇌의 혈액 공급을 최적화함으로써, 알츠하이머병 환자의 인지기능 보호에 기여할 가능성을 가지고 있다. metformin은 당뇨병 치료제로 개발되었으나, 최근 알츠하이머병과 같은 노화 관련 질환에서도 잠재적인 치료 효과가 연구되고 있다. metformin은 산화스트레스 감소, 세포 노화 억제, 미토콘드리아 기능 조절을 통해 신경 보호 기전을 발휘하며, 인지기능 저하 속도를 늦출 가능성을 보여준다. 또한, 노화과정에서 나타나는 염증반응을 억제하고 대사균형을 유지함으로써 알츠하이머병의 병리적 진행을 완화할 수 있다. 한편, pioglitazone은 당뇨병 치료제로 사용되어 온 인슐린 민감성 향상제이지만, 알츠하이머병 환자에서 인지기능 보존을 목표로 그 역할이 재평가되고 있다. 이 약물은 이미 검증된 안전성 프로파일을 기반으로 알츠하이머병 치료에 활용 가능성을 모색 중이며, 기존 약물의 새로운 응용 가능성을 확인하는 데 중요한 임상적 의미를 지닌다. 이러한 재사용 약물들은 안전성이 입증된 상태에서 새로운 효과를 탐색할 수 있어 알츠하이머병의 다양한 병리적 경로를 타겟팅할 수 있는 잠재력을 가지고 있다.

이와 같은 기타 기전들은 알츠하이머병의 다각적인 병리적 특성에 맞춰 다양한 치료 옵션을 제공할 수 있는 가능성을 보여준다. 각 약물은 특정한 병리적 경로를 타겟팅하여 신경보호, 염증조절, 인지기능 개선을 목표로 하며, 이를 통해 알츠하이머병과 노화 관련 질환에서 중요한 임상적 가치를 가질 수 있다. 특히 이러한 접근법들은 병의 진행단계와 환자 개개인의 병리적 특성에 맞추어 더 정밀한 맞춤형 치료를 제공할 수 있으며, 이는 환자의 삶의 질을 높이고 병의 진행을 지연시킬 수 있는 긍정적인 치료 효과를 기대하게 한다.

4. 혈관성 치매

1) 치료원칙

혈관성 치매의 치료원칙으로는 첫째, 급성기에는 뇌조직 괴사방지 및 최소화에 역점을 두며, 둘째, 만성기에는 뇌졸중의 재발방지 및 위험인자 조절 등 재활치료에 중점을 두며, 셋째, 재활치료로 예방 가능한 합병증의 예방, 뇌졸중으로 인한 증상치료 등 즉 장애에 대한 기능적 재활로 일상생활 수행능력 및 삶의 질 회복에 중점을 두어야 한다. 혈관성 치매의 예방과 치료는 빠를수록 좋고, 가능하다면 치매에 이르지 않은 단계에서 시작해야 한다. 혈관성 치매의 치료는 크게 치매가 발병하기 전에 행해지는 예방적 치료와 일단 치매가 발병한 다음에 시행되는 대증요법으로 구분할 수 있다.

2) 예방

혈관성 치매를 예방한다는 것은 뇌졸중을 예방하는 것을 의미한다. 뇌졸중의 예방은 위험인자를 밝히고 교정하는 것부터 시작해야 한다. 그중 고혈압이 있는 경우 혈압의 적극적인 조절이 뇌졸중 그리고 이로 인한 혈관성 치매뿐만 아니라 경도인지장애를 예방하게 하는 중요한 한 가지 방법으로 권고된다. 이미 뇌졸중을 경험한 환자에게는 뇌졸중의 재발을 억제하여 추가적인 뇌손상을 방지하는 것도 혈관성 치매를 예방하는 중요한 방법이다. 뇌졸중의 위험인자를 교정하면서, 약물치료가 필요한 경우에는 뇌졸중의 기전에 따라 항응고제 혹은 항혈소판제를 선택하여 투여한다. 심한 경동맥 질환이 있고 수술의 적응증이 되는 경우에는 경동맥 내막절제술endarterectomy을 시행할 수 있다. 최근에는 비수술적인 방법으로 스텐트를 이용한 혈관확장술이 경동맥 질환에서 많이 사용된다. 뇌졸중의 이차예방을 위해 사용하고 있는 혈소판제로는 일일 aspirin 50~1,300 mg, ticlopidine 500 mg, triflusal 600~900 mg, clopidogrel 75 mg, 또는 aspirin 50 mg과 dipyridamole 400 mg 병용요법 등이 사용되고 있다.

3) 치료

혈관성 위험인자에 대한 조절과 뇌졸중에 대한 일·이차 예방 전략은 일단 혈관성 치매가 발생한 후에도 매우 중요하며 지속되어야 한다. 아울러 혈관성 치매의 증상들을 대증요법으로 치료해야 한다. 현재까지 혈관성 치매 자체를 치료하는 단일약물은 알려진 바가 없다. aspirin의 투여, 고지혈증의 치료, 금연 등이 인지기능 개선에 도움이 되었다고 보고된다. 최근에는 알츠하이머 병에서 인지기능 개선을 위하여 사용하는 콜린에스테라아제억제제가 혈관성 치매에서 효과가 있다는 보고가 나오고 있다. 그중 일일 donepezil 5~10 mg, galantamine의 저용량 사용이 혈관성 치매에 의한 인지저하에 경도의 효과가 있는 것으로 메타연구에서 보고되었으나 일일 donepzil 10 mg 및 galatamine 16~24 mg의 용량에서는 오히려 부작용으로 인한 불편감을 호소하는 경우가 많아 부작용에 유의하여 사용해야 할 것으로 보인다. 그 외에 ergot alkaloid, xanthine–derivatives (pentoxifylline, propentofyllline), 칼슘채널차단제(예: nimodipine), 은행잎 추출물extract of ginkgo biloba, NMDA 수용체 차단제NMDA receptor inhibitors 등이 다소 효과가 있다고 하지만 임상적인 효용성이 분명히 입증되지는 않았다. 이외에 혈관성 치매에서 나타나는 행동심리증상의 치료는 알츠하이머치매에서의 치료원칙과 동일하다.

5. 루이소체치매

루이소체치매의 콜린성 신경계 장애는 인지기능장애 및 신경정신증상과 관련되어 있으며 알츠하이머병에 비해 기능장애가 훨씬 심하다. AChE 억제제는 인지기능의 개선과 행동장애 및 활동능력의 점진적 향상에 도움이 되며, 항산화제인 비타민 E도 질병의 진행을 늦추는 데 도움을 줄 수 있다고 한다. 환자의 약 20~25%에서 levodopa에 반응을 보이며, 항산화제 치료가 도움을 줄 수 있음이 보고되고 있다. 그러나 항정신병약물에 대한 감수성은 치명적일 수 있기 때문에 루이소체치매 환자에서 특히 유의하여야 한다. 피질 루이소체와 연관된 치매에서 choline acetyltransferase의 농도가 특히 낮았다는 보고를 기초로 콜린에스테라아제억제제cholinesterase inhibitor의 투여가 시도되었다. donepezil을 투여한 루이소체치매 환자 중 일부에서 파킨슨 증상이 악화되었으며, 공통적으로 호전된 증상은 환각이었고, 인지증상과 전반적 기능의 호전과 행동증상의 경미한 호전이 나타났다고 보고하였다. rivastigmine의 경우 경도의 무감동, 불안증, 환각 및 망상증상이 개선되었다는 것이 보고된 바 있으며, 주의력과 기억력 등의 인지기능에도 개선이 보고되었다. 또한 quetiapine, clozapine, risperidone, 그리고 FDA에서 파킨슨병 관련 정신질환 치료제로 승인받은 pimavanserin이 루이소체치매 환자에서의 정신병적 질환에 효과가 있다는 보고가 있으나 대규모의 RCT 연구가 시행된 바는 없어 사용에 제한이 있다. 루이소체치매 환자에서 quetiapine과 pimavanserin의 정신병 치료 중단 시점을 비교한 후향적 코호트연구에서 pimavanserin은 초기 중단율이 낮고, quetiapine은 장기적으로 이점을 제공하는 것으로 나타났으며, 두 약물 간의 사망률 차이는 없었다. 한 사례 보고에서는 primavanserin이 다른 약물로 치료되지 않는 루이소체치매 환자들의 정신병 증상을 개선하는 데 유효한 약물이라고 발표하였으며, 4명의 환자를 대상으로 하였는데 이 환자들 모두 pimavanserin을 잘 견디었으며, 3명에서는 환각, 망상, 불안 및 초조가 유의미하게 개선되었다. 더불어 2 mg 이하 소량의 risperidone이 루이소체치매에서 환시를 치료하는 데 도움이 되었다는 보고도 있다. 이 외에도 루이소체치매 환자의 일차적 예방에 흥분성 아미노산 길항제, 비타민 E 등 항산화제, 소염제 및 에스트로겐의 투여가 제시되고 있으며, 신경전달물질 보충요법으로서 콜린에스테라아제억제제 및 levo–dopa, 대증요법으로서 정신증상에 carbamazepine이나 chlormethiazole 등 GABA–ergic agent, 수면장애 시 melatonin, clonazepam이나 desipramine, 기타 선택적인 5–HT3 길항제인 ondansetron, 불안초조에 benzodiazepine, 그리고 neurotrophin 등의 시도가 제시되고 있다.

PART 12

6. 결론

이상에서 치매의 약물치료를 현재 약물사용 지침 및 근거를 중심으로 살펴보았다. 치매치료는 약물치료와 정신사회적 치료로 크게 두 가지로 나눌 수 있으며, 약물치료는 인지기능 개선과 문제행동 완화로 구분된다. 현재 치매치료 지침은 다음과 같은 방향성을 제시한다. 첫째, 환자 개개인에 초점을 맞춘 의학적 치료 모델로 접근할 것, 둘째, 약물치료를 중심으로 지속적인 치료를 유지할 것, 셋째, 인지기능과 비인지 기능 모두의 개선을 목표로 할 것, 넷째, 환자와 가족 모두를 치료 대상으로 삼을 것을 강조한다.

최근 알츠하이머병 치료제 개발의 패러다임은 기존의 대증적 치료에서 벗어나 보다 근본적인 질병 조절을 목표로 하고 있다. 기존의 AChE 억제제와 NMDA 수용체 길항제는 인지기능 유지에 도움을 주지만 질병의 진행을 막기에는 한계가 있었다. 이에 따라 새로운 치료제들은 Aβ와 타우 단백질을 포함한 여러 병리적 기전을 타겟으로 하여, 알츠하이머병의 병리적 진행을 늦추거나 예방하는 것을 목표로 하고 있다. 예를 들어, lecanemab과 같은 아밀로이드 표적 단일항체는 초기알츠하이머병 환자에서 플라크 제거와 인지기능 저하 억제 효과를 보여 주목받고 있다.

앞으로의 치매 치료에서 중요한 것은 조기 진단을 통해 적합한 약물치료를 시작하고 유지하는 것이다. 더불어, 치매 치료는 환자와 가족의 삶의 질과 존엄성까지 고려하는 포괄적인 접근이 필요하다. 새로운 치료제가 개발됨에 따라 치매에 대한 부정적 인식이 개선되고, 치매환자들의 삶이 보다 나아질 수 있기를 기대한다.

노년기 기분장애

Geriatric mood disorder

Chapter 55

◐ 심인희 동남권원자력의학원 정신건강의학과
◐ 김문두 제주대학교 의과대학 정신건강의학교실

1. 서론

노년기 기분장애는 젊었을 때 발병하여 노년기까지 치료를 받고 있는 환자들과 늦은 나이에 초발한 환자들이 섞여 있는 이질적인 집단이다. 따라서 다양한 병태생리 및 치료반응, 예후를 보일 수 있다. 이들은 노화, 다양한 신체질환, 심각한 우울 및 불안증상, 잦은 재발, 인지기능 저하 등 임상적 특징들로 인하여 치료반응이 불량할 가능성이 높다. 일반적으로 치료 효과가 높지 않고, 특히 1차 약물치료에 반응하지 않을 가능성이 50%에 이른다. 또한 노인에서는 항우울제 사용이 주저되는 경우가 많으며, 적정치료용량에 미치지 못하는 수준으로 약물을 사용하는 경우도 있어 치료의 걸림돌이 될 수 있다.

이에, 노년기 기분장애 환자들에서 적절한 치료를 적용하는 것이 매우 중요하다. 노년기 기분장애 치료에는 약물치료, 정신치료, 그리고 전기경련치료 및 운동요법 등 다양한 접근이 가능하나, 본 장에서는 약물치료에 대해서만 다루고자 한다. 구체적으로 노년기 기분장애에서 최근에 진행된 임상 시험을 중심으로 약물치료의 최신 지견을 알아볼 것이다(표 55-1).

2. 주요우울장애

한국형 주요우울장애 약물치료지침에 따르면 노년기 주요우울장애의 1차 치료 전략은 경도 및 중등도에서는 항우울제 단독요법이, 중증에서는 항우울제 단독 또는 항우울제와 비정형 항정신병약물의 병합요법이 고려된다.

1) 항우울제

(1) 선택적세로토닌재흡수억제제 (selective serotonin reuptake inhibitors, SSRIs)

노년기 주요우울장애에서 효능과 안전성, 편의성 등을 고려하였을 때 1차 약제로서 SSRIs가 추천된다. SSRIs는 전통적인 삼환계항우울제tricyclic antidepressants, TCAs에 비하여 부작용이 적고, 약물 상호작용이 덜하며 상대적으로 내약성이 우수한 편이다. 하지만 SSRIs는 위약 대비 효능의 우수성이 상대적으로 부족하며, 일부 환자들에서 유의한 잔류 우울증상을 보일 수 있다. 따라서 다른 계열의 항우울제에 비하여 효능 면에서 우수성을 주장하기에는 논란의 여지가 있다. 그중 citalopram과 sertraline이 노인에서 선호되어 왔지만, 임상적인 근거는 부족하다. 메타연구들에 의하면 citalopram과 다른 항우울제 간에 효능과 부작용으로 인한 중단율을 비교하였을 때 유의한 차이가 나타나지 않았다. 특히 15개의 임상시험을 종합한 메타연구에서 부분적 관해를 1차 변수로 하였을 때 citalopram보다는 sertraline, paroxetine, duloxetine이 위약보다 우수한 효과를 보였다. 어지럼증을 비롯한 부작용의 발생 위험도에서도 sertraline, fluoxetine만이 다른 SSRIs 약물들과 세로토닌노르에피네프린재흡수억제제serotonin-norepinephrine reuptake inhibitor, SNRIs 등에 비하여 우수한 것으로 나타났다. 또한 2012년 미국식품의약품안전처food and drug administration, FDA에서 citalopram이 용량 의존적으로 QT 간격 연장을 일으킬 수 있다는 경고가 발표되었다. 따라서 노인에서 SSRIs 간에 선호도 및 서열에 대한 체계적인 비교연구가 더 필요할 것으로 보인다.

노인들은 기저 신체 질환으로 인한 병용약물들이 많을 수 있으므로 약물 부작용에 취약한 편이다. 따라서 이들에서 SSRIs를 사용했을 때에는 부작용에 유의해야 한다. 특히 paroxetine

표 55-1. 노년기 주요우울장애에서 최근 진행된 임상 연구

저자(년도)	기간, 인원	용법 및 일일 용량	1차 변수	결과	기타
escitalopram					
Chen 등 (2011)	8주, 55명	단독요법 (escitalopram 10 mg vs. 위약)	치료 반응률	74.1% vs. 16.7%(P < 0.01)	부작용: 오심, 입마름, 현훈
Bose 등 (2008)	12주, 267명	단독요법 (escitalopram 10~20 mg vs. 위약)	MADRS 총점의 변화	negative result	치료 중단율: 11% vs. 6% 부작용: 두통, 오심, 설사, 입마름
duloxetine					
Robinson 등 (2014)	24주, 370명	단독요법 (duloxetine 60~120 mg vs. 위약)	HAMD-17 Maier 척도	negative result	4, 8, 16, 20주째 1차 및 2차 변수 (GDS, CGI-S)에서 유의한 호전을 보임
Raskin 등 (2007)	8주, 311명	단독요법 (duloxetine 60 mg vs. 위약)	인지기능 점수	최소제곱평균차 1.95 vs. 0.76 (P < 0.02)	우울증상 및 일부 통증 평가에서도 호전, 안전성 및 내약성에서 우수한 결과를 보고함
bupropion					
Hewett 등 (2010)	10주, 418명	단독요법 (bupropion XR 150~300 mg vs. 위약)	MADRS 총점의 변화	negative result	2차 변수에서는 유의한 호전, 안전성에서 우수한 결과를 보고함
Agomelatine					
Heun 등 (2013)	8주, 222명	단독요법 (agomelatine 25~50 mg vs. 위약)	HAMD 총점의 변화	agomelatine vs. 위약(P = 0.013)	내약성이 우수한 것으로 보고함
Vortioxetine					
Katona 등 (2012)	8주, 452명	단독요법 (vortioxetine 5 mg vs. duloxetine 60 mg vs. 위약)	HAMD 총점의 변화	vortioxetine vs. 위약(P = 0.0011)	부작용으로 인한 중단율: 5.8%(vortioxetine) vs. 9.9%(duloxetine) vs. 2.8%(위약)
Nierenberg 등 (2019)	8주, 151명	부가요법 (vortioxetine 10~20 mg vs. SSRI + vortioxetine 10~20 mg vs. SSRI +위약)	Digit Symbol Substitution Test (DSST),	세 군 모두 DSST 수행능력 향상, 각 군 간 비교에서는 negative results	우울증 관해 이후 잔류 인지 증상을 보이는 노년기 우울증 환자에서 치료 방법에 관계없이 인지기능이 개선됨
Borhannejad 등(2020)	6주, 60명	단독요법 (vortioxetine 15 mg vs. sertraline 75 mg)	HAMD 총점의 변화	Negative results	노년기 우울증에서 vortioxetine이 sertraline에 비하여 효능과 안전성 면에서 열등하지 않음을 시사함
quetiapine XR					
Katila 등 (2013)	11주, 338명	단독요법 (quetiapine XR 50~300 mg vs. 위약)	MADRS 총점의 변화	최소제곱평균차: -16.33 vs. -8.79 (P < 0.05)	우울, 불안, 수면 등에서 quetiapine XR 군이 위약군에 비하여 우수한 효능을 보고함 (P < 0.001)
Aripiprazole					
Lenze 등 (2015)	12주, 468명	부가요법 [venlafaxine ER 150~300 mg + aripiprazole (2~15 mg) vs. venlafaxine + 위약]	관해율: MADRS ≤ 10	44% vs. 29% (P = 0.03)	venlafaxine ER 단독요법으로 치료 실패한 환자들을 대상으로 aripiprazole 부가요법의 효과를 확인함

〈계속〉

저자(년도)	기간, 인원	용법 및 일일 용량	1차 변수	결과	기타
Methylphenidate					
Lavretsky 등 (2016)	16주, 143명	부가요법 (citalopram 20~60 mg+methylph enidate 5~40 mg vs. citalopram+위약 vs. methylphenidate+위약)	HAMD 총점의 변화	citalopram+methylphenidate vs. 다른 단독요법군(P <0.05)	methylphenidate 부가요법이 노년기 우울장애에서 인지기능 상승에 유의한 차이를 보이지 않음
vitamin B군					
Almeida 등 (2016)	52주, 153명	부가요법 (citalopram 20~40 mg+vitamin B12 0.5 mg, folic acid 2 mg, vitamin B6 25 mg vs. citalopram+위약	관해율	52주째 OR = 2.49, 95% CI 1.12~5.51 (12주째 관해율 비교에서는 negative result)	비타민 B 부가요법군에서 위약군에 비하여 재발을 감소시킴. (OR = 0.33, 95% CI 0.12~0.94)
Vitamin D					
Alavi 등 (2019)	8주, 78명	단독요법 (vitaminD3 50,000 U vs. 위약)	GDS-15총점의 변화, 25(OH)D3 농도	8주째 GDS 점수 9.25 to 7.48 in vitamin D 군 (p = 0.0001), 25(OH)D3 농도는 negative result	비타민 D가 노인 우울증의 증상을 개선시킬 가능성을 제시함
Memantine					
Omranifard 등 (2014)	8주, 57명	부가요법 (citalopram 20 mg+memantine 20 mg vs. citalopram+위약)	우울증의 심각도	negative result	다른 항우울제와 memantine 부가요법의 효과를 비교할 필요가 있음
Lavretsky 등 (2020)	6개월, 95명	부가요법 (escitalopram +memantine vs. escitalopram+위약)	HAMD 총점의 변화	negative result	memantine 부가요법군에서 기억 회상, 집행기능 등 인지기능의 호전이 나타남

이 노인에서 항콜린성 부작용을 증가시킨다는 연구들이 있으나, paroxetine과 다른 SSRIs 간 사망률 및 치매 위험도, 인지기능 평가를 비교한 후향적 코호트 연구들에서는 유의한 차이가 없었다. SSRIs가 노인에서 용량 의존적으로 병적 골절 및 낙상의 위험성을 높일 수 있으므로 주의해야 한다. 무엇보다도 노인에서 SSRIs를 복용한 첫 달에 다른 항우울제에 비하여 자살 위험도가 5배가량 높아진다는 연구를 주목해야 할 것이다. 하지만 이후 기간에는 유의한 차이를 보이지 않았다. 물론 우울증 치료가 자살사고를 줄이는 데 효과적이라는 연구가 더 많지만, 적어도 SSRIs 복용 초기에는 자살사고에 관심을 가져야 할 것이다.

(2) 세로토닌노르에피네프린재흡수억제제

SNRIs는 일반적으로 SSRIs 치료에 실패할 경우 2차적으로 고려되나, 일부 치료 지침에서는 SSRIs와 동일한 1차 치료 전략으로 간주하기도 한다. 노년기 주요우울장애에서 SSRIs와 SNRIs 간 비교 연구는 부족하지만, 요양원에 거주하는 환자들을 대상으로 venlafaxine과 sertraline을 비교했을 때 venlafaxine에 대한 내약성이 더 낮았다는 보고가 있었다. SNRIs는 대부분의 노인에서 안전한 것으로 밝혀졌으나, 용량 의존적으로 이완기 고혈압, 세로토닌 증후군이 발생할 수 있으므로 주의해야 한다.

이 약물들은 특히 공존질환으로서 통증 및 다양한 신체증상이 있을 때 유용할 수 있다. 55세 이상의 통증을 동반한 주요우울장애 환자들에서 duloxetine의 효과를 확인하기 위하여 9주 동안 시행한 무작위위약대조연구를 살펴보면, duloxetine이 위약군에 비하여 우울증상에 대한 반응은 물론, 전반적인 통증의 감소에도 유의한 호전을 보였다. 그러나 부작용으로 인한 중단율 역시 duloxetine군에서 더 높았기 때문에 신중하게 적용해야 할 것이다. 그 외 노년기 기분부전장애 환자들에서 duloxetine의 효과를 확인하기 위하여 12주 동안 진행된 개방연구가 있다. 총 30명을 대상으로 duloxetine 20~120 mg을 치료자의 판단에 따라 조절하여 적용하였다. 결과적으로 비교적 고용량을 사용하였을 때 효과가 더 뛰어난 것으로 나타났으며, 내약성에도 크게 문제가 없었다.

노년기 주요우울장애만을 대상으로 한 desvenlafaxine의 무작위 위약대조연구는 없었지만 9개의 임상연구들을 통합한 연구에서 연령에 따른 소집단 분석결과를 참고해 볼 수 있다. 총 2,913명의 주요우울장애 환자들에서 desvenlafaxine의 효과를 확인하기 위하여 8주 동안 무작위위약대조연구가 진행되었다. Hamilton 우울증 평가척도Hamilton Depression Rating Scale, HAMD 총점의 변화에서 노인 중 여성에서만 유의한 감소를 보였고, 치료 반응률 및 관해율에서는 노인 환자들 모두에서 유의한 호전을 보였다. 또한 여성에서 폐경 이후 발생한 주요우울장애에서 desvenlafaxine (일일 100~200 mg 또는 50 mg)의 효과를 확인하기 위하여 8~10주 동안 진행한 무작위위약대조연구에서도 폐경 여부에 관계없이 모든 여성에서 desvenlafaxine의 항우울 및 신체증상에 대한 효과를 증명했다.

(3) bupropion

Hewett 등이 노년기 주요우울장애에서 bupropion의 효과를 확인하기 위하여 10주 동안 bupropion extended–release (이하 XR) 150~300 mg을 사용하여 무작위위약대조연구를 시행하였다. 그 결과 bupropion군에서 1차 변수인 10주째 Montgomery–Åsberg 우울증 평가척도Montgomery-Åsberg Depression Rating Scale, MADRS 총점의 변화에서 호전을 증명하지는 못하였으나 2차 변수로서 삶에 대한 의욕, 만족감 등 척도에서는 위약군에 비하여 유의한 호전을 보였다. bupropion은 일반적으로 활성화 경향이 있는 것으로 여겨지므로, 주간 졸림이나 피로감을 호소하는 환자들에서 사용해 볼 수 있다.

(4) mirtazapine

mirtazapine은 불면, 불안, 식욕 부진 및 체중감소 등을 호소하는 노인환자에서 유용할 수 있다. 하지만 이러한 장점이 초기 적용 시에는 졸림, 식욕 및 체중증가, 입마름, 변비 등 부작용으로 나타날 수 있으므로 주의해야 한다. 약물의 이러한 진정 효과는 시간이 경과하거나, 고용량을 적용할 때에는 감소하기도 한다.

(5) agomelatine

60세 이상 노년기 우울장애에서 agomelatine의 효과를 확인하기 위하여 6주 무작위위약대조연구를 하였을 때 MADRS 점수에서 두 군간 유의한 차이를 보이지 않았고, 치료 반응(MADRS 총점의 50% 이하 감소)에서도 차이가 없었다. 하지만 러시아에서 시행된 임상 연구에서는 42일 동안 60세 이상 우울장애 환자들(n = 20)에서 일일 25~50 mg의 agomelatine을 작용하였을 때, 경도 및 중등도의 우울장애에서 우울 및 불안 등의 영역에서 유의한 호전을 보였다. 또한 중등도 이상의 심각도를 가진 노년기 우울장애환자들 222명을 대상으로 8주 무작위위약대조연구를 하였을 때에도 agomelatine이 위약에 비하여 유의하게 호전을 보였으며 내약성도 우수한 편으로 나타났다. 하지만 노인을 대상으로 한 연구가 부족하여, 추가적인 연구들이 필요할 것이다.

(6) vortioxetine

vortioxetine은 SSRIs에 해당하는 sertraline과, SNRIs에 해당하는 duloxetine 간에 효능 및 안전성을 비교하기 위하여 무작위 이중맹검연구가 진행된 바 있다. 우선 vortioxetine과 sertraline을 비교한 연구는 60세 이상 노년기 주요우울장애 환자 60명을 대상으로 6주간 진행되었다. 그 결과, 효능 및 안전성을 비교하기 위한 다양한 변수에서 양 군간 통계적으로 유의한 차이가 없었다. 또한 vortioxetine과 duloxetine, 그리고 위약 대조군 간 효능을 비교하기 위하여 8주 동안 무작위이중맹검연구가 시행되었다. vortioxetine과 duloxetine 모두 위약군에 비하여 HAMD 총점의 변화, 치료 반응률 및 관해율에서 우수한 항우울 효과를 보였다. 특히 이 약은 위약에 비하여 정보 처리, 기억력 등 인지기능의 향상이 보고되었다. 이에, vortioxetine은 노년기 주요우울장애 환자들에서 유용할 것으로 기대된다.

노년기 주요우울장애 환자들에서는 SSRIs 치료로 부분 또는 완전 관해에 도달하더라도 인지기능 저하를 보이는 경우가 흔하다. 이러한 증상에 대한 vortioxetine 부가요법의 효능을 확인하기 위하여 8주간 SSRIs + 위약군, SSRI + vortioxetine군, vortioxetine + 위약군으로 무작위이중맹검시험이 진행되었다. 세 군 모두에서 인지기능의 향상이 관찰되었고 통계적으로 유의한 차이는 없었다. 단, vortioxetien군에서 SSRIs군에 비하여 인지기능증상 및 우울증상 개선에 수치적으로 더 나은 결과를 보였기에 추가 연구들이 필요할 것으로 보인다.

(7) trazodone

trazodone은 항우울제로 사용되는 경우는 거의 없고, 주로 저용량에서 가벼운 진정효과를 위하여 사용된다. 노인 환자들은 간헐적으로 기립성 저혈압과 과도한 주간졸림을 호소하기도 하므로 주의가 필요하다. 또한 trazodone은 저나트륨혈증과 심각한 발기지속증이 드물게 발생할 수 있다.

(8) 삼환계항우울제

노년기 주요우울장애에서 더 이상 TCAs를 1차 치료로 고려하지는 않지만, 다른 항우울제 치료에 반응이 없을 때에는 유용할 수 있다. 최근의 한 메타연구에서, TCAs의 효과가 SSRIs와 동등한 수준으로 보고되기도 했다. 특히 멜랑콜리아 양상이나 정신병적 양상을 동반한 우울증에서 효과가 뛰어날 수 있으며, 전기충격요법electroconvulsive therapy, ECT 후 재발을 줄이는 데 도움이 되는 것으로 알려져 있다. 하지만 이 계열 약물들은 노인에서 항콜린성 부작용 및 심장 전도 이상 등 부작용을 발생시킬 수 있으며, 알츠하이머치매에서 혼란증상을 악화시킬 수 있으므로 주의해야 한다.

(9) 단가아민산화효소억제제 (monoamine oxidase inhibitor, MAOI)

노인에서 이 약물에 대한 연구는 부족한 편이다. 일부 연구들에서 비정형 우울증, 불안-우울이 혼합된 우울증, 공황장애에서 유의한 효과가 보고되기도 했다. 하지만 이 계열의 항우울제는 드물게 사용되며, 임상적인 이득이 많지 않다고 판단된다.

2) 항정신병약물

노년기 주요우울장애에서는 초기 약물 치료의 효과가 높지 않은 것으로 보고된다. 따라서 임상적으로 2차 약물로 교체 또는 항정신병약물 부가요법을 적용할 수 있다. 노인환자에서 aripiprazole을 비롯한 항정신병약물 부가요법을 적용할 때에는 효능과 안전성에 대한 주의가 필요하다.

(1) quetiapine XR

노년기 우울장애에서 quetiapine XR 단독요법의 효과를 확인하기 위하여 66세 이상, 338명의 환자에서 9주간 무작위위약대조연구가 시행되었다. 이 때 quetiapine XR은 50~300 mg 범위에서 사용되었는데, 9주 후 quetiapine XR군에서 위약군에 비하여 MADRS 총점이 유의하게 감소하였으며 이러한 차이는 치료 1주째부터 나타났다. 또한 치료 반응률(MADRS 총점의 50% 이상 감소)과 치료 관해율(MADRS 총점 $\leq$ 8) 등 다양한 임상적 인자에서도 quetiapine XR군이 위약군에 비하여 유의하게 우수하였다. 하지만 quetiapine XR군에서 부작용으로 인한 치료 중단율이 더 높았으며, 주로 진정, 입마름, 추체외로 부작용 등이 보고되었다. 따라서 노인 우울증에서 이 약물의 사용은 효과 면에서는 뛰어날 수 있으나, 내약성 면에서 주의가 필요하므로 단독요법으로는 1차 약제로서 선택되기 어려울 것이다.

(2) aripiprazole

치료저항성 노년기 우울장애에서 aripiprazole 부가요법은 효과적일 수 있다. venlafaxine으로 관해가 되지 않은 환자들을 대상으로 aripiprazole 부가요법의 효과를 확인하기 위하여 12주 무작위위약대조연구가 시행되었다. 이 때 aripiprazole은 일일 2 mg으로 시작하여 2~15 mg 범위에서 조절하였다. 치료 관해율은 aripiprazole군이 위약군보다 유의하게 우수하였으나, 정좌불능증, 파킨슨증, 체중증가 등 부작용이 aripiprazole군에서 위약군에 비하여 더 많았다. 매우 치명적인 부작용은 아니지만, 노인에서 aripiprazole 부가요법 적용 시에 이러한 점에서 주의가 필요하다. aripiprazole 부가요법은 trail making test로 평가한 실행 기능이 높을수록, 초기에 불안이 적을수록 항우울효과가 뛰어났고, 동반 신체질환은 영향이 없는 것으로 나타났다.

3) 기타 부가요법제

(1) methylphenidate

노년기 주요우울장애에서, 초기에 항우울제와 methylphenidate 병합요법을 적용하는 것이 도움이 되기도 한다. 2주 이상 약물치료를 받지 않은 70세 이상의 주요우울장애 환자들에서 citalopram 일일 20~60 mg과 methylphenidate 일일 5~40 mg의 병합요법의 효과를 확인하기 위하여 citalopram과 methylphenidate 병합요법, citalopram과 위약 병합요법(citalopram 단독요법) 또는 methylphenidate와 위약 병합요법(methylphenidate 단독요법)을 비교하였다. 그 결과 citalopram과 methylphenidate 병합요법군이 citalopram이나 methylphenidate 단독요법군에 비하여 유의한 효과(기분, 웰빙 등 임상 반응 및 관해율)를 보였다. 부작용으로 인한 치료중단은 세 군에서 유의한 차이를 보이지 않았으나, methylphenidate와 같은 약물이 심장에 악영향을 줄 수 있다.

(2) memantine

노년기 우울장애에서 memantine 부가요법의 효과를 확인하기 위하여 시행된 연구들에서는 우울증의 호전을 의미하는 지표에서 유의한 차이를 보이지 않았다. 요양원에 있는 노인들에서 우울증 치료에 memantine 단독요법의 효과를 확인하기 위한 무작위위약대조연구도 진행되었으나, 위약에 비하여 유의한 차이가 없었다.

(3) 비타민

높은 혈중 호모시스테인 수치가 우울증과 관련이 있는 것으로 알려지면서 비타민 B군의 치료 효과에 대한 가능성이 제시되었다. 이에, 50세 이상의 주요우울장애 환자들을 대상으로 citalopram에 비타민 B군과 위약을 무작위 배정하여 52주간 우울증의 경과를 관찰하였다(n = 153). 12주째 비타민 B군 부가요법이 위약에 비하여 항우울효과에서 유의한 차이를 보이지 않았으나, 1년 동안 재발의 위험성은 유의하게 저하되는 것이 확인되었다.

노년기 주요우울장애에서 비타민 D와 위약을 사용하여 우울증상의 개선 효과를 비교한 무작위위약대조연구도 있다. 8주째 비타민 D군에서 위약군에 비하여 우울 지수가 유의하게 감소하였고, 다중회귀분석 결과에서도 비타민 D가 우울증상의 개선에 의미 있는 변수로 나타났다. 이에, 노년기 주요우울장애의 치료에서 비타민 B군이나 비타민 D의 부가요법을 고려해 볼 수 있을 것이다.

3. 양극성장애

1) 급성기 조증/경조증 삽화

노인의 조증/경조증 삽화에 대한 치료는 비정형 항정신병약물 단독요법, 기분조절제 단독요법, 기분조절제와 비정형 항정신병약물의 병합요법이 1차 전략으로 권고되었다. 이 때 1차 약제로서는 lithium, valproate, aripiprazole, olanzapine, quetiapine, risperidone 등이 추천되었다. 노인환자에서 약물 간 비교연구는 부족하다. 따라서 약물 선택은 약물에 대한 과거의 반응, 부작용, 내외과적 동반질환, 약물 상호작용, 임상가의 선호도 등에 근거하여 이루어진다. 연구결과에 따라 다르지만, 대략 50~60% 정도의 환자가 1차 약제에 반응할 것으로 기대된다.

(1) 기분조절제 단독요법

① lithium

lithium은 노인 양극성장애 조증/경조증 삽화에서 중요한 치료 전략 중 하나이다. lithium은 신경 보호 작용이 있어 치매의 위험을 감소시킬 수 있고, 자살사고를 줄인다는 근거가 있다. 효능에 대한 근거로는 137명의 노인 양극성장애 조증 삽화 환자들에서 lithium을 사용하여 66%의 관해율이 보고된 적이 있다. 노인에 대한 직접적인 근거는 부족하지만 다른 연령대의 lithium 연구들을 참고해 볼 수 있다.

lithium은 일반적으로 노인 양극성장애 환자에서 일일 1회 또는 2회 150 mg에서 시작하여 내약성에 따라 점차적으로 증량하게 된다. 연령이 증가할수록 lithium의 반감기는 약 36시간까지 증가할 수 있다. 이는 사구체 여과율의 감소로 인하여 lithium의 배출이 더 적게 일어나기 때문이다. 노인에서는 체질량 및 체내 수분의 감소로 lithium의 분포가 좁은 범위에서 일어날 수도 있다. 따라서 노인환자는 젊은 환자보다 lithium 독성 증상의 위험이 더 높고, 안정적인 혈청 수준을 유지하기 위하여 상대적으로 적은 용량을 필요로 하는 경우가 많다. 특히 진통제, 항고혈압제, 이뇨제 등과 병행할 때는 5~7일 정도는 신중히 지켜보아야 한다. 운동실조증, 진전, 인지기능 저하, 소화기계 장애, 체중증가, 갑상선 기능저하, 다뇨, 다갈 및 신장질환 등의 부작용 발생에 대해서도 신경을 써야 할 것이다.

② valproate

valproate도 노인의 급성기 조증 삽화에서 유용할 수 있다. Systematic Treatment Enhancement Program for Bipolar Disorder (이하 STEP-BD) 연구에서 76명의 노인 양극성장애 환자를 대상으로 소집단 분석을 하였을 때, 일일 평균 956 mg 용량의 valproate가 사용되었다. 후향적 차트 분석을 통한 연구 근거들도 있다. 일반적으로 65~100 mcg/mL의 혈청 수준에 도달하는 정도의 용량을 투여하도록 권장되나 일부 노인들은 고용량을 견디기 어려워할 수 있으므로 임상적인 고려가 필요하다.

(2) 항정신병약물 단독요법

전체 연령대의 양극성장애 조증 환자들에서 quetiapine의 효과를 확인하기 위하여 12주간 진행된 무작위연구에 대한 소집단 분석(n = 59)이 이루어졌다. 이 때 노인 양극성장애에서 quetiapine군(일일 평균 용량 550 mg)이 위약군에 비하여 증상을 유의하게 호전시켰다. 하지만 부작용으로 인한 치료 중단율도 quetiapine군에서 위약군에 비하여 높았기 때문에 내약성에 주의해야 한다. asenapine을 투여 받은 11명의 노인 조증 환자에서 63%가량이 완전 관해를 보였다는 개방 연구가 있다. olanzapine은 체중증가, 이상지질혈증, 고혈당뿐 아니라, 낙상과 진정 등을 유발할 수 있다. 그 외 aripiprazole, risperidone 등도 고려할 수 있으나 이들에 대해서는 추가적인 연구가 더 필요할 것이다. 노인 환자에서 항정신병약물이 급성 신장독성 및 치매 관련 정신병적 증상을 악화시켜 사망의 위험성을 높일 수 있으므로 주의해야 한다.

(3) 기분조절제와 항정신병약물 병합요법

특정 병합요법이 더 우수하다는 근거는 없다. 부작용, 약물 상호작용, 동반질환, 임상의의 선호도 등에 따라 약물 조합이 달라질 수 있다. lithium 또는 valproate 단독요법에 치료 반응이 없는 치료 저항성 노인 조증/경조증 환자에게 다른 기분조절제 병합 또는 항정신병약물을 병합할 수 있고, 항정신병약물 단독요법을 사용하던 환자에게 lithium 또는 valproate를 추가해 볼 수도 있다. 이러한 약물 치료전략에도 반응이 부족할 때에는 기분조절제나 항정신병약물의 종류를 전환해 볼 수도 있을 것이다.

(4) 기타 약물

치료저항성 조증/경조증에는 정형 항정신병약물 또는 clozapine, carbamazepine, levetiracetam 등이 사용될 수 있다. 하지만 이러한 약물들은 노인에서 안전성 및 내약성 문제로 인해 사용하기에 어려움이 있다. 특히 carbamazepine은 시토크롬 P450 효소와 관련된 약물 상호작용, valproate와 같은 약물과 관련하여 약물 감량 등을 고려해야 한다. 또한 진정, 운동실조, 시야 흐림, 안구진탕, 백혈구 감소증, 더 심각하게는 무과립구증 등을 주의해서 살펴야 한다. levetiracetam도 부가요법으로 적용하였을 때 조증을 호전시키고, 비교적 내약성이 우수했다는 사례 모음이 있어 고려해 볼 수 있다.

정형 항정신병약물은 비정형 항정신병약물에 비하여 추체외로증상, 지연운동이상증 등 부작용이 우려되며, 이는 연령에 따라 발생률이 증가한다는 보고가 있으므로 주의해야 한다. haloperidol은 조증 및 혼재성 삽화에서 유의한 효과를 보였다는 메타연구가 있으나, 노인만을 대상으로 하지 않았다는 제한점이 있다. clozapine도 유용할 수 있는데, 노인에서 clozapine을 적용할 때는 진정 및 기립성 저혈압과 관련된 낙상의 위험성을 상기하고, 무과립구증의 발생을 추적관찰 해야 한다.

2) 급성기 우울증 삽화

한국형 양극성장애 약물치료지침에 따르면 노인 양극성장애 우울증 삽화의 치료에서는 기분조절제와 비정형 항정신병약물 병합요법, 비정형 항정신병약물 단독요법, 기분조절제 단독요법, lamotrigine 단독요법, 비정형 항정신병약물과 lamotrigine 병합요법, 기분조절제와 lamotrigine 병합요법이 1차 치료전략으로 나타났다. 1차 치료제로서 lithium, valproate, lamotrigine, aripiprazole, olanzapine과 quetiapine이 고려되었다.

(1) 항정신병약물

① lurasidone

노인 양극성 우울증에서는 성인 양극성장애의 무작위임상시험을 근거로 하여 quetiapine과 lurasidone이 권장될 수 있다. 노인 양극성 우울증에서 lurasidone의 효과를 확인하기 위하여 무작위위약대조임상시험에 대한 사후분석이 시행되었다. 이 때 한 연구는 lurasidone 저용량(일일 20~60 mg)과 고용량(일일 80~120 mg) 단독요법을 위약과 비교하였고, 다른 연구는 lithium 또는 valproate에 lurasidone 일일 20~120 mg을 부가요법으로 적용하여 위약과 비교하였다. 단독요법 연구에서는 lurasidone이 위약에 비하여 6주 후 MADRS 총점의 유의한 감소를 보였으나, 부가요법 연구에서는 유의한 결과를 보이지 못했다. 하지만 내약성 면에서는 두 연구 모두에서 우수한 수준으로 보고되었다.

lurasidone은 노인 양극성 우울증에서 저녁 식후 20 mg으로 시작하여 일일 20~120 mg 범위까지 천천히 증량해 나가야 한다. 구토 및 설사, 불면 또는 피로/졸음, 정좌불능증, 비인두염, 근육경련 등의 부작용이 나타날 수 있다.

② quetiapine

양극성 우울증에서 quetiapine의 효과를 확인하기 위하여 시행된 무작위위약대조연구에서 55세 이상의 환자들만 소집단 분석한 연구가 있다. 이 때 quetiapine 300 mg군과 600 mg군에서 위약군에 비하여 유의하게 높은 관해율이 보고되었다. quetiapine은 주로 진정, 현기증, 변비, 입마름, 이상지질혈증, 고혈당증, 체중증가 등의 부작용이 있을 수 있다.

olanzapine과 fluoxetine 병합요법도 양극성 우울증에 효과적이나, 노인에서 체계적인 연구는 드문 실정이다.

(2) 기분조절제

노인 양극성 우울증에서 lamotrigine 부가요법의 효과를 확인하기 위하여 57명의 환자들을 대상으로 12주 동안 개방 연구가 시행되었다. MADRS 총점을 기준으로 평가한 치료 반응률 및 관해율에서 각각 57.4% 및 64.8%로 유의한 호전을 확인할 수 있었다. 이 때 노인 양극성 우울증에서 평균 사용용량은 일일 150.9 mg이었다. 하지만 부작용으로 인한 치료 중단율도 11% 정도였기 때문에 노인에서 사용 시 안전성 및 내약성에 대한 추가 연구들이 필요할 것이다.

그 외 lithium과 valproate도 효과적일 수 있으며, 여러 약물치료 지침에서 이들의 단독요법 또는 항정신병약물/항우울제/다른 기분조절제와 병합요법을 치료 전략으로 제시하였다.

3) 유지기

노인 양극성장애 유지기 치료에 대한 약물치료의 근거는 충분하지 않지만, lithium 또는 lamotrigine 사용을 고려해 볼 수 있다. 전체 연령대의 588명의 환자들을 대상으로 lamotrigine, lithium, 그리고 위약의 효과를 비교한 연구에서 노인만을 소집단 분석한 연구가 있다. 이 때 lamotrigine은 우울증 삽화를 비롯한 모든 기분 삽화에서 재발을 방지하는 데 유의한 효과를 보였으며, lithium은 일부 연구에서 양극성 우울증 재발방지에 유의한 효과가 있었으나, 주로 조증/경조증/혼재성 삽화의 재발방지에 효과가 있는 것으로 알려져 있다.

4. 요약

노년기 기분장애는 노화, 기저 신체적 공존질환 및 병용약물, 우울 및 불안 등 심각한 증상, 인지기능 저하 등 임상적 인자들로 인하여 치료에 어려움을 겪는 경우가 많다. 이에, 적절한 약물치료 전략을 세우는 것이 중요하며, 부작용 발생에 대하여 신중하게 관찰해야 한다. 주요우울장애에서는 SSRIs, SNRIs 등 비교적 내약성이 우수한 항우울제가 일차 약제로 고려될 수 있으며, 치료 반응이 적을 경우 항우울제 교체 및 병합요법, aripiprazole, quetiapine 등 항정신병약물 부가요법을 적용해 볼 수 있다. 양극성장애는 삽화의 극성에 따라 기분조절제, lamotrigine, 비정형 항정신병약물 단독요법을 가장 먼저 고려할 수 있고, 치료 반응에 따라 약물교체 또는 병합요법을 적용할 수 있다. 하지만 노년기 기분장애에서 약물 치료에 대한 무작위위약대조임상시험의 근거가 부족하며, 특히 양극성장애의 경우 노인만을 대상으로 한 연구가 많지 않다. 따라서 노년기 기분장애 약물치료를 논하기 위해서는 추가적인 약물 연구들이 진행되어야 할 것이다.

노년기 정신증

Geriatric psychosis

Chapter 56

◐ **천은진** 영남대학교 의과대학 정신건강의학교실
◐ **이종훈** 대구가톨릭대학교 의과대학 정신건강의학교실

정신증은 고전적으로는 현실 검증력이 상실된 정신상태를 의미하며, 정신장애진단통계편람 제5판에 따르면 망상, 환각, 와해된 사고(언어), 심하게 와해되거나 비정상적인 운동(긴장증을 포함하여) 또는 음성증상의 존재로 정의된다. 정신증은 모든 연령대에서 발생할 수 있지만, 노인에서는 원인, 발현 및 치료에 특별한 고려가 필요하다. 노인 환자에서 정신병적 증상의 위험이 증가한다는 것은 잘 알려져 있다. 대규모 역학 조사에 따르면 고령 인구에서 정신증이 16%에서 23% 정도로 보고된다. 많은 요인들이 노인들의 정신증 위험 증가에 기여할 수 있는데, 노화와 관련된 신경 화학적 변화뿐만 아니라 측두엽 또는 전두엽과 같은 피질 영역의 연령과 관련된 변화가 정신증의 빈도 증가에 관여할 수 있다. 또한 노인환자들에게서 흔히 볼 수 있는 신체질환의 합병, 사회적 격리, 감각결핍(청각소실 등), 인지기능의 저하 및 다약제의 조합은 정신증에 대한 취약성을 증가시킬 뿐만 아니라 이러한 증상들의 치료를 복잡하게 만든다. 노인의 연령 관련 약력학 및 약동학적 변화는 약물 반응에 영향을 미치고 섬망의 위험을 증가시킬 수 있다.

정신장애진단통계편람 제5판에 의한 많은 진단 영역이 노년기 정신증과 연관될 수 있는데 섬망과 치매를 포함한 신경인지장애, 조현병 스펙트럼 및 기타 정신병적 장애, 양극성 및 관련장애, 우울장애, 그리고 물질관련 및 중독장애 등이 해당된다. 그리고 신경학적 질환(뇌종양, 파킨슨병, 대사성뇌병증 등)과 내외과적 질환에서 정신병적 증상이 나타날 수 있으며 흔히 처방되는 여러 약물이 노인 환자에서 정신병적 증상을 일으킬 수 있다(표 56-1).

표 56-1. **노년기 정신증과 연관된 DSM-V 진단 영역과 대표 진단**

노년기 정신증과 연관된 DSM-V 진단 영역과 대표 진단
신경인지장애
• 섬망 - 물질중독섬망, 물질금단섬망, 약물치료로 유발된 섬망, - 다른 의학적 상태로 인한 섬망 • 주요 및 경도 신경인지장애 - 알츠하이머병, 전두측두엽 변성, 루이소체병, 혈관 질환, 외상성 뇌손상, 물질/치료약물 사용, HIV 감염, 프라이온병, 파킨슨병, 헌팅턴병, 다른 의학적 상태
조현병 스펙트럼 및 기타 정신병적 장애
• 망상장애 • 단기정신병적장애 • 조현양상장애 • 조현병 • 조현정동장애 • 물질약물치료로 유발된 정신병적 장애 • 다른 의학적 상태로 인한 정신병적 장애
양극성 및 관련장애
• 제I형 양극성장애 조증 삽화 정신병적 양상 동반 • 제I형 양극성장애 및 제II형 양극성장애 주요우울 삽화 정신병적 양상 동반 • 물질/약물치료로 유발된 양극성 및 관련장애 • 다른 의학적 상태로 인한 양극성 및 관련장애
우울장애
• 주요우울장애 정신병적 양상 동반 • 물질/약물치료로 유발된 우울장애 • 다른 의학적 상태로 인한 우울장애

표 56-2. **노년기에서 항정신병약물의 적응증과 사용 지침**

<table>
<tr><th colspan="2">항정신병약물의 주요 적응증</th></tr>
<tr><td colspan="2">조현병</td></tr>
<tr><td colspan="2">정신병적 양상을 동반한 조증 삽화</td></tr>
<tr><td colspan="2">정신병적 양상을 동반한 주요우울 삽화</td></tr>
<tr><td colspan="2">망상장애</td></tr>
<tr><th colspan="2">제한적 단기간 사용</th></tr>
<tr><td>치매</td><td>망상, 초조, 공격성 등이 환자 및 보호자에게 심각한 고통과 위험을 초래하고
비약물적 개입 후에도 증상이 지속될 경우</td></tr>
<tr><td>섬망</td><td>비약물적 개입이나 원인 교정에도 불구하고 섬망 증상이 지속되는 경우</td></tr>
<tr><th colspan="2">항정신병약물 사용 고려</th></tr>
<tr><td>정신병적 양상을 동반하지 않은 조증 삽화</td><td>젊은 연령에 비해 증가된 부작용에 대한 주의가 필요</td></tr>
<tr><td>치료저항성 혹은 난치성 주요우울증</td><td>통상적인 항우울제 치료에 반응하지 않는 치료저항성 혹은 난치성 주요우울증에서 항정신병약물을 저용량으로 추가</td></tr>
</table>

1. 노년기 정신증에서의 약물치료

1) 노인에서 항정신병약물의 적응증

정신병적 증상이 있는 질환들 즉, 조현병, 정신병적 양상을 동반한 조증 삽화, 정신병적 양상을 동반한 주요우울 삽화, 그리고 망상장애가 주요 적응증이 된다. 치매에서는 망상, 초조, 공격성 등이 환자 및 보호자에게 심각한 고통을 초래할 때, 위험성이 있을 때, 비약물적 개입 후에도 증상이 지속될 경우에만 단기간, 제한적으로 사용한다. 섬망에서도 원인의 교정과 비약물학적치료가 우선시되며 이러한 일차적인 조치 후에도 증상이 호전되지 않을 때 제한적으로 사용한다.

정신병적 양상을 동반하지 않은 조증 삽화, 망상이 없이 초조증상만을 동반한 치매에서도 항정신병약물의 사용을 때로는 고려할 수 있다. 정신병적 양상이 없으면서 초조감이나 심한 불안증을 동반한 주요우울 삽화에서 항정신병약물은 이차선택약물로 고려된다. 다만 치료저항성 혹은 난치성 주요우울증 환자에서는 항정신병약물의 사용이 적절할 수 있다(표 56-2).

공황장애, 범불안장애, 질병불안장애, 심한 불안증 동반이 없는 비정신병적 우울증, 이자극성, 적대성, 심한 오심 및 구토(항암화학요법으로 인한), 주요 정신질환이 없이 수면장애만 보이는 경우, 신경병성 통증, 멀미 등은 노인에서 항정신병약물 사용의 적응증이 아니다.

2) 노인에서 항정신병약물의 임상적 사용

(1) 항정신병약물의 선택

노인에서 항정신병약물을 선택하는 것은 약물치료와 관련하여 부작용이 흔히 나타날 수 있고 심각한 부작용으로 이어질 수도 있어 많은 어려움이 있다. 정신병적 증상을 보이는 노인환자는 안전을 확보하고 지남력을 되돌리기 위한 사회적, 행동적 및 환경적 개입이 먼저 필요하다. 신체질환의 합병과 수반되는 약물치료의 가능성을 감안할 때, 망상 또는 환각의 단순한 존재가 항상 추가적인 약물치료의 적응증이 되는 것은 아니다. 그러나 일부 환자는 종종 정신병적 증상이 초래하는 행동문제를 줄이기 위해 약리학적 개입이 필요할 수 있다. 기저의 건강상태 및 신체질환, 정신병적 증상에 기여할 수 있는 복용 약물에 대한 신중한 평가는 약물요법의 시작 이전에 필수적이다. 정신과적 병력청취는 노인환자에서 정신병적 증상을 증가시킬 수 있는 이전의 정신증과 우울 삽화 등의 병력을 알아낼 수 있다. 정신병적 증상의 발현에 기여하는 하나 이상의 원인 인자가 있을 수 있고 이러한 위험요인을 치료하거나 줄이는 것이 약물치료에 우선할 수 있다.

(2) 용량적정

일반적으로 약제는 특정 표적증상에 대해 처방되며, 저용량에서 시작하여 임상적 효과가 나타날 때까지 점차적으로 천천히 적정한다. 모든 노인 환자들에서 가장 낮은 용량부터 시작하는 것이 바람직하며 최소량만으로 잘 치료되는 경우도 있다. 일반적으로 조현병 노인환자들은 높은 용량으로, 정신병적 증상을 보이는 치매환자들은 그보다 낮은 용량으로 치료한다. 초기에는 보통 일주일에 한 번이나 두 번 증량하지만, 내과적으로 상태가 좋지 않은 노인들은 더 천천히 증량하는 것이 좋다. 또 항정신병약물을 초기단계에선 하루에 2~3번에 나누어 투여하는 것이 기립성 저혈압과 같은 부작용을 최소화하는 데 도움이 된다. clozapine, quetiapine, ziprasidone, 저역가의 정형 항정신병약물은 하루에 두 번 정도 나누어 투여하는 것을, olanzapine, risperidone, aripiprazole, 고역가의 정형 항정신병약물은 하루에 한 번 잠자기 전에 투여하는 것을 추천한다.

(3) 약물의 변경

한 가지 약물에서 다른 약물로 변경할 때 일반적으로는 두 번째 약물의 투여를 시작하기 전에 이전 약물을 서서히 감량하고 중단하는 것이 안전하다. 정신병적 증상의 악화 때문에 첫 번째 약물을 감량하는 동안 두 번째 약물을 추가하게 된다면 심장전도, 저혈압, 추체외로증상 등의 부작용을 조심해야 한다. 한 번에 바꾸는 것은 노인환자에서 안전하지 않다.

(4) 치료기간

약물의 최적의 치료기간은 아직 정해져 있지 않으며, 환자의 잔류 임상증상 및 심리사회적 상황을 고려하여 결정한다. 조현병 환자가 아니라면 항정신병약물의 용량을 주기적으로 감량해 보는 것이 추천된다. 중단할 경우에는 금단을 최소화하기 위해 서서히 감량해야 한다.

(5) 추적관찰

일반적으로 항정신병약물 투여를 시작한 뒤 1~2주 내에 진료하는 것이 바람직하다. 약물의 용량을 변경한 뒤엔 10일에서 1개월 뒤에 진찰하는 것이 좋다. 약물 적정기간 동안 입원 환자들은 혈압이나 체온, 맥박과 같은 활력징후를 매일 측정하고, 외래환자들은 방문할 때마다 측정한다. 그리고 운동장애는 매 3~6개월마다, 체중은 치료 초기 3개월 동안에는 매달, 이후에는 3개월마다 측정하는 것이 좋고 허리둘레는 매년 측정하는 것이 좋다.

3) 노인에서 항정신병약물의 부작용

노인 환자는 항정신병약물의 부작용, 특히 운동 부작용에 대해 젊은 환자보다 취약하다. 부작용의 유형은 사용된 특정 항정신병약물에 따라 다르나, 일반적인 예에는 진정, 항콜린성 효과, 심혈관 효과, 추체외로증상 및 지연운동이상증, 대사작용과 고프로락틴혈증, 덜 흔하게는 무과립구증 및 항정신병약물악성증후군 등이 있다. 정형 항정신병약물은 추체외로증후군과 지연성이상운동증의 위험성이 높아 최근에 비정형 항정신병약물의 사용이 증가해 왔다. 그러나 최근 치매 노인에서의 비정형 항정신병약물의 높은 사망 위험성 때문에 단기 사용이 권장되고 있다. 또한 체중증가, 혈당조절의 장애, 이상지질혈증, 대사증후군 등이 문제가 되고 있다.

(1) 신경학적 부작용

① 추체외로 부작용

노인의 추체외로증상은 성인과는 약간 다른데 나이가 들수록 좌불안석증은 증가하며 근긴장이상증은 감소한다. 치매를 동반한 파킨슨병이나 루이소체병 치매에서는 항정신병약물에 민감하게 반응하여 진정, 혼란, 강직 등이 갑자기 발생하기도 한다. 파킨슨증상은 일상생활과 노인들의 삶의 질에 큰 영향을 준다. 그러나 항파킨슨약물은 항콜린작용을 가지고 있기 때문에 노인들에게 추천되지 않는다. 추체외로증상이 나타나면 약물을 중단하거나 감량하고 비정형 항정신병약물로 변경한다. 약물을 중단한 뒤 몇 주가 지나면 없어지지만 어떤 경우엔 1년 이상 지속되기도 한다. 부가적인 약물치료가 필요하면 amantadine이 사용될 수도 있다. 추체외로증상의 병력이 있는 환자에서 항정신병약물을 사용할 때 quetiapine을 일차선택약물로 고려할 수 있고 olanzapine 및 aripiprazole은 우선순위가 높은 이차선택약물로 생각된다. 정형 항정신병약물의 사용은 피하는 것이 좋다.

② 지연운동이상증

지연운동이상증은 항정신병약물치료와 연관된, 비정상적인 불수의적 운동증후군이다. 노인, 여성, 당뇨 환자에서 흔히 발생하며 일반적으로 항정신병약물의 사용기간과 관련이 있다. 정형 항정신병약물로 3년 동안 치료한 후에 노인 환자에서의 지연운동이상증 유병률은 60%에 이른다. 비정형 항정신병약물의 경우 위험성이 정형 약물에 비해 반 정도로 줄어든다.

③ 항정신병약물악성증후군

임상 실제에서 노인보다는 성인에서 더 흔하며 신경학적 질환이 존재하는 경우나 항정신병약물을 초기에 빠르게 증량할 때 잘 나타난다. 보통 정형 항정신병약물과 연관되지만 비정형 항정신병약물과도 연관되어 있다. 사망률은 비전형 항정신병약물에서 더 낮다. 항정신병약물악성증후군은 응급상황으로 수액을 투여하고 동반된 내과 질환을 적극적으로 치료하여야 한다. 원인이 되는 약물을 중단하고 크레아틴인산활성효소^CK^가 매우 증가하고, 경직이나 열이 지속되면 dantrolene, bromocriptine 등을 투여한다. electroconvulsive therapy (ECT)가 이 증후군의 빠른 회복에 효과적이라는 보고도 있다.

④ 진정

모든 항정신병약물이 동일한 진정작용을 가지는 것은 아니며 약물의 용량과 히스타민 수용체 중 H1에 대한 친화도가 연관성이 있다. olanzapine이 H1 수용체에 대해 가장 높은 친화도를 나타내며 이어서 clozapine이 친화도가 높다. quetiapine의 경우 히스타민 수용체에 대한 친화도는 낮지만 효과를 발휘하기 위해서는 risperidone이나 ziprasidone에 비해 고용량이 필요하여 임상 실제 사용 시에 진정작용이 나타난다. 연구에 따르면 정형 정신병약물에 비해 risperidone, olanzapine, quetiapine, ziprasidone과 같은 비정형 항정신병약물이 아주 고용량을 사용하는 경우를 제외하고는 일반적으로 진정 작용이 적으면서도 정신증과 초조를 조절하는 데 효과적이다. 비정형 항정신병약물의 경우에도 여러 가지 약물을 함께 사용할 경우에 진정의 위험성이 더 높아졌다. 정형 항정신병약물의 경우 haloperidol 같은 고역가 약물이 진정 작용이 덜하다. 특히 노인에서는 진정작용이 음식섭취의 감소, 낙상 위험성의 증가, 흡인의 위험과 연관된다.

⑤ 경련

저역가 정형 항정신병약물과 clozapine이 경련의 증가와 연관되며 과거에 경련한 적이 있거나 구조적인 뇌병변이 있으면 경련의 발생이 증가한다. clozapine과 경련의 발생은 용량의존적이다. 일일 300 mg 이하에서 1%, 일일 600 mg 이상에서 4~6%의 경련을 보인다. 경련의 치료는 용량을 감량하고 서서히 적정하거나 항경련제를 추가한다.

(2) 항콜린작용

콜린성 수용체 차단 효과는 구갈, 흐린 시야, 녹내장의 악화, 변비, 소변저류, 빈맥 등이며 무스카린 수용체 차단 효과는 어지러움, 이자극성, 지남력장애, 인지기능부전, 섬망 등이다. 콜린기능 저하가 특징적인 치매 환자들이 영향을 크게 받는다. 정형 항정신병약물뿐만 아니라 clozapine, olanzapine 등도 항콜린 효과가 크다.

(3) 심혈관 부작용

① 저혈압

90 mmHg 이하의 수축기 혈압으로 정의되며 기립성 저혈압은 누웠다 앉았을 때 15~20 mmHg 이상 수축기 혈압이 떨어질 때를 말한다. 이러한 증상은 낙상, 심근경색, 뇌허혈, 드물게는 실신 등과 연관이 있으며 주로 항정신병약물 치료 초기에 발생된다. 정형 항정신병약물의 경우 저역가 약물의 위험도가 더 높다. 비정형 항정신병 약물인 clozapine, olanzapine, quetiapine 및 risperidone은 모두 기립성 저혈압을 일으킬 수 있다. 이 중 clozapine이 가장 위험성이 높은데 이 약제의 콜린성 및 α1-아드레날린성 수용체에 대한 강력한 길항작용이 저혈압의 기전일 수 있다. 저혈압의 부작용을 방지하기 위해서 aripiprazole 같은 α1 수용체에 대해 낮은 친화력을 가진 항정신병약물이 선호된다.

② QTc 연장

QTc 연장은 남성에서 450 ms 이상, 여성에서 470 ms 이상으로 정의되며, 어지러움, 실신, 심실세동과 사망으로까지 이어질 수 있다. 특히 500 mg 이상이 되면 심장박동장애와 급사의 위험성이 높아진다. QTc 연장 위험도의 순서는 sertindole > amisulpride > ziprasidone > iloperidone > asenapine > risperidone > olanzapine > quetiapine > haloperidol > paliperidone > aripiprazole > cariprazine > brexiprazole > lurasidone이며 심혈관질환, 전해질 이상, 갑상선질환, 구조적인 뇌질환 등이 존재할 때 위험성이 더 커진다. QTc 연장이 나타나면 ECG를 찍고 갑상선 호르몬과 전해질을 검사하고 심장질환의 과거력을 다시 평가해 본 뒤 심장내과 의사에게 협진을 의뢰한다.

(4) 대사증후군

대사증후군은 다음의 5가지 상태로 정의되는데 1) 복부 비만, 2) 고혈압, 3) 공복 혈당 수준 증가, 4) 고중성지방혈증, 5) 고밀도 지단백질HDL 감소 등이 해당된다. 최근 국내 조현병 환자 845명을 대상으로 한 연구에서 대사증후군의 유병률은 36.5%로 남성에서 유의하게 높았으며 연령이 높을수록, 병의 유병기간이 길수록 위험도가 높았다. 해외 연구에서도 34%로 비슷한 수준이었으며 대사증후군과 항정신병약물간의 연관성은 연령, 결혼상태, 교육수준, 조현병의 진단, 다제약물치료, 치료기간, 당뇨병 및 고혈압의 가족력 등이 있을 때 높아졌다. 즉 연령이 높을수록 대사증후군의 위험성이 높아질 수 있으며 노인환자들을 항정신병약물로 치료할 때 체중, 당뇨, 혈압, 지질에 이상이 없는지를 우선 확인해야 한다. 환자의 체질량지수를 체크하는 것이 좋으며 치료기간 중에는 대사증후군의 수치들을 모니터링 해야 한다. clozapine과 olanzapine은 위험성이 높고 aripiprazole이나 ziprasidone은 낮다고 알려져 있다. 처방하는 정신건강의학과 의사는 위험성을 잘 인식하고 정기적으로 확인하되 필요한 경우 심장내과 의사나 내분비내과 의사에게 협진을 의뢰한다. 노인 조현병 환자가 대사증후군으로 발전하면 aripiprazole이나 ziprasidone 등으로 바꾸는 것을 고려해 보고, 변경이 어려울 경우엔 낮은 용량으로 잘 모니터링 하면서 사용해야 한다.

① 체중증가

비정형 항정신병약물 복용과 함께 유의한 체중증가가 첫 6~12주에 일어난다. 일단 체중이 증가하면 교정이 쉽지 않으며 약물이나 행동 프로그램에 의해서는 감량 효과가 작다. 체중은 첫 3개월엔 매달, 그 뒤엔 3개월에 한 번 측정하는 것이 좋다. 메타분석에서 항정신병약물 간의 체중증가의 효과를 비교했을 때 olanzapine > zotepine > clozapine > iloperidone > chlorpromazine > sertindole > quetiapine > risperidone 〉 paliperidone > asenapine > amisulpiride > aripiprazole > lurasidone, ziprasidone, haloperidol의 순이다.

② 당뇨

비정형 항정신병약물의 혈당조절이상을 일으킬 가능성을 살펴보면 clozapine, olanzapine >> quetiapine > risperidone > ziprasidone, aripiprazole 순이다. 혈당의 이상은 비정형약물로 치료하는 어떤 환자에게서나 발생할 수 있으며, 이미 존재하고 있는 인슐린의존 당뇨환자에서 가장 큰 문제가 되고 있다. 이들 환자에게서 다뇨, 구갈, 체중감소, 오심, 구토, 탈수, 빠른 호흡 등이 나타나면서 당뇨병성 케톤산증으로 빠질 수 있다.

③ 과다지질

지질을 상승시키는 작용은 clozapine, olanzapine >> quetiapine > risperidone > ziprasidone, aripiprazole 순이다. 지질이 높게 상승하면 aripiprazole 등으로 변경해 보거나 지질을 낮추는 약물을 추가할 수도 있다. 질환의 과거력을 다시 평가해 본 뒤 심장내과 의사에게 협진을 의뢰한다.

(5) 혈액학적 부작용

무과립구증은 생명을 위협하는 상태이며 clozapine 치료와 연관이 있다. clozapine 치료 초반에 잘 나타나지만 어떤 시기에도 나타날 수 있고 용량의존적이지 않다. 전반적인 위험성은 1% 이하지만 노인에서는 더 높을 수 있다. 무과립구증의 위험성 때문에 적어도 6개월 동안 백혈구를 매주 검사하고, 백혈구가 3,000/mm^3 이상, 절대 중립구가 1,500/mm^3 이상이면 다음 6개월 동안은 2주일에 한 번씩 검사한다. 계속해서 이상이 없으면 그 뒤부터는 1개월에 한 번씩 검사한다. 골수 억제 가능성이 있는 amoxicilline, carbamazepine, captopril, sulfonamides 등의 약물은 피한다.

(6) 고프로락틴혈증

aripirazole, quetiapine, asenapine, chlorpromazine 및 iloperidone은 위약에 비해 유의하게 prolactin 농도를 증가시키지 않는다. 반면 paliperidone과 risperidone은 haloperidol을 포함한 다른 약물보다 prolactin 증가가 유의하게 더 많다. 노인만을 대상으로 항정신병약물의 프로락틴 혈중농도에 미치는 영향을 조사한 연구로는 요양시설에 입원한 노인환자에서 정형 항정신병약물이나 risperidone을 사용하다가 olanzapine으로 약물을 변경했을 때 prolactin 혈중 농도가 감소하였다는 보고가 있다.

(7) 사망률의 위험

항정신병약물의 사용은 심장돌연사의 위험 증가와 연관되어 있다. 치매환자에서 비정형 항정신병약물의 사용은 위약에서보다 환자 사망률이 유의미하게 더 높은 것으로 나타났다. 이와 별도로, 노인환자들에 대한 또 다른 연구에 의하면, 정형 항정신병약물을 복용한 환자들의 원인별 사망률은 비정형 항정신병약물을 복용한 환자들과 유사했다. 결과적으로, 모든 정형, 비정형 항정신병약물은 사망의 위험률이 증가할 수 있다. 항정신병약물을 복용하는 치매 노인환자가 사망률 증가 위험을 보이는 명확한 기전은 밝혀지지 않았다. 뇌졸중의 위험이 약간 증가하는 것으로 보이는데, 그 역시 명확하게 확인되지 않았으며 뇌졸중 위험의 증가만으로 사망률의 증가를 설명하지는 못한다. 일반적으로 치매환자 사망의 가장 보편적인 원인은 심장 또는 감염성 원인에 기인하고 가능한 기전 중 하나는 과도한 진정작용이 흡인과 이후에 발생하는 폐렴의 위험을 증가시키는 것이다.

2. 노년기 정신증의 질환별 약물치료

1) 조현병 스펙트럼 및 기타 정신병적 장애

후기 발병 조현병에 대한 연구 결과, 조현병 환자의 약 20~25%가 40세 이후에 첫 발병을 경험한 것으로 밝혀졌으며, 노인 환자의 나머지 80%는 조기발병에 해당한다. 조현병 환자의 생존율과 수명이 높아지면서 2025년까지 조현병 환자의 약 1/4이 55세 이상이 될 것이라고 추측된다. DSM-5도, ICD-10도 발병 연령으로 후기발병 조현병을 구별하지는 않지만, 연구자에 따라 '후기발병 조현병late-onset schizophrenia' 및 '매우 늦은 후기발병 조현병very late onset schizophrenia'을 각각 '40세에서 60세 사이', '60세 이후'에 발병한 경우로 제안하기도 하였다. 전자의 경우 조기발병 조현병과 유사한 것으로 간주되고, 매우 늦은 후기발병 조현병은 더 많은 뇌의 이상과 신경심리적 결함을 포함하는 신경퇴행성 요소를 가지고 있다. 여성이 더 흔하며 피해망상, 구금망상이 많고, 촉각 및 후각 환각의 높은 비율을 보이며, 유전성이 덜하고 감각이상이 흔하다. 음성증상과 사고장애는 덜한 편이다.

앞서 언급한 부작용에도 불구하고 항정신병약물은 노인에서 조현병의 정신병적증상을 효과적으로 조절하는 것으로 입증되었다. 대부분의 연구는 후기발병 조현병보다는 조기발병 조현병에 초점을 맞추고 있고 olanzapine과 risperidone이 치료저항성이 아닌 노인환자에서 유사하게 효과적이라는 것을 보였으며 다른 비정형 항정신병약물의 경우 노년기 환자에서는 현재 이용가능한 근거가 매우 제한되어 있다. 소수의 연구가 노인 치료저항성 환자에서 clozapine의 효능을 뒷받침하지만, 무과립구증의 위험성을 고려한다면 효능을 확인하기 위한 추가적인 연구가 필요하다. 새로운 항정신병약물paliperidone, iloperidone, asenapine, lurasidone 중 유일하게 paliperidone이 후기발병 조현병에서 연구되었으며 이 약물을 평가하는 유일한 위약대조시험은 paliperidone이 위약보다 우월하다는 것을 한 통계방법에서만 발견했다. 현재 노인환자에서 항정신성약물 증강요법augmenting antipsychotics에 대해 찬성 혹은 반대하는 것의 근거가 될 수 있는 연구는 거의 없다. 요약하면, 비정형 항정신병약물의 사용을 지지하는 몇몇 근거가 있으며, 특히 olanzapine과 risperidone을 조현병이 있는 노인환자에서 사용할 수 있는데 부작용 때문에 이러한 약물을 처방할 때 주의를 기울여야 하며 가능한 가장 낮은 유효용량을 찾는 것이 중요하다. 이처럼 조현병이 있는 노인의 약물학적치료에 관한 연구는 부족하며 이러한 환자들의 근거에 기반한 치료는 주로 노년기까지 생존한 조기 발병자에 대한 연구에 의존하고 있다. 반면에, 노인 조현병의 치료를 위해 risperidone, quetiapine, olanzapine, aripiprazole 및 clozapine을 사용하는 상당한 임상적 경험이 축적되어 있고, 현재 전문가 집단에 의해 권장되는 합의 지침이 다음과 같이 마련되어 있는데, risperidone 일일 1.25~3.5 mg, quetiapine 일일 100~300 mg, olanzapine 일일 7.5~15 mg, 그리고 일일 aripiprazole 15~30 mg 등이 추천되고 있다. 후기발병 조현병 환자의 초기 복용량은 성인 복용량의 25 % 정도가 적당하고 유지용량으로는 성인 복용량의 25~50% 정도를 사용한다. 조기발병 노인 조현병 환자를 위한 효과적인 용량은 젊은 환자의 50~75% 정도이다.

PART 12

후기발병 조현정동장애에 대한 구체적인 치료연구는 거의 없으며, 대부분이 후기 조현병의 치료와 함께 이 그룹을 포함시킨다. 앞서 언급한 바와 같이 성인을 위한 치료 표준지침에 따라 항정신병약물의 최소 유효용량을 조심스럽게 투여하는 것이 권장된다. 기분 안정제lithium, divalproex, lamotrigine와 항우울제는 최소 유효용량으로 주의 깊게 사용해야 한다.

노인의 망상장애의 연구에 따른 유병률은 0.03%로 여성의 경우가 조금 더 높으며 망상장애와 관련된 명확한 신경해부학적 변화는 규명되지 않았다. 청력이나 시각장애가 망상장애의 발병에 영향을 줄 수 있다는 몇몇 연구가 있으며 환자의 일부가 감각 손상의 맥락에서 망상을 일으킨다는 사실이 관찰되었다. 노인의 망상장애의 치료에 대한 이용 가능한 연구는 거의 없으며 다만 전문가 집단에 의한 치료 지침은 다음과 같이 비정형 항정신병약물의 사용을 권장한다. 첫 번째 선택 약으로 risperidone 일일 0.75~2.5 mg이 권고되며 olanzapine 일일 5~10 mg, quetiapine 일일 50~200 mg 등을 사용할 수 있다.

2) 치매(신경인지장애)

노인에서 정신증은 신경인지장애에서 가장 흔하게 일어난다. 환자가 인지적 변화와 정신증을 함께 보이는 경우 인지 능력 저하와 정신병적 증상을 일으킬 수 있는 가역적인 원인이 없는지를 초기에 먼저 확인해야 한다. 또한, 정신병적 증상을 갖는 신경인지장애의 평가 동안 정신병적 증상에 기여할 수 있는 감각결손, 특히 시각장애가 있는지 주의를 기울여야 한다.

DSM-5 명명법에 많은 변화가 있었고 이전에 '치매dementia' 라고 불리는 신경인지장애는 복합적주의, 집행기능, 학습과 기억, 언어, 지각운동 또는 사회인지 중 적어도 한 가지 이상의 신경인지 결함이 있어야 진단이 가능하며 '주요' 및 '경도' 인지장애로 세분화되었다.

알츠하이머병의 정신병적 증상의 유병률은 망상의 경우 16~70% (중간값 37%), 환각의 경우 4~76% (중간값 23%)이다. 정신병적 증상의 비율은 병의 단계에 따라 다른데 알츠하이머병의 초기단계에서 20%의 비율로, 질병의 3~4년까지는 50%에 다다른다. 전반적으로는 30~50%의 환자에서 정신병적 증상이 나타나고 질병의 중기단계에서 가장 흔하게 발견된다. 혈관성 치매와 관련된 정신증은 몇몇 현상학적 차이를 가지지만 역학적으로는 알츠하이머치매와 유사하다. 환각은 알츠하이머병과 혈관성치매에서 유병률이 비슷하고 망상은 알츠하이머병에서 혈관성치매보다(23% vs. 8%) 더 많이 발생하는 것으로 나타났다. 루이소체병에서는 환시(25~83%), 착오(29~50%), 망상(13~75%)의 세 가지가 주요 정신증상으로 나타났다. 정신증은 또한 파킨슨병과 파킨슨병으로 인한 신경인지장애(치매)의 흔한 후유증이다. 파킨슨병의 환각(약 25%)은 양성 환각으로 묘사되었으며 보존된 통찰력을 보이지만 파킨슨병으로 인한 신경인지장애의 환각(약 60%에서 나타남)은 더 복잡하고 고통스럽고 통찰력 상실을 동반한다. 이 때 반드시 환각의 외인성 원인(항파킨슨 약물/도파민계 약물)을 배제할 필요가 있다. 다른 신경인지장애와 마찬가지로 이러한 증상은 예후를 악화시키고 간병인의 고통을 심화하고 입원 가능성을 높인다.

노인의 정신증 치료에 사용되는 약물의 안전성에 대한 문제점을 기술한 수많은 연구 결과를 바탕으로 다양한 치료표준지침들이 동일하게 일차적으로는 비약물학적인 접근법을 권고한다. 특히 환자 자신이 정신병적 증상과 관련하여 주관적인 고통이 없는 경우 이러한 비약물적인 치료법을 먼저 이용하기 위해 모든 노력을 기울여야 한다. 또한, 감각결손, 환자의 사회적격리, 과다 또는 과소 자극 등과 같은 충족되지 않은 요구를 찾아 이를 해결하거나 완화(예: 보청기, 안경)하는 것이 중요하다. 비약물학적인 접근법이 실패하고 중등도 이상의 증상이 남아있는 경우 약물치료를 고려해야 한다. 치매의 정신병적 증상에 대한 합리적이고 근거에 기반한 정신약물학치료의 첫 번째 단계는 아세틸콜린에스터라아제 억제제donepezil, rivastigmine, galantamine와 memantine의 적절한 사용을 포함해야 한다. 인지에 대한 효과 외에도 이러한 약물은 행동증상(정신병적 증상 포함)을 줄이고 추가 약물 사용에 대한 필요성을 감소시킬 수 있는 것으로 나타났다. 초기치료가 실패했을 때는 항정신병약물의 사용을 고려해야 한다. 비정형 항정신병약물로 치료한 치매환자에서 사망위험이 증가한다는 대규모 메타분석 결과가 있으며 사망률의 절대적인 증가는 1/50~1/100명 정도이다. 주요 사망원인은 심혈관, 전염성 및 뇌 혈관 원인 등이었다. 연구결과에 대해서는 아직 논란이 있는데 일부 연구에서는 사망률 증가가 없다고 보고되고, 사망률 위험이 약물 복용량의 증가와 관련될 수 있으며, 일부 약물치료가 더 안전할 수 있음을 보고 한다. 예를 들어 quetiapine 저용량의 경우 사망률이 가장 낮다. 또 다른 주목해야 할 점은 CATIE-AD 연구에 따르면 비정형 항정신병약물 치료군이 위약대조군에 비해 인지기능저하가 증가한 것으로 나타났다는 것이다. 효과적인 대안이 부족하고 이러한 약물 중 일부의 크지 않은 효과로 인해, 전문가 표준치료 지침은 이들 약물을 심사숙고하여 신중히 사용하도록 제시한다. 항정신병약물치료에 차별적으로 호전되는 증상 영역은 분노, 공격성, 편집사고 등이며 일상생활의 기능, 돌봄의 필요성 및 삶의 질은 개선되지 않는 것으로 보인다. 치매노인에서 권고되는 항정신병약물의 종류 및 시작 복용량에서 최대 목표 복용량까지의 권장용량은 risperidone 일일 0.25~1.5 mg, olanzapine 일일 2.5~10 mg, quetiapine 일일 12.5~200 mg, aripiprazole 일일 2.5~12.5 mg이다. 항우울제(그 중에서도 특히 sertraline과 citalopram)는 신경인지장애에서 행동장애의 치료에 가능성을 보였고 특히 항정신병약물 및 위약과 비교했을 때 우수한 내약성을 보였다. prazosin은 신경인지장애에서 초조의 치료에 대한 하나의 긍정적인 연구를 가지고 있지만, 추가연구가 필요하다.

파킨슨병 또는 루이소체병 및 이차성 정신증으로 고통 받는 환자를 대상으로 하는 치료는 이들 환자에서 추체외로증상의 위험이 훨씬 높기 때문에 조심스럽다. 항정신병약물 치료를 시작하기 전에 정신병적 증상을 유발할 수 있는 항파킨슨약물을 조절하는 것이 가장 중요하고 이러한 효과가 가장 약한 약물부터 시작해야 한다. 정형 항정신병약물은 파킨슨병이나 루이소체병 환자에서 사용되어서는 안 된다. clozapine은 무과립구증, 항콜린성 부작용, 기립성 저혈압, 혈액 모니터링의 필요성에 대한 우려로 사용이 제한되었지만 파킨슨병 환자에서 효능에 대한 가장 일관된 근거를 가지고 있다. quetiapine은 이런 환자들에서 이익에 대한 일관된 근거가 부족하지만 앞서 언급한 부작용의 우려로 인해 clozapine보다 우선적으로 사용된다. 권장되는 투약범위는 clozapine 6.25 to 50 mg, quetiapine 12.5 to 150 mg이다. donepezil과 rivastigmine은 파킨슨병의 정신병적 증상의 치료에 어느 정도 이득이 있었다. 세로토닌 역작용제inverse agonist인 pimavanserin은 3상 임상시험에서 위약에 비해 파킨슨 환자의 양성증상을 크게 감소시키는 것으로 나타났고, 2016년 파킨슨 환자에 동반되는 환각과 망상 치료에 대해 미국 FDA의 승인을 받았고 이후 메타분석에서도 효과가 입증되었다. 또한 알츠하이머병, 파킨슨병 치매, 혈관성치매, 루이소체병, 그리고 전두측두엽치매 환자에서 환각과 망상을 감소시킬 수 있지만, 이 적응증에 대해서는 식품의약품안전처의 승인을 받지 않았다.

3) 섬망

중환자실에 입원한 노인환자에서 섬망의 유병률은 50%로 매우 높고 섬망은 노인환자의 사망률, 치매의 진단, 수용, 기능 저하 및 낙상의 상대적 위험에 큰 영향을 미친다. 섬망의 근본원인에 대한 즉각적인 진단이 필수적이다. Confusion Assessment Method (CAM) 같은 검증된 검사도구를 사용할 수도 있다. 뇌파검사는 치매환자의 갑작스러운 악화 및 비경련 상태 간질 또는 비정형 부분복합발작에 대한 평가처럼 진단이 어려운 경우에 유용할 수 있다. 환경적 및 행동적 치료 전략이 초기에 가장 적합한 치료이며, 항정신병약물은 무조건 투약하는 것이 아니라 심한 초조를 동반한 경우에만 제한적으로 사용한다. 항정신병약물의 사용이 꼭 필요한 경우에는 경구 또는 근주로 haloperidol과 olanzapine이 최적의 치료 효과와 비용-효능성을 보였다. 그러나 식품의약품안전처 승인을 받은 섬망의 약물학적치료는 아직 없는 실정이다.

4) 정신병적 양상을 동반한 주요우울증

주요우울증을 가진 노인 환자들은 젊은 환자들보다 정신병적 양상을 동반할 확률이 높으며 치료저항성일 가능성이 더 높다. 정신병적 양상을 동반한 우울증은 입원한 노인 우울 환자의 20~45%, 지역 거주 노인 우울증 환자의 15%에서 발생한다고 보고된다. 완전한 의학적 검사가 실시되어야 하며, 이 진단에 앞서 다른 정신질환의 진단을 배제해야 한다. 진단이 확정되면 치료를 고려해야 하는데 노년층에서는 ECT가 가장 효과적일 수 있으며 추가적인 약물요법의 필요성을 줄일 수 있지만 좀 더 연구가 필요하다. 특히, 신체적으로 허약한 정도가 클수록 ECT가 첫 번째 치료로 선택되어야 한다. ECT가 가능하지 않은 경우, 가장 효과적인 치료는 항우울제와 항정신병약물의 병용요법이다. 이 경우에 대한 유일한 무작위대조군연구randomized controlled study, RCT는 olanzapine과 sertraline이 우울증의 관해를 가져오는 데 좀 더 우수함을 시사하였다. 정신치료 및 심리사회적 치료가 반드시 함께 시행되어야 하고 인지행동치료의 효과에 대한 근거가 가장 많다.

5) 양극성장애

노인 환자에서의 치료에 대한 연구가 부족하기 때문에 성인 양극성장애의 치료 방침들을 가져와서 쓰는 편이다. 노인 양극성장애 조증환자에서 divalproex와 lithium의 효과와 내약성을 비교하는 최근의 연구 결과 두 약물 모두 충분히 안전하고 효과적인 것으로 밝혀졌다. 다만 lithium이 9주에 걸친 치료기간 동안 divalproex에 비해 조증 점수의 더 큰 감소를 보였다. 급성 조증 상태에서 발생하는 정신증을 표적으로 하는 치료에서는 clozapine을 제외하고 현재 사용되는 모든 비정형 항정신병약물이 사용 가능하다. 하지만 노인 양극성장애 환자에서 항정신병약물의 유용성에 대한 연구는 제한적이며 risperidone (일일 1.25~3 mg), olanzapine (일일 5~15 mg), quetiapine (일일 50-250 mg) 등이 사용된다.

3. 요약

정신증은 노년층의 평생 위험이 23%인 노년기의 삶에서 흔히 경험할 수 있는 정신의학적인 증상 중 하나이다. 노인환자에서 정신병적 장애의 유병률과 근거 기반치료의 유용성 간에는 현저한 차이가 있다. 노인인구의 급격한 증가는 이 격차를 해소할 필요성을 강력히 제시한다. 노인환자에서 정신병적 증상이 처음 발생했다면 신중한 평가가 필요하며 반드시 이차성 정신증의 원인을 찾기 위한 노력을 기울여야 한다. 새로 발생한 정신증을 앓고 있는 5명의 노인환자 중 약 3명이 이차성 정신증을 앓고 있다고 보인다. 따라서, 새로 발생하는 모든 정신증 또는 기존 증상의 현저한 변화는 면밀한 의학적 검사를 필요로 한다. 치료는 정신증의 특정 원인을 대상으로 하되 동반 질환이나 상태에 따라 개별 맞춤화된 접근이 요망된다. 종종 환경 및 심리사회적 개입은 노년기 정신증 환자의 일차치료법이 된다. 정신증에 대한 약물치료, 특히 항정신병약물치료를 시작할 때에는 모든 노인환자에서 주의가 필요한데 항정신병약물이 사망률 증가와 관련이 되며 각각의 추가약제가 다 약제로 인해 이미 부작용 위험이 있는 노인환자에게 약물부담을 가중시키기 때문이다. 노년기 정신증의 증상을 초기에 빨리 인식하고, 근본적인 병인의 해석 및 적절한 치료 중재의 시작은 사망률과 이환율을 감소시키고 이들 환자의 삶의 질을 향상시킬 것이다.

노년기 수면장애

Geriatric sleep disorder

Chapter 57

◐ 정종헌 가톨릭대학교 의과대학 정신건강의학교실
◐ 정상근 전북대학교 의과대학 정신건강의학교실

나이가 들면서 수면양상은 변한다. 그러나 노인의 수면장애를 정상적인 노화과정의 일부로 볼 수는 없다. 또한 수면문제는 만성적인 내과적 질환과 병발하는 경우가 흔한데, 노년기는 이러한 만성적인 내과적 문제가 매우 높은 연령대이기 때문이다. 6세 이상 노인의 절반 정도는 만성적인 수면장애가 있다. 노인의 수면장애는 다음과 같은 여러 가지 특징들이 있다. 입면 및 수면유지의 어려움이 나타나며, 결과적으로 주간활동에서 졸음이 증가하고, 집중력저하, 반응시간의 지연, 기억력저하 등의 인지기능 감퇴를 야기한다. 나아가 삶의 질을 감소시키고, 여러 정신장애 발생의 선행요인으로 작용하는데, 특히 우울증의 발생위험을 증가시킨다.

1. 노인수면의 특성

노인들은 침대에서 누워있는 시간은 많지만, 잠들기가 어렵고, 수면시간이 짧으며, 수면 중 더 자주 깨고, 아침에 일찍 깨는 경우가 흔하고, 낮잠을 많이 잔다. 이러한 호소는 수면다원검사polysomnography에서도 다음과 같이 확인된다. 침대에서 보내는 시간time in bed, TIB은 증가하나, 총 수면시간total sleep time, TST은 감소하고, 수면 중 각성awakening after sleep onset, WASO이 잦고, 입면잠복기sleep latency가 더 길다. 또한 노인에서는 특별히 수면문제를 호소하지 않는 경우에도 수면다원검사에서 이상 소견이 흔히 관찰된다.

1) 각성뇌파의 변화

각성뇌파의 변화가 정상적인 노화과정의 일환에 의한 것인지, 중추신경계의 병적인 변화와 연관된 것인지는 아직까지 분명하지 않다. 알파파alpha waves의 주파수는 일반적으로 60세 이상에서는 9 Hz로 100세에서는 8~9 Hz로 감소한다. 노인에서의 알파파의 주파수 감소는 대개 정상적으로 일어나지만 8 Hz 이하로 감소할 때는 일반적으로 비정상으로 간주한다. 또한 알파파의 전압과 지속성은 나이가 들어감에 따라 감소하며, 눈을 뜨고 감는 데 따른 알파파의 반응성도 감소한다. 베타파beta waves 리듬의 발생빈도와 진폭은 노화에 따라 더욱 두드러지는데, 특히 여자에서 더 흔하다.

산발적인 전반적 서파sporadic generalized slow waves가 노인에서는 더욱 흔히 나타날 수 있고, 75세 이상에서는 정상적으로 주로 쎄타파theta wave 범위(5~7 Hz)의 서파slow wave가 다소 증가한다. 간헐적인 측두엽 서파intermittent temporal slow waves도 정상적으로 나타나는데, 이는 노인성 간헐적 양성 측두엽 서파benign temporal delta transients of the elderly라고도 불린다. 이때 서파는 주로 좌측 측두엽에 나타나고, 전압은 70 μV를 넘지 않으며, 배경파를 방해하지 않고 단독으로 혹은 돌발파bursts의 형태로 나타난다는 특징을 가지고 있다.

2) 수면뇌파의 변화

나이가 들어가면서 수면뇌파에도 변화가 생긴다. 수면뇌파의 가장 큰 변화는 서파수면의 진폭과 발생빈도의 감소이다. 수면방추파sleep spindle는 주파수, 양, 진폭의 감소를 포함하는 많은 변화를 보이는데, 주파수는 16 Hz에서 14 Hz로 줄어들다가, 14 Hz에서 12 Hz로까지 감소한다. 렘수면rapid eye movement sleep, REM sleep에서 비렘수면non-rapid eye movement sleep, NREM sleep으로의 전체적인 수면주기의 변화는 발생하지 않는다. 그러나, 수면의 첫 번째 주기가 단축되어 수면시작렘기간sleep onset REM periods, SOREMPs이 빨리 나타난다. 렘수면 잠복기REM sleep latency

의 단축은 노화에 따른 서파수면의 감소 또는 일주기 리듬의 위상전진phase advance of circadian rhythms 때문이라고 한다. 렘 삽화의 길이length of REM episode와 총 렘수면 시간total REM sleep time도 감소된다. 그러나 총 수면시간에 대한 렘수면의 비율은 비교적 잘 유지되거나 변화가 있더라도 경미하다.

수면단계의 변화를 보면, 1단계 수면이 증가하고 1단계로의 수면단계 이동이 많아지며 잠깐 동안의 알파파 침습을 동반하는 일시적인 각성이 보인다. 2단계 수면의 양적 변화는 뚜렷하지 않으나, 서파수면은 감소하고, 야간 수면구조의 분절이 심해져서 쉽게 각성이 일어난다. 최근의 메타분석 자료는 나이가 들어감에 따라 1단계 및 2단계 수면분율은 증가하고, REM수면분율은 감소한다는 것을 보여주고 있다. 한편 서파수면의 전체적인 양은 나이가 들어도 변화하지 않지만, 서파수면분율은 약 10년에 2%의 비율로 감소한다. 노인의 수면은 수면분절의 증가, 수면단계 변화의 증가, 수면 중 각성의 증가를 보이게 되고 결과적으로 수면효율이 감소한다. 또한 침대에 누워있는 시간이 늘어나는 데 비해 밤 동안의 총 수면시간은 감소하는 것을 볼 수 있는데, 이러한 경향은 중년에서 80대의 나이에 이르기까지 매 10년마다 약 27분씩 총 수면시간이 감소한다.

수면다원검사에서 확인되는 노화에 따른 수면뇌파의 변화는 노인에서 흔히 발생하는 수면의 질 감소, 수면유지의 어려움, 조기각성 등을 잘 설명해 줄 수 있다.

3) 수면요구의 변화

나이가 들어감에 따라 잠을 잘 잘 수 있는 능력은 떨어지나, 절대적인 수면요구는 변하지 않는다. 주간 졸림증을 측정하는 객관적인 검사결과들은 보면, 주간졸림증의 정도가 노인에서 더 높다. 주간졸림증의 정도는 밤 동안의 불충분한 수면을 반영하다고 할 수 있기 때문에, 노인들은 밤 동안에 충분한 정도의 수면을 취하는 능력이 저하되어 있다고 할 수 있겠다.

4) 일주기리듬(circadian rhythm)의 변화

나이가 들어가면서 체온, 내분비계와 혈액구성성분 등의 생리적 기능이 변하게 된다. 일주기 리듬도 나이에 따라 변화하는데, 일주기리듬의 조절은 전시상하부에 있는 시상교차상핵suprachiasmatic nucleus이 담당하는 것으로 알려져 있으며, 노화에 따라 시상교차상핵이 점점 위축되어서 일주기리듬의 장애를 유발하게 된다. 노인의 낮잠 및 피로감, 주간졸림증은 이러한 수면-각성 리듬의 재분포 때문일 가능성이 높다.

동조상태entrained condition에서 보여지는 노인의 체온, 호르몬, 휴식-활동 주기의 진폭 저하는 중심 일주기리듬 신호에 대한 생리적 체계의 반응 결여나 부분적으로 내인성 진동자의 진폭감소로 인한 현상으로 보인다. 또한 노인에서 체온, 갑상선 호르몬, 코티졸 등의 분비의 정점이 전진되어 있다는 사실에 비추어 위상전진의 영향도 배제할 수 없다. 노인들은 중심체온이 약 90분 정도 위상전진되어 있고, 진폭이 30% 정도 감소되어 있다고 한다. 노인에서의 조기 각성은 체온 일주기리듬의 위상전진과 관련이 있는 것 같다. 노화에 따른 일주기리듬은 생물학적 기전의 장애가 주 요인이라고 하더라도, 정신사회적 환경이 미치는 영향도 무시할 수는 없다. 사회적 관계는 일상생활과 활동, 건강상태, 정신사회적 요소 등에 의하여 좌우된다. 또한, 잠자리에 드는 시간, 약물복용시간, 식사시간 등의 자이트게버Zeitgeber가 없을 시에는 일주기 리듬의 장애가 유발될 수 있다.

5) 수면장애의 위험요인

노인에서의 수면장애 위험을 증가시킨다고 알려진 요인은 다음과 같다: 1) 일주기리듬의 변화 및 수면양상 등의 생리적인 변화요인이 불면증을 유발할 수 있다. 또한, 교감신경계 활동과 교감신경전달물질인 노르에피네프린의 혈장 내 농도증가로 인해 외부자극에 대한 민감성이 증가되어 수면장애가 유발될 수 있다. 2) 노화에 따라 내 외과적 질환이 증가하게 된다. 천식, 만성폐쇄성호흡기질환, 고혈압, 당뇨, 류마티스관절염, 퇴행성관절염, 비만 등의 신체적 질환이 있을 경우 불면증의 유병률이 증가한다. 3) 불안, 우울, 신경인지장애 등의 노인에서의 정신과적 요인들이 수면장애를 유발할 수 있다. 4) 노인들은 여러 내외과적 질환으로 인하여 사용하는 약물이 많기 때문에 이로 인하여 수면장애가 유발될 수 있다. 5) 직장에서의 은퇴, 자녀들의 분가, 대인관계의 위축, 배우자나 친구의 사망, 수면 중 사망하지 않을까 하는 두려움 등의 심리사회적 요인이 수면장애를 유발할 수 있다.

2. 노인에서 흔한 수면장애

노인의 수면장애 유병률이 특히 높다는 것은 많이 알려진 사실이다. 전술한 것과 같이 노년기에 수면장애가 증가하는 이유는 여러 가지 요인이 있다. 수면장애의 주요 증상들은 불면증, 주간 졸림증, 수면 중 나타나는 이상행동, 그리고 일주기리듬수면장애 등으로 이 증상들은 특정한 수면장애에서 특징적인 증상으로 나타나거나 중복되어 나타난다. 수면장애의 분류는 ICD-10이나 DSM-5에서도 서술되어 있지만, 그 근간은 국제수면장애분류International Classification of Sleep Disorders, ICSD에 기초한다. 여기서는 미국수면의학회American Academy of Sleep Medicine가 2023년 발행한 ICSD 제3판 개정판ICSD-3-TR에서 제시한 수면장

표 57-1. The classification of sleep disorders by ICSD-3-TR

I. Insomnia
II. Sleep Related Breathing Disorders
III. Central Disorders of Hypersomnolence
IV. Circadian Rhythm Sleep-Wake Disorders
V. Parasomnias
VI. Sleep Related Movement Disorders

애 분류 가운데 노인에게 흔한 특정 수면장애를 중심으로 알아보겠다(표 57-1).

1) 불면증

수면이 부족하거나 부적절하다고 느끼는 불면증은 DSM-5에서는 수면-각성장애의 불면장애로 분류된다. 노인 불면증의 유병률은 연구에 따라 차이가 있지만 19~38.4%로 보고되고 있다. 대규모 역학조사는 65세 이상에서 29%가 수면 유지의 장애를 보인다고 하였다. 우리나라에서도 노인을 대상으로 한 역학조사에서 57.7%가 DSM-IV의 기준을 적용할 때 불면증상에 해당된다고 하였으나, 다른 연구들에서는 일주일간 하루 이상 불면증을 호소한 사람은 전체의 22%였고, 11.7%가 거의 매일 잠을 못 자고 14.8%가 가끔 잠을 못 잔다고 응답하여 약 26.5%가 불면증상이 있음을 보고하였는데, 이는 외국의 자료와 비슷한 수준이다. 또한 거의 대다수의 연구에서는 노인 여성에서 수면장애에 대한 호소가 많고, 매년 불면증의 발생빈도는 5%이나 3년 이상에 걸친 호전율은 50% 정도인 것으로 보인다.

불면증의 진단은 자세한 수면력 조사가 우선되어야 하며, 이외에도 내외과적 병력, 약물사용여부, 정신과적질환 여부에 대한 평가를 포함하게 된다. 노인에서는 다양한 내외과적 질환에 의하여 이차적인 수면장애가 유발될 수 있기 때문에, 수면장애를 유발할 수 있는 일차 질환에 대한 평가가 무엇보다도 중요하다. 또한 최근의 환경적 심리적 사회적 변화에 대한 조사도 꼭 필요하다. 수면다원검사도 많은 도움이 된다. 수면다원검사에서는 입면잠복기가 30분 이상이고, 수면효율sleep efficacy이 85% 이하면 불면증의 진단이 가능하다. 불면증의 ICSD-3-TR 진단기준은 다음과 같다.

(1) 입면의 어려움, 수면유지의 어려움, 혹은 조기기상, 혹은 만성적으로 발생하는 수면질의 저하를 호소한다.

(2) 위의 수면문제가 수면에 적절한 환경하에서도 일주일에 3회 이상 발생한다. 3개월 이상 지속 시에는 만성불면증으로 진단하며, 3개월 이하인 경우는 단기 불면증으로 진단한다.

(3) 밤 동안의 수면문제로 인해 다음의 목록 중 1개 이상의 주간증상을 보고한다.

① 피곤, 피로감
② 집중력 혹은 기억력 저하
③ 사회적, 직업적 비기능성 혹은 학습성적의 저하
④ 기분변화 혹은 예민감
⑤ 주간졸림증
⑥ 동기, 활력 혹은 진취성의 감소
⑦ 업무 혹은 운전 중의 실수나 사고
⑧ 수면부족에 따른 긴장, 두통, 위장증상
⑨ 수면에 대한 근심이나 걱정

2) 수면관련 호흡장애 (sleep related breathing disorders)

수면무호흡증은 65세 이상의 일반인구의 약 24%가 이환 되는 것으로 보고 되었으며, 나이가 들어감에 따라 유병률이 더욱 증가하는 것으로 알려져 있다. 환자는 수면 중에 심하게 코를 골면서 10초 이상 호흡이 중단되는 기간이 있고 불면증을 호소하기도 하지만, 전형적으로는 주간졸림증, 집중력과 지적능력의 감퇴, 아침시간의 두통 등의 증상을 보인다. 비만과 고혈압이 있을 경우도 수면무호흡증을 시사한다. 상기도가 폐색되어 생기는 경우를 폐쇄성 수면무호흡증obstructive sleep apnea syndrome이라 하며 공기의 흐름은 중단되나 호흡노력은 무호흡 삽화 동안 증가한다. 호흡중추의 기능장애에 의해 나타나는 경우를 중추성 수면무호흡central sleep apnea syndrome이라 하며, 공기의 흐름과 호흡노력 모두가 무호흡 삽화 동안 멈추었다가 각성기 동안 다시 시작된다. 폐쇄성과 중추성의 요소들이 같이 나타나는 경우를 혼합형 수면무호흡증mixed sleep apnea syndrome이라 하며, 나이가 들면서 증가하는 것으로 보인다.

(1) 폐쇄성 수면무호흡증

수면 중에 상기도의 허탈성collapse 증가로 인하여 발생하는 폐쇄성 수면무호흡증은 근육의 탄력성이 저하된 노인에 있어서 더욱 빈번히 발생한다. 수면다원검사가 진단에 필수적이며 공기의 흐름과 호흡노력의 기록이 중요하다. 가장 중요하게 연관되어 나타나는 증상은 코골이이므로 동침자의 보고가 중요하다. 코를 고는 동안 호흡이 중단되거나 약해질 수 있다. 노인환자의 경우 무호흡 삽화는 대부분 임상증상 없이 발생하는 것이 흔하다. 이러한 폐쇄성 수면무호흡증은 체내 산소포화도의 감소를 유발하여 고혈압, 치매, 돌연사 등의 심장, 뇌 질환과의 합병증을 유발할 수 있으므로 환자의 상태를 정확히 평가하여 진단하는 것이 중요하다.

ICSD-3-TR에서는 1) 각성 중의 갑작스런 수면, 과도한 주간졸림증, 개운하지 않은 수면, 피로, 불면증의 호소, 2) 호흡중단,

숨막힘으로 인한 각성, 3) 수면 중 나타나는 시끄러운 코골이, 호흡중단 등과 함께, 수면다원검사상 시간당 5회 이상의 호흡 삽화(무호흡, 저호흡), 호흡 삽화 동안 발생하는 수면노력이 있으면 폐쇄성 수면무호흡증의 진단이 가능하다.

(2) 중추성 수면무호흡증

일반적으로 증상이 뚜렷하지 않기 때문에 정확한 유병률은 알려져 있지 않으나 노인에서 흔한 것으로 보인다. 뇌혈관이나 심장 질환이 원인으로 알려져 있으나, 호흡의 중추성 조절에 영향을 주는 신경학적 원인도 중요하다. 진단에는 수면다원검사가 필수적이며 전형적으로 10~30초간 지속되는 중추성 무호흡이 특징이며 뒤이어 점차 혹은 갑자기 호흡을 다시 시작한다. 중추성 무호흡 삽화 후에는 10~60초 간 과호흡이 일어난다. 중추성 무호흡의 정도는 매일 매일의 변화가 심하며 각성에서 수면으로 이행 때 가장 흔하다.

ICSD-3-TR에서는 1) 과도한 주간졸림증, 잦은 각성, 호흡후의 각성 중의 최소 한 개 이상의 증상, 2) 수면다원검사상 시간당 5회 이상의 중추성 무호흡 발생이 있으면, 중추성 수면무호흡증으로 진단이 가능하다.

3) 일주기리듬 수면각성장애 (circadian rhythm sleep-wake disorders)

수면각성 주기는 시상교차상핵에 의해 조절되는데, 생물학적 리듬과 각성행동의 외부적 요구와의 사이의 불일치에 의해 장애가 생기게 된다. 노인에서는 전진위상수면각성장애advanced sleep-wake phase disorder가 흔한데, 중년 나이에서 약 1%의 유병률을 보이며, 나이가 들면서 유병률이 증가하는 것으로 보인다. 일주기 리듬 수면장애는 불면증이나 과다수면의 형태로 나타날 수 있으며, 내과적 질병과 정신사회적 기능의 장애, 교통사고를 유발할 수 있다.

ICSD-3-TR에서는 1) 내인성 일주기시간 체계endogenous circadian timing system의 변화에 의한, 혹은 내인성 일주기리듬endogenous circadian rhythm과 수면각성 시간표sleep-wake schedule 사이의 괴리에 의해 발생하는 만성적이고 반복적인 수면각성주기의 혼란, 2) 수면각성장애(예를 들어 불면증 혹은 과다수면증), 3) 이들로 인해 발생하는 괴로움 혹은 손상이 있어야 한다. 그러나 이러한 장애는 시차지연jet-lag에 의한 것이 아니어야 하며, 최소한 3개월 이상 지속되어야 진단이 가능하다.

4) 렘수면행동장애(REM sleep behavior disorder)

렘수면행동장애는 렘수면 중에 근이완 없이 렘수면의 요소가 동시에 일어날 때 발생하며, 난폭한 행동과 신체적 손상이 일어나기 쉬워 잠재적인 위험성 때문에 임상적으로 중요하다. 50~60대에 흔히 시작되며 남자에서 더 많이 발생한다. 정확한 유병률은 알 수 없지만 노인에서 0.5% 유병률이 보고되었다. 자세한 문진으로 진단을 내릴 수 있으나, 확진을 위해서 수면다원검사가 필수적이다. 근이완이 없는 렘수면이 특징적이다.

ICSD-3-TR에서는 1) 근이완이 없는 렘수면, 2) 수면과 관련된 상해나 난폭한 행동 혹은 수면다원검사에서 발생하는 비정상적인 렘수면 행동이 반복적으로 있으면 진단이 가능하다.

5) 하지불안증후군(restless leg syndrome)

수면 시작 무렵에 불면증을 일으키는 증후군인데, 전형적으로 장딴지의 깊숙한 부위에서의 근육의 이상감각이 나타나며 다리를 움직이고 싶은 욕구가 생기고, 이상감각은 움직임에 의해 완화된다. 증상은 대개 저녁이나 밤에 더욱 심해져, 입면의 장애를 유발한다. 50세 이후에는 29%, 65세 이후에는 44%의 유병률을 보인다고 알려져 있으며, 대개 평생 지속된다. 원인이 되는 병태생리적 기전은 아직 확실하지 않다. 추체외로의 기능에 대한 하향성 억제요인이 억압되는 것으로 추정되며 중추성 도파민성 기전과 내인성 아편양 물질의 기능부전이 원인으로 제시되기도 한다. 또한 스트레스가 발병의 중요한 요인이 된다.

자세한 문진만으로도 진단이 가능하지만 ICSD-3-TR의 진단기준은 1) 하지의 불편한 느낌과 함께 발생하는 다리를 움직이고 싶은 강한 느낌, 2) 위 1)의 증상이 쉬거나 움직이지 않을 때 생기거나 악화됨, 3) 위1)의 증상은 움직임으로 인해 부분적 혹은 완전히 경감됨, 4) 위1)의 증상이 저녁 혹은 밤 동안에만 발생하거나 악화된다. 빈혈, 임신, 야간 근경축, 당뇨병, 요독증, 말기 신질환 환자의 약 20%에서 나타날 수 있다.

6) 주기성사지운동장애 (periodic limb movement disorder)

정확한 유병률은 알려져 있지 않으나, 나이가 들면서 증가하는데 60세 이상 노인의 34%에서 나타난다. 노인 불면증의 원인의 20~30%를 차지한다. 노인에서 유병률이 증가하는 이유에 대해 알려진 바가 없으나, 소인이 되는 질환으로 요독증과 그 밖의 대사장애, 빈혈, 당뇨병, 야간간질, 말초신경염, 섬유근염, 헌팅톤씨병, 삼환계항우울제, MAO 억제제나 lithium의 투여, 항경련제, benzodiazepine이나 수면제의 금단, 수면 중의 호흡장애, 기면병, 그리고 수면 중 운동장애 등이 있다. 주기적 사지운동증은 수면의 전반 1/2 시기에 자주 나타나며, 비렘수면의 1, 2단계에서 주로 관찰된다. 증상으로는 수면 중 주로 하지에서 발생하는 매 20~40초 간격으로 반복적으로 나타나는 사지 근육의 경련이 특징이다. 이로 인해 수면 중 자주 깨게 되고, 수면의 분절화가 생기며, 주간졸림증을 유발하게 된다. 환자들은 대개 질환을 인식하지 못하지만, 다음날 아침 다리통증과 수면이 충분치 못하다고 느낄 수는 있다. 수면다원검사가 진단에 필수적이며, 전측 경골부 근전도 돌발파anterior tibial EMG burst가 0.5~5초간 지속되며, 5~90초 간격(전형적으로는 20~40초 간격임)으로 나타난다.

ICSD-3-TR에서는 주기성사지운동 지수periodic limb movement index, PLM index가 15 이상일 경우 진단한다. 그러나 하지불안증후군, 기면병, 렘수면행동장애, 폐쇄성 수면무호흡증이 있는 경우에는 흔하게 주기적 사지운동이 관찰되므로 이들 진단이 주 진단인 경우에는 주기성 사지운동장애를 추가로 진단하지는 않는다.

7) 치매에 의한 이차적인 수면장애

알츠하이머병은 뇌피질 및 해마의 신경원과 뇌교 및 연수의 망양체 신경원의 전연접부 콜린성 신경이 퇴행되기 때문에 수면장애가 빈번하다. 치매환자의 19~44%가 수면장애를 보인다고 한다. 주간졸림증으로 인한 낮잠이 수면환자의 흔한 수면 증상이며, 이와 더불어 비정상적인 야간행동(방황, 혼동, 초조 등)이 동반된다. 이들 수면장애는 보호자에게 큰 스트레스가 되며, 보호시설 입소와 관련된다. 비록 치매환자의 수면장애가 치매의 진행과정에 의해 발생할 수 있지만, 치매환자에서도 수면장애의 원인을 찾는 것은 중요하다. 치매가 없는 노인에서와 마찬가지로 치매환자의 수면장애는 통증, 약제, 수면위상변화, 우울증, 수면무호흡증, 주기적 사지 운동증, 하지불안증후군, 렘수면행동장애 등이 관련되어 있을 수 있다. 수면다원검사에서 나타나는 치매환자의 수면양상은 수면 중에 각성시간과 횟수가 증가하고, 수면 효율의 감소, 1단계 수면의 증가, 서파수면 및 렘수면이 감소한다. 수면방추파sleep spindle와 K-복합체K-complex의 빈도가 적어지며 낮잠이 증가한다. 또한 입면잠복기 반복검사multiple sleep latency test, MLST상에서 주간졸림의 증가가 나타난다.

8) 신체적, 정신적 질환에 의한 수면장애

비록 불면증은 일차적 수면장애이지만, 노인환자의 수면장애는 동반된 만성 신체적, 정신적 증상이 있을 때 증가한다. 수면장애와 관련된 질환은 우울증, 만성통증, 암, 만성폐쇄성호흡장애, 심혈관계 질환이다. 이들 환자의 약 28%가 만성 불면증을 겪고 있었으나 신체적 정신적 질환이 없는 노인에서의 불면증 유병률이 7%로 조사된 것으로 보아 나이 자체가 불면증을 유발하는 것은 아닌 것으로 보인다. 한편 65세 이상의 노인들을 대상으로 한 대규모 연구에서는 심장질환, 폐질환, 우울증과 같은 신체적, 정신적 질환을 가지고 있는 환자에서 더 많은 수면문제를 보고한다고 하였다. 또한 동반된 신체적, 정신적 질환의 숫자가 많아질수록 수면장애는 증가하였다.

정신과적 질환은 수면장애 특히 불면증의 가장 흔한 원인이며, 노인에서 수면장애를 일으키는 중요한 정신과적 질환은 우울증이다. 우울증과 불면증의 연관성은 오래전부터 알려져 왔고, 우울한 기분이 있을 시에 불면증을 예측할 수 있으며, 치료하지 않은 불면증은 우울증을 야기한다. 주요 우울장애 환자의 65%, 공황장애 환자의 61%, 범불안장애 환자의 44%가 불면증을 가지고 있다.

3. 노인 수면장애의 약물치료

노인의 수면장애는 내과적, 정신과적 요인, 약물, 일주기성 리듬의 변화, 정신사회적 요인 등의 다양한 원인들에 의하여 유발되므로, 이에 대한 평가와 치료도 역시 다차원적이어야 한다. 불면증을 유발하는 요인의 제거가 우선되어야 하며, 수면호흡장애, 주기성사지운동장애, 치료저항성불면증 등이 의심된다면 수면다원검사를 시행하여야한다. 일반적으로 약물치료 이전에 비약물요법을 시도해야 하며, 비약물요법으로는 인지행동치료, 수면위생, 수면제한, 광선치료 등이 있다. 특히 만성불면증이 있는 환자에서는 나이와 관계없이 불면증 인지행동치료가 1차 치료 전략이다. 광선치료는 인지행동치료의 부가요법으로 더욱 효과적일 수 있다.

인지행동치료로 충분한 효과를 보지 못했다면 약물치료를 적용할 수 있다. benzodiazepine, benzodiazepine 수용체 효현제, daridorexant, 저용량 진정 항우울제를 4주 이내의 기간 동안 사용해 볼 수 있다. 경우에 따라서 장기간 사용이 필요한데, 이때는 사용에 따른 이익과 위험을 고려해야한다. orexin 수용체 길항제는 경우에 따라 3개월 이상 사용해 볼 수 있고, 서방형 melatonin은 55세 이상에서 3개월까지 사용해 볼 수 있다. 항히스타민제, 항정신병약물, 속방형 melatonin, ramelteon, 식물치료요법phytotherapeutics은 불면증 치료에 일차적으로 추천되지는 않는다.

노인에서 수면제는 주의 깊게 사용되어야 한다. 노인에서는 동반된 질환, 여러 약제의 동시 사용, 변화된 약물 동력학, 약물에 대한 뇌의 감수성 증가 등으로 인하여 쉽게 부작용이 나타날 수 있기 때문이다. 수면제의 사용으로 인하여 낙상이나 골절과 같은 사고의 위험이 생길 수 있으며, 인지기능의 장애, 약물의존과 남용을 초래할 수 있다는 것도 유의해야 한다. 대개 작용시간이 짧은 수면제를 처방하게 되는데, 작용시간이 긴 수면제의 경우 노인에서 낙상이나 골절의 위험성이 더 클 수 있다. 불면증, 특히 만성 불면증에서의 수면제 사용의 원칙은 1) 가능한 최소 유효용량을 사용하고, 2) 매주 2~4회로 간헐적으로 사용하며, 3) 최대 4주 이내로 단기간 사용하고, 4) 약물중단 시에는 서서히 감량하며, 5) 이때, 반동 불면증rebound insomnia에 주의해야 한다는 것이다. 이상적인 수면제는 작용시작 시간이 빠르고, 밤 시간 내내 충분히 작용할 정도로 작용시간이 길지만, 아침까지 잔류효과가 남지는 않고, 부작용이 없는 약이다.

진정수면제의 선택에 있어 가장 중요한 것은 개개인의 불면증 특성에 적합한 종류의 약제를 찾는 것이다. 예를 들어 작용시작 시간이 늦은 약제는 입면장애를 갖는 환자에게는 적합하지 않을 것이다. 특히 작용시간이 긴 수면제는 주간졸림증과 미세운동의 장애를 야기하여 낙상 등의 상해가 발생할 수도 있다. 최근에는 삼환계 항우울제의 일종인 doxepin 저용량요법, 서방형 melatonin 제제, orexin 수용체 차단제인 suvorexant 등이 노인불면증 환자에게 비교적 안전하게 사용되고 있다.

1) benzodiazepine계 수면제

노인 수면장애 환자에 비교적 흔히 처방되는 약물은 benzodiazepine계의 수면제이다. 그러나 이러한 약물은 다음과 같은 몇 가지 단점을 가지고 있으므로 사용에 주의가 필요하다: 수면구조를 변화시키며, 특히 서파수면과 렘수면을 감소시킨다, 지속적으로 사용할 경우 내성이 생길 수 있다, 반동 불면증이나 불안 같은 금단증상이 있을 수 있다, 노인들에게 빈번한 간질환, 호흡기질환, 신장질환 및 심장질환과 같은 신체질환을 악화시킬 수 있다. 따라서 benzodiazepine계 수면제를 노인 환자에게 사용할 경우 단기작용 수면제를 최저용량부터 단기간 처방을 한다는 개념을 갖는 것이 중요하다. 일반적으로 benzodiazepine은 고용량에서는 수면제로, 저용량에서는 항불안제나 진정제의 역할을 한다. benzodiazepine 중 estazolam, flurazepam, quazepam, temazepam, triazolam이 수면제로 사용된다(표 57-2). 이 중 flurazepam이 가장 반감기가 길고 triazolam이 반감기가 가장 짧다. flurazepam의 경우 작용 시간이 상대적으로 길어 낮 동안의 진정 효과 및 운동기능의 저하 및 낙상의 위험 증가와 연관이 있으므로 가급적 최소량부터 사용하는 것을 추천한다. 노인환자에서는 반감기가 짧은 triazolam이 선호된다. 그러나 triazolam은 작용 시간이 상대적으로 짧아 약물 남용 및 의존의 가능성에 주의해야 한다. quazepam은 benzodiazepine 1 수용체benzodiazpine type 1 receptor에 선택적으로 작용하므로 인지적 부작용이 적다. 노인 불면증 환자에서 7.5 mg와 15 mg의 quazepam의 수면효과가 비슷하였으므로 최소 유효량을 사용하는 것이 안전하다.

이외에, clonazepam은 노인환자에게 흔한 렘수면행동장애, 주기성사지운동장애, 하지불안증후군 치료에 효과적인 약물로 알려져 있다.

2) non-benzodiazepine계 수면제

노인환자에서 가장 흔하게 처방되는 약제는 non-benzodiazepine계 수면제이다. 단기간 사용 후 중단해도 반동 불면증과 관련이 없고 1개월 이상 지속적으로 사용해도 부작용의 출현 빈도가 낮다. 약제의 잔류효과, 금단증상, 중독, 내성의 가능성이 낮기 때문에 노인환자에서 비교적 안전하고 효과적인 1차 선택제로서 사용될 수 있다(표 57-3). 그러나 이들 non-benzodiazepine계 수면제는 benzodiazepine과 화학구조가 다를 뿐 작용부위는 benzodiazepine 수용체이다. 다만 non-benzodiazepine계 수면제는 benzodiazepine 1 수용체에 더 선택적으로 작용하기 때문에 benzodiazepine계 약물의 공통적인 약물학적 특성인 진정수면, 항불안, 근이완, 기억장애 가운데 진정수면효과가 더 강한 것으로 볼 수 있다. 고용량에서는 benzodiazepine계 약물의 공통적인 특성이 나타날 수 있음을 유의해야 한다. 또한 노인환자의 경우 약물의 대사능력이나 배설능력의 저하 혹은 약물대사에 영향을 미칠 다른 약제를 동시 처방받고 있을 가능성을 항상 고려하여야 한다.

(1) zolpidem

zolpidem은 imidazopyridine계의 수면제로 benzodiazepine 1 수용체에 선택적으로 결합한다. 수면구조의 변화 없이 총 수면시간과 수면효율을 증가시킨다. 반감기가 6시간 이내로 비교적 짧고 빠르게 작용한다. 반동 불면증과 인지기능을 포함한 정신

표 57-2. Benzodiazepine hypnotics

Name	Duration of action	Indication	Geriatric dosage	Half-life
estazolam	Intermediate	sleep-maintenance	0.5~1 mg	10~24hr
flurazepam	Long	sleep-maintenance	≤ 15 mg	74 ± 24hr
quazepam	Long	sleep-maintenance	≤ 15 mg	39hr
temazepam	Intermediate	sleep-maintenance	7.5 mg	11 ± 6hr
triazolam	Short	sleep-onset	0.125 mg	2.9 ± 1hr

표 57-3. Non-benzodiazepine hypnotics

Name	Indication	Geriatric dosage	Half-life	time required to stay in bed
zolpidem	sleep-onset	5 mg	2.5hr	7~8hr
zolpidem-CR	sleep-onset/sleep-maintenance	6.25 mg	2.8hr	7~8hr
zaleplon	sleep-onset	5 mg	1hr	4hr
eszopiclone	sleep-onset/sleep-maintenance	1 mg	6hr	over 8hr

운동기능의 부작용이 적다. 65세 이상의 노인환자에서 추천 용량은 5 mg이다. 2007년 미국 FDA는 zolpidem을 포함한 모든 수면제에서 수면관련 섭식장애sleep-related eating disorder를 포함한 수면관련 이상행동complex sleep-related behaviors이 나타날 수 있음을 경고하였다. 특히 수면관련 섭식장애는 benzodiazepine 보다 일일 용량 10 mg 이상의 zolpidem에서 잘 일으키는 것으로 보고된다.

(2) zaleplon

zaleplon은 pyrazolopyrimidine계의 수면제로 benzodiazepine 1 수용체에 매우 선택적으로 결합한다. 반감기가 1시간으로 매우 짧다. 입면 잠복기를 단축시키고 수면분절을 줄이며, 수면의 질을 높이는 것으로 보고된다. 한편 4주 이상 투여해도 반동 불면증이나 금단증상이 없다. 노인환자에게 효과와 안전성이 입증되었으며, 65세 이상의 노인환자의 추천 용량은 5 mg이다.

(3) eszopiclone

eszopiclone은 cyclopyrrolone계의 수면제이다. 다른 non-benzodiazepine 계열 수면제와 비슷한 약효와 안전성을 보인다. 약 6시간의 반감기를 갖고 있어, 입면장애의 장기치료나 수면유지장애의 치료에 사용된다. 65세 이상의 노인 환자에서 추천용량은 1 mg이다.

3) melatonin 및 melatonin 수용체 효현제

melatonin은 주로 야간에 송과선에서 분비되며 빛을 받으면 분비가 억제된다. 연령 증가에 따라 분비량은 점차적으로 감소한다. melatonin이 입면잠복기를 단축시키고, 총수면시간을 증가시키며, 수면유지에 도움이 된다는 등의 보고가 있지만 아직까지는 논란이 있다. 다만 melatonin 수용체에 선택적 효현제로 작용하는 약제들은 만성 불면증 및 위상전진 수면장애에 효과가 있는 것으로 보인다. 또한 대규모 연구들에서는 서방형 melatonin제제가 55세 이상의 노인인구에서 입면잠복기를 단축시키고, 주관적인 수면의 질을 향상시키나, 우려할 만한 부작용이 없었다는 것을 제시하고 있어, 서방형 melatonin제제가 노인불면증의 치료에 유용할 것이다.

4) 항우울제

항우울제는 우울증에 의한 이차적인 불면증을 갖는 노인환자의 유지요법뿐만 아니라 저용량으로 사용할 경우 일차적 불면증 치료에 효과적이다.

삼환계항우울제로 개발되었던 doxepin은 2010년 미국 FDA로부터 불면증의 치료제로 저용량 요법이 승인받았다. doxepin의 약리작용은 선택적 H1 수용체 길항selective H1 receptor antagonism에 의해 나타난다. 저용량 doxepin은 노인에서 1단계 수면과 서파수면에는 영향을 주지 않고, 렘수면은 감소시키지 않았지만 2단계 수면은 증가시킨다. 수면다원검사에서 doxepin은 수면 중 각성을 감소시키고, 수면효율과 총 수면시간은 증가시켜 수면유지장애의 치료에 효과적임을 입증하였다. 그러나 입면잠복기에는 영향을 주지 않는 것으로 보인다. 국내에서도 저용량의 doxepin이 2013년부터 불면증 치료에 사용되고 있으며, 일반적으로 65세 이상의 노인 불면증환자에서 일일용량 3 mg의 doxepin이 추천되며 임상적으로 필요한 경우 일일용량 6 mg까지 사용이 가능하다.

25~50 mg의 trazodone은 불면증을 장기간 치료해야 하는 경우 benzodiazepine계 수면제보다 선호되지만 항콜린 작용과 투약 중단 시 발생하는 반동 불면증을 조심해야 한다.

mirtazapine은 우울증 환자의 불면증상을 특히 치료초기에 감소시킨다. 또한 mirtazapine은 서파수면을 증가시키고, 비정상적인 렘수면을 정상화시키는 데 도움을 준다. paroxetine은 55세 이상의 불면증 환자에서 치료반응률이 50%이고, 주관적인 수면의 질, 주간 각성도 및 기분을 향상시켰으나, 수면효율의 변화는 위약군과 같았다는 보고가 있었다.

melatonin 수용체 효현제이지만 항우울제로 FDA승인을 받은 agomelatine은 기전상 불면증에도 효과가 있을 것으로 생각되는데, 불면증상을 가지고 있는 주요우울장애 환자에서 SSRI와 비교했을때 수면의 질과 주간 각성도에서 우수한 차이를 보였다.

5) orexin 수용체 길항제

suvorexant는 최초의 orexin 수용체 길항제로 orexin A 및 B 수용체에 작용하며, 5~20 mg의 suvorexant가 입면장애 및 수면

유지장애의 치료제로서 미국FDA 승인을 받았다. suvorexant는 모든 수면시간을 증가시키고 수면구조는 유지시키는 수면제이다. 그러나 치료초기에 비렘수면을 미세하게 감소시키고 렘수면은 다소 증가시켰는데, 1개월 및 3개월 후의 수면다원검사에서 이러한 변화는 소실되었다. 또한 몇몇 연구에서 suvorexant는 총 수면시간을 증가시키고, 입면 후 각성을 감소시켰으며, 입면시간을 단축시켰다.

한편 일일용량 15 mg의 suvorexant에서 졸림증이 7%에서 발생하였고 0.5%의 환자에서는 심한 주간졸림증이 발생하였다. 교통사고의 비율도 위약과 비교하여 다소 높게 보고되었으므로(2.8% vs. 1.0%) 처방 시 이에 대한 주의가 필요할 수 있다. 그러나 갑작스러운 투여 중단에도 반동 불면증이나 금단증상은 없었다. 만성폐쇄성폐질환이나 폐쇄성 수면무호흡증과 같은 호흡기계통의 문제가 동반된 모든 나이의 환자에서 suvorexant의 사용에 대한 안정성은 아직 확립되지 않았으나, 치료용량 이상의 고용량(40 mg/d)에서도 산소포화도의 차이는 유의하지 않았으며, 무호흡/저호흡지수apnea/hypopnea index는 소폭 증가하였다. 이러한 연구결과들은 suvorexant가 비교적 안전한 수면제로서 노인환자에게 사용될 수 있음을 보여주는 것이다.

orexin 수용체 길항제는 전통적인 수면제에 비해 위험대비 이익 측면에서 조금 더 도움이 될것으로 보인다. benzodiazepine계 수면제, non-benzodiazepine계 수면제 및 기타 진정제들이 REM 수면을 억제시키는 것과는, 다르게 orexin 수용체 길항제는 REM 수면을 유지시켜 정상적인 수면구조를 만들어주며, 기억력손상을 일으키지 않으며 수면에서 각성으로 쉽게 넘어갈 수 있게 하여 수면 중 낙상의 위험성을 낮출 수 있다.

수면과 알츠하이머치매 간의 양방향성을 고려한다면 orexin 수용체 길항제는 경도인지장애나 초기 알츠하이머치매 환자의 불면증 치료에 가장 유용할 수 있다. 인지기능증상이 나타나기 전부터 수면장애의 초기에 치료를 시작하는 것이 가장 이상적인데, 이는 수면박탈이 CSF 내 아밀로이드 베타amyloid beta 및 타우단백질 농도, 신경염증neuroinflammation, 알츠하이머 치매 및 전측두엽 치매frontotemporal dementia, FTD의 조기 발병과 관련이 있는 것으로 보이고, 중년기의 수면장애가 치매의 발병과 연관이 있다고 생각되기 때문이다. 현재까지의 orexin 수용체 길항제에 대한 임상연구는 아만성subchronic의 치료가 노년기 혹은 알츠하이머 치매환자의 수면장애를 최소 부분적으로는 정상화시킨다는 것으로 보여준다.

한편 almorexant, daridorexant 등의 orexin 수용체 길항제들도 추가로 개발되고 있으며, 활발한 임상연구가 진행 중이다.

6) 항히스타민제

diphenhydramine, hydroxyzine 같은 항히스타민제제는 진정작용이 있어 건강한 사람에서 졸림을 유도하지만, 불면증 환자의 경우 적절한 수면유도 용량이 결정되어 있지 않으며 그 효과도 충분하지 않다. 빠르게 발생하는 내성 및 항콜린 작용이 있어 노인에게는 특히 주의를 요한다. 따라서 근거 없이 처방해서는 안 된다.

4. 요약

나이가 들어가면서 수면의 양상은 변화하게 되지만, 수면장애 자체를 정상적인 노화의 과정으로 볼 수는 없다. 노인 인구의 50% 정도가 만성 수면장애를 가지고 있으며, 이들에 대한 수면다원검사는 TIB의 증가, TST감소, WASO의 증가, 입면시간 연장 등의 소견을 보인다. 노인에서 나타나는 일주기리듬의 변화는 노인의 높은 수면장애 유병률에 대한 생물학적인 원인으로 거론될 수 있으나, 사회적, 정신적 환경의 변화도 고려하여 한다. 불면증, 수면무호흡증, 일주기리듬수면각성장애, 렘수면행동장애, 주기성사지운동장애, 하지불안증후군, 치매에 의한 수면장애, 신체적/정신적 질환에 의한 이차적인 수면장애 등이 노인에서 빈발하는 수면장애이다. 노인의 수면장애는 내과적, 정신과적 요인, 약물, 일주기성 리듬의 변화, 정신사회적 요인 등의 다양한 원인들에 의하여 유발되므로, 이에 대한 평가와 치료도 역시 다차원적이어야 한다. 불면증을 유발하는 요인의 제거가 우선되어야 하며, 그 다음이 비약물요법인데, 약물치료 시에도 반드시 비약물요법이 동반되어야 한다. 노인에서는 동반된 질환, 여러 약제의 동시 사용, 변화된 약물동력학, 약물에 대한 뇌의 감수성 증가 등으로 인하여 쉽게 부작용이 나타날 수 있으므로 수면제의 사용에 주의를 기울여야 한다. 낙상이나 골절과 같은 사고, 인지기능의 저하, 약물 의존과 남용의 가능성을 고려한다. 대개 작용시간이 짧은 수면제를 처방하게 되며, 작용시간이 긴 수면제의 경우 낙상이나 골절의 위험성이 더 클 수 있다. 노인에게 가장 안전하고 효과적으로 사용할 수 있는 수면제는 non-benzodiazepine계 수면제이며, 여기에는 zolpidem, zaleplon, eszopiclone 등이 포함된다. 또한 benzodiazpeine계 수면제도 흔히 사용되며, triazolam, estazolam, temazepam 등이 고려될 수 있다. 이외에도 최근 개발되었거나 FDA승인된 서방형 melatonin과 저용량 doxepin, orexin 수용체 길항제도 사용이 가능하며, 필요에 따라 항우울제의 일부도 수면장애의 치료에 이용할 수 있겠다. 노인의 수면장애는 다양한 신체질환 및 정신질환과 밀접한 관련이 있으며, 환자의 사망률을 높일 수도 있으므로 이에 대한 적극적인 평가와 치료가 필요할 것이다.

노년기 불안장애 및 초조증상

Chapter 58

Geriatric anxiety disorders and agitation

◐ **김경민** 국립나주병원 정신건강의학과
◐ **윤보현** 국립나주병원 정신건강의학과

1. 노년기 불안장애

노년기의 불안장애는 흔하며, 특히 정신과적, 의학적, 신경퇴행성질환과 동반되는 경우가 많다. 노년기 불안장애는 일반적으로 청년기나 중년기에 시작하여 노년기까지 만성적으로 지속되나, 경우에 따라 60세 이후에 처음 발생할 수도 있다. 범불안장애의 경우 약 3~5%에서 노년기에 처음 발병하며 광장공포증은 1% 미만에서 노년기에 첫 발병할 수 있다. 그 외 다른 불안장애가 노년기에 새로 발생하는 경우는 매우 드물다. 65세 이상에서 불안장애의 유병률은 역학연구에 따라 1.2%에서 15%까지 다양하다. 그중 가장 흔한 것은 공포증(4~8%)이며, 공황장애는 약 1% 정도이다. 노인의 공포증 증상은 젊은 층보다 덜 심각하게 보일 수 있으나, 실제로는 더 심각한 영향을 미칠 수 있다. 실존주의 철학은 죽음과 같은 불가피한 현실에 대한 노인의 불안을 이해하는 데 도움이 된다. 노인들에게는 죽음이 더 이상 철학적 주제가 아니라 자신에게 직접적으로 다가오는 현실이기 때문에, 그 불안을 더욱 절망적으로 경험하게 되는 경향이 있을 수 있다.

노인의 불안은 종종 우울증을 동반하며, 이는 신체적, 기능적, 인지적 장애를 악화시킬 수 있다. 또한 불안은 만성폐쇄성폐질환, 당뇨병, 심혈관 및 뇌혈관 질환 등 다양한 의학적 질환과 높은 관련이 있으며, 환자의 치료와 예후를 복잡하게 만든다. 예를 들어, 만성폐쇄성폐질환 환자의 불안 유병률은 13~46%로 매우 높으며, 이는 기능적 제한과 자살충동, 입원빈도 증가와 관련이 있다. 당뇨병 환자 역시 불안과 우울증의 높은 유병률을 보이는데 제2형 당뇨병 환자의 불안과 우울증에 대한 단면연구에 따르면 유병률은 각각 56.1%와 43.6%로 추정된다. 이러한 당뇨병 환자의 우울과 불안은 혈당조절에 부정적인 영향을 미친다. 불안이 동반된 우울증은 심혈관 및 뇌혈관 질환의 위험을 높이며 사망률의 증가와도 관련이 있다. 최근의 체계적 검토에 따르면 심정지 후 불안장애의 발생률은 13~42%에 이르는 것으로 나타났다. 알츠하이머병과 파킨슨병 환자와 같은 신경퇴행성질환 환자에게도 불안증상이 자주 동반된다. 특히 인지장애가 있는 노인들은 불안증상이 동반될 경우 인지 및 기능손실이 더 빠를 수 있다. 노화로 인한 자율신경계의 취약성으로 인해, 노인은 주요 스트레스 이후 불안발작을 더 쉽게 겪을 수 있으며 외상후스트레스장애에 대한 반응도 더 심각하게 나타날 수 있다. 혹은 동반된 신체적 장애로 인해 노인들이 외상후스트레스장애에 더 극심한 반응을 보일 수 있다. 따라서 노인들의 불안 증상은 신체적, 인지적 장애와 연관 지어 평가하는 것이 중요하다.

1) 노년기 불안장애의 약물치료

노인의 불안장애에 대한 약물학적 치료는 여러 수준에서 복잡하다. 여러 가지 의학적 동반질환으로 인해 정신과적 증상이 악화될 수 있으며, 정신과 약물의 사용은 잠재적으로 부작용, 내약성, 약물 간 상호작용을 일으킬 수 있다. 노인의 불안장애치료에 대한 약리학적인 근거는 제한적이다. 따라서 임상의는 노인의학에서 사용 가능한 가이드라인과 젊은 성인을 위한 불안 치료법을 결합하여 개별화된 치료 접근법을 수립해야 한다.

많은 가이드라인에서 노인 불안장애의 1차 치료제로 항우울제를 추천한다. 선택적세로토닌재흡수 억제제SSRIs와 세로토닌노르에피네프린재흡수억제제SNRIs는 모두 노인에게 효과적이고 내약성이 좋다. 일부 SSRIs는 시토크롬 P450 효소 간 경로를 강하게 억제하지만 몇몇 항우울제는 약물 상호작용 가능성이 적다. 약동학적으로 더 유리한 프로파일을 가진 항우울제가 불안

표 58-1. 노인 불안장애 약물치료를 위해 추천되는 항우울제

Medication		Dose (day)
SSRIs	escitalopram	5~20 mg
	sertraline	12.5~25 mg
SNRIs	desvelafaxine	25~50 mg
	duloxetine	20~60 mg
	venlafaxine	IR 25~75 mg XR 37.5~225 mg
Others	vortioxetine	5~10 mg
	mirtazapine	7.5~15 mg

장애 치료의 1차 약제로 고려되어야 한다. 또한, mirtazapine과 vortioxetine도 안전한 치료옵션 중 하나이다. buspiron은 효과가 있을 수 있으나, 노인에 대한 연구는 부족하다. 삼환계항우울제TCA와 모노아민산화효소억제제MAOI는 노인에게 효과적일 수 있지만, 부작용 및 안전성 프로파일이 좋지 않아 노인에게 사용이 권장되지 않는다. benzodiazepine과 베타차단제는 일반적으로 노인의 불안을 치료할 때 피해야 하며, 항정신병약물과 기분안정제는 장기적인 부작용 위험이 있어 사용을 뒷받침할 증거가 충분하지 않다. 특히 항정신병약물은 노인 치매환자의 사망률을 높일 수 있다는 블랙박스 경고가 있어, 사용에 더욱 주의를 요한다.

(1) 항우울제

항우울제는 불안장애의 1차 치료제로 사용된다. SSRIs와 SNRIs는 내약성과 안전성 프로파일로 인해 노인에게 더 일반적으로 사용된다. TCA와 MAOI는 일부 불안장애에 적응증이 있지만, 부작용과 안전성 문제로 인해 노인환자의 불안장애 1차 치료제로는 고려되지 않는다. 노인 불안장애의 약물치료에 추천되는 항우울제를 표 58-1에 정리하였다.

① 선택적세로토닌재흡수억제제

escitalopram은 범불안장애 치료제로 FDA 승인을 받았으며, 범불안장애가 있는 노인에서 불안증상을 개선시키고 재발을 예방하며 특히 내약성이 좋다. 사회불안장애에서도 효과가 있었으며 10 mg에 비해 20 mg에서 불안증상 개선에 더 효과적이었다. escitalopram은 노인 공황장애 환자에서 공황발작의 빈도를 줄였으며, 복용 2주경부터 빠르게 효과를 보였다.

citalopram은 노인환자들의 불안증상을 유의미하게 개선한다. 그러나 심장전도이상을 일으킬 가능성이 있으므로 심혈관계 질환이 있는 노인환자에게 citalopram을 처방할 때는 특별한 주의가 필요하다. 65세 미만에서는 하루 40 mg을 초과하지 않도록 하고, 65세 이상에서는 하루 20 mg을 초과하지 않아야 한다.

sertraline은 공황장애 및 사회불안장애 치료제로 FDA 승인을 받았으며, 인지행동치료와 비교했을 때 노인에서 불안증상에 더 효과적이다. 노인의 범불안장애 치료에서 sertraline과 buspiron 두 약물 모두 내약성이 우수하고 효과가 좋다. sertraline은 말기암 환자의 불안증상과 실행기능 개선에도 도움이 된다.

paroxetine은 범불안장애 및 공황장애에 사용하도록 FDA 승인을 받은 SSRI이지만, 항콜린성 부작용이 가장 많은 SSRI로 노인환자에게 사용 시 구강건조, 변비, 흐릿한 시야, 소변정체, 혼란을 유발할 수 있다. 또한 paroxetine은 CYP 2D6 효소 간 경로의 강력한 억제제로 약물상호작용 가능성이 상당히 높기 때문에 노인에게 사용할 때는 주의해야 한다.

노인에게서 SSRIs 사용으로 인한 일반적인 부작용은 일반 성인들과 유사하게 위장장애, 불면증, 성적부작용, 졸음, 두통 등이 있다. 노인의 경우, SSRIs 복용은 출혈의 위험성을 야기하며, 비스테로이드성진통제를 함께 복용하는 경우 상부위장관 출혈의 위험성이 크게 증가한다. 또한, SSRIs는 노인의 골밀도에 영향을 미쳐 골절위험을 증가시키며, 고관절 골절위험이 약 2배 증가한 것으로 나타났다. 부적절한 항이뇨호르몬분비증후군으로 인한 저나트륨혈증의 위험성도 고령의 SSRIs 사용자에서 더 높다.

② 세로토닌노르에피네프린재흡수억제제

venlafaxine은 범불안장애 및 사회불안장애에 대해 FDA 승인을 받았으며 노인의 불안치료에도 효과적이다. SSRIs와 유사하게 venlafaxine에서도 발한과 함께 성적인 부작용이 나타날 수 있으며, 8주 치료 후 혈압이 상승할 수 있다. 이러한 결과는 심혈관질환이 있는 노인환자에서 escitalopram 과 같은 SSRIs가 SNRIs보다 내약성이 더 우수한 1차 치료제가 될 수 있음을 시사한다.

duloxetine은 범불안장애에 대해 FDA 승인을 받았으며 SSRI와 유사한 효능 및 부작용을 가지고 있다. 혈압에 대한 영향은 venlafaxine만큼 크지 않으나, 위험성이 낮지만 간 이상을 유발할 수 있어 간장애가 있는 환자에게는 duloxetine을 고려하지 않아야 한다. 노인의 경우 드물기는 하지만 과도한 발한과 소변정체가 생길 수 있다.

③ 기타 항우울제

노년기 불안장애에 대한 mirtazapine 연구는 많지 않다. 외상후스트레스장애를 가진 노인들에서 평균 하루 34.1 mg 용량의 mirtazapine이 효과가 있었다. mirtazapine은 내약성이 우수하고 약물 간 상호작용이 적기 때문에 노인에게 권장된다. 주요 부작용은 주요 부작용은 구강건조, 변비, 졸음, 체중증가이다. 불면증이 있거나 체중이 감소한 환자의 경우 부작용을 유리하게 활용할 수 있어 불안과 함께 수면이나 식욕에 어려움을 겪는 환자는 mirtazapine을 치료옵션으로 우선 고려해볼 수 있다.

vortioxetine은 주요우울장애 및 불안장애 치료를 위해 개발

된 새로운 항우울제로 불안감소에 효과적이다. 주된 부작용은 메스꺼움으로 전반적인 부작용이 적고 인지개선에 효과를 보였던 점을 고려할 때 노인불안의 유용한 치료 옵션이 될 수 있다.

TCA는 공황장애, 범불안장애, 사회불안장애 치료에 효과적이며, imipramine, amitriptyline 등이 주로 사용된다. 성인연구에 기반해 노인에게도 도움이 될 수 있지만, 항콜린성 부작용 및 심혈관 부작용으로 인해 노인에게 사용이 제한적이다. 부작용 위험을 고려할 때, TCA는 노인 불안치료의 1차 선택제로 권장되지 않는다.

MAOI는 성인 대상 연구에서는 공황 및 사회불안장애에 효과가 있으나 기립성 저혈압, 낙상, 고혈압 위기의 위험이 있는 노인의 경우 사용에 주의를 기울여야 한다. MAOI는 불안장애 노인에게 1차 치료제로 권장되지 않는다.

(2) 항불안제

① 벤조디아제핀계 약물

benzodiazepine은 일반적으로 불안장애가 있는 성인환자가 SSRIs 또는 SNRIs와 같은 항우울제를 복용하기 시작할 때 보조적인 치료제로 사용된다. 항우울제가 효과를 나타날 때까지 걸리는 시간 동안 단기간적으로 효과를 보기 위한 목적으로 사용된다. 그러나 노인인구의 경우 위험성이 이득보다 큰 경우가 많으므로 신중하게 사용해야 한다. 꼭 필요한 경우에는 lorazepam, oxazepam, 그리고 temazepam은 결합에 의해서만 대사되기 때문에 활성 대사 산물이 없으므로 보다 권고된다. 노인에서 benzodiazepine 사용은 낙상, 고관절골절, 인지장애를 유발할 수 있으며, 최근 연구에서는 benzodiazepine 사용과 치매 사이의 연관성까지 보고되고 있다.

② buspirone

노인의 불안장애 치료에 대한 buspirone 관련된 연구는 거의 없다. 하지만 성인 대상 연구결과들을 통해 추론해보면 buspirone은 노인 불안장애에 잠재적으로 유용한 보조제가 될 수 있다. buspirone은 범불안장애에서 benzodiazepine과 유사한 불안감소 효과를 보인 반면, 부작용 측면에서는 호흡억제, 인지장애 또는 낙상을 유발하지 않아 benzodiazepine보다 노인에게 유리하다. 그러나 효과가 나타나기까지 시간이 오래 걸리기 때문에 복용 중단율이 높을 수 있다.

(3) 항정신병약물

정형 항정신병약물은 심각한 부작용과 안전성 문제로 인해 일반적으로 노인에게 사용하지 않는 것이 좋다. 반면에 비정형 항정신병약물은 치매의 행동심리증상을 치료하기 위해 노인에게 허가 외로 처방되는 경우가 많다. 치매노인의 경우 사망률 증가로 인해 전형적인 항정신병약물과 비정형 항정신병약물 모두에 대한 블랙박스 경고가 있다는 점에 유의해야 한다. 비정형 항정신병약물은 불안장애 치료에 대해 FDA 승인을 받지 않았지만, 일부 상황에서 허가 외 사용을 뒷받침하는 몇 가지 증거가 있다.

quetiapine 불안장애가 가장 많이 사용되는 항정신병약물로 범불안장애 치료에 효과가 있다. quetiapine은 급성 및 장기 범불안장애 치료에서 단독요법에서는 우수한 효과와 내약성을 보였다. 기존 항우울제 및 항불안제에 반응하지 않는 환자에게는 qeutiapine이 잠재적인 치료 옵션이 될 수 있다. 하지만 노인 범불안장애에서 quetiapine의 사용은 효과적일 수 있지만 효과나 안정성 측면에서 근거가 부족하기 때문에 신중히 사용을 고려하여야 한다.

다른 불안장애를 치료하기 위해 비정형 항정신병약물을 사용하는 것에 대한 증거는 많지 않다. 몇몇 비정형 항정신병약물이 강박장애와 외상후스트레스장애에 도움이 될 수 있다. risperidone과 quetiapine에 대한 연구에 따르면 SSRIs 치료의 보조제로 사용할 경우 강박장애에 상당한 효과가 있었다. 외상후스트레스장애 치료에서는 risperidone, olanzapine, quetiapine이 위약보다 유의하게 효과가 있었다.

이러한 결과에도 불구하고 불안장애가 있는 노인에서 항정신병약물의 사용, 내약성 및 안전성에 대한 연구는 부족하다. 또한, 많은 비정형 항정신병약물이 대사기능의 변화와 관련이 있을 수 있으므로 항정신병약물의 사용에 특별한 주의가 필요하다. 인지장애가 있는 노인에서 항정신병약물 사용이 사망위험을 증가시킬 수 있다고 경고하고 있기 때문에 항정신병약물 사용 시 주의해야 한다. 항정신병약물의 이러한 위험성을 고려할 때 불안장애 노인에서 항정신병약물 사용을 일반적인 치료요법으로 간주해서는 안 된다.

(4) 기분조절제 및 항경련제

일부 불안장애에서 항경련제가 대체 치료법이 될 가능성을 보였으나 노인의 불안장애에서 기분조절제 및 항경련제 사용에 대한 증거는 거의 없다. 특히 노인을 대상으로 한 대부분의 연구는 불안장애가 아닌 양극성장애를 대상으로 하고 있으며 표본 규모가 작아 많은 한계가 있다. 가장 잘 알려진 기분조절제 중 하나인 lithium조차도 불안장애 대한 효과가 미미하거나 불확실하다.

외상후스트레스장애 치료에 carbamazepine과 lamotrigine이 효과가 있다고 보고되고 있으나, valproate 경우 결과가 일관되지 않는다. valproate는 공황장애와 사회불안장애에 어느 정도 효과가 있는 것으로 나타났다. lamotrigine은 외상후스트레스장애, 광장공포증을 동반한 공황장애, 불안을 동반한 단극성 우울증에서 효과가 있을 수 있다. 그 외에도 gabapentin은 사회불안장애에 pregabalin은 범불안장애와 사회불안장애에 효과를 기대해 볼 수 있다. 성인환자에 대한 이러한 연구결과에도 불구하고 기분조절제 및 항경련제는 심각한 부작용, 약물상호작용 등 안정성에 문제가 있어 고령자에게 잠재적으로 부정적인 영향을 미칠 수 있다. 인지저하, 떨림, 간이상, 발진, 진정효과는 고령자에게 기능저하를 야기할 수 있기 때문에 부작용을 고려할 때 불안장애가 있는 노인환자에게 이런 약물을 1차적으로 사용해서는 안된다.

(5) 베타차단제

베타차단제는 정신과 치료에는 일반적으로 사용되지 않으나 수행불안을 치료하기 위해 사용한다. 하지만 다른 형태의 불안에 대한 베타차단제의 효과는 불확실하다. 오히려 베타차단제의 하나인 metoprolol은 노인환자에게 불안을 유발할 수 있다. propranolol이나 metoprolol과 같은 베타차단제는 혈액내장벽을 쉽게 통과하여 중추신경계에 영향을 미칠 수 있다. 또한 간에서 대사되기 때문에 심장이나 간 질환을 동반한 노인 환자의 경우 순환 수치를 높일 수 있으므로 중요한 고려 사항이다. 몇몇 약물은 베타차단제의 혈장농도에 영향을 미칠 수 있다. 예를 들어, SSRIs는 CYP 효소에 대한 간대사에 영향을 미쳐 베타차단제의 혈장 농도를 증가시킬 수 있으며, TCA는 알파-1 수용체 길항효과로 인해 베타차단제의 저혈압 효과를 악화시킬 수 있다. 이러한 불확실한 효과 및 부작용으로 인해 베타차단제는 노인의 불안장애에 사용은 권고되지 않는다.

2. 노년기 초조증상

정신과 환자에서 흔히 나타나는 정신운동성초조는 응급상황뿐 아니라 입원 및 외래진료에서도 자주 발생하는 임상적으로 중요한 문제이다. DSM-5에서는 초조를 내적 긴장과 관련된 과도한 운동 활동으로 정의하며, 이는 주로 반복적이고 비생산적인 행동(예: 배회, 손 비비기, 옷 당기기, 앉아있지 못함, 물건 모으기 등)으로 나타난다. 비록 공격성과 폭력이 초조의 핵심요소는 아니지만, 초조가 심해지면 소리를 지르고 욕하거나 물건을 집어 던지는 등의 공격적이고 폭력적 행동으로 이어질 수 있다.

초조는 모든 연령대의 환자에게서 나타날 수 있지만, 노인환자에게 특히 문제가 되며 일반적으로 기저에 의학적 또는 신경행동학적 장애가 있다. 노인에서의 초조는 가장 일반적으로 신경인지장애, 즉 섬망과 치매와 관련이 있다. 절반 이상의 알츠하이머치매의 진행과정에서 초조행동을 보이며, 초조는 질병의 경증에서 중증에 이르기까지 모든 단계에서 관찰될 수 있으나 치매의 심각도에 비례하여 초조의 유병률은 증가한다. 초조증상은 환자와 보호자에게 해로운 결과를 초래한다. 알츠하이머치매에서의 초조는 환자의 질병진행 가속화, 기능저하, 시설수용증가, 사망률 증가와 같은 중요한 부정적인 결과와 관련이 있다. 또한, 알츠하이머치매에서의 초조는 보호자의 부담을 크게 증가시키고, 의료자원사용 및 비용을 증가시킬 수 있다. 초조는 또한 조현병, 양극성장애, 성격장애(특히 반사회적 및 경계성성격장애), 불안장애, 공황장애, 주요우울장애 등 다양한 정신질환과 관련이 있으며, 약물사용이나 중독과도 연관될 수 있다. 뇌염, 수막염, 뇌졸중, 뇌손상과 같은 중추 신경계질환과 통증, 감염 등 일부 일반 의학적 상태에서도 초조가 나타날 수 있다.

초조는 폭력 및 자살 가능성과도 관련이 있어, 빠른 원인 평가와 관리가 중요하다. 노인에서 나타나는 초조증상을 정확하고 포괄적으로 평가하는 것은 적절한 치료를 위해 필수적이다.

1) 노년기 초조증상의 원인 및 평가

노인의 초조증상의 초기 평가에서 핵심 단계는 초조의 근본원인을 파악하여 최적의 관리 방식을 수립하는 것이다. 노인 환자에서 초조의 초기평가는 모든 환자와 마찬가지로 철저한 정신과 및 의학적 검사를 통해 시작해야 한다. 초조증상의 평가를 위해 초조행동의 발병시기, 심각도, 가능성 있는 유발요인, 환경변화 또는 일상생활의 변화, 그리고 기능상태를 종합적으로 파악해야 한다. 이를 위해 환자 본인뿐만 아니라 주요 돌봄 제공자로부터 상세하고 철저한 병력을 청취하는 것이 필수적이다.

초조는 의학적 및 정신과적 다양한 원인에 의해 발생할 수 있다. 진단이 명확하지 않거나 정보가 부족한 경우, 초조는 다른 원인보다 일반적인 의학적 상태에서 비롯된 것으로 가정하고 개입한다. 특히 입원한 노인에서 갑자기 발생한 초조의 경우 다른 진단이 입증되기 전에는 섬망으로 간주한다. 의학적 상태를 평가하기 위해 기본 혈액검사를 포함하여 간기능, 신장기능, 갑상선기능, 혈당검사 등이 초기 검사실검사로 권유된다. 환자의 상태에 따라 심전도, 뇌영상검사, 소변검사 등이 필요할 수 있다. 감염이나 장기부전, 통증, 수면장애와 같은 상태 역시 노인에서 초조증상을 일으키는 원인 중 하나이다. 노인환자는 흔히 비뇨기계 감염과 같은 기저 감염을 가지고 있을 수 있다. 환자의 숨겨진 외상이나 부상을 평가하면 초조의 원인일 수 있는 해결되지 않은 통증을 발견할 수 있다. 낙상 및 골절에 취약한 노인이나 인지장애가 있는 노인의 경우 통증이 쉽게 간과될 수 있다. 수개월 전에 발생한 낙상으로 인한 만성경막하혈종이 노인환자에서 초조의 주요 원인일 수 있다. 해결되지 않은 통증이나 배뇨장애는 종종 불면증을 유발하며, 이는 초조증상을 악화시킬 수 있다. 이러한 검사는 감정적 또는 행동적 장애의 진단뿐만 아니라 기저의 의학적 질환 가능성을 평가하는 데 필수적이다.

초조를 보이는 노인의 경우, 복용 중인 모든 처방약과 비처방약을 반드시 검토해야 한다. 복용 약물이 많을수록 약물 부작용과 약물 간 상호작용 발생 가능성이 높아진다. 노인 초조의 흔한 원인이 되는 약물로는 일반 기침약, 감기약, 비뇨기계 약물, 진통제 등이 있다. 정신과 약물 자체가 초조의 원인이 될 수 있다. 항정신병약물은 정좌불능증이나 항정신병약물악성증후군으로 인한 초조를 유발할 수 있으며, 항콜린성 작용이 강한 약물은 섬망으로 인해 초조를 나타낼 수 있다. SSRIs 등 세로토닌 작용 약물은 세로토닌증후군으로 초조를 유발할 수 있다. 벤조디아제핀계 약물과 오피오이드는 진정, 균형장애, 낙상을 초래해 초조와 관련될 수 있으며, 자극제는 과잉 각성을 유발한다. 알코올, 벤조디아제핀계 약물, 오피오이드, 대마초, 니코틴 및 기타 물질의 사용 및 관련된 금단 증후군은 노인에서 초조의 잠재적인 원인으로 고려되어야 한다. 거의 모든 약물이 오남용되었을 경우 섬망과 초조를 일으킬 수 있고, 개인의 약물 특이 반응도 초조의 원인이 될 수 있다.

초조의 급성 의학적 원인이 배제되면 정확한 정신과적 및 정신상태평가를 실시해야 한다. 초조는 여러 정신과 질환에서 다양한 임상증상을 동반할 수 있으며, 확립된 정신과적 평가는 없다. 일반적으로 노인 초조환자의 정신과적 평가에는 환자와의 면담뿐만 아니라 부수적인 정보(의료 기록, 가족, 친구, 또는 환자의 병력에 대해 알 수 있는 다른 개인과의 면담 등)도 포함되어야 한다. 현재 질병의 병력, 과거 정신과 병력, 과거병력, 약물 사용병력, 사회력, 가족력, 정신상태검사 등이 포함된다. 정서상태, 사고과정, 자살사고, 정신병적 증상의 유무, 판단력/통찰력, 실행기능, 추론 및 신뢰성 등도 궁극적으로 평가해야 한다. 또한 임상의는 환청(드물게 환시), 피해망상 및/또는 편집증적 망상(조현병 및 관련장애), 과대망상(조증), 부적절한 기분(흥분 또는 과민성), 적대감 또는 공격적인 행동, 크고 빠른 말소리 또는 압박감을 발견할 수도 있다. 기존의 정신과 질환이 있는 환자가 이전의 정신과적 증상과 유사한 증상을 보이고 활력징후가 정상인 경우에는 이를 확인하기 위한 실험실 검사가 거의 필요하지 않을 수 있다. 그럼에도 활력징후, 혈당, 산소포화도 등의 기본적인 검사를 비롯하여 가능하면 혈색소, 전해질 및 신장기능을 포함한 혈액검사를 고려해야 한다. 급성 초조는 일반적으로 조현병, 조현정동장애 및 양극성장애와 같은 정신병적 질환과 연관되어 있지만, 다른 여러 정신과적 장애도 같은 증상을 보일 수 있다. 우울증, 불안장애, 인격장애, 적응장애 또는 자폐스펙트럼장애로 인해서도 초조증상이 관찰될 수 있다.

2) 노년기 초조증상의 치료

노인환자의 초조를 치료할 때는 심리사회적 치료가 약물치료보다 우선 고려된다. 증상의 원인을 파악하여 조사하고, 초조를 유발할 수 있는 환경적 요소 및 의학적 상태를 교정하는 것이 일반적인 첫 단계이다. 초조를 유발할 수 있는 여러 요인들은 상당수가 교정 가능하다. 만성 또는 급성 통증이나 변비 등의 교정 가능한 의학적 상태에 대해 적절히 처치하고, 약물의 변화 혹은 약물 부작용에 대해서도 평가하고 조절하여야 한다. 간병인의 갑작스러운 교체나 입원 등의 돌봄환경의 변화를 포함한 물리적 환경의 변화 등 환경적 요인에 대한 개입 역시 약물치료 이전에 선행되어야 한다. 환자가 신체적으로 편안하도록 하고, 부적절한 외부 자극을 줄이고, 대기 시간을 최소화하며, 안전하고 존중하며 배려심 있는 태도를 전달하는 것이 적절한 환경 수정 방안으로 제안된다. 환경과 일상생활의 일관성을 유지하면 환자가 새로운, 잠재적으로 불안을 유발할 수 있는 상황이나 환경에 적응해야 할 필요성을 줄일 수 있다.

초조증상을 줄이기 위한 비약학적 중재에 대한 연구는 제한적이다. 대부분 전문가들의 권고와 합의에 의해 제안된 경우가 대부분이다. 대체활동, 신체운동, 미술공예나 회상 모임과 같은 구조화된 그룹 활동이 도움이 될 수 있다. 다소 제한적이기는 하나 그룹 활동 기반 중재(예: 레크리에이션 치료)나 마사지 및 접촉치료, 음악치료, 다학제적 훈련 및 돌봄이 신경인지장애가 있는 초조환자에서 가장 일관되게 효과적인 심리사회적 치료이다. 또 다른 효과적인 개입방법으로 환경을 수정하거나 감각을 자극하는 심리사회적 중재는 치매가 있는 환자의 초조에 도움이 된다. 예를 들어, 스누젤렌snoezelen 또는 다감각 자극치료는 요양원 거주자의 신체적 공격행동을 줄일 수 있다.

초조를 보이는 노인환자의 증상을 관리하는 데 있어, 특히 신경인지장애가 동반된 경우에는 환자와 함께하는 간병인, 가족, 그리고 직원의 역할이 매우 중요하다. 기능지원, 음악치료, 동물치료, 회상치료와 같은 심리사회적 및 행동중재는 환자와 돌봄인력 모두의 삶의 질을 크게 향상시킬 수 있다. 가족돌봄제공자가 제공한 심리사회적 중재에 대한 23개의 무작위대조시험을 검토한 결과, 신경정신증상의 감소와 돌봄인력에 대한 긍정적인 효과가 확인되었다. 이러한 효과크기는 약물 치료로 얻어진 것과 비슷한 반면 약물치료와 관련된 부작용이 동반되지 않았다. 돌봄인력에 대한 많은 중재는 의사소통 기술교육, 교육 및 문제 해결, 환경수정 및 활동계획, 웹 또는 전화지원, 돌봄제공자의 자기관리, 그리고 의료 종사자와의 협력적 돌봄에 초점을 맞춘다.

공격성이 높은 초조증상을 관리할 때 가장 먼저 고려해야 할 사항은 환자와 주변 사람들의 안전이다. 기본적으로 의료진은 닫힌 방이나 출입문이 차단된 공간과 같은 위험한 상황에 놓여서는 안되며, 잠재적으로 위험할 수 있는 모든 물건은 제거해야 한다. 또한, 환자와 안전한 거리를 유지하고 환자의 개인 공간을 존중하는 것이 중요하다. 오래 지속되거나 강렬한 직접적인 눈맞춤은 환자에게 위협적으로 받아들여질 수 있으며, 팔짱을 끼거나 손을 등 뒤로 숨기는 등의 신체 언어와 자세도 대립적이고 위협적으로 간주될 수 있다. 초조증상이 심한 환자는 단독으로 면담하지 않는 것이 권장된다. 신체적/기계적 억제와 격리는 정신과에서 전통적으로 폭력적인 행동을 치료하고 관리하는 데 사용되었지만, 이러한 중재는 환자와 의료진 모두에게 신체적, 심리적 부작용을 초래할 수 있다. 이러한 중재가 다른 시도가 실패하고 환자 또는 타인에게 즉각적인 위험이 있는 긴급상황에서만 사용해야 한다.

(1) 약물학적 치료

약물치료는 심리사회적 치료로 초조행동을 충분히 완화하지 못할 때만 고려한다. 초조증상에 대한 약물치료는 환자의 주요 증상과 개별적인 특성에 따라 맞춤형으로 조정되어야 하며, 약물 선택 시 부작용과 환자 상태를 면밀히 검토해야 한다. 약물치료를 시작하기 전, 현재 복용 중인 약물을 검토하여 초조행동에 영향을 미칠 가능성이 있는 약물을 확인해야 한다. 특히, 노인의 경우 다약제 복용으로 인한 부작용과 약물상호작용의 위험이 높으므로 불필요한 약물은 줄이고, 부작용이 최소화된 약물을 신중히 선택해야 한다. 약물치료를 결정할 때는 치료로 인한 이득과 위험을 철저히 평가해야 한다.

급성 초조상태 치료에 적합한 이상적인 약물은 투여가 용이하고 비침습적이어야 하며, 과도한 진정작용 없이 빠른 진정을 제공하고, 신속한 약효발현과 충분한 약효 지속시간을 가져야 하며, 심각한 부작용 및 약물상호작용의 위험이 낮은 약물이다. 전통적으로 초조증상에 대한 정신과 약물은 주로 항정신병 약물, benzodiazepin계 약물이 주로 사용된다. 노인의 초조에 대한 약물치료 구체적인 권고사항은 대부분 치매 또는 섬망에서의 행동장애에 대한 연구에서 도출된 것으로 모든 노인들에게 적용하기는 제한적이다. 노인 초조상태에서의 1차적인 약물적 전략으로는 risperidone, haloperidol, olanzapine과 같은 항정신병 약물을 고려할 수 있다. 낮은 용량으로 시작하여 서서히 용량을 조정하며, 약물 효과를 적절히 관찰하고 임상상태, 낙상 위험, 혼란 징후 및 과도한 진정상태를 면밀히 모니터링해야 한다. benzodiazepin은 안전성과 내약성 문제로 인해 초조한 노인환자에서 피해야 한다.

표 58-2. 노인 초조증상의 약물 치료를 위한 권장 용량

Medication		Dose (day)
antipsychotics	haloperidol	0.25~5 mg
	risperidone	0.25~1 mg
	olanzapine	1.25~15 mg
	aripiprazole	2~15 mg
	quetiapine	25~400 mg
	clozapine	12.5~200 mg
	brexpiprazole	2~3 mg
benzodiazepines	lorazepam	0.25~1 mg PRN (to 3 times)
	oxazepam	5~7.5 mg PRN (to 3 times)
mood stabilizers and anticonvulsants	carbamazepine	100~400 mg
	gabapentin	100~1,200 mg (in divided)
	lamotrigine	25~400 mg (in divided)
	lithium	150 mg~serum level 0.4~0.8 m/L
	valproate	125~500 mg

최근 노인의 초조를 포함한 신경행동이상에 대한 치료 약물들이 활발히 연구되고 있으나 현재 사용 가능한 약물 중에서 이상적인 항초조약물의 모든 기준을 충족하는 약물은 없으며, 새로운 약물에 대한 필요성이 여전히 존재한다. 표 58-2에 노인환자의 초조치료에 대한 약물을 정리하였다.

① 항정신병약물

1990년대 후반 치매 환자에서의 노인 초조치료를 위한 1차적으로 haloperidol을 권장했으며, risperidone은 2차 치료로 권장되었다. 최근의 노인환자에서의 항정신병약물 사용에서는 risperidone 등 비정형 항정신병약물이 선호되나, FDA는 장기적인 비정형 항정신병약물 사용 시 노인환자에서 뇌혈관 사고 위험이 증가한다고 경고한다. 따라서 노인의 초조치료에서 항정신병약물은 정신증적 증상 동반 여부와 상관없이 가장 널리 사용되는 치료법이지만, 신중한 사용이 필요하다. 항정신병약물은 치매가 동반된 초조환자에서 효과적이다. 이중맹검위약대조시험에 따르면, 정형, 비정형 항정신병약물을 포함한 항정신병약물은 61%의 환자에서 효과를 보였으나, 위약군에서는 35%만이 효과를 보였다. 하지만 가장 효과적이고 안전한 단일 치료옵션이 없기 때문에 노인 환자에게 항정신병약물을 처방할 때 안전성 위험과 예상되는 이점을 개별적으로 평가해야 한다.

haloperidol과 chlorpromazine과 같은 전통적 항정신병약물은 치매환자의 초조 및 정신병 장기 관리에서 효과적이다. 그러나 이들 약물은 정좌불능증, 지연운동이상증과 같은 추체외로 부작용 및 기립성 저혈압, 그리고 구강건조, 혼란, 소변정체, 변비와 같은 심각한 항콜린성 부작용을 포함한 부작용에 대한 고려가 필요하다. 이러한 부작용은 건강한 성인환자에게도 문제가 될 수 있지만, 보다 허약하고 의학적으로 취약한 노인환자에게는 잠재적으로 생명을 위협할 수 있다. 따라서 치료적 효과에도 불구하고, 정형 항정신병약물은 비정형 항정신병약물이 효과가 없거나 사용할 수 없는 경우를 제외하고는, 노인환자에게는 사용을 최소화하는 것이 좋다.

비정형 항정신병약물 중 risperidone, olanzapine, aripiprazole, brexpiprazole은 치매노인 환자에서 초조증상에 효과가 있다. quetiapine은 초조치료에 자주 사용되지만, 그 효과에 대한 증거는 엇갈린다. risperidone은 저용량(평균 일일 0.95 mg)에서 치매와 관련된 공격성, 초조, 정신병증상을 유의미하게 개선시켰다. 일일 5 mg 혹은 일일 10 mg의 저용량 olanzapine은 위약군에 비해 초조 및 공격성, 정신증 치료에 효과적이었다. 반면에 일일 15 mg에서는 큰 효과가 없었다. olanzapine의 경우 25.0~35.8%의 환자에서 졸음이 더 자주 나타났으며, 각각 17.0~19.6%에서 보행장애가 발생했다. 하지만 인지장애, 추체외

로증상, 또는 중추 항콜린 작용의 위험성은 높지 않았다. aripiprazole은 일일 2~15 mg (평균 일일 10 mg) 용량에서 초조를 비롯한 치매환자의 행동심리증상에 효과적이다. 부작용은 일반적으로 경미하거나 중등도였으며, 특히 추체외로 부작용은 미미하였다. risperidone은 오즈비 3.85, olanzapine은 4.28로 심혈관계 위험을 증가시키는 반면, aripiprazole은 상대적으로 위험성이 낮다. brexpiprazole은 최근에 개발된 항정신병약제로서 2023년 5월 알츠하이머병으로 인한 치매와 관련된 초조증상 치료제로 최초로 FDA 승인을 받았다. 일일 2 mg 또는 3 mg의 용량에서 brexpiprazole은 치매 환자의 초조 증상을 개선하는 데 효과적이다. 위약과 비교했을 때 부작용을 인한 중단비율은 유사하며, 낙상 및 진정에 대해서는 다른 2세대 항정신병약물에 비해 더 안전하다. quetiapine의 경우 초조증상을 비롯한 치매의 행동심리증상에 대한 효과에 대한 증거는 명확하지 않지만 파킨슨병 치매와 루이소체치매에서 파킨슨 증상을 악화시키지 않아 유용하다. 파킨슨병 치매와 루이소체치매 같이 특정 상황에서는 초조치료에 사용된 항정신병약물이 파킨슨증을 심각하게 악화시킬 수 있어 항정신병약물 사용에 주의를 요한다. clozapine이 파킨슨증에 대해서는 가장 안전한 약물이나 무과립구증 위험과 빈번한 혈액검사 모니터링 필요성으로 인해 사용이 제한된다. 최근에 개발된 pimavanserin은 파킨슨병 관련 정신병 치료를 위해 승인된 약물로 도파민 수용체에 작용하지 않아 추체외로 부작용을 유발하지 않는다. pimavanserin은 알츠하이머병 환자에서 정신병적 증상이 호전된 경우 초조와 공격성을 감소시키는 데 효과적이다.

극단적인 초조증상이 있는 일부 경우에는 치매환자가 자신이나 다른 사람을 해칠 위험이 있을 수 있다. 이런 경우, 경구약물이 부적절하거나 불가능할 수 있으며, 빠른 발현 효과를 가진 근육주사요법이 필요할 수 있다.

② 벤조디아제핀계 약물

benzodiazepine은 진정 및 항불안효과로 인해 급성 초조행동 관리에 효과적이다. 노인에서도 benzodiazepine은 가끔 단기 사용이 필요할 수 있으며, lorazapam 근육주사는 상대적으로 빠른 발현 시간을 가지기 때문에 응급상황에서 고려될 수 있다. 또한 알콜금단으로 인한 초조의 경우, 항정신병약물보다 benzodiazepine을 사용한 치료가 우선시된다. 그러나 특히 노인에서 benzodiazepine을 장기적으로 사용하면 치료적 효과보다는 해로울 수 있다. 치매환자에서 benzodiazepine 사용은 탈억제와 초조증가와 관련이 있으며, 낙상의 위험을 크게 증가시키고 혼란과 과도한 진정의 가능성도 높인다. benzodiazepine을 사용할 때는 가능한 낮은 용량으로 시작하고, 환자를 혼란, 인지변화 또는 다른 독성 징후가 있는지 면밀히 관찰한다. 일반적으로 노인은 젊은 환자보다 약물을 더 천천히 대사하고 배출하는 경향이 있다. 약물의 반감기가 길수록 환자가 고농도의 약물에 노출될 가능성이 높아지고 이는 독성 위험을 증가시킨다. 따라서 반감기가 긴 clonazepam을 노인 환자에게 시작할 때는 매우 신중해야 한다. benzodiazepine을 사용할 경우, 짧은 작용 시간의 약물로 제한된 기간 동안 사용하는 것이 권장된다.

③ 콜린에스터라제억제제

알츠하이머치매와 같이 신경인지장애가 동반된 경우 콜린에스터라제억제제와 memantine의 적절한 사용 및 치료 순응도 개선은 초조관리에서 중요한 역할을 할 수 있다. donepezil 단독요법은 허가된 적응증 내에서 치매의 행동심리증상의 완화에 더 효과적이었으나, memantine 단독요법은 초조를 포함한 치매의 행동심리증상에 효과가 없었다. 콜린에스터라제억제제가 초조행동에 미치는 효과는 인지수준을 유지하거나 개선하여 일상기능이 더 잘 유지되고, 초조 발생 속도가 감소되기 때문으로 생각된다. 즉, 급성 또는 중증 초조증상 감소에는 큰 효과가 없다. memantine은 중등도에서 중증의 행동변형 전두측두엽치매 환자에서 초조, 우울, 무기력, 탈억제 증상을 개선했다.

④ 항우울제

경증에서 중등도의 초조를 보이거나 기분장애의 증거와 함께 초조를 보이는 노인들에게는 항우울제가 효과적일 수 있다. citalopram은 노인 초조와 관련하여 가장 많이 연구된 항우울제로, 알츠하이머치매 환자의 초조를 감소시키는 데 효과적이며, 경미한 치매와 중등도 수준의 초조를 보이는 환자에서 특히 좋은 반응을 보인다. 하지만 30 mg/day 이상의 용량에서는 인지악화와 QT 간격 연장 위험성이 높기 때문에 주의한다. citalopram의 부작용이 주로 R-citalopram과 관련이 있고, S-citalopram에서 더 큰 효과를 보였기 때문에 escitalopram은 알츠하이머병 환자의 초조치료에서 citalopram보다 더 효과적이고 부작용이 적을 것으로 기대된다. mirtazapine의 초조 감소 효과에 대한 근거는 일관되지 않으며, 최근 연구에서는 효과가 없다는 결과와 함께 치료로 인한 사망률 증가 가능성이 보고되어 신중히 사용되어야 한다.

⑤ 기분조절제 및 항경련제

기분조절제와 항경련제의 치매 및 초조치료에서의 사용에 대한 연구가 많진 않으나 다른 약물에 반응하지 않은 감정 불안정성 및 충동성을 보이는 환자에게 사용해 볼 수 있다. carbamazepine은 항정신병약물에 반응하지 않은 노인의 초조증상에 도움이 될 수 있다. valproate도 행동심리증상이 있는 치매 노인에게 처방되기도 하나 대부분의 연구에서 효과가 없었다. carbamazepine이나 valproate는 운동실조증, 과도한 진정, 약물 간 상호작용, 간독성, 체중증가, 혈액학적 독성 등의 부작용으로 노인에서의 사용은 제한적이다. 이러한 약물 사용 시 약물농도를 지속적으로 관찰해야 한다. 보다 최근에 개발된 항경련제인

gabapentin은 다른 약물에 반응하지 않은 치매의 초조증상를 줄이는 데 도움이 될 수 있다. 알츠하이머 치매환자의 행동심리증상의 치료에 lithium 이 중등도의 효과가 보고되기도 하였으나 최근 연구에서는 치매환자의 과민성과 감정기복에는 효과가 있었으나 초조증상에는 효과가 없었다. 특히 lithium의 치료범위가 작고 부작용의 위험성으로 치매환자에서 초조를 치료하기 위해 사용이 권장되지 않는다.

⑥ 기타

알파-1 아드레날린 수용체 길항제인 prazosin도 치매노인의 초조증상을 줄이는 데 도움이 된다. 베타차단제는 초조를 포함한 다양한 신경정신과 증후군에서 사용되어 왔지만, 베타차단제가 효과가 있는 증상은 충동성, 적대감, 공격성이다. 고령 환자에서 베타차단제의 사용은 저혈압, 어지러움, 서맥, 기립성 저혈압, 우울증, 진정 등의 부작용을 고려하여야 한다. Auvelity는 최근에 개발된 항우울제로 NMDA 수용체 길항제인 dextromethorphan과 bupropion의 복합체이다. 2022년 주요우울장애에 대해 FDA승인을 받은 약물로 알츠하이머 치매환자의 초조증상에도 효과가 기대된다.

3. 요약

노인에서 불안은 흔하며, 이는 주로 불안장애로 나타날 수도 있고 다른 장애의 증상으로 나타날 수도 있다. 불안증상은 노년기의 우울증 및 치매의 일반적인 특징으로도 나타나며, 다른 신체적 질환과 동반되는 경우도 많다. 노인의 불안에 대한 약리학적인 관리를 조사한 연구는 거의 없다. 노인인구가 계속 증가함에 따라 의학적 및 신경퇴행성질환을 앓고 있는 노인과 노인에게 불안장애가 만연해지는 상황에서 노인의 약동학, 신진대사, 약물 부작용에 대한 취약성 등의 차이를 고려할 때 노인 불안장애의 약물치료에 대한 더 많은 연구가 필요하다.

노인의 초조치료는 환자의 상태, 기저질환, 약물부작용 가능성을 종합적으로 고려하여 신중히 접근해야 한다. 비약물적치료가 1차 선택지로 권장되며, 환경적요인조정, 정서적안정제공, 신체적 불편 해결 등으로 증상을 완화할 수 있다. 약물치료는 비약물적 접근으로 증상이 조절되지 않을 경우에만 최소 유효 용량으로 시작하며, 기저질환(치매, 정신병, 우울증 등)을 고려해 개별화된 약물을 선택한다. 약물치료는 가능한 단기간 동안 시행하고 자주 모니터링하는 것이 필요하다.

참고문헌 QR코드

전체 참고문헌은 해당 QR코드를 통해 대한정신약물학회 홈페이지에서 다운받으실 수 있습니다.

PART

13 신경정신약물 임상시험

임상약물의 치료 효과 및 부작용 평가척도

Assessment scales and tools for evaluating efficacy and safety in clinical trials

Chapter 59

이중서 한림대학교 의과대학 정신건강의학교실

임상시험clinical trial은 치료에 따라 변화하는 환자의 생존, 주관적 느낌, 기능 등을 직간접적으로 측정하여 그 효익을 평가한다. 주된 관심사는 약물의 유효성effectiveness 또는 효과efficacy와 이상반응이지만, 때로 비용이나 편의성 등의 효율성efficiency일 경우도 있다. 임상약물시험의 성공 여부에는 치료제, 연구대상, 시험계획 등 다양한 요인이 관여되지만, 궁극적으로는 효과와 이상반응의 유무 및 그 정도와 발현 시점 등을 얼마나 정확하고 신뢰성 있게 측정하는지를 통해 드러난다. 임상시험의 결과 평가outcome measure에는 생존율, 생물학적 지표biomarker 그리고 환자가 어떻게 느끼는지, 기능하는지 또는 생존하는지를 반영하는 임상적 결과 평가clinical outcome assessments, COAs가 사용된다. COAs는 인간의 선택, 판단 또는 동기에 의해 영향을 받는 모든 평가를 포괄한다.

1. 임상약물시험 결과 평가의 동향

건강과 관련된 문제는 하나가 해소되면 가려져 있던 새로운 문제가 드러나기 때문에 건강지표health indicators는 끊임없이 진화한다. 따라서 건강에 대한 관점은 생존, 질병으로부터의 자유, 일상생활·직업 등의 기능 향상 그리고 안녕과 삶의 질로 그 범위가 확장되고 있다. 이런 추세를 반영하여 정신의학 분야의 치료 결과 영역으로 안녕, 인지/감정, 행동, 신체건강, 대인관계, 사회적 측면 및 서비스의 7가지가 제시된 바 있다. 이에 따라 임상약물시험에서 효과와 이상반응을 넘어 치료에 대한 주관적 만족, 사회적·직업적 기능, 삶의 질, 경제적 측면 등을 측정하는 새로운 평가도구들의 사용이 늘고 있다. 일례로 건강을 '단지 질병이나 병약함의 부재만이 아니라 신체, 정신, 사회적인 안녕'이라고 한 1958년 세계보건기구의 정의에 대해 측정 불가능하다는 비판이 있었으나 World Health Organization Quality of Life Instrument 등이 개발되어 널리 사용되고 있다.

임상약물시험 설계의 발전과 더불어 대부분의 대규모 시험에는 다수의 결과 변수가 동원된다. 1948년부터 1997년 사이에 Cochrane Schizophrenia Group's register에 등재된 2,000개의 연구에서는 640가지의 평가도구들이 사용되었던 데 비해 2008년까지 등재된 10,000개의 연구에서는 그 수가 2,194가지로 늘어났고 5개 연구 중 하나의 비율로 새로운 평가도구들이 사용되었다. 다수의 연구에서 5가지 이상의 평가도구가 사용되었고 한 연구에서는 36가지가 쓰이기도 하였는데 이들 평가도구 중 1,142가지는 단 한 번만 사용되었고 40% 정도는 신뢰도와 타당도에 대한 검증이 충분히 이루어지지 못한 채로 사용되었다.

이처럼 평가도구들은 모두 신뢰도나 타당도, 변화에 대한 민감도나 결과에 대한 해석력 등 여러 면에서 제각각 한계를 안고 있다. 이런 점에서 미국 식품의약국에서는 신약 심사 시 COAs에 대한 검토를 더욱 엄격히 하고 있으며 임상시험에 적합한 질적 수준을 갖춘 질환별 평가도구 목록을 제시하고 있다.

매우 다양한 평가도구들이 개발, 사용되면서 임상시험 결과를 체계적으로 비교, 고찰할 때 생기는 어려움이 지적되고 있다. 또한 임상시험에서 통계분석을 마친 후 일부 결과 변인만을 취사선택하여 보고하는 편향된 보고에 대한 우려도 이어지고 있다. 이런 문제들을 해소하기 위해 특정 분야의 임상시험에서 공통적으로 측정, 보고해야 할 표준화된, 최소한의 핵심 결과 목록core outcome sets, COS의 개발이 시도되고 있다. 선도적인 연구모임 중 하나인 Core Outcome Measures in Effectiveness Trials (COMET) Initiative의 웹사이트에는 양극성장애, 우울장애, 조현병, 섬망, 치매 등 여러 정신질환에 대한 핵심 결과 목록이 등재되어 있으나, 아직 널리 사용되지는 못하고 있다. 하지만 미국의 Patient–Centered Outcomes Research Institute, 영국의 National Institute for Health and Care Research, German Research Foundation 등 구미의 연구기금 제공기관들은 COS가 개발되어 있을 경우 그 사용을 권장하고 있다.

증상과 이로 인한 부담, 기능 수준, 삶의 질 등 치료 결과 영역은 전적으로 또는 대부분 환자가 진술하는 경험에 근거하지만, 환자와 임상가의 평가에 차이가 있을 수 있다. 근래 치료 결과는 환자에게 의미가 있어야 한다는 점이 강조되고 이에 따라 직접적인 평가 참여가 중시되면서 환자–보고 결과patient-reported outcome, PRO 평가도구 개발이 이어지고 있다. 일례로 미국국립보건원이 주도하는 Patient–Reported Outcomes Measurement Information System (PROMIS)에는 수면, 불안, 우울, 인지기능 µîÀÇ 평가도구들이 등재되어 있다.

정보통신 기술과 전자기기의 발달과 더불어 디지털 측정 방법 또한 폭넓은 관심을 받고 있다. 디지털 측정은 휴대전화 등을 이용하여 실제 생활환경 속 정보 – 수면 양상, 우울증 환자의 활동 시간, 광장공포증 환자가 집에서 보내는 시간 등 – 의 수집을 제약 없이 지속할 수 있다는 장점이 있다. 따라서 전통적인 평가도구의 제한점인 평가의 주관성을 배제할 수 있으며 같은 질환으로 진단된 환자라도 주요 증상에 따라 개개인에게 최적화된 약물치료를 제공할 수 있다. 디지털 측정은 생리적 지표나 행동 양상 이외의 다양한 정신 현상을 담당하기에는 아직 미흡하지만, 기술 발전과 더불어 그 역할이 점차 커질 것으로 보인다.

2. 평가도구의 특성

평가도구는 사전에 정의된 항목과 평가 방법 등을 통해 어떤 속성의 존재 여부, 빈도 및 심각도 등을 균일하게 정량화할 수 있도록 함으로써 자료 수집의 정확성과 일관성을 높이고 통계분석을 가능하게 한다. 따라서 임상약물시험에서 평가도구는 연구 대상의 동질성을 확보하고, 임상 경과를 추적하고, 치료 효과와 이상반응을 평가하는 데 필수 불가결하다.

정신 기능과 증상은 이론에 기반을 둔 가설적인 구성개념construct으로 간접적으로 측정할 수밖에 없다. 따라서 물리, 화학적 측정이 가능한 생리적 변화 등을 제외하면 평가도구에는 일반적으로 다음과 같은 한계가 있다.

첫째, 평가도구 구성 항목은 기존 평가도구, 개개인의 주관적인 보고, 임상 관찰, 전문가의 의견, 연구 결과, 이론 등 다양한 자료로부터 추출된다. 이 중 어떤 항목을 선정할지 결정하는 데는 두 가지 방법이 적용된다. 이론적인 방법은 특정한 이론적 관점에 부합하는 항목을 선정하는 것으로 기저의 현상에 대한 해석을 용이하게 한다는 장점이 있다. 경험적인 방법을 통해서는 많은 수의 항목을 통계적으로 검증하여 최적의 항목을 추출한다. 일반적으로 어떤 질병의 증상 평가도구는 그 질병 개념에 부합하는 다수의 항목을 환자 및 일반 인구군에게 적용한 후 통계 검증을 통해 최종적으로 항목을 선정한다.

둘째, 항목의 수와 내용을 확정하는 데 어려움이 있다. 예를 들어 조현병의 증상은 매우 다양하여 모든 증상을 포괄하는 것은 불가능할 뿐 아니라 비효율적일 수 있다. 그러므로 일정 비율 이상의 환자가 보이는 대표성 있는 증상을 가려내야 하는데, 확립된 기준이 없으므로 개발자의 이론적 배경에 따라 차이가 생긴다.

셋째, 어떤 구성개념에 대해 보편적으로 인정되는 측정 방법은 존재하지 않는다. 환각이라는 현상을 측정할 때 그 성격(단순한 소음이나 음악 소리인지 아니면 사람의 목소리인지 그리고 진성 환각인지 아니면 가성 환각인지 등), 빈도, 지속시간, 강도, 사고나 행동에 미치는 영향 등을 고려할 수 있는데, 개발자에 따라 조작적 정의가 달라질 수 있다. 따라서 상이한 조작적 정의로부터 상이한 측정 결과가 나올 수 있다.

넷째, 수량화하기에 적합하지 않은 현상은 흔히 범주화함으로써 측정된다. 일부 '그렇다/아니다'로 이분하기도 하지만 대부분은 경도, 중등도, 고도 등 순위변수를 이용하여 단계를 정한다. 이와 같은 순위의 차이는 조작적으로 정해지는데, 단계를 나누고 그 차이를 정의하는 기준은 확립되어 있지 않다. 그러므로 어떤 항목의 점수가 각각 3, 4, 5점인 피검사자 세 명이 동일한 간격으로 다르다고 할 수는 없다.

다섯째, 평가는 도구의 구성 내용뿐 아니라 피검사자나 검사자의 기분, 피로도, 동기 또는 평가 과정이나 환경 등등에 따라 달라질 수 있다. 이와 같은 비체계적인 오차의 정도를 어떻게 추정하느냐 하는 것도 문제가 된다.

3. 평가도구의 유형

COAs는 다음 4가지로 분류된다.

1) 환자-보고 결과 평가 [patient-reported outcome (PRO) measure]

환자 스스로 제삼자의 개입 없이 신뢰할 수 있고 타당하며 실현가능한 방식으로 건강, 질병, 치료 효과 등을 평가하는 도구이다. PRO는 자가보고self-report 또는 환자의 반응을 단순 기록하는 구조화된 면담structured interview을 통해 평가된다. 일부에서는 PRO 개발 과정에 환자의 참여를 권고하기도 한다.

(1) 자가보고형 평가도구

전통적으로 인격, 적응도, 증상 등을 평가하는 데 널리 쓰여 왔으나 근래에는 치료에 대한 태도나 주관적 만족도 등이 강조되면서 다양한 평가도구들이 개발되고 있다.

자가보고형 평가도구는 다른 어떤 유형보다 피검사자의 내밀한 정보를 얻을 수 있고 민감한 질문에 대해 솔직한 답변을 얻을 수 있다. 검사자의 주관이나 균질하지 못한 면담 진행 또는 검사자와 피검사자의 상호작용 등으로 인한 오차를 줄일 수 있다. 시행이 간편하여 대규모 표본을 대상으로 연구할 때 또는 잠재적인 환자나 연구 집단을 선별할 때 유용하다.

반면에 피검사자의 동기나 기분 상태, 성격 등에 따라 답변이 왜곡될 수 있다. 성격이나 태도 등을 보는 평가도구의 경우, 사회적으로 바람직하다고 여겨지는 쪽으로 답을 하는 경향이 있다. 또한 나이, 성, 교육 수준 등에 따라 반응 양상에 차이를 보일 수 있다. 지능이나 문해력이 낮으면 적용할 수 없거나 매우 단순한 평가도구만을 사용할 수 있고 문항 기술의 명료성에 따라서도 반응이 달라질 수 있다. 우울증 평가도구의 경우, 노인 환자는 증상을 축소 보고한다는 연구들이 있다. 따라서 자가보고형 평가도구는 증상의 심각도나 치료 효과를 판정하는 데 한계가 있을 수 있다. 그러므로 관찰자 평가도구와 병용하여 주관적, 객관적으로 측정하는 것이 권장된다.

(2) 특정 사건의 일지(counts of events)

환자 스스로 수면, 활동의 종류나 시간 등에 대한 일지를 작성한다.

2) 관찰자-보고 결과 평가 [observer-reported outcome (ObsRO) measure]

일상생활 속에서 환자를 관찰할 수 있는 부모나 그 밖의 보호자가 의학적인 판단이나 해석 없이 징후, 행동, 사건 등을 관찰하여 기록한다. 영유아나 인지기능이 저하된 환자 등 스스로 보고할 수 없는 환자들을 평가할 때 유용하다. 교사들이 관찰을 통해 유아의 행동을 평가하는 도구나 특정 행동의 발생 횟수를 기록하는 일지를 들 수 있다.

3) 과제수행 결과 평가 [performance (PerfO) measure]

확고한 평가 규준에 따라 표준화된 과제에 대한 반응을 측정하는 검사로 주의집중력 등의 인지기능, 지능, 지각 등 특정 정신 기능을 파악할 수 있도록 해준다. 적절히 훈련된 검사자에 의해 또는 환자 스스로에 의해 평가가 수행될 수 있다. 대개 자료 분석 방법과 표준치가 정해져 있고 검사자나 피검사자가 조작하기 어렵다.

이 유형의 평가도구는 피검사자의 병전 인지기능, 동기, 기분 상태, 나이 등에 의해 측정치가 달라질 수 있고 검사 환경으로부터도 영향을 받는다. 반복 시행되는 경우 검사 항목만이 아니라 그 형식도 학습되고 검사에 대한 불안이 경감되어 실제 변화와는 다른 결과를 보일 수 있다.

4) 임상가-보고 결과 평가 [clinician-reported outcome (ClinRO) measure]

PRO의 중요성이 부각되고 있긴 하지만, 인지기능저하, 병식 결여, 증상의 심각도에 대한 평가 능력 부족 등으로 환자가 자신의 상태를 완전하고 정확하게 평가하지 못할 수 있다. ClinRO는 환자만 알 수 있는 증상 등을 직접적으로 측정하지는 못하지만, 훈련된 임상가가 특정 질환이나 상태와 연관된 징후나 행동의 발현양상 등을 해석, 판단함으로써 평가의 완결성을 높일 수 있다고 추정된다. 하지만 이에 대한 회의적인 시각도 존재한다.

(1) 행동관찰 평가도구

행동의 양과 형태를 분류하는 일련의 범주를 이용하여 피검사자의 행동을 직접 관찰함으로써 환경으로부터의 특정 신호에 의해 특정 행동이 유발되는지, 그럴 경우 그 행동의 양과 형태가 어떤지를 측정한다. 이 유형의 평가도구는 행동치료, 대인관계나 의사소통 능력을 평가할 때 많이 쓰인다.

일반적으로 하루 중 일정 시간대의 행동관찰을 통해 측정치를 산출하기 때문에 다른 시간대의 행동을 측정하지 못한다는 문제가 있다. 생활환경에서든 실험적인 환경에서든 관찰되고 있다는 인식 때문에, 그리고 실험적인 조건에서는 생활환경과의 심리적·물리적 차이 때문에 일상생활과는 다른 행동을 보일 수 있다. 또한 평가자내intra-rater, 평가자간inter-rater 신뢰도를 지속적으로 확인할 필요가 있다.

(2) 관찰자 평가도구

① 관찰자 총괄 평가도구

질병의 심각도, 치료의 효과, 사회적 기능, 적응도 등, 하나 또는 몇 가지 속성을 종합하여 순위변수로 평가한다. 간단해서

PART 13

짧은 시간 내에 사용할 수 있고 특이적인 평가도구에 비해 증상의 심각도와 치료에 따른 변화를 포괄적으로 좀 더 명료하게 알 수 있다는 장점이 있다. 반면에 특이적인 평가도구에 비해 얻을 수 있는 정보량이 적다. 또한 신뢰도와 타당도에 대한 검증이 이루어지지 않았거나 불충분한 도구가 많고 측정 시 고려해야 할 요소 또는 각각의 요소를 종합하거나 가중치를 두는 방법 등이 정립되어 있지 못하여 검사자의 주관이 개입될 여지가 크고 일관성이 떨어질 우려가 있다. 잘 확립된 특이적인 평가도구가 없는 경우에는 이 유형의 평가도구가 주된 결과 평가도구로 사용되기도 하지만, 전술한 여러 제약 때문에 치료 효과를 측정하는 주된 또는 유일한 평가도구로서는 유용성이 낮다.

② 특이적 관찰자 평가도구

특정 증상, 질환 또는 치료에 대한 만족도 등 특정 영역을 임상가가 PRO, ObsRO, PerfO에 해당하는 방법을 종합적으로 고려하여 평가한다. 예를 들어 불안에 대해 평가할 때 환자의 주관적인 보고, 표정이나 행동 등의 행동 관찰 그리고 발한, 홍조, 몸의 떨림 등 생리적인 현상을 모두 고려한다. 따라서 이들 평가도구는 앞서 살펴본 유형의 평가도구들이 가진 장점과 문제점을 모두 가지고 있다.

4. 정신측정학적 특성

평가도구를 올바로 사용하기 위해서는 검사 이론, 검사 제작 원리, 정신측정학psychometrics 지식 등을 숙지하고 있어야 한다.

1) 신뢰도

시간, 환경, 검사자 등이 달라지더라도 평가도구가 일관된 결과를 산출하는 정도, 즉 측정오차로부터 자유로운 정도를 의미한다. 신뢰도는 평가도구 개발 과정에서 확인되었다 하더라도 고정된 것이 아니라 표본에 따라 달라진다는 점을 주지해야 한다. 신뢰도가 낮으면 연구대상의 규모, 가설 검증, 효과 크기 산출 등에 문제가 초래될 수 있다.

(1) 내적 일관성 신뢰도(internal consistency)

내적 일관성 신뢰도는 평가도구 구성 항목의 응집성, 즉 동일한 개념을 측정하는 정도이다. 흔히 Cronbach's α 계수를 구하여 항목들의 상호연관성을 검증한다. 상관계수가 0.7 이상이면 양호하다고 보기도 하나 임상시험에 사용되는 평가도구의 경우 0.9 이상이 추천된다. 내적 일관성을 검증하는 또 다른 방법인 반분신뢰도split-half reliability는 임의로 평가도구를 반분하여 각각을 독립된 평가도구로 보고 이들 사이의 상관관계를 보는 것이다. 이때 반분한 평가도구의 항목 수는 그 자체가 완전한 평가도구를 이룰 만큼 충분해야 하는데 적어도 8~10개는 되어야 한다.

일반적으로 평가도구의 구성 항목이 많으면 내적 일관성이 높아진다. 부분적으로 중첩되는 항목들이 다수 포함된 평가도구는 내적 일관성은 높으나 민감도sensitivity가 낮아질 수 있다. 이질적인 속성을 함께 측정하도록 구성된 평가도구는 내적 일관성이 낮기 마련인데 항목 수를 줄이면 일관성은 높아지지만 내용타당도는 떨어질 수 있다.

(2) 평가자간 신뢰도(inter-rater reliability)

평가자간 신뢰도는 두 명 이상의 평가자가 동일한 표본을 측정한 값의 상관관계로, Pearson 상관계수나 Cohen's κ 또는 급내상관계수intra-class correlation coefficient로 검증한다. 연속자료continuous data의 평가자간 신뢰도를 검증하는 유목내 상관계수는 0.7 또는 0.8 이상이면 양호, 0.9 이상이면 우수하다고 본다.

(3) 검사-재검사 신뢰도(test-retest reliability)

검사-재검사 신뢰도가 낮은 평가도구를 사용하면 측정치의 차이가 실제 변화를 반영하는지 아니면 오류인지를 판가름할 수 없게 된다. 이 신뢰도는 평가도구 구성 내용(예를 들어, 비교적 영속적인 성격 특성과 단기간에 변화 가능한 불면 등)의 영향을 받으므로 측정 간격을 어떻게 정하느냐에 따라 과대 또는 과소평가될 수 있다. 두 시기 사이의 간격이 너무 길면 측정하고자 하는 속성에 변화가 있을 수 있고, 너무 짧으면 피검사자가 기억을 토대로 같은 반응을 반복할 위험이 있다. 또 측정 시기 사이에 발생한 사건이 재검사치에 영향을 줄 수도 있다. 연구자에 따라 10~14일 또는 2~4주의 간격이 권장된다.

보통 연속자료는 Pearson 상관계수로, 순위 자료는 Spearman 상관계수로, 범주적 자료는 kappa 계수로 검증한다. 표본 크기가 작을 때에는 Pearson 상관계수 대신 급내상관계수를 사용하기도 한다. 일반적으로 0.70 또는 0.80 이상일 때 신뢰할 만하다고 본다.

2) 타당도

타당도는 측정하고자 하는 현상이나 속성을 얼마나 실제에 가깝게, 정확하게 측정하는지를 의미한다. 구성타당도construct validity는 측정하고자 하는 추상적인 개념, 즉 이론적인 구성개념을 평가도구가 실제 적절하게 측정하는가로, 모든 유형의 타당도를 포괄하는 개념으로 간주되고 있다.

(1) 내적 타당도(internal validity)

종속변수의 변화가 독립변수의 변화에 의한 것임을 확신할 수 있는 정도를 의미하는데, 종속변수의 변화가 독립변수만의 영향에 의해 생긴다면 내적 타당도가 높다고 할 수 있다. 내적 타당도가 낮으면 변수들 간에 인과관계가 없는 데도 있는 것으로 보일 수 있다.

① 내용타당도(content validity)

평가도구의 구성 항목이 측정하고자 하는 속성의 전체 범위를 완전하게 포괄하는가 그리고 그 속성에 부합되지 않는 항목을 완전히 배제하였는가의 정도이다. 또한 그 내용이 표적이 되는 집단에 부합하는지, 각 항목의 복잡성, 제시 형식, 요구되는 반응의 형식 등이 명료한 정도 등을 포괄한다. 내용타당도를 검증하는 방법으로 확립된 것은 없으나 대개는 측정하고자 하는 현상을 정의하고 그에 따라 포함시킬 항목을 선정하여 시험판을 제작한 후 해당 분야 전문가들의 검토, 분석을 통해 구성 항목이 평가도구 제작 목표에 부합하는지 판단한다.

안면타당도face validity는 피검사자가 판단하기에 평가도구가 측정하고자 하는 속성을 측정한다고 보면 있다고 할 수 있다. 이를 통해 잠재적인 피검사자가 항목을 어떻게 이해하고 반응할지 파악하는 데 도움이 된다. 피검사자가 보기에 평가도구가 자신과 연관된 항목을 측정하면 평가에 협조할 가능성이 높아지지만, 평가 의도가 너무 분명하게 드러나면 실제와 달리 숨기려 들 수 있다.

② 구조타당도(structural validity)

평가도구가 측정하고자 하는 구성개념의 차원dimension을 적절히 반영하는가에 관한 것이다. 구조타당도는 내용타당도 다음으로 검증되어야 할 측정 속성으로, 주로 사용되는 검증 방법에는 요인분석factor analysis과 문항반응이론item response theory, IRT/라쉬 분석Rasch analysis이 있다.

통상적으로 널리 사용되는 요인분석은 문항 간 상관관계에 근거하여 요인 구조를 검증한다. 하나의 평가도구는 한 가지 구성개념의 측정을 목표로 하지만 하나의 상위개념 밑에 여러 개의 하위 개념, 즉 각각의 요인들이 구조를 이룰 수 있다. 구조타당도가 있는 평가도구는 각각의 요인들 간에는 변별타당도가 있으면서 각 요인은 전체 평가도구와 높은 상관관계를 보인다. 어떤 요인들이 어떻게 군집될지에 대한 선험적 가설이 존재하면 확인적confirmatory 요인분석을, 부재하면 설명적exploratory 요인분석을 시행한다.

(2) 외적 타당도(external validity)

연구 결과를 일반화할 수 있는 정도로서, 클수록 높다고 할 수 있다. 평가도구 이외에 다른 자료와의 상관관계 및 기준을 검토하여 확인한다.

① 가설검정 구성타당도 (hypothesis-testing construct validity)

평가도구로 측정한 점수와 어떤 다른 개념을 측정한 점수의 관계에 대해서 미리 설정한 가설이 수집된 자료의 분석 결과로 뒷받침되는지 봄으로써 확인한다.

수렴타당도convergent validity는 평가도구의 구성개념과 관련이 있다고 예상되는 유사 개념을 선정하여, 이들 두 측정치 간의 상관관계로 검증한다. 예를 들어 우울증 평가도구는 사회활동의 감소와 상관관계를 보인다.

변별타당도discriminant validity는 검증하고자 하는 평가도구와 구성개념이 다른 측정 도구의 점수를 비교하여 이들 두 측정치 사이에 상관관계를 통해 확인한다. a와 b라는 서로 다른 개념을 평가하는 도구 A와 B의 측정치가 낮은 상관관계를 보이면 변별타당도가 있다고 할 수 있다.

② 준거타당도(criterion-related validity)

검증하고자 하는 평가도구와 같은 구성개념을 측정하는 최적 표준화된gold standard 도구의 측정 결과를 비교하여 확인한다.

공존타당도concurrent validity는 동일한 현상을 평가하는 기존 평가도구 측정치와의 비교를 통해 검증한다. 예측타당도predictive validity는 평가도구가 미래의 결과나 행동 등을 얼마나 잘 예측하는가를 보는 것이다.

③ 진단타당도(diagnostic validity)

선별screening 또는 진단을 목적으로 제작된 평가도구에는 어떤 문제나 질환의 존재 여부의 판별 기준이 되는 절단점cut-off score이 제시되어 있다. 절단점은 주로 수신 조작 특성 분석receiver-operating characteristics analysis을 하여 곡선 아래 면적area under the curve이 최대에 이르는 점수를 구하여 결정된다. 절단점은 표본에 따라 달라질 수 있으므로, 외국 도구의 한글판을 사용할 때는 반드시 적절한 집단을 대상으로 한 표준화가 요구된다. 또한 절단점과 가까운 점수를 보이는 피검사자들은 부정확하게 분류될 위험이 있음을 주지해야 한다.

양성 예측도positive predictive value, PPV와 음성 예측도negative predictive value, NPV는 기저의 유병률의 영향을 받아서, 드문 현상일수록 PPV는 낮게, NPV는 높게 나타나는 경향이 있다. 이에 비해 민감도, 특이도specificity는 특정 문제나 질환의 유병률에 영향을 받지 않는다. 민감도와 특이도가 모두 높은 평가도구가 이상적이지만, 어느 한쪽이 높으면 다른 한쪽이 내려가기 때문에 개발 목적에 따라 한쪽에 가중치를 주게 된다(표 59-1).

(3) 변화에 대한 민감성/반응성 (sensitivity to change/responsiveness)

변화에 대한 민감성과 반응성을 구분하기도 하지만 시간 경과에 따른, 임상적으로 중요한 변화를 감지하는 평가도구의 능

표 59-1. 진단 검사 결과와 질병의 실제 진단 간의 관계: 양성예측도, 음성예측도, 민감도 및 특이도

Disease / Test result	(+)	(−)	
(+)	True positive (TP)	False negative (FN)	Positive Predictive Value (PPV) TP/TP+FN
(−)	False positive (FP)	True negative (TN)	Negative Predictive Value (NPV) TN/FP+TN
	Sensitivity TP/TP+FP	Specificity TN/FN+TN	

력이라는 의미로 흔히 혼용되고 있다. 검증 방법은 아직 확립되어 있지 않으나 효과 크기effect size, 표준평균 반응도standardized response mean, 반응도 계수Norman's responsiveness coefficient, 상대적 유효성 통계량relative efficacy statistic을 이용해 검증한다.

이상에서 살펴본 정신측정학적 특질을 비롯하여, 다음과 같은 기준을 만족시키는 평가도구를 이상적이라고 할 수 있다.

① 항목 구성: 평가도구의 항목들이 구성개념을 대표할 수 있을 만큼 특이도가 높아야 한다.
② 항목들의 균형: 측정하고자 하는 구성개념의 각 하위 개념들이 고르게 조합되어 있어야 한다.
③ 자료의 유용성: 요인분석이 가능하면 특정 치료가 어떤 증상군에 효과를 보이는지, 어떤 유형의 환자에게 적합한지에 대한 지침을 얻는 데 도움이 될 수 있다.
④ 항목의 정의: 각 항목이 명료하게 정의, 기술되어 사용자들이 그 의미를 정확하게 알고 똑같이 이해할 수 있어야 한다.
⑤ 평가 단계의 수와 기술 방식: 항목별로 평가 단계는 피검사자들이 보일 수 있는 반응의 전 범위를 감당할 수 있어야 하고 미세한 변화도 측정할 수 있을 만큼 충분히 나뉘고 잘 정의되어 있어야 한다. 중등도, 고도와 같이 모호한 것보다는 평가 단계 각각에 대해 명료한 정의가 기술되어 있으면 좋다. 하지만 아주 상세하게 조작적으로 정의된 평가도구는 관찰 범위를 좁히고 예측하지 못한 현상을 놓치게 만들 위험이 있다. 이를 신뢰도/타당도 딜레마라 한다.
⑥ 변화에 대한 민감성/반응성: 치료에 따른 변화나 집단 간의 차이를 찾아낼 수 있을 정도로 민감해야 한다.
⑦ 면담 방식: 측정하고자 하는 자료를 빠짐없이 정확하게 수집하려면 필요한 사항을 놓치는 일 없이 적절하게 질문할 수 있어야 한다. 따라서 면담 방법과 순서 등이 명확하게 기술된 표준화된 지침이 있으면 좋다.
⑧ 실용성: 평가도구의 분량은 간략할수록 좋지만 동시에 세세한 내용을 포괄해야 하며 평가도구의 적용 대상과 이용 목적이 넓을수록 좋다. 또 시행이 간편하며 비용이 적게 들수록 좋다.
⑨ 이해도: 임상가뿐 아니라 환자나 일반대중을 포함하여 넓은 범위의 사람들이 측정 내용 및 그 결과를 쉽게 이해하고 올바로 판단할 수 있으면 좋다.
⑩ 해석능력: 측정치 또는 측정치의 변화에 질적인 의미를 부여할 수 있어야 한다. 예를 들어 치료 효과의 유무나 정도만이 아니라 효과가 도출되는 과정 등에 대한 정보를 제공하는 평가도구가 그렇지 않은 평가도구보다 낫다.

평가도구의 질적 평가를 할 때 설문지 형식의 자가보고형 평가도구에 대해서는 Terwee 등(2007)의 기준이, 평가도구 전반에 대해서는 COSMIN initiative에서 Terwee 등의 기준을 수정한 기준이 도움이 될 수 있다.

5. 평가도구를 선택할 때 고려해야 할 사항

임상약물시험을 설계할 때 적절한 결과 평가도구의 선정은 피험자의 수, 비용, 피험자와 연구자가 받는 부담 그리고 그 결과의 가치 등에 영향을 미치는 가장 복잡한 사안이라 할 수 있다. 임상연구에서 주요 결과 변수를 선정하는 확립된 기준은 없다. 일반적으로는 연구자의 합의에 의하거나 기존 연구의 방법을 참고하여 결정한다.

먼저 표적이 되는 질병의 개념, 대상군의 성격, 연구 시행 환경, 연구의 목적과 설계 등 측정의 신뢰도와 타당도에 영향을 줄 수 있는 모든 요소를 면밀하게 검토하고 규정한다. International Society for Pharmacoeconomics and Outcomes Research (ISPOR)에서는 임상가 평가도구를 사용할 때 고려해야 할 요소를 표 59-2와 같이 제시하고 있다.

다음으로 연구의 가설을 구체적으로 수립하되, 연구의 초점이 되는 속성의 개념을 실제적이고 식별 가능하며 상세하게 정의한다. 그리고 기존 연구에서 어떤 목적에서 어떤 집단을 대상

표 59-2. **임상가 평가도구를 사용할 때 고려해야 할 요소**

Disease definition (including, if appropriate)	• Pathogenesis • Disease subtype
Targeted subpopulations	• Patients' demographic characteristics • Disease severity • History of previous treatment • Culture and language
Clinical trial design and objectives	• End point model • End point definitions • Analysis plan • Targeted labeling
Study setting	• Inpatient vs. outpatient • Geographic location • Clinical practice variation

으로 어떤 변수를 측정하기 위해 무슨 평가도구가 쓰였는지 살펴보아 연구 목적에 부합하는 평가도구를 일차 선별한다. 이때 연구 가설의 이론적 배경과 평가도구 구성의 이론적 배경이 일치하면 이상적이다. 또한 연구의 초점이 되는 치료법의 효과와 측정하고자 하는 치료 결과 속성 간의 인과적 모형causal model을 세워보면, 그 치료법이 어떻게 결과와 이어지는지 확인하는 데 도움이 될 수 있다. 예를 들어, 임상약물시험 중 2상 시험에서는 증상 항목들이 군집되는 양상을 알 수 있다는 점에서 다차원적인 평가도구가 낫고 3상 시험은 특정 환자군에 대해 어느 정도 효과가 있는지를 조사하는 데 목적을 두므로 표적 차원을 가장 잘 평가하는 도구가 좋다.

기존 연구 또는 표준점수와의 비교가 중요하다면 이런 목적에 맞추어 평가도구를 선택한다. 표준점수가 제시되어 있는 평가도구는 일부에 국한된다. 표준점수는 나이, 성별, 인종, 지역, 문화 등에 따라 차이가 나므로 각 집단에 따라 층화되어야 한다. 국내에서도 평가도구의 표준점수를 확립하려는 연구가 꾸준히 이뤄지고 있지만 아직 외국의 수치를 그대로 사용하는 경우가 많으므로 지속적인 노력이 요구된다.

이처럼 측정하고자 하는 속성의 개념에 적합한 평가도구를 선별한 후 치료에 대한 민감도 등 그 밖의 타당도와 신뢰도를 검토한다. 국내 임상약물시험에서 흔히 사용되는 평가도구는 대부분 구미에서 만들어진 것들로 우리 문화에는 맞지 않을 수 있다. 외국에서 개발된 평가도구들의 신뢰도와 타당도 검증이 이루어지고는 있으나, 부득이하게 그렇지 못한 평가도구를 사용해야 한다면 연구 전에 한글판 표준화 작업을 선행하는 것이 원칙이다.

다음으로 정보 수집 방법에 따라 평가도구의 유형을 결정한다. 자료 수집의 유형에 따라서는 직접 면접, 전화 면접, 자가보고의 순으로 자료의 질적 수준이 높은 대신 비용이 많이 든다. 전화 면접은 면담자가 철저한 훈련을 받고 지속적인 지도, 감독을 받는다면 상당히 신뢰성 있는 자료를 수집할 수 있다고 알려져 있다. 근래 인터넷을 통한 자료 수집이 늘고 있는데, 신뢰도와 타당도가 있고 효율적이라는 보고들이 있다. 하지만 임상가-보고 평가도구를 전화나 인터넷을 통해 측정하는 경우 환자-보고 평가도구와 차이가 없어질 위험이 있다.

그리고 치료에 따른 변화 시점을 면밀히 예측하여 적절한 평가 시점을 결정한 후 어떤 평가도구가 이를 잘 반영할지를 살펴본다.

마지막으로 평가도구의 사용료, 피검사자의 부담, 평가도구 시행에 요구되는 평가자의 수와 훈련 및 평가 비용 등 실용적인 측면을 검토한다. 길고 상세한 평가도구를 사용하는 경우 피로로 인해 제대로 응답하지 못하거나 요구되는 시간이 길어 평가에 응하지 않을 수 있다. 또한 임상가, 일반인, 연구 보조원 등 평가자의 자격을 고려하고 올바른 평가를 위해 어느 정도의 훈련과 지속적인 지도, 감독을 요하는지 따져보아야 한다(표 59-3, 그림 59-1).

6. 신뢰도 향상 방법

정신약물시험에서 위약 효과가 높게 나타나는 주요 이유의 하나로 적절하지 못한 평가 과정이 꼽힌다. 평가 오류의 발생에는 검사자와 피검사자 요인의 역할이 가장 큰데, 검사자에 기인한 오류가 미미할수록 신뢰도가 높아진다. 이러한 오류는 정확성과 일관성의 결여에 기인한다. 관찰자의 변이성observer variability은 면담 시의 질문 내용이나 관계 형성 능력 또는 균일하지 못한 검사 수행 등의 일관성 및 용어나 개념에 대한 이해도, 관찰능력, 기준의 차이 등 정확성의 부족에 기인한다. 피검사자의 변이성subject variability은 기분이나 동기, 일중 리듬의 변화 또는 약물 복용 등에 기인한 내적 생물학적 변동에 의한 오류를 들 수 있다. 기계적 변이성instrument variability은 온도나 소음 등 주위 환경의 변화에 기인한다.

따라서 신뢰도를 높이기 위해서는 측정 전에 어떤 환경을 조성하고 면담을 어떻게 어떤 순서로 진행할지 등 측정 방법에 대해 구체적으로 기술한 지침이 있어야 한다. 특히 다수의 평가자가 동원되는 다기관 연구의 경우 이 지침이 반드시 마련되어야 한다. 평가자가 1인인 경우라도 이런 지침서가 있으면 정해진 방식에 따라 일정하게 측정할 수 있다.

비용과 시간, 시행의 어려움 등으로 평가자 훈련을 소홀히 할 경우, 신뢰할 만한 자료를 얻지 못해 연구 기간이 길어지거나 표본의 규모를 늘려야 한다. 아직 확립된 평가자 훈련 방법은 없지만, 일부 대략적인 지침이 제시되고 있다. 평가도구에 따라 개

표 59-3. 평가도구 선택을 위한 원칙

Identification of the concept(s) of interest	1. Identification of the meaningful outcome of interest that is hypothesized as the intervention's treatment effect 2. Clear provision of the most relevant dimensions or aspects of the outcome
Evaluation of the relationship between the assessment and the selected target outcome	1. Concordance between the measurement construct and the target outcome 2. Ability of the instrument to address the relevant important domains 3. Ability of the items to sample the domain at the desired or appropriate level of specificity 4. Suitability of the items to the characteristics of the population 5. Ability of the measurement dimension to reflect the type of change expected from the intervention 6. Ability of the anchor points on the scale to reflect the degrees of variation expected in the study population 7. Appropriateness of the item and scale wording for the study population 8. Sensitivity of the measure to degrees of change expected in the study population 9. Presence of obvious score to set as a cut-point that define the meaningful change
Evaluation of the reliability	1. Internal consistency 2. Inter-rater, Intra-rater, Test-retest reliability
Type of the measurement instrument according to the information gathering method	1. Propriety of the informant(s) to the qualifications criteria of the instrument being considered 2. Ability of the informant(s) to complete the assessment (i.e., necessary sensory, literacy, cognitive, physical, and communication abilities) 3. Availability of the informant(s) throughout the study period (i.e., for all measurement points)
Determination of the time points when to measure outcomes	1. Responsiveness of the measure over the period of time between the delivery of the intervention and measurement of outcome 2. Expected trajectory of change in the study population
Evaluation of feasibility	1. Comprehensibility of respondent/assessor 2. Interpretability 3. Length of measurement instrument and completion time 4. Ease of administration 5. Copyright and cost of a measurement instrument 6. Availability in different settings and required equipment 7. Regulatory agency's requirement for approval 8. Ease of score calculation

발자가 요구하는 신뢰도 수준이 명기되어 있으면 그 수준에 이를 때까지, 제시된 기준이 없으면 연구 수행자가 설정한 수준에 도달할 때까지 훈련을 반복한다. 그리고 면담 기술이나 피검사자와의 관계 형성 능력 등 표준화된 면담 능력을 키워야 한다. 연구 기간 중 평가자간 신뢰도가 목표 수준으로 유지되는지 추적하고 미달하는 평가자에게는 앞 단계의 방법을 통해 재훈련을 하거나 연구에서 배제해야 한다.

7. 결론

현재 임상약물시험의 목표가 되는 정신기능 또는 증상 등의 대부분을 측정할 수 있는 평가도구가 개발되어 있다. 하지만 상당수는 정신측정학적 특성이 검증되지 못한 채로 남아 있다. 검증된 평가도구라 하더라도 신뢰도와 타당도는 고정된 특성이 아니라 대상이나 상황에 따라 달라지기 때문에 검증은 끝이 없다고 할 수 있다. 결국 모든 평가도구는 어느 정도의 오차를 내포하고 있다. 그러므로 평가에 대한 기본 지식을 숙지하고 각 척도의 한계를 인식하고 있을 때에 한해 그나마 임상약물시험의 결과를 적절하게 도출해 낼 수 있다는 점을 잊지 말아야 한다.

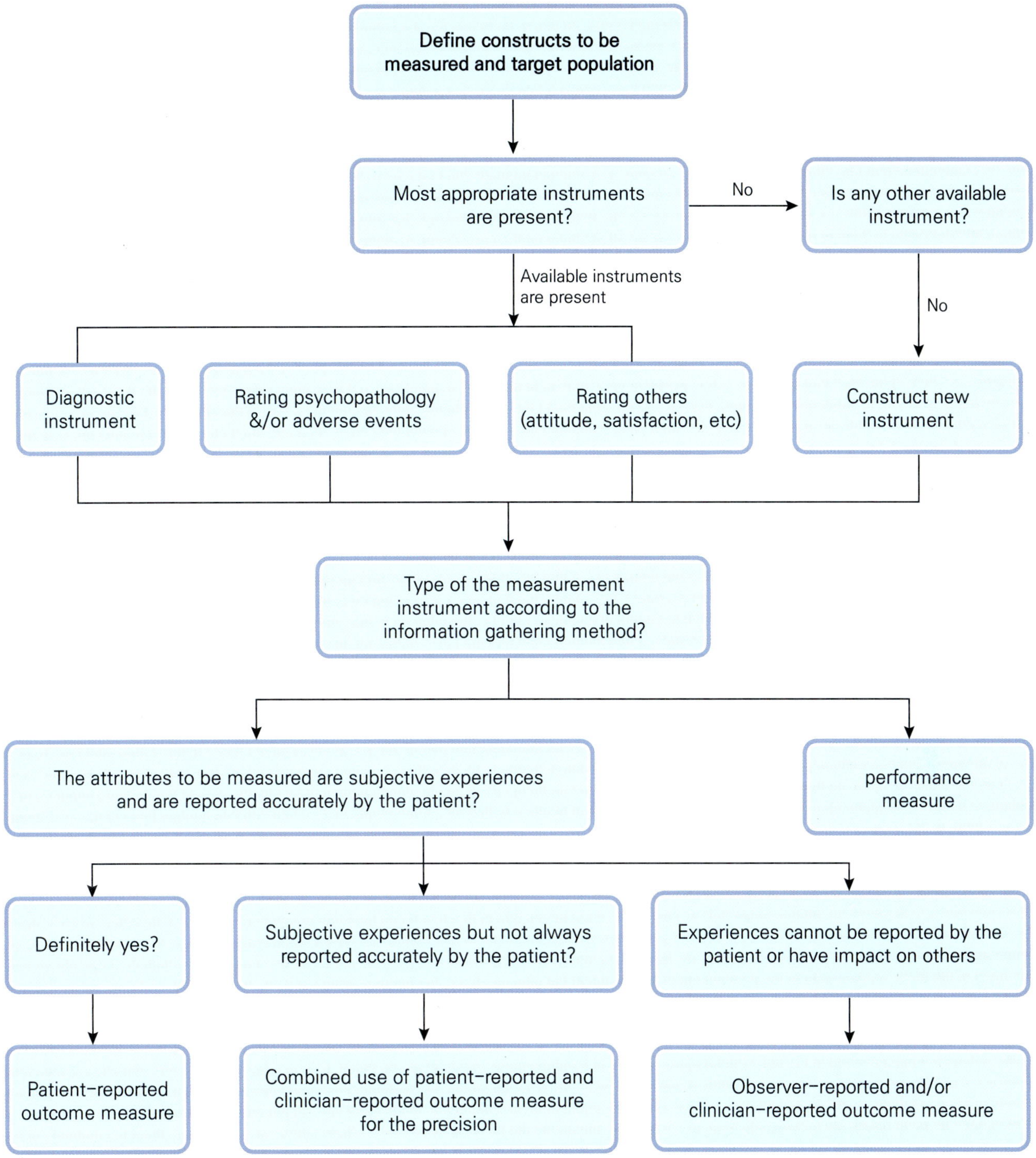

그림 59-1. **임상시험에서 평가도구 선택을 위한 흐름도.**
Tyrer P, Methuen C. Chapter 11. Rating scales in psychiatry. In Research Methods in Psychiatry 3rd ed. Ed by Freeman C, Tyrer P, London: The Royal College of Psychiatrists; 2006. p183.에서 수정

신경정신약물 임상시험의 방법론 및 해석

Methodology and interpretation of neuropsychopharmacological drug clinical trials

Chapter 60

◐ 김성완 전남대학교 의과대학 정신건강의학교실

1. 서론

1940년대 후반 새로운 약물들이 우연히 발견되면서 효과를 검증할 수 있는 도구로서 임상시험이 본격적으로 시작되었다. 임상정신의학 분야에는 1949년에 lithium이 도입되면서 활발한 정신약물 개발 및 임상시험이 시작되었다. 그러나 약물 효능을 평가할 수 있는 객관적 척도가 없었고 질병에 영향을 미치는 다양한 변수를 고려해야 하는 특성 때문에 어려움이 있었다. imipramine을 포함한 초기 정신약물 임상시험은 체계적 평가에 기반하기보다 임상 의사의 관찰에 기반해 약품 사용 승인을 받고 처방할 수 있었다. 위약을 투여한 군에서도 1/3은 반응한다는 Beecher(1955)의 논문이 발표된 이후, 위약과 대비해 효능을 입증하기 위한 연구 설계가 이루어지기 시작했다. 1965년 영국 의학연구위원회는 imipramine, phenelzine, 전기경련요법을 위약과 비교하는 이중맹검무작위대조시험randomized controlled trial, RCT을 실시하였다. 이 연구는 이후 임상시험 수행의 기반이 되었는데, 관청의 허가를 받기 위한 기준으로 사용되었지만 역설적으로 새로운 임상정신약물을 시험하기 위한 대체 모형의 개발에는 부정적인 영향을 미치기도 하였다. 약물의 효능을 평가하기 위한 RCT 유형이 반 세기 이상 관성적으로 지속되었는데, 제약사는 허가 관청의 승인을 받지 못할 수도 있는 임상시험 모형 개발에 투자할 만한 위험을 감수하지 않았고, 규제 당국은 실제 효용이나 과학적 타당성과는 상관없이 현재의 모형에 만족하였다. 하지만 한 가지 임상시험 디자인으로 다양한 질병과 약물을 모두 완벽하게 검증할 수는 없다. 이에 다양한 임상시험 방법에 대해 개괄적으로 살펴보고 해석 시 유의점을 제시한다.

2. 임상시험의 개괄

1) 임상시험의 모형

임상시험은 인간 피험자를 대상으로 건강 관련 중재를 하고 그 결과를 평가하는 연구로 정의할 수 있다. 임상시험 모형은 다음 방법의 유형에 따라 결정된다; 무작위 배정, 맹검(이중맹검, 단일평가자 맹검, 개방형), 대조군(위약, 활성약물, 비대조 단일군), 집단 할당(평행, 교차). 또한 임상시험은 근거 수준에 따라 다양한 범위의 연구가 존재한다. 연속 증례 보고case series는 비슷한 특성을 가진 환자군에서 전향적 또는 후향적으로 결과를 조사한다. 코호트 연구와 달리 대조군과 통제된 위험 요인 평가를 포함하지 않는다. 거울상mirror image 연구는 동일한 환자군에서 한 치료법과 다른 치료법의 효과를 비교한다. 즉, 환자가 자신의 비교군 역할을 하기 때문에 다른 비교군이 필요하지 않다. 거울상 연구는 후향적 평가와 전향적 평가가 혼재되어 있다. 이에 따라 정확하지 않은 의무 기록에 대한 회상 편향, 환자 모집 중 발생하는 선택 편향, 새로운 치료에 대한 기대 편향 등 많은 편향이 발생할 수 있다. 선택 편향에 의해 첫 치료가 만족스럽지 않았다면 두 번째 치료를 환자가 선호할 가능성도 있어 해석 시 주의해야 한다. 횡단면 사례 대조cross-sectional case control 연구는 어느 시점에서 특정 결과의 발생을 조사하고 이들 집단에서 다양한 위험 요인과 관련성을 비교한다. 회상 편향을 최소화하기 위해서는 명확한 결과 변인을 선정하는 것이 필요한데, 예를 들어 사망이나 입원을 결과 변인으로 두고 사용 약물과의 관련성을 분석할 수 있다. 시간적 차원이 없고, 다양한 교란 변인이 공존하므로 인과 관계를 연구하는 것에는 적합하지 않지만 자연스러운 임상 상황에서 관련성을 파악하는 데 유용한 방법 중 하나이다. 가장 근거 수준이 높은 연구는 RCT로 제품 허가 목적의 전통적인 임상시험을 포함해서 약물의 효능을 객관적으로 평가하기 위해 널리 사용된다.

2) 약물 개발 임상시험의 단계

새로운 약물을 개발하여 허가를 받기 위해서는 여러 단계의 임상시험을 거쳐야 한다. 먼저 전임상 단계로 실험실 상황이나 동물 시험을 통해 후보 물질을 개발하고 약동학 및 약역학 자료를 확보한다. 1상phase I 임상시험에서는 건강한 일반인을 대상으로 낮은 유효 용량으로 약동학적 평가와 안전성 검사를 시행한다. 암이나 조현병 환자에서는 환자를 대상으로 1상 연구를 시행하기도 한다. 2상phase II 임상시험에서 100~300명 정도의 환자를 대상으로 약물의 효능과 부작용을 평가하여 유의한 장점이 확인되었을 때 3상으로 진입한다. 3상phase III 임상시험에서는 300~3,000명 정도의 충분한 표본에서 약물의 효능, 효과, 안전성 등을 검증하여 약품 허가를 받는다. 3상 임상시험에서는 보통 위약 대조 RCT를 시행하여 개발 약물의 효능을 확인한다. 일반적으로 새로운 화학물질에 대한 아이디어에서부터 임상시험을 거쳐 약품이 허가를 받기까지는 10~15년 정도가 소요된다. 승인된 약품이 사용되면서 시판 후 임상시험post-marketing surveillance, PMS을 통해 약물의 장기 효과나 부작용에 대한 모니터링을 이어간다. 일부 약물은 4상phase IV이나 PMS 단계에서 허가 당시 발견하지 못했던 치명적인 부작용이 발견되어 허가가 취소되기도 하였다. 신약의 허가를 위한 임상시험을 포함한 여러 RCT에서 위약을 대조군으로 삼아 약물의 효능을 검증하고 있다.

3. 위약 효과

1) 위약 반응의 기전

신경정신약물 임상시험이 과학적 힘을 갖기 위해서는 위약placebo 대조 연구로 설계되어 진행되어야 한다. 위약은 불활성 물질inert substance 또는 가짜 약물sham drug로 활성 약물과 달리 특정한 기전을 갖지 않는다. 하지만 신경정신약물 임상시험에서 위약을 통해서도 증상이 호전되기 때문에 약물의 효과를 입증하기 위해서는 위약보다 통계적으로 유의한 효능을 증명해야 한다. 임상 시험에서 위약 투여 후 나타나는 치료적 개선을 위약 효과라고 하고, 위약을 투여한 후 심리적 또는 뇌의 변화로 말미암은 호전 현상을 위약 반응이라고 한다. 임상시험에서 나타나는 위약 효과는 위약을 투여 받는 피험자의 심리적 및 생물학적 요인과 연구 진행 과정 중 증상 개선에 영향을 미칠 수 있는 다양한 요소에 의해 발생할 수 있다(그림 60-1).

위약 반응 발생의 심리적 기전으로 기대expectation, 암시suggestion, 조건화conditioning, 학습learning, 보상reward 등이 관련된다. 피험자가 치료에 관해 받는 언어적 단서에 따라 기대하는 바가 정해지고 이를 매개로 위약 반응이 일어난다. 기대가 클수록 위약의 효과도 커지는데, 아스피린 연구의 대조군보다 마약성 진통제에 대한 대조군으로서 위약효과가 더 크게 나타난다. 진통제나 항불안제를 투여할 때 환자가 보는 앞에서 약물을 투여하는 경우 보이지 않게 약물을 투여하는 경우보다 기대 심리로 인해 치료효과가 크게 나타난다. 따라서, 위약 반응은 위약을 투여할 때뿐만 아니라 실제 약물을 투여할 때도 발생할 수 있다. 무의식 수준에서는 고전적 조건화가 위약 반응을 일으킬 수 있다. 약물의 모양과 색, 주사기, 흰 가운, 병원, 의료진과 같은 자극이 조건화 과정을 통해 호전을 일으킬 수 있다. 과거의 경험과 사회적 관찰이 위약 반응을 매개하기도 한다.

위약은 활성 물질이 아님에도 뇌에서 신경생물학적 변화를 일으킬 수 있는데, 대표적으로 opioid 체계에 영향을 준다. 이는 opioid 수용체 길항제인 naloxone이 위약의 진통 효과를 억제하고 양전자방출단층촬영술PET이나 기능성자기공명영상fMRI을 이용한 연구에서도 위약에 의해 활성화되는 뇌의 부위가 opioid 복용 시 활성화되는 뇌의 부위와 비슷함을 통해 입증이 되었다. 위약 반응은 세로토닌이나 도파민과 같은 신경전달물질에 의해서도 매개된다. 특히 우울증, 파킨슨병, 하지불안증후군restless legs syndrome, 통증, 피로와 같이 도파민이 주요 병태생리로 작용하는 질병에서 일반적으로 위약반응이 크게 나타난다. 위약 투여 후 피험자가 임상적인 호전을 기대하게 되면 뇌의 보상체계와 관련이 있는 변연계의 도파민 시스템이 활성화된다.

2) 신경정신약물 임상시험에서 위약 효과

중추신경계 치료 약물 개발 임상시험에서 1상 연구를 거친 약물 중 10% 미만에서 최종 사용 허가를 받는데, 임상시험 실패는 갈수록 증가하는 경향이 있다. 이는 과거에 비해 임상연구에서 위약 효과가 점차로 커지는 것과 관련된다. 특히 위약 효과가 크고 증상의 변화가 심하며 자연 회복 가능성이 상대적으로 높은 우울증의 임상시험에서 임상시험약물-위약 간 차이를 증명하는 것이 어려워지고 있다. 급성기 조현병 환자를 대상으로 하는 항정신병약물 임상시험에서도 위약군에서 정신병리 점수의 호전 정도가 최근 연구에서 증가하고 있다. 이러한 위약 효과의

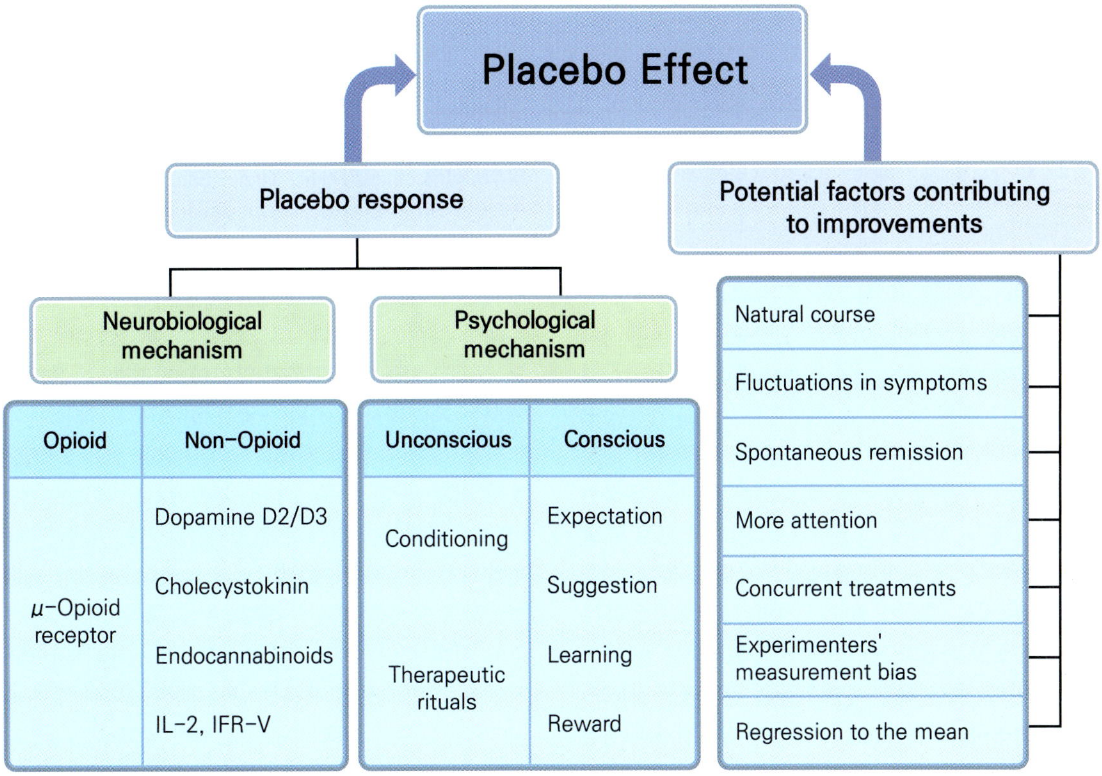

그림 60-1. **위약 효과의 다양한 기전**

상대적 증가는 신약과 위약 간 차이를 감소시켜 신약의 효과 증명을 어렵게 한다. 또한 메타분석을 통한 약물 효과 비교에서도 최근 임상연구에서 나타나는 높은 위약 효과가 결과 해석에 치우침으로 작용할 수 있다. 과거에 비해 임상시험에서 위약 효과가 증가하는 이유로 최근 개발되는 약물들의 낮은 부작용 발생 빈도 때문에 시험 약물과 구분이 어려운 점, 피험자가 증상이 심한 시점에서 임상연구에 참여하여 평균으로 회귀regression to the mean 현상이 나타나는 점, 임상시험 초기에 호전이 크지 않은 피험자의 조기 탈락 등을 고려할 수 있다.

임상시험의 연구 디자인이나 실행과 관련한 다양한 요인들도 위약 효과를 발생시킬 수 있다. 연구 등록 후 투약 전부터 연구에 참여하는 것 자체만으로 기저선 값의 호전이 나타나는 호돈 효과Hawthorne effect가 발생할 수 있는데, 임상가로부터의 많은 관심, 돌봄의 증가, 연구 참여로 인한 치료 순응도 향상, 호전에 대한 기대 등이 영향을 줄 수 있다. 병용 약물이나 정신사회적 중재로 인한 효과가 위약군에서 나타날 수 있음도 고려해야 한다. 피험자에게 주어지는 연구 참여에 대한 보상이나 연구자에게 제공되는 연구비는 임상연구 참여가 증상 개선에 효과적이었다는 쪽으로 응답하거나 평가하도록 영향을 줄 수 있다. 임상연구가 많아지면서 등록 가능한 피험자 수에 상대적으로 제한이 생기게 되고 이 때문에 엄격하게 선정 및 제외기준을 적용하지 않은 채 피험자를 등록하는 경우도 위약 효과의 증가와 관련될 수 있다. 특히 증상의 중증도에 대한 기준을 충족시키지 못한 환자의 병리 점수를 부풀려 선별기준의 하한점수 기준을 넘기는 기저선 부풀리기baseline inflation 현상이 일어나는 경향이 있다. 즉, 연구마감 시한에 쫓겨 피험자 선정기준을 엄격하게 적용하지 않고 무리하게 피험자를 등록하는 경우이다. 이는 선별검사에 참여한 피험자들의 정신병리 점수의 분포가 정규분포하지 않고 기준점수를 약간 넘는 환자는 다수인 반면 기준점수에 약간 못 미쳐 선별검사를 통과하지 못한 환자의 수는 많지 않은 현상에서 추정할 수 있다. 또한 임상연구 초기에 등록된 환자보다 후기에 등록된 환자의 위약 효과가 크게 나타나는 현상에서도 추정할 수 있다. 이처럼 부풀려진 점수로 선별검사를 통과한 환자들은 이후 연구진행 과정에서 상대적으로 객관적인 평가를 받으면서 점수가 감소하여 위약 효과가 크게 나타날 수 있다.

3) 임상시험에서 적정한 위약 효과를 위한 전략

필요 이상의 위약 효과를 줄이기 위해서는 과학적인 연구 디자인과 평가도구 및 훈련된 임상연구자의 참여가 필수적이다. 피험자가 호전에 대한 기대를 갖고 임상시험에 참여하거나 연구자를 기쁘게 하는 좋은 환자가 되고 싶은 욕구 때문에 실제보다 더 좋아졌다고 보고하는 경우가 있어, 임상시험에 참여하는 모든 환자가 호전되는 것은 아니고, 호전되지 않더라도 연구자는 실망하지 않으니 있는 그대로 답하라는 교육이 필요하다. 아울러 실제 약이 아니더라도 치료에 대한 기대와 같은 요소에 의해서도 호전될 수 있는 위약 효과에 대해 환자에게 설명하는 것이 도움될 수 있다. 임상시험 평가자도 기대 치우침에 유의해야 하고, 정신사회적 치료 수준을 증가시키지 않고 중립적 태도를 유지하는 것이 필요하다. 위약군의 표본 크기가 작을수록 다양한 범위의 위약 반응이 나타나므로 적정한 표본 크기를 정해 임상시험을 실시하는 것이 필요하다. 아울러 위약군에 할당 환자가 50명 미만인 경우 지나치게 낮은 위약 반응이 우연히 나타나 활성 약물의 비정상적인 높은 효능으로 결과가 부풀려질 가능성도 존재하므로 해석 시 주의해야 한다. 연구 등록 후 무작위 배정 전에 '위약 run-in 시기'를 통해 위약 반응자를 발견해 무작위 배정에서 배제하는 연구 설계를 사용하기도 한다. 끝으로 피험자 모집 과정에서 기저선 점수가 부풀려져 무작위 배정 후 위약 효과가 크게 나오는 것을 피하기 위해서 선별검사 때 사용하는 척도와 임상시험에서 일차 결과 변인으로 사용하는 척도를 달리하여 적용하기도 한다. 예를 들면 주요우울증 환자에서 aripiprazole의 효과를 확인하기 위한 RCT 연구에서 선별검사의 선정기준은 Hamilton Rating Scale for Depression의 18점 이상을 적용하였지만 일차 결과 변인은 Montgomery–Asberg Depression Rating Scale로 정하였던 것이 좋은 예이다.

우울증 임상시험에서 위약 반응의 영향을 평가하기 위해 성향점수가중propensity score weighted 방법이 제안되기도 한다. 기존의 임상시험 설계와 통계적 접근방식은 개인의 위약 반응 성향을 고려하지 않기 때문에, 높은 위약 반응 성향을 가진 피험자가 많을 경우 거짓 음성type II error 결과가 증가하고, 낮은 위약 반응 성향을 가진 피험자가 많을 경우 거짓 양성type I error 결과가 증가할 수 있다. 이를 고려해 치료군과 대조군 간의 균형을 맞추는 것을 목표로 한다. 위약 반응 확률의 역수를 가중치로 사용하여 혼합 효과 분석을 수행함으로써 기존의 통계 방법보다 약물 반응 신호를 더 잘 감지할 수 있다고 보고된다.

4. 임상시험 등록과 연구 보고의 통합된 표준

1) 임상시험등록과 재정 후원에 따른 편향

의학연구에서 임상시험 수행의 투명성과 더불어 출판 및 선택적 보고 편향도 중요한 문제이다. 즉, 새로운 치료법과 관련해 통계적으로 유의한 결과만을 보고하고 그렇지 않은 연구는 보고에서 누락되는 경향 때문에 임상가들에게 편향된 정보가 제공될 위험성이 있다. 이에 국제 의학잡지 편집자 위원회International Committee of Medical Journal Editors, ICMJE는 2005년 9월에 논문을 의학잡지에 출판하기 위해서는 임상시험을 www.clinicaltrials.gov 등의 사이트에 미리 등록하도록 결정하였다. 이 결정 직후 임상시험의 사전 등록이 급증하였다. 임상시험 등록 시 필요한 항목은 연구비 제공, 연구 수행자, 책임 연구자와 실무자, 연구의 전체 제목과 단축 제목, 윤리위원회 승인, 대상 질병, 개입 방법, 선별 및 제외기준, 연구 유형, 연구 개시일, 표본 크기, 일차 결과 변인, 핵심 이차 변인 등이다.

출판된 연구에서 임상시험 등록 유무에 따라 시험 약물에 호의적인 결과가 보고되는 정도의 차이가 나는지 살펴보았을 때 유의한 차이는 없었다. 제약회사의 지원 여부에 따른 비교에서도 결과의 차이는 뚜렷하지 않았다. 하지만, 논문의 기술과 결론에서는 제약회사의 지원이 있는 경우 시험 약물에 유리하게 기술되는 경향이 있다. 제약회사의 후원을 받은 2세대 항정신병약물간 비교 임상시험들에 대한 검토에서도 약 90%에서 후원사의 약물에 대해 호의적으로 기술되었다. 즉, 결과가 비슷하더라도 편향되게 기술하는 경향이 적지 않은데, 유리한 결과는 상세히 기술하고 불리한 결과에 대해서는 짧게 언급하거나 부작용의 보고를 선택적으로 하는 경우도 있다. 이는 RCT의 경우도 마찬가지인데, 제약회사의 지원을 받는 경우 그렇지 않은 경우보다 대상 약물을 우선 선택 약물로 강하게 권고하는 경향이 3배 이상 높았다. 따라서, 임상시험 결과를 해석하고 논문을 읽을 때 후원사에 따른 기술 편향을 고려하는 것이 필요하다. 아울러 제약회사의 지원을 받은 연구의 경우 임상시험 설계가 후원사의 약물에 유리하게 설정되었을 가능성을 살펴보아야 한다. 즉, 용량 설정과 증량 속도, 피험자 선정기준, 통계 방법, 결과 변인의 선정 등을 어떻게 정하느냐에 따라 연구 결과는 달라질 수 있다.

2) 연구 보고의 통합된 표준

RCT를 시행할 때는 연구 보고의 통합된 표준consolidated standards of reporting trials, CONSORT을 따라 연구를 설계하고 보고해야 한다. CONSORT는 RCT 수행과 보고가 부적절하게 이루어져 발생하는 문제를 예방하기 위해 시행되고 있다. CONSORT 권고는 25개 항목의 체크리스트와 흐름도flow diagram로 이루어져 있고, 주요학술잡지를 포함해 절반 이상의 의학 잡지에서 이를 채택하고 있다. CONSORT 흐름도는 각 단계별 피험자 수를 제시하여 연구의 진행과 분석을 한 눈에 살펴볼 수 있게 구성되어 있다. 구체적으로 살펴보면, 등록(선별, 배제, 무작위 배정), 각 군의 할당(할당된 군에서 실제 투여 유무에 따라 구분), 추적(추적 탈락과 투여 중단된 사유와 함께 제시), 분석(분석에 포함된 피험자, 배제된 피험자를 사유와 함께 제시) 단계에 포함된 피험자의 수를 흐름도를 통해 제시한다.

CONSORT 체크리스트는 논문 구성의 각 단계별로 필수 사항을 다음과 같이 제시하고 있다(표 60-1). 제목과 초록, 배경과 목적, 방법(디자인, 피험자, 시험, 결과 변인, 표본 크기, 무작위

표 60-1. 임상시험을 보고하기 위한 CONSORT 체크리스트 요약

Section	Topic and items
Title and Abstract	Structured summary
Introduction	Background and objectives
Methods	Trial design, Participants, Interventions, Outcomes, Sample size, Randomization (Sequence generation, Allocation concealment, Implementation), Blinding, Statistical methods
Results	Participant flow, Recruitment, Baseline data, Numbers analyzed, Outcomes and estimation, Ancillary analyses, Harms
Discussion	Limitations, Generalizability, Interpretation
Other information	Registration, Protocol, Funding

배정, 맹검, 통계), 결과(흐름도, 등록, 기저 인구사회학적 및 임상적 특성, 분석 피험자 수, 주 분석과 보조 분석, 부작용), 고찰(제한점, 일반화 가능성과 해석), 기타(시험 등록, 프로토콜, 연구비 지원). 결과 변인은 연구 시작 전에 미리 정해져야 하고 이는 연구 가설의 기반이 되는 일차 결과 변인과 부수적 목적으로 분석하는 이차 결과 변인으로 나뉜다. 피험자 수는 일차 결과 변인에 의해 계산되어야 한다. 치료군 간의 잠재적 혼란을 줄이기 위한 무작위 배정의 방법(예: 난수표나 컴퓨터 배정)을 구체적으로 제시해야 하는데, 교대로 배정하거나 병록번호 등에 의해 배정하는 것은 무작위 배정이 아니다. 이들 체크리스트는 RCT가 아니더라도 임상시험을 보고하기 위한 논문 작성 시 필수 사항으로 포함할 필요가 있다.

3) 분석 대상 피험자

분석에 포함되는 피험자를 결정하는 데는 여러 방법이 사용된다. 일차 분석으로는 무작위 배정의 취지를 극대화하기 위해 'Intention To Treat (ITT)' 방식을 사용하는데, 이는 시험약 투여 여부, 평가 누락, 계획서 준수 등과 상관없이 무작위 배정된 피험자 모두를 분석에 포함시키는 것이다. 고전적인 ITT 방식은 실제 시험약이 투여되지 않았더라도 일단 배정이 되면 분석에 포함시키는데, 이는 누락된 평가나 계획서 위반protocol deviation 등의 이유로 제한점을 갖는다. 이를 보완하기 위해 연구 참여가 완료된 피험자만을 분석하거나observed case, OC 누락된 평가를 마지막 평가 점수로 대체하는 'Last Observation Carried Forward (LOCF)' 방법을 사용한다. 무작위 배정이 되었으나 첫 시험약 투여 전에 탈락한 경우는 분석에 포함하지 않으면서도 ITT라고 분석법을 제시하는 경우도 종종 있는데 이는 적절하지 않은 용어 사용으로 '변형된 ITTmodified ITT'라고 기술해야 한다. 변형된 ITT에는 계획서 위반이나 정해진 최소한의 시험약을 투여 받지 못한 피험자를 제외하는 경우도 포함하는데, 이런 경우는 계획서에 따른per protocol, PP 분석이라고 부르기도 한다. 단 계획서 위반으로 분석에서 제외할 때는 정확한 위반 사유를 함께 제시해야 한다.

LOCF는 중도탈락자를 분석에 포함하는 방법으로 널리 사용되고 있지만 경우에 따라 약물의 효과를 과장할 수도 있다. 예를 들어 치매 임상 연구에서 중도 탈락한 피험자의 평가 점수를 종료 시점으로 끌고 가면 임상 시험을 완료한 피험자에 비해 인지기능 손상 정도가 경하게 나올 수 있다. 이러한 제한점을 보완하기 위해 임상시험을 중단하거나 계획서 위반으로 탈락한 환자들에 대해서도 추적 평가하여 결과를 살펴볼 필요가 있다. 높은 중도탈락으로 결과가 오염되는 것을 피하기 위해서는 통계분석 방법을 LOCF보다 혼합 효과 모형mixed effect model을 사용하는 것이 대안이 될 수 있다.

임상시험 분석은 연구 시행 전 가설에 따라 결정된 일차 결과 변인에 따른 분석 외에 탐색적exploratory 분석이나 세부집단subgroup 분석은 반복 분석에 따른 위양성을 야기할 수 있으므로 주의해야 한다. 수집된 데이터에 의한 분석보다 시험계획서에 따라 미리 예정된 분석이 보다 신뢰할 만하므로, 연구자는 어떤 것이 연구 기획 단계에서 미리 예정된 세부분석인지 보고해야 한다. 치료 조건당 100명 미만의 작은 규모의 임상시험은 통계적 설명력이 약하고 우연한 결과 발생 가능성이 상대적으로 큰 내재된 부정확성 때문에 파일럿 시험으로 받아들여야 한다.

5. 임상시험의 설계와 해석

1) 효능(efficacy)과 효과(effectiveness)

임상시험에서 효능efficacy은 RCT에서 통계적으로 유의하게 나타나는 치료 반응treatment response이다. 반면 효과effectiveness는 임상 현장에서 확인할 수 있는 치료적 이익therapeutic benefit이다. 즉, 상대적으로 덜 통제된 실제 상황과 가까운 일반적인 환경에서 시행되는 중재의 결과를 말한다. 이는 효능과 안정성의 최종 결과라고 할 수 있다. 신약 승인 절차로 이루어지는 2상

표 60-2. **효능 연구와 효과 연구의 비교**

	Efficacy Trial	Effectiveness Trial
Characteristics of trial	Explanatory	Pragmatic
Eligibility criteria	Exclusive and highly restricted inclusive	Inclusive and more relaxed exclusive
Participants	Homogenous	Heterogeneous
Duration of trial	Short	Long
Outcome	Well validated scales	More comprehensive outcomes
Setting	Resource-intensive 'ideal setting	Real-world everyday clinical setting
Intervention	Strictly enforced and standardized	Applied with flexibility
Emphasis on	Reducing bias	Clinical needs
Purpose	Best-quality clinical evidence	Greater applicability to real-world practice

과 3상 연구는 일반적으로 효능을 평가하는 연구이다. 허가 관청 등록용 임상 시험은 상당히 제한된 포함기준과 넓은 제외기준에 의해 피험자를 모집해 변인을 통제하고 높은 임상적 증거를 확보하고자 한다. 즉, 신중하게 선택된 동질적인 피험자군을 대상으로 임상 시험이 이루어지면서 신체질환이나 타 정신질환이 공존하는 경우, 병용 약물이 투여되고 있는 경우, 특정한 연령대(소아나 노인) 등은 임상시험 참여가 제한되는 경우가 많다. 하지만, 실제 임상 현장에서 만나는 환자는 이러한 동질적 환자 집단이 아닌 다양한 복합적 문제를 갖고 있는 환자에게 약물 투여가 이루어진다. 더욱이 3상 임상연구는 등록을 목적으로 진행되기 때문에 비교적 짧은 기간과 상대적으로 적은 숫자의 피험자를 대상으로 이루어진다. 때문에 약품 사용 허가를 받은 뒤에도 추가적인 근거를 확보할 필요가 있다. 결론적으로 효능을 평가하는 RCT는 훈련된 전문 치료자들에 의한 특화된 치료 환경과 이상적인 조건에서 치료가 해보다 이점이 더 많은 지를 확인하기 위해 설계되었으며 치료법이 실제 환경에서 어떤 효과를 낼 것인지에 대한 정보를 주는 데는 한계가 있다. 이에 제한된 조건에서 검증된 효능에 국한하지 않고 실제 임상현장에서의 효과를 확인하기 위한 연구가 필요하다(표 60-2).

효과 연구의 예는 약품 승인 뒤 시행되는 PMS이다. 이는 진단 기준과 약물의 사용적응증에 맞으면 연구 참여에 특별한 제한을 두지 않고 실제 임상현장의 상황을 그대로 반영하여 보다 많은 피험자를 통해 약물의 효능 및 부작용에 대한 정보를 전향적으로 수집한다. 여기에는 다양한 교란 요인이 작용해 통계를 기반으로 한 과학적 근거 확보에 제한점이 있을 수 있으나, 보다 실제 상황을 잘 반영하는 장점이 있다. PMS 외에도 과학적 타당도를 갖춘 잘 설계된 4상 효과 연구도 시행되고 있는데 자연적인 임상상황을 반영하는 RCT가 시행되기도 한다. 효능 연구가 위약 대비 시험이 이루어지는 반면에 효과 연구는 일상적 치료와 비교하는 경우가 많다. 효능 평가가 주 목적인 일반 RCT를 설명적explanatory 연구라 부르는 것에 반해 효과 연구는 실용적 pragmatic 연구라 부른다. 신경정신약물 효능 연구의 주 결과 변인이 평가 척도의 점수인 반면 실용적 효과 연구는 보다 포괄적인 지표인 삶의 질, 사회 기능, 경제성, 재발, 입원, 약물 중단까지 걸리는 기간 등을 일차 결과 변인으로 삼는다. 따라서 실용적 효과 연구는 일반 RCT 효능 연구에 비해 보다 긴 기간 동안 시행된다. 초기에 실시된 대표적 실용적 RCT 중 하나는 제외 기준이 거의 없는 임상 시험에서 조현병 환자에게 2세대 항정신병 약물을 perphenazine과 비교한 Clinical Antipsychotic Trials of Intervention Effectiveness (CATIE) 연구이다. CATIE의 주요 결과 변인은 효능, 부작용, 순응도 등 모든 원인에 의한 치료 중단으로 실용적인 설계를 하였다. 결론적으로 신경정신약물 임상시험은 정신병리의 개선이라는 효능을 확인하는 연구뿐만 아니라 다양한 환자군을 대상으로 내약성, 안전성, 순응도 등을 포괄적으로 고려한 실용적 효과 연구를 기반으로 임상 실제에 적용할 필요가 있다.

2) 장기작용주사제 임상시험 결과 해석

RCT는 임상 연구 설계의 '황금 표준gold standard'으로 간주되지만 제한된 조건의 환자만이 연구에 참여하게 되어 실제 임상 상황을 잘 반영하지 못할 수 있다. 이러한 문제는 조현병 치료에 널리 쓰이는 장기작용주사제long-acting injection, LAI의 효과를 연구할 때 종종 나타난다. 즉, LAI는 재발의 가장 큰 원인인 순응도 저하 문제를 해결하여 재발과 재입원을 억제하기 위해 임상에서 널리 사용되고 있다. 하지만, 일부 RCT에서 LAI는 경구용 약물과 비교해 큰 차이를 나타내지 못하였다. 이는 RCT에 등록되는 환자들이 기본적으로 치료에 대한 자발성과 순응도가 상대적으로 높은 특별한 환자군인 점이 관련되었을 수 있다. 즉, 선택 편향이 결과를 왜곡할 가능성이 있다. 이에 반해 코호트 연구나 실용적 효과 연구에서는 실제 임상 상황을 보다 잘 반영하여 LAI가 더 우수한 것으로 결과가 나오는 경향이 있다. LAI와 경구용 약물을 비교하는 여러 연구를 종합 분석한 연구에서도, LAI가 더 효과적이라는 결과가 나온 연구는 더 실용적 연구 설계를 채택하였고, 효과 차이가 뚜렷하지 않은 연구는 보다 통제된 조건에서 설명적 연구 설계를 사용한 경향이 있다. 즉, 실제 임상 상황이 잘 반영된 실용적 연구에서 LAI의 효과가 더 잘 나타나므로 임상 현장에 이들 연구 결과를 해석해 적용할 때 이러한 특성을 참고할 필요가 있다.

6. 바이오마커를 활용한 신경정신약물 임상시험

신경정신약물 임상시험의 기존 한계를 극복하고 더 효과적인 약물 개발을 위해 다양한 접근법을 도입하고 있다. 특정 치료에 반응할 가능성이 높은 환자 집단을 식별하기 위한 예측 바이오마커 개발이 진행 중이다. 이는 임상시험의 성공 확률을 높이는 데 중요한 역할을 할 수 있을 것으로 기대된다.

1) 생물학적 검사 기술을 활용한 임상시험

신경정신약물 임상시험에서 바이오마커 발굴을 위해 다양한 뇌영상 기술이 사용되고 있다. 약물이 신경인지기능, 보상 반응, 감정 처리 등에 미치는 영향을 기능적 자기공명영상fMRI을 이용해 평가하고, 뇌 구조에 미치는 영향을 구조적 MRI를 통해 평가한다. 양전자방출 단층촬영PET을 통해 수용체 가용성과 신경전달물질 수준을 추정할 수 있다. 이러한 뇌영상 기술은 약물의 작용 기전을 이해하고 치료 반응을 조기에 예측하는 데 도움을 준다.

유전학적 요인이 약물 반응에 미치는 영향도 연구되고 있다. 약물대사 효소CYP와 수송체 관련 유전자 변이 연구, 신경전달물질 시스템 관련 유전자 연구, 전장유전체 연관분석GWAS을 통한 약물반응 관련 유전자 발굴 등을 통해 개인 맞춤형 약물치료의 가능성이 높아지고 있다. 더불어 뇌영상과 유전학을 통합해 약물 반응에 대한 유전자-뇌영상 상호작용을 연구하는 방법이 정신질환의 병태생리학적 이해를 높이고 더 효과적인 치료법 개발에 활용되고 있다.

2) 디지털 바이오마커를 활용한 임상시험

디지털 바이오마커와 측정 도구는 진단의 이질성 문제, 평가 지표의 주관성, 높은 위약 반응률 등을 해결하는 데 활용되고 있다. 이를 통해 임상 후기 단계의 실패 위험성을 낮추고, 임상시험 단계를 가속화하여 약물 개발에 드는 비용과 시간을 줄이려 시도하고 있다. 디지털 바이오마커를 통해 수집된 객관적이고 정량화된 데이터는 치료에 대한 생리학적 반응을 반영하는 객관적 지표를 제공해 환자 개개인에 맞는 맞춤형 치료를 가능하게 하고, 질병 관련 결과를 예측하고 모니터링하는 데 활용된다. 이러한 디지털 바이오마커는 신약의 안전성과 효능에 대한 데이터를 제공하여 임상시험의 효율성과 맞춤형 치료의 가능성을 높이고 전반적인 신약 개발 프로세스를 개선하는 등 다양한 긍정적 효과를 가져올 수 있다. 또한 디지털 바이오마커는 환자의 행동 패턴을 모니터링하고 해석하여 정신건강 관리에 중요한 정보를 제공한다. 이는 개인화된 데이터 기반의 정신건강 관리 전략으로의 중요한 전환을 의미한다.

7. 결론

복합적인 증후군인 신경정신질환의 치료제에 대한 임상시험에는 다양한 변수와 한계가 존재한다. 따라서, 임상시험 수행 시기는 물론 데이터를 해석하여 임상 실제에 적용할 때 신중해야 한다. 현재 신경정신약물 임상시험에 사용되고 있는 주요 척도와 연구 설계의 제한점을 인식하고 새로운 유형의 평가척도와 연구 수행 방법을 개발할 필요가 있다. 유전학이나 뇌영상 및 디지털 기술의 발달과 더불어 약물의 효과나 부작용을 예측하고 맞춤형 치료 방법을 선택하는 데 이들 기술의 사용이 증가하고 있다. 신경정신약물 사용의 경제학적 가치와 보다 포괄적인 지표에 대한 연구도 수행될 필요가 있다. 결론적으로 신경정신약물의 개발 및 뇌과학의 발달과 더불어 신경정신약물 임상시험의 수행 방법과 분석의 발전이 함께 이루어져 실제 임상 현장의 요구를 반영하는 연구가 수행되어야 한다. 또한 임상시험 방법론의 한계를 고려하여 통계적 수치와 논문에 기술된 내용 이면의 본질적 의미를 이해하려는 태도가 필요하다.

신경정신약물 임상시험의 윤리

Chapter 61

Ethics in neuropsychopharmacological drug clinical trials

◐ 한창수 고려대학교 의과대학 정신건강의학교실

1. 서론

적정한 연구 수행을 위해서는 연구방법의 객관성이 유지되어야 하며, 다양한 연구 오류bias를 제거해야 한다. 연구자의 전문적 판단을 흐리게 만드는 다양한 문제거리가 없어야 한다는 뜻이다. 더불어 결과분석과 보고에 있어서도 구체적이어야 하며 편향되지 않아야 한다.

인간을 대상으로 하는 연구에 대한 윤리 원칙은 크게 3가지이다.

1) 인간 존중의 원칙 (principle of respect for persons)

연구자가 연구 참여자들에게 연구 관련정보를 제공한 후 동의를 받아야 하고, 의사 결정능력에 어려움이 있는 참여자를 보호해야 하며, 비밀을 유지해야 한다.

2) 선행의 원칙(principle of beneficence)

연구 디자인이 과학적이어야 하며, 연구 참여로 얻는 이득에 비해 위험성은 상대적으로 수용 가능한 것이어야 한다. 연구참여로 인한 위험에는 신체적인 부작용뿐만 아니라, 개인 비밀유지의 침해, 사회적 낙인, 차별 등을 포함된다.

3) 정의의 원칙(principle of justice)

연구와 관련한 혜택과 부담이 공정하게 분배되어야 한다. 의료 접근성이 낮거나 의사 결정 능력이 떨어지거나, 고아원, 감옥, 혹은 만성 정신병원 등에 장기 수용된 사람들과 같은 취약계층은 연구 참여 결정을 하는 데 있어 자유롭지 못할 수 있다. 가능하다면 임상연구의 편이성을 위해 이러한 취약 계층은 연구 대상으로 활용하지 않는 것이 좋다.

최근 우리사회에서도 약물 임상시험과 관련한 윤리적 문제가 자주 제기되고 있다. 그 예로 수년 전 국내 소아백신 임상시험 동의서 취득과 관련한 윤리적 논쟁으로 떠들썩한 적이 있고, 줄기세포 연구로 국제적 명성을 얻고 업적을 쌓다가 임상시험 과정의 비윤리성 때문에 한순간에 나락에 빠진 연구자도 있었다. 이는 국내 임상시험에서 인간의 권리와 안전성에 대한 사회적 관심이 점차 커지고 있다는 의미일 수도 있겠다.

1980년대 중반부터 외국 제약회사에서 개발된 신약 수입이 급증하기 시작하였고, 국내회사의 신약개발도 촉진되기 시작하였다. 보건복지부는 임상시험 대상자의 안전과 권리를 보호하고 약물시험 과정의 적정성을 검증하기 위해 수정 보강된 의약품 임상시험 관리기준Korean Good Clinical Practice, KGCP을 1994년에 제정, 발표하였고, 1995년 10월부터 KGCP가 적용되기 시작되었다, 2000년 1월에는 1996년 International Conference on harmonization에서 발표된 GCP 지침을 참고하여, 강화된 KGCP 개정안이 다시 공고되었다. 이는 약물 임상시험의 객관성과 더불어 윤리적 측면이 더욱 강조되기 시작함을 의미한다.

KGCP 기준에 의거하여 서면 연구동의서, 위약placebo 사용은 물론 무작위 선정, 약물 비투여medication-free 디자인 등의 객관적인 방법론이 선택되고, 더욱이 최근에는 다기관 공동연구 시도가 보편화되면서 연구와 관련된 윤리적 갈등의 노출 가능성이 더욱 높아지고 있다.

정신건강의학 분야에서는 1990년 이후 미국, 유럽 등 서구에서 개발된 새로운 비정형적 항정신병 약물을 비롯하여 새로운 계열의 항우울제가 속속 국내에 수입되거나 발매되고 있다. 이

표 61-1. 임상시험 실시의 기본 원칙(2000년 식품의약품안전청 의약품 임상시험 관리기준 개정안 제3조)

1. 임상시험은 헬싱키 선언에 근거한 윤리규정, 임상시험관리기준 및 관련규정에 따라 수행되어야 한다.
2. 임상시험으로부터 예측되는 위험과 불편 사항에 대한 충분한 고려를 통해 피험자 개인과 사회가 얻을 수 있는 이익이 그 위험성을 상회 또는 정당화할 수 있다고 판단되는 경우에 한하여 임상시험을 실시하여야 한다.
3. 피험자의 권리, 안전, 복지는 우선 검토의 대상으로 과학과 사회의 이익보다 중요하다.
4. 해당 임상시험에 사용되는 의약품에 대한 임상 및 비임상 관련 정보는 실시하고자 하는 임상시험에 적합한 것이어야 한다.
5. 임상시험은 과학적으로 타당하여야 하며, 임상시험계획서는 명확하고 상세히 기술되어야 한다.
6. 임상시험은 식품의약품안전청장이 승인한 임상시험계획서에 따라 실시하여야 한다.
7. 피험자에게 제공되는 의학적 처치나 결정은 의사 등의 책임하에 이루어져야 한다.
8. 임상시험 수행에 참여하는 모든 사람들은 각자의 업무 수행을 위한 적절한 교육, 훈련을 받고, 경험을 갖고 있어야 한다.
9. 임상시험 참여 전에 모든 피험자로부터 자발적인 임상시험 참가 동의를 받아야 한다.
10. 모든 임상시험 관련 정보는 정확한 보고, 해석, 확인이 가능하도록 기록, 처리, 보존되어야 한다.
11. 피험자의 신원에 관한 모든 기록은 비밀보장이 되도록 관련규정에 따라 취급하여야 한다.
12. 임상시험에 사용되는 의약품은 의약품제조및품질관리기준(GMP)에 따라 관리되어야 하며, 식품의약품안전청장이 승인한 임상시험계획서에 따라 사용되어야 한다.
13. 임상시험은 신뢰성을 보증할 수 있는 체계하에서 실시되어야 한다.

에 보건복지부 허가용 임상시험을 비롯하여 제4상 수준의 국내 연구자 주도 임상연구 건수도 급격히 늘어났다. 또한 새로이 개발된 항정신병 약물들의 국제 임상 제3상 연구에 국내 기관들이 참여함으로써 종전에 경험치 못했던 피험자 보호, 위약을 포함하는 약물 비투여 연구, 피험자 선정, 보상 문제 등의 문제에 자주 노출되고 있다.

미국 신경정신약물학회American College of Neuropsychopharmacology, ACNP는 신경정신약물학적 연구와 관련된 윤리 문제에 대한 지침을 개발하여 발표한 적이 있었다. 이 지침에서는 연구와 그 디자인의 적절성, 피험자의 위험 최소화 및 이득 극대화, 피험자동의informed consent, 비밀보장confidentiality 문제를 특히 강조하고 있다. 국내에서는 KGCP의 경우, 윤리적 문제에 대한 구체적인 지침은 없으나 임상시험의 기본 원칙으로서 윤리적 지침을 간접적으로 제시하고 있다(표 61-1).

2006년에는 국내 식품의약품안정평가원에서 국립독성연구원의 후원으로 보고 “임상시험 관련자를 위한 기본교재”에서 임상시험에서의 윤리문제를 자세하게 다루고 있으며, 2013년에는 국가임상시험사업단에서 “임상연구자를 위한 GCP”를 발간하여 국내외의 사례를 통한 연구윤리를 강조하고 있다.

본 장에서는 정신과 약물 임상시험 시 고려되어야 할 주요 윤리적 문제를 문헌 고찰과 함께 정리하였다. 기술되는 임상시험과 관련된 한글 용어는 KGCP 개정안을 참고로 하였다.

2. 본론

1) 연구 디자인과 관련된 문제

(1) 위약대조 연구

1994년 미국 뉴욕타임즈 신문에서 조현병 임상연구에서 약물 비투여연구 디자인으로 일정기간 약물을 투여하지 않은 군과 약물투여군을 비교하고, 당뇨병환자에서 인슐린을 중단한 군, 장기이식 환자에서 면역억제제를 위약으로 대치한 군과 비교한 것을 비판하는 기사를 게재한 이후로 미국사회가 시끄러워진 적이 있다. 게다가 일부에서는 다른 효과적인 치료제가 존재하는 경우에 위약 사용이 비윤리적이라고 주장하는 경우도 있었다. 그러나 미국 국립보건원의 연구위해성 연구팀office of protection from research risk의 조사결과에 의하면, 연구방법 자체는 윤리성과 임상 기준에 적합하였지만, 참여하는 환자들에게 위험요인을 보다 이해할 수 있도록 설명하고 동의를 받는 과정에 있어 문제점이 있었다고 지적하였다. 이러한 위약 사용에 대한 제한은 피험자가 이용 가능한 입증된 치료를 받을 권리가 있다는 헬싱키 선언declaration of Helsinki에 의해 부분적으로 지지된다. 그럼에도 불구하고 위약군과 비교하는 방법은 현재까지 의학 연구에서 광범위하게 사용되고 있으며, 신약 인증 과정에서 필수적인 연구로 자리잡고 있다.

• **위약대조군의 위험성과 이득**

무작위대조연구방법은 새로운 시험약물의 효능과 독성을 평가하는데 필요한 표준적인 디자인으로 인정되고 있다. 즉, 위약투여군 설정으로 효과와 안전성 평가를 방해하는 요인들이 통제가 가능하기 때문에 실험 약물의 효능을 정확하게 평가할 수 있다. 이러한 연구상의 이점이 있지만, 미국식품의약청food and drug administration, FDA에서는 치료가 생명 연장과 관련되어 있거나 위약 사용으로 인해 환자가 심각한 위험에 노출될 수 있다면 위약을 사용하면 안 된다고 경고하고 있다. 일부 연구자들은 위약이 위선적이며, 활성 대조약물active control agent 사용으로 신뢰할 만한 결과를 얻을 수 있다고 주장하기도 한다. 위약 사용이 질병의 재발과 호전 실패로 이어질 수도 있고, 재발에 의한 스트레스와 이로 인한 심리-사회적 상실로 이어질 수 있기 때문이다.

정신건강의학 영역에서는 주요 우울증과 조현병 환자 대상의 위약연구에서 위약을 사용한 환자들이 자살의 위험성이 높은가 하는 것에 대한 논쟁이 있을 수 있다. 하지만, 항우울제와 항정신병약물 임상시험에서 단기간의 연구기간에 자살 또는 자살 시도가 유의하게 증가했다는 결과를 보이는 연구는 없다. 미국 FDA의 항우울제 임상시험 데이터베이스(8개의 다른 연구)를 분석한 결과, 자살이나 자살시도 비율의 유의한 증가가 관찰되지 않았다. 즉, 자살률은 시험약을 투여 받은 경우 0.10%, 활성 대조약물의 경우 0.13%, 위약 투여의 경우 0.02%였으며 노출기간을 보정한 경우에도 유의한 차이를 보이지 않았다. 또한 네덜란드에서 시행된 8개의 장기 항우울제 시험연구(중앙값, 36주)의 최근 분석과 fluoxetine 연구(n = 3,065)에서도 자살이나 자살시도 비율에 있어 위약과 활성 항우울제 사이의 차이는 관찰되지 않았다. 항정신병약물 시험에 대한 미 FDA 데이터베이스 분석에서도 자살 및 자살 시도의 연 발생률이 위약의 경우 1.8%와 3.3%, 활성 대조약물의 경우 0.9%와 5.7%, 시험약물은 0.7%와 5.0%로 유의한 증가가 관찰되지 않았다. 그러나 비록 상기 연구들의 자살률이 높지 않았다 할지라도 일반 인구에서의 자살률과 비슷하게 높다는 사실은 주목할 만하다. 왜냐하면, 시험연구의 경우 자살위험이 있는 피험자는 배제하는 것이 일반적인 시험기준이기 때문이다.

자살위험뿐 아니라 치료 지연에 의한 우울, 정신병적 상태의 지속 자체가 환자에게 심각한 고통이나 불편감, 상실감을 가져다 줄 수 있다. Wyatt가 첫 발병 조현병 환자에 대한 조기 항정신병약물치료가 장기적으로 임상경과를 호전시킬 가능성을 높인다는 연구결과에서 의미하는 것처럼, 치료받지 않을 경우 정신병 증상 자체가 만성화될 수도 있어 장기간의 위약 투여는 환자에게 위해를 끼칠 수도 있다. 그러나 이러한 위험부담들에 대한 정량화는 결코 쉽지 않다. 약물 비투여 연장에 따른 장기적 후유증과 관련된 연구 데이터를 재검토한 연구에서는 약물 비투여기간이 장기 독성 효과가 있다는 가설을 입증할 수 있는 구체적 증거를 찾지 못했다. 그러나 이 방법을 사용할 때에는 연구목적의 장점이 많아야 하고, 위험을 줄이기 위한 효과적 개입이 있어야 하며, 나아가 정신사회적 치료와 임상 모니터링을 향상시킴으로써 약물중단으로 인한 부정적 효과를 최대한 상쇄시키는 노력이 함께 선행되어야 하는 등의 보호책을 마련할 것을 권유하고 있다.

윤리적 측면에서 주장하는 위약군의 위험성과 활성 대조약물의 사용 주장에도 불구하고 특히 미국의 경우에는 새로운 약물의 치료 효능에 대한 증거로서 기존약물보다 나은better than active control 것이 아니라 위약보다 나은better than placebo 것을 기준으로 삼고 있다. 최근 미국 National Depressive and Manic-Depressive Association의 기분장애에 대한 위약 사용 컨센서스에 의하면 새로운 약물이 위약보다 효과적이지 않다면 활성 대조약물과의 동등성은 그 효능의 증거로 인정되지 않는다고 한다.

(2) 약물 중단(drug withdrawal) 연구

약물중단 연구는 몇 가지 이유로 연구에 사용된다. 먼저 약물상호작용의 위험성을 줄이고 이전 약물의 효과를 최소화하기 위한 것이다. 또한 새로운 치료약을 개발할 경우 위약과의 비교를 위해 시험 시작 전에 실시하며, 시험약 투여 전 기저 임상 데이터를 얻기 위해 시행된다. 약물 중단과 관련된 행동 효과를 질병 자체에 의한 행동 효과와 구별하기 위해 시행하기도 한다. 마지막으로는 더 이상 약물 치료가 필요하지 않는 환자를 확인하기 위한 것이다.

환자의 보호와 안전을 위해 효과적인 약물투여와 유지가 필요하며, 환자 상태가 악화되었을 때에는 재빠른 치료적 개입이 있어야 한다는 것이 공통된 견해이다. 일부 연구자들은 정신병 임상 연구는 약물 비투여기가 포함되어 있더라도 그 기간은 짧으며, 평상시보다 더 세심한 평가와 관찰을 받기 때문에 비교적 안전하다고 주장하고 있다. 조현병의 경우, 약물 중단으로 인해 재발률은 훨씬 높아지지만 중단 후의 증상 악화를 보인 환자에게 약물을 재투여하면 증상이 이전으로 회복된다. 양극성 장애의 경우에는 유지기의 약물 중단에 따른 임상 상태가 치료받지 않은 상태에서 진행된 질병의 자연 경과와는 다르다는 주장이 있고, 갑작스러운 약물의 중단이 재발 위험을 높인다고 알려져 있다.

약물 중단에 의한 재발로 정신병 자체에 의한 신경독성 손상의 가능성과 관련하여 약물 중단에 대한 윤리적 논란이 있다. 그러나 이러한 이론적인 위험성 주장에도 불구하고, 시험연구 동안에 일어날 수 있는 단기 정신병에 대한 위험성을 뒷받침하는 연구 결과는 명확하지 않다.

2) 약물 중단 연구/drug withdrawal

동의 판단능력이란 '지금 현재 환자(연구참여자)가 연구과정과 그로 인한 결과에 대한 설명을 듣고 동의를 할 수 있는 능력'을 말한다. 이는 법원의 결정에 따른 금치산incompetence이나 한정치산quasi-incompetence과는 다르다. 동의판단능력은 정신질환의 유무와 무관하며, 이는 질환 유무가 아니라 기능의 문제이기

표 61-2. 서면동의서의 세부 내용(2000년 식품의약품안전청 의약품 임상시험 관리기준 개정안 제17조 10항)

동의를 얻는 과정에서 피험자 또는 대리인에게 제공되는 정보와 문서화된 동의서 서식, 피험자설명서 및 기타 문서화된 정보에는 다음 각호의 사항이 포함되어야 한다.

1. 임상시험은 연구 목적으로 수행된다는 사실
2. 임상시험의 목적
3. 임상시험에 사용되는 의약품에 관한 정보 및 시험군 또는 대조군에 무작위 배정될 확률
4. 관혈적 시술(invasive procedure)을 포함하여 임상시험에서 피험자가 받게 될 각종 검사나 절차
5. 피험자가 준수하여 할 사항
6. 검증되지 않은 임상시험의 실험적인 측면
7. 피험자에게 미칠 것으로 예견되는 위험이나 불편
8. 기대되는 이익 또는 피험자에게 기대되는 이익이 없을 경우 해당 사실
9. 피험자가 선택할 수 있는 다른 치료방법이나 종류 및 이러한 치료의 잠재적 위험과 이익
10. 임상시험과 관련된 손상이 발생하였을 경우 피험자에게 주어질 보상이나 치료방법
11. 피험자가 임상시험에 참여함으로써 받게 될 금전적 보상이 있는 경우 예상 금액 및 이 금액이 임상시험 참여의 정도나 기간에 따라 조정될 것이라고 하는 것
12. 임상시험에 참여함으로써 피험자에게 발생이 예상되는 비용
13. 피험자의 임상시험 참여 여부 결정은 자발적인 것이며, 피험자가 원래 받을 수 있는 이익에 대한 손실이 없이도 임상시험에의 참여를 거부하거나 임상시험 도중 언제라도 중도에 참여를 포기할 수 있다는 사실
14. 모니터요원, 점검을 실시하는 자, 심사위원회 및 식품의약품안전청장은 피험자의 비밀보장을 침해하지 않고 관련규정이 정하는 범위 안에서 임상시험의 실시 절차와 자료의 신뢰성을 검증하기 위해 피험자의 의무기록을 직접 열람할 수 있다는 사실과 동의서 서식에 서명함으로써 피험자 또는 대리인이 이러한 자료의 직접열람을 허용함을 의미한다는 사실
15. 피험자의 신원을 파악할 수 있는 기록은 비밀로 보장될 것이며, 임상시험의 결과가 출판될 경우 피험자의 신원은 비밀 상태로 유지될 것이라는 사실
16. 피험자의 임상시험 지속 참여 의지에 영향을 줄 수 있는 새로운 정보가 수집되면 적시에 피험자 또는 대리인에게 알려질 것이라는 사실
17. 임상시험과 피험자의 권익에 관해 추가적인 정보를 얻고자 하거나 임상시험과 관련이 있는 손상이 발생한 경우에 접촉해야 하는 사람
18. 임상시험 도중 피험자의 임상시험 참여가 중지되는 경우 및 해당 사유
19. 피험자의 임상시험 예상 참여 기간
20. 임상시험에 참여하는 대략의 피험자 수

때문이다. 동의 능력은 동일 인물이 늘 일정한 능력을 가지는 것은 아니며, 동의에 필요한 모든 기능의 영역이 똑같은 수준을 보이는 것도 아니다. 더구나 동의 판단능력의 정해진 기준이 있는 것도 아니다.

사실 약물시험과 관련한 논란의 핵심은 정신과적 질환과 관련하여 피험자 동의를 시행할 수 있는 판단 능력의 유의한 결손으로 인해 연구의 위험성을 충분히 이해하지 못한 채 연구에 포함되지 않느냐 하는 문제이다. 실제로 피험자 동의가 무엇인지, 연구 과정이나 연구 참여의 위험성에 대해 충분한 이해가 부족하다고 지적되고 있다. 또한 교육수준이 낮고, 연구의사의 권위에 순종적이고 연구내용에 대해서도 거의 물어보거나 의문시하지 않는 취약성을 가진 환자들이 연구에 참여하는 경우가 많은데, 이들은 연구에 관한 이해가 적고, 연구 참여에 따르는 보상에 매우 취약하기 때문에 실질적인 서면동의서의 신뢰도가 약할 수 있다. 이때에는 반드시 약물시험 참여에 따른 위험과 이득을 반드시 고려하는 윤리적 접근과 세심한 동의 과정이 필수적일 것이다. 그러므로 최근에는 서면과 설명을 통한 동의가 모든 의학적 연구와 치료에서 반드시 선행되어야 하는 필수적인 과정으로 자리잡고 있다.

(1) 피험자 동의의 기본요소

피험자 동의의 기본 개념은 법률적, 윤리적 원칙의 복잡한 상호작용으로부터 나왔다. 자신의 건강에 대해 환자가 모든 결정의 중심이 되어야 한다는 것에서 법과 윤리가 출발한다. 환자는 검사와 모든 진단에 대해 알고 제안된 모든 치료법에 대해 동의할 권리가 있다는 것이다. 즉, 모든 연구나 치료는 위험과 이득이 있기 때문에 환자들은 이에 대한 설명을 듣고 자신의 치료에 대해 동의할 권리를 갖는다는 뜻이다.

피험자 동의는 자발성volutariness, 정보 고지disclosure, 동의 능력competence의 세 가지 특성으로 나눠질 수 있다.

자발성은 피험자가 연구 참여에 동의할 때 자신의 자유 의지로 시행되어야 한다는 것을 의미한다.

정보 고지는 피험자가 연구 참여 유무를 선택하기 위한 기본자료로서 정보를 제공받는다는 것이다. 연구 특성과 목적, 연구 참여로 생길 수 있는 위험과 이득, 연구 도중에 철회 혹은 중단할 수 있는 권리, 연구 참여 결과로 인한 손상 시의 보상 등 연구 참여와 관련된 다양한 정보들이 제공된다. 2000년 1월에 강화된 KGCP 개정안에서도 피험자 보호를 위해 피험자의 동의를 강조하고 있으며 동의서에 포함되어야 할 기본 내용을 규정하고 있다(표 61-2).

동의능력이라는 것은 제공된 정보를 사실에 입각해서 이해하는 능력, 제공된 정보를 합리적으로 처리하는 능력, 상황을 현실적으로 평가할 수 있는 능력 등을 의미한다. 이러한 능력을 평가하기 위해 비공식적인 질문이나 필기 테스트를 이용하기도 하나 통일된 기준 또는 구체적인 과정은 없다. 이런 점에서 피험자 동의는 문서document로서의 결과적인 의미보다는 과정process의 의미가 더 중요하다고 하겠다. 이론적으로는 상기의 피험자 동의와 관련된 요구사항들이 만족되고 지정된 임상연구심의위원회institutional review board, IRB가 이러한 사항들을 보장하는 프로토콜을 승인하게 되면 연구 노력의 윤리적 면과 개인 존중의 원칙이 유지된다고 할 수 있을 것이다.

(2) 피험자 동의에 대한 결정 능력(decisional capacity)

정신병이나 치매 등의 인지기능을 가진 피험자가 동의에 대한 결정능력을 가지고 있는가를 판단하는 것은 쉽지 않은 일이다. 임상 전문가의 주관적 판단으로 결정할 수도 있지만, 판단이 어려운 경우라면 표준화된 평가도구의 사용이 필요할 수도 있다. 동의 판단능력을 가지기 위해서는 다음 영역의 인지기능이 유지되어야 한다. 1) 이해능력understanding; 연구 디자인, 기간, 위험, 이익 등의 내용을 이해하는 능력, 2) 인식능력appreciation; 상기 정보들을 본인의 삶과 가치관에 비추어 생각할 수 있는 능력, 3) 추론 능력reasoning; 상기 정보들을 현재 본인 상태에 의거하여 논리적으로 판단하는 능력, 4) 선택을 표현하는 능력expressing a choice; 명확하게 본인의 참여 또는 거절의사를 표현하는 능력. 객관적인 평가도구를 사용하면 이들 인지영역의 기능을 평가할 수 있다. MacArthur Competence Assessment Tool for Clinical Research (MacCAT-CR), Brief Informed Consent Test, Evaluation to Sign Consent, University of California San Diego-Brief Assessment of Capacity to Consent (UBACC) 등이 동의판단능력을 평가하는 도구로서 개발되었으나, 실제 임상연구에서 적극적으로 사용되지는 않고 있다.

동의 문제는 인지기능장애를 대상으로 하는 연구에서 특히 신중하게 고려되어야 한다. 일반적으로 진단이나 상태와 관계없이 모든 성인은 추론능력이나 판단 능력에 장애가 동반되는 심각한 정신장애가 없는 한 동의할 수 있는 능력이 있는 것으로 보고 있다. 정신장애자로 진단받은 사람들조차도 연구에 참여하게 되는 문제에 대해 완전히 이해할 수 있다면 연구 참여를 거부하거나 또는 이에 동의할 수 있다. 정신장애라는 사실만으로 연구 참여에 대한 동의 의사표현 능력이 없어지는 것은 아니다. 주요 우울증 환자들은 대부분 연구와 관련된 결정 능력에 거의 장애가 없는 것으로 보고되었다.

그러나 심한 정신장애를 가진 사람은 병식이 없어 자신의 상황이나 잠재적 결과를 평가할 수 있는 능력에 장애가 있다. 정신과 영역에서는 조현병과 알츠하이머치매가 결정 능력 혹은 동의능력과 관련하여 주목을 받아 왔다. 조현병의 결정 능력과 관련해서는 최근에 세 가지 주요 결과들이 보고되었다. 첫째, 조현병 환자들은 집단으로 볼 때는 정상인이나 내과적 질환자들과 비교할 때 결정 능력이 더 불량하지만 많은 수의 조현병 환자들은 일반인들에 비해 결정 능력이 나쁘지 않다. 둘째, 피험자 동의를 위한 결정 능력 평가에서 조현병 환자는 정상인처럼 잘 수행하지 못했고, 불량한 수행 정도는 증상의 정도보다는 인지손상과 강한 관련성을 보였다. 셋째, 이 조현병 환자들에게 피험자 동의 과정이 축약, 구성되어 있는 교육적 개입을 시행하면, 결정 능력 평가 수행이 호전되어 정상인과 유의한 차이가 없게 되었다. 이는 많은 경우에 피험자 동의 과정의 일부분으로서 집중적인 교육이 결정 능력 감소를 보충할 수 있음을 시사하는 흥미로운 결과이다. 알츠하이머치매에서는 결정 능력의 손상이 더 심하다. 질병 초기단계에서도 피험자 동의에 대한 이해, 평가, 추론에 어려움을 보인다. 인지 결함이 결정 능력의 상당한 소실을 일으키기 때문에 치매 초기단계의 사람들이 결정 능력 향상을 위한 교정 교육에 도움을 받을 수 있을지는 아직 알 수 없다. 상기 연구 결과들은 임상진단 자체가 결정 능력 결핍을 의미하는 것은 아니라는 것을 시사하고 있다. 예비 피험자들이 동의 능력이 없는 것으로 간주하기 이전에 이해 능력과 판단력, 선택능력이 없다는 명백한 증거가 있어야 한다. 연구 대상자가 동의 수용력이 손상되어 있을 때에는 연구자로서 이 대상자의 연구 참여가 연구 목적에 필수적인가를 검증해야 한다.

(3) 대리인 동의(surrogate consent)

동의 능력이 있는 환자compentent patients라는 것은 윤리적, 법적으로 자신의 행동에 대한 적절한 결정을 할 수 있다는 뜻으로서 동의 능력이 없다는 것을 입증할 수 없는 한 그 사람은 동의 능력이 있다고 가정한다. 이를 입증하지 못하면 전달되는 정보에 대해 자율적인 선택을 할 수 있는 능력이 유보되는 사람이다. 예를 들면 신체 혹은 정신질환으로 인해 일시적이거나 혹은 영구히 무능력한 사람들이 이에 해당된다. 그러므로 동의능력이 없을 때, 대리인 동의는 매우 중요한 의미를 갖는다. 앞서 기술한 서면 동의서의 기본 요소를 만족시키지 못하는 윤리적 딜레마를 갖는 연구 대상자들이 많이 있다. 즉 소아는 법적 수용력은 물론 정보를 이해할 만한 지적능력을 갖고 있지 않다. 죄수는 자발성이 결여되어 있다. 그리고 정신지체환자, 알츠하이머치매와 같은 기질성 정신장애 및 조현병 환자는 이해력이 떨어져 있다. 그러므로 이들의 권리를 보호하기 위해서는 법적 후견인 또는 환자 대리인이 필요하다. 이때 환자의 대리인은 환자가 동의 능력이 있을 당시에 표현했을 태도와 적절한 결정을 입증하기 위한 근거로써 대상자의 문화적, 종교적, 그리고 심리적 측면의 과거력을 분명히 이해하고 있어야 한다.

결정 능력이 손상된 노인환자들에 대한 피험자 동의 문제는 법적, 윤리적 논란 가능성이 많다. 미국의 경우, 결정 능력이 손상된 노인들의 보호대리인이 연구를 승낙할 때에는 진행될 연구

PART 13

가 환자에게 효과적일 것인가 하는 치료적인 이득보다는 환자에게 어떤 위험 가능성이 있는지에 더 관심 둘 것을 강조한다. 만약 제안된 연구과정이 정신적으로 건강한 사람에게도 이의가 있을 만한 것이라면 이를 정신능력이 제한된 사람에게 적용되어서는 안 될 것이다. 비록 정신능력이 제한되어 있더라도 연구 동의서의 기본 요소를 이해할 능력이 있다고 추정되면, 반드시 그들의 동의를 얻어야 한다. 만약 정신적 손상을 보이는 예비 피험자가 연구 제안을 반대하거나 동의를 철회할 경우에는 이들의 결정은 대리인의 동의보다 우선되어야 한다. 미국의사협회는 대리인의 동의는 치료적 연구든 비치료적 연구든지 간에 관계없이 대상자에게 피해 위험이 아주 적다고 판단되는 연구에만 허용되어야 한다고 제안하고 있다.

조현병이나 알츠하이머치매와 같은 심한 질병은 치료와 관련된 연구의 이득이 신경증 집단에서 얻어진 이득보다 크다고 볼 수 있다. 그러므로 전자에 대한 연구의 잠재적 이득이 연구의 잠재적 위험을 정당화할 수 있다고 하겠다. 과거 조현병 환자들은 연구 참여에 대한 결정에서, 보호자의 동의를 받아야 하는 취약한 사람이라는 의견이 제시되어 왔었다. 이런 편견 때문에 조현병 환자들은 연구 참여에 대한 정보와 설명을 들을 필요가 없다고 생각하기 쉽다. 단지 진단명에 근거하여 동의 자격을 결정하는 것은 낙인을 찍는 것이나 마찬가지이며, 이들의 권리를 뺏는 것이 된다. 최근 연구에 의하면 약 75%의 환자들이 서면동의 과정에서 정보를 받아들이고 다른 사람들과 유사한 결정을 내렸다고 보고하고 있다. 물론 환자가 피험자 동의에 참여할 수 없는 특수한 상황이 있을 수 있다. 이런 경우, 연구자는 환자에게 피험자 동의를 받으려고 할 필요는 없지만 그러나 최소한으로 환자는 어디에 참여하고 있는지 설명해 주어야 하고, 환자로 하여금 연구의 이득과 위험에 대해 이해시키며, 어떻게 연구에서 빠져나올 수 있는지도 알려주어야 한다.

연구 대상자의 동의가 필요하지 않은 예외사항도 있을 수 있다. 우선, 신원확인이 가능한 개인 정보를 활용하지 않는 경우에는 인간피험자를 대상으로 하는 연구로 간주하지 않는다. 둘째, 의학윤리관련법common rule상의 예외적인 연구들인데, 의학윤리관련법에서는 기존 데이터 및 생물학적 시료에 대한 이차적 분석을 수행하는 많은 연구들은 고지된 동의가 필요치 않은 예외사항으로서 규정하고 있다. 하지만, 이는 개별적인 기관윤리위원회의 결정에 따라 다르게 적용될 수 있다.

3) 비밀보장(confidentiality)

개정된 KGCP는 비밀보장이란 '자료의 직접열람이 허용된 자를 제외하고는 피험자의 신원 또는 의뢰자의 지적 재산 등에 관한 정보가 알려지지 않도록 하는 것을 말한다'고 정의하고 있다. 이때의 직접열람direct access은 임상시험 수행상태 및 결과 평가에 중요한 기록이나 문서를 조사, 분석, 평가, 재구성하도록 허용하는 것을 말하며, 임상시험 관련 자료의 직접열람을 하는 개인 또는 기관 등은 피험자의 신원이나 의뢰자 관련 정보에 대해 비밀보장의 의무를 갖는다.

비밀보장은 어렵고 불리한 입장에 있는 피험자를 보호하는 것이며, 대상자나 환자의 의료정보는 개인의 프라이버시 문제로서 법률적인 보호를 받는다. 그러므로 피험자 기록에 관한 비밀보장 및 유지는 항상 연구자의 매우 중요한 책임의 하나이다. 그러나 환자의 양해, 특수한 질병, 상해 또는 치료, 자해의 위험이 있는 경우, 제3자가 위험에 빠졌을 경우, 미성년자, 법원의 명령일 경우는 비밀보장의 윤리적, 법적 예외조항에 적용될 수 있다.

임상연구의 진행과정에서 피험자의 비밀이 지켜지지 않았을 경우, 사회적 낙인과 차별 문제가 발생할 수 있다. 이는 특히, 정신질환, 알코올중독, 성 관련 문제 등과 같이 민감한 주제를 다룰 때 더욱 그럴 것이다. 비밀 보호 전략으로는 연구 데이터를 암호화하고, 보안이 철저한 곳에 데이터를 보관하며, 피험자의 신원을 파악할 수 있는 코드를 잘 보호하거나 파괴하고, 신원확인 코드에 대한 접근권을 제한하는 것 등이 포함된다. 그러나 연구자는 비밀 보호에 대하여 무조건적인 약속을 하지는 않는 것이 좋다. 연구기록이 감사를 받거나 법정소환을 받는 경우에는 판사의 명령 등에 의한 비밀이 지켜지지 않을 수도 있기 때문이다. 연구자는 아동학대, 특정 유행성 질병, 정신병 환자로 인한 심각한 폭력위협 등의 상황에서 발생할 수 있는 피해를 방지하기 위해 비밀을 보호해야 할 도덕적, 법적의무를 지닌다. 연구책임자는 실무 연구진들에게 비밀유지 방법에 대하여 명시하고 연구참여자에게 이러한 계획을 설명하도록 해야 한다.

4) 기타 윤리적 측면들

(1) 연구자 겸 주치의로서의 역할

정신약물연구에 있어 어려운 문제 중의 또 다른 한 가지는 치료하는 의사(주치의)가 동시에 연구자가 될 때 약물연구를 위한 자신의 환자를 등록해야 하는지의 문제이다. 주치의로서 환자의 치료 욕구와 피험자로서의 적절성을 누구보다도 잘 평가할 수 있지만, 다른 한편으로는 연구의 위험과 이득에 대한 객관적인 위치를 지키지 못하게 될 수도 있는 것이다. 연구에 참여하라는 주치의의 권유에 환자는 더욱 긍정적으로 반응하려고 하며, 연구과정에 대한 질문도 적게 하게 된다. 주치의는 어떻게 하면 적절히 환자 문제를 해결하느냐가 주된 관심 대상이지만, 연구자의 입장에서는 연구 중인 약물이 어느 정도 효과적인지를 검증하는 것이 주관심으로 변할 수 있다. 만일 환자가 이런 변화를 이해하지 못하고 원래의 관계가 여전히 지속된다고 믿고 있다면 연구자의 언급이나 행위를 오해할지도 모른다. 그러므로 무슨 일이 벌어지고 있는지를 환자가 이해하도록 하는 것도 임상가 겸 연구자의 윤리적 책임이다.

(2) 스폰서 제약회사와 연구자의 관계

최근 들어 임상시험 연구자들과 스폰서 제약회사의 관계가 점점 밀접해지고 있다. 사실 제약산업의 연구비 지원이 없었다면 질병 예방법 개발이나 치료법이 이처럼 발달하지 못했을 것이다. 물론 제약회사에 의한 임상시험 의뢰가 많은 측면에서 긍정적이고 가치가 충분하다는 점은 부정할 수 없다. 그러나 양측의 밀접한 관계는 연구 디자인 설계, 자료분석, 결과 발표, 공개 발표에 대한 통제 등으로 나타난다. 더욱이 연구 결과가 의뢰자에게 실망스러울 때는 갈등이 생긴다. 예를 들어 1996년 캐나다의 한 내과 연구자가 빈혈약에 대한 임상시험 중 이 약이 간섬유화hepatic fibrosis를 악화시킬 수 있다는 사실을 알게 되었다. 스폰서 제약회사는 연구자에게 회사 동의 없이 연구 후 일정 기간 연구결과를 외부에 노출시키는 것을 금한다는 연구 초기의 계약조건을 들어 조기에 논문발표를 하지 말도록 법률적으로 위협하였다. 하지만, 결국 이 결과는 전문잡지에 발표되었다.

이 같은 윤리적 갈등은 연구자가 유혹받을 수 있는 재정적인 관심 때문에 발생할 수도 있다. American Federation for Clinical Research에서는 연구자가 연구결과로 인해 직접적인 재정적 이득을 받는 경우에는 그 연구는 갈등의 가능성이 존재한다고 정의하고 있다. 미국의학회 지침에 의하면 그러한 재정적인 관심은 연구자의 객관성이나 통합성을 흐리게 할 뿐 아니라, 물론 연구 수행과 결과 발표에 타협의 빌미를 제공할 수 있다는 사실을 지적하고 있다. 따라서, 스폰서와의 밀접한 관계가 오히려 연구자의 윤리성을 위협하거나 윤리적 갈등을 야기시킬 수 있고, 개인과 공공의 이익에 치명적 손상을 입힐 가능성이 있다는 점에 연구자는 항시 주목해야 한다.

1990년 발표된 미의학협회지의 Council Report에서 연구자는 연구하고 있는 회사와의 모든 이해관계conflict of interest, COI를 노출시켜야 한다고 제안하고 있다. 또한 연구비 출처와 연구 결과가 발표된 잡지사 간의 모든 의혹의 가능성을 밝혀 주어야 한다고 지적하고 있다. 이러한 사실을 발표토록 하는 기본취지는 연구와 관련한 이해관계가 연구에 영향을 줄 것인지 아닌지를 독자들이 판단하도록 도와주기 위함이다. 연구자 주도 임상연구의 경우처럼, 제약 회사의 재정 지원을 받는 경우라, 대학에 기반을 둔 연구자들은 연구계약을 할 때, 일차적 데이터관리 및 통계 분석에 대한 주도적 제어권 및 연구내용 발표의 자유가 보장되어 있는지를 확인해야 한다. 이해관계의 여부가 분명하지 않은 경우라면 일단 이를 기관윤리위원회와 연구참여자에게 공개하는 것이 안전한 방법이라고 하겠다.

마지막으로 연구자들이 어쩔 수 없이 갖게 되는 갈등도 있다. 연구자의 학문적 욕망과 성취감이다. 이는 연구 과정 중에서 생길 수 있는 자연적인 것이나, 임상연구의 결과 해석에 영향을 미칠 수도 있다. 물론 연구에서 긍정적 결과가 부정적 결과보다는 값진 것이다. 그러나 연구가설이 부정되는 것도 중요한 정보임에 틀림없다. 이를 예방하기 위해 의사는 연구 프로젝트의 일원으로서 연구책임자 혹은 공동연구자로서 연구자의 역할을 할 때는, 가급적 연구 참여 환자에게 의료를 직접 제공하는 의사 역할을 가능한 한 분리하여 혹시 발생할 수 있는 이해관계의 충돌을 피하도록 하는 것이 좋겠다.

3. 결론

인간 대상의 연구는 항상 세심한 고려와 주의를 요한다. 더욱이 연구 타당성과 적절한 결과의 검증을 위해서 윤리적 고려가 전제 조건이 되어야 한다. 국내 연구 여건의 호전과 연구자의 자질 향상, 새로운 약물의 폭발적 도입으로 인해 정신약물의 임상시험 연구는 이제 일상적이 되었다. 우리사회는 서구와 달리 연구대상자로서 지원을 꺼리는 경향이 있어 윤리적 측면의 강조는 이러한 연구 활성화를 저해할 수 있다는 염려로 적극적인 관심이 일지 않고 있는 것 같다. 외국의 경우, 연구 디자인, 위험 및 이득의 고려, 피험자 동의 등의 연구의 윤리적 상황에서는 과학적, 경험적 근거에 따라 접근해 나가고 있으며 이에 따라 정부나 기관의 방침이 설정되고 발전해 나가고 있다. 그러나 아직까지 국내에서는 연구윤리 측면의 연구가 별로 없다.

좋은 연구결과는 믿을 수 있어야 하고, 신뢰성은 믿을 수 있는 연구방법에서 나온다. 윤리성은 연구방법을 믿을 수 있게 만드는 가장 기본적인 틀이라는 점을 항상 잊지 말아야 한다.

Index

한글

ㅂ

ㅅ

ㅇ

ㅈ

ㅊ

ㅋ

ㅌ

영어